W0247276

K. Pietrzik, I. Golly, D. Loew

Handbuch Vitamine

Klaus Pietrzik, Ines Golly und Dieter Loew

Handbuch Vitamine

Für Prophylaxe, Beratung und Therapie

1. Auflage

Mit 81 Abbildungen und 94 Tabellen

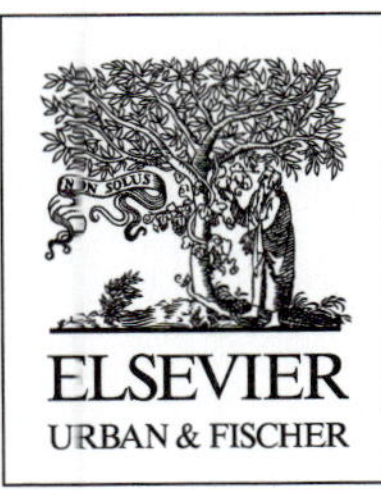

URBAN & FISCHER
München · Jena

Zuschriften und Kritik an:
Elsevier GmbH, Urban & Fischer Verlag, Lektorat Komplementäre und Integrative Medizin, Karlstraße 45, 80333 München

Anschrift der Autoren:
Prof. Dr. rer. nat. Dr. med. habil. Ines Golly, Walther Straub Institut für Pharmakologie und Toxikologie Universität München, Goethestr. 33, 80336 München

Prof. Dr. med., Dr. med. dent. Dieter Loew, Arzt für Pharmakologie, Klinische Pharmakologie, Am Allersberg 7, 65191 Wiesbaden

Prof. Dr. med. vet. Klaus Pietrzik, Universität Bonn, Institut für Ernährungswissenschaften, Abt. Pathophysiologie der Ernährung des Menschen, Endenicher Allee 11–13, 53115 Bonn

Bibliografische Information der Deutschen Nationalbibliothek
Die Deutsche Nationalbibliothek verzeichnet diese Publikation in der Deutschen Nationalbibliografie; detaillierte bibliografische Daten sind im Internet über http://dnb.d-nb.de abrufbar.

1. Auflage 2008

Der Urban & Fischer Verlag ist ein Imprint der Elsevier GmbH.

08 09 10 11 12   5 4 3 2 1

Um den Textfluss nicht zu stören, wurde bei Patienten und Berufsbezeichnungen die grammatikalisch maskuline Form gewählt. Selbstverständlich sind in diesen Fällen immer Frauen und Männer gemeint.

Planung: Ingrid Puchner, München
Lektorat: Dr. Barbara Schweighofer, München
Herstellung: Antje Arnold, München
Satz: abavo GmbH, Buchloe; TnQ, Chennai
Druck und Bindung: LegoPrint S.p.A., Lavis
Umschlaggestaltung: SpieszDesign, Büro für Gestaltung, Neu-Ulm
Gedruckt auf 90 g Eurobulk, 1,1-faches Volumen
ISBN 978-3-437-55361-5

Aktuelle Informationen finden Sie im Internet unter **www.elsevier.com** und **www.elsevier.de.**

Vorwort

Die Vitaminforschung hat in den letzten Jahren eine stürmische Entwicklung genommen, sodass eine Neuauflage des seit 15 Jahren inzwischen in mehreren Auflagen etablierten Vitamin Lexikons erforderlich wurde. Nach dem Ableben von Prof. Bässler, dem Nestor der Vitaminforschung in Deutschland und dem Erstautor des Vitaminlexikons, standen die Mitautoren vor der Herausforderung das einmal begonnene Werk in seinem Sinne fortzusetzen und den hohen wissenschaftlichen Anspruch zu wahren.

Nach Übernahme des Gustav Fischer Verlages durch Elsevier bot sich die Möglichkeit auf dem Bisherigen aufzubauen und durch moderne didaktische Aufbereitung dieses als Handbuch Vitamine herauszugeben.

Die Autoren haben bei den einzelnen Vitaminen ihre langjährigen Forschungsergebnisse zusammengefasst und diese durch internationale Erkenntnisse ergänzt. Der Neuheitswert des Handbuchs Vitamine kommt unter anderem darin zum Ausdruck, dass nicht nur aktuelle Studienergebnisse vorgestellt werden, sondern dass diese kritisch hinterfragt und diskutiert werden. Dem interessierten Leser werden damit die erforderlichen Grundlagen zur Meinungsbildung vermittelt werden. Neu ist weiterhin, dass nach Abschluss der Nachzulassung Ende 2005 durch das BfArM die anerkannten Anwendungsgebiete wiedergegeben werden. Die Einzigartigkeit des Handbuchs Vitamine ergibt sich aus dem interdisziplinären Ansatz, wobei die Autoren ernährungsmedizinische Grundlagen mit anwendungsorientierten Fragestellungen vernetzen. Dabei wird dem Trend der Zeit folgend auch Sicherheitsaspekten breiter Raum gewidmet. Es wird an dieser Stelle ausdrücklich darauf hingewiesen, dass die Autoren gleichwertig zum Gesamtwerk beigetragen haben und damit auch allen der Rang eines Erstautors zukommt. Dank der ausgezeichneten Kooperation der Autoren ist es in stets enger Tuchfühlung mit dem Verlag gelungen den vorgegebenen Zeitplan einzuhalten und ein Werk mit hohem wissenschaftlichen Anspruch einem breiten Leserkreis von Ärzten, Apothekern, Ernährungswissenschaftlern und sonstigen Fachkreisen, die an Fragen der Vitaminforschung interessiert sind, vorzustellen.

Dem Elsevier Verlag sind wir für das Interesse und das freundliche Entgegenkommen bei der didaktischen Neuausrichtung des Handbuches Vitamine zu großem Dank verpflichtet. Hier waren Frau Puchner und Frau Dr. Schweighofer immer offen für unsere Vorstellungen und stets bemüht der Aktualität Vorrang zu geben und dennoch die Interessen des Elsevier Verlages zu vertreten.

Besonderer Dank gilt Frau Margarete Schüller vom Institut für Ernährungs- und Lebensmittelwissenschaften der Universität Bonn, die die organisatorische Steuerung und Harmonisierung der Einzelbeiträge in einem hohen Maß an Eigenverantwortung übernahm und damit auch wesentlich zum Gelingen des Gesamtwerkes beigetragen hat.

Dezember 2007 Die Herausgeber

Inhaltsverzeichnis

KAPITEL

1 Allgemeines über Vitamine

1.1 Definition der Vitamine

1.1.1 Der historische Vitaminbegriff

Vitaminmangelkrankheiten sind so alt wie die Menschheit selbst. Durch den Papyrus Ebers ist überliefert, dass die Menschen bereits 1500 Jahre v. Chr. wussten, dass Nachtblindheit durch den Verzehr von Leber zu verhindern ist. So lernten die Menschen mit der Zeit, bestimmte Krankheitssymptome, die wir heute als charakteristische Vitaminmangelsymptome kennen, durch Auswahl geeigneter Lebensmittel zu verhüten, ohne dass man über die Substanzklasse der Vitamine irgendeine Vorstellung hatte. Erst gegen Ende des 19. Jahrhunderts gelang es Eijkmann, durch Fütterungsexperimente beim Tier charakteristische Krankheitssymptome zu verursachen, worauf Hopkins postulierte, dass in der Nahrung auch bestimmte organische Stoffe im Spurenbereich vorhanden sein müssen, um Wachstum und Leben zu garantieren.

Bei der Suche nach dem Auslöser der Beriberi stellte man im Zusammenhang mit der chemischen Identifizierung fest, dass in der in Frage kommenden Verbindung eine Aminogruppe vorhanden war. Daraus folgerte man, dass offensichtlich bestimmte chemische Verbindungen, die Aminogruppen tragen, lebensnotwendig waren, woraufhin Casimir Funk im Jahre 1912 den Begriff **Vitamine** für diese Stoffgruppe vorschlug. Dieser Begriff wurde bis heute beibehalten, auch wenn die meisten (der nachträglich entdeckten) Vitamine gar keine Aminogruppen aufweisen.

Zu Beginn des 20. Jahrhunderts erlebte die Vitaminforschung einen vorläufigen Höhepunkt, indem die Entdeckung aller 13 Vitamine bis 1941 abgeschlossen war (➤ Tab. 1.1). Für die Entdeckung der Vitamine, deren Strukturaufklärung sowie die Untersuchung der biochemischen Wirkungsmechanismen wurden mehrere Nobelpreise für Medizin und Chemie verliehen (➤ Tab. 1.1 und Glossar, Stichwort „Nobelpreis“).

Nach Aufklärung der biochemischen Wirkungsmechanismen verstand man die Entwicklung der Mangelsymptome und lernte die Vitaminmengen kennen, die erforderlich waren, um diese Mangelsymptome zu verhindern. Diese Erkenntnisse bilden die Grundlage für die aktuellen Nährstoffempfehlungen verschiedener Länder (z.B. Institute of Medicine, 1997; 1998; 1999; 2000; 2001a; 2001b; DACH, 2000). Da man inzwischen erkannt hat, dass bestimmten Vitaminen im Rahmen der Entstehung degenerativer Erkrankungen (Krebs, Herz-Kreislauf-Erkrankungen, Demenz etc.) eine präventive Wirkung zukommt, wurden bei den aktuellen Zufuhrempfehlungen in den verschiedenen Ländern derartige Gesichtspunkte bei einigen Vitaminen zusätzlich berücksichtigt, wodurch sich teils höhere Empfehlungen ergeben, als dies früher der Fall war. Damit erfährt die Vitaminforschung innerhalb eines Jahrhunderts einen zweiten Höhepunkt. Gegenwärtig sind weltweit umfangreiche Forschungsanstrengungen darauf gerichtet, diese präventiven Wirkungsmechanismen zu verstehen und sie gesundheitspolitisch zum Wohle der Allgemeinbevölkerung umzusetzen.

1.1.2 Aktuelle Definition

Vitamine sind organische Verbindungen, die vom Organismus für lebenswichtige Funktionen benötigt werden, aber im Stoffwechsel nicht oder in ungenügendem Ausmaß gebildet werden können. Sie müssen deshalb regelmäßig und in ausreichender

Tab. 1.1 Geschichte der Vitamine (modifiziert nach Sauberlich und Machlin: Beyond Deficiency, 1993)

Vitamin	Entdeckung	Isolierung	Strukturaufklärung	Synthese	Nobelpreise (Glossar)
Vitamin A	1909	1931	1931	1947	P. Karrer, 1937 (Chemie) R. Kuhn, 1938 (Chemie)
Provitamin A		1931	1930	1950	P. Karrer, 1937 (Chemie) R. Kuhn, 1938 (Chemie)
Vitamin D	1918	1932	1936	1959	A.D.R. Windaus, 1928 (Chemie)
Vitamin E	1922	1936	1938	1938	
Vitamin K	1929	1939	1939	1939	H.C.P. Dam, E.A. Doisy, 1943 (Medizin)
Vitamin B_1	1897	1926	1936	1936	C. Eijkman, F.G. Hopkins, 1929 (Medizin)
Vitamin B_2	1920	1933	1935	1935	P. Karrer, 1937 (Chemie)
Vitamin B_6	1934	1938	1938	1939	
Vitamin B_{12}	1926	1948	1956	1972	D. Hodgkin, 1964 (Chemie)
Folsäure	1941	1941	1946	1946	
Niacin	1936	1935	1937	1867	
Pantothensäure	1931	1938	1940	1940	F.A. Lipman, H. Krebs, 1953 (Medizin)
Biotin	1931	1935	1942	1943	
Vitamin C	1912	1928	1933	1933	W.N. Haworth, 1937 (Chemie) A. Szent-Gyorgyi, 1937 (Medizin)

Menge mit der Nahrung zugeführt werden, entweder als fertige Vitamine oder als Provitamine, die dann in die entsprechenden Vitamine umgewandelt werden können. Vitamine sind demnach essenzielle Nahrungsbestandteile. Im Gegensatz zu essenziellen Aminosäuren oder essenziellen Fettsäuren spielen sie weder als Baumaterial noch als Energielieferanten eine Rolle. Vitamine sind im Wesentlichen an katalytischen (Coenzyme) oder steuernden (hormonähnliche Stoffe) Funktionen beteiligt. Deshalb werden von den Vitaminen für physiologische Wirkungen nur sehr geringe Mengen benötigt, im Gegensatz zu pharmakologischen Effekten mit deutlich höheren Dosen. Ähnlich anderen essenziellen Nährstoffen liegt der Grund für die Unentbehrlichkeit der Vitamine darin, dass durch Defektmutationen im Laufe der Evolution die Biosynthesekette für diese Stoffe unterbrochen worden ist, so dass eine exogene Zufuhr erforderlich wurde. So wird auch verständlich, dass hinsichtlich des Vitamincharakters bei der einen oder anderen Verbindung Speziesunterschiede bestehen können. Die Synthese von Vitaminen selbst findet in primitiven Lebewesen statt.

1.2 Einteilung und Nomenklatur

Da die Vitamine durch ihre Wirkung definiert sind und nicht durch ihre chemische Struktur – sie gehören völlig unterschiedlichen Stoffklassen an – werden sie in zwei große Gruppen, die wasserlöslichen und fettlöslichen Vitamine eingeteilt. Diese Einteilung hat ihre Berechtigung, da pharmakokinetische Vorgänge wie Resorption, Transport, Verteilung, Speicherung, Ausscheidung und physikochemische Eigenschaften wie Löslichkeit sehr unterschiedlich verlaufen können.

Am besten ist man über den Wirkmechanismus der B-Vitamine informiert, da sie Bausteine von Coenzymen sind, die an definierten enzymatischen Reaktionen beteiligt sind (➤ Abb. 5.1).

Im Lauf der Entdeckung wurden die Vitamine zunächst mit Buchstaben und Ziffern bezeichnet, einige dieser Bezeichnungen sind auch heute noch gebräuchlich. Mit der Aufklärung der chemischen Struktur erhielten sie dann strukturbezogene Bezeichnungen. Einteilung und Nomenklatur gehen aus Tabelle 1.2 und eine Zusammenstellung veralteter und nicht mehr gebräuchlicher Namen aus Tabelle 1.3 hervor.

Tabelle 1.4 und Tabelle 1.5 geben die Umrechnungsfaktoren für Konzentrationen in Körperflüssigkeiten für wasserlösliche bzw. fettlösliche Vitamine an.

Tab 1.2 Einteilung und Nomenklatur der Vitamine

Einteilung	Nomenklatur nach IUPAC (International Union of Pure and Applied Chemistry)	Biologische Wirkformen der Vitamine
1. Wasserlösliche Vitamine		
a. B-Vitamine		
Vitamin B_1	Thiamin	Thiaminpyrophosphat (TPP)
		Thiamintriphosphat (TTP)
Vitamin B_2	Riboflavin	Flavin-mononucleotid (FMN)
		Flavin-adenin-dinucleotid (FAD)
Niacin	Niacin	Nicotinamid-adenin-dinucleotid (NAD)
		Nicotinamid-adenin-dinucleotidphosphat (NADP)
Vitamin B_6	Pyridoxin	Pyridoxalphosphat
Pantothensäure	Pantothensäure	
Biotin	Biotin	Biotinyl-AMP
Folsäure	Folsäure	Tetrahydrofolat
Vitamin B_{12}	Cobalamine	Methylcobalamin
		Adenosylcobalamin
b. Vitamin C	Ascorbinsäure	Ascorbinsäure
		Dihydroascorbinsäure

Tab. 1.2 Einteilung und Nomenklatur der Vitamine *(Forts.)*

Einteilung	Nomenklatur nach IUPAC (International Union of Pure and Applied Chemistry)	Biologische Wirkformen der Vitamine
2. Fettlösliche Vitamine		
Vitamin A	Retinol	Retinol (alle Wirkungen)
		Retinal
		Retinsäure (differenzierte Wirkungen)
Provitamin A	Betacarotin	α-, Beta-, γ-Carotin
Betacarotin		
Vitamin D	Calciferole	Dihydroxyergocalciferol
		Dihydroxycholecalciferol
Vitamin E	Tocopherole	α-, Tocopherol
Vitamin K		Phyllochinon (K_1)
		Menachinon (K_2)

Tab. 1.3 Nicht mehr gebräuchliche Vitamin-Bezeichnungen

Veraltete Nomenklatur	Zugrunde liegender Wirkstoff
Antixerophthalmisches Vitamin, Axerophthol	Vitamin A
Epithelschutzvitamin	Vitamin A
Antirachitisches Vitamin	Vitamin D
Antisterilitätsvitamin	Vitamin E
Antihämorrhagisches Vitamin	Vitamin K
Antiskorbutisches Vitamin	Vitamin C
Antiberiberi Vitamin; Aneurin	Vitamin B_1
Lactoflavin	Vitamin B_2
Antidermatitisfaktor	Vitamin B_6
Antiperniziosafaktor; Extrinsic-Faktor	Vitamin B_{12}
Vitamin A_2	Dehydroretinol
Vitamin B_{12a} (aus Leber), Vitamin B_{12b} (aus Streptomyces aureofaciens)	Hydroxo-, Aquocobalamin
Vitamin H: antiseborrhoisches Vitamin	Biotin
Vitamin B_c; Lactobacillus-casei-Faktor	Folsäure
Vitamin B_p	Antiperosis-Faktor bei Hühnern, kann ersetzt werden durch Mangan und Cholin (nicht essenziell)
Vitamin B_r	Carnitin (nicht essenziell)
Vitamin B_T	Spezieller Ernährungsfektor beim Mahlwurm Tenebrio molitor (nicht essenziell)
Vitamin B_w; Faktor W	Wahrscheinlich identisch mit Biotin
Vitamin B_x	Alte Bezeichung für Pantothensäure und Para-Aminobenzoesäure

Tab. 1.3 Nicht mehr gebräuchliche Vitamin-Bezeichnungen *(Forts.)*

Veraltete Nomenklatur	Zugrunde liegender Wirkstoff
Vitamin B_3; Küken-Antidermatitis-Faktor	In verschiedenen Ländern synonym mit Niacin
Vitamin B_4	Mischung auf Arginin, Glycin und Cystin (nicht essenziell)
Vitamin B_5	In verschiedenen Ländern synonym mit Pantothensäure
Vitamin B_7	Vermutlich biotinhaltiges Gemisch aus Reiskleie (nicht essenziell)
Vitamin B_8	In verschiedenen Ländern synonym mit Biotin
Vitamin B_9	In verschiedenen Ländern synonym mit Folsäure
Vitamin $B_{10/11}$	Vermutlich Wirkstoffgemisch aus Vitamin B_{12} und Folsäure (nur die Einzelstoffe sind essenziell)
Vitamin B_{13}	Orotsäure (nicht essenziell)
Vitamin B_{14}	Stickstoffhaltiges Substanzgemisch aus humanem Harn (nicht essenziell)
Vitamin B_{15}	Pangamsäure (nicht essenziell)
Vitamin B_{17}	Essenzielle Fettsäuren (kein Vitamin)
Vitamin G	Veraltete Bezeichnung für Vitamin B_2
Vitamin H	Veraltete Bezeichnung für Biotin
Vitamin L	Vitamin L_1 und L_2: Faktoren in Hefe, ohne essenzielle Funktion
Vitamin M	Alte Bezeichnung für Folsäure
Vitamin PP (Pellagra Preventing)	Alte Bezeichnung für Niacin
Vitamin T	Torulitin. Wahrscheinlich Gemisch aus Folsäure, Vitamin B_{12} und Desoxyribosiden (Gemisch hat keine Vitaminfunktion)
Vitamin U	Methylmethioninsulfoniumchlorid, ohne essenzielle Funktion

Tab. 1.4 Umrechnungsfaktoren für Konzentrationen in Körperflüssigkeiten für wasserlösliche Vitamine

Vitamin	Umrechnungsfaktoren für Konzentrationen in Körperflüssigkeiten
Thiamin	x 3,77 µg ⇄ nmol x 0,265
Riboflavin	x 2,66 µg ⇄ nmol x 0,376
Pyridoxin	x 4,05 µg ⇄ nmol x 0,247
Folsäure/Folat	x 2,27 µg ⇄ nmol x 0,441

Tab. 1.4 Umrechnungsfaktoren für Konzentrationen in Körperflüssigkeiten für wasserlösliche Vitamine

Vitamin	Umrechnungsfaktoren für Konzentrationen in Körperflüssigkeiten
Cobalamin	x 0,74 ng ⇄ pmol x 1,355
Biotin	x 4,1 µg ⇄ nmol x 0,244
Niacin	x 7,3 mg ⇄ µmol x 0,137
Pantothensäure	x 4,56 mg ⇄ µmol x 0,219

Tab. 1.4 Umrechnungsfaktoren für Konzentrationen in Körperflüssigkeiten für wasserlösliche Vitamine *(Forts.)*

Vitamin	Umrechnungsfaktoren für Konzentrationen in Körperflüssigkeiten
Ascorbinsäure	mg → x 5,68 → µmol; µmol → x 0,176 → mg

Tab. 1.5 Umrechnungsfaktoren für Konzentrationen in Körperflüssigkeiten für fettlösliche Vitamine

Vitamin	Umrechnungsfaktoren für Konzentrationen in Körperflüssigkeiten
Vitamin A	µg → x 3,5 → nmol; nmol → x 0,286 → µg
Vitamin D	µg → x 2,6 → nmol; nmol → x 0,385 → µg
Vitamin E	mg → x 2,33 → µmol; µmol → x 0,43 → mg
Vitamin K	ng → x 2,22 → pmol; pmol → x 0,45 → ng

1.3 Vorkommen, Transport und Ausscheidung von Vitaminen

Die Fähigkeit zur Biosynthese der Vitamine ist nur bei niederen Lebewesen wie Mikroorganismen sowie bei Pflanzen erhalten geblieben. Unsere Vitaminlieferanten sind daher pflanzliche Nahrungsmittel oder tierische Nahrungsmittel (Fleisch, Innereien, Fett, Milch, Eier). In letzteren liegen die Vitamine gespeichert oder eingebaut in Coenzymen vor. Das Tier hat die Vitamine seinerseits durch pflanzliche Nahrung aufgenommen oder durch Absorption von im Darmtrakt mikrobiell synthetisierten Verbindungen. Wiederkäuer sind dank der Vitaminsynthese durch ihre Pansenbakterien von der exogenen Zufuhr an B-Vitaminen unabhängig, Pflanzenfresser mit großem Coecum beziehen einen beträchtlichen Teil ihrer Vitamine aus der bakteriellen Synthese. Beim Menschen ist der Anteil der bakteriell hergestellten Vitamine, der noch resorbiert werden kann, unbekannt, aber sicher nicht groß. Lediglich bei Vitamin K, das im Kolon synthetisiert wird, ist umstritten, ob eine enterale Absorption möglich ist. Mit Sicherheit erwiesen ist die Absorption des enteral synthetisierten Vitamin K bei Tieren, die Kaprophagie (z.B. Ratten) betreiben. Beim Menschen trägt enteral gebildetes Vitamin K nicht zur Bedarfsdeckung bei. Es gibt kein Lebensmittel, das alle für den erwachsenen Menschen erforderlichen Vitamine in ausreichender Menge und im richtigen Verhältnis enthält. Deshalb ist eine optimale Vitaminversorgung nur bei gemischter und abwechslungsreicher Kost möglich.

Die enterale Vitaminabsorption geschieht entweder aktiv oder passiv (➤ Tab. 1.6). Im Körper werden die Vitamine in spezifischer oder unspezifischer Bindung teils intraerythrozytär oder frei im Serum transportiert (➤ Tab. 1.7). Die Ausscheidung der fettlöslichen Vitamine erfolgt bevorzugt über die Fäzes, wohingegen die wasserlöslichen hauptsächlich über den Urin ausgeschieden werden. Da die Vitamine Folsäure und B_{12} dem enterohepatischen Kreislauf unterliegen, werden diese vornehmlich bilär eliminiert und kommen hauptsächlich mit dem Kot zur Ausscheidung (➤ Tab. 1.8).

Die in den letzten Jahren häufig getroffene Feststellung, dass die Vitamingehalte in Lebensmitteln

Tab. 1.6 Mechanismen der Vitaminabsorption

Vitamin	Transport		
	Aktiv	Erleichtert	Passiv
Wasserlöslich	B_1, B_2, Pantothensäure, Biotin, Folsäure, B_{12}, C	Niacin	B_6, Biotin, B_{12} (ca. 1%)
Fettlöslich	A, K		D, E

Tab. 1.7 Vorkommen und Transport von Vitaminen im Körper

Vitamin	Spezifische Proteinbindung	Unspezifische Proteinbindung	Lipoprotein-bindung	Frei im Serum	In roten Blut-körperchen
Wasserlöslich	Biotin, B_{12}	Folsäure		C	B_1, B_2, Niacin, Pantothensäure, B_6, Folsäure
Fettlöslich	A, D		E, K		

Tab. 1.8 „Haupt"ausscheidungsweg von Vitaminen

Vitamin	Ausscheidung	
	Renal	Fäcal
Wasserlöslich	B_1, B_2, Niacin, Pantothensäure, B_6, Biotin, C	Folsäure, B_{12}
Fettlöslich	A	A, D, E, K

abnehmen, konnte in einer Untersuchung der Deutschen Gesellschaft für Ernährung (DGE) nicht bestätigt werden. Insgesamt lässt sich aus den vorliegenden Werten keine Tendenz zu sinkenden oder steigenden Nährstoffkonzentrationen in dem Zeitraum von 1954 bis 2003 ableiten (Ernährungsbericht 2004).

1.4 Stabilität der Vitamine

Vitamine können durch Einwirkung von Licht, Hitze und Luftsauerstoff in unterschiedlichem Ausmaß zerstört werden. Tabelle 1.9 gibt einen Überblick über die Beständigkeit der verschiedenen Vitamine gegen derartige äußere Einflüsse.

Wegen der geringen Stabilität mancher Vitamine muss bei Aufbewahrung und Zubereitung von Speisen mit Verlusten gerechnet werden. Kurzes Erhitzen schadet weniger als langes Warmhalten. Beim Lagern von Kartoffeln, Gemüse und Obst werden Vitamine durch enzymatische Vorgänge abgebaut. Dieser Abbau kann bei Lebensmitteln, die eine derartige Behandlung vertragen, durch Tiefgefrieren

Tab. 1.9 Beständigkeit verschiedener Vitamine gegen äußere Einflüsse

Vitamin	pH 7	< pH 7	> pH 7	Sauerstoff	Licht	Temperatur	Max. Verluste (%)
Vitamin A	•	↓	•	↓	↓	↓	40
Betacarotin	•	•	↓	↓	↓	↓	?
Vitamin B_1	↓	•	↓	↓	•	↓	80
Vitamin B_2	•	•	↓	•	↓	↓	75
Vitamin B_6	•	•	•	•	↓	↓	40
Vitamin B_{12}	•	•	•	↓	↓	•	10
Vitamin C	↓	•	↓	↓	↓	↓	100
Vitamin D	•	↓	↓	↓	↓	↓	40
Vitamin E	•	•	•	↓	↓	↓	55
Vitamin K	•	↓	↓	•	↓	•	5
Biotin	•	•	•	•	•	↓	60
Folat	↓	↓	•	↓	↓	↓	100
Pantothensäure	•	↓	↓	•	•	↓	50

• stabil, ↓ instabil, ? nicht bekannt

stark verlangsamt werden. Die Temperatur muss dazu mindestens –18 °C betragen. Bei der Herstellung von Konserven können die abbauenden Enzyme durch kurze Hitzeeinwirkung (Blanchieren) inaktiviert werden. Bei industriell hergestellten Konserven und Tiefkühlprodukten kann zudem auf geeignetes Rohprodukt, auf den günstigsten Erntezeitpunkt und auf sofortige Verarbeitung geachtet werden. Deshalb sind insbesondere Tiefkühlprodukte häufig vitaminreicher als „frisches" Gemüse oder Obst, das vor dem Verbrauch längere Zeit auf dem Markt, im Lebensmittelgeschäft oder im Haushalt gelagert wird.

Beim Kochen von Speisen werden wasserlösliche Vitamine ins Kochwasser extrahiert und gehen verloren, wenn das Kochwasser nicht mitverwendet wird.

Wegen der Abhängigkeit des Vitamingehaltes der Lebensmittel von der Art der Aufbewahrung und Zubereitung ist die Ermittlung der Vitaminzufuhr mithilfe von Daten aus Lebensmitteltabellen mit Unsicherheiten behaftet.

1.5 Vitaminversorgungssituation

Die Vitaminversorgungssituation in Deutschland hat sich über einen längeren Betrachtungszeitraum zunehmend verbessert. Der Ernährungsbericht 2004 berücksichtigt die Einkommens- und Verbrauchsstichproben (EVS) von 1988, 1993 und 1998 und kommt zu dem Ergebnis, dass die Versorgung mit Pantothensäure, Vitamin B_6, Biotin und Vitamin C deutlich besser geworden ist, während die Veränderungen bei Vitamin B_2, Niacin und Folat nur einen marginalen Anstieg zeigen. Beim Vitamin B_{12} wurde über den Untersuchungszeitraum kein Anstieg beobachtet.

Untersucht man die Situation getrennt in den neuen und alten Bundesländern, kommt man zu dem Ergebnis, dass in den neuen Bundesländern eine bessere Vitaminversorgung gegeben ist (DGE 2004).

1.6 Risikofaktoren für Vitaminmangel

Die Ursachen eines Vitaminmangels beim Menschen können vielfältig sein. Zu den wichtigsten Risikofaktoren (➤ Tab. 1.7) gehören Fehl- und Mangelernährung infolge einseitiger Ernährung, Nulldiät, Fast Food, Unterernährung, Zerstörung von Vitaminen durch falsche Zubereitung und Wechselwirkungen mit zahlreichen Arzneimitteln insbesondere in der Langzeitanwendung. Lebensmittel enthalten Vitamine nur in begrenzten Mengen. Ist die Nahrungsaufnahme infolge sehr geringen Energiebedarfs oder im Rahmen von Reduktionsdiäten sehr niedrig, so kann unter Umständen die Vitaminzufuhr unzureichend sein. Eine besondere Bedeutung kommt deshalb bei der Beurteilung von Lebensmitteln dem Begriff der „Nährstoffdichte" zu, d.h. der Menge an Vitamin pro Einheit der Energie (kcal oder MJ). Mangelzustände können aber auch durch Risikofaktoren wie chronischer Alkoholismus, Rauchen, Drogen und eine Reihe von Arzneimittel bedingt sein, wobei einige Vitamine besonders betroffen sind, z.B. Vitamin B_1 durch Diuretika, Vitamin B_6 durch Tuberkulostatika und Vitamin B_{12} durch H_2-Antagonisten und Protonenpumpenhemmer.

1.7 Risikogruppen für Vitaminmangel

Trotz der bestehenden Unterschiede in der Auffassung über Häufigkeit und Schweregrad von Vitaminversorgungszuständen in der Bevölkerung und der Unsicherheiten in der Definition müssen bestimmte Bevölkerungsgruppen als besonders vulnerabel im Hinblick auf eine ausreichende Vitaminversorgung angesehen werden.

Unter den potenziellen Risikogruppen sind vor allem Schwangere und Stillende gefährdet, die empfohlene Vitaminzufuhr nicht zu erreichen. Insbesondere in der zweiten Hälfte der Schwangerschaft wer-

Tab. 1.10 Empfohlene Mehrzufuhr von Vitaminen in der Schwangerschaft und Stillzeit[1] (DACH 2000)

Vitamine	In der Schwangerschaft empfohlene Mehrzufuhr/Steigerung[2]		In der Stillzeit empfohlene Mehrzufuhr/Steigerung[2]	
Vitamin A	0,3 mg RÄ	38 %	0,7 mg RÄ	87,5 %
Vitamin E	1,0 mg TÄ	8 %	5,0 mg TÄ	42 %
Thiamin	0,2 mg	20 %	0,4 mg	40 %
Riboflavin	0,3 mg	25 %	0,4 mg	33 %
Niacin	2,0 mg NÄ	15 %	4,0 mg	31 %
Vitamin B_6	0,7 mg	58 %	0,7 mg	58 %
Folsäure[3]	200,0 µg	50 %	200,0 µg	50 %
Vitamin B_{12}	0,5 µg	17 %	1,0 µg	33 %
Vitamin C	10,0 mg	10 %	50,0 mg	67 %

[1] Empfohlene Mehrzufuhr gegenüber Frauen mit überwiegend sitzender Beschäftigung.
[2] Ab 4. Schwangerschaftsmonat.
[3] Frauen, die schwanger werden wollen oder könnten, sollten zusätzlich 400 µg Folsäure in Form von Supplementen einnehmen. Diese erhöhte Zufuhr sollte spätestens 4 Wochen vor Beginn der Schwangerschaft erfolgen und während des ersten Drittels der Schwangerschaft beibehalten werden.

den erhebliche Vitaminmengen von der Mutter auf den Feten übertragen. Die meisten Vitamine werden aktiv vom Plazentagewebe transportiert, wobei die fetale Nährstoffversorgung ohne Rücksicht auf die mütterlichen Vitaminreserven erfolgt. Da der erhöhte Vitaminbedarf während der Schwangerschaft nicht linear zum erhöhten Energiebedarf ansteigt, sondern teilweise eine vielfache Bedarfssteigerung erfährt, liegt hier das Risiko einer unzureichenden Bedarfsdeckung. Der Mehrbedarf an Nahrungsenergie ist mit dem Zuwachs von 13% in den beiden letzten Schwangerschaftstrimestern wesentlich geringer als der Mehrbedarf an Vitaminen. Die von der DACH (2000) empfohlene prozentuale Mehrzufuhr an Vitaminen ist in Tabelle 1.10 aufgelistet.

Falls nicht eine gezielte Ernährungsumstellung erfolgt, die jedoch genauere Kenntnisse der Nahrungszusammensetzung voraussetzt, ist die Bedarfsdeckung mit Folat (Steigerung um 50%) und Pyridoxin (Steigerung um 58%) besonders gefährdet. Bei Mehrlingsschwangerschaften bzw. bei kurz aufeinander folgenden Schwangerschaften ist eine völlige Erschöpfung der Reserven an bestimmten Vitaminen unausweichlich, falls nicht durch eine geeignete Substitution für einen Ausgleich gesorgt wird. Auch während des Stillens ist ein beachtlicher Mehrbedarf an Vitaminen erforderlich, der ebenfalls nicht mit dem gesteigerten Energiebedarf parallel geht. Bei einer Steigerung des Nahrungsenergiebedarfs um 13% erfährt der Vitaminbedarf z.T. eine Steigerung um 38% (Vitamin A). Weitere Angaben vgl. ➤ Tab. 1.5. Falls die stillende Mutter nicht bedarfsgerecht mit Vitaminen versorgt wird, ist der Säugling stärker gefährdet als die Mutter. Dies ist besonders verhängnisvoll bei Frühgeborenen, da deren intrauterin erworbene Vitaminreserven weit geringer sind als bei reif geborenen Kindern (Kübler 1986). Bei voll gestillten Kindern ist während der Stillphase die Vitaminversorgung gewährleistet, sofern die Mutter über ausreichende Reserven verfügt und die Vitamine in bedarfsadäquater Menge zuführt. Lediglich beim Vitamin K ergeben sich Risiken einer ausreichenden Bedarfsdeckung beim Neugeborenen (näheres ➤ Kap. 3.14 Vitamin K).

Streng vegetarisch lebende Mütter (Veganer) haben einen sehr geringen Vorrat an Vitamin B_{12} und eine praktisch B_{12}-freie Milch. Aus der letzten Zeit gibt es eine Reihe von Fallbeschreibungen über Kinder streng vegetarisch lebender Mütter mit schweren, zum Teil irreversiblen Hirnschäden (Grüttner 1992).

Zu den Risikogruppen müssen ebenfalls Kinder und Jugendliche gezählt werden, insbesondere dann, wenn sie sich in Phasen intensiven Wachstums, z.B. Pubertät, befinden. Bei Jugendlichen ergibt sich eine zusätzliche Gefährdung, falls bestimmte körperliche

Idealvorstellungen über sich ständig wiederholende Schlankheitskuren erstrebt werden, wobei eine unzureichende Deckung des Vitaminbedarfs häufig unausweichlich ist. Da ein großer Anteil Jugendlicher bereits regelmäßig in nicht unerheblichem Umfang Zigaretten raucht, ist auch dadurch eine Gefährdung der Bedarfsdeckung möglich, zumal starkes Rauchen den Vitaminbedarf steigert (der Vitamin-C-Bedarf z.B. erfährt bei Rauchern eine Steigerung um 50%, nähere Einzelheiten vgl. ➢ Kap. 3.9 Vitamin C). Auch eine ständig einseitige und unausgewogene Ernährung, z.B. regelmäßige Aufnahme der Mahlzeit an Imbiss-Stationen (Deckung des Energiebedarfs durch einen hohen Anteil an Fettkalorien) birgt die Gefahr einer unzureichenden Vitaminversorgung, ebenso wie regelmäßiger Verzehr von Lebensmitteln, die bei der Verarbeitung beachtliche Vitaminverluste erfahren haben. Längeres Warmhalten von Speisen führt z.B. bei einzelnen Vitaminen zu Verlusten von bis zu 100% (Folat) (➢ Tab. 1.4). Auch die Lagerung hat bei licht- und sauerstoffempfindlichen Vitaminen Verluste bis zu 100% zur Folge. So verliert z.B. die Kartoffel bei der Kellerlagerung bis Mai etwa 65% ihres ursprünglichen Vitamin-C-Gehalts (Friedrich 1987).

Vorgenannte Aspekte (Schlankheitskuren, Rauchen, unausgewogene Ernährung) sind nicht nur Risikofaktoren für Jugendliche, sondern treffen ebenso für Erwachsene zu. Bei längerfristigem Konsum alkoholischer Getränke kommt es außerdem zu einer Nährstoffverdrängung, da der Alkohol zwar zur Deckung des Energiebedarfs beiträgt, aber in der Regel keine weiteren essenziellen Nährstoffe und Vitamine (lediglich Spuren in Bier) zur Bedarfsdeckung liefert (leere Kalorien). Als weitere Risikogruppe müssen ältere Menschen angesehen werden. Aufgrund physiologischer Gegebenheiten (verminderter Grundumsatz) und veränderter körperlicher Aktivitäten kommt es zu einem verminderten Energiebedarf um 27% bei Männern bzw. 23% bei Frauen (vgl. mit dem jeweiligen Energiebedarf eines/einer 35-Jährigen), wohingegen die Empfehlungen für die Vitaminzufuhr unverändert bleiben. Falls Übergewicht vermieden wird und keine gezielte Kostumstellung mit höherer Nährstoffdichte erfolgt, sind Lücken in der Bedarfsdeckung nicht auszuschließen. Erhebungen haben gezeigt, dass ältere Menschen, insbesondere Männer, wenn sie sich allein versorgen müssen, besonders gefährdet sind, kombinierte Vitaminmangelzustände zu entwickeln. In ihrer täglichen Versorgung dominieren konservierte Lebensmittel. Frisches Gemüse wird ebenso wie Obst wegen der häufig vorhandenen Zahnprobleme und Kaubeschwerden nur unzureichend verzehrt.

Nicht zu vergessen sind Beeinträchtigung der intestinalen Resorption wie atrophische Gastritis, entzündliche Darmerkrankungen, Morbus Crohn, Colitis ulcerosa, langstreckige Dünndarmresektion, Malabsorption verschiedener Genese, chronische Durchfälle. Schließlich können erhöhter Bedarf (Krankheiten mit Fieber und gesteigertem Stoffwechsel, Stress und katabole Zustände) und erhöhte Verluste (Hämodialyse, Filtrationsverfahren) zu Mangelzuständen führen.

Manifeste Vitaminmangelzustände sind meist leicht zu erkennen. Ein schwierigeres Problem ist dagegen die Diagnose eines latenten oder besser subklinischen Vitaminmangels (Bässler 1995). Darunter versteht man einen Versorgungszustand, bei dem noch keine charakteristischen klinischen Symptome erkennbar sind, aber bestimmte Funktionsparameter, nach denen man allerdings gezielt suchen muss, den Referenzbereich unterschritten haben. Anzeichen, aus denen man auf einen subklinischen Vitaminmangel schließen könnte, sind uncharakteristisch und unspezifisch und könnten ebenso gut durch andere Ursachen ausgelöst sein. Häufig sind es psychische Veränderungen wie Müdigkeit, depressive Verstimmung, emotionale Labilität, Erregtheit, aber auch Konzentrationsschwäche und Beeinträchtigung des Kurzzeitgedächtnisses (Richter 1979; Chomé et al. 1986). In einer kontrollierten Studie mit randomisierter Placebo-Verum-Gruppe konnten in psychometrischen Tests einzelnen Vitaminen bestimmte psychische Veränderungen zugeordnet werden (Heseker et al. 1990). Umgekehrt ließ sich in neueren Studien durch Vitamingabe (Folsäure) eine signifikante Verbesserung der kognitiven Leistungsfähigkeit feststellen (Durga et al. 2007). Bei unzureichender Vitaminversorgung ist die Lebensqualität der Betroffenen beeinträchtigt, vor allem aber können in unserem technischen Zeitalter Müdigkeit, Erregtheit, Konzentrationsschwäche und Gedächtnislücken beim Bedienen von Maschinen oder im Straßenverkehr geradezu lebensgefährliche Folgen haben.

Wie bei psychischen Veränderungen liegen auch im Bereich des Immunsystems zahlreiche Befunde vor, die auf eine Beeinträchtigung bei einem subklinischen Vitaminmangel hinweisen. Das ist plausibel, da eine Reihe von Vitaminwirkungen eng mit der Funktion des Immunsystems verknüpft ist.

So gibt es zahlreiche Untersuchungen zum Einfluss von Vitamin B_6 auf die Immunkompetenz (Rall u. Meydani 1993). Vor allem werden durch Vitamin B_6 die humorale und zelluläre Immunität, die Lymphozytenproliferation und die Thymusfunktion beeinflusst. Bei Biotinmangel findet man Defekte der T- und B-Zell-vermittelten Immunität (Cowan et al. 1979, Kung et al. 1979, Petrelli et al. 1981).

Im Pantothensäuremangel ist die zelluläre Antikörperproduktion beeinträchtigt (Lederer et al. 1975). Vitamin A wirkt bei der Infektabwehr einerseits unspezifisch über die Beeinflussung der Integrität des Epithels und der Funktion des Flimmerepithels, andererseits wurde auch eine Vielzahl von Effekten auf verschiedene Funktionen des Immunsystems beschrieben (Ross u. Hämmerling 1994). Klinisch relevant ist, wie schon länger bekannt, die erhöhte Anfälligkeit gegen Infektionen im subklinischen Vitamin-A-Mangel (West et al. 1989).

Die genannten Beispiele erheben keinen Anspruch auf Vollständigkeit. Wohl die meisten Vitamine verursachen im subklinischen Mangel uncharakteristische Symptome, die häufig entweder nicht erkannt oder auf falsche Ursachen zurückgeführt werden. Deshalb sollte in Fällen mit unklaren und schwer erklärbaren Beschwerden unter anderem auch immer an einen subklinischen Vitaminmangel gedacht werden, dessen Wahrscheinlichkeit durch eine Ernährungsanamnese erhärtet werden kann.

1.8 Empfehlungen zur Prävention

Die Erkenntnisse der letzten Jahre haben gezeigt, dass den Vitaminen nicht nur eine Bedeutung bei der Verhütung klassischer Mangelsymptome zukommt, sondern dass sie darüber hinaus offensichtlich im Rahmen der Pathogenese verschiedener anderer Erkrankungen von Bedeutung sind, die man bislang nicht mit dem Vitaminversorgungszustand in Zusammenhang gebracht hat. So liegt eine Vielzahl von Befunden vor, die nahelegen, dass bestimmte B-Vitaminen im Rahmen der Pathogenese bestimmter Krebsformen bzw. bei der Entstehung von Herz-Kreislauf-Erkrankungen und Demenz eine gewisse Schutzfunktion zukommt.

Sofern die vorliegenden Erkenntnisse es rechtfertigen, eine protektive Wirkung anzunehmen, wird bei der Abhandlung der Einzelvitamine darauf gesondert hingewiesen. Dabei handelt es sich ebenfalls um Empfehlungen für den gesunden Menschen, wobei davon ausgegangen wird, dass bei lebenslanger Zufuhr der hier (Einzelkapitel) genannten Vitaminmengen ein zusätzlicher Schutz vor bestimmten Erkrankungen gegeben ist (Primärprävention), wobei das tatsächliche Schutzpotenzial im Einzelnen nicht exakt zu beziffern ist. Ebenso kann es sich dabei auch nur um vorläufige Angaben handeln, da erst durch weiterführende Untersuchungen gezeigt werden muss, welche Dosierungen tatsächlich benötigt werden.

Bei den Überlegungen zur präventivmedizinischen Wirkung von Vitaminen werden z.Z. auch in Fachkreisen immer noch kontroverse Gesichtspunkte vertreten. Einige sind der Auffassung, dass ein Mehrfaches der gegenwärtigen DGE-Empfehlungen erforderlich sei, andere hingegen orientieren sich an weit niedrigeren Größenordnungen, die die geltenden DGE-Empfehlungen nur geringfügig überschreiten (ca. das 2-Fache der DGE-Empfehlungen und dies auch nur für bestimmte Vitamine). Darüber hinaus wird von konservativen Vertretern auch gefordert, die bisherigen Empfehlungen nicht zu verändern und weiterführende Untersuchungen abzuwarten, bis eine definitive Klärung vorliegt.

Da sich jedoch in Fachkreisen ein möglicher Konsens auf niedriger Ebene abzeichnet, wonach einer moderaten Erhöhung bestimmter Vitamine eine präventivmedizinische Wirkung zukommt, wird soweit möglich versucht, bei der Besprechung der Einzelvitamine die Empfehlungen für die Prävention zu begründen.

Tab. 1.11 Empfohlene Nährstoffzufuhr pro Tag (DACH, 2000)

Alter	Vit. A mg RÄ[1]		Vit. D[4] µg	Vit. E[17] mg TÄ[14,15]		Vit. K µg[17]		Thiamin (Vit. B_1) mg		Riboflavin (Vit B_2) mg		Niacin mg NÄ[7]		Vit. B_6 mg		Fol-säure µg[8]	Pantothen-säure[17] mg	Vit. B_{12} µg	Vit. C mg
	m	w		m	w	m	w	m	w	m	w	m	w	m	w				
Säuglinge																			
0 bis 4 Monate	0,5[2]		10[5]	3		4		0,2[2]		0,3		2[2]		0,1[2]		60[2]	2	0,4[2]	50[2]
4 bis unter 12 Monate	0,6		10[5]	4		10		0,4		0,4		5		0,3		80	3	0,8	55
Kinder																			
1 bis unter 4 Jahre	0,6		5	6	5	15		0,6		0,7		7		0,4		200	4	1,0	60
4 bis unter 7 Jahre	0,7		5	8	8	20		0,8		0,9		10		0,5		300	4	1,5	70
7 bis unter 10 Jahre	0,8		5	10	9	30		1,0		1,1		12		0,7		300	5	1,8	80
10 bis unter 13 Jahre	0,9	0,9	5	13	11	40		1,2	1,0	1,4	1,2	15	13	1,0		400	5	2,0	90
13 bis unter 15 Jahre	1,1	1,0	5	14	12	50		1,4[6]	1,1[6]	1,6[6]	1,3[6]	18[6]	15[6]	1,4		400	6	3,0	100
Jugendliche und Erwachsene																			
15 bis unter 19 Jahre	1,1	0,9	5	15	12	70	60	1,3	1,0	1,5	1,2	17	13	1,6	1,2	400[9]	6	3,0	100[12]
25 bis unter 51 Jahre	1,0	0,8	5	14	12	70	60	1,2	1,0	1,4	1,2	16	13	1,5	1,2	400[9]	6	3,0	100[12]
51 bis unter 65 Jahre	1,0	0,8	5	13	12	80	65	1,1	1,0	1,3	1,2	15	13	1,5	1,2	400	6	3,0	100[12]
65 Jahre und älter	1,0	0,8	10	12	11	80	65	1,0	1,0	1,2	1,2	13	13	1,4	1,2	400	6	3,0	100[12]
Schwangere		1,1[3]	5		13		60		1,2[3]		1,5[3]		15[3]		1,9[3]	600[9]	6	3,5[10]	110
Stillende		1,5	5		17[16]		60		1,4		1,6		17		1,9	600	6	4,0[11]	150[13]

Alle Empfehlungen für die Vitaminzufuhr gelten für gesunde Menschen mit durchschnittlicher Lebens- und Arbeitsweise bei durchschnittlicher mitteleuropäischer Klimabelastung. Die DACH-Empfehlungen 2000 sind in den Kapiteln bei den einzelnen Vitaminen näher erläutert und werden zusammengefasst in Tab. 1.11 aufgeführt.

Bisher werden kaum differenzierte Empfehlungen für alte Menschen ausgesprochen. Es liegen inzwischen jedoch bereits umfangreiche Kenntnisse vor, die es rechtfertigen, der besonderen Situation im Alter durch geeignete Nährstoffempfehlungen spezifisch Rechnung zu tragen.

Die Empfehlungen verschiedener Länder bzgl. der wünschenswerten Höhe der Vitaminzufuhr unterscheiden sich zum Teil beachtlich. Dies lässt sich nicht auf biologische Unterschiede der einzelnen Populationen zurückführen, sondern charakterisiert die Unsicherheiten, die den Ableitungen für Nährstoffempfehlungen zugrunde liegen. Empfehlungen für die Vitaminzufuhr sind bestmögliche Schätzungen und dürfen kein Dogma sein. Mit zunehmenden Erkenntnissen und besserer Datenlage müssen Revisionen jederzeit möglich sein. Aus verschiedenen Gründen erscheint es jedoch sinnvoll, die Nährstoffempfehlungen auf überregionaler Ebene zu vereinheitlichen. Unter Anwendung divergierender nationaler Empfehlungen würden sich z.B. erhebliche Kennzeichnungsprobleme innerhalb des gemeinsamen EG-Binnenmarktes ergeben.

Deshalb wurde die Verordnung zur Neuordnung der Nährwertkennzeichnungsvorschriften für Lebensmittel verabschiedet und ist seit April 1995 in Kraft. Danach werden auf EG-Ebene einheitlich die in Tab. 1.12 angegebenen Tagesdosen im Rahmen der Nährwertkennzeichnung verwendet und haben ihren Sinn allein in der Vereinheitlichung der Kennzeichnung von Lebensmitteln im grenzüberschreitenden Warenverkehr. Daneben behalten die nationalen Empfehlungen (z.B. DACH) ihre Gültigkeit und werden je nach Stand des Wissens in regelmäßigen Abständen den aktuellen Erkenntnissen angepasst.

Die Nährstoffempfehlungen der verschiedenen Gremien gelten nicht für Kranke, da je nach Art der Krankheit der Bedarf an den einzelnen Vitaminen in unterschiedlichem Ausmaß erhöht sein kann. Gründe für den gesteigerten Bedarf können Fieber,

1 1 mg Retinoläquivalent = 1 mg Retinol = 6 mg all-trans-β-Carotin = mg andere Provitamin-A-Carotinoide = 1,15 mg all-trans-Retinylacetat = 1,83 mg all-trans-Retinylpalmitat; 1 IE = 0,3 µg Retinol.

2 Hierbei handelt es sich um einen Schätzwert.

3 Dies gilt ab dem 4. Monat der Schwangerschaft.

4 1 µg = 40 IE; 1 IE = 0,025 µg.

5 Die Deutsche Gesellschaft für Kinderheilkunde empfiehlt unabhängig von der Vitamin-D-Produktion durch UV-Licht in der Haut und der Vitamin-D-Zufuhr durch Frauenmilch bzw. Säuglingsmilchnahrungen (Basisvitaminierung) zur Rachitisprophylaxe bei gestillten und nicht gestillten Säuglingen die tägliche Gabe einer Vitamin-D-Tablette von 10–12,5 µg (400–500 IE) ab dem Ende der 1. Lebenswoche bis zum Ende des 1. Lebensjahres. Die Prophylaxe kann im 2. Lebensjahr in den Wintermonaten fortgeführt werden.

6 Der hohe Wert ergibt sich durch den Bezug zur Energiezufuhr.

7 1 mg Niacin-Äquivalent = 60 mg Tryptophan.

8 Dies wird berechnet nach der Summe folatwirksamer Verbindungen in der üblichen Nahrung = Folat-Äquivalente (gemäß neuer Definition).

9 Frauen, die schwanger werden wollen oder könnten, sollten zusätzlich 400 µg synthetische Folsäure (= Pteroylmonoglutaminsäure/PGA) in Form von Supplementen aufnehmen, um Neuralrohrdefekten vorzubeugen. Diese erhöhte Folsäurezufuhr sollte spätestens 4 Wochen vor Beginn der Schwangerschaft erfolgen und während des dritten Drittels der Schwangerschaft beibehalten werden.

10 Die Empfehlung dient insbesondere zur Erhaltung der Nährstoffdichte.

11 Es müssen ca. 0,12 µg Vitamin-B_{12}- pro 100 g sezernierte Milch aufgenommen werden.

12 Raucher benötigen 150 mg/Tag.

13 Hierbei ist die mit 750 ml Frauenmilch sezernierten Vitamin C-Menge berücksichtigt.

14 1 mg RRR-α-Tocopherol-Äquivalent = 1 mg RRR α -Tocopherol = 1,49 IE; 1 IE = 0,67 mg RRR-α-Tocopherol = 1 mg all-rac-α-Tocopherol.

15 1 mg RRR-α-Tocopherol (D-γ-Tocopherol) = 100 mg RRR-δ-Tocopherol (D-δ-Tocopherol) = 3,3 mg RRR-Tocotrienol (D-α-Tocotrienol) = 1,49 mg all-rac- α -Tocopherylacetat (D,L-α-Tocopherylacetat).

16 Es müssen ca. 260 µg RRR- α-Tocopherol-Äquivalente pro 100 g sezernierte Milch aufgenommen werden.

17 Hierbei handelt es sich um Schätzwerte.

gesteigerter Stoffwechsel, Katabolie, Resorptionsstörungen, Reparaturleistungen, Störungen im Vitaminstoffwechsel bei Organschäden und zahlreiche Wechselwirkungen mit Arzneimitteln sein (Bässler 1992). Wenn zusätzlich die Möglichkeit der Nahrungszufuhr beschränkt ist, liegt in solchen Fällen eine Indikation für die Anwendung von Multivitaminpräparaten vor.

Bei länger dauernder totaler parenteraler Ernährung sind manifeste Vitaminmangelzustände mit entsprechenden metabolischen Folgen nachgewiesen worden, weshalb eine routinemäßige Substitution mit geeigneten Multivitaminpräparaten erforderlich ist (Bässler 1990).

Zur Prävention sollten nur nach dem aktuellen Arzneimittelgesetz (AMG) zugelassene Vitamine als Monopräparate oder als fixe Kombinationen mit definierter Indikation und Dosierung angewandt werden. Vielfach werden mit Vitaminen angereicherte Lebensmittel bzw. Nahrungsergänzungsmittel mit vagen und zum Teil irreführenden krankheitsbezogenen Anwendungen empfohlen. Die neue EU-Verordnung sieht vor, dass für Nutrition Claims wie „ist frei von …" oder „enthält …", für Health Claims wie „ist gut für …" oder „schützt vor …", sowie für Risk Reduction Claims wie „hilft das … Risiko zu senken" wissenschaftliche Belege vorgelegt werden müssen (➤ Kap. 8).

Tab. 1.12 Vitamine, die im Rahmen der Nährwertkennzeichnungsvorschriften angegeben werden können, und ihre empfohlene Tagesdosis

Vitamin	Tagesdosis
Vitamin A*	800 µg
Vitamin B_1	14 mg
Vitamin B_2	1,6 mg
Vitamin B_6	2 mg
Pantothensäure	6 mg
Folsäure	200 µg
Niacin	18 mg
Vitamin B_{12}	1 µg
Vitamin C	60 mg
Vitamin D	5 µg
Vitamin E	10 mg
Biotin	0,15 mg

* 1 µg Vitamin A entsprechen 6 µg all-trans-β-Carotin oder 12 mg anderen Provitamin-A-Carotinoiden.

KAPITEL

2 Ableitung von Empfehlungen und Methoden zur Beurteilung der Vitaminversorgung

2.1 Ableitung von Empfehlungen

Die Neuauflage der Referenzwerte für die Nährstoffzufuhr erfolgt in Fortschreibung früherer Empfehlungen in Deutschland (DGE 1995, 2000) und wurde erstmals von den Gesellschaften für Ernährung in Deutschland (DGE), Österreich (ÖGE) und der Schweiz (SGE/SVE) gemeinsam herausgegeben. Als Kurzbezeichnung dafür bietet sich „DACH-Referenzwerte" an, in Anlehnung an die international üblichen Länderkennzeichen für Deutschland (D), Österreich (A) und die Schweiz (CH). Der übergeordnete Begriff „Referenzwerte für die Nährstoffzufuhr" ist gewählt worden, um die Bezeichnung „Empfehlung" unmissverständlich für die empfohlene Zufuhr eines bestimmten Nährstoffes verwenden zu können. Referenzwerte beinhalten demzufolge Empfehlungen, Schätzwerte und Richtwerte (DACH 2000).

Die bei den Einzelvitaminen genannten Referenzwerte bilden die Basis für die praktische Umsetzung einer vollwertigen Ernährung, ähnlich den Referenzwerten von vergleichbaren wissenschaftlichen Gremien anderer Länder (z.B. die Dietary Reference Intakes (DRI) oder Recommended Dietary Allowances (RDA) z.B. Großbritannien, USA und Kanada (Institute of Medicine, Food and Nutrition Board 1997, 1998a, 2000, 2001). Die Referenzwerte beziehen sich auf die Mengen von Nährstoffen, die zum Zeitpunkt des Verzehrs im Lebensmittel noch vorhanden sind.

Ziel dieser Referenzwerte (Empfehlungen, Schätzwerte, Richtwerte) sind die Erhaltung und Förderung der Gesundheit und damit der Lebensqualität. Im Sinne der Weltgesundheitsorganisation (World Health Organisation, WHO) und Welternährungsorganisation (Food and Agriculture Organisation, FAO) sollen sie bei nahezu allen gesunden Personen der Bevölkerung die lebenswichtigen metabolischen, physischen und psychischen Funktionen sicherstellen. Eine Zufuhr in Höhe der Referenzwerte soll nährstoffspezifische Mangelkrankheiten (z.B. Skorbut, Rachitis, Pellagra) und Mangelsymptome (z.B. Dermatiden, ophthalmologische oder zerebrale Störungen), aber auch eine Überversorgung mit bestimmten Nährstoffen verhüten. Dies ist traditionell Bestandteil der gesundheitsbezogenen Zielstellung von Nährstoffempfehlungen.

Die DACH-Referenzwerte können aus wissenschaftlicher Sicht nicht isoliert betrachtet werden, sondern müssen im Kontext der weltweiten Bemühungen um die Harmonisierung und Standardisierung von Nährstoffempfehlungen vergleichend betrachtet werden.

Mit unverhältnismäßig viel größerem Aufwand als dies bei den DACH-Empfehlungen realisierbar war, wurden von Seiten der USA und Kanadas mit Hilfe eines 5 Mio Dollar Etats in den letzten Jahren die RDAs überarbeitet.

Seit Ende 1997 sind die ersten Publikationen der neuen US-Zufuhrempfehlungen für Nährstoffe verfügbar und liegen inzwischen für alle Vitamine vor. Die unter dem Namen Dietary Reference Intakes (DRIs) erscheinenden Empfehlungen werden vom Food and Nutrition Board des Institute of Medicine in Zusammenarbeit mit der staatlichen kanadischen Gesundheitsorganisation Health Canada sowie zahlreichen internationalen Wissenschaftlern erarbeitet. Sie ersetzen die bisherigen amerikanischen Recommended Dietary Allowances (RDAs) von 1989 (National Research Council, Food and Nutrition Board 1989) sowie die Canadian Recommended Nutrient Intakes (RNIs) von 1990 (Health Canada, Nutrition recommendations 1990) und haben damit für ganz Nordamerika Gültigkeit.

2

Publikation der DRIs

Anders als bei den bisher geltenden RDAs, die für alle Nährstoffe gemeinsam publiziert worden sind, wurden die neuen DRIs nach Sachzusammenhängen gegliedert und in sieben Einzelpublikationen veröffentlicht:

- Kalzium, Phosphor, Magnesium, Vitamin D und Fluorid (DRI 1997)
- Thiamin, Riboflavin, Niacin, Vitamin B_6, Folat, Vitamin B_{12}, Pantothensäure, Biotin und Cholin (DRI 1998a)
- Vitamin C, Vitamin E, Selen und Carotinoide (DRI 2000)
- Vitamin K und A (DRI 2001).
- Makronährstoffe (Protein, Fett, Kohlenhydrate)
- Spurenelemente
- Elektrolyte und Wasser sowie andere Nahrungsbestandteile (z.B. Ballaststoffe, Phytoöstrogene).

Es handelt sich um einen kontinuierlichen Prozess, der bei Vorliegen neuerer Erkenntnisse von Zeit zu Zeit fortgeschrieben wird. Die einzelnen Publikationen werden durch sieben verschiedene Expertengremien erarbeitet (Anonym 1997). Jedes Gremium sichtet die Fachliteratur, analysiert die Studienergebnisse und entwickelt Empfehlungen. Während der Entscheidungsphasen erfolgten öffentliche Anhörungen, bei der Wissenschaftler aus der ganzen Welt, die nicht direkt im Expertengremium beteiligt sind, Regierungsfachleute, Industrievertreter, fachbezogene und öffentliche Interessengruppen u.a.m. aufgefordert wurden, mit Anregungen und Vorschlägen zur Entscheidungsfindung beizutragen. Die so erarbeiteten Empfehlungen werden dann einem Standing Committee on the Scientific Evaluation of Dietary Reference Intakes übergeben, welches die Arbeit der sieben Untergruppen leitet und koordiniert. Die Schlussberichte der einzelnen Gremien werden durch das NRC (National Research Council) Report Review Committee periodisch publiziert.

Neben den sieben Expertengremien arbeiten zwei Subkomitees, die sich mit den Themen Tolerable Upper Intake Levels (UL) of Nutrients bzw. Interpretation und Anwendung der Dietary Reference Intakes beschäftigen und zu diesen Fragestellungen eigene Statements publiziert haben (Anonym 1997, Institute of Medicine, Food and Nutrition Board 1997, 1998b).

Die Finanzierung der gesamten Arbeit erfolgt zu 70% aus öffentlichen und zu 30% aus privaten Geldmitteln. Der Ablauf der Entscheidungsfindung ist streng geregelt und wird überwacht, um eine Beeinflussung durch private Geldgeber zu verhindern und eine unabhängige Entscheidungsfindung zu sichern.

Neuerungen bei den DRIs

Eine grundsätzliche Änderung bei den DRIs besteht in der Konzeption neuer Parameter zur Quantifizierung der Aufnahmemenge bzw. in der Konkretisierung bestehender Kenngrößen. Diese Änderungen gelten für alle Nährstoffe, d.h. Makronährstoffe, Vitamine, Mineralstoffe und Spurenelemente, sofern zur Ableitung der Empfehlungen ausreichendes, wissenschaftlich fundiertes Material vorhanden ist.

Eine weitere Änderung ist – soweit wissenschaftlich gesichert – die Festlegung von zusätzlichen, über die Empfehlungen zur Deckung des Tagesbedarfs hinausgehenden Aufnahmemengen eines Nähr- oder Nahrungsinhaltsstoffs zur Prävention verschiedener Erkrankungen. Grundsätzlich hat der Food and Nutrition Board eine Abkehr von der bisher praktizierten „Avoidance of Deficiency State“ vollzogen, gemessen an klinisch messbaren Veränderungen, hin zu „Maximizing Health and Improving Quality of Life“ (Anonym 1997), und zwar orientiert an funktionellen Parametern und an einer Reduktion des Risikos für chronische Erkrankungen.

Darüber hinaus sind auch Nährstoffe in die Empfehlungen aufgenommen worden, die zwar nicht der traditionellen Definition eines für die Ernährung essenziellen Stoffes entsprechen, aber aufgrund der aktuellen Datenlage vermutlich einen günstigen Einfluss auf die Gesundheit haben, wie z.B. Cholin (Institute of Medicine, Food and Nutrition Board 1998a).

Vier Kenngrößen zur Quantifizierung der Aufnahmemenge

Zu Beginn der Publikation von Empfehlungen vor mehr als 50 Jahren wurden die RDAs zunächst als die tägliche Menge eines Nährstoffs definiert, die – differenziert nach Alter und Geschlecht – ausreicht, um einen bestehenden Mindestversorgungszustand aufrechtzuerhalten bzw. einen klinisch relevanten Mangelzustand zu verhindern. Seitdem hat es auf dem Gebiet der Bedarfsforschung einen ständigen Wissenszuwachs gegeben, und der Begriff der RDA wurde wiederholt dem aktuellen Wissensstand angepasst. So umfasst eine adäquate Versorgung als Grundlage der RDA heute nicht mehr allein die Verhinderung von Mangelerkrankungen. Vielmehr orientiert sie sich – soweit bekannt – an funktionellen Parametern, die schon beginnende, suboptimale Mangelsymptome erfassen und daher die Versorgungslage differenzierter und genauer wiedergeben als früher. Darüber hinaus erkannte man in den letzten Jahren mehr und mehr, dass bei der Konzeption von Bedarfszahlen neben den bekannten physiologischen Faktoren, wie Geschlecht, Alter, Körpergröße und -gewicht sowie Gesundheitsstatus auch Einflüsse des Lebensstils (Rauchen, Alkoholabusus, häufige Diäten) und der Umweltbedingungen (Umgebungstemperatur, Höhenlage, UV-Strahlung, Schadstoffexposition) sowie Unterschiede in der individuellen genetischen Variabilität berücksichtigt werden müssen. Nicht zuletzt wird die Größenordnung des Bedarfs durch die Nahrungszusammensetzung, die Art der Speisenzubereitung sowie die Bioverfügbarkeit beeinflusst (DGE 2000; Institute of Medicine, Food and Nutrition Board 1997).

Um in Zukunft den genannten Einflussfaktoren bei der Definition von Bedarfszahlen besser gerecht zu werden, hat das Food and Nutrition Board bei der Konzeption der neuen Empfehlungen DRIs formuliert. Diese dienen bei der Planung bzw. Bewertung der Nahrungsaufnahme der gesunden Bevölkerung zur quantitativen Schätzung der Nährstoff- bzw. Nahrungsinhaltsstoffaufnahme. Der Begriff ist keine einheitliche Bezeichnung, sondern umfasst vier

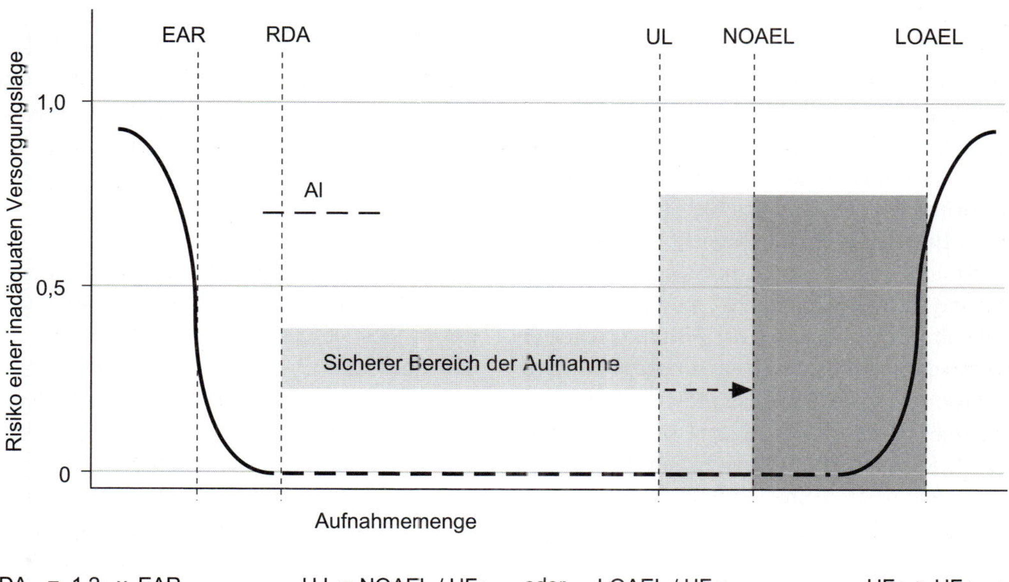

RDA = 1,2 x EAR   U L = NOAEL / UF_1 oder LOAEL / UF_2 $UF_2 > UF_1$

EAR = Estimated Average Requirement, RDA = Recommended Dietary Allowance, AI = Adequate Intake, UL = Tolerable Upper Intake Level, NOAEL = No Observed Adverse Effect Level, LOAEL = Lowest Observed Adverse Effect Level, UF = Uncertainty Factor

Abb. 2.1 Dietary Reference Intakes (DRI). Die Abbildung zeigt, dass das Risiko einer inadäquaten Versorgungslage beim EAR 0,5 (50%) beträgt. Der korrespondierende Wert bei der RDA entspricht 0,02 bis 0,03 (2 bis 3%). Bei Aufnahmemengen oberhalb des UL steigt das Risiko für unerwünschte Wirkungen wieder an. Der AI steht in keiner festen Beziehung zum EAR bzw. zum RDA, da er angenähert geschätzt ist. Er wird in der Abbildung durch eine gestrichelte Linie markiert, da die genaue Größenordnung wegen der fehlenden experimentellen Daten nicht bestimmt werden kann (Institute of Medicine 1997).

Tab. 2.1 Definitionen der Dietary Reference Intakes

Abkürzung	Bedeutung	Definition
DRI	Dietary Reference Intake	Referenzwert für die Nährstoffaufnahme
RDA	Recommended Dietary Allowance	Tägliche Zufuhrmenge eines Nahrungsmittels, die ausreicht, um den Bedarf von 97–98% der gesunden Personen einer definierten Bevölkerungsgruppe zu decken
EAR	Estimated Average Requirement	Tägliche Zufuhrmenge eines Nahrungsbestandteils, die ausreicht, um den Bedarf von 50% der gesunden Personen einer definierten Bevölkerungsgruppe zu decken
AI	Adequate Intake	Experimentell ermittelte, tägliche Zufuhrmenge eines Nahrungsbestandteils, die ausreicht, um den Bedarf von (einer) Versuchsgruppe(n) zu decken
UL	Tolerable Upper Intake Level	Höchste tägliche Zufuhrmenge eines Nahrungsbestandteils, die keinen gesundheitlich nachteiligen Einfluss auf die Gesamtbevölkerung hat

Kenngrößen, die jeweils unterschiedliche Niveaus der Aufnahmemenge beschreiben (➤ Tab. 2.1 und ➤ Abb. 2.1).

Estimated Average Requirement

Unter dem Estimated Average Requirement (EAR) wird die durchschnittliche Menge eines Nährstoffs verstanden, bei deren täglicher Aufnahme der Bedarf von ca. der Hälfte (50%) der gesunden Bevölkerung vergleichbaren Alters und Geschlechts sowie in ähnlicher Lebenssituation (Schwangere bzw. Stillende) gedeckt ist (Anonym 1997; Institute of Medicine, Food and Nutrition Board 1997, 1998b). Die Festlegung und Dimensionierung des Bedarfs orientieren sich dabei an spezifischen Beurteilungsparametern, die geeignet sind, eine ausreichende Versorgungslage bestmöglich zu erfassen. Heute ist dies nicht mehr ausschließlich die Vermeidung manifester, klinisch relevanter Mangelerkrankungen, sondern zur Quantifizierung werden – soweit bekannt – deutlich sensitivere Messgrößen für die Erfassung einer suboptimalen Versorgungslage herangezogen

Mit dem EAR kann die Häufigkeit einer unzureichenden Aufnahme in Bevölkerungsgruppen bewertet werden, indem der Anteil an Personen bestimmt wird, deren Aufnahmemenge unter dem EAR liegt (Institute of Medicine, Food and Nutrition Board 1997). Für eine präzise, die tatsächliche Situation widerspiegelnde Auswertung sollten die Daten so erhoben werden, dass die durch die Variation der täglichen Aufnahmemenge bedingten Einflüsse möglichst gering sind (z.B. Sieben-Tage-Ernährungsprotokolle Yates and Schlicker 1998). Ungenaue und/oder fehlerhafte Ergebnisse sind darüber hinaus möglich durch „Underreporting", ungenaue Analytik, falsche Werte in Lebensmitteltabellen, fehlende Berücksichtigung unterschiedlicher Bioverfügbarkeit aus Lebensmitteln bzw. Supplementen u.a.m. Sofern EAR-Werte ermittelt werden konnten, sind diese in Tabelle 2.2 aufgeführt.

Recommended Dietary Allowances

Die Kenngröße RDA definiert die Aufnahmemenge eines Nährstoffs, die den Bedarf fast der gesamten (97 bis 98%) gesunden Bevölkerung gleichen Alters und Geschlechts in vergleichbarer Lebenssituation deckt (DGE 2000; Institute of Medicine, Food and Nutrition Board 1997, 1998b; Anonym 1997; Applications in Dietary Assessment 2001).

Die RDA wird vom EAR abgeleitet. Wenn die Standardabweichung (SD) des EAR bekannt und der Bedarf innerhalb der betrachteten Bevölkerungsgruppe statistisch normal verteilt ist, errechnet sich die RDA für einen Nährstoff wie folgt:

$$\text{RDA} = \text{EAR} + 2\ \text{SD}_{\text{EAR}}$$

Reicht das Datenmaterial über die Variabilität des Bedarfs in einer Bevölkerungsgruppe nicht aus, um die Standardabweichung zu ermitteln, so wird der Einfachheit halber ein Variationskoeffizient (CV)

Tab. 2.2 Referenzwerte für die Vitaminzufuhr, EAR, RDA bzw. AI gemäß DRI (Institute of Medicine, USA 1997, 1998, 2000, 2001)

Altersgruppen	Thiamin (mg/Tag)		Riboflavin (mg/Tag)		Vitamin B_6 (mg/Tag)		Folat (µg/Tag)		Vitamin B_{12} (µg/Tag)		Biotin (µg/Tag)
	EAR	RDA	EAR	RDA	EAR	RDA	EAR	RDA	EAR	RDA	AI
Kinder *											
1 bis unter 3 Jahre	0,4	0,5	0,4	0,5	0,4	0,5	120	150	0,7	0,9	8
4 bis unter 8 Jahre	0,5	0,6	0,5	0,6	0,5	0,6	160	200	1,0	1,2	12
Männer											
9 bis unter 13 Jahre	0,7	0,9	0,8	0,9	0,8	1,0	250	300	1,5	1,8	20
14 bis unter 18 Jahre	1,1	1,2	1,1	1,3	1,1	1,3	330	400	2,0	2,4	25
19 bis unter 30 Jahre	1,0	1,2	1,1	1,3	1,1	1,3	320	400	2,0	2,4	30
31 bis unter 50 Jahre	1,0	1,2	1,1	1,3	1,1	1,3	320	400	2,0	2,4	30
51 bis unter 70 Jahre	1,0	1,2	1,1	1,3	1,4	1,7	320	400	2,0	2,4	30
70 Jahre und älter	1,0	1,2	1,1	1,3	1,4	1,7	320	400	2,0	2,4	30
Frauen											
9 bis unter 13 Jahre	0,7	0,9	0,8	0,9	0,8	1,0	250	300	1,5	1,8	20
14 bis unter 18 Jahre	0,9	1,0	0,9	1,0	1,0	1,2	330	400	2,0	2,4	25
19 bis unter 30 Jahre	0,9	1,1	0,9	1,1	1,1	1,3	320	400	2,0	2,4	30
31 bis unter 50 Jahre	0,9	1,1	0,9	1,1	1,1	1,3	320	400	2,0	2,4	30
51 bis unter 70 Jahre	0,9	1,1	0,9	1,1	1,3	1,5	320	400	2,0	2,4	30
70 Jahre und älter	0,9	1,1	0,9	1,1	1,3	1,5	320	400	2,0	2,4	30
Schwangere											
bis 13 Jahre		1,4		1,4		1,9	520	600		2,6	
19 bis unter 30 Jahre		1,4		1,4		1,9	520	600		2,6	
31 bis unter 50 Jahre		1,4		1,4		1,9	520	600		2,6	
Stillende											
bis 13 Jahre		1,4		1,6		2,0		500		2,8	
19 bis unter 30 Jahre		1,4		1,6		2,0		500		2,8	
31 bis unter 50 Jahre		1,4		1,6		2,0		500		2.8	

des EAR von 10% unterstellt, der ungefähr einer Standardabweichung entspricht. Zur Berechnung der RDA ergibt sich dann folgende Formel:

$$RDA = 1{,}2 \times EAR$$

Dabei ist $CV_{EAR} = SD_{EAR}/EAR$
$SD_{EAR} = EAR \times CV_{EAR}$
und $SD_{EAR} = EAR \times CV_{EAR}$

Wenn der Bedarf innerhalb einer Bevölkerungsgruppe nicht einer Gaußschen Normalverteilung entspricht, müssen zur Festlegung der RDA für die Ermittlung der 97%- bzw. 98%-Perzentile andere Verfahren angewendet werden.

Eine RDA kann nicht berechnet werden, wenn für die Festlegung des EAR in der Literatur kein ausreichendes Datenmaterial vorhanden ist (Institute of Medicine, Food and Nutrition Board 1997).

Tab. 2.2 Referenzwerte für die Vitaminzufuhr, EAR, RDA bzw. AI gemäß DRI (Institute of Medicine, USA 1997, 1998, 2000, 2001) *(Forts.)*

Altersgruppen	Niacin (mg/Tag)		Pantothensäure (mg/Tag)	Vitamin C (mg/Tag)		Vitamin A (µg/Tag)		Vitamin D (µg/Tag)	Vitamin E (mg/Tag)		Vitamin K (µg/Tag)
	EAR	RDA	AI	EAR	RDA	EAR	RDA	AI	EAR	RDA	AI
Kinder *											
1 bis unter 3 Jahre	5	6	2	13	15	210	300	5	5	6	30
4 bis unter 8 Jahre	6	8	3	22	25	275	400	5	6	7	55
Männer											
9 bis unter 13 Jahre	9	12	4	39	45	445	600	5	9	11	60
14 bis unter 18 Jahre	12	16	5	63	75	630	900	5	12	15	75
19 bis unter 30 Jahre	12	16	5	75	90	625	900	5	12	15	75
31 bis unter 50 Jahre	12	16	5	75	90	625	900	5	12	15	120
51 bis unter 70 Jahre	12	16	5	75	90	625	900	10	12	15	120
70 Jahre und älter	12	16	5	75	90	625	900	10	12	15	120
Frauen											
9 bis unter 13 Jahre	9	12	5	39	45	420	600	5	9	11	60
14 bis unter 18 Jahre	11	14	5	56	65	485	700	5	12	15	75
19 bis unter 30 Jahre	11	14	5	60	75	500	700	5	12	15	90
31 bis unter 50 Jahre	11	14	5	60	75	500	700	5	12	15	90
51 bis unter 70 Jahre	11	14	5	60	75	500	700	10	12	15	90
70 Jahre und älter	11	14	5	60	75	500	700	10	12	15	90
Schwangere											
bis 18 Jahre		18			80		750			15	
19 bis unter 30 Jahre		18			85		770			15	
31 bis unter 50 Jahre		18			85		770			15	
Stillende											
bis 18 Jahre		17			115		1200			19	
19 bis unter 30 Jahre		17			120		1300			19	
31 bis unter 50 Jahre		17			120		1300			19	

* Für Kinder < 1 Jahr existieren nur Schätzwerte (AI), die an dieser Stelle nicht wiedergegeben werden.

Adequate Intake

Reicht das vorliegende Datenmaterial zur Ermittlung von RDA bzw. EAR nicht aus, so wird stattdessen der Adequate Intake (AI) verwendet. Der AI basiert auf der geschätzten oder experimentell ermittelten Aufnahmemenge eines Nährstoffs, die bei gesunden Versuchsgruppen offensichtlich ausreicht, um einen definierten Versorgungsstatus (z.B. eine normale Blutkonzentration oder ein normales Wachstum als Indikator einer ausreichenden Versorgungslage) aufrechtzuerhalten (DGE 2000; Institute of Medicine, Food and Nutrition Board1997; Applications in Dietary Assessment 2001; Institute of Medicine, Food and Nutrition Board 1998b).

Die AI übersteigt in aller Regel den EAR und meist auch den RDA. Bei Fehlen von EAR bzw.

RDA kann diese Kenngröße als Maßstab für eine ausreichende Aufnahmemenge von Einzelpersonen und – unter Berücksichtigung der geringeren Zuverlässigkeit des zugrunde liegenden Datenmaterials – auch von Bevölkerungsgruppen herangezogen werden. Ihre Aussagefähigkeit als Indikator für eine ausreichende Zufuhr ist allerdings geringer als die der anderen beiden Bewertungsgrößen, weil ihre Größenordnung wesentlich mehr durch spekulative und damit subjektive Bewertungsfaktoren beeinflusst wird.

Die neu etablierten Kenngrößen gelten ausdrücklich nur für die gesunde Bevölkerung. Die Dosierungen reichen darum i.d.R. weder aus, um Personen mit Mangelerkrankungen therapeutisch zu behandeln, noch beugen sie wirkungsvoll Erkrankungen vor, deren Prävention Aufnahmen oberhalb des physiologischen Bereichs erfordern (Applications in Dietary Assessment 2001). Für Vitamine, für die aufgrund unzureichender Datenlage kein EAR- und damit RDA-Wert ermittelt werden konnte, ist der entsprechende AI-Wert in Tabelle 2.2 aufgeführt.

Tolerable Upper Intake Level

Der Tolerable Upper Intake Level (UL) ist die höchste Aufnahmemenge eines Stoffes, für die selbst bei langfristiger Aufnahme nicht mit negativen Einflüssen auf die Gesundheit nahezu der gesamten Bevölkerungsgruppe zu rechnen ist (Institute of Medicine, Food and Nutrition Board 1997; Applications in Dietary Assessment 2001; Institute of Medicine, Food and Nutrition Board 1998b; Anonym 2 1997; Anonym 3 1997). Der Maximalwert bezieht sich auf die gesamte tägliche Aufnahmemenge (Kost, Supplemente, speziell angereicherte Lebensmittel) in einer bestimmten Zeiteinheit. Übersteigt die Aufnahmemenge für längere Zeit diesen Wert, so nimmt die Wahrscheinlichkeit von unerwünschten Wirkungen kontinuierlich zu. Beim gegenwärtigen Forschungsstand gibt es für gesunde Personen keine Indikation für Zufuhrwerte oberhalb des UL (Anonym 3 1997).

Die Festlegung des UL ist wegen der zunehmenden Nährstoffanreicherung von Lebensmitteln sowie des wachsenden Konsums von Supplementen in immer höherer Dosierung als notwendig angesehen worden. Dessen Ermittlung basiert auf bewährten Methoden der Risikobewertung. Ausgangspunkt für die Festlegung des UL ist in der Regel der No Observed Adverse Effect Level (NOAEL), d.h. die höchste Aufnahmemenge (oder experimentelle Dosis) eines Stoffes, bei der keine Nebenwirkungen beobachtet worden sind (> Abb. 2.1). Liegt zur Ermittlung des NOAEL kein ausreichendes Datenmaterial vor, so wird zur Risikobewertung der Lowest Observed Adverse Effect Level (LOAEL) herangezogen. Der LOAEL erfasst die niedrigste Aufnahmemenge eines Nährstoffs, bei der Nebenwirkungen aufgetreten sind. Zur Festlegung des UL wird der NOAEL bzw. LOAEL durch einen nährstoffspezifischen Faktor dividiert. Dieser Uncertainty Factor (UF) ermöglicht die Extrapolation der in aller Regel nur bei wenigen Personen bzw. im Tierversuch festgestellten maximalen Aufnahmemengen auf die gesamte gesunde Bevölkerung. Die Dimensionierung des UF erfolgt in Abhängigkeit von der Schwere der beobachteten Nebenwirkungen und der Qualität der zugrunde liegenden Daten. Außerdem können durch die Größenordnung des UF eventuelle Inter- und Intraspeziesunterschiede ausgeglichen werden (Anonym 1 1997).

Trotzdem bleiben bei der Festlegung derartiger Maßzahlen grundsätzliche Unwägbarkeiten. So bestehen immer Zweifel bei Grenzwerten, die aus Tierversuchen auf den Menschen extrapoliert worden sind. Zusätzliche Unsicherheiten bei der toxikologischen Bewertung entstehen infolge mangelnder Kenntnisse und spezifischer Probleme bei der Beurteilung von Nährstoffen.

So gibt es bisher

- für den größten Teil der Nährstoffe keine genauen Kenntnisse zur Dosis-Wirkungs-Beziehung
- nur sehr wenige Langzeituntersuchungen
- kaum tierexperimentelle Untersuchungen zur Etablierung eines NOAEL bzw. LOAEL
- teilweise große Unterschiede bei der individuellen Bioverfügbarkeit der Nahrungsinhaltsstoffe
- oft nur eine toxikologische Bewertung der supplementierten Menge eines Nährstoffs und nicht der gesamten täglichen Aufnahme.

Sofern von Seiten des Food and Nutrition Board ein UL festgelegt wurde, ist dieser in Tabelle 2.3. aufgeführt; die toxikologischen Phänomene, die zur Festlegung eines UL geführt haben, werden in Tabelle 2.4 wiedergegeben.

Tab. 2.3 Upper Levels (UL) gemäß DRI (Institute of Medicine USA 1997,1998, 2000, 2001); obere Zufuhrgrenzen, die bei regelmäßiger dauerhafter Einnahme nicht überschritten werden sollten

Altersgruppen	Niacin (mg/Tag)	Vitamin C (mg/Tag)	Vitamin A (µg/Tag)	Vitamin D (µg/Tag)	Vitamin E (mg/Tag)	Vitamin B_6 (mg/Tag)	Folsäure (µg/Tag)
Säuglinge							
0 bis unter 6 Mon.	–*	±	600	25 (1000 IU)	±	–*	–*
7 bis unter 12 Mon.	–*	±	600	25 (1000 IU)	±	–*	–*
Kinder							
1 bis unter 3 Jahre	10	400	600	50 (2000 IU)	200	30	300
4 bis unter 8 Jahre	15	650	900	50 (2000 IU)	300	40	400
Männer							
9 bis unter 13 Jahre	20	1200	1700	50 (2000 IU)	600	60	600
14 bis unter 18 Jahre	30	1800	2800	50 (2000 IU)	800	80	800
19 bis unter 30 Jahre	35	2000	3000	50 (2000 IU)	1000	100	1000
31 bis unter 50 Jahre	35	2000	3000	50 (2000 IU)	1000	100	1000
51 bis unter 70 Jahre	35	2000	3000	50 (2000 IU)	1000	100	1000
70 Jahre und älter	35	2000	3000	50 (2000 IU)	1000	100	1000
Frauen							
9 bis unter 13 Jahre	20	1200	1700	50 (2000 IU)	600	60	600
14 bis unter 18 Jahre	30	1800	2800	50 (2000 IU)	800	80	800
19 bis unter 30 Jahre	35	2000	3000	50 (2000 IU)	1000	100	1000
31 bis unter 50 Jahre	35	2000	3000	50 (2000 IU)	1000	100	1000
51 bis unter 70 Jahre	35	2000	–	50 (2000 IU)	1000	100	1000
70 Jahre und älter	35	2000	–	50 (2000 IU)	1000	100	1000
Schwangere							
bis 18 Jahre	35	1800	2800	50 (2000 IU)	800	100	1000
19 bis unter 30 Jahre	35	2000	3000	50 (2000 IU)	1000	100	1000
31 bis unter 50 Jahre	35	2000	3000	50 (2000 IU)	1000	100	1000
Stillende							
bis 18 Jahre	35	1800	2800	50 (2000 IU)	800	100	1000
19 bis unter 30 J.	35	2000	3000	50 (2000 IU)	1000	100	1000
31 bis unter 50 J.	35	2000	3000	50 (2000 IU)	1000	100	1000

Für Vitamin B_1, B_2, B_{12}, Biotin, Pantothensäure und Vitamin K wurden keine Obergrenzen (UL gemäß DRI) festgelegt, da das vorhandene Datenmaterial eine Begrenzung nicht rechtfertigt bzw. die Substanzen als sicher eingeschätzt werden.
±: Keine Angaben möglich; –*: keine Daten.

Tab. 2.4 Toxikologische Phänomene zur Festlegung einzelner ULs

Nährstoff	Indikator zur Festlegung der UL	UL/Tag (Erwachsene)
Vitamin D	Erhöhte Kalziumkonzentration im Serum	50 µg (2000 IE)
Folsäure	Auftreten bzw. Verschlechterung einer Vitamin-B_{12}-Mangel-Neuropathie	1 mg
Vitamin A	Teratogenität bei Frauen im gebärfähigen Alter	3 mg
Niacin	Vasodilatatorische Effekte (Flush)	35 mg
Vitamin B_6	Sensorische Neuropathie	100 mg
Vitamin E	Einfluss auf die Blutgerinnung	1 g
Vitamin C	Gastrointestinale Störungen, osmotische Diarrhö	2 g

2.2 Beurteilung der Vitaminversorgung anhand der Vitaminaufnahme

Bei der Beurteilung der Vitaminversorgung der Bevölkerung werden häufig kontroverse Standpunkte vertreten. Einige Autoren sind der Auffassung, dass unter unseren heutigen Lebensbedingungen ein Vitaminmangel bis auf Einzelfälle praktisch nicht mehr vorkommt, andere Autoren weisen jedoch bei größeren Bevölkerungsgruppen auf mehr oder weniger starke Bedarfslücken hin und fordern eine stärkere Beachtung der Vitaminversorgungssituation. Diese unterschiedliche Bewertung beruht im Wesentlichen auf der abweichenden Aussagekraft der angewandten Methoden. Einerseits werden statistische Angaben zur Erfassung des Versorgungszustandes herangezogen, andererseits dienen biochemische bzw. klinische Messungen als Bewertungsgrundlage. Bei allen statistischen Erhebungen muss auf Nährstoffgehaltsangaben aus Tabellen zurückgegriffen werden. Dies ist als wesentliche Fehlerquelle anzusehen, da das Datenmaterial häufig uneinheitlich und zum Teil fehlerhaft ist. Die Gegenüberstellung des Datenmaterials verschiedener Lebensmitteltabellen zeigt, dass häufig überscharfes Zahlenrechnen a priori absurd ist, wenn zuverlässige Gehaltsangaben als Basis überhaupt nicht verfügbar sind. Auch wenn die Gehaltsangaben verschiedener Lebensmitteltabellen häufig übereinstimmen, schließt dies nicht aus, dass alte Zahlen wegen fehlender neuerer Analysendaten übernommen würden und damit Aktualität und Richtigkeit vortäuschen, die an sich nicht vorhanden sind.

Bei der anhand von Lebensmitteltabellen vorgenommenen rechnerischen Überprüfung der Vitaminversorgung muss weiterhin berücksichtigt werden, in welcher Bindungsform die Vitamine in den Lebensmitteln vorliegen, wodurch die Resorption wiederum wesentlich beeinflusst werden kann. Zusätzliche Unsicherheiten kommen durch Verluste bei Zubereitung und Aufbewahrung von Lebensmitteln hinzu. Dennoch kann versucht werden, anhand von Ernährungserhebungen und -protokollen eine Bewertung vorzunehmen.

Weiterhin werden bei der Beurteilung der Nährstoffversorgung und speziell der Vitaminversorgung (nicht nur) von Laien häufig Fehlinterpretationen vorgenommen, die jedoch wissenschaftlich jeder Grundlage entbehren.

Dies wird am Beispiel der Nationalen Verzehrsstudie (NVS 1991) erläutert. Die Ergebnisse dieser Studie sind im Original in Abbildung 2.2 wiedergegeben, ebenso ist der Untertitel der Abbildung 2.2 dem Original entnommen.

Diese Abbildung wurde als Beispiel für eine Vielzahl derartiger Auswertungen gewählt, die in der Aussage zwar korrekt sind, aber deren Interpretation häufig fehlerhaft vorgenommen wird. Berücksichtigt man allein den Anteil der Personen, deren Zufuhrwerte unterhalb der DGE-Empfehlungen liegt, so ergibt sich auf den ersten Blick ein relativ ungünstiges Bild. Die Daten besagen jedoch lediglich, dass ein mehr oder weniger großer Prozentsatz der untersuchten Personen die DGE-Empfehlungen unterschreitet, wobei eine bis zu 50%ige Unterschreitung

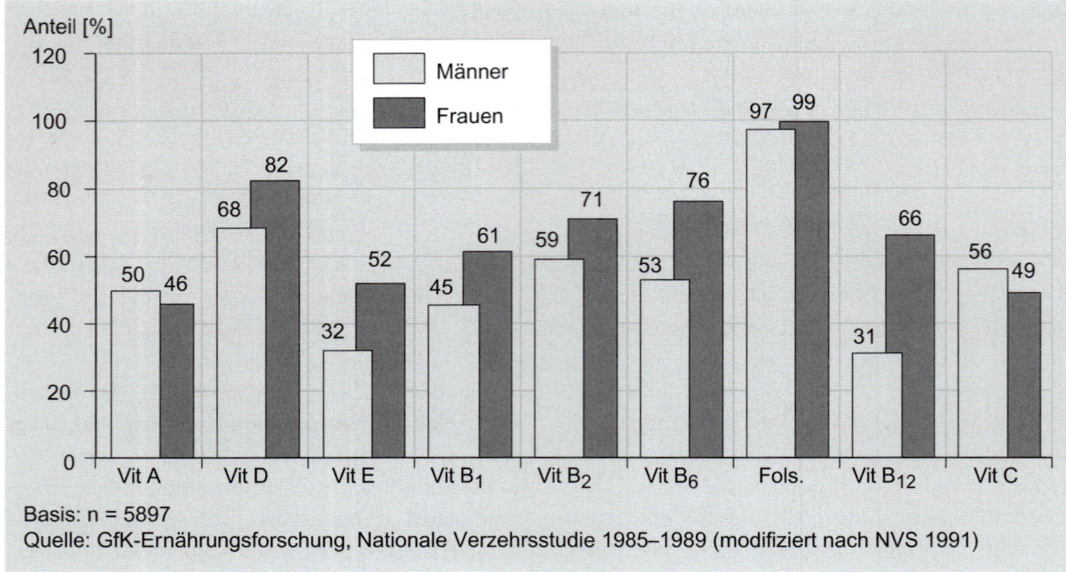

Abb. 2.2 Beurteilung der Nährstoffzufuhr auf Individualebene. Anteil der 19- bis 35-jährigen Personen, deren Zufuhrwerte oberhalb der Empfehlung der DGE liegen (in %)

bei der Gesamtgruppe im Mittel immer noch eine bedarfsgerechte Versorgung gewährleistet, da ebenfalls bis zu 50% der Personen die Empfehlungen überschreiten.

Andererseits signalisiert eine 97–99%ige Unterschreitung der Empfehlungen für Folat auf den ersten Blick eine schlechte Versorgungslage; unter Berücksichtigung der vorangestellten Ausführungen ist dies jedoch in einer gesunden Bevölkerungsgruppe zu erwarten, da deren mittlere Zufuhr möglicherweise dem EAR-Wert entspricht und + 2 SD den RDA-Wert wiedergibt, der garantiert, dass mit einer derartig hohen Zufuhr bei 97,5% der Bevölkerung davon auszugehen ist, dass deren Bedarf gedeckt wird. Da offensichtlich diese Zusammenhänge vielfach nicht klar verstanden werden, wurden vonseiten des Food and Nutrition Board in den USA erstmals konkrete Anweisungen zur Anwendung der DRIs vorgegeben (Applications in Dietary Assessment, 2001). Danach wird zwischen der Nährstoffversorgung von Einzelpersonen und Gruppen wie folgt unterschieden.

2.2.1 Einzelpersonen

Die Frage, ob ein Individuum seinen Nährstoffbedarf deckt, ist von grundlegender Bedeutung für die Ernährungsberatung. Die Beurteilung der individuellen Versorgung soll am Beispiel der oben näher erläuterten Begriffe „RDA“ und „EAR“ erläutert werden (Applications in Dietary Assessment 2001).

Die Bewertung einer angemessenen Nährstoffzufuhr ist schwierig, da zum einen der individuelle Bedarf für einen bestimmten Nährstoff und zum anderen die individuelle übliche Aufnahme dieses Nährstoffs bekannt sein muss. Der Bedarf ist definiert als die niedrigste andauernde Aufnahmemenge, die einen bestimmten individuellen Ernährungsstatus im Hinblick auf ein Ernährungskriterium aufrechterhält. Dabei ist die übliche Nährstoffaufnahme definiert als die durchschnittliche andauernde Nährstoffaufnahme über eine längere Zeitperiode. Daraus ist ersichtlich, dass zu einer exakten Bestimmung des Bedarfs kontrollierte Ernährungserhebungen notwendig sind. Dazu werden genaue Gehaltsangaben in Lebensmitteln ebenso benötigt wie aussagekräftige (langfristige) Ernährungsprotokolle.

(Eine breite Palette klinisch chemischer Parameter zur Beurteilung des Nährstoffstatus tragen wesentlich zur verlässlichen Bewertung des individuellen Ernährungsstatus bei.) Da all diese Informationen üblicherweise nicht umfassend verfügbar sind, ist es kaum möglich, exakt zu bewerten, ob ein Individuum seinen Nährstoffbedarf deckt. Trotzdem ist es für einige Nährstoffe möglich, annähernde Beurteilungen vorzunehmen (Applications in Dietary Assessment 2001).

Der erste Schritt zur Beurteilung eines Individuums ist, die bestmöglichen Informationen zur Nährstoffaufnahme zu erhalten, um die übliche Nährstoffzufuhr zu schätzen. Dies ist immer sehr schwierig, da die Protokollanten eines Ernährungsprotokolls dazu neigen, die Informationen zu verzerren und da es zusätzlich eine hohe Variation in der täglichen Aufnahme von Nährstoffen gibt. Folgende Punkte sind in Bezug auf die persönliche tägliche Variation der Nährstoffaufnahme zu berücksichtigen:

- Methoden wie Ernährungsprotokolle geben meist nur Informationen über wenige Tage. Die Nahrungsaufnahme über beispielsweise drei Tage hängt aber ab von Faktoren wie Jahreszeit, Ferien, Festtage, Wochenende etc.
- Die Anzahl der benötigten Tage zur Schätzung der üblichen Nährstoffaufnahme hängt auch von der gewünschten Präzision der Schätzung ab.
- Es werden weniger Tage zur Schätzung einer üblichen Aufnahme eines Nährstoffs gebraucht, der in geringerer Konzentration in vielen Lebensmitteln vorkommt, als für einen Nährstoff, der in hoher Konzentration in einigen wenigen Lebensmitteln vorkommt (z.B. Vitamin A).

Aufgrund dieser täglichen Variation der Nährstoffaufnahme ist die ermittelte Zufuhrmenge vermutlich nicht die gleiche, wie sie sich bei einer langfristigen Protokollierung ergeben würde. Trotzdem wird für die Beurteilung eines Individuums die beobachtete mittlere Aufnahme als Schätzung für die übliche Nährstoffzufuhr herangezogen.

Der zweite Schritt bei der individuellen Beurteilung ist die Wahl der angemessenen Beurteilungsbasis EAR, RDA oder AI, die als Referenzstandard genutzt werden. Da Informationen über den individuellen Bedarf, wenn überhaupt nur selten verfügbar sind, ist die beste Schätzung für den persönlichen Bedarf die durchschnittliche Zufuhrmenge EAR. Natürlich gibt es eine Variabilität im Bedarf von Individuen. Daher wurde die Annahme, dass die Bedarfsverteilung normal ist, für die meisten Nährstoffe, für die ein EAR etabliert wurde, ein Variationskoeffizient von 10% vorausgesetzt, was bedeutet, dass 95% der Individuen einen Bedarf zwischen 80% und 120% des EAR (+ 2 Standardabweichungen) haben. Wenn ein AI festgelegt wurde, sind weitere Einschränkungen bei der Beurteilung erforderlich (Applications in Dietary Assessment 2001).

Der dritte Schritt ist die Auswertung der vorhandenen Daten in Hinblick auf die Angemessenheit der Nährstoffaufnahme, um den Bedarf zu decken (Applications in Dietary Assessment 2001).

Beurteilung der Versorgungslage mittels EAR

Die Beurteilung der Versorgungslage mittels EAR basiert auf folgenden Überlegungen:

- Der EAR ist die beste verfügbare Information für die Schätzung des individuellen Bedarfs.
- Es gibt eine Variation des Bedarfs von Person zu Person. Die Standardabweichung des Bedarfs zeigt, inwieweit der individuelle Bedarf für einen Nährstoff von dem EAR einer Population abweichen kann.
- Die mittlere beobachtete individuelle Aufnahme ist die beste Schätzung für die übliche individuelle Aufnahme.
- Es gibt eine Variation in der täglichen Nährstoffaufnahme eines Individuums. Die entsprechende Standardabweichung zeigt, inwieweit die beobachtete Aufnahme von der üblichen Aufnahme abweichen kann.

Um Aussagen über die Angemessenheit der Aufnahme eines Nährstoffs machen zu können, errechnet man zunächst die Differenz (D) zwischen der beobachteten mittleren Aufnahme und dem EAR einer bestimmten Alters- und Geschlechtsgruppe. Wenn diese Differenz groß und positiv ist, d.h. wenn die beobachtete Aufnahme viel höher ist als der EAR, dann ist die individuelle Aufnahme voraussichtlich adäquat. Das Gegenteil ist der Fall, wenn die Diffe-

2

Tab. 2.5 Werte für den Quotienten D/SD und die entsprechende Wahrscheinlichkeit für die richtige Schlussfolgerung in Bezug auf die Angemessenheit der Nährstoffaufnahme

Kriterium	Folgerung	Wahrscheinlichkeit der korrekten Folgerung
D/SD > 2,00	Übliche Aufnahme ist adäquat	0,98
D/SD > 1,65	Übliche Aufnahme ist adäquat	0,95
D/SD > 1,50	Übliche Aufnahme ist adäquat	0,93
D/SD > 1,00	Übliche Aufnahme ist adäquat	0,85
D/SD > 0,50	Übliche Aufnahme ist adäquat	0,70
D/SD > 0,00	Übliche Aufnahme ist adäquat (inadäquat)	0,50
D/SD < –0,50	Übliche Aufnahme ist inadäquat	0,70
D/SD < –1,00	Übliche Aufnahme ist inadäquat	0,85
D/SD < –1,50	Übliche Aufnahme ist inadäquat	0,93
D/SD < –1,65	Übliche Aufnahme ist inadäquat	0,95
D/SD < –2,00	Übliche Aufnahme ist inadäquat	0,98

renz groß und negativ ist. Dann ist die individuelle Aufnahme voraussichtlich inadäquat. Um aber anhand der Größe der Differenz mit einer bestimmten Sicherheit folgern zu können, dass die individuelle übliche Aufnahme den individuellen Bedarf übersteigt, muss die Standardabweichung der Differenz (SD) berücksichtigt werden. Diese ist abhängig von der Anzahl der protokollierten Tage hinsichtlich der Nährstoffaufnahme, der Standardabweichung des Bedarfs und der persönlichen täglichen Abweichung hinsichtlich der Aufnahme. Der Quotient aus Differenz (D) und Standardabweichung (SD) wird errechnet, um mit einer bestimmten Wahrscheinlichkeit aussagen zu können, ob die Nährstoffzufuhr angemessen oder unangemessen ist (Applications in Dietary Assessment 2001). Die entsprechenden Werte für den Quotienten D/SD und die entsprechende Wahrscheinlichkeit für die richtige Schlussfolgerung im Bezug auf die Angemessenheit der Aussage sind in Tabelle 2.5 aufgeführt.

Rechenbeispiel zur Beurteilung der Vitaminversorgung

Für eine 40-jährige Frau wird anhand eines dreitägigen Ernährungsprotokolls eine mittlere tägliche Vitamin-B_1-Aufnahme von 1,2 mg errechnet. Diese Zufuhrmenge entspricht exakt dem RDA-Wert. Der EAR für Thiamin beträgt 1,0 mg/Tag mit einer Standardabweichung von 0,1 mg/Tag und für die Differenz (D) zwischen Aufnahme und EAR ergibt sich D = 1,2 – 1,0 = 0,2 mg/Tag (erforderliche Daten sind Tabelle 2.2 zu entnehmen).

Die Standardabweichung der Differenz wird nach der Formel $SD = \sqrt{(VB + VA/n)}$ berechnet. Aus dem Datenmaterial der CSFII (Continuing Survey of Food Intake by Individuals) erfolgt die Abschätzung der Variation der täglichen Vitaminaufnahme innerhalb einer Gruppe (➤ Tab. 2.6). In diesem Fall beträgt sie für Thiamin und eine Frau zwischen 19 und 51 Jahren 0,62 mg/Tag. Aus dem Quadrat dieser lässt sich die Varianz der Aufnahme (VA) errechnen als 0,3844 mg^2/Tag^2, geteilt durch n = 3 Tage. Dies ergibt 0,128 mg^2/Tag^2. Die Varianz des Bedarfs (VB) lässt sich aus dem Quadrat der Standardabweichung des Bedarfs (0,1 mg/Tag) mit 0,01 mg^2/Tag^2 errechnen. Die Summe der beiden Varianzen ergibt 0,138 mg^2/Tag^2 und durch Wurzelziehen erhält man die Standardabweichung der Differenz (SD) als 0,37 mg/Tag.

Der Quotient der Differenz und ihrer Standardabweichung (D/SD = 0,2 mg/Tag / 0,371 mg/Tag) ergibt einen Wert von 0,539. Vergleicht man diesen Wert mit der Tabelle 2.5, so kann man mit einer Wahrscheinlichkeit von ca. 70% darauf schließen, dass die Vitamin-B_1-Zufuhr dieser Frau adäquat ist.

Es wird nochmals darauf hingewiesen, dass die Zufuhr der Frau aus dem vorhergehenden Beispiel genau dem RDA entspricht. Und dennoch kann nur mit einer Wahrscheinlichkeit von ca. 70% darauf geschlossen werden, dass die Zufuhr adäquat ist, da nur ein dreitägiges Ernährungsprotokoll zur Verfügung steht. Dabei erhöht eine längere Dauer des Ernährungsprotokolls (unter Zugrundelegung einer gleichbleibenden täglichen Zufuhr von 1,2 mg Vitamin B_1/Tag) die Wahrscheinlichkeit einer adäquaten Zufuhr nur geringfügig. Selbst nach einem 13-tägigen Ernährungsprotokoll erhöht sich der Quotient für D/SD lediglich auf 1,005, wodurch eine 85%ige Wahrscheinlichkeit für eine adäquate Thiaminzufuhr besteht.

Bei Unterschreitung der täglichen Vitaminaufnahme bezogen auf den EAR dürfte die Schlussfolgerung umgekehrt sein, dies kann am Beispiel von Folat aufgezeigt werden. Die mittlere tägliche Folataufnahme wurde anhand eines dreitägigen Ernährungsprotokolls für eine 30-jährige Frau mit 250 µg berechnet.

Der entsprechende EAR-Wert liegt bei 320 µg/Tag (wobei der so ermittelte EAR-Wert bei 50% der Untersuchten einen normalen Homocysteinspiegel voraussetzt). Unter Zugrundelegung der Variation in der täglichen Vitaminaufnahme (➤ Tab. 2.6) von 131 µg/Tag ergibt sich für D/SD ein Wert von –0,836 woraus mit einer Wahrscheinlichkeit von ca. 80% geschlossen werden kann (➤ Tab. 2.5), dass die Folatversorgung inadäquat ist. Läge ein längeres Ernährungsprotokoll vor, wäre die Wahrscheinlichkeit einer inadäquaten Zufuhr noch höher.

Um weitere individuelle Berechnungen vornehmen zu können, sind die CSFII-Werte (Abschätzung der Variation der täglichen Vitaminaufnahme) in Tabelle 2.6 aufgeführt. Falls der ebenfalls in Tabelle 2.6 angegebene Variationskoeffizient (CV) oberhalb von 60–70 liegt, ist die Variation der täglichen Vitaminaufnahme nicht mehr normal verteilt, und eine konkrete Berechnung der individuellen Versorgungssituation ist somit nicht möglich.

Für praktische Zwecke finden es viele Benutzer der DRIs brauchbar zu überlegen, dass beobachtete Zufuhren, die unter dem EAR liegen, höchstwahrscheinlich erhöht werden sollten, da die Wahrscheinlichkeit für die Angemessenheit weniger als 97,5 be-

Tab 2.6 Abschätzung der Variation der täglichen Vitaminaufnahme innerhalb der Gruppe (within subject variation), ausgedrückt als Standardabweichung (SD) mit entsprechendem Variationskoeffizienten (CV)

Vitamin	Kinder, 4–8 J.				Jugendliche, 9–13 J.				Erwachsene, 19–50 J.				Erwachsene, > 51 J.			
	weiblich (n = 817)		männlich (n = 883)		weiblich (n = 1002)		männlich (n = 998)		weiblich (n = 1002)		männlich (n = 998)		weiblich (n = 1002)		männlich (n = 998)	
	SD	CV	SD	CV	SD	CV	SD	CV	SD	CV	SD	CV	SD	CV	SD	CV
Vitamin A (µg)	808	103	723	85,8	852	109	898	90,8	1300	152	1160	115	1255	129	1619	133
Carotin (RE)	452	167	454	166	549	180	681	197	799	175	875	177	796	147	919	153
Vitamin E (mg)	2,88	54,0	3,37	57,2	4,42	67,4	5,12	61,7	5,32	76,0	7,00	176	5,72	64,7	9,4	60,2
Vitamin C (mg)	60,7	69,0	73,6	75,7	81,1	90,5	93,3	89,1	73,2	86,8	93,5	92,3	61,4	68,7	72,3	71,1
Thiamin (mg)	0,46	35,4	0,55	36,8	0,61	42,8	0,81	41,7	0,62	47,1	0,87	45,5	0,51	40,9	0,69	40,5
Riboflavin (mg)	0,61	35,0	0,68	34,9	0,73	41,8	0,98	40,6	0,59	49,5	0,97	43,9	0,62	41,5	0,81	40,2
Niacin (mg)	5,73	35,8	6,79	37,6	8,3	45,9	10,7	43,0	8,8	47,0	12,5	44,1	7,28	41,5	9,34	39,0
Vitamin B_6 (mg)	0,58	41,5	0,68	43,3	0,73	49,0	0,98	48,8	0,77	53,1	1,03	48,1	0,64	43,6	0,84	42,5
Folat (µg)	99	47,9	117	49,6	128	58,4	176	60,3	131	61,5	180	61,2	12	51,8	150	53,3
Vitamin B_{12} (µg)	9,61	254	4,73	118	5,5	142	5,0	92,7	12,0	294	13,1	21,2	9,62	237	14,1	226

Die Daten basieren auf dem CSFII (Continuing Survey of Food Intake by Individuals) von 1994–1996 und wurden entnommen aus DRI, Application in Dietary Assessment (2001).

trägt. Erst wenn die Aufnahmen über einen langen Zeitraum beobachtet werden und sie dem RDA entsprechen oder ihn übertreffen, oder wenn die beobachteten Zufuhren weniger Tage um einiges höher liegen als der RDA, dann sollte die Wahrscheinlichkeit, dass die Zufuhr adäquat ist, hoch sein. Des weiteren ist es wünschenswert, bei zukünftigen Ernährungserhebungen mit Wahrscheinlichkeiten von 70% bzw. 85% oder 97% zu beurteilen, ob eine Nährstoffaufnahme angemessen oder unangemessen ist.

2.2.2 Beurteilung der Versorgungslage einer Gruppe

Das Ziel einer Beurteilung der Versorgungslage einer Gruppe ist es festzustellen, ob Handlungsbedarf für eine Nahrungsmittelanreicherung oder Supplementierung dieser Gruppe besteht. Diese Maßnahmen können nur durch die absolut sichere Aussage gerechtfertigt werden, dass ein Anteil der Gruppe unterversorgt ist und seiner Bedarfsdeckung mit Sicherheit nicht nachkommt.

Werden die Zufuhrmengen der Individuen einer Gruppe ausgewertet, ergibt sich eine Zufuhrverteilung für diesen Nährstoff. Zunächst wird von dem hypothetischen Fall ausgegangen, dass die Zufuhrverteilung der Bedarfsverteilung für diesen Nährstoff entspricht (➢ Abb. 2.3). Der Median der Zufuhrmenge entspricht dem Median des Bedarfs (EAR). Es stellt sich nun die Frage: Gibt es Individuen in dieser Gruppe, die unterversorgt sind? Diese Frage könnte weder mit einem „ja" noch mit einem „nein" beantwortet werden. Da man den Bedarf jedes einzelnen Individuums nicht kennt, weiß man nicht, ob die Zufuhrmenge jedes Individuums ausreicht, um seinen individuellen Bedarf zu decken. Zum einen könnte es sein, dass ein Individuum, das einen hohen Bedarf hat (z.B. weit über dem EAR), eine niedrigere Zufuhrmenge hat. Dann könnten einige Individuen dieser Gruppe unterversorgt sein. Im Idealfall könnte die Zufuhrmenge jedes Individuums seinem persönlichen Bedarf entsprechen. In diesem Fall wäre niemand unterversorgt (Applications in Dietary Assessment 2001).

Zur Beurteilung der Versorgungslage geht man vom Idealfall aus. Solange nicht mit eindeutiger Sicherheit gesagt werden kann, dass tatsächlich Individuen der Gruppe unterversorgt sind, besteht keine Rechtfertigung für eine Supplementierung oder Nahrungsmittelanreicherung.

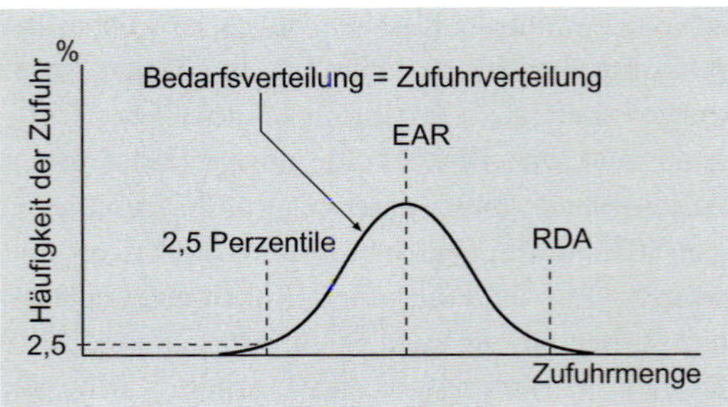

Abb. 2.3 Zufuhrverteilung einer Gruppe für einen bestimmten Nährstoff entspricht der Bedarfsverteilung. Im Idealfall sind alle Individuen adäquat versorgt.

An diesem Beispiel lässt sich auch zeigen, dass, wenn fast alle Individuen einer Gruppe mit ihrer Zufuhrmenge unter dem RDA liegen, nicht auf eine Unterversorgung der Gruppe geschlossen werden kann, da per Definition 97–98% der Individuen einer Gruppe einen Bedarf unterhalb des RDA haben.

In Wirklichkeit entspricht die Zufuhrverteilung nicht der Bedarfsverteilung, da die Zufuhrmengenverteilung eine größere Streuung als die Bedarfsverteilung aufweist (➢ Abb. 2.4).

Im Unterschied zur hypothetischen Zufuhrverteilung kann nicht davon ausgegangen werden, dass keiner unterversorgt ist. Denn diejenigen Individu-

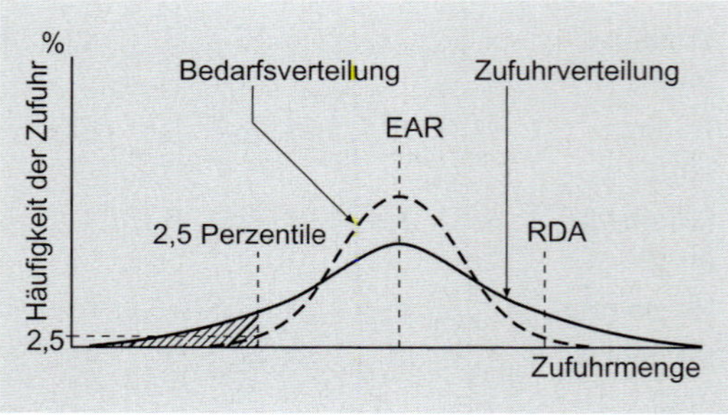

Abb. 2.4 Zufuhr- und Bedarfsverteilung einer Gruppe für einen Nährstoff. Die Zufuhrverteilung zeigt eine größere Streuung als die Bedarfsverteilung auf. Es liegen mehr als 2,5% unter dem kritischen Wert. Der Anteil der Gruppe, die unter dem der 2,5%-Perzentile liegt (schraffierte Fläche) ist somit als unterversorgt zu bewerten.

en, deren Zufuhrmengen den kleinstmöglichen Bedarf unterschreiten, sind mit Sicherheit unterversorgt.

Der kleinstmögliche Bedarf ist wie folgt definiert: EAR – 2 SD_{EAR} (vorausgesetzt der Bedarf ist normalverteilt und SD_{EAR} ist bekannt). Es verbleiben 2,5% unter dieser Perzentile, diese 2,5% werden als Toleranzbereich gewertet. Liegen mehr als 2,5% unter diesem kritischen Wert, so ist dieser Anteil der Gruppe mit Sicherheit unterversorgt (Applications in Dietary Assessment 2001).

An diesem Beispiel zeigt sich, dass es eine falsche Schlussfolgerung wäre, den Median der Zufuhrmenge mit dem EAR zu vergleichen. Es ist notwendig, die Streuung der Zufuhr zu berücksichtigen. Mittels der 2,5%-Perzentile kann beurteilt werden, in welchem Ausmaß eine Gruppe unterversorgt ist.

Sogar wenn der Median der Zufuhr über dem EAR liegt, kann es sein, dass mehr als 2,5% unter dem kritischen Wert liegen (➤ Abb. 2.5).

Daher ist die Schlussfolgerung, dass eine Gruppe unterversorgt ist, wenn ihre Zufuhrmenge der Gruppe unter dem RDA liegt, falsch. Ein Vergleich der Zufuhrmenge der Gruppe mit dem RDA führt zu einer Fehlinterpretation der Versorgungslage einer Gruppe.

Würde man den Anspruch erheben, dass kein Individuum eine Zufuhrmenge unterhalb des RDA aufweist, so müssten die Zufuhrmengenverteilung einer Gruppe weit oberhalb ihrer Bedarfsverteilung liegen, was aufgrund voranstehender Ausführungen unlogisch ist.

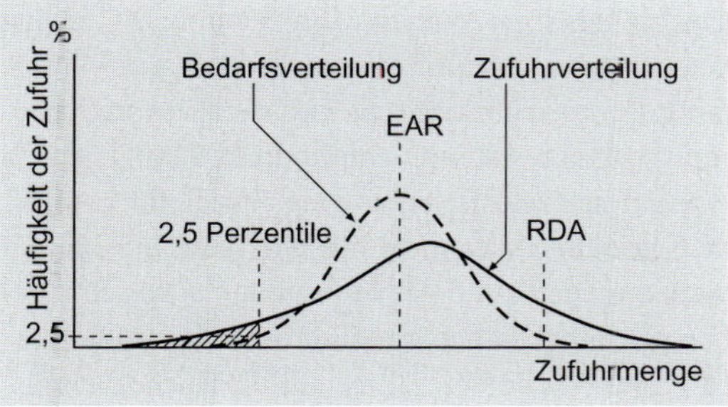

Abb. 2.5 Zufuhr- und Bedarfsverteilung einer Gruppe. Der Median der Zufuhr liegt über dem EAR. Es liegen mehr als 2,5% unter dem kritischen Wert (schraffierte Fläche). Dieser Anteil der Gruppe ist mit Sicherheit unterversorgt.

Für die Beurteilung der Nährstoffversorgung im Allgemeinen und speziell der Vitaminversorgung ergibt sich für viele Länder das Problem, dass die zur Beurteilung erforderlichen Daten wie EAR und die Variation der täglichen Vitaminaufnahme innerhalb einer Gruppe etc. nicht verfügbar sind. Um näherungsweise dennoch eine vorläufige Beurteilung entsprechender Daten zu ermöglichen, wurde auf US-amerikanisches Datenmaterial zurückgegriffen, das in vielen Bereichen auf unsere Ernährungsgewohnheiten übertragbar ist. Das heißt gleichzeitig, dass konkretes und repräsentatives Datenmaterial zur Beurteilung sowohl der individuellen Nährstoffversorgungssituation als auch der Beurteilung von Gruppen für Deutschland und viele andere Länder nicht verfügbar ist.

2.3 Biochemische Methoden

Wenn schon kein Zweifel besteht, dass den biochemischen bzw. klinischen Parametern die größere Bedeutung im Hinblick auf ihre Aussagekraft zukommt, so ergeben sie allein nicht immer die gewünschte Information, sondern müssen im Verbund mit anderen Parametern betrachtet werden. Voraussetzung für eine exakte Diagnose ist die Erfassung der Ernährungsweise, der eingenommenen Medikamente, subjektiver Beschwerden, charakteristischer Symptome, klinische Untersuchung und biochemischer Befunde zum Vitaminstatus. Die Erfassung des Vitaminstatus war bis vor Jahren nur wenigen Spezialinstituten vorbehalten. Heute können jedoch die meisten und kritischsten Vitamine mit einfachen und validierten Methoden routinemäßig bestimmt werden, so dass die Therapie gezielt und nicht mehr ex juvantibus erfolgen muss. Ähnlich wie bei anderen Erkrankungen sind biochemische Befunde wichtige Hilfsgrößen zur Diagnosesicherung und Verlaufskontrolle, die nicht über-, aber auch nicht unterbewertet werden dürfen. Im Gegensatz zu den sonstigen routinemäßig erfassten Laborwerten gibt es keine Normwerte, sondern Grenzbereiche für einen marginalen und einen

2

sicheren Vitaminmangel, wobei zwischen gesunden Personen, verschiedenen Altersgruppen und der entsprechenden Erkrankung unterschieden werden muss. Für eine richtige Interpretation der Befunde sind deshalb exakte Blutabnahme, differenzierte Probengewinnung, Konservierung und Aufarbeitung wichtige Voraussetzung.

2.3.1 Probengewinnung

Nach den Erfahrungen verschiedener Arbeitsgruppen wird folgendes Vorgehen zur korrekten Gewinnung von Blutproben empfohlen:

- Abnahme von ca. 10 ml Blut in einem heparinisierten Vacutainer aus einer leicht gestauten Vene unter Vermeidung einer artifiziellen Hämolyse
- Zentrifugation des Vacutainers bei 2000 r.p.m. für 5 Minuten
- Differenzierte Probengewinnung und Konservierung, und zwar:
  - je 1 bis 2 ml Plasma in Eppendorf-Röhrchen für die Bestimmung von Vitamin B_{12}, Folat, Vitamin A, E und Betacarotin. Lagerung bei −20 °C.
  - 4 ml Vollblut bzw. 4 ml Erythrozyten-Suspension in dunkle Röhrchen mit ACD-Puffer für die Bestimmung von Vitamin B_1, B_2 und Pyridoxalphosphat; nicht einfrieren, möglichst rasch aufarbeiten
  - Bestimmung von Vitamin C: 0,5 ml Plasma und 4,5 ml 5%ige Metaphosphorsäure-Lösung sofort durchmischen, unmittelbar danach einfrieren und bei −20 °C lagern.

2.3.2 Vitamin-Bestimmung

Eine Reihe von Verfahren und Methoden stehen zur Verfügung, um den Vitaminstatus zu erfassen:

- Mit den direkten Methoden werden Konzentrationen von Vitaminen bzw. Metaboliten in biologischem Material wie Vollblut, Plasma/Serum, Leukozyten, Erythrozyten-Suspensionen, Urin, Liquor oder Geweben erfasst.
- Die indirekten In-vitro- oder In-vivo-Tests berücksichtigen funktionelle Aspekte wie etwa Enzymaktivitäten oder physiologische Funktionen der Vitamine.

Um Anhaltspunkte über den jeweiligen Vitaminstatus zu erhalten, ist es wichtig zu wissen, in welchen biologischen Materialien die Bestimmungen vorgenommen werden müssen. Einige Vitamine wie B_6, Biotin, Nicotinamid, Pantothensäure und Vitamin C sind im Plasma bzw. in den Erythrozyten weitgehend gleich verteilt, Thiamin, Riboflavin und Folat dagegen vorrangig in den Erythrozyten. Vitamin B_{12} und die fettlöslichen Vitamine kommen zwar hauptsächlich in bestimmten Organen und Geweben vor, stehen jedoch mit dem Plasma/Serum in einem bestimmten Gleichgewicht. Prinzipiell reflektieren Vitaminbestimmungen im Urin recht gut den Vitaminhaushalt unter der Voraussetzung, dass nahrungsbedingte Einflüsse und Urinsammelfehler ausgeschlossen sind. Für die Praxis können für die einzelnen Vitamine folgende Untersuchungen empfohlen werden:

Vitamin B_1: Da die Vitamin-B_1-Ausscheidung sehr stark mit der aufgenommenen Nahrung in Zusammenhang steht, ist die Einzelbestimmung von Thiamin im Urin kein zuverlässiger Indikator. Aussagekräftiger sind Enzymaktivitäten wie die Pyruvatdehydrogenase und Transketolase. In der Diagnostik haben Bestimmung der erythrozytären Transketolase bzw. deren In-vitro-Aktivierung durch Thiamindiphosphat (pathologischer Aktivierungskoeffizient >1,25) in Verbindung mit der Konzentration von Thiamin bzw. Thiamindiphosphat im Vollblut oder den Erythrozyten Bedeutung erlangt. Wegen niedriger Thiamin-Plasmaspiegel (<10 mol/l) sind Untersuchungen im Plasma und Serum nicht immer aussagekräftig. Zur Analytik von Vitamin B_1 stehen verschiedene Bestimmungsmethoden zur Verfügung. Der mikrobiologische Test vor allem an Ochromonas danica ist sehr empfindlich, besitzt jedoch eine geringe Selektivität und eignet sich für komplexe Gemische, da er nicht nur auf Thiamin, sondern auch auf Spalt- und Abbauprodukte anspricht. Neben photometrischen und fluorometrischen Verfahren (Sauberlich 1984) zählt heute die Hochdruckflüssigkeitschromatographie (HPLC) zu den meist angewandten Methoden, da sie Thiamin und die Abbauprodukte erfasst. Die Detektion erfolgt durch Messung der Absorption im UV-Bereich oder fluorometrisch nach Umwandlung in Thiochrom (Schrijver et al. 1982, Brunnenkreeft et al. 1989).

Vitamin B_2: Wegen des nahrungsbedingten Einflusses sind Aussagen zum Riboflavinhaushalt aus Bestimmungen im Urin zu ungenau. Zur Erfassung des Vitaminstatus empfiehlt sich die Bestimmung von FAD, FMN und Riboflavin im Vollblut, Plasma/Serum oder in Erythrozyten. Mit der Messung der Aktivität der erythrozytären Glutathionreduktase (EGR) bzw. nach In-vitro-Stimulation mit FAD (pathologischer Aktivierungskoeffizient >1,30) werden zelluläre Funktionsstörungen erfasst. Riboflavin kann mikrobiologisch, fluorometrisch und chromatographisch mittels HPLC im Gewebe und biologischen Flüssigkeiten bestimmt werden. Die mikrobiologische Methode setzt vor allem Lactobacillus casei ein, ist sehr sensitiv, aber zeitaufwendig. Die fluorometrische Methode macht sich die fluoreszierende Eigenschaft von Riboflavin zunutze, wobei in einem Bereich von pH 3–5 gemessen wird. Als einfaches, rasches und empfindliches Verfahren zur Bestimmung von Riboflavin, FMN und FAD steht heute die HPLC-Methode zur Verfügung (Speck et al. 1982, Lopez-Anaya et al. 1987).

Vitamin B_6: Die Aussagekraft der Pyridoxinsäure-Ausscheidung (Hauptmetabolit von Vitamin B_6) ist durch den Einfluss der Nahrung begrenzt. Alternativ wird der orale Tryptophan- bzw. Methionin-Belastungstest empfohlen. Repräsentativ sind die chromatographische Bestimmung der Konzentration von Vitamin B_6 und Pyridoxal-5-Phosphat (PALP) mittels HPLC (Schrijver et al. 1981, Möller 1990, Speitling 1991) im Vollblut oder Plasma sowie die erythrozytäre Aspartat-Aminotransferase (EAST) oder Alanin-Aminotransferase (EALT) bzw. deren In-vitro-Aktivierung mit PALP (pathologischer Aktivierungskoeffizient für EAST > 2,2). Zur Pyridoxinbestimmung im Blut sind ebenfalls Immunoassays im Handel.

Vitamin B_{12}: Der mikrobiologische Test auf Vitamin B_{12} beruht auf der Abhängigkeit bestimmter Mikroorganismen, die dieses Substrat für das Wachstum benötigen. Sie sprechen auch auf Cobalamin-Analoge und Purinbasen an. Biologisch aktives Vitamin B_{12} wird heute im Allgemeinen im Plasma/Serum oder in Erythrozyten mittels kommerzieller Radioimmunoassays unter Verwendung von gereinigtem Intrinsic-Faktor bestimmt (Liu und Sullivan 1971, Loew et al. 1988). Aufgrund methodischer Weiterentwicklung kann auf den Einsatz radioaktiver Isotope bei der Vitamin-B_{12}-Analytik verzichtet werden, falls die ebenfalls kommerziell erhältlichen Chemilumineszenz- bzw. Enzym-Immunoassays eingesetzt werden, die eine den Radioimmunoassays vergleichbare Genauigkeit aufweisen. Bei Serumwerten <100 pg/ml ist gleichzeitig die Methylmalonsäure-Ausscheidung im Urin erhöht. Zur Abgrenzung des Vitamin-B_{12}- vom Folatmangel bieten sich der Deoxyuridin-Test (Das und Herbert 1978), die getrennte Bestimmung der biologisch aktiven Coenzyme Adenosylcobalamin und Methylcobalamin, die Messung der Formiminoglutaminsäure-Ausscheidung (FIGLU) im Urin nach Histidinbelastung und der Schilling-Test an. Ein sehr sensitiver Parameter, der bereits relativ früh anspricht (lange bevor das Serumcobalamin reagiert) ist das Holotranscobalamin, das heute mittels kommerzieller enzymimmunologischer Testkits analysiert werden kann und den physiologisch aktiven Vitamin-B_{12}-Anteil darstellt.

Folat: Wenn auch die höchste Konzentration an Folat in den Erythrozyten vorliegt, reicht für die Routineuntersuchung die Bestimmung der Folatkonzentration im Serum aus, wobei 5-Methyl-Tetrahydrofolat das Hauptfolat darstellt. Methodisch stehen ein mikrobiologischer Test (Lactobacillus casei), kommerzielle Radioimmunoassays (Waxmann und Schreiber 1972, Loew et al. 1987) die Hochdruckflüssigkeitschromatographie, die Chemilumineszenz- und Enzymimmuno-Assays zur Verfügung, die bei vergleichbarer Zuverlässigkeit zu den Radioimmunoassays nicht mehr das Arbeiten mit radioaktiven Isotopen erfordern. Zur Beurteilung des Folatstatus eignet sich weiterhin die FIGLU-Ausscheidung nach Histidinbelastung. Da der Histidinabbau von Folat abhängig ist, resultiert nach einer Histidinbelastung bei einem Folatmangel eine erhöhte renale Ausscheidung an FIGLU. Zur Differenzierung eines Folatmangels von einem Vitamin-B_{12}-Mangel, insbesondere der Megaloblasten-Anämie, bietet sich der Deoxyuridin-Suppressions-Test an (Das und Herbert 1978). Der Test zeigt in vitro an Knochenmarkzellen die Fähigkeit von exogenem Deoxyuridin, den Einbau von zugesetztem ^{3}H-Thymidin in DNA zu hemmen. Bei einem zellulären Folatmangel ist die Umwandlung von dUMP zu dTMP eingeschränkt und damit die Suppression des Einbaus von markiertem Thymidin in die DNA vermindert. Ein weiterer differentialdiagnostischer Hinweis ist die Tatsache, dass bei einem Vitamin-B_{12}-Mangel der Folsäurespiegel in den Erythrozyten erniedrigt und im Serum erhöht ist.

Niacin: Die Ermittlung des Niacinstatus erfolgt anhand der Ausscheidung der Metabolite 1-Methylnicotinamid und 1-Methyl-6-pyridon-3-carbonsäureamid bzw. dem hieraus gebildeten Quotienten (normal 1–4, pathologisch <0,5). Weiterhin stehen zur Bestimmung von Plasmakonzentrationen eine mikrobiologische (Lactobacillus plantarum) und eine HPLC-Methode zur Verfügung (Hankes 1991). Der Vorteil der HPLC-Methode beruht auf der Erfassung der verschiedenen aktiven Wirkformen und Metabolite von Niacin (Shibata et al. 1987).

Pantothensäure: Die Beurteilung der Pantothensäure-Versorgung kann anhand der Vitaminexkretion im Urin vorgenommen werden (Pietrzik et al. 1975). Bei einer Pantothensäure-Ausscheidung von weniger als 1 mg/Tag im Urin besteht der Verdacht auf eine unzureichende Zufuhr. Die meisten mikrobiologischen Tests sprechen nur auf freie Pantothensäure an, weshalb das Vitamin aus der gebundenen Form freigesetzt werden muss. Zur Bestimmung von Pantothensäure werden vor allem Saccharomyces carlsbergensis, Lactobacillus casei und Lactobacillus plantarum eingesetzt. Für die Routineuntersuchung kommen Gaschromatographie (GC) und Hochdruckflüssigkeitschromatographie (HPLC) in Frage (Timmons 1987). Radioimmunologische Methoden wurden ebenfalls beschrieben, jedoch sind Testsätze kommerziell derzeit nicht erhältlich, auch die anderen genannten Verfahren sind für den routinemäßigen Einsatz nicht ausreichend erprobt.

Biotin: Der Biotinstatus kann im Vollblut und im Plasma/Serum ermittelt werden, die Konzentrationen im Plasma und in den Erythrozyten sind vergleichbar. Die gebräuchlichste Bestimmungsmethode ist ein mikrobiologischer Assay, wozu Lactobacillus plantarum, Lactobacillus casei, Saccharomyces cerevisiae und Ochromonas danica benutzt werden, welche Biotin und seine Metaboliten in unterschiedlichem Maße verwerten (Bonjour 1977). An empfindlicheren analytischen Methoden stehen heute HPLC (Hayakawa und Oizumi 1987) und ein Radioimmunoassay (Horsburg und Gompertz 1978) zur Verfügung. Als funktioneller Test kommt die Bestimmung biotinabhängiger Enzyme wie Pyruvat-Carboxylase, Acetyl-CoA-Carboxylase in Frage.

Vitamin C: Es kann im Vollblut, Plasma, Erythrozyten und Leukozyten mittels HPLC bestimmt werden (Speek et al. 1984). Die Konzentration in den Leukozyten spiegelt den Gesamtkörpergehalt am besten wider und unterliegt weniger Ernährungseinflüssen. Granulozyten enthalten nur etwa halb soviel Ascorbinsäure wie Lymphozyten. Verschiebungen innerhalb der Leukozytenpopulation können daher einen Ascorbinsäuremangel vortäuschen (Valance et al. 1978). Eine weitere Möglichkeit sind Urinuntersuchungen nach Belastung mit hohen Dosen Ascorbinsäure. Wegen der Instabilität sind bei der Blutabnahme, Probenaufbereitung und Lagerung die entsprechenden Gesichtspunkte zu beachten. Eine Übersicht über Bestimmungsmethoden mit kritischer Wertung findet sich bei Washko et al. (1992).

Vitamin A: Es wird vorrangig in der Leber als Retinylpalmitinsäureester gespeichert und im Plasma an ein spezifisches Retinol-Bindungs-Protein (RBP) gebunden, wo es mittels einer HPLC-Methode bestimmt werden kann (Biesalski et al. 1987). Einmalige Plasmaspiegeluntersuchungen ergeben keine Aussage, sondern erst Längsschnittuntersuchungen, da die Plasmakonzentration normalerweise nicht vom Leberspiegel abhängt, über lange Zeit konstant ist und erst nach Depletion der Leber an Vitamin A rasch absinkt. Zur Erfassung des Vitamin-A-Status wird der „Relative Dose Response" (RDR)-Test empfohlen. Nach Ermittlung des Ausgangswertes wird geprüft, ob nach Gabe von 7,5 mg Retinoläquivalenten (RE) (C25 000 I.E. Vitamin A) die Vitaminkonzentration im Serum um mehr als 15% ansteigt. In diesem Fall liegt ein marginaler Vitamin-A-Mangel vor. Bei geringerem oder keinem Anstieg geht man von einer ausreichenden Versorgung aus (DGE 2000). Um in den Entwicklungsländern eine einfache Möglichkeit hinsichtlich der Abnahme, des Transports und der Aufbewahrung von Blutproben zu schaffen und eine schnelle Abschätzung des Vitamin-A-Status zu gewährleisten, wurde eigens zu diesem Zweck von Craft und Mitarbeitern (2000 a, b) eine HPLC-Methode zur Retinol-Analyse validiert, die es erlaubt, durch Venenpunktion gewonnenes Serum mit den getrockneten kapillären Blutproben der Fingerbeere zu vergleichen. Aussagekräftiger als Retinol ist die Plasmabestimmung des Retinylesters, ein spezifischer und sensitiver Test zur Erfassung des Vitamin-A-Status. Die Isotopendilutionstechnik ist die Methode der Wahl, sofern man den Ganzkörpergehalt von Vitamin A unter Normalbedingungen ermitteln möchte (Furr et al. 1989); sie erfordert den Einsatz stabiler Isotope und eine HPLC/GCMS-Geräteausstattung. Da das molare Verhältnis von Retinol zu RBP (Retinol Binding Protein) im Kreislauf in etwa 1:1 beträgt, und im Vitamin A-Mangel beide Substanzen abnehmen, wird aufgrund vorhandener immundiagnostischer Kits und der damit verbundenen relativ einfachen Messung von RBP-Konzentrationen dieser Surrogat-Marker als praktische Alternative zur Messung des Serumretinols im Rahmen von Populationsuntersuchungen vorgeschlagen (Gamble et al. 2001).

Betacarotin: Es wird nach der USP XXII durch spektralphotometrische Messung bei einem Absorptionsmaximum von 452 nm gegen Cyclohexan identifiziert und mittels Hochdruckflüssigkeitschromatographie (HPLC) quantifiziert.

Vitamin D: Die Beurteilung des Vitamin-D-Status erfolgt anhand der Bestimmung der Plasma-/Serumkonzentrationen von Vitamin D bzw. der verschiedenen hydroxylierten Metaboliten wie 25-Hydroxycholecalciferol bzw. 1,25-Dihydroxycholecalciferol unter Verwendung kommerzieller Immunoassays, der Gaschromatographie und Hochdruckflüssigkeitschromatographie. Mit GC und HPLC lassen sich Vitamin D_2, Vitamin D_3 und die hydroxylierten Metaboliten bestimmen (Kosky 1982). Weitere Anhaltspunkte ergeben sich aus Untersuchungen der Serum-Kalzium- und Phosphatkonzentrationen sowie der alkalischen Phosphatase.

Vitamin E: Der Vitamin-E-Status ergibt sich aus der Analyse von Tocopherol im Plasma/Serum unter Berücksichtigung der Gesamtlipide oder in den Erythrozyten, wo das Vitamin vorrangig in der Zellmembran vorkommt. Zur Vitamin-E-Bestimmung stehen UV-Spektroskopie und Fluoreszenzmessung und als Trennungsmethoden zur Erfassung von Vitamin-E-Gemischen die Gaschromatographie und die Hochdruckflüssigkeitschromatographie zur Verfügung (Stumpf et al. 1984). Nach Auftrennung der Lipoproteine durch Ultrazentrifugation in Chylomikronen, Chylomikronenremnants und VLDL kann Vitamin E in den einzelnen Lipoproteinfraktionen selektiv mittels HPLC bestimmt werden (Biesalski et al. 1987).

Vitamin K: Zur Erfassung von Vitamin K stehen immunologische, chromatographische Methoden (Guillaumont et al. 1988) und die Bestimmung der Vitamin-K-abhängigen Gerinnungsfaktoren (II, VII, IX, X) zur Verfügung. Der Immunoassay bedient sich monoklonaler Antikörper und ist spezifisch für normales und abnormales Prothrombin und sensitiver als die Prothrombinzeit. Bei einer verlängerten Prothrombinzeit sind differentialdiagnostisch schwerer Leberschaden, Leberzirrhose und Einnahme von Antikoagulanzien auszuschließen.

Welches Messprinzip zur Beurteilung der Vitaminversorgung herangezogen wird, hängt von der jeweiligen Fragestellung ab. Falls bei einem Patienten aufgrund mehr oder weniger spezifischer Symptome eine Individualdiagnose erforderlich ist, wird man sich aufwändigerer Analysenverfahren bedienen, als wenn lediglich eine orientierende Untersuchung größerer Bevölkerungsgruppen durchgeführt wird. Will man einen aktuellen Einblick in die Vitaminversorgung vornehmen, wird man in den meisten Fällen bereits anhand der Serumkonzentrationen eine Aussage treffen können. Soll jedoch die Erfassung eines länger zurückliegenden Versorgungszeitraumes erfolgen, wird man sich eher an austauschträgeren Parametern orientieren. So werden einzelne Vitamine z.B. in den Erythrozyten gespeichert und geben einen verlässlicheren Einblick in den zurückliegenden Versorgungszeitraum, da sie weitestgehend unabhängig von kurzfristigen Nahrungs- aber auch Stresseinflüssen sind. Ebenso gehören die erythrozytären Enzymaktivitäten (z.B. EAST) zu den trägerreagierenden Messgrößen, die einen verlässlicheren Rückblick in die Vitaminversorgung erlauben. Eine Zusammenstellung der verschiedenen Beurteilungsparameter findet sich in Tabelle 2.7. Die dabei angegebenen Referenz- und Grenzbereiche einer ausreichenden bzw. defizitären Versorgung sind der Literatur entnommen und spiegeln eine äußerst große Schwankungsbreite wider, was wiederum die Diagnostik eines Vitaminmangels aufgrund von klinisch-chemischen Labordaten nicht erleichtert.

Im Gegensatz zu anderen biochemischen Parametern, die nach den Richtlinien der Deutschen Gesellschaft für klinische Chemie erfasst und beurteilt wurden, fehlen derzeit für Vitamine (bis auf Folat und Vitamin B_{12}) noch die externen Voraussetzungen (z.B. Ringversuche, Standards etc.), die eine allgemein anerkannte Vorgehensweise bei der Analytik und Grenzwertfindung ermöglichen. Dementsprechend haben die in Tabelle 2.7 angegebenen Bereiche lediglich Orientierungscharakter, zumal teilweise auch davon abweichende Normbereiche publiziert werden, was auf die Unterschiede bei den eingesetzten Analysemethoden zurückzuführen ist.

Grundsätzlich durchläuft ein sich entwickelnder Vitaminmangel beim Menschen eine chronologische Folge von Veränderungen, die für alle Vitamine charakteristisch ist.

Aufgrund eines reduzierten Vitaminangebots wird zunächst auf die Körperdepots zurückgegriffen. Um der zunehmend verminderten Vitaminverfügbarkeit entgegenzuwirken, wird kompensatorisch die Vitaminausscheidung im Urin reduziert, und die Vitaminkonzentration im Blut fällt ab. Im nächsten Stadium ist dann die Bildung stoffwechselaktiver Metabolite reduziert und deren Konzentration in Blut und Urin erniedrigt. Längerfristig führt dies zu einer Aktivitätsabnahme vitaminabhängiger Enzyme und/oder Hormone. Die Abnahme der Enzymaktivität induziert dann erste Anzeichen metabolischer, funktioneller bzw. morphologischer Veränderungen. Charakteristisch für dieses Stadium ist das Auftreten unspezifischer Krankheitszeichen, die sich aber aufgrund der mangelnden Spezifität häufig der Diagnose entziehen. Im weiteren Verlauf der Vitaminmangelernährung manifestieren sich dann spezifische, reversible, pathologische Veränderungen. Für viele Vitamine sind sie als eigenständige, klinisch relevante Krankheitsbilder bekannt. Wird zu diesem Zeitpunkt keine Substitutionstherapie eingeleitet, so treten irreversible, auch nach einer Vitaminapplikation nicht mehr vollständig rückbildbare Veränderungen auf (Pietrzik 1985).

Die in den sechs Stadien auftretenden Veränderungen sind schematisch in Abbildung 2.6 wiedergegeben. Wie man dem Schema entnehmen kann, entspricht die gegliederte Stadieneinteilung weitgehend einer theoretischen Modellvorstellung. Bei den einzelnen Stufen handelt es sich nicht um statische, in der zeitlichen Entwicklung des Vitaminmangels fest determinierte Veränderungen, sondern die Übergänge zwischen den Stadien sind fließend. Das heißt, Veränderungen, die in einem bestimmten Stadium begonnen haben, laufen auch dann noch ab, wenn bereits das nächste Mangelstadium erreicht ist. So werden z.B. die Vitamindepots auch bei schon eingeschränkter enzymatischer Aktivität noch weiter entleert.

Die praktische Bedeutung der Stadieneinteilung wird zusätzlich durch den Umstand eingeschränkt, dass bei einzelnen Vitaminen die verschiedenen Zellsysteme unterschiedlich, in Abhängigkeit von ihrer Lebensdauer, von den pathologischen Veränderungen betroffen werden. Das bedeutet z.B., dass bei einem Vitamindefizit Leukozyten möglicherweise schon von morphologischen und funktionellen Veränderungen betroffen sind, während die Erythrozyten noch eine weitgehend normale Vitaminkonzentration aufweisen.

Während über die chronologische Entwicklung eines Vitaminmangels weitgehend Einigkeit besteht, ist die Terminologie der einzelnen Mangelstadien immer noch verwirrend. Die Nomenklaturunsicherheit betrifft vor allem den Versorgungsbereich zwischen optimaler Vitaminversorgung und manifestem Vitaminmangel mit ausgeprägtem Krankheitsbild. Entweder werden die verschiedenen Stadien jeweils mit Begriffen wie „latent", „subklinisch", „defizitär", „suboptimal" bzw. „marginal" belegt, oder zwischen den einzelnen Stadien wird nicht differenziert, und alle Begriffe werden synonym für den gesamten Mangelbereich verwendet.

Um der verwirrenden Begriffsvielfalt entgegenzuwirken, sollte eine verbindliche, für alle Vitamine geltende Nomenklaturregelung für definierte Mangelbereiche angestrebt werden (Brubacher 1983). Sie ermöglicht dem Nicht-Spezialisten eine schnelle Orientierung über die Entwicklung und die Beurteilungsgrundlagen eines speziellen Vitaminmangels. Eine übergeordnete Beurteilungsnomenklatur erlaubt zudem einen besseren Vergleich der Versorgungssituation verschiedener Vitamine in einer bestimmten Bevölkerungsgruppe.

Tab. 2.7 Referenzbereiche (modifiziert nach J.D. Kruse-Jarres 2003 und * nach den entsprechenden Mustertexten des Bundesinstituts für Arzneimittel und Medizinprodukte (BfArM) und Grenzwerte zur Beurteilung eines Vitaminmangels (modifiziert nach J. Schrijver 1991)

Parameter	Gewebe	Referenzbereich	Grenzbereich	Mangel
Retinol	Serum/Plasma	300–700 µg/l (1,05–2,45 µmol/l)	0,35–0,70 µmol/l	< 0,35 µmol/l (100 µg/l WHO) < 300 ng/l (DGE)
	Plasma	0,3–0,7 mg/l*		
	Leber	1–3 mg/l*	5–20 µg/g	< 5 µg/g
Carotinoide (total)	Serum		0,50–0,70 µmol/l	< 0,50 µmol/l
Betacarotin (Gesamtmenge)	Fettgewebe, Haut, Leber	10–150 mg*		
	Serum	200–400 µg/l*		
25-OH-Vit. D (Calcidiol)	Serum$_{Winter}$	10–50 µg/l (25–125 nmol/l)	10 nmol/l (bisher!), 20–75 nmol/l (6–20 ng/ml)	< 10 nmol/l (bisher!), 20–25 nmol/l (6–7,5 ng/ml)
	Serum$_{Sommer}$	20–120 µg/l (50–300 nmol/l)		
	optimal	40–65–80 µg/l (100–160–200 nmol/l)		
1,25-(OH)$_2$-Vit. D (Calcitriol)		15–60 ng/l (37,5–150 pmol/l)		
α-Tocopherol	Serum	0,8–1,2 mg/l; 9,5 mg/l ≅ 22 µmol/l*	12–15 µmol/l	< 12 µmol/l
	Serum$_{Kinder}$	0,6–0,8 mg/l		
	Plasma$_{Erw}$	12–42 µmol/l (5–18 mg/l)		
Vitamin K$_1$	Serum	0,13–1,2 µg/l (0,29–2,66 nmol/)	(?) nmol/l	< 0,1 nmol/l ?
	Plasma$_{Erw}$	1 µg/l*		
Thiamin (B$_1$)	Vollblut	Untergrenze: 15–45 µg/l (56,25–168,75 nmol/l)	70–90 nmol/l	< 70 nmol/l
		und		
		Obergrenze: 50–90 µg/l (187,5–337,5 nmol/l)		
	(Serum/Plasma)	1,7–6,7 µg/l (6,38–25,13 nmol/l)		
ETK	Erythrozyten		5–7 U/mmol Hb	< 5 U/mmol Hb
Alpha-ETK			1,20–1,25 U/l	< 1,25 U/l
FAD (B$_2$)	Blut (Serum/Plasma)	6–12 µg/l	150–200 nmol/l	< 150 nmol/l
	Urin		40–120 µg/24 h	< 40 µg/24 h
		80–269 µg/g Kreatinin	27–80 µg/g Kreatinin	< 27 µg/g Kreatinin
EGR	Erythrozyten		50–70 U/mmol Hb	< 50 U/mmol Hb

Tab. 2.7 Referenzbereiche (modifiziert nach J.D. Kruse-Jarres 2003 und * nach den entsprechenden Mustertexten des Bundesinstituts für Arzneimittel und Medizinprodukte (BfArM) und Grenzwerte zur Beurteilung eines Vitaminmangels (modifiziert nach J. Schrijver 1991) *(Forts.)*

Parameter	Gewebe	Referenzbereich	Grenzbereich	Mangel
Alpha-EGR			1,20–1,30 U/U	> 1,2*, > 1,30 U/U
Vitamin B_6 (PALP)	Blut (Serum/Plasma)	5–18 µg/l	20–30 nmol/l	< 20 nmol/l
	Plasma	3,6–18 µg/l (14,6–72,8 nmol/l)	10–15 nmol/l	< 10 nmol/l
	Urin		500–800 µg/24 h	< 500 µg/24 h
			200–300 µg/g Kreatinin	< 200 µg/g Kreatinin
Alpha-EGOT (EAST)	Erythrozyten		1,5–2,0 U/l	> 2 U/l
Alpha-EGOT			1,80–2,20 U/U	> 2,20 U/U
Vitamin C	Blut		12–17 µmol/l	< 12 µmol/l
	Plasma	5–15 mg/l	10–15 µmol/l	< 10 µmol/l
		(28-84 µmol/l)		
		♂ 13,4 ± 0,21 mg/l*	♂ 5 mg/l	< 6 µmol/l (< 1 mg/l)*
		♀ 14,6 ± 0,22 mg/l*	♀ 5,5 mg/l*	
	Serum	6–20 mg/l		
	Leukozyten		80–150 mg/l	< 80 mg/l
				< 280 µmol/l (< 50 mg/l)*
	Urin		< 8 mg/24 h	< 8 mg/24 h
Vitamin B_{12}	Serum	0,2–1,0 µg/l (147,3–738,3 pmol/l)	75–100 pmol/l	< 75 pmol/l
		0,22–0,94 µg/l		< 150–200 ng/l
Folat (5-Me-THF)	Plasma	4,0–20 µg/l	8,0–10,0 nmol/l	< 8,0 nmol/l;
	Serum	1,8–9,0 µg/l	> 4 µg/l	< 2 µg/l
	Erythrozyten	120–800 µg/l	500–600 nmol/l	< 500 nmol/l
	Hämolysat$_{Erw}$	150–450 µg/l Ery		
Biotin	Vollblut	0,82–2,7 µg/l		
	Blut (Serum/Plasma)	0,2–0,8 µg/l	? nmol/l	< 0,5 nmol/l ?
		0,2–1,2 µg/l*		
	Urin	6–50 µg/24 h*	? µg/24 h	< 20 µg/24 h ?
		24–81 µg/die		
Niacin	Blut (Serum/Plasma)	10–100 µg/l	? µmol/l	< 30 µmol/l ?
	Urin	2,4–6,4 mg/die	? mg/24 h	< 5 mg/24 h ?

Tab. 2.7 Referenzbereiche (modifiziert nach J.D. Kruse-Jarres 2003 und * nach den entsprechenden Mustertexten des Bundesinstituts für Arzneimittel und Medizinprodukte (BfArM) und Grenzwerte zur Beurteilung eines Vitaminmangels (modifiziert nach J. Schrijver 1991) *(Forts.)*

Parameter	Gewebe	Referenzbereich	Grenzbereich	Mangel
Pantothensäure	Blut (Serum/Plasma)	0,2–2,0 mg/l,	? µmol/l	< 4 µmol/l ?
	Serum	1,03–1,83 mg/l (5–8 µmol/l);		
	Urin		? mg/24 h	< 1 mg/24 h ?

ETK = erythrozytäre Transketolase, EGR = erythrozytäre Glutathionreduktase, PALP = Pyridoxal-5-Phosphat, EGOT = erythrozytäre Glutamat-Oxalacetat-Transaminase, EAST = erythrozytäre Aaspartat-Aminotransferase, ? = keine exakte Angabe

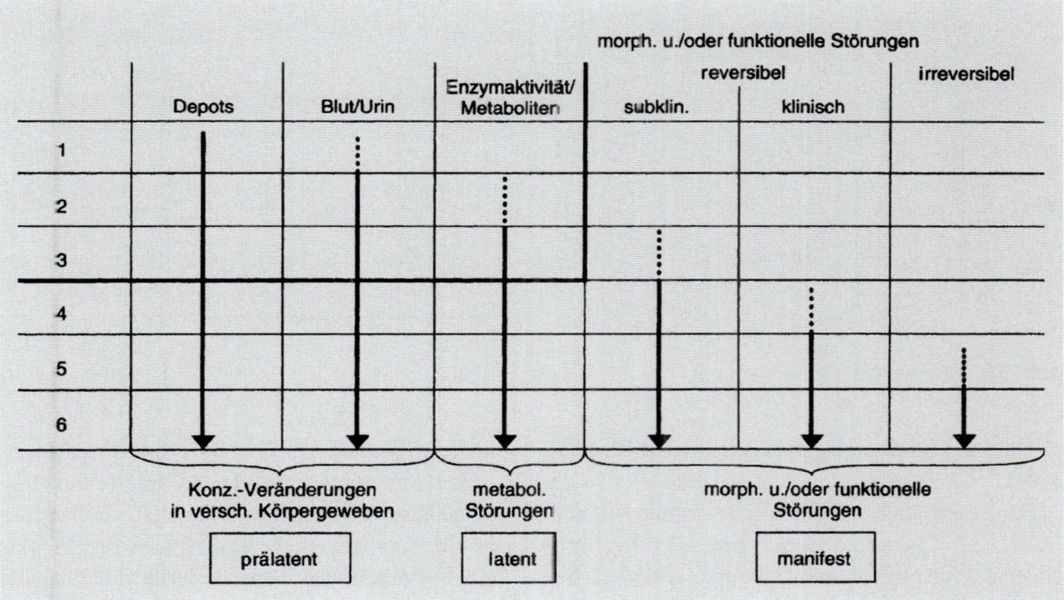

Abb. 2.6 Stadien eines Vitaminmangels

Zur Vereinheitlichung der Terminologie eines Vitaminmangels erscheint eine Abkehr von der z.Z. gebräuchlichen verbalen Umschreibung durchaus diskutabel, da die bestehenden Begriffe bisher unterschiedlich interpretiert werden und eine internationale Vereinheitlichung der Begriffsinhalte nicht wahrscheinlich ist.

Wenn man die von Brubacher vorgeschlagene Unterteilung des Vitaminmangels in sechs verschiedene Stadien weiterentwickelt, dann kann man diese Zusammenhänge in ein zweidimensionales Schema bringen, das unter Zuhilfenahme von Zahlen bzw. Buchstaben eine genau definierte Zuordnung erlaubt (➤ Abb. 2.7).

Die Stadien 1 bis 3 beschränken sich auf Konzentrationsveränderungen von Vitaminen bzw. deren Metaboliten sowie Enzymen in verschiedenen Geweben, wohingegen die Stadien A bis C morphologische oder funktionelle Störungen umschreiben. Der Vorteil dieses Systems wird darin gesehen, dass man bei der Definition des Vitaminmangels sowohl Konzentrationsveränderungen als auch Funktionsstörungen in die Diagnose mit einbeziehen kann, wodurch eine differenzierte Aussage über den Schweregrad des be-

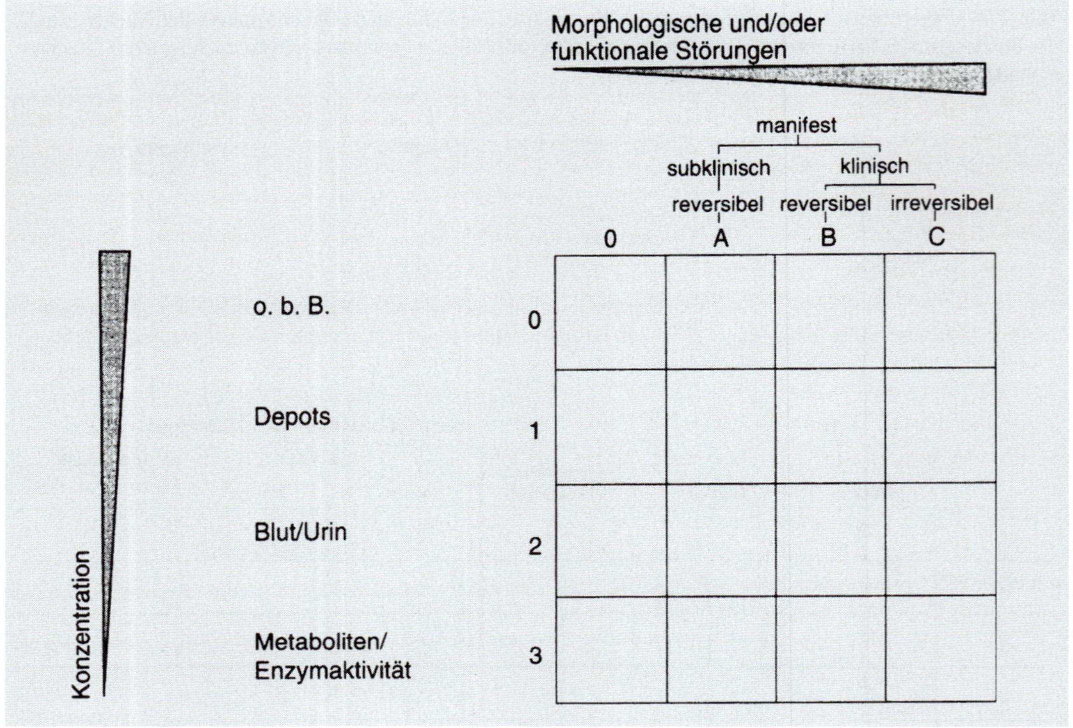

Abb. 2.7 Unterteilung des Vitaminmangels

stehenden Vitaminmangels möglich wird (Pietrzik 1986).

Die Beurteilung der Vitaminversorgung mit den Indices „2/A" würde demnach bedeuten, dass veränderte Blutspiegelkonzentrationen vorliegen bei gleichzeitigem Auftreten erster morphologischer Störungen.

Da ein beginnender Vitaminmangel nicht in jedem Fall durch Konzentrationsveränderungen nachgewiesen werden kann – falls die betroffenen Gewebe für die Diagnose nicht zugänglich sind (z.B. Vitamin-A-Speicher in der Leber) – werden, je nach Vitamin, eventuell auch erst morphologische und funktionelle Störungen einen Hinweis auf den bestehenden Mangel geben. So wird ein Vitamin-A-Mangel häufig erst bei Störungen der Hell-Dunkel-Adaptation bzw. bei Epithelveränderungen diagnostiziert, da aufgrund besonderer homöostatischer Mechanismen die Blutspiegelkonzentrationen aufrechterhalten werden und die Depots der Routinediagnose nicht zugänglich sind. Die entsprechende Diagnose mit den Indices „0/A" würde bedeuten, dass ein fortgeschrittener Mangel vorliegt (A), aufgrund methodischer Unzulänglichkeiten frühzeitige Veränderungen ohne besonderen Befund bleiben (0) (Pietrzik 1986, Pietrzik 1989a, Pietrzik 1989b, Pietrzik und Hages 1987).

Bevor jedoch eine derartig differenzierte Diagnostik generell bei allen Vitaminen vorgenommen werden kann, sind weiterführende Untersuchungen erforderlich, die einen besseren Einblick in die graduellen Abstufungen der einzelnen Mangelstadien erlauben.

Zur Erfassung des Folatstatus stehen bereits mehrere Parameter zur Verfügung und es ist offensichtlich, dass die Messung der Folatkonzentration im Serum nicht nur aufgrund methodischer Unterschiede problematisch ist, sondern die Messgröße unterliegt starken Schwankungen und wird durch die Folataufnahme mit der Nahrung sehr stark beeinflusst. So könnte ein kurzfristig erhöhter Serumfolatspiegel einen tatsächlich bestehenden Mangelzustand verdecken, denn dieser wird eher erkannt, wenn man gleichzeitig die Erythrozyten auf ihren Folatgehalt untersucht. Erythrozyten haben eine mittlere Lebensdauer von 120 Tagen und verhalten sich im Hinblick auf ihren Folathaushalt relativ austauschträge. Der im Verlauf der Erythropoese ausgereifte Erythrozyt behält die einmal (im Rahmen der Erythropoese) aufgenommenen Folaten sein Leben lang, so dass bei der Erfassung des Erythrozytenfolats ein besserer Einblick in die Körperspeicher ermöglicht wird. Da jedoch die Aufnahme von Folat durch die Erythrozyten Vitamin-B_{12}-abhängig erfolgt, müsste weiterhin die Vitamin-B_{12}-Versorgung überprüft werden, um eine verlässliche Aussage im Hinblick auf die Folatversorgungssituation zu erlauben. Zur weiteren Absicherung der Diagnose könnten morphologische Blutbildveränderungen (Einzelheiten ➤ Kap. 3.4 Folsäure/Folat) bzw. auch das Auftreten unphysiologischer Stoffwechselverbindungen (vgl. FIGLU-Test im Kap. Folsäure/Folat) herangezogen werden. Derartige Untersuchungsverfahren können natürlich nur von Forschungsinstitutionen, die sich mit der Beurteilung der Vitaminversorgungssituation wissenschaftlich beschäftigen, eingesetzt werden, für die Routinediagnose sind derartig verlässliche Verfahren allein schon aus Kostengründen nicht durchführbar.

Neben der rein analytischen Erfassung von Vitaminen werden gut fundierte Ergebnisse zur Ermittlung von Grenzwerten erzielt, wenn man niedrige Vitaminkonzentrationen im Blut mit gleichzeitig zu beobachtenden funktionellen oder morphologischen Veränderungen verbinden kann. Z.B. korrelieren niedrige Folatkonzentrationen im Serum und in Erythrozyten mit Blutbildveränderungen (übersegmentierte Granulozyten) bzw. mit biochemischen Veränderungen (Homocystein, FIGLU-Test, näheres Kap. 3.4 Folsäure/Folat). Da eine solchermaßen biologisch fundierte Grenzwertfindung aufgrund methodischer Schwierigkeiten bis heute nur in Einzelfällen (z.B. Folat) möglich ist, orientiert man sich in der Regel bei der Grenzwertfindung an der so genannten 2,5 Perzentile des Normalkollektivs. Dabei geht man davon aus, dass die Vitaminversorgung einer gesunden (und auch optimal ernährten) Bevölkerungsgruppe einer Gaußschen Verteilungskurve folgt. Der Scheitelpunkt der Gaußkurve entspricht der mittleren Vitaminversorgung des untersuchten Normalkollektivs. Werte, die innerhalb des Bereichs der doppelten Standardabweichung liegen (95%), müssen als normal angesehen werden (➤ Abb. 2.8). Bei der Beurteilung der Vitaminversorgungssituation größerer Bevölkerungsgruppen genügt ein solcherweise ermittelter Grenzwert. Übersteigt die Häufigkeit von Messwerten im unteren Bereich den Erwartungswert von 2,5%, so ist der Schluss naheliegend, dass das untersuchte Kollektiv oder ein Teil davon schlechter versorgt ist als das Normal- bzw. Kontrollkollektiv. Auf der Grundlage dieser Ableitung erfolgt z.Z. die Bewertung der Vitaminversorgungssituation von Bevölkerungsgruppen, wobei im Einzelnen ähnlich vorgegangen werden muss, wie dies zuvor bei der Beurteilung der Vitaminversorgung anhand der Vitaminaufnahme (Kap. 2.2) beschrieben wurde.

Bei der klinisch-chemischen Diagnostik der Vitaminversorgung von Einzelpersonen ist ein Messwert unter der 2,5 Perzentile ebenfalls als pathologisch zu betrachten, jedoch sind weitere Untersuchungen erforderlich, um die Diagnose zu sichern. Ebenso kann bei Einzelpersonen zwar der Vitaminblutspiegel im Normbereich liegen, und dennoch Mangelsymptome beobachtet werden. Solche (paradoxe) Feststellungen sind möglich, wenn die Umwandlung zu aktiven Metaboliten eingeschränkt ist bzw. aufgrund unzureichender Vitaminbindung an geeignete Carrier

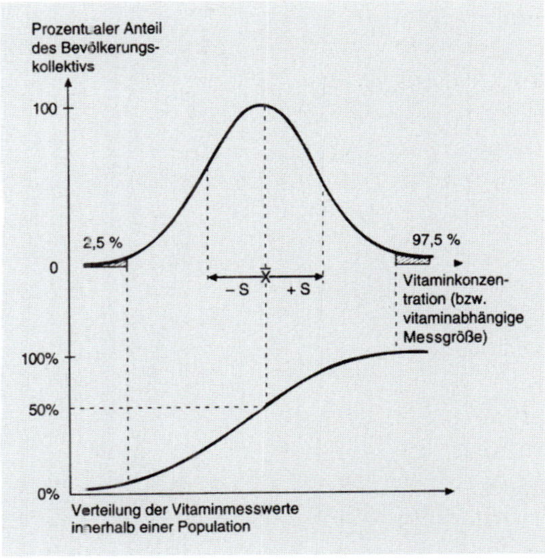

Abb. 2.8 Vitaminversorgungssituation der Bevölkerung

Transportvorgänge in andere Körperkompartimente (z.B. Blut-Hirn-Schranke) limitiert sind. Derartige Fragestellungen sind weiterhin Gegenstand aktueller Forschungsprojekte und lassen zukünftig eine verbesserte Basis für die Diagnostik von Vitaminmangelzuständen erwarten.

KAPITEL

3 Einzelbeschreibungen der Vitamine

3.1 Thiamin (Vitamin B_1)

3.1.1 Medizinhistorischer Rückblick, physikochemische Eigenschaften

Zur Aufklärung der in weiten Teilen Asiens verbreiteten Beriberi-Krankheit wurde Ende des 19. Jahrhunderts der niederländische Arzt Christian Eijkmann in die Kolonie Holländisch Ostindien (heute Indonesien) entsandt. Er fand heraus, dass bei Hühnern nach Verfütterung von geschältem und poliertem Reis Beriberi-ähnliche Symptome auftraten, nicht jedoch nach Futterumstellung auf ungeschälten Reis bzw. Reisschalen. Er schloss aus diesen Versuchen auf eine protektive Substanz in der Reishülle und erhielt hierfür 1929 den Nobelpreis. Die Isolierung des Antiberiberi-Vitamins aus Reisschalen erfolgte 1926 von Jansen und Donath und wurde Aneurin bezeichnet. Williams klärte 1936 die Struktur auf, synthetisierte Vitamin B_1 durch Verknüpfung der beiden Ringstrukturen und nannte das Vitamin Thiamin (Friedrich 1987). Heute sind die Zusammenhänge zwischen der Beriberi-Krankheit und den Ernährungsgewohnheiten geklärt. Hauptnahrungsquelle sind z.B. bei Japanern geschälter, polierter Reis, der fast kein Thiamin enthält, und roher Fisch, der reich an Thiaminase ist, die Thiamin spaltet und inaktiviert.

Thiamin besteht aus einem Pyrimidin-Ring, der über eine Methylengruppe mit einem Thiazol-Ring verbunden ist (➤ Abb. 3.1.1). Thiamin selbst wird therapeutisch nicht eingesetzt, sondern als wasserlösliches Salz beziehungsweise als lipophile Derivate (Allithiamine) z.B. Acetiaminhydrochlorid, Benfotiamin (S-Benzoylthiamin-o-Monophosphat = BTMP), Bentiamin und Fursultiamin. (➤ Abb. 3.1.2). Zu den heute arzneilich angewandten wasserlöslichen Verbindungen gehören Thiaminchlorid-HCl (CAS-Nr. 67-03-8, Summenformel $C_{12}H_{18}Cl_2N_4OS$), Thiaminmononitrat (CAS-Nr. 532-43-4, Summenformel $C_{12}H_{17}N_5O_4S$) und Thiamindisulfid (CAS-Nr. 67-16-3, Summenformel $C_{24}H_{34}N_8O_4S_2$) sowie zu der lipidlöslichen Verbindung Benfotiamin (CAS-Nr. 22457-89-2, Summenformel $C_{19}H_{23}N_4O_6PS$).

Thiaminchlorid-HCl (M_r 337,3) kristallisiert in farblosen Nadeln gewöhnlich als Hemihydrat mit einem schwach hefeartigen Geruch und bitterem Geschmack. Es ist in Wasser und Glycerin leicht, in Alkohol und Aceton gering und in Ether, Hexan, Chloroform und Benzol unlöslich. Trockenes Vitamin B_1 ist bei 100 °C stabil. Wässrige Thiaminlösungen sind bei pH < 5,5 am stabilsten, nicht aber in neutralem oder alkalischem Milieu (Pharmazeutische Stoffliste). Thiamin ist vor Licht, Wärme und Oxidationsmitteln zu schützen und besitzt eine hohe Struktur- bzw. Konstitutionsspezifität. Bereits geringe Veränderungen am Molekül führen zu Wirkungsminderung, Unwirksamkeit und in bestimmten Fällen zu Substanzen mit Antivitamincharakter. Diese Antithiamine inhibieren z.B. die Thiaminase I und II oder die Bindung der Cocarboxylase an ihr Apoenzym bzw. kompetitiv die Decarboxylierung von 2-Oxosäuren. In sulfithaltigen Infusionslösungen kann Thiamin vollständig abgebaut werden. Thiaminmo-

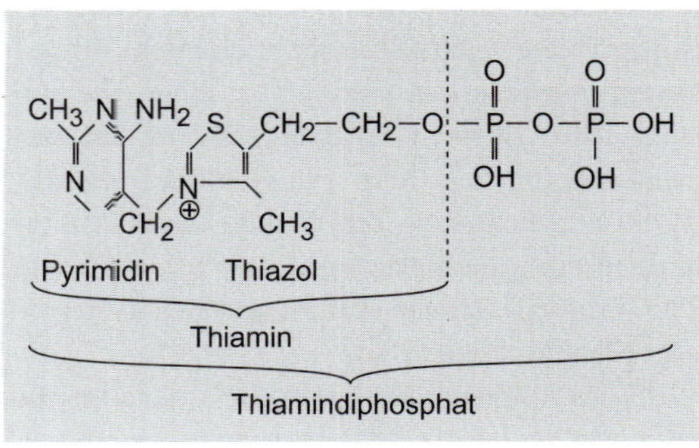

Abb. 3.1.1 Strukturformel von Vitamin B_1

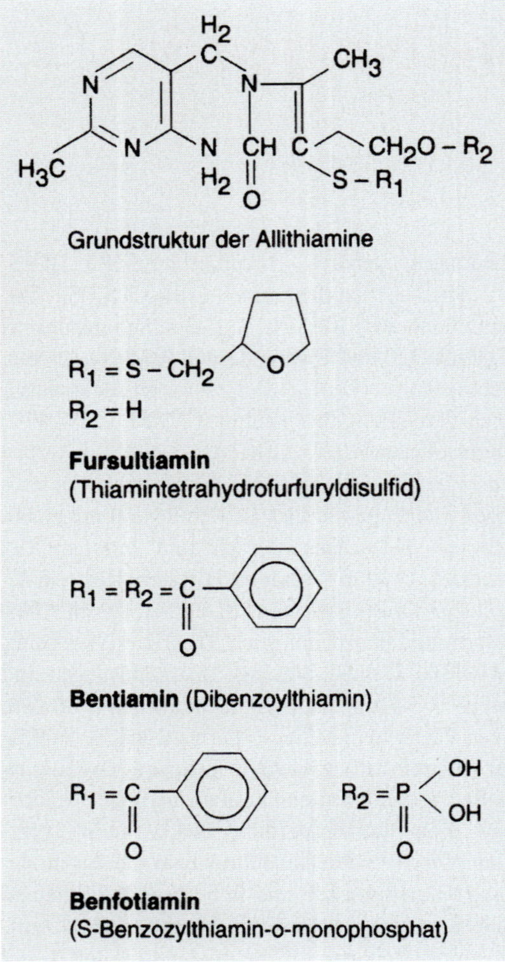

Abb. 3.1.2 Strukturformel einiger Allithiamine

nonitrat (M_r 327,4) ist stabiler, jedoch weniger löslich in Wasser als das Hydrochlorid und kommt nur oral zur Anwendung. Thiamindisulfid ist schwer löslich in Wasser, gut löslich in verdünnten Mineralsäuren und praktisch unlöslich in Ether. Die Substanz selbst ist nicht wirksam, sondern erst nach Schluss des offenen Thiazolrings durch Cystein bzw. Cystin und Reduktion zum biologisch aktiven Thiamin mit gleicher molarer Aktivität, wie aus Versuchen im Agar-Plattentest mit Lactobacillus hervorgeht (Banhidi 1959, 1960).

Bei den Allithiaminderivaten, die Anfang der 50er Jahre von der japanischen Forschergruppe um Fujiwara (1954 I, 1954 II) entdeckt wurden, ist der Thiazolring geöffnet und der Schwefel bei den einzelnen Derivaten mit einer lipophilen Gruppe substituiert. Als Prodrugs haben sie keine Vitaminwirkung, sondern erst nach Ringschluss und Phosphorylierung zu Thiamindiphosphat. Sie werden nach oraler Gabe besser resorbiert, scheinen gewisse Resorptionsmechanismen zu umgehen, erzielen höhere Thiaminspiegel in den Erythrozyten, der zerebrospinalen Flüssigkeit, im Gehirn und werden länger im Gewebe retiniert als die wasserlöslichen Thiaminderivate. Benfotiamin (M_r 466,47) ist farb-, geruchlos, schwerlöslich in Wasser, Ethanol, Chloroform, Methanol und Dioxan, jedoch leicht löslich in Salzsäurelösung und Eisessig. Der isoelektrische Punkt liegt bei pH 4,06. Die Substanz ist in saurem Milieu und wässriger Lösung stabil, nicht hygroskopisch und unempfindlich gegen Thiaminase I und II.

3.1.2 Vorkommen

Thiamin kommt sowohl in tierischen als auch pflanzlichen Lebensmitteln in unterschiedlichen Bindungsformen und nur in geringen Mengen vor. In tierischen Geweben liegt Thiamin hauptsächlich (80–85%) in der biologisch aktiven Form als Thiamindiphosphat (TDP) vor, daneben sind Mono (TMP)- und Triphosphatverbindungen (TTP) mit 15–20% enthalten. Da phosphorylierte Verbindungen nicht resorbierbar sind, muss der Phosphatrest an der Darmwand enzymatisch abgespalten werden, bevor Thiamin aktiv resorbiert wird. In Pflanzen liegt dagegen Thiamin in freier (nicht phosphorylierter) Form vor und ist als solches direkt für den Menschen verfügbar.

Das Thiaminvorkommen in verschiedenen Lebensmitteln ist in Tabelle 3.1.1 angegeben. Für die praktische Ernährung spielt der Gehalt in Getreideprodukten eine entscheidende Rolle. Thiamin liegt in den verschiedenen Schichten des Getreidekorns in unterschiedlicher Konzentration vor. Besonders thiaminreich sind Keim und Aleuronschicht, die jedoch bei der Herstellung hoch ausgemahlener Mehle (z.B. Type 405) verloren gehen, so dass Weißmehle nicht wesentlich zur Thiamin-Bedarfsdeckung beitragen. Gleiches gilt für die Herstellung von poliertem Reis, der gegenüber dem natürlichen Vollkorn

Tab. 3.1.1 Thiaminvorkommen (Vit. B_1) in verschiedenen Lebensmitteln bzw. deren Nährstoffdichte (> Glossar) nach Bundeslebensmittelschlüssel (BLS) 1999

Lebensmittel	Gehalt mg/100 g	Nährstoffdichte mg/1000 kcal
Getreide		
Weizenkleie	0,7	3,4
Haferflocken	0,6	1,5
Weizen Vollkornmehl	0,5	1,5
Roggen Vollkornmehl	0,4	1,2
Roggen (Feinmehl)	0,2	0,5
Reis (ungeschält	0,1	1,1
Weizen (Feinmehl)	0,1	0,3
Reis (geschält)	0,1	0,2
Gemüse		
Erbsen, grün	0,3	0,9
Tomaten	0,1	3,2
Grünkohl	0,1	3,0
Blumenkohl	0,1	2,8
Broccoli	0,1	2,3
Möhre	0,1	2,3
Kartoffeln	0,1	1,0
Bohnen, weiß	0,1	0,2
Fleisch		
Schwein Muskelfleisch	0,9	5,5
Rind Leber	0,3	2,1
Schwein Leber	0,3	1,9
Kalb (Schlegel)	0,1	0,8
Rind (Schlegel)	0,1	0,7
Fisch		
Thunfisch	0,2	1,0
Lachs	0,2	0,7
Forelle	0,1	0,6
Obst		
Orange	0,1	1,8
Ananas	0,1	1,4
Pflaume	0,1	1,2
Avocado	0,1	0,5
Nüsse		
Pistazie	0,6	1,0
Haselnuss	0,4	0,6
Walnuss	0,3	0,5

nur noch einen Bruchteil der Ausgangskonzentration an Thiamin enthält. Da in bestimmten Gegenden der Erde Reis in der Ernährung des Menschen eine zentrale Stellung einnimmt, wird hier u.a. auch mit Thiamin angereichert, um Mangelerscheinungen zu verhindern. Ebenso wird bei bevorzugter Verwendung von Weißmehl in der Ernährung in vielen Ländern durch Vitaminisierungsmaßnahmen versucht, die industriell verursachten Verluste auszugleichen.

Neben Vollkornprodukten ist das Thiaminvorkommen in Kartoffeln und Hülsenfrüchten sowie in Schweinefleisch für die tägliche Bedarfsdeckung von Bedeutung. Nicht nur Schweineleber zeichnet sich durch einen hohen Gehalt aus (jedoch Verzehrsbeschränkungen wegen potenzieller Schadstoffakkumulation [Rückstände, Umwelttoxine]), sondern auch Schweinefleisch selbst mit einem vergleichbar hohen Vitamin-B_1-Gehalt (Bug, Schlegel, Filet etc.) gehört zu den thiaminreichen Lebensmitteln.

3.1.3 Stoffwechsel und Pharmakokinetik von Thiamin

Thiamin liegt in tierischen Lebensmitteln meistens in seiner biologisch aktiven Form als Thiamindiphosphat (TDP) vor (➤ Kap. 3.1.2).

Resorption

Zur Resorption muss der Phosphatrest durch die an der Darmwand vorhandene Phosphatase abgespalten werden. Nach Untersuchungen mit markiertem Thiamin ist die Resorption im Jejunum am höchsten, gefolgt von Duodenum, Ileum und am geringsten im Magen und Kolon. Für oral zugeführtes Vitamin B_1 wird ein dosisabhängiger dualer Transportmechanismus angenommen, und zwar eine aktive energie- und Na^+-abhängige Resorption bei Mengen < 2 µmol/l mit Sättigungskinetik und eine passive Diffusion bei höheren Dosen (Gassmann et al. 1960, Polin et al. 1964, Rindi et al. 1972, 1984, Hoympa et al. 1982, Rose et al. 1984). Das aktive Resorptionslimit von Thiamin beträgt 5–10 mg, d.h. die physiologischen Thiamindosen werden quantitativ resorbiert. Hierbei ist der prozentuale Anteil an resorbiertem Thiamin um so größer, je niedriger die applizierte Dosis ist. Nach Messungen der kumulativen Ausscheidung von oral verabreichtem radioaktivem Thiamin (Thomson und Leevy 1972) beträgt die Resorption einer Dosis von 1 mg ca. 50%, von 5 mg ca. 33% und von 20 mg ca. 25%. Weber und Kewitz (1985, 1991) fanden nach oraler Verabreichung von 50, 100 und 200 mg Thiamin an Probanden ebenfalls zwischen der niedrigen und mittleren Dosis einen nicht linearen Plasmakonzentrationsverlauf, nicht jedoch zwischen 100 und 200 mg. Nach bioptischen Untersuchungen von endoskopisch gewonnener Darmschleimhaut war die Thiaminaufnahme bei Patienten mit Thiaminmangel deutlich höher im Vergleich zu 108 Biopsien bei normalem Vitamin-B_1-Status (Laforenza et al. 1997). Nach Resorption durch die Darmmukosa wird Thiamin zu Thiamindiphosphat phosphoryliert, gelangt über die Pfortader in die Leber und über einen enterohepatischen Kreislauf in tiefere Darmabschnitte, wo es kaum rückresorbiert wird.

Verteilung

Im Vollblut ist Thiamin inhomogen verteilt und zwar zu 15% in den Leukozyten, zu 75% in den Erythrozyten und zu 10% im Plasma, wo es vorrangig an Albumin gebunden ist. Nach hohen Dosen ist die Bindungskapazität überschritten, so dass überschüssiges Vitamin B_1 renal eliminiert wird. Der Thiaminspiegel in der Muttermilch ist initial niedrig und steigt in den ersten Wochen der Laktation an. Im Blutplasma, in der Muttermilch und der zerebrospinalen Flüssigkeit findet sich hauptsächlich freies Thiamin und Thiaminmonophosphat (TMP), während die Blutkörperchen und das Gewebe vorwiegend Thiamindiphosphat enthalten. Der Gesamtkörperbestand liegt beim Gesunden bei ca. 30 mg, davon befinden sich ca. 40% in der Muskulatur. Hohe Thiaminkonzentrationen werden sowohl im Skelett- und Herzmuskel, als auch in Leber, Niere und Gehirn gefunden.

Elimination

Ca. 50% werden als unverändertes bzw. mit Sulfat verestertes Thiamin ausgeschieden. Bei dem Rest handelt es sich neben bisher noch nicht identifizierten Metaboliten hauptsächlich um Thiamincarbonsäure, Methylthiazolessigsäure und Pyramin (Bässler 1989). Durch tubuläre Rückresorption von Thiamin und intrazellulären Einschluss von Thiamindiphosphat verhindert der Organismus einen Vitamin-B_1-Verlust von physiologischen Dosen (1–2 mg/Tag). Niedrige Dosen bis zu ca. 5 mg Thiaminhydrochlorid werden nur zu 25% renal eliminiert, während hohe parenteral verabreichte Dosen von mehr als 100 mg nahezu vollständig renal ausgeschieden werden. Dieser renale Überlaufeffekt ist Ausdruck der Selbstdepression nicht renaler Clearance-Prozesse sowie Sättigung der tubulären Rückresorption (Weber 1991). Die biologische Halbwertszeit von Thiamin beträgt beim Menschen 9,5-18,5 Tage (Bässler 1989). Wegen der begrenzten Speicherkapazität und der hohen Umsatzrate muss Thiamin zur Bedarfsdeckung täglich in ausreichender Menge aufgenommen werden. Zur Vermeidung eines Defizits wird eine tägliche Vitamin-B_1-Zufuhr für Männer zwischen 1,3–1,5 mg, für Frauen zwischen 1,1–1,3 mg und in der Schwangerschaft eine Zulage von 0,3 mg pro Tag bzw. in der Stillperiode von 0,5 mg pro Tag empfohlen. Der minimale Vitamin-B_1-Bedarf beim Menschen beträgt 0,3 mg/1000 kcal.

Allithiamine

Allithiamine sind trotz Strukturabweichung von Thiamin biologisch wirksam. Dies belegen Untersuchungen von Baker et al. (1974, 1976), wonach äquimolare Konzentrationen von Allithiaminen an dem Protozoen Ochromonas danica den gleichen Wachstumseffekt zeigten wie Thiaminhydrochlorid. Die lipidlöslichen Allithiamin-Homologe sind sog. Prodrugs, bei denen der für die Vitaminwirkung essenzielle Thiazolring offen ist und erst während der Mukosapassage intrazellulär durch SH-Gruppen-haltige Verbindungen wie Cystein und Gluthathion reduktiv geschlossen wird. Aufgrund der apolaren Struktur unterliegen sie anderen Resorptionsbedingungen als die wasserlöslichen Thiaminderivate mit einer Sättigungskinetik. Im Gegensatz zu letzteren werden sie passiv resorbiert, passieren die intestinale Resorptionsschranke schneller und leichter, führen zu höheren Blut- und Gewebskonzentrationen bei vergleichsweise niedrigen Dosen und werden länger retiniert (Baker et al.1974, Baker und Frank 1976) Anhand der Thiochrom-positiven Reaktion konnte Fujiwara (1976) nachweisen, dass Allithiamine nach erfolgter Resorption in der Vena mesenterica superior als Thiamin vorliegen.

Das Allithiamin Benfotiamin (S-Benzoylthiamin-o-monophosphat = BTMP) gelangt nach oraler Aufnahme unverändert in den oberen Dünndarm, wo durch Phosphatasen an der Darmmukosa die Monophosphatgruppe abgespalten wird und das lipophile Molekül S-Benzoylthiamin (SBT) passiv durch die Mukosazelle diffundiert (➤ Abb. 3.1.3).

Bereits in den 60er Jahren konnten Mizuhira und Uchida (1968) anhand elektronenmikroskopischer Autoradiographien an Schnitten der Darmmukosa von Mäusen nach Inkubation von radiomarkiertem Benfontiamin einen Großteil der Radioaktivität intrazellulär nachweisen. Zu gleichen Ergebnissen kam Yamazaki 1968 nach Inkubation von Benfotiamin mit Darmhomogenaten, in denen sehr schnell SBT, während in Leberhomogenaten Thiamin gebildet wird. Nach Perfusionsversuchen von 30 cm ligierten Darmabschnitten mit Benfotiamin stieg in der Mesenterialvene SBT an, während in den Blutzellen der Thiamingehalt erhöht war. (Shindo 1968 I, II). Hilbig et al. (1998) untersuchten die Gewebsverteilung sowie den Verbleib von radioaktiv markiertem Benfotiamin und Thiaminhydrochlorid im Blut und verschiedenen Organen. Gegenüber Thiaminhydrochlorid wurden nach Benfotiamin deutlich höhere Radioaktivitäten in allen Organen gemessen, insbesondere in Leber und Niere. Die Konzentration lag im Gehirn und der Muskulatur 5- bis 25-fach höher und in allen anderen Organen 10–40% über der von Thiaminhydrochlorid. In einer tierexperimentellen Studie untersuchten Netzel et al. (1996, 1997) an Wistarratten den Einfluss einer 3-, 6- und 12-monatigen Alkoholgabe auf den Thiamingehalt in Herz, Gehirn, Leber und Niere nach äquimolarer Gabe von Thiaminhydrochlorid und Benfotiamin. In Blut, Herz, Leber und Niere kam es in der Alkohol-Kontrollgruppe zu einer signifikanten Depletion von Thiamin, TDT und TMP. Während im Gehirn und Ischiasnerv die Thiaminkonzentration praktisch konstant blieb, war die Coenzymaktivität TDP im

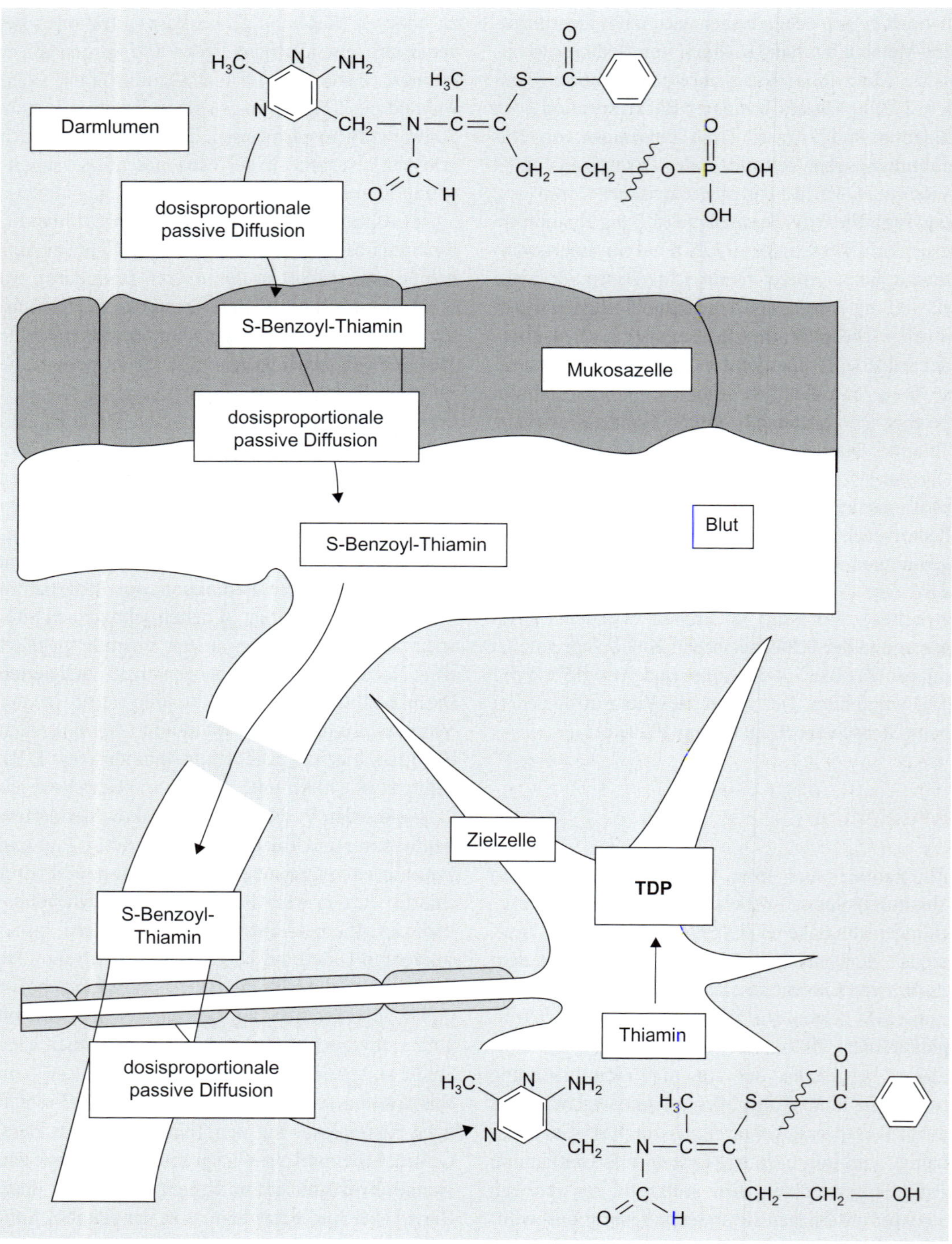

Abb. 3.1.3 Resorption von Benfotiamin und Bildung von Thiamindiphosphat (aus: Loew 1998)

Blut und Gehirn abhängig von der Dauer der Alkoholzufuhr deutlich erniedrigt, was auf eine Alkoholgestörte Phosphorylierung und Dephosphorylierung von Thiamin hinweist. Nach Benfotiamin lagen die Konzentrationen an Thiamin und TDP im Gehirn, Ischiasnerv und allen Geweben signifikant höher als nach Thiaminhydrochrorid. Weiterhin konnten erstmalig hohe Konzentrationen von SBT in Leber, gefolgt von Nieren, Herz, Gehirn nachgewiesen und zweifelsfrei belegt werden, dass BTMP in Form von SBT im Organismus zirkuliert, als solches gespeichert und BTMP nicht durch Enterozyten zu Thiamin metabolisiert wird. Bestätigt wird dieser experimentelle Befund durch den humanpharmakokinetischen Nachweis von SBT im menschlichen Vollblut bei 5 Probanden nach Einmalgabe von 250 mg Benfotiamin (Ziems et al. 1996). Nach derzeitigem Wissensstand wird Benfotiamin dosisproportional (Loew 1996) nach Abspaltung der Monophosphatgruppe an der Darmmukosa passiv in Form von S-Benzoylthiamin resorbiert, gelangt über die Pfortader in Leber, Blut und Zellen der Zielorgane, wo der Benzolring durch Thioesterasen abgespalten und das entstandene Thiamin durch Kinasen zur den biologisch aktiven Coenzymen phosphoryliert wird.

Zur Prophylaxe und Therapie von Vitamin-B_1-Mangelzuständen bzw. Erkrankungen stehen orale und parenterale Darreichungsformen zur Verfügung. Bei den oralen Präparaten werden die lipoidlöslichen Allithiamine wie z.B. Benfotiamin besser resorbiert, führen im Vollblut, den Erythrozyten und der Zerebrospinalflüssigkeit zu höheren Thiamin- und TDP-Spiegeln und werden im Körper länger retiniert als die wasserlöslichen Vitamin-B_1-Derivate (Blum und Thomas 1970, Baker et al. 1974, Baker und Frank 1976, Loew 1996, Greb und Bitsch 1998, Schreeb et al. 1997). Nach oraler Verabreichung üblicher therapeutischer Dosen von Thiamindisulfid (224 mg) bzw. Thiaminmononitrat (319 mg) werden zwischen 7–8% resorbiert (Keller-Stanislawski et al. 1991), während die Bioverfügbarkeit des lipoidlöslichen Benfotiamins etwa 5- bis 10-fach höher liegt (Keller-Stanislawski et al. 1989, Schreeb et al. 1997) mit einer 120-fach höheren relativen Bioverfügbarkeit von BTP für die Coenzymumwandlung (Heinrich 1990). Für Benfotiamin wurde nach Gabe äquimolarer Mengen eine etwa 5-fach höhere Bioverfügbarkeit im Vergleich zu Thiaminmononitrat ermittelt Die maximale Plasmakonzentration (C_{max}) war bis zu 16-fach höher. Das aus den lipidlöslichen Verbindungen gebildete Thiamin ist physiologisch voll wirksam, indem es die erythrozytäre thiaminabhängige Transketolaseaktivität sowie deren In-vitro-Aktivierbarkeit durch TPP (α_{ETK}) normalisiert (Bitsch 1990). Auch im Vergleich zu Fursulthiamin und Thiamindisulfid weist Benfotiamin eine signifikant bessere Bioverfügbarkeit auf (Greb und Bitsch 1998). Unter körperlicher Belastung werden mit Benfotiamin höhere Thiaminspiegel im Plasma, Hämolysat und Erythrozyten erzielt als mit wasserlöslichen Thiaminderivaten, wie Bioverfügbarkeitsuntersuchungen an 20 Sportlern zeigten (Beuker 1996).

Untersuchungen nach einmaliger und wiederholter i.m. und oraler Applikation von Thiamindisulfid belegen ein ähnliches pharmakokinetisches Verhalten wie das des wasserlöslichen Thiaminnitrats. Im Hinblick auf c_{max} und t_{max} stimmen Thiamindisulfid und Thiaminnitrat weitgehend überein und in der terminalen Halbwertszeit der β-Phase (3,8 ± 0,8 H) gleichen sie der von Thiaminchlorid-HCl. Der aus der dosisnormierten AUC (Area under Curve) nach oraler und i.m. Applikation ermittelte Bioverfügbarkeitsquotient betrug für Thiamindisulfid 0,08 und für Thiaminnitrat 0,07 (Salmi und Pentinnen 1986, Keller-Stanislawski et al. 1991).

In Abbildung 3.1.4 sind die Konzentrationsverläufe von 50 mg i.m. Thiaminchlorid-HCl und 100 mg oral Benfotiamin nach Einmalgabe und im Steady State dargestellt. Nach i.m. Injektion von 50 mg Thiaminhydrochlorid-HCl werden nach 0,4 am ersten bzw. 0,8 Stunden am achten Tag c_{max}-Werte von 484 ng/ml bzw. 445 ng/ml und für 100 mg oral verabreichtes Benfotiamin am ersten Tag nach 1,2 bzw. 1,5 Stunden am 8. Tag maximale Plasmaspiegel von 102 bzw. 140 ng/ml erreicht. Die mittlere Eliminationshalbwertszeit am 8. Tag beträgt für die i.m Injektion von Thiaminchloridhydrochlorid 3,8 ± 1,6 und für die orale Gabe von Benfotiamin 4,1 ± 1,2 Stunden (Loew 1996, Keller-Stanislawski et al. 1989). In einer weiteren Studie (Pietrzik und Loew 1991) wurden von 50 mg oral verabreichtem Benfotiamin nach 0,83 Stunden maximale Plasmaspiegel von 82 ng/ml erreicht, anschließend erfolgt ein langsamer Abfall, wobei innerhalb von 24 Stunden wieder der Aus-

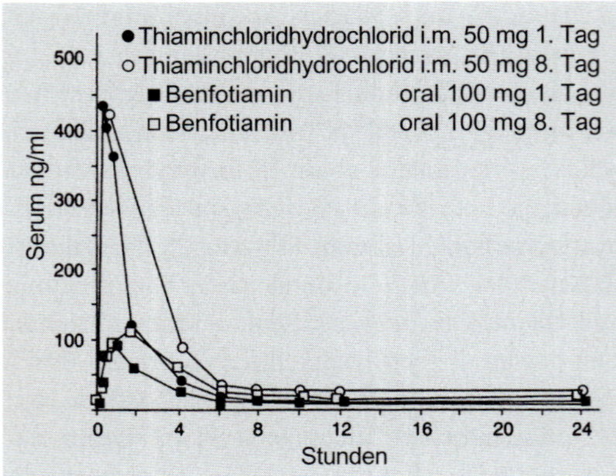

Abb. 3.1.4 Serumkonzentrations-Zeitverläufe von Thiaminchlorhydrochlorid i.m. bzw. Benfotiamin oral bei 112 Probanden nach Einmalgabe (1. Tag) bzw. im Steady State (8. Tag)

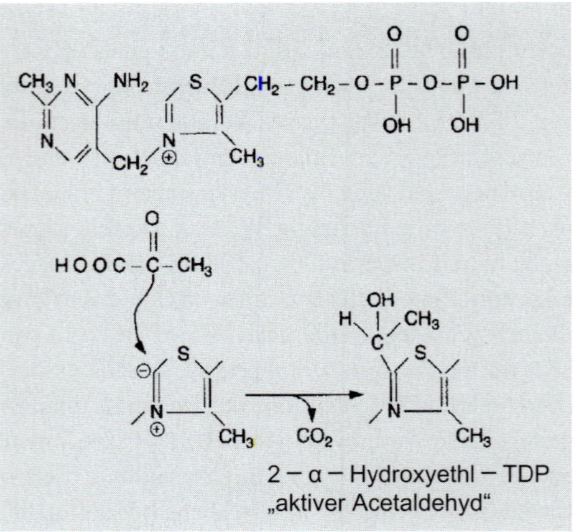

2 – α – Hydroxyethl – TDP
„aktiver Acetaldehyd"

Abb. 3.1.5 Bildung des „aktiven Acetaldehyd" am Carbanion von Thiamindiphosphat

gangswert erreicht wird. Die Eliminationshalbwertszeit liegt bei ca. 4 Stunden. Zu ähnlichen Ergebnissen kommt Wolf 1995. Nach seinen Untersuchungen erfolgt die Ausscheidung von Benfotiamin in zwei Phasen und hängt von der Darreichungsform ab. Die α-Phase betrug für die Vitaminlösung 4 h, für die Vitaminkapsel 5 h und die langsame β-Phase für die Vitaminlösung 17 h und für die Kapsel 16 h.

3.1.4 Biochemische Funktionen

Die Wirkform von Thiamin ist Thiamindiphosphat (frühere Bezeichnung auch Thiaminpyrophosphat). Thiamindiphosphat (TDP) ist Coenzym der 2-Oxosäuren-Dehydrogenase-Komplexe. Dies sind Multienzymkomplexe, an denen 2-Oxosäuren in Acyl-Coenzym-A-Verbindungen umgewandelt werden, die ein C-Atom weniger enthalten als die ursprüngliche Oxosäure. So katalysiert der Pyruvatdehydrogenase-Komplex die Dehydrierung und Decarboxylierung von Pyruvat zu Acetyl-Coenzym A, der 2-Oxoglutaratdehydrogenase-Komplex die Bildung von Succinyl-Coenzym A aus 2-Oxoglutarat, und der Verzweigtketten-2-Oxosäuren-Dehydrogenase-Komplex dehydriert und decarboxyliert die beim Abbau der verzweigten Aminosäuren Valin, Leucin und Isoleucin in der einleitenden Transaminierung entstehenden Oxosäuren 2-Oxoisovaleriansäure, 2-Oxoisocapronsäure und 2-Oxo-3-methylvaleriansäure zu den entsprechenden verzweigten Acyl-Coenzym-Derivaten.

Das C-Atom 2 von TDP wird unter Bildung eines Carbanions deprotoniert und reagiert mit der polarisierten Oxogruppe des Substrats. Diese „aktive Oxosäure" (Brenztraubensäure) wird decarboxyliert zum „aktiven Aldehyd" (Acetaldehyd). Der „aktive Acetaldehyd" (➤ Abb. 3.1.5) ist 1959 von Holzer und Beaucamp isoliert und als 2-α-Hydroxyethyl-TDP identifiziert worden. Der „aktive Acetaldehyd" wird als Acylrest auf Liponsäure und weiter auf Coenzym A übertragen.

Der 2-Oxosäuredehydrogenase-Komplex besteht aus drei Enzymen:

1. aus der Dehydrogenase-Decarboxylase mit TDP als prosthetischer Gruppe
2. aus der Liponamid-Acyltransferase, welche Liponsäure (➤ Abb. 3.1.6) in Säureamidbindung an einem Lysinrest trägt (daher Liponamid)
3. aus der Dihydroliponamid-Dehydrogenase, einem Flavinenzym, welches durch Dehydrogenierung der Dihydroliponsäure die oxidierte Form regeneriert und den Wasserstoff auf NAD^+ überträgt.

Beim Pyruvatdehydrogenase-Komplex, der ein interkonvertierbares Enzym ist, kommen zu diesen drei Enzymen noch eine Kinase und Phosphatase hinzu.

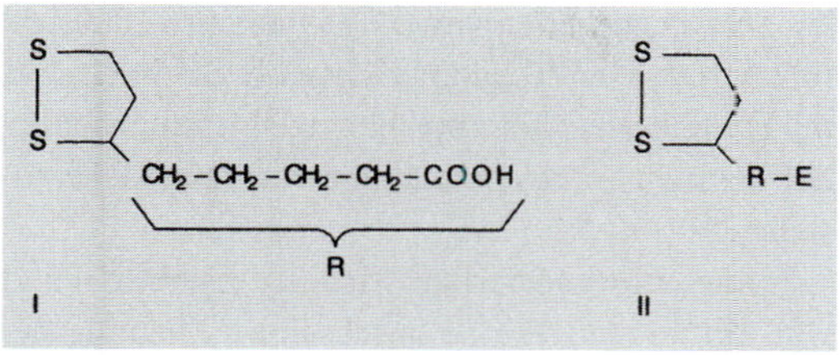

Abb. 3.1.6 Liponsäure (I) und Liponamid (II); bei (II) zwischen R und E (Enzym) Bindung der Liponsäure als Säureamid an einem Enzym-Lysinrest

Die Zusammenhänge bei der Umwandlung von Pyruvat zu Acetyl-Coenzym A zeigt Abbildung 3.1.7.

Ganz analog verläuft die Dehydrierung und Decarboxylierung von 2-Oxoglutarat zu Succinyl-Coenzym A sowie die Reaktion mit den verzweigten 2-Oxosäuren, die beim Abbau der Aminosäuren Valin, Leucin und Isoleucin entstehen.

TDP ist weiterhin Coenzym der Transketolase im Pentosephosphatzyklus. Bei dieser Reaktion wird die Bindung zwischen den C-Atomen 2 und 3 von D-Xylulose-5-phosphat aufgespalten und der α-Ketol-

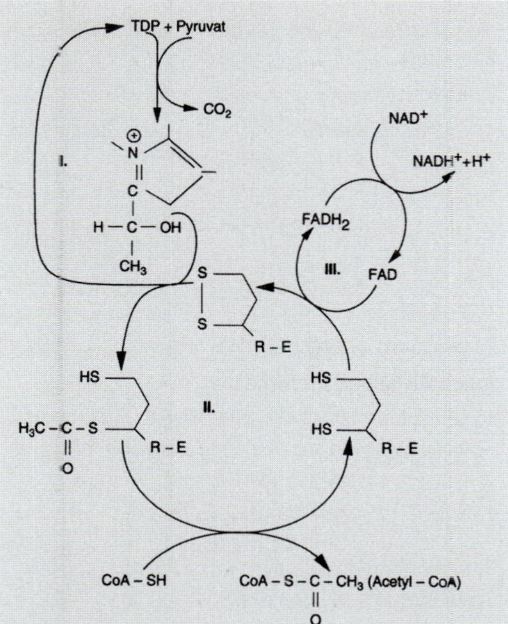

Abb. 3.1.7 Umwandlung von Pyruvat zu Acetyl-CoA. I = Thiaminhaltige Decarboxylase; II = Liponamid-Acyltransferase; III = Dihydroliponamid-Dehydrogenase

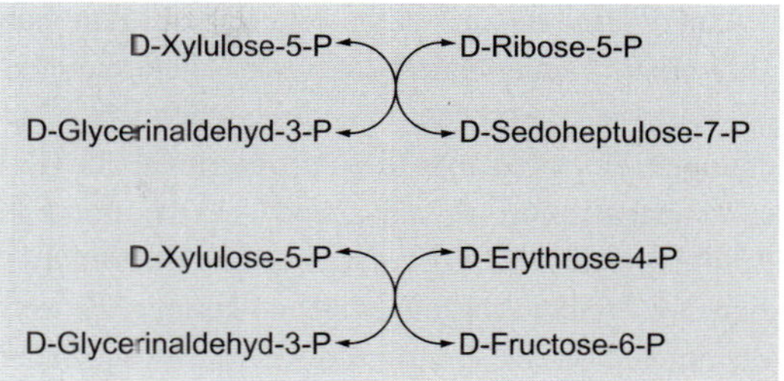

Abb. 3.1.8 Transketolase-katalysierte Reaktionen im Pentosephosphatzyklus

rest als „aktiver Glycolaldehyd" an das Coenzym TDP gebunden: 2-(1,2-Dihydroxyethyl)-TDP. Dieser Rest wird nun auf Aldosen wie D-Ribose-5-phosphat oder D-Erythrose-4-phosphat übertragen unter Bildung von Sedoheptulose-7-phosphat oder Fructose-6-phosphat, wobei als Rest des Glycolaldehyd-Donators Xylulosephosphat das Glycerinaldehyd-3-phosphat bleibt (➤ Abb. 3.1.8). Die Reaktion ist voll reversibel. Bei der Umkehr liefern Sedoheptulosephosphat bzw. Fructosephosphat den Glycolaldehydrest zur Übertragung auf Glycerinaldehydphosphat.

Über seine Coenzymfunktion hinaus hat Thiamin, vermutlich in Form von Thiamintriphosphat (TTP), spezifische Funktionen im Nervensystem, wenngleich seine Rolle noch nicht genau bekannt ist (Haas 1988). Eine solche Funktion hat v. Muralt postuliert, der beobachtet hat, dass die Stimulation von Nerven zu einer Freisetzung von Thiamin führt (v. Muralt 1947). Diese Freisetzung scheint die Folge einer Hydrolyse von TTP und TDP zu sein (v. Muralt 1962). TTP ist mit dem Protein des Na^+-Kanals verbunden (Itokawa und Cooper 1970, Schoffeniels 1983). Es könnte sein, dass die durch Auslösung von Nervenimpulsen aktivierte Dephosphorylierung von Thiaminphosphaten eine Veränderung der Membrandurchlässigkeit für Na^+ zur Folge hat (Itokawa und Cooper 1970).

Einen besonderen Hinweis auf TPP als die neurophysiologisch aktive Form von Thiamin liefert das Leigh-Syndrom, eine genetisch bedingte nekrotisierende Enzephalopathie. Bei dieser Krankheit findet man einen Mangel an TTP im Gehirn und einen Hemmstoff der Synthese von TTP aus TDP in vielen Geweben und Körperflüssigkeiten (Itokawa und Cooper 1970).

3

Einen Hinweis auf eine weitere Funktion von Thiamin im Kohlenhydratstoffwechsel liefern die Ergebnisse aus aktuellen experimentellen Untersuchungen. Es ist bekannt, dass proportional zur Glucosekonzentration sog. Advanced Glycosylation End Products (AGE) gebildet werden, die mit Proteinen eine irreversible Bindung eingehen können. Es wird vermutet, dass der Bildung von AGE eine Rolle in der Pathogenese diabetischer Folgeschäden zukommt. Bei In-vitro-Untersuchungen konnte nachgewiesen werden, dass bei hohen Glucosekonzentrationen die Bildung von AGE durch Thiamin gehemmt werden kann (La Selva et al. 1996; Booth et al. 1996).

3.1.5 Bedarf

Wie die meisten wasserlöslichen Vitamine kann auch Thiamin nicht in größeren Mengen gespeichert werden, weshalb der Mensch auf die regelmäßige Zufuhr angewiesen ist. Der Thiaminbedarf des Menschen ist nicht konstant, sondern steht aufgrund seiner zentralen Stellung im Energiestoffwechsel in einer bestimmten Relation zum Energieumsatz. Dementsprechend ist unter den Bedingungen längerfristiger körperlicher Belastung der Thiaminbedarf erhöht.

Aufgrund kontrollierter Bilanzuntersuchungen am Menschen kam man zu dem Ergebnis, dass der tägliche Bedarf bei 0,33 mg Thiamin/1000 kcal (4,2 MJ) liegt. Um auch eine Gewebesättigung aufrechtzuerhalten, müssen regelmäßig 0,5 mg pro 1000 kcal zugeführt werden (DACH, 2000). Diese Zufuhrmenge garantiert gleichzeitig, dass die Transketolase-Aktivität in den Erythrozyten aufrechterhalten wird. Die zuvor genannten Befunde dienen als Basis für die von der DACH empfohlenen täglichen Thiaminzufuhr (➤ Tab. 3.1.2).

Unter der Annahme eines mittleren Energieumsatzes von ca. 2000 kcal (8,4 MJ) für die Frau bzw. 2200 kcal (9,2 MJ) beim Mann errechnet sich die wünschenswerte tägliche Thiaminzufuhr mit 1,0 bzw. 1,3 mg für den Erwachsenen mit sehr leichter körperlicher Tätigkeit (PAL-Wert 1,4, ➤ Glossar) und liegt damit in der gleichen Größenordnung wie der amerikanische DRIs (Institute of Medicine 1998). Personen mit deutlich erhöhtem Umsatz wie Sportler, Schwerstarbeiter wird empfohlen, pro 1000 kcal (4,2 MJ) 0,4 mg Thiamin zusätzlich aufzunehmen, um die teilweise thiaminabhängige Metabolisierung der zusätzlich aufgenommenen Nahrung sicherzustellen.

In der Schwangerschaft wird der erhöhte Bedarf von Mutter und Foetus durch eine Anhebung der täglichen Zufuhr um 0,2 mg Thiamin gedeckt. Der erhöhte Bedarf der stillenden Mutter ergibt sich nur zu einem geringen Teil aus der Thiaminabgabe mit der Milch, die ca. 0,21 mg/1000 kcal (4,2 MJ) ausmacht. Ein optimales Wachstum des Säuglings soll jedoch am ehesten gewährleistet sein, wenn die stillende Mutter eine Zulage von 0,4 mg/Tag erhält.

Erkrankungen, die in der Regel mit einem erhöhten Energieumsatz verbunden sind (Fieber), erfordern ebenso eine erhöhte Thiaminzufuhr wie chronischer Alkoholabusus. Durch Alkohol werden Resorption und Stoffwechsel von Thiamin beein-

Tab. 3.1.2 Thiamin (Vitamin B_1), empfohlene tägliche Zufuhr (DACH 2000)

Alter	Thiamin mg/Tag	
	m	w
Säuglinge		
0 bis unter 4 Monate[1]	0,2	
4 bis unter 12 Monate	0,4	
Kinder		
1 bis unter 4 Jahre	0,6	
4 bis unter 7 Jahre	0,8	
7 bis unter 10 Jahre	1,0	
10 bis unter 13 Jahre	1,2	1,0
13 bis unter 15 Jahre[2]	1,4	1,1
Jugendliche und Erwachsene		
15 bis unter 19 Jahre	1,3	1,0
19 bis unter 25 Jahre	1,3	1,0
25 bis unter 51 Jahre	1,2	1,0
51 bis unter 65 Jahre	1,1	1,0
65 Jahre und älter	1,0	1,0
Schwangere ab 4. Monat		1,2
Stillende		1,4

1 Hierbei handelt es sich um einen Schätzwert.
2 Der hohe Wert ergibt sich durch den Bezug zur Energiezufuhr.

trächtigt, so dass zur Vermeidung von Mangelsymptomen eine deutlich erhöhte Thiaminzufuhr erforderlich wird.

Ferner muss berücksichtigt werden, dass Thiamin wasserlöslich sowie hitze- und oxidationsempfindlich ist, so dass bei landesüblicher Ernährung und unter Voraussetzung schonender Zubereitung immerhin von Zubereitungsverlusten von ca. 30% auszugehen ist, was bei der Berechnung der Thiaminaufnahme (bei der Benutzung von Nährwerttabellen) zu berücksichtigen ist.

3.1.6 Bedarfsdeckung

Daten zur Thiaminzufuhr sind den Bayerischen Verzehrsstudien (2002, 2003) zu entnehmen, die die mittlere Vitaminzufuhr auf der Basis von 24 Lebensmittelgruppen erfasst. Danach liegt die Aufnahme bei erwachsenen Männern bei 1,5 mg/Tag und erreicht bei Frauen lediglich 1 mg/Tag. Neuere Untersuchungen widmen sich speziell der Ernährungssituation von Senioren, auch hier konnte gezeigt werden, dass die mittlere Zufuhr oberhalb der Empfehlungen liegt (Ernährungsbericht 2000). Nachdem die Zufuhrempfehlungen für Thiamin in den neuen DACH-Referenzwerten mit nur noch 1,2 mg für erwachsene Männer bzw. 1,0 mg für Frauen, und damit um 0,2 mg/Tag niedriger liegen als in den vorhergehenden DGE-Empfehlungen, kann heute von einer guten Thiaminversorgung der Bevölkerung ausgegangen werden. Da die Mittelwerte der täglichen Aufnahme in etwa mit dem RDA-Wert identisch sind und demzufolge kaum jemand eine Thiaminaufnahme hat, die unter den EAR Wert liegt (näheres ➤ Kap. 2), ist die Wahrscheinlichkeit, dass tatsächlich manifeste Thiaminmangelzustände existieren, sehr gering. Ausnahmen ergeben sich jedoch nach wie vor bei einseitigen Ernährungsgewohnheiten bzw. bei chronischen Trinkern, die ihren Energiebedarf im wesentlichen über Alkohol decken und damit lediglich sog. „leere Kalorien" aufnehmen, die keinerlei essenzielle Nährstoffe (z.B. Vitamine) liefern. Die klinischen Folgeerscheinungen des Alkoholismus, die sich u.a. in Form des Wernicke-Korsakow-Syndroms äußern (Augenzittern, Delirium tremens, Konfabulation etc.) sind die entsprechenden Zeichen eines Thiaminmangels.

Auch nach den neuesten Erhebungen der Bayerischen Verzehrsstudie zählen Brot und Backwaren zu den wichtigsten Quellen für die Thiaminversorgung und decken heute bereits bis zu 25% des Tagesbedarfs. Die Spitzenstellung von Brot und Backwaren als wesentliche Thiaminquelle wurde in den letzten Jahren immer deutlicher und machte in den 80er Jahren lediglich 14% bei der Thiaminbedarfsdeckung aus (Ernährungsbericht 1984, 1988) und betrug zu Beginn der 90er Jahre bereits 20% (Nationale Verzehrstudie 1991). Die laufende Zunahme des Verzehrs von Vollkornprodukten und die Bevorzugung von weniger ausgemahlenen Mehlen hat zur weiteren Steigerung der Thiaminzufuhr durch Brot und Backwaren wesentlich beigetragen. Fleisch leistet einen nahezu ähnlich hohen Beitrag, wobei insbesondere Schweinefleisch aufgrund des relativ hohen Thiamingehalts eine Vorrangstellung einnimmt. Diese Vorrangstellung dürfte vor dem Hintergrund der BSE-Krise zukünftig noch weiter ausgebaut werden, jedoch sollte eine Steigerung des Verzehrs tierischer Lebensmittel vermieden werden, da insbesondere die tägliche Fettzufuhr die wünschenswerten Mengen weit übersteigt und damit unerwünschte Wirkungen (Cholesterin → Arteriosklerose) nicht ausgeschlossen sind.

Einen aktuellen Beitrag zur Thiaminversorgung leistet auch der Verzehr von Wurst und Wurstwaren. Aus zuvor beschriebenen Gründen sollte auch diese Lebensmittelgruppe eher kritisch betrachtet werden und nicht unbedingt als Thiaminlieferant propagiert werden.

Die Thiamingehalte in Milch und Milchprodukten sowie in Kartoffeln tragen weiterhin wesentlich dazu bei, dass es bei Einhaltung einer ausgewogenen Mischkost ohne weiteres möglich ist, die in den DGE-Referenzwerten gegebenen Empfehlungen für die Thiaminzufuhr zu erreichen. Nach dem Ernährungsbericht 2004 ist die Bedarfsdeckung in fast allen Altersgruppen gewährleistet, lediglich bei Kindern, vor allem bei Jungen, im Alter von 7–15 Jahren werden leichte Bedarfsunterschreitungen beobachtet.

3.1.7 Klinische Symptomatik

Entsprechend den biochemischen Funktionen im Stoffwechsel äußert sich der Vitamin-B_1-Mangel in zwei Symptomenbereichen:

- kardiovaskuläre Störungen, unter anderem in Form von Dyspnoe, Beklemmungsgefühlen, präkordialem Schmerz, Tachykardie, Ödemen, EKG-Veränderungen (Niedervoltage, T-Inversion, QT-Verlängerung), akutes Herz-Kreislauf-Versagen
- neurologische Störungen in Form von Neuropathien mit Sensibilitätsstörungen, Fußbrennen, Muskelschwäche, Muskelschmerzen, Muskelkrämpfe, Muskellähmungen, zentralbedingte Koordinationsstörungen, psychische Veränderungen wie Müdigkeit, Konzentrationsmangel, verminderte Merkfähigkeit, Reizbarkeit, Depression, Angstzustände.

Die klassische Vitamin-B_1-Avitaminose ist die Beriberi. Sie ist in den wirtschaftlich gut entwickelten Ländern selten und kann in der „feuchten (wet)", „trockenen (dry)" und „infantilen" Form auftreten. Wie die Bezeichnung schon ausdrückt, stehen bei der „feuchten" Beriberi Wasseransammlungen in Form von Ödemen im Gesicht, am Körper, den Beinen, Aszites, Hydrothorax und Hydropericard im Vordergrund. Durch die zunehmende Herzinsuffizienz kommt es zum Lungenödem, Verschlechterung der peripheren Durchblutung und zum Kreislaufversagen. Symptome sind Sinustachykardie, Herzrhythmusstörung, kompensatorische Herzdilatation, Lungenödem, periphere Ödeme und Aszites. Die typische Rechtsherzdilatation wird Beriberi-Herz (Beriberi Heart Disease) bezeichnet. Subjektiv werden Beklemmungsgefühl, Herzschmerzen, Dyspnoe, verminderte körperliche Leistungsfähigkeit, Muskelschwäche und Mattigkeit angegeben. Das Krankheitsbild kann akut und chronisch auftreten. Die akute Form ist lebensbedrohlich und führt ohne Therapie durch plötzliches Herz-Kreislauf-Versagen zum Tod. In seltenen Fällen bestehen niedriges Herzminutenvolumen, Kreislaufkollaps, Schock, eine schwere Laktazidose (Shoshin Disease) mit Todesfolge, die erfolgreich auf eine sofortige Thiamingabe ansprechen (Smith 1998, Shivalkar et al. 1998).

Bei der „trockenen" Beriberi handelt es sich um die polyneuritische Form des Thiaminmangels. Sie äußert sich als Wernicke-Enzephalopathie (Augenmuskellähmungen mit Doppelsehen und Augenzittern, Bewusstseinstrübung) bzw. Korsakow-Psychose (antero- und retrograde Amnesie, Verlust von Altgedächtnis und Merkfähigkeit, kompensatorische Konfabulationen), Kleinhirnatrophie (Stand- und Gangataxie). Da beide Störungen häufig kombiniert sind, spricht man auch vom Wernicke-Korsakow-Syndrom. Es ist gekennzeichnet durch neurologische Ausfälle und psychische Veränderungen. Zu den charakteristischen Symptomen zählen Nystagmus, Diplopie, Ophthalmoplegie, Muskelschwäche, Psychose, Konfabulation, Halluzination und schwere Gedächtnisstörung. Bei der Polyneuritis handelt es sich um eine meist von den unteren Extremitäten aufsteigende, symmetrische bilaterale periphere Nervenentzündung mit axonaler Degeneration und Demyelinisierung. Charakteristisch sind verminderter Vibrationssinn, zunächst Hyperästhesie und später Taubheitsgefühl bzw. Empfindungslosigkeit, anfangs Verstärkung und später Ausfall von Achilles- und Patellarsehnenreflexe sowie eine von den Füßen zum Oberschenkel aufsteigende Muskel- und Hautatrophie. Durch die Muskelschwäche wird der Gang ataktisch und mit fortschreitender Atrophie die Gehstrecke eingeschränkt und der Patient bettlägerig.

Die „infantile" Beriberi wird bei gestillten Kindern von Müttern mit einem schweren Thiaminmangel beobachtet. Diese Kinder vertragen Kohlenhydrate schlecht. Charakteristische Symptome sind Übelkeit, Erbrechen, kolikartige Bauchschmerzen, Durchfälle, Anorexie, Abmagerung und Wasserretention. Präfinal treten Tachykardie, Tachypnoe, Rechtsherzerweiterung mit Lungenstauung bzw. Lebervergrößerung und als Zeichen eines erhöhten intrakraniellen Drucks Krämpfe, Somnolenz und Koma auf. Die Prognose ist infaust, unbehandelt tritt der Tod rasch ein.

Anhaltspunkte für einen Vitamin-B_1-Mangel sind erniedrigte Thiaminkonzentrationen weniger im Serum als in den Erythrozyten und im Vollblut, verminderte Thiaminausscheidung im Urin sowie erniedrigte Transketolase-Aktivität (Brin 1962, Brubacher et al. 1972).

3.1.8 Anwendungsgebiete

Anwendungsgebiete sind Prophylaxe und Therapie klinischer Vitamin-B_1-Mangelzustände, sofern diese ernährungsmäßig nicht behoben werden können. Wenn auch in den westlichen Industriestaaten ein Thiaminmangel im Allgemeinen selten ist, so muss dennoch bei bestimmten Risikogruppen und Risikofaktoren (➤ Tab. 3.1.3) mit einem marginalen bzw. laborchemisch nachweisbaren Vitamin-B_1-Mangel gerechnet werden. Anhaltspunkte für einen Vitamin-B_1-Mangel sind u.a. erniedrigte Thiaminkonzentration im Vollblut, Plasma und Blutzellen, eine verminderte Thiaminausscheidung im Urin, eine verminderte erythrozytäre Transketolase-Aktivität mangels Cofaktor (Werte < 1,2 sind ein Hinweis für das Vorliegen eines Vitamin-B_1-Defizits) und ein gesteigerter Aktivierungskoeffizient $\alpha_{\text{-ETK}}$.

Tab. 3.1.3 Risikogruppen und Risikofaktoren für einen Thiaminmangel

Risikogruppen
Fieberhafte Infekte
Lactazidose
Hämodialyse
Malabsorption
Patienten mit chronischer Herzinsuffizienz
Chronisch entzündliche Darmerkrankungen (z.B. Morbus Crohn, Colitis ulcerosa)
Genetische Defekte im Thiamin-Stoffwechsel z.B. Ahornsirupkrankheit
Alkoholtoxische Kardiomyopathie, Wernicke-Enzephalopathie, Korsakow-Syndrom
Diabetes mellitus
Leberfunktionsstörung (Leberkoma, fulminante Hepatitis)
Thyreotoxikose
Homocysteinämie
Schwangerschaft und Stillperiode
Risikofaktoren
Parenterale Ernährung über lange Zeit
Mangelernährung
Einseitige bzw. unausgewogene Ernährung (z.B. Beriberi), Null-Diät, Fast Food
Chronischer Alkoholismus
Drogen, Langzeitgabe von Diuretika bei Herzinsuffizienz, Hypertonie, orale Kontrazeptiva, Antazida, Catechin-Gerbstoffe, 5-Fluoruracil, Neuroleptika, Tolazamid
Tannin bzw. Polyphenole in Tee und Kaffee (deaktivieren Thiamin im Darm)
Häufiger Verzehr von rohem Fisch (Antithiamin, Thiaminase)

Fehl- und Mangelernährung

Die klassische Vitamin-B_1-Mangelkrankheit (Beriberi) tritt in der Bundesrepublik und in vergleichbaren Industrieländern nur noch in Einzelfällen auf (Mon 1997, Shivalkar et al. 1998) z.B. als Komplikation nach einem chirurgischen Eingriff wegen **Fettleibigkeit** (Munoz-Farjas et al. 1996). Bei hospitalisierten Senioren ist ein schwerer Thiaminmangel selten, ein moderater Mangel ist jedoch nicht immer auszuschließen. In der Studie von Pepersack et al. (1999) betrug die Prävalenz eines moderaten Vitamin-B_1-Defizits, gemessen an der erhöhten Transketolase-Aktivität im Blut, 40% bei 118 hospitalisierten Patienten im Vergleich zu 20% bei 30 ambulanten Fällen. Im Gegensatz zu den externen Fällen bestand bei den Heimpatienten vielfach ein Zusammenhang zwischen dem Thiaminmangel und verschiedenen Erkrankungen wie **Morbus Alzheimer, Depressionen, Herzinsuffizienz** bzw. **Einnahme von Furosemid**. Ähnliche Ergebnisse werden von Hannien et al. (2006) mitgeteilt. Im Vergleich zu 12% bei einer normalen Kontrolle fand sich in 33% der Patienten mit einer **chronischen Herzinsuffzienz** signifikanter Thiaminmangel und eine erhöhte Thiaminausscheidung. Derartige Mangelzustände sind vornehmlich bedingt durch:

- einseitige Nahrungsauswahl, längere ernährungsphysiologisch unausgewogene Reduktions- bzw. Nulldiät
- Ernährung des alten Menschen, oft einseitige und unzureichende Nahrungsauswahl, -zubereitung und Mahlzeitenfolge
- Zustand nach totaler Gastrektomie mit den Folgen einer Wernicke-Enzephalopathie (Arai et al. 1997, Shimomura T et al. 1998)
- Einnahme von Saluretika. Nach Applikation verschiedener Saluretika wie Azetazolamid, Furosemid sowie Thiazid-Derivaten (Yui et al. 1980, Lu-

betsky et al. 1999) wurde tierexperimentell und humanpharmakologisch (Rieck et al. 1999) eine vermehrte Ausscheidung von Thiamin und bei Patienten mit chronischer Herzinsuffizienz unter der Langzeitbehandlung mit Furosemid ein Thiaminmangel, ein Abfall der erythrozytären Transketolase im Vollblut und ein Anstieg des ETK-Aktivierungskoeffizienten nachgewiesen (Seligmann et al. 1991, Levy et al. 1992, Kwock et al. 1992, Shimon et al. 1995, Suter et al. 2000, Zenuk et al. 2003, Mendoza et al. 2003). Die parenterale Applikation von 200 bzw. 300 mg/Tag Thiamin verbesserte signifikant die kardiale Auswurfleistung und den Vitamin-B_1- Status bei diesen Patienten (Seligmann et al. 1991, Shimon et al. 1995, Mendoza et al. 2003).

- Hyperemesis in der Schwangerschaft mit der Komplikation einer Wernicke-Enzephalopathie (Gardian et al. 1999) bzw. bei schwangeren Alkoholikerinnen mit Hyperemesis und schwerer metabolischer Azidose (Mukunda BN 1998)
- chronischer Alkoholabusus mit oder ohne Wernicke-Enzephalopathie (Bachevalier et al. 1981, Bonjour 1980, Tallaksen et al. 1992, Cook et al. 1998, Bitsch et al. 1998)
- Verschlechterung des Allgemeinbefindens mit metabolischen Stoffwechselstörungen und Entwicklung einer Laktazidose. In vielen Einzelkasuistiken sind Ätiopathogenese und lebensbedrohliche Komplikationen wie Wernicke-Enzephalopathie, Korsakow-Syndrom und Herz-Kreislauf-Störungen abgehandelt und auf die effektive, weitgehend nebenwirkungsfreie Substitution mit Vitamin B_1 verwiesen (Duell et al. 2000, Romanski et al. 1999, Naito et al. 1998, Kuba et al. 1998).
- parenterale Ernährung über längere Zeit, bei der gar nicht oder zu spät auf eine ausreichende Thiaminsubstitution geachtet wurde. Innerhalb kurzer Zeit kann eine schwere Laktazidose auftreten, die durch parenterale Vitamin-B_1-Gabe dramatisch gebessert wird (Schwartau et al. 1981, Neeser et al. 1990, Klein et al. 1990, Roll et al. 1991, Schiano et al. 1996, Nakasaki et al. 1997, Smith 1998, Naito et al. 1997, Hahn et al. 1998, Romanski und McMahon 1999). Nach Schiano et al. (1996) reichen bei parenteraler Ernährung täglich 3 mg Thiamin aus, um den normalen Thiaminstatus zu erhalten. Bei manifester Laktazidose sind jedoch zur Aktivierung der Pyruvat-Dehydrogenase hohe Konzentrationen von Thiaminpyrophosphat erforderlich. Diese Fehlernährungszustände können, abhängig vom Grad der Thiamin-Depletierung, von leichten unspezifischen Befindlichkeitsstörungen bis hin zu Enzephalopathien, Polyneuropathien und schweren Herzrhythmusstörungen führen. Bei einem 84-jährigen Patienten mit bekannter Herzinsuffizienz infolge einer ischämischen Kardiomyopathie und mindestens 1 Jahr hoch dosierter Furosemidtherapie (120 mg/Tag) besserte sich unter dem Verdacht eines kardiovaskulären Beriberi-Syndroms nach 100 mg Thiamin i.v. die klinische Symptomatik innerhalb weniger Stunden. Der auf 15 mmol/l erhöhte Serumlaktatwert war bereits nach 2 Stunden auf 5,7 mmol/l abgefallen und lag nach ca. 12 Stunden mit 1,9 mmol/l im Normalbereich (Duell et al. 2000).

Angeborene Störungen des Thiamin-Stoffwechsels

Einige angeborene seltene Defekte im Intermediärstoffwechsel sprechen z.T. sehr erfolgreich auf hohe Thiamingaben an. Wenige Kasuistiken beschreiben ein Syndrom, das mit **Thiamin-responsiver Anämie, Diabetes mellitus** und **Taubheit** einhergeht (Mandel et al. 1984). Bei einem dreijährigen Mädchen mit einer Anämie, Thrombozytopenie, insulinpflichtigem Diabetes mellitus sowie einer sensoneuralen Schallempfindlichkeitsschwerhörigkeit bei gleichzeitig normalem Thiaminstatus (normale Transketolase-Aktivität) kam es unter einer kontinuierlichen Therapie mit 25 mg Vitamin B_1 zu einer raschen Rückbildung der Anämie und Thrombozytopenie. Die Schwerhörigkeit sowie der Diabetes mellitus sprachen jedoch nicht an (Rosskamp et al. 1985).

Das **Leigh-Syndrom** ist eine seltene, autosomal-rezessiv vererbte Enzephalopathie im Säuglingsalter. Die betroffenen Patienten zeigen neurologische Symptome, die durch nekrotisierende Prozesse im Hirnstamm, Kleinhirn und Rückenmark verursacht werden. Der Tod tritt relativ rasch ein. Vermutlich basiert der Defekt auf einer Störung der Thiamintriphosphat-Synthese. Durch hohe Thiamindosen konnten einige Patienten erfolgreich behandelt werden.

Weitere positive Therapieergebnisse mit Vitamin B_1 liegen bei Patienten mit angeborenen Störungen des Stoffwechsels der verzweigtkettigen Aminosäuren Leucin, Isoleucin und Valin (Ahornsirup-Krankheit) vor.

Malabsorption

Malabsorption spielt als Ursache für Thiaminmangelzustände zahlenmäßig eine untergeordnete Rolle. Es sind jedoch Todesfälle durch schwerste nichtalkoholbedingte **Wernicke's Enzephalopathien** bekannt, die auf entzündlichen Veränderungen im oberen Gastrointestinaltrakt basieren. Lang anhaltendes Erbrechen, mangelnde Thiaminresorption sowie eine hochkalorische, kohlenhydratreiche parenterale Ernährung ohne entsprechende Thiamin-Substitution führten zur tödlichen Wernickeschen Enzephalopathie (von Bülow und Stahlschmidt 1980). Weitere Fälle einer nichtalkoholischen Wernicke-Enzephalopathie, die sich auf dem Boden einer **chronischen Magenausgangsstenose** mit Malabsorption und -digestion bei einer Pylorusstenose entwickelten, sind beschrieben und erfolgreich durch parenterale Thiamingaben behandelt worden (Bohnert 1981). Zusätzliche Vitamin-B_1-Gaben sind unbedingt wegen unzureichender Resorption bei **entzündlichen Darmerkrankungen** wie Morbus Crohn, Colitis ulcerosa (Hahn et al. 1998) und Sprue angezeigt.

Erhöhter Bedarf

In **Schwangerschaft** und **Stillzeit** ist der Thiaminbedarf erhöht, wobei vorrangig bei den Müttern, weniger bei den Säuglingen, erhöhte Aktivierungskoeffizienten nachzuweisen sind (Sanchez et al. 1999). Besonders im letzten Schwangerschaftsdrittel und zusätzlichen Reaktionen wie **Hyperemesis gravidarum** kann eine unsichere Bedarfsdeckung vorliegen mit Folgen einer Wernicke-Enzephalopathie (Gardian et al. 1999) oder Laktazidose (Mukunda 1999). Die DACH-Referenzwerte gehen von einer 20%igen bzw. 40%igen Bedarfssteigerung in Schwangerschaft bzw. Stillzeit aus. Bei **chronischen Hämodialysepatienten** kann eine suboptimale Versorgung mit Vitamin B_1 angetroffen werden. Ursache ist u.a. der verstärkte Übergang des wasserlöslichen Thiamins in das Dialysat.

Leberfunktionsstörungen

Etwa ein Viertel der Patienten mit fulminanter Lebererkrankung, die sich im Leberkoma befanden, wiesen biochemische Mangelzeichen in Form erniedrigter Erythrozyten-Transketolase-Aktivitäten und erhöhtem TDP-Effekt auf. Die intravenöse Verabreichung hoher Thiamindosen führte zu einer Normalisierung dieser Parameter. Die Leberschäden basierten nicht auf einem Alkoholabusus, sondern wurden ursächlich durch eine **akute Virushepatitis, Halothan- bzw. Paracetamol-Vergiftung** verursacht. Trotz massiv geschädigter Leberzellen konnten somit im Stoffwechsel ausreichende Enzymmengen durch die Thiamintherapie synthetisiert werden (Labadarios et al. 1977).

Alkoholische Polyneuropathie

Die alkoholische Polyneuropathie ist die häufigste Folgeerscheinung des chronischen Alkoholismus im Alter zwischen dem 40. und 60. Lebensjahr und inzwischen zunehmend auch bei jüngeren Menschen anzutreffen. Sie tritt bei ca. 20% chronischer Alkoholiker auf und ist neben dem Diabetes mellitus die häufigste Ursache der Polyneuropathie (Heimann 1981). Hoher Alkoholkonsum korreliert auffallend negativ mit dem Thiaminstatus (Mukunda 1998, Tallaksen et al. 1992, Cook et al. 1998). Ätiologisch kommen unterschiedliche Mechanismen infrage. Die Hauptursache dürfte in der ernährungsphysiologisch unzureichend zusammengesetzten, sehr kohlenhydratbetonten Durchschnittskost des chronischen Alkoholikers liegen. Neben der nicht bedarfsgerechten alimentären Thiaminzufuhr ist die intestinale Resorption infolge der geschädigten

Darmmukosa bei chronischem Alkoholismus zusätzlich beeinträchtigt. Sie bessert sich bereits nach Tagen der Alkoholabstinenz (Holzbach 1995). Äthanol beeinträchtigt darüber hinaus die ohnehin geringe Speicherkapazität in der Leber. Weiterhin stört die toxische Wirkung des Alkohols bzw. seines Metaboliten Acetaldehyd die Vitamin-B_1-Utilisation. Bei diesen Patienten liegt fast regelmäßig ein Vitamin-B_1-Mangel vor. Morphologisch findet sich ein Markscheidenzerfall bei zunächst noch erhaltenem Achsenzylinder. Das Elektromyogramm (EMG) ist normal, die Nervenleitungsgeschwindigkeit jedoch deutlich verlangsamt. Eine weitere Schädigungsform ist die primär axonale Degeneration mit normaler oder geringgradig verzögerter Nervenleitungsgeschwindigkeit, aber Denervierung der betroffenen Muskeln im EMG und den klinischen Symptomen der motorischen Beeinträchtigung bis hin zu Paresen. Die alkoholische Polyneuropathie kündigt sich subjektiv mit Spontanschmerzen in den unteren Extremitäten, nächtlichen Wadenkrämpfen, häufig mit abgeschwächten Achillessehnenreflexen, sensiblen und motorischen Reizerscheinungen an. Die Patienten leiden an Störungen des Vibrationsempfindens, Kribbeln, Taubheitsgefühl, Druckschmerzhaftigkeit der langen Nervenstämme und später an Lähmungserscheinungen, Störungen des Lagesinns und Gehunsicherheit. Häufig ist auch die Vasomotorik gestört mit Marmorierung, Ödem und Erythem der Haut (Neundörfer und Niemöller 1981). Neben der charakteristischen Anamnese ist die Diagnose mit einfachen klinischen Methoden wie Reflexhammer (Abschwächung oder Ausfall des Achillessehnenreflexes), Untersuchungsnadel (Abgrenzung einzelner Nerven) und graduierter Stimmgabel (Beeinträchtigung des Vibrationsempfindens) zu stellen.

Nach parenteraler Thiaminsubstitution bildet sich das Polyneuropathie-Syndrom relativ schnell zurück (Schiffter et al. 1979). Die Wirksamkeit von Benfotiamin bei alkoholischen Polyneuropathien wurde in einer dreiarmigen, randomisierten, placebokontrollierten Doppelblindstudie über 8 Wochen bei 84 Patienten untersucht (Woelk et al. 1998). In den ersten 4 Wochen erhielten die Patienten tägl. 320 mg Benfotiamin, 320 mg Benfotiamin + 720 mg Vitamin B_6 + 2 mg Vitamin B_{12} oder Placebo und ab der 5. Woche 120 mg Benfotiamin, 120 mg Benfotiamin + 270 mg Vitamin B_6 + 0,75 mg Vitamin B_{12} bzw. Placebo. Untersucht wurden in 2-wöchigen Abständen Vibrationsempfinden, Schmerzintensität, Muskelschmerzen und anhand eines Scores die subjektiven Beschwerden. Im Therapieverlauf kam es zu einer signifikanten Besserung des Vibrationsempfindens an der Großzehenspitze, gemessen mittels Biothesiometrie, des Neuropathiegesamtscores und der motorischen Funktionsstörungen. Benfotiamin war im Vibrationsempfinden signifikant und tendenziell in den Kriterien sensorische Funktion und Reflexen der fixen Kombination B_1/B_6 und Placebo überlegen. In zahlreichen Einzelkasuistiken ist der klinische Wirkungseintritt hoch dosierter Thiamin-, meist parenteraler Applikation beim Wernicke-Korsakow-Syndrom mit rascher Rückbildung der Augenmuskel- und Blicklähmung sowie bei der alkoholischen Polyneuropathie belegt, während Einwirkungen auf das organische Psychosyndrom und die zerebellaren Ataxie länger dauern können, vorausgesetzt sie sind nicht irreparabel.

Diabetische Polyneuropathie

Die chronische Hyperglykämie beim Diabetes mellitus ist verantwortlich für Folgeerkrankungen wie Makro-, Mikroangiopathie, Linsenschädigung sowie periphere und autonome Neuropathie. In einer multizentrischen Studie in 118 Diabeteskliniken in Großbritannien bei insgesamt 6487 Diabetikern betrug die Prävalenz der diabetischen Polyneuropathie 22,7% beim Typ 1 und 32,1% beim Typ 2. Dieser prozentuale Anteil verschlechterte sich mit zunehmender Dauer von weniger 5 Jahren und 20,8% auf 36,8% nach 10 Jahren sowie steigendem Lebensalter in der Altergruppe von 20–29 und 5% auf 44,2% in der Altergruppe von 70–79 Jahren (Young et al. 1993). Nach der Kissinger Diabetes Interventionsstudie I existierten in 63,3% beim Typ-1- und in 46,6% beim Typ-2-Diabetes Komplikationen wie Makroangiopathien, Hochdruck, Hyperlipidämie sowie koronare Herzkrankheit und periphere Angiopathie. Aus dem durchschnittlichen HbA_1-Wert von 9,7% beim Typ-1-Diabetiker (n = 274) und 10,1% beim Typ-2- (n = 681) geht die unbefriedigende Stoffwechseleinstellung hervor. In beiden Gruppen betrug die

Prävalenz an diabetischen Polyneuropathien ca. 26% (Haupt 1996). Nicht zu unterschätzen ist die kardiale autonome Neuropathie. In der multizentrischen Studie an 22 Kliniken in Deutschland, Österreich und der Schweiz mit 1171 Patienten betrug die Prävalenz an kardialer autonomer Neuropathie 17% beim Typ 1 und 22% beim Typ-2-Diabetes (Ziegler et al. 1992).

Periphere und autonome Neuropathien beeinträchtigen die Lebensqualität, tragen durch Progredienz zur Langzeitmorbidität bei, besitzen ein 45fach höheres Risiko für Amputationen als Nichtdiabetiker – unter 149 durchgeführten Amputationen belief sich der Anteil an Typ-2-Diabetikern auf 70,6% (Stangel 1996) – und verschlechtern die Lebenserwartung. Größeren Übersichten zufolge liegt bei beinamputierten Patienten die Mortalität innerhalb eines Jahres bei 10–41%, innerhalb 3 Jahren bei 20 bis 50% und innerhalb 5 Jahren bei 39–68% (Reiber 1996). Nach Angaben des Statistischen Bundesamtes starben im Jahr 2004 23.653 Menschen an Diabetes mellitus. Im Vergleich zum Jahr 1980 stieg die Zahl der Verstorbenen um 25%.

Die diabetischen Nervenschädigungen sind vielgestaltig. Aus praktischen Gründen sind überwiegend sensible, periphere, weitgehend symmetrische Polyneuropathien von denen des autonomen Nervensystems abzugrenzen. Die Differenzierung ist aus prognostischer Sicht wichtig, da die sensible und autonome Neuropathie schleichend und langsam progredient mit ungünstiger Prognose verläuft, während die motorischen Mononeuropathien sich zumindest teilweise zurückbilden.

Für die Pathogenese der diabetischen Polyneuropathie werden verschiedene untereinander vernetzte Hypothesen diskutiert.

Zweifelsohne spielt die Hyperglykämie eine entscheidende Rolle (Ziegler et al. 1993, Reichel et al. 1996). Zahlreiche tierexperimentelle Untersuchungen belegen einen Zusammenhang zwischen der Hyperglykämie und der gestörten Nervenfunktion. Im Rahmen der Hyperglykämie ist der Polyolstoffwechselweg gesteigert mit Erhöhung der Aktivität des Schlüsselenzyms Aldose-Reduktase und vermehrter Bildung von Sorbit (Dyck et al. 1988). So fand sich bei Alloxan-induzierten diabetischen Ratten im N. ischiadicus eine signifikante intrazelluläre Akkumulation von Glucose, Sorbit und Fructose in den Nervenendigungen (Thurston et al. 1995). Da die Glucose über die Glykolyse nicht vollständig verstoffwechselt werden kann, wird der Polyolstoffwechsel aktiviert und über die erhöhte Aldolase-Reduktase vermehrt Sorbit gebildet, das nur langsam aus der Nervenzelle diffundiert und durch die Sorbit-Dehydrogenase zu Fructose oxidiert. Folge der Sorbitanhäufung sind Transportstörungen und Depletion von Myo-Inositol, ein wichtiger Bestandteil der für die Nervenfunktion verantwortlichen membranständigen Na^+/K^+/ATPase aus deren Aktivitätsminderung eine zunehmende energetische Erschöpfung der Nervenzelle resultiert. Neurophysiologisch ist die Nervenleitungsgeschwindigkeit verlangsamt mit axoglialer Entkopplung **(Sorbitol/Myo-Inositol/Na^+/K^+/ATPase-Hypothese)**.

Als weitere Ursachen für die axonale Degeneration werden Hypoxie, Ischämie (Dyk 1989), mikrovaskuläre Veränderungen durch Beeinträchtigung der Stickoxid(NO)-Synthese – NO ist ein potenter Vasodilatator, dessen Mangel eine Vasokonstriktion mit Hypoxie und Ischämie in peripheren Nerven verursacht – ein Missverhältnis zwischen Prostazyklin und Thromboxan A_2 sowie eine Gleichgewichtsstörung von oxidativen und antioxidativen Effekten mit Belastung durch freie Radikale diskutiert **(Hypoxie-Ischämie-Hypothese)**. Bei Diabetikern ist dieses Verhältnis in Richtung freier Radikale verschoben und der antioxidative Schutzmechanismus beeinträchtigt. Im experimentellen Modell der Strepozotocin-induzierten diabetischen Neuropathie von Ratten waren im N. ischiadicus ungesättigte Verbindungen signifikant erhöht und Hydroxyperoxide reduziert (Low 1991). Der reduzierte endoneurale Blutfluss war mit einem Nervenleitungsdefizit assoziiert und ließ sich durch Erhöhung des Sauerstoffgehaltes, Gabe von Vasodilatatoren (Cameron et al. 1991, Low 1987) oder Glutathion, einem wirksamen Radikalfänger verhüten (Bravenboer et al. 1992). Bei 10 gesunden Probanden, 10 Patienten mit beeinträchtigter Glucosetoleranz und 10 Patienten mit einem insulinpflichtigen Diabetes wurde vor und 1 Woche nach Gabe von 100 mg Thiamin i.v. der arterielle Blutfluss der A. brachialis mit der Dopplersonde gemessen. In allen 3 Gruppen verbesserte Thiamin signifikant den arteriellen Blutfluss ohne

Einfluss auf den Blutzuckerwert. Der Wirkungsmechanismus auf die endothelabhängige Vasodilatation ist noch ungeklärt (Arora et al. 2006).

Ein wichtiger pathogenetischer Mechanismus der Glucosetoxizität ist die nicht enzymatische Glykosylierung von Proteinen, Lipiden und Nukleinsäure **(Nichtenzymatische-Glykolysierung-Hypothese)**. Aus diesen werden die Amadori-Produkte gebildet und über verschiedene Umlagerungsreaktionen entstehen die AGEs (Advanced Glycation End Products). Es sind heterogene biochemisch hochaktive Substanzen mit einer Reihe von pathogenetischen Eigenschaften für die Entstehung und Progression diabetischer mikrovaskulärer Komplikationen. Sie binden irreversibel an Proteinen, akkumulieren auf Struktur- und Funktionsproteinen, beeinträchtigen durch Bindung an Rezeptorproteinen wichtige Zellfunktionen u.a. die Genexpression und intrazelluläre Signaltransduktion wie Expression von mRNA, Sekretion von TNF-α und Reduktion der endothelialen NO-Synthase (eNOS) (Rashi 2004). Sie steigern die Gefäßpermeabilität und verdicken durch Glykosylierung die Basalmembran der Gefäße. Folgen sind Abnahme der Gefäßelastizität und Mikroangiopathie. Bei diabetischen Ratten und Hunden war die nichtenzymatische Glykosylierung von Proteinen peripherer Nerven gesteigert (Vlassara 1981, 1984). Die Konzentration an glykolysiertem Myelinprotein war bei diabetischen Ratten 5,2-fach höher als bei den gesunden Kontrollen (Vlassara 1983), woraus segmentale Demyelinisierung und funktionelle Störungen am Neuron abgeleitet werden. Weiterhin konnte tierexperimentell eine erhöhte Permeabilität der Blut-Nerven-Schranke für glykolysiertes Albumin, das von Patienten mit diabetischer Neuropathie stammt, gezeigt werden (Poduslo 1992). Es werden auch Proteine des Zytoskeletts in peripheren Nerven glykolysiert mit Beeinträchtigung axonaler Transportvorgänge. Im N. ischiadicus von diabetischen Ratten war bereits nach 14 Tagen die Glykolysierung von Tubuli um das Vierfache gegenüber den Kontrollen erhöht (Cullum 1991). AGEs gehören nach Brownlee (2001) zu den pathogenetisch effektivsten Mechanismen der Glucosetoxizität beim Diabetes mellitus, der diabetischen Polyneuropathie, Retino-, und Nephropathie. Diese experimentell nachgewiesenen Glykolysierungsvorgänge lassen sich auch beim Diabetiker in unterschiedlichen Kompartimenten des peripheren Nerven nachweisen. In den Proteinfraktionen der Myelinscheide und des Zytoskeletts des N. suralis aus Amputaten von Diabetikern wurden deutlich erhöhte AGEs Konzentrationen gemessen als aus Amputaten nicht diabetischer Patienten, womit die Beeinträchtigung des axonalen Transports und Axondegeneration erklärt werden kann (Ryle 1995).

Als weiterer pathogenetischer Faktor für die diabetische Neuropathie wird ein Mangel an endogenem Nervenwachstumsfaktor (NGF) diskutiert (Ziegler 1993). Dieses neurotrope Protein gelangt über spezifische Rezeptoren aus dem Extrazellularraum retrograd ins Perikaryon der Nervenzelle. NGF ist für Wachstum und Funktion des Neurons essenziell **(Hypothese der neurotropen Faktoren und des axonalen Transports)**. Bei Strepozotocin-induzierten diabetischen Ratten kam es zu einem deutlichen Defizit an NGF und geringerer Transportrate im N. ischiadicus (Hellwig et al. 1990). In einem weiteren Experiment konnte der erniedrigte NGF-Gehalt durch Insulin bzw. allogene Inselzelltransplantation normalisiert werden (Hellwig et al. 1991).

Inwieweit immunologische Prozesse für die diabetische Polyneuropathie verantwortlich sind, ist noch ungeklärt (Ziegler 1993). Verschiedene klinische Befunde wie Assoziation von autonomer diabetischer Neuropathie mit einer Iritis, erhöhte Konzentrationen von Antikörpern gegen sympathische Ganglien, Nebennieren, N. vagus und das Enzym Glutamat-Decarboxylase legen einen Zusammenhang nahe **(immunologische Hypothese)**.

Nicht nur die unangenehmen subjektiven Sensibilitätsstörungen und motorischen Ausfallserscheinungen, sondern vorrangig die schwer wiegenden Komplikationen wie trophische Störungen, das neuropatische Ulcus (Malum perforans), der diabetische Fuß mit einer Amputationsrate von 6–8/1000 pro Jahr (Lechleitner 2004), das hohe Risiko der kardialen autonomen Neuropathie mit stummen Herzinfarkt, Herzrhythmusstörungen, Herzinsuffizienz (Löwel et al. 1996, Kempler 1997) neben weiteren Störungen im Gastrointestinal-, Urogenitaltrakt und endokrinen System bedürfen der sorgfältigen Einstellung des Blutzuckers und der gewissenhaften Überwachung des Patienten.

Nach der Vielzahl von In-vitro-Untersuchungen, Tierexperimenten und klinischen Studien kommt damit dem Vitamin B_1 im Glucose- und Nervenstoffwechsel eine wichtige Rolle zu. Thiamindiphosphat ist Coenzym verschiedener Multienzymkomplexe und wichtig für den oxidativen Glucoseabbau, wozu die im Zytoplasma befindliche Transketolase im Pentosephosphatzyklus gehört (Bässler 1989). Der Zusammenhang zwischen Thiaminangebot und Glucoseabbau geht u.a aus der Studie von Hassan (1991) bei 25 hyperglykämischen Patienten mit einer Leberzirrhose und einem pathologischen Glucose-Toleranz-Test (OGTT) hervor. Nach Applikation von Thiamin fiel der Nüchternblutzucker kontinuierlich ab und der OGGT hatte sich nach 30 Tagen signifikant verbessert. Unabhängig von der Coenzymfunktion besitzen TTP bzw. TDP einen direkten Einfluss auf die Regeneration geschädigter Nerven. Neben Aminoguanidin erwiesen sich Thiamin und Benfotiamin als potenter Hemmer der AGE-Bildung in vitro (Booth et al. 1996, 1997, La Sleva et al. 1996, Hammes et al. 1998). Beide Vitamin-B_1-Derivate reduzierten in vitro an menschlichen Umbilikal-Endothelzellen und bovinen Retinalperizyten die Aldose-Reduktase-mRNA-Expression, die intrazelluläre Konzentration an Sorbitol, Glucose, aktivierten die Transketolase und leiteten die pathogenetischen Zwischenprodukte Fructose-6-Phosphat und Glycerinaldehyd-3-Phosphat in den Pentose-Phosphatstoffwechsel um (Berrone E et al. 2006).

In verschiedenen Tierexperimenten ist die pharmakologische Wirkung von Benfotiamin gut belegt. An Alloxantetrahydrat diabetischen Hunden wurde die präventive Wirkung von Benfotiamin (50 mg/Tag ab dem 6. Tag) auf die Entwicklung der kardialen autonomen Polyneuropathie untersucht. Die Behandlung hatte auf den Nüchternblutzuckerwert, den mittleren arteriellen Blutdruck, die Koronardurchblutung, die Herzfrequenz und das QT-Intervall keinen Einfluss. Die Quotienten für Exspiration/Inspiration und Valsalva-Manöver waren dagegen in der unbehandelten Gruppe signifikant abgefallen und unterschieden sich in der Benfotiamin-Gruppe nicht von den gesunden Kontrollen (Koltai 1996). Bei Streptozotocin induzierten diabetischen Ratten wurde der Einfluss von Thiaminnitrat und Benfotiamin auf die Bildung von Glucoseoxidationsprodukten in Nerven und auf die Nervenleitgeschwindigkeit untersucht. Benfotiamin normalisierte den erhöhten zellulären oxidativen Stress sowie die reduzierte Nervenleitgeschwindigkeit und unterdrückte die AGE-Bildung, während Thiaminnitrat unwirksam war (Stracke et al. 2001). Am gleichen Modell an Mäusen korrigierte Benfotiamin die reduzierte muskuläre Transketolase-Aktivität, verhinderte die periphere Nekrosebildung, verbesserte die Oxigenierung, stellte die endothelabhängige Vasodilatation wieder her, förderte die Angiogenese und schützte vor Kumulation von AGEs. Histologisch äußerte sich dies in einer reparativen Neovaskularisation und Hemmung der Apoptose.

Inzwischen liegen mehrere placebokontrollierte klinische Studien mit Benfotiamin bzw. der fixen Kombination Benfotiamin/Vitamin B_6/B_{12} bei Typ-1- und Typ-2 Patienten mit diabetischer Polyneuropathie vor. Zu den Hauptzielgrößen zählten Vibrationsempfinden mit kalibrierter Stimmgabel, Neuropathie-Score, Prüfung der Motorik, Sensibilität, Muskeleigenreflexe, Bewegungskoordination, Nervenleitungsgeschwindigkeit und Schmerzsymptomatik. In allen Studien wurden die geprüften Parameter signifikant gegenüber dem Ausgangswert und Placebo gebessert (Ledermann 1989, Stracke et al. 1996, Abbas et al. 1998, Sadekov et al. 1998, Haupt et al. 2005, Winkler et al. 1999). Die positiven Effekte von Benfotiamin wurden in einer Anwendungsbeobachtung mit 2 × 150 mg bei diabetischer Polyneuropathie bestätigt. Zwei Drittel der insgesamt 1.154 Typ-1 und Typ-2 Diabetiker zeigten eine deutliche Besserung subjektiver Beschwerden wie Brennen, Taubheitsgefühl und/oder Parästhesien sowie objektiv im Vibrationstest (Schmidt 2002).

Neben der diabetischen peripheren und autonomen Neuropathie gehört die diabetische Retinopathie zu der wichtigsten und häufigsten Begleiterkrankung des Diabetes mellitus. Gefürchtet sind die Hyperglykämie-bedingten Gefäßschäden in der Netzhaut. Beiden Erkrankungen liegt ein gemeinsamer Pathomechanismus zu Grunde: der Hexosaminase-Weg, der Diacylgylcerol-Proteinkinase C-Weg und die Bildung von AGE sowie des proinflammatorischen Transkriptionsfaktors NF-κB (Hammes 2003, Bergfeld). Die im Rahmen der Glucose-Verstoffwechselung anfallenden reaktiven Sauerstoffradikale hemmen den Glucoseabbau mit Anstieg der Zwischenprodukte Fructose-6-Phosphat und Glycerinaldehyd-3 Phosphat, aus denen u.a. die toxischen und für die Mikro-,Makroangiopathien verantwortlichen AGEs gebildet werden. Nach In-Vitro- und tierexperimentellen Untersuchungen an diabetischen Ratten verhindert Benfotiamin diesen Abbauweg, indem diese Zwischenprodukte durch Aktivierung der Transketolase in den Pentosestoffwechsel umgeleitet werden. Dieses Vitamin-B_1-abhängige, in den Erythrozyten lokalisierte Enzym ist beim Diabetiker vermindert. Während wasserlösliches Thiamin die Transketolase-Aktivität nur um ca. 20% erhöht, erfolgt dies durch Benfotiamin um bis zu 400% (Brownlee 2001). Der Glucosestoffwechsel wird wieder normalisiert. Bei Streptozotocin induzierten diabetischen Ratten unterdrückte Benfotiamin die Bildung von AGE um 60%, von NF-κB um 85% und verhinderte die Zahl pathogener azellulärer Kapillar-Segmente sowie die glucosegetriggerte Endothelschädigung am Auge (Bergfeld 2001, Hammes et al. 2003).

Bei der experimentellen diabetischen Nephropathie steigerten Thiamin und Benfotiamin in hohen Dosen die ursprünglich verminderte Transketolaseaktivität, förderten die Konversion von Triosephosphat zu Ribose-5-Phosphat und reduzierten dosisabhängig die Mikroalbuminurie um ca. 70–80%, normalisierten die erhöhte AGEs. Benfotiamin hemmte zusätzlich die Hyperfiltration (Babei-Jadidi 2004)

Unterstützung bei Schmerzzuständen

Verschiedene tierexperimentelle Untersuchungen (Wild et al. 1988, Jurna et al. 1990) und klinische Studien weisen darauf hin, dass hoch dosiertes Thiamin alleine bzw. in Kombination mit Vitamin B_6 bzw. zusätzlich mit Vitamin B_{12} eine antinozizeptive Wirkung besitzt (➤ Kap. 3.5). Als mögliche Mechanismen wird ein direkter Angriff an Nozizeptoren, eine indirekte Sensibilisierung mit Herabsetzung der Empfindlichkeit durch Gewebshormone z.B. Bradykinin oder Neuropeptide bzw. Hemmung von Sekundärneuronen im Rückenmark diskutiert. Thiamin kann dabei die Synthese schmerzhemmender Neurotransmitter wie GABA und Serotonin beeinflussen. Inwieweit dem Vitamin B_1 ein primär-analgetischer Effekt zukommt oder die Schmerzlinderung durch Stimulierung des Repair-Mechanismus erfolgt, ist endgültig noch nicht entschieden.

3.1.9 Behandlung des Thiaminmangels

Prophylaxe

Zur Prophylaxe von Vitamin-B_1-Mangelzuständen, sofern diese ernährungsmäßig nicht behoben werden können, sind bei entsprechenden Risikogruppen und Risikofaktoren orale Tagesdosen an Thiamin (berechnet als Base) im Bereich der 1- bis 5-fachen Tageszufuhrempfehlung gemäß DGE angezeigt, d.h. 5 mg pro Tag oder 10 mg jeden zweiten Tag bzw. 50–100 mg Benfotiamin 1 × wöchentlich. In der Schwangerschaft und Stillzeit beträgt die tägliche Zufuhr 1,5–1,7 mg Thiamin. Diese Thiaminmengen reichen generell aus, um einen erhöhten Thiaminbedarf zu decken. Höhere Tagesdosen sind zur Prophylaxe unökonomisch, da die resorptive Kapazität des menschlichen Dünndarms limitiert ist. Um die intrazellulären Thiamindiphosphatspeicher effektiv aufzufüllen ist eine Substitution mit Thiamin mit über den Tag verteilten niedrigen Dosen rationeller als eine einmalig hohe Thiamindosis. Unabdingbar ist die Thiaminzufuhr im Rahmen der kompletten parenteralen Ernährung. Als Standarddosis ist eine Tageszufuhr von 3–4 mg Vitamin B_1 zu empfehlen (DAKE 1990).

Therapie

Zur Therapie kann Thiaminchlorid-HCl je nach Behandlungserfordernissen oral, intramuskulär oder intravenös zugeführt werden. Im Rahmen der Initialtherapie manifester Mangelzustände sollte Thiaminchlorid-HCl zur raschen Aufsättigung langsam injiziert werden. Zur Therapie des Wernicke-Korsakow-Syndroms, schwerer Stoffwechselentgleisungen sowie der klassischen Beriberi haben sich Tagesdosen zwischen 50–100 mg i.v. bzw. i.m. bewährt.

Höhere Dosen wurden mit Erfolg im Rahmen der intensivmedizinischen Therapie der Wernicke-Enzephalopathie mit dem Ziel der raschen Kompensierung der Azidose verabreicht. Nach parenteraler Initialtherapie wird die Behandlung auf orale Tagesdosen zwischen 50 und 300 mg Thiaminbase bzw. 50–150mg Benfotiamin umgestellt. Aus pharmakokinetischen Gesichtspunkten sollte die Tagesdosis auf mehrere Einzeldosen verteilt werden. Zur Therapie der alkoholischen Polyneuropathie werden in der ersten Woche täglich 100 mg Thiaminbase, anschließend für etwa 4 Wochen zweimal pro Woche je 100 mg und je nach Rückbildungstendenz bis zur Heilung 1 × 100 mg pro Woche empfohlen. Bei der fulminanten Shoshin-Beriberi, einer schweren kardiovaskulären Erkrankung mit Hypotension, metabolischer Azidose, Oligurie und Zyanose wurden parenterale Tagesdosen bis zu 500 mg i.v. mit Erfolg eingesetzt. Das Allithiamin Benfotiamin muss niedriger dosiert werden, hier reichen für die Therapie 50–150 mg aus.

Nebenwirkungen, Gegenanzeigen, Wechselwirkungen

Oral verabreichte Thiaminbasen bzw. Benfotiamin sind allgemein gut verträglich und weitgehend nebenwirkungsfrei. Wegen der großen therapeutischen Breite sind Überdosierungen nicht bekannt. In Einzelfällen können Überempfindlichkeitsreaktionen in Form von Schweißausbrüchen, Tachykardien, Hautreaktionen mit Juckreiz und Urtikaria auftreten. Nach parenteraler insbesondere schneller Injektion ist mit Schockzuständen und Atemnot zu rechnen. Nach wiederholter parenteraler Gabe kann es zu anaphylaktoiden Reaktionen mit Kreislaufkollaps kommen, die intensivmedizinischer Sofortmaßnahmen bedürfen. Sehr hohe i.v. Dosen (> 10 g) führten tierexperimentell zu Gefäßerweiterung, transitärem Blutdruckabfall, Bradykardie, respiratorischer Arhythmie, Atemdepression, hatten eine ganglienblockierende Wirkung und unterdrücken Curareähnlich die neurale Reizübertragung. Bei bekannter Überempfindlichkeit sollte Thiamin nur unter strengster Indikationsstellung und ärztlicher Aufsicht verabreicht werden.

Thiamin wird durch 5-Fluoruracil inaktiviert, da 5-Fluoruracil die Phosphorylierung von Thiamin zu Thiaminpyrophosphat kompetitiv hemmt. Antazida, Alkohol und schwarzer Tee vermindern die Resorption von Thiamin; bei gleichzeitigem Genuss sulfithaltiger Getränke (z.B. Wein) wird Thiamin abgebaut. In der Langzeitbehandlung mit Schleifendiuretika wie z.B. Furosemid ist mit einem Thiamindefizit durch vermehrte renale Ausscheidung zu rechnen.

3.2 Riboflavin (Vitamin B_2)

3.2.1 Medizinhistorischer Rückblick, physikochemische Eigenschaften

Nachdem Vitamin B_1 entdeckt war, begann die Suche nach einem zweiten Nahrungsfaktor, von dem man bereits wusste, dass er die Rattendermatitis heilen konnte (Antipellagrafaktor). Dabei konzentrierte man sich zunächst auf einen Extrakt, der sich später als ein Substanzgemisch aus Riboflavin, Pyridoxin, Pantothensäure und Nicotinsäure herausstellte. Die Isolierung von Riboflavin gelang 1933, die Aufklärung der Struktur 1933–34 durch Kuhn und Wagner-Jauregg und die Synthese 1935 durch Kuhn, Weygand und Karrer. Warburg und Christian gewannen 1932 aus Hefen das „gelbe Enzym" und identifizierten es als FMN. 1938 wurde von Wagner FAD als Coenzym der D-Aminosäure-Oxidase entdeckt (Cooperman und Lopez 1984, Friedrich 1987).

Riboflavin (CAS-Nr. 83-88-5, Summenformel $C_{17}H_{20}N_4O_6$) ist die von der IUPAC-IUP vorgeschlagene Kurzbezeichnung für die biologisch-aktive Verbindung 7,8-Dimethyl-10-(1-D-ribityl)isoalloxazin (➤ Abb. 3.2.1). Historisch sind u.a. die Bezeichnungen Ovoflavin, Lactoflavin und Uroflavin. Die wichtigsten Derivate von Riboflavin sind Flavin-mononucleotid (FMN) und Flavin-adenin-dinucleotid (FAD) als Coenzyme von Oxidasen und Dehydrogenasen. Riboflavin (M_r 376,36), ein gelborangenes Pulver, ist mäßig löslich in Wasser und absolutem Ethanol, schwer löslich in Cyclohexanol, Benzylalko-

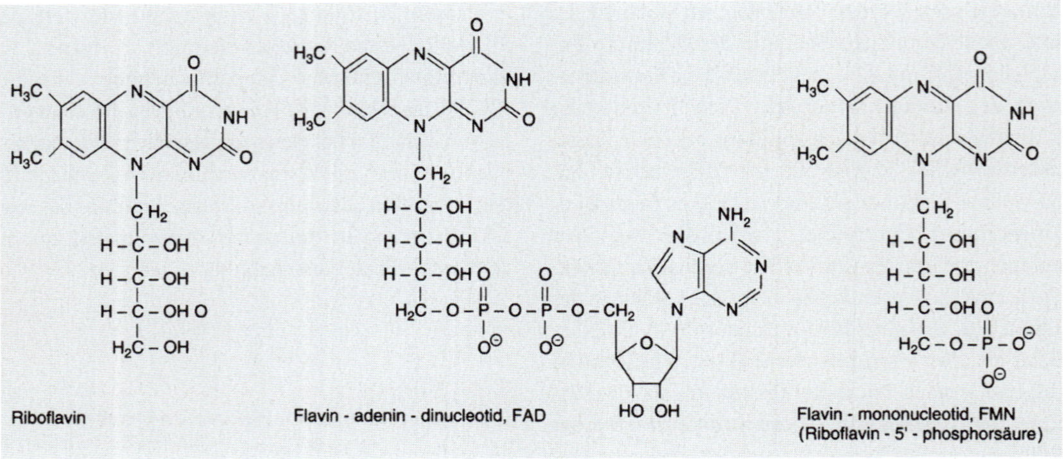

Riboflavin

Flavin - adenin - dinucleotid, FAD

Flavin - mononucleotid, FMN (Riboflavin - 5' - phosphorsäure)

Abb. 3.2.1 Riboflavin, FAD und FMN

hol, Phenol, unlöslich in Ether, Chloroform, Aceton, Benzol, besser löslich in Salzwasser und 10%iger Harnstofflösung bzw. leicht löslich in verdünnten Alkalien. Wässrige Lösungen aus Riboflavin fluoreszieren grünlich-gelb optimal bei pH 6–7 mit einem Maximum bei 565 nm. FMN bildet feine gelbe Kristalle, ist gut wasserlöslich, aber hochempfindlich gegen UV-Licht. Riboflavin und FMN sind sehr hitzestabil, licht- und sauerstoffempfindlich und werden in vitro rasch zu vitamininaktivem Lumichron (Dimethylisoalloxazin) oder Lumiflavin (Trimethylisoalloxazin) abgebaut. Sie sind deshalb luftdicht verschlossen und lichtgeschützt aufzubewahren.

3.2.2 Vorkommen

Riboflavin ist in der Tier- und Pflanzenwelt weit verbreitet, in einigen Nahrungsmitteln ist es besonders reichlich enthalten. Die beste natürliche Quelle für Riboflavin ist Hefe. Da jedoch Hefe in der Ernährung des Menschen mengenmäßig nur eine untergeordnete Rolle spielt, ist der hohe Gehalt eher von theoretischem Interesse. Für die praktische Ernährung ist der hohe Riboflavingehalt in Milch und Milchprodukten von entscheidender Bedeutung. Aber auch Fleisch (besonders hoher Gehalt in Leber) und Fisch gehören zu den riboflavinreichen Nahrungsmitteln. Wie auch bei anderen Vitaminen wird der Riboflavingehalt des

Tab. 3.2.1 Riboflavin (Vitamin-B_2)-Gehalte in verschiedenen Lebensmitteln bzw. deren Nährstoffdichte (➤ Glossar) nach Bundeslebensmittelschlüssel (BLS) 1999

Lebensmittel	Gehalt mg/100 g	Nährstoffdichte mg/1000 kcal
Fleisch		
Schweineleber	3,1	19,5
Rinderleber	3,0	22,2
Schweinefleisch	0,2	1,4
Rindfleisch	0,2	1,1
Huhn	0,2	0,7
Fisch		
Sardine	0,4	1,5
Makrele	0,3	2,5
Hering	0,2	0,9
Milch/Milchprodukte		
Camembert	0,6	1,7
Gorgonzola	0,4	1,1
Emmentaler	0,3	0,8
Vollmilch	0,2	4,9
Frischkäse	0,2	0,6
Gemüse		
Gemüsepaprika (gelb)	0,3	2,5
Broccoli	0,2	6,5
Erbsen	0,2	0,5

Tab. 3.2.1 Riboflavin (Vitamin-B_2)-Gehalte in verschiedenen Lebensmitteln bzw. deren Nährstoffdichte (➤ Glossar) nach Bundeslebensmittelschlüssel (BLS) 1999 *(Forts.)*

Lebensmittel	Gehalt mg/100 g	Nährstoffdichte mg/1000 kcal
Bohnen (weiß)	0,1	0,4
Grünkohl	0,2	5,7
Obst		
Avocado	0,2	0,8
Maracuja	0,1	2,0
Cerealien		
Weizenkleie	0,5	2,5
Roggen Vollkornmehl	0,2	0,7
Haferflocken	0,2	0,4

Getreides entscheidend vom Ausmahlungsgrad beeinflusst. Da sich Vitamin B_2 hauptsächlich im Keimling und in der Kleie befindet, die bei der Vermahlung abgetrennt werden, enthält Weißmehl nur noch etwa ein Drittel des Riboflavins im Vergleich zum unbehandelten Weizenkorn. Die Riboflavingehalte verschiedener Nahrungsmittel sind in Tabelle 3.2.1 aufgeführt. Bei der küchentechnischen Bearbeitung halten sich die Riboflavinverluste in Grenzen. Da das Vitamin hitzeresistent ist, treten praktisch keine Kochverluste auf. Zwar gehen beachtliche Mengen des wasserlöslichen Vitamins in das Kochwasser über, wenn dieses aber bei der weiteren Zubereitung mitverwendet wird, sind die Verluste zu vernachlässigen. Entsprechendes gilt auch für wasserfreies Garen (Friedrich 1987). Jedoch muss berücksichtigt werden, dass Riboflavin sehr lichtempfindlich ist und in Abhängigkeit von der Lagerung in größerem Umfang zerstört werden kann. Wird Milch z.B. in Klarglasflaschen gelagert und gleichzeitig dem Sonnenlicht ausgesetzt, dann können die Vitaminverluste (durch Zersetzung) bis zu 50% betragen. Auch wiederholtes Einfrieren und Auftauen, z.B. von Fleisch, ist mit nennenswerten Riboflavinverlusten verbunden, da hierbei das Vitamin mit dem ausgeschiedenen Wasser verloren geht. Die DGE geht deshalb von durchschnittlichen Zubereitungsverlusten von ungefähr 20% aus, sofern eine schonende Zubereitung gewährleistet ist (DACH 2000).

3.2.3 Stoffwechsel und Pharmakokinetik von Riboflavin

Riboflavin kommt in der Nahrung als freies Riboflavin, vorrangig jedoch als proteingebundenes FAD und FMN vor.

Resorption

Im sauren Magen erfolgt die hydrolytische Aufspaltung in FAD, FMN und freies Riboflavin, das rasch und vornehmlich im proximalen Dünndarm resorbiert wird und in den Mukosazellen durch die Riboflavinkinase wieder zu FMN phosphoryliert wird. Die Resorption erfolgt nach niedriger Dosierung dosisabhängig, aktiv nach der Sättigungskinetik, ist Na^+-abhängig und nach höheren Konzentrationen durch passive Diffusion (Mc Cormick 1989). Nahrungsaufnahme und Gallensäuren steigern die Riboflavinaufnahme (Jusko und Levy 1975). Für geringere Mengen besteht ein enterohepatischer Kreislauf (Mc Cormick 1997). Maximale Plasmaspiegel werden nach ca. 1,5 Stunden (Zempleni et al. 1996) erreicht.

Verteilung

Im Blut liegt der größte Teil von Riboflavin als FAD, FMN und nur 0,5–2% als freies Riboflavin vor. Freies Riboflavin, FMN und FAD sind hauptsächlich an Albumin (80%) und spezifisch an Riboflavin-bindende Proteine (RFBPs) gebunden. Überschüssiges Riboflavin kann nicht gespeichert werden, wenn nicht ausreichend Apoprotein vorliegt. Bei Mangel an Apoprotein ist der Riboflavinbestand reduziert. Die Umwandlung von Riboflavin und FMN zu FAD erfolgt in fast allen Geweben, vorrangig in der Leber. Die höchsten Konzentrationen an Riboflavin finden sich in der Leber, den Nieren und im Herz, 70–90% als FAD und < 5% als freies Riboflavin.

Die Reservekapazität für Riboflavin beträgt 2–6 Wochen und die biologische Halbwertszeit ca. 16 Tage. Nach oraler Applikation von 40 mg Riboflavin bei fünf Frauen mit Leberzirrhose bestand im Hinblick auf Resorption, Bioverfügbarkeit, Auftreten von maximalen Plasmaspiegeln, Verteilung, Metabolismus

3

und Elimination von Riboflavin bzw. Coenzym kein signifikanter Unterschied zu gesunden Probanden (Zempleni et al 1996).

Elimination

3

Die Eliminationshalbwertzeit hängt vom Vitamin-B_2-Status sowie der zugeführten Dosis ab und beträgt für die Beta-Phase 1,2 Stunden (Monographie 1988). Bei chronischer Applikation nutritiver Dosierung stellt sich relativ schnell ein neues Steady State ein (➢ Abb. 3.2.2).

Vitamin B_2 wird vorrangig über die Niere als unverändertes Riboflavin, 7-α-Hydroxyriboflavin, 8-α-Hydroxyriboflavin sowie weitere Metabolite eliminiert. Die renale Clearance ist höher als die glomeruläre Filtration. Die Eliminationshalbwertszeit hängt vom Vitamin-B_2-Status sowie der oral zugeführten Dosis ab. Zu unterscheiden ist eine schnelle Eliminationshalbwertszeit von 0,5–0,7 Stunden und eine langsame Beta-Phase von 3,4–13,3 Stunden (Zempleni et al. 1996). Nach hohen Dosen kann infolge eines bakteriellen Abbaus Hydroxyethylflavin im Urin auftreten. Ein Indikator für einen Riboflavinmangel ist eine Ausscheidung < 40 mg Riboflavin/g Kreatinin. Im Rahmen der Dialyse geht Riboflavin verloren. Weniger als 1% werden über die Galle eliminiert (Cooperman und Lopez 1984, Friedrich 1987). Durch passive bzw. erleichterte Diffusion gelangen FAD und FMN in die fetale Zirkulation, wobei ein Großteil enzymatisch in freies Riboflavin umgewandelt wird. Dies konnte in vitro durch Inkubation von FAD mit einem Plazentahomogenat nachgewiesen werden (Lust et al. 1954). Für einen aktiven diaplazentaren Transport von Riboflavin sprechen höhere Konzentrationen in venösen als in arteriellen Plazentagefäßen sowie Riboflavin-Konzentrationsgradienten mütterliches Plasma zu venösem Plazentaplasma von 1:4,7 bzw. Coenzym-Konzentrationsgradienten von 1,7:1 (Zempleni et al. 1992).

3.2.4 Biochemische Funktionen

Riboflavin ist in Form von Riboflavin-5-phosphat (FMN) oder Flavin-adenin-dinucleotid (FAD) Coen-

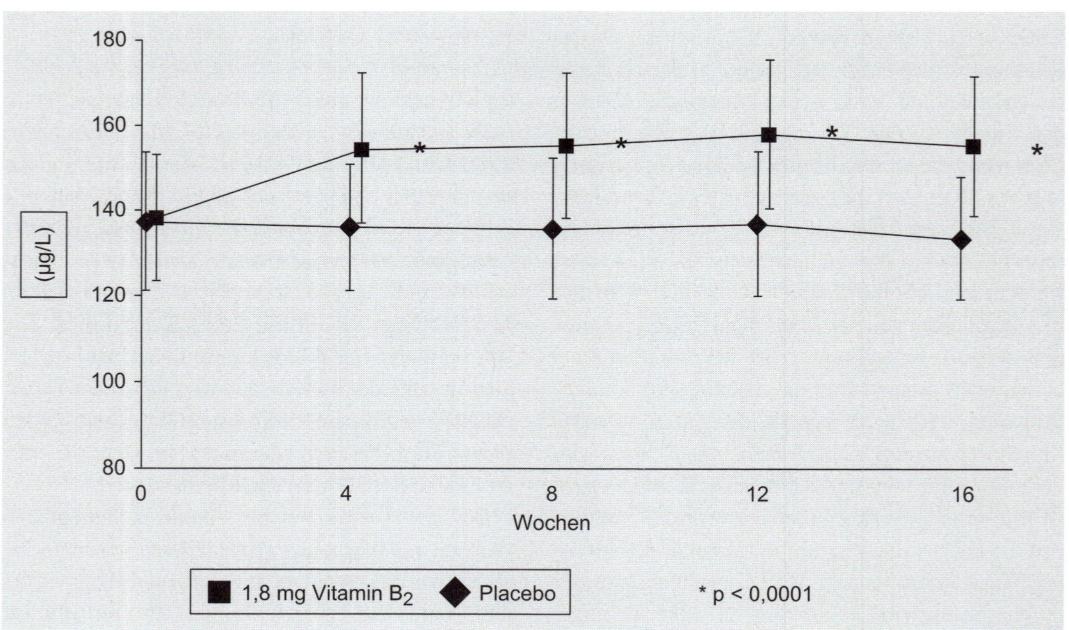

Abb. 3.2.2 Vitamin B_2-Kinetik im Serum nach Langzeitgabe von 1,8 mg Riboflavin/Tag (Pietrzik et al. unveröffentlichte Ergebnisse)

zym bzw. prosthetische Gruppe einer großen Zahl von Oxidoreduktasen, die wegen der gelben Farbe des oxidierten Coenzyms als Flavoproteine oder Flavinenzyme bezeichnet werden (➢ Tab. 3.2.2).

Einige Flavoproteine haben Anschluss an die Atmungskette und übertragen Substratwasserstoff auf Ubichinon (Liponamid-Dehydrogenase als einziges Flavinenzym auf NAD), andere reagieren direkt mit Sauerstoff unter Bildung von Wasserstoffperoxid. Einige Flavinenzyme enthalten auch Metalle wie Fe, Mo oder Cu. Beispiele für Flavinenzyme und ihre Funktionen sind in Tabelle 3.2.2 aufgeführt.

Tab. 3.2.2 Beispiele für Flavinenzyme im Säugetierorganismus.

Enzym	Coenzym	Funktion
Acyl-CoA-Dehydrogenase	FAD	Erster Dehydrierungsschritt bei der β-Oxidation der Fettsäuren. Wasserstoffübertragung auf ETF
Elektronenübertragendes Flavoprotein (ETF)	FAD	Übertragung des Wasserstoffs von Acyl-CoA-Dehydrogenase auf Ubichinon
Xanthinoxidase	FAD	Oxidation von Hypoxanthin zu Xanthin und Xanthin zu Harnsäure beim Purinabbau
Succinatdehydrogenase	FAD	Dehydrierung von Succinat zu Fumarat im Citronensäurezyklus
Dihydroliponamid-Dehydrogenase	FAD	Wasserstoffübertragung von Dihydroliponamid auf NAD im 2-Oxosäureoxidase-System, Kap. 3.1 Thiamin
NADH-Cytochrom c-Reduktase	FMN	Übertragung des Wasserstoffs von NADH auf Ubichinon in der Atmungskette
Monoaminoxidase	FAD	Oxidation von Monoaminen bzw. Diaminen
Diaminoxidase	FAD	zum entspr. Aldehyd
Aldehydoxidase	FAD	Oxidation von Aldehyden zu Carbonsäuren
Glutathionreduktase	FAD	Reduktion von oxidiertem zu reduziertem Glutathion
Pyridoxinphosphat-Oxidase	FMN	Oxidation von Pyridoxinphosphat

Die Bildung der Coenzyme aus dem Vitamin erfolgt in folgenden Schritten:

1. Riboflavin + ATP → FMN + ADP (Riboflavinkinase in Leber, Darmschleimhaut und anderen Geweben)
2. FMN + ATP → FAD + Pyrophosphat (FMN-Adenyltransferase)

Substratwasserstoff wird bei Übertragung durch die Flavincoenzyme an die N-Atome 1 und 5 des Isoalloxazin-Ringes gebunden.

3.2.5 Bedarf

Die Angaben zum Riboflavinbedarf basieren auf experimentellen Untersuchungen, die sowohl mit Erwachsenen, als auch mit Kindern durchgeführt wurden. Dabei wurde zunächst der Mindestbedarf ermittelt, der gerade ausreicht, um klinische Mangelsymptome zu verhindern und der noch eine normale Riboflavinausscheidung mit dem Urin gewährleistet. Zwar verhindern bereits tägliche Gaben von 0,8–0,9 mg beim Erwachsenen das Auftreten charakteristischer Mangelerscheinungen, jedoch ergibt sich bei diesen Mengen anhand der Urinausscheidung eine unzureichende Riboflavinversorgung. Erst ab einem Schwellenwert der Zufuhr, der beim Erwachsenen zwischen 1,1 mg und 1,6 mg/Tag liegt, steigt die Ausscheidung im Urin stark an (DACH 2000).

Da Riboflavin u.a. für den Protein- und Energiestoffwechsel von Bedeutung ist, werden die Empfehlungen auch auf den Protein- und Energiegehalt der aufgenommenen Nahrung bezogen. Danach wird die Grenze für eine ausreichende Versorgung bei 0,6 mg/1000 kcal (4,2 MJ) angesetzt. Falls eine Reduktionskost eingehalten wird, und dabei die Energiezufuhr bei nur 1000 kcal (4,2 MJ) oder niedriger liegt, wird zur Aufrechterhaltung des Grundumsatzes und zur optimalen Gewährleistung basaler Stoffwechselerfordernisse empfohlen, eine tägliche Riboflavinaufnahme von 1,2 mg nicht zu unterschreiten (DACH 2000).

Die DGE empfiehlt bei gesunden erwachsenen Frauen 1,2 mg/Tag. Bei den Männern gibt es Unterschiede je nach Altersgruppe, die Werte fallen von 1,5 mg/Tag bis 1,2 mg/Tag mit zunehmendem Alter (➢ Tab. 3.2.3) bei leichter körperlicher Tätigkeit

3

Tab. 3.2.3 Riboflavin (Vitamin B_2), empfohlene tägliche Zufuhr (DACH 2000)

Alter	Riboflavin mg/Tag	
	m	w
Säuglinge		
0 bis unter 4 Monate[1]	0,3	
4 bis unter 12 Monate	0,4	
Kinder		
1 bis unter 4 Jahre	0,7	
4 bis unter 7 Jahre	0,9	
7 bis unter 10 Jahre	1,1	
10 bis unter 13 Jahre	1,4	1,2
13 bis unter 15 Jahre[2]	1,6	1,3
Jugendliche und Erwachsene		
15 bis unter 19 Jahre	1,5	1,2
19 bis unter 25 Jahre	1,5	1,2
25 bis unter 51 Jahre	1,4	1,2
51 bis unter 65 Jahre	1,3	1,2
65 Jahre und älter	1,2	1,2
Schwangere ab 4. Monat		1,5
Stillende		1,6

[1] Hierbei handelt es sich um einen Schätzwert.
[2] Der hohe Wert ergibt sich durch den Bezug zur Energiezufuhr.

(PAL-Wert 1,4, ➤ Glossar). Jugendliche im Alter zwischen 13 und 15 Jahren haben einen etwas höheren Bedarf. Unter physiologischen Sonderbedingungen werden Zulagen empfohlen, die in der Schwangerschaft einen Mehrbedarf von 0,3 mg/Tag ausmachen und während des Stillens bei 0,4 mg angesetzt werden. Die wünschenswerte Höhe der Zufuhr ist für die verschiedenen Altersgruppen entsprechend den Empfehlungen der DGE in Tabelle 3.2.3 aufgeführt.

Wie auch bei anderen Vitaminen ist während schwerer Krankheiten und nach Operationen der Riboflavinbedarf erhöht. Chronischer Alkoholmissbrauch führt ebenfalls zu einem höheren Bedarf, wie auch die Einnahme bestimmter Medikamente, z.B. Probenecid und Borsäure (Cooperman und Lopez 1984), deren Anwendung aufgrund ihrer Toxizität heute nicht mehr gerechtfertigt ist. Mehrere Literaturbefunde weisen ebenfalls auf eine Beeinflussung des Riboflavinbedarfs nach chronischer Einnahme oraler Kontrazeptiva hin.

In den letzten Jahren verdichten sich die Hinweise, dass einer ausreichenden Riboflavinversorgung in Stresssituationen eine besondere Bedeutung zukommt. Aufgrund der Beteiligung des Riboflavin am Glutathionstoffwechsel zeigen unterschiedliche Stressoren eine Verschlechterung des Riboflavinstatus. So ist z.B. nach sportlicher Belastung der Bedarf erhöht (Sen und Packer 2000, Manore 2000, Frank et al. 2000). Auch andere Stressoren wie beispielsweise Inflammationsprozesse infolge rheumatoider Arthritis und sonstige Entzündungsprozesse, die erhöhte Anforderungen an das Glutathionsystem stellen, haben einen erhöhten Riboflavinbedarf zur Folge (Mulherin et al. 1996, Seekamp et al. 1999).

Die besondere Bedeutung des Riboflavin in Zusammenhang mit dem Homocysteinstoffwechsel findet in neuerer Literatur zunehmend Beachtung und wird als unabhängiger Indikator für den Homocysteinblutspiegel gesehen (Hustad et al. 2000). Ältere Menschen scheinen einen erhöhten Bedarf zu haben (McKay et al. 2000, Chan et al. 1998), wobei die gegenwärtigen Kenntnisse nicht ausreichen, dies zu quantifizieren.

3.2.6 Bedarfsdeckung

Bei der Riboflavinbedarfsdeckung stehen Milch und Milchprodukte an erster Stelle. Durch 4 Gläser Milch pro Tag ist die Bedarfsdeckung bereits gesichert. Untersuchungsergebnisse zeigen dementsprechend auch, dass eine gute Riboflavinversorgungssituation sehr eng mit dem Milchkonsum korreliert. In der Bundesrepublik Deutschland entstammen etwa 30% der gesamten Riboflavinzufuhr aus dem Verzehr von Milch, Milchprodukten und Käse. Fleisch und Wurstwaren tragen aufgrund des relativ hohen Konsums mit etwa 20% ebenfalls deutlich zur Bedarfsdeckung bei (Bayrische Verzehrstudie (BVS) II 2003). Auch durch Fisch, Eier, Gemüse, Früchte und Cerealien wird Riboflavin in nennenswerten Mengen zugeführt, so dass sich rein rechnerisch in den meisten Altersgruppen eine ausgewogene Riboflavinbilanz ergibt. Um einen besseren Einblick in die tatsächliche Nährstoffzufuhr zu erzielen, wurde vonseiten des BMG ein spezielles Forschungsprojekt zu diesem Thema vergeben, dessen Ergebnisse im Ernährungsbericht 2000 wiedergegeben sind. Danach liegt eine mittlere Riboflavinzufuhr der über 65-jährigen Männer und Frauen bei 1,5 mg/Tag und überschreitet die entsprechenden Zufuhrempfehlungen von 1,2 mg/Tag um mehr als 30%. Unter der Voraussetzung, dass die Zufuhrmengen einer Gauß'schen Normalverteilung unterliegen, dürfte dennoch kaum jemand mit der täglichen Zufuhr unterhalb des EAR-Wertes liegen (näheres ➤ Kap. 2), womit eine unzureichende Versorgung in der Bevölkerung unwahrscheinlich ist. Differenziert man bei derartigen Untersuchungen nach verschiedenen Bevölkerungsgruppen, so stellt man fest, dass der Anstieg des Milchkonsums bei Jugendlichen in den letzten Jahren zu einer Verbesserung der Riboflavinversorgung geführt hat. Lediglich bei den 10- bis 15-jährigen Kindern werden leichte Bedarfsunterschreitungen festgestellt (DGE 2004).

3.2.7 Klinische Symptomatik

Im Gegensatz zu Vitamin B_1, B_6 und Folsäure ist ein reiner Vitamin-B_2-Mangel äußerst selten und nur bei einer absolut riboflavinarmen Ernährung sowie unter experimentellen Bedingungen zu beobachten. Klinische Symptome treten erst nach Wochen auf. Zu den charakteristischen Krankheitsmerkmalen zählen hyperplastische Veränderungen der Haut, besonders an mukosa-epidermalen Übergängen der Lippen (Cheilosis), Mundwinkelrhagaden (Perlèche, Stomatitis angularis) und Zungenveränderungen mit Papillenatrophie, die seborrhoische Dermatitis im Bereich der Nasolabialfalte und Ohren sowie Lichtscheu, brennende Augen, Vaskularisierung der Cornea mit Fremdkörpergefühl, Katarakt und Glaskörpertrübung. Die Dermatitis kann auf den Stamm und die Extremitäten übergreifen mit Pruritus im Genitalbereich. Der Riboflavinmangel ist durch eindrucksvolle Epithelveränderungen mit Atrophie, Hyperkeratose und Hyperplasie der Haut gekennzeichnet. Nach einer wochenlangen Vitamin-B_2-Mangelernährung wurde eine normochrome normozytäre Anämie beobachtet mit verminderter Zahl von Retikulozyten, Leukozyten und Thrombozyten. Die Beobachtungen sprechen dafür, dass Riboflavin auch für die Erythropoese und Hämatopoese von gewisser Bedeutung ist. Ein schwerer Riboflavinmangel führt zu einem gestörten B_6-Metabolismus (Mc Cormick 1989), da FMN für Phosphatoxidase erforderlich ist.

Zur Erfassung eines Vitamin-B_2-Mangels stehen Blutuntersuchungen, Riboflavinausscheidung im Urin und Bestimmung der Glutathion-Reduktase-Aktivität der Erythrozyten (αEGR-Aktivität) zur Verfügung. Wegen ihrer hohen Verlässlichkeit hat sich die αEGR-Methode bewährt, wobei ein erhöhter Aktivitätskoeffizient nach Stimulierung durch FAD für einen Riboflavinmangel spricht. Ein weiterer Indikator für einen Riboflavinmangel ist eine Urinausscheidung < 40 µg/g Kreatinin.

3.2.8 Anwendungsgebiete für Vitamin B_2

Gesicherte Anwendungsgebiete für Vitamin B_2 sind Prophylaxe und Therapie von klinischen Riboflavin-Mangelzuständen verschiedener Ursachen, die ernährungsmäßig nicht behoben werden können. Trotz einer optimalen Grundversorgung können auch heute durchaus biochemisch derartige Mangelzustände nachgewiesen werden, obwohl noch keine klinischen Symptome vorliegen. Die Ursachen sind vielfältig. Hierzu gehören u.a.:

- Mangel- und Fehlernährung
- gestörte Riboflavinresorption, chronische Entzündungen des Dünndarms, z.B. Colitis ulcerosa, Morbus Crohn
- chronische Hämodialyse
- gesteigerter Bedarf, z.B. Schwangerschaft und Stillzeit
- Mangel im Rahmen der Phototherapie der Neugeborenen-Hyperbilirubinämie
- Langzeiteinnahme von Arzneimitteln, z.B. orale Kontrazeptiva, trizyklische Antidepressiva.

Fehl- und Mangelernährung

Ein Riboflavinmangel ist vorrangig in unterentwickelten Ländern bei Frauen und Kindern in Form einer Glossitis, angulären Stomatitis, Cheilitis und seborrhoischen Dermatitis anzutreffen. Als Ursachen kommen neben Fehl- und Mangelernährung ernährungsunabhängige Faktoren (Lakshmi 1998) wie **chronische Atemwegserkrankungen, Diabetes mellitus** (Cole et al. 1976), **Herzerkrankungen** (Steier et al. 1976), **Krebs, orale Kontrazeptiva, Antidepressiva, chronischer Alkoholismus** und **Schilddrüsenfunktionsstörungen** in Frage. Häufig besteht ein gleichzeitiger Vitamin-B_6-Mangel und im Plasma ein moderat erhöhter Homocysteinspiegel. In diesen Fällen hat eine Riboflavinsubstitution keinen Einfluss, weder auf den Homocysteinspiegel noch auf die klinische Symptomatik. Lediglich Pyridoxin war effektiv (Lakshmi u. Ramalakshmi 1998). Auch in hoch industrialisierten Ländern sind spezielle Bevölkerungsgruppen wie Senioren und junge Frauen (vgl. ➢ Kap. 3.2.6) gelegentlich unzureichend mit Vitamin B_2 versorgt (DGE 1988). Dafür ist in aller Regel eine **falsche Nahrungsauswahl** verantwortlich zu machen, ein quantitativer Nahrungsmangel ist eher eine Rarität. Betroffen sind vor allem junge Personen, die keine oder kaum Milch- und Milchprodukte konsumieren. Chronische Alkoholiker zeigen aufgrund ihrer unausgewogenen, vitaminarmen Nahrungszusammenstellung gehäuft Vitamin-B_2-Hypovitaminosen. Zusätzlich reduziert Ethanol beträchtlich die Verwertbarkeit von FAD und Riboflavin in den Nahrungsmitteln. Grundsätzlich hat jede total parenterale Ernährung auch Riboflavin zu berücksichtigen (Deutsche Arbeitsgemeinschaft für künstliche Ernährung (DAKE) 1990). Bereits innerhalb 2–3 Wochen einer ausschließlich parenteralen Ernährung ohne Vitamin-B_2-Substitution können subklinische Mangelsymptome auftreten.

Erhöhter Riboflavinbedarf

Schwangerschaft und **Stillzeit** verlangen eine gesteigerte Zufuhr an Riboflavin. Besonders stillende Veganerinnen (strenge Vegetarierinnen) weisen zum Teil deutlich niedrige Riboflavingehalte in der Muttermilch auf. Auch der **Leistungssportler** benötigt entsprechend seiner erhöhten Stoffwechselrate und Energieumsatz mehr Flavinenzyme und damit die Coenzyme FAD und FMN. Während einer Hämodialysebehandlung können neben Verlusten bei anderen wasserlöslichen Vitaminen auch Verluste bei Riboflavin auftreten (Kelleher et al. 1983). Für eine Substitution reichen 2–10 mg Riboflavin pro Dialysebehandlung aus.

Verschiedene Befunde zeigen eine Beteiligung des Riboflavins an der Hämatopoese. Bei Patienten mit **aplastischer Anämie** scheint u.a. ein Transportdefekt für Riboflavin vorzuliegen. Durch hohe orale Riboflavingaben (10–300 mg pro Tag) können die erniedrigten Erythrozyten-Flavinspiegel normalisiert werden (Mentzer et al. 1975). Bei Patienten mit **rezessiver congenitaler Methämoglobinämie** konnten tägliche orale Riboflavindosen von 20–40 mg die Methämoglobin-Konzentration bei etwa 5% halten (Kaplan und Chirouze 1978). Ajayi et al. (1993) behandelten Patienten mit einer **Sichelzellanämie** mit 2 × 5 mg Riboflavin über 8 Wochen und schlossen aus den verbesserten hämatologischen Befunden auf einen positiven Einfluss von Riboflavin auf die Erythropoese.

Phototherapie der Neugeborenen-Hyperbilirubinämie

Eine Blaulichtbestrahlung wird häufig bei Neugeborenen mit einer Hyperbilirubinämie angewandt. Dieser Ikterus neonatorum beruht auf einer vorübergehend gestörten Konjugierung des Bilirubins an die Glucuronsäure. Durch die Phototherapie wird Bilirubin zu löslichen, schnell ausscheidbaren Substanzen abgebaut. Hierbei wird aber auch Riboflavin durch die Lichttherapie zerstört. Besonders bei vollgestillten Neugeborenen (Kuhmilch enthält die 4-fache Konzentration an Riboflavin) kann sich unter der Phototherapie ein Riboflavinmangel entwickeln (Hovi et al. 1979). Eine Substitution von ca. 0,3–0,6 mg täglich während der Blaulichtbestrahlung verhindert eine Mangelsituation.

Malabsorption

Weitere Anwendungsgebiete für Vitamin B_2 sind **chronische Entzündungen der Dünndarmschleim-**

haut (z.B. Morbus Crohn, Enteritiden, Sprue), aber auch **Steatorrhoe**, da Resorptionsstörungen zu einem chronischen Mangelzustand führen.

Chronische Einnahme bestimmter Arzneimittel

Trizyklische Antidepressiva vermögen die Riboflavinkinase zu inhibieren, mit den Folgen von klinischen Vitamin-B_2-Mangelzuständen. Im Vordergrund stehen kutane und mukokutane Symptome wie Mundwinkelrhagaden (Stomatitis angularis), Zungenatrophie, seborrhoisches Ekzem, Blepharitis (Frings 1986). Nicht eindeutig geklärt ist die Frage des Riboflavinmangels bei Frauen, die **hormonale Kontrazeptiva** langfristig einnehmen. Relevante Unterschiede im Vitamin-B_2-Status nach Einnahme von oralen Kontrazeptiva konnten unter Verwendung verschiedener Testmethoden nur bei ökonomisch schwachen Bevölkerungsschichten, nicht jedoch bei gut ernährten Bevölkerungsgruppen nachgewiesen werden. Dennoch wird empfohlen, bei langfristiger Einnahme von hormonalen Kontrazeptiva eine ausreichende Vitamin-B_2-Versorgung durch prophylaktische Riboflavinsubstitution sicherzustellen (Newmann 1978).

Migräne

Bei dem seltenen **MELAS-Syndrom** (Mitochondrial Encephalopathy, Lactic Acidosis, Stroke-like Episodes), einer Sonderform der kindlichen Migräne, erwies sich die orale Gabe von Riboflavin als wirksam. Als Wirkungsmechanismus wird eine gesteigerte mitochondrale Aktivität von Riboflavin diskutiert. Nachdem in einer offenen Pilotstudie durch hoch dosiertes Riboflavin Anfallsdauer und Häufigkeit von Migräne um 70% reduziert werden konnten (Schoenen et al. 1994), prüfte die gleiche Arbeitsgruppe (1998) in einer randomisierten Doppelblindstudie 400 mg/Tag Riboflavin im Vergleich zu Placebo bei 55 Patienten mit gesicherter Migräne nach den Kriterien der International Headache Society (IHS). Nach dreimonatiger Behandlungsdauer war die Häufigkeit von Attacken in der Placebogruppe unverändert und fiel in der Verumgruppe signifikant von 3,8 auf 1,8/Monat. Nach den Kriterien für eine Abnahme der Attackenfrequenz um 50% betrug die Responderrate in der Placebogruppe 19% gegenüber 56% in der Riboflavingruppe. Vergleichende Studien zu akzeptiertem Standard wie Betarezeptorenblocker fehlen noch und sind zur Beurteilung von Nutzen/Risiko erforderlich.

3.2.9 Behandlung des Vitamin-B_2-Mangels

Prophylaxe

Bei unsicherer Bedarfsdeckung sind zur Prophylaxe orale Tagesdosen im Bereich von 1 bis 2 mg ausreichend. Im Rahmen der Phototherapie der Neugeborenen-Hyperbilirubinämie sind prophylaktische Tagesdosen von etwa 0,2 mg/kg Körpergewicht angezeigt. Diese können oral sowie parenteral verabreicht werden.

Die Festlegung der physiologisch sinnvollsten Tagesdosis bei ausschließlich parenteraler Ernährungsweise stößt auf Schwierigkeiten, da die pharmakokinetischen Variablen nicht exakt bekannt sind. Da keine Resorptionsverluste zu berücksichtigen sind, jedoch bei der intra- bzw. zentralvenösen Zufuhr vermutlich relativ größere Verluste über den Harn erfolgen, dürften die bekannten oralen Zufuhrempfehlungen der Deutschen Gesellschaft für Ernährung 1991 den tatsächlichen Erfordernissen recht nahe kommen. Als Standarddosis ist die 1- bis 3-fache DGE-Tageszufuhr zu empfehlen, d.h. 3–5 mg (DAKE 1990).

Therapie

Die Behandlung von Riboflavin-Mangelzuständen erfordert zur raschen Aufsättigung der reduzierten Körperspeicher Tagesdosen im Bereich von 10–20 mg für Erwachsene und 5–10 mg für Kinder. Zu genauen parenteralen Dosierungsempfehlungen liegt

3

kein Erkenntnismaterial vor. Empfohlen werden bis zu 25 mg täglich oder zwei- bis dreimal wöchentlich, berechnet als Riboflavin.

Nebenwirkungen, Gegenanzeigen, Wechselwirkungen

Bei bestimmungsgemäßem Gebrauch sind nach Riboflavin keine Nebenwirkungen zu erwarten. Gegenanzeigen und Überdosierungen sind nicht bekannt. Die Resorption von Riboflavin kann durch gleichzeitige Gabe von Probenecid vermindert werden.

3.3 Pyridoxin (Vitamin B_6)

3.3.1 Medizinhistorischer Rückblick, physikochemische Eigenschaften

Nachdem man das Substanzgemisch des B-Komplexes und dessen positive Wirkungen zu Beginn des 20. Jahrhunderts beschrieben hatte, stellte man fest, dass es aus mehreren essenziellen Einzelverbindungen (Vitaminen) bestand, die dann in Folge mit Vitamin B_1, B_2 etc. bezeichnet wurden. So wurde auch von György 1934 das Vitamin B_6 genau identifiziert, und zwar als der Anteil des „B-Komplexes", der die spezifische Rattendermatitis heilt, wenn die Tiere auf vitaminfreier Diät, ergänzt durch die Vitamine B_1 und B_2, gehalten werden. Diese Symptome konnten von denen eines Vitamin-B_2-Mangels gut unterschieden werden. 1938 gelang mehreren Arbeitsgruppen die Isolierung des Vitamins B_6 in kristalliner Form. Man charakterisierte die Substanz als 3-Hydroxy-4,5-bis-(hydroxymethyl)-2-methylpyridin. Die Synthese gelang 1939 (Folkers). György nannte diese Verbindung „Pyridoxin". Die Existenz weiterer B_6-Vitamine in natürlichen Medien ergab sich vor allem aus Wachstumsversuchen mit Milchsäurebakterien (Snell 1942). Die Synthese führte schließlich zu Pyridoxal und Pyridoxamin (Folkers 1944). Dass auch Pyridoxamin-5′-phosphat in der Natur vorkommt, zeigte Snell 1947. Schließlich wurde Pyridoxin-5′-phosphat als Naturprodukt erkannt. Der erste Hinweis auf die Rolle des Pyridoxal-5′-phosphats als Coenzym der Aminotransferasen ergab sich aus der Beobachtung, dass Gewebe von Ratten mit Vitamin-B_6-Mangel eine reduzierte Aminotransferase-Aktivität besitzen. Diese Aktivität konnte durch Pyridoxal + ATP erhöht werden (Snell 1945). Vitamin B_6 dient in Form von Pyridoxal-5′-phosphat als Coenzym einer Vielzahl von Enzymen des Aminosäurestoffwechsels (Friedrich 1987).

Vitamin B_6 ist nach einem Vorschlag der IUPAC-IUB-Kommission (1973) der offizielle Name für alle 3-Hydroxy-2-methylpyridin-Derivate mit biologischer Aktivität des Pyridoxins. Pyridoxin ist ein Alkohol, Pyridoxal ein Aldehyd und Pyridoxamin enthält eine Aminogruppe (➤ Abb. 3.3.1). Die jeweiligen 5'-Phosphorsäureester sind die biologisch aktiven Coenzyme. Alle 6 als Vitamin B_6 wirksamen Verbindungen können im Stoffwechsel ineinander umgewandelt werden.

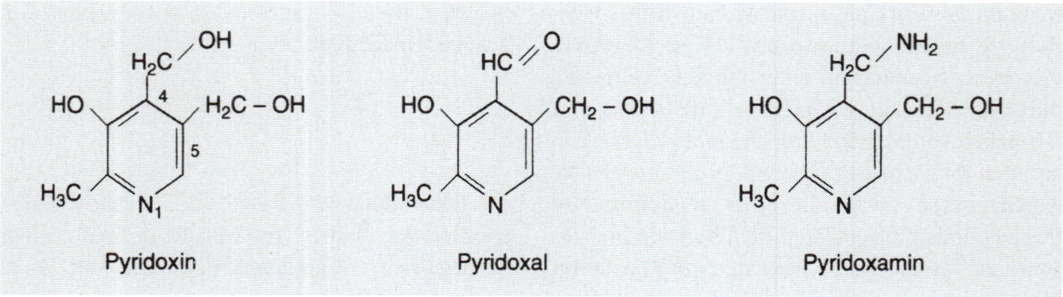

Pyridoxin · Pyridoxal · Pyridoxamin

Abb. 3.3.1 Strukturformel der drei wichtigsten Vitamin-B_6-Derivate

Therapeutisch werden hauptsächlich Pyridoxin (CAS-Nr. 65-23-6, Summenformel $C_8H_{11}NO_3$, M_r 169,18) und Pyridoxinhydrochlorid (CAS-Nr. 58-56-0, Summenformel $C_8H_{12}ClNO_3$, M_r 205,64) eingesetzt. Es handelt sich um ein weißes bzw. fast weißes geruchloses kristallines Pulver mit einem salzig sauren und leicht bitteren Geschmack; leicht löslich in Wasser, schwach bis gut löslich in Ethanol und Aceton, praktisch unlöslich in Ether und Chloroform. Vitamin B_6 ist in wässrigen sauren Lösungen recht stabil, nicht jedoch in neutralen und alkalischen Lösungen und empfindlich gegen Tageslicht bzw. UV-Licht. Pyridoxin ist relativ hitzestabil, während Pyridoxamin und vor allem Pyridoxal hitzelabil sind. Die Aufbewahrung sollte luft- und lichtgeschützt erfolgen.

3.3.2 Vorkommen

Vitamin B_6 ist in der Natur weit verbreitet. Es kann von Mikroorganismen und offensichtlich auch von höheren Pflanzen synthetisiert werden, wobei es entweder als Pyridoxin, Pyridoxal oder Pyridoxamin bzw. deren Phosphorsäureester vorliegt. In pflanzlichen Nahrungsmitteln kommt hauptsächlich Pyridoxin vor, während im Tier in erster Linie Pyridoxal und Pyridoxamin in ihrer Coenzymform am Aminosäurestoffwechsel beteiligt sind.

Fleisch zeichnet sich durch einen besonders hohen Vitamin-B_6-Gehalt aus, wobei Innereien, z.B. Leber, einen ersten Rang einnehmen. Aber auch viele pflanzliche Nahrungsmittel wie z.B. Kartoffeln, Getreide, Hülsenfrüchte und auch Gemüse haben einen hohen Vitamin-B_6-Gehalt. Bestimmte Fischarten (z.B. Makrelen und Sardinen) sind ebenfalls reich an Vitamin-B_6, wie auch Milch und Milchprodukte. Fette und Öle sowie Zucker enthalten kein Pyridoxin. Angaben über die Gehalte in verschiedenen Nahrungsmitteln finden sich in Tabelle 3.3.1 (BLS 1999; Souci et al. 2000). In küchenfertig zubereiteten Nahrungsmitteln erfahren die Pyridoxingehalte unterschiedliche Einbußen. Bei Nahrungsmitteln pflanzlicher Herkunft halten sich die Zubereitungsverluste in Grenzen, da Pyridoxin weniger hitzeempfindlich ist als Pyridoxal und Pyridoxamin, die hauptsächlich in Lebensmitteln tierischer

Tab. 3.3.1 Pyridoxin (Vitamin-B_6-Gehalt) in verschiedenen Lebensmitteln bzw. deren Nährstoffdichte (> Glossar) nach Bundeslebensmittelschlüssel (BLS) 1999

Lebensmittel	Gehalt mg/100 g	Nährstoffdichte mg/1000 kcal
Fleisch		
Rinderleber	0,8	5,9
Schweinefleisch	0,5	2,7
Huhn	0,3	1,7
Rindfleisch	0,2	0,7
Fisch		
Lachs	1,0	4,4
Sardine	0,8	4,9
Makrele	0,6	5,0
Milch/Milchprodukte		
Vollmilch	0,05	0,7
Emmentaler	0,1	0,3
Gorgonzola	0,1	0,3
Gemüse		
Zucchini	0,5	25,3
Gemüsepaprika (grün)	0,2	10,4
Kartoffeln	0,2	2,2
Erbsen	0,2	1,8
Grünkohl	0,1	5,0
Bohnen (grün)	0,1	4,0
Möhren	0,1	3,6
Obst		
Avocado	0,5	2,4
Banane	0,4	4,6
Cerealien/Getreide		
Weizenkleie	2,2	10,8
Weizenmehl (Vollkorn)	0,5	1,4
Roggenvollkornmehl	0,3	1,2
Reis (ungeschält)	0,2	1,7
Vollkornbrot	0,2	1,0
Reis (geschält)	0,2	0,5
Weizenmehl (Typ 405)	0,2	0,4
Haferflocken	0,2	0,4
Weißbrot	0,1	0,5

Herkunft vorkommen. Beim Braten und Kochen tierischer Produkte entstehen Verluste, die 30–40% ausmachen können. Auch bei der Sterilisierung von Milch sind die Pyridoxinverluste beachtlich. Trockenmilch hat nur noch 30 bis 70% des ursprünglichen Vitamin-B_6-Gehaltes.

Berücksichtigt man sämtliche Lebensmittel, die bei unseren landesüblichen Ernährungsgewohnheiten verzehrt werden und setzt eine schonende Zubereitung voraus, so ist mit mittleren Zubereitungsverlusten von 20% zu rechnen (DACH 2000).

3.3.3 Stoffwechsel und Pharmakokinetik von Pyridoxin

Resorption

Pyridoxin, Pyridoxal und Pyridoxamin werden beim Menschen annähernd gleich stark und rasch resorbiert, die entsprechenden phosphorylierten Verbindungen jedoch langsamer und erst nach Hydrolyse durch die membrangebundene alkalische Phosphatase. In der Darmmukosa erfolgt die erneute Rephosphorylierung von Pyridoxin zum biologisch wirksamen Pyridoxal-5-phosphat (PALP) durch die Pyridoxalkinase, gefolgt von einer erneuten Dephosphorylierung vor Abgabe an der serosalen Seite der Darmschleimhaut (Mehansho et al. 1979, Hamm et al. 1979, Ink und Henderson 1984, Middleton 1985, McCormick 1988). Die Resorption erfolgt überwiegend im oberen Jejunum, in geringerem Umfang auch im Ileum. Im Kolon findet keine Resorption statt; das dort durch Mikroorganismen gebildete Vitamin B_6 steht dem Organismus nicht zur Verfügung. Die Resorption ist bei niedrigen Dosen ein aktiver Prozess, der unter physiologischen Verhältnissen vom jeweiligen Bedarf gesteuert wird und bei hohen Dosen eine passive Diffusion. Nach experimentellen Untersuchungen an der Ratte erfolgt die Pyridoxinresorption proportional zur Konzentration ohne Anzeichen einer Sättigung.

Verteilung

Nach der Resorption erfolgt in der Leber die Phosphorylierung zu Pyridoxinphosphat, Pyridoxalphosphat und Pyridoxaminphosphat. Die Leber ist das wichtigste Organ für die Oxidation des mit der Nahrung aufgenommenen Pyridoxin und Pyridoxamin (Mehansho et al. 1980). Vitamin B_6 ist zu etwa 60% als PALP, zu 15% als Pyridoxin und zu 14% als Pyridoxal im Blutplasma anzutreffen und größtenteils an Albumin gebunden (Bässler 1989). PALP ist möglicherweise die zirkulierende Depotform, kann die Zellmembran nicht passieren und ist damit den Zellen direkt nicht zugänglich. Zur Passage von Zellmembranen muss phosphoryliertes Vitamin B_6 durch die alkalische Phosphatase in freies Vitamin B_6 hydrolysiert werden. Der Transport in die Zellen erfolgt durch einfache Diffusion mit nachfolgender Rephosphorylierung in die wirksame Coenzymform. Hierbei scheint die intrazelluläre PALP-Konzentration durch die Konzentration der Pyridoxalphosphat-bindenden Enzyme in der Zelle kontrolliert zu werden (Heseker 1987). In den Erythrozyten ist Pyridoxal-5-phosphat hauptsächlich an Hämoglobin gebunden (Ink et al. 1982). Die Konzentration ist in den Erythrozyten etwa vier- bis fünfmal höher als im Plasma. Der Gesamtkörperbestand des Menschen an Vitamin B_6 ist gering, auf verschiedene Gewebe und Organe hauptsächlich als Pyridoxal-5-phosphat verteilt und beträgt etwa 100 mg, wovon durchschnittlich ca. 2 mg/Tag ausgeschieden werden.

Elimination

Nach Oxidation wird Pyridoxal größtenteils über die Niere in Form der inaktiven 4-Pyridoxinsäure neben geringen Mengen an Pyridoxin, Pyridoxal und Pyridoxamin renal eliminiert (Johansson 1966). Bei einem Vitamin-B_6-Mangel ist die Ausscheidung an Pyridoxinsäure im Urin vermindert.

Bioverfügbarkeit

Im Bereich von 150–425 mg oral und 50–100 mg i.m. besteht eine Dosislinearität. Nach achttägiger

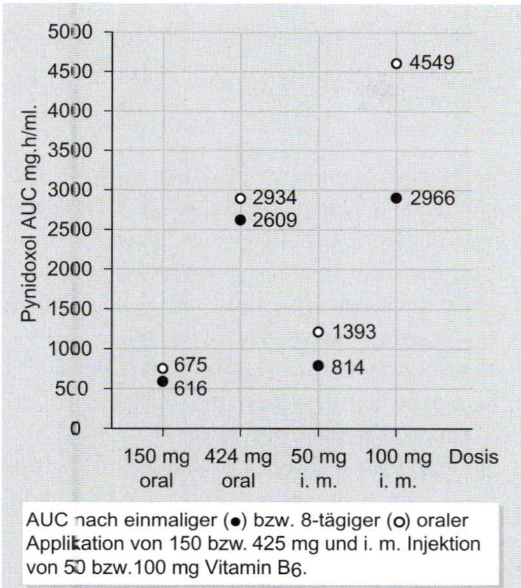

Abb. 3.3.2 AUC nach einmaliger (•) bzw. achttägiger (○) oraler Applikation von 150 bzw. 425 mg und i.m. Injektion von 50 bzw. 100 mg Vitamin B$_6$

oraler Gabe (150–425 mg) bzw. i.m.-Injektion (50 bis 100 mg) liegen die basalen Plasmaspiegel signifikant ($p < 0,05$) über den Ausgangswerten und die AUC nach beiden oralen und parenteralen Dosen deutlich über der AUC nach Einmalapplikation (➤ Abb. 3.3.2). Die terminale Halbwertszeit der β-Phase beträgt für die orale Dosis von 50 mg 2,4 ± 0,3 bzw. von 424 mg 4,4 ± 0,5 Stunden und für die i.m.-Applikation von 50 mg 3,1 ± 0,6 bzw. von 100 mg i.m. 3,5 Stunden, die orale Bioverfügbarkeit ca. 70%. (Loew 1989, Keller-Stanislawski et al. 1991). Sie ist im Alter nicht beeinträchtigt (Ferroli und Trumbo 1994). Die biologische Halbwertszeit von Pyridoxalphosphat wird mit 25 Tagen angegeben (Share 1978). Vergleicht man diese Halbwertszeit mit der Speicherkapazität für Vitamin B$_6$ von 14 bis 42 Tagen, so fällt auf, dass die 2- bis 3fache Halbwertszeit sehr gut die Retentionskapazität widerspiegelt (Heseker 1987). Nach Langzeitgabe nutritiver Dosierungen stellt sich ein neues Steady State relativ schnell auf einem erhöhten Niveau ein (➤ Abb. 3.3.3).

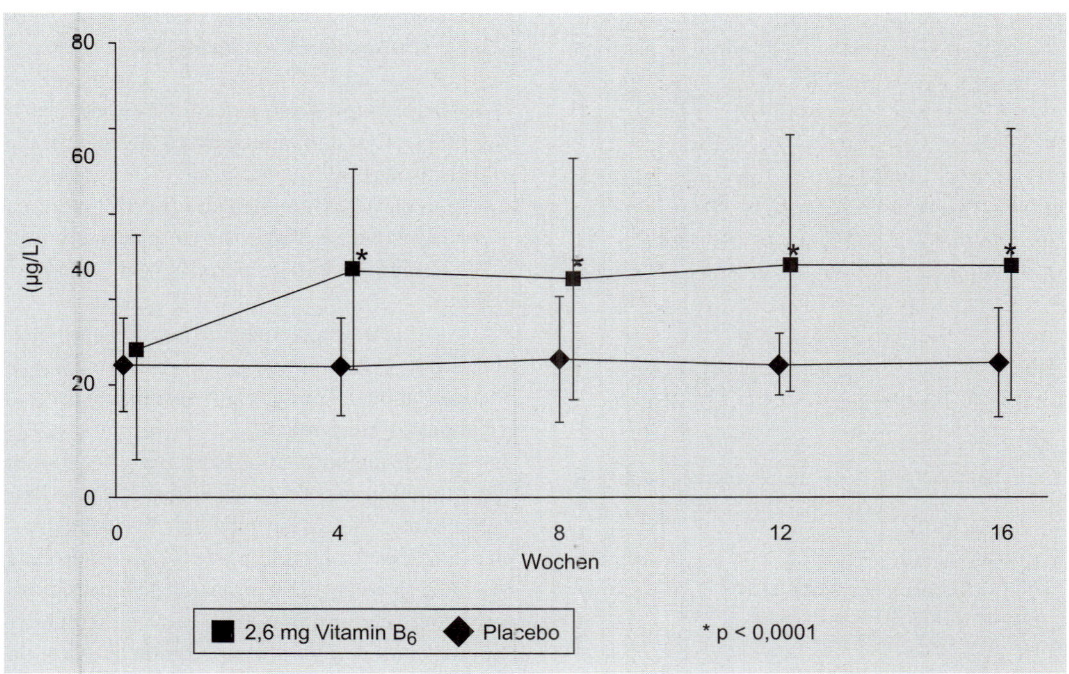

Abb. 3.3.3 Vitamin-B$_6$-Kinetik im Serum nach Langzeitgabe von 2,6 mg Pyridoxin/Tag (Pietrzik et al. unveröffentlichte Ergebnisse)

3.3.4 Biochemische Funktionen

Die Coenzymform von Vitamin B_6 ist Pyridoxal-5′-phosphat, welches aus allen drei Vitameren, Pyridoxin, Pyridoxal und Pyridoxamin entstehen kann (➤ Abb. 3.3.4). Die Oxidation von Pyridoxal durch Aldehydoxidase oder Aldehyddehydrogenase führt zur inaktiven 4-Pyridoxinsäure. An die Apoenzyme wird Pyridoxalphosphat über eine Schiff-Basen-Bildung mit der ε-Aminogruppe eines Lysinrestes gebunden. Pyridoxalphosphat ist Coenzym zahlreicher Enzyme, die überwiegend im Aminosäurenstoffwechsel eine Rolle spielen:

- Aminotransferasen (Transaminasen) katalysieren die reversible Übertragung der Aminogruppe von Aminosäuren auf 3-Oxosäuren (z.B. von Glutamat auf Pyruvat oder Oxalacetat durch Alaninaminotransferase bzw. Aspartataminotransferase) nach folgendem Schema:

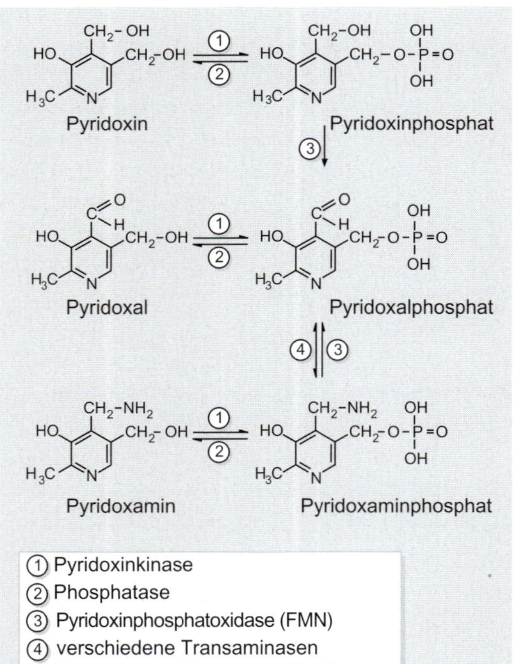

Abb. 3.3.4 Entstehung von Pyridoxalphosphat aus den Vitaminen Pyridoxin, Pyridoxal und Pyridoxamin

Aminosäure 1	⇄	Pyridoxalphosphat	⇄	Aminosäure 2
3-Oxosäure 1		Pyridoxaminphosphat		3-Oxosäure 2

Anstelle von Aminosäuren können auch primäre Amine unter Bildung entsprechender Aldehyde an Transaminierungsreaktionen teilnehmen:

- L-Aminosäure-Decarboxylasen (Produktion biogener Amine wie Histamin aus Histidin, Tyramin aus Tyrosin, Tryptamin aus Tryptophan oder Neurotransmitter wie Dopamin aus L-Dopa, Serotonin aus 5-Hydroxytryptophan oder γ-Aminobuttersäure aus Glutamat)
- Aminosäuren-spaltende Enzyme wie z.B. Serinhydroxymethyltransferase (reversible Umwandlung von Serin in Glycin), Threonin-Aldolase (Spaltung von Threonin in Glycin und Acetaldehyd), Kynureninase (Bildung von Kynurensäure aus Kynurenin beim Tryptophanstoffwechsel)
- Threonin-Serin-Dehydratase (Bildung von 2-Oxobuttersäure aus Threonin bzw. von Pyurvat aus Serin), Cysteindesulfhydrase (H2S-Abspaltung aus Cystein bei der Umwandlung in Pyruvat
- Cystathionin-β-Synthase und Cystathionin-γ-Lyase (Umwandlung von Methionin zu Cystein (➤ Abb. 3.3.5))
- Homocystinurie durch angeborene Defekte der Synthase, Cystathioninurie durch angeborene Defekte der Lyase
- δ-Aminolävulinsäure-Synthase (Kondensation von Glycin mit Succinylcoenzym A zu δ-Aminolävulinsäure als Initialreaktion bei der Hämsynthese
- Lysyloxidase (Quervernetzung von Kollagen und Elastin)
- Serin-Palmityl-Transferase (Reaktion bei der Sphingomyelinsynthese).

Bei Pyridoxalphosphat-abhängigen Reaktionen von Aminosäuren bildet sich eine Schiffsche Base zwischen der Aldehydgruppe von Pyridoxalphosphat und der Aminogruppe der Aminosäure aus. Die dadurch bedingte Elektronenverschiebung vom α-C-Atom der Aminosäure zum elektrophilen Ringstickstoff von Pyridoxalphosphat aktiviert die Aminosäure für weitere Reaktionen wie z.B. Elimination des Restes R (Serinhydroxymethyltransfera-

se), von CO_2 (Aminosäuren-Decarboxylasen) oder von α-Wasserstoff (Aminotransferasen).
Ein ganz anderer Mechanismus liegt der Beteiligung von Pyridoxalphosphat an der Phosphorylasewirkung zugrunde. Glykogenphosphorylase von Skelettmuskeln enthält 1 Molekül Pyridoxalphosphat pro Untereinheit. Wegen des beträchtlichen Anteils der Skelettmuskulatur an der Körpermasse ist der größte Teil des Pyridoxalphosphatbestandes im Organismus an Phosphorylase gebunden. Bei der Glykogenspaltung durch Phosphorylase wirkt der reversibel protonierbare 5′-Phosphorylrest von Pyridoxalphosphat katalytisch als Protonen-Donator und Acceptor. Die Reaktion beginnt mit einer Protonierung des Glycosid-Sauerstoffs durch anorganisches Phosphat, wobei aus dem endständigen Glucosylrest ein Glucosyl-Oxonium-Ion entsteht. Dessen Bildung wird dadurch erleichtert, dass das anorganische Phosphat gleichzeitig von der Phosphorylgruppe des Pyridoxalphosphats protoniert wird. Das Glucosyl-Oxonium-Ion wird durch Bildung eines Ionenpaares mit dem anorganischen Phosphat stabilisiert, das Reaktionsprodukt Glucose-l-Phosphat entsteht dadurch, dass die Phosphorylgruppe von Pyridoxalphosphat ein Proton aus dem anorganischen Phosphat abstrahiert (Palm et al. 1990).

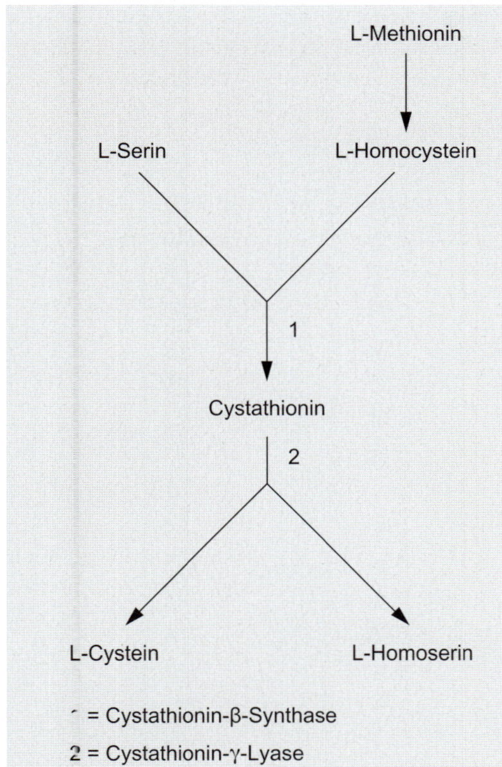

Abb. 3.3.5 Umwandlung von Methionin zu Cystein

Mit einer Reihe von Proteinen tritt Pyridoxalphosphat als Modulator in Wechselwirkung, wie zum Beispiel mit Steroidhormon-Rezeptoren (Nutrition Reviews 1980) oder mit Hämoglobin (Ink et al. 1982), dessen Affinität zu Sauerstoff es ähnlich wie 2,3-Diphosphoglycerat erhöht. Weiterhin modifizieren Pyridoxal und Pyridoxalphosphat das Sichelzell-Hämoglobin und verhindern seine Polymerisierung, die zur Sichelbildung führt.

3.3.5 Bedarf

Der Vitamin-B_6-Bedarf des Menschen ist keine konstante Größe, sondern weist Schwankungen auf, die von verschiedenen Faktoren wie z.B. Ernährungsart und Gesundheitszustand beeinflusst werden. Der Bedarf an Vitamin B_6 hängt im Wesentlichen vom Proteinumsatz ab und steigt mit der Höhe der Proteinzufuhr; dies ergibt sich aufgrund der Beteiligung des Pyridoxins am Stoffwechsel der Aminosäuren.

Bei hoher Proteinzufuhr kommt es zu Induktion von Enzymen des Aminosäurenstoffwechsels, die dann mehr Coenzym (Pyridoxalphosphat) binden und es damit anderen Stoffwechselbereichen entziehen (Anonymus 1987).

Empfehlungen zur täglichen Zufuhr

Die Grundlagen für die Bedarfsableitung basieren auf Untersuchungen, die mit Personen durchgeführt wurden, die bereits Mangelerscheinungen aufwiesen. Pyridoxingaben, die klinische Symptome beseitigen konnten bzw. die zur Normalisierung biochemischer Veränderungen (erhöhte Xanthurensäureausscheidung nach Tryptophanbelastung, Höhe der Pyridoxinsäureausscheidung mit dem Urin bzw. veränderte EGOT-Aktivitäten etc.) führten, wurden als bedarfsadäquat eingestuft. Dabei zeigte sich, dass bei gleichzeitiger Zufuhr tierischen Proteins höhere Pyridoxingaben (2 mg Vitamin B_6) erforderlich waren, als wenn entsprechende Proteinmengen durch pflanzliche Nahrungsmittel aufgenommen wurden. In diesen Fällen genügte eine Zufuhr von 1,5 mg Vitamin B_6. Daraus ergibt sich, dass der Vitamin-B_6-Bedarf nicht nur von der Quantität, sondern auch von der Qualität des Nahrungsproteins abhängt (Kretsch et al. 1982).

Nach Linkswiler 1967 liegt bei einer täglichen Proteinzufuhr zwischen 100 und 150 g der Vitamin-B_6-Bedarf zwischen 1,5 und 2,0 mg. Die Deutsche Gesellschaft für Ernährung empfiehlt eine Pyridoxinaufnahme in Höhe von 0,02 mg pro Gramm Nahrungsprotein. Danach sollte die tägliche Vitamin-B_6-Zufuhr des Säuglings von zunächst 0,1 mg/Tag auf 0,4 mg/Tag im ersten Lebensjahr steigen. Bei älteren Kindern, Jugendlichen und Erwachsenen werden differenzierte Angaben zwischen den Geschlechtern gemacht. Männern werden täglich 1,5 mg und Frauen 1,2 mg empfohlen. Die jetzigen Referenzwerte liegen etwa 20% unter den DGE-Empfehlungen von 1991, was auf die niedrigere Proteinempfehlung in den aktuellen DACH-Referenzwerten (2000) zurückzuführen ist. Die amerikanischen Empfehlungen geben für Frauen und Männer mit 1,3 mg/Tag identische Werte an (Institute of Medicine 1998). Es fällt jedoch auf, dass die DRIs (1998) oberhalb von 51 Jahren für Männer 1,7 mg/Tag und für Frauen 1,5 mg/Tag, somit also höher liegen als in mittleren Altersabschnitten, was bei den DACH-Referenzwerten (2000) nicht der Fall ist. Offensichtlich werden die amerikanischen Empfehlungen von dem Gedanken geleitet, dass ältere Menschen einen höheren Vitaminbedarf haben. In der Schwangerschaft soll die Vitamin-B_6-Zufuhr ab dem 4. Monat um zusätzlich 0,7 mg/Tag und während der Stillzeit ebenfalls um 0,7 mg/Tag angehoben werden. Nähere Angaben finden sich in Tabelle 3.3.2. Unbestritten ist jedoch die Tatsache, dass verschiedene Medikamente den

Tab. 3.3.2 Vitamin B_6 (Pyridoxin), empfohlene Zufuhr (DACH 2000)

Alter	Vitamin B_6			
	mg/Tag		mg/MJ[1] Nährstoffdichte	
	m	w	m	w
Säuglinge				
0 bis unter 4 Monate[2]	0,1		0,05	0,05
4 bis unter 12 Monate	0,3		0,10	0,10
Kinder				
1 bis unter 4 Jahre	0,4		0,09	0,09
4 bis unter 7 Jahre	0,5		0,09	0,09
7 bis unter 10 Jahre	0,7		0,09	0,10
10 bis unter 13 Jahre	1,0		0,11	0,12
13 bis unter 15 Jahre[2]	1,4		0,13	0,15
Jugendliche und Erwachsene				
15 bis unter 19 Jahre	1,6	1,2	0,15	0,14
19 bis unter 25 Jahre	1,5	1,2	0,14	0,15
25 bis unter 51 Jahre	1,5	1,2	0,15	0,15
51 bis unter 65 Jahre	1,5	1,2	0,16	0,16
65 Jahre und älter	1,4	1,2	0,17	0,17
Schwangere ab 4. Monat		1,9		0,21
Stillende		1,9		0,18

[1] Die Dichte wurde berechnet für Jugendliche und Erwachsene mit überwiegend sitzender Tätigkeit (PAL-Wert 1,4).
[2] Hierbei handelt es sich um einen Schätzwert.

Pyridoxinbedarf erhöhen (z.B. Isonicotinsäurehydrazid, Hydralazine, D-Penicillamin und L-Dopa). Basierend auf biochemischen Zusammenhängen, dass Vitamin B_6 als Coenzym für die Biosynthese „biogener Amine" des Zentralnervensystems (ZNS) essenziell ist und bei Frauen mit regelmäßiger Einnahme von oralen Kontrazeptiva bzw. Symptomen eines prämenstruellen Syndrom (PMS) eine Störung des Aminosäurestoffwechsels durch Mangel bzw. gesteigerten Bedarf an Vitamin B_6 besteht, wurden zur Prophylaxe und Therapie somatischer emotioneller Symptome hohe Gaben von Pyridoxin (ca. 40 mg/Tag) empfohlen (Bermond 1982). Heutzutage sind die Östrogenkonzentrationen in oralen Kontrazeptiva jedoch zwei- bis fünfmal niedriger als zu den Zeiten der vorgenannten Studie. Nach wie vor wird aber der Einsatz von Vitamin B_6 beim PMS-Syndrom kontrovers diskutiert (De Souza et al. 2000, Bendich 2000, Wyatt et al. 1999).

Schließlich muss noch berücksichtigt werden, dass die vermehrte Aufnahme von Nahrungsfett eine Erhöhung des Vitamin-B_6-Bedarfs zur Folge hat (Friedrich 1987). So erfordert die Ausscheidung von Cholesterin das Vitamin B_6 zur Bildung von Taurin, das aus Homocystein in zwei Vitamin-B_6-abhängigen und weiteren Stoffwechselschritten gebildet wird. Cholesterin wird an Taurin gebunden und in Form von Taurocholsäure durch die Galle eliminiert.

Empfehlungen zur Prävention

Nachdem die nicht-proteinogene Aminosäure Homocystein als weiteren Risikofaktor der Atherosklerose erkannt wurde, kommt den am Homocysteinstoffwechsel beteiligten Vitaminen B_6, B_{12} und Folat eine vermehrte Beachtung zu (vgl. ➤ Kap. 3.4 Folsäure/Folat und ➤ Kap. 3.5 Cobalamin). Bei der genetisch bedingten Homocystinurie mit unphysiologisch hohen Homocysteinspiegeln (> 100 µmol/l) kommt der Vitamin-B_6-Therapie zwar die herausragende Bedeutung zu, jedoch sprechen leicht erhöhte Homocysteinspiegel, die ebenfalls ein Risiko für Herz-Kreislauf-Erkrankungen darstellen, weniger deutlich auf Vitamin B_6 an. Zur Reduktion moderat erhöhter Homocysteinblutspiegel kommt dem Vitamin B_6 im Verbund mit den anderen Vitaminen in der Regel nur eine additive Wirkung zu, die bereits im Dosierungsrahmen der DGE-Empfehlungen zum Tragen kommt (in Einzelfällen aber auch deutlich höher liegen mag, da die Ansprechbarkeit des Homocysteinblutspiegels sehr stark von den individuellen Voraussetzungen abhängt). Die Ansprechbarkeit auf Pyridoxin ist bei Vorliegen einer B_6-Mangelsituation deutlicher ausgeprägt als bei lediglich marginaler Versorgung. So ist z.B. im hohen Alter die Vitamin-B_6-Versorgung signifikant schlechter als bei jungen Menschen, wodurch dem Vitamin B_6 in dieser Altersgruppe ein deutlich stärkeres Potenzial zukommt als beim jungen Menschen mit ausgeglichener Vitamin-B_6-Versorgung. Vor diesem Hintergrund ist eine geringere Zufuhrempfehlung für ältere Menschen (DACH 2000) nicht nachvollziehbar.

3.3.6 Bedarfsdeckung

Nachdem die Referenzwerte für die Pyridoxinzufuhr im Vergleich zu den früheren DGE-Empfehlungen um bis zu 25% herabgesetzt wurden (DACH 2000), lassen sich rein rechnerisch Versorgungsdefizite in der Bevölkerung nicht mehr erkennen. Die mittlere tägliche Zufuhr liegt nach den Erhebungen der BVS II (2003) bei ca. 2 mg/Tag für den erwachsenen Mann und bei 1,5 mg für Frauen in dieser Altersgruppe, wodurch die Referenzwerte für die tägliche Zufuhr um mehr als 30% überschritten werden. Ähnlich gut stellt sich auch die Versorgungssituation bei Senioren dar (Ernährungsbericht 2004) und fast alle anderen Altersgruppen nehmen im Mittel mehr Pyridoxin auf, als es den aktuellen Referenzwerten entspricht. Lediglich die 13–15jährigen Mädchen liegen geringfügig unter den Empfehlungen (DGE 2004). Geht man davon aus, dass erst bei einer Unterschreitung des EAR-Wertes (näheres ➤ Kap. 2) eine gewisse Wahrscheinlichkeit für eine Unterversorgung gegeben ist, so dürfte unter der Voraussetzung einer normal verteilten Pyridoxinzufuhr (Gaußsche Kurve) kein nennenswerter Anteil der Bevölkerung (> 2,5%) den EAR-Wert unterschreiten, so dass mit hoher Wahrscheinlichkeit keine Unterversorgung auftritt. Ob die Zufuhrmengen jedoch immer ausreichend sind, um eventuell erhöhte Homocysteinspiegel zu senken (➢ Kap. 3.3.5, Empfehlung zur Prävention), muss in weiterführenden Untersuchungen überprüft werden.

Untersucht man die einzelnen Lebensmittelgruppen in Bezug auf ihren Beitrag zur Bedarfsdeckung, so ergibt sich, dass Fleisch und Innereien besonders potente Vitamin-B_6-Lieferanten sind. Relativ gute Pyridoxinlieferanten sind Erzeugnisse aus Vollkornmehl und Weizenkeimen, aber auch einige Gemüsearten wie Kohl und grüne Bohnen sowie Kartoffeln fallen bei der Bedarfsdeckung ins Gewicht (Ernährungsbericht 1984, 2000).

Auch die Ergebnisse der Nationalen Verzehrsstudie (NVS) sowie der Bayrischen Verzehrstudie (BVS) zeigen, dass Fleisch- und Wurstwaren zu mehr als 20% der täglichen Pyridoxinzufuhr beitragen (Brot und Backwaren liefern 17% und die Vitamin-B_6-Aufnahme durch Kartoffeln macht 12% der Gesamtzufuhr aus (NVS 1991)) bzw. 17% nach den Erhebungen der BVS II (2003). Da zu den wichtigsten Quellen für die Vitamin-B_6-Versorgung die Lebensmittel zählen, die auch den Hauptteil an Energie liefern, muss insbesondere bei Energiebeschränkung (Abmagerungskuren) auf eine ausreichende Pyridoxinzufuhr besonders geachtet werden.

3.3.7 Klinische Symptomatik

Im Gegensatz zu Vitamin B_1 und Folat ist ein isolierter Vitamin-B_6-Mangel beim Menschen selten. Häufig besteht eine Unterversorgung mit weiteren Vitaminen des B-Komplexes. Betroffen sind vor allem Jugendliche, Schwangere und Senioren. Der Vitamin-B_6-Mangel äußert sich beim Menschen hauptsächlich in Form einer pellagraähnlichen seborrhoischen Dermatitis im Nasen- und Augenbereich, Entzündungen im Mund (Glossitis) und an den Lippen (Cheilosis). Zu den weiteren klinischen Symptomen eines Vitamin-B_6-Mangels gehören Schlaflosigkeit, nervöse Störungen, erhöhte Reizbarkeit, periphere Neuritiden, Sensibilitätsstörungen, Depression, Verwirrtheitszustände und bei Säuglingen zerebral ausgelöste Krämpfe, die mit hohen Dosen (30 bzw. 50 mg/kg Körpergewicht/Tag) beeinflusst wurden (Jiao et al. 1997). Pyridoxal-5-Phosphat ist als Coenzym der δ-Aminolävulinsäure-Synthetase (ALAS) ein Schlüsselenzym der Hämsynthese. Bei einem Mangel an Vitamin B_6 oder bei einem genetischen Defekt dieses Enzyms (ALAS) kann deshalb eine hypochrome mikrozytäre eisenrefraktäre Anämie auftreten. Bei diesen Patienten ist die Konzentration der erythroblastären δ-Aminolävulinsäure-Synthetase (ALAS) vermindert. Verabreichung von 200–600 mg/Tag Vitamin B_6 bewirken eine Normalisierung der ALAS und vollständige Rückbildung der hämatologischen Störungen (Meier et al. 1981, Cotter et al. 1995, May et al 1998). Pathologische EEG Veränderungen wurden nach einer längeren Diät mit weniger als 0,05 mg Vitamin B_6 beobachtet (Canham et al. 1969, Kretsch et al. 1991) und normalisierten sich nach Gabe von 0,5 mg Vitamin B_6/Tag. Eine weitere Folge des Vitamin-B_6-Mangels ist eine erhöhte renale Ausscheidung von Oxalsäure mit der Neigung zur Nephrolithiasis (Harrison et al. 1981). Ein Extremfall ist die primäre Oxalose Typ I mit einem genetischen Defekt der peroxisomalen Alanin-Glyoxylat-Aminotransferase (Danpure et al. 1987), wodurch der Hauptabbauweg für Glyoxylsäure blockiert ist und sich Glycolsäure, Glyoxylsäure und Oxalsäure anhäufen. Durch Induktion der Glyoxylat-Transaminase mit hohen Dosen Vitamin B_6 wird ein alternativer Abbauweg von Glyoxylsäure zu Glycin aktiviert (Bässler 1989, Holmes 1998).

Zu weiteren angeborenen Stoffwechseldefekten zählen die Homocystinurie und die Cystathioninurie. Bei der Homocystinurie wird durch Sättigung des Apoenzyms mit hohen Dosen des Coenzyms die Stabilität des Enzyms erhöht, so dass eine größere Menge an aktivem Enzym vorliegt bzw. die Apoenzym-Synthese induziert wird. Bei der Cystathioninurie besitzt das Apoenzym eine stark verringerte Affinität zum Coenzym, so dass die Wirkung durch hohe Pyridoxindosen gesteigert werden muss (Bässler 1988).

Zur Erfassung des Vitamin-B_6-Status bzw. eines Vitaminmangels bieten sich mehrere Methoden an. Am einfachsten sind Bestimmungen von Vitamin B_6 im Plasma bzw. in den Erythrozyten sowie der Nachweis einer verminderten 4-Pyridoxinsäureausscheidung im Urin. Für Serienuntersuchungen eignet sich die Bestimmung der erythrozytären Glutamat-Oxalacetat-Transaminase-Aktivität (EGOT) mit und ohne Stimulation durch Zusatz von PALP. Bei einem

Vitamin-B_6-Mangel ist die Aktivität verringert und der Aktivierungskoeffizient nach Inkubation mit PALP erhöht. Als sehr aufwändig gilt die Messung der Xanthurensäure-Ausscheidung nach Tryptophanbelastung. Der Test beruht auf der Tatsache, dass die am Abbau von Tryptophan beteiligten PALP-abhängigen Enzyme unterschiedlich rasch auf Vitamin-B_6-Mangel ansprechen. Da die Kynureninase früher und stärker abnimmt als die Kynurenin-Ketoglutarat-Aminotransferase, wird der Stoffwechselfluss in Richtung Xanthurensäure umgelenkt. Hohe Ausscheidungswerte von Xanthurensäure weisen auf einen Vitamin-B_6-Mangel hin.

3.3.8 Anwendungsgebiete für Vitamin B_6

Anwendungsgebiete von Vitamin B_6 (Fachinformation) sind Prophylaxe und Therapie von Mangelzuständen, die ernährungsmäßig nicht behoben werden können. Die vielfältigen Risikogruppen und Risikofaktoren zeigt ➤ Tab. 3.3.3.

Fehl- und Mangelernährung

Bei jungen Frauen (18–24 Jahre), 20- bis 50-Jährigen beiderlei Geschlechts sowie Seniorinnen (über 65 Jahre) ließen sich nach dem Ernährungsbericht 1988 eine unsichere Bedarfsdeckung bei 6–13% der Untersuchten beobachten. Nachdem die DACH-Referenzwerte (2000) für Vitamin B_6 um 25% gesenkt wurden, dürfte dies nur noch in Einzelfällen zu beobachten sein. Eine deutlich größere Mangelinzidenz wird bei Betagten (64–96 Jahre) in Holland und Finnland beobachtet. Je nach Messparameter waren 7–33% des untersuchten Kollektivs Vitamin-B_6-defizient (Tolonen et al. 1988). Nur zum Teil lässt sich dies auf bedarfssteigernde Einflüsse wie die **Einnahme von Östrogenen** und **Rauchen** zurückführen. Der beim Ethanolabbau anfallende Acetaldehyd inhibiert die Bindung des Pyridoxal-5-phosphats an Proteine. Das ungebundene Pyridoxal-5-phosphat wird deshalb schneller dephosphoryliert, oxidiert und steht dem Stoffwechsel nicht mehr zur Verfügung (Mehansho und Henderson 1980).

Tab. 3.3.3 Risikogruppen und -faktoren für Pyridoxin
Fehl- oder Mangelernährung (Canham et al. 1969, Brussard et al. 1997, Madigan et al. 1998, Kretsch et al. 1991, Tolonen et al. 1988), schwere fieberhafte Erkrankungen (Ffitzenmeyer et al. 1997), chronischer Alkoholismus (Menhanso et al. 198, Gloria et al. 1997), diabetische Polyneuropathie (Ellis et al. 1991, Rogers et al. 1994)
Dauerhämodialyse (Gäng et al. 1975, Casciato et al. 1984, Kopple et al. 1988, Moriakavi et al. 2000), chronische Niereninsuffizienz (Mydlik et al. 1997)
Gesteigerter Bedarf, z.B. Schwangerschaft und Stillzeit (Vutyavarich et al. 1995, Meltzer 2000, South 1991), Hyperemesis gravidarum (Sahalian et al. 1991)
Genetisch bedingte Defekte, z.B. Homocystinurie (Selhub et al. 1993, Mpofu et al. 1991, Ubbink et al. 1994), Cystathioninurie, Xanthurensäureurie, primäre Hyperoxalurie Typ I (Harrison et al. 1981, Murphy et al. 1982, Bässler 1988, Danapure et al. 987, Holmes 1988, Watts et al. 1987, Curhan et al. 1996, El-Habet et al. 1987), Störungen im Tryptophan-Stoffwechsel
Langfristige Einnahme von Arzneimitteln, z.B. Isonicotinsäurehydrazid, Hydralazine, D-Penicillamin, L-Dopa, Cycloserin, hormonale Kontrazeptiva (Bermond 1982, Ahmed et al. 1975, Roepke et al. 1979, Bosse et al. 1979, Demirouglu et al. 1997, Sood et al. 1996, Romero et al. 1998, Alao et al. 1998)
Vitamin-B_6-Mangel-bedingte hypochrome, mikrozytäre Anämie, sideroblastische Anämie (Mason et al. 1973, Hines et al. 1970, Meier et al. 1981, Natta et al. 1984, Kark et al. 1983, Cotter et al. 1995, May et al. 1998)
Vitamin-B_6-Mangel-bedingte Krämpfe bei Neugeborenen und Säuglingen (lao et al. 1997, Ito 1998)
Karpaltunnel-Syndrom (Fuhr et al. 1989, Guzman 1989, Spooner et al. 1993, Stransky et al. 1989, Ellis et al. 1987, 1989, 1990, Jacobson et al. 1996)
Prämenstruelles Syndrom PMS (Gunn 1985, Williams et al. 1985, Hallmann 1987, Brush et al. 1988, Lauritzen 1988, Abraham 1993, Head 1997, Wyatt et al. 1999).

Erhöhter Bedarf

Eine besondere Bedarfssituation besteht während der **Schwangerschaft** und **Stillzeit.** In den ersten Wochen der Schwangerschaft klagen Frauen häufig über Übelkeit und Erbrechen. In einer randomisierten, placebokontrollierten Studie bei 342 Frauen mit Übelkeit und Schwangerschaftserbrechen reduzierten 30 mg Pyridoxinhydrochlorid/Tag den Übelkeits-

Score gegenüber Placebo signifikant, aber nicht die Episoden an Erbrechen (Vutyavanich et al. 1995).

Nach kritischer Bewertung verschiedener komplementärer Therapieempfehlungen anhand von kontrollierten klinischen Studien (Meltzer 2000) erwiesen sich 30 mg Pyridoxin bei der **Hyperemesis gravidarum** als wirksam und durchaus sinnvoll. Eine unsichere Bedarfsdeckung an Vitamin B_6 wird häufig im letzten Schwangerschaftsdrittel beobachtet. Die Pyridoxinversorgung kann weiterhin kritisch werden, wenn über längere Zeit (4–6 Monate) gestillt wird (Ernährungsbericht 1984). Die Vitamin-B_6-Substitution sollte jedoch die empfohlene Tageszufuhr von 1–2 mg nicht überschreiten, wie aus einem eindrucksvollen Fall hervorgeht. Während der Gravidität hatte eine Schwangere tägl. 80 mg Pyridoxin eingenommen und in der Stillzeit nur noch vereinzelt und im Intervall das Vitamin. 4 Tage nach der normalen vaginalen Entbindung traten bei dem Neugeborenen generalisierte Krämpfe auf, die sich im 3. Monat wiederholten. Nach 100 mg Pyridoxin i.v. sistierten die Krämpfe, traten aber später wieder auf und konnten mit 100 mg B_6 oral kupiert und mit der anschließenden Gabe von 12,5 mg verhindert werden. Mögliche Ursachen von neoatalen generalisierten Krämpfen können demnach nicht nur ein Vitamin-B_6-Mangel, sondern auch zu hohe Dosen in der Schwangerschaft mit abrupter Dosisreduktion nach der Entbindung sein (South 1991).

Eine **chronische Urämie** und **Dauerhämodialyse** gehen gehäuft mit einem Pyridoxinmangel einher. Ursache ist eine unzureichende alimentäre Vitamin-B_6-Zufuhr, da die betroffenen Patienten in Abständen sog. anorektische Phasen durchlaufen und die „Niereninsuffizienz-Diäten" z.T. pyridoxinarm formuliert sind (Gäng et al. 1975) und die erhöhte Plasmaclearance von Pyridoxal-5-phosphat sowie der Vitamin-B_6-Verlust in das Dialysat.

Bei 12 von 66 chronischen Peritonealdialyse-Patienten fanden sich deutliche Zeichen einer Polyneuropathie mit Parästhesien, brennenden, schmerzhaften Dysästhesien. Die B_6-Plasmaspiegel lagen zwischen 1 ng/ml und 30 ng/ml. Es bestand eine Korrelation zwischen den subjektiven Beschwerden und den B_6-Plasmaspiegeln. Bei 8 von 12 Patienten besserten sich die subjektiven Symptome nach 30 mg B_6 innerhalb von einem Monat (Moriakavi et al. 2000).

Höhere Pyridoxin-Tagesdosen (50 mg) verbesserten bei Hämodialyse-Patienten verschiedene Immunfunktionsparameter (Casciato et al. 1984).

Um einen ausreichenden Versorgungszustand zu gewährleisten, sollten niereninsuffiziente Patienten täglich Zulagen in Höhe von 10–20 mg (Kopple et al. 1988) und Dialyse-Patienten 30 mg erhalten.

Arzneimittel-Wechselwirkungen

Der langfristige Gebrauch **östrogenhaltiger oraler Kontrazeptiva** kann zu Vitamin-B_6-Mangelsymptomen führen (Bermond 1982). In Abhängigkeit von Art und Einnahmedauer des hormonalen Kontrazeptivums lassen sich Stoffwechselstörungen beobachten, wie z.B. eine gesteigerte Xanthurensäureausscheidung, ein erhöhter Aktivierungskoeffizient der erythrozytären Aspartat-Aminotransferase (Ahmed et al. 1975) sowie niedrige Serum-Vitamin-B_6-Spiegel von Schwangeren, die vorher langfristig hormonale Kontrazeptiva eingenommen hatten (Roepke und Kirksey 1979). Diese präklinischen Vitamin-B_6-Mangelsymptome lassen sich durch tägliche Pyridoxinsubstitutionen von 5 mg kompensieren (Bosse und Donald 1979).

Das Tuberkulose-Therapeutikum **Isonicotinsäurehydrazid (INH)** kann Pyridoxal über die Bildung eines metabolisch inaktiven Hydrazons inaktivieren. Die Folgen sind neuritische Erscheinungen, Krämpfe sowie pellagraähnliche Dermatitiden und eine sideroblastische Anämie (Demirouglu und Dundar 1997). Die gleichzeitige Gabe von Vitamin B_6 in einem Tagesdosisbereich von 50–100 mg verhindert das Auftreten einer Polyneuropathie. Liegt bereits eine Polyneuropathie vor, dann sind Dosen von 300 mg Vitamin B_6 pro Tag erforderlich. Folgen von toxischen INH-Dosen sind Übelkeit, Erbrechen, Schwindel, Tachykardie, Harnretention gefolgt von zentralen Krämpfen, metabolischer Azidose, Stupor und Koma. Durch hohe Dosen von Vitamin B_6 können diese toxischen Reaktionen beeinflusst werden (Sood et al. 1996, Romero und Kuczler 1998).

D-Penicillamin, Hydralazine und **Cycloserin** besitzen eine Antipyridoxin-Aktivität durch die erhöhte Ausscheidung des entsprechenden Vitaminkomplexes, so dass auf eine ausreichende Vitamin-

B_6-Substitution zu achten ist. Die nach Hydralazin beobachteten Polyneuropathien gehen auf die Hochdosierung zurück. Durch Substitution des latenten Vitamin-B_6-Mangels mit 25–100 mg Pyridoxin bessern sich die Symptome.

Höhere Vitamin-B_6-Dosen können **L-Dopa** infolge gesteigerter Decarboxylase-Aktivität – und damit beschleunigter Konversion in Dopamin – abschwächen. Deshalb sind therapeutische Pyridoxindosen im Rahmen der Parkinson-Therapie mit L-Dopa kontraindiziert.

Hyperoxalurie

Die primäre Hyperoxalurie vom Typ I ist eine genetisch bedingte Enzymopathie, die mit Calciumoxalatstein-bedingten schweren Nierenschäden einhergeht. Das pathogenetische Prinzip beruht auf einem Defekt der peroxisomalen Alanin-Glyoxylat-Aminotransferase, die Glyoxylat in Glycin umwandelt (Danpure et al. 1987, Bässler 1989). Durch den Defekt akkumuliert Glyoxylat, das aus Ethylenglycol, Glycolaldehyd und Glycolsäure oder aus Hydroxyprolin entsteht, und wird vermehrt zu Oxalat oxidiert. An der für die Beseitigung von Glyoxylat entscheidenden Aminotransferase kann entweder die Bindungsstelle für Pyridoxalphosphat so verändert sein, dass sehr hohe Coenzymkonzentrationen für die Wirkung erforderlich sind, dann ist die Behandlung mit pharmakologischen Dosen von Pyridoxin (150–1000 mg/Tag) erfolgreich, oder sie ist so verändert, dass das Coenzym überhaupt nicht gebunden werden kann (Watts et al. 1987), dann ist die Oxalose Pyridoxin-resistent. In einer prospektiven klinischen Kohortenstudie bei 45251 Männern wurden während eines sechsjährigen Follow-up 751 Fälle mit Nierensteinen registriert. Weder Vitamin C (1,5 g/Tag) noch Vitamin B_6 (40 mg/Tag) reduzierten das Nierensteinrisiko (Curhan et al. 1996). Kritisch muss hierzu bemerkt werden, dass die Dosis mit 40 mg/Tag Pyridoxin bei der Oxalose viel zu niedrig ist. Die Beobachtungen bei dieser Erkrankung haben zum Verständnis des Oxalatstoffwechsels beigetragen und stehen im Einklang mit der Tatsache, dass im Pyridoxinmangel vermehrt Glyoxylat und Oxalat anfallen (El-Habet et al. 1987), weil die Alanin-Glyoxylat-Aminotransferase, ein Pyridoxalphosphat-abhängiges Enzym, nicht ausreichend wirksam ist.

Angeborene Störungen im Aminosäurestoffwechsel

Einige seltene familiäre Störungen im Aminosäurestoffwechsel sprechen teilweise erfolgreich auf hohe Pyridoxingaben an. Bei der **Homocystinurie** liegt ein genetischer Defekt der Cystathionin-β-Synthase und bei der **Cystathioninurie** eine Störung der Cystathionin-γ-Lyase vor. Beide Enzyme benötigen Pyridoxalphosphat als Coenzym. Therapieerfolge lassen sich teilweise mit sehr hohen Pyridoxin-Tagesdosen im Bereich von 250–1200 mg erzielen (Bässler 1988). Nach einer Langzeitstudie über 10 bis 24 Jahre (im Mittel 16 Jahre) wurden bei 17 Kindern bzw. Jugendlichen mit einer Homocystinurie tägliche Gaben von 200–600 mg Vitamin B_6 gut vertragen ohne klinische Symptome und neurophysiolgische Anhaltspunkte einer toxischen Neuropathie (Mpofu et al. 1991).

Anhaltspunkte für eine adjuvante Therapie

Beim **Karpaltunnel-Syndrom (KTS)** handelt es sich um eine chronische Kompression des Nervus medianus, die mit sensiblen und motorischen Ausfällen sowie Schmerzattacken einhergeht. Insbesondere die Arbeitsgruppe um Ellis und Folkers (1989) führt den überwiegenden Teil der KTS-Fälle auf ein Pyridoxindefizit zurück. Die Symptome des KTS korrelieren häufig mit der Aktivität der erythrozytären Aspartat-Aminotransferase. 100–200 mg Vitamin B_6 pro Tag über 12 Wochen linderten die KTS-Symptome bei dem überwiegenden Teil der betroffenen Patienten (Ellis 1987). Andere Arbeitsgruppen konnten jedoch keinen Pyridoxinmangel beim KTS feststellen. Guzman et al. (1989) beobachteten bei keinem der 12 untersuchten KTS-Patienten einen klinischen bzw. biochemischen Pyridoxinmangel. Allerdings führte die 12-wöchige Verabreichung von täglich 150 mg Vitamin B_6 zu einer statistisch signifikanten Verbesserung subjektiver wie elektrophysiologischer Parameter.

3

Basierend auf biochemischen Ergebnissen, dass Vitamin B_6 als Coenzym in die Biosynthese von Serotonin und Dopamin eingreift und eine verminderte Funktion PALP-abhängiger Enzyme Stoffwechselstörungen zur Folge hat, bot sich u.a. Vitamin B_6 beim **prämenstruellen Syndrom (PMS)** an. Hierbei handelt es sich um einen somatischen und emotionalen Symptomenkomplex. Die Ätiologie des PMS ist noch weitgehend unklar, weshalb auch die unterschiedlichsten Therapiemaßnahmen (physikalische, psychotherapeutische, hormonelle, Diuretika, pflanzliche Arzneimittel u.a.) zur Anwendung kommen (Abraham 1993). Meist handelt es sich um eine Fülle von z.T. interindividuell unterschiedlichen Symptomen. Das vorliegende klinische Erkenntnismaterial rechtfertigt eine versuchsweise Anwendung von Vitamin B_6 beim PMS, obwohl die derzeitigen Ergebnisse uneinheitlich sind. Die wesentlichsten Studien wurden mit Pyridoxin-Tagesdosen von 40 bis 500 mg durchgeführt (Gunn 1985). In einigen Studien lässt sich eine eindeutige Dosis-Wirkungsbeziehung verifizieren. So konnte in einer retrospektiven Studie an über 600 Patientinnen der Grad der Symptomenverbesserung mit der Pyridoxin-Tagesdosis in Beziehung gebracht werden (Brush et al. 1988). Bei einer Tagesdosis von 40 mg zeigten 24% der PMS-Patientinnen einen guten Therapieerfolg, nach 100 mg pro Tag 41% und nach 200 mg pro Tag 58% der Patientinnen. Auch in placebokontrollierten Doppelblindstudien lässt sich ein klinisch relevanter Pyridoxineffekt auf die typischen PMS-Symptome wie depressive und aggressive Verstimmung, Kopfschmerzen, Brustbeschwerden, Ödeme, verminderte Libido (Hallmann 1987, Lauritzen 1988) bzw. auf den globalen Therapieerfolg (Williams et al. 1985) sichern. Nach Auswertung von 9 prospektiven, randomisierten, placebokontrollierten Studien (Tagesdosen zwischen 50 und 600 mg) mit 940 Probandinnen im Rahmen einer Metaanalyse ergab sich für Vitamin B_6 beim PMS trotz eines hohen Placeboeffektes ein signifikanter Nutzen um den Faktor 2,32 bei Vitamin B_6 gegenüber Placebo und nach Auswertung von 4 Studien mit 541 Patientinnen eine Besserung depressiver Symptome um den Faktor 1,69. Einschränkend muss darauf hingewiesen werden, dass die Metaanalyse wegen methodischen Unzulänglichkeiten der Studien von nur bedingter Aussagekraft ist, weshalb weitere Studien nach heutigen Qualitätskriterien notwendig sind (Wyatt et al. 1999).

Vermutet wird derzeit, dass Pyridoxin den Gestagen-Östrogen-Quotienten über einen beschleunigten hepatischen Abbau der Östrogene erhöht. Dies steht im Einklang mit der Abnahme der hepatischen Konjugation der Östrogene im Pyridoxinmangel. Auch scheint eine gesteigerte Bereitstellung der beiden Neurotransmitter Dopamin und Serotonin durch Pyridoxin naheliegend und könnte zumindest einen Teil der Beeinflussung von Symptomen erklären.

In einer weiteren prospektiven placebokontrollierten Studie wurde bei 104 Patienten der Einfluss von 100 mg Pyridoxin über 7 Tage vor der Bestrahlung auf deren subjektive Nebenreaktionen untersucht. Vitamin B_6 reduzierte Krankheitsgefühl, Übelkeit, Erbrechen und Appetitlosigkeit signifikant gegenüber Placebo (Mahajan und Singh 1989).

3.3.9 Behandlung des Pyridoxinmangels

Prophylaxe

Eine prophylaktische Pyridoxinsubstitution ist bei Risikopatienten wie z.B. Schwangeren, Stillenden, Hämodialyse-Patienten angezeigt, sofern ein ausreichender Vitamin-B_6-Haushalt durch die Ernährung nicht gesichert werden kann. Bei diesen Fällen werden täglich 2,4–2,6 mg empfohlen und bei Personen mit einem biochemisch nachgewiesenen Vitamin-B_6-Mangel Tagesdosen bis 25 mg (das ca. 10-fache der DGE-Tageszufuhr).

Therapie

Zur Therapie einer peripheren Neuropathie infolge eines Arzneimittel-bedingten Vitamin-B_6-Mangels werden 50–300 mg empfohlen. Patienten mit einer pyridoxinabhängigen Störung, bzw. die einer chronischen Behandlung mit Vitamin-B_6-Antagonisten bedürfen, erhalten in der Regel 10–250 mg, in Einzelfällen bis zu 600 mg. Positive Therapieerfolge bei der Hyperoxalurie wurden mit Pyridoxin-Tagesdosen im Bereich von 100–300 mg über 2–3 Monate erzielt (Yendt und Cohanim 1988).

Die Dosierung bei pyridoxinbedingten hämatologischen Störungen wie sideroblatische Anämie ist individuell festzulegen und liegt allgemein bei 200 mg täglich.

Zur oralen Therapie von Vitamin-B_6-Mangel-bedingten Krämpfen im Neugeborenen- und Säuglingsalter werden in der Regel Dosen zwischen 2–15mg und bei älteren Kindern 10–250 mg Vitamin B_6 empfohlen (nach der Vitamin-B_6-Monographie aus dem Jahre 1988 0,5-4 mg/kg Körpergewicht).

Eine probatorische Behandlung beim prämenstruellen Syndrom und Karpaltunnel-Syndrom kann mit Tagesdosen von 100–200 mg durchgeführt werden. Da es sich um eine langfristige Behandlung handelt, sollten Dosen über 600 mg wegen neurotoxischer Nebenwirkungen nicht überschritten werden (Pietrzik und Hages 1988, 1991).

Eine parenterale Pyridoxintherapie kann zur raschen Aufsättigung bei manifesten Mangelzuständen wie bei Malabsorptionssyndrom und bei Neuropathien erfolgen.

Bei Erwachsenen ist die Tagesdosis individuell festzulegen und beträgt in der Regel bei der Arzneimittel-bedingten peripheren Neuropathie 100 mg Pyridoxinhydrochlorid i.m. bzw. i.v. in den ersten 3 Wochen, anschließend 30 mg/Tag und bei pyridoxinabhängigen Störungen zwischen 10–250 mg, in Einzelfällen bis 600 mg. Bei den seltenen genetisch bedingten Stoffwechselstörungen wie Cystathioninurie und Homocystinurie sind hohe Pyridoxindosen von 250–1200 mg/Tag erforderlich.

Bei langfristiger Anwendung von Dosen über 300 mg/Tag ist wegen möglicher neurotoxischer Wirkung eine sorgfältige Kontrolle erforderlich (➤ Kap. 7.4).

3.3.10 Nebenwirkungen, Gegenanzeigen, Wechselwirkungen

Bei langfristiger Einnahme von hohen Dosen von Vitamin B_6 zwischen 0,5 und 6 g, die das 250- bis 3000fache des Tagesbedarfs betragen, sind toxische Reaktionen in Form von sensorischen peripheren Neuropathien mit atakischen Gangstörungen, Reflexstörungen, Beeinträchtigung von Tast-, Vibrations- und Temperaturempfindung beschrieben (Schaumburg et al 1983). Histologisch fand sich an peripheren sensiblen Nerven eine unspezifische axonale Degeneration großer und kleiner myelinisierter Fasern. Nach Absetzung von Pyridoxin kam es innerhalb von 6 Monaten zur Remission. Nach Bendich et al. (1990) sind Vitamin-B_6-Dosen bis 500 mg über 2 Jahre angewandt unproblematisch und korrelieren nicht mit einer Neuropathie. Symptome der Überdosierung treten erst nach Einnahme von Dosen > 50 mg über Monate und Jahre in Form sensorischer Polyneuropathien auf. Photosensibilität, gastrointestinale Beschwerden und Hemmung der Milchproduktion sind nach hohen Dosen möglich. Nach bestimmungsgemäßer Anwendung sind schwer wiegende Nebenwirkungen und Kontraindikationen nicht bekannt. Vitamin B_6 kann die Wirkung von L-Dopa abschwächen. Die gleichzeitige Gabe von Hydralazin, INH, D-Penicillamin, Cycloserin erhöht den Bedarf an Vitamin B_6.

3.4 Folsäure/Folat

3.4.1 Medizinhistorischer Rückblick, physikochemische Eigenschaften

Das wissenschaftliche Interesse an den Folaten geht auf das Jahr 1930 zurück, als Lucy Wills in Leber, Hefen und Spinat einen „Antianämie-" und Wachstumsfaktor entdeckte. Snell et al. beschrieben 1940 einen Faktor, der für das Wachstum von Lactobacillus casei essenziell ist. Später isolierten sie aus Spinatblättern eine Säure, die das Wachstum von Streptococcus faecalis und L. casei stimulierte. Abgeleitet vom lateinischen Begriff folium (= Blatt) nannte man diesen Faktor „Folsäure". Die Aufklärung der chemischen Struktur und Synthese gelang 1946. Damit waren die Grundlagen geschaffen, um der seinerzeit sehr gefürchteten „Schwangerschaftsanämie" vorzubeugen. Frau Wills erkannte, dass auch Affen an dieser Anämie erkrankten, wenn sie ähnlich ernährt wurden wie die betroffenen Menschen. Durch Verab-

3

reichung einer entsprechenden Mangelnahrung an Affen konnte Day 1938 die Symptome auslösen und durch Gabe von Hefe und Leberpräparaten wieder beseitigen. Dieser heilende Faktor wurde zunächst als Vitamin M bezeichnet, da die einschlägigen Untersuchungen an Affen (monkey) durchgeführt wurden.

Heute wissen wir, dass die ursprünglich als Folsäure bezeichnete Substanz in biologischen Systemen als solche natürlicherweise nicht vorkommt, sondern es sich bei der Isolierung um ein Kunstprodukt handelte, das auch als Pteroylmonoglutaminsäure (PGA) bezeichnet wird und in dieser Form heute synthetisch hergestellt wird und bei der Herstellung von Vitaminpräparaten und bei der Anreicherung von Lebensmitteln zum Einsatz kommt.

Um Fehlinterpretationen zu vermeiden, wird heute zwischen Folsäure und den Folaten klar unterschieden (Hages et al. 1999, Institute of Medicine 1998, DACH 2000, Pietrzik et Brachmann 2001).

Folsäure (Pteroylmonoglutaminsäure oder auch PteGlu) ist die in der Natur nicht vorkommende und daher voll synthetische Vitaminform. Sie besteht aus einem Pteridinring und para-Aminobenzoesäure, an deren Carboxylende ein Glutaminsäuremolekül gebunden ist. Sie ist die stabilste Form des Vitamins mit der höchsten Oxidationsstufe und wird als Reinsubstanz nahezu quantitativ (> 90%) resorbiert. Bei Anreicherungsmaßnahmen, in Supplementen und in Medikamenten wird es ausschließlich in synthetischer Form verwendet.

Folsäure (CAS-Nr. 59-30-3), M_r = 441,4, ist ein gelbes bis orangegelbes kristallines Pulver. PteGlu ist unlöslich in Wasser, Ethanol, Aceton, Chloroform und Ether, schwer löslich in Methanol; relativ löslich in Essigsäure, Phenol, Pyridin, Alkalihydroxid-, Alkalicarbonat-Lösungen, in Salz- und Schwefelsäure. Die Substanz schmilzt nicht, verfärbt sich bei 250 °C. Bei einem pH von 13 liegen die Absorptionsmaxima von PteGlu bei 256, 283 und 365 nm. Kristalline PteGlu ist gegen Luft und Wärme stabil, Folsäurelösungen sind lichtempfindlich, saure Lösungen sind hitzelabil, alkalische sind oxidationsempfindlich (Pharmazeutische Stoffliste 1994). Von der Folsäure abzugrenzen sind die Folate.

Folate bestehen aus einem Pteridinring, an den über die Methylengruppen an C6 die Aminogruppe der p-Aminobenzoesäure und an deren Carboxyl-

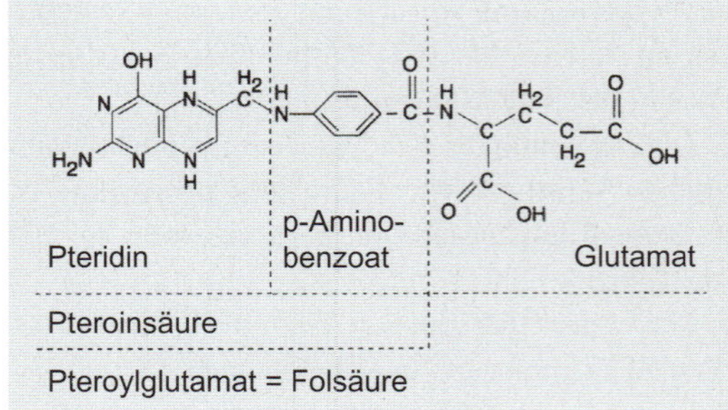

Abb. 3.4.1 Strukturformel der Folsäure, (Pteroylmonoglutamat)

gruppe über eine Amidbindung, die Glutaminsäure gebunden ist, die an ihrer γ-Carboxylgruppe mit weiteren Glutamatresten konjugiert sein kann (➤ Abb. 3.4.1). Die aus Pteridin und p-Aminobenzoesäure gebildete Teilstruktur wird als Pteroinsäure bezeichnet. Je nach Anzahl der Glutamylreste unterscheidet man Pteroylmonoglutamate, -triglutamate, -heptaglutamate bzw. -polyglutamate. Das Pteridingerüst liegt in der oxidierten, dihydrierten und tetrahydrierten Form vor. Die natürlichen Folate sind Verbindungen, die sich durch den Hydrierungsgrad des Pteridinrings, die Substitution an N-5 und N-10 (Bindung von „C_1-Einheiten", z.B. Methyl-, Formaldehyd- und Formiatreste) sowie durch die Länge der Glutamylkette unterscheiden (Brody et al. 1984). Natürliche Folate können inzwischen ebenfalls synthetisch hergestellt werden und liegen damit in naturidentischer Form vor. Einschlägige Studien (Bioverfügbarkeit, Homocysteinsenkung) haben gezeigt, dass 5-MTHF (5-Methyltetrahydrofolat, Calcium-L-Methylfolat) gleichwertig zu Folsäure ist (Pietrzik et al. 2001). Langzeitstudien, die der Ermittlung des Erythrozytenfolatanstiegs dienten, zeigen sogar eine signifikante Überlegenheit der biologischen Wirkform (Lamers et al. 2004).

Nachdem das wissenschaftliche Gremium der European Food and Safety Agency (EFSA 2004) zu dem Ergebnis kam, dass gegen die Verwendung von Calcium-L-Methylfolat als Folatquelle in Lebensmitteln für besondere Ernährungszwecke und Nahrungsergänzungsmittel keine Sicherheitsbedenken bestehen, hat man im Februar 2006 über die Zulassung von 5-MTHF als diätetisches Lebensmittel positiv entschieden. Mit Veröffentlichung der Richtlinien

2006/34/EG und 2006/37/EG wurde die inzwischen ebenfalls synthetisierbare Naturform 5-MTHF des Vitamins auf die Anhänge der Richtlinien für diätetische Lebensmittel und Nahrungsergänzungsmittel aufgenommen. Damit stehen Möglichkeiten offen, die natürliche Wirkform 5-MTHF anstelle von Folsäure zu verwenden.

3.4.2 Vorkommen

Folate kommen sowohl in Lebensmitteln pflanzlicher als auch tierischer Herkunft vor. Das Vitamin ist praktisch in allen Blattgemüsen anzutreffen. Besonders reich an Folat sind Spinat, Salat, Spargel, Tomaten, Gurken, Getreide sowie Leber, während Rindfleisch, Fisch und Obst relativ folatarm sind. Grundsätzlich aber werden Folate aus tierischen Nahrungsmitteln besser resorbiert als aus pflanzlichen Bestandteilen.

Für die Ernährung des Menschen spielen verschiedene Folatverbindungen eine Rolle, die sich in der Anzahl der an sie gebundenen Glutamatmoleküle unterscheiden, Der verbreitete Begriff Folsäure wird nur für ein Monoglutamat, genauer für Pteroylmonoglutaminsäure (PGA) in synthetischer Form, korrekt verwendet. Enthält ein Folatmolekül mehr als einen Glutamatrest, wird es als Polyglutamat bezeichnet. Mit der Nahrung nimmt der Mensch sowohl Monoglutamate als auch Polyglutamate auf, weshalb man die gesamten Folatverbindungen als Nahrungsfolat (NF) bezeichnet. Um der unterschiedlichen Absorptionsrate von Mono- und Polyglutamaten Rechnung zu tragen, wurde der Begriff des Folatäquivalents (FÄ) eingeführt (Hages et al. 1999 a, b, c).

Monoglutamate werden vom Körper nahezu vollständig (> 90%) absorbiert. Die Polyglutamate (also die Folatverbindungen mit zwei bis sieben Glutamatresten) müssen vor der Absorption enzymatisch umgewandelt werden. Da diese Umwandlung während der Verweildauer der Nahrung im Dünndarm nicht vollständig erfolgen kann, ist die Absorptionsrate der gebundenen Folate niedriger (Hages et al. 1999 a, b, c).

Das Verhältnis von Mono- zu Polyglutamaten schwankt in den einzelnen Lebensmitteln sehr stark. Auch bei Einbeziehung der durchschnittlichen Verzehrsgewohnheiten lässt sich dieses Verhältnis nur ungenau berechnen. In den aktuellen DACH-Referenzwerten (DACH 2000) wird es mit 50 : 50 angegeben. Hinzu kommen die schwer kalkulierbaren Vitaminverluste bei der Nahrungszubereitung (sie betragen im Durchschnitt ca. 35%, können aber auch bis zu 70% erreichen). Daher ist es schwierig, verbindliche Nährwerttabellen aufzustellen (➤ Tab. 3.4.1). Neben den natürlichen Schwankungen der Folatgehalte in den Lebensmitteln beruht dies auch auf den nach wie vor bestehenden Unsicherheiten bei der Folatanalytik. Insgesamt ist es also sehr schwierig, die Folatgehalte von Lebensmitteln und deren Bioverfügbarkeit präzise anzugeben (DACH 2000). In den aktuellen Referenzwerten geht man von einer 50%igen Absorptionsrate für die in der Nahrung enthaltenen Folatverbindungen aus.

Bei der synthetischen Folsäure (Pteroylmonoglutaminsäure) geht man dagegen von einer nahezu 100%igen Bioverfügbarkeit aus, so dass sich der Äquivalentbegriff kurz wie folgt definieren lässt:

1 µg Folatäquivalent (FÄ) = 1 µg Nahrungsfolat (NF)

1 µg Nahrungsfolat (NF) = 0,5 µg synthetische Folsäure

1 µg synthetische Folsäure = 2 µg Nahrungsfolat (bzw. 2 µg FÄ)

Tab. 3.4.1 Folsäuregehalt in verschiedenen Lebensmitteln bzw. deren Nährstoffdichte (➤ Glossar) nach Bundeslebensmittelschlüssel (BLS) 1999

Lebensmittel	Folsäure-äquivalente µg/100 g	Nährstoff-dichte µg /1000 kcal
Ei		
Hühnerei	27	159
Fleisch		
Rinderleber	242	1787
Huhn	5	25
Schwein	3	17
Rind	3	12
Fisch		
Thunfisch	7	24
Lachs	5	24
Hering	3	15
Makrele	1	6

3

Tab. 3.4.1 Folsäuregehalt in verschiedenen Lebensmitteln bzw. deren Nährstoffdichte (> Glossar) nach Bundeslebensmittelschlüssel (BLS) 1999 *(Forts.)*

Lebensmittel	Folsäure-äquivalente µg/100 g	Nährstoff-dichte µg /1000 kcal
Milch/Milchprodukte		
Weichkäse	42	108
Gouda	19	55
Magerquark	16	204
Vollmilch	4	65
Obst/Früchte		
Apfelsinen	31	643
Avocado	30	141
Orangensaft	16	442
Bananen	16	178
Erdbeere	15	467
Äpfel	4	74
Cerealien		
Roggen-vollkornmehl	38	126
Weizen-vollkornmehl	31	94
Reis (ungeschält)	13	36
Reis (geschält)	6	49
Gemüse		
Spinat	56	3141
Weißkohl	36	1482
Broccoli	25	956
Salat	23	1702
Rosenkohl	23	600
Tomaten	20	1061
Bohnen (grün)	15	494
Spargel	13	716
Blumenkohl	8	380

Da die natürliche Wirkform 5-MTHF inzwischen ebenfalls synthetisch herstellbar ist, muss der Äquivalentbegriff zukünftig auch auf diese Vitaminform angewandt werden. Da es sich dabei um eine Monoglutamatverbindung handelt, ist zunächst von einer hohen Bioverfügbarkeit auszugehen, die der synthetischen Folsäure (Pteroylmonoglutaminsäure) vergleichbar ist. Dies konnte in einschlägigen Untersuchungen zur vergleichenden Bioverfügbarkeit von Folsäure vs. 5-MTHF auch gezeigt werden (Prinz et al. 2003, Pietrzik et al. 2001), wobei sich nach Langzeitgabe beider Verbindungen sogar eine signifikante Überlegenheit der natürlichen Wirkform 5-MTHF in Bezug auf die zu erzielenden Erythrozytenfolatspiegel ergab (Lamers et al. 2006). Bei der Festsetzung eines Äquivalentwertes bleibt diese mögliche Überlegenheit bei der nachfolgenden Ableitung zunächst unberücksichtigt (weiterführende Studien waren zur Zeit der Drucklegung noch nicht abgeschlossen), sondern 5-MTHF wird der Pteroylmonoglutaminsäure (synthetische Folsäure) nach folgender Formel gleichgesetzt:

1 µg 5-MTHF = 1 µg synthetische Folsäure = 2 µg FÄ

3.4.3 Stoffwechsel und Pharmakokinetik von Folsäure/Folat

Resorption

Folate liegen in der Nahrung größtenteils als Polyglutamylfolat vor und müssen zur Resorption durch eine γ-Glutamyl-Carboxypeptidase im Bürstensaum der Mukosazellen des Duodenums und oberen Jejunums zu Monoglutamat hydrolysiert werden (Herbert 1973, Bernstein 1970) (> Abb. 3.4.2). Der Transport durch die Mukosamembran erfolgt überwiegend aktiv, wird durch Glucose und Na^+ stimuliert und folgt einer Sättigungskinetik. Die Resorption ist bei einem pH von 6,0 am besten. Etwa 20–30% der Folate werden unabhängig von der Folatkonzentration über eine passive Diffusion aufgenommen.

Verteilung

Im portalen Blut finden sich vor allem nichtmethylierte Folate, die in der Leber in die methylierte Form umgewandelt werden. Im Blut kommen neben Tetrahydrofolat (THF) und 10-Formyl-THF hauptsächlich 5-Methyl-THF vor, das an Albumin,

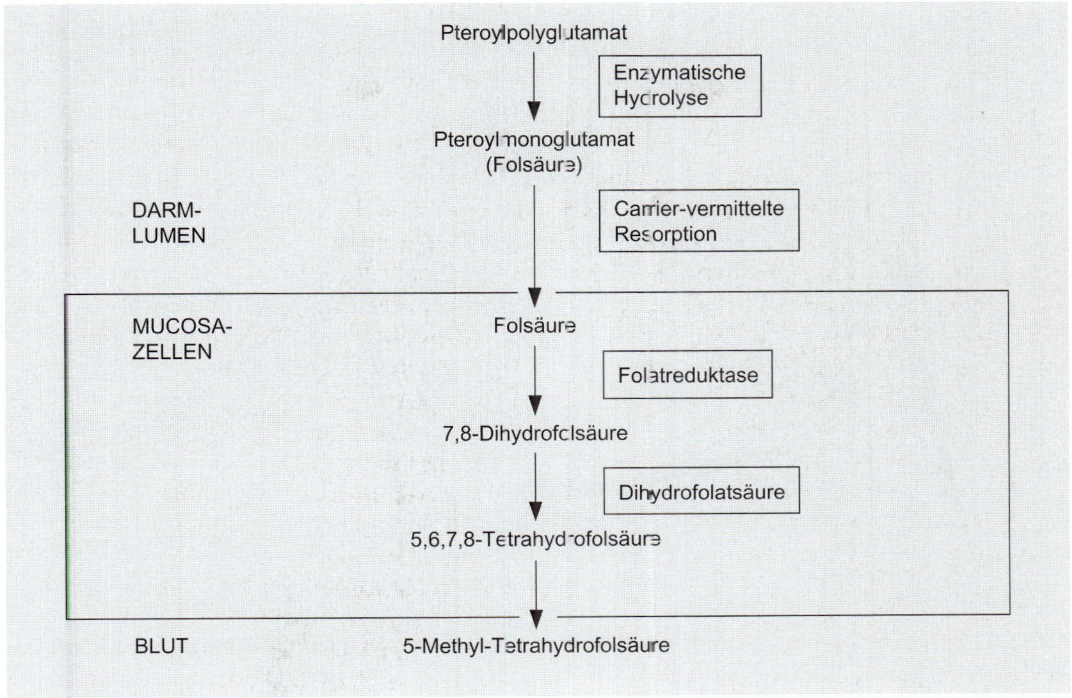

Abb. 3.4.2 Resorption von Folat

α-Makroglobulin und das in der β-Fraktion wandernde Transferrin gebunden transportiert wird (Waxman 1973). Der Serumfolatspiegel eines normal ernährten Menschen liegt zwischen 7–17 ng/ml, wobei 5-Methyl-THF den Hauptanteil bildet und ernährungsbedingten Schwankungen unterliegt. Im rasch wachsenden Gewebe ist der Serumspiegel von 10-Formyl-THF erhöht, bei gesunden Erwachsenen jedoch recht konstant. Die Aufnahme von 5-Methyl-THF in die Erythrozyten erfolgt nach den Gesetzen der Sättigungskinetik, wobei ein membrangebundener Carrier den Transport vermittelt. In den Erythrozyten liegen die Folate als Polyglutamat meist mit 4–7 Glutamylresten vor, die eine hohe Affinität zum Desoxyhämoglobin besitzen. Die Folatkonzentration der Erythrozyten ist etwa 40-fach höher (200–500 ng/ml) als im Serum. 5-Methyl-THF passiert vermutlich ebenfalls entsprechend der Sättigungskinetik die Blut-Hirn-Schranke und erreicht in der cerebrospinalen Flüssigkeit zwei- bis dreimal höhere Folatspiegel als im Serum (Friedrich 1987, Brody 1984).

Folat wird im Blut überwiegend als 5-Methyl-THF transportiert und in dieser Form in die Zellen aufgenommen. Intrazellulär wird THF in die Polyglutamatform übergeführt, weil sie in anderer Form nicht retiniert werden kann. Da jedoch 5-Methyl-THF ein sehr schlechtes Substrat für die Polyglutamatsynthetase ist (Cichowitz und Shane 1987), ist die Demethylierung von 5-Methyl-THF eine unerlässliche Voraussetzung für die Retention von Folatverbindungen in den Zellen. Diese Demethylierung ist abhängig von Vitamin B_{12} (➤ Abb. 3.4.10).

Folat ist auf alle Gewebe verteilt, vorrangig als Polyglutamyl-THF. Die Gesamtkörpermenge an Folat im menschlichen Organismus liegt zwischen 5–10 mg, wovon die Leber die Hälfte überwiegend als 5-Methyl-THF und 10-Formyl-THF enthält. Als Hauptspeicherorgan reguliert die Leber die Versorgung anderer Organe. Die Körperreserven an Folat sind relativ gering, die biologische Halbwertszeit beträgt etwa 100 Tage. Bei Entzug von Nahrungsfolat reicht der Vorrat der Leber zur Aufrechterhaltung eines normalen Serumfolatspiegels 3–4 Wochen aus,

3

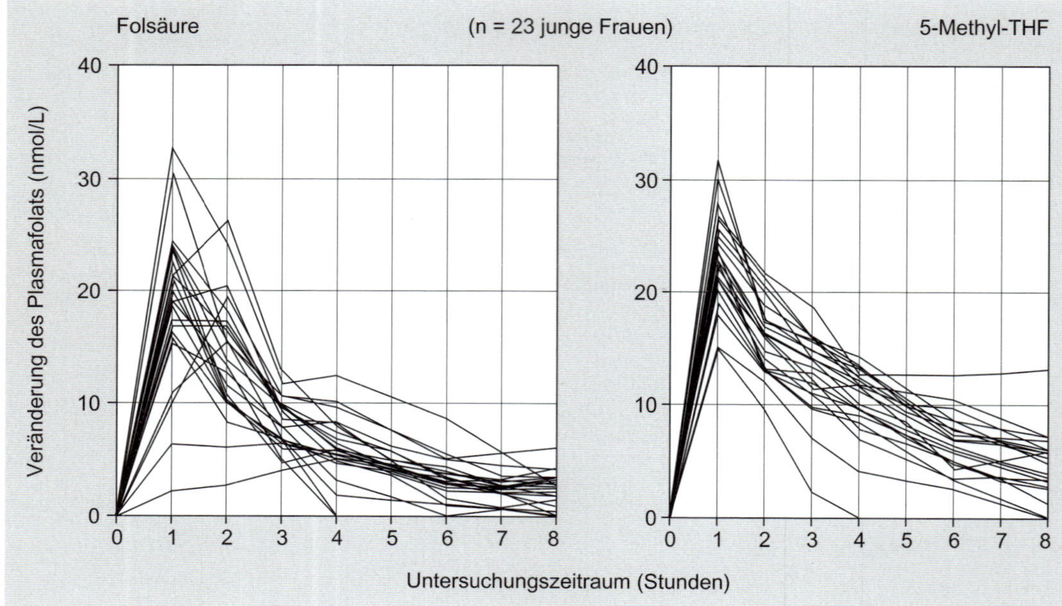

Abb. 3.4.3 Plasmafolatkonzentrationen nach oraler Gabe von 400 µg Folsäure bzw. 5-Methyl-THF (modifiziert nach Prinz-Langenohl et al. 2003)

danach kommt es zunächst zu einem Abfall der Folatspiegel im Serum und innerhalb von 10–12 Wochen zur Übersegmentierung der neutrophilen Granulozyten. Nach 18 Wochen ist der Folatspiegel in den Erythrozyten vermindert und nach 4–5 Monaten kommt es zur Manifestation der megaloblastischen Anämie.

Elimination

Die durch die Galle ausgeschiedene Menge an Folat von 10 bis 90 µg/Tag wird praktisch quantitativ rückresorbiert (enterohepatischer Kreislauf). Bei entzündlichen Darmerkrankungen ist jedoch die Rückresorption eingeschränkt. Bei normaler Folatzufuhr werden 1–12 µg mit dem Harn in Form von Folsäure, 5-Methyl-THF, 10-Formyl-THF und inaktiven Abbauprodukten wie Pteridin und Acetamidbenzoylglutamat-Derivat ausgeschieden. In den Fäzes finden sich 5- bis 10-fach höhere Folatmengen als in der aufgenommenen Nahrung aufgrund der mikrobiellen Folatbiosynthese in distalen Darmabschnitten.

Bioverfügbarkeit

Therapeutisch kommt Folsäure entweder parenteral oder oral zur Anwendung. Nach i.m.-Gabe von Folsäure-Natrium werden innerhalb der ersten halben Stunde maximale Serumkonzentrationen erreicht. Der anschließende Konzentrationsabfall erfolgt rasch, so dass nach 12 Stunden die Basiswerte wieder erreicht werden. Die Elimination erfolgt monophasisch mit einer terminalen Eliminationshalbwertszeit zwischen 1,5 und 2,0 h. Das Verteilungsvolumen liegt zwischen 7 und 13 l und die Clearance (Cl_{tot}) im Mittel zwischen 51–103 ml/min (Loew et al. 1988). Nach oraler Gabe von Folsäure werden maximale Plasmakonzentrationen an Folsäure nach ca. 1 Stunde erreicht (➢ Abb. 3.4.3).

Da sowohl nach oraler wie auch parenteraler Gabe die Folsäurekonzentrationen im Plasma innerhalb von 12 Std. den Basiswert wieder erreichen, ist auch nach Mehrfachgabe von Tag zu Tag nur eine minimale Erhöhung der Plasmakonzentrationen und Kumulation zu erwarten. Da der Anstieg von Tag zu Tag nur geringfügig ist, vergehen mehrere Wochen, bis sich ein neues Fließgleichgewicht einstellt (➢ Abb. 3.4.4).

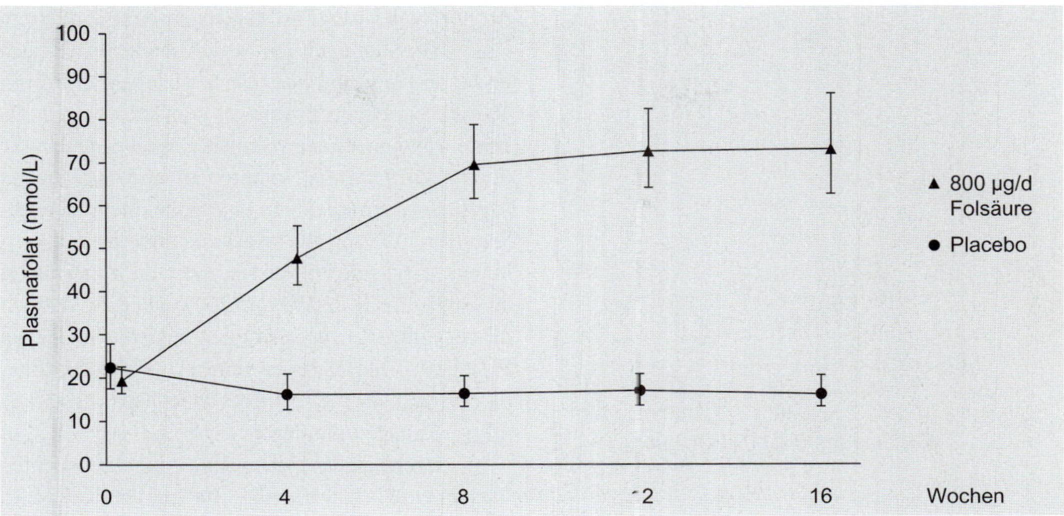

Abb. 3.4.4 Folatkinetik nach 800 µg Folsäure täglich über 16 Wochen (Pietrzik et al. unveröffentlichte Ergebnisse)

Innerhalb der ersten 6 Stunden werden nach parenteraler Verabreichung mehr als 80% renal ausgeschieden (Cooperman et al. 1970, Loew et al. 1987). Nach Hages und Pietrzik (1987, 1990) wird Folsäure im Dosisbereich von 150–5000 µg rasch resorbiert (Konzentrationsmaximum zwischen 0,9 bis 1,8 Stunden) und anschließend schnell ausgeschieden, wobei selbst nach der höchsten Dosis von 5000 µg spätestens nach zehn Stunden das Ausgangsniveau wieder erreicht ist. Aus dem postresorptiven Flächenintegral ergibt sich für den untersuchten Dosisbereich eine lineare Dosis-Resorptionsbeziehung (➤ Abb. 3.4.5). Danach ist Folsäure in einem breiten therapeutischen Bereich uneingeschränkt bioverfügbar, sofern die galenische Zubereitung eine quantitative Freisetzung gewährleistet.

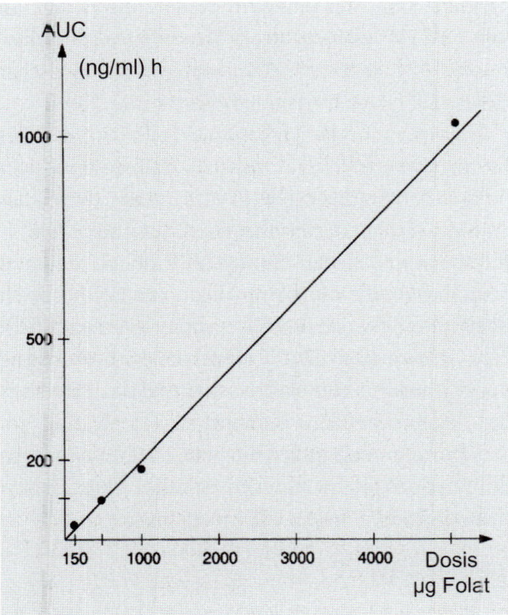

Abb. 3.4.5 Resorptionsquote von Folsäure (AUC = Area under Curve) in Abhängigkeit von der Dosis

Erythrozytenfolat

Wie Daly 1995 in einschlägigen Untersuchungen zeigen konnte, ist mit steigenden Folatkonzentrationen in den Erythrozyten ein vermindertes Risiko für Neuralrohrdefekte (NRD) verbunden. Erythrozytenfolatspiegel > 906 nmol/l waren mit einer optimalen Risikoreduktion für NRD verbunden. Bei schwangeren Frauen zeigten Daly et al. (1995) für Irland, dass eine Erythrozytenfolatkonzentration unter 340 nmol/l im Vergleich zu > 906 nmol/l mit einem 8-fachen Risiko für Neuralrohrdefekte (NRD) korrelierte. Bei Konzentrationen zwischen 340 und 453 nmol/l war das Risiko noch vervierfacht, zwischen 453 und

3

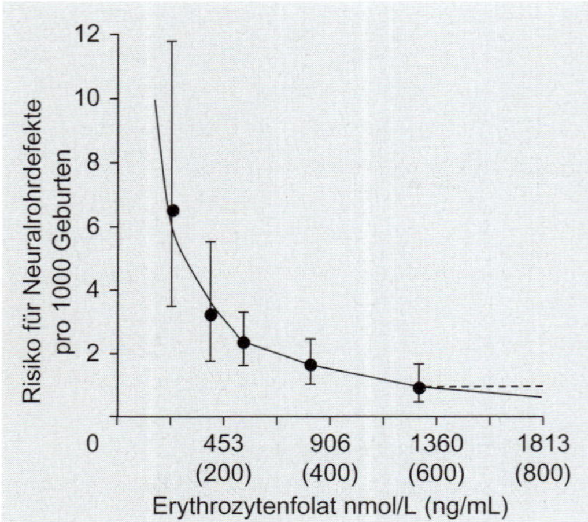

Abb. 3.4.6 Erythrozytenfolatkonzentration und Risiko für Neuralrohrdefekte (aus: Daly et al. 1995)

680 nmol/l verdreifacht und zwischen 680 und 906 nmol/l verdoppelt (➤ Abb. 3.4.6).

Überträgt man diese Ergebnisse auf die Situation in Deutschland, so zeigt sich, dass nur 13% der Bevölkerung aufgrund hoher Folatspiegel (> 906 nmol/l) das geringste Risiko für Neuralrohrdefekte haben (➤ Tab. 3.4.2)

Zur Dosisfindung (welche Folsäurefolatzufuhr erreicht nach welcher Zeit Werte > 906 nmol/l in Erythrozyten) sind Langzeitstudien erforderlich, die bisher nur in begrenzter Zahl vorliegen. Daly et al. (1997) führten mit 95 Frauen eine 6-monatige Langzeitstudie durch und prüften unter placebokontrollierten Bedingungen die Auswirkungen von 100, 200 bzw. 400 µg Folsäure auf den Erythrozytenfolatspiegel und fanden erwartungsgemäß den stärksten Anstieg mit der höchsten Dosis. Der Median dieser Gruppe lag zu Beginn der Studie mit 793 nmol/l bereits relativ hoch und erreichte nach ½-jähriger Supplementierung mit 400 µg/Tag einen Blutspiegel von 1293 nmol/l. Da keine weiteren Blutentnahmen während der Studie durchgeführt wurden, konnten anhand der erzielten Ergebnisse keine weiteren pharmakokinetischen Ableitungen in Bezug auf Invasions- und Eliminationskinetik durchgeführt werden. Auch die von Venn et al. (2002, 2003) und Skeaf (2005) über 24 Wochen durchgeführten Langzeitstudien mit lediglich 100 µg Folat bzw. 5-MTHF lassen keine klare Invasionskinetik erkennen, da die Erythrozytenfolatspiegel starken Schwankungen unterliegen.

Tab. 3.4.2 Risiko für Neuralrohrdefekte in Abhängigkeit von Erythrozytenfolat (Eryfolat, berechnet nach Daly 1995 und Ernährungssurvey 1988 (aus: Thamm 2001)

Eryfolat (nmol/l)	Bevölkerung in %	Risikoerhöhung
< 340	3	8-fach
340–453	14	4-fach
453–680	48	3-fach
680–906	22	2-fach
> 906	13	----

In einschlägigen Untersuchungen verabreichten Lamers et al. 2006 ebenfalls 400 µg Folsäure (bzw. aequimolare Mengen von 5-Methyl-THF)/Tag über ein halbes Jahr (24 Wochen) an junge Frauen im gebärfähigen Alter und untersuchten den Folatanstieg in Serum und Erythrozyten in 4-wöchigen Abständen (➤ Abb. 3.4.7). Die Ausgangswerte von 668 nmol/l (603 nmol/l) stiegen in dieser Zeit um 631 nmol/l (829 nmol/l) auf 1299 nmol/l (1432 nmol/l). Die monatlichen Interimsanalysen zeigten, dass es zu einem kontinuierlichen Anstieg mit kontinuierlich abflachender Tendenz kam, was einerseits einen Hinweis auf ein sich bald einstellendes neues Steady State gab, andererseits aber auch die Ableitung pharmakokinetischer Gesetzmäßigkeiten erlaubte (Pietrzik et al. 2006).

Nimmt man die biologische Halbwertszeit der Erythrozyten (60 Tage) auch als Halbwertszeit von Folat in den Erythrozyten (Erythrozyten nehmen Folat nur während der Erythropoese auf und reife Erythrozyten sind austauschträge im Hinblick auf deren Folatabgabe, die nur beim Abbau der Erythrozyten dem System wieder zugeführt wird), so erkennt man eine Gesetzmäßigkeit, die einerseits die Berechnung der erythrozytären Folatinvasion und das Erreichen der entsprechenden Blutspiegelkonzentration im Steady State sowie andererseits Rückschlüsse auf die Eliminationsgeschwindigkeit erlaubt. Dabei kommen folgende Formeln zur Anwendung:

$$\text{Invasion}: F(t) = F(0) + \mu^* \frac{(1-0{,}5^t)}{(1-0{,}5)}$$

$$\text{Elimination}: F(t) = F(\text{plateau}) - \mu^* \frac{(1-0{,}5^{(t-\text{stoptime})})}{1-0{,}5}$$

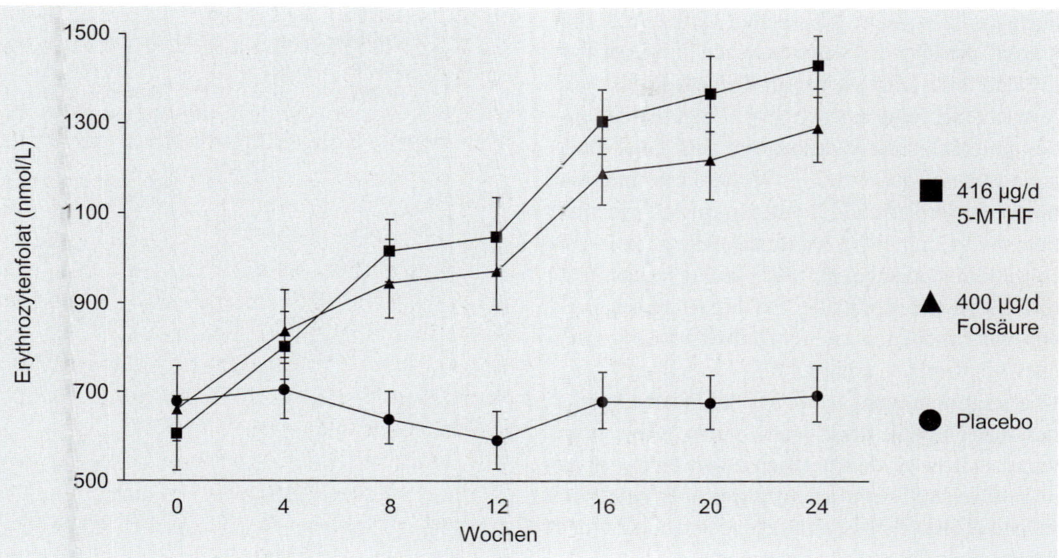

Abb. 3.4.7 Folatkinetik in Erythrozyten (aus: Lamers et al. 2006)

Während der ersten t/2 von Folat (0–8 Wochen) steigt der Eryfolatgehalt um 283 nmol/l (415 nmol/l), daraus errechnet sich nach Ablauf von 3 Halbwertszeiten (24 Wochen) eine Erythrozytenfolatkonzentration in Höhe von 1163 nmol/l (1329 nmol/l). Dieser Wert wurde unter Versuchsbedingungen mit 1299 nmol/l (1432 nmol/l) nach 24-wöchiger Folsäuresubstitution zwar geringfügig überschritten, aber in der Größenordnung erreicht. Geht man weiter davon aus, dass nach 4–5 Halbwertszeiten signifikante Unterschiede bezüglich des zu erwartenden Steady State nicht mehr messbar sind, so errechnet sich ein neues

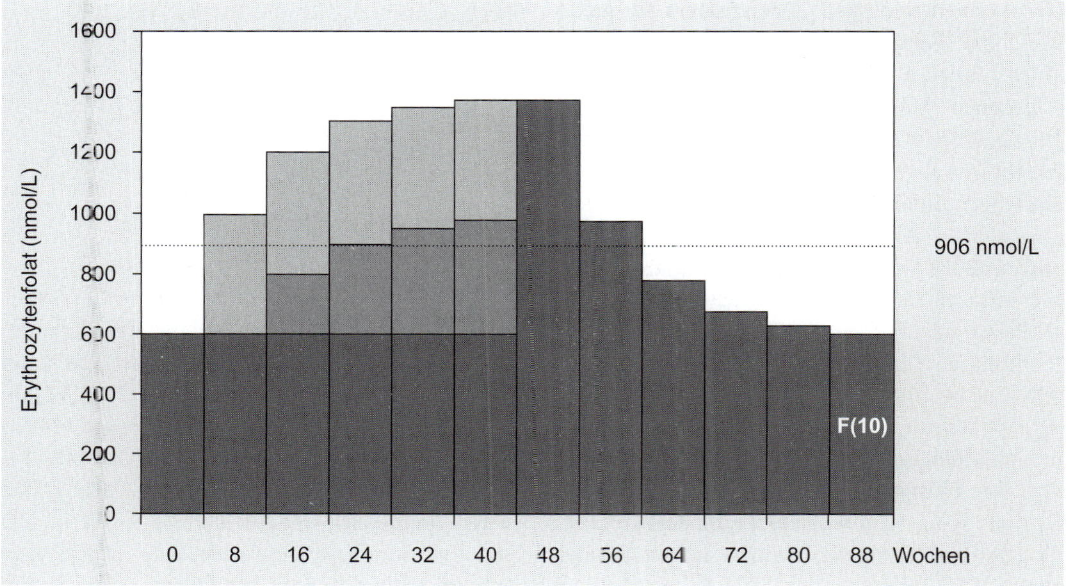

Abb. 3.4.8 Steady State in Erythrozyten (Pietrzik et al. 2006)

Fließgleichgewicht nach 5 × t/2 mit 1216 nmol/l (1407 nmol/l), das über den weiteren Behandlungszeitraum (Monate und Jahre) konstant bleiben dürfte. Nach Absetzen der Supplementierung erfolgt die Elimination umgekehrt zur Invasion, und nach einer Eliminationsphase von 1 × t/2 (8 Wochen) errechnet sich noch eine verbleibende Erythrozytenfolatkonzentration von 942 nmol/l (1200 nmol/l), die nach 16-wöchiger Elimination bei 805 (997 nmol/l) liegen müsste und damit den optimalen Erythrozytenfolatspiegel von 906 nmol/l unterschreitet (bzw. noch deutlich oberhalb liegt) (➤ Abb. 3.4.8).

Überträgt man diese Daten auf die Entwicklung eines mit Folsäure versehenen oralen Kontrazeptivums, so ließe sich nach Absetzen der Pille auch ohne jede weitere Folsäuresubstitution noch eine 2-(3-) monatige Sicherheitsspanne erreichen, bevor erneut Folsäure substituiert werden müsste.

3.4.4 Biochemische Funktionen

Folsäure selbst ist biologisch nicht aktiv, sondern die 5,6,7,8-Tetrahydrofolsäure und ihre Derivate, die aus inaktivem Polyglutamat in zwei Reduktionsstufen entstehen. Sie ist die wichtigste Coenzymform, die als Akzeptor und Überträger von Hydroxymethylgruppen („aktivierter Formaldehyd") und Formylgruppen („aktivierte Ameisensäure") fungiert. Diese C_1-Reste stammen aus verschiedenen Stoffwechselreaktionen, werden an Tetrahydrofolat gebunden und wieder an geeignete Akzeptoren abgegeben. Verschiedene THF-C_1-Verbindungen unterscheiden sich durch ihre Oxidationsstufe (➤ Abb. 3.4.9) und können ineinander umgewandelt werden. Diese Coenzymformen liegen intrazellulär als Polyglutamate, überwiegend als Penta- oder Hexaglutamate vor. 5-Formyl-THF (Folinsäure, Citrovorumfaktor, Leukovorin) ist selbst nicht direkt an Transfer-Reaktionen beteiligt. Sie kommt in eukariotischen Zellen vor, aber ihre physiologische Funktion ist noch unklar. Auch über ihre Biosynthese besteht noch keine absolute Klarheit. Einige Autoren nehmen an, dass sie durch direkte Übertragung des Formylrestes von Formylglutamat auf THF unter der Wirkung eines Enzyms THF-Glutamat-Transformylase entsteht (Combs jr. 1998); andere nehmen an, die Bildung von 5-Formyl-THF könnte eine Nebenreaktion der Glutamat-Formimino-Transferase sein. 5-Formyl-THF kann durch 5-Formyl-THF-Cycloligase (EC 6.3.3.2) in 5,10-Methenyl-THF umgewandelt werden und so den Anschluss an die C_1-Transfer-Reaktionen bekommen (Huenneckens et al. 1984). 5-Formyl-THF wird kommerziell hergestellt, weil sie besonders stabil ist. Ihre besondere Bedeutung liegt in ihrer Schutzwirkung bei der Chemotherapie von Tumoren (siehe weiter unten).

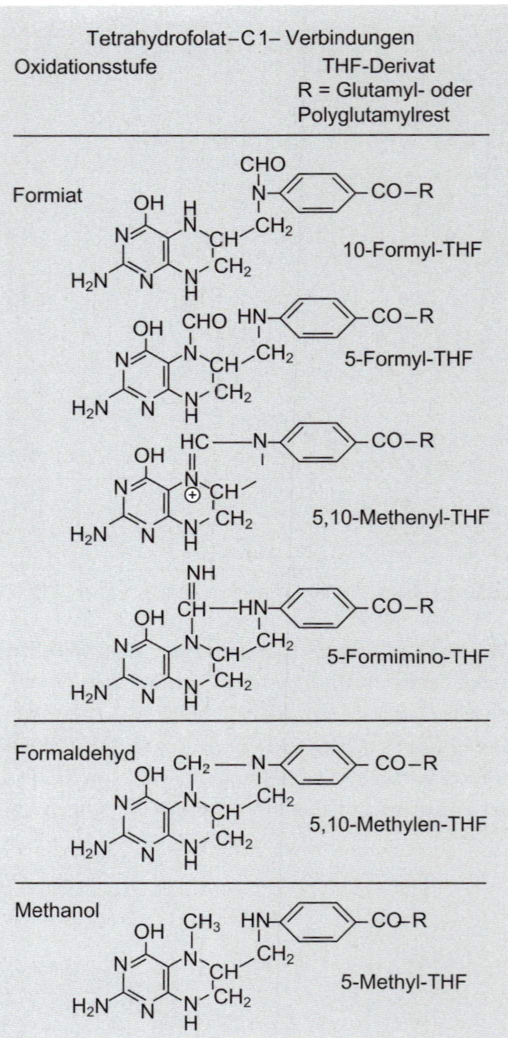

Abb. 3.4.9 Coenzymformen von Tetrahydrofolat

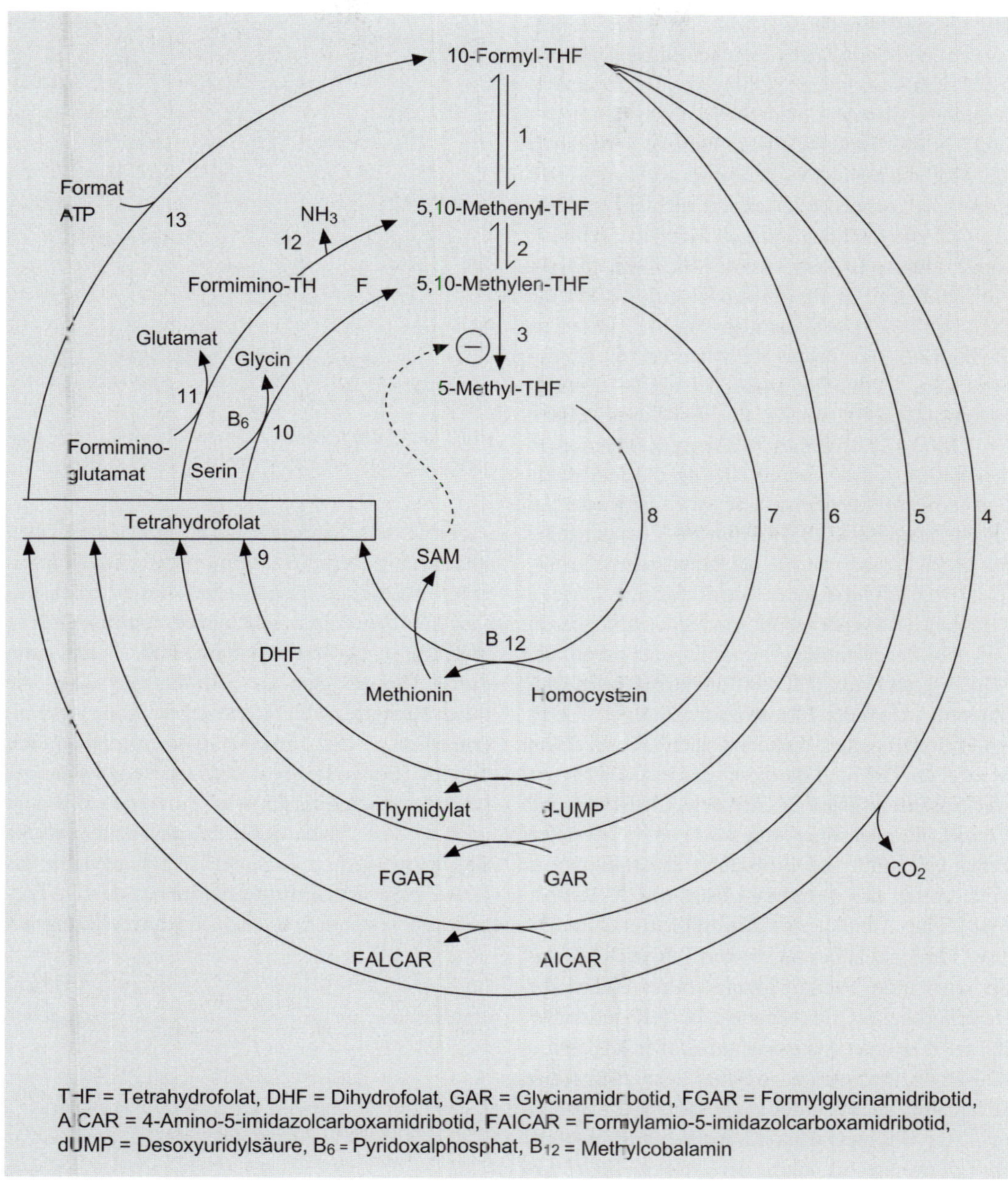

Abb. 3.4.10 Metabolische Interkonversion von Tetrahydrofolat-C_1-Verbindungen und C_1-Transfer-Reaktionen

Die wichtigsten C_1-Transfer-Reaktionen sind in Abbildung 3.4.10 zusammengestellt. Im linken oberen Quadranten findet man die wichtigsten Reaktionen von THF mit C_1-Resten. Im unteren Abschnitt sind die Synthesereaktionen unter Verwendung von C_1-Resten aus den C_1-THF-Verbindungen dargestellt.

Der zyklische Ablauf von C_1-Aufnahme und -Übertragung durch THF, also die katalytische Rolle des Coenzyms, wird deutlich. Quellen für C_1-Reste sind die Umwandlung von Serin zu Glycin durch Serin-Hydroxymethyltransferase, Formiminoglutaminsäure aus dem Histidinabbau, Formylreste aus dem

Tryptophanstoffwechsel (Formylkynurenin) sowie Formiat und Formaldehyd aus verschiedenen Stoffwechselreaktionen wie Spaltung von Deltaaminolävulinsäure, Glyoxylat, oxidative Demethylierung von Sarkosin und Dimethylglycin. Formiat wird durch die ATP-abhängige Synthetase in 10-Formyl-THF eingebaut, Formaldehyd reagiert nichtenzymatisch mit THF unter Bildung von 5,10-Methylen-THF. Die verschiedenen C_1-Reste werden benötigt für die Purinsynthese (C_8 und C_2 des Purinrings), für die DNA-Synthese (Methylierung von d-Uridylat zu Thymidylat) und für die Methylierung von Homocystein zu Methionin. Dieses ist als S-Adenosylmethionin Methyldonator für die Cholinsynthese (➤ Abb. 3.4.11). Auf diese Weise greift Folat auch in den Nervenstoffwechsel ein. Bei der Purinsynthese und bei der Methioninsynthese wird THF wieder frei und steht erneut als C_1-Akzeptor zur Verfügung. Bei der Methylierung von d-Uridylat entsteht Dihydrofolat (DHF), die erst durch Dihydrofolatreduktase zu THF reduziert werden muss, um wieder verfügbar zu sein. Auf der Hemmung dieses Enzyms beruht die Wirkung von Zytostatika wie Methotrexat oder Aminopterin, die den Dihydrofolatzyklus (➤ Abb. 3.4.12) unterbrechen. Es kommt hierdurch zu einem Mangel an THF und da diese entscheidend für die Nucleinsäuresynthese ist, werden Wachstum und Vermehrung vor allem von rasch proliferierenden Zellen gehemmt. Das wirksamste Zytostatikum ist Methotrexat, das 4-Amino-Analog von 10-Methyl-THF. Seine Affinität zur Dihydrofolatreduktase ist etwa 1000-mal höher als die von Dihydrofolat, was die sehr starke Hemmwirkung erklärt. Neben der Depletierung des Gewebepools an THF führt Methotrexat zu einer Akkumulation großer Mengen an 10-Formyldihydrofolat, welches ein wirksamer Hemmstoff der Thymidylatsynthase und der 10-Formyl-THF-Glycinamidribotid-Formyltransferase ist. Dies dürfte die Grundlage der zytostatischen Wirkung von Methotrexat sein (Baram et al. 1988). Methotrexat ist auch ein Substrat für die Konjugation mit Glutamat. Eine Reihe von Methotrexatpolyglutamaten werden in den Zellen gebildet und retiniert und wirken als potente Hemmstoffe der Dihydrofolatreduktase. Da die für die Methotrexatwirkung empfängliche Tumorzellen eine stärkere Konjugation und damit Retention von Methotrexat zeigen als

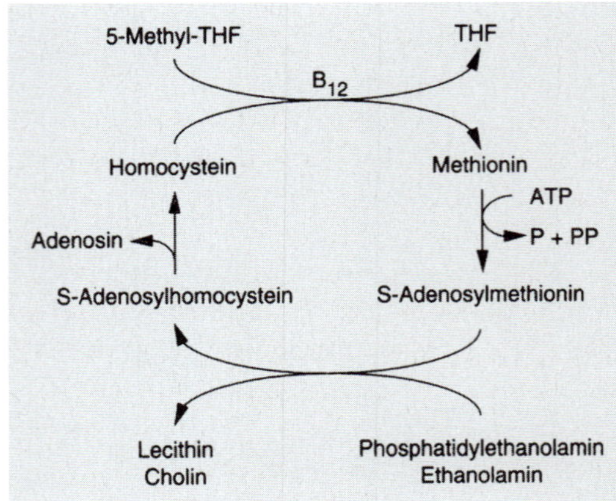

Abb. 3.4.11 Die Rolle von Folat und Vitamin B_{12} bei Methylierungsreaktionen im Stoffwechsel des Nervensystems

Zellen des Knochenmarks und der gastrointestinalen Mukosa, hat Methotrexat eine gewisse Tumorspezifität. Um normale Zellen bei hoch dosierter Behandlung mit Methotrexat zu schützen, setzt man 5-Formyl-THF ein (Rescue-Behandlung). Diese kann durch Umwandlung in 5,10-Methenyl-THF die durch Methotrexat blockierte Regeneration von THF ermöglichen. Die Tatsache, dass normale Zellen durch 5-Formyl-THF bevorzugt vor Tumorzellen geschützt werden können, wird durch den Umstand erklärt, dass Methotrexat-Polyglutamate, welche sich überwiegend in Tumorzellen anhäufen, die Reaktivierung von Dihydrofolatreduktase durch 5-Formyl-THF verhindern und so die Schutzwirkung von

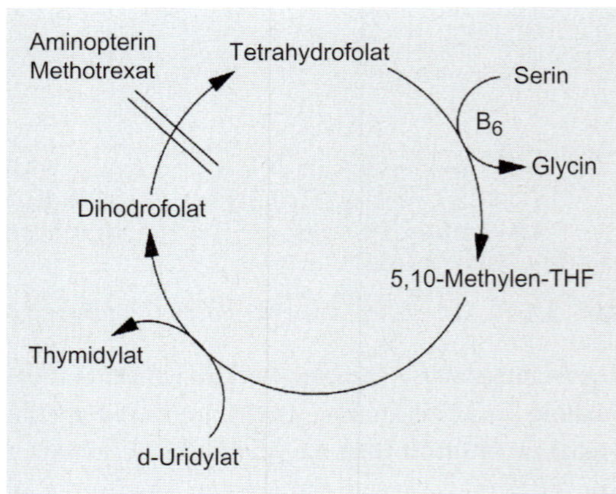

Abb. 3.4.12 Der Dihydrofolat-Zyklus und die Einwirkung von Folatantagonisten

5-Formyl-THF in den Tumorzellen unterbinden (Goldman und Matherly 1987).

Die Umwandlung der verschiedenen THF-C_1-Derivate ineinander ist reversibel mit Ausnahme der Reduktion von 5,10-Methylen-THF zu 5-Methyl-THF. 5-Methyl-THF ist die überwiegende Transport- und Speicherform der Folate. Aus ihr kann THF nur bei der Methylierung von Homocystein regeneriert werden. An dieser Reaktion ist Vitamin B_{12} als Methylcobalamin beteiligt. Dem Methioninbedarf für Methylierungsreaktionen entsprechend wird die Bildung von 5-Methyl-THF durch Feedback-Kontrolle von Methionin über S-Adenosylmethionin auf die 5,10-Methylen-THF-Reduktase kontrolliert.

Im Vitamin-B_{12}-Mangel ist die Methylierung von Homocystein eingeschränkt, wodurch zugleich die Feedback-Kontrolle der 5-Methyl-THF-Bildung entfällt (➤ Abb. 3.4.13). Damit häufen sich die Folatderivate wie in einer Falle als 5-Methyl-THF an (Methyltrap) und die Regeneration von THF ist blockiert, so dass es zu einem funktionellen Folatmangel kommt. Auf diese Weise sind die hämatologischen Symptome des Vitamin-B_{12}-Mangels zu erklären. Dieser Folatmangel wird noch verstärkt dadurch, dass im Vitamin-B_{12}-Mangel wegen gestörter Demethylierung von 5-Methyl-THF bei der Aufnahme in die Zellen die Retention von Folatverbindungen verringert ist (➤ Kap. 3.4.3), was zu Verlusten an 5-Methyl-THF und gesteigerter renaler Ausscheidung führt. Folsäureverabreichung bei Vitamin-B_{12}-Mangel kann zwar die Beeinträchtigung der verschiedenen C_1-Donator-Reaktionen bei der Purin- und DNA-Synthese – und damit die hämatologischen Symptome des B_{12}-Mangels – aufheben, nicht aber die Methioninbildung aus Homocystein normalisieren. Damit bleiben alle von S-Adenosylmethionin ausgehenden Methylierungsreaktionen gestört, was u.a. auch die Ursache für die neurologischen Symptome des B_{12}-Mangels sein dürfte (➤ Vitamin B_{12}).

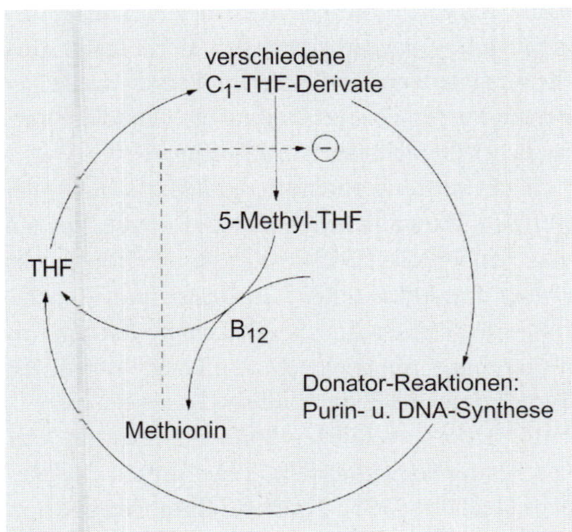

Abb. 3.4.13 Feedback-Kontrolle der Methioninsynthese und Beteiligung von Vitamin B_{12}

Die in Abbildung 3.4.10 gezeigten Reaktionen werden durch folgende Enzyme katalysiert:

1. 5,10-Methenyl-THF-Cyclohydrolase (EC 3.5.4.9): 10-Formyl-THF + H^+ ↔ 5,10-Methenyl-THF + H_2O
2. 5,10-Methylen-THF-Dehydrogenase (EC 1.5.1.5): 5,10-Methenyl-THF + NAD(P)H + H^+ ↔ 5,10-Methylen-THF + $NAD(P)^+$
3. 5,10-Methylen-THF-Reductase (EC 1.7.99.5): 5,10-MethylenTHF + $FADH_2$ + NADPH + H^+ → 5-Methyl-THF + FAD + $NADP^+$
4. 10-Formyl-THF-Dehydrogenase (EC 1.5.1.6): 10-Formyl-THF + $NADP^+$ → THF + CO_2 + NADPH + H^+
5. 10-Formyl-THF-AICAR-Formyltransferase (EC 2.1.2.3): 10-Formyl-THF + AICAR → THF + FAICAR
6. 10-Formyl-THF-GAR-Formyltransferase (EC 2.1.2.2): 10-Formyl-THF + GAR → THF + FGAR
7. Thymidylat-Synthase (5,10-Methylen-THF-dUMP-Methyltransferase, EC 2.1.1.45): 5,10-Methylen-THF + dUMP ↔ DHF + TMP
8. Methionin-Synthase (EC 2.1.1.13): 5-Methyl-THF + Homocystein → THF + Methionin (B_{12}-abhängig)
9. 7,8-Dihydrofolat-Reductase (EC 1.5.1.3): DHF + NADPH + H^+ → THF + $NADP^+$
10. Serin-Hydroxymethyltransferase (EC 2.1.2.1): THF + Serin ↔ 5,10-Methylen-THF + Glycin (B_6-abhängig)
11. Glutamat-Formiminotransferase (EC 2.1.2.5): THF + Formiminoglutamat → Formimino-THF + Glutamat

3

12. Formimino-THF-Cyclodesaminase (EC 4.3.1.4): Formimino-THF + H+ ⟶ 5,10-Methenyl-THF + NH_3
13. 10-Formyl-THF-Synthetase (EC 6.3.4.3): Formiat + ATP ⟶ 10-Formyl-THF + ADP + P

Die Reaktionen 1, 2 und 13 werden durch ein trifunktionales Enzym katalysiert. (Abkürzungen siehe Legende zu ➤ Abb. 3.4.10)

Methylierungsreaktionen

Methylierungsreaktionen spielen im Stoffwechsel eine große Rolle. Dabei gibt es verschiedene Donatoren für die Methylgruppen:

1. 5,10-Methylen-THF liefert die Methylgruppe für die Bildung von Thymidylat aus d-Uridylat bei den DNA-Synthese.
2. 5-Methyl-THF liefert die Methylgruppe für die Methylierung von Homocystein zu Methionin.
3. Homocystein kann auch durch Betain methyliert werden. Da jedoch Betain aus Cholin entsteht, bezieht es seine Methylgruppen indirekt aus dem S-Adensylmethionin-Pool und kann bei einem Versiegen der Quelle (im Vitamin-B_{12}-Mangel) nur vorübergehend die Methioninbildung speisen. Betain-Homocystein-Methyltransferase fehlt im Nervensystem (Finkelstein, 1990).
4. Alle anderen Methylierungsreaktionen gehen von S-Adenosylmethionin aus, welches aus Methionin durch Reaktion mit ATP entsteht. Es liefert u.a. die Methylgruppen für die Methylierung von
   - Phosphatidylethanolamin zu Lecithin
   - Ethanolamin zu Cholin
   - Noradrenalin zu Adrenalin
   - Guanidinoessigsäure zu Kreatin
   - Carnosin zu Anserin
   - Katecholaminen zu O-Methylderivaten
   - Nicotinamid, Pyridin und anderen Aminen zu N-Methylderivaten.

Als Zwischenprodukt bei SAM-abhängigen Methylierungsreaktionen entsteht Homocystein (➤ Abb. 3.4.11), das über zwei Wege abgebaut wird:

1. Die Remethylierung zu Methionin durch Homocystein-Methyltransferase; eine Reaktion, für die 5-Methyl-THF und Vitamin B_{12} erforderlich sind.
2. Die Umwandlung zu Serin über Cystathionin in zwei Schritten, bei denen jeweils Vitamin B_6 beteiligt ist (Transulfuration pathway).

Es sind also drei B-Vitamine (Folat, B_{12} und B_6) erforderlich, um normale Steady-State-Spiegel an Homocystein aufrecht zu erhalten. Eine Erhöhung des Homocysteinspiegels ist ein Risikofaktor für Atherosklerose und ein Indikator für gestörte Methylierungsreaktionen, deren Folge Störungen bei der Entwicklung des Nervensystems (Neuralrohrdefekte) und erhöhtes Krebsrisiko sein können. Da erhöhte Homocysteinspiegel hauptsächlich die Folge unzureichender Folatzufuhr oder eines gestörten Folatstoffwechsels sind, hat eine Verbesserung der Folatzufuhr bzw. Folsäuresubstitution große präventivmedizinische Bedeutung (➤ Kap. 3.4.5). Je nach Stoffwechselsituation kann die Kombination einer Folsäuresubstitution mit der Substitution von B_{12} und B_6 einen zusätzlichen Effekt haben.

3.4.5 Bedarf

Erwachsene

Das mengenbestimmende Kriterium für die Festlegung des Bedarfs ist diejenige Folatmenge, die ausreicht, um einen „normalen" Folatstatus aufrechtzuerhalten bzw. wiederherzustellen. Dabei reicht nach Meinung des Food and Nutrition Board ein einziger Parameter der Folatversorgung als Grundlage verlässlicher Empfehlungen nicht mehr aus.

Die Ermittlung des mittleren Bedarfs (EAR) basiert im Wesentlichen auf den Untersuchungen von Sauberlich (1987), O'Keefe (1995), Jacobs (1994) und Milne (1983). In Design und Ausführung entsprechen diese Studien am besten den Anforderungen an geeignete Untersuchungen zur Berechnung von Bedarfszahlen (Hages et al. 1999). Mithilfe der angeführten Studien wurde ein EAR von 320 µg Folatäquivalent/Tag ermittelt (Institute of Medicine 1998). Bei dieser Zufuhrmenge hatte die Hälfte der beobachteten Versuchspersonen normale Plasma- und Erythrozytenfolat- sowie Homocysteinkonzentrationen, die andere Hälfte hatte Werte, die einen defizitären Versorgungsstatus signalisierten (O'Keefe et al. 1995). Bei Zufuhrwerten unterhalb dieses Dosierungsbereichs (100, 150, und 200 µg Folatäquivalent/Tag) war der Anteil der unterversorgten Personen im Untersuchungskollektiv größer als 50% (Sauberlich et al. 1987, Jacobs et al. 1994, Milne et al. 1983) während oberhalb dieser Dosierung (500 µg Folatäquivalent/Tag) keine der Versuchspersonen unzureichend mit Folat versorgt war (O'Keefe et al. 1995).

Eine Varianz für den ermittelten EAR konnte anhand des bisher vorliegenden Datenmaterials nicht festgelegt werden. Es wurde daher definitionsgemäß alternativ ein Variationskoeffizient von 10% angenommen (Institute of Medicine 1998). Daraus errechnete sich eine Recommended Dietary Allowance (RDA) von 400 µg Folatäquivalent/Tag (320 µg × 1,2; aufgerundet). Für unterschiedliche Empfehlungen bei Frauen und Männern bzw. bei Senioren gab es keinen Anhaltspunkt (Selhub et al. 1993, Ortega et al. 1993, Koehler et al. 1996, Jacob et al. 1998). Eine möglicherweise erblich bedingte Heterogenität des Folatbedarfs wurde nicht berücksichtigt (Institute of Medicine 1998). Für Deutschland liegen keine repräsentativen Studien vor, die eine entsprechende Bedarfsableitung erlauben. Aufgrund vorhandener Daten ist es jedoch wahrscheinlich, dass die Folatversorgung der deutschen Bevölkerung mit den Verhältnissen in den USA weitgehend übereinstimmt, so dass der Referenzwert für die Folatzufuhr des Erwachsenen ebenfalls bei 400 µg/Tag einzuordnen ist. Damit erfährt die bisherige Empfehlung von 300 µg/Tag eine deutliche Steigerung, die jedoch insbesondere bei gleichzeitiger Berücksichtigung erhöhter Homocysteinspiegel sinnvoll erscheint. Verschiedene Untersuchungen zeigen, dass erst bei einer regelmäßigen Aufnahme von ca. 400 µg Folatäquivalenten mit der Nahrung eine maximale Senkung der Homocysteinspiegel erreicht wird. Bei noch höherer Folataufnahme mit der Nahrung wird der Homocysteinspiegel nur noch unwesentlich beeinflusst (Pietrzik et Brönstrup 1997, Selhub et al. 1993). Somit wird eine tägliche Folatzufuhr von 400 µg mit der Nahrung empfohlen (O'Keefe et al. 1995, Sauberlich et al. 1987) (➤ Tab. 3.4.3).

Kinder

Aus der Bedeutung der Folate für den DNA-Stoffwechsel lässt sich ableiten, dass Kinder in Phasen verstärkten Wachstums einen relativ hohen Bedarf für eine optimale Zellvermehrung und optimales Zellwachstum haben. Für diese Altersgruppe liegen jedoch bisher keine speziellen Bedarfsuntersuchungen vor. Die Zufuhrempfehlungen können deshalb nur von den Bedarfszahlen für Erwachsene abgeleitet werden.

Säuglinge

Zum Zeitpunkt der Geburt sind Serum- und Erythrozytenfolatkonzentration des Neugeborenen in der Regel über den für Erwachsene geltenden „Normbereich“ erhöht, was dafür spricht, dass in den letzten Schwangerschaftswochen Folat entgegen einem Konzentrationsgefälle von der Mutter über die Plazenta zum Kind transportiert wird.

Der auch bei optimalen Ernährungsbedingungen bei Säuglingen zu beobachtende postnatale Abfall der Folatkonzentration im Serum und in Erythrozyten kann innerhalb gewisser Grenzen als normaler physiologischer Vorgang interpretiert werden.

Bei Frühgeburten sind die pränatalen Folatreserven in der Leber nur gering. Zu früh geborene Kinder entwickeln deshalb im ersten Lebensjahr in Abhängigkeit von der Schwangerschaftsdauer, dem Geburtsgewicht und der postnatalen Wachstumsgeschwindigkeit eher einen Mangel als reif geborene Kinder (Hages et al. 1989).

Da für Säuglinge keine geeigneten, kontrollierten Untersuchungen zum Folatbedarf vorliegen, kann dieser nur geschätzt werden. Dabei orientiert man sich an der Folataufnahme ausschließlich gestillter Kinder.

Der Folatgehalt der Muttermilch liegt nach verschiedenen Untersuchungen bei durchschnittlich 85 µg/l (O'Connor et al. 1991, Brown et al. 1996, Lim et al. 1997). Legt man diesem Wert eine durchschnittliche Trinkmenge von 750 ml in den ersten fünf Lebensmonaten zugrunde, so errechnet sich eine tägliche Folatmenge für Säuglinge von 0 bis 4 Monaten von ca. 60 µg Folat. Das entspricht einer Zufuhrmenge von ca. 9,0 µg Folat/kg Körpergewicht. Für ältere Säuglinge zwischen 5 und 12 Monaten wird dieser Wert auf der Grundlage des veränderten Körpergewichts extrapoliert. Es ergibt sich eine Zufuhr von 80 µg Folat/Tag.

Schwangere

3

Die Schwangerschaft stellt eine kritische Phase der Folatversorgung dar, denn der Folatbedarf Schwangerer steigt infolge der Vergrößerung des Uterus, der Anlage der Plazenta, der Zunahme der mütterlichen Erythrozytenzahl sowie des embryonalen Wachstums deutlich an.

Die Aufrechterhaltung adäquater mütterlicher Erythrozytenfolatkonzentrationen wird als geeigneter Indikator einer ausreichenden Folatversorgung in der Schwangerschaft gewertet. Serumfolat ist wegen der hormonell bedingten Hämodilution weniger geeignet. Auch die Plasma-Homocysteinkonzentration erscheint als Versorgungsparameter wenig brauchbar, da deren Aussagekraft als Indikator der Folatversorgung in der Schwangerschaft nicht geklärt ist.

Zahlreiche epidemiologische Untersuchungen belegen, dass der Folatgehalt der Nahrung zusammen mit einer Zulage von 100 µg synthetischer Folsäure (entspricht 200 µg Nahrungsfolat) nicht ausreicht, um bei allen Schwangeren den Folatstatus aufrechtzuerhalten (Dawson 1966, Hansen et Rybo 1967, Chanarin et al. 1968, Colman et al. 1975, Qvist et al. 1986, McPartlin et al. 1993). Umgekehrt hat die einzige zur Klärung dieser Fragestellung durchgeführte, kontrollierte metabolische Studie ergeben (Caudill 1997), dass eine Kombination von 120 µg Nahrungsfolat und 330 µg synthetischer Folsäure pro Tag (entspricht ungefähr 660 µg Folatäquivalente) bei Schwangeren (14. bis 25. Schwangerschaftswoche) eine ausreichende Folatversorgung gewährleistet. In den USA wurde der EAR für schwangere Frauen abgeleitet, indem die Menge von 200 µg Nahrungsfolat (entspricht 100 µg synthetischer Folsäure in obigen Studien) zum EAR von nichtschwangeren Frauen addiert wurde (Institute of Medicine 1998). Der summierte Wert von 520 µg Nahrungsfolat/Tag ist demnach die Folatmenge, die ungefähr bei der Hälfte der Schwangeren einen ausreichenden Folatstatus gewährleistet. Der korrespondierende RDA-Wert für Schwangere (EAR × 1,2) von 600 µg Nahrungsfolat/Tag stellt bei nahezu allen Schwangeren eine ausreichende Versorgungslage sicher. Präzise Grundlagenforschungen mit ausreichendem Datenmaterial liegen für Deutschland nicht vor.

In den Empfehlungen der DGE für schwangere Frauen wird darauf hingewiesen, dass der Bedarf von Schwangeren aufgrund des hohen Folatbedarfs des Feten erhöht ist und dass eine mangelhafte Folatversorgung in der Schwangerschaft zu Schwangerschaftskomplikationen führen kann. Die empfohlene Folatmenge für schwangere Frauen wird in den DACH-Referenzwerten (2000) mit 600 µg Gesamtfolat (als Nahrungsfolat)/Tag angegeben.

Stillende

Da der Folatgehalt in Muttermilch ca. fünf- bis zehnmal höher ist als die entsprechende Konzentration im Serum, wurde schon früh ein aktiver Konzentrierungsmechanismus vermutet, der eine ausreichend hohe Vitaminzufuhr für den Säugling garantiert, bei weiterer Verarmung der mütterlichen Reserven. Die evolutionsbiologische Sinnhaftigkeit dieses Prinzips konnte durch Nachweis spezieller folatbindender Proteine in der Muttermilch (z.B. FRα) physiologisch erklärt werden (Selhub et al. 1984). Es besteht eine positive Korrelation zwischen dem Folatgehalt der Milch und der Konzentration an folatbindenden Proteinen, wobei üblicherweise die Kapazität zur maximalen Folatbindung nicht ausgeschöpft wird. Der Überschuss an Folatbindungskapazität gewährleistet einerseits eine möglichst hohe Folatbindung und andererseits die Folatanreicherung gegen ein Konzentrationsgefälle zum Plasma (Selhub et al. 1984). Zusätzlich erhöht die Proteinbindung von Folat deren Bioverfügbarkeit (Smith et al. 1985, Picciano et al. 2004) und macht Muttermilch damit zum idealen Folatlieferanten für den Säugling.

In Industriestaaten mit breitem Lebensmittelangebot wie z.B. in den USA liegen die Folatgehalte in der Muttermilch zwischen 80 µg/l und 100 µgl, sofern keine Supplementierung erfolgt (Lim et al. 1998, Mackey und Picciano 1999). In Ländern mit niedrigerem sozioökonomischen Status (z.B. Mexiko) erreichen die Folatgehalte in der Muttermilch nur etwa die Hälfte der oben genannten Größenordnung (Villalpando et al. 2003). Generell gilt, dass die Folatkonzentrationen in Muttermilch direkt nach der Geburt höher sind als gegen Ende der Laktation. Wird hingegen supplementiert, kann ein Abfall der Folatgehalte in Muttermilch vermieden werden.

Eine Supplementierung kann während der Laktation sowohl mit Folsäure als auch mit der natürlichen Vitaminform 5-MTHF (Calcium-L-Methylfolat) durchgeführt werden, dabei bietet letztere den Vorteil, dass keine unmetabolisierte Folsäure in die Zirkulation (der Mutter) gelangt. Dies konnte von Kelly et al. erstmals 1997 bei älteren Menschen gezeigt werden, wobei nach Applikation von 200 µg Folsäure/Tag in Einzelfällen nicht metabolisierte Folsäure im Serum nachweisbar war. Bei Folsäuredosierungen von 400 µg und höher wurde das Vorkommen von nicht metabolisierter Folsäure im Serum fast regelmäßig beobachtet. Auch Fohr et al. (2002) konnten bei jungen Frauen nach einer 8-wöchigen Supplementierung mit 400 µg Folsäure/Tag nicht metabolisierte Folsäure im Blut nachweisen. In einer weiteren Studie untersuchte Fohr (2003) das Vorkommen nicht metabolisierter Folsäure bei Frauen, die homozygot in Bezug auf den 677C → T-MTHFR-Polymorphismus waren. Dazu wurden zu Versuchsbeginn und 90 Minuten nach der erstmaligen Einnahme von 400 µg Folsäure Blutproben untersucht, eine letzte Untersuchung erfolgte nach 8-wöchiger Studiendauer, wobei wiederum Blutproben direkt vor der letzten Einnahme der Folsäure und 90 Minuten danach genommen wurden. 90 Minuten nach der erstmaligen Gabe von Folsäure betrug der Anteil nicht metabolisierter Folsäure am Gesamtfolat 8% und stieg bis Versuchsende auf 10% des Gesamtfolats (Fohr 2003) an.

Das Vorkommen von nicht metabolisierter synthetischer Folsäure im Blut bekam zunehmend Aufmerksamkeit, als im Jahr 2005 erstmals beschrieben wurde, dass dies auch bei Neugeborenen in Irland der Fall ist (Sweeney et al. 2005). In Irland wird eine Zwangsanreicherung mit Folsäure nicht praktiziert, es sind jedoch durchaus Lebensmittel am Markt (ähnlich wie in Deutschland), die mit Folsäure angereichert sind. Beim Verzehr dieser Lebensmittel wird offensichtlich die Folsäure nicht quantitativ zur eigentlichen Wirkform (5-MTHF) überführt, sondern zirkuliert unverändert im Blut. Nur so ist es zu erklären, dass bei 11 untersuchten Neugeborenen freie Folsäure im Nabelschnurblut nachgewiesen werden konnte. Eine zweite Untersuchung, die am 4. Lebenstag durchgeführt wurde, zeigte im Mittel einen 2,5-fachen Anstieg freier Folsäure im Blut, was auf den Verzehr von Formuladiäten zurückzuführen war, die allesamt mit Folsäure angereichert waren.

Houghton et al. (2006) vermuten, dass das Vorkommen von nicht metabolisierter Folsäure bei der Mutter den Mechanismus der Folatanreicherung in Muttermilch negativ beeinflusst, denn die Bindungsaffinität von nicht metabolisierter Folsäure zu den Folatrezeptoren im Brustgewebe ist 10fach höher als zur natürlichen Vitaminform 5-MTHF (Kamen und Capdevila 1986). Damit Folat jedoch ins Zytoplasma der Milch transportiert werden kann, muss es zunächst von den membranständigen Folatrezeptoren dissoziieren, was deutlich effizienter mit 5-MTHF möglich ist als mit der nicht metabolisierten Folsäure. Zur Prüfung dieser Thesen führten Houghton et al. (2006) eine placebokontrollierte Interventionsstudie mit 72 Schwangeren durch. Während der Schwangerschaft wurden alle Frauen lediglich mit Folsäure supplementiert, direkt post partum erfolgte eine Aufteilung in die verschiedenen Behandlungsgruppen (400 µg Folsäure/d bzw. äquimolare Mengen an 5-MTHF vs. Placebo).

Nach einer Stillzeit von 16 Wochen waren die mittleren Folatgehalte in den Erythrozyten der Frauen, die die natürliche Vitaminform 5-MTHF erhalten hatten, signifikant höher (2178 µmol/l) als nach Gabe von Folsäure (1967 µmol/l). Dies belegt nicht nur die Gleichwertigkeit beider Verbindungen, sondern attestiert der natürlichen Wirkform 5-MTHF eine höhere Bioeffektivität in Bezug auf die Höhe der zu erzielenden Folatspeicher.

Kontrollierte metabolische Studien zur exakten Ableitung des Folatbedarfs stillender Mütter sind in der Literatur bisher nicht beschrieben (Institute of Medicine 1998). Der Bedarf stillender Frauen wird daher rechnerisch ermittelt. Er setzt sich zusammen aus der Folatmenge, die in die Milch abgegeben wird, und dem Folatbedarf nicht stillender Frauen (DGE 1991, Institute of Medicine 1998).

Bei den derzeit für Stillende geltenden Folatempfehlungen der DACH (2000) wird ein durchschnittlicher

3

Tab. 3.4.3 Folsäure, empfohlene tägliche Zufuhr (DACH 2000)

Alter	Folsäure (Nahrungsfolat)		
	µg-Äquivalent[1]/Tag	µg/MJ[2] Nährstoffdichte	
		m	w
Säuglinge			
0 bis unter 4 Monate[3]	60	30	32
4 bis unter 12 Monate	80	27	28
Kinder			
1 bis unter 4 Jahre	200	43	45
4 bis unter 7 Jahre	300	47	52
7 bis unter 10 Jahre	300	38	42
10 bis unter 13 Jahre	400	43	47
13 bis unter 15 Jahre	400	36	43
Jugendliche und Erwachsene			
15 bis unter 19 Jahre [4]	400	38	47
19 bis unter 25 Jahre [4]	400	38	49
25 bis unter 51 Jahre [4]	400	39	51
51 bis unter 65 Jahre	400	43	54
65 Jahre und älter	400	48	58
Schwangere [4]	600		65
Stillende	600		56

1 Dies wurde berechnet nach der Summe folatwirksamer Verbindungen in der üblichen Nahrung = Folatäquivalente (gemäß neuer Definition).
2 Die Dichte wurde berechnet für Jugendliche und Erwachsene mit überwiegend sitzender Tätigkeit (PAL-Wert 1,4),
3 Hierbei handelt es sich um einen Schätzwert.
4 Frauen, die schwanger werden wollen oder könnten, sollten zusätzlich 400 µg synthetische Folsäure (= Pteroylmonoglutaminsäure/PGA) in Form von Supplementen aufnehmen, um Neuralrohrdefekten vorzubeugen. Diese erhöhte Folsäurezufuhr sollte spätestens 4 Wochen vor Beginn der Schwangerschaft erfolgen und während des ersten Drittels der Schwangerschaft beibehalten werden.

Milchfolatgehalt von 80 µg/l zugrunde gelegt. Bei einer angenommenen Milchproduktion von 750 ml/Tag und unter Einbeziehung eines Zuschlags für die erhöhten Anforderungen an den Stoffwechsel wird ein zusätzlicher täglicher Mehrbedarf von 100 µg Folsäure bzw. 200 µg Nahrungsfolat berechnet. Zusammen mit der empfohlenen Folataufnahmemenge für nicht stillende Frauen ergibt dies eine Folatempfehlung von 600 µg/Tag.

Erhöhter Folsäurebedarf bei MTHFR-Polymorphismen

Verschiedene Enzyme im Folatstoffwechsel weisen genetische Polymorphismen auf, die mit Aktivitätseinbußen verbunden sind und eine unzureichende Verstoffwechselung verschiedener Folatmetaboliten zur Folge haben. Das Enzym 5,10-Methylentetrahydrofolat-Reductase (MTHFR) katalysiert die Bildung von 5-Methyltetrahydrofolat (MTHF), der hauptsächlichen Folatform im menschlichen Organismus, deren Methylgruppe für die Umwandlung (Remethylierung) von Homocystein zu Methionin benötigt wird. Eine Punktmutation am 677 Nukleotid führt zu einem Austausch von Cytosin gegen Thymin MTHFR (C677T), was bei homozygot Betroffenen mit Thermolabilität und ca. 75% verminderter Enzymaktivität verbunden ist (Frosst et al. 1995), (Kang, et al. 1988). Die thermolabile Enzymvariante (677TT MTHFR) führt zu erhöhten Homocysteinspiegeln (Klerk et al. 2002, Brattström et al. 1998, Gudnason et al. 1998), insbesondere falls die Plasmafolatspiegel niedrig liegen bzw. auch im unteren Normalbereich liegen (Girelli et al. 1998, Jacques et al. 1996). Darüber hinaus haben die homozygot (677TT) Betroffenen signifikant niedrigere Erythrozytenfolatspiegel als Heterozygote (677CT) bzw. Wildtypen (677CT) (Lamers 2005). Verschiedene Studien haben inzwischen gezeigt, dass Frauen mit Schwangerschaftskomplikationen häufiger homozygote Genotypen (TT) aufweisen und selbst heterozygote mit einem erhöhten Risiko behaftet sind (siehe dort).

Bei näherer Betrachtung dieser Zusammenhänge im Stoffwechsel sieht man, dass das Enzym MTHFR die Umwandlung von 5,10-Methenyl-THF zu 5-MTHF katalysiert (➤ Abb. 3.4.14). Eine unzureichende 5-MTHF-Bildung führt zu einem Anstieg von Homocystein, da die Methylgruppe von 5-MTHF für die Remethylierung von Homocystein zu Methionin nicht mehr in ausreichendem Umfang zur Verfügung steht. Der erhöhte Homocysteinspiegel bei den unterschiedlichen MTHFR-Polymorphismen (TT und CT) erklärt wiederum deren erhöhtes Risiko für Schwangerschaftskomplikationen. Um die erhöhten Homocysteinspiegel bei Vorliegen dieses genetischen Polymorphismus zu senken, bietet es sich an, direkt 5-MTHF zu verabreichen, denn dieser Metabolit stellt

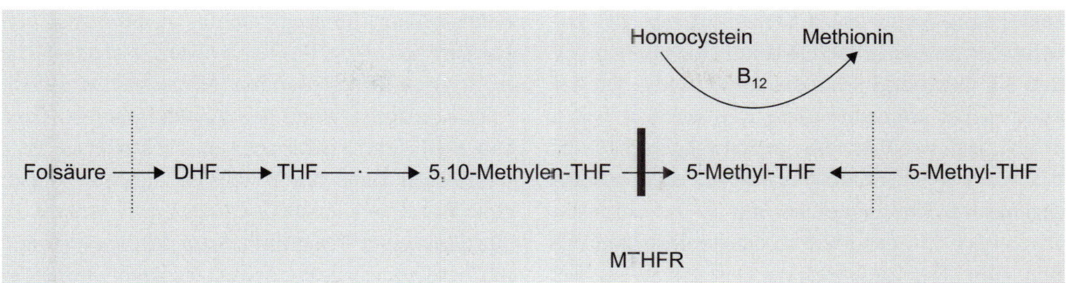

Abb. 3.4.14 Enzympolymorphismen im Folatstoffwechsel

auch beim Menschen mit ca. 98% die Hauptform aller Folatmetabolite dar. In diesem Zusammenhang muss die Folsäure – die als solche in der Natur nicht vorkommt – als Vorstufe der eigentlichen vitaminwirksamen Form betrachtet werden, die erst nach Aufnahme in den Körper zum Teil bereits in der Mukosazelle in Dihydrofolat und Tetrahydrofolat und anschließend in der Leber zu 10-Formyl-THF bzw. 5,10-Methylen-THF überführt wird, welches bei homozygot und heterozygot Betroffenen dann aber nicht quantitativ zu 5-MTHF überführt werden kann (➤ Abb. 3.4.14).

Eine zweite Mutation betrifft das Enzym MTHFR am Nukleotid 1298. Dabei erfolgt ein Austausch von Adenin gegen Cytosin (1298A→C), was ebenfalls mit verminderter Enzymaktivität verbunden ist, aber keine Thermolabilität zur Folge hat (Lievers et al 2001, van der Put et al. 1998). Der Aktivitätsverlust des Enzyms MTHFR (1298CC) ist dabei deutlich geringer als bei der 677TT-Mutation und macht etwa 40% aus (Weisberg et al. 1998). Die Häufigkeit dieses Genotyps in homozygoter Form ist mit ca. 10% in etwa vergleichbar zur Häufigkeit der 677TT-Variante, die mit ca. 10–12% angegeben wird (Brattström et al 1998). Die 1298A→C-Mutation führt auch nicht zu signifikant erhöhten Homocysteinspiegeln, noch zu veränderten Serum- bzw. Erythrozytenfolatkonzentrationen, weder in der homozygoten noch in der heterozygoten Form, jedoch haben neuere Studien ergeben, dass zwischen beiden Genpolymorphismen durchaus Interaktionen bestehen, indem die Einzelwirkungen verstärkt werden. Dies konnte bei jeweils heterozygot Betroffenen (677CT/1298AC) gezeigt werden, die signifikant schwächere Enzymaktivitäten und höhere Homocysteinblutspiegel aufwiesen als Individuen, die lediglich heterozygot im Bezug auf die 677CT-Variante waren.

Um die durch den Polymorphismus ausgelöste Störung des Folat- und Homocysteinstoffwechsels auszugleichen, benötigen diese Personen höhere Mengen an Folsäure (de Bree et al. 2003) bzw. profitieren optimal von der natürlichen Vitaminform 5-MTHF.

Empfehlungen zur Prävention

Angeborene Fehlbildungen

Neuralrohrdefekte

Speziell die Bedeutung der Folsäure für die Prävention von Neuralrohrdefekten ist erwiesen und verschiedene nationale Gremien (u.a. Deutsche Gesellschaft für Ernährung, BgVV, Gesellschaft für Neuropädiatrie, Deutsche Gesellschaft für Kinderheilkunde, Deutsche Gesellschaft für Humangenetik, Deutsche Gesellschaft für Gynäkologie) empfehlen deshalb Frauen im gebärfähigen Alter, rechtzeitig für eine ausreichende Folsäure- bzw. Folatzufuhr zu sorgen (spätestens 4 Wochen vor Beginn der Schwangerschaft zusätzlich 400 µg Folsäure/Tag (Koletzko und von Kries 1994).

Die Diskussion über die Folatversorgung Schwangerer und auch von Frauen im gebärfähigen Alter allgemein ist in den letzten Jahren angefacht worden, nachdem in verschiedenen Studien Zusammenhänge zwischen dem Auftreten von Neuralrohrdefekten und der Folatversorgung festgestellt wurden. Die Ausbildung des Neuralrohrs ist der erste organogene Vorgang in der frühen Embryonalphase. Beim Menschen beginnt er ungefähr am 21. Schwangerschaftstag und ist schon sieben Tage später vollständig abgeschlossen. Ein fehlender bzw. unzureichender Schluss des Neuralrohrs ist die häufigste

Fehlbildung des zentralen Nervensystems. Die Inzidenz liegt in Deutchland vermutlich zwischen 470 und 800 Lebendgeburten pro Jahr (1–1,5/1000 Geburten). Bei schätzungsweise weiteren 500 Fällen erfolgt nach der Diagnose ein Schwangerschaftsabbruch. Das Wiederholungsrisiko nach einer vorausgegangenen Schwangerschaft mit Neuralrohrdefekt erhöht sich um das 10- bis 20fache. Das klinische Bild eines Neuralrohrdefekts äußert sich in zwei Grundtypen: der Spina bifida und der Anenzephalie. Häufig führen diese Fehlbildungen zum Tod. Überlebende Kinder leiden je nach Art und Ausmaß der Fehlbildung unter Behinderungen. Große Interventionsstudien haben gezeigt, dass durch die Gabe von Folsäure vor und in der Frühschwangerschaft (perikonzeptionell) das Risiko für einen Neuralrohrdefekt um 50 bis 70% gesenkt werden kann (Czeizel 1995, Czeizel et al. 1994, Smithells et al. 1981, Rieder 1994, Tönz et al. 1996, Czeizel 2004). Der Mechanismus für den protektiven Einfluss von Folat auf die Entstehung von NRD ist noch nicht geklärt. Möglicherweise spielt das neurotoxische Homocystein eine entscheidende Rolle (Bässler et al. 2002). Hinweise auf einen solchen Zusammenhang gibt die Tatsache, dass der weit verbreitete Genpolymorphismus C 677 T der Methylentetrahydrofolat-Reductase (MTHFR) mit erhöhten Homocysteinspiegeln im Blut einhergeht und bei etwa 10% der Normalbevölkerung zu finden ist, bei Müttern von Kindern mit Spina bifida jedoch häufiger vorkommt (Tönz 2002).

Eine Reihe von Studienergebnissen bestätigen Zusammenhänge zwischen der Zufuhr von Folsäure und dem NRD-Risiko sowohl für die Primärprävention als auch zur Senkung des Wiederholungsrisikos.

So konnte an vier von fünf **Fall-Kontroll-Studien,** in denen ein Multivitaminpräparat mit Folsäure in einer Dosierung von 0,36 bis 0,8 mg pro Tag perikonzeptionell verabreicht wurde, eine Reduktion des NRD-Risikos um 35 bis 75 Prozent nachgewiesen werden (Bower und Stanley 1989, Mulinare et al. 1988, Shaw et al. 1995a, Werler et al. 1993).

In einer großen prospektiven **Kohortenstudie** wurden Frauen in der 16. Schwangerschaftswoche befragt, ob sie Vitaminpräparate mit oder ohne Folsäure eingenommen hatten. Eine Einnahme von folsäurehaltigen Präparaten in den ersten sechs Wochen der Schwangerschaft ging mit einer Risikoreduktion um 70 Prozent einher. Die Einnahme von Folsäure erst ab der siebten Schwangerschaftswoche zeigte keine Risikoreduktion (Milunsky et al. 1989).

In Nordchina, einer Gegend mit hoher Inzidenz von NRD, führte bei Frauen im gebärfähigen Alter die isolierte Gabe von 400 µg Folsäure pro Tag zu einer Reduktion des NRD-Risikos um 79 Prozent. In Südchina, einer Region mit einer deutlich niedrigeren Inzidenz, wurde durch diese Maßnahme eine Abnahme um 41 Prozent beobachtet (Berry et al. 1999).

Die genannten Studien liefern zwar deutliche Hinweise auf den Zusammenhang zwischen Folsäure und Neuralrohrdefekten, jedoch kann der definitive wissenschaftliche Beweis nur durch placebokontrollierte **Interventionsstudien** erbracht werden. Deshalb führten Czeizel et al. (Czeizel und Dudas 1992, Czeizel et al. 1994) im Rahmen des Ungarischen Familienplanungsprogramms eine randomisierte, placebokontrollierte doppelblinde Studie mit 5502 schwangeren Frauen durch. Eine Gruppe (n = 2819) erhielt mindestens einen Monat vor der Empfängnis sowie mindestens zwei Monate danach ein Multivitaminpräparat mit 800 µg Folsäure, die Kontrollgruppe bekam ein Präparat, das Kupfer, Mangan, Zink und Vitamin C in Spuren enthielt. In der mit Folsäure supplementierten Gruppe trat kein Fall von NRD auf, während in der Kontrollgruppe sechs Fälle beobachtet wurden (p = 0,014) (Czeizel und Dudas 1992, Czeizel et al. 1994).

In einer weiteren kontrollierten Kohorten-Studie konnte Czeizel (2004) erneut die nahezu 100%ige Risikoreduktion von Spina bifida durch Gabe eines folsäurehaltigen Multivitaminpräparates bestätigen und darüber hinaus eine signifikante Reduzierung weiterer angeborener Fehlbildungen nachweisen. Dazu rekrutierte er Frauen mit Kinderwunsch, die ein folsäurehaltiges (800 µg) Multivitaminpräparat erhielten, während die Vergleichskohorte (n = 3056) unbehandelt blieb. Erwartungsgemäß traten in der unbehandelten Kohorte mehrere Fälle (n = 9) von Neuralrohrdefekten auf, wohingegen nur 1 Fall eines Anencephalus in der Multivitamingruppe (ebenso wie in der unsupplementierten Kohorte) auftrat und kein Fall von offenem Rücken beobachtet wurde (8 Fälle in der unsupplementierten Kohorte).

Die Überlegenheit der Multivitamingabe zur Prävention von Neuralrohrdefekten im Vergleich zur Folsäuregabe wird damit nachdrücklich bestätigt.

Nachdem in den USA seit 1988 Grundnahrungsmittel mit Folsäure angereichert wurden, die zu einer zusätzlichen Zufuhr von ca. 100 µg führen, liegen nun erste Ergebnisse über die Auswirkungen dieser präventiven Maßnahme vor. Danach ist die Prävalenz von Neuralrohrdefekten von 37,8 Fällen pro 100 000 Lebendgeburten vor Einführung der Folatanreicherung auf 30,5 Fälle pro 100 000 Lebendgeburten nach Einführung der Anreicherung zurückgegangen, die Risikoreduktion betrug 19% und war hochsignifikant (Honein et al. 2001). Entsprechende Daten für Kanada bestätigen den Rückgang von Neuralrohrdefekten nach Folsäureanreicherung von Grundnahrungsmitteln um teilweise 50% (Nova Scotia). Der Grund für die höhere Reduktion von Neuralrohrdefekten in Kanada liegt u.a. an der quantitativ und qualitativ besseren Erfassung dieser Defekte.

Bei der Suche nach den eigentlichen Ursachen stieß man erneut auf das Homocystein und vermutete, dass von dieser neurotoxischen Substanz möglicherweise die fruchtschädigenden Wirkungen in der Frühschwangerschaft ausgehen. Durch die empfohlene Folatzufuhr wird der Homocysteinspiegel optimal gesenkt, weshalb auch die DGE in ihren neuen Referenzwerten diese Zusammenhänge erstmals berücksichtigt hat und die empfohlene Folatzufuhr entsprechend anhob. Dass dem Homocystein eine mögliche pathogenetische Bedeutung zukommt, wurde erstmals von Mills et al. (1995) erkannt, die beobachteten, dass die Neuralrohrdefekthäufigkeit nicht nur mit der Folatversorgungssituation sondern auch mit der Vitamin-B_{12}-Versorgungssituation (schwach) korreliert. Betrachtet man jedoch Personen mit niedriger Folatversorgung in Kombination mit niedrigen Vitamin-B_{12}-Blutspiegeln, so ist bei Vorliegen eines kombinierten Mangels das NRD-Risiko drastisch erhöht.

Vitamin B_{12} ist am Homocysteinstoffwechsel als Coenzym der Methionin-Synthase beteiligt und übernimmt kurzfristig die Methylgruppe von 5-MTHF um in Form von Methylcobalamin diese Methylgruppe auf Homocystein zu übertragen, wodurch einerseits wieder Methionin entsteht und andererseits THF gebildet wird, was für die Übertragung von Formyl- und Methenylgruppen unerlässlich ist und für die Synthese von Nukleinsäuren benötigt wird. Da Vitamin B_{12} und Folsäure lediglich bei der Homocysteinremethylierung biochemisch eng miteinander verknüpft sind (alle anderen Folat- bzw. Vitamin-B_{12}-abhängigen Stoffwechselreaktionen laufen unabhängig voneinander ab), vermuten die Autoren im erhöhten Homocysteinspiegel den eigentlichen kausalen Faktor für die Entstehung von Neuralrohrdefekten (Mills et al. 1995). Zudem verwendete Czeizel in seinen Studien eine Folsäuredosis von 800 µg (sowohl 1992 als auch 2004), die sich inzwischen als optimal zur Reduktion des Homocysteinspiegels erwiesen hat (Clarke 2005).

Zwar ist der Folat- und Vitamin-B_{12}-abhängige Remethylierungsschritt in quantitativer Hinsicht der bedeutsamste Schritt zur Verstoffwechselung des (u.a. neurotoxischen) Homocysteins, jedoch wird ein nicht unerheblicher Anteil des Homocysteins in zwei Vitamin-B_6-abhängigen Schritten zu Cystathionin und Cystein abgebaut, wodurch schließlich Cystin entsteht, das zur Aufrechterhaltung der Tertiärstruktur der körpereigenen Proteine (u.a. DNA) benötigt wird. Die B-Vitamine Folat, B_6 und B_{12}, die direkt am Homocysteinstoffwechsel beteiligt sind, waren in den von Czeizel eingesetzten Studienmedikationen enthalten und wurden in Dosierungen eingesetzt, die sich zwischenzeitlich als optimal in Bezug auf die Homocysteinsenkung erwiesen haben.

Angeborene Herzfehler

Durch die Gabe von Folsäure bzw. folsäurehaltigen Multivitaminpräparaten ist auch die Vermeidung angeborener Herzfehler (Häufigkeit 10:1000) möglich. In der randomisierten Ungarn-Studie fanden Czeizel und Dudas bereits 1992 eine 52-prozentige Reduktion im Auftreten angeborener kardiovaskulärer Defekte bei Kindern von Müttern, die perikonzeptionell folsäurehaltige Multivitaminpräparate eingenommen hatten, im Vergleich zu denen, die ein Placebo erhielten (Czeizel und Dudas 1992).

In der neueren, bereits zuvor zitierten Studie von Czeizel (2004), war die Reduktion der Herzfehler signifikant, wobei Defekte in der Herzscheidewand besonders deutlich reduziert wurden. In der nicht supplementierten Kohorte traten 19 Fälle (ventrikuläre septale Defekte) auf, wohingegen in der behandelten Kohorte nur 5 Fälle beobachtet wurden.

Diese deutliche Risikoreduktion um 74% war signifikant und untermauert die Bedeutung folsäure-

3

haltiger (800 µg) Multivitaminpräparate zur Risikoreduktion angeborener Fehlbildungen.

Eine im Vergleich zur Placebogruppe signifikante Reduktion des Risikos um 35% für Fehlbildungen der großen Gefäße zeigte sich in einer Fall-Kontroll-Studie bei Kindern, deren Mütter perikonzeptionell folsäurehaltige Multivitaminpräparate eingenommen hatten (Shaw et al. 1994).

In einer bevölkerungsweiten Fall-Kontroll-Studie der Centers for Disease Control (CDC) in Atlanta (USA) aus Daten von 1968 bis 1980 wurde eine signifikante Risikoreduktion um 43 Prozent für Fehlbildungen der großen Gefäße festgestellt, wenn ein (folsäurehaltiges) Multivitaminpräparat in der perikonzeptionellen Phase eingenommen worden war. Die Autoren weisen darauf hin, dass sie die Wirkung einzelner Komponenten des Präparates nicht untersuchen konnten (Botto et al. 1996).

Angeborene Fehlbildungen der Harnwege

Um die präventive Wirkung von Folsäure auf angeborene Fehlbildungen der Harnwege (Häufigkeit von Fehlbildungen im internen Urogenitalsystem 15:1000) zu überprüfen, wurden 118 Fälle des Washington State Birth Defect Registers (1990 bis 1991) mit 369 Kontrollen ohne Fehlbildungen verglichen (Li et al. 1995). Bei Müttern, die perikonzeptionell folsäurehaltige Multivitaminpräparate nahmen, war das Risiko für Harnwegsfehlbildungen des Kindes um 85% reduziert. Da die Entwicklung der Harnwege im Gegensatz zum Neuralrohr erst in der 16. bis 20. Schwangerschaftswoche abgeschlossen ist, konnten Li et al. auch dann noch einen Trend für die Reduktion von Fehlbildungen feststellen, wenn folsäurehaltige Multivitaminpräparate erst im zweiten Trimester der Schwangerschaft verabreicht worden waren.

Mit der 2004 veröffentlichten kontrollierten Kohorten-Studie konnte Czeizel bestätigen, dass nach Multivitamingabe eine deutliche Reduktion angeborener Fehlbildungen der Harnwege auftrat und dass sogar eine signifikante Reduktion obstruktiver Fehlbildungen der harnableitenden Wege möglich ist. Bei der nicht supplementierten Kohorte traten 13 Obstruktionen (Pelvicuretric Junction) auf, wohingegen in der supplementierten Kohorte nur 2 Fälle beobachtet wurden.

Die 81%ige Risikoreduktion war signifikant und bestätigt auch hier die Bedeutung von folsäurehaltigen (800 µg) Multivitaminpräparaten (Czeizel 2004).

Lippen-, Kiefer- und Gaumenspalten

Einige Untersuchungen weisen darauf hin, dass durch eine perikonzeptionelle Folsäuresupplementierung möglicherweise auch das Risiko für Lippen-, Kiefer- und Gaumenspalten reduziert werden kann (Häufigkeit ca. 4:1000).

Nach Czeizel (2004) sind dazu jedoch höhere Dosierungen erforderlich. Einschlägige Untersuchungen wurden von Czeizel (2004) in Ungarn durchgeführt. Dazu verglich Czeizel (2004) die gepoolten Daten von zwei ungarischen Studien in der einmal eine Folsäuredosis von 800 µg in Form eines Multivitaminpräparates zur Anwendung kam und zum anderen die Auswirkungen einer täglichen hoch dosierten Folsäuregabe (ca. 6 mg) untersucht wurde (Hungarian Case Control Surveillance of Congenital Abnormalities). In Bezug auf orale Spalten bestätigte sich hier, dass lediglich die Hochdosis in der Lage ist, diese Form angeborener Fehlbildungen signifikant zu senken. Ansonsten bestätigte auch diese Vergleichsuntersuchung, dass alle anderen Fehlbildungen eher durch Multivitaminpräparate mit 800 µg Folsäure zu verhindern waren als durch alleinige Hochdosierung mit Folsäure (6 mg). Eine aktuelle norwegische Fall-Kontroll-Studie kommt hingegen zu dem Ergebnis, dass mit steigender Folat- bzw. Folsäurezufuhr sowohl über die Ernährung als auch durch Supplemente eine Risikoreduktion für Lippen-Kieferspalten zu beobachten ist (Wilcox et al. 2007). Die besten Ergebnisse wurden in der Gruppe beobachtet, die eine folatreiche Ernährung praktizierte und gleichzeitig Folsäure supplementierten (400 µg und mehr). Bei diesen Dosierungen zeigte sich jedoch kein Einfluss auf die Risikoreduktion von Gaumenspalten, wozu offensichtlich höhere Dosierungen erforderlich sind (s.o.).

Schwangerschaftskomplikationen

Es gilt als allgemein anerkannt, dass unter den Bedingungen eines Folatmangels Schwangerschaftskomplikationen auftreten, die von leichteren Erscheinungen, z.B. Blutungen, bis hin zu Totgeburten führen können. So waren z.B. die sog. Schwangerschaftsanämien bis zum Ende der 40er Jahre des letzten Jahrhunderts insbesondere in Entwicklungsländern (z.B. Indien) sehr gefürchtet, da sie eine Vielzahl von Todesfällen zur Folge hatten. Nach Entdeckung der Folsäure (1941) und deren Synthese (1946) stand nunmehr ein Mittel zur Verfügung, diesem verbreiteten Vitaminmangelzustand vorzubeugen bzw. ihn zu behandeln. Inzwischen liegt dazu eine große Anzahl von Studien vor.

Bei der Vielzahl sich teilweise widersprechender Versuchsergebnisse lässt sich nicht immer eine eindeutige Zuordnung von Ursache und Wirkung vornehmen. Dies ist zum Teil dadurch zu erklären, dass kleinere Studien mit wenigen Teilnehmern signifikante Zusammenhänge nicht erkennen lassen, wohingegen Studien mit hoher Teilnehmerzahl klare Zusammenhänge liefern. Auch divergiert die Beurteilung des Folatstatus (unterschiedliche Bestimmungsmethoden für Folat im Serum bzw. Erythrozyten, unterschiedliche Normwerte etc.) in den verschiedenen Studien ganz erheblich.

Auch bei der Betrachtung des Homocysteinblutspiegels als pathogenetischem Faktor von Schwangerschaftskomplikationen ist der Nachweis der Kausalität allein schon deshalb nicht immer möglich, weil in den meisten Studien die Homocysteinbestimmung erst nach erfolgter Diagnose einer Schwangerschaftskomplikation durchgeführt wird, und somit eine retrospektive Einordnung des Homocysteins keine sichere Bewertung als kausaler Faktor erlaubt.

Neuere Studien (seit Ende der 90er Jahre) erfassen zusätzlich Polymorphismen im Folatstoffwechsel. Bei den genetischen Polymorphismen des MTHFR-Gens ist der Zeitpunkt der Analyse zwar ohne Belang, dennoch ergeben sich auch hier Interpretationsschwierigkeiten, da die Ausprägung von Schwangerschaftskomplikationen ganz erheblich vom Folatstatus beeinflusst wird. Dies ist z.B. bei der Pathogenese von Neuralrohrdefekten näher untersucht worden, wobei gezeigt werden konnte, dass homozygote Merkmalsträger (C677T MTHFR) mit schlechtem Folatstatus ein deutlich erhöhtes Risiko für Neuralrohrdefekte aufweisen.

Bei vielen der hier zu besprechenden Schwangerschaftskomplikationen liegt nicht immer eine sichere Beurteilung des Folatstatus vor (z.B. Erythrozytenfolat während der Schwangerschaft insbesondere zum Zeitpunkt der Ausbildung von Komplikationen), weshalb auch die Einordnung genetischer Polymorphismen in die Kausalkette derartiger Komplikationen schwierig ist.

Dennoch wird nachfolgend der Versuch unternommen, nicht nur den Folatstatus bei der Pathogenese von Schwangerschaftskomplikationen zu bewerten, sondern auch das Vorliegen genetischer Polymorphismen und den Homocysteinstoffwechsel in die Gesamtbetrachtung mit einzubeziehen.

Vermindertes Geburtsgewicht

In einem aktuellen Review von 2005 (Charles et al. 2005) wurden die Zusammenhänge zwischen vermindertem Geburtsgewicht und Folatstatus untersucht. Die Autoren kommen zu dem Ergebnis, dass Folsäuresupplementierung Einfluss auf das Geburtsgewicht hat, denn Neugeborene von nicht supplementierten Frauen haben ein deutlich niedrigeres Geburtsgewicht. Der genannte Review fußt jedoch im Wesentlichen auf Daten, die im Rahmen einer placebokontrollierten doppelblinden Interventionsstudie mit 200 µg bzw. 5 mg Folsäure bei 3187 Frauen in den Jahren 1966 und 1967 im schottischen Aberdeen durchgeführt wurde. Die Autoren unterziehen das vorhandene Datenmaterial einer Reanalyse und kommen so zu dem vorgenannten Ergebnis. In den 60er Jahren war nicht bekannt, dass ein erhöhter Homocysteinspiegel als möglicher Risikofaktor für Schwangerschaftskomplikationen gilt, ebenso konnten Zusammenhänge zu MTHFR-Polymorphismen nicht erfasst werden, da diese erst ab Mitte der 90er Jahre beschrieben wurden.

Ein Zusammenhang zwischen Folatversorgung und Geburtsgewicht wurde ebenfalls in Kalifornien (USA) beobachtet (Shaw et al. 2004). Hier wurde bei 5 916 630 Schwangerschaften mit lebendgeborenen Kindern die Häufigkeit von niedrigem Geburtsgewicht über einen Zeitraum von 1990 bis Ende 2000 erfasst, und man verglich die Zahlen, die vor der Anreicherung mit Folsäure (1.1.1998) auftraten mit den Fällen nach Einführung dieser Maßnahme. Nach Adjustierung der Daten (mütterliches Alter, Anzahl vorausgegangener Schwangerschaften, Rasse, Geburtsjahr etc.) ergab sich eine zwar geringe, aber dennoch signifikante Risikoreduktion für niedriges Geburtsgewicht und Frühgeburten.

Da die Anreicherung von Grundnahrungsmitteln mit Folsäure nur zu einer moderat höheren Folatzufuhr (100–200 µg/Tag) führte, ist nicht auszuschließen, dass eine noch bessere Folatversorgung zu deutlicheren Ergebnissen geführt hätte. Die Fakten belegen jedoch, dass selbst in Industriestaaten durch eine moderate Verbesserung der Folatversorgung ein – wenn auch kleiner, aber deutlich messbarer – Effekt auf das Geburtsgewicht eintritt.

Bei der kritischen Sichtung neuerer Literatur wird nicht nur der Folatstatus als Ursache für Schwangerschaftskomplikationen untersucht, sondern auch genetische Polymorphismen im Folatstoffwechsel, insbesondere bzgl. des MTHFR-Gens (C677T und A1298C) und des Homocysteinspiegels als pathogenetische Faktoren überprüft. So konnte z.B. in der norwegischen „Hordaland-Homocystein-Studie" gezeigt werden, dass mit zunehmendem Anstieg des Homocysteinspiegels das Risiko für niedriges Geburtsgewicht steigt (Vollset et al. 2000). Dazu wurde Mitte der 90er Jahre der Homocysteinblutspiegel in tiefgefrorenen Blutproben von Schwangerschaften aus den Jahren zwischen 1967 und 1996 untersucht. Im Gesamtkollektiv von 14 415 Frauen ergab sich im oberen Quartil der Homocysteinwerte (10,7–78 µmol/l) ein signifikanter 200%iger Risikoanstieg für sehr niedriges Geburtsgewicht (< 1500 g) im Vergleich zur Gruppe mit den niedrigsten Homocysteinwerten im unteren Quartil (3,6–7,5 µmol/l). Das zweite Quartil (Homocystein 7,6–8,8 µmol/l) war bereits mit einem leichten nicht signifikanten Risikoanstieg um 47% verbunden, der auch im dritten Quartil (8,9–10,6 µmol/l) mit einem Risikoanstieg um 84% die Signifikanz verfehlte.

Da Homocystein also in den meisten Fällen nicht zeitnah analysiert wurde (Probensammlung zwischen 1967 und 1996, Unklarheit bei der Art der Probengewinnung, Analyse Ende der 90er Jahre), hat man vom Gesamtkollektiv eine Untergruppe abgetrennt (Probensammlung zwischen 1980 und 1996) und diese gesondert ausgewertet. Hier ergibt sich jedoch das Problem, dass diese Untergruppe deutlich kleiner ist (4698 Schwangerschaften), weshalb signifikante Unterschiede nicht immer erkennbar sind. Jedoch zeigen sich auch in diesem Subkollektiv signifikante Zusammenhänge zwischen Homocysteinkonzentration und niedrigem Geburtsgewicht (< 500 g). Auch in Bezug auf sehr niedriges Geburtsgewicht (< 1500 g) spielt die Höhe des Homocysteinspiegels eine entscheidende Rolle. Da geringes Geburtsgewicht auch mit einer erhöhten Rate von Frühgeburten verbunden ist, wurde in der Hordaland-Studie auch das Risiko für Frühgeburten in Abhängigkeit vom Homocysteinspiegel erfasst. Auch hier war ein klarer Trend erkennbar, denn mit steigenden Homocysteinwerten nahm auch das Risiko für Frühgeburten zu.

Im Rahmen der Hordaland-Homocystein-Studie (Nurk 2004) wurde auch die Verteilung genetischer Polymorphismen im MTHFR-Gen untersucht (C677T/A1298C). Hier zeigte sich zwar, dass es in Abhängigkeit von der Anzahl der T-Allele zur intrauterinen Wachstumsverzögerung kommt, jedoch stand weder der homozygote noch heterozygote C-T677MTHFR-Polymorphismus in einem Zusammenhang zum Geburtsgewicht. Hingegen war die mütterliche 1298CC-Variante mit einem geringeren Risiko für vermindertes Geburtsgewicht assoziiert.

In der Hordaland-Studie ergaben sich bei weiteren Schwangerschaftskomplikationen eindeutige Beziehungen zum C677T-Polymorphismus, deshalb dürfen diese Gesichtspunkte für eine verlässliche Bewertung des Gesamtkontextes Folat und Schwangerschaftskomplikationen nicht außer Acht gelassen werden (Nurk et al. 2004).

Beziehung zwischen Folatstoffwechsel und Geburtsgewicht

Folatkonzentration im Blut ↓	– Geburtsgewicht ↓
Homocysteinkonzentration im Blut ↑	– Geburtsgewicht ↓, – Frühgeburten ↑
MTHFR (677TT Genotyp)	– Geburtsgewicht o.B.
MTHFR (1298CC Genotyp)	– vermindertes Risiko für niedriges Geburtsgewicht

Plazentapathologie (Abruptio placentae, Plazentainfarkt)

Die besondere Bedeutung einer optimalen Folatversorgung für die ordnungsgemäße Entwicklung von Plazentagewebe liegt in der Funktion der Folate begründet, die über die Nukleinsäuresynthese die massiven Anforderungen an Zellteilungsprozesse erst ermöglichen. Da das Plazentagewebe einen selektiv hohen Folatbedarf hat ist es verständlich, dass spezielle Folatbindungsproteine in der Plazenta vorhanden sind, um diese Bedarfsanforderungen zu erfüllen. Bei erschöpften Folatspeichern bzw. schlechtem Folatstatus ist es verständlich, dass Plazentablutungen bis hin zu Plazentaablösungen auftreten können.

Mehrere große Studien zeigten klare Zusammenhänge zwischen Folatmangel und erhöhtem Risiko für eine Abruptio placentae (Hibbard and Hibbard 1963, Hibbard 1964, Streiff and Little 1967, Hibbard et al. 1969), wohingegen kleinere Studien diese Zusammenhänge nicht belegen konnten (Menon et al. 1966, Henry 1968, Whalley et al. 1969, Daniel et al. 1971, Hall 1972, Pritchard et al. 1991). Wie bereits zuvor erwähnt ist die Datenlage durchaus heterogen, dies dürfte jedoch darauf zurückzuführen sein, dass den kleineren Studien mit geringer Teilnehmerzahl die statistische Power fehlt, um Zusammenhänge nachzuweisen, so dass bei vorsichtiger Interpretation ein Zusammenhang dennoch als wahrscheinlich angenommen werden kann.

Auch bei der Berücksichtigung des Homocysteinspiegels lassen die meisten Studien eine deutliche Assoziation zwischen Abruptio placentae und Hyperhomocysteinämie erkennen (Steegers-Theunissen et al. 1992, Goddijn-Wessel et al. 1996, Owen et al. 1997, Vollset et al. 2000, Steegers-Theunissen et al. 2004, El-Khairy et al. 2003). Diese Beziehung wurde erstmals von der Arbeitsgruppe um Eskes beschrieben (Steegers-Theunissen 1992) und später von Goddijn-Wessels et al. (1996) bestätigt. In letzterer Studie z.B. wurde eine milde Hyperhomocysteinämie bei 31% der Patienten mit Abruptio placentae (n = 26/84) gefunden, lediglich 9% der Kontrollgruppe ohne Schwangerschaftskomplikationen (n = 4/46) wiesen erhöhte Homocysteinwerte auf. Das relative Risiko war mit einer Odds Ration von 4,7 (95% Konfidenzintervall (CI): 1,53–14,5) signifikant. In der Hordaland-Studie geht die Plazentaablösung ebenfalls mit erhöhten Homocysteinwerten einher, jedoch ist die Gesamtzahl der hier untersuchten Fälle (mit Abruptio placentae) für eine Aufteilung in Quartile nicht ausreichend. In Bezug auf den Kausalitätsnachweis einer solchen Beziehung ergeben sich jedoch Schwierigkeiten, da in den meisten Fällen die Homocysteinbestimmung erst nach erstellter Diagnose erfolgte (s. o.).

Bei der Berücksichtigung genetischer MTHFR-Polymorphismen wird bei homozygoten C677T-MTHFR- bzw. A1298C-MTHFR-Merkmalsträgern isoliert und auch kombiniert ebenfalls über ein häufigeres Vorkommen von Plazentaablösungen berichtet (Gebhardt et al. 2001, Nurk et al. 2004), was in anderen Studien nicht beobachtet wurde (Anteby et al. 2004, Parle-McDermott et al. 2005). Wie zuvor erwähnt, ist es dabei von entscheidender Bedeutung, den Folatstatus zu berücksichtigen. Diese Zusammenhänge wurden erstmals in einer Studie von van der Molen et al. (2000) eindrucksvoll belegt. Da der TT-Genotyp zu einer verminderten MTHFR-Aktivität führt, ist der Spiegel an 5-MTHF – der hauptsächlich zirkulierenden Folatform – herabsetzt. Da jedoch nur 5-MTHF für die Remethylierung von Homocystein genutzt werden kann, wäre eine direkte Substitution mit der eigentlichen Wirkform 5-MTHF einer Applikation von Folsäure vorzuziehen. Die Autoren untersuchten Zusammenhänge zwischen homozygoten Merkmalsträgern der C677T-Mutation im MTHFR-Gen (TT-Genotyp) und dem Auftreten von Abruptio placentae bzw. Plazentainfarkt und fanden zunächst, dass der TT-Genotyp bei Frauen mit den genannten Schwangerschaftskomplikationen signifikant häufiger vertreten ist (12%) als bei der Kontrollgruppe (5%), die frei von derartigen und andersartigen Schwangerschaftskomplikationen waren. Das relative Risiko für den TT-Genotyp war mit einer OR von 2,45 (95% CI: 1,00–6,02) signifikant höher als im Vergleich zur Kontrollgruppe (ohne Schwangerschaftskomplikationen). Berücksichtigt man zusätzlich den Folatstatus, so wird deutlich, dass das relative Risiko (OR) mit zunehmender Verschlechterung des Folatstatus von 1,32 (guter Folatstatus oberstes Tertil) auf 2,91 (schlechter Folatstatus unterstes Tertil) steigt. Aufgrund der geringen Gruppengröße sind die Unterschiede bei einer derartigen Unterteilung zwar nicht mehr signifikant aber dennoch deutlich.

Bei Berücksichtigung sehr großer Studien, wie z.B. der Hordaland Homocystein-Studie mit mehreren 1000 Frauen, ergeben sich jedoch klare signifikante

Zusammenhänge (Nurk et al. 2004). Hier wurde bei 14 484 Frauen untersucht, ob der MTHFR 677C→T-Polymorphismus mit Plazentaablösung in Zusammenhang steht. Bei Homozygoten (TT) zeigte sich ein 2,6-fach erhöhtes Risiko gegenüber Wildtypen (CC) und Heterozygoten (CT), das mit einem p-Wert von 0,03 signifikant war. Damit kann der MTHFR 677C→T Polymorphismus als Risikofaktor für Plazentaablösung eingestuft werden.

Beziehung zwischen Folatstoffwechsel und Plazentapathologie

Folatkonzentration im Blut ↓	–	Abruptio placentae ↑
Homocysteinkonzentration im Blut ↑	–	Abruptio placentae ↑
MTHFR (677TT Genotyp)	–	Abruptio placentae ↑

Abort

Die Studiendaten zum Vorkommen von Aborten in Abhängigkeit vom Folatstatus weisen seit Jahrzehnten weitgehend übereinstimmend auf einen derartigen Zusammenhang hin. Historisch wurde dies bereits vor mehr als 40 Jahren erkannt, als Martin et al. (1965) zeigen konnten, dass Frauen mit Aborten einen deutlich erniedrigten Serumfolatspiegel aufwiesen und dass durch Folsäuresupplementierung das Wiederholungsrisiko für Aborte reduziert werden konnte. Zweifel kamen jedoch auf, als Chanarin et al. (1968) beobachteten, dass Frauen mit Fehlgeburten identische Erythrozytenfolatspiegel aufwiesen im Vergleich zu nicht betroffenen Frauen. Dies ist jedoch allein darauf zurückzuführen, dass der Erythrozytenfolatspiegel über den Verlauf der Schwangerschaft relativ konstant ist und das Erythrozytenfolat sehr austauschträge reagiert (Bung et al. 1993). Da Folat nur bei der Erythropoese in die roten Blutzellen inkorporiert wird und dies erst beim Zelluntergang nach 120 Tagen wieder abgegeben wird, ist eine nennenswerte Beeinflussung bis zum Auftreten eines spontanen Aborts (< 20 Wochen Schwangerschaftsdauer) auch gar nicht zu erwarten.

In eigenen Untersuchungen konnten wir zeigen, dass das Auftreten von Aborten sehr wohl mit dem Folatstatus korreliert (Pietrzik et al. 1992, Prinz et al. 1992 a,b). Dazu verglichen wir die Häufigkeit einer schlechten Folatversorgung (Serumfolatspiegel < 5 ng/ml) bei Frauen mit Aborten (n = 37) im Vergleich zu Frauen ohne Schwangerschaftskomplikationen (n = 116) und stellten fest, dass im gesunden Kontrollkollektiv lediglich 6,3% der Frauen als unterversorgt eingestuft wurden, wohingegen die Häufigkeit einer Unterversorgung im Abortkollektiv bei 18,9% lag und bei Frauen mit habituellen Aborten (3 und mehr Aborte mit ungeklärter Ursache) auf 30,4% stieg. Die Frauen, deren Schwangerschaft mit einem Abort endete, wiesen signifikant niedrigere Serumfolatkonzentrationen auf als eine Referenzgruppe von Frauen mit normalem Schwangerschaftsverlauf.

Vergleicht man beide Gruppen (Referenzgruppe und Abortgruppe), so wird deutlich, dass die Serumfolatspiegel in der Abortgruppe (n = 37) signifikant (p < 0,05) niedriger liegen (8,21 ng/ml) als bei der gesunden Kontrollgruppe (10,5 ng/ml). Noch deutlicher werden die Unterschiede, wenn man die Frauen mit unbekannter Abortursache (n = 27) betrachtet. Hier liegen die mittleren Serumfolatspiegel lediglich bei 6,2 ng/ml.

Da nicht allein die Folsäure im Zusammenhang mit Schwangerschaftskomplikationen diskutiert wird, sondern auch noch andere Nährstoffe beteiligt sein können, wurden zusätzlich verschiedene Parameter des Vitamin-B_{12}-, Eisen- und Zinkhaushaltes erfasst, sowie die Auswertung des Differenzialblutbildes (Übersegmentierung) in die Betrachtung miteinbezogen. Bei den untersuchten Parametern konnten jedoch keine signifikanten Unterschiede zwischen beiden Gruppen nachgewiesen werden. Zur weiteren Überprüfung, ob Folat ursächlich am Abortgeschehen beteiligt sein kann, haben wir in einer Folgestudie bei 46 Frauen mit habituellem Abort (mehr als 3 Aborte unbekannter Ätiologie) den Folathaushalt erfasst. Auch hier konnte gezeigt werden, dass der Serumfolatspiegel bei Frauen mit habituellen Aborten hochsignifikant (p < 0,001) niedriger liegt (7,39 ng/ml) als bei Frauen der Referenzgruppe.

Als zu Beginn der 90er Jahre dem Homocystein in der Pathogenese von Fehlgeburten vermehrte Aufmerksamkeit gewidmet wurde (Steegers-Theunissen et al. 1992), zeigten mehrere Studien übereinstimmend, dass erhöhte Homocysteinspiegel (infolge eines Folatmangels in der Schwangerschaft) zu einer erhöhten Rate an Fehlgeburten führte (Wouters et al. 1993, Nelen et al. 1998, Quere et al. 1998). Auch die

Tab. 3.4.4 Verteilung der MTHFR C677T- und A1298C-Genotypen bei jeweils 200 Patienten mit rezidivierenden Aborten im Vergleich zu entsprechenden Kontrollen (modifiziert nach Mtiraoui et al. 2006)

	Genotyphäufigkeit		
	C/C n (%)	C/T n (%)	T/T (n (%)
MTHFR C677T			
Kontrollen	156 (78,00)	30 (15,00)	14 (7,00)
Patienten	92 (46,00)	47 (23,50)	61 (30,00)
p		< 0,001	
A1298C	A/A	A/C	C/C
Kontrollen	130 (65,00)	62 (31,00)	8 (4,00)
Patienten	108 (54,00)	65 (32,50)	27 (13,50)
p		0,002	

Hordaland-Studie zeigte diese Zusammenhänge. Das Risiko für Totgeburten (< 1500 g) war im obersten Homocysteinquartil signifikant häufiger im Vergleich zu niedrigen Homocysteinwerten. Auch eine Metaanalyse bestätigte den Zusammenhang zwischen spontanen Aborten und erhöhten Plasmahomocysteinspiegeln (Nelen et al. 2000), so dass der Zusammenhang Folat → Homocystein → Abort nunmehr als gesichert gelten kann.

Ob sich jedoch auch MTHFR-Polymorphismen (z.B. C677T bzw. A1998C) auf die Aborthäufigkeit auswirken, war lange umstritten. Zwar weisen die Studien von Nelen et al. (1998) und Foka et al. (2000) auf einen Zusammenhang hin, jedoch kommen andere Arbeiten zu gegenteiligen Befunden (Kutteh et al. 1999, Martinelli et al. 2000, Unfried et al. 2002). Die wenigen Arbeiten, die kombinierte Polymorphismen (677 CT/1298CC oder 677TT/1298 CC) untersucht haben, weisen ebenfalls auf ein höheres Risiko hin (Isotalo et al. 2000, Zetterberg et al. 2003), blieben aber auch nicht unwidersprochen (Volcik et al. 2001).

Anhand aktueller Studienergebnisse muss dennoch davon ausgegangen werden, dass den MTHFR-Polymorphismen (C677T und A1298C) eine klare pathogenetische Bedeutung im Abortgeschehen zukommt. Mtiraoui et al. (2006) führten bei 200 Schwangeren mit rezidivierenden Aborten (mehr als 3) eine entsprechende Genotypisierung durch und fanden höchstsignifikante Unterschiede zwischen den Patientinnen im Vergleich zu 200 weiteren unbelasteten Kontrollen. Obwohl die sonstige Ausgangssituation zwischen beiden Gruppen bzgl. BMI, Rauchen, hormonelle Kontrazeption etc. vergleichbar war, ergaben sich in Bezug auf die Zahl von Fehlgeburten (Aborten) beachtliche Unterschiede zwischen den Gruppen. Die Anzahl lebend geborener Kinder pro Frau war signifikant höher (p< 0,001) bei den Kontrollen. Bei den Patientinnen mit rezidivierenden Aborten ergab sich insgesamt eine Anzahl von 726 Fehlgeburten, demgegenüber standen nur 11 Fälle von Fehlgeburten in der Kontrollgruppe, die entweder eingeleitet wurden oder therapeutisch erforderlich waren.

Die Bedeutung genetischer MTHFR-Polymorphismen in der Pathogenese von Aborten wird damit eindrucksvoll untermauert, da jedoch die Homocysteinblutspiegel in beiden Gruppen keine signifikanten Unterschiede aufwiesen, sind weitergehende Untersuchungen erforderlich, um die Kausalzusammenhänge besser verstehen zu können.

Beziehung zwischen Folatstoffwechsel und Abortgeschehen

Folatkonzentration im Blut ↓	– Aborte ↑, habituelle Aborte ↑
Homocysteinkonzentration im Blut ↑	– Aborte ↑
MTHFR (677TT Genotyp)	– Aborte ↑

Down-Syndrom

Da die Cystathionin-ß-Synthase (CBS) auf Chromosom 21q22.3 lokalisiert ist, kommt es bei der Trisomie 21 (M. Down, Down-Syndrom) zur Anlage eines dreifachen Satzes dieser Chromosomen. Das bedeutet auch einen überzählig vorhandenen CBS-Satz bzw. eine um ein Drittel höhere Aktivität dieses Enzyms. Tatsächlich ist die CBS-Aktivität in den Fibroblasten von Down-Patienten um 150% höher (Chadefaux et al. 1985). Die meisten Fälle von Trisomie 21 sind dadurch verursacht, dass sich die Chromosomen während der Zellteilung nicht regelrecht aufteilen und so ein Extrachromosom entsteht. Das überzählige Chromosom stammt in 93% der Fälle von der Mutter (Hassold et al. 2000) und der Vorgang findet vorwiegend während der Meiose in der reifenden Oozyte vor der Konzeption statt (Antonarakis et al. 1992).

Obwohl das Alter der Mutter der Hauptrisikofaktor für das Down-Syndrom ist, werden die meisten Kinder mit diesem Syndrom von Müttern unter 30 Jahren geboren. Deshalb ist die Kenntnis wichtig, bei welchen jungen Frauen ein höheres Risiko für das Down-Syndrom besteht. Das Vorkommen ist ca. 1:600 Lebendgeburten und 1:150 Konzeptionen (Hernandez und Fisher 1996). Dabei resultieren ca. 80% der Trisomie-21-Konzeptionen im Verlust der Schwangerschaft (Freeman et al. 1996).

Wie oben bereits mehrfach erwähnt, wird Folat zur DNA-Methylierung benötigt, und diese ist für die Chromosomenaufteilung von großer Bedeutung. Ein Defizit der MTHFR-Aktivität (homozygoter C677T-Genotyp) reduziert den Folsäureumsatz und führt auch zu einer höheren Rate von geborenen Kindern mit Down-Syndrom (James et al. 1999). Diese Mütter berichten zudem auch häufiger über kardiovaskuläre Erkrankungen in der Familie (als Mütter mit CC) und weisen selber höhere Homocysteinkonzentrationen auf. Die homozygote MTHFR-C677T-Mutation begünstigt also durch DNA-Hypomethylierung und die fehlerhafte mütterliche Zellteilung das Risiko eines Kindes für Trisomie 21.

Auf Basis dieser (zunächst hypothetischen) Vorstellungen untersuchten James et al. (1999) Mütter mit C677T-MTHFR-Polymorphismen (TT und CT) als möglichen Risikofaktor für Kinder mit Down-Syndrom und verglichen dies mit Wildtypen (CC) als Kontrollen. Bereits für heterozygote (CT) Merkmalsträger zeigt sich eine signifikante 2,5-fache Risikoerhöhung, bei homozygoten (TT) steigt das Risiko sogar um das 3,2-fache. Dieser Risikoanstieg konnte zwar nicht statistisch gesichert werden, was aber eindeutig an der begrenzten Gruppengröße (4 Kontrollen vs. 8 Müttern von Kindern mit Down-Syndrom) liegt.

In einer weiteren Studie von Hobbs et al. (2000) wurden diese Zusammenhänge bestätigt. Danach war das Risiko bei heterozygoten (CT) Müttern um den Faktor 1,87 signifikant erhöht ($p = 0,02$, 95% CI: 1,14–3,06) und stieg auf 2,06 bei homozygoten Merkmalsträgern (nicht signifikant aufgrund der begrenzten Gruppengröße). Betrachtet man jedoch die Homozygoten und Heterozygoten in Kombination ergibt sich auch hier ein 1,91-fach erhöhtes Risiko, das jetzt hoch signifikant war ($p < 0,01$ CI: 1,19–3,05).

Andere Arbeitsgruppen konnten diese Befunde nicht bestätigen, sie beobachteten eine vergleichbare Häufigkeit des 677C-T-Allels bei Müttern von Kindern mit Down-Syndrom im Vergleich zu Müttern von Kontroll-Kindern (O'Leary et al. 2002, Stuppia et al. 2002, Chadefaux-Vekemans et al. 2002). Aufgrund der inkonsistenten Datenlage war eine abschließende Bewertung lange Zeit nicht möglich. Auch führten Ergebnisse nicht weiter, die bei Müttern erhoben wurden, die perikonzeptionell Multivitaminpräparate mit Folsäure einnahmen, was nicht zu einer Beeinflussung der Häufigkeit von Trisomie 21 geführt hat (Botto et al. 2004). Eine Klärung der Frage, ob MTHFR-Polymorphismen ursächlich am Down-Syndrom beteiligt sind, kann nur von größeren Studien erwartet werden. Dazu wurde aktuell eine Untersuchung an insgesamt 314 indischen Frauen publiziert (149 mit DS-Kindern vs. 165 Kontrollen), die einen signifikanten Zusammenhang sowohl beim C677T- als auch beim A1298C-MTHFR-Polymorphismus zeigte. Homozygote Mütter mit dem TT-Genotyp hatten ein um das 7,6-fache (760%!) signifikant erhöhtes Risiko im Vergleich zu Kontrollen (Rai et al. 2006). Die Autoren untersuchten ebenfalls den A1298C-Polymorphismus bei 89 Frauen von DS-Kindern und verglichen die Ergebnisse mit 70 Kontrollmüttern. Auch hier war bei homozygot (CC) betroffenen Müttern das Risiko für ein Kind mit Down-Syndrom um das 4,4-fache (440%) signifikant erhöht (Rai et al. 2006). Da die Häufigkeit von Trisomie 21 nach Anreicherung von Grundnahrungsmitteln mit Folsäure in den USA aber unbeeinflusst blieb (Ray et al. 2003), könnte eine abschließende Klärung nur dadurch erreicht werden, dass im

Rahmen einer Interventionsstudie nicht nur Folsäure sondern auch 5-MTHF verabreicht würde. Ließe sich die Häufigkeit von Down-Syndrom durch Gabe der natürlichen Wirkform 5-MTHF senken, wäre dies der Beweis, dass ein durch den C677T- bzw. A1298C-MTHFR-Polymorphismus gestörter Folatmetabolismus ursächlich am Down-Syndrom beteiligt ist.

Beziehung zwischen Folatstoffwechsel und Down-Syndrom

Folatkonzentration im Blut ↓	–	Down-Syndrom, (kein Zusammenhang)
Homocysteinkonzentration im Blut ↑	–	Down-Syndrom (kein Zusammenhang)
MTHFR (677TT Genotyp)	–	Down-Syndrom ↑ (Zusammenhang wahrscheinlich, wenig Studien)
MTHFR (1298CC Genotyp)	–	Down-Syndrom ↑ (Zusammenhang wahrscheinlich, wenig Studien)

Weitere Schwangerschaftskomplikationen

In der Literatur wird über mögliche weitere Assoziationen zwischen Folatstatus und Schwangerschaftskomplikationen berichtet, z.B. vaginale Blutungen (Martin und Davis 1964, Streiff und Little 1967, Daniel et al. 1971, Neiger et al. 1993) und vorzeitige Membranruptur (Knudtson et al. 2004, Ferguson et al. 2002), jedoch ist aufgrund der geringen Fallzahlen eine verlässliche Einschätzung kausaler Zusammenhänge derzeit nicht möglich. Dabei wurde der Folatstatus üblicherweise anhand des Vitamingehalts im Plasma beurteilt, was speziell beim Folat häufig zu falsch positiven oder falsch negativen Beurteilungen führt. Erythrozytenfolat lässt hingegen eine verlässliche Beurteilung zu, wird jedoch häufig aufgrund der damit verbundenen methodischen Schwierigkeiten nicht bestimmt. Die Tatsache, dass erhöhte Homocysteinspiegel mit einem gesteigerten Risiko für Schwangerschaftskomplikationen verbunden sind, lässt diesem Parameter zukünftig größere Bedeutung zukommen, zumal in der Hordaland-Studie nicht nur die vorgenannten Assoziationen gefunden wurden, sondern darüber hinaus weitere Komplikationen mit hohen Homocysteinspiegeln (obere vs. untere Tertile) wie z.B. Klumpfuß vergesellschaftet waren, so dass auch hier weiterführende Untersuchungen erforderlich sind, um die noch offenen Fragen zu klären (Vollset et al. 2000).

Zivilisationskrankheiten

Herz-Kreislauf-Erkrankungen

Unabhängig von der möglichen Beteiligung des Homocysteins an der Entstehung von Neuralrohrdefekten ist diese Substanz offensichtlich auch an der Pathogenese der Atherosklerose beteiligt. Schlaglichtartig beleuchtet wurden diese Zusammenhänge in den 60er Jahren des 20. Jahrhunderts, als die Homocystinurie als angeborene Stoffwechselerkrankung erstmals beschrieben wurde und sich zeigte, dass u.a. die dabei extrem erhöhten Homocysteinspiegel für die klinische Symptomatik verantwortlich sind. Unbehandelt führt diese Erkrankung bereits im jugendlichen Alter neben anderen Symptomen zu ausgeprägten atherosklerotischen Gefäßwandveränderungen. In den meisten Fällen liegt der Homocystinurie ein Defekt des Enzyms Cystathionin-Synthase zugrunde, wodurch der Abbau des Homocysteins zu Cystathionin und Cystein gestört ist. Da Vitamin B_6 als Cofaktor dieses Enzyms fungiert, kann durch pharmakologische Dosierungen von Vitamin B_6 (1–2 g/Tag) eine ausreichende Enzymbindung erreicht und der Homocysteinabbau gefördert werden.

Eine Vielzahl von Studien hat sich mit dem Zusammenhang Homocystein und atherosklerotische Erkrankungen beschäftigt. Eine Metaanalyse, in der die zwischen 1988 und 1994 durchgeführten epidemiologischen Studien zu diesem Thema zusammengefasst und gepoolt ausgewertet wurden, konnte eine positive Korrelation zwischen der Plasmahomocysteinkonzentration und dem Risiko für atherosklerotische Erkrankungen bestätigen. Patienten mit koronaren, peripheren und zerebrovaskulären Erkrankungen weisen signifikant höhere Homocysteinspiegel auf als gesunde Kontrollpersonen. Aus den vorliegenden Daten wurde von den Autoren abgeleitet, dass jede Erhöhung der Nüchtern-Homocysteinkonzentration um 5 µmol/l oberhalb eines Ausgangswertes von 10 µmol/l mit einem Anstieg des Risikos für koronare Herzerkrankungen um 60% bei Männern und 80% bei Frauen verbunden ist. Es wurde ebenfalls gezeigt, dass ein erhöhter Homocysteinspiegel als weiterer eigenständiger Risikofaktor vaskulärer Erkrankungen betrachtet werden muss und in seiner Bedeutung für dieses Krankheitsgeschehen der Hypercholesterinämie gleichzusetzen ist. Während in der Mehrzahl der retrospektiven Untersuchungen eine positive Beziehung zwischen erhöhtem Homocystein und atherosklerotischen Erkrankungen festgestellt wurde, sind die Ergebnisse prospektiv angelegter Studien weniger konsistent. In der Physicians' Health Study zeigte sich, dass das Risiko, einen Herzinfarkt zu erleiden, bei Männern mit einem Homocysteinspiegel oberhalb der 95-Perzentile unter Berücksichtigung anderer Risikofaktoren dreifach höher ist als bei Männern mit niedrigeren Homocysteinspiegeln. In der norwegischen Tromso-Studie konnte ein zwar geringfügig, aber signifikant erhöhtes Risiko für koronare Herzerkrankungen mit dem Anstieg des Homocysteinspiegels um 4 µmol/l beobachtet werden. In der Framingham Heart Study wurde ein direkter Zusammenhang zwischen einem leicht erhöhten Homocysteinspiegel und dem Risiko für eine Carotis-Stenosierung gezeigt. Männer mittleren Alters mit Homocysteinkonzentrationen oberhalb von 10,25 µmol/l wiesen in der British United Provident Association Study ein um 33% erhöhtes Risiko für ischämische Herzerkrankungen auf. Im Gegensatz dazu wurde durch den Multiple Risk Factor Intervention Trial mit männlichen Teilnehmern mittleren Alters die Rolle des Homocysteins bei koronarer Herzkrankheit nicht bestätigt.

Die bestehenden Unklarheiten lassen sich nur durch Interventionsstudien lösen. Inzwischen liegen erste Ergebnisse aus Interventionsstudien vor, die zeigen, dass eine Verbesserung der Folatversorgung mit einer signifikanten Senkung des Risikos für Gefäßerkrankungen verbunden ist. Nachdem zum 1.1.1998 in den USA und Kanada eine generelle Anreicherung von Grundnahrungsmitteln mit Folsäure (150 µg Folsäure auf 100 g Mehl) gesetzlich vorgeschrieben war, wurde nicht nur die Risikoreduktion in Bezug auf Neuralrohrdefekte untersucht (s.o.), sondern weitere Veränderungen im Auftreten bestimmter Erkrankungen erfasst. Dazu liegt eine erste Auswertung in Bezug auf die Veränderungen der Schlaganfallhäufigkeit in den USA und Kanada vor (Yang et al. 2006). Bei dieser quasi experimentellen Interventionsstudie (bei der natürlich keine Placebogruppe mitgeführt werden konnte) ist die hohe Teilnehmerzahl von ca. 200 000 000 Menschen (Gesamtbevölkerung in USA und Kanada) ein starker Garant für die Validität der Ergebnisse. Dabei wurde der Verlauf der Schlaganfallhäufigkeit über einen mehrjährigen Zeitraum vor Inkrafttreten der Anreicherung (1990–1997) und nach entsprechender Fortifikation über den Zeitraum von 1998–2002 erfasst. Zwar war auch vor der Anreicherung von Grundnahrungsmitteln eine Abnahme der Schlaganfallhäufigkeit zu beobachten, diese beschleunigte sich jedoch signifikant nach Einführung der Fortifikation sowohl in den USA als auch in Kanada. Im Vergleich dazu wurden über den gleichen Zeitraum die Veränderungen in der Schlaganfallhäufigkeit in England und Wales erfasst, wo jedoch keine entsprechende Fortifikation durchgeführt wurde. Hier kann man zwar nicht von einer Placebogruppe sprechen, jedoch ist unter den gegebenen Bedingungen der bestmögliche Vergleich zu einer placebokontrollieren Studie gegeben.

Nach Einführung der Fortifikation veränderte sich zunächst die Häufigkeit von Folsäuremangelzuständen von ca. 20% vor der Anreicherung auf weniger als 1% nach der Anreicherung, ebenfalls sanken die Homocysteinblutspiegel der Bevölkerung im Durchschnitt um ca. 2 µmol/l. Die Verminderung der Schlaganfallhäufigkeit betrug in den USA vor der Anreicherung zwischen 1990 und 1997 etwa 0,3%/Jahr und nahm schlagartig auf 2,9% nach der Anreicherung hochsignifikant zu ($p = 0{,}0005$). Analysen ergaben, dass keine Veränderungen im Muster anderer Risikofaktoren für diese Risikoreduktion verantwortlich waren, sondern dass allein die Folsäureanreicherung (und Homocysteinsenkung) für diesen Effekt verantwortlich waren. Damit ergab sich eine ca. 10fache Beschleunigung in der Abnahme der Schlaganfallhäufigkeit nach der Folsäurefortifikation.

Die Abnahme der Schlaganfallhäufigkeit betrug in Kanada vor der Anreicherung 1%/Jahr und beschleunigte sich nach der Anreicherung ebenfalls hoch signifikant auf 5,4%/Jahr nach der Anreicherung ($p = 0{,}0001$). Im Gegensatz dazu zeigte die Schlaganfallhäufigkeit in England und Wales (Kontrollgruppe) zwischen 1990 und 2002 zwar auch einen kontinuierlichen Trend auf weniger Fälle, jedoch keinen abrupten Abfall nach 1998 wie in den USA und Kanada beobachtet. Damit gilt die Sinnhaftigkeit einer Folsäuresubstitution und Homocysteinsenkung im Rahmen der Primärprävention von Schlaganfall als erwiesen.

Da Homocystein ein sehr viel stärkerer Risikofaktor für Thrombusbildung als für die Atherosklerose ist, kann dieses die Risikoreduktion für zerebrale Ischämien (mit thrombo-embolischer Ätiologie) besser erklären als für rein sklerotische Gefäßverschlüsse (z.B. Herzinfarkt). Dennoch wurde auch hier von einer – wenn auch nicht so deutlichen, aber dennoch signifikanten – Risikoreduktion berichtet (Friedman et al. 2004, 2005). Da zur Zeit nur Kurzzeiteffekte (ca. 3 Jahre) einer Anreicherung mit Folsäure ausgewertet wurden, bleibt abzuwarten, wie sich die Fakten nach Langzeitanreicherung darstellen, zumal Herz-Kreislauf-Erkrankungen eine jahre- oder jahrzehntelange Pathogenese haben und dementsprechend Langzeiteffekte vermutlich noch deutlicher ausfallen, als dies Kurzzeiteffekte zeigen.

Die vorliegenden Daten rechtfertigen es, im Rahmen der Primärprävention nicht nur zur Vorbeugung von Fehlbildungen und Schwangerschaftskomplikationen, sondern auch zur Verhütung von Herzkreislauferkrankungen eine Verbesserung des Folatstatus in der Bevölkerung anzustreben. Deshalb ist der Beschluss des Bundesrates vom 16.12.06 der Bundesregierung die Initiierung einer Folsäurekampagne zu empfehlen, mehr als begrüßenswert.

Nachdem das Problemfeld Folsäure (bzw. B-Vitamine/Homocystein) und KHK zunehmend an Bedeutung gewannen, wurden mehrere Interventionsstudien im Rahmen der Sekundär- bzw. Tertiärprävention initiiert (VISP…NORVIT…HOPE2 etc.), die jedoch eine kombinierte Vitamingabe (B_6, B_{12}, Folsäure) in unterschiedlicher Dosis und Anwendungsdauer überprüften. Die Besonderheiten dieser Studien mit kombinierter Vitamingabe rechtfertigen es, diese gesondert im Kapitel 5, Vitaminkombinationen, darzustellen.

Krebs

Eine Vielzahl wissenschaftlicher Arbeiten liefern ferner überzeugende Hinweise dafür, dass eine fehlerhafte Ernährung wesentlich an der Entwicklung bösartiger Tumore beteiligt ist. Nach einem Bericht des World Cancer Research Fund (WCRF), in dem 4500 Studien zum Thema Krebs und Ernährung zusammengefasst und bewertet wurden, ließen sich mit einer gesunden Ernährung 30 bis 40% der Todesfälle an Krebs vermeiden. Es ist zwar lange bekannt, dass eine ballaststoffreiche Ernährung, die gleichzeitig arm an tierischen Proteinen ist, zur Krebsprävention geeignet ist, jedoch sind die Wirkmechanismen der beteiligten Einzelsubstanzen weitestgehend ungeklärt. Neben sekundären Pflanzeninhaltsstoffen sind offensichtlich auch bestimmte Vitamine bei der Entstehung von Tumorerkrankungen von präventiver Bedeutung.

Eine Anzahl von Studien weist auf einen inversen Zusammenhang zwischen dem Folatstatus bzw. der Folataufnahme und dem Risiko für kolorektale Neoplasien und Mammakarzinom hin.

Deutliche Hinweise auf einen Zusammenhang zwischen der Folatversorgung und dem Auftreten kolorektaler Adenome ergab eine Zwischenauswertung der Daten von mehr als 25 000 Teilnehmern aus zwei laufenden, prospektiven Kohortenstudien: der sog. Nurses' Health Study (nur weibliche Teilnehmerinnen) und der Health Professionals Follow-up Study (nur männliche Teilnehmer). Die Nährstoffzufuhr – und damit auch die Folataufnahme über die Nahrung und Supplemente – wurde in beiden Studien über Fragebögen erfasst. Bei Vergleich der höchsten Quintile der Folat- bzw. Folsäureaufnahme (Median = 847 µg/Tag bei Männern, 711 µg/Tag bei Frauen) mit der niedrigsten Quintile (Median = 241 µg/Tag bei Männern, 166 µg/Tag bei Frauen) betrug das relative Risiko (RR) für kolorektale Adenome 0,63 (95% CI: 0,41–0,98) für Männer und 0,66 (95% CI: 0,46–0,95) für Frauen, d.h. das Risiko für ein kolorektales Adenom liegt in der höchsten Quintile der Folat- bzw. Folsäureaufnahme um fast 40% niedriger. Diese inverse Beziehung war unabhängig von potenziellen Confoundern, die durch eine multiple logistische Regression bei der Datenauswertung berücksichtigt wurden. Für die Folataufnahme allein über die Nahrung ergab sich allerdings lediglich eine schwache, nicht-signifikante inverse Beziehung zum Adenomrisiko.

In den bereits beim kolorektalen Adenom erwähnten zwei großen prospektiven Kohortenstudien, der Health Professionals Study und der Nurses' Health Study, wurde neben anderen Fragestellungen überprüft, inwieweit Ernährung und Lebensstil einen Einfluss auf die Entstehung von Kolonkarzinomen haben könnten. In der Health Professionals Study wurden über einen Zeitraum von sechs Jahren 47 931 Männer hinsichtlich ihrer Ernährungsgewohnheiten, Krankengeschichte, Medikamenteneinnahme und Lebensstilfaktoren beobachtet. In diesem Zeitraum wurde bei 205 Personen ein Kolonkarzinom diagnostiziert.

Die Datenauswertung zeigte, dass eine steigende Alkoholaufnahme zu einer signifikanten Verdoppelung des Risikos für ein Kolonkarzinom führt (RR = 2,07, 95% CI: 1,29–3,32; 2 Drinks/Tag versus < 0,25 Drinks/Tag). Die Kombination einer hohen Alkoholaufnahme mit einer gleichzeitig geringen Folat- und Methioninaufnahme führte zu einer weiteren Steigerung des Kolonkarzinomrisikos (RR = 3,30, 95% CI: 1,58–6,88; methylreiche versus methylarme Ernährung) sowie für das Karzinom des distalen Kolons (RR = 7,44, 95% CI: 1,72–32,1). Das Risiko für die Entstehung von Kolonkarzinomen wurde dabei weder durch Rauchen, Fett-, Fleisch- oder Ballaststoffaufnahme, sportliche Aktivität, Body-Mass-Index (BMI), noch durch Einnahme von Multivitaminen oder Acetylsalicylsäure beeinflusst.

In der mit ähnlichem Design konzipierten Nurses' Health Study mit mehr als 88 000 Teilnehmerinnen wurden in einem Beobachtungszeitraum von 14 Jahren 442 Kolon- und 143 rektale Karzinome registriert. Es konnte gezeigt werden, dass eine energieadjustierte höhere Folat/Folsäureaufnahme zu Beginn der Studie ein um ca. 30% niedrigeres Risiko für Kolonkarzinome beinhaltet (RR = 0,69, 95% CI: 0,52–0,93, > 400 µg Folat/Tag versus > 200 µg/Tag). Bei der Auswertung waren sowohl das Alter der Frauen, die Familienanamnese, die Einnahme von Aspirin, Rauchen, BMI, sportliche Aktivität und weitere Ernährungsfaktoren berücksichtigt worden. Folsäurehaltige Multivitaminpräparate wirkten sich trendmäßig bereits nach fünf Jahren positiv auf das Kolonkarzinom-Risiko aus. Eine statistisch signifikante Risikoreduktion um 75% konnte nach einer Einnahmedauer von mindestens 15 Jahren festgestellt werden (RR = 0,25, 95% CI: 0,13–0,51, Einnahme folsäurehaltiger Multivitaminsupplemente > 15 Jahre versus keine Einnahme), Nahrungsfolat allein führte nur zu einer moderaten Risikoreduktion.

In einer neuerlichen Metaanalyse wurden die Ergebnisse von 16 Studien (7 Kohorten- und 9 Fall-Kontroll-Studien) zusammengefasst, die den Zusammenhang zwischen Folsäure bzw. Folatzufuhr und dem Risiko für Kolon- bzw. Rektumkarzinom untersuchten (Sanjoaquin et al. 2005). In den Kohortenstudien zeigte sich eine signifikante 25%ige Risikoreduktion durch hohe Zufuhr an Nahrungsfolat. Bei Berücksichtigung der Gesamtfolatzufuhr aus Nahrung und Supplementen ergab sich auch bei hohen Aufnahmemengen kein Hinweis auf eine präventive Wirkung. Ein ähnliches Ergebnis zeigte sich nach Auswertung der Fall-Kontroll-Studien. Eine hohe Zufuhr von Nahrungsfolat war auch hier mit einer signifikanten 24%igen Risikoreduktion verbunden, wohingegen die Studien, die die Gesamtfolatzufuhr berücksichtigten, keine signifikanten Einflüsse erkennen ließen. Da in den einzelnen Studien Störeinflüsse durch die Nahrung nicht auszuschließen sind, fordern die Autoren weiterführende Untersuchungen um zu klären, ob Nahrungsfolat oder Folsäure aus Supplementen mit einer stärkeren Risikoreduktion verbunden ist. Gelegentlich wurde auch über eine durch Folsäuregabe verursachte erhöhte Krebshäufigkeit berichtet (Kim 2006). Dies ist im Prinzip zwar denkbar, da bei bösartigen Wachstumsprozessen zusätzliche Folsäuregaben die Zellteilungsprozesse beschleunigen können. Möglicherweise bestimmen Höhe und Zeitpunkt einer Intervention mit Folsäure deren Wirkung auf die Karzinogene.

Zur Überprüfung der Frage, ob durch die Folsäureanreicherung die Krebshäufigkeit positiv oder negativ beeinflusst wurde, stehen erste Ergebnisse aus den USA und Kanada zur Verfügung. Dazu wurden die Krebsregister beider Länder ausgewertet, die repräsentativ für einen Teil der Bevölkerung sind und z.B. für die USA einen Bevölkerungsanteil von 10 bis 14% erfassen. Nachdem die Lebensmittelhersteller zum März 1996 autorisiert wurden, mit Folsäure angereicherte Mehle bei der Herstellung von Lebensmitteln zu verwenden und auf dem Markt einzuführen, wurde diese Maßnahme zum 1.1.1998 verpflichtend für alle jetzt im Handel befindlichen Lebensmittel auf Mehlbasis. Da speziell beim kolorektalen Krebs ein Einfluss vermutet wurde, hat man die Krebshäufigkeiten vor der Anreicherung (1975–

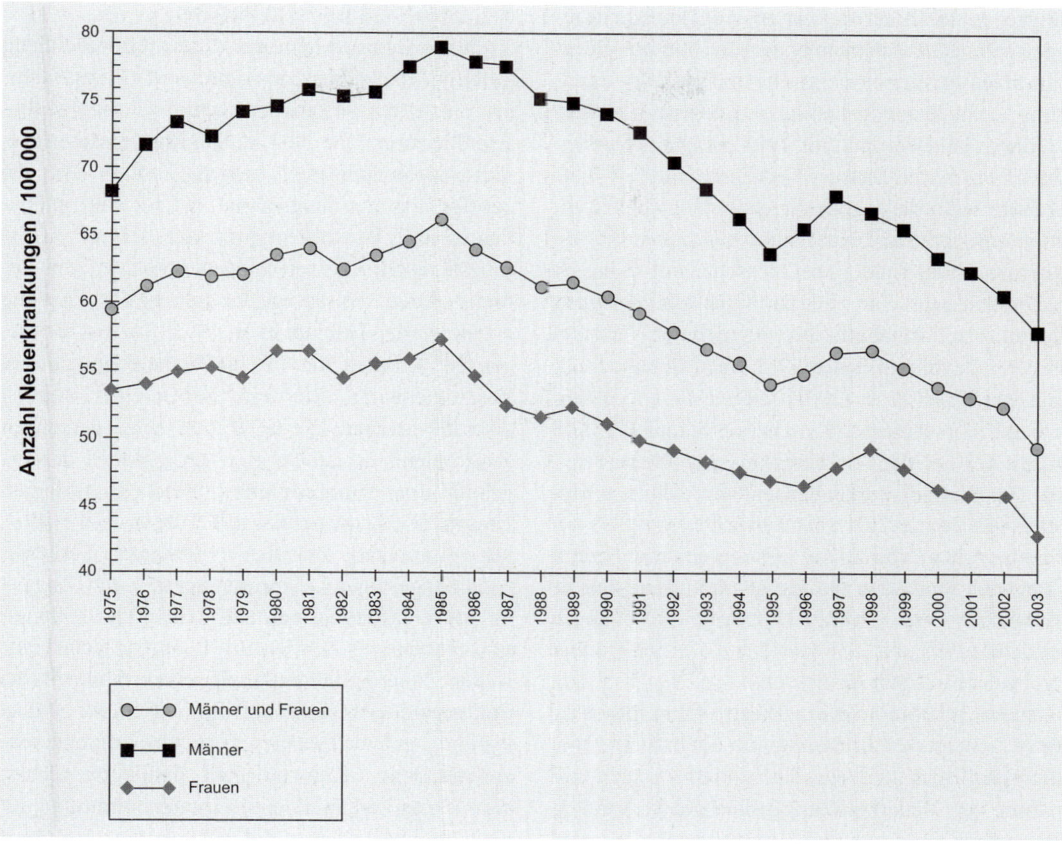

Abb. 3.4.15 Häufigkeit für kolorektalen Krebs, USA 1975–2003 (pro 100 000/Jahr, altersbereinigt bezogen auf die Bevölkerung der USA 2000)

1996), während der Vorbereitungsphase (März 1996–Januar 1998) und nach der verpflichtenden Einführung der Folsäureanreicherung (1998–2003) getrennt ausgewertet und kommt zu folgendem Ergebnis: für die Bevölkerung ergibt sich für die Zeit von 1975–2003 eine Entwicklung, die in Abbildung 3.4.15 sowohl für die Gesamtbevölkerung als auch für Männer und Frauen getrennt dargestellt ist (National Cancer Institute 2005).

Von 1975 bis 1985 war ein signifikanter Anstieg zu beobachten, der bei 0,8%/Jahr lag. Zwischen 1985 und 1995 trat ein signifikanter Abfall der Häufigkeit auf, der 1,8%/Jahr betrug. Nach der Autorisierung zur Anreicherung nahm zwischen 1995 und 1998 der Anstieg der Kolonkrebshäufigkeit erneut um 1,2% zu, jedoch war dieser Anstieg nicht signifikant. Nach allgemeiner Einführung der Folsäureanreicherung zum Januar 1998 erfolgte wiederum ein signifikanter Abfall um jährlich 2,1% für den bisherigen Auswertungszeitraum bis 2003. Der vorübergehende Anstieg zwischen 1996 und 1998 führte zunächst zu Verunsicherung, zumal 1996 die Autorisierung zur Anreicherung erfolgte. Ein sofortiger Anstieg direkt nach einer Folsäureanreicherung ist jedoch kausal kaum mit dieser Maßnahme in Verbindung zu bringen, zumal experimentelle Daten zeigen, dass dazu mindestens ein Vorlauf von 3 Jahren erforderlich wäre, dass aus möglicherweise vorhandenen präkanzerösen Läsionen manifeste Krebserkrankungen entstehen könnten (Martinez et al. 2006). Auch waren die Ergebnisse zwischen Kanada und USA nicht homogen und widersprachen sich z.B., was die Chronologie des Häufigkeitsanstiegs zwischen Männern und Frauen betraf. Auch anhand einer Vielzahl weiterer Unstimmigkeiten war dieser vorübergehende Häufigkeitsanstieg pathogenetisch nicht erklärbar. Dennoch gibt es für diesen Anstieg eine einfache und plausible Erklärung, die nicht auf die Folsäureanreicherung zurückzuführen ist. Denn im Jahr 1995 erfolgte von Seiten der US Preventive Services Task Force (USPSFT) eine erneute Aufforderung, das Screening für Kolonkrebs zu intensivieren und nicht nur den okkulten Bluttest durchzuführen, sondern bei Menschen mit Risiko für Kolorektalkrebs eine endoskopische Untersuchung der unteren Darmabschnitte vorzunehmen (Frame et al. 1997, Levin und Band 1996). Nach Untersuchungen von Breen et al. (2001) stiegen die endoskopischen Untersuchungen zwischen 1992 und 1997 von 12 auf 19% bei Männern bzw. von 7 auf 10% bei Frauen. Der Test auf Vorhandensein von okkultem Blut stieg von 24 auf 29% zwischen 1992 und 1999 bei Männern bzw. von 25 auf 26% bei Frauen. Nimmt man beide Methoden zusammen, veränderte sich die Häufigkeit von Früherkennungsuntersuchungen zwischen 1992 und 1998 von 29 auf 37% für Männer und von 28 auf 30% für Frauen.

Dieses erhöhte Screening führt offensichtlich zu einer gesteigerten Erfassung von Krebsfällen. Dies hat jedoch auch zur Folge, dass mittelfristig eine Abnahme von Neuerkrankungen beobachtet wird, da Vorstufen bösartiger Formen rechtzeitig erkannt und entfernt werden können, bevor sich die Krankheit als Kolonkrebs manifestiert. So war z.B. die Abnahme der Kolonkrebshäufigkeit in den USA Ende der 80er und Anfang der 90er auf die erhöhten Screeningraten zurückzuführen. Durch die erneute Aufforderung der USPSFT im Jahre 1995, diese Maßnahme zu intensivieren, kam es deshalb zu einem vorübergehenden Anstieg und nachfolgendem Abfall, der mit der Tendenz zu Beginn der 90er Jahre vergleichbar ist.

Im Krebsregister der USA und Kanada wurde natürlich auch der Einfluss der Folsäurefortifikation auf andere Krebsformen untersucht. Hier konnte jedoch kein Einfluss z.B. auf Brust- oder Lungenkrebs noch auf Prostatakrebs oder andere Krebsformen gefunden werden, so dass aus gegenwärtiger Sicht eine negative Beeinflussung des Krebsgeschehens eher unwahrscheinlich ist. Langfristeffekte werden überwacht und regelmäßig der Öffentlichkeit zugänglich gemacht.

Neurodegenerative Erkrankungen

Noch vor wenigen Jahren war der Zusammenhang zwischen Folatstatus und kognitiver Leistungsfähigkeit umstritten. So kam der Cochrane Review zu diesem Thema im Jahr 2003 zu dem Ergebnis, dass Folsäuresupplementierung keinen Einfluss auf die geistige Leistungsfähigkeit hat. Auch konnte bei Patienten mit Beeinträchtigung der geistigen Leistungsfähigkeit und verschiedenen Formen von Demenz durch Folsäuregaben keine Verbesserung erzielt werden (Malouf et al. 2003). Inzwischen liegen jedoch Daten vor, die eine Neubewertung dieses Zusammenhangs erfordern. Neben einer Vielzahl aktueller Studien, die wiederholt einen derartigen Zusammenhang nahelegen, wurde aktuell das Ergebnis einer randomisierten placebokontrollieren Doppelblindstudie publiziert, bei der es nach 3-jähriger Folsäuregabe zu einer signifikanten Verbesserung der geistigen Leistungsfähigkeit kam (Durga et al. 2007). Dabei wurden 818 Teilnehmer (Männer und Frauen zwischen 50 und 70 Jahren) täglich entweder 800 µg Folsäure oder Placebo verabreicht. Bei Studienende war nicht nur die Gedächtnisleistung, sondern auch die Denkgeschwindigkeit und die sensomotorische Geschwindigkeit signifikant verbessert. Dieses Ergebnis steht in Übereinstimmung mit aktuellen Befunden aus den USA, wo man nach Einführung der Folsäureanreicherung von Grundnahrungsmitteln eine deutliche Verbesserung der geistigen Leistungsfähigkeit bei den Menschen beobachtete, die hohe Folatspiegel aufwiesen (und frei von Vitamin-B_{12}-Mangel waren) (Morris et al. 2007) (näheres zu dieser Studie ➤ Kap. 3.5). Ob die Effekte allein auf die Folsäuregabe oder auf die ebenfalls eingetretene Senkung des Homocysteinspiegels beruht, kann zur Zeit nicht abschließend beantwortet werden. Vieles spricht jedoch für eine kausale Beteiligung des Homocysteins, wenn man den Rückgang der Schlaganfallhäufigkeit in den USA nach Anreicherung von Grundnahrungsmittel miteinbezieht.

Wie bereits an anderer Stelle erwähnt, beschleunigte sich die Abnahme der Schlaganfallhäufigkeit in den USA um das 10fache, wenn man die Situation vor der Anreicherung (–0,3%/Jahr) mit der Zeit nach der Anreicherung (–2,9%/Jahr) verglich. Die Veränderungen waren höchst signifikant (p = 0,0005). Gleiches wurde in Kanada beobachtet, wo es zu einer 5fachen Beschleunigung in der Abnahme der Schlaganfallhäufigkeit kam (von −1,0% vorher auf −5,4% nachher), auch dieses Ergebnis war höchst signifikant ($p \leq 0{,}0001$) (Yang et al. 2006). Die in den USA und Kanada gemachte Beobachtung wurde durch 2 große placebokontrollierte Interventionsstudien bestätigt. In der VISP Studie (Vitamin Intervention for Stroke Prevention) wurde eine 21% Risikoreduktion für Schlaganfall nachgewiesen, und in der HOPE 2 Studie (Heart Outcome Prevention Evaluation) kam es zu einer signifikanten Risikoreduktion von 25%. Bevor es zu derart schwerwiegenden Erkrankungen kommt, treten einerseits zunächst unbemerkt Mikroangiopathien auf, die mit Einbußen der geistigen Leistungsfähigkeit verbunden sind, andererseits ist der Schlaganfall ein anerkannter Risikofaktor für Demenz und Alzheimersche Erkrankung. Trotz höchster Komplexizität der kausalen Umstände bei der Pathogenese der Alzheimerschen Krankheit kann auf der Basis ebenfalls neuster Erkenntnisse ein möglicher Mechanismus skizziert werden. Dazu berichteten Sun et al. (2006), dass Sauerstoffmangel die Aktivität des BACE1-Gens stark erhöht und dadurch die β-Sekretase aktiviert wird, wodurch die beta-Amyloid-Produktion (Aβ) gesteigert wird. Normalerweise wird das Amyloid Precursor Protein (APP) durch die α- und γ-Sekretase geschnitten, wodurch inaktive Bruchstücke entstehen. Wird jedoch die β-Sekretase aktiviert, entsteht das Bruchstück Aβ, das für die typische Plaquebildung bei der Alzheimerschen Erkrankung verantwortlich ist. Die Autoren empfehlen deshalb nach Therapieansätzen zu suchen, die die Sauerstoffversorgung des Gehirns verbessern. Hier kommt der Homocysteinsenkung eine entscheidende Bedeutung zu, denn wenn das Risiko für Mikroangiopathien und Schlaganfall durch Folsäuregaben verringert werden kann, ist damit auch eine bessere Sauerstoffversorgung des Gehirns gewährleistet.

Aufgrund der zunehmenden Bedeutung von Demenzerkrankungen (Alterspyramide) sowohl für die Volksgesundheit als auch für die Volkswirtschaft, ist bei Bestätigung der hier skizzierten Zusammenhänge eine rasche Aufklärung der Bevölkerung und der politisch Verantwortlichen erforderlich, um zumindest einen Teilbeitrag zur Prävention neurodegenerativer Erkrankungen zu leisten.

Osteoporose

Da das klassische Bild der Homocystinurie u.a. auch durch Skelettdeformation gekennzeichnet ist, war es naheliegend zu prüfen, ob auch leicht erhöhte Homocysteinspiegel zu Ossifikationsstörungen führen. Dazu untersuchten Mc Lean et al. (2004) die Teilnehmer der Framingham-Studie und prüften, ob sich ein Zusammenhang zwischen Hüftgelenksfrakturen und Homocystein darstellen lässt. Es zeigte sich, dass Männer und Frauen mit Homocysteinwerten in der höchsten Quartile ein nahezu 4fach (Männer) bzw. 2fach (Frauen) erhöhtes Risiko für Hüftgelenksfrakturen aufwiesen im Vergleich zur niedrigsten Homocysteinquartile.

Zu ähnlichen Ergebnissen kommen auch Gjesdal et al. (2006), die im Rahmen der Hordaland Homocysteinstudie zeigen konnten, dass erhöhte Homocysteinspiegel mit geringerer Knochendichte verbunden waren. Dass dabei dem C677T-MTHFR-Polymorphismus eine besondere Bedeutung zukommt, zeigt eine aktuelle Studie von Hong et al. (2007) an 1899 chinesischen Frauen nach der Menopause. Die Träger des T-Allels (heterozygote CT und homozygote TT) hatten zwar ein höheres Risiko für Osteoporose und Osteopenie, jedoch waren die Unterschiede nicht signifikant im Vergleich zu den Wildtypen (CC). Betrachtet man allerdings die Frakturhäufigkeit, hatten die Träger des T-Allels ein signifikant erhöhtes Risiko (RR = 1,7, 95% CI: 1,1–2,7, p = 0,01) wenn man die Frakturen, die vor und nach der Menopause aufgetreten sind, gemeinsam auswertet. Berücksichtigt man allerdings nur die postmenopausal aufgetretenen Frakturen, so weisen die Träger des T-Allels ein um mehr als 2fach erhöhtes Risiko auf (RR = 2,5, 95% CI: 1,2–4,9, p = 0,009). Die Ergebnisse weisen dem MTHFR-Polymorphismus eine eigenständige Bedeutung im Hinblick auf das Frakturenrisiko zu, und es bleibt zu prüfen, ob durch Folsäuregaben bzw. durch Verabreichung der natürlichen Wirkform 5-MTHF unterschiedliche Effekte zu erwarten sind. Da am Homocysteinstoffwechsel noch weitere B-Vitamine beteiligt sind, wird dieses Thema nochmals im Kapitel 5, Vitaminkombinationen, aufgegriffen.

3.4.6 Bedarfsdeckung

Säuglinge und Kinder

Bei der Beurteilung des Folatstatus bei Kindern gilt die Versorgungssituation gesunder Kinder von gut mit Folat versorgten Müttern als optimal. So liegen bei gestillten Kindern die Serum- und Erythrozytenfolatwerte höher als bei Kindern, die mit kommerziellen adaptierten Säuglingsnahrungen ernährt werden. Begünstigend für die Versorgungslage der gestillten Säuglinge kommen neben den fehlenden Zubereitungsverlusten die nahezu quantitative Proteinbindung der Folate in der Muttermilch in Frage, da der intakte Folat-Protein-Komplex bevorzugt resorbiert wird.

Bei Säuglingen, die mit kommerziellen Milchpräparaten ernährt werden, verläuft der postnatale Abfall der Serum- und Erythrozytenfolatkonzentration steiler und kann unter ungünstigen Umständen schon im ersten Lebensjahr unter die für Erwachsene ermittelten Referenzbereiche abfallen. Mit zunehmendem Alter der Kinder fallen die Erythrozyten- und Serumwerte dann weiter ab und erreichen mit der Pubertät die niedrigsten Konzentrationen, um dann beim Erwachsenen wieder anzusteigen. Die abfallenden Folatspiegel korrelieren mit einem Anstieg der Segmentationsrate der neutrophilen Granulozyten und machen deutlich, dass dieser Abfall keine physiologische Ursache hat, sondern auf einen echten Mangel zurückzuführen ist. Bei Kindern in der Pubertät wird aufgrund des Wachstumsschubs ein Folatmangel wesentlich häufiger diagnostiziert als bei jüngeren Kindern und Erwachsenen (Hages und Pietrzik 1985).

Erwachsene

Der wesentliche Faktor für die unzureichende Folatversorgung der erwachsenen Bevölkerung ist die – trotz energetischer Überversorgung – nur geringe alimentäre Folatzufuhr, begünstigt durch einen Mangel an frischem Obst und Gemüse sowie die zunehmende Tendenz zur Außer-Haus-Verpflegung.

Auf Bevölkerungsebene ist davon auszugehen, dass bei einer mittleren Zufuhr (EAR vgl. ➤ Kap. 2.1) von 320 µg Folat mit der Nahrung alle folatabhängigen Stoffwechselparameter optimiert sind und auch der Homocysteinspiegel niedrig ist. Die tatsächliche Folataufnahme mit der Nahrung liegt zur Zeit in Deutschland bei 238 µg für Männer bzw. bei 228 µg für Frauen (DGE 2004). Setzt man bei dieser mittleren Aufnahme eine Gaußsche Normalverteilung voraus, dürfte die mittlere Aufnahme der Bevölkerung deutlich links vom US-EAR-Wert (320 µg) liegen.

Bei der gegeben Zufuhrverteilung dürfte ebenfalls ein hoher Prozentsatz der Bevölkerung eine tägliche Folataufnahme haben, die unterhalb der 2,5-Perzentile des untersuchten gesunden (Homocystein niedrig) US-Kollektivs liegt. Funktionelle Störungen (erhöhte Homocysteinspiegel) und morphologische Zellveränderungen (Übersegmentierung der neutrophilen Granulozyten) sind dementsprechend aufgrund der bei uns vorherrschenden Ernährungspraktiken zu erwarten. Das Ausmaß der bestehenden Unterversorgung lässt sich dennoch nicht konkret quantifizieren, zumal bei der Berechnung der Folatzufuhr (sowohl im Rahmen des Bundesgesundheitssurveys (Thamm et al, 1999) als auch der Bayerischen Verzehrsstudie (2003)) angereicherte Lebensmittel nicht berücksichtigt wurden, da die einschlägigen, auf dem Bundeslebensmittelschlüssel basierenden Berechnungsprogramme keine Informationen über angereicherte Lebensmittel beinhalten.

Die Deckung des Folatbedarfs ist also schwierig, zumal ein erheblicher Anteil der Nahrungsfolate beim Kochen durch Hitze und Sauerstoffeinfluss zerstört bzw. aufgrund der Wasserlöslichkeit ins Wasch- bzw. Kochwasser übergeht und häufig verworfen wird. Im Einzelfall können die Folatverluste durch die küchentechnische Zubereitung zwischen 30 und 90% betragen. Folatmangel wird nicht allein durch Ernährungsfehler gefördert, sondern die Bedarfsdeckung ist auch bei der Aufnahme einer „ausgewogenen Mischkost" nicht immer möglich, es sei denn, dass die Empfehlung zur Aufnahme von fünf Portionen Obst und Gemüse am Tag (600–700 g) realisiert würde. Die Wirklichkeit steht den Empfehlungen jedoch diametral gegenüber, denn der Obst- und Gemüseverzehr, der in den letzten Jahren geringfügig zugenommen hatte (auf 260 g/Kopf und Tag), erfuhr im Jahr 2006 einen deutlichen Einschnitt und ging um gut 4 kg/Kopf und Jahr zurück. Dies wurde u.a. durch hohe Preise (trockener Sommer 2006) erklärt.

Schwangere

Die Schwangerschaft stellt bei gesunden erwachsenen Frauen eine besonders kritische Phase der Folatversorgung dar, da sich vor allem durch den erheblichen Folatbedarf des Föten die essenziell notwendige tägliche Folataufnahmemenge bei schwangeren gegenüber nicht schwangeren Frauen um 50% zunimmt.

Eine annähernd adäquate Deckung des hohen Folatbedarfs in der Schwangerschaft ist auch bei guten Ernährungskenntnissen kaum möglich. So deckt eine nach ernährungsphysiologischen Gesichtspunkten ausgewählte Kost, die schon bei nicht schwangeren Frauen den Folatbedarf nur zu 80% deckt, den Bedarf Schwangerer auch bei ausreichender Energieaufnahme nur noch zur Hälfte. Eine unzureichende Folatversorgung ist daher vor allem bei Müttern, die zu Schwangerschaftsbeginn nur über geringe Folatreserven verfügen, fast unvermeidlich (Hages et al. 1989).

Die Angaben zur Folatmangelfrequenz während der Schwangerschaft liegen in Industriestaaten zwischen 20–50%. Untersuchungen zur Folatversorgungssituation während der Schwangerschaft zeigen, dass Blutbildveränderungen (Übersegmentierung der neutrophilen Granulozyten) gegen Ende der Schwangerschaft häufiger auftreten als zu Beginn der Schwangerschaft bzw. auch im Vergleich zu nicht schwangeren Frauen (Prinz et al. 1990, Pietrzik 1991). Besonders betroffen von einem Folatmangel sind Mütter mit Zwillingsschwangerschaften bzw. Zweit- und Drittschwangerschaften.

Alkoholiker

Der bei Alkoholikern häufig beschriebene Folatmangel (28–80% der Untersuchten) ist wesentlich auf den zunehmenden Ersatz normaler Nahrung durch Alkoholkalorien zurückzuführen. Er trifft häufig für Wein- und Schnapstrinker zu, nicht dagegen für Biertrinker. Außer der Fehlernährung kommen verminderte Resorption und vermehrte Ausscheidung für den Folatmangel in Frage. Daneben wird auch ein direkter toxischer Effekt des Alkohols auf den Folatmetabolismus vermutet. So wurde eine Verminderung der biliären Folatsekretion unter akutem Alkoholeinfluss und damit verringerte zelluläre Folatversorgung postuliert (Hillman und Steinberg 1982).

Bedarfsdeckung bei Erkrankungen

Auch bei verschiedenen Erkrankungen lässt sich ein Folatmangel auf drei wesentliche Einflussfaktoren zurückführen. Entweder besteht eine ungenügende Folataufnahme, z.B. bei Patienten mit chronischer Hämodialyse infolge besonderer Diätvorschriften mit folatarmen Nahrungsmitteln bzw. eine Abdiffusion während der wiederholten Hämodialyse, eine gestörte Folatresorption in Folge entzündlicher Darmerkrankungen (Morbus Crohn, Colitis ulcerosa, Zöliakie) oder ein gesteigerter Bedarf aufgrund physiologischer bzw. pathophysiologischer Situationen wie erhöhter Umsatz im Knochenmark bei chronischen Hämolysen. Nicht zuletzt muss auch damit gerechnet werden, dass die Folatversorgung durch die Folat-antagonistische Wirkung verschiedener Pharmaka beeinflusst wird (> Tab. 3.4.5). Eine Reihe von bestimmten Medikamenten schränkt die Bioverfügbarkeit von Folat ein mit den Folgen einer unausweichlichen Folatverarmung. Unter einer anitepileptischen Behandlung mit Primidon, Diphenylhydantoin, Phenobarbital, Carbamazepin und Valproat bzw. nach Anwendung von Folatantagonisten wie z.B. Methotrexat, Trimethoprim, Pyrimethamin und Triamteren kommt es zu einer verminderten Resorption von Folat. Bei entzündlichen Darmerkrankungen ist die Resorption von Folat nicht nur durch die Erkrankung selbst, sondern auch durch die Therapie mit Sulfasalazin beeinträchtigt. Häufig ist bei Frauen, die hormonelle Antikonzeptiva einnehmen, der Serumfolatspiegel signifikant erniedrigt. Ob orale Kontrazeptiva tatsächlich die γ-Glutamylcarboxypeptidase beeinflussen und da-

Tab. 3.4.5 Ursachen von Folatmangel

Folatmangel		
Ungenügende Folatzufuhr	Erhöhter Bedarf	Pharmakainterferenzen
Fehlernährung	Frühgeburten	Folatanaloga
Ungenügende Nahrungsmenge	Wachstum	• Methotrexat
Zubereitungs- und Lagerverluste	Biologische Reifung	• Aminopterin
Malabsorptionssyndrom	Infekte	• Pyrimethamin
• Zöliakie	Hämolytische Anämie	• Triamteren
• Morbus Crohn	Hämodialyse	• Trimethoprim
• Colitis ulcerosa	Generalisierte maligne Tumoren	• Pentamidin
Lebererkrankungen	Schwangerschaft	Pharmaka mit Einfluss auf
Alkoholiker	Laktationen	• Resorption/Utilisation
		• Diphenylhydantoin
		• Primidon
		• Barbiturate
		• Cycloserin
		• Salazosulfapyridin
		• Orale Kontrazeptiva
		• Acetylsalicylsäure

mit die Aufspaltung von Polyglutamaten verhindern, ist nach wie vor umstritten; da derartige Präparate heute deutlich geringere Östrogengehalte aufweisen als früher, wird eine Beeinflussung der Folatresorption kaum noch beobachtet.

3.4.7 Klinische Symptomatik

Unter den gegenwärtigen Ernährungsbedingungen liegt der Folatgehalt der Nahrung an der Grenze des von der DGE als wünschenswert erachteten Zufuhrmenge. Es ist jedoch zu berücksichtigen, dass die Angaben über den Folatgehalt in Lebensmitteln häufig insuffizient sind und keine zuverlässige Berechnung der täglichen Folataufnahme erlauben. So ist bei der Bevölkerung in den Industriestaaten trotz eines vielseitigen Lebensmittelangebots der Folatmangel ein weit verbreitetes Ernährungsproblem. Nach Pietrzik (1985) besteht ein Folatmangel, wenn die Folatkonzentration im Serum unter 3,5 ng/ml und in den Erythrozyten unter 250 ng/ml fällt. Die beobachteten Symptome beschränken sich aber im Wesentlichen auf Veränderungen des „prälatenten" und „latenten" Folatmangels, während die Diagnose einer „klinisch-manifesten" Megaloblastenanämie die Ausnahme bleibt. Mangelhafte Versorgung mit Folat führt zunächst zu einer verminderten Folatausscheidung im Urin, nach etwa 3–4 Wochen zu einem Abfall der Folatkonzentrationen im Serum und in den Erythrozyten. Parallel dazu steigt die Ausscheidung von Formiminoglutaminsäure (FIGLU) im Harn nach Belastung mit Histidin an. Nach 10–12 Wochen tritt eine Übersegmentierung der polymorphkernigen Granulozyten auf, bevor dann nach 4–5 Monaten eine makrozytäre Anämie, polymorphkernige Leukopenie und Thrombopenie nachzuweisen ist (Herbert 1962) (➤ Tab. 3.4.6). Bei der Erythropoese ist die Bildung der Zellen infolge gestörter Nucleinsäure-Synthese, die Zellreifung und in geringerem Ausmaß auch die Hämoglobin-Synthese betroffen. Man findet daher eine makrozytäre hyperchrome Anämie, verbunden mit Anisozytose. Hämatologisch ist die Folatmangel-bedingte Megaloblastenanämie von der durch einen Vitamin-B_{12}-Mangel ausgelösten Perniziosa nicht zu unterscheiden. Deshalb muss

Tab. 3.4.6 Stadien des Folatmangels (Pietrzik 1985)

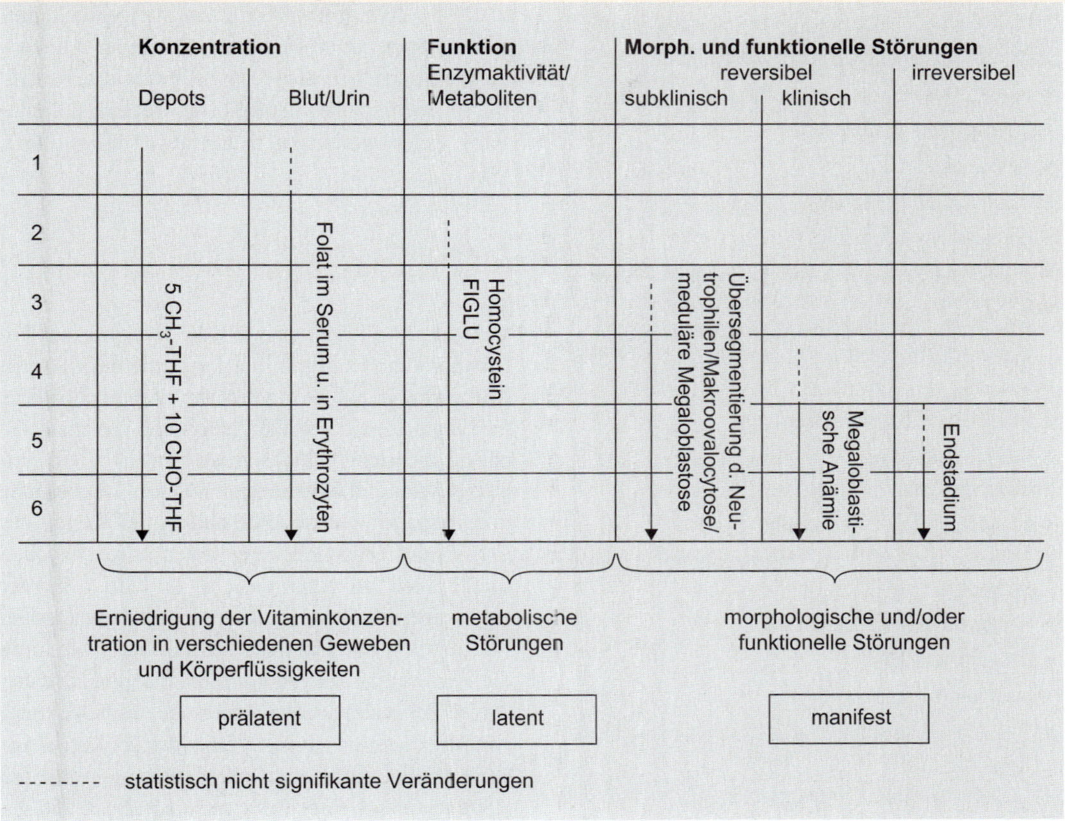

	Konzentration		**Funktion**	**Morph. und funktionelle Störungen**		
			Enzymaktivität/	reversibel		irreversibel
	Depots	Blut/Urin	Metaboliten	subklinisch	klinisch	
1	5 CH_3-THF + 10 CHO-THF ↓	Folat im Serum u. in Erythrozyten (----)				
2	↓	↓	Homocystein FIGLU (----)			
3	↓	↓	↓	Übersegmentierung d. Neutrophilen/Makroovalocytose/ meduläre Megaloblastose (----)		
4	↓	↓	↓	↓	Megaloblastische Anämie (----)	
5	↓	↓	↓	↓	↓	Endstadium (----)
6	↓	↓	↓	↓	↓	↓

Erniedrigung der Vitaminkonzentration in verschiedenen Geweben und Körperflüssigkeiten – **prälatent**

metabolische Störungen – **latent**

morphologische und/oder funktionelle Störungen – **manifest**

-------- statistisch nicht signifikante Veränderungen

wegen der Gefahr einer funikulären Myelose vor alleiniger Anwendung von Folsäure ein Vitamin-B_{12}-Mangel ausgeschlossen werden. Weitere Symptome des Folatmangels sind u.a. Schleimhautveränderungen im Bereich der Mundhöhle, gastrointestinale Störungen (Durchfälle), Wachstumsstörungen, Herabsetzung der Bildung von Antikörpern, Störung der Fortpflanzung, Auftreten von Fehlbildungen wie angeborene Neuralrohrdefekte (Inzidenz 1–1,5/1000 Lebendgeborene) sowie in seltenen Fällen ein hirnorganisches Syndrom, Störungen der Pyramidenbahn und Neuropathien. Die Beurteilung des Folatstatus erfolgt heute hauptsächlich durch die Bestimmung der Folatkonzentration im Serum bzw. der Erythrozyten und weniger anhand der FIGLU-Exkretion und der Segmentationszahl der neutrophilen Granulozyten.

3.4.8 Anwendungsgebiete für Folsäure

Die Anwendungsgebiete der Folsäure reichen von der prophylaktischen Einnahme, z.B. bei unzureichender Folatzufuhr mit der Nahrung oder einem erhöhten Bedarf in der Schwangerschaft, bis hin zur parenteralen Therapie bei Resorptionsstörungen, Zustand nach Dünndarmresektion und insbesondere bei akuten Vergiftungen mit Folsäure-Antagonisten. In Tabelle 3.4.7 sind die wichtigsten Indikationen für eine Folsäuresubstitution zusammengefasst (Mustertextfachinformation).

3

Tab. 3.4.7 Anwendungsgebiete von Folat
Megaloblasten-Anämie (aufgrund eines Folsäuremangels)
Neurologische und psychiatrische Störungen
• Hirnorganisches Psychosyndrom
• Störungen der Pyramidenbahn
• Neuropathie
Mangel- und Fehlernährung
• Chronischer Alkoholismus
• Malabsorptionssyndrom, z. B. Resektion des oberen Dünndarms, Blind-Loop-Syndrom, Zöliakie, einheimische Sprue (Glutenenteropathie), tropische Sprue, Morbus Crohn, verminderter enterohepatischer Kreislauf
• Überwiegend Fast-Food-Ernährung
• Dauerhämodialyse
Gesteigerter Bedarf
• Schwangerschaft und Laktation
• Erkrankungen mit hoher Zellumsatzrate, chronischem Blutverlust
• Hämolytische Anämien
• Dauerhämodialyse
Arzneimittel-Wechselwirkungen
• Therapie mit Antikonvulsiva, z.B. Barbituraten, Diphenylhydantoin, Phenytoin, Primidon
• Therapie mit Folsäure-Antagonisten, z.B. Methotrexat, Pyrimethamin, Triamteren, Trimetoprim
• Hormonale Kontrazeptiva bei langfristigem Gebrauch

Megaloblasten-Anämie

Die Megaloblasten-Anämie ist das Ergebnis eines bereits länger bestehenden Folat- und Cobalaminmangels. Dieses klinische Mangelstadium ist durch morphologische und funktionelle Störungen gekennzeichnet. Im peripheren Blut zirkulieren megaloblastär veränderte Erythrozyten. Durch eine unvollständige DNA-Neubildung verläuft die Erythropoese im Knochenmark ineffektiv. Das Auftreten von Megaloblasten im peripheren Blut lässt differenzialdiagnostisch offen, ob ursächlich ein Folat- oder ein B_{12}-Mangel vorgelegen hat. Ursachen des klinisch manifesten Folatmangels sind ungenügende alimentäre Zufuhr, insbesondere in Phasen eines erhöhten Bedarfs, Störungen der Folatresorption, aber auch Arzneimittelinteraktionen (➢ Tab. 3.4.5). Die Reservekapazität für Folat beträgt etwa 2–3 Monate. In diesem Zeitraum werden unter Mangelbedingungen die Speicher, vornehmlich die Leber, entleert. Biochemische Symptome wie z.B. reduzierte Serumspiegel und hypersegmentierte neutrophile Granulozyten treten wesentlich früher auf (Herbert 1982, 1987).

Fehl- und Mangelernährung

Von den 13 Vitaminen wirft die Deckung des Folatbedarfs die wohl größten Probleme auf. In allen Altersgruppen findet man relativ häufig Folatwerte, die für eine unsichere Bedarfsdeckung sprechen (Ernährungsbericht 2004) Ausgesprochene Risikogruppen sind **frühgeborene Kinder**, **Jugendliche** und **junge Erwachsene**. Besonders auffallende Lücken in der Bedarfsdeckung zeigen junge Mädchen und Frauen im Alter von 13–24 Jahren. In der **Schwangerschaft** kann es zu einer relativ raschen Erschöpfung der Folatreserven kommen, wodurch die Versorgung des voll gestillten Säuglings gefährdet ist. Bei **geriatrischen Patienten** und Bewohnern von Altersheimen ist häufig eine Megaloblasten-Anämie und Folatmangel nachzuweisen. Schouten (1979) fand bei einer Untersuchung an 837 älteren Personen bei 22,6% eine Megaloblastenanämie und bei 13,0% einen Folatmangel. Von 110 Bewohnern eines Städtischen Altersheims hatten 52% eine Anämie und 60% gleichzeitig einen Folatmangel (Heilmann 1988).

Von den Patienten mit einem Malabsorptionssyndrom sind besonders solche mit einer **Zöliakie** gefährdet, deren Diät Gluten enthält. Patienten mit einem **Morbus Crohn**, aber auch mit einer **Colitis ulcerosa** weisen gehäuft einen Folatmangel auf. **Störungen der intraluminalen Digestion**, z.B. durch einen Mangel an konjugierten Gallensäuren oder einer exogenen Pankreasinsuffizienz bedingt, können ebenfalls zu einem Folatmangel führen (Mössner et al. 1986).

Der bei **Alkoholikern** des öfteren festgestellte Folatmangel beruht primär auf einer unzureichenden alimentären Folatzufuhr, die zusätzlich durch eine reduzierte Resorptionskapazität infolge Schädigung der Darmschleimhaut verstärkt wird (Kanazawa und Herbert 1986). Vielfach besteht gleichzeitig eine Megaloblasten- bzw. Sideroblasten-Anämie (Eichner und Hillman 1971, Heilmann 1988, Lindenbaum 1983). Darüber hinaus nimmt unter Alkohol die renale Folatausscheidung zu und fördert zusätzlich die Depletion an diesem Vitamin.

Folatantagonisten vom Typ der Dihydrofolatreduktase-Inhibitoren führen zu einer kompetitiven Hemmung von intestinalem Folattransport und Resorption (Zimmermann et al. 1987).

Erhöhter Bedarf

Schwangerschaft und **Stillzeit** erfordern eine deutliche Mehrzufuhr an Folat. In zahlreichen Berichten (Pritchard et al. 1971, Balmelli und Huser 1974, Heilmann 1988, Mulinare et al. 1988, Milunsky et al. 1989, Fischer et al. 1989, Prinz et al. 1990, MRC Vitamin Study Research Group 1991, Bung et al. 1993) wird übereinstimmend häufig über niedrige Folatwerte in Serum und den Erythrozyten bei Schwangeren und ein Zusammenhang mit Blutbildungsstörungen, niedrigen Geburtsgewichten, Entwicklungsstörungen des Säuglings, einer höheren Rate an Abortus imminens sowie embryonalen Neuralrohrdefekten aufgezeigt. Die Inzidenz an schweren Fehlbildungen wie Anenzephalie, Enzephalozele und Meningo- beziehungsweise Meningomyelozele ohne und mit Hydrozephalus wird auf 1–1,5 auf 1000 Lebendgeborene geschätzt. Nach einer vorausgegangenen Schwangerschaft mit Neuralrohrdefekt liegt das Wiederholungsrisiko für weitere Kinder 10- bis 20fach höher als in der Allgemeinbevölkerung (Rinke und Koletzko 1994). Besonders betroffen sind Schwangere aus unteren sozioökonomischen Schichten. Bei diesen Risikopatienten sollten täglich 4 mg Folsäure 1 Monate vor der geplanten Schwangerschaft sowie in den ersten 3 Monaten verabreicht werden (Committee on Genetics 1993). Da der Schluss des Neuralrohrs zwischen dem 22. und dem 28. Tag der Schwangerschaft erfolgt, wird heute generell eine tägliche Supplementation mit 400 µg empfohlen. Zu Erkrankungen mit einer hohen Zellumsatzrate zählen auch **Knochenmarkstransplantationen**. Hier addieren sich erhöhter Bedarf für das sich regenerierende Knochenmark, insuffiziente Einnahme und gleichzeitig reduzierte intestinale Resorption (Link et al. 1986). Patienten mit terminaler Niereninsuffizienz während **chronischer Hämodialyse** geraten besonders bei den Vitaminen Folat, Ascorbinsäure und Riboflavin in eine unsichere Bedarfsdeckung. So kann der Verlust an Folaten etwa 150 µg pro Dialyse betragen (Mackenzie et al. 1968). Hauptursache ist der Verlust an Folat durch den Dialysevorgang, da Folat durch die Dialysemembranen diffundiert. In den Untersuchungen von Fischer und Peters (1977) fiel bei 13 Patienten während einer Dialyse die Folatkonzentration im Plasma um 31,8% bzw. 15,0 µg/l ab und verhielt sich proportional zum Ausgangswert. Nach vierwöchigem Aussetzen einer Folatsubstitution war die Folsäurekonzentration in den Erythrozyten nicht zurückgegangen, was darauf hinweist, dass der Folatkonzentration im Plasma nur eine geringe Bedeutung zukommt. Entscheidender sind Folatkonzentrationen in den Erythrozyten. Zur Substitution des Folatverlustes unter die Dialyse werden 1–5 mg Folsäure pro Dialyse empfohlen (Fischer und Peters 1977, Hörl 1984, Skoutakis et al. 1975).

Das Enzym 5,10-Methylentetrahydrofolat-Reductase (MTHFR) katalysiert die Bildung des für die Umwandlung von Homocystein notwendigen Folatmetaboliten 5-Methyl-THF. Zwei häufige Mutationen im MTHFR Gen, die 677 C→T und die 1298 A→C Mutation, führen zur Ausprägung bestimmter mit verminderter Aktivität einhergehender Enzymvarianten (Klang et al. 1988, van Put et al. 1998). Die homozygote C677T Mutation (677TT Genotyp, ≈ 12% der Bevölkerung) und die kombinierte Heterozygosität für beide MTHFR Mutationen (677CT/1298AC Genotyp, ≈ 20% der Bevölkerung) ist mit marginaler **Hyperhomocysteinämie** assoziiert, erstere vor allem bei gleichzeitigem Vorhandensein eines suboptimalen Folatstatus. Studien belegen, dass der Erfolg einer Folatsupplementation zur Senkung des Homocysteinspiegels vom individuellen MTHFR Genotyp abhängt (Malinow et al. 1997, Fohr et al. 2002). Der Einfluss derartiger Mutationen auf den Homocystein- und Folatmetabolismus könnten durch eine adäquate Folatversorgung kompensiert werden und so gilt zu überprüfen, inwieweit bestimmte Personengruppen aufgrund ihrer genetischen Ausstattung einen höheren Folatbedarf haben.

3

Arzneimittel-Wechselwirkungen

Antikonvulsiva (wie Phenytoin, Primidon, Barbiturate) greifen in den Folsäurestoffwechsel ein und führen bei Langzeittherapie zu ausgeprägten Mangelerscheinungen. Nach längerer Einnahme von **hormonalen Kontrazeptiva** wurden verminderte Serumspiegel von Folsäure beobachtet. Verschiedene **Chemotherapeutika** (Trimethoprim, Pyrimethamin, Salazulfapyridin), das Antikaliuretikum **Triamteren** und **Zytostatika** (Methotrexat, Cycloserin) sind Antagonisten der Folsäure, welche die Dihydrofolatreduktase (DHFR) hemmen und damit die Nucleinsäurebiosynthese und Zellteilung beeinflussen. Subklinische und klinische Folatmangelzustände werden deshalb häufig unter der Therapie mit DHFR-Inhibitoren beobachtet (Zimmermann et al. 1987).

3.4.9 Behandlung des Folsäuremangels

Prophylaxe

Für die Prophylaxe reicht in der Regel eine Tageszufuhr im Bereich des halben bis dreifachen DGE-Wertes. Dies entspricht etwa 0,1–0,5 mg Folsäure/Tag. In der Monographie zur Folsäure aus dem Jahre 1987 werden zur Prophylaxe 0,16–1 mg/Tag empfohlen. Bei noch nicht krankheitswertigen Zuständen erscheinen vorbeugende Tagesdosen von über 1 mg nicht zweckmäßig. Eine Prophylaxe ist insbesondere bei Risikogruppen wie jungen Frauen, Schwangeren, Stillenden und Alkoholikern angezeigt. Sie hat ausschließlich oral zu erfolgen. Eine Ausnahme bildet eine längerfristige parenterale Ernährung mit Standardtagesdosen von im Mittel 400 µg Folsäure (Deutsche Arbeitsgemeinschaft für künstliche Ernährung 1990).

Gemäß Mustertext des BfArM sind für die Prophylaxe Kapseln bzw. Tabletten à 0,4 mg und Lösungen à 2 mg/ml zugelassen. Die Dosierung sieht 1–2 Kapseln/Tag entspr. 0,4–0,8 mg Folsäure bzw. 2–10 Tropfen/Tag entspr. 0,2–1 mg Folsäure vor. Die Kapseln/Tabletten werden unzerkaut zu den Mahlzeiten mit etwas Flüssigkeit eingenommen. Die Tropfen werden zu den Mahlzeiten mit etwas Flüssigkeit eingenommen. Über die Dauer der Anwendung entscheidet der behandelnde Arzt.

Therapie

Zur therapeutischen Anwendung bei latenten wie manifesten Mangelzuständen reichen Folsäuremengen im unteren DGE- bzw. RDA-Bereich (ca. Faktor 1/2–5) nicht mehr aus. Hier liegen die Empfehlungen für die oralen Tagesdosen bei 1–15 mg (Monographie Folsäure 1987) Hierzu gehören Patienten mit gastrointestinalen Erkrankungen z.B. endemische oder tropische Sprue, Morbus Crohn, aber auch akute, meist durch Rotaviren verursachte kindliche Diarrhöen.

Parenterale Folsäuregaben sind im Rahmen der parenteralen Ernährung, bei schweren Resorptionsstörungen und zur raschen initialen Aufsättigung manifester Folatmangelzustände notwendig. Bei den sehr seltenen angeborenen Störungen des enzymatischen Folatstoffwechsels sind hohe parenterale Folsäuredosen erforderlich (Brody et al. 1984).

Seit Jahrzehnten werden Folatantagonisten wie Methotrexat oder Aminopterin als Zytostatika in der Krebsbekämpfung eingesetzt. Zur Antidot- und Schutztherapie kommt vornehmlich Folinsäure (Citrovorum-Faktor, Leucovorin, 5-Formyl-THF) zur Anwendung, die den Mangel an reduzierten Folaten kompensieren kann. Bei akuter Vergiftung mit Folatantagonisten sind 6–12 mg i.v. oder i.m. reduzierter Folsäure (5-Formyl-THF) gefolgt von dreimal 12 mg in 6-stündigem Abstand indiziert.

Für die Therapie sind gemäß Mustertext des BfArM Kapseln bzw. Tabletten à 5,10 oder 15 mg vorgesehen. Je nach Bedarf werden 1–3 Kapseln/Tabletten à 5 mg/Tag entspr. 5–15 mg verabreicht. Von den höher dosierten Kapseln/Tabletten (à 10 bzw. 15 mg) wird lediglich eine (entspr. 10–15 mg Folsäure) verabreicht. Die Dauer der Behandlung ist von dem Ausmaß des Folsäuremangels abhängig und richtet sich nach dem klinischen Bild und gegebenenfalls nach den entsprechenden labordiagnostischen Parametern.

3.4.10 Nebenwirkungen, Gegenanzeigen, Wechselwirkungen

Oral verabreichte Folsäure ist im Allgemeinen gut verträglich und weitgehend nebenwirkungsfrei. Bei sehr hohen Dosen treten selten gastrointestinale Störungen, Schlafstörungen sowie Symptome von Erregung und Depression auf. Eine Reihe von Medikamenten kann die Bioverfügbarkeit von Folsäure vermindern. Dazu gehören vorrangig die Antiepileptika Primidon, Diphenylhydantoin, Phenobarbital, Carbamazepin und Valproat. Außerdem kann es durch die folatantagonistische Wirkung einiger Substanzen wie Methotrexat, Trimethoprim, Pyrimethamin, Triamteren und Sulfasalazin zur verminderten enteralen Resorption von Folsäure kommen.

Da Folsäure und Vitamin B_{12} einen Retikulozytenanstieg im Blut bewirken, kann Gabe eines der beiden Vitamine unter Umständen den Mangel des anderen Vitamins maskieren. Unter antikonvulsiver Therapie wird in Einzelfällen über die Zunahme der Krampfbereitschaft berichtet, insbesondere bei Anwendung hoher Dosen zur Behandlung der Vergiftung mit Folsäure-Antagonisten.

Die Rolle von Folat bei der Synthese der DNA sowie bei verschiedenen Methylierungsreaktionen darf nicht isoliert betrachtet werden, sondern muss im Verbund mit dem Vitamin B_{12} gesehen werden.

Die beiden Vitamine sind gemeinsam an der Synthese von Methionin über den Stoffwechselweg der Methylierung von Homocystein beteiligt. Vitamin B_{12} – Coenzym der Methionin-Synthase – übernimmt bei dieser Reaktion die Methylgruppe der 5-Methyl-THF und überträgt diese auf das Homocystein unter Bildung von Methionin. Dieser Stoffwechselschritt ist für den Organismus die einzige Möglichkeit, aus 5-Methyl-THF die Ausgangssubstanz THF zu regenerieren, so dass sie für die Aufnahme anderer C_1-Einheiten wieder zur Verfügung steht.

Die Methylierung von Homocystein wird dabei bedarfsangepasst reguliert, indem s-Adenosylmethionin (SAM), welches parallel mit dem gebildeten Methionin ansteigt, durch eine Feedback-Kontrolle die 5,10-Methylen-Tetrahydrofolat-Reduktase hemmt. Liegt genügend Methionin vor, wird weniger 5-Methyl-THF aus 5,10-Methylen-THF gebildet.

Im Vitamin-B_{12}-Mangel ist die Synthese von Methionin aus Homocystein eingeschränkt. Als Folge bleibt der SAM-Spiegel niedrig, die Hemmung der 5,10-Methylen-Tetrahydrofolat-Reduktase bleibt aus. Daher wird vermehrt 5-Methyl-THF zu Lasten der anderen Folat-Cofaktoren gebildet. Man spricht in diesem Zusammenhang von der sog. Methyltrap-Hypothese. Da dem Organismus C_1-Einheiten zugunsten der 5-Methyl-THF vorenthalten werden, entwickelt sich ein Mangel an den übrigen Folat-Cofaktoren. Störungen der Purinsynthese und damit der Zellbildung sind die Folge. Deshalb sind die hämatologischen Symptome eines Vitamin-B_{12}- und eines Folatmangels identisch (megaloblastische Anämie).

Im Vitamin-B_{12}-Mangel sind zudem die über SAM laufenden Methylierungsreaktionen im Nervengewebe beeinträchtigt. Es kommt zu einer unzureichenden Methylierung von Ethanolamin zu Cholin, welches die Ausgangssubstanz für die Bildung von Sphingomyelin und Lecithin darstellt. Dies erklärt die Degeneration der Rückenmarksstränge (funikuläre Myelose) als charakteristischer irreversibler Spätschaden eines Vitamin-B_{12}-Mangels im Nervensystem (Bässler 2002).

Probleme ergeben sich, wenn ein Vitamin-B_{12}-Mangel aufgrund der hämatologischen Symptome als Folatmangel diagnostiziert und mit Folsäure (synthetische Verbindung (Pteroylmonoglutaminsäure), die als solche nicht in der Natur vorkommt) therapiert wird. Diese Substanz, die eigentlich als Provitamin betrachtet werden muss, wird rasch zu Dihydrofolat und Tetrahydrofolat umgewandelt und steht damit als Ausgangssubstanz für alle folatwirksamen Metabolite zur Verfügung, so dass auch 10-Formyl-THF und 5,10-Methylen-THF gebildet werden können, die trotz bestehenden B_{12}-Mangels die DNA-Synthese (Uridilat→Thymidilat, Einbau von C_1-Einheiten im Purinring) ermöglichen.

Zwar könnten die hämatologischen Symptome durch Aktivierung der Purinsynthese korrigiert werden, nicht aber die funikuläre Myelose, da die Methioninsynthese nicht beeinflusst werden kann, solange Vitamin B_{12} fehlt. Durch Kaschierung der Megaloblastenanämie könnten sich, zunächst unbemerkt, die Symptome eines Vitamin-B_{12}-Mangels in Richtung einer funikulären Myelose weiterentwickeln.

3

Bei Behandlung einer megaloblastischen Anämie muss also zweifelsfrei abgeklärt sein, ob ein Folat- oder ein Vitamin-B_{12}-Mangel als Ursache verantwortlich ist. Die Remission der hämatologischen Symptome eines Vitamin-B_{12}-Mangels ist jedoch wahrscheinlich nur durch hohe Folsäuredosen möglich. Dann stehen über die ungehinderte Bildung von 5-Methyl-THF hinaus noch ausreichend weitere THF-C_1-Einheiten für die Purin- und Pyrimidinsynthese zur Verfügung. Bei länger anhaltenden Folsäuregaben werden Dosen < 1 mg/Tag unter diesem Aspekt als sicher angesehen (Institute of Medicine 1998).

Vor diesem Hintergrund ist man mit allzu großzügigen Folsäuregaben vorsichtig geworden, zumal zwischen der optimalen Folsäuredosierung von 800 µg bis zum UL von 1 mg nur ein geringer Sicherheitsabstand liegt.

Diese Bedenken gelten nicht für Nahrungsfolat, das zu mehr als 97% als 5-Methyl-THF vorliegt, von dem auch bei hoher Zufuhr (> 1 mg) keine Maskierung ausgeht. Dies wird bei Betrachtung der biochemischen Verhältnisse verständlich. Im Vitamin-B_{12}-Mangel kann Nahrungsfolat (5-Methyl-THF) nicht zu THF regeneriert werden, da einerseits die Methylgruppe nicht auf Homocystein übertragen werden kann und andererseits eine Rückumwandlung zu Methylen-THF nicht möglich ist, da dieser Schritt irreversibel ist.

Nahrungsfolat (5-MTHF) kann im Vitamin-B_{12}-Mangel somit nicht regeneriert werden – man spricht in diesem Zusammenhang auch von der Methyl-Falle – so dass keine weiteren Folat-Metaboliten gebildet werden, die die DNA-Synthese ermöglichen (wie z.B. Formyl-THF und Methylen-THF).

5-MTHF liegt nicht nur als Hauptmetabolit in der Nahrung vor, sondern ist auch in isolierter Form als Syntheseprodukt (Metafolin Eprova) verfügbar und beinhaltet ebenso wie Nahrungsfolat nicht die Gefahr der Maskierung der hämatologischen Symptome eines Vitamin-B_{12}-Mangels.

Nach Verabreichung von 6S-5-MTHF (Metafolin) verhält sich dies beim Gesunden ohne Vitamin-B_{12}-Mangel wie Folsäure, da daraus alle erforderlichen Intermediärprodukte gebildet werden können. Im B_{12}-Mangel jedoch befindet sich dieser Metabolit in der Methylfalle und kann nicht regeneriert werden. Ein B_{12}-Mangel wird dementsprechend nicht maskiert und macht sich üblicherweise zunächst mit hämatologischer Symptomatik bemerkbar und kann behandelt werden, bevor es zu irreversiblen Spätschäden (funikuläre Myelose) kommt.

Diese Zusammenhänge finden ihre Bestätigung in einer Untersuchung von Gutstein et al. (1973), die einer Patientin mit tropischer Sprue und einem kombinierten Folat- und Vitamin-B_{12}-Mangel mit megaloblastischem Knochenmark 5-MTHF sowohl oral als auch parenteral verabreichten. Die dreiwöchige Behandlung zeigte keine haematologische Remission, was die Methyl-Trap-Hypothese bestätigt. Danach wurde Vitamin B_{12} verabreicht, und es kam erwartungsgemäß zum Anstieg der Retikulozyten und des Haematokrits, da nunmehr 5-Methyl-THF zu THF regeneriert werden konnte und alle folatwirksamen Verbindungen für die DNA-Synthese gebildet werden konnten.

Bei Dosierungen wie sie im Rahmen der Anreicherung von Lebensmitteln praktiziert werden, tritt eine Maskierung jedoch nicht ein, wie dies erst kürzlich in den USA gezeigt wurde. Hier wurden seit Januar 1998 Grundnahrungsmittel mit Folsäure (140 µg/100 g Mehl) angereichert, wodurch die mittlere tägliche Folsäureaufnahme um ca. 100–200 µg gesteigert werden konnte, und die Plasmafolatspiegel ebenfalls deutlich anstiegen. Im Rahmen des National Health Nutrition Examination Surveys (NHANES) wurde u.a. bei knapp 1500 älteren Menschen (> 60 Jahre) nicht nur der Folat- und Vitamin-B_{12}-Status erfasst, sondern auch das Vorkommen von Anämien, Makrozytose und die kognitive Leistungsfähigkeit überprüft. Der Untersuchungszeitraum lag zwischen 1999 und 2002 und erfasst damit die Situation nach der Anreicherung. Erwartungsgemäß zeigte sich, dass Menschen mit schlechter Vitamin-B_{12}-Versorgung (Plasmaspiegel < 148 pmol/l bzw. Methylmalonsäure oberhalb des Referenzbereichs von 60–210 nmol/l) nicht nur Beeinträchtigungen der geistigen Leistungsfähigkeit zeigten, sondern ebenfalls durch Makrozytose und Anämien auffielen (Morris et al. 2007). Genau dies ist aufgrund der zuvor beschriebenen Mechanismen auch zu erwarten, denn die bei der Anreicherung gewählte Dosierung war weit unterhalb des UL von 1 mg, bei dessen Überschreitung die Maskierung hämatologischer Symptome auftreten kann.

Für Verwirrung sorgte der Befund, dass Personen mit niedrigen B_{12}-Spiegeln (s.o.) und gleichzeitig hohen Folsäurespiegeln (> 59 nmol/l) sowohl mentale als auch Blutbildveränderungen aufwiesen, wohingegen diejenigen mit normalen B_{12}- und gleichzeitig hohen Folsäurespiegeln weder mentale noch hämatologische Veränderungen erkennen ließen (Morris et al. 2007). Dies hat die Diskussion um die Interaktionen zwischen Folsäure und Vitamin B_{12} erneut entfacht, und in einem Editorial zum Beitrag von Morris et al. (2007) stellt Smith (2007) die Frage, ob hohe Folsäurespiegel so mit dem Vitamin-B_{12}-Haushalt interagieren, dass die beobachteten Effekte auftreten können oder ob dies auf das Vorhandensein nicht metabolisierter Folsäure zurückgeführt werden könnte. Denn der Anteil nicht metabolisierter Folsäure am Gesamtfolat beträgt 16% bei Menschen mit hohen Folatspiegeln (> 50 nmol/l) (Pfeiffer et al. 2004). Als Lösung wird die kombinierte Gabe von Folsäure und Vitamin B_{12} vorgeschlagen bzw. der Einsatz der naturidentischen Folatform 5-MTHF als sichere Alternative postuliert (Smith 2007).

3.5 Cobalamin (Vitamin B_{12})

3.5.1 Medizinhistorischer Rückblick, physikochemische Eigenschaften

Die Entdeckung des Vitamins B_{12} war das Ergebnis einer über 100-jährigen Suche nach dem Antiperniziosafaktor. Der erste Fall dieser unerklärbaren Blutbildveränderungen wurde 1822 von Cobe beschrieben. Addison beschrieb 1849 diese Anämieform als separate Krankheit (M. Addison), die später von Biermer als perniziöse Anämie (oder auch Addison/Biermersche Krankheit) bezeichnet wurde. Nachdem Evans 1926 eine ausführliche Abhandlung zu dieser Anämie veröffentlicht hatte, begann die eigentliche Suche nach den ursächlichen Faktoren, und man fand bald heraus, dass Leber die Anämie zu heilen vermag. Für die Lebertherapie der Anämie erhielten Whipple, Minot und Murphy 1934 den Nobelpreis.

Es folgten die klassischen Versuche von Castle (1928), aus denen hervorging, dass zur Resorption des Antiperniziosafaktors eine Verknüpfung von Intrinsic-Faktor des Magensaftes mit dem Extrinsic-Faktor des tierischen Proteins (vor allem Leber) notwendig ist. Heute wissen wir, dass Castle´s Extrinsic Factor identisch ist mit Vitamin B_{12} und dass Intrinsic-Faktor (IF) ein spezifisches Vitamin-B_{12}-Transportprotein ist, das im Magen gebildet wird. Die ersten Kristalle des Antiperniziosafaktors wurden wahrscheinlich 1947 aus Leber gewonnen. Die Isolierung erforderte große Mengen Ausgangsmaterial. Zur Reindarstellung von 15 Milligramm kristallinen Vitamin B_{12} benötigte man damals 1000 kg frische Leber. Die Substanz wurde aufgrund ihrer Wasserlöslichkeit in die B-Gruppe der Vitamine einbezogen und Vitamin B_{12} genannt (nach der damaligen Rechnung waren die „Plätze“ bis Vitamin B_{11} besetzt).

Die wichtigsten Beiträge zur Strukturaufklärung des Vitamins B_{12} leisteten die Arbeitsgruppen von Folkers sowie von Lester Smith. Die von Frau Hodgkin ermittelte vollständige Struktur des Vitamins B_{12} wurde 1955 bekanntgegeben. Für die Aufklärung der Struktur des Vitamins B_{12} erhielt Frau Hodgkin 1964 den Nobelpreis. Erst 1962 gelang die chemische Partial-Synthese des Adenosylcobalamin in drei Arbeitsgruppen (Bernhauer sowie Lester Smith zusammen mit Johnson). Methylcobalamin wurde kurz darauf (1964) von Lindstrand aus Leber und Blutplasma des Menschen sowie aus Bakterien gewonnen.

Das Grundgerüst von Vitamin B_{12} ist das fast flache Corrin-Ring-System, eine porphyrinähnliche Verbindung, bestehend aus vier reduzierten Pyrrol-Ringen (A, B, C, D bezeichnet), mit einem zentralen Kobaltatom. Die Ringe A und D sind im Gegensatz zum Porphyrin direkt und die Ringe B und C über eine Methinbrücke verbunden. Das zentrale Kobaltatom ist fest an den vier N-Atomen der Pyrrol-Ringe und als fünfter Ligand außerhalb des Corrin-Ringes mit dem Stickstoff des 5,6-Dimethylbenzimidazol gebunden (➤ Abb. 3.5.1). Die Substitution am sechsten Liganden des Kobaltatoms führt durch CN^- zum Cyanocobalamin, durch OH^- zum Hydroxocobalamin, durch H_2O zum Aquocobalamin, durch NO_2 zum Nitrocobalamin, durch CH_3 zum

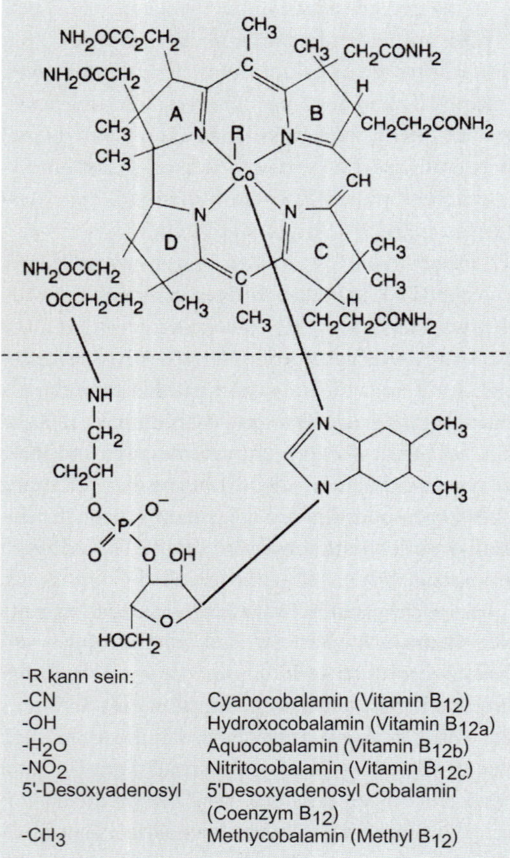

Abb. 3.5.1 Strukturformel von Cobalamin und Derivaten

Methylcobalamin und durch 5-Desoxyadenosyl zum Adenosylcobalamin (Ellenbogen 1984). Die Kobalt-Liganden OH^- und H_2O befinden sich im neutralen Milieu im Gleichgewicht. Vitamin B_{12} ist ein Sammelbegriff für eine Reihe unterschiedlich substituierter Corrinoide mit biologischer Wirkung beim Menschen. Sie werden auch Cobalamine genannt. Für die Strukturaufklärung mittels Röntgenanalyse erhielt Dorothy Hodgkin 1964 den Nobelpreis (Hodgin et al. 1956).

Therapeutisch spielen von den aufgeführten Derivaten nur Cyanocobalamin (CAS-Nr.: 68-19-9, Summenformel $C_{63}H_{88}CoN_{14}O_{14}P$, M_r = 1355,40) und Hydroxocobalamin (CAS-Nr.: 13422-51-0 Summenformel $C_{62}H_{89}CoN_{13}O_{15}P$, M_r = 1346,40) eine Rolle. Es sind Vorstufen (Prodrugs), die im Organismus erst zu den aktiven Coenzymen Methylcobalamin oder 5′-Adenosylcobalamin umgewandelt werden. Wegen der besseren Stabilität in der jeweiligen Arzneiform wird Cyanocobalamin dem Hydroxo- bzw. dem im Gleichgewicht stehenden Aquocobalamin vorgezogen. Corrinoide werden i.d.R. als primitive Coenzyme angesehen, da anaerob und im Dunkeln lebende Wesen viele Vitamin-B_{12}-abhängige Enzymsysteme besitzen, während höhere Pflanzen weitgehend Vitamin-B_{12}-unabhängig sind und den Vitamin-B_{12}-Coenzymen bei höher entwickelten Tieren und Menschen nur noch bei drei Reaktionen eine vitale Bedeutung zukommt.

Cyano- bzw. Hydroxocobalamin sind in stark polaren Lösungsmitteln, vor allem Wasser, niederen aliphatischen Säuren, Phenolen löslich, praktisch unlöslich in Aceton, Chloroform, Ether; empfindlich gegen Licht und sollten luftdicht verschlossen sowie kühl aufbewahrt werden (Pharmazeutische Stoffliste 1994). Die Cobalamine und ihre natürlichen Derivate haben eine rote, orange-rote bzw. gelbe Farbe.

3.5.2 Vorkommen

Mikroorganismen scheinen die einzigen Lebewesen zu sein, die Vitamin B_{12} synthetisieren können. Somit wird bei verschiedenen Tierarten (artspezifisch) über die enterale Synthese (Darmflora) ein mehr oder weniger entscheidender Beitrag zur Bedarfsdeckung geleistet. Bei vielen Tieren (Herbivoren) reicht die enterale Eigensynthese (bzw. gastroenterale Synthese bei Wiederkäuern) völlig aus, Carnivoren decken ihren Bedarf nicht nur über die Synthese durch die Darmflora, sondern gleichzeitig durch die Vitamin-B_{12}-Aufnahme mit Fleisch.

Der Mensch kann enteral (Dickdarm) synthetisiertes Vitamin B_{12} nicht ausnutzen und ist deshalb auf die zusätzliche Aufnahme von Vitamin B_{12} angewiesen. Wesentliche Cobalaminquellen, die zur Bedarfsdeckung beitragen, sind tierische Produkte, vor allem Leber, Niere, Herz, aber auch Eier und Milch.

Cobalamin-reiche Lebensmittel sind in Tabelle 3.5.1 aufgeführt (Bundeslebensmittelschlüssel (BLS) 1999).

Tab. 3.5.1 Cobalamin (Vitamin-B_{12})-Gehalte in verschiedenen Lebensmitteln bzw. deren Nährstoffdichte (➤ Glossar) nach Bundeslebensmittelschlüssel (BLS) 1999

Lebensmittel	Gehalt µg/100 g	Nährstoffdichte µg/1000 kcal
Schweinefleisch		
Leber	25,0	157,1
Muskelfleisch	3,0	17,1
Filet	2,9	18,6
Schnitzel	2,8	15,2
Rindfleisch		
Leber	70,0	517,0
Muskelfleisch	2,0	9,9
Steak	1,1	4,6
Kalbfleisch		
Leber	80,0	534,0
Muskelfleisch	2,0	19,1
Schnitzel	1,9	12,3
Kaninchen	10,0	69,8
Huhn	0,5	2,0
Fisch		
Hering	7,1	54,4
Forelle	4,5	38,8
Kabeljau	0,8	9,3
Milch/Milchprodukte		
Gorgonzola	1,2	3,1
Frischkäse	0,9	4,9
Vollmilch	0,4	6,0
Ei		
Hühnerei	2,5	14,9

Rein vegetarische Kost ist nahezu frei von Vitamin B_{12}. Einzelne Pflanzenteile können Spuren von Vitamin B_{12} enthalten, wenn sie in Symbiose, z.B. mit Knollenbakterien, leben, die Vitamin B_{12} synthetisieren, und dies von der Pflanze aufgenommen wird. In vergorenen Produkten pflanzlicher Herkunft (z.B. Sauerkraut, Bier) sind ebenfalls Spuren von Vitamin B_{12} enthalten. Das gelegentliche und sehr geringe Vorkommen in Pflanzen leistet jedoch nur einen unzureichenden Beitrag zur Bedarfsdeckung.

3.5.3 Stoffwechsel und Pharmakokinetik von Vitamin B_{12}

Vitamin B_{12} kann nur durch bestimmte Mikroorganismen synthetisiert werden und kommt, von bestimmten Blaualgen abgesehen, nicht im Pflanzenreich, sondern nur in Mikroorganismen und tierischen Erzeugnissen vor. Für den Transport und die Speicherung von Vitamin B_{12} sind spezifische Vitamin-B_{12}-bindende Proteine erforderlich. Extrazellulär sind es der Intrinsic-Faktor (IF), Transcobalamin (TC), Haptocorrine (HC) (ein Glykoprotein, auch als R-Protein bezeichnet, R = elektrophoretisch schneller wandernd), die membrangebundenen IF-TC-Rezeptoren und intrazellulär die Methylmalonyl-CoA-Mutase und Methionin-Synthase. Aus der Nahrung durch Ansäuern oder Proteolyse freigesetztes Cobalamin wird sowohl an den Intrinsic-Faktor als auch an R-Proteine gebunden. Nach Spaltung der Haptocorrin-Cobalamin-Verbindung durch Pankreastrypsin erfolgt die Bindung an den Peptidase-resistenten IF (Friedrich 1987).

Resorption

Die Resorption von Vitamin B_{12} geschieht über einen aktiven und passiven Mechanismus:

- Die aktive Resorption erfolgt nach Bindung von Vitamin B_{12} an den Castleschen Intrinsic-Faktor (Berk et al. 1948), ein Glykoprotein (M_r = 44200), das von den Parietalzellen der Magenschleimhaut gebildet wird. Mit der Nahrung aufgenommenes Vitamin B_{12} wird mithilfe der Magensäure und Pepsin aus der Proteinbindung freigesetzt und anschließend an Haptocorrin gebunden. Dieser Cobalamin-Intrinsic-Faktor-Komplex wird zum Ileum transportiert und energieabhängig an spezifische Rezeptoren in den Microvilli-Membranen der Enterozyten des Ileums gebunden. Nach Abdissoziierung von Cobalamin vom IF-Cobalamin-Komplex durch den „Releasing-Faktor", ein Ca^{2+} und ATP erfordernder Prozess, erfolgt die Aufnahme in die Mukosazelle.
- Wenn bei Pankreasinsuffizienz die Spaltung des Haptocorrin-Cobalamin-Komplexes unterbleibt,

wird Cobalamin dem IF und damit der Resorption entzogen, es kommt zum Vitamin B_{12}-Mangel.
- Unabhängig von IF kann Vitamin B_{12} durch einen unspezifischen Mechanismus über den Magen-Darm-Trakt oder Schleimhäute in den Blutstrom gelangen. Hierzu sind jedoch hohe Dosen erforderlich, wobei nur etwa 1% der applizierten Menge resorbiert wird (Heinrich 1967).

Das Ausmaß an resorbiertem Vitamin B_{12} hängt von der Menge an IF, der exkretorischen Pankreas-Funktion und der Rezeptordichte im Ileum ab. Maximale Plasmaspiegel treten etwa 4–8 Stunden nach oraler Applikation auf. Aufgrund eines enterohepatischen Kreislaufs werden die täglich 3–8 µg mit der Galle ausgeschiedenen Mengen an Cobalamin rückresorbiert. Dies ist ein Grund dafür, dass bei Veganern erst nach jahrelanger einseitiger Ernährung mit einem Vitamin-B_{12}-Mangel zu rechnen ist. Andererseits wird nach Gastrektomie bzw. bei Perniziosa-Patienten der Vitamin-B_{12}-Vorrat durch den Ausfall des enterohepatischen Kreislaufs schneller aufgebraucht. Das im unteren Teil des Verdauungstraktes aufgrund einer bakteriellen Besiedlung gebildete Vitamin B_{12} wird kaum resorbiert, sondern mit dem Stuhl ausgeschieden.

Die beste Methode zur quantitativen Erfassung der Vitamin-B_{12}-Resorption ist der Ganzkörperretentionstest (Heinrich 1966, 1967). Bei diesem Verfahren wird die Retention von oral verabreichtem radioaktivem ^{60}Co-Cobalamin im Körper mithilfe eines Großraum-Radioaktivitäts-Detektors gemessen.

Nach der klassischen Untersuchung von Heinrich ist die maximale, aktiv resorbierte Vitamin-B_{12}-Menge 1,5 µg. Diese Maximalmenge ist bereits bei einer oralen Dosis von 10 µg ^{60}Co-Vitamin B_{12} erreicht. Ursache für die maximal auf 1,5 µg beschränkte aktive, IF-abhängige Vitamin-B_{12}-Aufnahme ist die limitierte Inkorporationskapazität der Ileummucosa für den Vitamin-B_{12}-IF-Komplex. Oberhalb einer physiologischen Zufuhrmenge von 10 µg gewinnt dagegen die IF-unabhängige, passive Vitamin-B_{12}-Resorption zunehmend an Bedeutung. Dieser Resorptionsweg ist jedoch lange nicht so effektiv wie der aktive, energieabhängige Transportmechanismus. Absolut nimmt daher die resorbierte Gesamtmenge mit steigender Vitamin-B_{12}-Dosis zwar zu, relativ jedoch ab.

Die bei Applikation einer Vitamin-B_{12}-Dosis aktiv bzw. passiv resorbierten Cobalaminmengen lassen sich durch eine einfache mathematische Formel berechnen:

$$R(\%) = \frac{1,5}{D+1,5} \times 100 + \left(1-\frac{1,5}{D+1,5}\right) \times 0,9$$

bzw.

$$R(\mu g) = \frac{1,5 \times D}{D+1,5} + \left(1-\frac{1,5}{D+1,5}\right) \times 0,009D$$

R (%) = intestinale Vitamin-B_{12}-Resorption in % der oralen Testdosis
R (µg) = intestinale Vitamin-B_{12}-Resorption in µg der oralen Testdosis
D = orale Vitamin-B_{12}-Testdosis in µg.

Der erste Summand in beiden Formeln beschreibt jeweils den Anteil der IF-abhängigen Resorption an der Gesamtresorption. Der zweite Summand beschreibt den durch passive Diffusion resorbierten Vitaminanteil.

Verteilung

Im Blut ist Vitamin B_{12} zum größten Teil an Transcobalamin I, II oder III, ein β-Globulin, zum größten Teil an Transcobalamin I (ca. 80%), gebunden. Dieses Transportprotein erleichtert die Aufnahme von Vitamin B_{12} vor allem in die Leber und in die verschiedenen Zellen. Gewebszellen besitzen Rezeptoren für das an den Transcobalamin-II-Komplex gebundene Vitamin B_{12}, das in Anwesenheit von Ca^{2+} durch Endozytose in die Zellen aufgenommen und aus dem Cobalamin freigesetzt wird. Bei Mischkost-ernährten gesunden Erwachsenen beträgt der Gesamtvorrat an Vitamin B_{12} 2 bis 5 mg, wovon etwa 60% auf die Leber, 30% auf die Skelettmuskulatur und der Rest auf die übrigen Gewebe entfallen. Die mittlere biologische Halbwertszeit des Pools beträgt 485 Tage. Pro Tag werden 0,143% ausgeschieden. Für die Aufrechterhaltung eines hohen Gesamt-B_{12}-Gehaltes von 5 mg wäre eine tägliche Aufnahme von 7,2 µg B_{12} und für die eines Gesamtkörper-B_{12}-Gehaltes von ca. 2 mg eine tägliche Aufnahme von ca. 2,9 µg B_{12} erforderlich (Heinrich und Gabbe 1990).

Die hohen Körperbestände und die geringe Turnover-Rate (2 µg/Tag) sind Ursachen dafür, dass Vitamin-B_{12}-abhängige Krankheitssymptome erst Jahre nach einer Gastrektomie bzw. bei strikt vegetarisch lebenden Personen auftreten. In der Leber erfolgt die Umwandlung und Speicherung der aktiven Coenzyme Methylcobalamin und 5-Desoxyadenosylcobalamin.

Beim Menschen kommt es zur Vitamin-B_{12}-Hypo- bzw. -Avitaminose, wenn durch pathologische Veränderungen im Gastrointestinaltrakt die Resorption gestört und die Speicher erschöpft sind. Ursachen sind u.a. (➤ Abb. 3.5.2 a–h):

- langjährige Mangel- und Fehlernährung bei Vegetariern (a)
- Gastrektomie, Hypo- bzw. Achlorhydrie, Mangel an Intrinsic-Faktor (b)
- „blind loop", intestinale Infektionen, pathologische Darmflora, selektiv angeborene B_{12}-Resorptionsstörung (c)
- Imerslund-Gräsbeck-Syndrom, gestörte Spaltung des B_{12}-Haptocorrin-Komplexes im Duodenum bei Trypsinmangel (d)
- kongenitales Fehlen von Transcobalamin (e),
- Erschöpfung der Speicher in der Leber (f)
- Anwesenheit hoher Plasmaspiegel an Transcobalamin (g)
- gestörte Methylcobalamin-Bildung durch Mangel an Folsäure sowie Beeinflussung der Resorption und Verwertung durch verschiedene Pharmaka, Alkohol und Tabakrauch (h) (Hillman 1980).

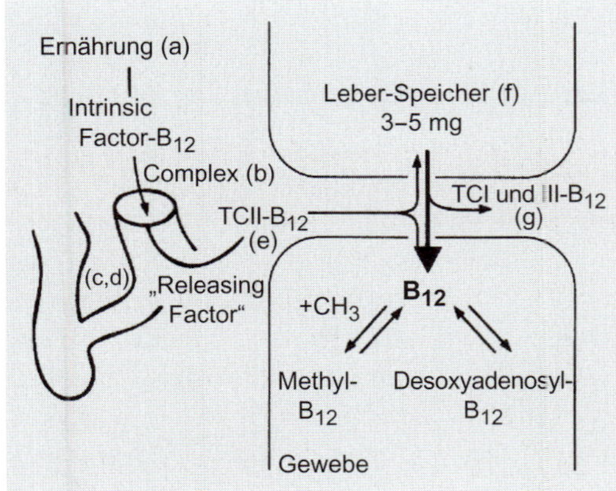

Abb. 3.5.2 Schematische Darstellung der Resorption von Vitamin B_{12}

Elimination

Nach Untersuchungen von Heinrich aus dem Jahre 1967 wird die nach oraler Aufnahme von 0,1–500 µg ^{60}-Co-Cyanocobalamin-resorbierte ^{60}Co-Vitaminmenge im Gesamtkörper quantitativ retiniert und entspricht exakt der intestinalen ^{60}Co-Vitamin-B_{12}-Resorption. Durch Überschreiten der Retentionskapzität wird mit zunehmender Dosis ein immer größerer Anteil des resorbierten Vitamin B_{12} im Harn ausgeschieden. Nach 1000 µg verabreichten Cyanocobalamin werden von den resorbierten 9,6 µg Vitamin B_{12} noch 94% (9,06 µg) retiniert und 6% (0,54 µg) renal eliminiert. Mit steigender oraler Dosis sinkt der vom Gesamtkörper retinierte Anteil an resorbiertem Vitamin B_{12} von 94% auf 47% und der renal eliminierte Anteil steigt entsprechend von 6 auf 53% an. Bei normaler Produktion und Sekretion von Intrinsic-Faktor werden aus oral verabreichtem Vitamin B_{12} trotz steigender Dosen maximal nur 1,5 µg mit Hilfe des IF resorbiert. Umgekehrt steigt der diffusionsbedingte Anteil dosisabhängig bis zu 0,9% der oral verabreichten Menge an. So werden nach oraler Verabreichung von 1000 µg Vitamin B_{12} über den Intrinsic-Faktor nur noch 14% (1,5 µg) und diffusionsbedingt bereits 86% (9 µg) resorbiert. Nach oraler Verabreichung von 10000 µg Vitamin B_{12} beträgt die diffusionsbedingte Gesamtresorption 98% und nach 100 000 µg 99,8% an der Gesamtresorption. Ursache der begrenzten IF-abhängigen Vitamin-B_{12}-Resorption ist die limitierte Inkorporierungskapazität der Ileum-Mukosa für den Vitamin-B_{12}-Intrinsic-Faktor-Komplex.

Bioverfügbarkeit

Aufgrund der geringen Resorption von Cyanocobalamin zwischen 1–3% wird in der Regel die parenterale Verabreichung bevorzugt. Jedoch kann bei bestimmten Patientengruppen bei guter Compliance auch eine orale Therapie sinnvoll. Dies geht aus Studien zur Bioverfügbarkeit von Vitamin B_{12} nach oraler Gabe hervor. Nach Hages beträgt der Konzentrationsanstieg nach einmaliger Gabe von 300 µg Cyanocobalamin als Lösung oder Kapsel im Mittel 63,5 bzw. 49,3 pg/ml. Wie aus Tabelle 3.5.2 hervor-

3

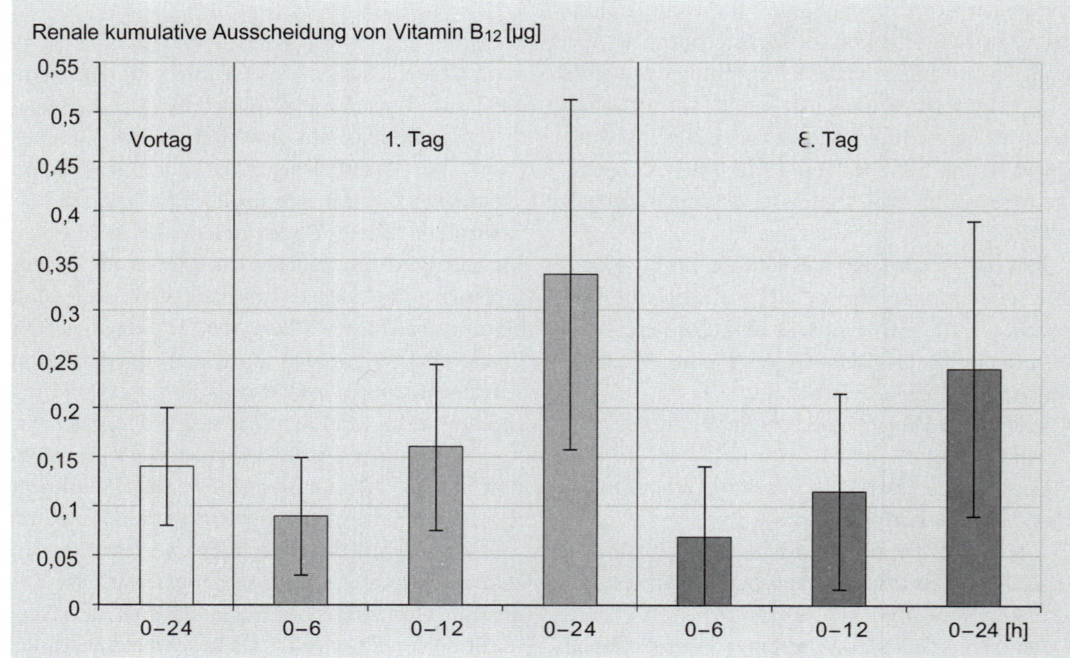

Abb. 3.5.3 Kumulative renale Ausscheidung von Vitamin B_{12} bei 12 Probanden am Vortag und nach oraler Gabe von 660 mg Methylcobalamin am 1. Tag sowie am 8. Tag

geht, stieg bei 12 gesunden Probanden in einer eigenen Studie die Konzentration von C_{max} nach der ersten Applikation von 660 µg Methylcobalamin um 167 pg/ml und nach der 8. Gabe um 151 pg/ml signifikant gegenüber dem Ausgangswert an. Sowohl nach Einmal- wie auch Mehrfachgabe lag die Urinausscheidung signifikant über dem Ausgangswert (> Abb. 3.5.3). Bezogen auf die verabfolgte Dosis betrug der renal eliminierte Anteil nach oraler Gabe am ersten Tag 0,3‰ und am 8. Tag 0,15‰ und nach parenteraler Gabe am 1. Tag 25,3% bzw. 38,5% am 8. Tag. Schümann et al. (1997) fanden ebenfalls nach Dosen von 500 µg, 1000 µg und 2000 µg oral verabreichtem Cyanocobalamin einen Vitamin-B_{12}-An-

Tab. 3.5.2 Pharmakokinetische Kenngrößen nach einmaliger Gabe von 330 µg Cyanocobalamin bzw. 660 µg Methylcobalamin über 8 Tage

	Nüchternwert (pg/ml)	c_{max} (pg/ml)	t_{max} (h)	Anstieg (pg/ml)	AUC (pg/ml × h)
Hages et al.					
330 µg Cyanocobalamin					
Lösung	336 ± 127	400 ± 136	7 ± 3	64 ± 38	315 ± 266
Kapsel	342 ± 155	391 ± 151	7 ± 2	49 ± 21	208 ± 208
Loew					
660 µg Methylcobalamin					
1. Tag	442 ± 240	609 ± 247	7 ± 5	167 ± 89	2035 ± 1217
8. Tag	559 ± 214	710 ± 267	3 ± 4	151 ± 115	3305 ± 2619

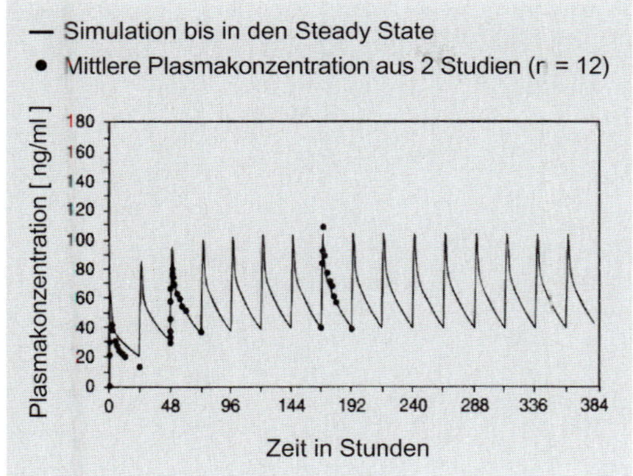

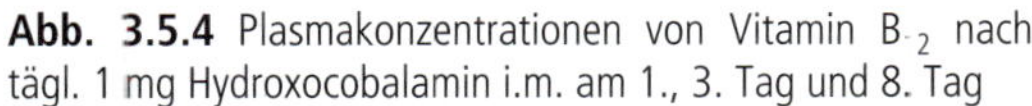

Abb. 3.5.4 Plasmakonzentrationen von Vitamin B_{12} nach tägl. 1 mg Hydroxocobalamin i.m. am 1., 3. Tag und 8. Tag

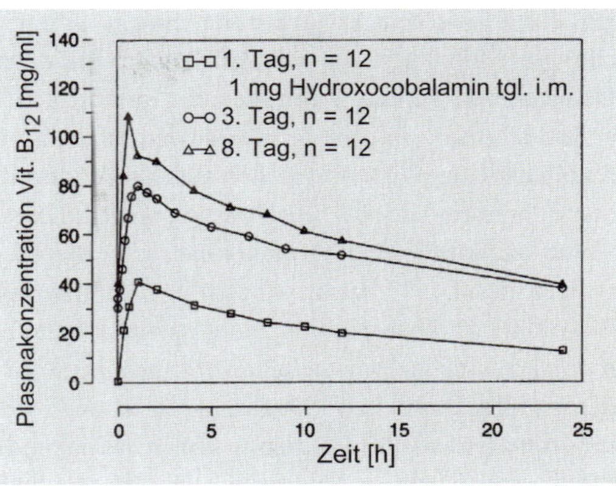

Abb. 3.5.5 Plasmakonzentrationen von Vitamin B_{12} nach tägl. 1 mg Hydroxocobalamin i.m. am 1., 3. Tag und 8. Tag

stieg im Plasma von 41,5 pmol/l, 52,4 pmol/l bzw. 67,8 pmol/l. Als orale Dosis können deshalb 0,3–1,0 mg Vitamin B_{12}/Tag durchaus sinnvoll sein.

Aufgrund physikalisch-chemischer Eigenschaften unterscheiden sich Cyanocobalamin und Hydroxocobalamin nach parenteraler Verabreichung im Hinblick auf Ausscheidung und Retention. Im Dosisbereich zwischen 50 und 1000 µg wird Hydroxocobalamin nach intramuskulärer Injektion deutlich besser retiniert. Die Retentionsrate steigt von 1,12% nach 50 µg auf 3,65% nach 1000 µg an (Heinrich und Gabbe 1990). Durch die geringere Proteinbindung

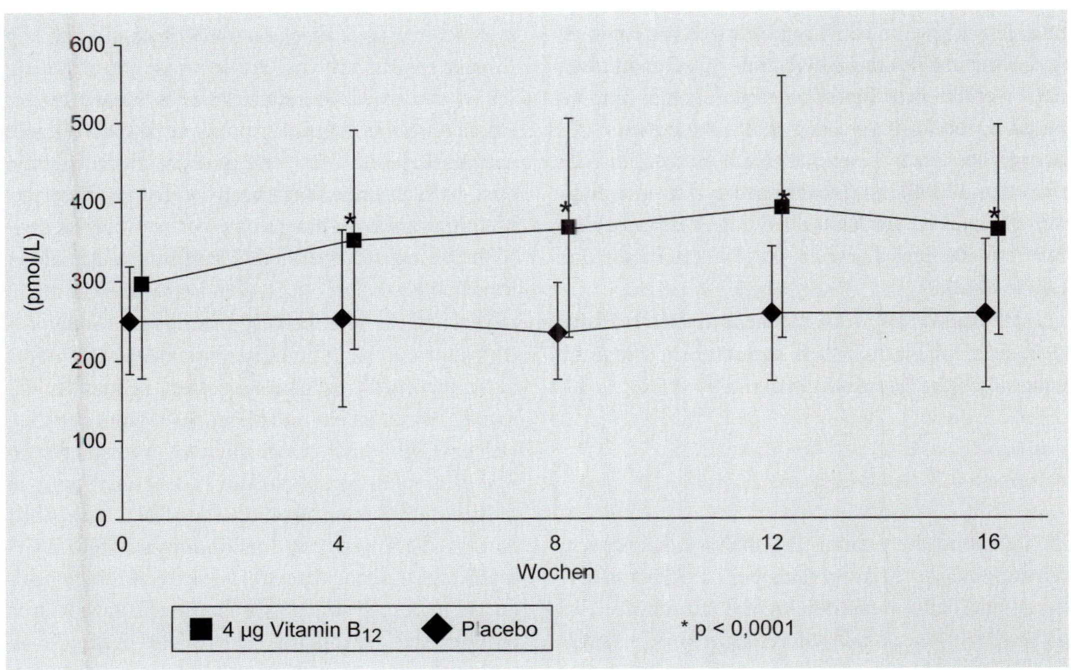

Abb. 3.5.6 Vitamin-B_{12}-Kinetik im Serum nach Langzeitgabe von 4 µg Cobalamin/Tag (Pietrzik et al. unveröffentlichte Ergebnisse)

fällt der Plasmaspiegel nach parenteraler Verabreichung von 1000 µg Cyanocobalamin rasch mit einer Halbwertszeit von ca. 7 Stunden ab. Innerhalb der ersten 6 Stunden werden ca. 67%, in den folgenden 6 Stunden weitere 13% und in den anschließenden 12 Stunden noch ca. 3% renal ausgeschieden (Loew 1991). Aufgrund von pharmakokinetischen Berechnungen deckt 1 mg Cyanocobalamin den Vitamin-B_{12}-Bedarf für etwa 1 Monat, so dass zur Erhaltung monatliche Injektionen zwischen 0,5 und 1 mg erforderlich sind. Da Hydroxocobalamin stärker an Protein gebunden wird, resultieren länger anhaltende Plasmaspiegel, eine geringere renale Ausscheidung und eine höhere Retention und nach Mehrfachgabe (➤ Abb. 3.5.4) eine Kumulation (Loew 1991). Die Eliminationsphase von parenteral verabreichtem Hydroxocobalamin verläuft biphasisch. Die erste Verteilungsphase ist nach 5–7 Stunden abgeschlossen. In der anschließenden terminalen Eliminationsphase fallen die Konzentrationen langsamer ab. Die terminale Eliminationshalbwertszeit liegt zwischen 21 und 29 Stunden. Die Approximation bis in den Steady State ergibt, dass nach 6–7 Injektionen ein Sättigungsplateau erreicht ist (➤ Abb. 3.5.5). Nach Abschätzung der Gesamtbilanz ergibt sich somit, dass nach i.m.-Injektion von 1 mg Hydroxocobalamin etwa 0,3 mg in körpereigene Vitamin-B_{12}-Depots überführt werden. Bei einem Tagesbedarf von 2–5 µg Vitamin B_{12} deckt damit 1 mg Hydroxocobalamin den Bedarf von etwa 100 Tagen ab. Nach Aufsättigung des Organismus sind zur Erhaltungstherapie etwa alle 3 Monate Injektionen von 0,5 bis 1 mg Hydroxocobalamin erforderlich (Loew et al. 1988, Heinrich und Gabbe 1990).

Nach Langzeitgabe (16 Wochen) nutritiver Dosen stellt sich im Plasma nach mehreren Wochen ein neues Fließgleichgewicht ein (➤ Abb. 3.5.6).

3.5.4 Biochemische Funktionen

Es gibt zahlreiche Vitamin-B_{12}-abhängige Stoffwechselreaktionen in Mikroorganismen, aber bei Säugetieren und beim Menschen kennt man nur drei. An diesen Reaktionen sind zwei verschiedene Coenzym-Formen von Vitamin B_{12} beteiligt, die in getrennten Zellkompartimenten gebildet werden und wirksam

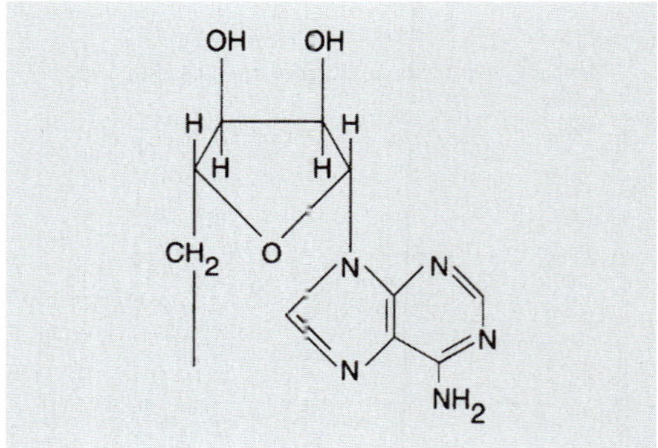

Abb. 3.5.7 Der 5'-Desoxyadenosylrest des Adenosylcobalamins

sind: Methylcobalamin im Cytosol und Adenosylcobalamin in den Mitochondrien. Bei diesen Coenzymen ist der Rest R am Kobaltatom des Cobalamin (➤ Abb. 3.5.1) entweder durch eine Methylgruppe oder durch einen Adenosylrest (➤ Abb. 3.5.7) ersetzt.

Cobalamin wird als Komplex mit Transcobalamin nach Bindung an einen Rezeptor in Gegenwart von Ca^{2+}-Ionen durch Endozytose in die Zellen aufgenommen. Dort wird Transcobalamin in den Lysosomen proteolytisch abgebaut und Cobalamin als Cbl^{3+} (3-wertiges Kobalt) ins Cytosol freigesetzt und anschließend zu Cbl^{2+} reduziert. Dieses wird an die Apomethioninsynthase gebunden, aktiviert deren enzymatische Aktivität und ist als Methylcobalamin der Methylgruppenüberträger bei der Synthese von Methionin aus Homocystein, bei welcher Methyl-THF der eigentliche Methyldonator ist. An dieser Reaktion ist außerdem S-Adenosylmethionin in katalytischen Mengen beteiligt. Es dient entweder als Aktivator der Methionin-Synthase oder es ist erforderlich zur erstmaligen Methylierung des Cobalamins. Ferner ist ein reduzierendes System beteiligt, welches Cbl^{1+}, das im Laufe mehrerer Methylierungszyklen spontan zu Cbl^{2+} oder Cbl^{3+} oxidiert wird, in reduziertem Zustand enthält. Nur Cbl^{2+} bzw. Cbl^{1+} wird an die Apoenzyme Methioninsynthase (im Cytosol) oder Adenosyltransferase in den Mitochondrien gebunden. Es ist daher für den intrazellulären Stoffwechsel gleichgültig, in welcher Form Cobalamin der Zelle angeboten wird (Cyano-, Hydroxo- oder Methylcobalamin), weil die Liganden bei der

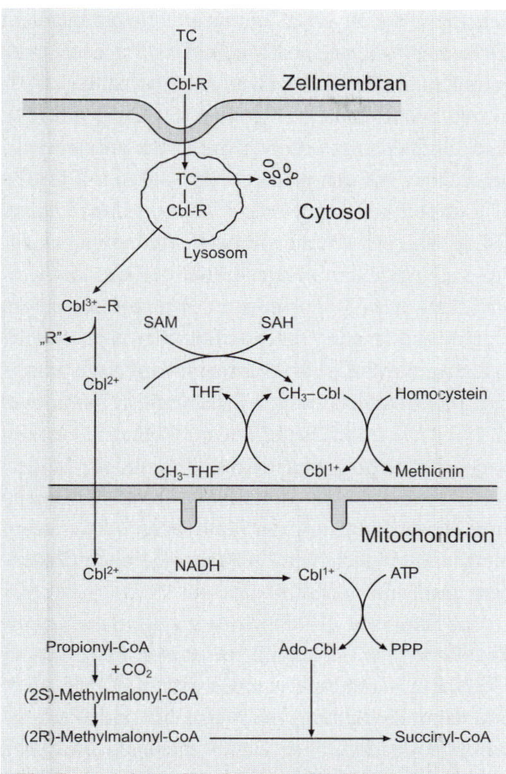

Abb. 3.5.8 Aufnahme in die Zellen und intrazellulärer Stoffwechsel von Cobalamin.

Freisetzung aus den Lysosomen und der Reduktion abgespalten werden. Auch präformiertes Methylcobalamin muss nach Freisetzung aus den Lysosomen und Reduktion zu Cbl^{2+} an der Methioninsynthase wieder neu methyliert werden (Chu et al. 1993; Kohlhouse et al. 1991). Deshalb hat Methylcobalamin, welches in Japan produziert und zur Behandlung von Cobalamimangel empfohlen wird, keinerlei Vorteil gegenüber Hydroxo- oder Cyanocobalamin.

Abbildung 3.5.8 zeigt im oberen Teil die Aufnahme von Cobalamin in die Zelle und den Methylierungsprozess im Cytosol, und im unteren die Umwandlung in Adenosylcobalamin und die Methylmalonyl-CoA-Mutase-Reaktion in den Mitochondrien. Das Schema ist summarisch und vereinfacht. Die äußerst komplexen Details der molekularen Prozesse können hier nicht erörtert werden. Sie können, soweit sie bis jetzt bekannt sind, in einem Übersichtsreferat von Banerjee (1997) nachgelesen werden.

Adenosylcobalamin entsteht in den Mitochondrien aus Cobalamin nach Reduktion von Cbl^{2+} zu Cbl^{1+} (mitochondriales reduzierendes System) durch Adenosyltransfer von ATP unter Abspaltung von Triphosphat.

$$Cbl^{1+} + ATP \xrightarrow[\text{transferase}]{\text{Adenosyl-}} \text{Adenosylcobalamin} + PPP$$

Adenosylcobalamin ist bei Säugetieren an zwei intramolekularen Umlagerungsreaktionen beteiligt:

1. Die Umlagerung von Methylmalonyl-CoA zu Succinyl-CoA durch Methylmalonyl-CoA-Mutase. Substrat dieses Enzyms ist (2R)-Methylmalonyl-CoA, in welches das durch Carboxylierung von Propionyl-CoA entstandene (2S)-Methylmalonyl-CoA erst durch Methylmalonyl-CoA-Racemase umgewandelt werden muss. Bei der Methylmalonyl-CoA-Mutasereaktion wandert der CO-S-CoA-Anteil im Austausch gegen ein Wasserstoffatom an den Methylkohlenstoff.

$$H_3C-\overset{\overset{\displaystyle COOH}{|}}{\underset{\underset{\displaystyle CO-S-CoA}{|}}{C}}-H \rightleftharpoons H_2\overset{\overset{\displaystyle COOH}{|}}{\underset{\underset{\displaystyle CO-S-CoA}{|}}{C}}-CH_2$$

Durch diese Reaktion bekommt Propionsäure, die beim Abbau ungeradzahliger Fettsäuren oder der Aminosäuren Methionin, Threonin und Isoleucin entsteht, sowie Methylmalonyl-CoA, das beim Abbau von Valin entsteht, Anschluss an den Zitronensäurezyklus.

2. Die reversible Umwandlung von Leucin in 3-Aminoisocapronsäure (β-Leucin).

$$\begin{array}{c} COOH \\ | \\ H-C-NH_2 \\ | \\ CH_2 \\ | \\ CH \\ / \quad \backslash \\ CH_3 \quad CH_2 \end{array} \rightleftharpoons \begin{array}{c} COOH \\ | \\ CH_2 \\ | \\ H-C-NH_2 \\ | \\ CH \\ / \quad \backslash \\ CH_3 \quad CH_2 \end{array}$$

Bei dieser Reaktion wandert die Aminogruppe von C-Atom 2 an das C-Atom 3 im Austausch gegen ein Wasserstoffatom. Die L-α-Leucinmutase ist in Rattenlebern sowie in menschlichen Leukozyten und Haarwurzeln gefunden worden (Poston 1980). Ihre Bedeutung ist noch unklar.

Es gibt verschiedene angeborene Defekte an Enzymen des Cobalaminstoffwechsels, die zum Mangel an Methylcobalamin und/oder Adenosylcobalamin führen (Matthews und Linnell 1982, Cooper und Rosenblatt 1987). Mangel an Methylcobalamin hat Homocystinurie und eine megaloblastische Anämie zur Folge, Mangel an Adenosylcobalamin führt zu Methylmalonazidämie und -urie. Bei Mangel an beiden Coenzymformen treten diese Stoffwechseldefekte kombiniert auf.

Ursache für Methylcobalaminmangel kann ein Defekt des reduzierenden Systems sein, welches enzymgebundenes Cobalamin im 1-wertigen Zustand erhalten muss. Defekte des intramitochondrialen reduzierenden Systems oder der Adenosyltransferase führen dagegen zu Mangel an Adenosylcobalamin. Ein Defekt der Reduktion von Cbl^{3+} zu Cbl^{2+} im Cytosol (➤ Abb. 3.5.8) führt sowohl zu Mangel an Methylcobalamin als auch an Adenosylcobalamin. Da derartige Defekte oft nicht vollständig sind, können sie mit hohen Dosen von Cobalamin behandelt werden.

Ursache für die hämatologischen Symptome des Vitamin-B_{12}-Mangels ist ein funktioneller Folatmangel, der dadurch entsteht, dass sich die Folatderivate als 5-Methyltetrahydrofolsäure anhäufen und eine Regeneration von Tetrahydrofolat unmöglich wird, sowie durch eine verringerte intrazelluläre Retention von THF wegen Störung der Umwandlung in die Polyglutamatform (➤ Kap. 3.4.4 Methyltrap). Dadurch wird die Purin- und DNA-Synthese und infolgedessen die Zellvermehrung gestört. Diese Störung kann durch therapeutische Dosen von Folsäure behoben werden.

Als Ursache für die funikuläre Spinalerkrankung bei Vitamin-B_{12}-Mangel hat man zunächst eine abnorme Fettsäurezusammensetzung der Lipide des Nervensystems angenommen. Die Inaktivierung der Adenosylcobalamin-abhängigen Methylmalonyl-CoA-Isomerase-Reaktion führt zu einer Anhäufung von Methylmalonyl-CoA und Propionyl-CoA. Beide Verbindungen sind auch Substrate für die Kettenverlängerung an der Fettsäuresynthase, so dass höhere methylverzweigte und ungeradzahlige Fettsäuren entstehen und in Lipide eingebaut werden. Rattengliazellen, die in einer Kultur mit ungenügendem Vitamin-B_{12}-Gehalt des Mediums gewachsen sind, enthalten erhöhte Mengen an ungeradzahligen Fettsäuren mit 15 und 17 C-Atomen (Barley et al. 1972). Auch im Nervengewebe von Patienten mit perniziöser Anämie wurden vermehrt Fettsäuren mit 15 und 17 C-Atomen nachgewiesen (Chanarin 1969; Frenkel 1973). Bei einem Kind mit einer Methylmalonazidämie als Folge eines angeborenen Defekts der Umwandlung von Cobalamin in Adenosylcobalamin fanden sich in allen untersuchten Geweben, vor allem aber in Anteilen des Nervensystems ungeradzahlige und methylverzweigte Fettsäuren (Kishimoto et al. 1973). Da jedoch bei Fällen mit Methylmalonazidämie, die nicht auf primären Vitamin-B_{12}-Mangel zurückgehen, keine funikuläre Spinalerkrankung auftritt, ist die Störung der Methylmalonyl-CoA-Isomerase als Ursache eher unwahrscheinlich (Rosenberg und Fenton 1989).

Von Scott et al. (1981) wurde gezeigt, dass N_2O die Reduktion von Cobalamin im aktiven Zentrum der Methionin-Synthase verhindert (s.a. ➤ Abb. 3.5.8) und damit die Bildung von Methionin und S-Adenosylmethionin blockiert. Dabei entstehen bei Affen degenerative Veränderungen am Rückenmark, die der funikulären Spinalerkrankung gleichen und durch Methionin-Supplementierung verhindert werden können. Ursache der Demyelinisierung ist also eine Störung der von Methionin bzw. S-Adenosylmethionin ausgehenden Methylierungsreaktionen im Nervensystem. Da Cycloleucin, ein Hemmstoff der Bildung von S-Adenosylmethionin, bei Hühnern (Small et al. 1981) und bei Ratten (Ramsey et al. 1978) eine der menschlichen funikulären Spinalerkrankung ähnliche Vakuolisierung des Myelins verursacht und die Methylierung von Arginin 107 im basischen Myelinprotein hemmt, wird dies als Mechanismus für die Entstehung der funikulären Myelose vermutet. Das basische Myelinprotein bindet hydrophob an saure Lipide und bildet auf diese Weise lamelläre Strukturen. Die Methylierung von Arginin 107 erhöht die Hydrophobie und unterstützt so den Transfer und den Einbau des Myelinproteins in die mehr hydrophoben Regionen von Myelin. Diese Erklärung für die Entstehung der funikulären Myelose ist zwar nicht unwidersprochen geblieben (Deacon et al. 1986), aber die bisher plausibelste. Allerdings ist nicht ausgeschlossen, dass auch Störungen anderer Methylierungsreaktionen zusätzlich eine Rolle spielen.

Folsäure kann, wie oben erwähnt, in therapeutischen Dosen die im Vitamin-B_{12}-Mangel durch funktionellen Folatmangel (Methyltrap) gestörte Purin- und DNA-Synthese wiederherstellen und damit die megaloblastische Anämie rückgängig machen. Sie kann aber nicht die Cobalamin-abhängige Methylierung von Homocystein zu Methionin beeinflussen (zur Erklärung s.a. ➤ Abb. 3.4.13), so dass die von S-Adenosylmethionin ausgehenden Methylierungsreaktionen gestört bleiben und sich eine funikuläre Myelose ausbilden kann. Deshalb ist die Anwendung von Folsäure ohne gleichzeitige B_{12}-Therapie bei Megaloblastenanämie infolge eines isolierten B_{12}-Mangels (z.B. Fehlen des Intrinsic-Faktors) absolut kontraindiziert (Monographie Folsäure 1987). Dies hat zu Diskussionen darüber geführt, ob routinemäßige Supplementierung von Folsäure bei einem unbekannten Vitamin-B_{12}-Mangel zu einer zunächst unbemerkten Entwicklung von funikulärer Myelose führen könnte. Derartige Fälle sind jedoch nur bei unphysiologisch hohen Folsäuredosen (5 bis 50 mg/Tag) beschrieben worden und bei einer präventiven Supplementierung nicht zu erwarten (Bässler 1997, DRI 1998, DACH 2000).

3.5.5 Bedarf

Der Vitamin-B_{12}-Bedarf des Menschen wurde über verschiedene methodische Ansätze ermittelt. Einerseits wurde in kurativen Tests die Menge an Vitamin B_{12} eingegrenzt, die erforderlich ist, um eine bereits bestehende megaloblastische Anämie zu heilen, andererseits wurde über die Ermittlung der Körperspeicher und der Turnover-Rate der Bedarf errechnet. Daneben gab auch der Vergleich der Blut- und Leber-Vitamin-B_{12}-Spiegel von Gesunden und Mangelpersonen Hinweise auf die wünschenswerte Höhe der Zufuhr.

Empfehlungen zur täglichen Zufuhr

Die Ergebnisse der durchgeführten Untersuchungen lassen den Schluss zu, dass mit täglichen Aufnahmemengen von weniger als 1 µg Vitamin B_{12} unter der Voraussetzung der völligen Bioverfügbarkeit der Minimumbedarf des Menschen zu decken ist. Da bei höherer Zufuhr die Ausnutzungsrate des Vitamin B_{12} sinkt (Intrinsic-Faktor-abhängige Resorption), empfiehlt die Deutsche Gesellschaft für Ernährung (2000) dem Erwachsenen eine regelmäßige tägliche Aufnahme von 3 µg Vitamin B_{12} mit der Nahrung (➤ Tab. 3.5.3). Die mittlere Zufuhr innerhalb der verschiedenen Altersgruppen von Erwachsenen liegt zwischen ca. 5 und 8 µg/Tag bei Männern und erreicht mit 3,5 bis 5,5 µg/Tag bei Frauen einen Zufuhrbereich, der deutlich oberhalb des Referenzwertes von 3 µg/Tag (DACH 2000) liegt. Die geringen

Tab. 3.5.3 Vitamin B_{12} (Cobalamin), empfohlene tägliche Zufuhr (DACH 2000)

Alter	Vitamin B_{12}		
	mg/Tag	µg/MJ[1] Nährstoffdichte	
		m	w
Säuglinge			
0 bis unter 4 Monate [2]	0,4	0,20	0,21
4 bis unter 12 Monate	0,8	0,27	0,28
Kinder			
1 bis unter 4 Jahre	1,0	0,21	0,23
4 bis unter 7 Jahre	1,5	0,23	0,26
7 bis unter 10 Jahre	1,8	0,22	0,25
10 bis unter 13 Jahre	2,0	0,21	0,24
13 bis unter 15 Jahre	3,0	0,27	0,32
Jugendliche und Erwachsene			
15 bis unter 19 Jahre	3,0	0,28	0,35
19 bis unter 25 Jahre	3,0	0,28	0,37
25 bis unter 51 Jahre	3,0	0,29	0,38
51 bis unter 65 Jahre	3,0	0,33	0,41
65 Jahre und älter	3,0	0,36	0,43
Schwangere[3]	3,5		0,38
Stillende[4]	4,0		0,37

1 Die Zulage wurde berechnet für Jugendliche und Erwachsene mit überwiegend sitzender Tätigkeit (PAL-Wert 1,4).
2 Hierbei handelt es sich um einen Schätzwert.
3 Die Zufuhr dient zur Auffüllung der Speicher und zur Erhaltung der Nährstoffdichte.
4 Empfohlen werden ca. 0,13 µg Vitamin-B_{12}-Zulage pro 100 g sezernierte Milch.

Zufuhrmengen für Säuglinge und Kleinkinder ergeben sich z.T. aus der besseren Ausnutzung von Vitamin B_{12} aus der Nahrung. So ist z.B. aufgrund häufigerer, kleinerer Mahlzeiten (anfangs mindestens 5, später 4) die Bindungskapazität des kontinuierlich synthetisierten Intrinsic-Faktors relativ höher als bei einmaliger (auch höherer) Vitamin-B_{12}-Zufuhr, die schnell zur Absättigung des Transportproteins und damit zu einer schlechteren Ausnutzung von Vitamin B_{12} führt. Außerdem ist die Vitamin-B_{12}-Menge, die mit Frauenmilch abgegeben wird, für den Säugling voll verfügbar, jedoch erfordert die Abgabe mit der Muttermilch eine durchschnittliche Mehrzufuhr von 1 µg/Tag für die Mutter. Der erhöhte Bedarf während der Schwangerschaft (fetaler Bedarf und zusätzlicher erhöhter metabolischer Bedarf der Mutter) kann bereits durch die Zulage von 0,5 µg ausgeglichen werden.

Empfehlungen zur Prävention

Neuere Untersuchungen weisen darauf hin, dass insbesondere beim alten Menschen ein erhöhter Cobalaminbedarf besteht, der sich häufig auf dem Boden einer (atrophischen) Gastritis langsam entwickelt. 30% der über 65-Jährigen zeigen derartige Veränderungen, die eine unzureichende Vitamin-B_{12}-Versorgung zur Folge haben. Zwar äußert sich dies in der Regel nicht in einer megaloblastischen Anämie, jedoch in einer nicht mehr optimalen Metabolisierung des Homocysteins (➤ Kap. 3.4 Folsäure/Folat). Da Homocystein ein wichtiger Risikofaktor der Atherosklerose ist und diese Homocysteinspiegel durch Vitamin B_{12} gesenkt werden können, sollte älteren Menschen generell empfohlen werden, auf eine höhere Vitamin-B_{12}-Zufuhr zu achten. Da die Vitamin-B_{12}-Resorption jedoch das Vorhandensein von Intrinsic-Faktor voraussetzt, muss möglicherweise im Alter sogar zu einer medikamentösen Hochdosierung (1000 µg B_{12}/Tag) geraten werden (Ubbink et al. 1994, Clarke 2001), damit geringe Mengen des Vitamins per Diffusion vom Körper aufgenommen werden können (vgl. Stoffwechsel und Pharmakokinetik).

Ein Vitamin-B_{12}-Mangel ist darüber hinaus für Einbußen der geistigen Leistungsfähigkeit verantwortlich, wie dies durch aktuelle Studien bestätigt wurde (Haan et al. 2007). Viele Studien sprechen auch dem kombinierten B-Vitaminmangel (B_{12} und Folsäure) sowie den erhöhten Homocysteinwerten entscheidende pathogenetische Bedeutung zu (Ray et al. 2000, Quadri et al. 2004, Moorgart et al. 2005). Bis heute lässt sich dabei nicht mit Sicherheit klären, welchem der am Homocysteinstoffwechsel beteiligten Vitamine die größte Bedeutung zukommt. Vitamin B_{12} und Folsäure werden gemeinsam benötigt, damit aus Homocystein Methionin entstehen kann, was dann als S-Adenosylmethionin (SAM) für mehr als 100 Methylierungsreaktionen im Körper verantwortlich ist. Da die meisten dieser SAM-bedingten Methylierungsreaktionen auch im Gehirn und Nervengewebe (z.B. Umwandlung von Äthanolamin zu Cholin und dies dient als Baustein für Acetylcholin, Sphingomyelin etc.) ablaufen, sind kognitive Leistungseinbußen bis hin zur Demenz denkbar. Da weder im Folatmangel noch im Vitamin-B_{12}-Mangel ausreichende SAM-Spiegel aufgebaut werden können, wird man die Ursache für kognitive Einbußen vom jeweiligen Vitaminstatus abhängig machen. So ist aufgrund der häufigen Gastritiden im Alter oft ein B_{12}-Mangel für derartige Leistungseinbußen verantwortlich, was durch gleichzeitigen Folatmangel noch verstärkt wird (s.a. ➤ Kap. 3.4 Folsäure/Folat). Deshalb wird nicht nur zur Prävention von Herz-Kreislauf-Erkrankungen sondern auch zur Vorbeugung von Demenz eine gleichzeitige Anreicherung von Grundnahrungsmitteln mit Folsäure und Vitamin B_{12} gefordert (Morris et al. 2007, Smith 2007). Die Notwendigkeit einer derartigen Maßnahme wird vor dem Hintergrund aktueller Daten aus den USA nochmals verschärft. Denn Morris et al. (2007) werteten Untersuchungsbefunde (Vorkommen von Anämie, Makrozytose und Status der geistigen Leistungsfähigkeit) von älteren Menschen (> 60 Jahre) aus, die im Rahmen des National Health and Nutrition Examination Surveys, NHANES, in den Jahren zwischen 1999 und 2002 (nach der Anreicherung mit Folsäure) erfasst wurden. Wie erwartet hatte ein Großteil (20%) der Teilnehmer sehr hohe Folatspiegel (> 59 µmol/l), und erwartungsgemäß hatten Menschen mit einem schlechten Vitamin-B_{12}-Status Anämien, Makrozytose, und zeigten eine Beeinträchtigung der kognitiven Leistungsfähigkeit. Für die Autoren aber unerwartet war der Befund, dass Personen mit sehr gutem Folatstatus (> 59 µmol/l) und gleichzeitig schlechtem Vitamin-B_{12}-Status (z.B. < 148 pmol/l) = 4% der untersuchten Gruppe) auffallend häufiger Anämien, Makrozytose und eine Beeinträchtigung der geistigen Leistungsfähigkeit aufwiesen, als diejenigen mit schlechtem Folat- und B_{12}-Status.

Die Diskussion, die daraufhin einsetzte, beschäftigt sich mit der Frage, ob hohe Folsäurespiegel derartig mit dem Vitamin-B_{12}-Haushalt interagieren, dass die beobachteten negativen Effekte auftreten können oder ob diese auf das Vorhandensein nicht metabolisierter Folsäure zurückgeführt werden könnte (Morris et al. 2007, Smith 2007). Denn der Anteil nicht metabolisierter Folsäure am Gesamtserumfolat beträgt 16% bei Menschen mit hohen Folatspiegeln (> 50 µmol/l) (Pfeiffer et al. 2004). Ebenso wurde gefragt, ob nicht der Einsatz der naturidentischen Folatform 5-MTHF (➤ Kap. 3.4 Folsäure/Folat), nach deren Verabreichung keine nicht metabolisierte Folsäure im Blut auftritt, sicherer wäre als der Einsatz von Folsäure. Die zur Zeit laufende Diskussion beschäftigt sich nicht nur mit der Notwendigkeit einer gleichzeitigen Anreicherung von Folsäure und Vitamin B_{12}, sondern hinterfragt auch deren ausgewogene Relation zueinander (Smith 2007).

3.5.6 Bedarfsdeckung

Vitamin B_{12} wird aufgrund der in Mitteleuropa üblichen Ernährungsgewohnheiten in der Regel in bedarfsüberschreitenden Mengen aufgenommen. In der Bundesrepublik tragen Fleisch und Wurstwaren mit ca. 50% ganz wesentlich zur Bedarfsdeckung bei, gefolgt von Milch und Milchprodukten, wodurch weitere 30% des Bedarfs zugeführt werden (BVS II, 2003). Auch durch Bier (Hefe), das hauptsächlich von Männern in ernährungsphysiologisch unerwünscht hohen Mengen aufgenommen wird, erfolgt ein 10%iger Beitrag an der gesamten Vitamin-B_{12}-Aufnahme. Auch der Ernährungsbericht 2004 zeigt für alle Altersgruppen eine bedarfsüberschreitende Zufuhr (DGE 2004).

Nicht nur Berechnungen zur Vitamin-B_{12}-Aufnahme zeigen, dass der Bedarf gedeckt wird, sondern auch die in verschiedenen Bevölkerungsgruppen durchgeführten biochemischen und hämatologischen Untersuchungen ergeben – von seltenen Fällen abgesehen – bei gesunden Menschen keinen Hinweis auf die Existenz von klinischen Mangelzuständen. Alle Untersucher sind sich einig, dass Vitamin B_{12} nicht zu den kritischen Nährstoffen zu rechnen ist (Ausnahme ältere Menschen mit Gastritis s.u.).

Da Milch und Milchprodukte, vor allem Käse, relativ viel Vitamin B_{12} enthalten, ist auch bei einer (Ovo)lakto-vegetarischen Ernährung nicht mit einer Vitamin-B_{12}-Unterversorgung zu rechnen. Nur bei Veganern (Personen, die weder Fleisch, noch Milch, noch Eier essen) sind Mangelerscheinungen möglich und entwickeln sich erst nach mehrjähriger Vitamin-B_{12}-freier Ernährung, da die Speicher (Leber) über Jahre die für den Stoffwechsel erforderlichen Mengen bereitstellen können. Darüber hinaus unterliegt Vitamin B_{12} einem sehr starken enterohepatischen Kreislauf. Aufgrund der hohen Reutilisationsraten werden sich leichte Mangelerscheinungen frühestens nach 5- bis 10-jähriger Vitamin-B_{12}-freier Ernährung einstellen.

Eine derartige langfristige Bedarfsdeckung durch Abbau der Körperspeicher ist bei Vorliegen bestimmter Krankheiten nicht möglich. Falls z.B. die Intrinsic-Faktor-Produktion ausfällt (Gastrektomie) oder bei pathologischen Veränderungen der Dünndarmschleimhaut (Malabsorptions-Syndrom) ist der enterohepatische Kreislauf unterbrochen, und der Anteil, der üblicherweise durch Reutilisation zur Bedarfsdeckung beigesteuert wird, entfällt. Dennoch reichen die Speicher auch in diesen Fällen aus, um die Bedarfsdeckung noch für ca. 3 Jahre zu gewährleisten, bevor es zur Perniziosa, dem ausgeprägten klinischen Bild eines Vitamin-B_{12}-Mangels, kommt, wobei neben megaloblastischen Blutbildveränderungen häufig auch neurologische Ausfallserscheinungen beobachtet werden.

Niedrige Plasmacobalaminspiegel werden häufiger bei Personengruppen mit einseitiger Nahrungsauswahl (z.B. makrobiotische Kost) beobachtet (Dagnelie 1989), die mit einem signifikanten Anstieg des Homocysteinspiegels verbunden sind (➤ Kap. 3.5.5 Empfehlungen zur Prävention). So konnten Krajcovicova-Kudlackova et al. (2000) eindrucksvoll zeigen, dass bei Vegetariern aufgrund eines bestehenden Vitamin-B_{12}-Defizits erhöhte Homocysteinblutspiegel (> 15 µmol/l) mit 29% deutlich häufiger vorkommen als bei Omnivoren (lediglich 5% zeigten erhöhte Homocysteinspiegel). Hingegen wiesen 53% der untersuchten Veganer Homocysteinspiegel oberhalb von 15 µmol/l auf, die nach einschlägigen Untersuchungen bereits als kritisch einzustufen sind. Auffallend war in dieser Untersuchung, dass mit zunehmend besserer Folatversorgung (Omnivoren → Vegetarier → Veganer) der Homocysteinspiegel kontinuierlich von durchschnittlich 10,1 auf 15,7 µmol/l anstieg, bei gleichzeitiger Abnahme der Vitamin-B_{12}-Zufuhr (7,6 µg/Tag bei Omnivoren, 0,0 µg/Tag bei Veganern). Untersuchungen von Herrmann et al. (2001) bestätigen dies auch für Deutschland, so dass auch vor diesem Hintergrund vor einseitigen Ernährungsgewohnheiten zu warnen ist. Es bleibt abzuwarten, ob der Anteil von Vegetariern und Veganern in der Bevölkerung zunimmt (BSE-Krise), weshalb dieser Personengruppe eine besondere Aufmerksamkeit geschenkt werden sollte, indem z.B. auch von offizieller Stelle (z.B. DGE) klare Empfehlungen zur Vitamin-B_{12}-Supplementierung für Veganer ausgesprochen werden.

Wie bereits angedeutet, stellen ältere Menschen eine kritische Gruppe dar. Dies trifft jedoch nicht für gesunde Menschen mit intaktem Gastrointestinaltrakt zu, sondern ist lediglich für Menschen mit Gastritis bzw. atrophischer Gastritis von Bedeutung. Diese Personen nehmen üblicherweise zwar auch bedarfsüberschreitende Mengen von Vitamin B_{12} mit der Nahrung auf, jedoch können sie dieses Vitamin B_{12} aufgrund der bei Gastritis veränderten Milieubedingungen des Magens (pH ↑) nicht mehr in ausreichendem Umfang aus der in der Nahrung vorliegenden Proteinbindung lösen. Da somit keine weitere Bindung an den Intrinsic-Faktor möglich ist, kann das mit der Nahrung aufgenommene Vitamin B_{12} auch nicht resorbiert werden. Zwar werden bei einer Gastritis noch ausreichende Mengen an Intrinsic-Faktor gebunden, dieser ist jedoch nur in der Lage, das mit dem enterohepatischen Kreislauf in den Darm wieder eintretende freie Vitamin B_{12} zu resorbieren. Ebenso könnte supplementiertes Vitamin B_{12}, das ja in freier Form und nicht proteingebunden vorliegt, von Menschen mit Gastritis in Bindung an Intrinsic-Faktor absorbiert werden. Da ca. 30% der über 60-Jährigen eine Gastritis entwickeln, ist eine Vitamin-B_{12}-Supplementierung beim älteren Menschen zu empfehlen (s.a. Prävention und Prophylaxe).

Zwar zählt Vitamin B_{12} nicht zu den kritischen Vitaminen, was die Bedarfsdeckung mit der Nahrung (aber mangelnde Ausnutzung) betrifft, jedoch ist die Versorgungslage aus zuvor genannten Gründen häufig kritisch, wie in einschlägigen Untersuchungen gezeigt werden konnte. So wurde bei ca. 200 Altenheimbewohnern der Vitamin-B_{12}-Status mit aufwendiger Methodik (Blutbild, Segmentationsrate der neutrophilen Granulozyten, Serum Vitamin B_{12}, Holotranscobalamin, Methylmalonsäure, Homocystein) erfasst. Da einzelne Parameter auch durch den Folatstatus beeinflusst werden, wurde auch Folat im Serum und Erythrozyten bestimmt. Dabei zeigte sich, dass 41% der Versuchsteilnehmer einen Vitamin-B_{12}-Mangel aufwiesen, wobei 12% einen isolierten B_{12}-Mangel und weitere 29% einen kombinierten B_{12}- und Folsäuremangel hatten (Lemmen et al. 2004). Die Gesamthäufigkeit von 41% stimmt sehr gut mit der Aussage überein, dass mehr als 30% der über 60-Jährigen eine Gastritis entwickelt und dementsprechend das Vitamin B_{12} der Nahrung nicht mehr ausnutzen kann.

3.5.7 Klinische Symptomatik

Ein Vitamin-B_{12}-Mangel äußert sich beim Menschen in folgenden Krankheitsbildern:

- Im Vordergrund stehen Störungen der Erythropoese, aber auch der Granulopoese und Thrombopoese. Am auffälligsten ist die gestörte Erythropoese (70–90%) mit übergroßen Formen (Megalozyten bzw. Vorstufen der Erythrozyten, die Megaloblasten) sowie die hyperchrome makrozytäre Megaloblastenanämie (perniziöse Anämie, Morbus Addison, Morbus Biermer). Sie beruht zu 95% auf einem Vitamin-B_{12}- und/oder Folat-Mangel und zu 5% auf anderen Ursachen. Folgen eines Vitamin-B_{12}-Mangels sind Störung der Methionin-Synthese, Mangel an Folsäure-Coenzymen und eine unzureichende Thymidylat- und DNA-Synthese. Die klinischen Symptome der Perniziosa äußern sich in Blässe der Haut und Schleimhäute, Hunterscher Glossitis mit Zungenbrennen bis zur Atrophie der Zungen-

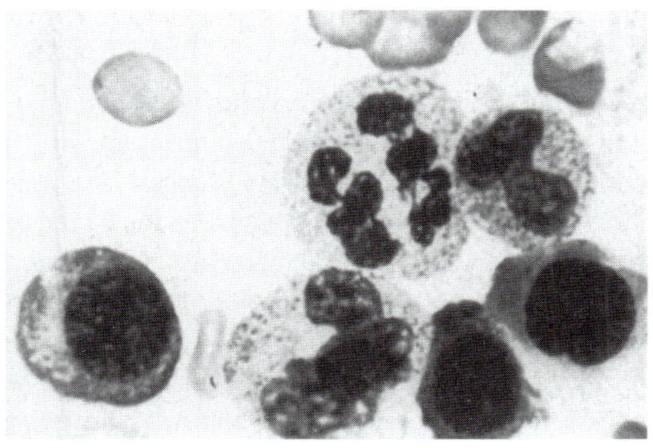

Abb. 3.5.9 Megaloblastenanämie Knochenmark

schleimhaut, Schwäche, Ermüdbarkeit, Antriebsarmut, Schwindel. Die Diagnose ergibt sich aus dem typischen Knochenmarks- (➤ Abb. 3.5.9) und Differenzialblutbild (➤ Abb. 3.5.10), erhöhtem mittlerem Zellvolumen, verminderten Retikulozyten sowie Serum-Vitamin-B_{12}-Spiegel < 200 pg/ml. Ein Kardinalsymptom ist die Histamin-refraktäre Anazidität.

- Aus epithelialen Veränderungen der Mukosa des Verdauungstraktes mit Verkürzung der Villi, Verringerung der Mitoseanzahl und Megalozyten der Epithelzellen resultiert eine Beeinträchtigung der Resorption.
- Bei der schweren funikulären Myelose bzw. Vitamin-B_{12}-Mangelpsychose können Blutbildveränderungen fehlen wie auch umgekehrt bei einer schweren Perniziosa nicht unbedingt neurologische und psychiatrische Symptome vorliegen müssen. Die Symptome der funikulären Myelose, eine Entmarkung im Hinterstrang und der Pyramidenseitenbahn des Rückenmarks sind symmetrische Parästhesien, akrodistale Störungen der Oberflächen-Tiefensensibilität, des Tast-, Schmerz- und Vibrationssinnes, spinale Ataxie, motorische Schwäche, Muskelatrophie mit Gehunsicherheit sowie Reflexsteigerung und Spastik. Die psychiatrischen Symptome äußern sich in akuter Verwirrung mit Apathie, Stupor, Halluzination, Erregung, Störung von Gedächtnis und Urteilsfähigkeit, Paranoia sowie depressiver dysmanischer Psychose.

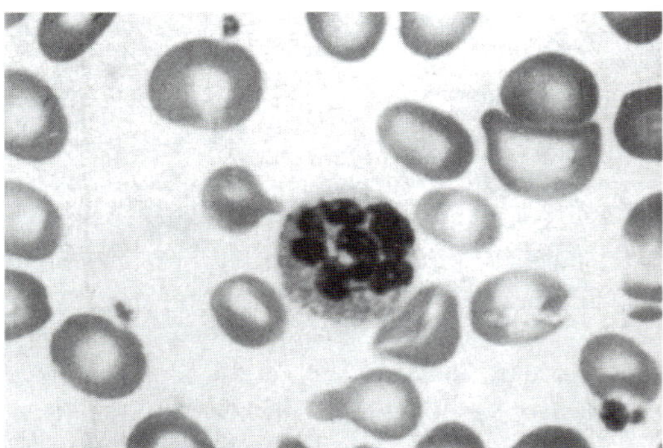

Abb. 3.5.10 Megaloblastenanämie Blutbild

3.5.8 Anwendungsgebiete für Vitamin B_{12}

Vitamin-B_{12}-Mangelzustände können auf einer unzureichenden Zufuhr, Malabsorption und Transportdefekten beruhen. Hieraus leiten sich die in Tabelle 3.5.4 aufgeführten Anwendungsgebiete ab, soweit Vitamin-B_{12}-Mangelzustände durch die Ernährung nicht behoben werden können.

Megaloblastenanämie

Ein Mangel an Cobalamin führt zwangsläufig zu einer Störung der Vitamin-B_{12}-abhängigen Stoffwechselprozesse, da die aktiven Coenzyme Methyl- und Adenosylcobalamin in nicht ausreichender Menge vorliegen. Die Folgen sind Störungen von Transmethylierungsprozessen, wodurch die eng verknüpften

Tab. 3.5.4 Anwendungsgebiete für Vitamin B_{12}
Hyperchrome makrozytäre Megaloblastenanämie (Perniziosa, Biermer-Anämie, Addison-Anämie)
Funikuläre Spinalerkrankung
Jahrelange Mangel- und Fehlernährung durch: streng vegetarische Ernährung, Malabsorption in Folge ungenügender Produktion von Intrinsic-Faktor (Antikörper, Atrophie der Parietalzellen, Gastrektomie), Erkrankungen im Endabschnitt des Ileums (Sprue), Pankreasinsuffizienz, Blind-Loop-Syndrom, Fischbandwurmbefall
Hyperhomocysteinämie (Vitamin B_{12} in Kombination mit Folsäure)

Stoffwechselwege der Folate, des Methionins und der Purinnucleotide entscheidend beeinträchtigt werden (Methyltrap-Hypothese).

Als Hauptsymptom treten spezifische morphologische Veränderungen an Blut- und Knochenmarkzellen auf. Aufgrund ihrer hohen Zellumsatzrate reagiert die Hämatopoese schnell und sensibel auf den blockierten Nucleinsäurestoffwechsel. Die gestörte DNS-Replikation beeinträchtigt die Kernreifung, während die Entwicklung des Zytoplasmas nahezu normal verläuft. Ausdruck dieser Reifungsstörung sind megaloblastäre (übergroße) Zellen. In der Peripherie sind morphologisch mehr oder weniger stark veränderte Zellen nachweisbar. Das mittlere Zellvolumen (MCV > 110 fl; Makrozytose) und der mittlere Hämoglobingehalt des Einzelerythrozyten (MCH > 40 pg; Hyperchromasie) sind erhöht.

Die megaloblastäre Umwandlung der Erythropoese im Knochenmark kann prinzipiell durch einen Cobalamin- oder Folsäuremangel ausgelöst sein. Eine morphologische Differenzialdiagnose ist somit nicht möglich. Auch die Granulo- und Thrombopoese können betroffen sein.

Nur selten kann die Megaloblastenanämie auf eine nicht bedarfsgerechte Ernährung zurückgeführt werden. Häufig liegt eine Atrophie der Parietalzellen der Magenmukosa mit konsekutiver Achlorhydrie vor. Autoantikörper gegen die Parietalzellen und gegen den Intrinsic-Faktor (IF) sowie IF-Mangel aufgrund einer Gastrektomie sind die Hauptursachen für die perniziöse Anämie, die klassische Vitamin-B_{12}-Mangelkrankheit. Im manifesten Stadium sinkt der Serum-Cobalaminspiegel unter 200 pg/ml. Neben den charakteristischen Veränderungen im peripheren Blutbild und im Knochenmark sowie dem reduzierten Cobalamin-Serumspiegel spricht die „Retikulozytenkrise“ für das Vorliegen einer perniziösen Anämie. Unter physiologischen Bedingungen beträgt der Anteil der Retikulozyten an den Gesamterythrozyten etwa 1%. Im Zug der parenteralen Initialbehandlung der perniziösen Anämie mit Vitamin B_{12} kommt es zu einer raschen Verjüngung der Erythrozytenpopulation. Schwer anämische Patienten können dann Retikulozytenwerte über 30% aufweisen (am 5.–8. Tag nach Therapiebeginn).

Funikuläre Spinalerkrankungen

Neben der megaloblastären Anämie zählt die funikuläre Spinalerkrankung zu den Hauptsymptomen des klinisch-manifesten Vitamin-B_{12}-Mangels. Die funikuläre Spinalerkrankung (Myelose) ist die häufigste neurologische Folgeerkrankung eines Cobalaminmangels. Die neurologischen wie psychiatrischen Störungen können viele Monate bis Jahre den hämatologischen Anomalien vorausgehen. So zeigten in einer Untersuchung an 141 Patienten mit klinischem Cobalaminmangel und neuropsychiatrischen Auffälligkeiten immerhin 25 Patienten keine Makrozytose (MCV > 100 fl) und 34 Patienten normale Hämatokritwerte (Lindenbaum et al. 1988).

Die neuro-psychopathologischen Symptome können in funikuläre Spinalerkrankungen, Enzephalopathie (Perniziosa-Psychose) und Polyneuropathien differenziert werden.

Die funikuläre Spinalerkrankung zeigt als häufigstes Symptom Parästhesien. Diese Reizerscheinungen umfassen Ausfälle der Oberflächen- und Tiefensensibilität. Als Beschwerdebild wird vornehmlich Prickeln, Ameisenlaufen, Störungen des Vibrations- und Lageempfindens, Gangunsicherheit und spastische Lähmungen beobachtet. Auch das periphere Nervensystem (Polyneuropathie) kann in Mitleidenschaft gezogen sein.

Das histologische Bild der funikulären Spinalerkrankung zeigt einen Schwund der Markscheiden. Die Hinterstränge und die Pyramidenbahnen im Bereich des Hals- und Brustmarks sind besonders betroffen. Das pathogenetische Prinzip ist in Abschnitt 3.5.4 erläutert.

Fehl- und Mangelernährung, Resorptionsstörungen

Aufgrund der hohen Vitamin-B_{12}-Speicherkapazität und des geringen Turnover ist ein Vitamin-B_{12}-Mangel selten. Vitamin-B_{12}-Hypo- bzw. -Avitaminosen treten erst dann auf, wenn nach langfristiger Fehl- und Mangelernährung oder durch Erkrankungen des Gastrointestinaltraktes die Absorption anhaltend gestört und die Speicher erschöpft sind. Zwar ist in hochzivilisierten Industrienationen die alimentäre Mangelernährung selten geworden, dennoch sind Fehlernährungen aufgrund weltanschaulicher und tradierter Verhaltensnormen häufiger als angenommen. Ursachen (➤ Tab. 3.5.5) sind langjährige Fehl- und Mangelernährung bei **vegetarischer Ernährung**, totale bzw. partielle **Gastrektomie, chronische Gastritis** mit resultierender Hypo- bzw. Achlorhydrie, **Mangel an Intrinsic-Faktor (IF)**, exokrine **Pankreasinsuffizienz** und gestörter Spaltung des B_{12}-Haptocorrin-Komplexes im Duodenum bei **Trypsinmangel, Darmerkrankungen** z.B. tropische Sprue, ein langstreckiger Dünndarmbefall bzw. bevorzugter Befall des terminalen Ileums bei **Morbus Crohn**, malabsorptive Zustände nach **intestinaler Bypass-Anlage, Blind-Loop-Syndrom**, ausgedehnter **Parasitenbefall** (z.B. Fischbandwurm), sowie eine selektiv **angeborene B_{12}-Resorptionsstörung** (Imerslund-Grasbeck-Syndrom). Seltener sind mit der Absorption **interagierende Arzneimittel** (z.B. Colchizin), **Alkohol** oder **Drogen** beteiligt. Diskutiert wird, dass durch eine nervale (Vagotomie) oder medikamentös (Protonenpumpen-Inhibitoren) bedingte **Achlorhydrie** bzw. **verminderte Säuresekretion** die Freisetzung von Vitamin B_{12} aus der Nahrung verzögert wird. Metabolische Ursachen sind ein Transcobalaminmagel (TC II) als physiologisches Transportmittel für aktives Vitamin B_{12} im Blut und seine Aufnahme in die Zelle. Defekte des TC II bzw. inaktive Vitamin-B_{12}-Analoga sind in der gleichen Richtung wirksam, ebenso Defekte in der Synthese und der enzymatischen Aktivität auf zellulärer Ebene (Loew et al. 1998). Besonders gefährdet sind voll gestillte Kinder, deren Mütter Veganer sind (Specker et al. 1988).

Tab. 3.5.5 Ursachen für Vitamin-B_{12}-Malabsorption

Gastrische Ursachen
• Mangel an Intrinsic-Faktor
• Totale bzw. partielle Gastrektomie
• Hypochlorhydrie, Achlorhydrie
Pankreasinsuffizienz
Darmerkrankungen
• Ileumresektion > 100 cm
• Tropische Sprue
• Morbus Crohn
• Zollinger-Ellison-Syndrom
• Intestinaler Bypass
• Imerslund-Gräsbeck-Syndrom
Bakterielle Überwucherung
Parasiten
Xenobiotika (Alkohol, Arzneimittel,Drogen)

Gastrische Ursachen

Sieht man von der vermeidbaren Fehl- und Mangelernährung ab, dann ist nach einer **totalen Gastrektomie** und fehlender Vitamin-B_{12}-Substitution nach 5 Jahren und nach einer partiellen Gastrektomie (Festen 1991) auf Grund des teilweisen Intrinsic-Faktor-Verlusts in ca. 30% mit einem symptomatischem Vitamin-B_{12}-Mangelsymptom zu rechnen. Der Mangel an Intrinsic-Faktor ist zwar die klassischste Ursache für eine Vitamin-B_{12}-Malabsorption mit den Folgen einer perniziösen Anämie, sie ist jedoch aus klinischer Sicht nur ein geringer Teil der vorkommenden Vitamin-B_{12}-Mangelzustände. Das Manifestationsalter liegt meist über 45 Jahren. Eine genetische Disposition wird vermutet und eine Autoimmungenese angenommen.

Der Intrinsic-Faktor-Mangel ist Folge einer chronischen Gastritis. Nach derzeitiger Klassifikation ist dabei zwischen dem Typ A, B und C zu unterscheiden. Bei der **chronischen Gastritis vom Typ A** mit einer Häufigkeit von 3–5% handelt es sich um eine Autoimmunerkrankung mit Autoantikörpern gegen Beleg-/Parietalzellen (90% der Fälle) bzw. gegen den Intrinsic-Faktor (50% der Fälle). Topographisch sind Fundus und Corpus diffus betroffen. Endoskopisch auffällig ist dabei oft schon das Erscheinungsbild einer Atrophie der Magenschleimhaut mit deutlich erkennbarer Gefäßzeichnung sowie histologisch dem Bild einer fortgeschrittenen Atrophie mit Metaplasie. Weit häufiger ist die **atrophische Gastritis vom Typ B**. Das relativ hohe Vorkommen eines Vitamin-B_{12}-Defizits bei älteren Personen ist vorwiegend auf eine unzureichende Bildung von Magensaft zurückzuführen, wodurch die Bioverfügbarkeit des proteingebundenen Vitamin B_{12} sinkt. Hauptursache hierfür sind entzündliche Prozesse der Magenmukosa (Carmel 1997, Russell 2000, Russell 2001), die sich in einer Gastritis manifestieren. Hochrechnungen, die sich auf Ergebnisse umfangreicher epidemiologischer Studien beziehen, lassen darauf schließen, dass in Abhängigkeit der zu Grunde liegenden Definition bzw. der Labormarker zwischen 20 und 50% der Senioren von einer atrophischen Gastritis betroffen sind (Selhub et al. 2000). Als Beispiel seien an dieser Stelle Ergebnisse aus der Framingham Heart Study erwähnt, die eindrucksvoll belegten, dass diese Erkrankung besonders in hohem Lebensalter weit verbreitet ist: So lag die Prävalenz in der Gruppe der über 80-Jährigen bei 37% während unter den 60- bis 69-Jährigen mit 24% ein geringerer Anteil betroffen war (Krasinski et al. 1986). Andere Untersuchungen belegten gleichfalls eine solche altersabhängige Beziehung (Cheli et al. 1980, Christiansen 1968, Feldman et al. 1996, Hurwitz et al. 1997, Siurala et al. 1968, Villako et al. 1976).

Die atrophische Gastritis ist funktionell gekennzeichnet durch eine verminderte HCl- und Pepsinogen-Sekretion, im fortgeschrittenen Stadium auch durch die verringerte Sekretion des Intrinsic-Faktor (IF). Proteingebundenes Vitamin B_{12} kann infolge dessen nur noch unzureichend freigesetzt und absorbiert werden, so dass dessen Bioverfügbarkeit deutlich sinkt (Russell 2001).

Als Folge der eingeschränkten Säureproduktion des Magens stellt sich außerdem eine Alkalisierung des Dünndarmmilieus ein, wodurch eine wichtige physiologische Barriere gegenüber Bakterien aufgehoben wird. Bakterien aus tieferen Darmabschnitten besiedeln dann Regionen des Jejunums und des Ileums in unphysiologischem Umfang, es kommt zu einer bakteriellen Überwucherung, dem sog. **Overgrowth-Syndrom**, unter dem vor allem eine Kolonisation mit Campylobacter, Yersinien und Clostridien zu beobachten ist. Diese verbrauchen Vitamin B_{12} aus dem Chymus, überführen es in unwirksame Cobalamide und setzen so die Cobalaminverfügbarkeit weiter herab (Saltzman und Russell 1994).

Die Atrophie der Magenschleimhaut ist nicht allgemein eine Folge des normalen Alterungsprozesses, sondern beruht oftmals auf einer **Infektion mit Helicobacter-pylori-Keimen** (Russell 2001). In den Vereinigten Staaten sind US-amerikanischen Schätzungen zufolge ca. 10% der gesunden Personen unter 30 Jahren infiziert, während Personen in höherem Lebensalter (> 60 Jahre) mit einem Anteil von 60% wesentlich häufiger betroffen sind (Peterson 1991). Personen mit einem niedrigen sozioökonomischen Status haben ein höheres Risiko für eine Infektion (Logan und Walker 2001). Die Unterschiede zwischen jungen und alten Menschen in den Industrienationen werden auf das sog. Kohortenphänomen zurückgeführt. Das bedeutet, dass in den letzten Jahrzehnten im Zuge der verbesserten Hygienebedingungen die Infektionshäufigkeit bei Jugendlichen in Industrienationen deutlich zurückgegangen sein muss und die betroffenen Personen, die heute im fortgeschrittenen Alter sind, die Infektion meist schon in jungem Alter erworben haben (Ströhle et al. 2004).

Vitamin-Pharmaka-Interaktionen

Neben den erwähnten Veränderungen der Magenphysiologie beeinträchtigt eine Reihe von Medikamenten den Vitamin-B_{12}-Stoffwechsel (Schumann 1999). Die Problematik der Vitamin-Pharmaka-Interaktion gewinnt insbesondere bei der Polypharmakatherapie, welche häufig bei älteren, multimorbiden Personen angewendet wird, an Bedeutung. In der geriatrischen Betreuung findet sie jedoch vielfach noch zu wenig Beachtung. **Protonen-Pumpen-Inhibitoren** wie Omeprazol und Lansoprazol beeinflussen die Absorption von Vitamin B_{12} negativ. Diese, bei der Therapie des Zollinger-Ellison-Syndroms, der Refluxösophagitis und der peptischen Ulzera zum Einsatz kommenden Pharmaka, vermindern die gastrale Säuresekretion und damit die o.a. Freisetzung von Vitamin B_{12} aus Lebensmitteln (Bradford und Taylor 1999, Termanini et al. 1998). Doch während die Aufnahme des proteingebundenen Vitamin B_{12} herabgesetzt ist, bleibt die Absorption kristalliner Vitamin-B_{12}-Formen unbeeinflusst, eine Beobachtung, die von praktischer Relevanz ist. Obwohl auch H_2-Rezeptoren-Blocker (Cimetidin, Ranitidin) die Vitamin-B_{12}-Freisetzung aus Lebensmitteln verringern, wird hierdurch der Vitamin-B_{12}-Status offensichtlich nicht wesentlich beeinflusst (Termanini et al. 1998). Zu den weiteren Medikamenten, die die Vitamin-B_{12}-Absorption negativ beeinflussen, zählen der Cholesterinsenker **Colestyramin**, die Antibiotika **Chloramphenicol** und **Neomycin** sowie das Antidiabetikum **Metformin** (Desouza et al. 2002, Herbert 1996).

Angeborene Cobalamin-Transportstörungen

Es sind wenige Fälle eines angeborenen Mangels an dem Transportprotein Transcobalamin II bekannt. Diese Erkrankung manifestiert sich in den ersten Lebenswochen und führt – trotz meist physiologischer Serumcobalaminspiegel – zu schwerster Megaloblastenanämie. Sehr hohe Hydroxocobalamingaben führen zur Symptomfreiheit.

3.5.9 Behandlung des Vitamin-B_{12}-Mangels

Prophylaxe

Die orale Cobalaminanwendung ist lediglich im Rahmen der Prophylaxe spezifischer Risikogruppen sowie zur Dauertherapie der kompensierten perniziösen Anämie bei zuverlässigen Patienten angezeigt. Zur Substitution bei Fehl- und Mangelernährung, z.B. bei streng vegetarischer Ernährungsweise, sind zur Sicherung der Bedarfsdeckung prophylaktische Tagesdosen im Bereich von 3–10 µg ausreichend (Council Report 1987, Monographie Vitamin B_{12} 1989). Höhere Tagesdosen sind weder notwendig noch sinnvoll, da lediglich die unsichere alimentäre Zufuhr ausgeglichen werden sollte.

Der voll kompensierte Perniziosa-Patient hat aufgefüllte Vitamin-B_{12}-Depots. Die z.T. lebenslängliche Dauersubstitution gelingt auch in Form einer oralen Erhaltungstherapie. Dies wurde inzwischen durch zahlreiche Kasuistiken bzw. Langzeitbeobachtungen an einem größeren Krankengut von Patienten mit perniziöser Anämie und Malabsorption bestätigt (Lederle 1991, Lederle 1998, Watts 1994, Hartcock und Troendle 1991, Altay und Cetin 1997, Kurminski et al. 1998, Kondo 1998, Elia 1998, Cobcroft 1999). So gelangen unabhängig vom IF-vermittelten Transport per Diffusion von einer täglichen oralen Dosis von 300 µg ca. 2,7 µg zur Resorption (Heinrich und Wolfsteller 1966). Nach heutigen klinischen Erfahrungen sollten Perniziosa-Patienten initial zur Auffüllung der Vitamin-B_{12}-Speicher fünf- oder sechsmal Cobalamin-Injektionen à 1000 µg und zur Erhaltungsdosis monatlich eine Injektion à 1000 µg Cyanocobalamin oder 300–1000 µg oral täglich erhalten (Lederle 1991, Hathcock und Troendle 1991, Watts 1994). Diese oral verabreichte Dosis deckt den erforderlichen Tagesbedarf und kommt für Patienten mit guter Compliance, Überempfindlichkeit gegenüber der i.m.-Anwendung und mit erhöhter Blutungsneigung (Hämophilie, orale Antikoagulantien) infrage. Auch die Erhaltungstherapie bei einem Transcobalamin-II-Mangel kann erfolgreich peroral durchgeführt werden (Zeitlin et al. 1985). Im Mustertext des BfArM sind für die Prophylaxe Tabletten bzw. Dragees mit jeweils 5 bzw. 10 µg Cyanocobalamin vorgesehen, dabei werden täglich 1 bis 2 Tabletten/Dragees à 5 µg bzw. eine Dosis à 10 µg eingenommen. Daneben stehen Tropfen bzw. Lösungen à 30 µg, 50 µg und 60 µg/ml zur Verfügung. Davon werden täglich 4–6 Tropfen (à 30 µg/ml) entspr. 6–9 µg Cyanocobalamin bzw. 4–6 Tropfen (à 50 µg/ml) entspr. 6–9 µg Cyanocobalamin oder 2–3 Tropfen (à 60 µg/ml) entspr. 6–9 µg Cyanocobalamin eingenommen.

Therapie

Zur Therapie stehen Hydroxo- und Cyanocobalamin zur intramuskulären und intravenösen Gabe zur Verfügung. Die meisten klinischen Erfahrungen liegen über Cyanocobalamin vor, welches galenisch wesentlich stabiler ist als Hydroxocobalamin. Letzteres besitzt jedoch gegenüber Cyanocobalamin wegen der höheren Retentionsrate Vorteile (Hall et al. 1984, Loew et al. 1988).

Zur Initialbehandlung der perniziösen Anämie haben sich parenterale Injektionen von täglich 0,1–1 mg Cobalamin bewährt. Die Auffüllung der reduzierten Körperspeicher erfordert eine tägliche Injektion von 100 µg Vitamin B_{12} über 2 Wochen oder, wie im vorstehenden Abschnitt bereits erwähnt, sowohl aus pharmakokinetischen Gründen als auch aus Kostengründen 5 bis 6 Cobalamin-Injektionen à 1000 µg in zweiwöchentlichen Abständen und anschließend monatlich eine Injektion à 1000 µg Cyanocobalamin (Loew et al. 1988, Watts

1994). Nach eingetretener Retikulozytenkrise und Normalisierung des Blutbildes reichen monatlich 0,5–1 mg Cyanocobalamin bzw. 3-monatlich 0,5–1 mg Hydroxocobalamin aus. Die bei nachgewiesener Resorptionsstörung vorzunehmende lebenslange Erhaltungstherapie kann nach dem gleichen Dosierungsregime erfolgen (Chanarin 1979, Monographie Vitamin B_{12} 1989). Gemäß Mustertext des BfArM stehen für die Therapie Injektionslösungen in folgender Dosierung zur Verfügung: 30 µg/ml, 50 µg/ml, 100–110 µg/ml, 250 µg/ml und 500–1500 µg/ml. Danach ist die Dosierung wie folgt vorzunehmen:

- **Injektionslösung 30 µg/ml:** Zu Beginn der Behandlung werden in den ersten Wochen nach Diagnosestellung 4 ml täglich verabreicht (entsprechend 120 µg Cyanocobalamin/Hydroxocobalamin/Hydroxocobalaminacetat). Bei nachgewiesener Vitamin-B_{12}-Aufnahmestörung im Darm werden anschließend 4 ml einmal im Monat verabreicht (entsprechend 120 µg Cyanocobalamin/Hydroxocobalamin/Hydroxocobalaminacetat).
- **Injektionslösung 50 µg/ml:** Zu Beginn der Behandlung werden in den ersten Wochen nach Diagnosestellung 2 ml täglich verabreicht (entsprechend 100 µg Cyanocobalamin/Hydroxocobalamin/Hydroxocobalaminacetat). Bei nachgewiesener Vitamin-B_{12}-Aufnahmestörung im Darm werden anschließend 2 ml einmal im Monat verabreicht (entsprechend 100 µg Cyanocobalamin/Hydroxocobalamin/Hydroxocobalaminacetat).
- **Injektionslösung 100–110 µg/ml:** Zu Beginn der Behandlung wird in den ersten Wochen nach Diagnosestellung 1 ml täglich verabreicht (entsprechend 100–110 µg Cyanocobalamin/Hydroxocobalamin/Hydroxocobalaminacetat). Bei nachgewiesener Vitamin-B_{12}-Aufnahmestörung im Darm wird anschließend 1 ml einmal im Monat verabreicht (entsprechend 100–110 µg Cyanocobalamin/Hydroxocobalamin/Hydroxocobalaminacetat).
- **Injektionslösung 250 µg/ml:** Zu Beginn der Behandlung wird in den ersten Wochen nach Diagnosestellung 1 ml dreimal pro Woche verabreicht (entsprechend 250 µg Cyanocobalamin/Hydroxocobalamin/Hydroxocobalaminacetat). Bei nachgewiesener Vitamin-B_{12}-Aufnahmestörung im Darm wird anschließend ½ ml einmal im Monat verabreicht (entsprechend 125 µg Cyanocobalamin/Hydroxocobalamin/Hydroxocobalaminacetat).
- **Injektionslösung 500–1500 µg/ml:** Zu Beginn der Behandlung wird in den ersten Wochen nach Diagnosestellung 1 ml zweimal pro Woche verabreicht (entsprechend 500–1500 µg Cyanocobalamin/Hydroxocobalamin/Hydroxocobalaminacetat). Bei nachgewiesener Vitamin-B_{12}-Aufnahmestörung im Darm werden anschließend 100 µg Cyanocobalamin/Hydroxocobalamin/Hydroxocobalaminacetat einmal im Monat verabreicht.

3.5.10 Nebenwirkungen, Gegenanzeigen, Wechselwirkungen

Reines Vitamin B_{12} ist auch in hohen Dosierungen sowohl oral als auch parenteral sehr gut verträglich und praktisch nebenwirkungsfrei. Obwohl Cobalamin inzwischen seit mehr als 50 Jahren als Arzneimittel im Handel ist und als solches regelmäßig auch hoch dosiert zur Anwendung kommt, sind Nebenwirkungsmeldungen nur in Einzelfällen beschrieben worden. Die Mehrzahl der Nebenwirkungsmeldungen (im wesentlichen Allergien) ist auf parenteral induzierte Sensibilisierung zurückzuführen, die wahrscheinlich nicht durch das Molekül selbst, sondern durch Begleitstoffe (Spurenstoffe aus der Biosynthese: Kulturmedium, Streptomycin, Leberextrakt) ausgelöst bzw. durch Zusatzstoffe (Konservierungsmittel) verursacht wurden. Nach parenteraler Anwendung wurde in Einzelfällen über Akne, ekzematöse oder urtikarielle Arzneimittelreaktionen, sowie über anaphylaktische oder anaphylaktoide Reaktionen berichtet, die vermutlich ebenfalls auf galenisch bedingte Inhaltsstoffe (s.o.) zurückzuführen sind.

3.6 Biotin

3.6.1 Medizinhistorischer Rückblick, physikochemische Eigenschaften

Anfang dieses Jahrhunderts stellte Wildiers fest, dass Hefen zu ihrem Wachstum einen bestimmten Faktor, den er „Bios" nannte, benötigen. Bios war jedoch kein einheitlicher Faktor, sondern eine Mischung aus Bios I (später als meso-Inosit identifiziert), aus Bios II A (später Pantothensäure) und aus Bios II B, dem eigentlichen Biotin, das sich als identisch erwies mit verschiedenen anderen Bezeichnungen wie Coenzym R, Vitamin Bw, Vitamin B_7, Vitamin H (H = Haut). Biotin wurde 1936 von Kögl und Tönnis aus Eidotter isoliert und die Struktur zwischen 1940 und 1943 durch die Arbeitsgruppen um Kögl in Europa bzw. Vigneaud in den USA aufgeklärt. Zur gleichen Zeit stellte sich auch heraus, dass die im Tierversuch mit rohen Eiern erzeugten schweren Hautveränderungen auf dem Biotinantagonist Avidin beruhen. Durch die Behandlung mit einem hitzestabilen Faktor aus Hefe oder Leber ließen sich derartige Hautveränderungen vermeiden.

Biotin erwies sich bald als identisch mit einem anderen essenziellen Faktor, den György 1939 als Vitamin H (Wirkung auf die Haut) bezeichnet hat. Erst in der zweiten Hälfte des letzten Jahrhunderts erkannte man die biochemischen Funktionen von Biotin, das als Coenzym an verschiedenen lebenswichtigen Prozessen, z.B. am Aminosäurestoffwechsel, an der Biosynthese der Fettsäuren und der Gluconeogenese beteiligt ist (Friedrich 1987)

Biotin (CAS-Nr. 58-85-5, Summenformel $C_{10}H_{16}N_2O_3S$) ist nach der IUPAC-Klassifikation eine cis-Hexahydro-2-oxo-1H-thieno(3,4-d)-imidazol-4-yl-valeriansäure und besitzt 3 asymmetrische C-Atome, weshalb 8 Stereoisomere möglich sind (> Abb. 3.6.1). In der Natur kommt nur das biologisch aktive D(+)-Biotin vor (Bonjour 1984). Biotin (M_r 244,31) kristallisiert in feinen farblosen Nadeln und ist in dieser Form gegen Luft, Tageslicht und Hitze stabil, weniger jedoch gegen UV-Licht. In verdünnten Alkalien sowie heißem Wasser ist Biotin gut löslich, gering löslich in kaltem Wasser, Alkohol und unlöslich in organischen Lösungsmitteln. Durch Erhitzen in starken Säuren und stark alkalischen Lösungen wird die biologische Aktivität von Biotin zerstört. Biotin soll lichtgeschützt aufbewahrt werden.

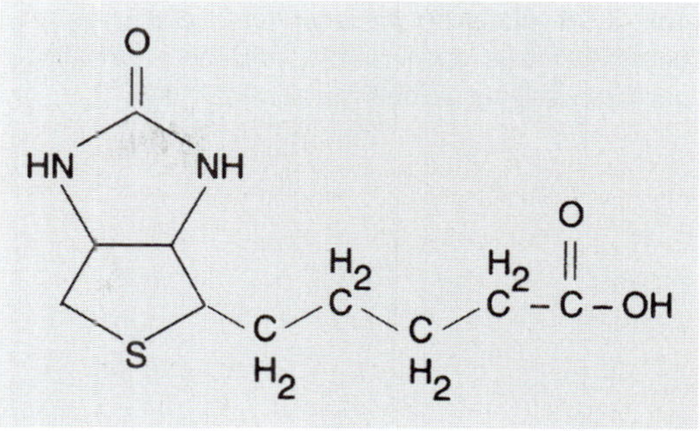

Abb. 3.6.1 Strukturformel von Biotin

3.6.2 Vorkommen

Biotin ist in der Natur weit verbreitet, seine Konzentration in den Nahrungsmitteln ist jedoch sehr gering. Teilweise liegt es in freier Form vor. In tierischen Geweben kommt es dagegen hauptsächlich an Proteine gebunden vor. In Abhängigkeit von der Bindungsform unterliegt die biologische Verwertbarkeit beachtlichen Schwankungen.

Für die menschliche Ernährung sind Leber, Niere, Milch und Eier sowie verschiedene Gemüsesorten und Cerealien gute Biotinquellen (Souci et al. 1989, BLS 1999). Eine Auswahl an Lebensmitteln und deren Biotingehalte zeigt Tabelle 3.6.1. Wie auch bei anderen B-Vitaminen variiert der Biotingehalt in den verschiedenen Getreidearten ganz erheblich in Abhängigkeit vom Ausmahlungsgrad. Die mittleren Biotingehalte liegen zwischen 1 µg und 30 µg/100 g Produkt, wobei die höchsten Gehalte in Weizenkeimen, Weizenkleie und Haferflocken zu finden sind. Die vorliegenden Gehaltsangaben müssen unter dem Vorbehalt gesehen werden, dass die eingesetzten Analyseverfahren nicht immer über die methodische Schärfe verfügen, um in jeder Hinsicht verlässliche quantitative Angaben zu erhalten.

3

Tab. 3.6.1 Biotinvorkommen in verschiedenen Lebensmitteln bzw. deren Nährstoffdichte (➤ Glossar) nach Bundeslebensmittelschlüssel (BLS) 1999

Lebensmittel	Gehalt µg/100 g	Nährstoffdichte µg/1000 kcal
Obst		
Bananen	5,0	56,9
Erdbeeren	3,0	92,3
Aprikosen	1,0	20,2
Grapefruit	0,7	16,9
Kirschen	0,4	6,6
Birnen	0,1	1,8
Gemüse		
Tomaten	3,0	160,4
Erbsen	2,1	60,5
Spinat	2,0	113,0
Blumenkohl	1,0	46,9
Spargel	0,7	37,4
Kartoffeln	0,2	1,0
Ei		
Hühnerei	23,8	141,5
Nüsse		
Erdnuss	34,0	56,0
Walnuss	20,0	71,0
Mandel	10,0	16,0
Milch/Milchprodukte		
Brie	6,0	15,5
Vollmilch	3,5	52,6
Gouda	2,6	7,4
Fleisch		
Rinderleber	100,0	738,6
Schweineleber	30,0	188,6
Schweinefleisch	3,3	18,8
Rindfleisch	1,9	9,4
Fisch		
Hering	9,0	69,0
Forelle	7,7	66,4
Rotbarsch	4,8	40,9
Kabeljau	2,7	31,4
Cerealien		
Haferflocken	20,0	52,0

Tab. 3.6.1 Biotinvorkommen in verschiedenen Lebensmitteln bzw. deren Nährstoffdichte (➤ Glossar) nach Bundeslebensmittelschlüssel (BLS) 1999 *(Forts.)*

Lebensmittel	Gehalt µg/100 g	Nährstoffdichte µg/1000 kcal
Roggenmehl Type 1740	4,0	13,3
Reis, ungeschält	3,0	27,8
Reis, geschält	1,0	8,2
Weizenmehl Type 405	1,0	2,7

3.6.3 Stoffwechsel und Pharmakokinetik

In Nahrungmitteln kommt Biotin frei zum größten Teil jedoch an Eiweiß gebunden und in geringen Konzentrationen vor (Mock 1996).

Resorption

Die Resorption erfolgt erst nach Freisetzung aus der Eiweißbindung durch das Enzym Biotinidase im proximalen Dünndarm im niedrigen Konzentrationsbereich carriervermittelt, Na^+- und energieabhängig, entsprechend einer Sättigungskinetik und nach höheren Dosen durch passive Diffusion. Der genetische Defekt führt zur juvenilen Form des multiplen Carboxylase-Mangels (Baumgartner und Suomala 1997, Munnich et al. 1980, Friedrich 1987). Neuere Untersuchungen weisen auf einen aktiven Transport eines in der Bürstensaum-Membran lokalisierten Carrier-Biotin-Natrium-Komplexes hin. Der Transport ist strukturspezifisch, temperaturabhängig, elektroneutral, sättigbar, erfolgt in Gegenwart eines Na^+-Gradienten gegen ein Konzentrationsgefälle und nach hohen pharmakologischen Dosen durch einfache Diffusion. Oral aufgenommenes Biotin wird mit einer Resorptionsrate von ca. 50% aus Lebensmitteln und einer Bioverfügbarkeit um 100% nach therapeutischen Dosen rasch resorbiert.

Verteilung

Im Plasma ist Biotin zu 80% an Protein gebunden. Die Blutspiegel des freien oder nur schwach gebundenen Biotins liegen zwischen 200 und 1200 ng/l und sind bei chronischem Alkoholismus häufig reduziert. Die Erythrozyten enthalten etwa 10% der Plasmakonzentration. Intrazellulär wird Biotin kovalent an einen Lysinrest gebunden (➤ Kap. 3.6.4 Holocarboxylase-Synthetase). Im Lauf des normalen Zellumsatzes werden diese Holocarboxylasen proteolytisch aufgespalten, wobei Biocytin (an Lysin oder kurze Lysylpeptidreste gebundenes Biotin) entsteht, aus dem Biotin durch Biotinidase freigesetzt wird und wiederverwendet werden kann.

Elimination

Ein Teil des Biotins wird mit Urin und Fäzes ausgeschieden. Bei normaler Ernährung schwankt die Biotinausscheidung im Urin zwischen 6 und 90 µg/24 h und ist bei einem Biotinmangel bis auf 5 µg/24 h vermindert (Bonjour 1984). Neben freiem Biotin werden zahlreiche Metabolite ausgeschieden, die zum Teil noch nicht identifiziert sind. Die mengenmäßig wichtigsten sind Bisnorbin (auf 2 C-Atome verkürzte Seitenkette an C-Atom 2), Bisnorbinmethylketon, Biotin-d,l-sulfoxid und Biotinsulfon (Mock 1996, Zempleni et al. 1997). Bedingt durch die enterale Biosynthese durch Mikroorganismen im Kolon (Bonjour 1991) kann die mit den Fäzes ausgeschiedene Biotinmenge oft größer sein als die Biotinaufnahme mit der Nahrung. Es ist unklar, ob mikrobiell im Kolon gebildetes Biotin resorbiert wird und zur Versorgung beiträgt. Die Eliminationshalbwertszeit ist von der Dosis abhängig und beträgt bei oraler Einnahme von 100 µg/kg Körpergewicht Biotin ca. 26 Stunden. Bei Patienten mit Biotinidasemangel ist sie bei gleicher Dosis auf ca. 10–14 Stunden verkürzt (Munnich et al. 1987). Eine Senkung der Biotinexkretion im Harn und eine erhöhte Ausscheidung von 3-Hydroxyisovaleriansäure sind Indikatoren für einen Biotinmangel (Mock 1996).

3.6.4 Biochemische Funktionen

Biotin ist Coenzym bei einer Reihe von Carboxylase-, Transcarboxylase- und Decarboxylase-Reaktionen, von denen jedoch nur 4 Carboxylase-Reaktionen bei Tieren und beim Menschen eine Rolle spielen. Bei diesen Carboxylierungsreaktionen ist Biotin kovalent an einem Bindungsort (ε-Aminogruppe eines Lysinrests) der Carboxylase gebunden. Diese Bindung an die Apocarboxylasen erfolgt unter der Wirkung von Holocarboxylase-Synthetase in zwei Schritten: Reaktion von Biotin mit ATP unter Bildung von Biotinyl-5′-adenylat und Transfer des Biotinylrests auf einen Lysinrest der Apocarboxylase:

1. Biotin + ATP → Biotinyladenylat + Pyrophosphat
2. Biotinyladenylat + Lysin-E → Biotinyl-Lysin-E + AMP

Eine Holocarboxylase-Synthetase scheint mit allen vier Säugetier-Carboxylasen zur reagieren. Hereditärer Defekt der Holocarboxylase-Synthetase betrifft alle biotinabhängigen Carboxylasen (neonatale Form des multiplen Carboxylasemangels).

Das enzymgebundene Biotin übernimmt in einem ersten Schritt CO_2 aus Bicarbonat unter Bildung von 1′-N-Carboxybiotin (➤ Abb. 3.6.2), welches dann in einem zweiten Schritt ein Akzeptor-Substrat carboxyliert (Knappe et al. 1961).

$$\text{ATP} + HCO_3^- + \text{Biotin-Enzym} \xrightarrow{Mg^{2+}} \text{1'-N-Carboxybiotin-Enzym} + \text{ADP} + \text{P}$$

$$\text{1'-N-Carboxybiotin-Enzym} + \text{Akzeptor} \rightarrow \text{Biotin-Enzym} + \text{carboxylierter Akzeptor}$$

Gesamtreaktion:

$$\text{ATP} + HCO_3^- + \text{Akzeptor} \rightarrow \text{carboxylierter Akzeptor} + \text{ADP} + \text{P}$$

Die 4 biotinabhängigen Carboxylasen bei Tieren und beim Menschen sind:

1. **Pyruvatcarboxylase.** Dieses Enzym carboxyliert Pyruvat zu Oxalacetat, wird durch Acetyl-CoA allosterisch aktiviert und ist ein Schlüsselenzym der Gluconeogenese. Außerdem erfüllt es eine anaplerotische Funktion für den Zitronensäurezyklus: Werden Zwischenprodukte aus dem Zyk-

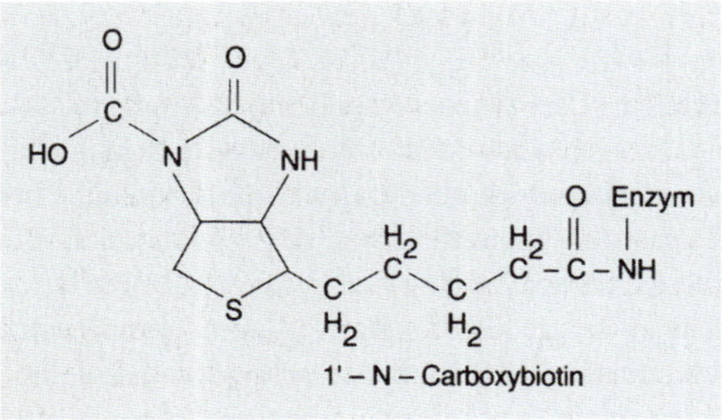

Abb. 3.6.2 1'-N-Carboxybiotin, über die ε-Aminogruppe eines Lysinrests an Enzym gebunden

lus für andere Stoffwechselreaktionen abgezweigt, so fehlt am Ende Oxalacetat als Acetyl-Akzeptor für den nächsten Umlauf. Durch die Pyruvatcarboxylase-Reaktion kann der Zyklus wieder mit Oxalacetat aufgefüllt werden.

2. **Acetyl-CoA-Carboxylase.** Dieses Enzym carboxyliert Acetyl-CoA zu Malonyl-CoA und ist ein Schlüsselenzym der Fettsäuresynthese. Es wird durch Citrat allosterisch aktiviert, während Malonyl-CoA und langkettige Acyl-CoA-Derivate negative Effektoren sind (Feedback-Kontrolle).
3. **Propionyl-Carboxylase.** Sie carboxyliert Propionyl-CoA zu (2S)-Methylmalonyl-CoA. Dadurch und durch die nachfolgende Umlagerung zu Succinyl-CoA (➤ Kap. 3.5 Vitamin B_{12}) bekommt Propionyl-CoA aus dem Abbau ungeradzahliger Fettsäuren oder der Aminosäuren Methionin, Threonin und Isoleucin Anschluss an den Zitronensäurezyklus.
4. **Methylcrotonyl-CoA-Carboxylase.** Das Enzym katalysiert die Carboxylierung von Methylcrotonyl-CoA zu β-Methylglutaconyl-CoA, ein Schritt beim Abbau der verzweigten Aminosäure Leucin.

3.6.5 Bedarf

Biokinetische Untersuchungen zum Biotin-Turnover liegen ebensowenig vor wie aussagekräftige Mangelexperimente, die eine Bedarfsableitung ermöglichen könnten. Bei Unkenntnis des tatsächlichen Bedarfs handelt es sich dementsprechend bei den Angaben zur wünschenswerten Höhe der Zufuhr lediglich um Schätzwerte. Da mit der Kost im Mittel zwischen 50 und 100 µg Biotin pro Tag zugeführt werden und unter diesen Bedingungen ernährungsabhängige Mangelerscheinungen nicht auftreten, wird von der DGE der für den Erwachsenen als angemessen erscheinende Zufuhrbereich mit 30–60 µg Biotin/Tag angegeben (DACH 2000) (➤ Tab. 3.6.2).

Für Kinder von 7–10 Jahren liegt der Schätzwert bei 30 µg Biotin pro Tag und bei Säuglingen und Kindern bis 6 Jahren steigt die wünschenswerte Zufuhr von anfangs 5 µg bis auf 15 µg Biotin pro Tag. Zuschläge für physiologische Sonderbedingungen wie Schwangerschaft und Stillzeit werden von den verschiedenen nationalen Gremien nicht gemacht. Die mit der Muttermilch abgegebene Biotinmenge (10 µg/l) (Kuhmilch enthält etwa fünfmal mehr) wird offensichtlich durch die übliche Ernährung ausgeglichen und ist auch von der Größenordnung nicht bedarfsrelevant.

Ein erhöhter Biotinbedarf besteht bei Biotinidasemangel, Zustand nach Gastroektomie, seborrhoischer Dermatitis bei Kindern und vor allem nach Einnahme von Biotin-Antagonisten.

Tab. 3.6.2 Biotin, Schätzwerte für eine angemessene Zufuhr (DACH 2000)

Alter	Biotin µg/Tag
Säuglinge	
0 bis unter 4 Monate	5
4 bis unter 12 Monate	5–10
Kinder	
1 bis unter 4 Jahre	10–15
4 bis unter 7 Jahre	10–15
7 bis unter 10 Jahre	15–20
10 bis unter 13 Jahre	20–30
13 bis unter 15 Jahre	25–35
Jugendliche und Erwachsene	
15 bis unter 19 Jahre	30–60
19 bis unter 25 Jahre	30–60
25 bis unter 51 Jahre	30–60
51 bis unter 65 Jahre	30–60
65 Jahre und älter	30–60
Schwangere	30–60
Stillende	30–60

3.6.6 Bedarfsdeckung

Die Biotinzufuhr mit der Nahrung unterliegt beachtlichen Schwankungen und beträgt bei durchschnittlichen Kostgewohnheiten 50–100 µg/Tag. Nimmt man alle Altersgruppen zusammen, ergibt sich eine mittlere Biotinzufuhr von 40 µg/Tag (Ernährungsbericht 2004). Laut der BVS II (2003) sind die Hauptlieferanten für Biotin Milch und Milchprodukte, Käse und Quark, sowie Brot und Backwaren. Ob auch enteral synthetisiertes Biotin zur Bedarfsdeckung beiträgt, wird nach wie vor kontrovers diskutiert. Unabhängig von bestehenden Wissenslücken zum Bedarf an sich und zum Beitrag der Enteralsynthese kann man davon ausgehen, dass beim gesunden Menschen mit gemischter Kost der Bedarf gedeckt und die wünschenswerte Höhe der Zufuhr erreicht wird. Lediglich bei Personen mit extremen Ernährungsgewohnheiten (z.B. bei regelmäßigem Verzehr roher Eier) ist die Bedarfsdeckung gefährdet. Denn in rohen Eiern ist ein biotinspezifisches Antivitamin enthalten. Dabei handelt es sich um das Protein Avidin, das einen Komplex mit Biotin bildet, der durch proteolytische Enzyme nicht angegriffen werden kann und deshalb im Darm nicht resorbiert wird (Bonjour 1977). Pro Mol Avidin werden 4 Mol Biotin fest gebunden. Erst längeres Erhitzen auf 100 °C denaturiert das Avidin und setzt Biotin frei, weshalb eine unzureichende Bedarfsdeckung nur bei den zuvor genannten Ernährungsgewohnheiten auftritt.

Darüber hinaus ist beim multiplen Carboxylase-Defekt der Biotinbedarf aufgrund eines genetischen Defekts erhöht. In diesen Fällen ist eine Biotinbedarfsdeckung mit der Nahrung nicht mehr möglich, sondern dies erfordert eine therapeutische Substitution.

3.6.7 Klinische Symptomatik

Die ersten Hinweise auf charakteristische Symptome eines Biotinmangels waren Dermatitis, Haarausfall, neuromuskuläre Störungen und Störung der Fortpflanzung nach Verfütterung von rohem Eiweiß an Ratten. Man nannte diese Störung „Egg White Injury“. Diese Störungen waren durch Biotingabe heilbar. Erst später stellte sich heraus, dass hierfür das im Eiklar vorkommende Avidin verantwortlich ist, welches Biotin komplexartig derartig fest bindet, dass es durch die Enzyme des Verdauungstraktes nicht abgespalten und resorbiert werden kann. Basierend auf dieser Vorstellung erhielten freiwillige Versuchspersonen über einen längeren Zeitraum rohes Hühnereiweiß. Sie entwickelten nach 3–4 Wochen eine feinschuppige Desquamation der Haut und nach weiteren Wochen eine makulosquamöse Dermatitis sowie Depressionen, extreme Mattigkeit, Schläfrigkeit, Muskelschmerzen, Überempfindlichkeit, lokale Parästhesie und Anorexie mit Übelkeit. Alle Symptome verschwanden innerhalb von 5 Tagen nach parenteraler Applikation von 75–300 µg Biotin/Tag (Friedrich 1987). Beim multiplen Carboxylasemangel ist der Biotinbedarf aufgrund eines genetischen Defekts erhöht. Bei diesen Pateinten äußert sich der Mangel an Haut und Anhangsgebilden, in psychiatrischen Symptomen und gastrointestinalen Störungen. Bei normaler Ernährung ist ein Biotinmangel äußerst selten und bei Erwachsenen bisher kaum beobachtet worden. Bei bestimmten Risikogruppen wie z.B. Schwangeren, vollgestillten Säuglingen, Hämodialyse-Patienten, nach längerfristiger oraler Einnahme von Antibiotika, Antikonvulsiva sowie beim chronischen Alkoholismus ist die Biotinbedarfsdeckung kritisch. Hier können die klassischen Symptome eines Biotinmangels wie Dermatitis, Glossitis, Anorexie, Übelkeit, Haarausfall, brüchige Nägel, Hypercholesterinämie, Störung der Herzfunktion, Anämie und Depressionen auftreten (USP Convention 1994). Mitunter beruhen Alopezie, Ataxie und Keratokonjunktivitis auf einem angeborenen biotinabhängigen Enzymdefekt. Derartige Störungen können durch entsprechende Substitution mit Biotin beseitigt werden (Thoene et al. 1981, Marcus und Coulston 1996). Nach einer Anwendungsbeobachtung (Sebastian und Bartel 1994), unkontrollierten Studien (Floersheim 1989), sowie placebokontrollierten Studien (Gehring 1995) besserten sich brüchige, splitternde und weiche Fingernägel nach einer mehrmonatigen Behandlung mit 2,5 mg/Tag Biotin. Die subjektiven Behandlungserfolge wurden anhand rasterelektronenmikroskopischer Untersuchungen von Nageldicke und Aussehen der dorsalen Nageloberfläche im Vergleich mit einer gesunden Kontrollgruppe vor und nach Gabe von 2,5 mg Biotin über 6 Monate verifiziert. In der Gruppe mit brüchigen Nägeln stieg die Nageldicke von 256 ± 53 μm auf 319 ± 86 μm signifikant an und lag im Normbereich von 307 ± 50 μm bei Frauen und 350 ± 52 μm bei Männern. Rasterelekronenmikroskopisch zeigten 5 Nägel normale und 4 Nägel nach der Biotinbehandlung deutlich homogenere Oberflächenbilder (Colombo et al. 1990).

3.6.8 Anwendungsgebiete

Anwendungsgebiete sind Prophylaxe und Therapie von klinischen Biotinmangelzuständen, sofern diese ernährungsmäßig nicht behoben werden können. Zur Beurteilung des Biotinstatus beim Menschen bieten sich Bestimmungen der Aktivitäten der Pyruvat-Carboxylase und Acetyl-CoA-Carboxylase und von Biotin im Vollblut, Plasma, Serum und Urin an (Bonjour 1984, Friedrich 1987). Zu den vielfältigen Risikogruppen und Risikofaktoren gehören u.a. die in Tabelle 3.6.3 aufgeführten.

Tab. 3.6.3 Anwendungsgebiete für Biotin
Fehl- und Mangelernährung durch Aufnahme von rohem Eiklar
Parenterale Ernährung
Malabsorptionssyndrom, Resektion des oberen Dünndarms
Chronische Dialysepatienten
Genetische Störungen im Biotinstoffwechsel (multipler Carboxylasemangel)

Fehl- und Mangelernährung

Erst in den letzten Jahren wird dem Biotin ein größeres Interesse geschenkt, nachdem Fälle von iatrogenen Mangelzuständen im Gefolge langfristiger parenteraler Ernährung und bei angeborenen Störungen der Aktivität biotinabhängiger Carboxylasen eingehender beschrieben werden (Munnich et al. 1980). Biotin ist für die Funktion verschiedener Carboxylasen als Cofaktor erforderlich, da diese Enzyme für die Gluconeogenese, die Fettsäuresynthese und den Aminosäurestoffwechsel wichtig sind. Die Biotinidase setzt Biotin aus Biocytin und biotinhaltigen Peptiden frei.

Extreme Ernährungsgewohnheiten: Isolierte klinische wie subklinische Biotinmangelzustände als Folge eines quantitativen oder auch qualitativen Nahrungsmangels sind äußerst selten. Mangelzustände sind jedoch aufgrund extrem einseitiger Nahrungswahl nach Verzehr roher Eier bekannt geworden. Ursache ist das im Eiklar enthaltene Avidin, ein basisches Glykoprotein. Es besitzt eine tetramere Struktur mit identischen Untereinheiten (M_r je 16 000). Jede Untereinheit enthält eine Bindungsstelle für Biotin. Der Avidin-Biotin-Komplex ist über einen weiten pH-Bereich stabil und wird im Gastrointestinaltrakt nicht aufgespalten. Erst durch Erhitzen auf 100 °C denaturiert Avidin und der Komplex zerfällt.

Der monatelange Verzehr von täglich 2–6 rohen Eiern kann zu klinischen Biotinmangelzuständen führen. Die klinische Mangelsymptomatik ist in Kapitel 3.6.7 beschrieben. Alle diese Symptome sind erstaunlich rasch innerhalb weniger Tage durch therapeutische Biotingaben rückbildbar (Sweetman und Nyhan 1986).

Alkoholabusus: Bei Patienten mit alkoholinduzierter Leberzirrhose wie auch bei Patienten mit einer Fettleber werden deutlich reduzierte Biotingehalte in der Leber und reduzierte Biotinblutspiegel beobachtet (Bonjour 1977).

Schwangerschaft und Stillzeit: Kritische Versorgungszustände können bei langfristig gestillten Säuglingen ohne Beikost nicht ausgeschlossen werden. Die mittlere Biotinkonzentration in der Muttermilch beträgt 4 μg pro Liter, woningegen die Kuhmilch mindestens fünfmal soviel enthält. In den ersten 4 Laktationsmonaten unterliegt die Biotinkonzentration in der Muttermilch großen individuellen Schwankungen. Deshalb betrug bei ausschließlich gestillten Säuglingen die Biotinaufnahme im 4. Laktationsmonat 0–10 μg (im Mittel 4 μg pro Tag). Damit erreichen viele voll gestillte Säuglinge mit Sicherheit nicht die wünschenswerte Biotintageszufuhr (Salmenperä et al. 1985). Bei entsprechend gelagerten Fällen sollte ein ausreichender Vitaminversorgungszustand – sowohl des Säuglings als auch der Stillenden – durch eine zusätzliche Supplementierung sichergestellt werden.

Langfristige parenterale Ernährung: Biotinmangelzustände werden in den letzten Jahren häufiger nach langfristiger parenteraler Ernährung beobachtet als nach enteralen Ernährungsregimen. McClain et al. (1982) beschreiben die Kasuistik eines 36-jährigen Mannes, der wegen eines Morbus Crohn jahrelang ohne Biotinsupplementation ernährt wurde. Es traten typische Symptome des Biotinmangels mit Lethargie, Depressionen, Parästhesien und Alopezie auf. Nach einer intravenösen Biotinsubstitution mit 60 µg tägl. über drei Wochen besserten sich die psychischen Symptome und der Haarausfall. Nach drei Monaten war eine komplette Restitution eingetreten. Biotin kann sogar zu den kritischen Vitaminen gezählt werden, deren Bedarfsdeckung bei parenteraler Ernährung nicht selten unzureichend ist (Mock et al. 1988). Bei einigen parenteral ernährten Patienten kam es zum Haarverlust bis hin zu einer Alopecia totalis, zu Dermatitiden und zu psychischen Symptomen wie Depressionen, Lethargie, Halluzinationen, Niedergeschlagenheit und starker Müdigkeit. Darüber hinaus führt ein Biotinmangel bei langfristig parenteral Ernährten zu unphysiologisch hohen Spiegeln an ungeradzahligen Fettsäuren (z.B. C 15:0; 17:0; Mock et al. 1988).

Aktuelle Biotinmangelfälle wurden bei Säuglingen mit Kurzdarmsyndrom beobachtet, die nach frühestens 4 Monaten eine schuppende Dermatitis im Bereich des Gesichtes, des behaarten Kopfes und des Halses entwickelten. Auch in diesen Fällen enthielt die totale parenterale Ernährung kein Biotin. Die Substitution mit Biotin führt rasch zur kompletten Restitution (Rusche und Heine 1989).

Dünndarmresektionen und eine Schädigung der Darmflora durch Antibiotika prädisponieren bei langfristig parenteral ernährten Patienten zu kritischen Versorgungszuständen. Deshalb sollte jede parenterale Komplettlösung zwingend Biotin enthalten. Zahlreiche vitaminhaltige Infusionslösungen sind jedoch nach wie vor biotinfrei (Lowry und Brennan 1985).

Hämodialysepatienten

Zur Bedarfsdeckungssituation bei Patienten, die sich einer kontinuierlichen ambulanten Peritonealdialyse zu unterziehen haben, liegt kein ausreichendes Erkenntnismaterial vor. Uneinheitlich sind die Befunde bei chronisch-intermittierender Hämodialyse. Hierbei wurden zum Teil erhöhte Blutspiegel an Biotin beobachtet (De Bari et al. 1984). Klassische Biotinmangelsymptome wie z.B. eine seborrhoische Dermatitis und Konjunktivitis wurden auch nie beschrieben (Dobbelstein 1987). Hingegen kann durch sehr hohe Biotintagesdosen von 10 mg die periphere Neuropathie bei chronischen Hämodialysepatienten bereits nach 3-monatiger Verabreichung klinisch relevant beeinflusst werden (Yatzidis et al. 1984).

Für Hämodialysepatienten liegen nur sehr beschränkte Kenntnisse zur Bedarfsdeckungssituation vor. Zahlreiche Dialysezentren empfehlen keine routinemäßige Verabreichung von Biotin (Allman et al. 1989). Auf der anderen Seite würde eine Biotinsubstitution in der Größenordnung von 50 µg pro Dialysebehandlung eine ausreichende Bedarfsdeckung sicherstellen, ohne das Risiko einer evtl. Hypervitaminose in Kauf zu nehmen.

Bei chronischen Dialysepatienten mit peripherer Neuropathie konnten hohe Biotintagesdosen von 10 mg die Neuropathie entscheidend verbessern.

Genetische Defekte biotinhaltiger Enzyme

Es sind eine Reihe verschiedener genetischer Defekte biotinabhängiger Enzyme bekannt. Isolierte angeborene Mangelzustände an Propionyl-CoA-Carboxylase, Pyruvat-Carboxylase, 3-Methylcrotonyl-CoA-Carboxylase, Acetyl-CoA-Carboxylase sind bekannt. Von Einzelfällen abgesehen, sind diese genetischen Defekte nicht Biotin-responsiv.

Neben diesen isolierten Enzymdefekten werden multiple Carboxylase-Mangelzustände beobachtet, die auf eine rechtzeitige hoch dosierte Biotintherapie ansprechen und symptomlos verlaufen können. Kinder mit einem Carboxylasemangel fallen unter anderem durch Krampfanfälle, Hypotonie, Ataxie, Optikusatrophie, Hörprobleme, Entwicklunsgverzögerung, exfoliative Dermatitis, periorale Dermatitis und Alopezie auf (Williams et al 1983, Pontz 2000). Für den Nachweis einer Mangelsituation empfiehlt sich die Bestimmung der Aktivität biotinabhängiger Carboxylase oder abnormer organischer Säuren im Urin wie 3-Methylorotsäure oder β-Hydroxyisovaleriansäure. Bei Kindern mit atopischer Dermatitis wurde erfolgreich mit 5 mg Biotin über 2 Wochen behandelt (Iikura 1988). Bei einer Alopezie wurden 2,5–5 mg

3

Biotin wöchentlich empfohlen (Iikura et al. 1988, Pontz 2000).

Beim angeborenen Mangel an Biotinidase kann gebundenes Biotin, z.B. in Form von Biocytin oder anderer biotinhaltiger Peptide, nicht abgespalten werden, so dass die Rezyklisierung von Biotin misslingt. Der Körper verarmt an Biotin, das als Cofaktor für die Funktion verschiedener wichtiger Carboxylasen in Gluconeogenase, Fettsäuresynthese und Aminosäurestoffwechsel erforderlich ist und dekompensiert metabolisch. Unbehandelt führt dieser autosomal rezessiv vererbte Stoffwechseldefekt zum Tode (Wolf et al. 1985). Gelingt die Diagnosestellung des Biotinidasemangels im Zuge des Neugeborenen-Screenings noch im präsymptomatischen Zustand, können jegliche irreparablen Schäden mittels hoch dosierter Biotingaben im Bereich von 5–10 mg pro Tag vermieden werden. Diese Symptome beim angeborenen Mangel an Biotinidase treten typischerweise einige Monate später auf (sog. juveniler Typ) als beim Defekt der Holocarboxylase-Synthetase. Patienten mit Defekt der Holocarboxylase-Synthetase sprechen auf pharmakologische Dosen (10–30 mg/Tag) von Biotin an (Burri et al. 1985).

Prophylaxe und Therapie

Zur Vorbeugung eines Biotinmangels sind 0,2 mg Biotin am Tag ausreichend. Die Behandlung manifester Biotinmangelzustände aufgrund extremer einseitiger Nahrungsaufnahme wird mit oralen (5–10 mg) oder parenteralen Tagesdosen (5–100 µg) durchgeführt. Die Symptome verschwinden innerhalb weniger Tage.

Zur Behandlung des Biotinidasemangels werden 5–10 mg Biotin/Tag und zur Behandlung eines multiplen Carboxylasemangels 5–10 mg/Tag frühzeitig und lebenslang benötigt. (Baumgartner und Suormala 1997).

3.6.9 Nebenwirkungen, Gegenanzeigen, Wechselwirkungen

Sehr selten können allergische Reaktionen der Haut (Urtikaria) auftreten. Deshalb besteht eine Kontraindikation bei bekannter Allergie. Biotin besitzt eine große therapeutische Breite, deshalb wurden bisher Überdosierungen und Intoxikationen nicht beschrieben. Es besteht eine Wechselwirkung mit Antikonvulsiva, wodurch die Plasmaspiegel von Biotin erniedrigt werden.

3.7 Niacin

3.7.1 Medizinhistorischer Rückblick, physikochemische Eigenschaften

Niacin ist ein Sammelbegriff für chemische Strukturen der Pyridin-3-Carbonsäure mit einer Antipellagra-Wirkung. Hierzu gehören Nicotinsäure, deren Amid, das Nicotinamid, und die biologisch aktiven Coenzyme Nicotinamid-adenin-dinucleotid (NAD) und Nicotinamid-adenin-dinucleotid-phosphat (NADP) (➤ Abb. 3.7.1). Das Vitamin wurde früher „PP“-Faktor („Pellagra Preventing Factor“) genannt, nachdem Goldberger 1920 in Versuchen an Hunden und Menschen gezeigt hat, dass die Pellagra eine Mangelkrankheit ist und auf dem Fehlen eines Diätfaktors im Mais beruhte. Erst viel später wurde der experimentelle Beweis erbracht, dass die Mais-induzierte Pellagra durch Nicotinsäure beseitigt werden kann. Den entscheidenden Zusammenhang zwischen Maiskonsum und der Pellagra lieferte Krehl, als er nachwies, dass für die wachstumshemmende Wirkung von Mais Tryptophan, eine Vorstufe der Nicotinsäure, verantwortlich ist. In späteren Untersuchungen stellte sich dann heraus, dass Tryptophan eine wichtige Vorstufe von NAD ist und die Pellagra nach Maiskonsum auf den niedrigen Konzentrationen von Nicotinsäure und Tryptophan beruht (Friedrich 1987).

Nicotinsäure (CAS-Nr. 59-67-6, Summenformel $C_6H_5NO_2$, $M_r = 123{,}1$) und Nicotinamid (CAS-Nr. 98-92-0, Summenformel $C_6H_6N_2O$, $M_r = 122{,}1$) sind weiße kristalline Pulver oder farblose Kristalle. Nicotinsäure (Pyridin-3-Carbonsäure) ist eine geruchlose, nicht-hygroskopische, in Luft und bei Erhitzen im Autoklaven labile Substanz von schwach saurem Charakter. Sie ist gut löslich in Alkalien, weniger in

Abb. 3.7.1 Strukturformel von Nicotinsäure und Nicotinamid

Wasser und Alkohol, schwer löslich in Aceton, Chlorofom, Methanol und praktisch unlöslich in Ether. Aufgrund des amphoteren Charakters bildet Nicotinsäure Salze mit starken Säuren und Basen. Der menschliche Organismus benötigt Nicotinsäure zur Synthese der Coenzyme Nicotinamidadenindinucleotid (NAD) und Nicotinamidadenindinucleotidphosphat (NADP), die in Verbindung mit spezifischen Enzymen an einer Reihe von Oxidations- und Reduktionsreaktionen beteiligt sind.

Nicotinamid besitzt einen schwachen charakteristischen Geruch und einen salzig-bitteren Geschmack. Es ist gut löslich in Wasser und Alkohol, schwer löslich in Chloroform und Ether. In saurer und alkalischer Lösung wird Nicotinamid zu Nicotinsäure hydrolisiert. Wirkform von Nicotinamid sind ähnlich wie bei der Nicotinsäure die Conezyme NAD und NADP.

3.7.2 Vorkommen

Nicotinsäure und Nicotinamid werden im intermediären Stoffwechsel ineinander übergeführt. In der Natur liegen diese Verbindungen hauptsächlich in gebundener Form vor, wobei die Nicotinsäure bevorzugt in Pflanzen zu finden ist, und in tierischen Zellen vornehmlich Nicotinamid vorliegt.

Nicotinamid tritt in der Zelle in Form der Pyridincoenzyme NAD und NADP auf. Besonders reich an Nicotinamid sind Hefen, Leber, Herz und Nieren sowie Muskelfleisch. Nicotinsäure ist in unterschiedlicher Konzentration zwar auch in den zuvor genannten Nahrungsmitteln enthalten, jedoch kommt es hauptsächlich in pflanzlichen Nahrungsmitteln vor, unter denen Getreide und Getreideprodukte die höchste Konzentration aufweisen.

In Getreidekörnern liegt Nicotinsäure in den verschiedenen Schichten in unterschiedlicher Menge vor, so finden sich im Weizenkorn ähnlich wie im Reis 84% des Vitamins in der Aleuronschicht. Da die Nicotinsäure im Getreide überwiegend an Makromoleküle gebunden (Niacytin) ist und diese für den menschlichen Organismus nicht ausreichend verwertbar sind, ist der Beitrag, den das Getreide zur Niacinbedarfsdeckung leistet, nicht sicher zu bewerten. Nicotinsäure ist auch in Sorghum und Mais – ähnlich wie im Getreide – meist kovalent gebunden und für den menschlichen Organismus in dieser Form nicht verwertbar. Durch eine Vorbehandlung mit Kalziumhydroxidlösung gelingt es, die biologische Verwertbarkeit der Nicotinsäure aus Mais beachtlich zu steigern, so dass man in Ländern, in denen Mais der wesentliche Niacinlieferant ist (z.B. Mexiko), durch entsprechende Maßnahmen dem Auftreten von Mangelerscheinungen vorbeugen kann. In der Regel erhöht eine Alkalibehandlung den Anteil an freier Nicotinsäure, eine Verbesserung der Ausnutzung lässt sich auch durch Rösten erreichen.

Besonders hoch ist der Nicotinsäuregehalt in Kaffeebohnen. Im ungerösteten Zustand handelt es sich um die Methylnicotinsäure (Trigonellin), die vom Menschen nicht verwertet werden kann.

Durch das Rösten kommt es zur Demethylierung des Trigonellins, wodurch der Gehalt an freier Nicotinsäure von zuvor 2 mg (pro 100 g grüne Kaffeebohnen) auf ca. 40 mg/100 g Röstkaffee ansteigt (Offermanns et al. 1984). In Tabelle 3.7.1 sind die Niacingehalte verschiedener Nahrungsmittel angegeben (BLS 1999, Friedrich 1987). Bei der küchentechnischen Bearbeitung erfährt der Niacingehalt nur unwesentliche Einbußen. So sind z.B. Nicotinsäure und Nicotinamid in wäßriger Lösung gegen Licht und Wärme relativ stabil. Die DGE geht von mittleren Zubereitungsverlusten von 10% aus.

Tab. 3.7.1 Niacinvorkommen in verschiedenen Lebensmitteln bzw. deren Nährstoffdichte (> Glossar) nach Bundeslebensmittelschlüssel (BLS) 1999

Lebensmittel	Gehalt mg/100 g	Nährstoffdichte mg/1000 kcal
Fleisch		
Schweineleber	15,0	94,3
Rinderleber	14,5	107,1
Huhn	8,1	32,6

Tab. 3.7.1 Niacinvorkommen in verschiedenen Lebensmitteln bzw. deren Nährstoffdichte (> Glossar) nach Bundeslebensmittelschlüssel (BLS) 1999 *(Forts.)*

Lebensmittel	Gehalt mg/100 g	Nährstoffdichte mg/1000 kcal
Kaninchen	8,0	55,8
Kalbfleisch	5,8	37,6
Rindfleisch	5,2	25,8
Schweinefleisch	4,5	25,7
Fisch		
Lachs	7,2	34,4
Hering	3,8	29,1
Forelle	3,2	27,6
Kabeljau	2,1	24,4
Milch/Milchprodukte		
Vollmilch	0,1	1,5
Camembert	1,0	3,0
Emmentaler	0,2	0,5
Frischkäse	0,1	0,5
Gemüse		
Erbsen	1,7	49,0
Grünkohl	1,4	46,8
Kartoffeln	1,2	6,0
Broccoli	0,7	26,8
Möhren	0,6	21,4
Chicoree	0,5	37,9
Kopfsalat	0,4	29,9
Blumenkohl	0,4	18,8
Obst		
Avocado	1,5	7,1
Pfirsich	0,9	21,4
Bananen	0,6	6,8
Erdbeeren	0,5	15,4
Apfel	0,2	4,1
Cerealien		
Roggen	1,7	5,4
Reis, ungeschält	1,5	13,9
Haferflocken	1,0	2,6
Weizenmehl Type 405	0,8	2,2
Reis, geschält	0,5	4,1

3.7.3 Stoffwechsel und Pharmakokinetik von Niacin

Nicotinamid liegt in der Nahrung meist in Form der Coenzyme NAD und NADP vor.

Resorption

Nach Aufspaltung der Coenzyme erfolgt die Resorption im Magen und Dünndarm rasch (Bechgaard und Jaspersen 1977); in niedriger Konzentration natriumabhängig bzw. Carrier-vermittelt, nach höheren Dosen (3–4 g) durch passive Diffusion vollständig. Nicotinsäure wird ebenfalls im gesamten Dünndarm rasch und nahezu vollständig nach dem gleichen Mechanismus resorbiert. Dünndarmbakterien können Nicotinamid zu Nicotinsäure spalten, die dann resorbiert wird. Eine gleichzeitige Nahrungsaufnahme hat keinen Einfluss auf die Resorption von Nicotinamid und Nicotinsäure.

Maximale Plasmaspiegel werden bei oraler Applikation nach 10–20 Minuten und bei direkter Instillation in den Dünndarm nach 5–10 Minuten erreicht (Bechgaard und Jesperson 1977).

Verteilung

Nach der Resorption werden Nicotinamid und Nicotinsäure als NAD und NADP vorrangig in der Leber, aber auch in den Erythrozyten und in Geweben gespeichert. Die Gewebekonzentration an NAD ist abhängig von der extrazellulären Nicotinamidkonzentration und unterliegt der Kontrolle der Leber (Henderson und Gross 1979). Die Leber ist zusätzlich in der Lage, aus Tryptophan Niacin zu bilden. Niacin besitzt einen hohen First-pass-Metabolismus, so dass im niedrigen Dosisbereich Nicotinamid lediglich in Form der Coenzyme NAD und/oder NADP in die systemische Zirkulation gelangt. Nach Applikation von 5 mg/kg KG i.p. markierter Nicotinsäure bei der Ratte findet sich nur ein geringer Teil unverändert im Urin (Weiner 1979), während nach hohen Dosen (500 mg) bzw. unter Steady-State-Bedingungen einer oralen Dosis von 3 g/Tag Niacin über 88% der verabreichten Dosis als Summe von unveränderter und metabolisierter Form im Urin wiedergefunden werden, was auf eine nahezu vollständige Resorption schließen lässt (Miller et al. 1960, Bechgaard und Jespersen 1977).

Elimination

Eine posthepatische Diskriminierung zwischen zugeführtem und in der Leber gespeicherten Nicotinamid ist deshalb nicht möglich (Henderson 1983). Unter Basalbedingungen werden hauptsächlich N1-Methyl-6-Pyridon-3-Carboxamid, N1-Methyl-Nicotinamid und N1-Methyl-4-Pyridon-3-Carboxamid eliminiert. Nach höheren Dosen ändert sich das Ausscheidungsmuster der Metabolite. So sind bei Dosen von 3 g/d Nicotinamid vorwiegend N1-Methyl-4-Pyridon-3-Carboxamid, Nicotinamid-N2-Oxid und unverändertes Nicotinamid im Harn zu finden. Es sinkt also die Ausscheidung von N1-Methyl-6-Pyridon-3-Carboxamid (Hankes 1984). Hinweis auf einen grenzwertigen Niacinstatus ist eine Ausscheidung von N-Methyl-Nicotinamid von 17,5–5,8 µmol/Tag und für einen Niacin-Mangel < 5,8 µmol/Tag (Sauberlich et al. 1974). Die Reservekapazität eines Erwachsenen an Niacin liegt bei 2–6 Wochen (Kübler 1980). Plasmakonzentrationen von Niacin bzw. Metaboliten sind zum Nachweis eines Niacinmangels ungeeignet. Aussagekräftiger ist die Bestimmung von NAD in den Erythrozyten (Fu et al. 1989). Die Plasmahalbwertzeit beträgt etwa 1 Stunde. Im Gegensatz zu Nicotinamid kann Nicotinsäure nicht die Blut-Hirn-Schranke passieren, sondern muss erst in NAD und über den Abbau von NAD in Nicotinamid umgewandelt werden. Hämodialyse oder Peritonealdialyse verursachen keine akuten Änderungen des Blutspiegels an Nicotinamid

3.7.4 Biochemische Funktionen

Die Coenzymformen von Niacin (➤ Abb. 3.7.2) sind die beiden Codehydrogenasen Nicotinamid-adenindinucleotid (NAD) und Nicotinamid-adenin-dinucleotid-Phosphat (NADP).

Im NADP ist die Hydroxylgruppe am 2'C-Atom der Ribose im Adenosinanteil mit Phosphorsäure verestert. NADP entsteht aus NAD durch Phosphorylierung mittels ATP und NAD-Kinase:

$$NAD^+ + ATP \rightarrow NADP^+ + ADP$$

Eine große Anzahl von Dehydrogenasen hat als Coenzym NAD oder NADP. Die oxidierten oder reduzierten Codehydrogenasen bilden mit den Apodehydrogenasen dissoziable Komplexe. NAD-abhängige Dehydrogenasen findet man vorwiegend im mitochondrialen Kompartiment. Hier haben sie direkten Anschluss an die Atmungskette zur energieliefernden Oxidation und deshalb überwiegt hier die oxidative Form des NAD. NADP-abhängige Dehydrogenasen sind dagegen überwiegend im Cytosol lokalisiert. Hier liegt das NADP-System vorwiegend in der reduzierten Form vor und ist verfügbar für reduktive Biosyntheseprozesse wie Fettsäuresynthese, Hydroxylierungsreaktionen und andere mehr. Die Hauptquelle für NADPH im Cytosol ist der Pentosephosphatzyklus, die Glucose-6-phosphat-Dehydrogenase und 6-Phosphogluconsäure-Dehydrogenase; ferner die Transhydrogenierung von NADH auf NADP durch Zusammenwirken von Malat-Dehydrogenase (MDH) und Malatenzym (ME):

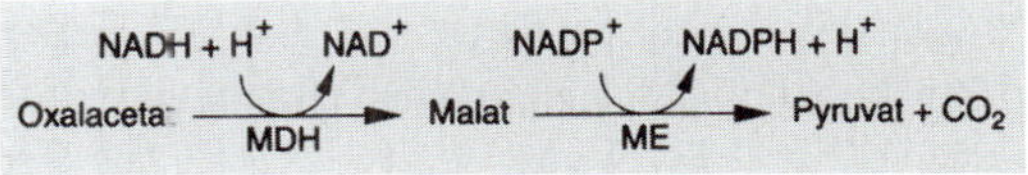

$$\text{Oxalacetat} \xrightarrow[\text{MDH}]{NADH + H^+ \;\to\; NAD^+} \text{Malat} \xrightarrow[\text{ME}]{NADP^+ \;\to\; NADPH + H^+} \text{Pyruvat} + CO_2$$

Bei der Übertragung von Substratwasserstoff auf die Codehydrogenasen NAD und NADP lagert sich ein Wasserstoffatom mit einem Elektronenpaar als Hy-

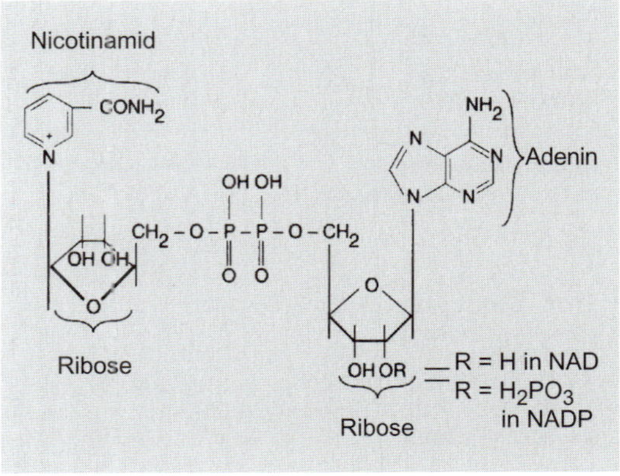

Abb. 3.7.2 Nicotinamid-adenin-dinucleotid (NAD) und Nicotinamid-adenin-dinucleotid-phosphat (NADP)

3

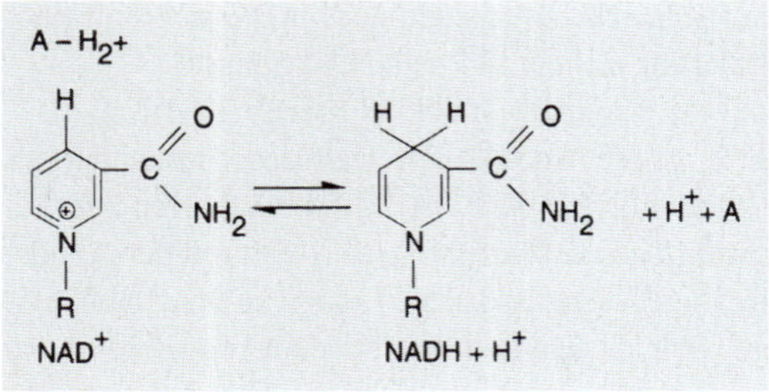

A – H2+
NAD+
NADH + H+
+ H+ + A

Abb. 3.7.3 Wasserstoffübertragung durch NAD; A-H_2 = Substrat in reduzierter Form; A = oxidierte Form

dridion an den Nicotinamidring an, während das andere, ein Proton (H^+), ergibt (➤ Abb. 3.7.3). Deshalb werden für die oxidierten und reduzierten Coenzyme die Symbole $NAD(P)^+$ und NAD(P)H + H^+ verwendet.

Die chinoide Struktur der reduzierten Form gibt Anlass zu einer starken Lichtabsorption bei 340 nm, die zur quantitativen Bestimmung der reduzierten Coenzyme verwendet werden kann.

Es gibt drei Wege zur Synthese von NAD. Der erste geht von Nicotinsäure aus und wird nach Preiss und Handler benannt (➤ Abb. 3.7.4). Der zweite Weg geht von Nicotinamid aus (➤ Abb. 3.7.5). Der dritte Weg ist unabhängig von der Vitamin-Vorstufe und geht von L-Tryptophan aus (➤ Abb. 3.7.6). Der vom Tryptophan ausgehende Weg der NAD-Synthese spielt nur in Leber und Niere eine Rolle. Im Durchschnitt kann der Mensch aus ca. 60 mg L-

Nicotinsäure + PRPP —1→ Nicotinsäureribonucleotid + PP

Nicotinsäureribonucleotid + ATP —2→ Nicotinsäureadenindinucleotid + PP

Nicotinsäureadenindinucleotid + Glutaminat + ATP —3→ NAD + Glutamat + AMP + PP

PRPP = Phosphoribosylpyrophosphat;
PP = Pyrophosphat

1 = Nicotinsäure-Phosphoribosyltransferase
2 = Desamino-NAD-Pyrophosphorylase
3 = NAD-Synthetase

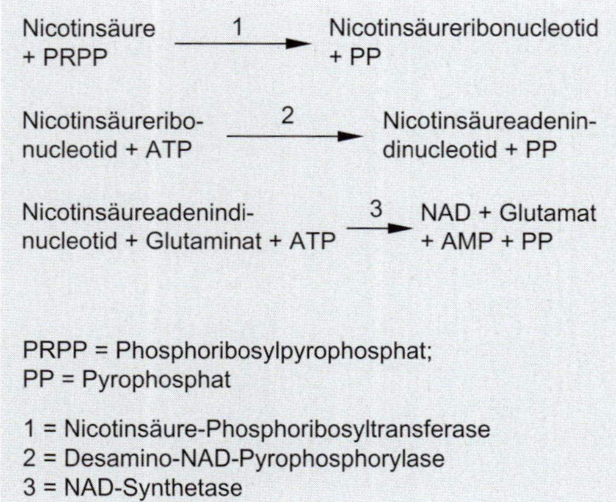

Abb. 3.7.4 NAD-Synthese aus Nicotinsäure (Preiss-Handler-Weg)

Nicotinamid + PRPP —4→ Nicotinamidribonucleotid + PP

Nicotinamidribonucleotid + ATP —5→ NAD + PP

PRPP = Phosphoribosylpyrophosphat;
PP = Pyrophosphat

4 = Nicotinamid-Phosphoribosyltransferase
5 = NAD-Pyrophosphorylase

Abb. 3.7.5 NAD-Synthese aus Nicotinamid

Tryptophan das NAD-Äquivalent von 1 mg Nicotinamid herstellen. Deshalb werden bei der Berechnung der Vitaminversorgung 60 mg L-Tryptophan als ein Niacin-Äquivalent zugrunde gelegt. Ist jedoch die Tryptophanzufuhr so gering, dass die Proteinsynthese dadurch begrenzt wird, gilt diese Berechnungsweise nicht, weil die Aminosäure dann so lange ausschließlich zur Proteinsynthese verwendet wird, bis ein Überschuss über den Bedarf zur Proteinsynthese die NAD-Synthese ermöglicht.

Unabhängig von der Coenzymfunktion spielt NAD eine Rolle als Quelle für ADP-Ribose bei der ADP-Ribosylierung von Proteinen und bei der Poly-ADP-Ribolysierung von Nucleoproteinen.

ADP-Ribosyltransferasen wirken auf NAD wie Glykohydrolase (Spaltung der energiereichen Bindung zwischen Nicotinamid und Ribose), aber der Akzeptor ist nicht Wasser (unter Bildung von Adenosindiphosphatribose), sondern ein Arginin-, Lysin- oder Asparaginrest von Akzeptorproteinen, so dass N-Glykoside als Proteinmodifikationen entstehen (Henderson 1983). Eine Reihe von Guanosinnucleotid-bindenden Proteinen (G-Proteinen), die als Regulatoren der Adenylcyclase-Aktivität bei der Signaltransduktion beteiligt sind, oder das Transducin der Retina (➤ Kap. 3.10 Vitamin A), sind Akzeptoren für ADP-Ribose. Dabei wird die Aktivität der Adenylcyclase gesteigert und die intrazelluläre Konzentration an cyclo-AMP erhöht, was zu einer Öffnung von Kalziumkanälen der Membran führt.

Poly-ADP-Ribose-Synthetasen übertragen einen ADP-Riboserest von NAD auf einen Glutaminsäurerest oder auf die Carboxylgruppe eines Lysinrestes von Akzeptorproteinen unter Bildung eines O-Gly-

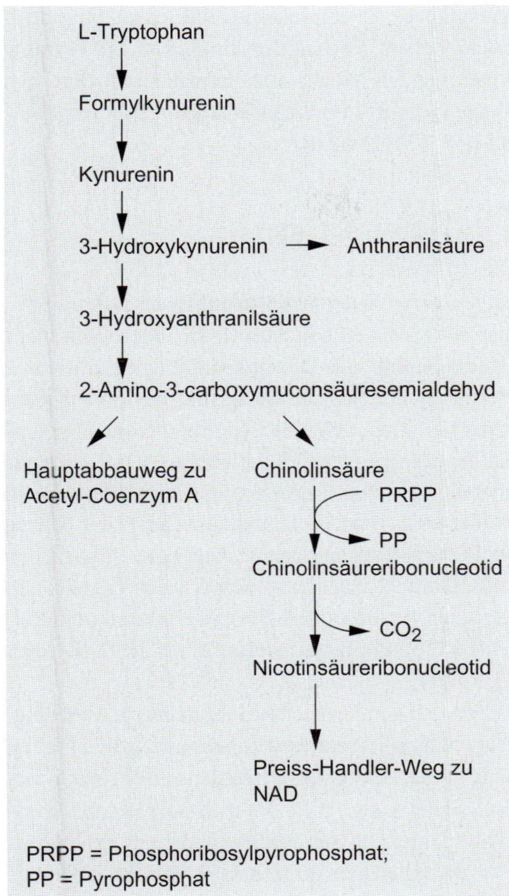

Abb. 3.7.6 NAD-Synthese aus L-Tryptophan

kosids. Darauf folgt ein sukzessiver ADP-Ribosetransfer unter Bildung von Poly-ADP-Ribose. Derartige Poly-ADP-ribosylierte Proteine des Zellkerns (meist Histone) sind an DNA-Replikation, DNA-Reparatur und an der Zelldifferenzierung beteiligt (Hilz 1981; Vaughan und Moss 1983).

Der Niacinstatus beeinflusst über den Umfang der ADP-Ribosylierung auch die Modulation von Enzymaktivitäten.

3.7.5 Bedarf

Der Niacinbedarf des Menschen lässt sich nur schwer exakt quantifizieren, da durch die Gegebenheiten im intermediären Stoffwechsel aus der essenziellen Aminosäure Tryptophan ebenfalls Nicotinsäureamid gebildet werden kann, wobei man davon ausgeht, dass aus 60 mg Tryptophan im Durchschnitt 1 mg Nicotinsäureamid entsteht. Dies setzt jedoch voraus, dass eine ausreichende Versorgung mit den Vitaminen Folat, B_2 und B_6 gegeben ist, da diese Vitamine im Tryptophanstoffwechsel beteiligt sind. Daneben wird der Niacinbedarf auch durch die Qualität des Proteinkonsums beeinflusst, da nicht nur der Gehalt an Tryptophan Auswirkungen auf den Niacinbedarf hat, sondern zusätzlich berücksichtigt werden muss, dass ein Überschuss an der Aminosäure Leucin zu Störungen des Tryptophanstoffwechsels führt. Die Umsetzung von Tryptophan zu Nicotinsäureamid schwankt dementsprechend in Abhängigkeit von der Qualität der Nahrung. Zwar werden 60 mg Tryptophan zu 1 mg Niacinäquivalent gesetzt (Abkürzung mg NÄ), jedoch liegt die Schwankungsbreite zwischen 34 und 86 mg Tryptophan (Souci et al. 2000).

Aufgrund der Stoffwechselgegebenheiten kann der Tagesbedarf des Erwachsenen an Niacin nur geschätzt werden, da über die Eigenproduktion des Organismus aus Tryptophan keine genauen Angaben möglich sind, und die notwendige Tagesmenge außerdem von der Höhe der Tryptophanzufuhr abhängig ist.

Da Niacin in Form verschiedener enzymatischer Reaktionen am Energieumsatz beteiligt ist, wird der Niacinbedarf vom Energieumsatz abgeleitet. Für Erwachsene werden ca. 1,6 mg Niacinäquivalente pro Megajoule empfohlen. Bei energiereduzierten Kostformen sollte jedoch eine tägliche Zufuhr von 10–15 mg Niacinäquivalenten nicht unterschritten werden.

Zur Verhütung von Pellagra, der typischen Niacin-Avitaminose, wird eine durchschnittliche Menge von 6,7 mg Niacinäquivalenten/1000 kcal angegeben (DGE 1991). Die Empfehlungen für die Niacinzufuhr der Deutschen Gesellschaft für Ernährung sind in Tabelle 3.7.2 aufgeführt. Frauen wird empfohlen, täglich 13 mg Niacinäquivalente aufzunehmen. Bei Männern sinkt die Empfehlung mit zunehmende Alter von 17 mg in der Gruppe der 19–24 jährigen auf 13 mg in der Gruppe älter als 65 Jahre. Die aktuellen amerikanischen Empfehlungen (DRJ 1998) sind für alle Erwachsenen in allen Altersgruppen identisch und betragen für Männer oberhalb von 19 Jahren 16 mg/Tag und für Frauen 14 mg/Tag. Schwangeren werden aufgrund des höheren Energiebedarfs pro Tag zusätzlich 2 mg Niacinäquivalente und Stillenden eine Zulage von 4 mg Niacinäquivalenten empfohlen (DACH 2000). Letzteres errechnet sich aus der pro Tag durchschnittlich in Frauenmilch ausgeschiedenen Menge an Niacinäquivalenten.

Wie beim Erwachsenen wird auch der Niacinbedarf von Kindern auf den Energieumsatz bezogen. Bei Säuglingen orientiert man sich am Niacingehalt der Muttermilch. Da gestillte Säuglinge keine Mangelerscheinungen erkennen lassen, muss der durchschnittliche Gehalt der Frauenmilch an Niacinäquivalenten 0,8 mg NÄ/100 kcal (ca. 1,91 mg NÄ/MJ; Schanler 1988) den Bedarf des Säuglings decken. Unter Berücksichtigung eines Sicherheitszuschlages von 20% errechnet sich für Säuglinge bis zum 4. Lebensmonat eine empfohlene Zufuhr von 2 mg. Aufgrund der im Verlauf der kindlichen Entwicklung abnehmenden Wachstumsintensität reduziert sich dieser Wert bis zum Pubertätsbeginn auf 1,6 mg NÄ/MJ (d.h. 13 mg NÄ/d).

Tab. 3.7.2 Niacin, empfohlene Zufuhr (DACH 2000)

<table>
<tr><th rowspan="2">Alter</th><th colspan="2">Niacin mg-Äquivalent[1]/Tag</th></tr>
<tr><th>m</th><th>w</th></tr>
<tr><td colspan="3">Säuglinge</td></tr>
<tr><td>0 bis unter 4 Monate[2]</td><td colspan="2">2</td></tr>
<tr><td>4 bis unter 12 Monate</td><td colspan="2">5</td></tr>
<tr><td colspan="3">Kinder</td></tr>
<tr><td>1 bis unter 4 Jahre</td><td colspan="2">7</td></tr>
<tr><td>4 bis unter 7 Jahre</td><td colspan="2">10</td></tr>
<tr><td>7 bis unter 10 Jahre</td><td colspan="2">12</td></tr>
<tr><td>10 bis unter 13 Jahre</td><td>15</td><td>13</td></tr>
<tr><td>13 bis unter 15 Jahre[3]</td><td>18</td><td>15</td></tr>
<tr><td colspan="3">Jugendliche und Erwachsene</td></tr>
<tr><td>15 bis unter 19 Jahre</td><td>17</td><td>13</td></tr>
<tr><td>19 bis unter 25 Jahre</td><td>17</td><td>13</td></tr>
<tr><td>25 bis unter 51 Jahre</td><td>16</td><td>13</td></tr>
<tr><td>51 bis unter 65 Jahre</td><td>15</td><td>13</td></tr>
<tr><td>65 Jahre und älter</td><td>13</td><td>13</td></tr>
<tr><td colspan="2">Schwangere ab 4. Monat</td><td>15</td></tr>
<tr><td>Stillende</td><td></td><td>17</td></tr>
</table>

1 1 mg Niacinäquivalent = 60 mg Tryptophan.
2 Hierbei handelt es sich um einen Schätzwert.
3 Der hohe Wert ergibt sich durch den Bezug zur Energiezufuhr.

3.7.6 Bedarfsdeckung

Die Versorgung der Bevölkerung in der Bundesrepublik mit Niacin ist gesichert (DGE 2004). Weit mehr als die Hälfte des Niacinbedarfs wird über den Fleischverzehr gedeckt. Aufgrund des hohen Konsums tierischen Proteins (Rindfleisch und Eier enthalten besonders viel Tryptophan) wird ebenfalls über die intermediäre Umwandlung von Tryptophan in Nicotinsäureamid ein nicht unerheblicher Beitrag zur Bedarfsdeckung geleistet. Unter den pflanzlichen Lebensmitteln trägt hauptsächlich der Verzehr von Cerealien (insbesondere Weizenprodukte und Hülsenfrüchte) zur Bedarfsdeckung bei (BVS II 2003, DGE 2004).

In vielen Ländern der Welt bestehen in Abhängigkeit von den Verzehrgewohnheiten oft große Lücken in der Bedarfsdeckung. So werden inzwischen in vielen Ländern der Welt Nahrungsmittel mit Nicotinamid oder Nicotinsäure angereichert, um das Defizit auszugleichen. In den USA werden z.B. Mais und Maisprodukte, Reis und auch andere Nahrungsmittel mit Vitaminen angereichert. Die dabei eingesetzten Niacinmengen liegen im allgemeinen zwischen 35,0 und 75,0 mg/kg, sind jedoch besonders hoch in Maisprodukten so haben z.B. Cornflakes einen Niacinzusatz, der zwischen 100 und 300 mg/kg liegt (Souci et al. 2000).

Abgesehen von der kovalenten Niacinkomplexbildung zeichnet sich der konventionelle Mais durch hohe Leucin- und niedrige Tryptophangehalte aus und wirkt damit sehr stark pellagrogen. Durch züchterische Verbesserungen wurde mit der Maissorte Opaque-2 ein Nahrungsmittel geschaffen, das bei relativ hohem Protein- und auch Tryptophangehalt wenig Leucin enthält. Durch gleichzeitige Erhöhung des Gesamtniacingehaltes, wobei das freie und damit verfügbare Niacin eine Steigerung um das Dreifache erfuhr, steht hiermit ein Grundnahrungsmittel zur Verfügung, das wesentlich zur Bedarfsdeckung beiträgt (Chen et al. 1983). Auch wenn diese Neuzüchtungen noch nicht überall zum Einsatz kommen, kann durch herkömmliche Behandlung (Alkali) eine verbesserte Niacinbedarfsdeckung erreicht werden. In der Praxis wird das Maisbrot (Torta de maiz) mit Kalkwasser zubereitet.

3.7.7 Klinische Symptomatik

Das charakteristische Krankheitsbild eines Niacinmangels ist die Pellagra. Wenn auch die Hauptsymptome vorwiegend auf einem Niacinmangel beruhen, so muss die Pellagra nicht unbedingt eine reine Niacin-Avitaminose sein, da häufig auch ein Mangel an Thiamin, Riboflavin und Pyridoxin besteht. Vitamin B_6 ist für die Umwandlung von Tryptophan in Niacin notwendig. Nicht zu vergessen ist der Arzneimittel-induzierte Niacinmangel z.B. durch L-Dopa bei Parkinson-Patienten. Das Prodromalstadium eines Niacinmangels verläuft uncharakteristisch mit Allgemeinsymptomen wie Appetitmangel, Gewichtsverlust, Abnahme der körperlichen und geistigen Leistungsfähigkeit, Unlust, Verstimmung, Schlaflosigkeit, Verwirrungszustände, Gedächtnisstörungen, Zungenbrennen und Diarrhöen (Schlütz und McLaren 1973). Im weiteren Verlauf treten charakteristische Hautveränderungen an sonnenlichtexponierten Stellen wie Gesicht, Nacken, Handrücken und Unterarmen auf. Die Veränderungen imponieren als entzündliches Erythem der Haut sowie Hyperkeratose und Hyperpigmentation (Pellagra „raue Haut"). Weitere charakteristische Zeichen eines starken Mangels sind Glossitis („Himbeerzunge"), Stomatitis, Cheilosis-Rhagaden im Mundwinkelbereich und Lichtempfindlichkeit. Im fortgeschrittenen Stadium kommen depressive Psychosen mit Stupor, Demenz, Halluzinationen, schwere Verwirrtheitszustände und neurologische Symptome wie Neuritiden bzw. in schweren Fällen Paresen hinzu. Die sog. Niacinmangel-Enzephalopathie ist gekennzeichnet durch träge Lichtreaktion der Pupillen, Störung der Bewegungsabläufe, Tremor, Rigor, Verlust der Sehnenreflexe und das Auftreten von spastischen Paresen. Häufig besteht gleichzeitig ein Mangel an anderen Vitaminen des B-Komplexes (Schlütz und McLaren 1973). Bei manifester Pellagra wird häufig eine makrozytäre, hyperchrome, gelegentlich auch normozytäre hypochrome Anämie beobachtet (Hankes 1984). Das Hartnup-Syndrom ist eine seltene familiäre Störung mit autosomal-rezessivem Erbgang mit Hyperaminoazidurie, Pellagra und beruht auf einer Malabsorption sowie verminderter renaler Rückresorption von Monoaminomonocarbonsäuren einschließlich L-Tryptophan (Navab und Asatoor 1970). Mit hohen Dosen von Nicotinamid (250 mg/Tag) lassen sich die Störungen bessern.

3.7.8 Anwendungsgebiete

Ursachen von Niacinmangelzuständen sind unzureichende alimentäre Zufuhr, angeborene Störungen und bedingt durch bestimmte Arzneimittel. Anwendungsgebiete sind Prophylaxe und Therapie von Mangelzuständen die ernährungsmäßig nicht beseitigt werden können (➤ Tab. 3.7.3).

Die medikamentöse Gabe, sei es zur Prophylaxe oder zur Therapie, erfolgt fast ausschließlich mit Nicotinamid und nur sehr selten mit Nicotinsäure. Der Grund liegt im unterschiedlichen Nebenwirkungsprofil dieser beiden Vitamere im mittleren und höheren Tagesdosenbereich. Nicotinamid und die Nicotinsäure besitzen zwar eine identische Vit-

Tab. 3.7.3 Anwendungsgebiete für Nicotinamid und Nicotinsäure

Nicotinamid
Mangel- und Fehlernährung
Malabsorption
• Gastrointestinale Erkrankung
• Hartnup-Syndrom
Erhöhter Bedarf
Probatorisch
• Polymorphe Lichtdermatose
• Granuloma anulare, Necrobiosis lipoidica
Nicotinsäure
Primär diätetisch nicht ausreichend beeinflussbare Hyperlipoproteinämie mit erhöhten Plasmaspiegeln von LDL, VLDL, und IDL
Bei sekundären Hyperlipoproteinämien, sofern die jeweilige Grundkrankheit nicht ausreichend behandelbar ist

aminwirksamkeit, üben jedoch bei entsprechend höherer Dosierung unterschiedliche pharmakologische Wirkungen aus. Diese pharmakologischen Wirkungen, die über die eigentlichen Vitaminwirkungen hinausgehen, lassen sich nicht im Bereich des mittleren und leicht erhöhten Tagesbedarfs (etwa 1- bis 5-facher DGE- bzw. RDA-Wert), also bei prophylaktisch angemessenen Tagesdosen beobachten.

Nach hohen Dosen wirkt die Nicotinsäure vasodilatierend und kann die fibrinolytische Aktivität des Blutes steigern. Ab Tagesdosen über dem 100-fachen des Bedarfs (ca. 1,5–6 g/Tag) übt die Nicotinsäure einen Blutcholesterin- und Triglycerid-senkenden Effekt aus. Neben diesen arzneilich erwünschten Wirkungen treten aber auch unerwünschte Wirkungen in Form von ausgeprägter Hautrötung, insbesondere an Gesicht und Armen (Flushing), Hitzegefühl, Pruritus, z.T. auch Urtikaria und in höherer Dosierung bei langer Anwendungsdauer eine verminderte Kohlenhydrattoleranz, Leberfunktionsstörungen und Blutdruckabfall auf. Mit Nicotinamid wurden diese pharmakologischen Effekte nicht beobachtet. Zur Prophylaxe und Therapie des klassischen Niacinmangels stellt Nicotinamid die erste Wahl dar.

Fehl- und Mangelernährung

Chronische Fehl- und Mangelernährung kann zu einer deutlichen Verarmung an Tryptophan und Niacin führen. Im klinisch manifesten Stadium der Niacin-Avitaminose zeigt sich häufig, jedoch nicht obligatorisch die typische Symptomentrias der Pellagra: Diarrhö, Demenz und Hautveränderungen.

Da Niacin in zahlreichen Grundnahrungsmitteln enthalten ist, bedarf es einer oft langfristigen einseitigen Ernährung bis zum Auftreten klinischer Symptome. In der Regel haben sich die **Pellagra-Patienten** vornehmlich von konventionellen tryptophanarmen Maisprodukten ernährt. Eine **Proteinmalnutrition** sowie **ein nicht adäquater Folsäure-, Riboflavin- und Pyridoxinstatus** erschweren zudem die endogene Niacinbiosynthese aus Tryptophan. Chronischer Alkoholabusus und Störungen der resorbierenden Oberfläche beschleunigen die Niacinverarmung. In einer retrospektiven Untersuchung an 18 Pellagra-Patienten fanden sich immerhin 15 Alkoholiker (Spivak und Jackson 1977). Auf dem Boden einer **Anorexia nervosa** vermag sich ebenfalls eine Pellagra mit ihren klassischen Hautveränderungen (Dermatitis, Desquamation, Erythem) entwickeln (Rapaport 1985). Pellagrafälle wurden auch nach langfristiger ausschließlich parenteraler Ernährung ohne ausreichende Niacinsubstitution beobachtet.

Malabsorption aufgrund gastrointestinaler Erkrankungen

Bei dem seltenen familiär-bedingten **Hartnup-Syndrom** liegt sowohl ein Defekt der intestinalen Tryptophanresorption als auch der renalen Rückresorption von Monoaminomonocarbonsäuren vor (Navab und Asatoor 1970). Bei Hartnup-Patienten wird durch den Resorptionsdefekt vermehrt Tryptophan im Intestinum zum Indol abgebaut. Nach erfolgter Resorption können hohe Indolkonzentrationen im ZNS zu toxischen Schäden führen. Sowohl die starke Zunahme der Indolaceturie als auch die erhöhte fäkale Tryptophanausscheidung sprechen differenzialdiagnostisch für das Vorliegen eines Hartnup-Syndroms (Comaish et al. 1976). Neben dem intestinalen Resorptionsdefekt führt auch eine **primäre Störung am proximalen Tubulus-System der Niere** zu einer reduzierten Rückresorption vorwiegend für neutrale Aminosäuren. Eine hoch dosierte Nicotinamidtherapie ggf. in Kombination mit Pyridoxin, Antibiotika und diätetischer Führung vermag eine Regression der neurologischen und biochemischen Störungen zu bewirken.

Arzneimittel-induzierter Niacinmangel

Bestimmte Arzneistoffe greifen in den Niacinstoffwechsel ein und vermögen einen Niacinmangel zu induzieren. Am geläufigsten ist die durch das Tuberkulosetherapeutikum **Isoniazid** (INH; Isonicotinsäurehydrazid) ausgelöste Pellagra (Thomas et al. 1981). Einzelfälle von Pellagra wurden auch nach Abusus mit einem **morazonhaltigen Kombinationsanalgetikum** (Morazon, Salizylamid, Dextropropoxyphen) beobachtet (Kingreen und Breger 1984). Nach chronischem Medikamentenabusus von **Diazepam** sowie einem Kombinationspräparat aus **Butetamazitrat, Ethenzamid, Phenobarbital, Salizylamid und Phenazetin** wurden die typischen Hautveränderungen der Pellagra jedoch ohne Darm- und neurologische Symptomatik festgestellt (Stadler et al. 1982). Tabelle 3.7.4 fasst jene Arzneimittel zusammen, die über direkte oder sekundäre Mechanismen den Niacinstoffwechsel antagonisieren können. Diese Arzneistoffe haben als Bestandteil von Mono-, jedoch häufiger von Kombinationspräparaten zu klinisch relevanten Niacinmangelzuständen geführt. Über die exakten Mechanismen der jeweiligen Arzneimittelinteraktionen kann größtenteils nur spekuliert werden. Ein chronischer Analgetika-Abusus kann zu toxischen Leberzellschäden wie auch zu Schädigungen der Intestinalmukosa führen. Phenobarbital könnte über eine Induzierung mikrosomaler Enzyme in der Leber in den Tryptophankatabolismus zur Nicotinsäure eingreifen. In diesem Zusammenhang ist von Interesse, dass Nicotinamid die antikonvulsive Wirkung von Phenobarbital verstärken kann. Über eine Inhibierung von Cytochrom P-450 erniedrigt Nicotinamid die Konversion von Primidon zum Phenobarbital (Bourgeois et al. 1983).

Tab. 3.7.4 Arzneimittel, die Niacinmangel induzieren können

Tuberkulostatika
Isoniazid
Analgetika/Antirheumatika
Morazon
Salizylamid
Dextropropoxyphen
Paracetamol
Ethenzamid
Psychopharmaka
Diazepam
Antiepileptika
Phenytoin
Phenobarbital
Immunsuppressiva
Azathioprin
Zytostatika
Mercaptopurin

Erhöhter Bedarf

Ein gesteigerter Bedarf besteht in der **Schwangerschaft** und **Stillzeit**. **Neoplasien** bedingen ebenfalls einen erhöhten Niacinbedarf. Beim Karzinoid-Syndrom werden bis zu 60% des Tryptophans zu Serotonin metabolisiert (normalerweise nur ca. 1%), so dass die endogene Niacinbiosynthese kaum noch eine Relevanz für die Bedarfsdeckung besitzt (Schlütz und McLaren 1973). Bei **chronischer Dialysebehandlung** werden häufig niedrige Nicotinsäure-Blutspiegel gefunden, weshalb auf eine bedarfsgerechte Zufuhr zu achten ist.

Polymorphe Lichtdermatose

Eine hoch dosierte orale Nicotinamidtherapie vermag bei Patienten mit polymorpher Lichtdermatose die Symptomatik abzuschwächen (Mattheus et al. 1988). Die genaue Ätiologie der polymorphen Lichtdermatose (PLD), deren Auslösung Sonnenlicht erfordert, ist noch unbekannt. Einige Stunden bis Tage nach Sonnenexposition, besonders im Frühjahr, treten vor allem an den Prädilektionsstellen wie Dekolleté, Streckseite Oberarm Juckreiz und Hauterscheinungen auf. Die Hauterscheinungen heilen in der Regel spätestens nach 2–3 Wochen ab, können aber wegen hoher Rezidivneigung bei erneuter Sonnenexposition wiederkehren. Neben dem starken Juckreiz treten meist Exantheme auf. Diese bestehen aus papulösen, papulovesikulären und prurigenösen Effloreszenzen. In einer Untersuchung an 42 Patienten, die an dieser Lichtdermatose seit mindestens 2 Jahren erkrankt waren, verhinderte 3-mal täglich 1 g Nicotinamid über 2 Wochen bei 60% der Patienten die PLD vollständig. Es wird spekuliert, dass Nicotinamid den Kynureninstoffwechsel im Sinne einer Feed-back-Inhibierung der Tryptophan-Pyrrolase beeinflusst. Dadurch fällt im Stoffwechsel eine geringere Menge an Kynurensäure an, die als phototoxisches Agens im PLD-Geschehen vermutet wird (Neumann 1986).

Granuloma anulare, Necrobiosis lipoidica

Eine versuchsweise Anwendung empfiehlt sich bei einem generalisierten Granuloma anulare. Über einen Behandlungserfolg mit hoch dosiertem Nicotinamid (1,5 g pro Tag) haben Ma und Medenica 1983 berichtet. Von dieser Bindegewebsnekrose unterscheidet sich die Necrobiosis lipoidica durch deutliche Fetteinlagerung. Die Ätiopathogenese ist bisher noch unklar. Auch hier vermochte hoch dosiertes Nicotinamid (1,5 g pro Tag) die klinische Symptomatik entscheidend zu verbessern (Handfield-Jones et al. 1988).

3

Nicotinsäure bei Hyperlipoproteinämien

Die Nicotinsäure und ihr Derivat 3-Pyridylmethanol zählen zu den am längsten bekannten cholesterinspiegelsenkenden Substanzen. Der Wirkmechanismus besteht primär in einer Verminderung der hepatischen VLDL-Synthese. Darüber hinaus wird die Lipolyse im Fettgewebe gehemmt und die Lipoproteinlipase aktiviert, was zu einem gesteigerten Lipoproteinkatabolismus führt.

Somit kann die Nicotinsäure sowohl bei primären Hyperlipoproteinämien, die mit erhöhtem Plasmaspiegel von LDL, VLDL und IDL einhergehen, als auch bei sekundären Hyperlipoproteinämien eingesetzt werden (Monographie Nicotinsäure 1990). Die Blutcholesterinspiegel werden durch die Nicotinsäure im Mittel um 20–30% gesenkt. Aufgrund der fast regelmäßig auftretenden Flush-Problematik sowie gelegentlich auftretender gastrointestinaler Nebenwirkungen in Form von Durchfällen und Erbrechen, ist die Compliance bei einer lipidsenkenden Tagesdosierung von ca. 3–9 g relativ schlecht. Selbst niedrig dosierte Nicotinsäure (1 g pro Tag) führte bei ca. 40% der Patienten zu einem vorzeitigen Therapieabbruch aufgrund von Nebenwirkungen (Luria 1988).

3.7.9 Behandlung

Zur Verhütung der Pellagra werden durchschnittlich 4,4 mg Niacinäquivalent auf 1000 kcal empfohlen, das sind 12–18 mg für Männer, 10–15 mg für Frauen, 4–17 mg für Kinder und für Schwangere zusätzlich 2 mg bzw. Stillende 0,6 mg pro 100 g sezernierter Milch. Die Empfehlung des Dietary Allowances Commitee of the National Research lautet 6,6 mg/1000 kcal. Bei niedriger Kalorienaufnahme sollte die tägliche Zufuhr 13 mg Niacinäquivalent nicht überschreiten.

Je nach Schwere der Grundkrankheit kommen therapeutisch orale oder parenterale Dosen zwischen 50 bis zu 250 mg/Tag Nicotinamid und 25 bis 400 mg/Tag Nicotinsäure (entsprechend 3- bis 4-mal 50–100 mg) in Frage. Zur initialen Therapie bei Hartnup-Syndrom (Navab und Asatoor 1970) und bei Pellagra (Goerz und Hammer 1984) werden z.T. noch höhere Tagesdosen verabreicht. Positive Behandlungserfolge sind auch nach topisch verabreichtem Nicotinamid bei INH-induzierter Pellagra beobachtet worden (Comaish 1976). Versuchsweise kann Nicotinamid bei dermatologischen Erkrankungen wie polymorphe Lichtdermatose, Granuloma anulare, Necrobiosis lipoidica mit oralen Tagesdosen von 1,5–2,5 g eingesetzt werden.

Zur Therapie der Hyperlipoproteinämien (Typ II bis Typ V nach Fredrickson) wird ausschließlich Nicotinsäure, nicht jedoch Nicotinamid eingesetzt. Nicotinsäure senkt nicht nur LDL, sondern kann den HDL-Spiegel um 15-35% anheben. Eine ausreichende Wirkung wird meist erst bei einer Tagesdosierung von 3–6 g verteilt auf 3–6 Einzelgaben erzielt. Als maximale Tagesdosis gelten 9 g Nicotinsäure. Zur Akzeptanz, besseren Verträglichkeit und Reduktion unerwünschter Arzneimittelwirkungen, insbesondere des Flushs, werden Präparate mit verzögerter Freisetzung oder eine langsame, über Wochen einschleichende Dosierung empfohlen.

3.7.10 Nebenwirkungen, Gegenanzeigen, Wechselwirkungen

Bei bestimmungsgemäßer Anwendung sind von Nicotinamid keine Nebenwirkungen, Gegenanzeigen und Wechselwirkungen bekannt. Nach sehr hohen

Dosen können in Einzelfällen Pruritus, Flush auftreten und durch Überdosierung kann es zu einer Senkung der Carbamazepin-Clearance und Reduzierung der Primidon-Eliminantionsrate kommen Nicotinamid passiert die Plazenta und geht in die Muttermilch über. Im empfohlenen Dosisbereich bestehen keine Bedenken während der Schwangerschaft und Stillzeit. Generell besteht keine Notwendigkeit, die empfohlenen Menge von 15 bis 17 mg in der Gravidität und 18 bis 20 mg in der Stillperiode zu überschreiten.

Nach einer Einzeldosis von mehr als 30 mg Nicotinsäure können innerhalb der ersten Stunden Hautrötung, insbesondere im Gesicht und Armen (Flushing), Hitzegefühl, Pruritus und Urtikaria auftreten. Diese Beschwerden lassen mit zunehmender Therapiedauer zwar nach, können jedoch in 30–60% bestehen bleiben. Dosen über 50 mg bedürfen einer sorgfältigen Überwachung des Patienten und sollten nicht angewendet werden bei dekompensierter Herzinsuffizienz, akuten Blutungen, akutem Myokardinfarkt, peptischen Ulcera, schweren Leberparenchymerkrankungen, manifestem Diabetes mellitus beziehungsweise eingeschränkter Glucosetoleranz, Hyperurikämie bzw. Gichtanamnese. Wechselwirkungen bestehen mit Antihypertensiva im Sinne der Verstärkung und einer Verminderung der Wirkung von oralen Antidiabetika bzw. Insulin.

Die gleichzeitige Einnahme von Alkohol und Kaffee bzw. heißen oder scharf gewürzten Speisen kann den Flush verstärken.

3.8 Pantothensäure

3.8.1 Medizinhistorischer Rückblick, physikochemische Eigenschaften

Pantothensäure wurde 1931 von Williams als essenzieller Wuchsstoff von Hefen entdeckt. Von anderen Arbeitsgruppen wurde später aufgezeigt, dass Milchsäurebakterien den gleichen Faktor zum Wachstum benötigen. Ein Fehlen von Pantothensäure verursacht bei Küken eine Dermatitis und bei jungen Ratten Wachstumsstörungen. Da sich „Wachstumsfaktor“, „Antidermitisfaktor“ und „Filtratfaktor“ als identische Substrate erwiesen, wurden sie später unter dem Begriff Pantothensäure zusammengefasst. Zur ersten Isolierung der Pantothensäure benutzte Williams (1939) 250 kg Schafsleber und erzielte dabei eine Ausbeute von 3 g (mit einem Reinheitsgrad von ca. 40%). Die Struktur der Pantothensäure wurde durch Abbau und Synthese bestimmt. Die erstmalige Synthese wurde im Jahr 1940 von Folkers durchgeführt. Eine der wichtigsten Wirkformen der Pantothensäure ist das Coenzym A, das als essenzieller Cofaktor bei Acetylierungsprozessen benötigt wird, weshalb das Acetyl-CoA auch als „aktiviertes Acetat“ bezeichnet wurde. Die zweite Wirkungsform der Pantothensäure ist das Acyl-Carrier-Protein, das als Bestandteil des Fettsäure-Synthase-Komplexes erst 1965 von Pugh und Wakil beschrieben wurde. Für die Namensgebung war das ubiquitäre Vorkommen (pantothen = überall) des Vitamins verantwortlich.

Pantothensäure (CAS-Nr. 79-83-4, Summenformel $C_9H_{17}NO_5$, $M_r = 219{,}2$) besteht aus β-Alanin und 2,4-Dihydroxy-3,3-dimethyl-butyrat (➤ Abb. 3.8.1). Die Substanz besitzt ein chirales Zentrum. In der Natur kommt nur das (R)-Enantiomer, auch als D(+)-Pantothensäure bezeichnet, vor und ist biologisch aktiv, während die (S)-Form keine Vitaminaktivität besitzt. Dagegen ist der Alkohol, das D-Panthenol, biologisch aktiv. Pantothensäure ist ein gelblich visköses Öl, und die meist verwendeten Kalzium- oder Natriumsalze sind farblose Kristalle. In neutraler Lösung ist Pantothensäure beständig, wird aber in saurer oder alkalischer Lösung, vor allem durch Hitzeeinwirkung, zerstört. Eine Erhitzung über 70 °C kann zu einer Racemisierung führen. Bedeutend beständi-

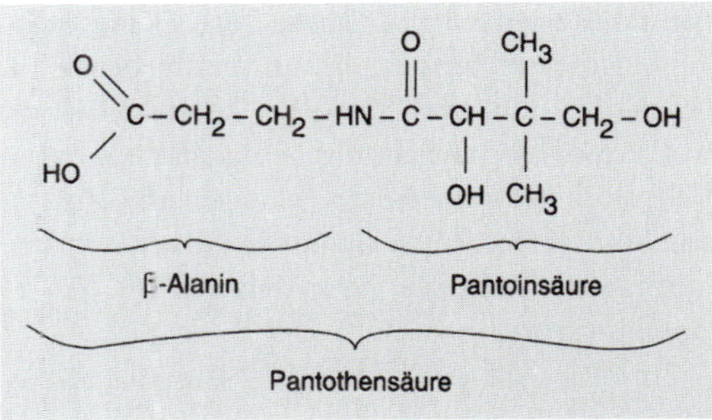

Abb. 3.8.1 Strukturformel von Pantothensäure

ger sind Lösungen des D-Panthenols (Bässler 1989). Die Stabilität ist vom pH-Wert abhängig und ist zwischen pH-Werten von 4 bis 6 am besten. Je weiter der pH-Wert vom Optimum entfernt ist, desto stärker ist der Verlust der biologischen Wirksamkeit in Folge von Hydrolyse. Trocken und kühl gelagert sind die Salze der Pantothensäure und das Panthenol stabil gegen Luftsauerstoff und Licht. Wegen der extremen Hygroskopie sollten die Salze luftdicht gelagert werden. Prophylaktisch und therapeutisch werden topisch und systemisch Dexpanthenol/Panthenol und verschiedene Salze der Panthotensäure angewandt.

3.8.2 Vorkommen

Die Trivialnamen in der Nomenklatur der Vitamine sind häufig kennzeichnend für die Funktion oder das Vorkommen dieser Substanzen. Von der Pantothensäure nimmt man im Allgemeinen an, dass sie in fast allen Lebensmitteln enthalten und bei einer ausgewogenen Kost in ausreichenden Mengen in der Nahrung vorhanden ist.

Reich an Pantothensäure sind Innereien, insbesondere Leber, aber auch Herz und manche Fleischsorten sowie verschiedene Getreidearten (Souci et al. 2000). Auch hier gilt, dass mit zunehmender Ausmahlung die Pantothensäureverluste steigen. Pilze und Hefe gelten als gute Pantothensäurequellen, spielen aber in der praktischen Ernährung nur eine untergeordnete Rolle.

Pantothensäure liegt in der Natur nur in sehr geringen Mengen in freier Form vor. Sie ist aber praktisch in jeder lebenden Zelle als Bestandteil des Coenzym A vorhanden.

Einen Überblick zum Pantothensäuregehalt einiger Nahrungsmittel gibt Tabelle 3.8.1. Es muss darauf hingewiesen werden, dass in verschiedenen Tabellen für ein und dasselbe Lebensmittel oft unterschiedliche Gehaltsangaben gemacht werden. Neben den natürlichen Schwankungen im Gehalt an Pantothensäure sind die unterschiedlichen Angaben nicht zuletzt auch auf Schwierigkeiten bei der Bestimmung zurückzuführen.

Zur quantitativen Erfassung der Pantothensäuregehalte in Lebensmitteln ist es erforderlich, zunächst das gebundene Vitamin durch enzymatische Hydrolyse freizusetzen, wobei wiederum verschiedene Verfahren mit unterschiedlicher Ausbeute zur Anwendung kommen. Dementsprechend geben viele der gegenwärtig verfügbaren Analysendaten nicht die tatsächlichen Gehalte wieder.

Tab. 3.8.1 Pantothensäurevorkommen in verschiedenen Lebensmitteln bzw. deren Nährstoffdichte (> Glossar) nach Bundeslebensmittelschlüssel (BLS) 1999

Lebensmittel	Gehalt mg/100 g	Nährstoffdichte mg/1000 kcal
Fleisch		
Rinderleber	8,0	59,1
Kalbsleber	8,0	53,4
Schweinsleber	6,8	42,7
Kalbfleisch	0,8	5,2
Schweinefleisch	0,7	4,0
Rindfleisch	0,5	2,5
Fisch		
Hering	7,4	56,7
Lachs	1,0	4,5
Makrele	0,4	2,0
Milch/Milchprodukte		
Camembert	1,0	3,0
Edamer	0,8	2,9
Vollmilch	0,3	4,5
Ei		
Hühnerei	1,4	8,3
Gemüse		
Tomaten	1,0	53,5
Broccoli	0,6	23,0
Blumenkohl	0,5	23,5
Mais	0,5	4,8
Chicoree	0,4	30,3
Kartoffeln	0,3	3,6
Kopfsalat	0,2	14,9
Obst		
Avocado	1,0	4,7
Johannisbeeren (schwarze)	0,4	6,9
Erdbeeren	0,3	9,2
Apfelsine	0,3	6,1

Tab. 3.8.1 Pantothensäurevorkommen in verschiedenen Lebensmitteln bzw. deren Nährstoffdichte (➤ Glossar) nach Bundeslebensmittelschlüssel (BLS) 1999 *(Forts.)*

Lebensmittel	Gehalt mg/100 g	Nährstoffdichte mg/1000 kcal
Obst		
Aprikose	0,3	6,1
Apfel	0,1	2,1
Cerealien		
Weizen Vollkorn	1,2	3,7
Haferflocken	1,1	2,9
Reis, ungeschält	0,4	3,7
Reis, geschält	0,2	1,6
Weizenmehl Type 405	0,2	0,5

3.8.3 Stoffwechsel und Pharmakokinetik

Die mit der Nahrung hauptsächlich in Form des Coenzyms A aufgenommene Pantothensäure ist zu mehr als 50% verfügbar (Sauberlich 1985) und wird im Intestinallumen zu Pantethein und Pantothensäure hydrolysiert (Shibata et al. 1983). Eine Pantetheinase des Dünndarmgewebes spaltet das Pantethein zu Pantothensäure (Friedrich 1987).

Resorption

Pantothensäure, Pantethein und Panthenol werden in allen Abschnitten des Dünndarms rasch und weitgehend vollständig in niedrigen Dosen aktiv sättigbar und nach hohen Dosen passiv resorbiert. Inwieweit die intestinale Mikroflora des Menschen Pantothensäure synthetisiert, ist ungeklärt. Panthenol wird als alkoholisches Analogon der Pantothensäure im Organismus in die Säure überführt und unterliegt nach oraler Gabe demselben Resorptionsmechanismus, wird aber besser resorbiert als die Säure. Nach unphysiologisch hohen Dosen beträgt die Resorptionsquote 90% (Pietrzik und Hornig 1980). Neben einer passiven Diffusion wird ein aktiver Carrier-vermittelter Na^+-abhängiger Transport mit Sättigungskinetik vermutet (Fenstermacher und Rose 1986).

Verteilung

Im Blut ist Pantothensäure an Plasmaproteine gebunden. Die Spiegel im Vollblut liegen mit 1000 ng/ml deutlich höher als im Serum mit 100–200 ng/ml. Während das Serum weitgehend freie Pantothensäure enthält, liegt in den Erythrozyten Pantothensäure überwiegend als Coenzym A vor. Der Transport von Pantothensäure durch die Zellmembran ist ein Na^+-abhängiger aktiver Prozess. In der Zelle wird dann in fünf Reaktionsstufen Pantothensäure in Coenzym A umgewandelt (➤ Abb. 3.8.3). Hohe Konzentrationen an Coenzym A finden sich vor allem in Leber, Nebennieren, Nieren, Gehirn, Herz und Testes. Im Gehirn ist Coenzym A u.a. bei der Synthese des Neurotransmitters Acetylcholin beteiligt.

Elimination

Pantothensäure wird überwiegend unverändert bzw. als 4-Phosphopantothenat mit dem Harn ausgeschieden. Etwa 15% der zugeführten Pantothensäure werden als CO_2 abgeatmet bzw. erscheinen im Kot. In der Niere wird Pantothensäure nicht nur tubulär sezerniert, sondern auch aktiv tubulär rückresorbiert.

Interaktionen

Vitamin B_1 und Riboflavin steigern die Serumkonzentrationen und renale Ausscheidung von Pantothensäure, nicht dagegen Vitamin C und Vitamin A.

Zwischen der Einnahme von oralen Kontrazeptiva und Pantothensäure besteht keine negative Interaktion (Lewis und King 1980).

Resorption der Haut

Nach lokaler Applikation wird Dexpanthenol/Panthenol von der Haut gut resorbiert. Gelangt es in die Coriumschichten der Haut, wird es von den Hautanhangsgebilden (einschließlich Haarwurzeln und Haarschaft) aufgenommen (Stüttgen und Krause 1960).

3

3.8.4 Biochemische Funktionen

Pantothensäure ist Baustein von 4-Phosphopantethein und von Coenzym A (➤ Abb. 3.8.2). Da die SH-Gruppe des Cysteaminanteils die reaktive Gruppe ist, wird Coenzym A in Reaktionsschemata einfach mit CoA-SH abgekürzt, sonst nur mit CoA. Die Synthese von Coenzym A aus Pantothensäure erfolgt in fünf Reaktionsschritten (➤ Abb. 3.8.3).

4-Phosphopantethein ist eine prosthetische Gruppe des Acyl-Carrier-Proteins im Fettsäuresynthetase-Komplex. Es ist über die Phosphatgruppe kovalent an die Hydroxylgruppe eines Serinrests gebunden und dient mit seiner SH-Gruppe als Akzeptor für Malonyl-CoA und zum Weiterreichen der intermediären Acylderivate zu den verschiedenen Enzymuntereinheiten des Komplexes.

Coenzym A kann mit verschiedenen Carbonsäuren S-Acylverbindungen mit hohem Gruppenübertragungspotenzial bilden („aktivierte Verbindungen") und dient so zur Übertragung von Acylresten bei einer großen Anzahl von Reaktionen:

- Acylreste werden über Acetyl-Coenzym A übertragen bei der Bildung von Estern wie z.B. Acetylcholin aus Cholin oder bei der Acetylierung von Aminen, Aminozuckern, Arzneistoffen u.a. In diesen Fällen reagiert die Carboxylgruppe des Acetylrestes mit den Akzeptoren.
- Die Methlygruppe des Acetylrestes reagiert bei der Synthese von Zitronensäure aus Oxalacetat und Acetyl-Coenzym A (Einleitung des Zitronensäurezyklus) und bei der Synthese von β-Hydroxy-β-methylglutaryl-Coenzym-A aus Acetyl-Coenzym A und Acetacetyl-Coenzym A als Reaktionsschritt bei der Ketonkörperbildung in der Leber und bei der Cholesterinsynthese.
- Höhere Acyl-Coenzym-A-Derivate sind Substrate der β-Oxidation oder können zur Acylierung von Glycerin bei der Triglycerid- oder Phosphatidsynthese verwendet werden.
- Succinyl-Coenzym A (Zwischenprodukt des Zitronensäurezyklus) kann mit Glycin zu 5-Aminolävulinsäure kondensiert werden (Einleitung der Hämsynthese).
- Gallensäuren werden zur Paarung mit Taurin oder Glycin an Coenzym A gebunden und Benzoesäure zur Bildung von Hippursäure.
- Die Acylierung von Proteinen wird für den intrazellulären Transport und die Ausschleusung von Proteinen aus der Zelle benötigt (Glick und Rothman 1987).

Die Acyl-Coenzym-A-Verbindungen können auf verschiedene Weise entstehen. Die wichtigsten Mechanismen sind hier aufgeführt.

- Die katalysierte Aktivierung durch Thiokinasen in zwei Schritten:
  1. Carbonsäure + ATP → Acyladenylat + PP
  2. Acyladenylat + CoA-SH → Acyl-S-CoA + AMP
- Die Bildung in 2-Oxosäureoxidase-Systemen (➤ Kap. 3.1.4). So entsteht aus Pyruvat Acetyl-CoA, aus 2-Oxoglutarat Succinyl-Coenzym A und

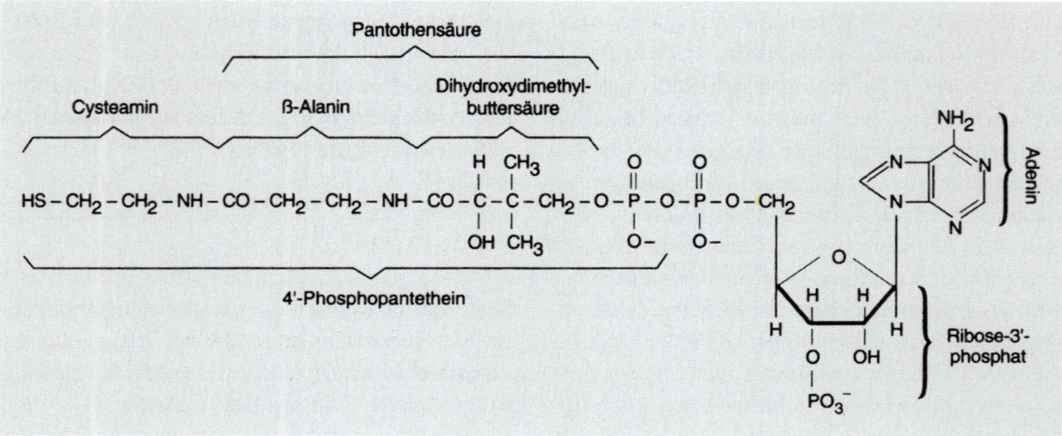

Abb. 3.8.2 Coenzym A

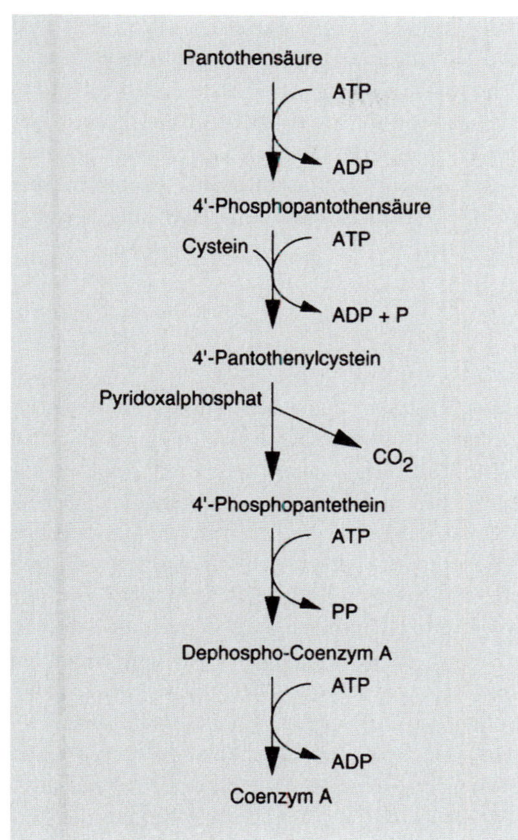

Abb. 3.8.3 Synthese von Coenzym A aus Pantothensäure

aus den verzweigten 2-Oxosäuren beim Abbau der verzweigten Aminosäuren die um ein C-Atom verkürzten verzweigten Acyl-Coenzym-A-Verbindungen.

- Die Einleitung der Verwertung von Ketonkörpern in den nichthepatischen Geweben. Hier wird Acetessigsäure durch Coenzym-A-Transfer von Succinyl-Coenzym A aktiviert:
  Succinyl-CoA + Acetacetat ↔ Succinat + Acetacetyl-CoA

3.8.5 Bedarf

Da klinisch manifeste Mangelerscheinungen nur in seltenen Fällen beobachtet wurden, hat man der Bedarfsdeckung von Pantothensäure beim Menschen bisher keine größere Aufmerksamkeit gewidmet. Zudem ist die Pantothensäure aufgrund unzureichender analytischer Kenntnisse und methodischer Schwierigkeiten beim Menschen nicht bilanzierbar.

Bei der Abschätzung einer angemessenen Zufuhr stützt man sich deshalb auf Verzehrserhebungen und geht davon aus, dass die mit der Nahrung aufgenommenen Pantothensäuremengen offensichtlich eine ausreichende Versorgung gewährleisten. Die DACH-Referenzwerte (2000) geben den Schätzwert für die tägliche Zufuhr mit 6 mg an (➤ Tab. 3.8.2). Die amerikanischen Empfehlungen geben den Schätzwert (AI) mit 5 mg an.

Verschiedene Autoren schlagen höhere Bedarfszahlen vor. Die meisten Untersucher weisen jedoch darauf hin, dass Mangelerscheinungen üblicherweise nicht auftreten, selbst wenn die tägliche Zufuhr lediglich 1 mg beträgt. Die Ernährungsgesellschaften vieler Länder tragen diesem Umstand Rechnung und geben wegen der bestehenden Unsicherheiten Bedarfszahlen für Pantothensäure nicht an.

Tatsächlich ist der Pantothensäurebedarf des Menschen nach wie vor nicht genau bekannt. Trotz der bestehenden Unklarheiten ist nicht auszuschließen, ob der Bedarf während der Schwangerschaft erhöht ist. Dies erklärt sich einerseits aus der zentralen Rolle der Pantothensäure im intermediären Stoffwechsel, andererseits liegen experimentelle Befunde vor, die während Phasen verstärkten Wachstums einen deutlich gesteigerten Pantothensäurebedarf vermuten lassen (Friedrich 1987).

Da mit der Muttermilch etwa 2–3 mg Pantothensäure/l abgegeben werden, ergibt sich für stillende Frauen ein entsprechender Mehrbedarf. Aufgrund bestehender Unsicherheiten bzgl. einer zuverlässigen Pantothensäureempfehlung wird dieser Mehrbedarf nicht gesondert ausgewiesen (DACH 2000). Hingegen wird in den amerikanischen Empfehlungen (DRI 1998) für Schwangere eine tägliche Aufnahmeempfehlung von 6 mg und für Stillende 7 mg empfohlen.

Besondere Lebensumstände und Ernährungsgewohnheiten haben ebenfalls einen erhöhten Pantothensäurebedarf zur Folge. Unter dem Gesichtspunkt, dass der Pantothensäurehaushalt (CoA-Homöostase) möglicherweise auch endokriner Kontrolle unterliegt (Fox 1984), lassen insbesondere Stresseinflüsse erhöhte Anforderungen an den Pantothensäurebedarf vermuten. Die bisher vorliegenden Daten aus tierexperimentellen Studien (Remer und Pietrzik 1989) lassen noch keine endgültige Aussage zu.

Hoher Alkoholkonsum führt zum Verlust von Pantothensäure in Geweben und hat einen zeitlich begrenzten Anstieg des Vitaminblutspiegels zur Folge, woraus zu schließen ist, dass Ethanol die Utilisation der Pantothensäure mindert (Friedrich 1987). Bestimmte Erkrankungen haben ebenfalls einen Einfluss auf den Pantothensäurebedarf. Diabetiker z.B. scheiden im Harn erhöhte Mengen an Pantothensäure aus.

Die frühere Annahme, dass die enterale Synthese wesentlich zur Bedarfsdeckung beiträgt, ist nach neueren Befunden nicht länger haltbar. Das dort von Darmbakterien gebildete Vitamin liegt intrazellulär vor und ist dementsprechend für den Menschen nicht verfügbar. Dies ist anders bei Tieren, die Koprophagie betreiben (z.B. Ratte) bzw. bei Wiederkäuern (Pansenflora), bei denen die intrazellulär vorliegende Pantothensäure beim erneuten bzw. weiteren Gang durch den Verdauungskanal freigesetzt wird und dementsprechend auch resorbiert werden kann. Wird jedoch bei Versuchstieren (z.B. Ratte) die Koprophagie verhindert, so entwickeln sich auch hier typische Mangelsymptome, die ebenfalls darauf hinweisen, dass enteral synthetisierte Pantothensäure nicht wesentlich zur Bedarfsdeckung beiträgt (Pietrzik 1977).

Tab. 3.8.2 Panthothensäure, Schätzwerte für eine angemessene Zufuhr (DACH 2000)

Alter	Pantothensäure mg/Tag
Säuglinge	
0 bis unter 4 Monate	2
4 bis unter 12 Monate	3
Kinder	
1 bis unter 4 Jahre	4
4 bis unter 7 Jahre	4
7 bis unter 10 Jahre	4
10 bis unter 13 Jahre	5
13 bis unter 15 Jahre	6
Jugendliche und Erwachsene	
15 bis unter 19 Jahre	6
19 bis unter 25 Jahre	6
25 bis unter 51 Jahre	6
51 bis unter 65 Jahre	6
65 Jahre und älter	6
Schwangere	6
Stillende	6

3.8.6 Bedarfsdeckung

Unter Berücksichtigung der Tatsache, dass der eigentliche Pantothensäurebedarf noch nicht genau bekannt ist (Schätzwerte), lassen sich Angaben zur Bedarfsdeckung nur mit Einschränkung machen. Rein rechnerisch liegt die mittlere Zufuhr bei allen Altersgruppen (außer den männlichen Senioren über 65 Jahre) unterhalb der Referenzwerte. Die Versorgung mit Pantothensäure ist nicht so schlecht, wie es ein Vergleich mit den DACH-Referenzwerten auszudrücken scheint. Hier muss berücksichtigt werden, dass im Vergleich mit internationalen Referenzwerten die DACH-Schätzwerte wegen einer noch nicht gesicherten Datenlage relativ hoch angesetzt sind. Für eine unzureichende Deckung des Pantothensäurebedarfs gibt es in Deutschland aber keine Anhaltspunkte.

Schwankungen im Vitamingehalt aufgrund unterschiedlicher Erzeugungsbedingungen gehen in die Berechnung nicht ein. Darüber hinaus treten Verluste an Pantothensäure auf, die durch Inaktivierung bei der Be- und Verarbeitung von Lebensmitteln, ihre Lagerung sowie durch die sog. „Topf- und Tellerverluste" bedingt sind. Diese Verluste können nur abgeschätzt werden; man nimmt an, dass üblicherweise 30% verloren gehen (DACH 2000). Die tatsächliche Pantothensäureaufnahme ist unter heutigen Ernährungsbedingungen demnach weit geringer, als dies aus den zitierten Berechnungen hervorgeht. Die Berechnung der mittleren Pantothensäureaufnahme aus Verbrauchsstatistiken kann zwar einen allgemeinen Einblick in den jeweiligen „Konsumtrend" geben, eine genaue Ableitung, mit deren Hilfe sich die tatsächliche Pantothensäureaufnahme ermitteln lässt, ist auf diesem Wege jedoch nicht möglich.

Zur besseren Abschätzung der täglichen Pantothensäureaufnahme wurden Verzehrsprotokolle ausgewertet, die die Aussage zulassen, dass die mittlere tägliche Pantothensäureaufnahme der Bevölkerung der Bundesrepublik Deutschland in der Größenordnung um 5 mg/Tag liegt (Pietrzik 1977).

Entsprechende Erhebungen aus anderen Industrieländern kommen zu ähnlichen Daten. Vergleicht man die Ergebnisse der letzten Jahre, so ist zu erkennen, dass sich die Verzehrsgewohnheiten deutlich geändert haben. Wie die Verbrauchsstatistiken der Bundesrepublik und der Europäischen Gemeinschaft aus neuerer Zeit ergeben, werden heute weniger pantothensäurereiche Lebensmittel wie Innereien und Hülsenfrüchte verzehrt. Dagegen stieg der Verbrauch von Fleisch, Fett, Süßwaren und feinen Backwaren in den letzten Jahren an. Bei vielen Verbrauchern besteht heute der Wunsch und oft auch die Notwendigkeit, eine energiearme Kost aufzunehmen, denn ein Großteil der Bevölkerung ist übergewichtig. Bei einer Verringerung der Gesamtenergieaufnahme wird im Allgemeinen aber auch die Aufnahme an essenziellen Nährstoffen reduziert, wenn nicht genau berechnete Kostpläne eingehalten werden, die diese Tatsache berücksichtigen.

Dementsprechend ist es nicht verwunderlich, dass Personen, die eine Reduktionskost einhalten, nur ca. 3–4 mg Pantothensäure pro Tag aufnehmen (Pietrzik 1977).

Ergebnisse biochemischer Untersuchungen lassen im Einzelfall auf eine unzureichende Versorgung schließen. Nach allgemeiner Übereinkunft ist man der Auffassung, dass eine Pantothensäureausscheidung mit dem Urin, die unter 1 mg/Tag liegt, auf eine unzureichende Aufnahme aus der Nahrung hinweist. Aufgrund methodischer Schwierigkeiten werden derartige Untersuchungen nur in begrenztem Umfang durchgeführt. Unabhängig von diesen Schwierigkeiten lassen die vorliegenden Daten jedoch vermuten, dass Mangelerscheinungen eher die Ausnahme sein dürften.

3.8.7 Klinische Symptomatik

Wegen des weit verbreiteten Vorkommens von Pantothensäure sind Mangelerscheinungen, die auf einem isolierten Defizit an Pantothensäure beruhen, relativ selten. Häufig fehlen auch die anderen wasserlöslichen B-Vitamine wie Thiamin, Riboflavin, Pyridoxin und Niacin. Die spezifischen Symptome des Pantothensäuremangels lassen sich nur experimentell durch eine Pantothensäure-freie Ernährung oder Verabreichung des Pantothensäure-Antagonisten ω-Methyl-Pantothensäure ermitteln. Zu den im Tierexperiment erzeugten Mangelsymptomen zählen u.a. Wachstumshemmung, Degeneration zentraler und peripherer Nervenbahnen, Leberverfettung, Insuffizienz und Atrophie der Nebennierenrinde, Störung der Fortpflanzung und Dermatitis. Die Schädigung der Haut mit Depigmentierung des Haar- und Federkleids beruht jedoch häufig auf dem Fehlen von mehreren Vitaminen. Beim Menschen tritt dies unter normalen Ernährungsbedingungen nicht auf. Hinweise über Mangelerscheinungen stammen u.a. aus dem Zweiten Weltkrieg sowie unterernährten Bevölkerungsgruppen. Hier wurden als charakteristische Symptome u.a. angetroffen allgemeine Abgeschlagenheit, Müdigkeit, Schwäche, Schlaflosigkeit, Magen-Darm-Störungen wie Übelkeit, Erbrechen oder Bauchkrämpfe, neurologische Störungen wie Taubheit oder Parästhesien, Muskelkrämpfe, Hypoglykämie, erhöhte Insulinempfindlichkeit, Erkrankungen der Haut in Form einer Dermatitis und insbesondere das Burning-Feet-Syndrom, d.h. Missempfindungen und Schmerzen im Bereich der Zehen und Fußsohlen (Fry et al. 1976, Glusman 1947). Bei Patienten mit diesen Mangelerscheinungen ist häufig eine erniedrigte Pantothensäureausscheidung im Harn nachzuweisen. Bei einem schweren Pantothensäuremangel ist zusätzlich die Nebennierenrindenfunktion beeinträchtigt und besteht eine herabgesetzte Resistenz gegen Infektionen.

3.8.8 Anwendungsgebiete

Da die Pantothensäure in tierischen wie pflanzlichen Quellen nahezu ubiquitär vorkommt, sind isolierte Avitaminosen an diesem Vitamin selten. Zweifellos tritt bei einer chronischen Mangelernährung, wie z.B. beim Marasmus, ein Pantothensäuremangel auf. Dieser ist jedoch stets mit weiteren Vitamin- und sonstigen Nährstoffmangelzuständen vergesellschaftet.

Tab. 3.8.3 Topische und systemische Anwendungsgebiete für Pantothensäure, Dexpanthenol

Fehl- oder Mangelernährung
• Vitaminsubstitution im Rahmen der kompletten parenteralen Ernährung
• Supplementierung bei chronischen Dialysepatienten
• durch Panthotensäuremangel bedingtes Burning-Feet-Syndrom
Topische Anwendung von Dexpanthenol
• Zur unterstützenden Behandlung der Heilung von Haut- und Schleimhautläsionen

Essenzielle Nährstoffe mit sehr begrenzter Reservekapazität, wie z.B. Thiamin, Folsäure geraten schnell ins Minimum und maskieren mit ihrer Mangelsymptomatik einen ebenfalls vorliegenden Pantothensäuremangel. Anwendungsgebiete sind demnach Mangelzustände, die ernährungsmäßig nicht behoben werden können wie chronische Dialyse, Burning-Feed-Syndrom bzw. adjuvant bei Entzündung der Mund und Rachenschleimhaut sowie zur Unterstützung der Heilung von Hautläsionen verschiedener Genese. Die Pantothensäure und der in galenischer Zubereitung stabilere Alkohol Dexpanthenol üben gleiche Vitaminwirksamkeit aus und kommen topisch wie systemisch (oral und parenteral) zur Anwendung. Tabelle 3.8.3 fasst die wesentlichsten Anwendungsgebiete von Dexpanthenol, Panthenol und Pantothensäure zur topischen und systemischen Anwendung zusammen (Fachinformation).

Prophylaxe und Therapie von Pantothensäure-Mangelzuständen aufgrund von Fehl- und Mangelernährung

Aktuelle Statusuntersuchungen belegen, dass auch in hoch entwickelten Industrieländern teilweise unbefriedigende Bedarfsdeckungszustände gegeben sind. In einer amerikanischen Erhebung an Studenten konsumierten 38% der weiblichen und 27% der männlichen Probanden weniger als 2 mg Pantothensäure pro 1000 kcal. Die absolute Tageszufuhr lag zwischen 1,7 und 12,7 mg. Damit lagen unerwartet viele Untersuchte unterhalb der vom Food und Nutrition Board als „safe and adequate" beschriebenen Tageszufuhr (Eissenstat et al. 1986).

Bei Alkoholikern können Pantothensäure-Mangelzustände beobachtet werden. Es wird angenommen, dass nicht nur die ernährungsphysiologisch dürftige Tageskost des Alkoholikers, sondern auch ein direkter Ethanoleffekt, der die Utilisation der Pantothensäure reduziert, zu einer Mangelsituation führen kann.

Ein mögliches Problemkollektiv können auch Patienten mit Diabetes mellitus darstellen, die im Harn erhöhte Mengen an Pantothensäure ausscheiden (Fox 1984). Auch deshalb ist bei Diabetikern auf eine ausreichende Vitaminsubstitution zu achten.

Im alimentären Pantothensäuremangel treten nach etwa 10 Wochen Übelkeit, Erbrechen, Abgeschlagenheit, Infektneigung, Parästhesien, Muskelschwäche und Persönlichkeitsveränderungen auf (Fry et al. 1976).

Komplette parenterale Ernährung

Als essenzieller Nährstoff ist die Pantothensäure für die langfristige, vollständige parenterale Ernährung zwingend zu berücksichtigen. Für Reifgeborene und Kinder wird eine Tagesdosis von 5 mg Pantothensäure empfohlen. Die Muttermilch von Reifgeborenen weist eine Pantothensäurekonzentration von etwa 2,5 µg/ml auf. In Anlehnung an diese Zufuhrgröße werden frühgeborenen Kindern 2,0 mg/kg KG als Tagesdosis empfohlen (Green et al. 1988). Für Erwachsene werden 10–20 mg/Tag im Rahmen total parenteraler Ernährungsregime für ausreichend erachtet (Lowry and Brennan 1985, DAKE 1990).

Dialysepatienten

Widersprüchlich sind die Empfehlungen zur Frage der Pantothensäuresupplementierung bei Dialysepatienten – vornehmlich bedingt durch analytische Schwierigkeiten. Eine 7-tägige Ernährungsanalyse, die an 40 chronischen Dialysepatienten durchgeführt wurde, erbrachte eine mittlere Pantothensäureaufnahme von 3,0 mg bei Heimdialysepatienten und 2,9 mg pro Tag bei Zentrumsdialysepatienten. Damit werden die DGE-Empfehlungen für gesunde Erwachsene von 8,0 mg deutlich unterschritten (Schaeffer et al. 1977). Erniedrigte Pantothensäure-Plasmaspiegel wurden zudem bei chronischen Dialysepatienten beobachtet (Mackenzie et al. 1968), so dass auf eine ausreichende Vitaminsubstitution beim Niereninsuffizienten, bedingt durch seine spezifische Nahrung, Resorptionsstörungen und Verluste in das Dialysat, zu achten ist.

Versuchsweise Anwendung bei der postoperativen Darmatonie

Bei Vergiftungen, Verletzungen, nach Operationen kann es zur einer deutlich herabgesetzten Abnahme der Kontraktionsfähigkeit der Darmmuskulatur kommen. In hohen pharmakologischen Dosen scheint die Pantothensäure die Peristaltik anzuregen, wobei der Wirkungsmechanismus in keiner Weise geklärt ist (Übersicht bei Hanck 1977, 1982). In aller Regel wird Panthenol parenteral verabreicht, sinnvollerweise unmittelbar nach der Operation.

Bei Hunden konnten Schang et al. (1980) eine Verlängerung des sog. myoelektrischen Komplexes am Dünndarm nachweisen, während Panthenol keine Wirkung auf den Dickdarm hatte. Dieser Pantothenoleffekt wurde von Adams et al. (1984) am Jejunum nicht bestätigt. Von mehreren Autoren wurden meist in älteren klinischen Studien nach parenteraler Gabe von Panthenol bei Patienten mit postoperativer Darmatonie eine peristaltikanregende Wirkung beschrieben (Bonnet und Mercier 1980, Frazer et al. 1959, Haycock et al. 1959, Schulte 1957, Warlitz 1955). Sachs et al. (1990) untersuchten bei 7 Patienten am 4. postoperativen Tag nach elektiven kolorektalen Operationen den Metabolismus von Panthenol. Nach i.v.-Applikation von 2,0 g Panthenol wurden 10–30% der verabreichten Menge innerhalb von 24 Stunden renal ausgeschieden. Gleichzeitig war die Ausscheidung des biogenen Amins β-Alanin im Urin signifikant erhöht, während bei den anderen Aminosäuren kein Unterschied bestand. Der peristaltikanregende Effekt des Panthenols wird mit einer vermehrten Synthese von Coenzym A und Acetylcholin in den autonomen Nervenplexus des Intestinaltraktes erklärt.

Topische Anwendung

Seit Jahrzehnten wird Dexpanthenol in zahlreichen galenischen Zubereitungen, wie z.B. Augen- und Nasensalbe Vaginaltabletten, Lösung zur Inhalation, zum Besprühen und Betupfen, zur Rollkur bei Gastritis, topisch angewendet. Dexpanthenol wird von Haut und Schleimhäuten gut resorbiert und erreicht in ausreichender Konzentration tiefere Abschnitte, wo es die pharmakodynamische Wirkung entfaltet. Aufgrund neuerer klinischer Studien kann Dexpanthenol die Wundheilung von Haut- und Schleimhautläsionen verschiedenster Ätiologie unterstützen.

Versuchsweise kommt der Einsatz von Dexpanthenol bei weiteren Indikationen in Frage:

- bei banalen Brandwunden, zur Förderung der Epithelisierung nach Verbrennungen (Klein 1981)
- bei obstruktiven Lungenerkrankungen; Verwendung von Dexpanthenol im Rahmen einer Aerosoltherapie (Hertle 1981)
- bei Reizungen, Entzündungen und Verletzungen der Binde- und Hornhaut (Meythaler 1980)
- bei Strahlenschäden als Folge der onkologischen Radiotherapie, die z.T. gemildert werden konnten.

3.8.9 Behandlung mit Pantothensäure, Dexpanthenol

Die Prävention und Therapie eines möglicherweise vorliegenden isolierten Vitaminmangels sollte eine unzweifelhafte Diagnose mit Methoden der klinischen Chemie und Biochemie voraussetzen. Dies ist für einige Vitamine relativ gut möglich, wie z.B. mithilfe der Erythrozytenenzym-Aktivierungsteste für Thiamin, Riboflavin und Pyridoxin. Die Vitaminstatus-Untersuchung und deren Interpretation für Pantothensäure bleibt nur wenigen Speziallaboratorien vorbehalten. Hinzu kommen die hohen Analysekosten, so dass die Prävention in aller Regel im Rahmen einer möglichst kompletten, ausgewogenen Multivitamingabe erfolgen sollte. Zur Prophylaxe des Vitaminmangels werden bis zu 10 mg tägl. oral und zur Therapie 100 bis 300 mg oral bzw. parenteral empfohlen. Die Tageshöchstdosis soll 500 mg, auf mehrere Einzeldosen verteilt, nicht überschreiten. Zur Prophylaxe und Therapie der postoperativen Darmatonie wurden früher überwiegend Dosen von 500 mg i.m. oder i.v. am Operationstag angewandt und erforderlichenfalls über 2–3 Tage fortgeführt. Das Anwendungsgebiet ist durch klinische Studien unzureichend belegt und heute nicht mehr akzeptiert.

Zur Behandlung eines existenten Pantothensäuremangels erscheint die von der AMA (1987) vorgeschlagene untere Tagesdosisgrenze von 5 mg sehr niedrig angesetzt zu sein.

Bei der topischen Anwendung von Dexpanthenol wird dies in geeigneter Darreichungsform (z.B. 5 g/100 g Salbe bzw. Lösung) ein bis mehrmals täglich auf die befallenen Stellen aufgetragen bzw. aufgesprüht. Die Lösung kann auch in Form von Pinselungen, Spülungen oder Umschlägen angewendet werden.

3.8.10 Nebenwirkungen, Gegenanzeigen, Wechselwirkungen

Von vereinzelten allergischen Unverträglichkeitsreaktionen abgesehen, die bei den topischen Darreichungsformen (z.B. allergische Hautreaktionen) häufig auf den sonstigen Bestandteilen beruhen, sind Nebenwirkungen und Gegenanzeigen im angegebenen Dosisbereich nicht zu erwarten. Nach parenteraler Anwendung wird die relaxierende Wirkung von Curare durch die curareantagonitische Wirkung von Dexpanthenol vermindert. Die neuromuskuläre Blockade von Suxamethoniumchlorid wird verstärkt.

3.9 Vitamin C

3.9.1 Medizinhistorischer Rückblick, physikochemische Eigenschaften

Vitamin C zählt zu den historisch interessantesten Vitaminen. Ein Mangel an diesem Vitamin ist bereits im Papyrus Ebers 1550 v.Chr. und den Aufzeichnungen von Hippokrates beschrieben. Zahlreiche Berichte über Skorbutepidemien nach Schiffsexpeditionen, Entdeckungsfahrten, Kreuzzügen, kriegerischen Auseinandersetzungen liegen seit dem Mittelalter vor. Obwohl seit dieser Zeit der Skorbut erfolgreich mit Zitrusfrüchten und frischem Gemüse verhindert werden konnte, erfolgte erst im 20.Jahrhundert die exakte Austestung zahlreicher Nahrungsmittel auf ihre antiskorbutische Wirkung und der Nachweis eines kausalen Zusammenhangs des „Antiskorbutfaktors" mit Vitamin C. Mit der Entschlüsselung der Struktur hat sich der ungarische Biochemiker Szent-Györgyi befasst, indem er 1926 in der Nebennierenrinde frisch geschlachteter Rinder eine saure Substanz mit einem starken Redoxpotenzial nachwies, die er Hexuronsäure nannte. 1932 wurden die ersten Vitamin-C-Kristalle aus Pflanzenkonzentraten hergestellt, die Identität der Hexuronsäure mit dem Antiskorbutfaktor bestätigt und 1933 von den Engländern Haworth und Hirst die Struktur aufgeklärt. Einem Vorschlag Drummonds folgend bezeichneten Szent-Györgyi und Haworth diese Substanz 1933 als Ascorbinsäure (ascorby = Skorbut). Im gleichen Jahr stellten Haworth und der Schweizer Tadeus Reichstein zeitgleich und von einander unabhängig erstmals L-Ascorbinsäure aus Glucose her. Dieses Verfahren (Reichstein-Synthese) diente zur großtechnischen Herstellung von Vitamin C. Für ihre Arbeiten erhielten Györgyi und Haworth 1937 den Nobelpreis für Medizin und Chemie und der Pole Tadeus Reichstein für die Entschlüsselung der Hormone der Nebennierenrinde 1950 den Nobelpreis für Medizin.

Vitamin C ist der Gattungsname für L-Threo-hex-2-enono-1,4-lacton und deren Derivate mit biologischer Wirkung von L-(+)-Ascorbinsäure, während die Stereoisomere wie D-Ascorbinsäure, L-Isoascorbinsäure und D-Isoascorbinsäure (Erythrobinsäure) biologisch inaktiv sind (> Abb. 3.9.1).

L-Ascorbinsäure (CAS-Nr. 50-81-7, Summenformel $C_6H_8O_6$, $M_r = 176{,}12$) ist leicht autoxidabel, in kristalliner Form und sauren wässrigen Lösungen (pH < 6) auch in Gegenwart von Luftsauerstoff stabil. In alkalischen Lösungen erfolgt rasche Oxidation. Spuren von Schwermetallionen, insbesondere Kupfer, beschleunigen die oxidative Zerstörung von Vitamin C. Durch Zusatz von Schutzstoffen wie verschiedenen Säuren z.B. Citronensäure, Mono- und Polysacchariden, Peptiden, Flavoniden ist Ascorbinsäure gut haltbar (Bässler 1989). Ascorbinsäure reagiert durch Dissoziation der beiden enolischen Hydroxylgruppen als zweibasige Säure ($pK_1 = 4{,}1$ und $pK_2 = 11{,}8$). Sie bildet Salze, von denen das Natrium- Kalzium- und Magnesium-

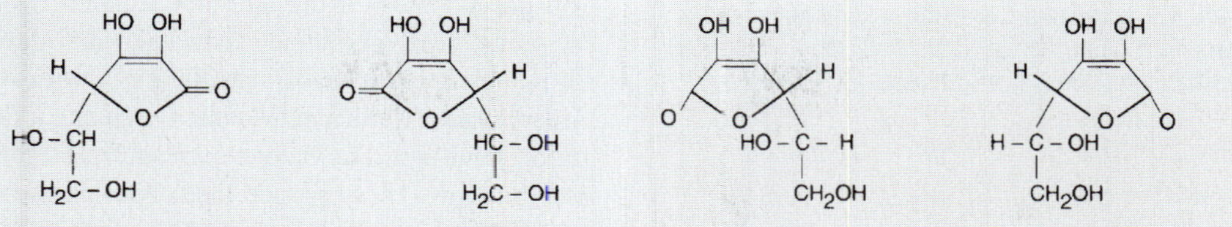

L-Ascorbinsäure D-Ascorbinsäure L-Isoascorbinsäure D-Isoascorbinsäure (Erythrobinsäure)

Abb. 3.9.1 Strukturformel von Ascorbinsäure und ihrer Stereoisomere

salz am wichtigsten sind. Unter schonender Oxidation entsteht Dehydroascorbinsäure mit voller Vitaminwirksamkeit, da sie im Organismus zu Ascorbinsäure reduziert werden kann.

3.9.2 Vorkommen

Ascorbinsäure wird von höheren Pflanzen und den meisten Tieren aus Glucose synthetisiert und ist dementsprechend in pflanzlichen und tierischen Produkten weit verbreitet. Besonders hoch ist der Gehalt in frischem Gemüse und Obst (Souci et al. 2000, BLS 1999). Zwar sind Kartoffeln im Vergleich zu grünen Gemüsesorten nicht besonders reich an Vitamin C, werden jedoch in größerem Umfang verzehrt, weshalb deren Ascorbinsäuregehalt besondere Beachtung verdient. In Abhängigkeit von den Erzeugungs- (Sorte) und Lagerungsbedingungen kommt es jedoch zu mehr oder weniger großen Vitamin-C-Verlusten. Ascorbinsäure ist besonders licht- und sauerstoffempfindlich. In alkalischem Medium sowie bei Anwesenheit von Schwermetallen (Spuren) treten ebenfalls beachtliche Verluste auf (Pietrzik 1983). Industrielle Fertigungsprozesse berücksichtigen die hohe Labilität der Ascorbinsäure, und unter Anwendung geeigneter Techniken gelingt es bei der Haltbarmachung durch Eindosen bzw. Einfrieren, die Vitamin-C-Verluste relativ niedrig zu halten, so dass derartig verarbeitete Produkte häufig mehr Vitamin C enthalten als Obst und Gemüse, das bereits einige Tage gelagert wurde. Die gewöhnlich sehr lange Lagerungsdauer von Kartoffeln hat zur Folge, dass die Vitamin-C-Verluste bis zu 75% der Ausgangskonzentrationen ausmachen (Elmadfa und Leitzmann 1988).

Berücksichtigt man ferner, dass die Vitamin-C-Gehalte in der Schale (nicht nur bei der Kartoffel) und direkt darunter am höchsten sind, so wird verständlich, dass durch die küchentechnische Bearbeitung und anschließendes Kochen weitere Verluste eintreten, die unter ungünstigen Bedingungen (dickes Schälen, lange Koch- und Warmhaltezeiten) bis zu 100% betragen können (➤ Tab. 1.9).

In tierischen Lebensmitteln ist der Vitamin-C-Gehalt meist bedeutend niedriger als in Pflanzen. Lediglich Leber und Nieren können als relativ ascorbinsäurereich (10–40 mg/100 g) angesehen werden, wohingegen in Milch und Fleisch nennenswerte Ascorbinsäuregehalte nicht vorliegen. Eine Übersicht der Vitamin-C-Gehalte verschiedener Lebensmittel gibt Tabelle 3.9.1.

Neben den natürlichen Gehalten in tierischen und pflanzlichen Produkten wird Ascorbinsäure auch vonseiten der Lebensmittelindustrie aus technologischen Gründen bei der Lebensmittelverarbeitung als Antioxidans zu Stabilisierungszwecken eingesetzt, wodurch oft ein Ausgleich der Verarbeitungsverluste gegeben ist.

3.9.3 Stoffwechsel und Pharmakokinetik

Resorption

Vitamin C wird dosisabhängig vorrangig im Duodenum und proximalen Jejunum, aber auch durch die Mundschleimhaut resorbiert (Rumsey und Levine 1998, Tsao 1997). Der Mechanismus ist speziesspezifisch und erfolgt bei Ratten sowie Hamstern durch

Tab. 3.9.1 Vitamin-C-Gehalte in verschiedenen Lebensmitteln bzw. deren Nährstoffdichte (➢ Glossar) nach Bundeslebensmittelschlüssel (BLS) 1999

Lebensmittel	Gehalt mg/100 g	Nährstoffdichte mg/1000 kcal
Gemüse		
Gemüsepaprika (gelb)	294	2933
Gemüsepaprika (rot)	150	5225
Gemüsepaprika (grün)	139	6602
Broccoli	47	1791
Grünkohl	47	1568
Feldsalat	30	1959
Blumenkohl	30	1390
Kohlrabi	25	974
Tomaten	22	1179
Spinat	21	1198
Weißkohl	19	786
Kartoffel	14	165
Obst		
Johannisbeere (schwarze)	180	3109
Kiwi	80	1393
Zitrone	61	1314
Apfelsine	50	1025
Stachelbeere	35	693
Pflaumen	5	87
Birne	4	83
Milch		
Vollmilch	2	34
Fleisch		
Rinderleber	25	185
Schweineleber	23	145
Fisch		
Lachs	3	14
Forelle	2	10

einfache Diffusion, während beim Menschen und Meerschweinchen für Acorbinsäure ein Glucose- und Na^+-abhängiger sättigbarer Transport besteht. Bisher wurden zwei Transporter (SVCT1 und SCVT2) isoliert, die in der Darmschleimhaut die Vitamin-C-Aufnahme limitieren. Ihre Aktivität wird von der Vitamin-C-Konzentration reguliert. Hohe Vitamin-C-Konzentrationen reduzieren die Aktivität und orale Bioverfügbarkeit. Niedrige Dosen von Ascorbinsäure werden aktiv, hohe Dosen durch Diffusion resorbiert. Das Oxidationsprodukt Dehydroascorbinsäure (DHA) passiert die Zellmembran ausschließlich durch erleicherte Diffusion (Malo und Wilson 1999). Mit steigender Einzeldosis sinkt die Resorptionsquote von Vitamin C. Sie liegt im Rahmen der üblichen Nahrungsaufnahme bzw. oralen Dosen bis 180 mg/Tag bei 80–90%, nach 1 g bei 65 bis 75%, nach 3 g bei 40% und nach 12 g nur noch bei 16% (Kübler und Gehler 1970, Hornig et al. 1980). Der nicht resorbierte Anteil wird von der Dickdarmflora überwiegend zu CO_2 und organischen Säuren abgebaut und ist nach hohen Dosen Ursache für unerwünschten Wirkungen wie Diarrhoe und abdominale Beschwerden. Bei funktionellen Störungen im Jejunum und Duodenum ist die Resorption gestört.

Verteilung

Der Plasmaspiegel an Vitamin C schwankt beim Gesunden zwischen 8 und 14 mg/l, wobei Ascorbinsäure zu etwa 24% an Protein gebunden ist. Der zelluläre Transport von Ascorbinsäure und DHA varriiert von Zelle zu Zelle (Jacob 1999, Tsao 1997). Normalerweise liegt die reduzierte Form von Vitamin C vor, die die Zellmembran passiert und intrazellulär zu Ascorbinsäure reduziert wird. Die Verteilung im Organismus ist sehr unterschiedlich. Der Gesamtkörpergehalt an Ascorbinsäure beträgt nach täglicher Zufuhr von 180 mg mindestens 1,5 g. Besonders reich an Vitamin C beim Menschen in absteigenden Konzentrationen sind Hypopyhse, Nebenniere, Augenlinse, Leukozyten, Gehirn, Leber, Pankreas, Milz, Nieren, Herzmuskel, Lungen, Skelettmuskel, Hoden, Schilddrüse In den Leukozyten und Lymphozyten ist Vitamin C vorrangig im Cytosol lokalisiert.

Elimination

L-Ascorbinsäure wird beim Menschen entweder über eine reversible Oxidation zu DHA oder zu Oxalsäure, L-Threonsäure, L-Xylose und Ascorbinsäure-

2-sulfat abgebaut (Jakob 1999). Nach physiologischen Dosen werden Ascorbinsäure (10–20%), DHA (ca. 20%), Dioxogulonsäure (ca. 20%) und Oxalsäure (ca. 40%) als wichtigste Metabolite neben geringen Mengen an Ascorbinsäure-2-sulfat renal eliminiert. Trotz der Ausscheidung von Oxalsäure besteht selbst nach hohen Dosen von Vitamin C kein Risiko zur Bildung von Oxalatsteinen. Dies geht u.a. aus den prospektiven Harvard School of Public Health Studien von 1993 bzw. 1996 hervor, wobei in der Gruppe mit einer täglichen Vitamin-C-Einnahme > 1,5 mg/Tag bzw. Kalzium > 1,3 mg/Tag ein niedrigeres Risiko für Nierensteine bestand. Keiner unter den 45 000 männlichen Personen mit Nierensteinen hatte hohe Dosen Vitamin C oder Kalzium eingenommen (Gerster 1997). Lediglich Patienten mit eingeschränkter Nierenfunktion oder einem Defekt im Metabolismus sollten täglich nicht mehr als 50–100 mg Vitamin C einnehmen.

Der Abbau zu CO_2 mit nachfolgender Abatmung ist nach normaler Dosierung zu vernachlässigen. Nach Zufuhr hoher Dosen wird der größte Teil fäkal ausgeschieden bzw. als nichtmetabolisierte Ascorbinsäure glomerulär filtriert. Die Nierenschwelle für Vitamin C liegt bei > 1 mg/dl, d. h. eine renale Ausscheidung erfolgt erst bei Plasmakonzentrationen zwischen 1,2 und 1,8 mg/dl. Unterhalb dieser Konzentration wird Ascorbinsäure aktiv im proximalen Tubulus Na^+-abhängig, Carrier-vermittelt rückresorbiert. Über einen aktiven Transportmechanismus wird Ascorbinsäure diaplazentar auf den Fetus übertragen. Neugeborene haben höhere Ascorbinsäurespiegel als die Mutter.

Der Mensch verfügt über keine größeren Reserven an Ascorbinsäure. Jede übermäßige Zufuhr wird entweder nicht resorbiert oder fecal/renal eliminiert. Bei voller Sättigung beträgt der Gesamtkörperpool 1,5 bis maximal 3 g. Symptome eines Skorbuts treten erst bei einem Abfall des Ascorbinsäurepools auf weniger als 300 mg auf. Bei gesunden Erwachsenen wird der maximale Turnover von 40–80 mg/Tag bei maximalen Plasmaspiegeln von 0,8–1,0 mg/dl erreicht, dies entspricht einer Tageszufuhr von 80–100 mg Vitamin C. Der tägliche Gesamt-Turnover beträgt ca. 1 mg/kg KG. Nach höheren Dosen steigt der Turnover an, wobei nach 3 Stunden kurzfristig Plasmakonzentrationen bis zu 4,2 mg/dl erreicht werden. Unter diesen Bedingungen wird Ascorbinsäure zu über 80% unverändert renal eliminiert. Ascorbinsäure wird durch glomeruläre Filtration renal ausgeschieden und im proximalen Tubulus rückresorbiert. Auf Grund der homöostatischen Regulation schwankt die biologische Halbwertszeit von 8–40 Tagen. Die pharmakokinetische Halbwertszeit von Vitamin C beträgt dagegen im Mittel 2,9 Stunden. Die renale Elimination wird häufig als Maß für die Resorption herangezogen. Da die Ausscheidung nicht linear verläuft, ist sie lediglich ein Anhaltspunkt für die gesamte Gewebssättigung. Zur Kontrolle des Vitamin-C-Status kommen Konzentrationen im Plasma, in den Leukozyten bzw. das Verhältnis von Acorbinsäure und DHA in Frage. Letzterer Quotient ist trotz des hohen Aufwandes die aussagekräftigere Methode. Je mehr DHA vorliegt, desto höher ist Gesamtversorgung in der Zelle.

3.9.4 Biochemische Funktionen

Eine besondere Wirkform oder Coenzymform wie bei den B-Vitaminen gibt es bei Vitamin C nicht. In den meisten Fällen ist Vitamin C an biochemischen Redoxsystemen beteiligt. Bei einer Reihe von Hydroxylierungsreaktionen, an denen Ascorbinsäure als Cofaktor teilnimmt, besteht keine große Spezifität, und Ascorbinsäure kann oft auch durch andere Reduktionsmittel, wie beispielsweise Tetrahydrobiopterin, ersetzt werden. Über Redoxprozesse hinaus gibt es aber auch Wirkungen der Ascorbinsäure, deren molekulare Mechanismen noch völlig unbekannt sind. Die wichtigsten Wirkungsbereiche der Ascorbinsäure sind in den folgenden Abschnitten aufgeführt.

Ascorbinsäure als Radikalfänger

Ascorbinsäure reagiert in einer nicht-enzymatischen Reaktion mit dem Superoxidanionradikal unter Bildung von Wasserstoffperoxid und Semidehydroascorbinsäure.

Mit Wasserstoffperoxid, sei es durch die letztgenannte Reaktion, durch Superoxiddismutase oder durch Flavinenzym-katalysierte Reaktionen entstanden, reagiert Ascorbinsäure enzymatisch (Ascorbinsäure-Peroxidase) unter Bildung von Wasser und Semidehydroascorbinsäure.

Aus Semidehydroascorbinsäure, die durch diese oder andere Elektronentransferreaktionen entstanden ist, kann Ascorbinsäure durch folgende Reaktionen wieder regeneriert werden:

- Semidehydroascorbinsäure-Reduktase (vor allem Leber- und Nebennierenmikrosomen):
  NADH + H^+ + 2 Semidehydroascorbat ⇌ NAD^+ + 2 Ascorbat
- Ascorbinsäure-Cytochrom b-Reduktase (Lebermikrosomen):
  Ascorbat + Ferricytochrom b_5 ⇌ Semidehydroascorbat + Ferrocytochrom b_5
- Disporportionierung von 2 Molekülen Semidehydroascorbinsäure zu je einem Molekül Ascorbinsäure und Dehydroascorbinsäure
- Reduktion von Dehydroascorbinsäure mit reduziertem Glutathion zu Ascorbinsäure. In Säugetiergeweben katalysieren Thioltransferase (Glutaredoxin) und Proteindisulfid-Isomerase diese Reaktion (Wells et al. 1990). Thioltransferase ist im Cytosol, Proteindisulfid-Isomerase in mikrosomalen Membranen lokalisiert.

Beteiligung an mikrosomalen Hydroxylierungsreaktionen

Bei mikrosomalen Hydroxylierungen ist ein Elektronentransportsystem mit Cytochrom P-450 beteiligt (➤ Abb. 3.9.2).

Mikrosomale Hydroxylierungsreaktionen spielen eine entscheidende Rolle beim Stoffwechsel und bei der Inaktivierung vieler Arzneistoffe und Gifte. Die eingeschränkte mikrosomale Hydroxylierung bei skorbutischen Meerschweinchen lässt sich auf einen verringerten Cytochrom-P-450-Gehalt der Leber zurückführen (Degkwitz 1985). Bekannt ist die verlängerte Schlafzeit nach Evipan bei Ascorbinsäuremangel. Wahrscheinlich auf die verringerte 7α-Hydroxylierung von Cholesterin beim Abbau zu Gallensäuren ist die Anhäufung von Cholesterin beim Skorbut bzw. umgekehrt die cholesterinsenkende Wirkung der Ascorbinsäure zurückzuführen (Ginter 1977).

Beteiligung an Oxygenase-Reaktionen

Oxygenase-Reaktionen, an denen Ascorbinsäure beteiligt ist oder sein kann, sind:

- Monooxygenase-Reaktionen, die Kupfer, molekularen Sauerstoff und ein Reduktionsmittel wie Ascorbinsäure benötigen. Solche Reaktionen sind:
  - Dopamin-β-Hydroxylase in den Granula des Nebennierenmarks, die Dopamin zu Noradrenalin hydroxyliert, und die
  - Peptidylglycin-α-amidierende Monooxygenase, welche Peptide mit einem Carboxyl-endständigen Glycin α-amidiert, indem durch molekularen Sauerstoff Glyoxylat und Wasser abgespalten werden, während die Aminogruppe an der vor dem endständigen Glycin befindlichen Aminosäure verbleibt (➤ Abb. 3.9.3).

  Durch diese Reaktion, die von großer biologischer Bedeutung ist, entstehen aus inaktiven Vorstufen Bombesin (menschliches Gastrin freisetzendes Peptid), Calcitonin, Cholecystokinin, Corticotropin-releasing-Faktor, Gastrin, Wachstumshormon-releasing-Faktor, Thyreotropin-releasing-Hormon, α- und γ-Melanotropin, Ocytocin, Vasopressin und andere (Englard und Seifter 1986).
- Dioxygenase-Reaktionen, bei denen beide Atome eines Sauerstoffmoleküls in ein Produkt eingebaut werden, wie bei der:

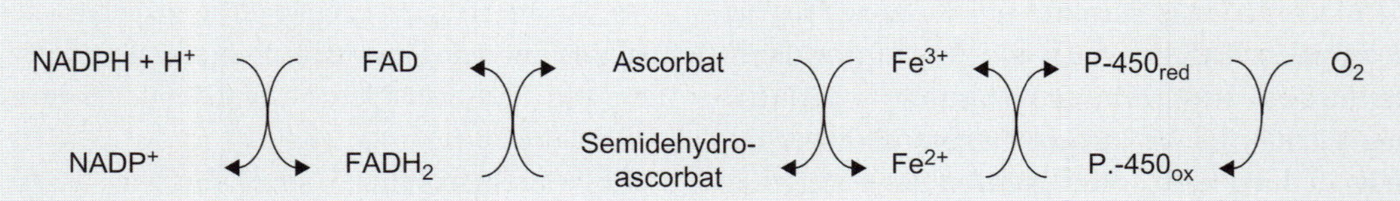

Abb. 3.9.2 Beteilung von Ascorbinsäure an mikrosomale Hydroxylierungen

```
      O     H  O       H                            O     H  O              H
      ||    |  ||      |             O2             ||    |  ||             |
  R - C - N - C - C - N - C - COOH  ------->   R - C - N - C - C - NH2 + O = C - COOH + H2O
          |   |       |   |                             |   |
          H   R'      H   H                             H   R'
```

Abb. 3.9.3 Beteiligung von Ascorbinsäure an der Peptidylglycin-α-amidierende-Monooxygenase-Reaktion

- 4-Hydroxyphenylpyruvat-Dioxygenase, die Homogentisinsäure bildet, und bei der
- Homogentisinsäure-1,2-Dioxygenase, die Maleylacetessigsäure bildet.

Beide Reaktionen sind am Abbau von Tyrosin beteiligt. Skorbutische Meerschweinchen scheiden deshalb die entsprechenden Zwischenprodukte aus. Der Wirkungsmechanismus der Ascorbinsäure bei diesen Reaktionen ist nicht völlig klar. Möglicherweise wird Ascorbinsäure zur Reduktion von Fe^{3+} zu Fe^{2+} benötigt.

- Dioxygenase-Reaktionen, die 2-Oxoglutarat als Cosubstrat sowie Fe^{2+} benötigen, wobei ein Atom des Sauerstoffmoleküls in Succinat und das zweite in das Oxidationsprodukt eines spezifischen Substrats eingebaut wird. Derartige Enzyme sind
  - Prolyloxidase und Lysyloxidase, die für die Quervernetzung von Kollagen erforderlich sind, sowie
  - 6-N-Trimethyl-L-lysin-Hydroxylase und γ-Butyrobetain-Hydroxylase, die für die Carnitinsynthese aus Lysin erforderlich sind, wobei Ascorbinsäure möglicherweise durch Reduktion des Eisens wirkt.

Beeinflussung des Eisenstoffwechsels

Ascorbinsäure begünstigt die Eisenresorption durch Reduktion zu Fe^{2+}. Dazu muss das Vitamin in Mengen von 25–75 mg oder mehr gleichzeitig mit der Mahlzeit aufgenommen werden (Hallberg et al. 1989). Zusätzlich werden postresorptive Effekte diskutiert: Ascorbinsäure soll die Stabilität von intrazellulärem Ferritin erhöhen und damit seine Phagozytose in die Lysosomen verhindern, in denen Ferritin in Hämosiderin umgewandelt wird, dessen Eisen nur schwer verfügbar ist (Nutrition Reviews 1987).

Hemmung der Nitrosaminbildung

Ascorbinsäure hemmt die Nitrosaminbildung aus Nitrit und sekundären Aminen (Tannenbaum 1989). Nitrosamine sind hepatotoxische und kanzerogene Verbindungen.

Einflüsse auf das Immunsystem

Ascorbinsäure schützt die Zellmembran von Phagozyten vor Selbstzerstörung durch aggressive Sauerstoffspezies, die bei dem durch Phagozytose ausgelösten Respiratory Burst zur Zerstörung phagozytierter Zellen produziert werden (Winterbourne 1990). Polymorphkernige Leukozyten akkumulieren Ascorbinsäure bis zur 20fachen Umgebungskonzentration. Bei Ascorbinsäuremangel kommt es zu einer Verringerung der chemotaktischen Antwort.

Ein weiterer Einfluss auf das Immunsystem besteht über die Ascorbinsäure-abhängige Amidierung des Thyreotropin-releasing-Hormons. Dieses wirkt außer auf die Schilddrüse auch auf die Darmepithelzellen und induziert dort die Bildung von Thyreoidea-stimulierendem-Hormon (TSH). Dieses wiederum stimuliert die spezifischen Abwehrzellen der Darmschleimhaut (Wang et al. 1997).

Eine Reihe weiterer Einflüsse der Ascorbinsäure auf das Immunsystem oder auf endokrine Regelsysteme (Degkwitz 1985) können noch nicht erklärt werden.

3.9.5 Bedarf

Im Verlauf der Evolution ging den Primaten (Menschen sowie Menschenaffen) und Meerschweinchen die Fähigkeit zur Biosynthese der Ascorbinsäure verloren. Als Folge einer Mutation kann das für die Synthese erforderliche Enzym L-Gluconolacton-Oxidase nicht mehr gebildet werden, weshalb Vitamin C regelmäßig mit der Nahrung zugeführt werden muss.

Empfehlungen zur täglichen Zufuhr

Über die Höhe des Bedarfs ist man geteilter Auffassung. Einige Autoren sind der Ansicht, dass tägliche Zufuhrmengen im Grammbereich das Optimum an Gesundheit und Leistungsfähigkeit garantieren (Pauling 1982, Stone 1977), andere hingegen vertreten die Auffassung, dass bereits 10 mg/Tag Mangelsymptome verhüten, und setzen den Minimumbedarf in dieser Größenordnung an (RDA 1989). Vertreter der Hochdosierung leiten die Bedarfszahlen von den täglichen bei Tieren synthetisierten Ascorbinsäuremengen ab und kommen zu dem Ergebnis, dass der Mensch – sofern er das Enzym Gluconolacton-Oxidase noch synthetisieren könnte – täglich etwa 2–4 g Ascorbinsäure bilden würde, und unter Stressbedingungen sogar noch über eine weit höhere Synthesekapazität (bis zu 15 g Vitamin C) verfügen müsste (Friedrich 1987). Auf der anderen Seite fand man, dass zur Verhütung des Skorbuts – der klassischen klinischen Mangelsymptomatik – bereits tägliche Ascorbinsäuremengen von 10 mg ausreichend sind. Der Gesamtkörperbestand des Menschen würde unter diesen Bedingungen 300 mg betragen. Zur Aufrechterhaltung höherer Körperreserven, die z.B. bei ascorbinsäurefreier Ernährung das Auftreten von Mangelsymptomen noch für 2 Monate verhindern, wäre eine tägliche Aufnahme von etwa 50 mg erforderlich, wodurch ein Gesamtkörper-Pool von etwa 1500 mg – dies entspricht der Halbsättigung – erreicht wird.

Die DACH-Referenzwerte gehen bei der wünschenswerten Höhe der Ascorbinsäurezufuhr von einem durchschnittlichen täglichen Bedarf in dieser Größenordnung aus und empfehlen unter Berücksichtigung von präventiven Aspekten für Jugendliche und Erwachsene aller Altersklassen, täglich 100 mg Vitamin C zuzuführen (DACH 2000). Säuglinge und Kleinkinder sollten entsprechend weniger aufnehmen, für Stillende und Schwangere werden Zuschläge empfohlen, die sich einerseits aus dem Vitamin-C-Gehalt der Frauenmilch errechnen (die Milch gut versorgter Mütter enthält im Durchschnitt ca. 65 mg Ascorbinsäure pro Liter), andererseits durch den erhöhten Bedarf, besonders im letzten Trimenon, ergeben (➤ Tab. 3.9.2).

Tab. 3.9.2 Vitamin C, empfohlene tägliche Zufuhr (DACH 2000)

Alter	Vitamin C		
	mg/Tag	mg/MJ [1] Nährstoffdichte	
		m	w
Säuglinge			
0 bis unter 4 Monate[2]	50	25	26
4 bis unter 12 Monate	55	18	19
Kinder			
1 bis unter 4 Jahre	60	13	14
4 bis unter 7 Jahre	70	11	12
7 bis unter 10 Jahre	80	10	11
10 bis unter 13 Jahre	90	10	11
13 bis unter 15 Jahre	100	9	11
Jugendliche und Erwachsene[3]			
15 bis unter 19 Jahre	100	9	12
19 bis unter 25 Jahre	100	9	12
25 bis unter 51 Jahre	100	10	13
51 bis unter 65 Jahre	100	11	14
65 Jahre und älter	100	12	14
Schwangere			
ab 4. Monat	110		12
Stillende[4]	150		14

1 Die Zulage wurde berechnet für Jugendliche und Erwachsene mit überwiegend sitzender Tätigkeit (PAL-Wert 1,4).
2 Hierbei handelt es sich um einen Schätzwert.
3 Für Raucher werden 150 mg/Tag empfohlen.
4 Unter Berücksichtigung der mit 750 ml Frauenmilch sezernierten Vitamin-C-Menge.

Die Empfehlungen der USA bewegen sich etwa in der gleichen Größenordnung und liegen zwischen 75 mg (Frauen) und 90 mg (Männer) (Institute of Medicine 2000). Eine mögliche Risikogruppe stellen Raucher dar. Bei diesen liegen die Plasma- und Leukozytenspiegel des Vitamin C um 30–40% niedriger als bei nicht rauchenden Vergleichspersonen. So zeigen die NHANES-III-Daten bei Rauchern signifikant niedrigere Plasma Vitamin-C-Werte, sowohl bei Männern als auch bei Frauen, als bei Nichtrauchern

($p < 0.001$) (Wei et al. 2001). Um diesem entsprechend erhöhten Bedarf nachzukommen, empfiehlt die DGE für Raucher 150 mg Vitamin C/Tag, also 50% mehr als für Nichtraucher (DACH 2000).

Für passive Raucher gibt es nur vorläufige Daten (Jacob et al. 2000), die jedoch darauf hinweisen, dass passive Raucher die gleiche Vitamin-C-Aufnahme anstreben sollten, wie dies Rauchern empfohlen wird. Spezielle Aufmerksamkeit muss man den Kindern und Jugendlichen widmen, die dem Tabakrauch ausgesetzt sind. Nach den NHANES-III-Daten haben diese signifikant reduzierte Vitamin-C-Spiegel (Strauss 2001).

Unbestritten ist inzwischen, dass Stresssituationen (Verletzungen, Operationen, extreme psychische Leistungsanforderungen etc.) mit einem gesteigerten Vitamin-C-Bedarf – aufgrund der Ascorbinsäure-abhängigen gesteigerten Katecholaminbildung – verbunden sind. Ebenfalls werden unter Stress erhöhte Histaminblutspiegel beobachtet, die durch Ascorbinsäuregabe gesenkt werden können (Friedrich 1987). Da sich ein hoher Histaminblutspiegel häufig auch in der Schwangerschaft einstellt und dieser negative Auswirkungen auf den Schwangerschaftsverlauf hat, ist auch hierin der erhöhte Vitamin-C-Bedarf für Schwangere begründet.

Es besteht zur Zeit noch Unklarheit darüber, ob die volle Sättigung der Körperspeicher mit Ascorbinsäure (ca. 3000 mg) zur Erhaltung optimaler Gesundheit und Leistungsfähigkeit erforderlich ist. Dies würde eine tägliche Ascorbinsäurezufuhr von etwa 200 mg erfordern. Bei derartigen Aufnahmemengen ist der prozentual absorbierte Anteil bereits deutlich herabgesetzt, ebenso ist unter diesen Umständen der Abbau von Vitamin C gesteigert (Friedrich 1987) und die renale Exkretion des nicht metabolisierten Vitamins ist erhöht (Jacob 1994). Auch bei Tieren, die das Vitamin selbst synthetisieren können, liegt keine Gewebssättigung vor.

Offensichtlich wegen dieser bekannten Regelmechanismen ging man bisher davon aus, dass eine höhere Zufuhr als zur Zeit empfohlen nicht wünschenswert ist. Untersuchungen einer Forschergruppe des National Institute of Health (Levine et al. 1996) zur Pharmakokinetik von Vitamin C in Depletions-Repletions-Studien an gesunden männlichen Freiwilligen mit 7 verschiedenen Dosen zwischen 30 und 2500 mg täglich zeigen, dass die Plasmakonzentration als Funktion der Dosis eine steile sigmoidale Funktion ergibt. Die den gegenwärtigen RDA entsprechende Dosis von 75 mg/ Tag liegt im unteren steilen Drittel der Kurve, eine 100 mg Dosis im oberen Drittel und die erste Dosis jenseits des sigmoidalen Teils im flachen oberen Abschnitt ist 200 mg/ Tag. Vollständige Plamasättigung wird bei 1000 mg/ Tag erreicht. Neutrophile, Monozyten und Lymphozyten sind bei 100 mg/Tag gesättigt und enthalten dann eine 14-fach höhere Konzentration als das Plasma. Die Bioverfügbarkeit einer oralen Einzeldosis von 200 mg ist vollständig und nimmt mit höheren Dosen ab. Die Ausscheidung von Harnsäure und Oxalat ist erst bei 1000 mg/Tag erhöht.

Andere Untersuchungsbefunde erfordern, die bereits jahrzehntelang üblichen Empfehlungen einer erneuten kritischen Prüfung zu unterziehen. Nicht nur, dass Ascorbinsäure die Ausnutzung von Eisen (häufig kritische Versorgung bei menstruierenden Frauen) zu fördern vermag (Hallberg 1985), sondern insbesondere die in vielen Untersuchungen gemachte Beobachtung, dass hohe Mengen von Ascorbinsäure den Ausbruch von Infektionskrankheiten lindern bzw. verhindern können (Stimulierung des Immunsystems) (Jaffe 1984), erfordern eine ständige Neuorientierung der Bedarfszahlen am aktuellen Wissensstand.

Empfehlungen zur Prävention

Krebs

Die therapeutische Anwendung von hoch dosierten Vitamin-C-Infusionen in der komplementärmedizinischen Onkologie leitet sich u.a. ab von einem Vitamin-C-Mangel bei Tumorpatienten, der postoperativ durch die Radio- und Chemotherapie vermutlich durch die Freisetzung von reaktiven Sauerstoffradikalen verstärkt wird (Markus et al. 1991), der bei Tumorpatienten bis zum manifesten Skorbut reichen kann (Fain et al: 1998) und der In-vitro-Beobachtung, dass bei Vitamin-C-Konzentrationen > 4 mmol/l nur die Tumorzellen absterben, während normale Zellen die fünffache Konzentration tolerieren (Chen et al. 2005). Seit Jahren ist in einer Vielzahl von retrospektiven, prospektiven Studien und Einzelkasuistiken auf den protektiven Effekt von Ascorbinsäure bei der Krebsentstehung (Block 1991, 1993, Stähelin et al. 1991, Kushi et al. 1996) u.a. auf eine verlängerte Überlebenszeit und verbesserte Lebensqualität der Patienten nach hohen Dosen von Vitamin C verwiesen worden.

Von einem präventiven Vitamin-C-Effekt hatten vor allem Patienten mit Karzinomen des Gastrointestinaltraktes wie Magen-, Kolonkarzinom, des Bronchialsystems, Zervixkarzinom, Mammakarzinom und prämalignen Läsionen der Mundhöhle profitiert. Vitamin C ist z.B. hoch wirksam gegen die Bildung von Nitrosaminen, die potente kanzerogene Eigenschaften besitzen, insbesondere im Magen, Ösophagus, Nasopharynxbereich und in der Blase, da die Nitrosaminbildung im Magen verhindert wird (Mirvish 1993). Dies hat bereits früher zu der Empfehlung geführt, beim Verzehr nitratreicher Gemüse gleichzeitig vermehrt Vitamin C zuzuführen.

Magenkrebs

Bei Magenkrebs ist die hohe Inzidenz in Verbindung mit niedrigen Vitamin-C-Plasmaspiegeln auffällig (Block 1991). Bei der Entwicklung von Magenkrebs könnten zwei Vitamin-C-spezifische Eigenschaften zum Tragen kommen, die anderen Antioxidanzien fehlen. Vitamin C kommt durch aktive Sekretion in hohen Konzentrationen im Magensaft vor. Anazidität, nach neueren Erkenntnissen in Verbindung mit Heliobacter-pylori-Infektion, führt zu stark erniedrigten Vitamin-C-Werten im Magen, die in direktem Zusammenhang mit der Entwicklung von Magenkrebs gesehen werden (Sobala 1993, Schorah et al. 1991, Jarosz et al. 2000). Trotz der epidemiologischen Assoziation und der Evidenz, dass dem Vitamin C eine Schutzfunktion zukommt, haben die bisherigen Studien mit Vitamin-C-Supplementierung keine subsequente Reduktion in der Magenkrebs-Inzidenz bewiesen (Blot et al. 1993, O'Toole und Lombard 1996).

Brustkrebs

Bei Brustkrebs dürfte Vitamin C als das wichtigste Plasmaantioxidans bei der Abwehr phagozytärer Oxidanzien eine Rolle spielen. Seine primäre biologische Aufgabe ist wahrscheinlich die Abwehr der von Granulozyten gebildeten hypochlorigen Säure (HOCl) bzw. deren aggressivem Radikal zum Erhalt der Phagozyten- und Lymphozytenfunktion (Hu et al. 1993). Aber auch hier gibt es uneinheitliche Studienergebnisse. In der von Howe et al. (1990) durchgeführten Metaanalyse wurde Vitamin C am deutlichsten mit dem Brustkrebsrisiko bei postmenopausalen Frauen assoziiert. Jede zusätzliche Erhöhung der Vitamin-C-Aufnahme von 300 mg wurde mit einer Risikoreduktion von 37% assoziiert (Kushi et al. 1996). Auch in der Iowa Women's Health Study wurden bei einer zusätzlichen Zufuhr von 500 mg Vitamin C eine 20%ige Reduktion des Brustkrebsrisikos beobachtet. Dagegen wurde in der Nurses' Health Study (Hunter et al. 1993) keine solche Assoziation beschrieben. In einer aktuellen multizentrischen (28 Praxen, 4 Kliniken), kontrollierten, epidemiologischen Kohortenstudie (Dauer im Median 6,8 Monate) konnte nachgewiesen werden, dass eine adjuvante hoch dosierte (7,5 g pro Woche) parenterale Vitamin-C-Infusion (n = 409) der Kontrollgruppe (n= 379) auf den postoperativen Verlauf von Brutskrebspatientinnen im Hinblick auf die Hauptzielgrößen wie Verbesserung der Symptome Übelkeit, Erbrechen, Appetitlosigkeit, Magen-Darm-Beschwerden, Kopfschmerzen, Müdigkeit, Mattigkeit, Erschöpfung, Antriebsmangel, Abgespanntheit, Reizbarkeit und im Gesamtscore nach Wie-Lachin überlegen war. Auch in den sekundären Zielgrößen wie Reduktion von Nebenwirkungen der konventionellen onkologischen Therapie, Leistungsindex nach Karnowski, psychologisch-seelischen Gesamtbefinden (ECOG), Hospitalisierungsdauer, Pflegebedürftigkeit schnitt die Verumgruppe signifikant besser ab als die Kontrolle. Die Rate an Nebenwirkungen der konventionellen onkologischen Maßnahmen war unter Verum signifikant geringer, der Allgemeinzustand anhand des Karnowski-Index besser, die Hospitalisierung um ca. 5 Tage kürzer und die häusliche Pflege reduziert. Kein Unterschied bestand hinsichtlich der Beeinflussung von Fernmetastasen und tumorbedingter Morbidität (Braschoß et al. 2006).

Lungenkrebs

Die meisten Studien, die eine mögliche protektive Wirkung der Ascorbinsäure gegenüber dieser Krebsart analysiert haben, weisen darauf hin, dass bei täglichen Aufnahmen von 140 mg Vitamin C mit einer

Risikoreduktion zu rechnen ist. Dies hat man bei finnischen (Knet et al. 1991), holländischen (Ocke et al. 1997) und amerikanischen (Bandera et al. 1997) Männern beobachten können. Auch die Daten des National Health and Nutrition Examanition Survey I (NHANES-I) weisen in diese Richtung (Yong et al. 1997). Diese Risikoreduktion könnte bei Nichtrauchern oder moderaten Rauchern von noch größerer Bedeutung sein (Fontham et al. 1988).

Auch bei anderen Krebsarten, vor allem Kolorektal- (Freudenheim et al. 1990, Bostick et al. 1993), Pankreas- (Howe et al. 1992) und Ösophagus-Krebs (Terry et al. 2000), weisen die Ergebnisse verschiedener Studien auf eine inverse Beziehung zwischen Vitamin-C-Aufnahme und der Krankheit hin.

Koronare Herzkrankeit (KHK)

Die Hinweise darauf, dass Probanden mit hohen Blutspiegeln an Vitamin C ein reduziertes Risiko an ischämischen Herzerkrankungen aufweisen (Gey 1989, Langlois et al. 2001), sowie die Erkenntnisse, dass ein direkter Zusammenhang zwischen Ascorbinsäure und HDL-Cholesterol (Hallfrisch 1991) und der Inhibition der Oxidation von LDL-Cholesterol (Jialal et al. 1991, Reilly et al. 1996) besteht, sollten bei den Überlegungen zur wünschenswerten Höhe der Vitamin-C-Zufuhr nicht unberücksichtigt bleiben.

Jedoch ist die Bedeutung, die Vitamin C bei der Prävention der Atherosklerose und der KHK zukommt, anhand der publizierten Studienergebnisse bisher nicht eindeutig und definitiv zu beurteilen, da Interaktionen und Wechselwirkungen mit anderen Antioxidanzien eine objektive Bewertung nicht zulassen. So wurde z.B. bei einem dreijährigen Follow-up der ASAP-(Antioxidant Supplementation in Artherosclerosis Prevention)Studie eine retardierte Plaqueprogression in der Carotis bei kombinierter Gabe von Vitamin C und Vitamin E (91 mg Vitamin E + 250 mg Vitamin C zweimal am Tag) beobachtet (Salonen et al. 2000). Diese synergistische Wirkung von Vitamin C und E in der Prävention und Progression der Atherosklerose ist anhand von Studienergebnissen gut dokumentiert (Carr et al. 2000) und auch biochemisch verständlich.

Die Ergebnisse schließen jedoch eine eigenständige Wirksamkeit von Vitamin C nicht aus (Enstrom et al. 1992, Simon 1992, Langlois et al. 2001). Eine negative Korrelation zwischen Vitamin-C-Einnahme und der Wandstärke der Carotis wurde in der Atherosclerosis-Risk-in Communities-Studie beobachtet, bei der eine hohe Vitamin-C-Aufnahme gegen eine niedrige Zufuhr verglichen wurde (Männer 982 mg/Tag vs. < 56 mg/Tag; Frauen > 728 mg/Tag vs. 64 mg/Tag). Personen im hohen Zufuhrbereich hatten eine 50%ige (Männer) bzw. 20%ige (Frauen) Risikoreduktion. Es gibt mehrere solche Untersuchungen, die innerhalb derartig extremer Zufuhrunterschiede eine negative Korrelation feststellen. Wenn jedoch unterschiedliche Zufuhrbereiche, die jeweils oberhalb von 92 mg liegen, verglichen werden, ist kein signifikanter Effekt auf die KHK-Prävention mehr nachweisbar (Stampfer et al. 1993, Rimm et al. 1993), so dass offensichtlich eine bestimmte Vitamin-C-Konzentration im Körper ausreicht, um diese Schutzwirkung zu erzielen.

Eine deutlichere Beeinflussung des KHK-Risikos zeigt sich im niedrigen Zufuhrbereich. Kuert et al. (1994) verglichen eine Vitamin-C-Zufuhr unterhalb von 25 mg/Tag mit einer täglichen Aufnahme zwischen 60 und 90 mg und fanden, dass die höhere Vitamin-C-Zufuhr mit einer 49%igen Risikoreduktion verbunden war. Bezogen auf die Vitamin-C-Konzentration im Körper haben Plasmaspiegel unter 0,5 mg/l ein erhöhtes KHK-Sterblichkeitsrisiko zur Folge. Mit den neuen Empfehlungen von 100 mg pro Tag (DACH 2000) werden diese Plasmakonzentrationen erreicht (Brubacher et al. 2000). Auch hier gilt es, die Bevölkerung weiterhin auf die Kampagne „5 am Tag", also fünfmal am Tag Obst und Gemüse, aufmerksam zu machen.

Vielversprechend dürfte der Einsatz von hoch dosiertem Vitamin C bei aortokoronaren Bypass-Operationen sein. Tierversuche wie auch klinische Studien belegen, dass während der Reperfusion große Mengen an freien Sauerstoffradikalen freigesetzt werden, die Ursachen von postischämischen Funktionsstörungen und Gewebsschädigung sind und durch Antioxidanzien abgefangen werden. In einer doppelblinden randomisierten Studie erhielten je 12 Patienten, die sich einer Bypass-Operation unterzogen, entweder 4 × Placebo, 4 × 7,5 g (30 g) oder 4 ×

750 mg (3 g) Vitamin C über einen Zeitraum von 24 h infundiert. Zielgrößen waren Plasmakonzentrationen von Ascorbinsäure, Dehydroascorbinsäure, Routine-Laborwerte einschließlich der Gerinnungsparameter, Kreatinin sowie Monitoring der Hämodynamik. Die niedrige Vitamin C Dosis (3 g) führte nur zu moderat erhöhten Vitamin-C-Plasmaspiegeln, woraus auf eine begrenzte antioxidative Kapazität geschlossen wird, während mit der Dosis von 30 g eine hohe antioxidative Kapazität und damit ein besserer Zellschutz vor freien Radikalen erreicht wurde. Dies äußerte sich nach Entfernung der Aortenklemme u.a. in einem signifikant geringeren frühen Anstieg des myokardialen Plasmakreatinins, einer signifikant geringeren ST-Strecken-Senkung und geringerem Abfall der Thrombozyten (Albiez et al. 2003).

Katarakt

Verschiedene Studienergebnisse weisen auf einen potenziellen protektiven Effekt von Vitamin C gegen die Kataraktbildung, obwohl die meisten eine Risikoreduktion erst bei Dosen beobachtet haben, die oberhalb von 300 mg/Tag (Robertson et al. 1989) bzw. 490 mg/Tag liegen (Jacques et Chylack 1991). Auch die Dauer der Supplementierung scheint von Bedeutung zu sein, da in der Nurses' Health Studie erst ab einer zehnjährigen Supplementation ein protektiver Effekt festgestellt worden konnte. Anhand dieser Ergebnisse ist es noch zu früh, für die Allgemeinbevölkerung eine Supplementierung zu empfehlen, obwohl dies bei Patienten mit erhöhtem Risiko durchaus sinnvoll zu sein scheint.

Kognitive Funktion

Den Zusammenhang zwischen Vitamin C und der kognitiven Funktion ist ein relativ neuer Forschungsansatz. Die oxidative Stresshypothese als eine der Multifaktoren beim Ursprung von Alzheimer-Demenz und anderen Demenzformen gewinnt anhand neuerer Studienergebnissen immer mehr Aufmerksamkeit (Behl und Holsboer 1998). Das Gehirngewebe hat niedrige endogene Antioxidanzienlevels, wodurch es den freien Radikalen im vergrößertem Ausmaß ausgesetzt ist. In einer französischen Studie hat man bei Alzheimer-Patienten niedrigere Plasmawerte festgestellt im Vergleich zur Kontrollgruppe (Riviere et al. 1998). In der gleichen Studie reduzierten sich die Vitamin-C-Plasmawerte proportional zum progressiven Verlust der kognitiven Funktion bei gleicher Vitaminaufnahme in allen Gruppen. In einer anderen Studie korrelierten höhere Plasmawerte mit besserer Memory Performance (Perrig et al. 1997). Trotzdem muss man weitere Studienergebnisse abwarten, um einen kausalen Effekt begründen zu können.

Vitamin C und Gesamtmortalität

In der Seven-Countries-Studie korreliert die Vitamin-C-Aufnahme negativ mit der Gesamtmortalität nach einem 25-jährigen Follow-up (Kromhout et al. 2000). Die Autoren schließen, dass eine Erhöhung von 20 mg Vitamin C/Tag, in Verbindung mit einer 5%igen Energiereduktion in Form von gesättigten Fettsäuren und einer gleichzeitigen Reduktion der Raucherprävalenz um 10%, die 25-Jahres-Mortalitätsrate um 12,5% (95% CI: 5,6–19,4%) senken würde. Auch andere Studien haben bei einer erhöhten Vitamin-C-Aufnahme eine niedrigere Gesamtmortalitätsrate gefunden, z.B. zeigte die European Prospective Investigation into Cancer and Nutrition (EPIC)-Studie (Khaw et al. 2001), dass ein Vitamin-C-Anstieg um 20 µmol/l im Blut (was ungefähr 50 g Obst und Gemüse entspricht) einer Risikoreduktion von 20% entsprach. Dies wird auch aus der NHANES-I-Studie deutlich, die bei steigender Vitamin-C-Zufuhr bei Männern einen ausgeprägt inversen, bei Frauen einen schwach inversen Bezug zur Gesamtmortalität feststellte.

3.9.6 Bedarfsdeckung

Berechnungen verschiedener Länder zur Ascorbinsäureversorgung der Bevölkerung zeigen, dass dieses Vitamin bei uns in Mitteleuropa reichlich aufgenommen wird. In der Bundesrepublik Deutschland erreicht die mittlere Zufuhr die von der DGE als wünschenswert erachteten Mengen, wobei frische Grüngemüse, Kartoffeln, Obst und Zitrusfrüchte als hauptsächliche Vitamin-C-Lieferanten fungieren

(BVS II 2003). Die Vitaminierung von Lebensmitteln gewinnt insbesondere bei Säften, Nektaren und Limonaden zunehmend an Bedeutung. Der steigende Absatz von Orangensäften/Orangennektar und Multivitaminsäften bedingt, dass Erfrischungsgetränke inzwischen mit 28% vorrangig zur Vitamin-C-Bedarfsdeckung beitragen (NVS 1991). Die Vitamin-C-Aufnahme durch Frischgemüse macht 20–30% (je nach Altersklasse) der Gesamtzufuhr aus; trotz des mengenmäßig geringen Verzehrs tragen Südfrüchte (incl. Zitrusfrüchte) immerhin noch mit 17% zur Gesamt-Vitamin-C-Zufuhr bei (NVS 1991).

Die Berechnungen zur täglichen Vitamin-C-Aufnahme, die im Rahmen des Ernährungsberichts (2004) sowie der bayerischen Verzehrsstudie (BVS II 2003) durchgeführt wurden, zeigen ebenfalls, dass die Vitamin-C-Versorgung der Bevölkerung als gesichert angesehen werden kann. Auch wird anhand biochemischer Untersuchungen (Vitamin C im Serum) nur sehr selten auf eine nicht ausreichende Vitamin-C-Versorgung geschlossen. Die erniedrigten Serumwerte bewegen sich allerdings nicht in Bereichen, in denen mit signifikanten Mangelerscheinungen zu rechnen ist, sondern lassen lediglich eine leichte Beeinträchtigung des psychischen Wohlbefindens oder der Infektabwehr erwarten (DGE 1988).

3.9.7 Klinische Symptomatik

Bei einer C-Avitaminose sind klinisch manifeste Mangelzustände wie der Skorbut des Erwachsenen, die Moeller-Barlowsche Erkrankung des Kindes und subklinische (präskorbutische) Symptome zu unterscheiden. Sie sind Folge einer ungenügenden Aufnahme oder eines erhöhten Bedarfs an Ascorbinsäure, z.B. bei Fehl- und Mangelernährung, Malabsorption, Schwangerschaft und Stillzeit, im Alter, nach schweren Krankheiten wie Masern, Hepatitis epidemica, schweren Traumen, Infektionen, Stress, aber auch nach langfristiger Einnahme verschiedener Arzneimittel (z.B. Salizylate, Tetracyclinen). Die klinische Manifestation entwickelt sich schleichend innerhalb von mehreren Monaten aus einem latenten Mangel.

Das klassische und bereits seit der Antike bekannte Bild eines Vitamin-C-Mangels ist der Skorbut. Er äußert sich zunächst in unspezifischen Frühsymptomen wie verminderte körperliche Leistungsfähigkeit, Schmerzen in Gelenken und Gliedern, psychosomatischen Funktionsstörungen wie erhöhte Erschöpfbarkeit, Müdigkeit und Schlafbedürfnis, Reizbarkeit. Später kommt es zu erhöhter Kapillarbrüchigkeit mit Blutungen (Ekchymosen, Sugillationen) in Haut, Schleimhäuten, Muskulatur, inneren Organen, Gelenken, Pleurahöhle, Myokard, Mikrohämaturie und verminderte Infektresistenz (vorwiegend reduzierte Phagozytose). Weitere Symptome sind schwammiges Zahnfleisch, Lockerung und Ausfall von Zähnen, Gingivitis, Fötor ex ore. Blutgerinnung und Blutungszeit sind normal, als Zeichen der Kapillarfragilität ist das Rumpel-Leedsche-Zeichen positiv. Häufig ist eine hypochrome, mikrozytäre (oft eisenrefraktäre) Anämie anzutreffen. Die Wundheilung ist gestört und die bindegewebige Narbenheilung behindert.

Bei Säuglingen ist die Moeller-Barlowsche Krankheit aufgrund größerer Vitamin-C-Reserven zunächst latent und tritt erst nach dem 6.–8. Lebensmonat auf. Im Vordergrund stehen Störungen der Knochenbildung, Verbreiterung der Knorpel-Knochen-Grenze, oft verbunden mit Epiphyseolyse, pathologischen Knochenbrüchen, subperiostalen Hämatomen mit Einblutungen in die Wachstumszonen, Wachstumstörungen sowie Schmerzen bei Bewegungen und Belastungen.

Wenn auch die klassische C-Avitaminose heute in den industrialisierten Ländern nicht mehr vorkommt, so sind dennoch subklinische Mangelsymptome wie Leistungsschwäche, Müdigkeit, verlangsamte Erholung nach Krankheiten, abgeschwächte Funktion des Immunsystems, Hautveränderungen und verschlechterte Wundheilung nicht selten. Besonders betroffen sind ältere Personen. Durch Nachweis einer stark verminderten Ascorbinsäurekonzentration im Blutplasma (< 0,1 mg/dl bzw. 6 µmol/l) und in den weißen Blutzellen (< 5 mg/dl bzw. 280 µmol/l) lässt sich ein Vitamin-C-Mangel objektivieren.

3.9.8 Anwendungsgebiete

Anwendungsgebiete von Vitamin C sind Prävention und Therapie von klinischen Vitamin-C-Mangelzuständen, die ernährungsmäßig nicht behoben werden können. Eine Übersicht zur Therapie oder Prävention von klinischen Vitamin-C-Mangelzuständen, die ernährungsmäßig nicht behoben werden können, enthält Tab. 3.9.3.

Tab. 3.9.3 Anwendungsgebiete von Ascorbinsäure
Skorbut, Moeller-Barlowsche Krankheit, Präskorbut
Fehl- und Mangelernährung, parenterale Ernährung
Infektionskrankheiten
Schwere Traumen
Hämodialysen
Tumorkachexie
Methämoglobinämie im Kindesalter
Cystin-Harnsteinleiden

3

Fehl- oder Mangelernährung

Klinische Mangelzustände an Vitamin C lassen sich nur noch in Einzelfällen beobachten. Als einzige relevante Risikogruppe fallen Betagte auf. Besonders **Männer über 65 Jahren** zeigen häufiger Deckungslücken (Ernährungsbericht 1988, Mandal und Ray 1987). In einer repräsentativen Querschnittuntersuchung an 149 Senioren mit einem Durchschnittsalter von 72 Jahren bewegten sich über 15% im kritischen Bereich (Serum-Ascorbinsäure unter 5 mg/l, Heseker und Kübler 1983). Nach einer Studie von Birlouez-Argon et al. 1995 lag der Vitamin-C-Plasmaspiegel bei 14/20 institutionalisierten älteren Personen unter 20 µmol/l und bei der Hälfte im Bereich des Skorbutrisikos (< 5 µmol/l). Täglich 100 ml Grapefruitsaft erhöhte den Vitamin-C-Spiegel um das Doppelte, effektiver war jedoch die Supplementation mit 150 mg bzw. 750 mg/Tag Vitamin C. Bei Verabreichung der hohen Dosis fielen die Plasmaspiegel ab dem 85. Tag wieder ab.

Aktuelle Fälle von Skorbut werden vornehmlich bei **Alleinstehenden** gesehen, deren Verzehrsgewohnheiten nicht selten extrem einseitig sind. Auch selbst zusammengestellte Spezialdiäten können vereinzelt zu klinischen Mangelzuständen führen (Hughes et al. 1986). Oft ist ein **Alkoholabusus** vergesellschaftet (Reuler et al. 1985). Beachtung verdienen neuere Studienergebnisse zur pharmakologischen Wirkung von Vitamin C im Rahmen der Alkoholmetabolisierung. Eine Vitamin-C-Vorbehandlung in Form einer zweiwöchigen Aufsättigung mit täglich 5 g Ascorbinsäure führte im Rahmen einer placebokontrollierten Doppelblindstudie unter Ethanolbelastung zu einer beschleunigten Blutethanol-Clearance, einer besseren motorischen Koordinationsfähigkeit wie auch zu einem verbesserten Farbendiskriminationsvermögen (Susick und Zannoni 1987).

Erhöhter Bedarf

Ein erhöhter Vitamin-C-Bedarf ist vor allem im letzten Trimenon der **Schwangerschaft**, bei **Präeklampsie** (Hubel et al. 1997) und während der Stillzeit gegeben. So lag der Vitamin-C-Spiegel bei Frauen mit Präeklampsie signifikant unter den Werten von normal entbindenden Frauen und die Oxidaseaktivität der Ascorbinsäure war gesteigert, eine mögliche Ursache für die Dysfunktion in der Eklampsie.

Auch bei **starker körperlicher Belastung** und verschiedenen Erkrankungen, die mit einer erhöhten Freisetzung von Zytokinen und reaktiven Sauerstoffradikalen (ROS) einhergehen, z.B. Patienten mit **rheumatoider Arthritis** (Jaswal et al. 2003, Kamali et al. 2004), liegt häufig ein Vitamin-C-Mangel vor, weshalb eine adjuvante Supplementierung angezeigt ist (Deutsche Gesellschaft für Ernährung 1991).

Schon lange ist bekannt, dass **Raucher** mehr Vitamin C verbrauchen (Kallner et al. 1981, Schectman 1993), einen erhöhten Turnover und beschleunigtere Elimination von Vitamin C besitzen als Nichtraucher mit den Folgen erniedrigter Vitamin-C-Plasmaspiegel (Keith und Mossholder 1986). Mögliche Ursache ist der erhöhte oxidative Stress mit Freisetzung von freien Radikalen (ROS), welche die NO-(Stickoxid) und Ascorbinsäurekonzentration reduzieren sowie die Adhäsion und Aggregation von Thrombozyten und Leukozyten an dem Gefäßendothel bewirken (Takajo et al. 2001,Tsuchiya et al. 2002). Vitamin C normalisiert die Plättchenfunktion (Schindler et al. 2002), schützt das gefäßdilatierende NO (Kaufmann et al. 2000) und verhindert die ROS-induzierte Bildung von Lipiden (Frei 1991). Um zu einem vergleichbaren Vitamin-C-Status zu gelangen, benötigen Raucher eine etwa 50%ige Mehrzufuhr. Die DGE empfiehlt Rauchern 150 mg/Tag Vitamin C, in Einzelfällen sogar höhere Dosen. Das Risiko von Herz-Kreislauf-Erkrankungen betrifft auch Passivraucher (Jacob 2000) und beruht auf der Freisetzung von toxischen Substanzen des glimmenden Zigarettenendes, weshalb dieser Personengruppe zum Schutz proatherogener Folgen Vitamin C empfohlen wird.

Eine **chronische Dialysebehandlung** kann zu relevanten Vitamin-C-Verlusten in das Dialysat führen und den Leukozytenspiegel an Ascorbinsäure zu behandlungsbedürftigen Konzentrationen reduzieren (Kelleher et al. 1983). 8 von 10 Patienten unter chronischer Dialysebehandlung zeigten unzureichende Serumspiegel von unter 42 mg pro Liter (Pönkä und Kuhlbäck 1983). Während einer einzigen Dialysebehandlung kann die Leukozyten-Ascorbinsäure-Konzentration um 26% abfallen (Sullivan und Eisenstein 1972). Es wird deshalb eine Vitamin-C-Substitution von 100 bis 200 mg pro Tag bei Dialysepatienten empfohlen.

Länger andauernde **Resorptionsstörungen** bei Magen- und Darmerkrankungen, wie z.B. bei Ulzera, können eine Vitamin-C-Substitution erfordern.

Cystinurie/Cystin-Urolithiasis

Die Cystinurie ist eine seltene Ursache für das Nierensteinleiden mit einer Inzidenz von 0,2–3% aller Harnsteine (Brundig et al. 1986, Brundig et al. 1992, Hautmann 1986). Sie beruht auf einer autosomal vererbten Störung der tubulären Rückresorption und enteralen Resorption von Cystin, den dibasischen Aminosäuren Arginin, Lysin sowie Ornithin und kann von einer Hyperurikämie begleitet sein. Der tubuläre Transportblock führt zu einer erhöhten renalen Clearance und vermehrten Ausscheidung der betroffenen Aminosäuren, während deren Konzentration im Blut weitgehend normal ist. Die schlechte Wasserlöslichkeit von Cystin hat eine erhöhte Kristallisationsbereitschaft mit der Bildung von Cystingrieß und Cystinsteinen zur Folge. Die Löslichkeitsgrenze des Cystins im Urin liegt bei 200 bis 450 mg/l. Wird diese Grenze überschritten, fällt Cystin in kristalliner Form aus. Eine renale Cystinausscheidung bis zu 0,33 mmol/Tag ist normal. Sie ist bei heterozygoten Patienten auf 0,6 bis 1,2 mmol/Tag (Janitzky 1992) und bei homozygoten Cystinurikern auf mehr als 1,25 bis 7,5 mmol/Tag erhöht (Janitzky 1992, Brundig 1989). Aufgrund des Ausscheidungsmusters im Urin lassen sich drei verschiedene allele Mutationen unterscheiden mit unterschiedlicher phänotypischer Ausprägung der Erkrankung. Ohne gezielte Therapie haben homozygote und heterozygote Genotypen eine schlechte Prognose (Brundig et al. 1992, Rosenberg et al. 1966). Von den betroffenen Patienten bilden ca. 50–83% nachweisbare und klinisch relevante Cystinsteine (Brundig 1989, Hautmann 1986). Dies entspricht einer absoluten Cystinlithiasis von ca. 1:16000 und einer relativen Häufigkeit von 0,0062% der Erkrankung (Janitzky 1992).

Neben der Konzentration an Cystin spielen pH-Wert des Urins, Konzentrationsinhibitoren und Verhältnis Cystin/Cystein eine Rolle bei der Lithogenese. Die Cystinsättigungsgrenze im Urin beträgt 1,25 mmol/l bei einem pH von 6,0 und steigt auf 6,25 mmol/l bei einem pH von 7,9.

Männer und Frauen werden etwa gleich häufig befallen. Die Krankheit verläuft bei Männern deutlich schwerer als bei Frauen. Klinische Merkmale der Cystinurie sind rezidivierende Urolithiasis, Koliken, Obstruktion der ableitenden Harnwege, chronische Harnwegsinfekte mit den Folgen einer fortschreitenden Niereninsuffizienz. Die Diagnose einer Cystinurie erfolgt durch den Suchtest der Nitroprussidprobe auf Disulfide im Urin (Berg und Janitzky 1992, Berg und Kilian 1988). Da Cystinsteine nur schwach schattengebend sind, können sich kleine Konkremente dem röntgenologischen Nachweis entziehen. Der Sonographie kommt bei der Diagnostik eine große Bedeutung zu. Optimale diätetische Maßnahmen und medikamentöse Therapie senken das Rezidivrisiko auf 10% gegenüber ca. 80% ohne adäquate Therapie. Die Therapie hat lebenslang zu erfolgen. Zu den Allgemeinmaßnahmen zählen reichlich Flüssigkeit (> 2,5 l/Tag), vegetarische, methioninarme Kost, mäßiger Konsum von Alkohol, Tee und Kaffee. **Medikamentös** kommen Harnalkalisierung (pH nicht über 7,2 wegen der Bildung von Phosphat- und Kalziumsteinen), Lösungsvermittler (D-Penicillamin, N-Acetyl-DL-Penicillamin, N-Acetyl-Cystein) und Reduktionsmittel Ascorbinsäure in Frage. Von As-

3

per und Schmucki (1981) wurde die Hypothese aufgestellt, dass das Cystein-Cystin-Verhältnis durch Ascorbinsäure vom schlecht löslichen Cystin zugunsten des gut löslichen Cystein verschiebbar ist. Die entsprechende Reaktionsgleichung lautet:

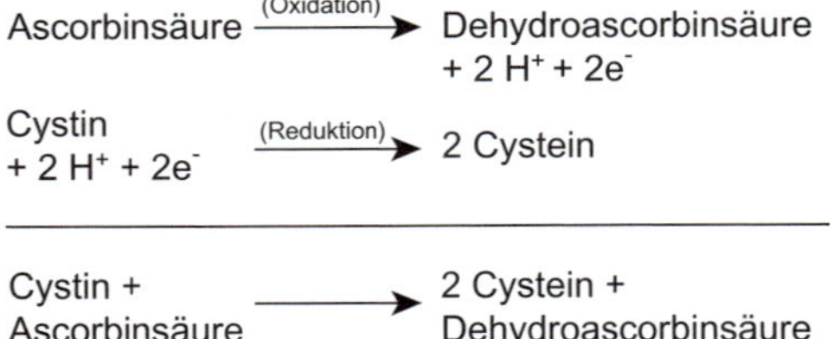

Bei der Oxidation der renal unverändert ausgeschiedenen Ascorbinsäure zu Dehydroascorbinsäure wird das schwer lösliche L-Cystin zu 2 besser löslichen Cystein-Molekülen reduziert. Durch Gabe von 5 g Ascorbinsäure konnte bei 18 Patienten der Anteil des schlecht löslichen Cystins um 40 % im Harn reduziert werden (Asper und Schmucki 1981, 1982). Die Summe der korrigierten Konzentrationen aus Cystein und Cystin blieb nahezu gleich. Während der zweijährigen Behandlung traten bis auf zwei Spontansteinabgänge keine Rezidive auf. In einer Langzeitstudie mit einer durchschnittlichen Beobachtungszeit von 23 Monaten (19–30 Monate) wurden bei 4 Patienten unter der täglichen Gabe von 3 g Ascorbinsäure ein Rückgang der Cystinausscheidung auf 20 bis 40% der Ausgangswerte gemessen mit deutlicher Reduktion der Cystinsteinrezidive (Lux und May 1983). Weitere Kasuistiken von Birwe (1991) und Janitzky (1994) bestätigen die Theorie, dass unter metaphylaktischer Therapie bei Patienten mit bekanntem Cystinsteinleiden und milder Cystinurie durch hoch dosierte Ascorbinsäure (2,0–5,0 g/Tag) die Cystinausscheidung reduziert und langfristig die Rezidivrate gesenkt werden kann.

Für die Vitamin-C-Therapie bei der Cystinurie spricht die risikoarme Anwendung, insbesondere unter dem Gesichtspunkt der beschränkten Alternativen (Weitnauer 1988) und der mit zum Teil schweren Nebenwirkungen behafteten Lösungsvermittler. Nicht eindeutig geklärt ist der mögliche therapeutische Beitrag von Natriumbicarbonat. Es ist nicht auszuschließen, dass der alkalisierende Effekt des in vielen Präparaten enthaltenen Hilfsstoffes zum Erfolg der Vitamin-C-Therapie beiträgt. Es bleibt deshalb weiteren Studien vorbehalten, den therapeutischen Effekt von natriumbicarbonatfreien Ascorbinsäurepräparaten zu belegen.

Therapieversuch bei Infektionen und Tumorerkrankungen

Umstritten ist die klinische Relevanz der immunstimulierenden Wirkung der Ascorbinsäure. Insbesondere die Vertreter der „orthomolekularen" Medizin empfehlen den Einsatz hoher Vitamin-C-Dosen bei Erkrankungen wie z.B. bei rezidivierenden bakteriellen Infektionen, Virusinfekten und Tumorerkrankungen. Wenn auch der Wirkungsmechanismus der Ascorbinsäure auf das Immunsystem noch ungeklärt ist, so liegt eine Mitwirkung von Vitamin C bei Abläufen der zellulären und humoralen Antwort aufgrund der antioxidativen Wirkung nahe, da Immunzellen zur Bekämpfung viraler und bakterieller Infektionen Sauerstoffradikale freisetzen. Zum Abfangen von ROS besitzen Leukozyten eine 40- bis 80fach höhere Vitamin-C-Konzentration als das Plasma und speichern Ascorbinsäure aktiv. Hierdurch werden Beweglichkeit, Chemotaxis und Phagozytose der weißen Blutkörperchen gesteigert und das Gewebe vor Sauerstoffradikalen geschützt. Auch die Lymphozyten benötigen Vitamin C zur Differenzierung der B-Lymphozyten zu Plasma- und Gedächtniszellen bzw. Proliferation von T-Lymphozyten. Neben positiven Effekten auf die zelluläre Immunität wird auch die humorale Abwehr durch Vitamin C unterstützt. Für die Stimulierung des Immunsystems sprechen Beobachtungen wie ein Anstieg der Serumkonzentrationen von IgA, IgM und C3-Komplement sowie der chemotaktischen Aktivität unter der Gabe von 1–3 g Vitamin C pro Tag (Prinz et al. 1977). Bei skorbutischen Patienten weisen die Makrophagen eine reduzierte Migration auf. In einigen Tiermodellen wurde eine gesteigerte Interferonproduktion durch Vitamin-C-Zulagen erzielt (Anderson 1981), jedoch konnte eine erhöhte Antikörperproduktion nicht nachgewiesen werden. Trotz dieser positiven experimentellen Befunde und plausiblen Erklärungen einer Immunstärkung und Infektionsabwehr sind die bisher publizierten klinischen Studien zur Prophylaxe und Therapie von Erkältungskrankheiten nicht überzeugend. In einer placebokontrollierten Doppelblindstudie, die an über 800 Probanden über mindestens 2 Monate durchgeführt wurde, konnten keine signifikanten Unterschiede bei den Parametern „Zahl der Erkältungen" und „Gesamtzahl der Krankheitstage" beobachtet werden. Jedoch war im Vitamin-C-Kollektiv (1 g Vitamin C pro Tag) die Bettlägerigkeit um 30% vermindert (Anderson 1974). Hemilä (1997) gibt eine Übersicht über eine große Zahl von Studien zur Frage der Wirksamkeit von Vitamin C bei Erkältungskrankheiten. In 10 placebokontrollierten Doppelblindstudien bei Kindern ergab sich bei einer Dosierung von 1 g/Tag im Median eine Abnahme der Dauer und Schwere der Symptome um 22%. Bei der Häufigkeit des Auftretens von Erkältungen ergab sich aus den sechs größten Studien für die allgemeine Population kein nennenswerter Effekt einer Behandlung mit Vitamin C. Bei Gruppen unter starkem physischen Stress war jedoch ein signifikanter Rückgang der Häufigkeit von Erkältungskrankheiten zu verzeichnen. Ferner zeigte sich, dass eine Verkürzung der Krankheitsdauer durch therapeutische Vitamin-C-Supplementierung nur erreicht werden kann, wenn die Behandlung innerhalb 24 Stunden nach dem Auftreten der ersten Symptome erfolgt. Bei Kollektiven, die von vornherein reichlich mit Vitamin C versorgt sind, bringt offensichtlich eine zusätzliche Supplementierung keinen zusätzlichen Effekt. Die unterschiedlichen Ergebnisse zahlreicher Untersuchungen mögen u.a. auch darauf zurückzuführen sein, dass diese verschiedenen Bedingungen in vielen Studien nicht berücksichtigt worden sind. Anhand des vorliegenden Erkennntnismaterials lässt sich nicht entscheiden, ob es sich lohnt, bei bereits vorhandenen Erkältungssymptomen eine hoch dosierte Vitamin-C-Behandlung einzuleiten.

Trotz neuerer experimenteller und klinischer Daten ist die Sinnhaftigkeit einer Vitamin-C-Interventionsbehandlung bei Tumorerkrankungen noch strittig. Gesichert ist ein Vitamin-C- Mangel bei onkologischen Patienten insbesondere im Rahmen der Radio- und Chemotherapie durch das Auftreten von freien Sauerstoffradikalen und die Tatsache, dass Vitamin C die Bildung von kanzerogenen Substanzen wie Nitrosamine reduzieren kann. Die Nitrosamine entstehen in vivo aus Reaktionen zwischen Nitrit und Aminen. Es liegen genügend Hinweise darüber vor, dass bestimmte Tumoren, vor allem Magen- und Ösophagus-Karzinome, mit der Substanzklasse der Nitrosamine in Zusammenhang gebracht werden können. Am besten belegt ist die Hemmung der Nitrosaminbildung durch Vitamin C, sofern eine ausreichende Konzentration an Ascorbinsäure im Gastrointestinaltrakt vorliegt.

Berichte über die Besserung subjektiver und klinischer Befunde bei inoperablen Tumorpatienten (Cameron und Pauling 1978, Cameron 1982, Hoffmann 1985) blieben nicht unwidersprochen. In einer placebokontrollierten Doppelblindstudie, die an 100 Patienten mit fortgeschrittenen kolorektalen Karzinomen ohne bisherige Chemotherapie durchgeführt wurde, führte Vitamin C (10 g/Tag) nicht zu einer verlängerten Überlebenszeit (Moertel et al. 1985). Ähnliche Ergebnisse liegen aus der Studie von Barschoß beim Mammakarzinom vor (2006). Hier wurden zwar tumor- und rezidivfreies Intervall signifikant verlängert und die Lebensqualität verbessert, jedoch nicht die Überlebenszeit. Die Wirksamkeit einer Vitamin-C-Intervention bei verschiedenen Tumorerkrankungen kann somit weder als gesichert noch als widerlegt angesehen werden, so dass eine versuchsweise und adjuvante Anwendung im Rahmen der Tumortherapie zum gegenwärtigen Zeitpunkt nicht abgelehnt werden kann (Simmons 1986, Bertram et al. 1987).

3.9.9 Behandlung

Prophylaxe

Eine prophylaktische Vitamin-C-Anwendung (50 bis 100 mg/Tag) empfiehlt sich für Risikokollektive und für Personen mit einem gesteigerten Bedarf. Anhaltspunkte für eine unzureichende Vitamin-C-Versorgung sind erniedrigte Konzentrationen im Plasma und in Leukozyten (z.B. < 0,1 mg/l im Plasma, und < 5 mg/dl in weißen Blutzellen).

Für Schwangere, Stillende, starke Raucher, alleinstehende ältere Personen sowie prinzipiell Personen mit einseitigem Ernährungsverhalten sind zusätzliche Tagesdosen im Bereich von 50–100 mg Vitamin C angemessen (ca. ½ - bis 3-facher DGE-Wert). Kinder bis 8 Jahre erhalten die halbe Erwachsenendosis.

Starke Raucher haben einen täglichen Mehrbedarf von etwa 40 mg zu berücksichtigen (Hornig und Glatthaar 1985).

Dialysepatienten können eine ausreichende Bedarfsdeckung mit Substitution von 100–200 mg pro Tag sicherstellen.

Therapie

Zur Therapie existierender Vitamin-C-Mangelzuständen werden Tagesdosen von 200–1000 mg empfohlen, die auf mindestens zwei Einzeldosen aufgeteilt werden sollten. Kinder bis 8 Jahre erhalten die halbe Erwachsenendosis.

Bei bestimmten Indikationen wie z.B. bei der Cystinurie können höhere Tagesdosen erforderlich sein. Unter der Langzeittherapie von 5 g Vitamin C pro Tag kann bei einem Großteil der Cystinsteinträger ein Rückgang der Anzahl der Steinrezidive erwartet werden (Brundig et al. 1989).

Zur parenteralen Anwendung werden 225–500 mg/Tag und bei akuter toxisch bedingter Methämoglobinämie 500–1000 mg i.v. empfohlen. Eine Dosis von 100 mg/kg KG pro Tag soll bei Kindern < 12 Jahren nicht überschritten werden. Die hoch dosierte Vitamin-C-Applikation sollte höchstens 3 × pro Woche erfolgen und einen Behandlungszeitraum von 8 Wochen nicht überschreiten. Zur versuchsweisen Anwendung bei verzögerter Wundheilung, zur Immunmodulation, Reduzierung der Nitrosaminbildung und bei Tumorerkrankungen werden vornehmlich Tagesdosen von 1–5 g empfohlen.

3.9.10 Nebenwirkungen, Gegenanzeigen, Wechselwirkungen

Sehr selten wurden respiratorische und kutane Überempfindlichkeitsreaktionen (z.B. Juckreiz, Urtikaria, Hautrötungen) und kurzfristig Kreislaufstörungen (z.B. Schwindel) sowie Übelkeit beobachtet. Gegenanzeigen sind Oxalat-Urolithiasis und Eisen-Speicherkrankheiten (Thalassämie, Hämochromatose, sideroblastische Anämie). Bei Einnahme hoher Dosen von Vitamin C (4 g täglich) wurden in Einzelfällen bei Patienten mit erythrozytärem Glucose-6-phopsphat-dehydrogenase-Mangel z.T. schwere Hämolysen beobachtet. Dabei sollten Dosen von > 100–500 mg vermieden werden. Bei Disposition zur Nierensteinbildung besteht die Gefahr von Calciumoxalatsteinen. Personen mit rezidivierender Nephrolithiasis sollten tägliche Vitamin-C-Dosen von 100–200 mg und Patienten mit hochgradiger oder terminaler Niereninsuffizienz Dosen von 50–100 mg als Supplement wegen der Gefahr von Hyperoxalatämien und Oxalatkristallisation nicht überschreiten. Hohe intravenöse Vitamin-C-Applikation kann durch Ausfällung von Calziumoxalatkristallen zum akuten Nierenversagen führen. Dies kann bereits bei Dosen von 1,5–2,5 g erfolgen, gefährdet sind Patienten mit eingeschränkter Nierenfunktion.

Vitamin C kann die Aufnahme von Eisenpräparaten und aluminiumhaltigen säurebindenden Substanzen aus dem Magen-Darm-Trakt fördern, was bei Patienten mit eingeschränkter Nierenfunktion zu beachten ist. Vitamin-C-Injektion kann auf Grund des hohen Redoxpotenzials andere Arzneimittel chemisch verändern und damit auch die Verträglichkeit beeinflussen. Die gleichzeitige Einnahme von Vitamin C mit Fluphenazin führt zu reduzierten Fluphenazinkonzentrationen und die gleichzeitige Einnahme mit Acetylsalicylsäure zu einer erhöhten Ascorbinsäureausscheidung im Urin.

3.10 Vitamin A

3.10.1 Medizinhistorischer Rückblick, physikochemische Eigenschaften

Die erstmalige Strukturaufklärung von einem Vitamin – nämlich Vitamin A und Provitamin A – gelang 1931 durch Paul Karrer, der dafür 1937 den Nobelpreis für Chemie erhielt. Nachdem unter anderem ein Zusammenhang einer Heilung von Nachtblindheit und Xerophthalmie mit der Verabreichung von Vitamin-A-haltigen Nahrungsmitteln wie Dorschlebertran erkannt worden war, wurde das fettlösliche Vitamin 1946 erstmals in großem Umfang von Otto Isler industriell synthetisiert.

Vitamin A ist ein Oberbegriff für eine Reihe natürlicher und synthetischer Verbindungen mit ähnlicher chemischer Struktur, jedoch unterschiedlicher Wirkungsweise. Für die eindeutige klare Sprachregelung im Umgang mit Vitamin-A-Derivaten wurde von der IUPAC-IUB Joint Commission on Biochemical Nomenclature eine einheitliche Nomenklatur aufgrund der chemischen Gemeinsamkeiten vorgeschlagen (1982). Danach gilt die Bezeichnung Vitamin A für Verbindungen, die keine Carotinoide sind und qualitativ die biologische Aktivität des Retinols, also des Vitamin-A-Alkohols, aufweisen. Der biologische Vitamin-A-Begriff umfasst Retinol (CAS-Nr.: 68-26-8, $M_r = 286{,}44$) und seine Ester: Retinylacetat (CAS-Nr.: 127-47-9, $M_r = 328{,}5$), Retinylpalmitat (CAS-Nr.: 79-81-2, $M_r = 468{,}8$), Retinylpropionat ($M_r = 342{,}5$). Nur diese Verbindungen besitzen die Vitamin-A-Wirkung, weil sie metabolisch in Retinal und Retinsäure umgewandelt werden können (Bässler 1988).

„Retinoide" ist ein allgemeiner chemischer Oberbegriff, der sowohl die natürlich vorkommenden Verbindungen mit Vitamin-A-Aktivität als auch synthetische Derivate des Retinols, d.h. der Retinsäure mit und ohne Vitamin-A-Aktivität umfasst. Sie bestehen aus vier Isoprenoideinheiten, besitzen fünf C=C-Doppelbindungen und eine funktionelle Gruppe am Ende des azyklischen Anteils (➤ Abb. 3.10.1). Retinsäure deckt nur einen Teil der biologischen Vitamin-A-Wirkung ab. Nach Bässler (1988) ist diese Trennung aus ernährungsphysiologischer und biochemischer Sicht nicht nur sinnvoll, sondern sogar erforderlich, da die einzelnen Verbindungen unterschiedliche erwünschte bzw. toxikologische Wirkungen besitzen. Um Missverständnisse zu vermeiden, sollte deshalb die Unterteilung in das biologisch aktive Retinol bzw. seine Ester und in Retinoide als Bezeichnung für natürliche und synthetische Retinsäurederivate erfolgen, die als Endprodukt der Vitamin-A-Stoffwechselkette nicht alle Wirkungen von Vitamin A besitzen. Die Angabe der biologischen Vitamin-A-Wirkung erfolgt in IE bzw. in Retinol-Äquivalenten. Eine IE Vitamin A entspricht 0,3 µg Retinol. Nach WHO-Angabe entspricht einem

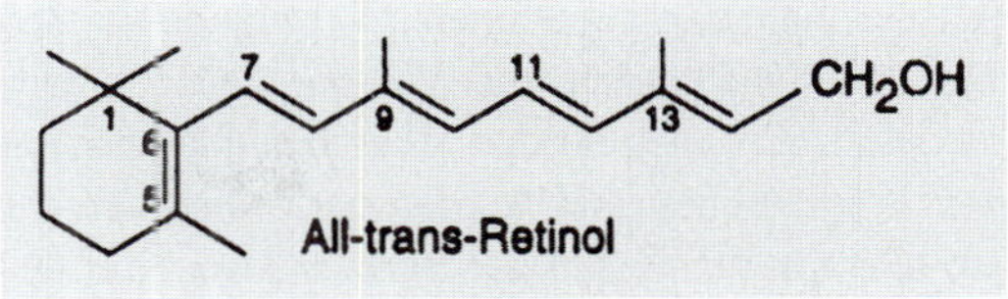

Abb. 3.10.1 Strukturformel von Retinol

Retinoläquivalent (RE) 1 µg Retinol oder 6 µg Betacarotin oder 12 µg anderer als Provitamin fungierender Carotinoide (Bundesanzeiger Nr. 86 vom 6.5. 1994, Monographie „Retinol und seine Ester"). Es hat sich jedoch inzwischen gezeigt, dass die Bioverfügbarkeit von Provitamin-A-Carotinoiden und ihre Biokonversion zu Retinol bei alimentärer Vitamin-A-Aufnahme bisher überschätzt wurden. Neuere Untersuchungen haben in Abhängigkeit von unterschiedlichen Carotinoid-haltigen Lebensmitteln ergeben, dass unter optimalen Bedingungen bei Zufuhr in Öl 3,3 Betacarotin zu 1 µg Retinol umgewandelt werden können. Bei gemischten Kostformen liefern 4–10 µg Betacarotin 1 µg Retinol. Bei Zufuhr von Früchten können 12 µg, bei dunkelgrünen Gemüsen 26 µg und einer Mischung von Obst und Gemüsen (im Verhältnis 1:4) 21 µg Betacarotin zu 1 µg Retinol umgewandelt werden (West 2000).

In der Pflanzenwelt kommt Vitamin A nicht vor, sondern die als Provitamin A bezeichneten Carotinoide, die im tierischen Organismus in Retinol umgewandelt werden.

Vitamin A ist aufgrund der mehrfach ungesättigten Polyenstruktur sehr empfindlich gegenüber Luftsauerstoff, Licht und Hitze. Die Ester sind stabiler als der Alkohol. Als Oxidationsschutz kann Vitamin E (α-Tocopherol) zugesetzt werden. Gegenüber Basen ist Vitamin A stabil, jedoch gegenüber Säuren sehr empfindlich. Die meisten Vitamin-A-Formen sind farblose Kristalle. Retinol ist in Fettlösungsmitteln löslich, unlöslich in Wasser.

3.10.2 Vorkommen

Vitamin A kommt ausschließlich im tierischen und menschlichen Organismus vor, wobei das Vitamin selbst wiederum weitgehend aus dem Abbau von Carotinoiden stammt, die der Mensch bzw. die Tiere mit der Nahrung aufnehmen. Carotinoide werden von höheren Pflanzen und Mikroorganismen synthetisiert. Sie haben für den Menschen die Funktion von Provitaminen und werden nach dem Verzehr vor allem in den Zellen der Darmmukosa in unterschiedlichem Ausmaß (Retinoläquivalente) enzymatisch in Vitamin A überführt.

Natürliche Quellen an vorgebildetem Vitamin A sind dementsprechend tierische Produkte, wobei Leber, Butter und Eigelb einen besonders hohen Gehalt aufweisen. Daneben sind Milch, Käse und Sahne gute Vitamin-A-Lieferanten. Aber auch mancher Seefisch, insbesondere Haifisch, Heilbutt und Makrele sind außerordentlich reich an Vitamin A. Der Gehalt an Vitamin A ist in tierischen Produkten teilweise sogar so hoch, dass bei einseitigen Verzehrsgewohnheiten Intoxikationserscheinungen aufgetreten sind. Fischfressende Säugetiere (wie z.B. Eisbären) verfügen über so hohe Vitamin-A-Speicher in der Leber, dass bei Eskimos, die unkontrolliert Eisbärleber in rohem Zustand verzehrt haben, unerwünschte Wirkungen aufgetreten sind.

Aufgrund der Ernährungsgewohnheiten in Mitteleuropa ist bei Aufnahme einer ausgewogenen Mischkost eine derartig überhöhte Vitamin-A-Zufuhr mit Lebensmitteln auszuschließen. Jedoch wurden in letzter Zeit aufgrund relativ hoher Vitamin-A-Gehalte im Tierfutter insbesondere bei entsprechenden Innereien, z.B. Leber, unphysiologisch hohe Vitamin-A-Spiegel beobachtet, weshalb vonseiten des BGA (heute BfArM) Schwangere (als besonders empfindliche Gruppe) vor dem regelmäßigen Verzehr von Schweineleber gewarnt wurden (BGA 1990). Insgesamt gelten Leber, Milch und Butter als Hauptquellen für Vitamin A. Säuglinge decken ihren Bedarf direkt über die Muttermilch ab. In Tabelle 3.10.1 sind nähere Angaben zum Vorkommen von Vitamin A in Lebensmitteln zusammengestellt.

Neben Vitamin A sind die verschiedenen Provitamin-A-Carotinoide nach entsprechender Umwandlung in mehr oder weniger großem Umfang (➢ Tab. 3.10.1 Retinoläquivalente) ebenfalls geeignete Vitamin-A-Lieferanten.

Provitamin-A-Carotinoide sind in der Natur weit verbreitet und kommen in allen pflanzlichen Produkten vor. Sie werden auch von einigen Mikroorganismen, die zur Photosynthese befähigt sind, synthetisiert. Als Provitamine fungieren einige der verschiedenen Carotinoide, die (neben dem Chlorophyll) als Farbstoffe für die charakteristische Einfärbung von Früchten, Gemüsen, Pilzen verantwortlich sind. Aber auch die Farbe von Eigelb und Butter sowie die Fleischfarbe bei manchen Fischarten (Lachs) sind durch verschiedene Carotinoide bedingt. Unter den Carotinoiden, die eine Provitamin-A-Funktion ausüben, nimmt das Betacarotin eine vorrangige Stellung ein, nicht nur, weil es in der Natur weit verbreitet, sondern auch weil es innerhalb der Carotinoide die Substanz mit der höchsten (Pro)Vitamin-A-Wirksamkeit ist (Friedrich 1987).

Tab. 3.10.1 Vitamin-A-Gehalte in verschiedenen Lebensmitteln bzw. deren Nährstoffdichte (➢ Glossar) nach Bundeslebensmittelschlüssel (BLS) 1999 (angegeben in Retinoläquivalenten)

Lebensmittel	Retinoläquivalent* µg/100 g	Nährstoffdichte µg/1000 kcal
Obst		
Mango	433	6094
Aprikose	283	5715
Pfirsich	167	5411
Zuckermelone	80	1879
Gemüse		
Karotten	1833	65487
Feldsalat	633	41343
Fenchel	583	21566
Grünkohl	569	19027
Spinat	452	25532
Gemüsepaprika (rot)	333	11599
Gemüsepaprika (gelb)	265	2644
Broccoli	215	8245
Chicoree	167	12692
Rosenkohl	46	1209
Ei		
Hühnerei	209	1243
Milch und Milchprodukte		
Camembert	402	1188
Sahne	330	1064

Tab. 3.10.1 Vitamin-A-Gehalte in verschiedenen Lebensmitteln bzw. deren Nährstoffdichte (➤ Glossar) nach Bundeslebensmittelschlüssel (BLS) 1999 (angegeben in Retinoläquivalenten) *(Forts.)*

Lebensmittel	Retinoläquivalent* µg/100 g	Nährstoffdichte µg/1000 kcal
Milch und Milchprodukte		
Gouda	293	831
Frischkäse	172	890
Fette und Öle		
Lebertran	24000	25257
Butter	667	863
Margarine	638	843
Fleisch		
Rinderleber	14158	104559
Schweineleber	9002	56584
Schweinefleisch	325	2084
Fisch		
Aal	1234	3024
Thunfisch	531	2817
Lachs	83	263
Forelle	58	308

* 1µg Vitamin A (Retinoläquivalent, 1 RE) entspricht 6 µg Betacarotin bzw. 12 µg anderer Provitamin-A-Carotinoide; nach den aktuellen Äquivalenzfaktoren gemäß DRI 2001 entspricht 1 µg all-trans-Retinol (Retinolaktivitätsäquivalent, 1 RAE) 12 µg all-trans-Betacarotin bzw. 24 µg anderer Provitamin-A-Carotinoide.

3.10.3 Stoffwechsel, Pharmakokinetik und Toxikologie

Resorption

Retinylester werden vor der Resorption durch die Enterozyten mittels einer Esterase im Darmlumen zu Retinol gespalten und mizellar fast vollständig resorbiert, wobei Fette und Gallensäuren die Resorption begünstigen. Im physiologischen Konzentrationsbereich erfolgt die Resorption nach einer Sättigungskinetik energieunabhängig entsprechend einer Carrier-vermittelten passiven Diffusion und nach pharmakologischen Dosen durch passive Diffusion.

Biotransformation

In den Mukosazellen findet eine Reveresterung von Retinol mit Fettsäuren, hauptsächlich mit Palmitinsäure, statt. Untersuchungen von Helgerud et al. (1983) und Ong et al. (1987) belegen, dass an der Veresterung zwei Enzyme, die Acyl-CoA-Retinol-Acyltransferase (ARAT) und die Lecithin-Retinol-Acyltransferase (LRAT) beteiligt sind. Dies führt überdies zu einer Inkorporation in Chylomikronen; diese Vitamin-A-Ester-angereicherten Lipidfraktionen erreichen den allgemeinen Kreislauf über die intestinale Lymphbahn und werden in den Blutkapillaren zu den Chylomikronen-Remnants, welche das gesamte resorbierte Retinol enthalten, umgeformt.

Verteilung

Die Chylomikronen-Remnants, die das resorbierte Retinol enthalten, werden hauptsächlich von den Parenchymzellen der Leber aufgenommen. Dieses Hauptspeicherorgan ist mit einem Kurzspeicher in den Parenchymzellen und einem Langspeicher in den perisinusoidalen Stellatumzellen ausgestattet. Zur Mobilisierung werden die in beiden Zelltypen lokalisierten Retinylester enzymatisch hydrolysiert und das freie Retinol an das Retinolbindende Protein (RBP) gebunden, welches in dieser Form direkt ins Blutplasma sezerniert wird. Dort wird ein Großteil des Retinol-RBP-Komplexes reversibel an Transthyretin (TTR) gebunden und im Blut transportiert. Vermutlich wird nur das nicht komplexierte Retinol-RBP in verschiedenen extrahepatischen Zielzellen aufgenommen, deren Zelloberfläche spezifische RBP-Rezeptoren aufweist. Das aufgenommene Retinol wird von dort zum größten Teil dem Plasma erneut zugeführt und an das dort vorliegende RBP gebunden (Blomhoff 1994). Am Rezeptor der Zielzelle wird Retinol nach endständiger Decarboxylierung des RBP an zelluläres Retinolbindendes Protein (CRBP) abgegeben, wobei bisher zwei intrazelluläre, zytoplasmatische Carrierproteine spezifisch für Retinol (CRBP (I)/(II)) und zwei weitere für den aktiven Metaboliten Retinsäure (CRABP (I)/(II)) isoliert und kloniert wurden (Wolf 1991). Das extrazellulär verbleibende Apo-RBP wird renal eliminiert (De Luca 1977). Im Zielorgan kann eine Speicherung in Form der Retinylester erfolgen, die zur kurzfristigen Überbrückung eines Versorgungsdefizits dient. Ferner wird Retinol oder der Metabolit, die Retinsäure, in den Zielzellen nach Bindung an zytoplasmatische Rezeptoren in den Kern transportiert, um nach Bindung an nukleäre Retinsäurerezeptoren, die zur Familie der Steroid-Thyroid-Hormonrezeptoren gehören (Evans 1988) die Proteinsyntheseleistungen zu beeinflussen (Mangelsdorf 1990, 1994). Weiterhin beeinflusst Retinsäure posttranslationale Reaktionen wie Glykoproteinsynthese (Roberts und Sporn 1984).

Der Retinolplasmaspiegel bleibt unabhängig von der Zufuhr über einen langen Zeitraum konstant; insofern erlauben die Angaben der Blutspiegel wegen der hohen Speicherkapazität der Leber (Raica et al. 1972) und der peripheren, homöostatischen Regulation des Vitamin-A-Spiegels keine zuverlässige Diagnose einer Hypovitaminose. Genauere Aussagen zum Vitamin-A-Status ergeben sich aus der Quantifizierung der Retinylester und des Retinol-bindenden Plasmaproteins (Gerlach et al. 1988).

Bioverfügbarkeit

Faktoren, die grundsätzlich die Bioverfügbarkeit von Vitamin A beeinflussen, sind Geschlecht, Alter und der Vitamin-A-Status. Die abnehmende Clearance von Chylomikronenremnants bei älteren Menschen ist vielleicht die Erklärung für deren stärkeren Anstieg postprandialer Retinylester-Plasmaspiegel nach Ingestion im Vergleich zu jüngeren Personen (Krasinski et al. 1990). Frauen zeigen im Vergleich zu Männern einen geringeren Anstieg der Retinylesterkonzentration im Plasma nach der Resorption und eine niedrigere Retinolplasmakonzentration (Herbeth et al. 1986). Green und Green (1994) legten an der Ratte dar, dass der Vitamin-A-Status den Abbau und Umsatz des Vitamins beeinflusst.

Interaktion mit Eisen

Eine direkte Korrelation wurde zwischen der Serumkonzentration von Retinol und dem Hämoglobin beobachtet (Suharno et al. 1993); für eine veränderte Verteilung der Vitamin-A-Konzentrationen zwischen Plasma und Leber wurde bei jungen Ratten ein Eisenmangel verantwortlich gemacht (Rosales et al. 1999). Bei kombinierter Supplementation mit Vitamin A und Eisen zeigten indonesische Mädchen einen wirkungsvolleren Hämoglobinanstieg als bei Monotherapie mit Eisen (Suharno et al. 1993). Eine positive Wechselwirkung wurde erst jüngst bei Einnahme von Vitamin A und Eisen im Zusammenhang mit einer Eisenmangelanämie während der Schwangerschaft ermittelt. Hierbei erhielten insgesamt 242 indonesische Frauen, die sich in der 16. bis 20. Woche der Schwangerschaft befanden, wöchentlich Eisensulfat (120 mg Eisen), Folsäure (500 µg) bzw. zusätzlich Vitamin A (4800 RE). Die kombinierte Gabe der drei Mikronährstoffe verbesserte die Verwertung von Eisen bei der Hämatopoese, nachvollziehbar an der effektiveren Wirkung hinsichtlich der Zunahme der Hämoglobinkonzentration und der signifikanten Abnahme der Ferritinserumkonzentration im Vergleich zur alleinigen Eisengabe (Muslimatun et al. 2001a). Lynch hatte schon 1997 postuliert, dass ein Vitamin-A-Mangel die Eisenmobilisierung aus den Speichern verschlechtert und daher eine Vitamin-A-Supplementation die Hämoglobinkonzentration verbessert. Im Rahmen der synergistischen Beziehung zwischen Vitamin A und Eisen sind ferner die Isotopenstudien von Garcia-Casal et al. (1998) erwähnenswert, die belegen, dass relativ geringe Vitamin-A- bzw. Betacarotin-Dosen die Absorption von endogenem Nicht-Hämeisen aus dem Getreide bei anämischen Erwachsenen aus Venezuela verdoppelt haben. Muslimatun et al. (2001b) untersuchten im Rahmen der genannten indonesischen Interventionsstudie ferner den Einfluss während der Laktationsphase. Hierbei wurden erhöhte Retinolkonzentrationen in der Muttermilch, nicht aber im Serum gemessen; im Vergleich zur Eisengruppe gab es jedoch signifikant weniger Personen mit einer Retinolkonzentration $\leq 0{,}70$ µmol/l Serum. Hinsichtlich Eisenstatus und dem Eisengehalt in der Muttermilch war in beiden Gruppen kein Unterschied vorhanden.

Dass mit einem an drei Tagen pro Woche verabreichten Supplement bestehend aus 5000 IE Vitamin A und 200 mg Eisen nach drei Monaten im Vergleich zum Placebo die größtmögliche Verbesserung der

Parameter Hämoglobinkonzentration, Körpergewicht und Größe von 136 anämischen, 9- bis 12-jährigen Schulkindern aus Tansania erzielt wurde, stützt die Vorstellung, dass mit dieser Behandlung neben der Eisenmangelanämie, die weltweit den häufigsten Ernährungsschaden darstellt und nach den Daten der WHO bis 46% aller Kinder im Schulalter in den Entwicklungsländern betrifft, auch die Wachstumshemmung, die dort ebenfalls ein wesentliches Gesundheitsproblem ist, vorgebeugt werden könnte (Mwanri et al. 2000).

Bei einem anämischen Teenagerkollektiv aus dem urbanen Bangladesh führte eine begleitende Vitamin-A-Gabe (2,42 mg Retinylester) neben Eisen (120 mg) und Folsäure (3,5 mg) nach 12 Wochen zu einer Abnahme der Anämie um 92%, des Eisenmangels um 90% und des Vitamin-A-Mangels um 75% im Vergleich zu Placebo. Dieser signifikante Nutzen für die Gesundheit durch eine Anhebung des Ernährungsstatus dieser armen jungen Frauen wird als ideales Basisprogramm vor einer Schwangerschaft angesehen (Ahmed et al. 2001).

Interaktion mit Zink

Weiterhin ist eine Interaktion von Vitamin A mit dem essenziellen Mikronährstoff Zink bekannt. Zink ist wesentlich bei der hepatischen Synthese des Retinolbindungsproteins (RPB) beteiligt und erhöht die lymphatische Absorption von Retinol und seinen inter- bzw. intrazellulären Transport (Christian und West 1998), wohingegen Vitamin A die Synthese des Zink-abhängigen Bindungsproteins und damit Absorption und Transport von Zink beeinflusst. Synergistische Aktivitäten beider Substrate wurden am Auge und RBP beschrieben (Udomkesmalee et al. 1992). Ersteres wird durch aktuelle Ergebnisse aus Nepal gestützt. 202 schwangere Frauen, die trotz Vitamin-A-Zufuhr eine Nachtblindheit entwickelten, erhielten drei Wochen lang täglich zusätzlich 25 mg Zink. Trotz des Ansprechens der Serumkonzentrationen auf die Zinkeinnahme, konnte dies allein die Dunkeladaptation nicht verbessern. Sofern nachtblinde Schwangere jedoch einen niedrigen initialen Serumspiegel von < 9,9 µmol/l Zink aufwiesen und eine Kombination aus Vitamin A und Zink erhielten, potenzierte Zink die Vitamin-A-Wirkung bei der Wiederherstellung der Nachtsichtigkeit (Christian et al. 2001).

Interaktion mit Vitamin E

Vitamin E, ein fettlösliches Antioxidans, verhindert den oxidativen Abbau von Vitamin A im Magen-Darm-Trakt (Yang und Desai 1977) und steigert dadurch dessen Speicherung im Gewebe und in der Leber (Napoli et al. 1984). Fette sind Transportvehikel für Vitamin A und dienen als Stimulans für den Gallefluss. Gallensalze wiederum fördern die schnelle Spaltung der Retinylester und die Aufnahme dieser lipidlöslichen Strukturen in die Mukosazelle. Carotinoide werden in Gegenwart von Galle vorwiegend im Dünndarm zu Retinal gespalten, resorbiert und in der Darmmukosa durch das Enzym Retinalreduktase zu Retinol reduziert, das nach Veresterung mit langkettigen Fettsäuren über die Lymphe in den Kreislauf gelangt. Die Resorption erfolgt durch passive Diffusion und ist langsamer als der aktive Transport des Retinols.

Interaktion mit Ethanol

Chronischer Alkoholkonsum erhöht die Toxizität von Vitamin A, da er den Retinoidmetabolismus durch Cytochrom-P-450-Induktion und Kompetition beider Alkohole um dieselben Enzyme stört (Leo und Lieber 1999) und zur Verminderung der Retinsäurespeicher der Leber, Abschwächung des Retinoidsignalaustausches sowie Erhöhung der Expression des Aktivator-Proteins-1 (AP1 = c-Jun, c-Fos) führt. Somit werden molekulare Mechanismen geschaffen, die in hepatischen Stellatumzellen die Proliferation und Fibrogenese aktivieren (Wang 1999).

Elimination

Ca. 20% des oral aufgenommenen Vitamin A werden nicht resorbiert und innerhalb 1–2 Tagen über die Fäzes ausgeschieden. Zum Abbau wird Vitamin A in der Leber durch das Cytochrom-P-450-System hydroxyliert, anschließend glucuronidiert und über die Galle beziehungsweise den Urin ausgeschieden. Ein Großteil der Metabolite ist noch nicht aufgeklärt.

3

Vorwiegend handelt es sich um glucuronidierte und freie Retinsäure bzw. 4-Ketoretinsäure. Ein geringer Anteil des im Blut zirkulierenden und an Präalbumin gebundenen Holo-RBP wird wegen des niedrigen Molekulargewichtes glomerulär filtriert und in den Tubuli rückresorbiert. Bei Patienten mit gestörter tubulärer Rückresorption werden größere Mengen an RBP ausgeschieden. Umgekehrt sind bei Patienten mit chronischer Niereninsuffizienz glomeruläre Filtration und Abbau von RBP verzögert, so dass die Plasmaspiegel an Apo- und Holo-RBP ansteigen. Bei gesunden Erwachsenen beträgt die durchschnittliche Konzentration der Retinylester in der Leber 100–300 µg/g Leber, bei Kindern 20–100 µg/g Leber. Zur Versorgung der nicht vaskularisierten Cornea werden die in den Tränendrüsen gespeicherten Retinylester zu Retinol hydrolysiert, das an die Tränenflüssigkeit abgegeben wird und zu den cornealen Zielzellen gelangt. Topisch appliziertes Retinol wird auf der Conjunctiva und Cornea rasch verteilt und resorbiert. Eine Keratisierung des Corneaepithels setzt die Permeabilität herab (Monographie 1994).

Der Plasma-Turnover von Holo-RBP ist sehr rasch. Die Halbwertszeit des Retinol-RBP-Präalbumin-Komplexes beträgt 11–16 Stunden (Olson 1984). Die Reserven an Retinylestern der Leber hingegen weisen eine Halbwertszeit von 50–100 Tagen auf, die sich bei chronischem Alkoholkonsum verringert.

Die Normwerte für Retinol im Plasma werden mit 30–70 µg/dl beschrieben, die geschlechtsspezifische Differenzierung ergab bei Männern eine etwas höhere durchschnittliche Konzentration als bei Frauen ♂ 35–70 µg/dl; ♀ 30–60 µg/dl). Überdies ist eine altersabhängige Abstufung zu beobachten. (Jugendliche 30–60 µg/dl, Kinder bis 10 J. 20–50 µg/dl, Kleinkinder bis 1 J. 15–40 µg/dl und Neugeborene 10–30 µg/dl) (Biesalski et al. 1985). Nach WHO-Richtlinien wird von einem ausgeprägten Mangel bei einem Retinolplasmaspiegel-Wert von < 10 µg/dl, von einem beginnenden Mangel bei Werten zwischen 10–19 µg/dl gesprochen.

Bei stets ausreichender Versorgung mit Vitamin A stellen Werte von 100–300 µg/g den Normbereich der Retinolkonzentration der Leber dar (Underwood 1984). Plasmamittelwerte des Transportproteins (RBP) betragen bei Erwachsenen 42 resp. 47 µg/dl (♀, ♂) und in der Altersklasse bis zu 10 Jahren 20–30 µg/dl (MSD-Manual 1993).

Toxizität

Akute Hypervitaminose

Eine Hypervitaminose A im Sinne einer akuten Vergiftung kann durch kurzfristig hoch dosierte Aufnahme von Vitamin A ausgelöst werden, wie dies nach Verzehr von Eisbär-, Robben- und Haifischleber, die mehr als 150 000 IE/g Leber (entsprechend 50 mg/g) an Vitamin A enthalten, beobachtet wurde. Einnahme von 500 mg (1,5 Mio. IE) können bei Erwachsenen, 100 mg (300 000 IE) beim Kind und 30 mg (100 000 IE) beim Kleinkind zu akuten Symptomen wie Kopfschmerzen, starke Müdigkeit, Übelkeit, Papillenödem und Abschälen der Haut führen. Diese Anzeichen sind 36 Stunden nach Absetzen der Medikation voll reversibel (Bauernfeind 1980). Labordiagnostisch lassen sich bei einer akuten Intoxikation eine erhöhte Fibrinolysezeit, ein erniedrigter Quickwert, erhöhte GOT- und GPT-Werte und eine mäßig beschleunigte BSG verifizieren (Bundesanzeiger Nr. 86 vom 6.5. 1994). Retinylester-Serumkonzentrationen, die mehr als 10% der gesamten Vitamin-A-Konzentration, d.h. an RBP gebundenes Retinol und alle Retinylester, ausmachen, werden als Indikator einer potenziellen Hypervitaminose bzw. Toxizität diskutiert (Ballew et al. 2001a). Physiologische Retinylesterkonzentrationen liegen bei < 244 nmol/l (7 µg/dl), was in etwa < 8% des gesamten Vitamin A im Serum entspricht.

Chronische Hypervitaminose

Kinder und Erwachsene

Eine chronische Vergiftung bei Kindern und Erwachsenen entwickelt sich nach einer täglichen Einnahme von 30–60 mg Vitamin A über 2 Jahre hinweg. Frühsymptome sind dünnes Haar, trockene, raue Haut, aufgeplatzte Lippen, Hämorrhagie und Knochenschmerzen. Spätere klinische Befunde sind u.a. ein beschleunigter Knochenabbau bis hin zu Spontanfrakturen, eine erhöhte alkalische Phosphatase (AP), hohe Osteoblastenaktivität, Hyperkalzämie, Gelenkschmerzen, Leberabnormitäten wie erhöhte Enzymaktivitäten, Fibrose, Hyperplasie, Hypertrophie, Zirrhose, eine vergrößerte Milz, ein Pseudotumor cerebri.

Osteoporose-Risiko bei hoher Vitamin A-Zufuhr

Aus experimentellen Untersuchungen geht hervor, dass ein Übermaß an Vitamin A die Knochenresorption beschleunigt und die Knochenbildung hemmt. Diese Kombination könnte zu einem Knochenverlust führen und zur Entwicklung einer Osteoporose beitragen (Binkley und Krueger 2000). Aufgrund der Auswahl des Studienkollektivs (n = 246, postmenopausale Frauen im Alter von 55–80 Jahren) sowie der Wahl des Radius, einer nicht für Knochenmasseverluste geeigneten lokalen Diagnosestelle, wurde keine signifikante Beziehung zwischen der radialen Knochenmasse und der Vitamin-A-Aufnahme in Form von Supplementen bzw. dem Gesamtretinol im Serum erkannt (Sowers und Wallace 1990). Im Rahmen des Third National Health and Nutrition Examination Survey von 1988–1994 (NHANES III, USA) wurde ein einer repräsentativen Stichprobe von 2888 Männern und 2902 Frauen (20–90 Jahre alt) kein Zusammenhang zwischen der Höhe der Retinylesterkonzentration im Nüchternserum und der Knochendichte festgestellt (Ballew et al. 2001b). Die kalifornische Rancho Bernardo Study, deren Vitamin-A-Zufuhr retrospektiv anhand von Food Frequency Fragebögen von 570 Frauen und 388 Männern (55–92 Jahre alt) ermittelt wurde, konkretisierte durch die multivariate Analyse eine inverse signifikante Beziehung (U-förmig) zwischen der Retinolzufuhr und der BMD (Bone Mineral Density) bzw. den BMD-Veränderungen, jedoch nur bei weiblichen Retinol-Supplement-Anwendern; je höher die Retinolzufuhr bei den Nutzerinnen der Supplemente war, desto niedriger war nach 4 Jahren die Knochenmineralmasse und desto größer der Knochenmineralverlust (BMD-Masse: Oberschenkelhalsknochen (p = 0,02), gesamtes Rückrat (p = 0,03); BMD-Veränderungen: Oberschenkelhalsknochen (p = 0,05), Gesamthüfte (p = 0,02)). Bei den nichtsupplementierten Frauen hingegen bestand ein signifikanter positiver Zusammenhang zwischen der Knochenmineraldichte an der Hüfte und dem Oberschenkelhalsknochen und einer hohen Retinolzufuhr; d.h. eine hohe Zufuhr war mit einer höheren Knochenmasse und einem geringeren Knochenverlust verbunden (Promislow et al. 2002). Eine große epidemiologische, fachgerecht angelegte Fall-Kontroll-Studie aus Nordeuropa legte aufgrund des beobachteten hohen Risikos für osteoporotische Frakturen und einer hohen Vitamin-A-Einnahme nahe, dass überdies ein Zusammenhang zwischen diätetischer Vitamin-A-Einnahme, Knochendichte (BMD) und Hüftfrakturrisiko besteht (Melhus et al. 1998). Die Vitamin-A-Zufuhr wurde von 1120 (n = 247 Fälle /873 Kontrollen) schwedischen Frauen im Alter von 40 bis 76 Jahren über sechs Monate per Fragebogen protokolliert und die Knochendichte (BMD) an vier Stellen bzw. für den gesamten Körper röntgenologisch erfasst. Als Fälle (n = 247) waren die Frauen definiert, die eine erste Hüftfraktur 2 bis 64 Monate nach Studieneintritt erlitten. Für die sog. Fälle kristallisierte sich eine mittlere Gesamtvitamin-A- bzw. Retinolzufuhr aus der Nahrung von 1760 µg RE pro Tag bzw. 960 µg pro Tag heraus. Für die Kontrollen ergaben sich entsprechende Mengen von 1630 µg RE pro Tag bzw. 880 µg pro Tag. Die BMD war mit der Retinoleinnahme negativ verknüpft; bei Frauen mit einer chronischen Einnahme von > 1,5 mg pro Tag lag die Knochendichte um ca. 10% niedriger als bei einer täglichen Einnahme von < 0,5 mg. Eine abgestufte Erhöhung des relativen Risikos (RR) wurde für die Hüftfraktur mit ansteigender diätetischer Retinolzufuhr erkannt ($p_{trend} = 0{,}006$). Das Hüftfrakturrisiko war verdoppelt, wenn die nahrungsbedingte Retinolzufuhr größer als 1500 µg pro Tag im Vergleich zu Einnahmen unter 500 µg pro Tag war (RR = 2,1, 95% CI: 1,1–4,0, p = 0,006). Es ist erwähnenswert, dass eine Betacarotinzufuhr aus der Nahrung diese Assoziation nicht aufwies. Melhus und Mitarbeiter (1998) gehen davon aus, dass ein Risiko für Knochenmineralverlust und Hüftfraktur bei einer Retinoleinnahme von über 1,5 mg pro Tag besteht. Dies würde bedeuten, dass das Skelett das empfindlichste Gewebe gegenüber niedrig dosierter Langzeit-Vitamin-A-Toxizität ist. Bei dieser Vorstellung ist beunruhigend, dass die genannte Vitamin-A-Menge (1,5 mg Retinol = 1500 RE = 5000 IE) nur in etwa der doppelten Menge der empfohlenen Tagesdosis gemäß DGE 2000 bzw. DRI 2001

(USA/Kanada) entspricht, also leicht über eine Supplementeinnahme erreichbar und niedriger als der vorläufige Lowest Observed Adverse Effect Label (LOAEL) ist. Im Gegensatz zu den Melhus-Ergebnissen liefern zwei US-Studien mit kleinen Fallzahlen keine Hinweise für einen erhöhten Masseverlust an den Knochen der Arme bzw. des Gesamtkörpers bei Frauen, die bis zu 1,5–2 mg Vitamin A pro Tag aufgenommen hatten (Freudenheim et al. 1986, Houtkooper et al. 1995).

Eine weitere prospektive Kohorten-Untersuchung im Rahmen der 18 Jahre dauernden Nurses' Health Study zeigte wiederum, dass die Häufigkeit für nichttraumatische Hüftfrakturen mit zunehmender Vitamin-A-Zufuhr aus der Nahrung und Supplementen ab > 1250 µg RE pro Tag ansteigt (Feskanich et al. 2002). Insofern empfehlen die Autoren, die Mengen an Retinol in angereicherten Lebensmitteln und Vitaminsupplementen neu zu überdenken. 72 337 postmenopausale Frauen in den USA im Alter von 34 bis 77 Jahren wurden hierzu über den Vitamin-A-Verbrauch und die Häufigkeit von Oberschenkelhalsfrakturen alle vier Jahre befragt. Mittlere kumulative Daten aus fünf Fragebögen ergaben für Gesamtvitamin A bzw. Retinol eine mittlere Langzeitzufuhr aus der Nahrung und den Supplementen von 2265 µg RE pro Tag bzw. 1212 µg pro Tag. Frauen der höchsten Zufuhrquintile für Gesamtvitamin A (≥ 3000 µg RE pro Tag) hatten im Vergleich zu denen in der niedrigsten Quintile (< 1250 µg RE pro Tag) ein signifikantes, 1,5fach wahrscheinliches Hüftfrakturrisiko (RR: 1,48, 95% CI: 1,05–2,07, $p_{trend} = 0{,}003$). Für die Retinolzufuhr ergab sich im Vergleich der höchsten mit der niedrigsten Quintile (≥ 2000 µg pro Tag vs. < 500 µg pro Tag) ein 1,9faches relatives Risiko (RR: 1,89, 95% CI: 1,33–2,68, $p_{trend} < 0{,}001$). Bei einer Retinolzufuhr größer als 1500 µg/d verglichen mit einem Konsum < 500 µg/d war bei den Frauen ein Risiko für die Entwicklung einer osteoporotischen Hüftfraktur von RR: 1,64 (95% CI: 1,14–2,35) ableitbar. Dieser Wert ist vergleichbar mit der von Melhus et al. (1998) veröffentlichten Odds Ratio von 1,54 (95% CI: 1,06–2,24, p = 0,02), da dieselben Retinolquintilen zugrunde gelegt werden. Auch bei den Daten, die eine mögliche Assoziation zwischen der Betacarotineinnahme und einem Oberschenkelhalsfraktur-Risiko betreffen, sind zwischen den beiden Studien von Feskanich und Melhus Analogien zu erkennen, denn in beiden Auswertungen wurde durch eine Betacarotinzufuhr kein signifikanter Risikoanstieg sichtbar. Als Schwachpunkt der Feskanich-Analyse wurden die jeweils diagnostisch nicht gestützten Eigenberichte zu den Frakturstellen kritisiert, wobei man bei einer Kohorte von registrierten Krankenschwestern genaue Angaben diesbezüglich erwarten würde. Melhus et al. (1998) hatten bereits dargestellt, dass die Inzidenz für eine Hüftfraktur innerhalb Europas in Schweden und Norwegen am höchsten ist, da hier die höchste Aufnahme von Vitamin A primär durch Fischöle und Molkereiprodukte erfolgt. Im Vergleich zum Ernährungsmuster Südeuropas wird eine sechsmal höhere Vitamin-A-Zufuhr in Skandinavien beschrieben. Da in den USA zwar ein ähnlich hoher Verbrauch dieser Produkte erfolgt, diese aber meist in fettreduzierter Form angeboten werden, ist damit ein Vitamin-A-Verlust verbunden, der zwangsläufig zu einer geringeren Zufuhr des fettlöslichen Vitamins führt.

Osteoporose-Risiko bei Männern

Vor dem Hintergrund, dass sich auch bei den Männern in Schweden ein nahezu 2faches Hüftfrakturrisiko im Vergleich zu englischen oder niederländischen Frauen abzeichnet, versuchte Michaëlsson et al. (2003) anhand von biologischen Markern des Retinolstatus die Assoziation zum Frakturrisiko zu evaluieren. 2322 Männer im Alter von 49–51 Jahren wurden im Rahmen einer Populations-basierten longitudinalen Kohortenstudie aufgenommen und hierbei der Serumretinol- und Betacarotinspiegel analysiert. Während der folgenden 30 Jahre wurden bei 266 Männern Frakturen dokumentiert. Das Frakturrisiko war bei Männern mit den höchsten Serumretinolgehalten am höchsten. Ein Serumretinolgehalt der höchsten (5.) Quintile (> 2,64 µmol/l) war mit einem 1,64fachen Risikoanstieg (64%) für irgendeine osteoporotische Fraktur und einem 2,5fachen Risikoanstieg (150%) für Hüftfrakturen in Beziehung zur mittleren (3.) Quintile (2,17–2,36 µmol/l) verbunden. Männer mit Retinolkonzentrationen > 103,12 µg/dl (3,60 µmol/l) in der 99. Perzentile hatten ein exponentiell ansteigendes Gesamtfrakturrisiko, welches das Risiko von Männern mit niedrigen Gehalten um den Faktor 7 übertraf (p < 0,001). Diese Langzeituntersuchung wurde kritisiert, da die Retinolkonzentration kein sensitiver Indikator für den Retinolstatus ist und eine einzige diesbezügliche Messung vor 30 Jahren keine zuverlässige Aussage für eine gewohnheitsmäßige Zufuhr über einen so langen Zeitraum liefert. Betacarotinkonzentrationen waren auch bei dieser Studie wiederum nicht mit einem Frakturrisiko verbunden.

Osteoporose-Risiko bei postmenopausalen Frauen

Bisher haben wenige Studien den Zusammenhang zwischen der Vitamin-A-Zufuhr aus der Nahrung oder den Supplementen und den auftretenden Frakturen alter, postmenopausaler Frauen untersucht, die bereits ein Osteoporoserisiko aufweisen oder bei denen aufgrund geringerer Clearance die Wirkung einer Exposition mit hohen Vitamin-A-Gehalten vergrößert sein kann. Insofern hat sich die Iowa Women's Health Study zum Ziel gesetzt, im Rahmen der prospektiven Kohortenstudie mit 34 703 überwiegend weißen, postmenopausalen Frauen im Alter von 55–69 Jahren herauszufinden, ob eine hohe Vitamin-A- oder Retinolzufuhr über 9,5 Jahre lang bei dieser Risikogruppe mit einem erhöhten Risiko für Hüftfrakturen oder irgendwelche Frakturen einhergeht. Auf der Basis von semiquantitativen Nahrungsmittel-Fragebögen ergab sich bei Aufnahme in die Studie eine einmalige Abschätzung der Zufuhr für Gesamtvitamin A von 4333 µg RE pro Tag und bei weiterer Subanalyse von 5699 µg RE pro Tag für Supplement-Anwender bzw. 3584 µg RE pro Tag für Nichtanwender. Die Frakturen wurden von den Studienteilnehmerinnen selbst und ohne Angabe eines traumatischen oder osteoporotischen Ereignisses berichtet. Im deutlichen Gegensatz zu bisherigen Erkenntnissen wird von Lim et al. (2004) kein Zusammenhang bzw. keine signifikante Dosis-Wirkungsbeziehung zwischen der diätetischen Gesamtvitamin-A-Zufuhr/Retinolsupplementen und einem Frakturrisiko insbesondere bei alten, postmenopausalen Frauen festgestellt. Auch die Gruppe um Mosekilde steht mit den Resultaten ihrer prospektiven Studie in einem krassen Widerspruch zu früheren Veröffentlichungen, da sie bei perimenopausalen Frauen keinen Vitamin-A-Effekt sowohl auf die Knochenmineraldichte als auch das Frakturrisiko beobachten (Rejnmark et al. 2004). Eine Datenauswertung von 2799 Frauen (50–74 Jahre alt), die an der ersten National Health and Nutrition Examination Survey Epidemiologic Follow-up Study (NHANES I) teilgenommen hatten, prüfte den Zusammenhang zwischen Vitamin-A-Konzentrationen im Serum (Retinol und Retinylester) und dem Auftreten von Hüftfrakturen. Die Analyse mit Quintilen ergab eine U-förmige statistische Beziehung, die nahe legte, dass das Frakturrisiko im Vergleich zu den Retinolkonzentrationen im mittleren Bereich sowohl in der höchsten (Hazard ratio, HR: 2,1, 95% CI: 1,2–3,6) als auch niedrigsten (HR: 1,9, 95% CI: 1,1–3,3) Quintile signifikant erhöht war (Opotowsky und Bilezikian 2004). Eine britische Fall-Kontroll-Studie mit über 75 Jahre alten Frauen (312 Fälle: osteoporotische Frakturen / 934 Kontrollen) konnte innerhalb einer durchschnittlichen Dauer von 3,7 Jahren in dieser Population mittels der Nüchternblutproben, in denen die Konzentrationen von Retinol, Retinylpalmitat und Betacarotin gemessen wurden, keine schädlichen Einflüsse auf das Skelett in Form von Knochenbrüchen aufgrund einer ansteigenden Retinolexposition feststellen (Barker et al. 2005). Die bisher vorliegenden zahlreichen Studienresultate lassen dennoch keine eindeutigen Aussagen über die Wirkung von Vitamin A – sei es aus der Nahrung, aus Supplementen oder angereicherten Lebensmitteln – auf die Knochenmineraldichte oder die Inzidenz von Frakturen zu. Aus Gründen der Prävention wird derzeit insbesondere gefährdeten Populationen, nämlich Frauen nach der Menopause, alten Menschen mit Osteoporose und erwachsenen Männern, empfohlen, eine Retinolzufuhr > 1500–2000 µg pro Tag zu vermeiden.

Bei Hypervitaminose A können Retinolwerte von 100–2000 µg/dl Serum erreicht werden. Die Prognose ist auch in diesen Fällen ausgezeichnet, da sich die Symptome innerhalb von 1–4 Wochen zurückbilden (MSD-Manual 1993).

Vitamin A während der Schwangerschaft

Da Vitamin A und seine synthetischen Derivate wie z.B. Isotretinoin plazentagängig sind und als teratogen bei Tieren und beim Menschen gelten, wird in Anlehnung an die Empfehlungen der WHO/FAO (1998) während der Schwangerschaft aus Sicher-

3

heitsgründen eine tägliche nicht zu überschreitende Vitamin-A-Einnahme von 10 000 IE (3000 RE) und ein wöchentliches Supplement nicht über 25 000 IE (7500 RE) vorgeschlagen.

Obwohl Tagesdosen von 10.000 IE oder weniger an Vitamin A als Retinol bzw. Retinylester als sicher gelten, wurde von Supplementen mit Tagesdosen über 10 000 IE in einer einzigen epidemiologischen Studie berichtet, dass diese ein signifikant höheres Risiko bzgl. Missbildungen hervorrufen (Prävalenzrate: 4,8; Rothman et al. 1995). Diese Untersuchung wurde jedoch zum größten Teil kritisch bewertet, insbesondere im Zusammenhang mit einer vermuteten Fehlklassifikation der Malformationen (Werler et al. 1996). In einer von Dudas und Czeisel (1992) durchgeführten klinischen Studie aus Ungarn wurde nach Vitamin-A-Gabe von 6000 IE (1800 RE) kein Inzidenzanstieg fetaler Fehlbildungen beobachtet; da neben Vitamin A Folsäure verabreicht wurde, sind nur begrenzte Schlüsse hinsichtlich der Inzidenz von Neuralrohrdefekten möglich. Auch im Bereich über 10 000 IE pro Tag (= 3 mg Retinol) wurden mit Vitamin-A-Supplementen keine bestätigten Fälle von teratogenen Schäden beim Menschen festgestellt (Miller et al. 1998).

Um zu klären, wieviel perikonzeptionelles Vitamin A teratogen wirkt, wurde mithilfe eines Primatenmodells für Teratogenitätsstudien von Retinoiden der NOAEL-Wert (No Observed Adverse Effect Level) von 7500 IE/kg bestimmt. Werden diese am Cynomolgus-Affen erhobenen Daten auf den Menschen extrapoliert, so ergibt sich für präformiertes Vitamin A ein NOAEL-Äquivalent von 30 000 IE/d (9 mg Retinol = 9000 µg RE/d) für schwangere Frauen, was in etwa der 10fachen empfohlenen Tagesdosis der DGE entspricht (Wiegand et al. 1998).

Epidemiologische Humanstudien beweisen nicht, ab welchem Gehalt Vitamin A teratogen wirkt; jedoch zeigen pharmakokinetische Daten, dass Retinoidblutspiegel von Frauen, die täglich 30 000 IE präformiertes Vitamin A eingenommen hatten, nicht größer waren als die von Schwangeren im ersten Trimenon, die gesunde Kinder zur Welt brachten (Miller et al. 1998).

Da Vitamin A für die normale Reproduktion und embryonale Entwicklung essenziell ist, und ein Vitamin-A-Mangel ebenfalls teratogene Folgen haben kann (Underwood 1984), muss das Vitamin in ausreichender Menge zugeführt werden. Im Dosisbereich 5000–10 000 IE/Tag (entsprechend 3 mg Retinoläquivalenten) bei einer Einzeldosis von maximal 3000 IE, sollten Schwangere sich genau an diese Dosierungsanleitung halten (Council for Responsible Nutrition 1987, Monographie BAnz. 86, 1994)

Auch neuere Empfehlungen des Food and Nutrition Board/Institute of Medicine für Schwangere verweisen auf eine täglich tolerierbare obere Aufnahmemenge, einem UL (Tolerable Upper Intake Level) von 3000 µg präformiertem Vitamin A, der unter Berücksichtigung eines Unsicherheitsfaktors von 1,5 aus einem NOAEL von 4500 µg/Tag errechnet wird (DRI 2001); für schwangere Frauen ≤ 18 Jahren wird der UL in Relation zum mittleren Körpergewicht auf 2800 µg herabgesetzt.

3.10.4 Biochemische Funktionen

Vitamin A hat keinen einheitlichen Wirkungsmechanismus, sondern eine Reihe von Wirkungsbereichen. Schwerpunkte sind:

- Wachstum, Differenzierung von Epithel- und Knochengewebe. Hierbei sind Retinol und Retinsäure wirksam. Überdies greift Vitamin A regulierend in Induktions- und Wachstumsvorgänge von Neoplasmen ein (Bertram und Martner 1985, Sporn und Roberts 1983). Antikanzerogene Eigenschaften sind evident, da Tumorinduktion und Wachstum einiger maligner Zellen in vivo gehemmt werden.
- Reproduktion (Spermatogenese, Oogenese, Plazentaentwicklung, Embryonalentwicklung). Bei diesen Vorgängen ist Retinol wirksam und kann nicht durch Retinsäure ersetzt werden.
- Testosteronproduktion: In den Testes wird Retinsäure zur Testosteronsynthese und Retinol zur Aufrechterhaltung des Samenleiterepithels benötigt.
- Sehvorgang. Wirksam sind Retinol und Retinal.
- Immunsystem. Wirksam sind Retinol und Retinsäure.

Bei den somatischen Funktionen Wachstum und Differenzierung sowie bei der Testosteronproduktion ist Retinsäure das wirksame Prinzip (bzw. aktive Metabolite der Retinsäure). Retinol ist nur deshalb wirksam, weil es über Retinal zur Retinsäure oxidiert werden kann. Bei den Funktionen von Retinol (Reproduktion) oder von Retinal (Sehvorgang) ist Retinsäure unwirksam, weil sie nicht zu Retinal und Retinol reduziert werden kann.

Wachstum und Differenzierung

Zum Mechanismus der Wachstumsförderung durch Vitamin A gibt es verschiedene Vorstellungen und wahrscheinlich treffen mehrere Faktoren zusammen. Einige Wissenschaftler nehmen an, dass die Wachstumsförderung durch direkte Stimulierung der Zellreplikation erfolgt (Zile et al. 1977, 1979). Andere (Jetten 1984) haben nachgewiesen, dass Retinsäure durch Zunahme der Rezeptorendichte die Bindung des „Epidermal Growth Factor" an Gewebszellen fördert. Kürzlich konnte gezeigt werden, dass Retinsäure die Genexpression des Wachstumshormons reguliert (Bedo et al. 1989).

Der Einfluss auf die Zelldifferenzierung wird hauptsächlich auf nukleäre Effekte zurückgeführt. Grundlage dieser Vorstellung ist die Existenz spezifischer Bindungsproteine im Cytosol, die Retinol bzw. Retinsäure binden und zum Zellkern transportieren, wo sie spezifisch an nukleäre Retinsäurerezeptoren, von denen bislang sechs identifiziert wurden (Retinoic Acid Receptor (RAR) α, β, γ und Retinoid X Rezeptor (RXR) α, β, γ) binden, um durch Beeinflusssung der Genexpression beispielsweise die Synthese von Enzymen zu steuern (Petkovich et al. 1987, Brand et al. 1988, Friedrich 1987). Über eine direkte Interaktion mit spezifischen DNS-Sequenzen, die als Retinoic Acid Response Elements (RARE) bezeichnet werden, kontrollieren die letztgenannten Rezeptoren die Transkription bestimmter Gene, die Proteine kodieren, welche antiproliferativ und differenzierungsfördernd wirken (Umesono et al. 1988).

Weiterhin wird dem Einfluss von Vitamin A auf die Synthese bestimmter Glykoproteine der Zelloberfläche eine Rolle bei der Differenzierung zugeschrieben (Olson 1984). Derartige Glykoproteine können u.a. auch als Hormonrezeptoren eine Rolle spielen. Der Wirkungsmechanismus bei der Synthese von Glykoproteinen ist noch ungeklärt. Die Vorstellung, dass Retinylphosphat als Überträger für Mannose wirkt, hat sich als nicht richtig erwiesen, es handelt sich dabei wohl um einen In-vitro-Effekt (DeLuca et al. 1987).

Retinsäure stimuliert die Bildung von „Gap Junctions" Zellverbindungen, die eine wichtige Rolle beim Austausch von Zellinformationen spielen (Wolf 1984).

Im Vitamin-A-Mangel geht die Kontakthemmung des Zellwachstums verloren. Viele Folgen des Vitamin-A-Mangels im Bereich der Differenzierung von Epithelzellen und Geweben (z.B. Keratinisierung von Haut und Schleimhäuten, Metaplasie der Mukosa) gleichen Vorstadien der Kanzerogenese.

Die im Vitamin-A-Mangel oft beobachtete Überfunktion der Schilddrüse geht auf eine Störung der Rückkoppelung der Schilddrüsenhormone auf die TSH-produzierenden Zellen zurück und ist möglicherweise durch verringerte Rezeptorsynthese (Glykoprotein!) zu erklären (Anonymus 1979).

Reproduktion

Alle höheren Tiere brauchen zur Fortpflanzung Retinol. Bei weiblichen Tieren ist Retinol für die Entwicklung der Plazenta und für die Embryonalentwicklung erforderlich und kann nicht durch Retinsäure ersetzt werden. Bei männlichen Tieren wird Retinol über spezifische Rezeptoren in die Leydigschen Zwischenzellen aufgenommen (McGuire et al. 1981). Es hat eine zweifache Funktion: In den Zellen wird Retinol teilweise zu Retinsäure oxidiert, welche für die Testosteronproduktion erforderlich ist (Appling und Chytil 1981). Das nicht oxidierte Retinol wird zu den Samenkanälchen transportiert, um nach rezeptorvermittelter Aufnahme das Samenleiterepithel und die Spermatogenese funktionsfähig zu erhalten. In dieser Funktion kann Retinol nicht durch Retinsäure ersetzt werden (Anonymus 1982). In den Rattentestes wurde ferner das zelluläre Retinsäurebindende Protein (RABP) nachgewiesen (Friedrich 1987).

3

Sehvorgang

Die Lichtrezeptoren in der Retina enthalten Sehpigmente, die aus einer Proteinkomponente und einem Chromophor bestehen. Der Chromophor ist 11-cis-Retinal (bei Fischen 11-cis-3-Dehydroretinal). Rhodopsin, das Sehpigment der Stäbchen (Dämmerungssehen) und Jodopsin, das Sehpigment der Zapfen (Sehen bei hohen Lichtintensitäten, Farbensehen) unterscheiden sich nur in der Proteinkomponente.

11-cis-Retinal ist über einen Lysinrest als Schiffsche Base an die Proteinkomponente gebunden. Die Schiffsche Base ist protoniert. Wenn ein Lichtstrahl auf die dunkeladaptierte Retina trifft, wird 11-cis-Retinal zu all-trans-Retinal isomerisiert, und unter Änderung der Proteinkonformation entsteht in wenigen Picosekunden Bathorhodopsin, welches dann über verschiedene Konformationszustände mit den Bezeichnungen Lumirhodopsin und Metarhodopsin I in Metarhodopsin II übergeht. Beim letzten Schritt wird die Schiffsche-Basen-Verknüpfung deprotoniert, so dass Metarhodopsin II zu Opsin und all-trans-Retinal hydrolysiert wird. Letzteres wird teils nach Reduktion als all-trans-Retinol im Pigmentepithel gespeichert, teils in der Dunkelphase wieder zu 11-cis-Retinal isomerisiert und mit Opsin zu Rhodopsin verbunden. Diese Vorgänge wurden von Wald (1968) als Isomerisierungszyklus bezeichnet.

Bei der Lichteinwirkung auf die Photorezeptoren schließen sich die Natriumkanäle der Plasmamembran der äußeren Stäbchensegmente. Die dadurch induzierte Hyperpolarisation der Zelle moduliert die Transmitterausschüttung an der Synapse, wo der Nervenimpuls entsteht und kontrolliert so die Weiterleitung des Impulses, der im Sehzentrum verarbeitet wird (O'Brien 1982).

Ein einzelnes Photon genügt zur Auslösung eines Nervenimpulses. Es muss demnach einen Verstärkermechanismus geben. Die dabei ablaufenden Vorgänge sind in Abbildung 3.10.2 vereinfacht dargestellt (nach Stryer 1987). Die Vermittlung zwischen Sehpigment und Vorgängen an der Plasmamembran geschieht durch das Protein Transducin. Das lichtaktivierte Sehpigment führt an dem Komplex von Transducin mit GDP zu einem Austausch von GDP durch GTP. GTP-Transducin aktiviert durch Bildung eines Komplexes die inaktive Phosphodiesterase

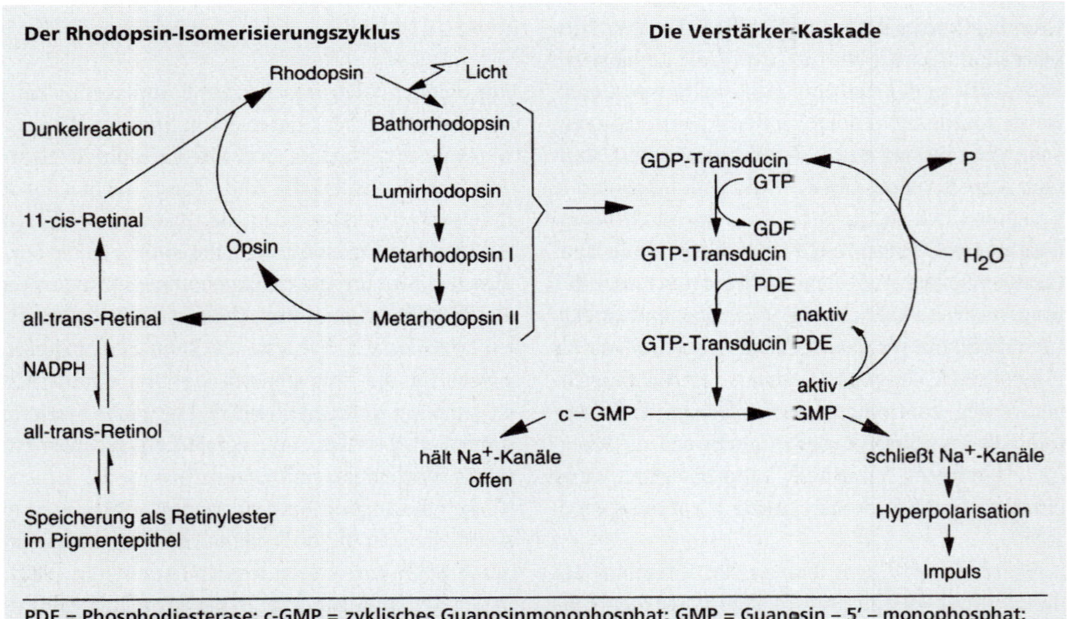

Abb. 3.10.2 Molekulare Vorgänge beim Sehprozess

(PDE), welche nun ihrerseits zyklisches GMP (c-GMP) zu Guanosin-5′-monophosphat (GMP) aufspaltet. c-GMP hält die Na^+-Kanäle offen. Die Abnahme der c-GMP-Konzentration unter der Wirkung der aktivierten Phosphodiesterase führt zum Schließen der Na^+-Kanäle und verursacht so die Hyperpolarisation. Der Ausgangszustand nach Ende der Belichtung wird dadurch wiederhergestellt, dass eine eingebaute GTPase GTP im GTP-Transducin-Phosphodiesterase-Komplex zu GDP hydrolysiert, so dass der Komplex wieder zu GDP-Transducin und inaktiver Phosphodiesterase aufspaltet. Die Hydrolyse von GTP zu GDP scheint darüber hinaus für den energetischen Antrieb des Zyklus eine Rolle zu spielen. Offen ist noch, auf welche Weise c-GMP regeneriert wird.

Die oben erwähnte Verstärkung kommt dadurch zustande, dass ein Molekül lichtaktiviertes Rhodopsin den GDP-GTP-Austausch an Hunderten von Transducinmolekülen katalysiert und jedes dadurch aktivierte Molekül Phosphodiesterase wiederum Hunderte von c-GMP-Molekülen spaltet.

Diese Vorgänge sind vorwiegend an den Stäbchen untersucht worden, weil diese leichter zugänglich sind als die Zapfen. Die geschilderte Verstärkerkaskade gleicht im Prinzip den intrazellulären Verstärkerkaskaden bei der Wirkung eines an Membranrezeptoren gebundenen Hormons.

Immunsystem

Vitamin A reguliert die Glykoproteinsynthese durch direkte Einwirkung auf die Genexpression. Da hierzu auch die Immunglobuline gehören, wird die Aktivität des Immunsystems durch Retinol beeinflusst. Als Auswirkung einer Vitamin-A-Defizienz auf die Immunfunktion wurde die Antwort durch Antikörper auf T-Zell-abhängige Antigene beschrieben (Ross 1992); hierbei nahm die Antikörperbildung gegenüber einigen bakteriellen Antigenen ab. Die abgeschwächte Immunantwort wird als eine Ursache für Intensität und/oder Dauer von Primärinfektionen, welche die Anfälligkeit für sekundäre Infektionen wiederum erhöhen können, diskutiert.

Die Gruppe um A.C. Ross zeigte überdies, dass ein VitaminsA-Mangel verschiedene Zellpopulationen des Immunsystems dahingehend beeinflusste, dass eine geringere Anzahl von natürlichen Killerzellen (NK) vorhanden und auch die Zahl der Granulozyten und B-Lymphozyten in Blut und Milz im Vergleich zu Kontrollratten signifikant vermindert waren. Wurden die Vitamin-A-defizienten Tiere für 28 Tage mit Retinsäure supplementiert, so näherte sich die Zahl der weißen Blutzellen wieder den Kontrollen an, die NK-Zelltoxizität wurde signifikant stimuliert und die Menge an zirkulierenden Lymphozyten nahm um 40% aufgrund des Anstiegs der B- und T-Zellen ($CD_5{}^+$-, $CD_4{}^+$-, $CD_8{}^+$-Anteile) zu (Zhao und Ross 1995).

Da neutrophile Zellen eine der ersten Abwehrzellen sind, die auf eine Infektion ansprechen, können diese deren Ausmaß begrenzen. Twining et al. (1997) untersuchten die Funktionen der polymorphkernigen Leukozyten von Ratten im Vitamin-A-Mangel. Dieser wirkte sich negativ aus auf die Chemotaxis, die Adhäsion von Organismen, die Phagozytose und die Bildung von reaktiven Sauerstoffspezies. Durch achttägige Gabe von Retinylpalmitat wurde dieser negative Einfluss aufgehoben.

Die mit einem Vitamin-A-Mangel verbundenen Defizite beinhalten:

- eine Beeinträchtigung der Synthese spezifischer Antikörper
- eine geringere Zahl von natürlichen Killerzellen
- eine abnorme T-Zell-Proliferation
- eine erhöhte Interferon-γ-Sekretion von T-Zellen

Somit scheinen Veränderungen der Funktionen von Neutrophilen, T-und B-Zellen sowie natürlichen Killerzellen Vitamin-A-defizienter Tiere zu einer verminderten Fähigkeit beizutragen, Infektionen zu bekämpfen.

Ein interessanter Zusammenhang zwischen einer Hyporetinolämie, dem Anstieg von Akutphaseproteinen und der Infektionserkrankungshäufigkeit bei Kindern mit und ohne Xerophthalmie wurde von Semba et al. (2000) im Rahmen einer Studie mit immunologischen Endpunkten berichtet. Dass die dargestellte Korrelation nicht zwingend einen ausgeprägten Vitamin-A-Mangel repräsentiert, geht daraus hervor, dass Retinolserumkonzentrationen während einer Akutphasereaktion aufgrund einer milden Infektion meist vorübergehend abnehmen, da aus dem Leberspeicher das Retinol-RBP vermindert freigegeben wird; wohingegen schwere Infektionen und Traumata zu Vitamin-A-Verlusten der Körperspeicher führen. Dieses Phänomen kompliziert den Einsatz von Serumretinol als Indikator für den Vitamin-A-Status, da es im Fall einer Beurteilung während der Akutphasereaktion zu einer Fehleinschätzung einer Vitamin-A-Defizienz kommen könnte (Stephensen 2000). Die durch eine Infektion ausgelöste Hyporetinolämie wird vom Wirkungsmechanismus zur Zeit als das Ergebnis einer beeinträchtigten Synthese oder Freigabe von Retinoltransportproteinen RBP und Transthyretin oder beidem durch die Leber angesehen (Ross 2000).

Es ist ferner bekannt, dass proinflammatorische Zytokine wie TNF-α, Il-1, -6 und -8 während einer Infektion die hepatische De-novo-Synthese von Akutphaseproteinen wie CRP (C-reaktives Protein) induzieren, während die Bildung und Serumkonzentrationen von RBP und Transthyretin infolge der Akutphase vermindert werden (Beisel 1998).

3.10.5 Bedarf

Obwohl der Vitamin-A-Mangel nach wie vor ein brennendes Problem in verschiedenen Ländern der Dritten Welt ist, sind einschlägige Untersuchungen zur Ableitung des Bedarfs bisher nur für Erwachsene und oft nur mit unzureichender Methodik (Anzahl der Versuchspersonen) durchgeführt worden. Dennoch lässt sich aus den vorliegenden Ergebnissen ableiten, dass der tägliche Bedarf für den männlichen Erwachsenen mit 1 mg Vitamin A gedeckt wird (DGE 2000). Zwar wird die sog. Sheffield-Studie (Hume und Krebs 1949) immer wieder für die Begründung der Bedarfszahlen herangezogen, jedoch ist bei zwei Versuchspersonen eine zuverlässige Ableitung nicht möglich. Die Untersuchungen wurden später von Sauberlich et al. (1974) mit 8 Versuchspersonen wiederholt und bestätigen die Ergebnisse der Sheffield-Studie zumindest in der Größenordnung. Unseren heutigen Bedarfsempfehlungen liegen diese experimentellen Untersuchungen zugrunde. Durch eine gezielte Vitamin-A-Mangelernährung über mehrere hundert Tage, ein Experiment, das unter heutigen Voraussetzungen ethisch nicht mehr vertretbar wäre, wurden bei den Versuchspersonen zunächst die Speicher soweit entleert, dass es trotz ausgeprägter Vitamin-A-Bluthomöostase zum deutlichen Abfall des Vitaminspiegels kam, ohne dass klinische Veränderungen (Hyperkeratose und unzureichende Hell-Dunkel-Adaptation) vorlagen. Durch Zulage unterschiedlicher Vitamin-A-Mengen ließen sich die Symptome beseitigen und der Blutspiegel wieder auf ein physiologisches Niveau von 20 µg/dl anheben. Aufgrund der vorliegenden Daten wird von den Autoren der Mindestbedarf bei 0,6 mg Retinol/Tag angesetzt (Sauberlich et al. 1974).

Zur Abdeckung der physiologischen Schwankungsbreite wird gemäß DGE (2000) ein Zuschlag von etwa 60% für ausreichend erachtet; dementsprechend wird für den Erwachsenen eine Aufnahme von 0,8 mg/Tag für Frauen und 1,0 mg/Tag für Männer empfohlen. Die für Frauen empfohlene Vitamin-A-Zufuhr wird um 10 bis 20% geringer angesetzt, da ihr Plasmaspiegel im Durchschnitt entsprechend niedriger liegt, wie die VERA-Studie 1992 zeigte (Frauen: 0,178 µmol/dl, Männer: 0,204 µmol/dl). Man nimmt an, dass für Frauen unter physiologischen Sonderbedingungen wie Schwangerschaft und Stillzeit ein Mehrbedarf entsteht. Da Vitamin A als fettlösliches Substrat in die Muttermilch übergeht, werden während der Stillphase ca. 0,5 mg Retinoläquivalente pro Tag über die Milch abgegeben. Da während längerer Stillphasen häufig ein Absinken der mütterlichen Plasma-Vitamin-A-Spiegel beobachtet wird, hat man für diesen Zeitraum eine relativ hohe Zulage von zusätzlich 0,7 mg RE pro Tag empfohlen (DGE 2000).

Zu den Individuen mit einer kritischen Versorgung gehören Neugeborene, deren Versorgung wesentlich von der Zufuhr während der Schwangerschaft abhängt, ferner Kinder mit häufig auftretenden Infektionskrankheiten und alte einseitig ernährte Menschen. Insbesondere mit Fieber verbundene Infektionen führen zu einer Erhöhung des Vitamin-A-Bedarfs (Rahman et al. 1996, Rosales et al. 1996) bei gleichzeitig vermehrter Exkretion (Semba 1994, Stephensen et al. 1994), was vor allem für Kleinkinder, die über geringe Reserven verfügen, fatale Folgen haben kann.

Der Vitamin-A-Bedarf gemäß DACH 2000 wird in Retinoläquivalenten angegeben, da neben dem Retinol auch verschiedene Carotinoide in unterschiedlichem Ausmaß zur Bedarfsdeckung beitragen. Die in

Tabelle 3.10.2 angegebenen Umrechnungsfaktoren berücksichtigen die mittlere Resorptionsrate der verschiedenen Provitamin-A-Carotinoide und die Effizienz ihrer Umwandlung in Retinol, wobei landesübliche Verzehrs- und Zubereitungsformen berücksichtigt wurden, da Zubereitungsverluste von ca. 20% das Ausmaß der Ausnutzung erheblich beeinflussen können. Im Rahmen des 4. DRI-Berichts für die USA und Kanada, erstellt vom Food and Nutrition Board of the Institute of Medicine (FNB/IOM), wurden die bisher gewohnten Retinoläquivalente (RE) durch die Retinolaktivitätsäquivalente (RAE) ersetzt. Ein tabellarischer Vergleich (➢ Tab. 3.10.3) der aktuellen Bezugsgrößen verdeutlicht den Stand der Umrechnung von Vitamin A bzw. Provitamin A (Trumbo et al. 2001).

Die Äquivalenzfaktoren untermauern die Tatsache, dass die Vitamin-A-Aufnahme aus der Nahrung bisher zu optimistisch bewertet wurde und mehr Provitamin-A-Carotinoide zur Bedarfsdeckung von Vitamin A aufgenommen bzw. mehr carotinoidhaltiges Obst und Gemüse verzehrt werden müssen.

Die früher gebräuchlichen Angaben in Form Internationaler Einheiten (IE) werden nur noch im pharmazeutischen Bereich angegeben. Danach entspricht 1 IE 0,3 µg Retinol. Bei der Nahrung, die der Mensch zu sich nimmt, wird durch Betacarotin weniger Vitamin A gebildet (Einfluss durch Zubereitung und Lebensmittelkombination), als dies unter tierexperimentellen Standardbedingungen der Fall ist.

Aufgrund der Fähigkeit der Carotinoide, zusätzlich als Radikalfänger zu fungieren, kommt ihnen

Tab. 3.10.2 Vitamin A (Retinol), Betacarotin, empfohlene Zufuhr (DACH 2000)

Alter	Retinol			
	mg-Äquivalent[1]/Tag		mg-Äquivalent[1]/MJ[2] Nährstoffdichte	
	m	w	m	w
Säuglinge				
0 bis unter 4 Monate[3]	0,5		0,25	0,26
4 bis unter 12 Monate	0,6		0,20	0,21
Kinder				
1 bis unter 4 Jahre	0,6		0,13	0,14
4 bis unter 7 Jahre	0,7		0,11	0,12
7 bis unter 10 Jahre	0,8		0,10	0,11
10 bis unter 13 Jahre	0,9		0,10	0,11
13 bis unter 15 Jahre	1,1	1,0	0,10	0,11
Jugendliche und Erwachsene				
15 bis unter 19 Jahre	1,1	0,9	0,10	0,11
19 bis unter 25 Jahre	1,0	0,8	0,09	0,10
25 bis unter 51 Jahre	1,0	0,8	0,10	0,10
51 bis unter 65 Jahre	1,0	0,8	0,11	0,11
65 Jahre und älter	1,0	0,8	0,12	0,12
Schwangere ab 4. Monat		1,1		0,12
Stillende[4]		1,5		0,14

[1] 1 mg Retinoläquivalent = 1 mg all-trans-Betacarotin = 12 mg andere Provitamin-A-Carotinoide = 1,15 mg all-trans-Retinylacetat = 1,83 mg all-trans-Retinylpalmitat; 1 IE = 0,3 µg Retinol.
[2] Berechnet für Jugendliche und Erwachsene mit überwiegend sitzender Tätigkeit (PAL-Wert 1,4).
[3] Hierbei handelt es sich um einen Schätzwert.
[4] Ca. 70 µg Retinoläquivalente Zulage pro 100 g sezernierte Milch.

Tab. 3.10.3 Aktuelle Bezugsgrößen der Umrechnung von Vitamin A bzw. Provitamin A

	RDA 1989 (NRC)[1]	DRI 2001 (IOM)[2]
	1 Retinoläquivalent (RE)	1 Retinolaktivitäts-Äquivalent (RAE)
All-trans-Retinol	= 1 µg	
All-trans-Betacarotin, in Öl	= 2 µg	
All-trans-Betacarotin, diätetisch	= 6 µg	= 12 µg
Andere Provitamin-A-Carotinoide, diätetisch	= 12 µg	= 24 µg
Vitamin-A-Aktivität von Retinol	= 3,33 IE	

1 NRC: National Research Council
2 IOM: Institute of Medicine

eine besondere Bedeutung im Rahmen der Prophylaxe radikalinduzierter Krankheiten zu. In verschiedenen Studien wurde beobachtet, dass niedrige Carotinoidwerte häufiger bei solchen Personen beobachtet wurden, die später an Krebs erkrankten (Friedrich 1987, Ernährungsbericht 1992). Obwohl eindeutig gesicherte Schlussfolgerungen noch nicht möglich sind, weisen epidemiologische Studien (Ziegler 1989), Tierexperimente (Krinski 1989) und erste Interventionsstudien am Menschen (Connet 1989, Stich 1991) darauf hin, dass es sich beim Betacarotin und anderen Carotinoiden um potenzielle Teilfaktoren in der Krebsprävention handeln könnte. Ebenso aktuell sind Gesichtspunkte, die dem Betacarotin (neben anderen antioxidativen Vitaminen wie z.B. Vitamin E und C) protektive Effekte bei der Entwicklung von Herz-Kreislauf-Krankheiten zusprechen (Gaziano et al. 1990, Manson et al. 1991). Dementsprechend sollte überlegt werden, ob man bei den Empfehlungen zur wünschenswerten Höhe der Vitamin-A-Zufuhr nicht einen gesonderten Anteil für Betacarotin ausweist.

Bereits in älteren Lehrbüchern wurde darauf hingewiesen, etwa ein Drittel des Vitamin A als Retinol und zwei Drittel als Caroten zuzuführen (Rapoport 1969), ohne dass dies bisher – bis auf einige Ausnahmen – von den einschlägigen Organisationen, die sich mit Nährstoffempfehlungen beschäftigen, umgesetzt wurde. In den Niederlanden z.B. haben diese Überlegungen Eingang in die Nährstoffempfehlungen gefunden, indem für Erwachsene eine tägliche Aufnahme von 0,45 mg Retinol und 2,4 mg Betacarotin als wünschenswert angesehen wird (Recommended Dietary Intakes around the World 1983). Weltweit betrachtet nehmen nur noch Bulgarien (0,19 mg Vitamin A und 6,6 mg Betacarotin) und Indien (0,57 mg Vitamin A und 3 mg Betacarotin) eine ähnliche Differenzierung vor.

Für die eigentliche Vitamin-A-Bedarfsdeckung ist zwar Betacarotin nicht unbedingt erforderlich, aufgrund der potenziellen Schutzwirkung des Betacarotins als Radikalfänger sollte jedoch generell dem Vorgehen der genannten Länder gefolgt und eine regelmäßige tägliche Zufuhr von Carotinoiden empfohlen werden. Diese Zusammenhänge haben das National Cancer Institut veranlasst, eine carotinoidreiche Ernährung zu empfehlen. Danach sollte eine Betacarotinzufuhr von 5–6 mg/Tag gewährleistet sein, was einer Steigerung der durchschnittlichen Zufuhr an Vegetabilien in den USA um etwa das Vierfache entspricht. Auch die DGE, die im Rahmen einer Zusammenarbeit der Ernährungsgesellschaften von Deutschland, Österreich und der Schweiz gemeinsame Referenzwerte für die Nährstoffdichte (DACH-Referenzwerte) veröffentlicht hat, weist in ihren aktuellen Ausführungen darauf hin, dass den Carotinoiden eine von der Provitamin-A-Wirkung unabhängige Eigenschaft als Radikalfänger zukommt und bewertet eine reichliche Carotinoidzufuhr positiv. Aus Studien zu krankheitsvorbeugenden Wirkungen des Betacarotin wurde ein Schätzwertbereich von 2–4 mg/Tag abgeleitet (DGE 2000) (➤ Kap. 3.11.6).

Erfahrungen aus Entwicklungsländern haben gezeigt, dass eine Deckung des Vitamin-A-Bedarfs ausschließlich mit Provitamin-A-Carotenen nicht möglich ist. Nur bei einer Basisversorgung mit minimal 30 µg Retinol kann der Rest durch Betacarotin substituiert werden.

3.10.6 Bedarfsdeckung

Unter den Vitaminmangelzuständen rangiert der Vitamin-A-Mangel – weltweit gesehen – an erster Stelle. Schwer wiegende ophthalmologische Störungen bis hin zur totalen Blindheit sind in vielen Ländern der Dritten Welt auf eine unzureichende Vitamin-A-Versorgung zurückzuführen. In Industriestaaten dagegen ist der Vitamin-A-Mangel eher die Ausnahme. Für das Gebiet der Bundesrepublik kann statistischen Berechnungen anhand von Verzehrserhebungen zufolge die mittlere Vitamin-A-Aufnahme (Retinoläquivalent) im Allgemeinen als gut bezeichnet werden. Die Daten im Ernährungsbericht 2004 geben an, dass die täglichen Zufuhrmengen an Vitamin A in den alten bzw. neuen Bundesländern für Männer im Durchschnitt um 14 bzw. 33 Prozent und für Frauen entsprechend um 60 bzw. 84 Prozent über den DACH-Empfehlungen liegen (DGE 2004).

Bezüglich der Carotinzufuhr zeigen Erhebungen des U.S. Department of Agriculture (USDA) über den Verzehr von Lebensmitteln, dass die Aufnahme von Betacarotin bei rund 1,5 mg täglich liegt (Lachance 1988).

In den Niederlanden wurde eine längerfristige Überprüfung der Verzehrssituation bei 18-jährigen Männern durchgeführt und ergab eine durchschnittliche Tageszufuhr von 1,48 mg Vitamin A (Retinoläquivalente). Davon stammten etwa 40% aus Carotinoiden. In Abhängigkeit von der Jahreszeit wurden 1 bis 2 mg Betacarotin zugeführt (van Dokkum et al. 1990).

In Japan wurden die Serumspiegel von Betacarotin bei Männern und Frauen bestimmt, um den Zusammenhang mit der Verzehrshäufigkeit gelbgrüner Gemüse zu prüfen. Erwartungsgemäß führte häufiger Gemüsekonsum zu höheren Carotenkonzentrationen im Blutserum. Darüber hinaus wiesen Frauen signifikant höhere Carotenspiegel auf als Männer. Für diesen Zusammenhang, der auch aus anderen Studien bereits bekannt ist, gibt es bis heute noch keine befriedigende Erklärung (Shibata et al. 1989).

Daten der VERA-Studie belegen für die (alte) BRD, dass bei Frauen im Durchschnitt um 40% höhere Plasmakonzentrationen gemessen werden als bei Männern. Der Anteil niedriger Betacarotinmesswerte ist bei Männern mit 10,7% dreimal höher als bei Frauen (3,4%). Bei den 35- bis 44-jährigen Männern haben 20% niedrige Betacarotinkonzentrationen im Plasma. Personen mit hohem Alkohol- und/oder Zigarettenkonsum haben besonders häufig niedrige Betacarotin-Versorgungsmesswerte (Ernährungsbericht 1992).

Bei den Berechnungen zur Bedarfsdeckung müssen Zubereitungsverluste in Höhe von 20% berücksichtigt werden, und es darf auch nicht außer Acht gelassen werden, dass Provitamin-A-Carotinoide je nach Art der Zubereitung einer Mahlzeit einen deutlichen Unterschied in der Bioverfügbarkeit aufweisen. Dies wird zwar durch die Umrechnung auf Retinoläquivalente berücksichtigt, verdient jedoch gesonderte Beachtung. So ist z.B. die Annahme, durch Karotten relativ viel Betacarotin aufzunehmen, richtig, jedoch ist das Ausmaß der Ausnutzung von vielen Faktoren abhängig. Aus rohen Möhren wird nur etwa 1% vom Körper aufgenommen, da die Wurzelzellen aus unverdaulichen Zellulosemembranen bestehen. Die Carotinkristalle im Inneren werden von den Verdauungssäften nicht erreicht und gelangen unverändert zur Ausscheidung. Mit zunehmendem mechanischem Aufschluss (geriebene Möhren) erhöht sich die Ausnutzung. Wenn bei der küchentechnischen Zubereitung gleichzeitig noch Fett eingesetzt wird, trägt dies zusätzlich zur Verbesserung der Bioverfügbarkeit bei. So ist ein Möhrenhomogenat in Vollmilch bestens verwertbar.

Zwar haben Grüngemüse (Grünkohl, Spinat) nicht einen so hohen Provitamin-A-Gehalt wie Karotten, aber das darin enthaltene Carotin ist besser verfügbar, denn die Zellwände sind leichter durch die Verdauungssäfte aufschließbar und die Carotinoide in den Chromo- und Chloroblasten liegen feiner verteilt vor. Schließlich wird das Ausmaß der Resorption von der Höhe der aufgenommenen Carotinmenge beeinflusst, wobei der nicht verwertete Anteil um so größer ist, je höher die Einzeldosen an Carotinoiden sind.

Da die alten Umrechnungsfaktoren zu optimistisch waren, müssen die älteren Daten über die Pro-Kopf-Versorgung mit Vitamin A in verschiedenen Ländern revidiert werden. Gemäß NHANES III (Third National Health and Examination Survey 1988–1994) wird in den USA die Vitamin-A-Versorgung bei Männern jetzt zu 26% und bei Frauen zu 34% von Provitamin-A-Carotinoiden bestritten. In Deutschland lässt sich nach dem Ernährungsbericht 2000 aus der Differenz von durchschnittlich aufgenommenen mg Retinoläquivalenten und mg präformiertem Retinol ein diesbezüglich prozentualer Anteil für Männer von 36% und für Frauen von 33% berechnen (Gassmann 2001).

3.10.7 Klinische Symptomatik

Aufgrund der zahlreichen physiologischen Funktionen, die Vitamin A erfüllt, äußert sich ein Vitamin-A-Mangel in verschiedenen klinischen Erscheinungen. Bei der Ätiologie des Vitamin-A-Mangels sind primäre Ursachen als Folge einer verminderten Zufuhr nach einer längeren Ernährungskarenz von einem sekundären Mangel in Folge einer beeinträchtigten Resorption, Speicherung, eines Transports von Vitamin A oder einer verminderten Proteinaufnahme (gestörte RBP-Synthese) abzugrenzen. In den Ländern der Dritten Welt mit entsprechenden sozialen Problemen ist auch heute noch ein ernährungsbedingter Vitamin-A-Mangel weit verbreitet (Underwood 1994), wobei schätzungsweise über 124 Millionen Kinder betroffen sind (Humphrey et al. 1992). Nach dem Ernährungsbericht 1992 liegt in den Industrienationen eine Unterversorgung nur bei 0,1% der untersuchten Personen vor.

Der Beginn eines Vitamin-A-Mangels entzieht sich der klinisch-chemischen Diagnostik, da die Vitamin-A-Konzentration im Blut auch dann noch homöostatisch im Normalbereich reguliert wird, wenn die Leber nahezu vollständig entleert ist (Gerlach et al. 1988).

Ophthalmologische Symptome

Frühsymptome eines Vitamin-A-Mangels manifestieren sich am Auge in einer Verlangsamung der Dunkeladaption bis hin zur Nachtblindheit (XN, Hemeralopie), verbunden mit einer erhöhten Reizschwelle für Lichteindrücke. Nach einer Einteilung der WHO (Sommer, 1982) stehen weitere charakteristische ophthalmologische Vitamin-A-Mangelsymptome entsprechend ihrem Schweregrad im Vordergrund: Die konjunktivale Xerose (X1A, Faltenbildung und graue Pigmentierung der Bindehaut), die Bitot-Flecke (X1B, schaumige, aus epithelialen Absonderungen bestehende Flecken auf der bulbären Bindehaut), die corneale Xerosis (X2), die corneale Ulzeration/Keratomalazie (X3A, wenn die geschädigte Corneaoberfläche < ⅓ ist), die Keratomalazie, eine abnorme Keratinisation, die zur Verhornung der Corneazellen führt und die Permeabilität der Hornhaut herabsetzt (X3B, wenn die geschädigte Oberfläche > ⅓ ist), die corneale Vernarbung (XS) und die Fundus-Xerophthalmie (XF, Verhornung des Epithels der Tränendrüsen und Austrocknung der Binde- und Hornhautzellen).

Da die Hornhaut keine Gefäße besitzt, ist sie auf die Versorgung durch den Tränenfilm angewiesen. Mit Hilfe der Tränenflüssigkeit wird Retinol, welches zunächst in Form von Retinylestern in der Tränendrüse gespeichert und bei Bedarf zu Retinol hydrolysiert wird, zu den cornealen Zielzellen gelangen; dort wurde ein zelluläres Bindungsprotein (CRBP) nachgewiesen; vermutlich befinden sich im Zytosol des Epithels bzw. Endothels spezifische Retinolrezeptoren. Im Kammerwasser wurde bisher kein Vitamin A identifiziert. Interessant sind Befunde aus der Augenklinik Tübingen, die an zwei weiblichen Geschwistern im Alter von 17 und 13 Jahren, die an Nachtblindheit und einer fortgeschrittenen retinalen Atrophie litten, keine weiteren klinischen Symptome eines Vitamin-A-Mangels beobachten konnten, obwohl im Blut nur Konzentrationen von 0,19 bzw. 0,18 µmol/l all-trans-Retinol (Normalwerte: 0,7–1,7 µmol/l) gemessen wurden; beim „Dose-Response Test" (➤ Kap. 2.3.2 Vitaminbestimmung) sprachen diese nicht an. Das Retinolbindungsprotein (RBP) konnte im Plasma nicht detektiert werden; erstaunlicherweise wiesen die Geschwister normale postprandiale Plasmakonzentrationen an Retinylestern auf. Die Genanalyse von RBP4, welches für das Serum RBP kodiert, offenbarte zwei hereditäre Punktmutationen (Ile41Asn und Gly75Asp) (Seeliger et al. 1999). Da bis auf Akne keine weiteren Organveränderungen diagnostiziert wurden, aber nur ein Sechstel des üblicherweise vorhandenen Retinolgehalts gemessen wurde, war dies ein Hinweis dafür, dass neben dem Retinol-RBP-TTR(Transthyretin)-Komplex alternative Vitamin-A-Quellen für das Gewebe zur Verfügung stehen wie die Retinylester aus den Chylomikronenremnants. Da die Geschwister nicht unter einer Xerophthalmie litten, was aufgrund des Vorhandenseins physiologischer Retinolkonzentrationen in den Tränendrüsen bzw. in der Tränenflüssigkeit erklärbar war, gehen die Autoren derzeit davon aus, dass es organspezifische RBP-Formen gibt, die nicht von dem genetischen Defekt betroffen sind.

Nichtophthalmologische Symptome

Weitere Vitamin-A-Mangelerscheinungen gehen im Hals-Nasen-Ohren-Bereich mit einer herabgesetzten Geruchsempfindlichkeit und Geschmacksstörung einher. Die Entwicklung einer Plattenepithel-Metaplasie, die Austrocknung und Keratinisation im Respirationstrakt (Tracheal- und Kehlkopfbereich) hat überdies eine Atrophie der Schleimdrüsen und Zerstörung des Flimmerepithels zur Folge, was wiederum zu erhöhter Infektionsanfälligkeit und Häufung gelegentlich rezidivierender Bronchitiden und Bronchopneumonien führt. Diese stark erhöhte Infektionsempfindlichkeit der Atemwege kann im latenten Vitamin-A-Mangel auftreten noch bevor es zu den klassischen Mangelsymptomen am Auge kommt (Sommer et al. 1984). Ferner wurden im Mangel Atrophien der Speicheldrüsen, der Darmschleimhaut sowie des Urogenitaltraktes beschrieben. Im letzteren Fall scheint die mit dem Mangel einhergehende Keratinisation der Epithezellen zu einem erhöhten Risiko einer Urolithiasis beizutragen, wie dies auch im Rahmen einer indischen Studie mit Vitamin-A-defizienten Kindern (Retinol $\leq$ 13 µg/dl Serum) im Vergleich zur Kontrolle anhand der häufig auftretenden Kalziumoxalat-Kristallurie beobachtet wurde (Kancha und Anasuya 1992). Überdies sind epitheliale Strukturveränderungen im Bereich der Haut, z.B. eine follikuläre Hyperkeratose in Verbindung mit Akne beobachtbar, die neben der gestörten Dunkeladaptation, einer retinalen Dysfunktion, zu den wichtigsten Frühsymptomen gehören. Durch Gewebeschwund der Testes und Ovarien ist im Mangel die Fortpflanzung gestört. Unter experimentellen Bedingungen führt ein Vitamin-A-Mangel bei trächtigen Tieren zum Absterben und zur Resorption der Feten. Die überlebenden Feten zeigten schwere teratogene Veränderungen (➤ Kap. 3.10.4) im Bereich des Gesichtsschädels (Ausbildungen von Lippen-, Kiefer-, Gaumenspalten) sowie des Gastrointestinal- und Urogenitaltraktes. Da Vitamin A essenziell für das Wachstum ist, resultieren aus einem Defizit ein Wachstumsstillstand, Knochendeformationen in Form von Dickenwachstum und Störungen beim „Zahnen" (Dentition). Anhaltspunkte für einen Vitamin-A-Mangel (➤ Kap. 3.10.4) sind nach Empfehlung der Deutschen Gesellschaft für Ernährung (DGE) eine Retinolplasmakonzentration von < 300 ng/ml. Hierbei ist die homöostatische Regulation zu beachten, die einen Abfall des Plasmaspiegels erst nach weitgehender Entspeicherung der Leber zur Folge hat.

Physiologisch grenzwertige Retinol- bzw. RBP-Plasmaspiegel und unzureichende Leberspeicher Frühgeborener werden für eine für diese Entwicklungsphase häufig auftretende Veränderung im Respirationstrakt, die bronchopulmonale Dysplasie (BPD), als endogene Prädispositionsfaktoren (Shenai et al. 1985) neben einer Defizienz der hyalinen Membranen (HMD) (Northway et al. 1967) und hohen Sauerstoffkonzentrationen angesehen. Aufgrund der Fortschritte im Bereich der Versorgung Frühgeborener hat die hochprozentige Sauerstofftherapie in den letzten Jahrzehnten ihren Stellenwert verloren. Dennoch nahm die Inzidenz für BPD nicht signifikant ab. Neueste Untersuchungsergebnisse liefern Hinweise, dass Frühgeborene, die diese chronische Lungenkrankheit entwickeln, in den ersten Lebenstagen besonders ausgeprägte qualitative und quantitative Unterschiede im Oxidationsmuster ihrer Lipide und Proteine aufweisen. Dies stützt die Vorstellung, dass der Läsionsprozess in der Lunge, der letztlich zur Entwicklung der BPD führt, sich um den Entbindungszeitraum ereignet und die Oxidation ein Hauptfaktor der pathologischen Prozesse ist. Bisherige Versuche, Antioxidanzien zu diesem Zeitpunkt gezielt in den gefährdeten Lungenbereich einzubringen, sind gescheitert (Welty 2001). Da in Abhängigkeit vom Ausmaß des Vitamin-A-Mangels Wachstum und Differenzierung tracheobronchialer Epithelzellen typischen morphologischen Veränderungen unterliegen, die eine Basalzellproliferation,

3

Gewebsnekrose oder squamöse Metaplasie zur Folge haben können (Wong und Buck 1971, McDowell et al. 1984), kommt es im weiteren pathologischen Verlauf zu einer Beeinträchtigung der mukoziliären Clearance, hervorgerufen durch den Verlust von Flimmerepithel (Biesalski et al. 1986). Die so verminderte Reinigungsfunktion der Lunge schafft eine Voraussetzung für schwere rezidivierende Infekte (Wanner 1977, Reidl und Jones 1979).

3.10.8 Anwendungsgebiete

Anwendungsgebiete für Vitamin A gemäß einer Arzneimittelzulassung durch das BfArM sind mit einer Tagesdosis (TD) bis 5000 IE die Prophylaxe eines Vitamin-A-Mangels, die Therapie manifester Vitamin-A-Mangelzustände bei Kleinkindern und mit einer TD über 5000 IE die Therapie manifester Vitamin-A-Mangelzustände, die jeweils ernährungsmäßig nicht ausgeglichen werden können. Vitamin-A-Mangelzustände sind bei Gesunden in Regionen mit ausreichendem Nahrungsangebot jedoch äußerst selten. Als Anhaltspunkt für einen Vitamin-A-Mangel gilt nach der Empfehlung der DGE ein Retinolplasmaspiegel von unter 300 ng/l. Eine zuverlässige Diagnose einer Hypovitaminose A erlauben die Plasmaspiegel auch bei Berücksichtigung der Konzentration des Retinol-bindenden Proteins (RBP) wegen der hohen Leberspeicherung jedoch nicht.

Längere Mangel- und Fehlernährung

Wie bereits im Kapitel 3.10.6 Bedarfsdeckung ausgeführt, wirft die Vitamin-A-Versorgung in der Bundesrepublik keine nennenswerten Probleme auf. Eine Übersicht über die wesentlichen Anwendungsgebiete ist in Tabelle 3.10.4 zusammengefasst.

Tab. 3.10.4 Risikogruppen und Risikofaktoren für einen latenten oder manifesten Vitamin-A-Mangelzustand

Risikogruppen
Maldigestion und Malabsorption im Rahmen gastrointestinaler Erkrankungen wie Morbus Crohn, Sprue, Zöliakie, Ileo-jejunaler Bypass, Leber- und Pankreaserkrankungen, Gallengangverschluss
Patienten in der Ophthalmologie mit erhöhter Blendempfindlichkeit, Nachtblindheit (Hemeralopie), und Vitamin-A-Mangel-bedingten atrophischen Zuständen der Horn- und Bindehaut wie konjunktivalen und cornealen Xerosen, Bitot-Flecken, cornealen Ulzerationen, Keratomalazien, cornealen Vernarbungen und Xerophthalmien
Patienten aus dem Hals-Nasen-Ohren-Bereich mit atrophischen Zuständen der Hals- und Nasenschleimhaut wie Epipharyngitis sicca, Pharyngitis sicca, Rhinopathia medicamentosa, Ozaena sowie Metaplasien, die zu Geschmacks-, Geruchsempfindlichkeits- und Hörstörungen führen können
Patienten mit erhöhter Infektanfälligkeit wie bakteriellen Atemwegserkrankungen, Masern und Diarrhö
Schwangere und Stillende
Risikofaktoren
Chronische Mangelernährung
Parenterale Ernährung über längere Zeit
Einseitige Ernährung (Diäten)
Fehlernährung
Nahrungsrestriktion
Alkoholismus
Resorptionsverminderung durch Komedikation von Colestyramin, Colestipol, Neomycin

In Industriestaaten ist die Retinol-Avitaminose nicht mehr anzutreffen. Es treten jedoch subklinische Vitamin-A-Mangelzustände aufgrund unzureichender alimentärer Zufuhr oder verschiedener Erkrankungen auf. Die Symptome sind unspezifisch und entziehen sich in der Regel einer klinischen und laborchemischen Diagnostik. Patienten, insbesondere Kinder, mit unzureichender Vitamin-A-Bedarfsdeckung weisen ein erhöhtes Risiko für Erkrankungen des Respirations- und Darmtraktes (z.B. Durchfall) auf. Das Ergebnis einer randomisierten, placebokontrollierten brasilianischen Doppelblindstudie, welche 1240 Kinder im Alter von 6–48 Monaten einschließt, und den Supplementationseffekt einer Dosis von 100 000–200 000 IE (dreimal jährlich) auf die Diarrhöe-Inzidenz untersucht, belegt eine signifikante 20%ige Abnahme der Vorfälle in der Vitamin-A-Gruppe (Barreto et al. 1994). Zwischen einem milden Vitamin-A-Mangel und der Häufigkeit respiratorischer Infekte besteht eine nachgewiesene Korrelation (Biesalski 1983).

Eine Vitamin-A-Supplementation bei unsicherer Bedarfsdeckung sollte dann in Erwägung gezogen werden, wenn prädisponierende Faktoren wie längere Mangel- und Fehlernährung oder chronisch rezidivierende Infekte vorliegen (Pinnock et al. 1986).

Ein besonderes Risikokollektiv stellen Frühgeborene dar. Sie haben zu einem hohen Prozentsatz im Vergleich zu Reifgeborenen signifikant erniedrigte Plasmaretinolwerte (Navarro et al. 1984), Plasma-RBP-Spiegel (Shenai et al. 1981), inadäquate hepatische Retinolkonzentrationen (Montreevasuat, Olson 1979) und teilweise eine unsichere Bedarfsdeckung an Zink und Vitamin E, die bekanntlich in den Retinolstoffwechsel eingreifen (Zachmann 1989).

Einfluss auf den Respirationstrakt

Ein Vitamin-A-Mangel bei Frühgeborenen geht mit typischen morphologischen Veränderungen im Respirationstrakt einher, die chronische Lungenerkrankung und als Endausprägung der multifaktoriellen Ätiologie eine **bronchopulmonale Dysplasie (BPD)** zur Folge haben können (Chytil 1992). In diesem Zusammenhang zeigte eine randomisierte kontrollierte Doppelblindstudie, dass durch i.m. verabreichtes Retinylpalmitat bei Kindern signifikant höhere mittlere Retinol- bzw. RBP-Plasmakonzentrationen erreicht werden und dies mit einer niedrigeren BPD-Inzidenz verbunden war (Shenai et al. 1987). Dieses positive Resultat wurde erreicht bei i.m.-Anwendung von 2000 oder 5000 IU Vitamin A dreimal pro Woche über 4 Wochen lang und in einer Population, die zu Beginn einen niedrigen Vitamin-A-Gehalt aufwies (Shenai et al. 1987, Tyson et al. 1999). Spears et al. (2004) untersuchten, ob niedrige Retinolplasmakonzentrationen während des ersten Lebensmonats mit einer BPD-Entwicklung (Lungendysfunktion) und Langzeit-Atemwegserkrankungen im 6. Monat (nach korrigiertem Geburtstermin) einhergehen. Die Vitamin-A-Konzentrationen stammten von einer großen 7-Jahres-Kohorte Frühgeborener aus Seattle, deren Neugeborenengewicht mit < 1250 g als sehr niedrig eingestuft wurde. Retinolkonzentrationen < 0,35 µmol/ l (< 100 µg/l) gemessen am Tag 1 bis 28 wurden ebenfalls als niedrig klassifiziert. Eine BPD wurde am Tag 28 definiert aufgrund klinischer und radiologischer Kriterien sowie des Einsatzes von Sauerstoffsupplementen nach der 36. postmenstruellen Woche. Letzteres sollte eine Langzeit-Atmungsbehinderung im 6. Monat (nach korrigiertem Geburtstermin) identifizieren. Von 350 untersuchten Kindern wiesen 55% einen niedrigen Vitamin-A-Status auf. Eine BPD trat in 52% der Überlebenden(173/331) am Tag 28 und in der 36. postmenstruellen Woche (147/285) auf. 14% (33/244) benötigten Sauerstoffunterstützung ab dem 6. Monat (nach korrigiertem Geburtstermin). Die Odds Ratio für eine BPD mit niedrigem Vitamin A betrugen 3,5 am Tag 28, 1,7 in der 36. postmenstruellen Woche und im 6. Monat (nach korrigiertem Geburtstermin) 2,6 für die Atmungsbehinderung mit niedrigem Vitamin A. Zusammenfassend ist für Neugeborene mit geringem Vitamin-A-Status während des 1. Lebensmonats ein signifikant erhöhtes Risiko für die Entwicklung einer BPD und einer Langzeit-Atmungsbehinderung vorhanden.

Um bei Frühgeborenen normale Retinolplasmakonzentrationen zu erreichen, sind nach Werkman et al. (1994) ungefähr 800 RE kg^{-1} d^{-1} notwendig. Sie schlagen eine parenterale Retinylpalmitatsupplementierung in Form einer 10–20%igen intravenösen Lipidemulsion vor. Da Vitamin-A-Gabe die BPD/den Tod bei extrem leichtgewichtigen Neugeborenen reduziert, wurde die Wirksamkeit von drei Vitamin-A-Dosierungsregimen verglichen, u.a. die Standarddosierung: 5000 IU dreimal pro Woche über 4 Wochen lang, eine höhere Dosierung: 10 000 IU dreimal pro Woche und eine Einmaldosierung: 15.000 IU einmal pro Woche. 120 Neugeborene mit entsprechendem Gewicht wurden den Dosierungsschemata randomisiert zugewiesen. Eine Toxizität wurde in < 5% der Neugeborenen beobachtet. Die höhere Dosis erhöhte weder Retinol- noch RBP-Spiegel, noch verminderte sie die relative Dosiswirkung. Die Einmaldosierung führte zu niedrigerer Retinolkonzentration und höherer relativer Dosiswirkung ohne Effekt auf das Resultat. Die Standarddosierung wird weiterhin empfohlen, da im Vergleich hierzu die o.g. Einmaldosierung den Vitamin-A-Mangel verschlechtert und die höhere Dosis denselben nicht verringert (Ambalavanan et al. 2003).

Klinisch manifeste Symptome des Vitamin-A-Mangels sind vor allem ophthalmologische wie **Nachtblindheit, Bitotsche Flecken, corneale Xerose, corneale Ulzerationen und Vernarbungen bis hin zur Xerophthalmie** (u.a.). Nichtophthalmologische Symptome des Vitamin-A-Mangels umfassen z.B. eine generelle Wachstumshemmung.

Einfluss auf das Wachstum von Kindern

Neuere an kleinwüchsigen Kindern erhobene Befunde stellen einen Zusammenhang zwischen niedrigen Vitamin-A-Plasmaspiegeln und nächtlichen Wachstumshormonausscheidungen her, indem Evain-Brion und Mitarbeiter (1994) postulierten, dass niedrige Vitaminkonzentrationen an der Entstehung des neurosekretorischen GH-(Growth Hormon-)Dysfunktionssyndrom beteiligt sein könnten.

Einfluss auf das Immunsystem

Ein weiteres Vitamin-A-Mangelsymptom ist eine allgemein gesteigerte Infektanfälligkeit durch Beeinträchtigung des Immunsystems. Blomhoff und Mitarbeiter (1992) beschreiben plasmatisches Vitamin A als einen physiologischen Modulator der B-Zell-Funktion, dessen Wirkung durch seine Hemmung auf das Wachstum von B-Lymphozyten und seine Reduktion der Interleukin-6-Bildung hervorgerufen wird. Lie und Kollegen (1993) finden nach einjähriger Supplementation mit 200 000 IE Vitamin A im Serum von Kleinkindern sowohl einen höheren Retinol- als auch IgA-Gehalt im Vergleich zur unbehandelten Kontrolle. Am Beispiel der mit Trichinella spiralis infizierten Maus zeigt eine immunologische Arbeit, dass die Antikörper-vermittelte Immunität in der Hypovitaminose A stark beeinträchtigt ist (Cantorna et al. 1994). Insgesamt wurde beschrieben, dass Retinoide einen stimulierenden, aber auch einen hemmenden Effekt auf die humorale und zelluläre Immunität ausüben (Futoryan, Gilchest 1994). Da ein Vitamin-A-Mangel und die damit verbundene Mortalität bei betroffenen Frauen und Kindern mit einer veränderten Immunfunktion und Zytokindysregulation einhergeht, wurde mit einer doppelblind plazebokontrollierten Studie an ghanaischen Frauen, die erstmalig schwanger waren, der Einfluss von wöchentlich verabreichten Vitamin-A-Supplementen auf Mitogen- und Antigen-induzierte Zytokinreaktionen während der Schwangerschaft und Laktation überprüft. Die Vitamin-A-Supplementation war signifikant mit einem erhöhten Verhältnis von Mitogen-induziertem proinflammatorischem Cytokin (IFN-γ) zu antiinflammatorischem Cytokin (IL-10) sowohl während der Schwangerschaft als auch nach der Geburt verbunden. Somit kann die Suppression von proinflammatorischen Typ-1-Immunreaktionen, also die Immunität gegenüber intrazellulären Infektionen, die aus der kombinierten Wirkung einer Schwangerschaft und eines Vitamin-A-Mangels resultieren können, durch eine Vitamin-A-Supplementation verbessert werden (Cox et al. 2006). Mit niedrigen Retinsäuredosen wurde in vitro die zellvermittelte Zytotoxizität gegenüber Tumoren stimuliert, während hohe Dosen der Substanz hemmend wirken (Dennert und Lotan 1978, Dennert 1984).

Überdies gibt es Hinweise, dass die **Infektanfälligkeit** von Neugeborenen durch den mütterlichen Vitamin-A-Status der späten Gestationsphase determiniert wird und dass für die Vitamin-A-Reserven der Säuglinge im nachhinein eine adäquate Versorgung beim Stillen zu gewährleisten ist (Underwood 1994); entsprechende Empfehlungen wurden von der DGE, dem Food and Nutrition Board und der FAO/WHO formuliert. Ein weiterer Risikofaktor für einen Mangel kann eine Vitamin-A-arme Ernährung sein, wenn der Säugling im ersten Lebensjahr eine einseitige Ernährung mit reiner Kuhmilch ohne Zusätze erhält.

Weltweite Vitamin-A-Mangelhäufigkeit

Klinische **Vitamin-A-Mangelzustände** sind in den Ländern der Dritten Welt nach wie vor weit verbreitet. Mehr als 100 Millionen Kinder im Vorschulalter leben in Regionen mit entsprechendem Risiko (UNICEF 1997). Schätzungsweise weisen über 3,3 Millionen Kinder klinische Zeichen und Symptome eines Vitamin-A-Mangels auf (ACC/SCN, WHO 1997).

Chronische Retinoldefizienz ist die folgenschwerste Vitaminmangelkrankheit. Nach Ermittlungen der WHO (1994) werden 35 Millionen Menschen als „blind" klassifiziert, wobei bisher aufgrund hochgerechneter Daten für den asiatischen Lebensraum insgesamt 5 Millionen Xerophthalmiefälle verschiedener Ausprägung mit jährlicher Entwicklung von 500 000 Fällen cornealer Xerophthalmie, insbesondere bei Kindern, vorausgesagt werden (Sommer 1982).

Zwei Drittel dieser Kinder sterben innerhalb weniger Wochen nach der Erblindung (WHO 1988). Selbst der minderschwere Vitamin-A-Mangel (Nachtblindheit und/oder Bitotsche Flecken) ist mit einem deutlichen Mortalitätsanstieg gegenüber gesunden Kontrollen korreliert (Sommer et al. 1983). Haupttodesursachen sind **Masern, Diarrhöen und Infekte des Respirationstraktes.** Der Vitamin-A-Mangel zerstört die Integrität der epithelialen Barrieren im Gastrointestinum und Tracheobronchialgebiet, was die Infektentwicklung entscheidend begünstigt (Sommer et al. 1984). Eine Studie von Sommer (1993) belegt, dass das Ausmaß des Vitamin-A-Mangels das Risiko der Inzidenz von Infekten im Atemtrakt bzw. Darmbereich oder von Todesfällen determiniert.

Vitamin-A-Supplementation

Anwendung bei Diarrhöe

Eine Prophylaxe mit Vitamin-A-Supplementen als Kurz- oder Langzeitanwendung (Hussey und Klein 1990, Coutsoudis et al. 1991) bei entsprechend defizienten Kindern im Vorschulalter (1–5 Jahre) zeigte im Durchschnitt eine 35%ige Abnahme der Kindersterblichkeit. Kontroverse Studienergebnisse hinsichtlich der Inzidenzbeeinflussung von Diarrhöe bei Kindern nach einer Vitamin-A-Behandlung haben Sircar et al. (2001) veranlasst, die Wirksamkeit einer Vitamin-A-Gabe bei jungen Kindern aus ländlichen Gebieten bezüglich der Inzidenzabnahme von Durchfall erneut zu evaluieren. Die Intervention fand an 404 Kindern im Alter von 6–59 Monaten randomisiert, doppelblind placebokontrolliert statt und wurde entweder mit 200 000 oder 50 000 IU Vitamin A durchgeführt; nach 6 Monaten wurde dieselbe Dosis wiederholt verabreicht. Die Gesamtinzidenz der Diarrhö war bei den beiden supplementierten Gruppen im Vergleich zur Inzidenz vor der Supplementation signifikant erniedrigt (0,56 Episoden pro Kind pro Jahr versus 1,15 Episoden pro Kind pro Jahr). Innerhalb der beiden supplementierten Gruppen trat eine Diarrhö ähnlich häufig auf, so dass die Autoren die niedrigere Supplementdosis von 50 000 IU Vitamin A – alle sechs Monate appliziert – zur Abnahme des Auftretens von Durchfall als ausreichend, kostengünstiger und geeignet für die jungen Kinder erachten.

Anwendung bei Masern

Im Rahmen einer afrikanischen Studie konnte die Masern-assoziierte Mortalität sogar bis zu 50% gesenkt werden (Sommer 1993). Eine Übersichtsarbeit von Huiming et al. (2005) beschreibt, dass unter Einbeziehung aller randomisiert kontrollierten Masernstudien und der Kombination mit dem sog. Random-Effect-Model in der Vitamin-A-Gruppe keine signifikante Abnahme des Mortalitätsrisikos zu erkennen war. Wurden Kindern mit Masern, die in einem Vitamin-A-Mangelgebiet lebten, zwei orale Vitamin-A-Dosen (200 000 IU) an zwei aufeinander folgenden Tagen gemäß der WHO-Empfehlung verabreicht, so war dies mit einem verminderten Mortalitätsrisiko bei hospitalisierten Kindern unter zwei Jahren verbunden (RR: 0,18, 95% CI: 0,03–0,61). Es zeigte sich hierbei zusätzlich eine Abnahme des Pneumonie-spezifischen Sterblichkeitsrisikos (RR: 0,33, 95% CI: 0,08–0,92). Eine Einzeldosis hingegen war nicht mit diesen positiven Wirkungen verbunden. Überdies wurde im Rahmen dieser Auswertung beobachtet, dass mit zwei Vitamin-A-Dosen die Inzidenz für Krupp sank (RR: 0,53, 95% CI: 0,29–0,89), jedoch bei der Inzidenz für Pneumonie (RR: 0,92, 95% CI: 0,69–1,22) und Diarrhö (RR: 0,80, 95% CI: 0,27–2,34) kein signifikanter Effekt erkennbar wurde. Erwähnenswert sind ferner die Ergebnisse von Benn et al. (2002), die Säuglingen im Alter von 9 Monaten 100 000 IU Vitamin A und einen Masern-Impfstoff zeitgleich verabreichten und bei den 18 Monate alten Kindern daraufhin höhere Masern-spezifische Antikörperkonzentrationen im Vergleich zur Placebogruppe fanden. Nach 6–8 Jahren wiesen weniger Vitamin-A-supplementierte Kinder eine nicht-protektive Antikörperkonzentration auf (p = 0,0095). Somit hatte die gleichzeitige Gabe von Vitamin A und der Vakzine einen Langzeiteffekt, der in den Entwicklungsländern zur verbesserten Kontrolle von Maserninfektionen beitragen könnte.

3

Ferner wird eine Vitamin-A-Therapie mit einer verbesserten Immunität verknüpft (Semba et al. 1993). Eine Metaanalyse von einigen großen Studien ergab, dass eine Vitamin-A-Supplementation bei Kindern im Alter von sechs Monaten bis fünf Jahren, die in Gebieten mit häufig auftretendem Vitamin-A-Mangel lebten, deren Mortalitätsrisiko um durchschnittlich 23% vermindern konnte (Beaton et al. 1993)

Anwendung bei Pneumonie

Ein Review der Cochrane Database of Systematic Reviews 2007 (Issue 1) hinterfragte die Wirksamkeit von adjuvanter Vitamin-A-Einnahme bei Kindern, die jünger als 15 Jahre sind und bei denen eine Pneumonie, aber keine Masern, diagnostiziert worden waren. Fünf Studien mit insgesamt 1453 Kindern wurden ausgewertet. Nach einer Vitamin-A-Behandlung wurde bei den Kindern keine signifikante Abnahme der Mortalität in Verbindung mit der Lungenentzündung festgestellt. Es fehlte ferner eine statistisch signifikante Wirkung hinsichtlich der Dauer des Krankenhausaufenthaltes. Die Krankheitsschwere war nach hoch dosierten Vitamin-A-Supplementen signifikant schlechter bei den Kindern, die Vitamin A im Vergleich zu Placebo erhalten hatten. Niedrige Vitamin-A-Dosen gingen mit einer signifikanten Abnahme der sich wiederholenden Rate an Bronchopneumonien einher (Ni et al. 2005). Es ist verwirrend, dass Vitamin A auf die Pneumonie, als akute Infektion im unteren Respirationstrakt und weltweit führende Todesursache bei Kindern bekannt, keinen Einfluss nimmt, obwohl das Agens die Gesamtmortalität bei Kindern senken kann. Dieser Widerspruch kann darin begründet sein, dass die Vitamin-A-Supplementation möglicherweise gegen Pneumonie bei mangelernährten Kindern schützt, die wahrscheinlich Vitamin-A-defizient sind, und schadet, sofern die Kinder zulänglich ernährt sind. Eine unterschiedliche Auswirkung der Vitamin-A-Einnahme kann grundsätzlich auf dem kindlichen Vitamin-A-Ernährungszustand basieren (Griffiths 2000). Eine neuere Metaanalyse überprüfte die Anwendung von pharmakologischen Vitamin-A-Dosen bei akuten Infektionen der unteren Atemwege oder Pneumonie bei jungen Kindern in Entwicklungsländern wie Tansania, Mosambique, Guatemala, Brasilien und Vietnam. Es wurden doppelblind randomisiert und kontrolliert durchgeführte Studien ausgewählt, in denen Kinder im Alter von einem Monat bis zu sechs Jahren unter den klinischen Symptomen einer akuten Infektion des unteren Respirationstraktes wie Husten, Fieber, Tachypnoe, interkostaler Rezession oder Zyanose/Hypoxie litten. Altersabhängig wurden Dosierungen von 100 000 bis 200 000 IU Vitamin A entsprechend für Säuglinge und 200 000 bis 400 000 IU entsprechend für ein- bis sechsjährige Kinder entweder als Einzeldosis oder verteilt auf zwei aufeinander folgende Tage verabreicht. Die Metaanalyse von Brown und Roberts (2004) ergibt keine Evidenzen, dass die Intervention mit hohen Vitamin-A-Dosen die Heilung der Pneumonie bei den genannten Kindern (n = 2177: 1067 Interventionen, 1110 Kontrollen) verbessert. Die Maßstäbe für eine Rekonvaleszenz unterschieden sich in den Gruppen nicht signifikant voneinander. Die Mortalität, die in beiden Gruppen unter 2% lag, wies in der Interventionsgruppe ein nichtsignifikantes höheres Risiko auf (OR: 1,16, 95% CI: 0,61–2,21). Im Rahmen einer randomisiert, kontrollierten australischen Studie supplementierten Chang et al. (2006) 187 wegen einer akuten Infektion der unteren Atemwege hospitalisierte Eingeborenenkinder, die zum Zeitpunkt der Rekrutierung jünger als elf Jahre waren, entweder mit Vitamin A (50 000 IU bei Kindern < 12 Monate, sonst 100 000 IU) am Tag 1 und 5 oder mit Zinksulfat täglich über 5 Tage lang (20 mg bei Kindern < 12 Monate, sonst 40 mg). Die einzelne oder auch kombinierte Supplementation mit den genannten Mikronährstoffen hatte keinen klinischen Vorteil bei den Symptomen Fieber, Tachypnoe oder der Dauer des Krankenhausaufenthaltes zur Folge. Stattdessen beschreiben die Autoren eine erhöhte Krankheitsanfälligkeit. Somit stützt diese Untersuchung nicht den Gebrauch von Vitamin A oder Zink bei der Bewältigung von o.g. Atemwegsinfektionen hospitalisierter, eingeborener Kinder, die aus entlegenen Gebieten kamen. Die Wirkung der Supplementierung könnte von der Prävalenz des Mangels dieser Nährstoffe in der Bevölkerung abhängen. Eine potenzielle Erklärung für die widersprüchlichen Studienresultate könnten ferner saisonale Einflüsse von Vitamin A auf das Wachstum im Kindesalter liefern.

So gibt es zahlreiche Hinweise, dass positive Wirkungen der Vitamin-A-Gabe auf das Wachstum von Kindern nur im Sommer (Bahl et al. 1997) oder nur in der späten Trockenzeit (West et al. 1997) beobachtet wurden. Den stärksten Effekt belegen Hadi et al. (2002) in der späten Trockenzeit, während die geringste Wirkung bzw. eine etwas negative Wirkung der Vitamin-A-Einnahme auf das Wachstum im Winter dokumentiert wurde (Hadi et al. 2002 bzw. West et al. 1997). 1405 indonesische Kinder im Vorschulalter (6 bis 48 Monate alt), die in ländlichen Regionen der Südküste Zentraljavas aufwuchsen, wurden in eine randomisierte, doppelblind placebokontrollierte Studie einbezogen, um den möglichen Beitrag der Atemwegsinfektionen und der Vitamin-A-Zufuhr (eine hohe Einmaldosis alle vier Monate) auf die saisonale Wirkung der Supplementation auf das Wachstum der Kinder zu erforschen. Entsprechend den vorherigen Ergebnissen von Hadi, belegt seine aktuelle Studie, dass die Wirkung der Vitamin-A-Gabe auf das Wachstum von der Jahreszeit abhängig ist. Atemwegsinfektionen und Vitamin-A-Zufuhr sind wichtige Faktoren, die dem saisonalen Effekt zugrunde liegen (Hadi et al. 2004).

In einigen Fällen wurden die Supplemente mit einem scheinbar erhöhten Risiko für akute Infektionen im unteren Respirationstrakt verbunden. Es liegen Hinweise vor, die dies stützen, sofern Kindern mit Pneumonie Vitamin A unter besonderen Umständen verabreicht wird. So belegt eine Studie aus Ecuador einen bedeutenden Anstieg der Pneumonierate von gut ernährten Kindern, die im Vergleich zur Kontrollgruppe wöchentlich eine Vitamin-A-Dosis von 10 000 IE erhielten (Rate Ratio = 2,21, p = 0,005), und einen überzeugenden protektiven Einfluss im Falle der Supplementation mangelernährter Kinder (Rate Ratio = 0,38, p = 0,01) (Sempértegui et al. 1999). Die Gruppe um Sempértegui evaluierte ferner die Wirkung von mäßigen Vitamin-A-Dosen als Adjuvans neben der antibiotischen Therapie bezüglich der Dauer der Hospitalisierung und der klinischen Symptome bei normal- und untergewichtigen Kindern mit Pneumonie. 287 Kinder im Alter von 2–59 Monaten wurden in einem Hospital in Quito (Ecuador) rekrutiert. Sie erhielten randomisiert entweder 50.000 IU (im Alter 2–12 Monate) oder 100.000 IU (im Alter > 12–59 Monate) Vitamin A bzw. ein Placebo. Die beiden Gruppen zeigten bezüglich der Dauer der respiratorischen Symptome keine Gesamtunterschiede. Die Dauer der klinischen Symptome war jedoch verkürzt bei Kindern mit einer Retinolbasiskonzentration im Serum von > 200 µg/l, die Vitamin A erhalten hatten (Vitamin A: 69,9 ± 49,9 Stunden verglichen mit Plazebo: 131,3 ± 149,9 Std.; p = 0,049). Es wurde demnach kein vorteilhafter Effekt von mäßigen Vitamin-A-Dosen bezüglich der Dauer einer unkomplizierten Pneumonie bei Kindern < 5 Jahre beobachtet, sofern diese nicht eine hohe basale Retinolkonzentration im Serum aufwiesen. Erklärt wurde dieses Ergebnis einerseits mit dem Hinweis, dass weniger schwer erkrankte Kinder möglicherweise mit geringerer Abnahme der Retinolgehalte im Serum in der Akutphase reagieren. Andererseits wären zu Beginn bereits besser ernährte Kinder – ausgemacht am Vitamin-A-Status – zu einer wirksameren Immunreaktion fähig, welche die Vitamin-A-Supplemente effektiver nutzt, um gegen die Infektion und den Rebound eines Pneumonieanfalls schneller als die weniger gut ernährten Individuen vorzugehen (Rodríguez et al. 2005).

Ferner berichteten Fawzi et al. (2000) aus Tansania, dass die Vitamin-A-Supplementation bei Kindern im Alter von 6–60 Monaten, verabreicht zum Zeitpunkt des Krankenhausaufenthaltes wegen Pneumonie und dann vier und acht Monate nach der Entlassung, im Vergleich zu Placebo offensichtlich mit einem zunehmenden Risiko für Infektionen im Respirationstrakt (Rate Ratio = 1,38, p = 0,005 für Husten und Tachypnoe) und für klinische Visiten (Rate Ratio = 1,34, p = 0,003) über das folgende Jahr verbunden ist. Diese Vitaminwirkung war am auffallendsten bei HIV-seronegativen Kindern, wohingegen die HIV-positiven Individuen offenbar ein abnehmendes Risiko aufwiesen. Sofern Fawzi et al. (1999) ihre Gesamtdaten hinsichtlich Ernährungszustand und HIV-Status analysierten, stellte sich aufgrund der Vitamin-A-Supplementation eine Abnahme der Gesamtmortalität in den HIV-positiven Kindern dar; darüber hinaus verschlechterte sich die Intensität der Pneumonie, sobald Vitamin A während eines akuten Schubs gegeben wurde (Fawzi et al. 1998).

Anwendung bei HIV-Infektion

Besonders in Afrika ist die HIV-Infektion ein globales Gesundheitsproblem. Einen weiteren interessanten Aspekt zum Thema Infektanfälligkeit bei Neugeborenen stellt die Untersuchung von Semba und Kollegen (1994) in Malawi an einem **HIV-Typ-I**-infizierten Kollektiv von 567 schwangeren Frauen dar. Diese veranschaulicht sehr beeindruckend, dass in Abhängigkeit der mütterlichen Vitamin-A-Defizienz, die bei schwangeren afrikanischen HIV-infizierten Frauen üblich ist, eine zunehmende Infektionsübertragung auf das Kind streng assoziiert ist ($p < 0{,}0001$). Das relative Risiko der HIV-Übertragung war viermal größer für Mütter, die eine Serumkonzentration kleiner als 0,70 µmol/l gegenüber denjenigen mit Werten von über 1,40 µmol/l Vitamin A aufwiesen. Neben wirksamen Multivitaminen gibt es aufgrund bisher publizierter Daten wenig Ermutigung bei der Versorgung mit prenatalen Vitamin-A-Supplementen im Rahmen der HIV-Infektion, insbesondere vor dem Hintergrund der Erkenntnis einer Studie, dass Vitamin A sogar das Risiko der vertikalen HIV-Übertragung von der Mutter auf das Kind signifikant um 38% erhöhte (Fawzi et al. 2002, Fawzi und Msamanga 2004). Da weltweit mehr als 2000 Kinder jeden Tag durch die HIV-Übertragung von der Mutter auf das Kind infiziert werden, geht eine aktuelle Auswertung der Cochrane Database of Systematic Reviews 2007 (Issue 1) der Frage nach, ob während der Schwangerschaft HIV-infizierter Frauen angewendete Vitamin-A-Supplemente die HIV-Übertragung auf ihre Säuglinge nicht weniger wahrscheinlich macht. Hierbei wurden 4 Studien mit insgesamt 3033 HIV-infizierten Schwangeren ausgewertet. Dies ergab keinen Hinweis auf eine Wirkung der Vitamin-A-Supplementation auf die Mutter-Kind-Übertragung der HIV-Infektion (OR: 1,14, 95% CI: 0,93–1,38). Jedoch trat durch Einzelauswertung die Heterogenität der Ergebnisse zu Tage. Während in Südafrika und Malawi durchgeführte Studien im Vergleich zu Placebo keine Evidenzen für eine Vitamin-A-Wirkung beschreiben, stellt die Studie aus Tansania sogar ein höheres Risiko dar (OR: 1,53, 95% CI: 1,15–2,04 im 24. Monat). Die Vitamin-A-Einnahme wirkte sich signifikant positiv auf das Geburtsgewicht aus; sie zeigte keine Wirkung, was die Tot- und Frühgeburten sowie CD_4-Gehalte nach der Geburt und den mütterlichen Tod betrifft. Insofern wird von den Autoren nicht zum Gebrauch von Vitamin-A-Supplementen für den oben genannten Anwendungsbereich geraten (Wiysonge et al. 2005). Dies wird auch nicht aufgrund aktueller Daten des in Harare, der Hauptstadt Zimbabwes, durchgeführten Vitamin A for Mothers and Babies Project, bei dem 4495 Neugeborene von HIV-seropositiven Müttern placebokontrolliert untersucht wurden, revidiert werden. In Gebieten mit weit verbreitetem Vitamin-A-Mangel spricht die WHO derzeit für Frauen nach der Niederkunft die Empfehlung für eine hohe Vitamin-A-Einzeldosis aus; die neonatale Dosierung wird überprüft. Fazit der Studie war, dass weder die Vitamin-A-Anwendung der Mütter noch die der Neugeborenen die postnatale Mutter-Kind-Übertragung von HIV oder die Gesamtsterblichkeit bis zu zwei Jahren signifikant beeinflusste. Die angestrebte Vitamin-A-Supplementation der HIV-seropositiven Säuglinge verlängerte ihr Überleben. Die Vitamin-A-Einnahme der Mütter nach dem Geburtstermin und der Neugeborenen scheint die Progression hinsichtlich der Todesrate in den gestillten Kindern, die in der 6. Woche PCR (Polymerase Chain Reaction) negativ waren, jedoch noch zu beschleunigen (Humphrey et al. 2006).

HIV-infizierte Individuen haben häufig einen Retinolmangel. Konzentrationen unter < 1,05 µmol/l determinieren ein dreieinhalb- bis fünfmal höheres Todesrisiko. Um die Wirksamkeit einer Supplementation mit hohen Retinoldosen bei HIV-infizierten Patienten mit Vitamin-A-Mangel abschätzen zu können, wurde bei 25 erwachsenen, HIV-seropositiven Patienten über 9 Monate lang das Retinol alle drei Monate im Serum und Urin analysiert. Verabreicht wurden 300 000 bis 600 000 IU Retinylpalmitat. Die höhere Dosis führte zu einem signifikanten Serumanstieg, die niedrigere zu einem entsprechend niedrigeren Anstieg. Patienten ohne eine Vitaminersatztherapie weisen am Ende der Studie eine signifikante Abnahme im Serum im Vergleich zum Anfangswert auf. Patienten, die auf die Supplementation am schlechtesten reagierten, zeigten einen höheren Retinolverlust im Urin als zu Beginn der Untersuchung. Bei sechs Patienten wurde durch eine Retinolgabe während der Studie von im Mittel 771 428

IU nur ein marginaler Serumspiegel am Ende der Studie gemessen. Vor dem Hintergrund dieser hohen Vitamin-A-Verluste über den Urin sollte die Idealdosis zur Behandlung von HIV-infizierten Patienten überdacht werden (Neves et al. 2006).

Anwendung in der Prävention

Die weltweite Abnahme der Kindersterblichkeit wurde als eine der wichtigsten Fortschritte bei der Gesundheitsentwicklung des letzten Jahrhunderts gewertet. Da die bisherigen Ergebnisse jedoch nicht eindeutig zeigten, ob eine Supplementation in den ersten sechs Lebensmonaten notwendig und sicher ist oder einen Nutzen bringt, gab es hierzu erst kürzlich einen Beitrag im Rahmen der placebokontrollierten EPI-Studie (Expanded Programme on Immunisation), bei der stillenden Müttern 200 000 IE Vitamin A bei der Entbindung und ihren Säuglingen zu den drei Impfterminen bis zum 5. Lebensmonat jeweils 25 000 IE verabreicht wurden. Diese Dosierung war sicher, hatte aber keine Auswirkung auf die Morbidität oder Mortalität der Säuglinge (WHO/CHD Immunisation-Linked Vitamin A Supplementation Study Group 1998). Eine Zusammenfassung der Cochrane Database of Systematic Reviews 2007 (Issue 1) zum Thema Vitamin-A-Supplementation zwecks Vorbeugung gegen Krankheiten wie chronische Lungenerkrankungen oder BPD und Tod bei Säuglingen mit einem sehr niedrigen Geburtsgewicht ≤ 1500 g referiert auf der Basis der Ergebnisse von 7 Studien einen Nutzen der Supplementation, was z.B. die Todeshäufigkeit und den Sauerstoffbedarf im ersten Lebensmonat sowie in der 36. postmenstruellen Woche betrifft. Die Daten einer Metaanalyse von 3 Studien zur Retinopathie von Frühgeborenen legen diesbezüglich bei den Vitamin-A-supplementierten Säuglingen einen Trend der verminderten Inzidenz nahe. In welchem Ausmaß wiederholte Vitamin-A-Dosen in Form von i.m.-Injektiojnen oder i.v.-Emulsionen dem Vitamin-A-Status, der Sicherheit und der Anwendungsakzeptanz nützlich sind, sollte in weiteren Studien abgeschätzt werden (Darlow und Graham 2002).

Eine sehr erfolgreiche Präventionsmaßnahme gegenüber der Sterblichkeit von Kindern im Alter von 12 bis 59 Monaten stellte das Vitamin-A-Supplementationsprogramm im Rahmen der Nepal's 2001 Demographic and Health Survey dar. Das Ziel, die Odds Ratio hinsichtlich des Sterbens der genannten Altersgruppe um etwas mehr als die Hälfte zu reduzieren, wurde im Vergleich zu früheren klinischen Studien hierbei noch übertroffen. Der größere Effekt wurde hauptsächlich durch das hohe persönliche Engagement der freiwilligen Sozialarbeiterinnen erklärt, die für die Verteilung der Vitamin-A-Kapseln verantwortlich waren (Thapa et al. 2005). Die Empfehlungen der World Health Organization (WHO/UNICEF/IVACG Task Force 1997), Kindern im Rahmen der anstehenden Impfungen alle 3 bis 6 Monate 100 000 IU im Alter von 6–11 Monaten und 200 000 IU im Alter von ≥ 12 Monaten zu verabreichen, werden derzeit aufgrund von neueren Studien hinterfragt, da keine eindeutigen Hinweise existieren, dass hohe Dosen besser als niedrige wirken und der Trend eher letztere Einschätzung stützt (WHO, CHD Immunisation-Linked Vitamin A Supplementation Study Group 1998, Semba et al. 2001). So kam eine randomisierte afrikanische Studie aus Guinea-Bissau mit 4.983 Kindern im Alter von 6 Monaten bis zu 5 Jahren zu dem Ergebnis, dass die Verabreichung der nur halben Vitamin-A-Dosis gemäß den aktuellen Empfehlungen der WHO, nämlich 50 000 IU oder 100 000 IU entsprechend o.g. Alterszuordnung, zusammen mit der oralen Polioimmunisierung einen genauso guten oder besseren Schutz bezüglich der Mortalität nicht jedoch hinsichtlich der Morbidität spendete. Die Ratio für die Mortalitätsrate betrug bei dem halbdosierten Vitamin-A-Supplement im Vergleich zur vollen Dosis nach 6 Monaten 0,69 (95% CI: 0,36 bis 1,35) und nach 9 Monaten 0,62 (95% CI: 0,36–1,06). Es bestand überdies eine signifikante Wechselwirkung zwischen Geschlecht und Dosierung. Die niedrigere Vitamin-A-Dosis war mit einer signifikanten Abnahme der Mortalität bei den Mädchen (0,19, 95% CI: 0,06–0,66) nicht aber bei den Jungen (1,98, 95% CI: 0,74–5,29) verbunden. Ferner war die halbe Dosis bei den Mädchen mit einer entsprechend niedrigeren Krankenhausletalität (0,19, 95% CI: 0,02–1,45) assoziiert. Paradoxerweise war die niedrige Vitamin-A-Dosis bei Kindern im Alter von 6–18 Monaten mit einer etwas höheren Krankhaftigkeit verbunden. Die Erklärung für diese scheinbar unterschiedliche Wirkung bleibt unbekannt (Benn et al. 2005).

Anwendung in der Schwangerschaft

Aus Studien von Bangladesh, Brasilien und Indonesien ging hervor, dass über 90% der untersuchten halbjährigen Säuglinge unzureichende Leberspeicher aufwiesen. Eine Nekropsiestudie von 1984 belegt anhand der Daten von amerikanischen Säuglingen defizitäre Vitamin-A-Konzentrationen der Leber (< 0,07 µmol/g) bei zwei Drittel der Säuglinge unter drei Monaten, bei einem Viertel der 4–6 Monate alten Kinder, aber bei keinem der 6–12 Monate alten Kinder. Es hat sich aufgrund von Untersuchungen herausgestellt, dass der Vitamin-A-Mangel bei der Geburt und im frühen Säuglingsalter als physiologisch zu bewerten ist und normalerweise im Alter von sechs Monaten überwunden ist, da sich die Größe der Leber verdoppelt und aufgrund der zugeführten Milch die Vitamin-A-Konzentration ansteigt. Sofern Kinder jedoch von unterernährten Müttern gestillt werden, bleibt deren Vitamin-A-Defizit auch im Alter von sechs Monaten bestehen und sie benötigen zusätzliches Vitamin A, um physiologische Speicher aufzubauen. Gemäß den Analysenergebnissen der von der Muttermilch auf die Säuglinge übertragenen Vitamin-A-Gehalte, erweist sich als erfolgreiches Dosierungsschema einerseits eine Vitamin-A-Einnahme von 200 000 IE der Mutter zum Zeitpunkt der Entbindung und andererseits die viermalige Verabreichung von 50 000 IE an die Säuglinge bei der Geburt und den drei Impfterminen 6, 10 und 14 Wochen danach (Humphrey und Rice 2000).

Im Rahmen der Nepal-Nutrition-Intervention-Project-Sarlahi-Studie 2 (NNIPS-2), die in Nepal an einer ländlichen unterernährten Bevölkerung durchgeführt wurde, erhielten verheiratete gebärfähige Frauen für 3½ Jahre Vitamin A wöchentlich in Höhe von 7000 µg RE und/oder Betacarotin (42 mg entsprechend 7000 µg RE) in Analogie zu einem Placebo. Von den 44 646 rekrutierten Frauen wurden 20 119 schwanger. Die Supplementation der gebärfähigen Frauen konnte in den jeweils empfohlenen diätetischen Mengen die **schwangerschaftsbezogene Sterblichkeit** der ausgewählten Population senken, denn die auf die Schwangerschaft und auf die bis zu 6 Wochen nach der Entbindung bezogene Mortalität ergab für Vitamin A bzw. Betacarotin ein relatives Risiko von RR: 0,60 (95% CI: 0,37–0,97) bzw. RR: 0,51 (95% CI: 0,30–0,86). Dies entsprach einer Risikoabnahme von 40% (p < 0,04) bzw. 49% (p < 0,01). Auch die kombinierte Gabe der Vitamine führte zu einer Abnahme der mütterlichen Mortalität von 40% (p < 0,02) (West et al. 1999). Drei weitere Studien während der Schwangerschaft prüften den Einfluss einer Vitamin-A-Behandlung auf die Hämoglobingehalte der Frauen und kommen zu sehr unterschiedlichen Ergebnissen. Eine Studie aus Indonesien belegte eine vorteilhafte Wirkung der Vitamin-A-Einnahme bei Individuen mit Hämoglobinwerten Hb < 11,0 g/dl, da 35% in der Vitamin-A-, 68% in der Eisen- und 97% in der kombiniert supplementierten Gruppe sowie 16% in der Placebogruppe nichtanämisch wurden. Zwei Studien aus Malawi hingegen bestätigen diese positiven Befunde wiederum nicht (van den Broek et al. 2002).

Risikoabschätzung vor der Vitamin-A-Supplementation bei Kindern

Da neuere Untersuchungsergebnisse aus Entwicklungsländern mit substanzieller Mangelernährung gezeigt haben, dass viele Kinder nicht Vitamin-A-defizient sind und durch globale Vitamin-A-Verabreichungskampagnen sogar Schaden nehmen könnten, wird daraufhin von den Experten eine Abschätzung des Vitamin-A-Mangels vor Intervention gefordert. Dies ist sinnvoll, um die Subgruppen unter den Kindern zu identifizieren, die nach heutigem Kenntnisstand einen Nutzen von der Supplementation haben. Danach profitieren Kinder, die HIV-infiziert sind, die aufzehrende Krankheiten haben, was an dem auf das Alter bezogene zu niedrige Körpergewicht erkennbar ist, ein hohes Risiko für schwere Diarrhöen, Masern und unverhohlen einen Vitamin-A-Mangel aufweisen; Schaden nehmen könnten HIV-seronegative und ausreichend ernährte Kinder (Griffiths 2000).

Zusammenfassend ist festzustellen, dass ein Vitamin-A-Mangel der epithelialen Unversehrtheit sowie der Immunität schadet und das Auftreten und die Intensität von Infektionen während der Kindheit steigert. Die Ergebnisse der Studien zur Vitamin-A-Supplementation sind jedoch nicht einheitlich (Villamor und Fawzi 2000). So hat die Vitamin-Gabe in mehreren, aber nicht allen, groß angelegten Studien an Bevölkerungsgruppen mit anscheinend gesunden Kindern die Mortalität signifikant gesenkt. Auch die Schwere von Diarrhöen wurde in den meisten Vitamin-A-Studien gemildert. Die auf einem Krankenhausaufenthalt basierenden Untersuchungen zeigen übereinstimmend eine Minderung der Intensität von Masern, aber keinen Effekt auf Infektionen im Respirationstrakt ohne Masern.

Maldigestion und Malabsorption

Sekundäre Vitamin-A-Mangelerscheinungen gründen sich auf eine Beeinträchtigung der Resorption, der Speicherung oder des Transports von Vitamin A. Bei Malabsorption und Maldigestion, insbesondere bei manifesten Fällen von **Morbus Crohn, Zöliakie, Sprue** und **parasitären Darmerkrankungen**, wie auch bei **Ileo-jejunalem Bypass**, ist die intestinale Resorption sowohl des Vitamin A als auch seiner Provitamine behindert. Deutlich erniedrigte Retinol- und RBP-Plasmaspiegel werden sowohl bei parasitären Darmerkrankungen wie Ascariasis und Giardiasis, aber auch nach Morbus Crohn beschrieben (Biesalski 1989). Ausgedehnte intestinale Erkrankungen und Resektionen, die mit einer deutlichen Verminderung der resorbierenden Oberfläche einhergehen, wie z.B. Dünndarm-Bypass wegen massiver Fettsucht, Pankreasoperation, aber auch **Gallengangverschluss**, **Leberzirrhose** (Zeng et al. 1992) können zu klinischen Vitamin-A-Mangelzuständen mit **Nachtblindheit** und **keratotischen Läsionen** führen (Wechsler 1979). Einige Beobachtungen lassen annehmen, dass Entzündungen im Bereich des Gastrointestinal- und Bronchialtraktes zu einer Abnahme des Retinol-bindenden Proteins und Transthyretins führen. Die beobachteten erniedrigten Vitamin-A-Plasmaspiegel können als eine echte Reduktion der Vitamin-A-Verfügbarkeit infolge der vorausgegangenen Infektion interpretiert werden. Eine kontrollierte Untersuchung zum Eliminationsverhalten von Vitamin A bei der akuten Infektion zeigt, dass Patienten mit **Pneumonie** und **Sepsis** eine signifikante Menge an Retinol und RBP mit dem Urin sezernieren. Bei 35% des Verumkollektivs wurde eine Vitaminmenge eliminiert, die in der Größenordnung dem halben RDA-Wert entspricht. Dieser Verlust wird mit den pathologischen Veränderungen assoziiert (Stephensen et al. 1994) und infolge eines gesteigerten Bedarfs depletieren die Körperspeicher unter der **Infektion** (Biesalski 1989). Da ein Vitamin-A-Mangel die Anfälligkeit für Infektionen und Durchfälle erhöht, leistet dies wiederum Vorschub für Mangelerkrankungen wie Marasmus oder Kwashiorkor, die aufgrund von unzulänglichen Transport- und Speicherungssystemen zur Proteinverarmung führen.

Auch Patienten mit **zystischer Fibrose (ZF)** sind hinsichtlich eines Vitamin-A-Mangels aufgrund ihrer Fettmalabsorption und des entzündlichen Stresses der pulmonalen Exazerbation ihrer Krankheit gefährdet. Die klinische Untersuchung von 35 Patienten mit ZF ergab, dass die Retinolplasmakonzentrationen während der akuten Exazerbation gesenkt waren und entsprechend defizitäre Plasmagehalte üblich sind. Die niedrigeren Retinolkonzentrationen waren mit einer Akutphaseänderung im Bereich der hepatischen Proteinsynthese verbunden, denn neben einem Anstieg im Plasma-RBP erfolgte eine Abnahme der CRP-Konzentration (Duggan et al. 1996).

Parenterale Ernährung (PE)

Bei jeder länger dauernden und ausschließlichen PE muss selbstverständlich auch Vitamin A substituiert werden. Der gesunde Erwachsene vermag relativ große Vitamin-A-Mengen in der Leber abzuspeichern, so dass Mangelerscheinungen erst nach monatelanger Drosselung der Vitamin-A-Zufuhr auftreten. Die Leberspeicherkapazität von Kindern beträgt jedoch nur wenige Wochen. Frühgeborene sind ihrer hepatischen Reserven fast vollständig beraubt (Olson et al. 1984).

Periphere Vitamin-A-Mangelzustände können dann auftreten, wenn der Lebervorrat nicht mobilisiert werden kann. Dies ist beim Zinkmangel oder bei Protein-Synthesestörungen, die einen Mangel an Retinol-bindendem Protein (RBP) nach sich ziehen, der Fall (Aktuna et al. 1993). Bei Intensivpatienten werden relativ häufig subnormale Vitamin-A-Plasmaspiegel gefunden. Auch Fälle von manifesten klinischen Vitamin-A-Mangelzuständen sind nach langfristiger PE bekannt geworden. Eine ausreichende Vitamin-A-Substitution, ganz besonders bei langfristigen PE-Regimen der oftmals multimorbiden Patienten mit präoperativ depletierten Speichern, ist nicht zuletzt aufgrund ihrer Rolle bei der Wundheilung und bei Immunreaktionen von überragender Bedeutung. Sehr hohe Dosen oder ein Vitamin-A-Mangel beeinträchtigen die Immunantwort durch eine Depression der Antigen-spezifischen Antikörperbildung und der T-Lymphozyten-Proliferation (Friedman und Sklan 1989a, 1989b, Prabhala et al. 1991). Eine entsprechende Vitaminergänzung bei Defizienz führt zur Wiederherstellung der Immunfunktion (Friedman et al. 1991, Hatchigian et al. 1989).

Durch Verwendung des Palmitinsäureesters, durch lichtgeschützte Infusion zur Reduzierung der Fotodegradation sowie durch Zumischen des Vitamin-A-haltigen Vitaminsupplements zur Infusionslösung unmittelbar vor Infusionsbeginn lässt sich die Inaktivierung des Vitamin A infolge von Aufbewahrungsfehlern deutlich reduzieren.

Pankreaserkrankungen und Alkoholismus

Die Mukoviszidose (zystische (Pankreas)-Fibrose) geht nicht selten mit niedrigen Vitamin-A-Spiegeln einher. In einer aktuellen Erhebung an 31 Patienten mit zystischer Fibrose wiesen 3 Patienten eine konjunktivale Xerose auf, obwohl diesen Patienten routinemäßig Vitamin-A-Supplemente verordnet wurden (Vernon et al. 1989).

Bei alkoholischer Hepatopathie wird eine Entspeicherung der Vitamin-A-Leberreserven beobachtet, die letztlich zu einem Absinken der Vitamin-A-Plasmaspiegel führt (Leo et al. 1983). Die gewöhnlich unzureichende biologische Wertigkeit der Eiweißfraktion in der Nahrung des chronisch Alkoholkranken bedingt zusätzlich eine RBP-Synthesestörung.

Seltene Indikationen

Abetalipoproteinämie

Bei der sehr seltenen Abetalipoproteinämie ist die Fraktion der Betalipoproteine durch das völlige Fehlen von Apolipoprotein B kaum bis gar nicht mehr existent. Demzufolge beträgt der Serumtriglyzeridspiegel nur noch 0–20 mg/100 ml. Vitamin A ist durch die Fettmalabsorption und Chylomikronenbildungsstörung kaum verfügbar. Die schweren Organdefekte können durch eine frühzeitige symptomatische Therapie verhindert werden.

Diabetes mellitus

Bei insulinpflichtigen Diabetikern lassen sich erniedrigte Spiegel sowohl an Retinol als auch an RBP nachweisen (Basu und Leichter 1989). Die zugrunde liegenden Mechanismen sind weitestgehend ungeklärt.

Tumorerkrankungen

Akute promyelozytische Leukämie

Klinische Bedeutung haben Retinoide inzwischen bei der Behandlung einiger Tumorerkrankungen. Bei der malignen akuten promyelozytischen Leukämie (APL) werden antikanzerogene Effekte, die sich anhand von Vollremissionen bei Kindern und Erwachsenen manifestieren, durch Anwendung oral verabreichter all-trans-Retinsäure im Vergleich zur konventionellen Chemotherapie erzielt (Degos et al. 1990, Mahmoud et al. 1993, Warrel et al. 1993). Die Wirksamkeit von all-trans-Retinsäure (Tretinoin) bei Patienten mit APL wurde in einer größeren randomisierten Studie aus Frankreich realisiert; die all-trans-Retinsäure war hierbei der alleinigen Chemotherapie hinsichtlich Gesamtüberlebens signifikant überlegen (Fenaux et al. 1993).

Eine weitere randomisierte amerikanische Studie analysierte an 346 Patienten mit unbehandelter APL die Wirksamkeit des Retinoids mit einer konventionellen Chemotherapie mit Daunorubicin in Verbindung mit Cytoarabin. Wurde die all-trans-Retinsäure während der Induktions- und Erhaltungstherapie gegeben, so verbesserte sie das Gesamt- und erkrankungsfreie Überleben der Patienten im Vergleich zur alleinigen Chemotherapie (Tallman et al. 1997).

Bei der APL findet sich eine reziproke Translokation zwischen den Chromosomen 15 und 17, deren strukturelle Veränderung zur Fusion von zwei Genen führt, welche auf Chromosom 15 (PML) bzw. 17

(Retinsäure-α-Rezeptor, RARα) liegen. Diese chimären Gene kodieren ein abnormes Fusionsprotein (PML-RARα), das die Proliferation und Differenzierung unreifer myeloischer Vorläuferzellen beeinflusst und eine entscheidende Rolle in der Pathogenese der APL spielt. Unter dem Einfluss von Tretinoin scheint die Wirkung die Degradation des PML-RARα und die daraus resultierende Ausdifferenzierung leukämischer Vorläuferzellen zu reifen neutrophilen Granulozyten darzustellen (Anonymus, AMB 1998, Wolf und Smas 2000).

Juvenile chronische myelogene Leukämie

Eine Pilotstudie zur Therapie der juvenilen chronischen myelogenen Leukämie, einer seltenen, bei Kindern vorkommenden Erkrankung, die u.a. durch eine Proliferation der Myelozyten charakterisiert ist, führte bei oraler täglicher Gabe von 13-cis-Retinsäure zu einer positiven klinischen Reaktion des weißen Blutbildes; die Überlebenszeiten für nicht Knochenmark-transplantierte Patienten wurde mit 36–83 Monaten nach der Diagnosestellung angegeben (Castleberry et al. 1994).

Obstruktive Atemwegserkrankungen

Das Risiko an einer obstruktiven Atemwegserkrankung zu erkranken nimmt mit sinkender Vitamin-A-Zufuhr statistisch zu (Morabia et al. 1989, 1990). Dies wurde bestätigt anhand von Vitamin-A- und -E-Konzentrationen im Serum von gut ernährten Kindern mit Asthma. Die mittlere Vitamin-A-Konzentration der Asthmatiker war im Vergleich zu gesunden Kontrollkindern signifikant erniedrigt ($\bar{x} \pm SD = 19{,}41 \pm 7{,}45$ µg/dl vs. $29{,}52 \pm 11{,}34$ µg/dl, $p = 0{,}0001$). Für die Korrelation zwischen C-reaktivem Protein und der Vitamin-A-Serumkonzentration ergab sich ebenfalls ein signifikanter Unterschied zwischen den beiden Gruppen. Somit liegt nahe, dass eine Korrelation zwischen dem Vitamin-A-Mangel und dem Mechanismus der asthmatischen Reaktion besteht und die Hypovitaminose A der asthmatischen Kinder nicht nur die Akute-Phase-Reaktion, sondern auch die verschiedenen Stadien des chronischen Epithelschadens der Luftwege involvieren könnte (Mizuno et al. 2006). Epidemiologische Erkenntnisse lassen ferner den Schluss zu, dass auch die Höhe der Zufuhr von Vitamin C und Alphacarotin mit dem Asthmarisiko von Kindern verbunden ist (Harik-Khan et al. 2004).

An einem kleineren Kollektiv wurde mit einer täglichen oralen Zufuhr von 25 000 IE Vitamin A über 30 Tage erfolgreich zur Verringerung milder obstruktiver Ventilationsstörungen beigetragen (Lorenz und Biesalski 1993). Im Rahmen einer seit 1992 andauernden West-Australischen Kohortenstudie mit Krokydolith (Blauasbest)-exponierten Bewohnern von Wittenoom konnte eine vorteilhafte Beziehung zwischen höheren Retinolplasmakonzentrationen und weniger steilen Abnahmen der Lungenfunktion (Veränderungen jährlich gemessen als FEV_1 und FVC, Forced Vital Capacity) im Vergleich zum Beginn der Studie festgestellt werden; wohingegen dies weder für Betacarotin noch Vitamin E zutraf (Alfonso et al. 2005).

Präkanzerosen

Squamös metaplastische und dysplastische Schleimhautveränderungen

Heute gelten die wachstums- und differenzierungsregulierenden Eigenschaften wie auch die antipromovierende Wirkung des Retinols als gesichert. Vitamin A beeinflusst das Immunsystem, die Glykoproteinsynthese und die Genexpression auf den verschiedensten nukleären und extranukleären Ebenen und greift in spezifische Differenzierungs- und Proliferationsvorgänge durch Induktion resp. Inhibition regulierend ein. In verschiedenen Studien konnte gezeigt werden, dass ein systemischer oder lokaler Vitamin-A-Mangel die Sensibilität der Tracheobronchialschleimhaut gegenüber Karzinogenen und Kokarzinogenen steigert (Nettesheim et al. 1979) und umgekehrt eine Zufuhr von Retinoiden squamös metaplastische Veränderungen der Schleimhaut, wie sie durch Karzinogene des Zigarettenrauchkondensats verursacht werden, sowohl verhindern (Gouveia et al. 1982, Rutten et al. 1988) als auch zurückbilden (Mathe et al. 1983). Auch Madani und Elmongy (1986) haben gezeigt, dass eine optimale Vitamin-A-Versorgung die Tumorinduktionsschwelle – z.B. für Benzo(a)pyren und Promotoren – relevant erhöht.

Epidemiologische Studien offenbaren, dass das relative Risiko, an einem Lungenkrebs zu erkranken, bei Rauchern mit gleichzeitiger obstruktiver Ventilationsstörung (FEV_1 (Forced Expiratory Volume) < 60% bzw. < 70%) signifikant höher war im Vergleich zur gesunden Kontrollgruppe (Melvyn et al. 1987, Skillrud et al. 1987). Da es eine inverse Beziehung zwischen der diätetischen Vitamin-A-Zufuhr und dem Risiko der Entwicklung eines Lungenkrebs gibt, wurde der Vitamin-A-Status von 36 Lungenkrebspatienten mit squamösen Zellkarzinomen (n = 14), Adenokarzinomen (n = 3), nicht kleinzelligen (n = 15) und kleinzelligem (n = 4) Lungenkrebs im Vergleich zu Kontrollen untersucht und jeweils der Serumgehalt von Retinsäure (RA), Retinol und Retinylpalmitat mit HPLC und UV-Detektion bestimmt. Im Serumretinol fanden sich zwischen den untersuchten Kollektiven keine Unterschiede. Die Retinylpalmitatkonzentration war bei den Patienten in der Tendenz niedriger. Nur die RA-Gehalte waren bei den Patienten signifikant erniedrigt im Vergleich zu den gesunden Kontrollen (1,9 ± 0,6 ng/ml vs. 2,5 ± 1,1 ng/ml, p < 0,05). Die niedrigeren RA-Konzentrationen bei den Lungenkrebspatienten lassen auf eine Defizienz oder Beeinträchtigung im Retinolmetabolismus dieser Patienten schließen (Moulas et al. 2006).

Eine eigene Pilotstudie zur Chemoprävention zeigte an elf Patienten, davon neun Rauchern, mit Dysplasien und squamösen Metaplasien, die per Weißlicht in Kombination mit Autofluoreszenz-Bronchoskopie biopsiert wurden, bei Anwendung von inhalativem Retinypalmitat eine Responderrate von 55%; die inhalative Tagesdosis von dreimal 6000 IE (18 000 IE/d) Vitamin-A-Ester führte nach dreimonatiger Behandlung zu einer kompletten Remission in 44% und einer partiellen Remission in 12% der Biopsien. Diese vorläufigen Daten einer inhalativen Anwendung von Vitamin A, einem physiologischen Vorläufer der Retinsäure, stützen den vielversprechenden therapeutischen Ansatz dieser Chemoprävention von Lungenkrebs. Als Vorteile dieser topischen Darreichungsform sind überdies zu werten, dass die Retinylpalmitatkonzentrationen im Plasma zwar anstiegen, sich aber im Mittel nicht signifikant von den Ausgangswerten der Patienten unterschieden und dass darüber hinaus keine kausal mit Vitamin A verknüpften Nebenwirkungen beklagt wurden (Kohlhäufl et al. 2002).

Weitere Perspektiven in der Chemoprävention von Tumoren im Kopf- und Halsbereich ergeben sich durch die positiven Ergebnisse kontrollierter Studien mit Isotretinoin, die zur Regression oraler Leukoplakien (Hong et al. 1986) und zur Verhinderung neuer Primärtumoren (Hong et al. 1990) führten.

Leukoplakie

Eine aktuellere Interventionsstudie aus Indien untersuchte insgesamt 160 Personen mit oraler Leukoplakie mittels doppelblind placebokontrolliertem Design, randomisiert auf das chemopräventive Potential von jeweils Vitamin A oder Betacarotin. Die wöchentliche Dosierung betrug 300 000 IE Retinylacetat über 12 Monate bzw. 360 mg Betacarotin oder Placebo; die Kontrolluntersuchungen erfolgten einmal alle zwei Monate. Die komplette Regressionsrate der präkanzerogenen Läsionen betrug 10% in der Placebogruppe, 52% unter Vitamin A und 33% mit Betacarotin (p < 0,0001). Sofern die Zufuhren unterbrochen wurden, erlitten zwei Drittel der Vitamin-A-Gruppe und die Hälfte der Betacarotinanwender, bei denen die Behandlung angeschlagen hatte, einen Rückfall. Die Vitamin-A-Verabreichung resultierte in einer signifikanten Remission der oralen Leukoplakie ohne jede Nebenwirkung einer längerfristigen Vitamin-A-Supplementation (Sankaranarayanan et al. 1997).

Vitamin A als Adjuvans bei nicht-kleinzelligem Bronchialkarzinom (NKZBK)

In einer Mailänder Studie wurden insgesamt 307 Patienten mit nicht-kleinzelligem Stadium-I-Lungenkrebs nach der operativen Tumorresektion entweder für 12 Monate lang täglich mit einer oralen Dosis von 300 000 IE Retinylpalmitat versorgt (n = 150) oder keiner weiteren Medikation unterzogen (n = 157). Die Kontrolluntersuchung dieser adjuvanten Krebstherapie ergab nach 48 Monaten in der Verumgruppe weniger Rückfälle und neue Primärtumoren im Vergleich zur Kontrolle (37% vs. 48%). Außerdem verlängerten sich für die Behandlungsgruppe die krankheitsfreien Intervalle (Pastorino et al. 1993).

Vitamin A in der Prävention des hepatozellulären Karzinoms (HZK)

Die Eigenschaft von Retinol und seinen Derivaten, d.h. die Förderung der Zelldifferenzierung kann vor der Entwicklung eines hepatozellulären Karzinoms (HZK) durch die Vitamin-A-bedingte Kontrolle hepatozellulärer Differenzierung und Verminderung inflammatorischer Reaktionen schützen. Von 1986 bis 2001 wurden aus einer Kohorte aus Shanghai mit 18 244 Männern 213 Patienten mit HZK und 1087 entsprechenden Kontrollen untersucht. Männer dieser Population mit hohen Retinolspiegeln vor der Krebsdiagnose hatten ein geringeres Risiko, an einem HZK zu erkranken, als Männer der niedrigsten Quartile (Q_4 vs Q_1, OR= 0,13, 95% CI: 0,06–0,26, $p_{trend} < 0{,}001$). Für Carotinoidspiegel wurde dieser Effekt nicht beobachtet (Yuan et al. 2006).

Hauterkrankungen

In zahlreichen klinischen Studien werden nach oraler oder topischer Anwendung von Retinoiden günstige Effekte bei Hauterkrankungen beschrieben, die überwiegend die Epithelzellpathologie betreffen wie die **Akne vulgaris** (Peck et al. 1979, Boswell 2006), **Psoriasis vulgaris** (Ellis, Voorhees 1987), **Ichthyosis** und **Hyperkeratosis** (Moriarty et al. 1982). Die Vitaminanaloga Tazaroten und Adapalen binden als Retinsäuren der 3. Generation selektiv an die Kern-Retinsäure-Rezeptoren (RARs) α, β, γ. Adapalen eignet sich aufgrund seiner direkten antiinflammatorischen Eigenschaften und der signifikant weniger häufig auftretenden Retinoid-Dermatitis zur Behandlung von Akne. Tazaroten induziert ähnliche Veränderungen an der Haut wie Tretinoin; die Behandlung mit ersterem ist wirksamer in der Behandlung der Akne, dafür aber mit etwas mehr Irritationen innerhalb der ersten drei Monate verbunden (Boswell 2006). Vitamin A und seine Derivate sind besonders wirksam zur Behandlung der pustulösen und palmoplantaren Psoriasis. In Form oraler Retinoide und in Kombination mit UV-Licht werden synergistische Effekte und die Langzeit-Erhaltungstherapie trotz bekannter Nebenwirkungen als sicher beschrieben. Wegen der potenziellen Teratogenität bleibt die Hauptsorge die Anwendung von Retinoiden bei Frauen im gebärfähigen Alter (Van-Zander und Orlow 2005).

Experimentelle Arbeiten über Hautkrebs zeigen, dass Retinoide in der Promotionsphase der Karzinogenese interferieren. Die antikanzerogenen Effekte der verschiedenen Retinsäuren sollen auf molekularer Ebene durch Interaktion mit den entsprechenden nukleären Rezeptoren und den dadurch hervorgerufenen Veränderungen der Genexpression vermittelt werden. De Luca et al. (1993) berichten am Hautmodell der SENCAR-Maus über eine starke Hemmung der Umwandlung von Papillom- in Karzinomzellen in Abhängigkeit der Retinsäuredosis; das Ausmaß der Papillomzellbildung wurde hierdurch jedoch nicht signifikant beeinträchtigt. Ihre Hypothese versucht den Retinsäureeffekt über eine Up-Regulation der Retinoidrezeptorexpression in Verbindung mit einer Komplexbildung zwischen dem Rezeptor- und dem AP-1-Protein (c-fos) zu erklären, die auf diese Weise die maligne Konversion verhindert (De Luca et al. 1994). Eine Fall-Kontroll-Studie aus Bergamo mit 542 Patienten mit einem kutanen malignen Melamon (KMM) und 538 Kontrollen stellt eine signifikant inverse Assoziation zwischen der Vitamin-A-Aufnahme und dem KMM-Risiko fest, obgleich diese Relation bei Betrachtung der Beziehung zwischen phänotypischen Charakteristiken und dem KMM-Risiko als nur mäßig einzustufen ist. Die multivariate Odds Ratio beträgt für die höchste Zufuhr-Quartile im Vergleich zur jeweils niedrigsten Quartile 0,71 (95% CI: 0,50–1,02) für Betacarotin, 0,57 (95% CI: 0,39–0,83) für Retinol und 0,51 (95% CI: 0,35–0,74) für Gesamtvitamin A (Naldi et al. 2004).

Da Vitamin A antientzündliche und immunmodulierende Eigenschaften besitzt, im Mangel die Immunität beeinträchtigt und essenziell für die Induktion im Darm vorkommender T-Zellen ist, könnte ein negativer Einfluss auf Immunreaktionen des Darms in früher Kindheit zur Entwicklung einer **atopischen Sensibilisierung** beitragen. Diese Hypothese wird durch neueste Arbeiten gestützt, bei denen eine Kohorte mit 200 gesunden Neugeborenen von der Geburt an bis hin zum Alter von 20 Jahren kontinuierlich untersucht wurde; gemessen wurde die Retinolkonzentration zu Beginn im Nabelschnurblut und später jeweils im Plasma; ferner wurden die IgE-Gehalte kontrolliert und parallel hierzu ein Pricktest an der Haut durchgeführt. Nach diesen Langzeitbeobachtungen wurde erkannt, dass die Retinolkonzentrationen junger Kinder – am ausgeprägtesten bei Kindern im Alter von zwei Monaten – invers mit der anschließenden Entwicklung allergischer Symptome bei den 5- und 20-Jährigen korrelierten. Die Autoren gehen derzeit davon aus, dass bei der atopischen Sensibilisierung eine angeborene Retinolregulierung möglicherweise über eine Regulierung intestinaler T-Zell-Reaktionen eine Rolle spielen könnte (Pesonen et al. 2007).

Die topische Anwendung der Vitamin-A-Säure (Tretinoin) bei der sog. **Lichtalterung**, die histologisch eine Elastose und Kollagenfaserverminderung durch Matrix Metalloproteinasen (MMPs) einschließt, ist seit langem in der Diskussion. Tägliche topische Auftragung einer Creme, die 0,05% Tretinoin enthält, auf die lichtgeschädigte Gesichtshaut von Kaukasiern ließ im Elektronenmikroskop nach einer 12-monatigen Vehikel-kontrollierten Applikation (bei n= 20 Verum und n= 5 Vehikel) erkennen, dass gut strukturierte Kollagenfasern im Vergleich zu den anfangs entsprechend ungeordneten Fasern ersetzt wurden (Yamamoto et al. 1995). Tretinoin als die bioaktivste Form der Vitamin-A-Analoga befindet sich in verschiedenen Konzentrationen in topischen Formulierungen wie Cremes, Lösungen, Emulsionen und Gelen, die zur Verbesserung der Stabilität häufig mit Mikrosphäretechnologien (Liposomen, Nanotechnologie) bearbeitet werden und innerhalb von Hautschutzregimen von einigen Dermatologen empfohlen werden (Boswell 2006). Tretinoin wird im Handel in Produkten wie Reinigungsmilch, deckender Kosmetik, Sonnenschutzmitteln, Antioxidanzien und hautaufhellenden Agentien angeboten und oft indikationsbezogen mit dem Antiaging der Haut ausgelobt, obwohl in den meisten Fällen keine statistisch und methodisch ernst zu nehmenden dermatologischen, klinischen Studien hinterlegt sind.

Dunkeladaptation bei seniler Makuladegeneration

Durch eine orale Kurzzeitanwendung von hoch dosiertem Retinol (50 000 IU) wurde randomisiert, doppelblind placebokontrolliert an 104 Erwachsenen die Dunkeladaptation überprüft. Die Teilnehmer waren 50 Jahre und älter, verfügten über eine normale Netzhaut und befanden sich im Stadium einer frühen altersabhängigen Makulopathie. Nach einer Intervention von 30 Tagen erhöhte Retinol die Geschwindigkeit der Stäbchenzell-vermittelten Dunkeladaption, d.h. die Retinolinterventionsgruppe erlangte die Sensitivität signifikant schneller wieder (p = 0,0419). Diese Ergebnisse stimmen überein mit der Hypothese, dass Ablagerungen und andere strukturelle Veränderungen im retinalen Pigmentepithel im Alter und während der frühen senilen Makuladegeneration eine lokale Retinoiddefizienz verursachen (Owsley et al. 2006).

3.10.9 Behandlungsmaßnahmen

In der Mustertextfachinformation von 2002 zu Retinol und seinen Acetat- und Palmitatestern (Vitamin A) werden für **orale** Anwendungen wie Emulsion/Lösung, Tropfen, Kapseln, Kau-/Retard-/Tabletten und Kaudragees zur Prophylaxe und Therapie altersabhängige Dosierungsempfehlungen ausgesprochen (➤ Tab. 3.10.5).

Für **parenterale** Zwecke wird Vitamin A in handelsüblicher Form als Lyophilisat und Emulsion zur Infusion und als Multivitaminkombination angeboten.

In der Schwangerschaft wird eine maximale TD (TD_{max}) von 2,4 mg RÄ (8000 IE) und eine maximale ED von 0,9 mg RÄ (3000 IE) empfohlen. Schwangere sollten wegen der Gefahr von kindlichen Fehlbildungen ohne ärztliche Verordnung eine Tagesdosis von 10 000 IE Vitamin A nicht überschreiten.

Bei einer Überdosierung werden Therapiemaßnahmen wie das Absetzen des Vitamin-A-Präparates und symptomatische Behandlungen wie induziertes Erbrechen, Magenspülung oder salinische Abführmittel empfohlen.

Da in vielen Entwicklungsländern (Indonesien, Indien) die Xerophthalmie die Hauptursache der Blindheit bei Kindern ist, werden dort zur Prophylaxe Dosen von 200 000 IE (66 mg) des Retinylpalmitats empfohlen. Die orale einmalige Verabreichung dieser hohen Dosis soll für Kinder zwischen 1–4 Jahren (für Säuglinge die halbe Dosis) in Zeitabständen von 6 Monaten wiederholt erfolgen. In mehreren kontrollierten Studien ging eine Vitamin-A-Supplementierung bei Defizienz, wenn auch in unterschiedlichem Ausmaß (55%, Vijayaraghavan et al. 1990; 90%, Tarwotjo et al. 1975) mit einer Reduktion der Xerophthalmie-Inzidenz einher. Auch neuere indische Un-

Tab. 3.10.5 Systemische Anwendung von Vitamin A als Emulsion/Lösung, Tropfen, Kapseln, Kau-/Retard-/Tabletten, Kaudragees, zur Vitaminsubstitution als Prophylaxe bzw. Therapie manifester Mangelzustände

Altersgruppe	Prophylaxe					
	Retinol		Retinylacetat		Retinylpalmitat	
	mg/Tag	IE/Tag	mg/Tag	IE/Tag	mg/Tag	IE/Tag
Kinder unter 1 Jahr	0,45	1500	0,50	1500	0,80	1500
Kinder 1–3 Jahre	0,60	2000	0,70	2000	1,10	2000
Kinder 4–6 Jahre	0,75	2500	0,85	2500	1,35	2500
Kinder 7–10 Jahre	1,05	3500	1,20	3500	1,90	3500
Erwachsene und Kinder über 10 Jahre	1,50	5000	1,70	5000	2,75	5000
Altersgruppe	**Therapie**					
	Retinol		**Retinylacetat**		**Retinylpalmitat**	
	mg/Tag	IE/Tag	mg/Tag	IE/Tag	mg/Tag	IE/Tag
Kinder unter 1 Jahr	0,9–1,8	3000–6000	1,02–2,04	3000–6000	1,65–3,30	3000–6000
Kinder 1–3 Jahre	1,8–3,6	6000–12 000	2,04–4,08	6000–12 000	3,30–6,60	6000–12 000
Kinder 4–6 Jahre	3,0–7,5	10 000–25 000	3,40–8,50	10 000–25 000	5,5–13,75	10 000–25 000
Kinder 7–10 Jahre	4,5–15,0	15 000–50 000	5,10–17,0	15.000–50 000	8,25–27,5	15 000–50 000
Jugendliche 11–17 Jahre*	6,0–30,0	20 000–100 000	6,80–34,0	20 000–100 000	11,0–55,0	20 000–100 000
Erwachsene*	7,5–45,0	25 000–150 000	8,50–51,0	25 000–150 000	13,75–82,5	25 000–150 000

* Schwangere und Frauen im gebährfähigen Alter ausgenommen

tersuchungen berichten über eine Verbesserung der Krankheitsentwicklung bei 0- bis 6-Jährigen im Zusammenhang mit der Wirksamkeit einer Vitamin-A-Prophylaxe. (Gujral et al. 1993, Gopaldas et al. 1993).

3.10.10 Nebenwirkungen, Gegenanzeigen, Wechselwirkungen

Nebenwirkungen sind bei bestimmungsgemäßem Gebrauch nicht zu erwarten. Überdosierungen liegen bei einem Serumspiegel von über 1 mg/l Retinol vor und werden als Hypervitaminose A bezeichnet, die im Rahmen einer Schwangerschaft eine teratogene Wirkung auslösen könnte. In Abhängigkeit vom Lebensalter und von der Dosis treten bei der akuten Hypervitaminose Vergiftungssymptome wie Kopfschmerzen, starke Müdigkeit, Übelkeit, Papillenödem und nach 24 Stunden eine massive Schuppung der Haut auf. Erhöhte Werte sind bei der Fibrinolysezeit und den GOT-/GPT-Werten zu beobachten, entsprechend ein erniedrigter Quickwert. Bei Kindern kann eine Vorwölbung der Fontanelle auftreten. Eine einmalige Einnahme von 30 mg (100 000 IE) bei Kleinkindern, 100 mg (300 000 IE) bei Kindern und 500 mg RÄ (1,5 Millionen IE Vitamin A) bei Erwachsenen kann zu den genannten Symptomen führen, die nach ca. 36 Stunden reversibel sind.

Längerfristige, tägliche Vitamin-A-Gaben von 30 mg RÄ (100 000 IE) können bei Erwachsenen und 18 000 bis 60 000 IE bei Kindern zu einer chronischen Hypervitaminose A führen; sofern Leber- oder Nierenfunktionsstörungen vorliegen, ist die Überdosierung schon bei weit geringeren Dosen möglich. Während die Frühsymptome der chronischen Vergiftung sich in Rhagaden, Pruritus, trockener, schuppender Haut, gestörtem Haarwachstum, Knochenschmerzen, Müdigkeit und Hämorrhagie äußern, werden als

Spätsymptome Hepatosplenomegalie, Hypertrophie fettspeichender Leberzellen, Leberfibrosen, Sklerose der Leberzentralvenen, Leberzirrhose, Pseudotumor cerebri durch Druckerhöhung des zerebralen Liquors, Erhöhung der alkalischen Phosphatase und des Serumkalziums beobachtet. Bei Kindern kann es zu frühzeitigem Epiphysenschluss, einer Verdickung der kortikalen Regionen langer Röhrenknochen und Wachstumsverzögerungen kommen.

Vitamin A darf nicht bei Hypervitaminose A, bei Hirndrucksteigerung und Therapie mit Retinsäure und entsprechenden Derivaten angewendet werden. Vitamin-A-Präparate mit einer TD_{max} über 10 000 bis 25 000 IE dürfen wegen der Gefahr von kindlichen Fehlbildungen in der Schwangerschaft und bei Frauen im gebährfähigen Alter ohne zuverlässigen Konzeptionsschutz, wenn die Möglichkeit einer Schwangerschaft besteht, nicht angewendet werden. Darüber hinaus dosierte Präparate dürfen prinzipiell nicht im gebährfähigen Alter verabreicht werden. Bei Patienten mit einer schweren Form von Hypertriglyzeridämie Typ V und bei Hämolysepatienten besteht infolge einer Vitamin-A-Substitution ein erhöhtes Risiko für eine Hypervitaminose A. Bei Alkoholikern wird die Hepatotoxizität bei gleichzeitiger Aufnahme von Vitamin A und Alkohol verstärkt.

Bekannte Wechselwirkungen von Vitamin A sind die verstärkende Wirkung des antikoagulativen Effektes von Warfarin und Dicumarol, eine Hirndrucksteigerung in Kombination mit Tetrazyklinen und die Gefahr einer Hypervitaminose in Kombination mit Retinsäure; eine potenzielle Resorptionsverminderung von Vitamin A ist beschrieben bei gleichzeitiger Anwendung von Neomycin, Colestyramin und Colestipol.

3.11 Betacarotin

3.11.1 Medizinhistorischer Rückblick, physikochemische Eigenschaften

Paul Karrer und Mitarbeiter isolierten Retinol und aktive Carotinoide und klärten im Jahr 1931 die Strukturen von Betacarotin (BC) und Vitamin A auf. Für diese Leistungen wurden Paul Karrer 1937 und R. Kuhn 1938 der Nobelpreis für Chemie verliehen. Otto Isler und Mitarbeiter entwickelten 1954 eine Methode zur Betacarotinsynthese, die die kommerzielle Herstellung von kristallinem Betacarotin ermöglichte. Nachdem 1966 von Expertenkommittees der FAO und WHO Betacarotin als Lebensmittelzusatzstoff zur Anreicherung in Lebensmitteln akzeptiert wurde, wurden vom US Food Chemicals Codex 1972 Spezifizierungen für die Verwendung von Betacarotin in Lebensmitteln eingeführt. 1978 fällt die Substanz unter die Bewertung „GRAS" (Generally Regarded as Safe) und darf als Nährstoff und zur Nahrungsergänzung verwendet werden.

Betacarotin (CAS-Nr. 7235-40-7, M_r 563,85) gehört zur Gruppe der Carotinoide, worunter man eine große Zahl fettlöslicher hochungesättigter Polyenfarbstoffe pflanzlicher Herkunft zusammenfasst, von denen mehr als 50 Provitamin-A-Aktivität in unterschiedlichen Spezies besitzen. Betacarotin ist neben α-Carotin, Lycopin (Carotine) und β-Cryptoxanthin, Lutein, Zeaxanthin (Xantophylle) das mengenmäßig wichtigste natürliche Carotinoid. Betacarotin, ein Polypren, hat eine symmetrische Struktur und besteht aus einer Isoprenkette mit je einem endständigen β-Iononring (➤ Abb. 3.11.1). Das Molekül enthält 11 konjungierte Doppelbindungen. Natürliches Betacarotin liegt vorrangig (etwa 98%) als stabiles all-trans-Isomer vor, meist von geringen Mengen von α- und γ-Carotin begleitet. Das orange-rote bis rote Polyen ist in Alkohol schlecht und in Wasser praktisch unlöslich. Es ist gut löslich in Schwefelkohlenstoff, Benzol und Chloroform, weniger in Petrolether, Ether und Ölen. In Lösung ist die Substanz luft- und lichtgeschützt bei niedrigen Temperaturen aufzubewahren, da sonst farblose Oxidationsprodukte gebildet werden bzw. bei höheren Temperaturen eine Isomerisierung vor allem zum 13- oder 15-cis Isomer eintritt. Antioxidanzien (z.B. Vitamin E) können die Bildung von farblosen Oxidationsprodukten verhindern. Als Einheit für die biologische Wirkung von Vitamin A wurden bisher IU (IE) bzw. Retinoläquivalente (RE) verwendet. Dabei entspricht 1 Retinoläquivalent 1 µg Vitamin A bzw. 6 µg Betacarotin sowie 3,33 IE Vitamin-A-Aktivität von Retinol bzw. 10 IE Vit-

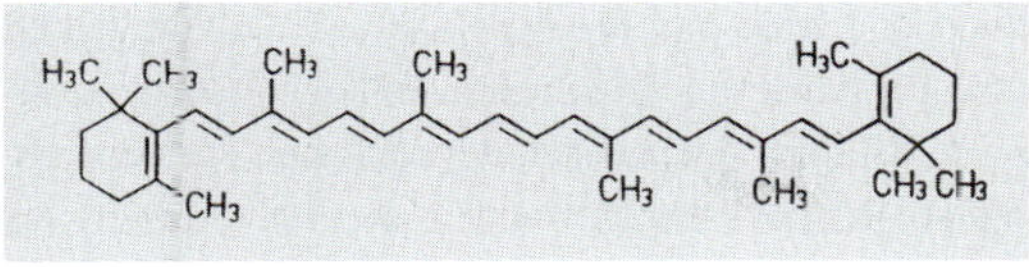

Abb. 3.11.1 Betacarotin

amin-A-Aktivität von Betacarotin (1 IE = 0,3 µg Retinol bzw. 0,6 µg Betacarotin). Seit 2001 wurden die RE wiederum durch Retinolaktivitätsäquivalente (RAE) ersetzt (➤ Kap. 3.10, Vitamin A, Tab. 3.10.3). Sofern Betacarotin in öliger Lösung und in einer Dosis von ≤ 2 mg aufgenommen wird, beträgt das Äquivalentverhältnis von Retinol:Carotin ungefähr 1:2 (µg: µg). Aufgrund neuerer Untersuchungen zur Absorption von entsprechenden Supplementen aus öliger Lösung bzw. gemischten Kostformen wird die Absorptionsrate für Carotinoide aus der Nahrung nur noch halb so hoch eingeschätzt.

3.11.2 Vorkommen

Mehr als 600 Carotinoide kommen in der Natur nur in Pflanzen vor und werden von diesen als Schutz vor phototoxischen Prozessen gebildet und sind Bestandteil der Chromoplasten. Sie können sowohl reaktive Sauerstoffverbindungen quenchen, als auch Strahlungsenergie über den Triplettzustand direkt absorbieren und desaktivieren. Da jede Pflanze Carotinoide bildet, steht im Pflanzenmaterial weltweit eine ungeheure Syntheseleistung und ein immenses Reservoir zur Verfügung.

Die wichtigste Quelle von Carotinoiden sind für den Menschen Gemüse und Obst, wobei gelb-/orangefarbenen Sorten sowie dunkelgrünen Blattgemüsen die wesentliche Bedeutung zukommt (vgl. ➤ Tab. 3.10.1 in ➤ Kap. 3.10). Bis zu 50 Carotinoide sind in stark variabler Menge je nach Sorte, Jahreszeit und Reifegrad in diesen Lebensmitteln enthalten (Mangels et al. 1993, Chug-Ahuja et al. 1993). Milde Hitzebehandlung bei der Nahrungszubereitung führt kaum zu Aktivitätsverlusten, erst bei längerer Hitzebehandlung oder Hitzesterilisation treten Aktivitätsverluste von mehr als 30% auf, die durch cis-Isomerisierung, Oxidation und Cyclisierung bedingt sind (Khachik et al. 1992).

Trotz teilweise hoher Gehalte in einzelnen Lebensmitteln sind Carotinoide nicht immer auch bioverfügbar. Aus rohen Karotten wird Betacarotin z.B. nur ungenügend resorbiert (nur etwa 1 bis 2 %). Der Grund ist, dass Betacarotin in der Zelle kristallin vorliegt und von einer festen unverdaulichen Zellulosematrix umschlossen wird. Stellt man jedoch Karottensaft bzw. Karottenmus her, und wird dies noch gekocht und mit etwas Fett versetzt, so ist eine optimale Carotinoidausnutzung gewährleistet.

3

3.11.3 Stoffwechsel und Pharmakokinetik

Resorption

Betacarotin wird als fettlösliche Substanz im Dünndarm intra- und interviduell sehr unterschiedlich resorbiert. Aus pflanzlichen Nahrungsbestandteilen beträgt die Resorption je nach Fettanteil zwischen 30 bis 60% (Rao 1979, Dimitrov et al. 1988, Erdman 1988). Ein Teil passiert die Darmwand unverändert und gelangt über die Pfortader in die Leber.

Biotransformation

Der andere Teil wird in der Mukosazelle an der zentralen Doppelbindung oder an einer bzw. mehreren exzentrischen Doppelbindungen gespalten. Hieran ist ein zytosolisches, nicht membrangebundenes Enzym, die β-Carotin-15,15'-Dioxygenase beteiligt, die charakterisiert ist durch ein Molekulargewicht von 60,3 kDa und 526 Aminosäuren. Die zentrale Spaltung von diätetischem Betacarotin zu Retinal stellt den vorherrschenden Mechanismus dar, wohingegen Apo-Carotinale, die aus der exzentrischen Spaltung hervorgehen, nur eine geringe Rolle spielen (Wolf 2000). Die Konversion hängt von der Versorgungslage des Organismus, der Betacarotin-, Protein- und Fettzufuhr, der Vitamin-E-Versorgung ab (Arthur et al. 1979, Cornwell et al. 1962, Goodman 1984). Werden mit Betacarotin geringe Mengen an Vitamin A angeboten, so ist die zentrale Spaltung vermindert und der Anteil an ungespaltenem Betacarotin steigt (Biesalski et al. 1992). Aus der exzentrischen Spaltung entstehen zwei Moleküle apo-Carotinal, aus denen ein Molekül Retinal gebildet wird. Die Konversion von Betacarotin zu Retinol in den Enterozyten wird auf 17% geschätzt (Food and Nutrition Board 1980).

Verteilung

Nach einmaliger Gabe von 15 bzw. 30 mg Betacarotin werden maximale Plasmaspiegel frühestens nach 5–7 (Henderson et al. 1989) und spätestens nach 15–24 Stunden (Canfield et al. 1991) erreicht. Eine längerfristige Gabe von Betacarotin führt erst nach 6–8 Wochen zu konstant erhöhten Plasmaspiegeln (Costantino et al. 1988). Der Transport von Carotinoiden im Blut erfolgt zu 75–80% an LDL, zu 10–25% an HDL und zu 5–10% an VLDL gebunden (Mathews-Roth und Gulbrandson 1974). Die Normalwerte im Serum betragen 20–40 µg/l (Staceqicz-Sapntakis et al. 1987); der Konzentrationsbereich der Carotene liegt in Abhängigkeit von den Ernährungsgewohnheiten für Betacarotin bei 0,04–2,26 µmol/l, für α-Carotin bei 0,02–0,47 µmol/l und für Lycopin bei 0,05–1,05 µmol/l und ist bei den Xanthophyllen β-Cryptoxanthin im Bereich von 0,03–0,7 µmol/l, Lutein von 0,1–1,23 µmol/l und Zeaxanthin von 0,05–0,5 µmol/l angesiedelt (Food and Nutrition Board, DRI 2000). Ab einer Serumkonzentration von etwa 4000 µg/l spricht man von einer Hypercarotinämie, mit einer Gelbfärbung der Haut.

Speicherung

Betacarotin wird vorwiegend im subkutanen Fettgewebe (80–85%), in der Leber (8–12%) und gering in der Haut, Muskelgewebe und anderen Organen in einer Gesamtmenge von 100 bis 150 mg gespeichert (Erdmann 1988, Parker 1988). Das Ausmaß der Gewebespeicherung korreliert direkt aber nicht linear mit der Carotinoidaufnahme (Parker 1989). Aus den Gewebespeichern wird Betacarotin nach Aussetzen der Zufuhr nur sehr langsam über Wochen freigesetzt. Der Metabolismus erfolgt durch eine zentrale oder exzentrische Spaltung vornehmlich im Jejunum, der Leber, der Lunge und der Muskulatur in Abhängigkeit vom Proteinstatus und invers von der Versorgungslage an Vitamin A. Das nach der zentralen Spaltung gebildete Retinal kann entweder zu Retinol reduziert, als Retinylester in der Leber gespeichert oder zu Retinsäure oxidiert werden. Die aus der exzentrischen Spaltung entstehenden β-apo-Carotinale können oxidiert, reduziert oder zu Retinal gespalten werden (Olson 1989, Wang et al. 1991). Nach In-vitro-Untersuchungen von Napoli und Race (1988) wird Betacarotin durch Cytosollösungen von Darmzellen der Ratte nur begrenzt zu Retinol und Retinsäure konvertiert.

Elimination

Nicht resorbiertes Betacarotin wird mit den Fäzes ausgeschieden. Die Verweildauer der Carotinoide nach einmaliger Gabe beträgt zwischen fünf bis zehn Tagen.

Im menschlichen Serum und der Muttermilch wurden bisher 34 Carotinoide einschließlich 13 geometrischer all-trans-Isomere identifiziert (Khachik et al. 1997). Cis-Isomere des Betacarotins sind im Serum erheblich weniger verbreitet; im Gegensatz zum Serumprofil ist 9-cis-Betacarotin in den Speichergeweben ständig vorhanden.

3.11.4 Biochemische Funktionen

Betacarotin ist wie andere Carotinoide, die einen β-Iononring besitzen, ein Provitamin A. Es hat aber unabhängig von dieser Provitaminfunktion wichtige andere Wirkungen als Antioxidans. Dies gilt auch für viele andere Carotinoide, gleich ob sie Provitamine sind oder nicht. Eingehendere Untersuchungen dazu liegen aber bis jetzt nur für Betacarotin vor. Als Antioxidans steht es in enger Wechselwirkung mit den Vitaminen E und C (➤ Kap. 5.7 Antioxidative Vitamine).

J. Olson (1989) unterscheidet zur Charakterisierung der Carotinoidwirkungen Funktionen, Effekte und Assoziationen:

Funktionen:

- Provitamin-A-Wirkung beim Menschen
- Licht- und Oxidationsschutz bei Pflanzen

Wirkungen:
- Verminderung der Bildung freier Radikale (antioxidative Aktivität)
- Erhöhung der Singulett-Sauerstoff-Inaktivierung (antioxidative Aktivität)
- Hemmung der Zelltransformation in vitro
- Hemmung der Mutagenese
- Steigerung der Immunabwehr in vivo
- Erhöhung der Zellkommunikation
- Verminderung der Hautreaktion bei Lichtdermatosen
- Verminderung von Leukoplakien
- Verminderung von lichtinduzierten Neoplasmen beim Tier

Assoziationen:
- Verminderung des Lungenkrebsrisikos
- Wahrscheinliche Risikoverminderung für weitere Krebsformen
- Wahrscheinliche Verminderung des Risikos für Atherosklerose und Herz-Kreislauf-Erkrankungen
- Verminderung des Risikos für Makuladegeneration und Kataraktbildung

Funktion

Als Provitamin A wirkt Betacarotin dadurch, dass es in der Darmschleimhaut durch eine 15,15′-Dioxygenase zu Retinal aufgespalten wird, das nachfolgend zu Retinol reduziert wird. Da die Dioxygenase durch höhere Retinolkonzentrationen gehemmt wird, ist Betacarotin eine sichere Vitamin-A-Vorstufe und es besteht auch bei sehr hohen Dosierungen keine Gefahr einer Hypervitaminose A. Provitamin-A-Aktivität weisen neben all-trans-Betacarotin auch all-trans-α-Caroten sowie all-trans-β-Cryptoxanthin und 13-cis-Betacarotin auf.

Wirkungen

Betacarotin ist ein Radikalfänger in der Lipidphase, der im Gegensatz zu Vitamin E vor allem bei niedrigen Sauerstoffpartialdrucken wirksam ist (Burton und Ingold 1984, Kennedy und Liebler 1991, 1992). Dies erklärt sich dadurch, dass bei hohem Sauerstoffpartialdruck mehr Betacarotin durch Autoxidation verloren geht. Betacarotin ist das wirksamste Mittel zur Entschärfung von Singulett-Sauerstoff (Foote und Denny 1968, Krinsky 1979). Dieser wird durch Übertragung von Energie auf das Carotinoid in den Grundzustand gebracht und das Carotinoid strahlt die übernommene Energie als Wärme ab. Ein einziges Molekül Betacarotin kann bis zu 1000 Singulett-Sauerstoffmoleküle inaktivieren, bevor es selbst oxidiert wird.

Ähnlich wie bei Vitamin A kann Betacarotin durch verbesserte Kommunikation zwischen normalen und karzinogen initiierten Zellen über die Synthese von gap junctions zur Unterdrückung der Entwicklung entarteter Zellen führen (Hossain et al. 1989, Zhang et al. 1992, Acevedo und Bertram 1995). Diese Wirkung ist unabhängig von der Provitaminfunktion.

Auch die Immunstimulation durch Betacarotin dürfte an der Krebsprävention beteiligt sein (Watson et al. 1991).

Bei der unter Betacarotinbehandlung beobachteten Verminderung von Hautreaktionen bei Lichtdermatosen, bei der Verminderung von lichtinduzierten Neoplasmen beim Tier und der Verminderung von Leukoplakien dürfte ebenfalls die Radikalfängereigenschaft von Betacarotin und die Inaktivierung von Singulett-Sauerstoff die entscheidende Rolle spielen.

Im Gegensatz zu chemopräventiven In-vivo-Versuchen wurde in einem Zellkultursystem menschlicher Hautfibroblasten ein prooxidativer Effekt sowohl durch eine Vorinkubation mit Betacarotin (0,5 oder 5,0 µmol/l) als auch Lycopin beobachtet. Als Marker für den oxidativen Stress wurde die Induktion des Stressproteins Hämoxygenase 1 (HO-1) nach UV-A-Bestrahlung herangezogen. Ein starker Anstieg der HO-1 mRNA und eine Proteininduktion wurde nach UV-A-Exposition der Zellen und einer Präinkubation mit Betacarotin über 7 Tage gemessen; eine zusätzliche Vitamin-E-Gabe zur Zellkultur vermochte diesen Effekt offensichtlich zu unterdrücken (Obermüller-Jevic et al. 1999).

Aufgrund des überraschenden Ergebnisses dieses In-vitro-Versuchs wird analog zu den kritisch beschriebenen prooxidativen Fähigkeiten anderer Antioxidanzien deutlich, dass die Zellkultur grundsätzlich nicht dafür geeignet ist, das komplexe physiologische Netzwerk eines homöostatisch geregelten Abwehrsystems zu imitieren.

3.11.5 Bedarf und Bedarfsdeckung

Da Betacarotin für den Menschen nicht als essenzieller Nährstoff gilt, werden in den einschlägigen Empfehlungen der verschiedenen Länder auch keine Angaben zum Bedarf gemacht. Jedoch gibt es durchaus Empfehlungen über die wünschenswerte Höhe der Zufuhr, da Betacarotin als Provitamin A fungiert. So haben Vegetarier durchaus einen Betacarotinbedarf, da bei Verzicht auf Fleisch (mit präformiertem Vitamin A) eine suboptimale Vitamin-A-Versorgung resultiert, die durch Betacarotinaufnahme kompensiert werden kann.

Zwar können aus Betacarotin theoretisch 2 Moleküle Retinol gebildet werden, unter Praxisbedingungen ist die Konversion zu Vitamin A jedoch begrenzt und ist im Wesentlichen vom Versorgungszustand mit Vitamin A abhängig. Bei entleerten Speichern wird relativ viel Betacarotin in Vitamin A überführt, hingegen bei aufgefüllten Vitamin-A-Speichern wird Betacarotin als solches gespeichert und im Blut transportiert. Unter Berücksichtigung der begrenzten Konversion sowie der aus verschiedenen Lebensmitteln stark variierenden Bioverfügbarkeit werden 6 mg Betacarotin 1 mg Retinol in der Wirkung gleichgesetzt (1 mg Retinol = 6 mg Betacarotin = 12 mg andere Carotinoide = 1 Retinoläquivalent; vgl. ➤ Kap. 3.10, Vitamin A, Tab. 3.10.3 und Kap. 3.11.1). Da für die Konversion von Retinol die Absorption von Carotinoiden aus der Nahrung nur noch halb so hoch bemessen wird wie bisher, muss zur Deckung des Vitamin-A-Bedarfs mehr Provitamin-A-Carotinoid aufgenommen werden; die Retinolaktivitätsäquivalente (RAE) betragen daher für Betacarotin 12 und für alle anderen Provitamin-A-Carotinoide 24 µg.

Der Bedarf für den Erwachsenen liegt gemäß DGE 2000 bei 1 mg RE (Männer) bzw. 0,8 mg (Frauen), so dass sich theoretisch dieser Bedarf auch durch 6 mg Betacarotin (Männer) bzw. 5 mg (Frauen) decken ließe. Die durchschnittliche tägliche Betacarotinaufnahme in der Bundesrepublik liegt bei ca. 1,5 mg (DGE 1991) bis 2 mg (Heseker 1994) und trägt damit bis zu 30% zur Vitamin-A-Bedarfsdeckung bei. Aus dem Ernährungsbericht 2004 geht hervor, dass die mittleren Zufuhrmengen an Betacarotin bei Männern der alten bzw. neuen Bundesländer mit 82 bzw. 85 % der DACH-Referenzwerte den unteren Schätzwert nicht erreichen. Bei den Frauen hingegen entspricht die Nährstoffversorgung mit Betacarotin den aktuellen Vorgaben (DGE 2004).

Folgt man den Empfehlungen des National Cancer Instituts der USA, dann sollten nach der „Five-a-Day“-Diät-Guideline nahezu 5,2 bis 6,0 mg Provitamin A durchschnittlich am Tag durch den Verzehr von verschiedenen Obst- und Gemüsesorten aufgenommen werden (Lachance 1997). Ähnliche Vorgehensweisen werden in Kanada propagiert (Health Canada 1997). Diese Empfehlung beruht auf der Tatsache, dass dem Betacarotin – neben seiner Funktion als Provitamin A – eine besondere Bedeutung als Antioxidans zukommt.

Zudem haben Studien gezeigt, dass Bevölkerungsgruppen mit hohen Betacarotinblutspiegeln seltener an bestimmten Krebsformen erkranken. Da jedoch nicht mit abschließender Sicherheit geklärt ist, ob allein dem Betacarotin dabei die entscheidende Schutzfunktion zukommt oder aber andere Inhaltsstoffe, die mit Betacarotin-haltigen Pflanzen aufgenommen werden, präventiv wirksam sind, wird z.B. vom National Cancer Institut der USA sowie auch vom US Department of Agriculture empfohlen, Betacarotin-reiche Obst- und Gemüsesorten zu verzehren, damit das gesamte präventivmedizinische Potenzial der verschiedenen Pflanzeninhaltsstoffe zum Tragen kommt. Auch andere auf der Nahrungsmittelbasis arbeitende Diätmodelle empfehlen, zur Prävention von Krebserkrankungen und anderen chronischen Krankheiten täglich ungefähr 9 bis 18 mg Carotinoide bereit zu stellen (WCRF/AICR 1997).

3.11.6 Empfehlungen zur Prävention

Einfluss auf das Risiko kardiovaskulärer Ereignisse

Epidemiologische Studien weisen eine hohe Korrelation zwischen niedrigen Betacarotin-Plasmaspiegeln und dem Risiko koronarer Herzkrankheiten und Myokardinfarkt auf (Gey 1992, Kardinaal et al. 1993). Sehr eindrucksvoll ist der Effekt durch Interventionsstudien belegt, z.B. der Physician's Health Studie. Diese an 22 071 männlichen Ärzten durchgeführte Studie zeigte im Zwischenergebnis an 333 Teilnehmern mit stabiler Angina pectoris, die 50 mg Betacarotin jeden zweiten Tag erhielten, eine signifikante Reduktion kardiovaskulärer Ereignisse um etwa 50% gegenüber Placebo (Gaziano et al. 1990). Hierfür könnte auch der Befund wesentlich sein, dass Betacarotin bei täglicher Gabe von 20 mg über zwei Jahre signifikant die prognostisch günstige HDL-Proteinfraktion erhöht (Gaffney et al. 1990).

Auch die Deutsche Gesellschaft für Ernährung spricht im Rahmen der aktualisierten Referenzwert-Empfehlungen für die Nährstoffzufuhr (2000) den Carotinoiden eine deutliche Schutzfunktion zu und führt unter dem Kapitel Betacarotin folgendes aus:

„Durch verschiedene epidemiologische Studien wird zunehmend wahrscheinlich, dass Carotinoide, unabhängig von ihrer Eigenschaft als A-Provitamine, das Risiko vermindern, an Lungen-, Speiseröhren- und Magenkrebs zu erkranken (Sies 1990; Ziegler 1989). Theoretisch wäre eine derartige Wirkung sehr gut zu erklären, denn Carotinoide (der Tomatenfarbstoff Lycopin ist noch wirksamer als das wichtigste Provitamin A-Carotinoid Betacarotin) sind sehr wirksam beim Abbau von Sauerstoffradikalen und ähnlichen aggressiven Oxidationsmitteln. Von diesen ist bekannt, daß sie u.a. auch die Bildung bösartiger Neubildungen begünstigen. Sie gelangen auf verschiedenen Wegen, u.a. durch Umweltverunreinigungen, in den Organismus. Sie werden aber auch (z.B. zur Abtötung von Mikroorganismen) vom Organismus selbst gebildet. Da Carotinoide sich im Blutplasma und im Fettgewebe anreichern, wird der Schutz um so intensiver, je mehr von ihnen aufgenommen wird."

Um die notwendige Aufnahmemenge an Betacarotin festzulegen, orientierte sich die DGE an Studien, die entweder die errechnete Zufuhr oder die aufgrund der Ernährung resultierenden Betacarotinblutkonzentrationen als Indikator für prophylaktische Wirkungen herangezogen haben. Ein Schätzwertbereich von 2 bis 4 mg pro Tag wurde hieraus abgeleitet.

Einfluss auf das Risiko für Krebserkrankungen

Die Beweislage für eine antikanzerogene Wirkung von Betacarotin ist zwar nach wie vor widersprüchlich, jedoch weisen ca. 100 epidemiologische Studien auf einen Zusammenhang zwischen erniedrigten Betacarotinplasmawerten bzw. geringem Verzehr von Früchten und Gemüse und erhöhtem Krebsrisiko hin (Gerster 1993, Eichholzer, Stähelin 1994). Früchte- und Gemüsekonsum ebenfalls der Blutspiegel an Betacarotin, sind mit dem Lungenkrebsrisiko deutlich invers assoziiert. Die hierzu durchgeführten Dosierungsstudien kommen jedoch nicht zu eindeutigen Ergebnissen. So führte die Linxian-Studie (Blot et al. 1993) bei kombinierter Supplementierung von Betacarotin, Vitamin E und Selen zu einem deutlichen Effekt auf die Krebsentwicklung und Mortalität. Bei dieser Studie kamen die Teilnehmer aus einem Gebiet mit den weltweit höchsten Raten an Magen- und Ösophaguskrebs, wobei die Ursachen für die Krebshäufigkeit nicht bekannt sind, jedoch ist davon auszugehen, dass Fehlernährung und Umweltbelastung ursächlich mitverantwortlich sind. Während der Supplementierung sank die Mortalität beim Magenkrebs signifikant um 21%, die gesamte Krebsmortalität reduzierte sich um 13%.

Während die Linxian-Studie zu einem positiven Ergebnis kam, zeigte die sog. Finnland-Studie (Heinonen et al. 1994) mit einer Dosierung von 20 mg Betacarotin/Tag einen gegenteiligen Befund; in der Betacarotingruppe wurde eine um 18% höhere Rate an Lungenkrebs festgestellt, ebenfalls eine um 8% höhere Todesrate.

Eine Klärung dieses unerwarteten Ergebnisses hoffte man von der Physician's Health Studie (Hennekens et al. 1996) und vom Carotene Retinol Efficacy Trial (CARET) (Omenn et al. 1996) ableiten zu können. Beide Studien beschäftigten sich mit der Frage, inwieweit bestimmte Nährstoffe zur Risikominderung von Krankheiten wie Krebs und kardiovaskulären Erkrankungen beitragen können. Die Physician's Health Studie stellt die zur Zeit längste Interventionsstudie dar und wurde an ungefähr 22 000 amerikanischen Ärzten durchgeführt. Über durchschnittlich 12 Jahre erhielten diese Teilnehmer entweder 50 mg Betacarotin (jeden zweiten Tag)

3

oder Placebo. Endpunkte waren die Krebshäufigkeit und die Häufigkeit kardiovaskulärer Erkrankungen. Die CARET-Studie untersuchte bei 18 000 chronischen Rauchern und Personen mit vormaliger Asbestexposition über einen Zeitraum von durchschnittlich 4 Jahren eine mögliche Risikominderung von Krebs, insbesondere Lungenkrebs, nach täglicher Verabreichung einer Kombination von 30 mg Betacarotin und 25 000 IE Vitamin A.

Die CARET-Studie wurde nach vierjähriger Laufzeit 1996 abgebrochen, da sich eine erhöhte Morbidität und Mortalität in der supplementierten Gruppe abzuzeichnen begann. Dieser Befund zeigte sich deutlich in der chronischen Rauchergruppe sowie in der Gruppe, die zusätzlich vormalig Asbest-exponiert war. Dagegen zeigte die Gruppe der vormaligen Raucher, die bereits am Anfang der Studie das Rauchen eingestellt hatten und dann mit der Kombination Betacarotin und Vitamin A behandelt wurden, eine Reduktion der Lungenkrebsinzidenz gegenüber den supplementierten chronischen Rauchern. Allerdings waren die genannten Resultate untereinander nicht signifikant verschieden (Omenn et al. 1996). Die Befunde der Physician's Health Studie mit 50 mg Betacarotin (jeden zweiten Tag) über 12 Jahre zeigte gesamthaft keine Risikoreduktion bei allen Krebsarten und keine Reduktion in der primären Risikoverminderung von kardiovaskulären Erkrankungen (Hennekens et al. 1996).

Die Krebsinzidenz in der Physician's Health Studie in den Jahren 5–9 war signifikant erniedrigt (Hennekens et al. 1996). Diese Verminderung hat sich jedoch über den Gesamtzeitraum der Studie von durchschnittlich 12 Jahren wieder ausgeglichen. Es ist möglich, dass die beobachtete Zunahme von Lungenkrebs in der CARET- beziehungsweise in der ATBC-Studie bei längerer Studiendauer sich durch ähnliche Effekte wieder hätte ausgleichen können. Die Resultate der Physician's Health Studie deuten darauf hin, dass auch hohe Einnahmen von Betacarotin (50 mg jeden zweiten Tag) unter diesen Studienbedingungen sowohl in Nichtraucher- als auch in Rauchergruppen, keine Hinweise auf unerwünschte Wirkungen geben. Auch eine Zwischenauswertung der Women's Health Studie nach 2 Jahren (50 mg Betacarotin jeden zweiten Tag, 40 000 Teilnehmerinnen) zeigte keine negativen Befunde unter Betacarotineinnahme (US National Cancer Institute 1996). Die an chronischen Rauchern in der Finnland-Studie (ATBC Cancer Prevention Study Group 1994) beziehungsweise CARET-Studie gefundenen negativen Effekte mit Bezug auf die Lungenkrebsinzidenz werden zur Zeit unter Wissenschaftlern diskutiert. Zusätzliche Analysen konnten zeigen, inwiefern diese Beobachtungen einen kausalen Zusammenhang mit der Verabreichung von hohen Dosen Betacarotin an chronische Raucher darstellen.

Empfehlungen zur Tagesdosis

Die Empfehlungen des US National Cancer Institutes, welches täglich den Verzehr von 5 bis mehr Portionen von Früchten und Gemüsen propagiert, ergibt z.B. für Carotinoide eine tägliche Aufnahme von etwa 6 mg (3 mg Betacaroten, 3 mg Lutein), die nach 6 Wochen den Betacarotinbasiswert im Plasma von 0,30 µmol/l (16 µg/dl) signifikant auf 0,49 µmol/l (26 µg/dl) erhöhte (Micozzi et al. 1992), ein Plasmagehalt, der mit einem niedrigeren Krebsrisiko korreliert. Plasmakonzentrationen kleiner als 0,28 µmol/l (15 µg/dl) sowie niedrige Aufnahmen von Betacarotin zeigen ein erhöhtes Risiko, insbesondere für Krebs und kardiovaskuläre Erkrankungen. Konzentrationen im Bereich von 0,28 bis 0,37 µmol/l (15–20 µg/dl) werden mit einem verminderten Risiko für viele Krebsformen verbunden. Zur Erreichung ausreichender Plasmaspiegel (> 0,5 µmol) wird eine Aufnahme von ca. 2–4 mg Betacarotin täglich für gesunde Personen empfohlen, die keinem besonderen Stress ausgesetzt sind. Eine regelmäßige Zufuhr von bis zu 10 mg Betacarotin wurde als unbedenklich eingestuft (Biesalski 1995). Da es Bevölkerungsgruppen gibt, die regelmäßig mehr als 10 mg Betacarotin mit der Nahrung aufnehmen, ist davon auszugehen (Ziegler et al. 1996), dass eine derartig regelmäßige Betacarotinzufuhr in dieser Größenordnung als sicher anzusehen ist. Diese Empfehlung wurde für Betacarotin vom wissenschaftlichen Lebensmittelausschuss der Europäischen Kommission (Scientific Committee on Food, SCF) in seiner Stellungnahme vom November 2000 bestätigt.

Ein Maximalwert der täglichen Einnahme, der sog. UL (Tolerable Upper Level of Intake), wurde von den Experten aufgrund unzureichender Datenlage jedoch weder für Betacarotin noch für Carotinoide ausgesprochen (SCF 2000). Der bisher für Betacarotin, gemischte Carotinoide, Beta-apo-8'-Carotinal und Beta-apo-8'-Carotinsäure-Ethylester geltende Gruppen-ADI-(Acceptable Daily Intake) Wert für die unbedenkliche tägliche Aufnahme von 5 mg/kg Körpergewicht wurde von der SCF vor dem Hintergrund der wissenschaftlichen Erkenntnisse im Jahr 2000 widerrufen, da gesundheitsschädliche Wirkungen bei starken Rauchern schon mit der täglichen Dosis von 20 mg beobachtet wurden, einer Dosis, die weit unter dem bisherigen ADI-Wert liegt. Da negative Wirkungen von Betacarotin bisher allein mit der Zufuhr der isolierten Form und nicht der normalen Nahrung verbunden waren, es keine Dosis-Wirkungsbeziehung aus Humanstudien und keinen wissenschaftlich ableitbaren UL gibt, und überdies unklar ist, ob Betacarotin in höherer Dosierung auch ein Risiko für Nichtraucher darstellen könnte, wird vom BfR in einer Stellungnahme von 2005 grundsätzlich bei der Verwendung von Betacarotin in isolierter Form in Nahrungsergänzungsmitteln (NEM) zur Vorsicht geraten. Entsprechend den Bestimmungen der Europäischen Richtlinie 2002/46/EG, Anlage 2, darf Betacarotin als Vitamin-A-Quelle in Nahrungsergänzungsmitteln verwendet werden. Zurzeit werden jedoch weder eine verbindliche Höchstmenge noch die Vorgabe eines Warnhinweises für Raucher für den europäischen NEM-Markt festgelegt.

Ein neuer ADI-Wert ist ebenso noch nicht deklariert.

Nach den Angaben der SCF bestehen keine Hinweise dafür, dass Betacarotin als Lebensmittelzusatzstoff bzw. Lebensmittelfarbstoff in Mengen von 1 bis 2 mg pro Tag aufgenommen, im Rahmen der Gesamtaufnahme aus Lebensmitteln eine Gefährdung darstellen.

Das Bundesinstitut für gesundheitlichen Verbraucherschutz und Veterinärmedizin (BgVV) empfiehlt seit April 2001 die Festsetzung von Höchstmengen für Betacarotin, die sicherstellen, dass pro Tag insgesamt nicht mehr als 2 mg des Provitamin A in isolierter Form aufgenommen werden. Dies entspricht 10% derjenigen Menge, die im Rahmen von Interventionsstudien bei starken Rauchern zu negativen gesundheitlichen Auswirkungen geführt hat. Das BgVV folgt hiermit der Bewertung des SCF.

Weder die FDA in den USA noch das SCF der EU-Kommission sehen aufgrund der aktuellen Datenlage Handlungsbedarf für eine derart drastische Begrenzung der Dosierung von Betacarotin in Nahrungsergänzungsmitteln. Das SCF wertet in seiner Risikoabschätzung eine Gesamtzufuhr in Höhe bis zu 10 mg Betacarotin pro Tag als unbedenklich. Diese Tagesmengenangabe setzt sich zusammen aus der Kombination von natürlichen Nahrungsquellen (ca. 2–5 mg/Europäer) und den Nahrungsergänzungen (1–2 mg/Person) und repräsentiert eine tägliche Betacarotinexposition von ca. 3–7 mg oder bis zu 10 mg in Abhängigkeit von der Jahreszeit und der Nahrungsvielfalt. Über diese Dosis hinaus wird Betacarotin als Supplement wegen des potenziell geringen Unterschieds bezüglich des Beitrags eines gesundheitlichen Nutzens oder des Auftretens von Nebenwirkungen bei Rauchern eher als kritisch erachtet.

Aufgrund der vorliegenden Ergebnisse der Interventions- und Postinterventions-Follow-up-Studien CARET (Omenn et al. 1996) und ATBC (1994) wird die Unbedenklichkeit höherer Betacarotindosen von 20 bzw. 30 mg bei starken Rauchern von der DGE in Frage gestellt. Um eine protektive Wirkung des sekundären Pflanzenstoffs herbeiführen zu können, wird von der DGE als Schätzwert eine tägliche Zufuhr von 2 bis 4 mg/d empfohlen; zur Optimierung der Antioxidanzienspiegel soll somit eine Plasmakonzentration von > 0,4 µmol/l erzielt werden. Inwieweit mit Bezug auf ein erniedrigtes Krebsrisiko eine kausale Beziehung zu Betacarotin vorliegt, ist nicht eindeutig geklärt. Es wird dem Betacarotinblutspiegel eine Markerfunktion zuerkannt, die einen erhöhten Obst- und Gemüseverzehr anzeigt. Der Marker ist jedoch nicht geeignet, um den Gesundheitszustand vorauszusagen.

3.11.7 Klinische Symptomatik

Charakteristische Symptome eines Betacarotinmangels sind bislang nicht bekannt, da präformiertes Vitamin A den Bedarf ausgleicht. Inwieweit jedoch trotz ausreichender Vitamin-A-Zufuhr eine Betacarotinunterversorgung radikalinduzierte Erkrankungen begünstigt, lässt sich derzeit nicht beantworten. Vorstellbar ist der Ausgleich eines Vitamin-A-Defizits im Rahmen einer Fehl- und Mangelernährung wie z.B. Maldigestion, Malabsorption bei M. Crohn, Ileo-jejunalem Bypass, langfristige parenterale Ernährung, chronische Pankreaserkrankungen, Nicotin- und Alkoholabusus. Darüber hinaus belegen verschiedene retrospektive und prospektive Studien eine inverse Korrelation zwischen niedriger Aufnahme bzw. Serumkonzentration von Betacarotin und dem Auftreten von verschiedenen Krebsformen. Gesichertes Anwendungsgebiet für Betacarotin ist die symptomatische Behandlung der Lichtüberempfindlichkeit bei erythopoetischer Protoporphyrie (EPR), die auf einer phototoxischen Wirkung erhöhter Protoprophyrinkonzentrationen beruht. Positive Erfahrungen mit Betacarotin liegen zum Pigmentausgleich bei Pigmentstörungen, vor allem der akralen Vitiligo vor (Raab et al. 1985). Nicht ausreichend belegt ist die Anwendung bei polymorphen Lichtdermatosen bzw. als allgemeiner Lichtschutz der Haut.

3.11.8 Anwendungsgebiete

Anwendungsgebiete für Betacarotin gemäß einer Arzneimittelzulassung durch das BfArM sind die Prophylaxe von Vitamin-A-Mangelzuständen, wenn der Bedarf an Vitamin A durch geeignete Ernährung nicht gedeckt werden kann und keine Symptome eines manifesten Vitamin-A-Mangels vorliegen.

Prophylaxe von Vitamin-A-Mangelzuständen

Betacarotin kann Vitamin A nicht vollständig ersetzen, wohl aber eine unzureichende Bedarfsdeckung mit Vitamin A auf normale Werte aufstocken.

Zu den weitgehend akzeptierten Indikationen zählen die in Tabelle 3.11.1 aufgeführten Anwendungsgebiete. Da Betacarotin nach der Resorption im Dünndarm in Abhängigkeit vom Vitamin-A-Status des Organismus aufgrund einer homöostatischen Regulation bei erhöhtem Bedarf in Vitamin-A-Derivate wie Retinal und Retinol metabolisiert wird, stellt es einen untoxischen Ersatz für die Therapie mit Retinylpalmitat dar Die Korrektur einer Vitamin-A-Defizienz mit der Prodrug hat den Vorteil, dass auch bei sehr hohen Betacarotingaben (200 mg/d), wie dies im Rahmen einer dermatologischen Langzeittherapie anzeigt sein kann, bisher keine Hypervitaminose A oder teratogene Risiken beobachtet wurden. Nach einem Einnahmezeitraum von ca. 4 Wochen bei einer Tagesdosis von 30 mg und Serumkonzentrationen größer 4000 µg/l, können Gelbfärbungen der Haut (Carotinodermia) zunächst im Bereich der Nasolabialfalten, auf den Handflächen und an den Fußsohlen ausgelöst werden (Micozzi et al. 1988), die jedoch reversibel sind, sobald die Carotinoidzufuhr reduziert wird. In einer randomisierten Einfachblindstudie, die 510 senegalesische Vitamin-A-unterversorgte Kinder im Alter von 2 bis 15 Jahren einschloss, wurde die Therapieäquivalenz einer jeweils einmaligen, hohen Dosis von Betacarotin und Retinylpalmitat nach einem siebenwöchigen Behandlungszeitraum durch ophthalmologische Untersuchungen bestätigt. Die Supplementierung führte im Bereich der Zytologie des Auges in beiden Fällen einerseits zu einer Normalisierung der Epithelzellen und andererseits zum Wiedererscheinen von Gobletzellen (Carlier et al. 1993).

Neuere Untersuchungen zur Diagnostik eines Malabsorption-Syndroms schlagen als nützlichen Screeningtest die Quantifizierung des Betacarotins im Serum vor, wie dies bei Patienten mit Steatorrhö

Tab. 3.11.1 Risikogruppen und Risikofaktoren für eine Betacarotinanwendung

Risikogruppen
Patienten mit Maldigestion
Patienten mit Malabsorption infolge gastrointestinaler Erkrankungen wie Morbus Crohn, Ileo-jejunalem Bypass, Pankreaserkrankungen, Patienten mit erythropoetischer Protoporphyrie (EPP), polymorphe Lichtdermatosen und Pigmentstörungen wie akraler Vitiligo
Schwangerschaft und Stillzeit
Risikofaktoren
Längerfristige Fehl-, Mangel-Ernährung Parenterale Ernährung
Alkoholabusus

und HIV-infizierten Patienten mit chronischer Diarrhö praktiziert wurde (Galvan-Guerra et al. 1994, Ullrich et al. 1994).

Lichtdermatosen

Porphyrien

Aufgrund seiner photoprotektiven Eigenschaft, die auf das Abfangen toxischer Radikale und die Entgiftung des Singulettsauerstoffs zurückgeht, ist Betacarotin derzeit Mittel der Wahl bei Porphyrien, einer Lichtüberempfindlichkeit, die auf eine phototoxische Wirkung einer Protoporphyrinkumulation in den Erythrozyten zurückzuführen ist. Bei oraler Einnahme von 15–180 mg Betacarotin pro Tag konnte bei 84% der untersuchten Patienten mit Protoporphyrie eine um den Faktor 3 erhöhte Lichttoleranz beobachtet werden (Mathews-Roth et al. 1977); zu einer deutlichen Minderung des lichtinduzierten Erythems kam es durch Supplementierung mit Betacarotin auch bei der Porphyria erythropoetica congenita (Mathews-Roth 1981). Individuelle Unterschiede in den Provitamin-A-Serumkonzentrationen und dem Schweregrad der Protoporphyrie zwingen die Patienten jedoch oft, darüber hinaus einen zusätzlichen externen UV-Lichtschutz anzuwenden (Köstler und Rufener 1990).

Pigmentstörungen

Auch bei Pigmentanomalien werden unter Verwendung von Betacarotin gute Erfolge im Pigmentausgleich erzielt. Hierzu zählen sowohl die Hypo- (akrale Vitiligo, Albinismus) als auch die Hyperpigmentierungen (Chloasma, Lentigines, Epheliden) (Pietzcker und Kuner-Beck 1979).

Polymorphe Lichtdermatosen

Die Ergebnisse der Behandlungserfolge polymorpher Lichtdermatosen (PLD) mit Betacarotin sind widersprüchlich. So berichten Corbett und Mitarbeiter (1982) über geringe Schutzeffekte bei Einnahme bis zu 200 mg pro Tag; selbst eine erfolgreiche Supplementierung, die sich in einer hohen Serumkonzentration an Betacarotin widerspiegelt, scheint nicht zwingend mit einer Lichtschutzwirkung verknüpft zu sein (Thune 1976). Die unterschiedliche Response auf diese Therapie kann verbunden sein mit den variierenden Krankheitserscheinungen an der Haut der einzelnen Patienten, die differenzialdiagnostisch daher auch zu klinisch unterschiedlichen Erkrankungen führen. Trotz potenziellen Therapieversagens wird zur präventiven Therapie des Formenkreises der PLD u.a. die systemische Anwendung von Betacarotin weiterhin empfohlen (Kurzhals und Breit 1994). In Kombination mit einem Carotinoid ohne Vitamin-A-Aktivität, dem Canthaxanthin, wurden wesentlich günstigere Effekte hinsichtlich der verminderten Lichtempfindlichkeit beschrieben (Jansen 1974). Hierbei ist zu beachten, dass hohe Dosen desselben bei einigen Patienten zu einer Pigmentablagerung in der Retina geführt haben, welche die Dunkeladaptation einschränkte (Arden und Barker 1991).

Andere Formen der Lichtüberempfindlichkeit

Bei topischer Applikation von Betacarotin ist die Substanz als Lichtschutzfaktor nicht wirksam. Es gibt jedoch Hinweise einer jüngst abgeschlossenen randomisierten Doppelblindstudie, dass regelmäßige orale Zufuhr die Haut endogen vor Schädigungen durch UV-Licht schützt. Im Rahmen dieser Berlin-Eilath-Studie wurde das Serum der nach speziellen Kriterien ausgewählten Probandinnen zunächst 10 Wochen vor Beginn der Sonnenexposition täglich durch orale Präsupplementation mit 30 mg Provitamin A aufgesättigt; anschließend fand unter gleichem Einnahmeregime eine zweiwöchige kontrollierte UV-Exposition am Roten Meer statt. Die Verumgruppe wies an den zu vergleichenden Hautfeldern eine deutlich höhere Erythemschwelle auf, was bei diesen Personen ein selteneres Auftreten von Sonnenbrand zur Folge hatte. Die vor Beginn und nach Sonnenexposition gewonnenen Gewebeproben dieser Studie zeigten eine zahlenmäßige Zunahme der immunkompetenten Langerhans-Zellen der Oberhaut in der Betacarotingruppe und einen weniger starken Abfall nach der Exposition im Vergleich zur Placebogruppe (Gollnick et al. 1996). Vor dem

Hintergrund früherer Untersuchungen von Mathews-Roth, die gezeigt haben, dass die Betacarotinserumspiegel nach Sonnenexposition abfallen können, und Arbeiten von White et al. (1988), die eine Beteiligung chemischer Reaktionen in der Haut nach UVA-/UVB-Strahlung durch eine Verminderung der Betacarotin-Hautkonzentrationen verdeutlichen, wird das Konzept der Berlin-Eilath-Studie plausibel. Die Gruppe um Vahlquist hat schon 1982 die diskutierte Bedeutung des Betacarotin als protektive Substanz gegen lichtinduzierte Veränderungen durch pharmakokinetische Befunde gestützt, da sie in der direkt dem Licht exponierten Seite der Haut, in der Epidermis, und in der Subkutis die höchsten Konzentrationen fanden.

Um den Schutzeffekt von oral zugeführtem Betacarotin vor **UV-lichtinduzierten Erythemen** mit einem Extrakt der Alge Dunaliella salina zu demonstrieren, wurden 20 gesunde Probanden mit Hauttyp I und II zwölf Wochen lang täglich mit 25 mg Carotinoid behandelt. Das Gemisch setzte sich hauptsächlich aus 13,0 mg all-trans-Betacarotin, 10,5 mg 9-cis-Betacarotin und 5 weiteren Carotinoiden zusammen. Nach zwölf Wochen der Einnahme stieg die Serumkonzentration von Betacarotin im Mittel vom Basiswert 0,54 µmol/l auf 2,92 µmol/l an. Auch der Hautgehalt nahm um den Faktor 2,6 zu. Während der Supplementationsphase wurden die Personen am Tag 0, in der 4., 8. und 12. Woche einer UV-Bestrahlung (1 bis 1,95 MED) ausgesetzt. Die Erythembildung des durch UV-Licht sensibilisierten Rückenausschnitts wurde nach 8 Wochen der Carotinoideinnahme signifikant gehemmt ($p < 0,01$). Eine Steigerung dieser Erythemsuppression konnte überdies mit einer Kombination von zusätzlich hoch dosiertem, oral zugeführtem Vitamin E erreicht werden (Stahl et al. 2000).

Letztlich ist die Wirksamkeit von Betacarotin als systemische Lichtschutzsubstanz für den gesunden Menschen klinisch nicht ausreichend belegt.

Adjuvanstherapie

Wenn Betacarotin in ausreichender Konzentration vorliegt, kann die Aktivierung phototoxischer Substanzen unterbunden werden. Provitamin A wird daher auch als Begleitmedikation bei Verabreichung **phototoxischer Pharmaka** wie Antimykotika, Psoralenen, Desmethylchlortetracyclin, Sulfonamiden, Amiodaron, Tiaprofensäure und Zytostatika eingesetzt (Raab 1991).

Krebsprophylaxe

Zu den Indikationen, welche derzeit nicht zu den etablierten klinischen Konzepten zählen, gehört die Prophylaxe von Krebserkrankungen mit Betacarotin.

Eine Vielzahl verschiedener epidemiologischer Studien konstatierte bei Individuen mit der höchsten Aufnahme von Carotinoid-reichem Obst und Gemüse das niedrigste Risiko für eine Krebserkrankung im Bereich der Lunge und Mundhöhle (Ziegler 1989). Weiterhin zeigte die risikoreichste Gruppe analog zu diesen inversen Korrelationen häufig die niedrigsten Betacarotinserumkonzentrationen (Van Poppel 1993), wie dies beispielsweise in kontrollierten Studien für Patienten mit Pharynxkrebs beobachtet wurde (Ibrahim et al. 1977, Chaudhy et al. 1980). Hinsichtlich der Inzidenz von Lungenkrebs wird von Comstock et al. (1991) bestätigt, dass Betacarotin im Serum der vor ca. 20 Jahren entnommenen Blutproben von inzwischen an Lungenkrebs erkrankten Patienten im Vergleich mit den Kontrollpersonen signifikant niedrigere Werte aufweist. Obwohl die wichtigsten im Serum vorkommenden Carotinoide mit einem verminderten Risiko gegenüber einigen Krebsarten assoziiert sind, besteht für Betacarotin hierbei der größte Zusammenhang (Ziegler 1993). Erwähnenswert ist die um etwa 15% höhere Carotinoidkonzentration im Serum von Nichtrauchern in Vergleich zu Rauchern (Gerster 1987). Die Befunde einer groß angelegten Studie von Mayne und Mitarbeitern (1994) belegen für Nichtraucher, die bei ihrer Ernährung vermehrt Obst und Gemüse berücksichtigten und somit für eine höhere Carotinoidzufuhr sorgen, ein signifikant niedrigeres Lungenkrebsrisiko.

Ein Ziel weiterer epidemiologischer Studien zu einzelnen Krebserkrankungen bestand darin, Anhaltspunkte für antikanzerogene Effekte des Betacarotin auch in anderen Zielorganen als dem Atemtrakt zu erhalten. Diesbezüglich wurden protektive Effekte im Zusammenhang mit inversen Korrelationen zwischen dem Serumspiegel und dem Erkrankungsrisiko für Zervixdysplasien bzw. Karzinomen diskutiert (Palan et al. 1988, 1991; La-Vecchia et al. 1988). Eine endgültige Beurteilung ist aufgrund kontroverser, statistisch nicht gesicherter retro- oder prospektiver Studienergebnisse sowie unzulänglichen Studiendesigns derzeit nicht möglich für Mamma-, Ösophagus-, Magen-, Prostata-, Kolon- und Hautkarzinome.

Die Unzulänglichkeiten zahlreicher epidemiologischer Studien zur Nährstofferhebung und anschließenden Bewertung eines Zusammenhangs zwischen Betacarotinzufuhr und Krebsrisiko beruhen auf folgenden Ursachen:

- Eine exakte Zuordnung eines Betacarotineffekts ist nicht möglich, wenn eine Trennung von Betacarotin und Carotinoiden bzw. Retinoiden nicht durchgeführt wurde. Dies wird verständlich am Beispiel der Obst- und Gemüse-Zufuhr, die alle Carotinoide beinhaltet und Betacarotin dabei einen Anteil von nur 20% der Gesamtcarotinoide ausmacht.
- Eine Abgrenzung der sich überlappenden Wirkungen von Vitamin A und Betacarotin ist bei unkontrollierter Nahrungsaufnahme, jahreszeitlicher Variabilität der zugeführten Nahrungsbestandteile oder unbekanntem Vitaminstatus zu Beginn der Studie nicht möglich.
- Ferner ist eine Beteiligung antioxidativer Mikronährstoffe des täglichen Nahrungsangebots wie Vitamin C und E, die bei einigen Krebsarten in der Prävention eine Rolle spielen können, an protektiven Effekten des Betacarotin nicht auszuschließen.
- Darüber hinaus fanden Kriterien wie Alkchol-/Nikotin-Konsum sowie Vorerkrankungen oder Medikation des untersuchten Kollektivs bei der Bewertung oft keine oder ungenügende Berücksichtigung.

Einfluss auf Präkanzerosen

Die den epidemiologischen Studien zu entnehmenden Zusammenhänge zwischen der Höhe der Zufuhr an Obst und grünem Gemüse bzw. den Betacarotinserumkonzentrationen und einer verminderten Krebsmorbidität besonders bei Karzinomen der Lunge, der Mundhöhle, des Rachens, des Kehlkopfs und des Zervix haben in Folge zu experimentellen Untersuchungen und Interventionsstudien geführt, die verdeutlichen, dass Individuen mit präkanzerogenen Zellveränderungen prinzipiell größere Erfolgschancen gegenüber einer Behandlung mit Betacarotin aufweisen als vorerkrankte Krebspatienten.

Hierbei sind insbesondere die Therapieerfolge bei prämalignen **epidermoiden Läsionen des Respirationstrakts** aufzuführen. Eine kontrollierte Chemopräventionsstudie aus Indien, deren Kollektiv sich aus Betelnuss- und Tabak-Kauern mit oralen Leukoplakien zusammensetzte, zeigte nach einem Behandlungszeitraum von 6 Monaten mit 180 mg Betacarotin pro Woche eine 15%ige Remission der oralen Leukoplakien bei signifikanter Verringerung der Zahl der Mikronuklei buccaler mukosaler Zellen (Stich et al. 1988a). Überdies wurde die Ausbildung neuer Läsionen gehemmt (Stich et al. 1991). Unter den genannten Bedingungen konnte mit 60 mg Vitamin A eine 57%ige Remission mit vollständiger Suppression neuer Läsionen erzielt werden (Stich et al. 1988b). Wurde Canthaxanthin verabreicht, erwies sich die Therapie als wirkungslos, so dass die protektiven Effekte mit der Provitamin-A-Wirkung verbunden werden (Stich et al. 1984). Eine neuere Studie beschreibt für ein kleineres Leukoplakiekollektiv westlicher Population nach Gabe von 30 mg Betacarotin pro Tag über 3–6 Monate eine Besserung bei 71%; 8% der Patienten zeigten eine vollständige Remission bei sehr guter Verträglichkeit ohne beachtenswerte Nebenwirkungen (Garewal et al. 1990). Wurde mit gleicher Dosierung über einen 3 Monate längeren Zeitraum therapiert, so belegt eine weitere kontrollierte Studie aus Texas, die außerdem einen Vergleich zu einer niedrig dosierten Isotretinointherapie einschließt, eine Stabilisierung resp. positive Veränderungen im Hinblick auf das Ausmaß der prämalignen Läsionen (Lippman et al. 1993). Hinsichtlich der vollständigen Abheilung stellen Untersuchungen mit einer Tagesdosis von 30 bzw. 90 mg an jeweils 18 Patienten mit **oralen Schleimhautdysplasien** noch wesentlich günstigere Befunde mit 28% (Malaker et al. 1991) und 33% (Toma et al. 1992) vor. Das Ergebnis einer groß angelegten placebokontrollierten Doppelblind-Interventionsstudie des Nationalen Gesundheitsinstituts in Finnland, welche u.a. den Effekt von Provitamin A auf die Inzidenz des Lungenkrebses überprüfen sollte, steht jedoch im Widerspruch zu bisher veröffentlichten Befunden; diese werden gestützt durch den Sachverhalt, dass starke Raucher einen niedrigeren Carotinoidplasmagehalt als Nichtraucher aufweisen und sich dieser Vergleich auch für den Gehalt der buccalen Mukosazellen nachvollziehen lässt (Peng et al. 1993). Drei Jahre später publizieren Margetts u. Jackson Daten aus England, die zeigen, dass in Abhängigkeit der täglich gerauchten Zigaretten mittlere Betacarotinplasmaspiegel von 0,37 mmol/l beim Nichtraucher, 0,31 mmol/l beim Raucher (< 20 Zigaretten/d) und 0,25 mmol/l beim starken Raucher (> 20/d) gemessen wurden. Eine geringere mittlere Betacarotinzufuhr wurde sowohl bei schwachen als auch starken Rauchern im Vergleich zu Nichtrauchern ermittelt, was allgemeine Rückschlüsse auf weniger günstige Ernährungsgewohnheiten beim Raucherkollektiv erlaubt.

Einfluss auf das Lungenkrebsrisiko

ATBC (Alpha-Tocopherol, Beta-Carotene Cancer Prevention Study)

Im Rahmen der sog. ATBC-Studie (Alpha-Tocopherol, Beta-Carotene Cancer Prevention Study) wurden insgesamt 29 133 männliche, chronische Raucher (20 Zigaretten/d) im Alter von 50–69 Jahren über durchschnittlich 6 Jahre unter Beibehaltung der Rauchergewohnheiten mit einer täglichen Dosis von 20 mg Betacarotin versorgt. Im Vergleich zur Placebogruppe stieg bei den Behandelten die Lungenkrebshäufigkeit im Mittel um 18% und die Gesamttodesrate auf 8% an. Nach diesem unerwarteten Resultat gaben die Initiatoren der Studie zu bedenken, dass sich im Kollektiv Hochrisikopopulationen befanden, nämlich Personen mit einer 36-jährigen Raucheranamnese. Überdies sei bei der statistischen Auswertung der Alkoholkonsum nicht berücksichtigt und der Interventionszeitraum zum Zwecke präventiver Maßnahmen als zu kurz eingeschätzt worden. Kritiker des Studiendesigns spekulieren ferner, dass bei der langjährigen Exposition die Phase der Lungenkrebserkrankung, in der eine Prävention noch greifen kann, bei einigen Studienteilnehmern möglicherweise bereits überschritten war. Die anschließend durchgeführte Subgruppenanalyse der ATBC-Studie stützte dann tatsächlich die Vermutung, dass das erhöhte Risiko auf besonders starkes Rauchen (mindestens 20 Zigaretten pro Tag) oder auf Personen begrenzt ist, die zusätzlich überdurchschnittlich viel Alkohol konsumierten. Das Lungenkrebsrisiko war bei moderatem Zigarettengenuss nicht erhöht (Mayne et al. 1996). In diesem Zusammenhang ist die Untersuchung von Fukao et al. (1996) erwähnenswert, die signifikante Betacarotin-Konzentrationsunterschiede im Serum sowohl von Nichtrauchern im Vergleich zu starken Rauchern als auch von nicht Alkohol konsumierenden Personen im Vergleich zu starken Trinkern beschrieben. Aufgrund der Trennung der beiden Risikokollektive und der in beiden Fällen zu beobachtenden Dosisabhängigkeit, die mit der Betacarotinabnahme im Serum assoziiert ist, werden das Rauchen und das Trinken als voneinander unabhängige Effekte auf den Betacarotingehalt angesehen.

Nach den groß angelegten, aber wenig erfolgreichen Interventionsstudien ATBC (Finnland) und CARET (USA) mit Betacarotin, suchte die Wissenschaft nach experimentell gestützten Erklärungen für die scheinbar reproduzierbaren negativen Ergebnisse hinsichtlich der klinischen Zielparameter Lungenkrebsinzidenz/Mortalität. Der Kenntnisstand ist im Folgenden dargestellt:

Es besteht derzeit kein Zweifel, dass Individuen, die carotinoidreiche Früchte und Gemüse konsumieren und einen hohen Betacarotingehalt im Serum haben, ein niedrigeres Risiko für Krebs- und kardiovaskuläre Erkrankungen aufweisen.

Da bisher keine klinische Studie im Rahmen einer Monotherapie mit Betacarotin die Risikoabnahme für Krebserkrankungen belegt hat, besteht jedoch die Möglichkeit, dass dieses Substrat nur als Marker für die Aufnahme anderer vorteilhafter Substanzen aus Früchten bzw. Gemüsen oder günstige Lebensgewohnheiten gedient haben könnte. Die einfachste Erklärung für die protektiven Ergebnisse der epidemiologischen Untersuchungen könnte dann grundsätzlich in therapeutischen Fähigkeiten begleitender Carotinoide begründet sein, welche bisher nicht ausreichend erforscht sind.

Die beobachtete Zielgruppe der oben genannten Studien war hohen Karzinogenkonzentrationen und oxidativem Stress durch Rauchen und/oder Asbest ausgesetzt, so dass wahrscheinlich die Lungen der meisten Teilnehmer schon initiierte, aber nicht diagnostizierbare Tumoren enthielten. Obwohl dem Betacarotin eine protektive Rolle zuerkannt wird, verfügt dieses Agens für eine Intervention in der späten Phase einer Krebserkrankung weder über eine Repairfunktion noch ist das Provitamin zur Regression eines etablierten Tumors geeignet.

Die ATBC-Humanstudie zur Chemoprävention mit hoch dosiertem Betacarotinsupplement (20 mg) führte bei Rauchern zu einem signifikanten Anstieg sowohl der Lungenkrebsinzidenz (RR = 1,18) – jedoch nicht vor 18 Monaten der Einnahme – als auch der Mortalität (RR = 1,08). Auffallend war der Betacarotingehalt im Serum der behandelten Gruppe nach zwei Jahren; dieser war im Durchschnitt 17,5-fach angestiegen und entsprach damit 10- bis 15-mal höheren physiologischen Blutkonzentrationen.

Weiterführende Subgruppenanalysen der ATBC-Studie belegten ein höheres Risiko für starke Raucher mit einem täglichen Konsum von 20 oder mehr Zigaretten (RR = 1,25) als für schwache Raucher mit einem Verbrauch von 5 bis 19 Zigaretten (RR = 0,97), die keine Nebenwirkungen aufgrund von Betacarotinsupplementen zeigten.

Ferner wurde für Raucher mit einer höheren Alkoholaufnahme, nämlich mehr als 11 g Äthanol pro Tag, ein Zusammenhang mit einem höheren Krebsrisiko (RR = 1,35) ersichtlich (Albanes et al. 1996). Nach bisherigen Veröffentlichungen ist die Alkoholzufuhr mit den Betacarotin- und Carotinoidkonzentrationen invers korreliert und scheint nach der Kohortenstudie mit Männern von Fukao et al. (1996) überdies dosisabhängig zu sein. Ob nun die beobachteten Abnahmen vollständig der verminderten Zufuhr aufgrund einer Mikronährstoff-defizienten Ernährung des Alkoholikers zuzuschreiben sind oder metabolische Konsequenzen der chronischen Alkoholingestion reflektieren, ist nicht geklärt.

CARET (Carotene and Retinol Efficacy Trial)

Die placebokontrollierte CARET-Studie schloss neben Rauchern und Ex-Rauchern Hochrisikopatienten wie Asbest-exponierte Männer ein und supplementierte diese mit 30 mg Betacarotin und 25 000 IE Retinylpalmitat. Nach 4 Jahren wurde diese Studie vorzeitig abgebrochen, da unter Supplementation die Lungenkrebsinzidenz insgesamt um 28% zunahm (RR = 1,28) und darüber hinaus insgesamt 17% mehr Todesfälle registriert wurden (RR = 1,17); das entsprechend nur durch Lungenkrebs hervorgerufene Mortalitätsrisiko betrug RR = 1,46. Eine Unterscheidung, ob nur eines und wenn ja welches der in Kombination verabreichten Substrate für diese Auswirkungen verantwortlich war, konnte nicht getroffen werden (Omenn et al. 1996a, 1998). Hinsichtlich des Auftretens anderer Tumoren wurde kein statistisch signifikanter Unterschied evident.

Entsprechend ATBC konnten die unerwarteten Lungenbefunde im Rahmen der CARET Follow-up-Analyse auch mit den höchsten Quartilen der Alkoholaufnahme der beteiligten Frauen (> 11,1 g/Tag) und Männer (> 18,7 g/Tag) in Verbindung gebracht werden (Omenn et al. 1996b). Ferner ist wichtig zu erwähnen, dass Alkohol bekanntlich die Enzyme induziert, die beim Metabolismus der Zigarettenkarzinogene involviert sind (Salgo et al. 1999).

Überdies wurde tierexperimentell belegt, dass chronische Alkoholaufnahme (hier 36% der Gesamtkalorienzufuhr) die Retinsäuresynthese sowohl der Leber (11-fach) als auch im Plasma (8,5-fach) hemmt. Im geringeren Ausmaß wurden durch den Alkohol die Retinol- und Retinylpalmitatkonzentrationen der Rattenlebern gesenkt. Die Genexpression der Retinsäurerezeptoren (RARs) RAR-α, -β und -γ der Leber wurde nicht moduliert. Vorstellbare Mechanismen, die eine maligne Transformation durch Äthanol auslösen könnten, sind verminderte Retinoidsignale als Ergebnis der beobachteten funktionellen Herabregulierung von RARs-Genen durch die Biosynthesehemmung der Retinsäure sowie einer Überexpression vom Aktivator Protein-1(AP-1)-Gen. Der Retinsäure werden aufgrund ihrer proliferativen Kontrolle chemoprotektive Wirkungen zugeschrieben. Antiproliferative Effekte von RARs sollen auf Protein-Protein-Interaktionen wie AP-1 (c-Jun/c-Fos) basieren, indem die AP-1-Aktivität und AP-1-induzierte Gentranskription durch die beiden Kernrezeptorfamilien RAR und RXR ligandenabhängig inhibiert werden (Wang et al. 1998).

3

Beide negativen Studien haben gemeinsam, dass hohe Tagesdosen an Betacarotin in Supplementform verabreicht wurden; diese weisen im Vergleich zum entsprechend Betacarotin-reichen Nahrungsmittel eine bedeutend bessere Bioverfügbarkeit auf. Die Bioverfügbarkeit von Supplementen ist aber ein variabler Prozess, der von Faktoren wie der Darreichungsform, dem Ernährungsstatus der Individuen und den Gewohnheiten der Nahrungszufuhr (z.B. der Fettaufnahme) abhängt. Substanzielle Bioverfügbarkeitsunterschiede führten daher zu einer Charakterisierung des Risikos als Funktion der Betacarotinkonzentration im Plasma (Mayne 1998). Im Rahmen der sog. Finnland-Studie stiegen die mittleren Serumkonzentrationen der Teilnehmer von 0,32 µmol/l (17 µg/dl) zu Beginn auf 5,66 µmol/l (300 µg/dl) Betacarotin nach 3 Jahren an. Diese Blutkonzentration wurde mit einem unerwünschten Ereignis assoziiert. Die mittlere Plasmakonzentration der CARET-Studie betrug nach der Intervention 3,96 µmol/l (210 µg/dl) und wurde ebenfalls mit dem Auftreten von Nebenwirkungen verknüpft (Omenn et al. 1996b). Die längste Interventionsstudie, die PHS (Physician's Health Study), in der 11% Raucher rekrutiert waren, wies nach 12 Jahren Follow-up weder für Raucher noch für Nichtraucher ein durch Betacarotinsupplementation (50 mg jeden zweiten Tag) signifikant verändertes relatives Risiko für den Lungenkrebs aus. Die von Mayne (1998) im Rahmen dieses Studien-Follow-ups dargestellten Plasmakonzentrationen belaufen sich im Vergleich zu ATBC bzw. CARET auf einen wesentlich niedrigeren Mittelwert.

NHANES-III (Third National Health and Nutrition Examination Survey)

Interessant erscheint hier überdies der Plasmakonzentrationsvergleich mit der 1. bis 99. Perzentile der NHANES-III-Erhebung von 1988–1994 (Third National Health and Nutrition Examination Survey), die für alle Individuen Werte im Bereich von 3,0 ± 0,1 bis 82,6 ± 2,7 µg/dl (Mittelwert = 18,9 ± 0,3 µg/dl) Betacarotin vorstellt. Diese Daten wiederum veranschaulichen sehr deutlich, dass Plasmakonzentrationen, die an mögliche Anstiege eines Lungenkrebsrisikos gekoppelt werden, wohl jenseits der Konzentrationen liegen, die über eine Nahrungsmittelaufnahme erreicht werden können. Während 20 mg Betacarotin in isolierter Form den Blutspiegel in einen Bereich bringen kann, der das genannte Risiko fördert, sind Lebensmittel mit der gleichen Menge an Betacarotin nicht dazu in der Lage. Micozzi et al. (1992) haben diesbezüglich bewiesen, dass mit einem 30-mg-Supplement im Vergleich zu 29 mg Betacarotin in Karottenform ein fünffacher Plasmaspiegelanstieg an Betacarotin zu verzeichnen war. Vor diesem Hintergrund wird die derzeitige Empfehlung für gesunde Personen, fünf bis mehrmals am Tag frisches Obst und Gemüse zu verzehren, um dem Organismus täglich 3–6 mg Betacarotin zur Verfügung zu stellen, plausibel.

Da allein die Zufuhr von isoliertem Betacarotin mit negativen Wirkungen assoziiert ist, könnten diese unter anderem auf das Fehlen des cis-Isomers in den verwendeten synthetischen all-trans-Betacarotin-Supplementen zurückzuführen sein. Da über die spezifischen Wirkungen der einzelnen Betacarotinisomere wenig bekannt ist, ist eine Risikoabschätzung zugunsten einer Supplementierung mit Betacarotin bei gleicher Dosis aus natürlichen Quellen, die eine Mischung aus cis- und trans-Isomeren darstellen, nicht möglich.

Nordamerikanisch-europäische Metaanalyse und Women's Health Study (WHS)

Eine neuere gepoolte Metaanalyse von sieben Kohortenstudien aus Nordamerika und Europa überprüfte die diätetische Carotinoidzufuhr in Verbindung mit einem Lungenkrebsrisiko. Die Zufuhr über die normale Nahrung wurde anhand von Ernährungsfragebögen geschätzt und ergab im Mittel eine Menge von 1,76 bis 6,38 mg Betacarotin pro Tag. Die im Vergleich zur Dosis der Supplemente hohe nahrungsbedingte Aufnahme war im Hinblick auf das Lungenkrebsrisiko unbedenklich. Das gepoolte, multivariate relative Risiko betrug unter Berücksichtigung der höchsten gegenüber der niedrigsten Betacarotin-Quintile RR = 0,98 (95% CI: 0,87–1,11). Die Studie ergab selbst in der höchsten Quintile keine statistischen Unterschiede, wenn das relative Risiko für Raucher, Exraucher oder Nichtraucher einzeln analysiert wurde. Ebenso wurden durch die Betacarotin-Aufnahme keine signifikanten Risikounterschiede bei spezifischen histologischen Lungenkrebs-Zelltypen erkannt. Somit wurde im Rahmen dieser Untersuchung weder ein Vorteil aufgrund hoher diätetischer Betacarotin-Zufuhr für die Lungenkrebsprävention beobachtet, noch ein erhöhendes Lungenkrebsrisiko bei hoher Betacarotin-Zufuhr aus der üblichen Nahrung festgestellt (Männistö et al. 2004). Diese Ergebnisse sind vereinbar mit den Befunden von zwei früheren Interventionsstudien (Hennekens et al. 1996, Lee et al. 1999); im Rahmen der Women's Health Study wurde nämlich keine statistisch signifikante Interaktion zwischen Betacarotin und Rauchen hinsichtlich der Krebsinzidenz beobachtet. Im Widerspruch hierzu stehen die Berichte über positive Assoziationen zwischen der Betacarotin-Zufuhr und dem Neoplasmarisiko bei Rauchern (The Alpha-Tocopherol, Beta Carotene Cancer Prevention Study Group 1994, Omenn et al. 1996, Malila et al. 2002, Virtamo et al. 2003) und die Veröffentlichungen, die eine Wechselwirkung zwischen der Betacarotin-Zufuhr und dem Rauchen in Verbindung mit dem Risiko für einige Krebsarten oder präkanzeröse Läsionen aufzeigen (Baron et al. 2003, Nkondjock et al. 2004).

E3N (French Etude Epidémiologique de Femmes de la Mutuelle Générale de l'Education Nationale)

Eine neuere prospektive Studie, bei der seit 1994 bis 2002 insgesamt 59 910 Frauen der French Etude Epidémiologique de Femmes de la Mutuelle Générale de l'Education Nationale (E3N) rekrutiert wurden, sollte den Einfluss einer Betacarotin-Zufuhr in Verbindung mit dem Rauchen auf das Risiko von bestimmten Krebsarten untersuchen, die bei Tabakkonsumenten häufig vorkommen. Hierzu wurden die Ernährungs- und Rauchergewohnheiten sowie eine Nahrungsergänzungsanwendung abgefragt. Während des Nachbeobachtungszeitraums von durchschnittlich 7,4 Jahren traten bei 700 Frauen ein im Zusammenhang mit dem Rauchen entwickelter Krebs auf. Die Statistik ergab, dass alle Nichtraucherinnen in der höchsten Betacarotin-Zufuhr-Quartile im Vergleich zur niedrigsten ein 56% geringeres Risiko hatten, an einem „Raucherkrebs" zu erkranken (Hazard Ratio (HR) = 0,44, 95% CI: 0,18–1,07; p_{trend} = 0,03). In der 2. und 3. Quartile sank das Risiko vergleichsweise (HR = 0,72, 95% CI: 0,57–0,92 und HR = 0,80, 95% CI: 0,64–1,01; p_{trend} = 0,03). Zu dem dosisabhängigen Vorteil für die Nichtraucherinnen verhält sich der Zusammenhang bei den Raucherinnen bzw. Ex-Raucherinnen bei ansteigender Betacarotin-Aufnahme entgegengesetzt. Mit einer hohen Betacarotin-Zufuhr war das Risiko direkt assoziiert; d.h. eine zunehmende Betacarotin-Aufnahme steigerte im Vergleich zur niedrigsten Quartile das mit dem Rauchen verbundene Krebsrisiko, jedoch statistisch nicht signifikant (HR = 1,43, 95% CI: 1,05–1,96; HR = 1,20, 95% CI: 0,86–1,67; HR = 2,14, 95% CI:1,16–3,97; p_{trend} = 0,09). Die Interaktion zwischen der Betacarotin-Zufuhr und dem Rauchen ist statistisch signifikant (p_{trend} = 0,017). In der untersuchten Population betragen die kalkulierten Absolutraten der Tabak-induzierten Krebsfälle über 10 Jahre bei jenen mit niedriger und hoher Betacarotin-Zufuhr 181,8 und 81,7 Fälle pro 10 000 Nichtraucherinnen und 174,0 und 368,3 Fälle pro 10 000 Raucherinnen (Touvier et al. 2005).

Erkenntnisse experimenteller Untersuchungen

Tiermodelle: Welche Mechanismen den unerwarteten Nebenwirkungen von Betacarotin bei starken Rauchern letztlich zugrunde liegen, ist noch nicht geklärt. In einem Frettchenmodell, das der metabolischen Situation des Menschen vergleichbar erscheint, wurden die Tiere täglich sechs Monate lang mit einer physiologischen (low dose) oder pharmakologischen (high dose) Dosis – einer Humandosis von 6 bzw. 30 mg Betacarotin äquivalent – jeweils über denselben Zeitraum in An- oder Abwesenheit von Zigarettenrauch behandelt. Aufschlussreich war die deutliche Abhängigkeit histopathologischer Veränderungen der Lungen von den zugeführten Betacarotindosen. Anstiege keratinisierter squamöser Metaplasien des Lungengewebes waren nur in der hoch dosierten Betacarotingruppe in An- und Abwesenheit von Rauch sowie in der ausschließlich Rauch-exponierten Kontrollgruppe zu verzeichnen. Diese Ergebnisse belegen ferner, dass im Gegensatz zur pharmakologischen Betacarotindosis entsprechend 30 mg, die physiologische Dosis entsprechend 6 mg in An- und Abwesenheit von Zigarettenrauch nicht zu prokanzerogenen Lungenzellveränderungen führte. Es verwundert nicht, dass bei Kontrolltieren, die ausschließlich dem Rauch ausgesetzt waren, lungenpathologische Befunde verifiziert wurden.

Umso interessanter erscheint daher das Resultat, dass die Zigarettenrauch-exponierten Frettchen in der physiologisch-dosierten Betacarotingruppe keine schädlichen Wirkungen davontrugen, was einer schwachen Protektion gegenüber dem durch Zigarettenrauch induzierten Lungenschaden gleichkommt.

Durch Rauch induzierte Veränderungen im Betacarotinmetabolismus werden hinsichtlich einer Tumorentstehung eher promovierend als hemmend eingeschätzt. Ein substanzieller Anstieg der Betacarotin-Oxidationsprodukte war in der Lunge der Rauch-exponierten Tiere messbar. Unabhängig von einer Exposition mit Zigarettenrauch wurden bei Verabreichung hoher Betacarotindosen eine signifikant verminderte Retinsäurekonzentration im Gewebe, eine 18–73%ige Senkung der RAR-β-, nicht aber der RAR-α- und -γ-Genexpression und drastische Promotion der Proliferation im Lungengewebe beobachtet. Mit Supplementation und einer gleichzeitigen Rauchexposition war ein drei- bis vierfacher Anstieg der Genexpression von c-jun und c-fos (Aktivator Protein-1, AP-1) verbunden. Da Raucher im Vergleich zu Nichtrauchern grundsätzlich einen höheren Oxidationsgehalt in der Lunge aufweisen, ist bei ihnen wahrscheinlich auch ein höherer Anteil von oxidierten Produkten des Betacarotin gegenüber nicht oxidierten Substraten in der Lunge zu erwarten (Wang et al. 1999). Dieses veränderte Metabolitenmuster könnte erklären, inwiefern bei den Interventionsstudien die Anzahl der gerauchten Zigaretten das relative Lungenkrebsrisiko determiniert. Wurden mehr als 20 Zigaretten täglich geraucht, bestand ein höheres Risiko (ATBC); wurden 5–19 Zigaretten (ATBC) konsumiert oder ab Studienbeginn das Rauchen abgesetzt (CARET), war kein Risikoanstieg erkennbar (Omenn et al. 1996b).

Als Ergebnis einer Zigarettenrauchexposition ist ein veränderter Betacarotinmetabolismus belegt. Wang et al. (1999) haben mittels oben beschriebenem Frettchenmodell dargelegt, dass Provitamin A durch Zigarettenrauch oxidiert wurde und dies zu einem Anstieg der Bildung von Karzinogenen führte. Im Speziellen bewirkte die Rauchexposition der Tiere eine stimulierte asymmetrische Betacarotinoxidation zu Apo-Carotinalen; in den Lungen wurde eine 2,5-fache Bildung von β-Apo-8′-Carotinal gemessen. Dies scheint den Retinoidmetabolismus zu beeinträchtigen, da die pulmonale Retinsäurekonzentration tatsächlich abnahm, und aller Voraussicht nach auch die Signaltransduktion, die die physiologische Zellproliferation der Lunge kontrolliert. Welche molekularbiologischen Veränderungen auch vorgeschaltet sein mögen, im Frettchenversuch von Wang et al. (2000) entwickelten sich letztlich squamöse Metaplasien in der Lunge. Aufgrund der gesamten Ergebnisse geht Wang derzeit davon aus, dass die Wirksamkeit von Betacarotin bei der Krebsprävention auf der Stabilität des Moleküls und der Anwesenheit von anderen Antioxidanzien beruht. In der Lunge von Rauchern sei Betacarotin keine stabile Substanz und hohe Dosen könnten dort schnell oxidiert werden, insbesondere wenn Antioxidanzien wie Vitamin C und E fehlen. Die gebildeten Nebenprodukte könnten zu Veränderungen an den Genen und der Zellstruktur führen, die eventuell zur Entwicklung eines Karzinoms beitragen. Rauchen könnte diesen Prozess intensivieren. Seine Stabilitätshypothese könnte ferner erklären, warum der Verzehr von Obst und Gemüse, welche Antioxidanzien einschließlich Betacarotin in Kombination und in nicht zu großen Mengen enthalten, mit einem verminderten Lungenkrebsrisiko verbunden ist.

Handelman et al. hatten bereits 1996 in vitro gezeigt, dass die Gasphase des Tabakrauches aufgrund seiner ausgeprägten oxidativen Eigenschaften Betacarotin und andere Carotinoide im menschlichen Plasma zerstört. Barker et al. bestätigten 1999, dass sowohl Rauch als auch die Gasphase des Rauches Betacarotin zu Carbonylen, Epoxiden und Nitroderivaten oxidiert. Auf diese Weise könnte der das Provitamin A in vivo oxidativ zerstörende Zigarettenrauch eine Erklärung für die Abnahme der zirkulierenden Konzentration im Plasma bieten, denn männliche Raucher mit einem Tageskonsum von 1 bis 100 Zigaretten weisen im Vergleich zu Nichtrauchern mit 0,34 μmol/l nur einen Serumspiegel von 0,20–0,25 μmol/l Betacarotin auf (Fukao et al. 1996).

Neuere Arbeiten berichten, dass die Oxidationsprodukte des Betacarotin die Bindung von Benzo[a]-pyren-Metaboliten (B[a]P) an die DNA (Salgo et al. 1999), insbesondere das β-Apo-Carotinal (Prakash et al. 2000) stimulieren, wohingegen Betacarotin einen protektiven Effekt in diesem Modellsystem zeigte, indem es die Mikrosomen-vermittelte B[a]P-DNA-Bindung verringerte.

Auch die Aktivierung der Cytochrom-P-450-Enzyme in der Lunge durch Zigarettenrauch (Villard et al. 1998) und β-Apo-Carotinale könnte die Konversion von Pro- in Karzinogene beschleunigen. Im Gegensatz zu Canthaxanthin, Astaxanthin und dem Oxidationsprodukt β-Apo-8′-Carotinal zeigten Betacarotin, Lutein und Lycopen keinen Induktionseffekt auf die metabolisierenden Cytochrom-P-450-Enzyme CYP1A1 und CYP1A2 der Rattenleber. Ein hoch signifikanter Anstieg der Aktivitäten von CYP1A1/2, CYP3A, CYP2B1 und CYP2A wurde nach hoch dosierter Betacarotinsupplementation (500 mg/kg KG täglich über 5 Tage) jedoch nur in den Lungen von Ratten beobachtet. Die stimulierenden Effekte auf die Karzinogen-aktivierenden Phase-I-Enzyme könnten anhand der co-kanzerogenen Eigenschaften und der Kapazität zur Generierung eines oxidativen Stress erklären, weshalb Betacarotineinnahme das Lungenkrebsrisiko des Rauchers fördern kann (Pryor et al. 2000). Paolini et al. (2001) haben aufgrund neuester Supplementationsergebnisse an der Ratte verdeutlicht, dass letzgenanntes Dosierungsschema in Gegenwart einer merklichen Überproduktion von reaktiven Sauerstoffspezies einen 33-fachen Cytochrom-P-450-Anstieg durch Induktion auch in der Leber zur Folge hatte. Die Autoren gehen von prooxidativen und co-kanzerogenen Eigenschaften des Provitamins aus, die im Falle großer Mengen auch für den Menschen schädlich sein können.

Zellkulturen: Die Lunge wurde in Humanstudien als Zielgewebe für eine Tumorbildung durch Betacarotin in Abhängigkeit von den Betacarotinmetaboliten, die das Zellwachstum regulieren, und dem vor Ort vorhandenen relativ hohen Sauerstoffpartialdruck, der die antioxidative Aktivität von Betacarotin möglicherweise in prooxidative Eigenschaften umwandeln könnte, erkannt; somit wären es ein relativ hoher Sauerstoffpartialdruck kombiniert mit reaktiven Sauerstoffspezies aus dem Tabakrauch, die zur Autoxidation von Betacarotin führen und als oxidierte Metaboliten zur Vermehrung der Radikalenbildung in der Lunge des Rauchers beitragen. Palozza et al. (1997) stützen diese Hypothese durch Zellversuche, indem Betacarotin sich in der Tumorzelle des Thymus der Maus bei 150 mm O_2-Druck antioxidativ, aber bei einer Atmosphäre (760 mm) von reinem Sauerstoff prooxidativ verhält. Burton und Ingold (1984) berichteten schon früher, dass Betacarotin bei niedrigem Sauerstoffpartialdruck ein besseres Antioxidans darstellt als bei normalen Druckverhältnissen.

Fazit

Betacarotin wurde als Nahrungssupplement von der US-FDA als allgemein sicher (GRAS, Generally Recognized as Safe) eingestuft (Code of US Federal Regulations 1993).

Fazit bisher am Menschen durchgeführter Interventionsstudien ist, dass Betacarotin die Karzinogenese negativ, gar nicht oder positiv beeinflusst, wenngleich nicht alle Entwicklungsstadien und auch nicht alle vom Krebs befallenen Organe gleichermaßen betroffen sind (van Poppel 1993).

Einfluss auf die Prävention oraler Leukoplakien

Hinsichtlich der oralen Leukoplakie wird durch neuere multizentrische Interventionsstudien aus den USA. mit einer Tagesdosis von 60 mg Betacarotin weiterhin bestätigt (Garewal 1995, Garewal und Schantz 1995), dass insgesamt gesehen die orale Langzeitgabe von Betacarotin zur Prävention von Leukoplakien in der Mundhöhle wegen fehlender Nebenwirkungen als aussichtsreich angesehen werden kann, auch wenn die Effektivität geringer ist als die von 13-cis-Retinsäure.

Einfluss auf zervikale Dysplasien

Dysplasien des Gebärmutterhalses sind ein weiterer Marker präneoplastischer Veränderungen, die im Vergleich zu zytologisch unauffälligen Frauen mit signifikant niedrigeren Betacarotinplasmaspiegeln einhergehen (Palan et al. 1991). Im Gegensatz zu einer nicht signifikanten Beeinflussung zervikaler Dysplasien durch eine kontrollierte Therapie mit 10 mg/Tag Betacarotin über 3 Monate (De Vet et al. 1991) hat F. Meyskens auf der Second International Conference on Antioxidant Vitamins and Beta-Carotene in Disease Prevention (AOV, Berlin 1994) eine Phase-II-Studie vorgestellt, bei der 70% der rekrutierten Frauen, denen oral für 6 Monate 30 mg BC verabreicht wurde, eine positive Reaktion zeigten, die in 30% der Fälle bis zu einem Jahr anhielt. Die ermutigenden Resultate haben zu der aktuellen, größer angelegten randomisierten Phase-III-Studie geführt.

In-vitro-Untersuchungen mit Zelllinien aus zervikalem Dysplasiegewebe zeigen nach Zufuhr von 10 µmol/l liposomalem Betacarotin zum Kulturmedium eine signifikante Verzögerung des Zellwachstums verknüpft mit einer Down-Regulation der EGF-Rezeptoren (Muto et al., AOV-Berlin 1994).

Zahlreiche Mechanismen sind bei der Hemmung der Karzinogenese durch Betacarotin vorstellbar. Die chemopräventive Wirkung kann darauf beruhen, dass

- die Substanz aufgrund antioxidativer Eigenschaften die Initiation verhindert
- sie bei erfolgter Initiation durch immunstimulierende Wirkungen der Krebsentwicklung entgegenwirkt
- die Konversion zu Vitamin A die Zelldifferenzierung und Proliferation beeinflusst, was während der Promotionsphase wichtig wird.

Experimentelle Arbeiten von Bertram et al. (1991) belegen, dass unter Betacarotin eine reversible Hemmung der Progression initiierter Zellen in deren transformierten malignen Zustand erfolgt. Die Inhibition neoplastischer Transformation und die erhöhte Zellkommunikation über die „Gap Junctions" wird auf eine intrinsische Aktivität des Betacarotin als Genregulator zurückgeführt; dieser löst eine erhöhte Expression des Connexin-43-Gens, welches mit Wachstumskontrolle assoziiert ist, aus. Connexin 43 ist eine strukturelle Proteinkomponente der sog. „Gap Junctions", den Zellmembrankanälen, über die ein Informationsaustausch benachbarter Zellen stattfindet. Sobald diese Kommunikation zwischen gesunder und initiierter Zelle gestört ist und kontrollierte Wachstumssignale die Krebszelle nicht mehr erreichen, wird eine Zunahme maligner Transformationen beobachtet (Bertram 1990). Da die Induktion der Zell-Zell-Kommunikation auch durch die Carotinoide Canthaxanthin und Lycopin sowie durch Carotinoidoxidation und Metaboliten (Stahl et al. 1996) hervorgerufen werden kann, scheint diese nicht auf der Konversion zu Vitamin A zu beruhen (Zhang et al. 1992). Darüber hinaus wurden innerhalb von fünf Tagen Dosis-abhängige Wirkungen von Carotinoiden (α-/Betacarotin, Lycopin) auf die interzelluläre Kommunikation in der Rattenleber in Dosen von 0,5, 5 und 50 mg/kg KG untersucht und für die beiden höheren Dosierungen auch in der abnehmenden Reihenfolge Betacarotin > Lycopin > α-Caroten bestätigt (Krutovskikh et al. 1997).

Weiterführende In-vitro-Experimente der Gruppe um Bertram (Hieber et al. 2000) vergleichen die Wirkungen von all-trans- und 9-cis-Betacarotin bezüglich der Karzinogen-induzierten neoplastischen Transformation und Connexin-43-Expression in Murin 10T1/2-Zellen und der Differenzierung von humanen Keratinozyten. Das aus einem käuflich erhältlichen Extrakt der Alge Dunaliella salina (Betatene) eingesetzte 9-cis-Betacarotin nahm einen schwächeren Einfluss auf die Proliferationshemmung sowie die Heraufregulierung von Connexin 43, hatte aber eine dem all-trans-Isomer vergleichbare Fähigkeit im Hinblick auf die neoplastische Transformation. Die Keratinozytentests ergaben mit 9-cis-Betacarotin eine weniger aktive Induktion der Connexin-43-Expression und Suppression der Keratin-K1-Expression. Wurden die Metaboliten all-trans- und 9-cis-Retinsäure der Betacarotinisomeren in diesen Zellkulturen bezüglich der genannten Parameter beforscht, so ist im Gegensatz zu den Carotinoiden der 9-cis-Metabolit zehnmal aktiver, was die Suppression der neoplastischen Transformation und die Induktion der Connexin-43-Expression beider Zelltypen angeht. Äquipotent zeigten sich die Retinsäureisomeren bei der Suppression der K1-Expression. Die verminderte Aktivität von 9-cis-Betacarotin wurde teilweise mit einer verminderten Aufnahme der Substanz in die Zelle erklärt, da die Zellen einen nahezu 3,5-fach niedrigeren Gehalt an 9-cis im Vergleich zum all-trans-Isomer aufwiesen. Da 9-cis-Betacarotin im Zellversuch weniger aktiv war als das all-trans-Isomer, die 9-cis Retinsäure im entsprechenden Vergleich generell jedoch wesentlich potenter ist, ging man unter diesen Zellkulturbedingungen davon aus, dass eine sehr geringe oder gar keine Konversion von Carotinoid zum Retinoid erfolgt.

Die Wirkungen von Betacarotin sind abhängig von der Zusammensetzung begleitender Antioxidanzien wie Vitamin C und E, aber auch von der relativen Proportion der Betacarotin-Isomeren. Natürliche Betacarotin-Präparationen unterscheiden sich nämlich von synthetischem all-trans-Betacarotin im relativen Verhältnis ihrer trans-/cis-Isomeren. Zur Zeit liegen unzureichende Informationen vor, wie wichtig die Einbeziehung des Faktors Isomerenform tatsächlich zur Beurteilung der Genotoxizität ist. Vorläufige unbestätigte Hinweise zur Modulation genotoxischer Effekte durch Betacarotin wurden im Rahmen einer mäßigen Studie mit positivem Ergebnis bei Anwendung von synthetischem Betacarotin erbracht. Vor dem Hintergrund der prooxidativen Aktivitäten und dem Hinweis der In-vitro-Induktion des Mikronukleus durch synthetisches Betacarotin (Xue et al. 1998) geht hervor, dass die In-vitro-Genotoxizität der Betacarotinformulierungen durch die Zusammensetzung ihrer relativen Stereoisomeren moduliert werden kann. Diese Befunde sollten bei der Auswertung von In-vivo-Studien, die Betacarotinmuster unterschiedlicher und/oder nichtspezifizierter Zusammensetzung genutzt haben, berücksichtigt werden. Chemopräventive Humanstudien (ATBC, CARET) haben einen Risikoanstieg der Lungenkrebs-Inzidenz/-Mortalität unter der Anwendung von all-trans-Betacarotin beschrieben.

Zukünftig sollten klinische Studienprüfpläne nicht nur die Vielzahl der Carotinoide, sondern darüber hinaus deren cis- versus trans-Konfigurationen einbeziehen.

Die brisanten Ergebnisse der beiden groß angelegten Betacarotinstudien haben in beiden Fällen zu längerfristigen Nachuntersuchungen geführt. Vier bzw. sechs Jahre nach Ende der Verumgabe war im Rahmen der ATBC-Studie sowohl in Bezug auf Lungenkrebs als auch in Bezug auf die Gesamtmortalität keine statistisch signifikante Risikoerhöhung erkennbar (Virtamo et al. 2003). In der CARET-Studie zeigte sich, dass auch sechs Jahre nach deren Ende das Risiko für das Auftreten einer Lungenkrebserkrankung in der Betacarotingruppe und ebenso deren Gesamtmortalität noch erhöht war. Die Inzidenzen lagen bei 12 bzw. 8%, wobei die Werte statistisch nicht signifikant waren (Goodman et al. 2004). Im Vergleich zur ATBC-Studie scheint das Risiko bei den Teilnehmern der CARET-Studie langsamer abzunehmen. Dies wurde erklärt mit der höheren Tagesdosis in CARET, die im Fettgewebe zu größeren Betacarotinspeichern geführt haben könnte. Wurden die Nachuntersuchungsergebnisse geschlechtsspezifisch analysiert, so basierte das erhöhte Lungenkrebsrisiko und die Mortalität in CARET vor allem auf einem erhöhten Risiko bei den weiblichen Studienteilnehmerinnen. Die Frauen wiesen im Mittel einen höheren Body-Mass-Index im Vergleich zu den Männern auf, welcher einen höheren Körperfettanteil vermuten lässt, in dem das fettlösliche Provitamin A gespeichert wird. Wechselwirkungen mit Hormonen sind überdies Gegenstand dieser Spekulationen (Duffield-Lillico und Begg 2004). Da die 10-jährige Nachbeobachtung der Linxian-Studie mit einer Tagesdosis von 15 mg Betacarotin einen anhaltenden Schutz bezüglich der Gesamt- und Krebsmortalität aufzeigt, werden die negativen Auswirkungen von Betacarotin in der CARET- und ATBC-Studie möglicherweise durch die hohe Tagesdosis von 30 (+ 7,5 mg Vitamin A) bzw. 20 mg und die daraus resultierenden supraphysiologischen Konzentrationen verursacht. Dies wird gestützt durch zahlreiche epidemiologische Studien zur protektiven Wirkung von Betacarotin und durch die bereits vorgestellten Ergebnisse der experimentellen Arbeiten von Wang et al. (1999 und 2000), die mit einem etablierten Tiermodell zur Aufnahme und Verstoffwechslung für Betacarotin an Frettchen in Abhängigkeit von einer hohen bzw. einer niedrigen Tagesdosis (entsprechend 30 mg bzw. 6 mg) entweder negative Wirkungen oder schützende Effekte beobachten.

Einfluss auf die Prävention von Magenkrebs

Die Daten von Tsugane (AOV, Berlin 1994) belegen eine Korrelation zwischen der Betacarotinplasmakonzentration und dem Risiko einer atrophischen Gastritis, einem Frühstadium des Magenkrebses, welcher die führende Krebstodesursache innerhalb der japanischen Bevölkerung darstellt. Stieg der Plasmagehalt an, war das Risiko für eine atrophische Gastritis vermindert (OR, 2. Quartile = 0,7, p_{trend} = 0,0095). Diese Befunde werden gestützt durch die klinischen Studien von Bukin et al. (1993), die an 124 Patienten mit einer chronisch atrophischen Gastritis einen erheblichen Anstieg der Ornithin-Decarboxylase-(ODC) Aktivität in der atrophischen Magenmukosa gegenüber Kontrollen ermittelt haben. Eine Zunahme der ODC-Aktivität wird als Indikator für Zellproliferation und Tumorpromotion angesehen. Die tägliche Supplementierung dieser Patienten mit 20 mg Betacarotin zeigte bereits nach 3 Wochen eine statistisch signifikante Abnahme der genannten Enzymaktivität in der Magenmukosa, was für eine Antipromotoraktivität dieser Substanz gegenüber Magenkrebs spricht. Die durch Betacarotin ausgelöste Reversibilität früh erkennbarer biologischer Marker der Karzinogenese sollte daher auch weiterhin Gegenstand intensiver klinischer Forschung sein.

Einfluss auf die Prävention von Dickdarmadenomen

Ob antioxidative Vitamine zur Prophylaxe von Dickdarmadenomen angewandt werden können, war Fragestellung der sog. Polyp Prevention Study. Hierbei erhielten Patienten mit mindestens einer Adenomresektion randomisiert vier Jahre lang täglich 25 mg Betacarotin per Kapsel. Obwohl die Serumkonzentrationen nach Supplementierung um den Faktor 3 anstiegen, offenbarten die Koloskopiebefunde nach 4 Jahren jedoch, dass sich die Behandlung für keinen Adenomtyp als wirksam erwiesen hatte und gleich viele Personen an der Darmkrebsvorstufe erkrankt waren (Greenberg et al. 1994). Dieses Ergebnis steht nicht im Widerspruch zu Befunden von MacLennan et al. (International Nutrition Congress in Adelaide, Australia 1994), die im Rahmen des Australian Polyp Prevention Project (APPP) nach Intervention mit Betacarotin eine mäßige Zunahme an Adenomen und hyperplastischen Polypen diagnostizierten. Auch bei dieser Behandlung stellten die erhöhten Serumkonzentrationen (Wahlquist et al. 1994) kein Kriterium für eine erfolgreiche Therapie kolorektaler Adenome dar. Obwohl bei der australischen Studie im Gegensatz zur Finnland-Studie von vornherein Raucher ausgeschlossen wurden, blieb das erwartete Ziel der Prävention aus. Vor dem Hintergrund der Vorerkrankung der rekrutierten Patienten lässt sich erklären, dass es sich nicht um eine prophylaktische Maßnahme, sondern um eine Therapiestudie gehandelt hat, von der in der beschriebenen Phase des Krebsgeschehens aber keine Wirksamkeit mehr zu erwarten war.

Einfluss auf die Prävention von Melanomen

Die im Rahmen einer Pilotstudie am Menschen bestätigten Lichtschutzeffekte durch Betacarotin, wenn dieses bereits 12 Wochen vor der UV-Strahlenexposition supplementiert wurde, sind im Hinblick auf die stetig steigende Hautkrebsrate von Bedeutung (Biesalski et al. 1994). Experimentelle Arbeiten, die am Hautmodell der SENCAR-Maus das Initiations-Promotionsschema der chemischen Karzinogenese nachvollziehen, zeigen, dass Betacarotin (600 µg/g Diät) die Umwandlung von Papillom- in Karzinomzellen substanziell hemmt (Chen et al. 1993). Dennoch sind diese experimentell erhobenen Befunde hochsensitiver Zellsysteme bisher nicht auf die Humansituation übertragbar. Ein bereits aufgetretenes Hautkarzinom kann durch eine anschließende, regelmäßige Therapie mit Betacarotin in seiner Progression nicht signifikant unterbunden werden. So hat eine vielleicht zeitlich zu begrenzte Studie zur Sekundärprävention nach 5 Jahren täglicher Supplementierung mit 50 mg Provitamin A an Patienten, die bereits an Nichtmelanom-Hautkrebs erkrankt waren, keinen Hinweis für eine protektive Wirkung hinsichtlich der Neubildung von Basalzell- oder Plattenepithelkarzinomen der Haut erbracht (Greenberg et al. 1990).

Zehn Jahre später wurden die Ergebnisse der amerikanischen Physicians' Health Study (PHS) einer randomisierten doppelblind placebokontrollierten Langzeitstudie über 12 Jahre veröffentlicht, die u.a. die Primärprävention von Nichtmelanom-Hautkrebs (NMSC) – den Basalzell- (BCC) und Plattenepithelzellkarzinomen (SCC) – unter Betacarotineinnahme untersuchte. Auch diese groß angelegte Intervention mit 50 mg Betacarotin jeden zweiten Tag ergab bei den gesunden gut ernährten Männern keine Veränderung bezüglich der Entwicklung eines ersten NMSC (RR = 0,98), einschließlich BCC (RR = 0,99) und SCC (RR = 0,97). Ein wesentliches Ergebnis dieser Studie ist überdies der Befund, dass es keine signifikanten Hinweise weder für nützliche noch gesundheitsschädliche Effekte des Betacarotin ungeachtet des Raucherstatus gab (Frieling et al. 2000); in vorhergehenden Raucherstudien war das Risiko für Lungenkrebs durch das Vitamin erhöht worden.

Im Rahmen einer mehrarmigen randomisierten placebokontrollierten australischen Studie (The Nambour Skin Cancer Prevention Trial) wurden 809 Teilnehmer beiderlei Geschlechts im Alter von 20 bis 69 Jahren in Queensland einer dermatologischen Krebsuntersuchung über 4,5 Jahre unterzogen. Die Gruppen, die täglich 30 mg Betacarotin bzw. Placebotabletten erhielten, zeigten nach der langjährigen Supplementationsphase keine signifikanten Unterschiede hinsichtlich der Inzidenz von Basalzell- und Plattenepithelzellkarzinomen der Haut. Auch die Tumorzahl der Basalzellkarzinome wurde durch Provitamin A nicht beeinflusst. Das zur Primärprävention von Hautkrebs verabreichte Carotinoid hatte demnach weder vorteilhafte noch schädliche Auswirkungen auf die Rate beider Hautkrebstypen (Green et al. 1999).

Hinsichtlich des quantitativen Carotinoidprofils im Plasma werden sehr große interindividuelle Unterschiede beschrieben; diese werden mit Carotinoidinteraktionen erklärt, die sich auf den verschiedenen Ebenen der Absorption und des postprandialen Metabolismus abspielen; darin inbegriffen sind Kompetitionen bei der Inkorporation in die gemischten Mizellen im intestinalen Lumen, eine Kompetition innerhalb der Enterozyten während des intrazellulären Transports, während des Metabolismus (Spaltung) und des Chylomikronenaufbaus sowie letztlich während des postprandialen Metabolismus, nämlich beim Plasmaproteintransport und bei der Freigabe bzw. Aufnahme ins Gewebe (van den Berg 1999). Eine Untersuchung an Kindern zeigte jedoch eine reproduzierbare Zusammensetzung in der Reihenfolge abnehmender Konzentration von Lutein/Zeaxanthin, Betacarotin, β-Cryptoxanthin, Lycopin und α-Carotin (Apgar et al. 1996). Nach einer kontrollierten Zufuhr von Diät in Form von Obst und Gemüse, die Carotinoidgehalte von ungefähr 16 mg/d über 15 Tage sicherstellten, wurden bereits am sechsten Tag im Humanplasma Erwachsener das Ansprechen der einzelnen Carotinoide analysiert und ein signifikanter Konzentrationsanstieg von Lutein, Cryptoxanthin, α-Caroten, 13-cis-Betacarotin, all-trans-Betacarotin und cis- und trans-Lycopin gemessen (Yeum et al. 1996). Da Betacarotin nur eines von verschiedenen im Plasma vorhandenen Carotinoiden wie Lycopin, Lutein und Zeaxanthin ist, die in signifikanten Mengen vorliegen und sogar eine höhere antioxidative Kapazität als Betacarotin aufweisen (Palozza und Krinsky 1992), scheint die bevorzugte Monosupplementierung hoher pharmakologischer Dosen von Betacarotin zu einer verminderten Aufnahme anderer Carotinoide mit höherem protektiven Potenzial zu führen (Olsen 1994). Kinetische Verdrängungsvorgänge entlang der intestinalen Mukosa werden als Ursache diskutiert. Anhand der Untersuchungen von Gugger und Erdman (1996) wird postuliert, dass der intrazelluläre Transport von Carotinoiden in Leber- und Darmgewebe nicht durch zytosolische Transportproteine vermittelt wird, aber die Beteiligung von membrangebundenen Proteinen bei der Membranfusion von Betacarotin zwischen subzellulären Kompartimenten nicht auszuschließen ist. Dass bei Langzeitsupplementierung Wechselwirkungen zwischen den fettlöslichen Carotinoiden stattfinden, wird durch die Ergebnisse von Micozzi et al. (1992) bestätigt, die nach sechswöchiger Anwendung von 12 oder 30 mg Betacarotin/d im Vergleich zur Placebogruppe reduzierte Luteinplasmaspiegel beobachten. Wahlquist und Mitarbeiter (1994) stellten bei täglicher Gabe von 20 mg Betacarotin über ein Jahr sowohl eine Erhöhung von α-Caroten als auch Lycopin im Plasma fest, während Lutein- und Zeaxanthinkonzentrationen unbeeinflusst blieben. Gossage und Mitarbeiter (2000) verabreichten stillenden und nicht stillenden Frauen im Alter von 19 bis 39 Jahren für 28 Tage jeweils 30 mg Betacarotin. Die Plasmaanalyse ergab im Vergleich zum Beginn der Supplementation einen Anstieg der Beta- und α-Caroten-Konzentrationen; der Luteingehalt wurde signifikant vermindert; Lycopin blieb unverändert.

Werden Lipidfraktionen des Blutes gesunder Personen analysiert, welche eine einmalige Dosis einer natürlichen Carotinoidquelle, nämlich der Alge Dunaliella salina, bestehend aus Betacarotin, all-trans-, cis-Betacarotin, Lutein und Zeaxanthin (Betatene) erhalten haben, so zeigen die Chylomikronen eine Kumulation hinsichtlich Lutein und Zeaxanthin gegenüber dem ursprünglichen Betatenegehalt, so dass eine bevorzugte Aufnahme der Xanthophylle vom intestinalen Lumen her in die Chylomikronen erfolgte (Gartner et al. 1996). Die Konsequenz differenzierter Aufnahmen und Retentionen in Zielgeweben ist jedoch noch wenig geklärt. Gaziano et al. (1995) haben nach sechstägiger Verabreichung von 100 mg in Form von synthetischem oder natürlichem Betacarotin eine strenge Korrelation des Betacarotinanstiegs in der LDL-Fraktion und im Plasma beschrieben, dagegen wurde die Konzentrationsabnahme eines Carotinoids, des Lycopins, in der Low-Density-Lipoproteinfraktion bewirkt. Im Rahmen der Physician's Health Study (PHS) haben Fotouhi et al. (1996) festgestellt, dass trotz der guten Korrelation der Betacarotinkonzentrationen im Plasma und in roten und peripheren mononukleären Blutzellen, die Plasmakonzentration nicht als Indikator der Wahl für den gesamten Carotinoidstatus einzusetzen ist.

Prävention der Atherosklerose und Herz-/Gefäß-Erkrankungen

Verbunden mit einer hohen Mortalitätsrate kardiovaskulärer Erkrankungen nimmt deren Primär- und Sekundärprävention in der medizinischen Versorgung einen wichtigen Stellenwert ein. Die Pathogenese der Atherosklerose, die u.a. durch oxidierte Lipoproteinfraktionen gefördert wird, welche sich gegenüber Endothelzellen als toxisch erwiesen haben, und in vivo anschließend Schaumzellbildung und Läsionen an der Gefäßintima erkennen lassen, soll durch Supplementierung antioxidativer Vitamine erschwert werden und somit der Ablagerung von Plaques und Entstehung von Gefäßverengungen entgegenwirken, die letztlich zu chronischen ischämien Herzkrankheiten, Thrombose und Herzinfarkt führen können.

Da Betacarotin als fettlösliches Agens in zirkulierenden Lipiden und atherosklerotischen Plaques konzentriert wird, wie eine sechswöchige Supplementierung mit 160 mg pro Tag an einem 50-fachen Anstieg innerhalb der Karotisplaque nach einem gefäßchirurgischen Eingriff erkennen ließ (Prince et al. 1988), scheint die pharmakokinetische Voraussetzung für die Wirksamkeit der Substanz vor Ort gegeben.

Obwohl bisher keine Ergebnisse vorliegen, die eine Verzögerung der In-vitro-LDL-Oxidation durch oral zugeführtes Betacarotin bei normal ernährten Probanden trotz deutlicher Anreicherung in der LDL-Fraktion bestätigen (Princen et al. 1992, Reaven et al. 1993), und auch neueste Untersuchungen mit einer Betacarotinsupplementierung von 20 mg keinen In-vivo-Effekt auf die Plasma-LDL-Fraktionen von gesunden Rauchern signalisieren (van Poppel et al. 1994), wird die antioxidative Eigenschaft von Provitamin A mit der Prävention kardiovaskulärer Erkrankungen in Zusammenhang gebracht. Gestützt wird dies durch Ergebnisse zu Pentanexhalationen gesunder Individuen. Dieser Marker der Lipidperoxidation wurde unter dem Einfluss einer höheren Betacarotinzufuhr (120 mg/d über 4 Wochen) signifikant vermindert. Wurde die Tagesdosis auf ein Achtel reduziert, war der Effekt statistisch nicht mehr signifikant (Gottlieb et al. 1993). Mit einer Dosis von 20 mg pro Tag wurde placebokontrolliert über 4 Wochen nur bei einem Risikokollektiv mit erhöhtem oxidativen Stress, nämlich Rauchern, ein signifikanter Abfall der Alkanexhalation gemessen (Allard et al. 1994).

Eine Kardioprotektion durch Betacarotin könnte auch durch den ansteigenden HDL-Lipidproteinanteil im Serum bedingt sein, der im Laufe einer 2-jährigen Supplementierung mit 20 mg pro Tag (Gaffney et al. 1990) oder mit hohen Dosen über ein kurzes Einnahmeintervall ermittelt wurde (Ringer et al. 1991).

Basel- und Rotterdam-Studie

Ein Nachweis der Wirksamkeit von Betacarotin zur Prävention koronarer Herzkrankheiten wurde bisher nicht erbracht. So ergaben sich aus zahlreichen epidemiologischen Untersuchungen, die deskriptive Kohorten- und Case-Control-Studien einschließen, über die Zusammenhänge zwischen dem Verzehr von Obst und grünem Gemüse und der Inzidenz der Koronarsklerose Hinweise, dass diese Art der Ernährung mit einem geringeren Risiko für kardiovaskuläre Erkrankungen einhergeht (Gaziano und Hennekens 1993, Kohlmeier und Hastings 1995, Manson et al. 1993). Weiterhin wurde im Rahmen der prospektiven Basel-Studie bei der Bestandsaufnahme nach 12 Jahren bei Männern mit niedrigen Betacarotinplasmakonzentrationen ein signifikant höheres

Risiko für Koronarkrankheit (RR = 1,96; p = 0,022) und Infarkt (RR = 4,17; p = 0,002) nachgewiesen (Gey et al. 1993); aus diesen Beobachtungen konnte jedoch kein ursächlicher Zusammenhang abgeleitet werden. Kushi et al. (1996) haben mittels einer prospektiven Kohortenstudie an postmenopausalen Frauen gesehen, dass das geringste Risiko bezüglich einer koronaren Herzkrankheit (KHK) bei einer täglichen Carotinoidnahrungsaufnahme von > 8857 IE (RR = 0,77; p = n.s.) liegt. Die Ergebnisse der Rotterdam-Studie mit 4802 Teilnehmern im Alter von 55 bis 95 Jahren, die zu Beginn der Beobachtung keinen Myokardinfarkt (MI) aufwiesen, bestätigte anhand semiquantitativer Ernährungsfragebögen im Follow-up nach vier Jahren die protektive, inverse Beziehung zwischen einer Betacarotin-reichen Diät und einem MI-Risiko. Mit entsprechenden Supplementen wurde die Verminderung des kardiovaskulären Risikos etwas deutlicher (Klipstein-Grobusch et al. 1999).

Gey schlug bereits 1993 Plasmakonzentrationen von 0,4 bis 0,5 µmol/l α-und Betacarotin oder 0,3 bis 0,4 µmol/l Betacarotin vor, die zur Risikoverminderung der ischämischen Herzerkrankung notwendig seien. Diese optimalen Plasmaspiegel sollen durch den von der DGE/DACH 2000 zur täglichen Aufnahme empfohlenen Schätzwertbereich von 2 bis 4 mg Betacarotin abgedeckt werden.

Lipid-Research-Clinics-Studie

Viele Studien konzentrierten ihre Analysen vornehmlich auf Betacarotin, obwohl es nur 15 bis 30% der zirkulierenden Carotinoide im Humanplasma ausmacht. Morris et al. (1994) untersuchten die Beziehung zwischen den Gesamtcarotinoid-Konzentrationen im Serum und dem Risiko einer koronaren Herzerkrankung innerhalb eines Beobachtungszeitraums von 13 Jahren bei 1899 Männern, die an Hyperlipidämie Typ IIa litten. Die primäre Präventionsstudie über Koronarerkrankungen der Lipid Research Clinics ergab nach Adjustierung eine inverse Korrelation zwischen dem Carotinoidgehalt im Serum und dem Risiko einer KHK. Männer, deren Gesamtcarotinoid sich im höchsten Quartil befand (> 3,16 µmol/l; 172 µg/dl), hatten ein um 36% niedrigeres relatives Risiko (RR = 0,64) einer koronaren Herzerkrankung als Männer im untersten Quartil. Bei Männern, die noch nie geraucht hatten, lag das relative Risiko sogar um 72% niedriger (RR = 0,28). In anderen Studien (Evans et al. 1998, Sahyoun et al. 1996) wurden keine signifikanten Verknüpfungen zwischen Carotinoiden und KHK beobachtet. Eine Erklärung für diese kontroversen Ergebnisse liegt darin begründet, dass Carotinoide sich in ihren Provitamin-A-Aktivitäten, ihrer Gewebelokalisation und ihren antioxidativen Eigenschaften unterscheiden. Somit könnten die Gesamtcarotinoide als unabhängige Variable bei Studienanalysen eine potenziell inverse Verknüpfung mit einem spezifischen Carotinoid maskieren. Ferner eignen sich die Carotinoide nicht stellvertretend in ihrer Gesamtheit für ein einzelnes Carotinoid, da das relative Mengenverhältnis der Carotinoide individuell sehr stark schwankt (Ascherio et al. 1992).

EURAMIC und HPS-Follow-Up-Studie

Weitere Hinweise, dass Betacarotin eine Protektion gegen Atherosklerose bietet, offenbart eine in neun europäischen Ländern durchgeführte Fall-Kontroll-Studie. In der EURAMIC Studie (European Community Multicenter Study on Antioxidants, Myocardial Infarction and Breast Cancer) wurden bei 683 männlichen Infarktpatienten unter 70 Jahren und 727 Kontrollpersonen u.a. erstmals die Konzentrationen von Betacarotin im Fettgewebe gemessen. Hohe Konzentrationen waren mit einem signifikant niedrigeren Risiko für Myokardinfarkt (MI) assoziiert. Dabei ergab der Vergleich zwischen der höchsten und niedrigsten Quintile eine um 44% verringerte Infarktinzidenz. Am deutlichsten profitierten die Raucher mit einer Reduzierung des MI-Risikos von nahezu 60%. Für Studienteilnehmer, die niemals geraucht hatten, war der Betacarotinwert für das Infarktrisiko unbedeutend (Kardinaal et al. 1993). Eine ähnliche Beobachtung wurde auch im Rahmen einer groß angelegten prospektiven Studie (Health Professionals Follow-up Study 1993) kurz zuvor von Rimm und Mitarbeitern erwähnt. Im Gegensatz zur inversen Korrelation der Raucher (RR = 0,30) und früheren Raucher (RR = 0,60) war die Betacarotinaufnahme bei Nichtrauchern nicht mit einem verminderten Risiko (RR = 1,09) für koronare Arterienerkrankungen verknüpft. Es ist auffallend, dass eine weitere

Arbeit den protektiven Effekt des Betacarotin gegenüber Myokardinfarktpatienten auch nur bei Rauchern beschreibt. In dieser prospektiv angelegten Fall-Kontroll-Studie sind niedrige Serumwerte, die 7–14 Jahre vor dem Krankheitsereignis abgenommen worden waren, mit einem zweifach erhöhten MI-Risiko bei der genannten Risikogruppe verbunden (Street et al. 1994). Eine Analyse der Plasmakonzentration einer schottischen, männlichen Population in Relation zum wiederholten Auftreten von Angina pectoris zeigte zunächst im Vergleich zu gesunden Kontrollen ein signifikant größeres Risiko für Personen, die niedrige Betacarotinplasmaspiegel aufwiesen, wobei diese Korrelation nach Korrektur des Faktors Rauchen, welcher bekanntermaßen die Werte sowohl für Betacarotin als auch Vitamin C vermindert (Gerster 1987, Kallner et al. 1981), deutlich abgeschwächt wurde (Riemersma et al. 1991).

Physician's Health Study (PHS)

Die Physician's Health Study (PHS) verdeutlichte, dass Einnahme von 50 mg Betacarotin jeden zweiten Tag bei einer Subgruppe von 333 Teilnehmern (insgesamt 22 071) mit stabiler Angina pectoris und/oder koronarer Revaskularisation sekundärpräventiv das Risiko für größere koronare Ereignisse signifikant um 49 % (RR = 0,51, 95% CI : 0,29–0,88, p = 0,015) im Vergleich zu Placebobehandelten senkte; diese vorteilhafte Auswirkung zeigte sich erst während des zweiten Jahres der Supplementation (Gaziano und Hennekens 1995, Gerster 1991). Nach Abschluss der PHS, in die 11% Raucher und 39% Ex-Raucher eingeschlossen waren, ergab die Auswertung der Ergebnisse jedoch, dass die Betacarotinsupplementierung über 12 Jahre lang keinen signifikanten Effekt auf die Häufigkeit des Auftretens von Herz-/Gefäß-Erkrankungen oder den Herztod aufwies. Dies galt für das Raucher- und auch Ex-Raucher-Kollektiv (Hennekens et al. 1996).

ATBC-, CARET- und Women's-Health (WHS)-Studie

Aufgrund der Ergebnisse einer ATBC-Subgruppen-Analyse und der CARET-Studie liegt nahe, dass Betacarotinsupplemente im Kontext einer kardiovaskulären Erkrankung beim starken Raucher möglicherweise gesundheitsschädlich sein können. Bei der ATBC-Studie war in der supplementierten Gruppe eine 11% höhere Todesrate hinsichtlich kardiovaskulärer Ereignisse zu verzeichnen. Begrenzt auf 1862 Teilnehmer mit einer MI-Vorgeschichte, die ausschließlich Betacarotin erhielten, kristallisierte sich ein relatives Risiko von 1,75 bzw. 3,44 für eine fatale koronare Herzerkrankung bzw. für einen fatalen MI heraus (Virtamo et al. 1998). Ebenso wurde bei der CARET-Studie bei den mit Betacarotin und Retinol supplementierten Männern ein Anstieg der kardiovaskulären Todesfälle beobachtet (RR = 1,26) (Omenn et al. 1996). Greenberg et al. (1996) relativieren diese Ergebnisse wiederum, da bei einer Aufnahme von 50 mg Betacarotin über 4,3 Jahre im Rahmen der Skin Cancer Prevention Study kein Effekt auf die kardiovaskuläre Mortalität ausgeübt wurde (RR = 1,116). Durch die Befunde der Women's Health Study wurden ferner nach Betacarotinsupplementation signifikante Vor- und Nachteile für alle wichtigen kardiovaskulären Ereignisse ausgeschlossen (Lee et al. 1999). Ein Vergleich der Serumkonzentrationen zwischen speziellen Hochrisikogruppen wie akuten Myokardinfarktpatienten (AMI) und atherosklerotischen Kasuistiken zeigte signifikant abnehmende Werte in der Reihenfolge: Kontrolle > Atherosklerotiker > AMI (Torun et al. 1994).

ARIC-Studie (Atherosclerosis Risk in Communities)

Die Ultraschalldiagnostik zur Quantifizierung der Intimamediadicke (IMT) der Carotisarterie konnte im Rahmen der ARIC-Studie keine Beziehung zum Betacarotin gehalt im Serum aufzeigen (Iribarren et al. 1997). Auch Bonithon-Kopp et al. (1997) stellten zwischen den Gesamtcarotinoiden im Serum und den intermediären Biomarkern für eine kardiovaskuläre Erkrankung wie der IMT und Carotis Plaques keinen Zuammenhang her. Ein Vorteil aufgrund einer Betacarotinaufnahme wurde darüber hinaus auch nicht bei klinischen Studien demonstriert, die intermediäre Biomarker einer KHK analysierten. Eine tägliche Kombination bestehend aus pharmakologischen Dosen von Vitamin C (500 mg), Vitamin E (700 IE) und Betacarotin (30 000 IE) senkte die Restenoserate von Angioplastiepatienten nicht (Tardif et al. 1997). Die chronische Einnahme von 15 mg Betacarotin hatte bei weiblichen und männlichen Nichtrauchern keine Auswirkung auf die Plättchenfunktion, einem Faktor bei der Thromboseentwicklung (Calzada et al. 1997). Nach einer durchschnittlichen Intervention von 5,8 Jahren mit 20 mg Betacarotin im Vergleich zu Placebo wurde an männlichen Rauchern (50 bis 69 Jahre alt) das Risiko für Aneurysmen der großen Bauchaorta beurteilt. Diese Langzeitsupplementation blieb beim untersuchten Kollektiv ohne Erfolg; das relative Risiko hinsichtlich der Aneurysmenruptur wurde nicht beeinflusst (Tornwall et al. 2001).

Aus randomisierten klinischen Studien geht hervor, dass Betacarotin koronaren Herzerkrankungen nicht vorbeugt und möglicherweise sogar Nebenwirkungen auslöst. Epidemiologische Studienhinweise stützen im Allgemeinen die Vorstellung, dass eine Ernährung, die reich an Carotinoid-haltigen Lebensmitteln ist, mit einem verminderten Risiko einer koronaren Herzerkrankung verbunden ist. Überdies werden niedrige Carotinoidgehalte im Serum als KHK-Risikofaktor angesehen. Ob an der Prävention ein oder mehrere Carotinoide oder weitere auf den Pflanzeninhaltstoffen beruhende Substanzen beteiligt sind, ist derzeit unklar.

Prävention von Katarakt und altersbedingter Makuladegeneration (AMD)

Carotinoide besitzen die Eigenschaft, Singulettsauerstoff zu quenchen. Sie sollen bei der Kataraktbildung, die auf Schädigung der Linsenproteine durch Licht und Sauerstoffradikale zurückzuführen ist, dem oxidativen Stress entgegenwirken, indem sie die Trübung der Linse und die Schädigung darin enthaltener proteolytischer Enzyme unterbinden.

Bei der AMD handelt es sich um einen Schaden an der Fovea auf der Netzhaut, der mit zunehmendem Alter eine Ursache für Erblindung sein kann. In der Retina wird selektiv Lutein und Zeaxanthin, nicht aber Betacarotin und Lycopin, angereichert. Die Untersuchungsergebnisse der Eye Disease Case-Control Study Group (EDCCSG 1993), die ergaben, dass das Risiko einer AMD für Patienten mit hohen Carotinoidserumkonzentrationen nur ein Drittel im Vergleich zur Gruppe mit sehr niedrigen Konzentrationen betrug, führten zu der amerikanischen, multizentrischen Eye Disease Case-Control Study. Diese belegt, dass Patienten im Alter von 55 bis 80 Jahren mit einem hohen Verzehr an dunkelgrünem Blattgemüse, das besonders viel Lutein und Zeaxanthin enthält, ein signifikant geringeres Risiko aufweisen, eine fortgeschrittene oder exsudative AMD zu entwickeln ($p_{trend} = 0{,}001$) (Seddon et al. 1994).

Eine Studie mit 3654 Australiern ergab keinen signifikanten Zusammenhang zwischen AMD und Carotinaufnahme (Smith et al. 1999). Auch die Intervention mit 20 mg Betacarotin- und Vitamin-E-Supplementen zeigte im Rahmen der ATBC-Studie keine Risikoveränderung bezüglich AMD (Teikari et al. 1998).

Vorläufige Daten epidemiologischer Studien lassen eine signifikante inverse Beziehung zwischen einer hohen Aufnahme Carotinoid-reicher Ernährung und einem verminderten Risiko der Kataraktbildung erkennen (Hankinson et al. 1992). Inkonsistente Ergebnisse einiger Studien werden damit erklärt, dass die Nahrungsmittelaufnahme von den Studienteilnehmern selbst aufgeführt wurde, was zu einer falschen Abschätzung des Carotinoidstatus geführt haben könnte. Ferner schließt eine ausschließliche Dokumentation der Carotinoidaufnahme deren eigentliche Absorption aus; eine Supplementation von standardisierten Dosen verschiedener Carotinoide hat nämlich offenbart, dass große interindividuelle Schwankungen bezüglich der Plasmakonzentrationen von Carotinoiden ausgeprägt sein können. Viele Studien beurteilten den Carotinoidstatus in Verbindung mit dem Katarakt- bzw. AMD-Risiko aber nur auf der Basis der gemessenen Serumkonzentrationen (Jacques et al. 1998). Knekt et al. (1992) beschreiben anhand der Blutspiegel finnischer Studienteilnehmer, dass niedrige Betacarotinkonzentrationen mit einem höheren Risiko einer Linsentrübung assoziiert sind; die Odds Ratio betrug für Patienten mit Betacarotin- und Vitamin-E-Gehalten im niedrigsten Drittel nach dem 15-Jahres-Follow-up 2,6 hinsichtlich des senilen Kataraktrisikos. Dazu im Widerspruch stehen jedoch die Ergebnisse von Vitale et al. (1993), die im Rahmen der Baltimore

Longitudinal Study on Aging hinsichtlich der Betacarotinplasmakonzentrationen keine Korrelation eines verminderten Risikos nukleärer oder kortikaler Linsentrübungen beobachten konnten. Auch die Ergebnisse der amerikanischen Querschnittsanalyse der Beaver Dam Eye Study führten zu der Aussage, dass bei 400 Personen im Alter von 50 bis 86 Jahren das Auftreten von Kernkatarakten nicht signifikant mit fünf spezifischen Serumcarotinoiden invers verknüpft war (Mares-Perlman et al. 1995). Ein marginaler inverser Zusammenhang wurde bei einer prospektiven Studie zur 5-Jahres-Inzidenz von altersabhängigen Kernkatarakten nur für den Serumgehalt von Lutein und Cryptoxanthin bei Personen ≥ 65 Jahre hergestellt (Lyle et al. 1999). Dies wurde gestützt durch zwei anschließende Kohortenstudien mit 77 466 Frauen (Nurses' Health Study) und 36 644 Männern (U.S. Health Professionals Follow-up Study); das Risiko der Linsen-Trübung bzw. Extraktion wurde durch eine hohe Zufuhr von Lutein und Zeaxanthin, die beide in der Linse vorkommen, in der höchsten Quintile jeweils um 22% (RR = 0,78) und 19% (RR = 0,81) gesenkt. Ein vermindertes Kataraktrisiko konnte nicht mit höheren Aufnahmen anderer Carotinoide wie α-, Betacarotin, Lycopin oder β-Cryptoxanthin erzielt werden (Chasan-Taber et al. 1999, Brown et al. 1999).

Wird Betacarotin jedoch in Kombination mit dem Antioxidans Vitamin E und Selen verabreicht, ergab ein Nebenarm der sog. Linxian-Studie für Ältere von 65–74 Jahren eine durchschnittlich um 44% gesenkte Häufigkeit des Auftretens von Kernstar (Sperduto et al. 1993). Diese protektiven Effekte hatten sich bereits in einer amerikanischen Studie abgezeichnet, in der Individuen mit höherer Einnahme von Vitamin C, E und Betacarotin besser vor Katarakt geschützt zu sein schienen (Leske et al. 1991). Diese Ergebnisse werden gestützt durch biochemische Befunde, dass Oxidationsprozesse in der Linse die Kataraktentwicklung beschleunigen. Im Gegensatz zu ermutigenden experimentellen und epidemiologischen Daten lieferte die neueste placebokontrollierte Interventionsstudie, die Age-Related Eye Disease Study Research Group (AREDS 2001) mit annähernd 4629 gut ernährten Teilnehmern im Alter von 55 bis 80 Jahren nach einer im Mittel 6,3 Jahre dauernden Supplementation mit einer Antioxidanskombination aus 500 mg Vitamin C, 400 IE Vitamin E und 15 mg Betacarotin keinen Hinweis für eine Risikobeeinflussung bei der Entwicklung bzw. Progression einer altersabhängigen Linsenopazität oder Sehschärfe.

Obwohl derzeit keiner der Biomarker für die antioxidative Kapazität als validierter Prädiktor für eine gesundheitliche Auswirkung von Carotinoiden betrachtet wird, da diese vom individuellen Versorgungsstatus und/oder dem oxidativen Stress der Versuchspersonen abhängt, gilt als gesichert, dass Plasmakonzentrationen je nach Carotinoid ≥ 0,19 µmol/l (10 µg/dl) α-Caroten und ≥ 0,74 µmol/l (40 µg/dl) Betacarotin mit dem geringsten Risiko einer AMD verbunden sind. Eine inverse Korrelation zum Kataraktrisiko besteht am ausgeprägtesten zum Lutein- und Zeaxanthin-Status (Gaßmann 2000).

Zwecks erfolgreicher Prävention von Krankheiten mit Carotinoiden wäre zukünftig eine gezieltere klinische Forschung wünschenswert, die unter Anwendung ausgewählter Kombinationen bzw. hoch dosierter Monocarotine die zu schützenden Gewebe mit denjenigen Substraten anreichert, die physiologischerweise dort vorhanden und aller Wahrscheinlichkeit auch vor Ort wirksam sind.

Wirkungen auf das Immunsystem

Carotinoide stimulieren unabhängig von der Provitamin-A-Aktivität einige Immunfunktionen, wie dies zunächst in Tierversuchen gezeigt wurde (Bendich 1991). Dabei konnte durch Betacarotingabe eine Erhöhung der B- und T-Lymphozyten-Proliferation, eine stimulierte Bildung des Tumor-Nekrose-Faktors (TNF) und eine Aktivierung zytotoxischer T-Lymphozyten beobachtet werden.

Ein potenzieller Beitrag des Betacarotins zur Krebsresistenz wird hinsichtlich seiner Sekretionsstimulation immunregulatorischer Zytokine, wie z.B. Interleukin-1 (IL-1), diskutiert. Auch die TNF-Sekretion zeigte innerhalb dieser In-vitro-Untersuchungen mit humanen peripheren mononuklearen Zellen eine zum Tierversuch analoge Immunregulation (Abdel-Fatth et al. 1993). Bei Patienten, die auf 30 mg Betacarotin pro Tag mit einer Regression der Leukoplakien reagierten, stieg der TNF-α-Plasmagehalt um das 10-fache an (Prabhala et al. 1993);

die Zahl der natürlichen Killerzellen (NK-Zellen) war deutlich erhöht. Die Supplementierung führte zu einer verstärkten Expression für Interleukin-2-Rezeptoren dieser Zellen auf der Leukoplakie-veränderten Schleimhaut. Dadurch wurde ein vermehrtes Andocken dieser NK-Zellen mit nachfolgender Zerstörung der Leukoplakiezellen festgestellt.

Eine japanische placebokontrollierte Studie an gesunden, männlichen Nichtrauchern zeigte nach einer Supplementation mit 60 mg Betacarotin pro Tag über 9 Monate einen signifikanten Anstieg des CD_4/CD_8-Verhältnisses (Murato et al. 1994); dieser immunologische Index ist normalerweise bei Patienten mit AIDS erniedrigt. Im Zusammenhang mit einer placebokontrollierten, doppelblinden Cross-over-Studie an HIV-infizierten Patienten ergab die Verabreichung von 180 mg pro Tag für einen Monat einen signifikanten Anstieg der gesamten weißen Blutzellen, der prozentualen Veränderung der Helfer-T-Zellzahl (CD_4) und des prozentualen Quotienten für CD_4/CD_8. Statistische Signifikanz wurde nicht erreicht im Hinblick auf die absolute CD_4-Zellzahl, das absolute CD_4/CD_8-Verhältnis und die Gesamt- und B-Lymphozyten (Coodley et al. 1993). Im Gegensatz hierzu beobachtete Garewal et al. (1992) bei einer viermonatigen Tagesdosis von 60 mg Betacarotin in den ersten drei Monaten der Supplementation nur eine Erhöhung der NK-Zellmarker. Diese unterschiedlichen Ergebnisse werden im Zusammenhang mit dem Befund gesehen, dass HIV-infizierte Patienten prinzipiell eine verminderte intestinale Absorption fettlöslicher Mikronährstoffe aufweisen (Coodley 1991) und die geringere Dosis daher nicht ausreichte, um die CD_4-Zellzahl zu erhöhen. Im Rahmen des AIDS-Related Complex wurde bei bisher einer Kasuistik mit 60 mg Betacarotin beschrieben, dass einerseits die Entwicklung der Krankheit verzögert und andererseits die effektive Azidothymidin-Dosis gesenkt werden konnte. Verknüpft war dies mit einem 2-fachen Anstieg der CD4-Zellzahl (Bianchi-Santamaria et al. 1992).

Da die einzelnen Studien im Hinblick auf das Design, die Dosis, das Einnahmeintervall und das rekrutierte Personenkollektiv sehr stark variieren, verwundert es nicht, dass die Auswirkungen der Betacarotinsupplementierung am Menschen in der Literatur nicht einheitlich dargestellt werden. So berichtet eine Veröffentlichung über eine Hemmung der Immunantwort (Moriguchi et al. 1985); andere weisen keine Veränderung der Immunparameter nach (Ringer et al. 1991, van Poppel et al. 1993, Daudu et al. 1994).

Die altersabhängige Abnahme der zellvermittelten Immunität kann bedingt sein durch einen verminderten Status an kleinmolekularen Antioxidanzien und/oder eine Reduktion antioxidativer Enzymaktivitäten. Dadurch bestehen für den älteren Menschen größere Risiken, an Krebs oder einer Infektion zu erkranken. Eine Supplementation von 30, 45, 60 mg Betacarotin pro Tag über einen kurzen Einnahmezeitraum von zwei Monaten bewirkte bei gesunden Alten eine signifikante Zunahme der prozentualen NK-Zellzahl; diese Zellen töten nicht nur Tumor-, sondern auch viral infizierte Zellen ab. Gleichzeitig wurde ein Anstieg der Lymphozyten mit Interleukin-2- und Transferrin-Rezeptoren in Prozent beobachtet, die jeweils repräsentativ sind für aktivierte Helfer-T-Zellen (CD_4) und aktivierte Lymphozyten (Watson et al. 1991). Diese Ergebnisse werden durch neuere Untersuchungen zur Immunantwort bei Alten von Meydani und Mitarbeitern gestützt, welche die Aufrechterhaltung des oxidativen/antioxidativen Gleichgewichts als eine wesentliche Determinante für Immunzellfunktionen betrachten. Ihre Kurz- und Langzeitsupplementationen mit Betacarotin ergaben bei der gesunden, alten Population im Alter von 65 bis 86 Jahren effektive Anstiege zellvermittelter Immunität, nämlich eine erhöhte NK-Zellaktivität, die mit einer Abnahme der Morbiditätsinzidenz in Zusammenhang stehen sollen (Santos et al. 1996). Sofern gesunde Personen über 65 Jahre mit einer geringen Tagesdosis von nur 8,2 mg Betacarotin über zwölf Wochen supplementiert wurden, blieb die Stimulation der zellvermittelten Immunität jedoch aus (Corridan et al. 2001). Eine Einnahme von 15 mg über 26 Tage hatte im Vergleich hierzu einen Anstieg sowohl der Expression von Adhäsionsmolekülen, der Ex-vivo-Ausscheidung von TNF-α als auch von Monozyten, die den Haupthistokompatibilitätskomplex II exprimieren – einem Oberflächenmolekül, das für die Antigenpräsentation gegenüber T-Helferzellen verantwortlich ist – zur Folge (Hughes et al. 1997).

3

1997 berichteten Kramer und Burri, dass Carotinoide die Lymphozytenreaktion gegenüber Mitogenen verstärken. In einer neueren Untersuchung mit Stillenden wirkte sich eine vierwöchige Verabreichung von 30 mg Betacarotin nicht auf die Reaktion der T-Lymphozyten-Proliferation gegenüber Phytohämagglutinin aus. Demnach wurde die Immunkompetenz der T-Lymphozyten gesunder Frauen nicht aktiviert (Gossage et al. 2000).

Mit einer UV-Lichtexposition sind sowohl eine signifikante Lymphozytenreduktion als auch eine Carotinoidabnahme im Plasma verbunden. Bei Einnahme von 30 mg Betacarotin pro Tag für eine Woche wird die UV-induzierte Immunsuppression blockiert, was mithilfe des DTH-Hauttests verifiziert wurde (Fuller et al. 1992).

3.11.9 Behandlungsmaßnahmen

Aufgrund der Luft- und Lichtempfindlichkeit steht Betacarotin nur in Form von Kapseln oder Dragees zur oralen Anwendung zur Verfügung. Die Applikation sollte jeweils nach den Mahlzeiten mit reichlich Wasser erfolgen. Die Dosierung ist vom Indikationsgebiet abhängig. Zur Prophylaxe von Vitamin-A-Mangelzuständen wird vom BfArM entsprechend dem Mustertext von 2002 die Einnahme von zweimal täglich 4–5 mg, d.h. 8–10 mg/Tag Betacarotin empfohlen.

Als präventive Dosis werden vom amerikanischen Krebsinstitut 3–6 mg Betacarotin/Tag angegeben, die sich aus der Empfehlung ableiten, fünf bis mehrmals am Tag Früchte- bzw. Gemüseportionen zu verzehren. Ein UL-Wert wurde für Betacarotin/Carotinoide nicht definiert. Der wissenschaftliche Ausschuss für Lebensmittel der EU-Kommission (SCF) hat in 2000 einen Höchstwert der täglichen Betacarotinzufuhr von 10 mg für die Gesamtsituation diskutiert. Die DACH-Referenzwerte (2000) gehen in ihren Empfehlungen von einem Schätzwertbereich von 2–4 mg Betacarotin/Tag aus. In Interventionsstudien lag die Dosis für Betacarotin zwischen 20–50 mg/Tag (Heinonen et al. 1994, Santamaria et al. 1988).

Um eine tägliche Zufuhr von 800 µg bei Frauen und 1000 µg bei Männern Retinol durch Betacarotin zu ersetzen, sind mindestens 9,6 bis 12 mg RAE Betacarotin erforderlich.

Zur Therapie der erythropoetischen Protoporphyrie erhalten Kinder von 1–4 Jahren 60–80 mg/Tag, von 5–8 Jahren 90–120 mg/Tag, von 9–12 Jahren 120–150 mg/Tag. Jugendliche und Erwachsene 150–180 mg/Tag. Die Dosis kann bei Erwachsenen auf 300 mg/Tag erhöht werden.

Polymorphe Lichtdermatosen und Pigmentstörungen werden bei Erwachsenen mit 50–200 mg/Tag und bei Schulkindern mit 50–125 mg/Tag behandelt.

3.11.10 Nebenwirkungen, Gegenanzeigen, Wechselwirkungen

Gelegentlich kann es zu Diarrhöe kommen, die jedoch keine Behandlungsunterbrechung erfordert. Bei Tagesdosierungen über 30 mg und einer Dauer von mehr als 3 Wochen tritt eine als harmlos geltende Gelbfärbung der Haut, Akren und Fäzes ein. Selbst bei Überdosierungen, d.h. bei einer Serumkonzentration von etwa 4000 µg/l Gesamtcarotinoid (sog. Hypercarotinämie) sind außer einer Dosisnormalisierung keine weitergehenden Maßnahmen erforderlich, denn das überschüssige Betacarotin wird mit den Fäzes ausgeschieden.

Patienten mit Leberschäden bzw. eingeschränkter Nierenfunktion sollten Betacarotin nicht bzw. nur unter ärztlicher Kontrolle anwenden. Obwohl keine Berichte über eine teratogene Wirkung von Betacarotin vorliegen, Betacarotin aber plazentagängig ist, wird davon abgeraten, die angegebenen Dosierungen während der Schwangerschaft zu überschreiten. Da das Carotinoid in die Muttermilch übergeht, gilt diese Empfehlung auch für die Stillzeit.

Seit Mai 2006 ist gemäß den Vorgaben des BfArM für den Wirkstoff, sofern die tägliche maximale Einnahmeempfehlung des Arzneimittels 20 mg überschreitet, eine zusätzliche Gegenanzeige in die Fach- bzw. Gebrauchsinformation des Präparates aufzunehmen: Da vorliegende Studien auf eine Gefährdung von Rauchern hinweisen, darf Betacarotin von starken Rauchern, die 20 oder mehr Zigaretten/Tag konsumieren, nicht eingenommen werden. Arzneimittel, deren empfohlene TD_{max} zwischen 2 bis 20 mg liegt, müssen einen Warnhinweis aufnehmen, der starke Raucher (20 oder mehr Zigaretten/Tag) informiert, dass sie den Wirkstoff nicht über einen längeren Zeitraum regelmäßig einnehmen sollen.

Eine kombinierte Verabreichung von Betacarotin mit Vitamin-A-Präparaten wird nicht empfohlen.

3.12 Vitamin D

3.12.1 Medizinhistorischer Rückblick, physikochemische Eigenschaften

Vitamin D ist ein Oberbegriff für Seco-Steroide (der B-Ring im Steroid ist aufgebrochen) mit biologisch aktiver Wirkung. Von medizinischer Bedeutung (➤ Abb. 3.12.1) sind Vitamin D_2 (Ergocalciferol, CAS-Nr. 50-14-6; Summenformel $C_{28}H_{44}O$, M_r = 396,63), Vitamin D_3 (Cholecalciferol, CAS-Nr. 67-97-0; Summenformel $C_{27}H_{44}O$, M_r = 384,62), die Provitamine 7-Dehydrocholesterol, Ergosterol und die biologisch ebenfalls aktiven Metabolite Calcidiol (25-Hydroxycholecalciferol), Calcitriol (1,25-Dihydroxycholecalciferol). Die Bezeichnung Vitamin D geht auf McCollum zurück, der 1922 nachwies, dass die antirachitische Wirkung des Fischlebertrans auf einem Wirkstoff beruht, der für den Knochenstoffwechsel essenziell ist. Bereits 1919 heilte Mellanby eine diätetisch erzeugte Rachitis bei jungen Hunden mit Fischleberöl und Huldschinsky rachitische Kinder mit ultravioletter Bestrahlung (Miller und Norman 1984). Die Strukturaufklärung von Vitamin D_2 erfolgte durch Windaus und Askew 1932 und von Vitamin D_3 1936 durch Windaus. Adolf Windaus erhielt für seine Arbeiten zum Vitamin D den Nobelpreis für Chemie. Etwa zur gleichen Zeit erfolgte durch Brockmann die Isolierung und Strukturaufklärung des antirachitischen Faktors im Fischleberöl (Friedrich 1987).

Vitamin D_2 und D_3 sind ein weißes bis gelbliches Pulver, unlöslich in Wasser, mäßig löslich in Fetten, Öl, Ethanol, leicht löslich in Aceton, Ether und Chlo-

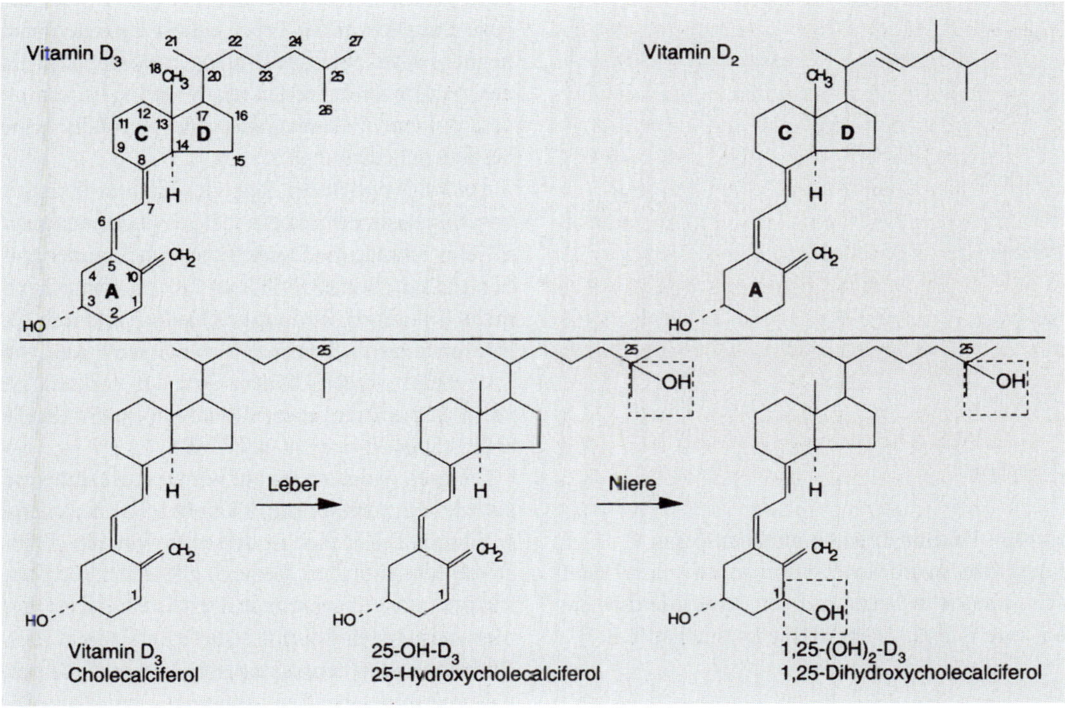

Abb. 3.12.1 Strukturformel von Vitamin D und schrittweise Hydroxylierung von Vitamin D_3 zu 25-Hydroxycholecalciferol und 1,25-Dihydrocholecalciferol

3

Tab. 3.12.1 Vitamin-D-Gehalte in verschiedenen Lebensmitteln bzw. deren Nährstoffdichte (> Glossar) nach Bundeslebensmittelschlüssel (BLS) 1990

Lebensmittel	Gehalt µg/100 g	Nährstoffdichte µg/1000 kcal
Milch und Milchprodukte		
Gorgonzola	1	3
Weichkäse	1	3
Sahne	1	3
Gouda		
Camembert	1	2
Fette und Öle		
Lebertran	300	316
Margarine	3	3
Butter	1	1
Mayonnaise	1	1
Fleisch		
Rinderleber	2	13
Schweineleber	1	7
Fisch		
Hering	27	120
Lachs	22	69
Aal	22	54
Sardine	10	43
Forelle	7	39
Thunfisch	6	34
Kabeljau	1	14
Makrele	1	8
Ei		
Hühnerei	2	14
Obst		
Avocado	5	24
Pilze		
Champignon	2	92

roform. Vitamin D ist empfindlich gegen O_2, Licht und Hitze, in trockener Form jedoch unter Lichtschutz sowie in Gegenwart von Antioxidanzien stabil. 1 µg Vitamin D entspricht 2,6 nmol oder 40 IU.

3.12.2 Vorkommen

In tierischen Lebensmitteln findet man Vitamin D_3 (Cholecalciferol), das aus dem Provitamin 7-Dehydrocholesterol entsteht. Pflanzen bilden dagegen das Provitamin Ergosterol, eine Vorstufe von Vitamin D_2 (Ergocalciferol). Beide Vitamine wirken beim Menschen in gleicher Weise, wobei Vitamin D_2 einen deutlich geringeren Effekt auf den Anstieg der Serumkonzentrationen des 25-Hydroxyderivats besitzt (Trang et al. 1998).

Vitamin D ist in unterschiedlichen, meist aber sehr geringen Mengen in Lebensmitteln enthalten, und wenn, dann hauptsächlich in tierischen Produkten (Cholecalciferol = Vitamin D_3) vorhanden. So enthalten einige Seefischarten wie z.B. Lachs, Sardinen und Heringe durchaus nennenswerte Mengen, wobei Fisch(leber)öle (Lebertrane) sogar extrem Vitamin-D-reich sind (Souci et al. 1986). Aufgrund der Verzehrsgewohnheiten kommt dem Gehalt in Fisch(leber) allerdings nicht die überragende Bedeutung bei der Bedarfsdeckung zu. Der Gehalt in sonstigen Lebensmitteln tierischer Herkunft ist eher gering. Lediglich in der Leber einiger Tierarten sind nennenswerte Vitamin-D-Mengen vorhanden. Da der Verzehr von Innereien relativ niedrig ist, kommt dem Vitamin-D-Vorkommen hier ebenfalls keine besondere Bedeutung zu.

Bei Milch und Butter hängt der Vitamin-D-Gehalt wesentlich von der Jahreszeit ab, da unter intensiver UV-Bestrahlung die Eigensynthese im Sommer größer ist als im Winter (Friedrich 1987). Entsprechend mehr Vitamin D wird ausgeschieden, wodurch die Schwankungen z.B. in der Milch um den Faktor von 1:10 erklärt werden können. Über das Vorkommen von Vitamin D in Lebensmitteln informiert Tabelle 3.12.1 (Souci et al. 1999, BLS 1999).

Pflanzen enthalten bis auf wenige Ausnahmen so gut wie kein vorgeformtes Vitamin D (Ergocalciferol = Vitamin D_2), jedoch ist dessen Provitamin (Ergosterol) hier enthalten. Generell gilt jedoch die Feststellung, dass die normale Durchschnittskost des Menschen nur eine dürftige Quelle für Vitamin D ist. Deshalb werden bereits seit Jahren einzelne Grundnahrungsmittel in vielen Ländern mit unterschiedlichen Mengen von Vitamin D angereichert. In der Bundesrepublik Deutschland wurde z.B. eine Vitamin-D-Anreicherung hauptsächlich bei Babynahrung und Margarine vorgenommen. Beschränkung der Anreicherung auf einige wenige Lebensmittel gibt einerseits höchstmöglichen Schutz vor einer potenziellen Überdosierung und trägt andererseits wesentlich zur Rachitisprophylaxe bei.

3.12.3 Stoffwechsel und Pharmakokinetik

Resorption und De-novo-Bildung

Mit der Nahrung aufgenommenes Vitamin D wird durch passive Diffusion aus dem gesamten Dünndarm über Chylomikronen des Lymphsystems resorbiert. Gallensäuren, Milch und Fett fördern die Resorption. Vitamin D wird nicht nur über die Nahrung aufgenommen, sondern reichlich in der Haut aus 7-Dehydrocholesterol, welches in Darmschleimhaut und Leber durch Einwirkung einer Dehydrogenase aus Cholesterol entsteht, durch Einwirkung von UV-Strahlung gebildet. Dabei kommt es durch eine photochemische Reaktion zuerst unter Aufspaltung des B-Rings im Steran-Skelett zur Bildung von Prävitamin D_3, welches dann durch eine lichtunabhängige thermische Isomerisierung in Vitamin D_3 übergeht (➤ Abb. 3.12.2) (Webb und Holick 1988).

Bei Körpertemperatur kommt es in 28 Stunden zu einer Umwandlung von 50% und es dauert 4 Tage, um das Gleichgewicht zu erreichen, in dem 80% Prävitamin D_3 in Vitamin D_3 umgewandelt sind.

Analog wird das nur in Pflanzen vorkommende Ergosterol durch Bestrahlung in Vitamin D_2 überführt.

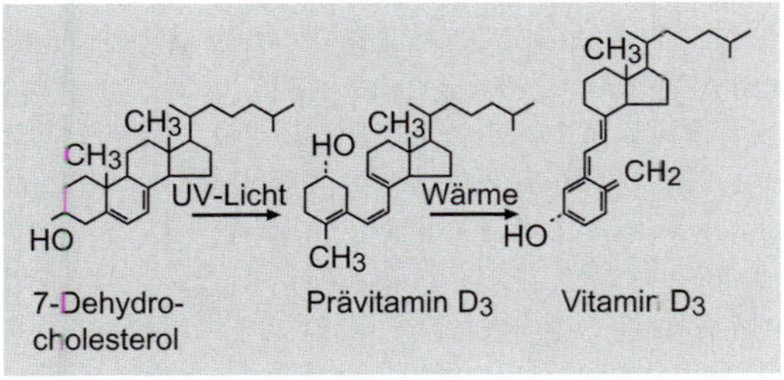

Abb. 3.12.2 Photochemische Umwandlung von 7-Dehydrocholesterol in Vitamin D_3

Das Provitamin 7-Dehydrocholesterol findet sich in der höchsten Konzentration im Stratum basale und Stratum spinosum der Haut (Holick et al. 1980). Die Umwandlung in das Prävitamin D erfordert Wellenlängen zwischen 280 und 310 nm mit einem Wirkungsmaximum um 295 nm.

Unter lang dauernder Bestrahlung steigt die Prävitamin-D_3-Konzentration nicht über 10–15% der ursprünglichen Konzentration von 7-Dehydrocholesterol an, weil das Prävitamin weiter zu den inaktiven Isomeren Lumisterol und Tachysterol umgesetzt wird und Vitamin D_3 selbst zu 5,6-trans-Cholecalciferol und inaktiven Suprasterolen photodegradiert wird. Eine Hypervitaminose ist deshalb durch Bestrahlung nicht möglich, sondern nur durch orale oder parenterale Überdosierung.

Verteilung

Vitamin D selbst hat keine biologische Wirkung. Es ist ein Prohormon, das durch Hydroxylierungen erst in aktive Steroidhormone umgewandelt werden muss. Resorbiertes Vitamin D gelangt an Chylomikronen gebunden zur Leber und wird beim Abbau der Chylomikronen auf ein Vitamin-D-bindendes Protein (DBP) in der α-Globulinfraktion übertragen. In der Haut gebildetes Vitamin D wird an DBP gebunden im Blut transportiert. DBP bindet sowohl Vitamin D_3 und D_2 als auch die hydroxylierten Verbindungen. Es findet sich im Blut in großem Überschuss über Vitamin D und seine Metaboliten.

Vitamin D wird überwiegend in Fett und Muskulatur gespeichert.

Biotransformation

Der erste Hydroxylierungsschritt erfolgt in der Leber und zu einem geringeren Teil auch in Niere und Darm (➤ Abb. 3.12.3). Durch eine mischfunktionelle Oxygenase aus der Cytochrom-P-450-Familie (CYP27) wird Cholecalciferol zu 25-Hydroxycholecalciferol (Calcidiol) hydroxyliert (Okuda et al. 1995). Dies ist der überwiegende im Plasma zirkulierende Vitamin-D-Metabolit, dessen Konzentra-

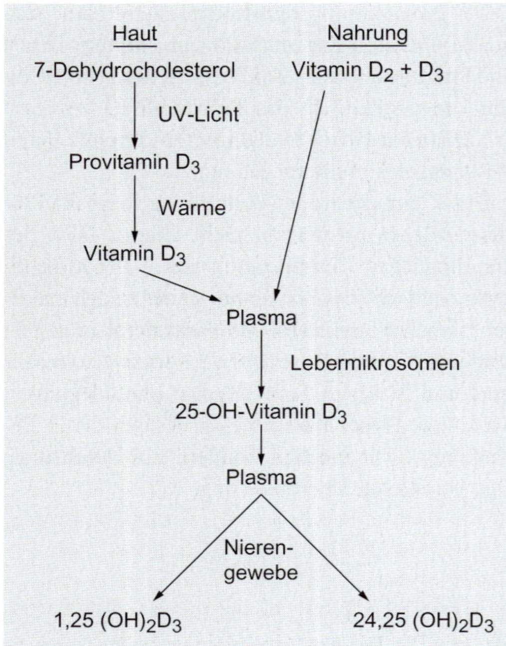

Abb. 3.12.3 Aufnahmewege und Metabolismus von Vitamin D

tion der beste Indikator für den Versorgungszustand mit Vitamin D ist. Calcidiol wird dann durch eine weitere Hydroxylase (CYP1) in der Niere zu 1,25-Dihydroxycholecalciferol (Calcitriol) umgewandelt, welches für die meisten Wirkungen von Vitamin D verantwortlich ist. Geringere Aktivitäten der CYP1-Hydroxylase findet man auch in anderen Geweben, die Vitamin-D-Rezeptoren besitzen, möglicherweise für verschiedene parakrine Funktionen jenseits der Wirkung auf den Kalziumhaushalt. Das CYP1-Gen wurde kloniert; es ist auf dem menschlichen Chromosom 12q13 lokalisiert (Glorieux et al. 1997).

Eine alternative Hydroxylierung durch eine andere Hydroxylase (CYP24) kann zu 24,25-Dihydroxycholecalciferol führen, welches wahrscheinlich Funktionen im Knochenstoffwechsel hat (siehe dort). Beim Menschen ist das Gen für CYP24 auf dem Chromosom 20q13 lokalisiert. Weitere Metabolisierung durch andere Mechanismen führen über Lactonbildung in der Seitenkette, 3-Epimerisierung und weitere noch unbekannte Reaktionen zu über 30 Metaboliten, deren Funktion unbekannt ist und die als Abbauprodukte angesehen werden (Bouillon et al. 1998).

Elimination

Die Ausscheidung von Vitamin D und seinen Metaboliten erfolgt über die Galle und nur in geringem Umfang über die Niere.

Die Eliminationshalbwertszeit von Cholecalciferol beträgt bei einer Konzentration von 9×10^{-8} mol/l 4,5 Tage, die von Calcidiol bei gleicher Konzentration 31 Tage und die von Calcitriol bei 10^{-10} mol/l 1–5 Stunden (Hanck 1986). Calcidiol und Calcitriol passieren die Plazentaschranke und gehen in den fetalen Kreislauf über.

Zahlreiche neuere pharmakokinetische Untersuchungen stellen die bisher etablierte Betrachtung von Äquivalenz und Austauschbarkeit der beiden Vitaminformen D_2 und D_3 in Frage. Wenn gleiche Dosen beider Formen oral verabreicht wurden, zeigte sich nach 14-tägiger Einnahme von 4000 IU (100 µg) Vitamin D_3 ein 1,7-fach höherer Anstieg der 25(OH)-Vitamin-D-Konzentration (Calcidiol) im Serum im Vergleich zu Vitamin D_2 (Trang et al. 1998). Eine aktuelle 3-monatige Intervention mit Vitamin D_2 an postmenopausalen, osteoporotischen Frauen (57–66,25 Jahre alt) kam zu dem Ergebnis, dass scheinbar viel höhere orale Dosen von Vitamin D_2 im Vergleich zu der üblicherweise empfohlenen Vitamin-D_3-Tagesdosis von 20 µg (800 IU) benötigt werden, um den adäquaten 25(OH)-Vitamin-D-Gehalt im Serum zu erreichen. Bei einer Tagesdosis von 250 µg Vitamin D_2 wurde am Ende der Studiendauer bei 75% der Patientinnen ein 25(OH)-Vitamin-D-Serumgehalt von 85 nmol/l festgestellt (Mastaglia et al. 2006). Über den Unterschied der Wirksamkeit beim Serumanstieg des Metaboliten 25(OH)-Vitamin D hinaus werden eine verminderte Bindung von Vitamin-D_2-Metaboliten an das plasmatische Vitamin-D-Bindungsprotein, ein nicht physiologischer Metabolismus und eine kürzere Haltbarkeitsdauer des Vitamin D_2 beschrieben. Da die beiden Vitamin-D-Formen auf molarer Basis nicht äquivalent sind, wird Vitamin D_2 nicht als geeigneter Nährstoff für eine Supplementation oder Lebensmittelanreicherung betrachtet (Houghton und Vieth 2006).

3.12.4 Biochemische Funktion

Vitamin D muss als Vorstufe für hormonartige Wirkstoffe gesehen werden, die in die Regulation des Kalzium- und Phosphathaushalts eingreifen. Der wichtigste, wenn auch höchstwahrscheinlich nicht der einzige metabolisch aktive Metabolit ist 1,25-Dihydroxycholecalciferol (1,25-$(OH)_2D_3$), ein Steroidhormon, welches die Transkription spezifischer Gene reguliert. Calcitriol wird hierzu an einen Vitamin-D-Rezeptor gebunden, der zur Steroid-Thyroid-Hormon-Rezeptorfamilie der Transkriptionsfaktoren gehört. Die Vitamin-D-abhängige Gentranskription ist ein außerordentlich komplexer Vorgang (Einzelheiten siehe Übersichten bei Bouillon et al. 1998 und bei DeLuca und Zierold 1998). Die wichtigsten Wirkorte für die Vitamin-D-Hormone sind Darm, Niere und Knochen. Man kennt darüber hinaus etwa 50 weitere Gene, die durch den Vitamin-D-Status reguliert werden. Im Darm wird die Kalzium- und Phosphatresorption gefördert, im Knochen die Mobilisation von Kalzium und Phosphat sowie die Mineralisation, und in der Niere die Rückresorption von Kalzium und Phosphat. Durch diese Effekte, die im Zusammenhang mit den Wirkungen von Parathormon und Calcitonin gesehen werden müssen, werden Kalzium- und Phosphatspiegel aufrechterhalten, die für die normale Ossifikation erforderlich sind.

Wirkort Darm

1,25-$(OH)_2D_3$ wird in der Darmschleimhaut an spezifische Rezeptoren im Chromatin gebunden und induziert die Synthese eines Kalzium-bindenden Proteins (Calbindin-D) und anderer Proteine wie alkalische Phosphatase, Kalzium-stimulierbare ATPase und Phytase (Miller und Norman 1984). Calbindin-D der Säugetiermukosa ist ein kleines Protein mit M_r = 8000–11 000 und bindet Kalzium mit hoher Affinität. Während es nach Calcitriolverabreichung etwa 48 Stunden dauert, bis ein maximaler Spiegel an Calbindin erreicht ist, setzt die Stimulation der Kalziumresorption schon viel früher ein und erreicht ein Maximum nach etwa 12 Stunden. Bei Tieren mit Vitamin-D-Mangel fehlt dagegen die frühe Phase der Stimulation der Kalziumresorption (Lucas et al. 1989). Es wird angenommen, dass die rasche Antwort auf Calcitriol auf einer Permeabilitätserhöhung der Bürstensaummembran beruht, während die Induktion von Calbindin die intrazelluläre Anhäufung und den Transport von Kalzium ermöglicht. Der rasch einsetzende Transport wird ermöglicht durch die Wirkung von bereits vorhandenem Calbindin, während bei Mangeltieren die Zunahme des Kalziumtransports trotz erhöhter Permeabilität der Membran erst nach ausreichender Calbindinsynthese erfolgen kann. Kalziumbindende Proteine werden auch in vielen anderen Organen und Zellen gefunden und vermitteln dort Wirkungen von Calcitriol (➤ Kap. 3.12.4 unter: Weitere Wirkorte).

Wirkort Knochen

Durch die Tätigkeit der Osteoklasten und Osteoblasten besteht im Knochen ein Gleichgewicht zwischen Demineralisation (Kalzium- und Phosphat-Mobilisation) und Mineralisation, welches Wachstum und Anpassung an unterschiedliche Beanspruchung ermöglicht. Vitamin D beeinflusst sowohl den Auf- als auch Abbau des Knochens. Es erhöht die Knochenresorption über eine verstärkte Bildung von knochenabbauenden Osteoklasten aus Makrophagen. Desweiteren regt Vitamin D die knochenbildenden Osteoblasten zur Ausschüttung eines Resorptionsfaktors an, der die Osteoklastenaktivität stimuliert; durch die Aktivität der Osteoklasten wird ein Skelettwachstumsfaktor freigesetzt, der die Osteoblasten und somit den Knochenaufbau aktiviert (Mundy 1995, Boden 1999). Auf diese Weise kommt es unter der Mitwirkung von Vitamin D zu einem Gleichgewicht zwischen Aufbau und Abbau des Knochens, welches zu einer optimalen Knochenbildung und Knochendichte beiträgt.

Die Heilung von Knochendefekten bei der Osteomalazie wird durch 1,25-$(OH)_2D_3$ (Calcitriol) nicht so wirkungsvoll gefördert wie durch Cholecalciferol oder 25-OH-D_3 (Bordier et al. 1978). Es wird daher angenommen, dass andere Vitamin-D-Metaboliten, entweder 24,25-$(OH)_2D_3$ oder 25-OH-D_3 spezifisch für die Mineralisation erforderlich sind (Fraser 1984).

3

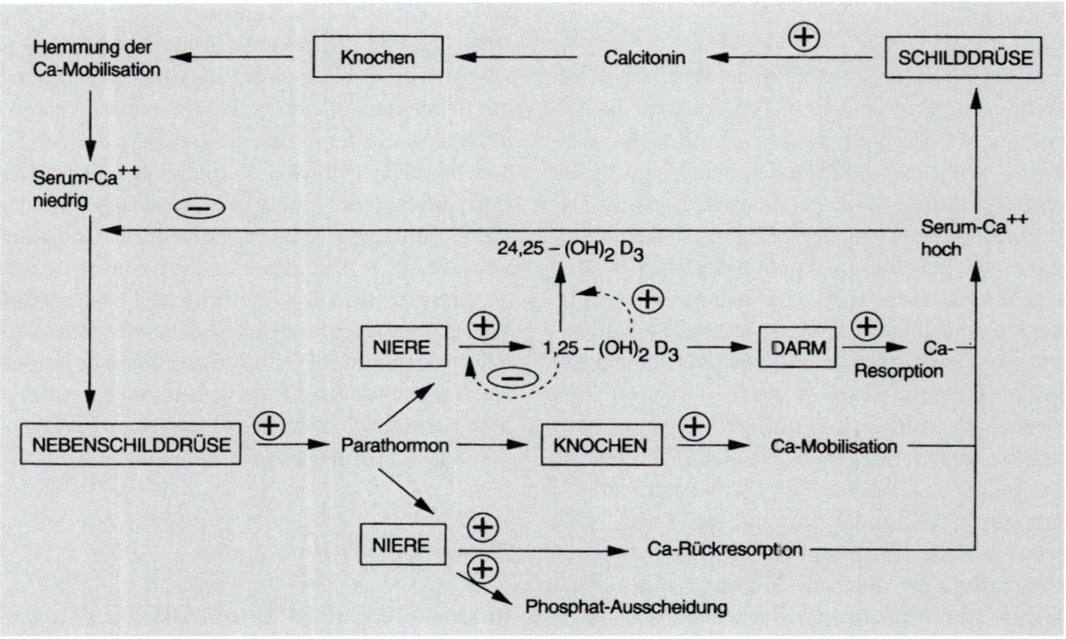

Abb. 3.12.4 Regelkreis der Kalziumhomöostase

$1{,}25\text{-}(OH)_2D_3$ induziert in Osteoblasten die Synthese eines Osteocalcinvorläufers, welcher durch Vitamin-K-abhängige γ-Carboxylierung in Osteocalcin umgewandelt wird (zur Bedeutung von Osteocalcin Kap. 3.14).

Wirkort Niere

In den distalen Nierentubuli fördert $1{,}25\text{-}(OH)_2D_3$ die Kalziumrückresorption, die sich jedoch nur auf etwa 1% der filtrierten Ca^{2+}-Ionen bezieht (Friedrich 1987).

Calcium- und Phosphathomöostase (DeLuca 1979)

Alle Wirkungen von Vitamin-D-Metaboliten auf die Calcium- und Phosphathomöostase stehen in engem Zusammenhang mit zwei weiteren Hormonen: Parathormon und Calcitonin (➤ Abb. 3.12.4).

Ein Absinken des Kalziumspiegels im Plasma unter den Sollwert führt zur Ausschüttung von Parathormon. Dieses hemmt die Phosphatrückresorption in der Niere und fördert den Kalziumrücktransport. Es stimuliert in der Niere die $25\text{-}OH\text{-}D_3\text{-}1\text{-}\alpha$-Hydroxylase, wirkt also als Tropin für die Synthese von $1{,}25\text{-}(OH)_2D_3$. Zusammen mit letzterem mobilisiert Parathormon Kalzium und Phosphat aus dem Knochen. $1{,}25\text{-}(OH)_2D_3$ fördert zugleich die Kalziumresorption aus dem Darm. Insgesamt führen die Vorgänge zu einem Anstieg des Kalziumspiegels im Plasma. Wird der Sollwert überschritten, führt das zu einer Sekretion von Calcitonin. Dieses hemmt die Kalzium- und Phosphatmobilisation aus dem Knochen. $1{,}25\text{-}(OH)_2D_3$ steuert die alternative Bildung von 1,25- oder $24{,}25\text{-}(OH)_2D_3$: hohe Konzentrationen reprimieren die Synthese der $25\text{-}OH\text{-}D_3\text{-}1\text{-}\alpha$-Hydroxylase im Sinne einer Feed-back-Kontrolle und induzieren die Synthese der 24-Hydroxylase. Die alternative Bildung von 1,25- oder $24{,}25\text{-}(OH)_2D_3$ kann aber auch über den Spiegel an anorganischem Phosphat direkt reguliert werden: niedrige Phosphatspiegel stimulieren die Synthese von $1{,}25\text{-}(OH)_2D_3$ und hemmen die Synthese von $24{,}25\text{-}(OH)_2D_3$; bei hohen Phosphatspiegeln ist es umgekehrt.

Eng mit diesen Vorgängen ist die Homöostase von anorganischem Phosphat verknüpft. Ein Absinken des Phosphatspiegels verursacht eine gesteigerte Synthese von 1,25-$(OH)_2D_3$ in der Niere und führt über einen Anstieg des Spiegels an ionisiertem Kalzium zum Absinken von Parathormon. 1,25-$(OH)_2D_3$ fördert die Phosphatresorption im Darm. Die Hypophosphatämie und der niedrige Spiegel an Parathormon führen zu maximaler Stimulierung der Phosphatrückresorption in der Niere, während die Kalzium-mobilisierende Wirkung von 1,25-$(OH)_2D_3$ am Knochen wegen des geringen Parathormonspiegels minimal ist. Die Vorgänge führen zu einem Anstieg des Phosphatspiegels, der die gesamten Effekte wieder rückgängig macht.

Vitamin D_2 (Ergocalciferol) hat die gleichen Wirkungen wie Vitamin D_3 (Cholecalciferol) und wird in gleicher Weise metabolisiert. Die Produktion von 25-Hydroxyergocalciferol und 1,25-Dihydroxyergocalciferol ist nachgewiesen worden (Jones et al. 1976). Dennoch sind die Vorteile des Vitamin D_3 auf molarer Basis evident und lassen diese Form für eine Supplementation geeignet erscheinen.

Weitere Wirkorte

Vitamin-D-Rezeptoren (VDR) wurden unerwartet in mehr als 30 Zielgeweben gefunden, die mit dem Kalzium- und Phosphatstoffwechsel (Knochenstoffwechsel) nichts zu tun haben. Cacitriol wirkt dabei als Steroidhormon, das als Ligand zytosolischer, nukleärer oder membrangebundener VDR fungiert. Beispiele für VDR-enthaltende unterschiedliche Zelltypen sind:

- Inselzellen des Pankreas (Betazellen)
- hämatopoetische Zellen
- Promyelozyten
- aktivierte B- und T-Lymphozyten (aktivierte T-Zellen des Thymus, transformierte B-Zellen)
- zirkulierende Monozyten
- Keratinozyten der Haut, Epidermiszellen, Hautfibroblasten
- Ovarzellen, reproduktive Organe
- intestinale, distal renale Zellen
- Muskelzellen (Skelett, Herz)
- Osteoblasten, Chondrozyten
- Neuronen, hypophysäre Zellen
- Plazenta
- Darmenterozyten
- Leberzellen
- Prostatazellen
- endokrine Zellen, Magen
- Endothelzellen der Aorta (Übersicht bei DeLuca und Zierold 1998, Zittermann 2003).

Darüber hinaus sind verschiedene VDR-Genotypen, d.h. VDR-Polymorphismen von Bms I, Apa I, Taq I und Fok I bekannt, die in Verbindung mit dem Vitamin-D-Gehalt des Serums mit einem Krebsrisiko bzw. einer Metastasenentwicklung assoziiert werden (Garland et al. 2006a).

Um dem Einfluss auf die vielfältigen Körperfunktionen gerecht werden zu können, sind neben den Nieren auch das Gehirn, die Haut, die Lymphknoten, die Brust, das Pankreas, die Nebenniere, die Prostata, der Dickdarm und das Endothel mit einer 25-Hydroxy-D_3-1-α-Hydroxylase ausgestattet, um die eigentliche Wirkform, das Vitamin-D-Hormon Calcitriol nicht nur renal für endokrine Funktionen, sondern auch extrarenal für parakrine Wirkungen, lokal zu biosynthetisieren (Zehnder et al. 2001).

Wirkort endokrine Drüsen

Calcitriol ist, vermutlich auch über die Induktion von Calbindin, welches Aufnahme und Retention von Kalzium in Zellen beeinflusst, erforderlich für die Sekretion von Insulin, für Synthese und Freisetzung von Schilddrüsenhormonen und für die Sekretion von Parathormon. In diesen Fällen hat Calcitriol keine primär regulierende Wirkung, sondern eher einen permissiven Effekt auf andere Regulationsmechanismen (Norman et al. 1982).

Die Insulinsekretion ist bei Tieren mit Vitamin-D-Mangel schwer beeinträchtigt, während andere Pankreashormone nicht betroffen sind. Die Calbindinsynthese ist nur in den B-Zellen des Pankreas abhängig von Calcitriol. In den anderen Zelltypen ist Calbindin ein konstitutionelles Protein (Norman et al. 1980).

Neuere Hinweise legen nahe, dass zwischen der Vitamin-D-Konzentration im Serum und der Diabetes-Prävalenz (Scragg et al. 2004), der Glucosekonzentration (Ortlepp et al. 2003) und der Insulinresistenz (Chiu et al. 2004) inverse Beziehungen bestehen. Ferner wird der Vitamin-D-Mangel als ein Risikofaktor für das metabolische Syndrom angesehen, da dieser neben der Erhöhung der Insulinresistenz die Insulinsekretion der Betazellen des Pankreas erniedrigt (Boucher 1998). Die Schädigung der Betazellfunktion führt zur Glucoseintoleranz und prädisponiert für einen Typ-2-Diabetes (Mathieu et al. 2005). Der Zusammenhang zwischen verminderter Insulinsekretion, Glucoseintoleranz und dem Vitamin-D-Status wurde für ältere, in Europa lebende Männer demonstriert, da die Gruppe im niedrigsten Tertil für die 25(OH)D-Konzentration signifikant höhere Blutglucose- und Insulinzunahmen nach einem oralen Glucosetoleranztest im Vergleich zu der Gruppe im höchsten Tertil für den Calcidiolgehalt aufwiesen (Baynes et al. 1997). Chiu et al. (2004) untersuchten an einer Gruppe gesunder, Glucosetoleranter Personen mittels der sog. hyperglykämischen 3-Stunden-Clamp-Technik die Beziehung zwischen der 25(OH) D-Konzentration, der Insulinsensitivität und der Betazellfunktion; anhand einer univariaten Regressionsanalyse ergibt sich für den Calcidiolspiegel eine positive Korrelation mit der Insulinsensitivität und eine negative Wirkung der Hypervitaminose D auf die Betazellfunktion. Individuen mit Hypervitaminose D haben demnach ein höheres Risiko für Insulinresistenz und ein metabolisches Syndrom.

Die experimentellen Arbeiten von Riachy et al. (2006) haben nun belegt, dass Calcitriol die humanen Pankreasinseln gegen die zytokininduzierte Apoptose über die Herunterregulierung des Fas-Rezeptors schützt; zuvor waren bereits an einem der menschlichen Pathogenese ähnlichen Modell an NOD (Non-Obese Diabetic)-Mäusen die immunmodulatorischen Eigenschaften des aktiven Vitamin-D-Metaboliten erkannt worden, da die Entwicklung eines Typ-1-Diabetes verhindert wurde, wenn die Mäuse pharmakologische Dosen verabreicht bekamen (Mathieu et al. 1994). Die NOD-Mäuse im Vitamin-D-Mangelstatus entwickelten früher als NOD-Kontrollen einen Diabetes mellitus (Giulietti et al. 2004). Auch das Zytokin TNF-α ist invers mit Calcidiol und Calcitriol verbunden und fördert die Insulinresistenz.

Verschiedene europäische Studien wurden initiiert, um durch eine Vitamin-D-Supplementation in früher Kindheit die Entwicklung eines Typ-1-Diabetes zu verhindern. Bei der in sieben Ländern durchgeführten Fall-Kontroll-Studie, the EURODIAB Substudy 2 (The EURODIAB Substudy 2 Study Group 1999) wurden 2335 Populations-basierte Kontrollen und die Eltern von 820 diabetischen Kindern befragt, ob die Kinder während des ersten Lebensjahrs eine Vitamin-D-Supplementation erhalten hatten. Das Risiko für einen Typ-1-Diabetes im Alter von 15 Jahren war in der supplementierten Gruppe um ein Drittel reduziert im Vergleich zu den Nichtsupplementierten (OR = 0,67).

Eine norwegische Studie gibt ebenfalls Hinweise, dass die tägliche Zufuhr von Dorschleberöl (besonders reichhaltig an Vitamin D) während der Schwangerschaft mit einem niedrigeren Risiko für Typ-1-Diabetes bei dem Nachwuchs, bevor dieser 15 Jahre alt wird, verbunden ist (OR = 0,36, 95% CI: 0,14–0,90, p = 0,03). Da die Vitamin-D-enthaltenden Supplemente bei dieser Untersuchung im Vergleich zum Fischöl keinen Einfluss zeigten, wurde dies mit ungleich hohen Tagesdosen, einer möglichen besseren Bioverfügbarkeit der Inhaltstoffe des Fischöls und den n-3-Fettsäuren, Eicosapentaen- und Docosahexaen-Säuren, erklärt (Stene et al. 2000). 545 Eltern diabetischer Kinder und 1668 Populations-basierte Kontrollen gaben per Fragebogen Auskunft über die regelmäßige Zufuhr im ersten Lebensjahr von Vitamin D in Form eines Multivitaminsupplements, welches Vitamin D in Höhe von 10 µg/d (400 IU/d) enthielt, oder in Form von Dorschleberöl. Die Verabreichung von Dorschleberöl oder Supplementen im ersten Lebensjahr führte zu keinem statistisch signifikanten Ergebnis für den Nachwuchs (Stene et al. 2003). Diese Befunde stehen im krassen Widerspruch zu den Ergebnissen von Hyppönen, der seit 1966 in Finnland (Oulu und Lapland), wo die höchste Typ-1-Inzidenz der Welt vorliegt, eine prospektive Kohortenstudie an 12 058 Kindern im ersten Lebensjahr durchgeführt hat. Die Diabetesinzidenz wurde nach 30 Jahren über die nationale Datenbank identifiziert. Die regelmäßige bzw. unregelmäßige Supplementation mit Vitamin D während der frühesten Kindheit (im 1. Lebensjahr), die insgesamt 88% erhielten, schützt vor einem Risiko für Typ-1-Diabetes im Vergleich zu nichtsupplementierten Kindern (0,3%) (RR = 0,12, 95% CI: 0,03–0,51 bzw. RR = 0,16, 95%

CI: 0,04–0,74). Neugeborenen, denen täglich ein Vitamin-D-Supplement in Höhe von 50 µg/d (2000 IU/d) verabreicht worden war, hatten ein um ca. 80% niedrigeres Diabetesrisiko im Vergleich zu denjenigen mit geringer dosierten Supplementen (RR = 0,22, 95% CI: 0,05–0,89). Bei Säuglingen, die im ersten Lebensjahr anfällig für Rachitis waren, war im Vergleich zu unauffälligen Kindern ein 3-fach höheres Diabetesrisiko zu beobachten (RR = 3,0, 95% CI: 1,0–9,0) (Hyppönen et al. 2001).

Es wird vermutet, dass Vitamin D_3 bzw. die aktive Form Calcitriol als Immunmodulator die Änderung einer Th1- in eine Th2-Immunreaktion erleichtert. Die Konzentrationen von Calcidiol und Calcitriol wurden im Blut von 88 neu diagnostizierten Typ-1-Diabetikern (durchschnittlich 14,6 Jahre alt) im Vergleich zu 57 gesunden vergleichbaren Kontrollen aus Latium (Italien) quantifiziert. Die mittleren Gehalte beider Vitamin-D-Metaboliten waren im Vergleich zu den Gesunden signifikant niedriger als bei den Patienten. Es gab weder eine Korrelation zwischen dem Calcitriolgehalt und dem metabolischen Zustand zu Beginn der Krankheitsdiagnose noch der Jahreszeit (Pozzilli et al. 2005). Trotz des geographisch sonnenreicheren Gebietes in Italien stützen die Daten von Pozzilli die Befunde der o.g. finnischen Studie. Vitamin D scheint insofern unabhängig vom Breitengrad ein pathogenetischer Faktor bei Typ-1-Diabetes zu sein; nach Meinung der Autoren sollte seine Supplementation nicht nur bei Geburt, sondern auch bei Diagnose der Erkrankung in Erwägung gezogen werden, um die Th2-Immunantwort zu begünstigen und noch vorhandene Betazellen vor der weiteren Zerstörung zu schützen.

Die Diabetes Incidence Study in Schweden (DISS) diente der Abschätzung eines Zusammenhangs zwischen dem Vitamin-D-Status und der Typ-1-Diabetes-Autoimmunisierung bei jungen Erwachsenen. Neu diagnostizierte 15 bis 34 Jahre alte Typ-1-Diabetiker u.a. mit Inselzell-Antikörpern zeigten zu Beginn signifikant niedrigere 25(OH)D-Spiegel als die gesunden Kontrollen; dieser Konzentrationsunterschied beim Calcidiol erwies sich 8 Jahre später bei den Patienten als signifikant verstärkt. Weiterhin wurden bei den Diabetikern dieser Studie signifikant niedrigere 25(OH)D-Spiegel als bei den diabetischen Frauen festgestellt. Dies könnte wegen der hohen Inzidenz für Typ-1-Diabetes bei jungen Männern relevant sein (Littorini et al. 2006).

Daten des Statistischen Bundesamts (1998) zur Typ-1-Diabetes-Inzidenz bei Erwachsenen in Deutschland weisen für den Herbst und Winter auf ein häufigeres Auftreten als im Frühling und Sommer hin.

Epidemiologische Studienergebnisse von McKeigue et al. (1992) beschreiben eine 5-fach höhere Prävalenz des nichtinsulinpflichtigen Diabetes mellitus (Typ 2) bei farbigen, asiatischen Immigranten verglichen mit britischen Kaukasiern und bringen somit einen geringeren Vitamin-D-Status mit der Pathogenese des Diabetes mellitus in Verbindung.

Wirkort Immunsystem

Calcitriol beeinflusst Proliferation, Differenzierung und Immunfunktion von Lymphozyten und Monozyten (Rigby 1988, Manolagas et al. 1989). Es besteht ein Zusammenhang zwischen dem Vitamin-D-Status und der Konzentration an zirkulierenden Immunproteinen (Sedrani 1988). Periphere Monozyten und Makrophagen besitzen Calcitriolrezeptoren in allen Stadien von Entwicklung und Differenzierung. Aktivierte Makrophagen besitzen Calcidiol-1-Hydroxylase. Ruhende Lymphozyten haben keine Calcitriolrezeptoren, exprimieren sie aber bei Aktivierung.

Calcitriol hemmt Interleukin-2 und supprimiert T-Lymphozyten-Funktionen (Manolagas et al. 1985). Th1- und Th2-Zellen sezernieren spezifische Zytokine, welche bei der Proliferation und Differenzierung von T- und B-Zellen beteiligt sind. Calcitriol kann die IL-2-Sekretion der Th1-Zellen unterdrücken (Lemire et al. 1995). Es hemmt überdies die mRNA-Synthese der von den Makrophagen freigesetzten Zytokine wie IL-1, IL-6, IL-12, und TNF-α (Tumornekrose-Faktor α) und vermindert die Antigen-präsentierende Aktivität der Makrophagen gegenüber Lymphozyten durch die Verminderung der Expression von MHC-II-Molekülen auf der Zelloberfläche (Rigby et al. 1990). Es scheint, dass Vitamin D bei Entzündungsreaktionen wirksam ist, indem es die Wirkung von T-Lymphozyten dämpft und die Zytotoxizität von Makrophagen steigert. Möglicherweise bedeutet die Calcitriolsynthese in Makrophagen eine

Feedback-Kontrolle der T-Zell-Aktivierung und Lymphokinproduktion (Bender 1992).

Immunsystem und sein Einfluss auf die multiple Sklerose (MS)

Für die nützlichen Wirkungen von Vitamin D bei multipler Sklerose (MS) werden im Speziellen eine Hemmung der entzündlichen T-Helferzellen, eine Hemmung der Bildung von inflammatorischen Zytokinen (IL-2, TNF-α, Interferon-γ) aktivierter Makrophagen, eine erhöhte Bildung von antiinflammatorischen Zytokinen und eine antiproliferative Wirkung in den Lymphozyten durch die VDR-Expression verantwortlich gemacht (Hayes et al. 1997). Weiterhin vermindert eine Vitamin-D-Supplementation bei MS-Patienten den IL-2 mRNA-Gehalt in peripheren Blutzellen (Cantorna et al. 2001). Das Zytokinprofil von Patienten mit MS gelangt nach sechs Monate langer, täglich durchgeführter, randomisiert doppelblind placebokontrollierter Vitamin-D-Supplementation (1000 IU) in Kombination mit 800 mg Kalzium zu positiven Veränderungen, so dass über eine Vitamin-D-vermittelte Immunregulation eine potenzielle Verbesserung der MS-Symptome naheliegt . Der Gehalt an antiinflammatorischem Zytokin TGF(Transforming Growth Factor)-β1, welches durch T-Zellen gebildet wird, nahm im Serum signifikant zu, wohingegen der IL-2 mRNA-Gehalt abnahm (Mahon et al. 2003). Von besonderem Interesse ist die Wirkung in einem Mäusemodell der multiplen Sklerose (experimentelle Autoimmunenzephalitis), die durch Injektion von isoliertem basischen Myelinprotein zusammen mit Pertussistoxin in B10. PL-Mäusen erzeugt werden kann (Cantorna et al. 1996). Injektion oder nutritive Zufuhr von Calcitriol (50 ng/Tag bei Weibchen bzw. 200 ng/Tag bei Männchen) verhindert den Ausbruch bzw. den Fortschritt der Erkrankung. Darüber hinaus stützen epidemiologische Hinweise und kontrollierte Interventionsstudien mit signifikanter Verbesserung eines Surrogatmarkers den kausalen Zusammenhang der Ergebnisse von experimentellen Versuchen an Tier- oder Zellkulturmodellen. So beobachteten Goldberg et al. (1986) eine Abnahme der Häufigkeit von Krankheitsschüben bei MS-Patienten, die über 1 bis 2 Jahre lang täglich mit 5000 IE (125 μg) Vitamin D, 16 mg Kalzium/kg KG und 10 mg Magnesium/kg supplementiert worden waren. Hayes (2000) und Embry et al. (2000) beschreiben vom Breitengrad abhängige geographische und saisonale inverse Korrelationen zwischen der UV-B-Lichtexposition und der MS-Aktivität sowie der 25(OH)D-Konzentration; Regionen, in denen über die Nahrung sehr viel Vitamin D zugeführt wird, sind davon ausgenommen (van Amerongen et al. 2004). Eine Assoziation zwischen MS-Prävalenz und einem unzureichenden Vitamin-D-Status wurde zunächst bei vielen Patienten in Verbindung mit niedriger Knochendichte und Osteoporose beschrieben (Nieves et al. 1994); es folgen Arbeiten, die bestätigen, dass 48% und mehr der MS-Patienten einen subklinischen Vitamin-D-Mangel, nämlich Calcidiolwerte < 50 nmol/l (< 20 ng/ml) aufweisen (Mahon et al. 2003). Neuere Analysen zweier groß angelegter Frauenkohorten der Nurses' Health Study (NHS; 92.253, 1980–2000) und der Nurses' Health Study II (NHS II; 95.310, 1991–2001) weisen darauf hin, dass eine schlechte Vitamin-D-Versorgung das Risiko für multiple Sklerose erhöht, denn das gepoolte relative Risiko betrug bei Frauen in der höchsten Vitamin-D-Zufuhr-Quintile im Vergleich zur niedrigsten 0,67 (95% CI: 0,40–1,12, $p_{trend} = 0,03$). Eine 40%ige Risikoabnahme bezüglich MS war evident bei Frauen, die Supplemente in Höhe von ≥ 400 IU/d in Form von Multivitaminen im Vergleich zu entsprechenden Nichtkonsumentinnen einnahmen ($p_{trend} = 0,006$). Es wurde kein Zusammenhang zwischen der MS-Inzidenz und dem Vitamin D aus der Nahrung offenbar (Munger et al. 2004). Da die MS weltweit zu den häufigsten neurologischen Erkrankungen gehört, untersuchten Munger et al. (2006) an einem wesentlich größeren Kollektiv, nämlich an 7 Millionen Angehörigen des US-Militärs erneut das MS-Risiko in Zusammenhang mit den Calcidiolgehalten im Serum und dem Einfluss von ethnischen bzw. Rassenzugehörigkeiten. Die im Laufe der Beobachtung von 1992–2004 insgesamt an MS-erkrankten Soldaten (n = 257) betrafen sowohl Weiße (n = 148) und Farbige (n = 77) als auch Lateinamerikaner (n = 32). Die getrennte Analyse ergab für Weiße, dass ihr MS-Risiko mit steigendem Calcidiolgehalt sank (Odds ratio (OR)= 0,59 bei einer Zunahme von 50 nmol/l 25(OH)D; 95% CI: 0,36–0,97). Bei der Analyse mit Calcidiol-Serum-Quintilen zeigte sich für die OR der höchsten Quintile (99,1–152 nmol/l) ein signifikanter Unterschied im Vergleich zur niedrigsten Quintile (15,2–63,2 nmol/l), der einem 62% geringeren Erkrankungsrisiko entsprach. (OR = 0,38, 95% CI: 0,19–0,75, p_{trend} = 0,006). Farbige und Lateinamerikaner wiesen niedrigere Calcidiolspiegel im Serum als Weiße auf, zeigten aber keine signifikanten Zusammenhänge zwischen den Vitamin-D-Konzentrationen und dem Risiko einer MS.

Immunsystem und sein Einfluss auf die rheumatoide Arthritis (RA) und Osteoarthritis (OA)

In ähnlicher Weise wie bei Cantorna et al. (1996) beschrieben, kann die Entwicklung bzw. das Fortschreiten einer durch Injektion von Kollagen oder Borrelia burgdorferi erzeugten rheumatoiden Arthritis bei Mäusen durch Calcitriol verhindert werden. Die rheumatoide Arthritis (RA) als chronisch entzündliche Autoimmunerkrankung involviert u.a. eine Überproduktion von proinflammatorischen Zytokinen wie TNF-α und IL-6, eine dysregulierte Th1-Typ-Reaktion und einen erhöhten CRP-Gehalt. Aguado et al. (2000) haben bei über 60% der RA-Patienten einen Calcidiolgehalt <50 nmol/l beobachtet. Nach McAlindon et al. (1996) ist in der Durchschnittsbevölkerung das Risiko für eine Progression der OA bereits bei einem Gehalt von 85 nmol/l 25(OH)D im Serum und einer Vitamin-D-Zufuhr von < 9,7 µg/d erhöht. Bei einer hohen Krankheitsaktivität der RA ist die Calcitriolkonzentration im Serum vergleichsweise niedrig (Oelzner et al. 1998). Eine Tagesdosis von 50 µg Calcidiol verbesserte die Schmerzsymptomatik signifikant (Dottori et al. 1982). Die tägliche Behandlung mit 2 µg 1-α-Vitamin D führte zu einer signifikanten Abnahme von C-reaktivem Protein im Serum (Andjelkovic et al. 1999).

Immunsystem und sein Einfluss auf den systemischem Lupus erythematodes (SLE)

Ferner gibt es einzelne Hinweise einer schützenden Wirkung von höheren Calcidiolspiegeln bezüglich der Autoimmunerkrankungen wie dem systemischen Lupus erythematodes (Müller et al. 1995, Becker et al. 2001) und dem Sjögren-Syndrom (Bang et al. 1999).

Immunsystem und sein Einfluss auf Keratinozyten

Da Calcitriol antiproliferativ und immunregulatorisch wirkt, sowie die Apoptose und Differenzierung fördert, erwiesen sich die Keratinozyten als ein Zielorgan für Vitamin-D-Wirkungen, was zur Anwendung von Analogen von Calcitriol bei der Behandlung der Psoriasis, einer mit Proliferation von Keratinozyten verbundenen Krankheit, geführt hat (Holick 1989).

Immunsystem und sein Einfluss auf Transplantationen

Bei Transplantatabstoßungs-Experimenten übertraf Calcitriol die Wirksamkeit von Cyclosporin beim Verhindern der Abstoßung embryonaler Herztransplantate zwischen Tieren, die sich in den Histokompatibilitätskomplexen unterschieden (zitiert bei DeLuca und Zierold 1998). Diese Befunde lassen großen Nutzen von Vitamin-D-Verbindungen bei der Modulation immunvermittelter Erkrankungen erwarten.

Immunsystem und chronisch entzündliche Darmerkrankungen (CED)

Chronisch entzündliche Darmerkrankungen (CED) wie Morbus Crohn gehen mit niedrigeren Calcidiolkonzentrationen im Vergleich zu Kontrollen einher (Tajika et al. 2004). Menschen, die in sonnenlichtarmen Regionen leben, haben einen geringeren Vitamin-D-Gehalt im Serum und eine höhere Prävalenzrate für CED (Podolsky 1991, Sonnenberg et al. 1991). CED-Patienten wiederum haben eine erhöhte Inzidenz für einen Vitamin-D-Mangel (Siffledeen et al. 2003), wobei Ursache und Wirkung noch ungeklärt sind. Eine neuere Studie aus Boston erfasste den Vitamin-D-Status von 130 Kindern und jungen Erwachsenen (8–22 Jahre alt) mit CED wie M. Crohn (n = 94) und Colitis ulcerosa (n = 36) in Verbindung mit der Knochendichte und der Parathormonkonzentration im Serum. Die Prävalenz für einen Vitamin-D-Mangel betrug 34,6% und war höher als bisher berichtet. Die mittleren Calcidiolgehalte waren bei den Crohn- und Colitis-Patienten vergleichbar niedrig, in den Wintermonaten um 33,4% niedriger und um 31,5% höher bei Patienten unter Vitamin-D-Supplementierung. Der 25(OH)Vitamin-D-Spiegel war nicht mit der Knochendichte an der Lendenwirbelsäule oder dem Parathormon assoziiert. Die Bedeutung einer Langzeit-Hypovitaminose D auf die Knochengesundheit der jungen CED-Patienten ist derzeit noch unbekannt (Pappa et al. 2006).

Man kennt gegenwärtig viele Genprodukte eukaryoter Genome, die durch Calcitriol kontrolliert werden und eine Vielzahl von Geweben, die Rezeptoren für Calcitriol besitzen (Hannah und Norman 1994). Calcitriol ist demnach ein Hormon, das bei zahlreichen biologischen Prozessen eine wichtige Rolle spielt. Eine Fülle von neuen Erkenntnissen ist noch zu erwarten.

Wirkort Skelettmuskelzellen

Im Skelettmuskel hat Calcitriol Einfluss auf den Kalziumtransport. Vitamin-D-Mangel ist verbunden mit Abnormalitäten bei Kontraktion und Relaxation.

Wirkort Tumorzellen

Es ist bekannt, dass Vitamin D bzw. Calcitriol in einer Reihe von Tumorzellen die Proliferation hemmt, die Zellreifung fördert und in malignen Zellen die Differenzierung und Apoptose induziert. Ferner wurden Vitamin-D-Rezeptoren u.a. in der Brustdrüse, im Darm und in der Prostata identifiziert, Organe, in denen Calcitriol mittels der lokal exprimierten 1-α-Hydroxylase aus 25(OH)D synthetisiert wird. An einer antikanzerogenen Wirkung ist wahrscheinlich $1{,}25(OH)_2$-Vitamin D mitbeteiligt.

Vitamin-D-Status, Krebserkrankungshäufigkeiten und Krebsmortalität

Niedrige 25(OH)Vitamin-D-Spiegel im Serum sind Hauptmarker für einen Vitamin-D-Mangel, der mit hoher Prävalenz bei alten Menschen, in Abhängigkeit von geographischen Gegebenheiten (z.B. UVB-Strahlung nördlich des 37° Breitengrades) und der Jahreszeit (z.B. Winter, Frühling) sowie besonders bei Amerikanern mit schwarz pigmentierter Haut diagnostiziert wird. Eine neuere Erhebung, The Third National Health and Nutrition Examination Survey 1988–1994, zeigt, dass 42% der farbigen Frauen ernsthafte Calcidioldefizienzen von < 15 ng/ml aufwiesen (Nesby-O'Dell et al. 2002). So wie bei der Osteoporose ein Calcidiolbereich von weniger als 15 bis 20 ng/ml als defizient betrachtet wird, werden Serumgehalte von unter 30 ng/ml mit einem erhöhten Risiko für Dickdarmkrebs verbunden (Feskanich et al. 2004). In der Tat wurde bei den farbigen Amerikanern eine substanziell höhere Darmkrebs-Mortalitätsrate, nämlich 33%, und eine 19% höhere Inzidenzrate als bei den Weißen der gleichen Region beobachtet (National Cancer Institute 2005). Auch die Letalitätszahlen für Brust-, Prostata- und Ovarialkarzinome liegen neben dem Darmkrebs bei Farbigen stets deutlich höher als bei Menschen mit weißer Hautfarbe (Clegg et al. 2002). Giovannucci et al. (2006a) untersuchten erst kürzlich anhand einer männlichen weißen und farbigen Population aus dem Bereich der Gesundheitsberufe, ob sich die Gesamtkrebshäufigkeiten und Mortalitätsraten zwischen den Rassen unterscheiden, insbesondere für Krebserkrankungen des Verdauungstraktes (Mund, Speiseröhre, Magen, Bauchspeicheldrüse, Kolorektum), die meist durchwegs mit einem mäßigen Vitamin-D-Status verknüpft sind. Nach einer statistischen Adjustierung wurde bei den farbigen Männern ein höheres Risiko für die Gesamtkrebsinzidenz (RR = 1,32, 95% CI: 1,08–1,61, p = 0,007), für die Gesamtkrebsmortalität (RR = 1,89, 95% CI: 1,40–2,56, p < 0,0001), und speziell für die Krebsmortalität des Verdauungstraktes (RR = 2,24, 95% CI: 1,35–3,70) ermittelt.

Epidemiologische Studien zeigen, dass eine vermehrte Sonnenlichtexposition mit einer verminderten Häufigkeit und Mortalität vieler Krebserkrankungen wie Brust-, Darm-, Lungen-, Ovarial-, Prostatakarzinom und Non-Hodgkin-Lymphom (NHL) einhergeht. Auffallend ist hierbei die zur Krebsmortalität geographisch parallele Verteilung von Rachitisfällen (Guyton et al. 2001). Da nahezu 90% des physiologischen Vitamin-D-Bedarfs über die Haut, d.h. mittels UVB-Lichtexposition gebildet wird, und der Bezug zwischen UVB-Lichtexposition und Abnahme des Krebsrisikos durch Photobildung von Vitamin D hypothetisch bereits hergestellt worden war (Garland und Garland 1980), legt eine Abschätzung von Grant (2002a) den Schluss nahe, dass bei mindestens 10% der durch Krebserkrankungen eingetretenen Todesfälle die Ursache eine mangelnde Vitamin-D-Wirkung aufgrund unzureichender UVB-Lichtexposition ist. Entgegen der bisher verbreiteten Meinung, dass UV-Lichtexposition mit einem erhöhten Risiko für Hautkrebs und malignen Lymphomen einhergeht, zeigt eine von 1999 bis 2002 durchgeführte Populations-basierte Fall-Kontroll-Studie aus Dänemark und Schweden mit insgesamt 3740 Patienten für die Lymphome, auch für die Non-Hodgkin- und Hodgkin-Lymphome, im Vergleich zu 3187 Kontrollpersonen genau das Gegenteil. Nach multivariater, adjustierter Auswertung der Befragung, die oft 5 bis 10 Jahre vorher stattgefunden hatte, waren häufiges Sonnenbaden und die damit verbundenen Sonnenbrände mit einem um 30 bis 40% verminderten Risiko für das Non-Hodgkin-Lymphom verbunden (OR = 0,7, 95% CI: 0,6–0,9) (Smedby et al. 2005).

Eine Metaanalyse zur Entwicklung von Sekundärkarzinomen nach der Diagnose eines Nichtmelanom-Hautkrebses ergab eine weiterführende starke Untermauerung, dass UVB-Licht durch Bildung von Vitamin D einen wichtigen Faktor für eine Risikoabnahme der Krebsinzidenz und -mortalität, aber auch für die erhöhten Überlebensraten darstellt (Grant 2007). Anhand des Thames Cancer Registry wurden Populations-basiert über 1 Million Krebspatienten des United Kingdom bis zu insgesamt 5 Jahren krebsspezifisch auf das Überleben bezüglich der Jahreszeit ihrer Diagnose hin untersucht. Wenn die Krebsdiagnose im Sommer und Herbst erfolgt war, wurde von einer substanziell besseren Überlebenschance berichtet. Die stärkste Assoziation zwischen der Jahreszeit der Diagnose und dem Überleben wurde beim Brustkrebs mit einem um 14% verminderten Letalitätsrisiko und beim Lungenkrebs mit einem für Männer und Frauen entsprechend gesenkten Risiko um jeweils 5% ermittelt (Lim et al. 2006). Anhand einer Datenanalyse des Norwegischen Krebsregisters konnten über den Zeitraum von 1964–1992 bzw. 2000 ähnliche Untersuchungen zur Überlebenszeit in Verbindung mit der Jahreszeit der Erstdiagnose durchgeführt werden. Auch hier zeigte sich bei Patienten, deren Kolonkarzinom im Herbst, wenn der saisonal höchste Vitamin-D-Status zu erwarten ist, diagnostiziert wurde, dass die 18-Monate-Überlebenszeit im Vergleich zu den im Winter diagnostizierten Patienten verbessert war (Moan et al. 2005). In Anlehnung an dasselbe Register wird eine um 20% niedrigere Todesfallrate bei Patienten mit der Hodgkin-Krankheit berichtet, wenn diese im Herbst im Vergleich zum Winter erkannt wurde. Der Zusammenhang erhärtete sich aufgrund einer Mortalitätsabnahme von 60% bei Patienten, die zur Zeit der Diagnose jünger als 30 Jahre alt waren (Porojnicu et al. 2005).

Darüber hinaus wurde bei 321 Patienten mit einem nicht-kleinzelligen Lungenkrebs im Frühstadium festgestellt, dass Patienten, die während des Sommers operiert wurden und die höchste Vitamin-D-Zufuhr hatten, eine bessere 5-Jahres-Überlebenszeit aufwiesen im Vergleich zu Patienten mit einer entsprechenden OP im Winter (56% vs. 23%) (Zhou et al. 2005).

Weitere nicht-interventionelle Studien verdeutlichen Zusammenhänge zwischen dem Vitamin-D-Status und dem Risiko für Krebserkrankungen auch auf der Ebene von geographischen (nördlich des 37. Breitengrad, Äquatornähe), genetischen (Vitamin-D-Rezeptor-Genotyp) oder physiologischen (Hautpigmentierung, Adipositas) Gegebenheiten.

Darmepithelzellen: Vitamin-D-Status und das Risiko für adenomatöse Polypen und Kolonkrebs

Eine inverse Korrelation zwischen der Vitamin-D-Versorgung und der Häufigkeit von Darm- bzw. Mastdarmkrebs ist bekannt (Guyton et al. 2001). Höhere Kolonkrebsrisiken bei niedrigem Vitamin-D-Konsum konnten aufgrund der Ergebnisse zahlreicher epidemiologischer Studien wie der Western Electric Cohort Study (Garland et al. 1985), der Nurses' Health Study (Martinez et al. 1996), der Male Health Professionals' Follow-Up Study (Kearney et al. 1996), der Iowa Women's Health Study (Bostick et al. 1993; nach multivariater Analyse statistisch nicht mehr signifikant), der American Cancer Society Cancer Prevention Study II (CPS II) Cohort Study (McCullough et al. 2003), die auf Männer beschränkt war, und zweier Fall-Kontroll-Studien (La Vecchia et al. 1997, Marcus et al. 1998) abgeleitet werden. Calcidiolkonzentrationen des Serums einer Kohorte von 25 620 Individuen belegen im Rahmen einer Fall-Kontroll-Studie, dass Serumspiegel im Bereich von 65–100 nmol/l mit einer deutlich verminderten Inzidenz für Kolonkrebs verbunden waren im Vergleich zu niedrigeren 25(OH)D-Gehalten (Garland et al. 1991). Auch eine finnische Studie bestätigt diesen Zusammenhang (Tangrea et al. 1997). Im Rahmen der Health Professionals' Follow-Up Studienkohorte (47 800 Männer) wurden 25(OH)Vitamin-D-Proben

3

von 1095 Männern quantifiziert. Eine multivariate Regression der Daten offenbarte eine 17%ige Reduzierung der Inzidenz und eine 29%ige Abnahme der Mortalität aller Krebserkrankungen mit jeder Zunahme der 25(OH)D-Konzentration um 25 nmol/l (10 ng/ml), die nach Meinung der Autoren mit einer Einnahme von 1500 IU (37,5 µg) pro Tag erreicht werden könnte. Der Vitamin-D-Status zeigte besonders protektive Wirkungen bei Krebserkrankungen im Verdauungsapparat (Giovannucci et al. 2006b).

In diesen Zusammenhang ist auch die kontrollierte Studie von Miller et al. (2005) mit Verbesserung eines „Surrogat-Markers" einzuordnen. Die Apoptose ist als Gegengewicht zur Zellproliferation essenziell zur Aufrechterhaltung der Struktur kolorektaler epithelialer Krypten. Eine abnehmende Apoptose im kolorektalen Epithel wird als früher Indikator für ein erhöhtes Risiko einer Adenomentwicklung und eines Darmkrebses angesehen. Die Apoptose wird durch Kalzium und Vitamin D beeinflusst, was bisher nur experimentelle Arbeiten belegt hatten. Die Gruppe um Sandler hat nun mithilfe eines adjustierten Regressionsmodell gezeigt, dass Adenompatienten der höchsten Kalziumzufuhr-Tertil im Vergleich zur niedrigsten eine 3,4-mal höhere Odds Ratio für den erhöhten apoptotischen Score aufwiesen. Hingegen ergab sich bei den adenomfreien Patienten aufgrund einer hohen Kalziumzufuhr keine Beziehung zur Apoptose. Der höchste Calcidiolgehalt im Serum wiederum war bei den adenomfreien Patienten mit einer höheren (OR: 2,6, 95% CI: 1,1–6,2) und bei den Adenompatienten mit einer etwas niedrigeren Apoptose (OR: 0,6, 95% CI: 0,2–2,2) verbunden. Dies bestätigt einen Mechanismus, durch den Kalzium und Vitamin D das Risiko der Karzinogenese im Darm durch einen Anstieg der Apoptose im kolorektalen Epithel senken. Hierbei ist der positive Zusammenhang für Kalzium bei den Adenompatienten und für Vitamin D bei den adenomfreien Patienten stärker ausgeprägt (Miller et al. 2005).

Andere Veröffentlichungen zur Inzidenz adenomatöser Polypen belegen dieselbe Beziehung zur Vitamin-D-Zufuhr (Lieberman et al. 2003) bzw. dem Vitamin-D-Status (Peters et al. 2001). Hartman et al. (2005) beobachten im Rahmen der Polyp Prevention Trial ein 18% geringeres Risiko eines wiederholten Auftretens von Darmpolypen bei Vitamin-D-Supplement-Anwendern gegenüber Nichtanwendern. Senesse et al. (2005) vergleichen 326 Adenompatienten mit 427 polypenfreien Kontrollen und erkennen beim Vergleich des höchsten mit dem niedrigsten Zufuhrquartil eine inverse Beziehung zwischen der Vitamin-D-Zufuhr und den Adenomen (OR = 0,6, 95% CI: 0,4–1,0). Lin et al. (2005) hingegen sehen bei der Nachbeobachtung von 10 Jahren im Rahmen einer Kohortenanalyse von 39 876 Frauen der Women's Health Study keinen Zusammenhang zwischen der Vitamin-D-Zufuhr aus der Nahrung oder Supplementen und dem kolorektalen Krebsrisiko von 223 betroffenen Patientinnen. Auch die Analyse der French E3N-EPIC Cohort Study demonstrierte keine Verbindung zwischen der Vitamin-D-Zufuhr, hier als Eigenbericht, und dem Risiko für kolorektale Karzinome oder Risikoadenome (Kesse et al. 2005).

Da in epidemiologischen Studien eine hohe Zufuhr von Kalzium und Vitamin D meist mit einem abnehmenden Risiko für kolorektalen Krebs korreliert war, wurde mit diesen Mikronährstoffen erstmals im Rahmen der Women's Health Initiative (WHI) eine groß angelegte randomisierte, doppelblind und placebokontrollierte Intervention zur Primärprävention des Darmkrebses durchgeführt. 36 282 postmenopausale Frauen, rekrutiert in 40 Zentren, erhielten entweder zweimal täglich 500 mg Calciumcarbonat und 200 IU Vitamin D_3 (TD: 1000 mg und 400 IU) oder Placebo im Mittel über sieben Jahre lang. Nach diesem Zeitintervall wurde kein signifikanter Unterschied zwischen den Inzidenzen des invasiven kolorektalen Krebsgeschehens der behandelten und der Placebogruppe verifiziert (168 und 154 Fälle; Hazard Ratio: 1,08, 95% CI: 0,86–1,34, p = 0,51). Auch die Tumorcharakteristiken waren in beiden Gruppen vergleichbar (Wactawski-Wende et al. 2006). Möglicherweise hat die verhältnismäßig kurze Laufzeit der Studie zu diesem Nulleffekt geführt, wenn man die langen Latenzphasen bei der Entwicklung eines Darmkrebses berücksichtigt. Das Studiendesign wurde ferner bezüglich der Dosis des potenziell chemopräventiv einsetzbaren Agens Vitamin D_3 hinterfragt, da die angewendete Tagesdosis von 400 IU klinisch als nicht sinnvoll angesehen wird. Zur Prävention der Osteoporose sind bereits höhere Dosen von ≥ 800 IU pro Tag etabliert. Schon 1999 hatten Garland et al. zusammenfassend erklärt, dass die meisten Fälle von Darmkrebs durch regelmäßige tägliche Zufuhr von 1800 mg Kalzium im Zusammenhang mit 800 IU (20 µg) Vitamin D_3 aus der Nahrung verhindert werden könnten. Insbesondere für Frauen postulierten dieselben Autoren eine Zufuhr von ungefähr 1000 mg Kalzium pro 1000 Energie kcal in Verbindung mit 800 IU Vitamin D als ausreichend.

Neue Daten einer multiethnischen Kohortenstudie aus Hawaii und Los Angeles (1993–1996) mit 85 903 Männern und 105 108 Frauen (afrikanische Amerikaner, native Hawaiianer, japanische Amerikaner, Lateinamerikaner und Weiße) im Alter ≥ 45 bis 75 Jahre stützen die Hypothese der protektiven Rolle von Kalzium, Vitamin D und Molkereiprodukten hinsichtlich des Darmkrebsrisikos. Die Gesamtzufuhr an Kalzium aus Lebensmitteln und Supplementen war sowohl bei Männern als auch bei Frauen invers mit dem Darmkrebsrisiko verbunden (höchste vs. niedrigste Quintile; Männer: RR = 0,70, 95% CI: 0,52–0,93, p_{trend} = 0,006; Frauen: RR = 0,64, 95% CI: 0,50–0,83, p_{trend} = 0,003). Für die Gesamtzufuhr an Vitamin D wurde eine inverse Beziehung nur für die Männer (RR = 0,72, 95% CI: 0,51–1,00, p_{trend} = 0,03), nicht aber für die Frauen abgeleitet. Zugeführte Molkereiprodukte waren bei beiden Geschlechtern mit dem Darmkrebsrisiko invers assoziiert, besonders dann, wenn keine Kalziumsupplemente eingenommen wurden (Männer: RR = 0,77, 95% CI: 0,59–1,01; Frauen: RR = 0,66, 95% CI: 0,49–0,89) (Park et al. 2007).

Pankreas: Vitamin-D-Versorgung und das Risiko für Bauchspeicheldrüsenkrebs

Hinsichtlich einer gastrointestinalen Krebserkrankung der Bauchspeicheldrüse wurden erst kürzlich prospektive Daten von der Nurses' Health Study (75 427 Frauen) und Health Professionals' Follow-up Study (46 771 Männer) erhoben; ein 41% geringeres Pankreaskrebsrisiko stellte sich für die Individuen heraus, welche mehr als 600 IU Vitamin D pro Tag im Vergleich zu denjenigen, die weniger als 150 IU einnahmen (Skinner et al. 2006).

Mamma: Vitamin-D-Status und das Risiko für Brustkrebs

Im Rahmen der National Health and Nutrition Examination Survey (NHANES I) Epidemiological Follow-up Study und auch in folgenden Untersuchungen wurde bei Frauen, die regelmäßig dem Sonnenlicht ausgesetzt sind und überdurchschnittliche Mengen an Vitamin D konsumieren, eine signifikant niedrigere Inzidenzrate für Brustkrebs beobachtet (John et al. 1999, Grant 2002b). Lowe et al. (2005) demonstrierten an englischen Kaukasierinnen eine Beziehung zwischen der Brustkrebshäufigkeit und der Calcidiolkonzentration im Serum sowie den VDR-Polymorphismen. Frauen, die Träger der bb-Variante des BSMI VDR-Genotyps waren und mit einer 25(OH)D-Konzentration < 50 nmol/l hatten ein fast 7-fach höheres Risiko im Vergleich zu Individuen mit Serumgehalten > 50 nmol/l und dem BB-Genotyp ($p < 0{,}001$). Mit niedrigen $1{,}25(OH)_2D$-Konzentrationen im Serum wurde überdies ein 5-mal höheres Brustkrebsrisiko verbunden (Janowsky et al. 1999). Niedrige Calcitriolspiegel werden ferner mit einer schnelleren Progression von Brustkrebsmetastasen assoziiert (Mawer et al. 1997). Widersprüchlich hierzu sind die Ergebnisse von Bertone-Johnson und Kollegen (2005), die im Rahmen der Nurses' Health Study bei 701 Brustkrebspatientinnen einen leichten jedoch signifikant niedrigeren 25(OH)D-Gehalt im Serum der Fälle feststellten (35,1 vs. 33,1 ng/ml). Die Calcitriolspiegel waren in beiden Gruppen gleich (Bertone-Johnson et al. 2005). Im Gegensatz zu den Resultaten von Lowe et al. (2005) fanden Chen und Mitarbeiter (2005) in einer anschließenden Fall-Kontroll-Studie zu letztgenannter Studie für die BSM1-Variante keinen Zusammenhang zum Brustkrebsrisiko; ein um 34% erhöhtes Risiko bestand allerdings für Träger des homozygoten rezessiven ff-Genotyps (FOK1) im Vergleich zum dominanten FF-Genotyp.

Als eines der besten Indikatoren für ein Brustkrebsrisiko gilt zurzeit die mammographische Brustdichte. 777 pre- und 783 postmenopausale Frauen in Quebec City (Kanada) gaben einerseits Auskunft über ihre tägliche Vitamin-D-/Kalzium-Zufuhr aus der Nahrung und den Supplementen und wurden andererseits radiographisch untersucht. Eine höhere Mikronährstoffzufuhr war bei den prämenopausalen – nicht jedoch bei den postmenopausalen – Frauen mit einer geringeren Brustdichte verbunden. Die multivariate Regressionsanalyse ergab für eine gleichzeitige Steigerung der täglichen Gesamtzufuhr um 400 IU Vitamin D und 1000 mg Kalzium eine 8,5% niedrigere Brustdichte (95% CI: 1,8–15,1). Die Autoren schlagen eine zunehmende Versorgung mit Vitamin D und Kalzium als eine sichere und kostengünstige Strategie zur Prävention von Brustkrebs vor (Bérubé et al. 2005). Auch ältere epidemiologische Daten legen nahe, dass bei Zufuhr von 800 IU Vitamin D pro Tag mit einer erhöhten Überlebensrate für die Brustkrebspatientinnen zu rechnen ist (Garland et al. 1999).

Endometrium und Ovar: Vitamin-D-Zufuhr/-Status und das Krebsrisiko für Endometrium und Eierstöcke

Auf der Basis einer von 1995 bis 1997 in einem Krankenhaus von Mexiko-City durchgeführten Fall-Kontroll-Studie mit 85 histologisch bestätigten Fällen von Endometriumkrebs (Korpuskarzinom), Frauen im Alter von 22 bis 79 Jahren und 629 Kontrollen zeigte sich in Ergänzung zu oben genannten Krebserkrankungen auch hierbei ein inverser Zusammenhang zwischen diätetischem Vitamin D (OR = 0,38, 95% CI: 0,18–0,82, p = 0,003) und Kalzium (OR = 0,39, 95% CI: 0,17–0,89, p = 0,02) zum Endometriumkarzinom (Salazar-Martinez et al. 2005).

Bis auf die Ergebnisse von Robsahm et al. (2004) zeigen die Mortalitätsraten aufgrund von perimenopausalen Eierstockkarzinomen eine geographische Assoziation, d.h. niedrigere Raten in sonnigen Regionen (Lefkowitz et al. 1994, Grant 2002a, Freedman et al. 2002, Grant 2003). Eine aktuelle Untersuchung aus den USA beschreibt für die Mortalitätsraten des Eierstockkarzinoms ein Nord-Süd-Gefälle; die höchsten Raten wurden in Nordost und die niedrigsten im Süd/Südwesten der USA ermittelt. Die Inzidenz für das Eierstockkarzinom war grundsätzlich am höchsten in Ländern, die im Bereich der hohen Breitengrade liegen. Die UVB-Lichtexposition und Fruchtbarkeitsraten im Alter von 15 bis 19 Jahren waren invers mit den Häufigkeitsraten für den Ovarialkrebs assoziiert, während der stratosphärische Ozon, der die Transmission von UVB-Strahlen reduziert, mit der Inzidenz positiv verknüpft war. Diese Daten stützen die Hypothese, dass Vitamin D eine Rolle bei der Prävention des Eierstockkarzinoms spielen könnte (Garland et al. 2006b).

Prostatazellen: Vitamin-D-Status und das Prostatakrebsrisiko

In den USA tritt der Prostatakrebs und die multiple Sklerose geographisch in ähnlicher Verteilung auf (Schwartz 1992). Vitamin D hemmt die Entwicklung und das Wachstum von Prostatazellen, welche neben den gesunden Prostatazellen ebenso über Vitamin-D-Rezeptoren (VDR) verfügen sowie 1-α-Hydroxylase und 25-Hydroxylase (CYP27A1) exprimieren (Prostata: autokrines System). Über die VDR wirkt $1{,}25(OH)_2$Vitamin D_3 antiproliferativ, stimuliert die Apoptose, induziert die Differenzierung, hemmt die Telomerase-Expression und die Tumorzell-Invasivität und supprimiert die Tumor-induzierte Angiogenese (➤ Abb. 3.12.5). Bei der Angiogenense als essenziellem Schritt der initialen Tumorentwicklung wird insbesondere der Angiogenese-Faktor IL-8, der von den Prostatazellen sezerniert und während der Progression der Prostatakrebserkrankung verstärkt exprimiert wird, über die NF-κB-Signalhemmung auf der mRNA- und Protein-Ebene von $1{,}25(OH)_2D_3$ supprimiert. Diese Befunde lassen den Schluss zu, dass Calcitriol die Progression des Karzinoms bei der IL-8-Signalübermittlung, welche für die Tumorangiogenese erforderlich ist, unterbricht und die Vitamin-D-Anwendung daher zur Kontrolle der Krankheitsprogression im Rahmen der Prostatakrebsbehandlung vorteilhaft erscheint (Bao et al. 2006).

Die Hypothese der Vitamin-D-Abhängigkeit des Prostatakarzinoms wurde mithilfe von Gehaltsbestimmungen von 25(OH)D im Serum von 19 000 Männern in Finnland bestätigt. Bei Calcidiolspiegeln < 16 ng/ml war die Inzidenzrate für ein Prostatakarzinom um 70% höher als bei Serumkonzentrationen > 16 ng/ml. Für jüngere Männer vor der Androgenpause war unter den genannten 25(OH)D-Konzentrationsbedingungen die Häufigkeit für Prostatakrebs 3,5-mal höher. Die Inzidenz für einen invasiven Krebs lag sogar 6,3-mal höher (Tuohimaa et al. 2001). Drei Jahre später berichtet die Gruppe um Tuohimaa (2004) aufgrund ihrer Ergebnisse einer longitudinalen Fall-Kontroll-Studie in Norwegen, Finnland und Schweden mit 200 000 Serumproben, dass sowohl niedrige als auch hohe Vitamin-D-Konzentrationen im Serum mit einem höheren Prostatakrebsrisiko assoziiert sind. Hier-

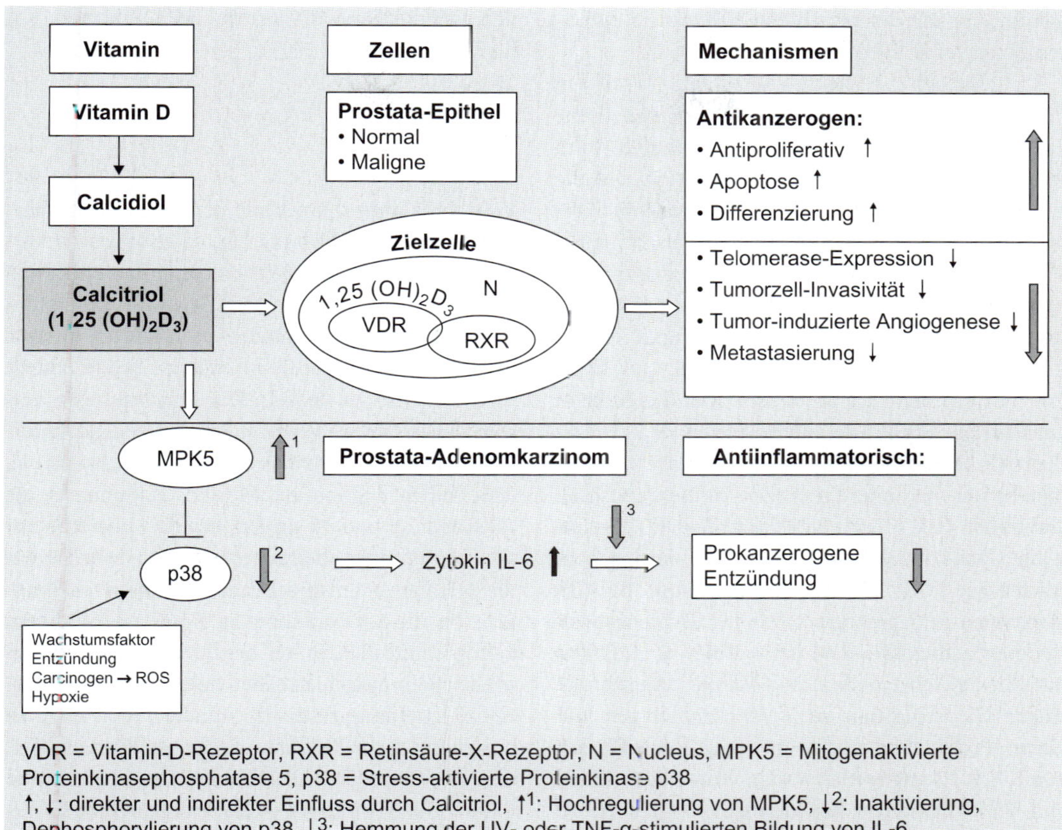

Abb. 3.12.5 Der mögliche antikanzerogene und antiinflammatorische Einfluss von Vitamin D auf das Prostatakrebsrisiko und seine Antitumorprävention

von waren 622 Prostatakrebsfälle im Vergleich zu 1451 passenden Kontrollen mit Serumkonzentrationen von jeweils ≤ 19 nmol/l und ≥ 80nmol/l betroffen. Geringe Vitamin-D-Gewebeanreicherungen in der Prostata schwächen die mitotische Kontrolle der Zielzellen, wohingegen höhere Vitamin-D-Gehalte durch verstärkte Inaktivierung aufgrund der erhöhten Expression der inaktivierenden 24-Hydroxylase (induziert durch Calcidiol) zur Vitamin-D-Resistenz führen könnten. Der Normalbereich im Serum betrug 40–60 nmol/l und umfasste das geringste Krebsrisiko. Die Autoren empfehlen bei einem Vitamin-D-Mangel eine entsprechende Supplementation; sie geben aber vor dem Hintergrund ihrer Ergebnisse zu Bedenken, dass mäßig hohe Vitamin-D-Konzentrationen über längere Zeitintervalle verabreicht, Nebenwirkungen hinsichtlich des Prostatakarzinoms haben können und somit ihre Anwendung zur Krebsprävention mit Vorsicht zu betrachten ist. Obwohl über die UVB-Lichtstrahlung etwa 90% der 25(OH)D-Konzentration im Serum gebildet wird, können diätetische Vitamin-D-Quellen in den Wintermonaten wegen der verminderten Hautproduktion von Vitamin-D-Metaboliten wichtig sein. Dennoch gibt es diesbezüglich widersprüchliche Studienergebnisse. Im Rahmen einer italienischen Fall-Kontroll-Studie (1294 Fälle/ 1451 Kontrollen) wurde kein Zusammenhang zwischen einem Prostatakrebs und der Vitamin-D-Zufuhr (retrospektive Eigenberichte der Fälle und Kontrollen) gesehen (Tavani et al. 2005). Auch die Daten der National Health and Nutrition Examination Survey (Epidemiologic Follow-Up Cohort Study) belegen hinsichtlich des Prostatakrebsrisikos keine

Verbindung mit den berichteten Vitamin-D-Zufuhren (Tseng et al. 2005).

Viele biologische Effekte von Vitamin D werden durch Umwelt- (Sonnenlicht, Diät) und genetische Faktoren (VDR-Polymorphismen) vermittelt. John et al. (2005) haben die Sonnenexposition und die Vitamin-D-Rezeptor-Genpolymorphismen in Verbindung mit dem Risiko für einen fortgeschrittenen Prostatakrebs erstmals anhand von Reflektometrie im Rahmen einer Fall-Kontroll-Studie mit 450 Fällen und 455 Kontrollen untersucht. Die Befunde stützen die Hypothese, dass Sonnenexposition und VDR-Polymorphismen zusammen eine wichtige Rolle in der Ätiologie des Prostatakrebs spielen; denn ein reduziertes Risiko für einen fortgeschrittenen Prostatakrebs war mit hoher Lebenszeit-Sonnenexposition verbunden (OR = 0,51, 95% CI: 0,33–0,80). Signifikante Risikoabnahmen wurden bei hochaktiven Allelen wie FOK1 FF oder Ff, TaqI tt und BglI BB Genotypen in Gegenwart von hoher Sonnenexposition beobachtet (OR: 0,46-0,67). Rukin et al. (2006) berichten gleichermaßen, dass Männer mit sehr geringer UV-Exposition und VDR-Haplotypen mit einem Prostatakrebsrisiko im Odds-Ratio-Bereich von 1,9 bis 2,4 angesiedelt waren. Wurde der Einfluss von VDR-Genotypen bei Männern < 73 Jahre alt separat analysiert, so war das FOK1 F-Allel mit einer OR von 2,1 (95% CI: 1,0–4,3) und der FF Genotyp mit einer OR von 2,5 (95% CI: 1,2–5,1) für das Prostatakrebsrisiko verbunden (Huang et al. 2006). Eine Fall-Kontroll-Studie mit 258 afro-amerikanischen Prostatakrebspatienten und 434 Kontrollen demonstrierte das signifikant häufigere Auftreten von nur einer Variante des VDRs, nämlich des 5132C-Allels, bei den Fällen (OR = 1,8) (Kidd et al. 2005).

In einer ersten Pilotstudie zeigten sehr hohe Tagesdosen von 50 µg (2000 IU) Vitamin D_3, die über einen Zeitraum von 25 Monaten eingenommen worden waren, bei einigen asymptomatischen Prostatakrebserkrankten eine statistisch signifikante Abschwächung der PSA (Prostata-spezifisches Antigen) Anstiegsrate nach 21 Monaten ohne Nebenwirkungen ($p = 0{,}005$). Die mittlere PSA-Verdopplungszeit wurde von 14,3 auf 25 Monate nach Beginn der Vitamin-D-Gabe verlängert (Woo et al. 2005).

VDR-Rezeptoren finden sich auch im Gehirn und vielen anderen Geweben des Nervensystems, bei denen die Funktion von Calcitriol noch unklar ist (Kalueff und Tuohimaa 2007).

3.12.5 Bedarf

Vitamin D nimmt innerhalb der essenziellen Nährstoffe eine Sonderstellung ein, da es aufgrund körpereigener Synthesefähigkeit nicht immer unbedingt mit der Nahrung zugeführt werden muss. Der gesunde Erwachsene ist durchaus in der Lage, bei entsprechender Sonnenexposition seinen Bedarf durch Eigensynthese zu decken. Die Empfehlungen verschiedener Länder geben dementsprechend unterschiedliche Zufuhrdaten für den Erwachsenen an (z.B. Indien, Indonesien, Mexiko, Philippinen), die zwischen 2,5 und 10 µg/Tag liegen, wobei klimatische Verhältnisse ebenso berücksichtigt wurden wie die Häufigkeit entsprechender Mangelerscheinungen. Da die UV-Strahlung in nördlichen Ländern gering ist und ein Großteil der Bevölkerung in industriellen Ballungsgebieten lebt, deren Dunstglocke die UV-Einstrahlung zusätzlich mindert, wird auch bei uns eine tägliche Zufuhr von Vitamin D empfohlen, um das potenzielle Risiko unzureichender Eigensynthese zu eliminieren. Es gibt widersprüchliche Ergebnisse, ob Sonnenschutzcreme auch die Synthese von Vitamin D reduziert (Matsouka et al. 1987, Marks 1999). Dass die regelmäßige orale Zufuhr von Vitamin D gerechtfertigt ist, wird durch das immer noch vorkommende Auftreten der Rachitis bestätigt. Gegen Ende des 19. Jahrhunderts spielte diese Erkrankung noch eine sehr große Rolle. Erst nach Einführung geeigneter prophylaktischer Maßnahmen (früher Lebertran, später Vigantol-Stoß, heute über angereicherte Lebensmittel bzw. regelmäßige medikamentöse Vitamin-D-Substitution) wurde eine Verbesserung der Situation erreicht. Unter diesen Aspekten scheint es deshalb gerechtfertigt, für Vitamin D Empfehlungen zur wünschenswerten Höhe der Zufuhr auszusprechen, auch wenn es sich im engeren Sinne nicht um einen essenziellen Nährstoff handelt. Die von der DACH 2000 als wünschenswert erachteten Mengen sind in Tabelle 3.12.2 wiedergegeben. Die Empfehlungen werden in Gewichtseinheiten angegeben, wobei 1 µg Ergocalciferol bzw. Cholecalciferol 40 IU entspricht. Empfehlungen zur

Vitamin-D-Zufuhr werden von Seiten der DGE erst seit 1975 gegeben. Ergebnisse biochemischer Untersuchungen, die teilweise sehr niedrige Konzentrationen von Vitamin-D-Metaboliten im Plasma (im Frühjahr häufiger Messwerte im kritischen Bereich als im Herbst) bei verschiedenen Bevölkerungsgruppen in der Bundesrepublik zeigten (Ernährungsbericht 1984), führten zu der Empfehlung einer regelmäßigen Zufuhr von 5 µg/Tag für den Erwachsenen. Eine besonders kritische Phase für eine optimale Vitamin-D-Versorgung stellt die frühe Kindesentwicklung dar. Dementsprechend hoch liegen die Empfehlungen.

Säuglinge

Von der Geburt an bis zum 1. Lebensjahr wird eine orale Zufuhr von 10 µg/Tag als wünschenswert angesehen (DACH 2000). In allen anderen Lebensabschnitten wird unabhängig von Geschlecht und Alter einheitlich eine Zufuhr von 5 µg/Tag empfohlen.

Da die Vitamin-D-Gehalte von Muttermilch und auch Kuhmilch nicht ausreichend sind, werden die gebräuchlichen Säuglingsnahrungen mit Vitamin D angereichert (gewöhnlich 10 µg/l). Selbst eine noch höhere Zufuhr im frühen Kindesalter scheint vertretbar, wenn die klimatischen Verhältnisse eine ausreichende Sonnenexposition nicht erlauben. Durch die zusätzliche Zufuhr von 10–12,5 µg (entspricht dem Vitamin-D-Gehalt in handelsüblichen Präparaten zur Rachitisprophylaxe) wird auch unter ungünstigen klimatischen Bedingungen ein ausreichender Schutz erreicht, wobei noch nicht mit dem Auftreten von Überempflindlichkeitsreaktionen zu rechnen ist. Dass dennoch in den letzten Jahren ein Anstieg der Rachitishäufigkeit zu beobachten ist, liegt am zunehmenden Trend, die Säuglinge zu stillen. Dabei ist eine Verlängerung der Stilldauer (> 1 Jahr) gelegentlich zu beobachten, so dass längerfristig eine unzureichende Vitamin-D-Versorgung resultiert, die sich schließlich im wachsenden Organismus in Knochenveränderungen manifestiert (Welch et al. 2000). Vor diesem Hintergrund wird es nicht verständlich, warum die DACH-Empfehlungen für Schwangere und Stillende gegenüber den bisherigen Empfehlungen halbiert wurden. Denn die plazentare Übertragung vom Vitamin D der Mutter auf den Foetus ist ebenso gering wie die Vitaminmenge, die in die Muttermilch übergeht. Da nicht auszuschließen ist, dass mit den aktuellen DACH-Empfehlungen die Versorgung nicht immer gewährleistet ist (siehe unten), ist eine Supplementierung bis zu 10 µg pro Tag wahrscheinlich für viele Schwangere und Stillende angebracht (Institute of Medicine 1997).

Tab. 3.12.2 Vitamin D (Calci.), empfohlene tägliche Zufuhr (DACH 2000)

Alter	Vitamin D[1]		
	µg/Tag	µg/MJ[2] Nährstoffdichte	
		m	w
Säuglinge[3]			
0 bis unter 4 Monate	10	5,0	5,3
4 bis unter 12 Monate	10	3,3	3,4
Kinder			
1 bis unter 4 Jahre	5	1,1	1,1
4 bis unter 7 Jahre	5	0,8	0,9
7 bis unter 10 Jahre	5	0,6	0,7
10 bis unter 13 Jahre	5	0,5	0,6
13 bis unter 15 Jahre	5	0,4	0,5
Jugendliche und Erwachsene			
15 bis unter 19 Jahre	5	0,5	0,6
19 bis unter 25 Jahre	5	0,5	0,6
25 bis unter 51 Jahre	5	0,5	0,6
51 bis unter 65 Jahre	5	0,5	0,7
65 Jahre und älter	10	1,2	1,4
Schwangere	5		0,5
Stillende	5		0,5

1 1 µg = 40 IE; 1 IE = 0,025 µg.

2 Die Werte wurden für Jugendliche und Erwachsene mit überwiegend sitzender Tätigkeit (PAL-Wert 1,4) berechnet.

3 Die Deutsche Gesellschaft für Kinderheilkunde empfiehlt unabhängig von der Vitamin-D-Produktion durch UV-Licht in der Haut und der Vitamin-D-Zufuhr durch Frauenmilch bzw. Säuglingsmilchnahrungen (Basisvitaminierung) zur Rachitisprophylaxe bei gestillten und nicht gestillten Säuglingen die tägliche Gabe einer Vitamin-D-Tablette von 10–12,5 µg (400–500 IE) ab dem Ende der 1. Lebenswoche bis zum Ende des 1. Lebensjahres. Die Prophylaxe kann im 2. Lebensjahr in den Wintermonaten fortgeführt werden.

Kinder

Aktuelle Untersuchungen bei britischen Vorschulkindern, die im Rahmen des Diet and Nutrition Survey durchgeführt wurden, weisen auf einen mangelnden Vitamin-D-Status, vor allem während der Wintermonate, hin (Davies et al. 1999). Ebenso wurden in Deutschland (51. nördlicher Breitengrad) erhebliche saisonale Unterschiede des 25(OH)-Vitamin-D-Gehaltes im Serum von Kindern (84 nmol/l im Sommer; 43 nmol/l im Winter) und jungen Erwachsenen (70 nmol/l im Sommer; 30 nmol/l im Winter) beobachtet; trotz ausgeprägter Aktivitäten im Freien und häufiger Sonnenlichtexposition, die von den untersuchten Populationen berichtet worden waren, entsprechen die oben genannten Werte nicht einem als adäquat zu bezeichnenden Vitamin-D-Status, dessen Bereich zwischen 100 und 200 nmol/ liegt (Zittermann 2003). Auch der Ernährungsbericht 2000 (DGE 2000b) weist darauf hin, dass die Vitamin-D-Aufnahme in Deutschland bei Kindern und Jugendlichen zu gering ist; sie beträgt bei den 4- bis 7-Jährigen 2,3 µg und bei 7- bis 10-Jährigen nur 2,1 µg, und erreicht damit noch nicht mal die Hälfte der aktuellen Referenzwerte (DACH 2000). Nach weiteren vier Jahren liegt aufgrund des Ernährungsberichts 2004 die durchschnittliche Vitamin-D-Zufuhr insbesondere bei Kindern und Jugendlichen nach wie vor zum Teil erheblich unter der empfohlenen Zufuhrmenge. Für 4- bis 7-Jährige ergab sich eine mittlere Zufuhr an Vitamin D in Prozent der DACH-Referenzwerte in den alten/neuen Bundesländern von 31/36 bei den Männern (m) und 37/44 bei den Frauen (w), für 7- bis 10-Jährige von 38/49 (m) und 30/36 (w), sowie für 13- bis 15-Jährige von 46/55 (m) und 33/40 (w) (DGE 2004). Angesichts dieser Situation scheint es angebracht, für Kinder eine allgemeine Supplementierung mit Vitamin D zu empfehlen.

Ältere Menschen

Erstmals werden für ältere Menschen (65 Jahre und älter) deutlich höhere Werte angegeben (10 µg /Tag; DACH 2000). Die Ergebnisse von Studien in den letzten Jahren aus Österreich (König und Elmadfa 2000), Frankreich (Essama-Tjani et al. 2000), Dänemark (Rasmussen et al. 2000), Deutschland (Scharla et al. 1999) und Irland (Hurson et al. 1997) bestätigen die Daten der SENECA-Studie (Haller 1999), dass ungefähr 50% der EU-Senioren Vitamin-D-Defizite aufweisen. Dies wurde auch anhand von biochemischen Untersuchungen bestätigt. Aus dem Ernährungsbericht 2004 geht hervor, dass sich innerhalb der älteren Bevölkerung (65 Jahre und älter) die Essensgewohnheiten in den alten und neuen Bundesländern seit der letzten Erhebung nicht dahingehend geändert haben, dass die von der DGE empfohlenen täglichen Zufuhrmengen an Vitamin D (DACH-Referenzwerte 2000) erreicht werden (m: 46/61(%), w: 29/37(%)). Im Gesamtdurchschnitt wird bei den deutschen Bundesbürgern der alten bzw. neuen Bundesländer nur 44/54 Prozent der empfohlenen Zufuhrmenge an Vitamin D bei den Frauen bzw. 59 /74 Prozent der Referenzwerte bei den Männern zugeführt (DGE 2004). In den USA findet man ähnliche Werte (Gilbride et al. 1998, Foote et al. 2000). Dies ist von besonderer Relevanz bei institutionalisierten älteren Menschen, die zudem noch bettlägerig sind und bei denen eine ausreichende Sonnenexposition unterbleibt. Es wird zunehmend beobachtet, dass Bewohner von Altenheimen häufiger einen Vitamin-D-Mangel haben als Gleichaltrige in Privathaushalten. Im Rahmen einer englischen Studie waren von 1766 über 65-jährigen Teilnehmern ein Drittel der Altenheimbewohner im Vitamin-D-Mangel, wohingegen dies bei den in privaten Haushalten lebenden Älteren nur bei etwa zwölf Prozent der Fall war (Hirani und Primatesta 2005). Diesbezügliche Daten aus der Schweiz (47,5. nördlicher Breitengrad) bzw. Frankreich (50. nördlicher Breitengrad) belegen insbesondere für die Winterphase eine deutliche Mangelsituation der Heimbewohner, die mittlere 25(OH)D-Gehalte von 18 bzw. 8 nmol/l aufwiesen (Zittermann 2003). Eine Serumkonzentration von 25 nmol/l Calcidiol wird nach aktueller Einschätzung der DGE (2000) bereits als Mindestwert angesehen.

Angesichts dieser Resultate, wird von mehreren Forschern empfohlen, ältere Menschen (> 65 Jahre) mit Vitamin D zu supplementieren (Rasmussen et al. 2000). Auch die amerikanischen DRI (Institute of Medicine 1997) weisen auf die Notwendigkeit einer

Supplementierung hin, um den Schätzwert (AI) von 15 µg pro Tag für Ältere (> 70 Jahre) zu erreichen.

Populationen mit erhöhtem Vitamin-D-Bedarf

Populationen mit einem sehr großen Risiko für einen Vitamin-D-Mangel schließen die Bevölkerungen ein, die in der Winterzeit in Klimazonen oberhalb und unterhalb des 35. Breitengrades leben. So hat eine multinationale Untersuchung aus Nordeuropa (Finnland, Dänemark, Irland und Polen) ergeben, dass der Vitamin-D-Status bei 37% der untersuchten Teenager und 17% der älteren Frauen im Winter unterhalb des Mindestwertes von 25 nmol/l 25(OH) Vitamin D lag (Andersen et al. 2005).

Bestimmte Bevölkerungsgruppen, die nicht unter physiologischen Sonderbedingungen stehen, haben aufgrund kultureller oder geographischer Gegebenheiten einen erhöhten Vitamin-D-Bedarf. So findet man ein vermehrtes Auftreten von Rachitis bei Afroamerikanern und Asiaten, die in nördliche Breiten migriert sind. Diese „Immigrantenosteomalazie" ist darauf zurückzuführen, dass dunkelhäutige Rassen aufgrund ihrer Hautfarbe einen natürlichen Schutz vor zu starker Eigensynthese (äquatornahe Länder) haben. Bei unzureichender UV-Exposition in industriellen Ballungsgebieten der nördlichen Länder ist besonders bei diesen Personen auf eine ausreichende Vitamin-D-Zufuhr zu achten (Lawson et al. 1999, Kreiter et al. 2000). So beschreibt eine neuere Arbeit von Harris (2006), dass eine Vitamin-D-Insuffizienz häufiger bei Afro-Amerikanern mit schwarzer Hautfarbe als bei weißen Amerikanern anzutreffen ist. Die meisten gesunden, jungen farbigen Amerikaner erreichen nämlich über das gesamte Jahr (im Sommer und Winter) keine optimalen 25(OH)-Vitamin-D-Serumkonzentrationen. Eine stärker pigmentierte Haut, die Melanin in höheren Mengen enthält, blockiert die Absorption der UVB-Strahlen und ist grundsätzlich für eine verminderte Vitamin-D-Synthese der Haut verantwortlich. Da geringe 25(OH)D-Konzentrationen im Serum mit einer hohen PTH (Parathormon)-Konzentration verbunden sind, die wiederum mit einer niedrigen Knochenmineraldichte einhergehen, werden dieser Bevölkerungsgruppe insbesondere Vitamin-D_3-Supplemente in Höhe von nahezu 1000 IU (25 µg) pro Tag empfohlen; dies soll in den Wintermonaten einen durchschnittlichen Calcidiolspiegel von 80 nmol/l erhalten und dem Vitamin-D-Mangel als einer beisteuernden Ursache für Osteoporose entgegen wirken (Dawson-Hughes 2004). Im Rahmen des 3. National Health and Nutrition Examination Survey 1988–1994 wurde erkannt, dass 42% der schwarzhäutigen Frauen der Vereinigten Staaten im gebärfähigen Alter (15–49 Jahre) Vitamin-D-defizient sind. Da die Rachitisfälle in den USA wieder zunehmen, wobei 83% der betroffenen Kinder eine schwarze Hautfarbe aufwiesen und zu 96% gestillt wurden, haben Lee und Mitarbeiter (2007) die Calcidiolkonzentrationen von 40 gesunden, farbigen Mutter-Kind-Paaren in der perinatalen Phase untersucht. Einen Vitamin-D-Mangel, d.h. Serumspiegel < 30 nmol/l, hatten hierbei 50% der Mütter und 65% ihrer Neugeborenen. Die starke Korrelation zwischen den mütterlichen und Neugeborenen-Vitamin-D-Konzentrationen im Blut bot weitere Hinweise dafür, dass die Blutwerte der Neugeborenen von den 25(OH)D-Konzentrationen der Mütter abhängen. Insofern könnte die maternale Vitamin-D-Defizienz ein Risikofaktor für die Rachitisentwicklung bei den Kindern sein.

Die Körperverhüllung bei Frauen moslemischer Länder führt dazu, dass selbst in diesen Breiten Vitamin-D-Mangelzustände bis hin zu Rachitis auftreten (Seeler 2001). Diese Situation wird zusätzlich erschwert, falls diese Frauen in nördlichen Ländern leben, z.B. Dänemark. Verschleierte arabische Frauen wiesen hier im Durchschnitt einen Vitamin-D-Gehalt von 7,1 nmol/l, nicht verschleierte moslemische Araberinnen von 12,6 nmol/l und native dänische Frauen einen Serumgehalt von 47,1 nmol/l auf (Glerup et al. 2000). Alagöl et al. (2000) haben während des Sommers (August) in Istanbul (41.–29. Breitengrad) eine Studie durchgeführt und selbst bei premenopausalen Frauen, die in einem sonnenreichen Land wie der Türkei leben, äußerst niedrige Vitamin-D-Konzentrationen festgestellt, denn die ausreichend vorhandene UVB-Bestrahlung der Haut ist aufgrund des traditionellen Bekleidungsstils islamischer Frauen (verschleiert, Handschuhe) nicht gewährleistet. Bei dieser Frauengruppe wurden Serumwerte von 9 ± 5,7 nmol/l 25(OH)-Vitamin D analysiert. Immer mehr Studien zu diesem Thema weisen auf die 25-OH-Vitamin-D-Mangelsituation im Serum hin und machen eine notwendige Vitamin-D-Supplementierung erforderlich (Fuller und Caspari-an 2000, Glerup et al. 2000, Meddeb et al. 2005).

Entsprechend waren früher häufig auch Ordensschwestern betroffen, die sich aufgrund von Kleidervorschriften und Lebensweise kaum der Sonne aussetzten. In neuerer Zeit haben sich bei strengeren Ordensvereinigungen die Vorschriften gelockert und dementsprechend treten Mangelzustände selten auf.

In welchem Umfang die lichtinduzierte Vitamin-D-Synthese für die Bedarfsdeckung ausreicht, hängt vom Ausmaß der Luftverunreinigung, der Lebensweise, der Bekleidung und von klimatischen Bedingungen ab. In Regionen nördlich des 40. Breitengrades reicht die Strahlungsintensität in den Wintermonaten nicht für eine Vitamin-D-Synthese in der Haut aus. Eine genaue Vorhersage über die Effizienz einer Sonnenlichtexposition ist nicht möglich. Bei älteren Personen ist die Vitamin-D-Synthese wegen der geringeren Hautdicke und des geringeren Gehalts an 7-Dehydrocholesterol (bei 80-Jährigen etwa die Hälfte von 20-Jährigen) und aufgrund verminderter Enzymaktivitäten deutlich geringer als bei jüngeren. Es wurde abgeschätzt, dass für die ältere Bevölkerung in Boston (42,2 Grad nördlicher Breite) eine 10–15 Minuten dauernde Exposition von Gesicht, Händen und Armen an klaren Sommertagen 2–3mal wöchentlich genügen müsste, um einen ausreichenden Vitamin-D-Status aufrecht zu erhalten (Holick 1986, 2000).

Die Ursache, warum in Ländern mit viel Sonneneinstrahlung wie z.B. Südostasien Rachitis und Osteomalzie auftreten (bei Ausschluss der zuvor genannten kulturellen Gegebenheiten), ist nicht näher bekannt und Gegenstand weiterer Untersuchungen (Goswani et al. 2000).

Im Falle, dass Vitamin-D-Supplemente eingesetzt werden, gelten diese in den handelsüblichen Dosierungen als sicher, da von verschiedenen Autoren die LOAEL- und NOAEL-Werte als zu niedrig bewertet werden (Vieth 1999, Heaney 1999, Vieth et al. 2001). Die DRIs (Institute of Medicine 1997) haben die Obergrenzen (UL) für Säuglinge (0–12 Monate) auf 25 µg (1000 IE), für Kinder (1–18 Jahre) auf 50 µg (2000 IE) festgesetzt, so dass bei den angegebenen Mengen mit keiner Überdosierung oder negativen Reaktionen zu rechnen ist.

3.12.6 Bedarfsdeckung

Der Vitamin-D-Bedarf wird hauptsächlich durch Eigensynthese gedeckt. Die Zufuhr durch Lebensmittel spielt nur eine untergeordnete Rolle. Dennoch kann es unter kritischen Bedingungen (Klima, Lebensweise, Rasse) durchaus von Bedeutung sein, vermehrt Vitamin D exogen zuzuführen. Jüngere Daten zur Vitamin-D-Aufnahme der Bevölkerung kann man der Bayerischen Verzehrsstudie (1997) entnehmen. Danach stehen Fisch und Fischerzeugnisse, gefolgt von Eiern, an vorderster Stelle der Vitamin-D-Lieferanten. Da Margarine keinen natürlichen Gehalt an Vitamin D hat, ist gesetzlich ein Zusatz von 25 µg/kg zugelassen; dadurch ist gewährleistet, dass eine vergleichbare Vitamin-D-Aufnahme erfolgt, als ob Butter verwendet würde. Zur Verbesserung der Vitamin-D-Versorgung kann die Empfehlung ausgesprochen werden, Fisch und Fischprodukte vermehrt zuzuführen, da ein stärkerer Konsum von Fetten (Cholesterol) nicht propagiert werden kann, zumal ein erheblicher Prozentsatz der Bevölkerung in Industriestaaten unter erhöhten Blutfettwerten leidet.

Man kann auch eine moderate Empfehlung zu einem höheren Eierkonsum verantworten, zumal in den letzten Jahren anhand von Studienergebnissen gezeigt werden konnte, dass der Einfluss von Nahrungscholesterol auf den Blutfettspiegel eher marginal ist. In der Bevölkerung besteht immer noch eine falsche Angst vor moderatem Eierkonsum, was Anfang der 90er Jahre dazu beigetragen hat, dass der Konsum erheblich reduziert wurde.

Entsprechend dem unterschiedlichen Vorkommen von Vitamin D in Lebensmitteln pflanzlicher bzw. tierischer Herkunft nehmen Vegetarier deutlich weniger Vitamin D auf als Nichtvegetarier. Nach Angaben im Ernährungsbericht 1988 lagen männliche Nichtvegetarier mit ihrer Vitamin-D-Aufnahme (hauptsächliche Vitamin-D-Quelle Fisch und Milch) innerhalb der Empfehlungen von 5 µg/Tag. Dagegen unterschritten alle anderen Untergruppen die wünschenswerte Höhe der Zufuhr um mindestens 20%, wobei weibliche Vegetarier sogar nur 50% (hauptsächlich Vitamin-D-Quelle Milch und Eier) erreichten (Ernährungsbericht 1988).

Da Vitamin D in der Regel ausreichend im intermediären Stoffwechsel gebildet werden kann, wird die niedrige orale Vitamin-D-Zufuhr der Vegetarier nicht als besonders kritisch angesehen. Dennoch sollte vor allem in den sonnenarmen Monaten auf eine vermehrte Zufuhr von Vitamin D mit der Nahrung geachtet werden. Diese Empfehlung gilt besonders für Frauen (bes. Vegetarier) im Seniorenalter (Kinyamu et al. 1998, Outila et al. 2000). Es besteht der Verdacht, dass zwischen der unzureichenden Vitamin-D-Versorgung der Frauen und dem Auftreten der Osteoporose ein Zusammenhang besteht (Friedrich 1987). Zwar ist diese Erkrankung multifaktoriell bedingt (postmenopausale Hormonveränderung, zu geringe Kalziumaufnahme), ursächliche Beziehungen zum Vitamin-D-Haushalt sind jedoch nicht auszuschließen.

Im Rahmen der Diskussion einer ausreichenden Bedarfsdeckung muss ebenfalls berücksichtigt werden, dass unter bestimmten Krankheitsbedingungen bzw. bei Einnahme verschiedener Medikamente (Glucocorticoide) mit einer Störung im Metabolismus der Calciferole gerechnet werden muss (Homik et al. 1998).

Bei Störungen der exokrinen Pankreasfunktion bzw. unzureichender Gallensekretion muss mit einer unzureichenden Vitamin-D-Resorption (betroffen sind auch andere fettlösliche Vitamine) gerechnet werden, was zweifellos Auswirkungen auf die Bedarfsdeckung hat. Weiterhin ist bei Leber- und Nierenerkrankungen mit Störungen der Calciferolmetabolisierung zu rechnen, die ebenfalls bedarfsrelevante Auswirkungen zur Folge haben. Darüber hinaus erhöhen Antiepileptika und Antikonvulsiva den Bedarf an Vitamin D, was bei mangelnder Substitution zu einer unzureichenden Bedarfsdeckung und damit zu einer verringerten Knochendichte führt (Feldkamp et al. 2000, Farhat et al. 2002).

3.12.7 Klinische Symptomatik

Ein Vitamin-D-Mangel führt zu einer ungenügenden Resorption und renalen Reabsorption von Kalzium und Phosphat. Folgen hiervon sind Abfall des Kalzium- und Phosphatspiegels und ein Anstieg der alkalischen Phosphatase im Serum. Auf den erniedrigten Kalziumspiegel reagiert der Organismus mit einem Hyperparathyreoidismus. Klinisch äußert sich der Mangel in charakteristischen Symptomen am Knochen- und Nervensystem. Am bekanntesten ist die Rachitis beim Kind und die Osteomalazie beim Erwachsenen. Infolge einer mangelnden Kalkeinlagerung beim Säugling kommt es zu Kraniotabes, verzögertem Fontanellenschluss, dem sog. rachitischen Rosenkranz (Auftreibungen an der Knochen-Knorpel-Grenze des Brustbeins), Verformungen des Schädels, des Brustbeins und bei unzureichender Mineralisierung des Knochens im Wachstumsalter zu Deformierungen der statisch beanspruchten Wirbelsäule (Skoliose, Kyphose) sowie der Beine. Weiterhin bestehen verzögerter Durchbruch der Milchzähne, Kieferdeformierungen, Fehlstellungen der Zähne mit Schmelzdefekten und Neigung zu Knochenbrüchen.

Die Osteomalazie ist das charakteristische Krankheitsbild des Erwachsenen. Sie äußert sich subjektiv mit Schmerzen in den funktionellen und statisch beanspruchten Skelettanteilen wie Thorax, Schultern, Wirbelsäule, Becken und Beine. Zu den auffälligen Skelettdeformierungen gehören u.a. Trichterbrust, sog. Kartenherzform des Beckens der Frau, klimakterische Kyphose sowie Neigung zu Spontanfrakturen, besonders des Schenkelhalses. Neben charakteristischen Laborbefunden wird die Diagnose durch das Röntgenbild bzw. Knochenbiopsie nach Tetracyclinmarkierung erhärtet. Typisch sind Osteoporose, verspätete Verkalkung der Knochenkerne, becherförmige Metaphysengrenzen, unregelmäßige, bandförmige Aufhellungs- und Verdichtungsbezirke (Looser Umbauzonen) im metaepiphysären Wachstumsbereich der Röhrenknochen. Häufig bestehen fortschreitende Muskelschwäche und erhöhte Infektanfälligkeit.

Am Nervensystem äußert sich der Kalziummangel in einer latenten oder manifesten Spasmophilie. Schreckhaftigkeit, erhöhte Reizbarkeit und gesteigerte Nervenerregbarkeit sind Hinweise auf einen latenten Mangel, Tetanie mit Muskelspasmen im Bereich der Lippen, an Händen und Füßen (Pfötchenstellung), Laryngospasmus, generalisierte Krämpfe und schwere EKG-Veränderungen sind Zeichen eines manifesten Kalziummangels. Letzterer tritt im

3

Tab. 3.12.3 Chronische Krankheiten in Verbindung mit einem schlechten Vitamin-D-Status

Vitamin-D-Status Calcidiol (25(OH)D)	Latenz	Wirkungsverlust von Vitamin D	Krankheit
Mangel (< 20 ng/ml bzw. < 50 nmol/l)	Kurz		• Osteomalazie • Rachitis
Insuffizienz (< 40 ng/ml bzw. < 100 nmol/l)	Lang	Kalziotrope Wirkungen	• Osteoporose • Muskelschmerzen • Muskelschwäche, (Skelett, Herz, (Muskelermüdung, Sarcopenia, Stürze) • Frakturen • Bluthochdruck • Kardiovaskuläre Herzerkrankungen
		Antiproliferative Wirkungen	• Krebserkrankungen: – Brust – Darm – Prostata – Ovar – Pankreas – Non-Hodgkin-Lymphom
		Immunmodulatorische Wirkungen	• Diabetes mellitus • Multiple Sklerose • Systemischer Lupus erythematodes • Psoriasis • Rheumatoide Arthritis • Entzündliche Darmerkrankungen: – Colitis ulcerosa – Morbus Crohn

(modifiziert nach Whiting und Calvo 2005)

Kindesalter vorwiegend in der spontanen Heilungsphase der Rachitis im Frühjahr auf. Durch die erste intensive Sonnenlichtexposition bzw. durch kleine Dosen von Vitamin D wird offenbar der Kalziumsog des wachsenden Skeletts stärker stimuliert als die Kalziumresorption im Darm, wodurch es zu einer Hypokalzämie kommt. Zu den Erscheinungen der Hypervitaminose D Kapitel 7.12.

Da 1,25$(OH)_2$Vitamin D auch extrarenal in Haut, Haarfollikeln, Nebennierenmark, Lymphknoten, Gehirn, Pankreasinselzellen und Dickdarm gebildet wird, wird die Annahme eines kausalen Zusammenhanges zwischen autokrinen Wirkungen wie Immunmodulation, Zelldifferenzierung, Proliferation und Apoptose, die Vitamin-D-vermittelte nicht kalziotrope Funktionen darstellen, und der Protektion vor Autoimmunerkrankungen und Krebs verständlich. Die Tabelle 3.12.3 weist chronische Krankheiten in Verbindung mit einem defizitären Vitamin-D-Status in Abhängigkeit von der Latenz und der Vitamin-D-Wirkung aus.

3.12.8 Anwendungsgebiete

Die Anwendung von Vitamin D (Cholecalciferol/Ergocalciferol) gemäß einer Arzneimittelzulassung durch das BfArM erfolgt in Abhängigkeit von Tagesdosen von 400 bis 200 000 IE (10 µg–5 mg) (Mustertextfachinformation von 2001) am besten während einer Mahlzeit mit ausreichend Flüssigkeit (➤ Tab. 3.12.4). Neben den vom BfArM zugelassenen Arzneimittelindikationen gibt es Risikogruppen und Risikofaktoren, die mit einem latenten oder manifesten Vitamin-D-Mangelzustand einhergehen (➤ Tab. 3.12.5).

Tab. 3.12.4 Anwendungsgebiete von Vitamin D

Mit Tagesdosen von 400 bis 500 IE: Rachitisprophylaxe, Prophylaxe bei erkennbarem Risiko einer Vitamin-D-Mangelerkrankung bei ansonsten Gesunden ohne Resorptionsstörung
Mit Tagesdosen von 800 bis 1000 IE: Unterstützende Behandlung der Osteoporose
Mit Tagesdosen von 1000 IE: Rachitisprophylaxe bei Frühgeborenen
Mit Tagesdosen von 3000 bis 5000 IE: Prophylaxe bei erkennbarem Risiko einer Vitamin-D-Mangelerkrankung bei Malabsorption
Mit Tagesdosen von 1000 bis 5000 IE: Behandlung von Rachitis und Osteomalazie
Mit Tagesdosen von 50 000 bis 200 000 IE: Einmalige Anwendung bei der Anfangsbehandlung von Vitamin D-Mangelzuständen

Tab. 3.12.5 Risikogruppen und Risikofaktoren für einen latenten oder manifesten Vitamin-D-Mangelzustand sowie Hinweise für Risikoabnahmen

Risikogruppen
Unreife Frühgeborene Malabsorption (chronische Darmerkrankungen, Magen-Darm-Resektion, chronische Pankreatitis, Sprue), Maldigestion
Patienten mit metabolischen Osteopathien
Patienten mit chronischen Leber- und Nierenerkrankungen (chronische Hepatitis, primär biliäre Zirrhose), deren intermediäre Vitamin-D-Hydroxylierung in biologisch aktive Metaboliten defekt ist (sowohl verminderte 25-Hydroxylase-Aktivität bei Leberzirrhose als auch 1-α-Hydroxylase-Aktivität bei Niereninsuffizienz und X-chromosomal rezessive 1-25-Hydroxylase-Defizienz), Patienten mit nephrotischem Syndrom
Pseudo-Vitamin-D-abhängige Mangelrachitis Typ-1
Hypoparathyreoidismus
Psoriasis
Frauen mit postmenopausaler Osteoporose
Patienten mit großflächigen Verbrennungen.
Dialysepatienten (Peritonealdialyse)
Patienten nach Organtransplantation (immunsuppressive Therapie)
Patienten mit systemischem Lupus erythematodes
Patienten mit Xeroderma pigmentosum und Basalzellnävus-Syndrom (DNA Repair-Defekte)

Tab. 3.12.5 Risikogruppen und Risikofaktoren für einen latenten oder manifesten Vitamin-D-Mangelzustand sowie Hinweise für Risikoabnahmen *(Forts.)*

Patienten mit Rezeptordefekt, deren Intestinum und Skelett aufgrund von Polymorphismen an den Vitamin-D-Rezeptoren (genetisch bedingte Rezeptorvarianten) gegenüber ausreichend hohen 1,25-Dihydroxy-Vitamin-D_3-Spiegeln wahrscheinlich aufgrund unterschiedlicher 1,25-$(OH)_2$-Vitamin-D-Empfindlichkeit oder -Resistenz ungenügend ansprechen
Vitamin-D-abhängige Rachitis Typ-2
Risikofaktoren
Mehr als 6 Monate ausschließlich (ohne kalziumhaltige Beikost) gestillte Säuglinge, da der Muttermilchgehalt gering an Vitamin D ist
Streng vegetarisch ernährte Kinder und Erwachsene
Ungenügende alimentäre Zufuhr bei Erwachsenen, Nahrungsrestriktion, erhöhter Stoffwechsel durch Kalziummangel
Schwangere, Stillende, Säuglinge, Kleinkinder und Ältere mit ungenügender UV-B-Lichtexposition (Wintermonate, Bettlägerigkeit, extensive Anwendung von Sonnenschutzmitteln, Wohnort nördlich des 45. Breitengrades) Dunkle Hautpigmentation, farbige Immigranten (Hauttyp)
Ein hoher Grad der Ozonbelastung, Luftverschmutzung
Antikonvulsiva/Antiepileptika (Phenobarbital, Phenytoin), die durch Interaktionen den 25-Hydroxy-D_3-Umsatz beschleunigen
Hinweise für Risikoabnahmen
Mögliche inverse Korrelation der Vitamin-D-Versorgung mit der Häufigkeit von Brust-, Kolon- und Prostatakrebs
Mögliche Risikoabnahmen für Autoimmunerkrankungen wie Diabetes mellitus Typ-1 und Multiple Sklerose. Vitamin-D-Therapie bei Sklerodermie

Prophylaxe und Therapie der Rachitis beim Säugling und Kleinkind

Seit Einführung der kontinuierlichen Rachitisprophylaxe vor etwa 20 Jahren wird die flächendeckende Rachitisprophylaxe mittels täglicher Vitamin-D-Gaben als selbstverständlich vorausgesetzt (➢ Tab. 3.12.3). Die Vitamin-D-Mangelrachitis zählte in den 60er und 70er Jahren in der Bundesrepublik zu den Raritäten. Seit etwa 10 Jahren haben Rachitisfälle wieder zugenommen. Dies mag mit der teilweise kontroversen Diskussion in den Medien zusammenhängen, derzufolge gerade informierte Eltern sich häufig scheuen, den Kindern täglich eine Tablette zu geben.

Die Rachitis beim Säugling und Kleinkind kann durch einen Mangel an Vitamin D bzw. seiner endogen synthetisierten stoffwechselaktiven Metaboliten sowie durch einen Phosphat- und Kalziummangel entstehen (➢ Tab. 3.12.4) und sich aufgrund von Mineralisationsstörungen des wachsenden Knochens und Knorpels in der Desorganisation der Wachstumsfugen, in Wachstumsverzögerung und typischen Skelettdeformationen wie der Verbiegung der langen Röhrenknochen klinisch manifestieren, sowie mit neurosensorischen Störungen und Muskelschwäche verbunden sind. Glerup et al. (2000) haben beschrieben, dass eine Vitamin-D-abhängige Myopathie auch ohne osteomalazische Knochenveränderungen vorliegen kann. Dass 1,25(OH)$_2$-Vitamin D die Muskelfunktion verbessern kann, wird gestützt durch das Vorhandensein von VDR im Skelettmuskel, das Auftreten einer Spannungslosigkeit der Muskeln und von schlaffen Beinen im Vitamin-D-Mangel verbunden mit einem beeinträchtigten intrazellulären Kalziummetabolismus in der Muskelzelle und ferner durch die Maximierung proximaler Fußmuskelfunktionen bei Erwachsenen, sofern der Calcidiolspiegel über 30 ng/ml (75 nmol/l) ansteigt (Bischoff-Ferrari et al. 2004).

Die Deutsche Gesellschaft für Kinderheilkunde hält eine präventive Supplementierung mit 12,5 µg Vitamin D bei allen Säuglingen und Kindern im ersten Lebensjahr für absolut notwendig (bei Frühgeborenen 25 µg), unabhängig von der Jahreszeit und von der Tatsache, ob sie gestillt oder mit Säuglingsnahrung ernährt werden. Im zweiten Lebensjahr genügt es im Herbst und Winter zu supplementieren (Kruse und Brodehl 1993).

Darüber hinaus müssen als besondere Risikogruppen angesehen werden (➢ Tab. 3.12.5):

- streng vegetarisch ernährte Kinder
- Kinder mit unzureichender Sonnenexposition
- Kinder mit Malabsorption und Maldigestion
- Kinder unter Antikonvulsiva-Therapie, bei denen eine gewissenhafte Einhaltung der Rachitisprophylaxe angezeigt ist (Hövels 1983, Kruse 1984).

Aufgrund der überaus positiven Erfahrung mit der kontinuierlichen Rachitisprophylaxe mittels täglicher Vitamin-D-Dosen zwischen 400–1000 IE (10–25 µg) ist die ehemals durchgeführte Stoßprophylaxe mit z.B. 200 000 IE (5 mg) Vitamin D_3 nur noch als obsolet zu bezeichnen. Die kontinuierliche Rachitisprophylaxe mit Vitamin D, insbesondere in Kombination mit der Kariesprophylaxe durch Fluoride ist nahezu nebenwirkungsfrei, hoch effektiv, extrem kostengünstig (etwa 0,5 Cent pro Tag) und Compliance-gerecht. Als sichere Dosis (UL) werden für Säuglinge (0–12 Monate) vom FNB (1997) und Kinder (0–24 Monate) vom SCF (2002) 1000 IU (25 µg) und entsprechend für Kinder älter als 1 Jahr 2000 IU (50 µg) vom FNB (Food and Nutrition Board 1997), Nordic Council (2001) und AFSSA (French Expert Committee on Human Nutrition 2002) angesehen. Bei der routinemäßigen, täglichen Verabreichung von 400–2000 IU Vitamin D_2 oder D_3 in den ersten Lebensjahren liegen nach Holick (2006) keine Berichte zu toxischen Vorkommnissen vor. Erst tägliche Dosen von über 50 000 IU sind toxisch (Holick 2006).

Rachitisfälle mit tetanischen Zustandsbildern können dann beobachtet werden, wenn diese schulmedizinisch eindeutig gesicherten prophylaktischen Maßnahmen negiert und der Säugling aus weltanschaulichen Gründen „alternativ" ernährt wird (Hellebostad et al. 1985). Ein Großteil der heute zu beobachtenden Rachitisfälle ist durch solche extremen Ernährungsformen bedingt (Kurlemann und Strauch 1987).

Eine Vitamin-D-Mangelrachitis kann nicht nur durch eine zu geringe alimentäre Vitamin-D-Zufuhr und ungenügende UV-Exposition bedingt sein, sondern auch hepatische, renale und intestinale Defekte können zu unzureichenden Konzentrationen an Vitamin-D-Metaboliten führen. Beim unreifen Frühgeborenen kann durch eine zu geringe 25-Hydroxylase-Aktivität zu wenig 25-Hydroxy-Cholecalciferol synthetisiert werden. Eine schwere Niereninsuffizienz führt durch eine verminderte 1-α-Hydroxylaseaktivität zu einem 1,25-Dihydroxy-Cholecalciferol-Mangel. Seltene Fälle einer Pseudo-Vitamin-D-Mangelrachitis sind bekannt. Es ist gesichert, dass hierfür eine Endorganresistenz des Intestinums und des Skeletts gegenüber 1,25-Dihydroxy-Cholecalciferol verantwortlich zu machen ist.

Prävention von Hypovitaminose-D-Osteopathien

Bei unzureichender Vitamin-D-Versorgung (über Nahrung und Haut) werden die lebenswichtigen Funktionen von Kalzium und der Kalziumspiegel im Serum dadurch aufrecht erhalten, dass unter der Wirkung von Parathormon Kalzium aus dem Skelett freigesetzt wird. Dies führt, abhängig vom Lebensalter und vom Ausmaß der Demineralisation, zu unterschiedlichen Krankheitsbildern. Parfitt (1990) hat auf der Basis der neueren Kenntnisse über die Biologie des Knochens vorgeschlagen, die Hypovitaminose-D-Osteopathien in drei Stadien entsprechend dem Schweregrad einzuteilen.

Im **Stadium I**, welches einem subklinischen Vitamin-D-Mangel entspricht, findet man Malabsorption von Kalzium, begleitet von physiologischen Kompensationsprozessen (erhöhte Produktion von Parathormon und gesteigerte Umbauvorgänge am Knochen), die im Laufe von Jahren zur Osteoporose führen.

Im **Stadium II** ist die Knochenmasse ebenfalls verringert, der Knochenumbau geht weiter oder fällt auf normale Werte zurück; histologisch findet man subklinische, frühe Osteomalazie. Im Stadium III zeigt sich bei Kindern Rachitis mit Wachstumsstörungen, Skelettdeformationen usw., bei Erwachsenen dagegen eine ausgeprägte Osteomalazie. Der Knochenumbau ist zum Stillstand gekommen; teils weil nicht genügend Calcitriol zur Verfügung steht, teils weil nichtmineralisiertes Osteoid eine Barriere für Osteoklasten darstellt.

In Mitteleuropa und Nordamerika sind Fälle von **Stadium III** selten geworden, weil 2,5 µg/d Vitamin D ausreichen, um eine overte Osteomalazie zu verhindern. Dies kann jedoch keinesfalls als Kriterium für ausreichende Vitamin-D-Versorgung genügen. Die Osteoporose entwickelt sich zunächst über Jahre hinweg unbemerkt. Der Höhepunkt der Knochenmasse wird etwa im Alter von 30 Jahren erreicht. In den folgenden Jahren wird sie ständig verringert, bei Frauen nach der Menopause noch zusätzlich beschleunigt durch Östrogenmangel. Nach der Konsensuskonferenz des National Institute of Arthritis and Musculoskeletal and Skin Diseases zusammen mit dem Office of Medical Applications of Research of the National Institutes of Health vom 6.–8. Juni 1994 sind in den USA 25 Mio. Patienten von einer Osteoporose betroffen, mit den Folgen von Frakturen insbesondere bei Frauen in der Postmenopause sowie älteren Personen; es entstanden Behandlungskosten von ca. 10 Milliarden Dollar/Jahr.

Supplementierung mit Vitamin D und Kalzium

Je größer die Knochenmasse mit 30 Jahren ist, desto länger hält der Vorrat. Zur Prävention einer späteren Osteoporose gehört also eine ausreichende Zufuhr von Kalzium und Vitamin D vom Kindesalter an. Bis zum 6. Lebensmonat werden 400 mg, vom 6. Monat bis zum 1. Lebensjahr 600 mg, anschließend bis zum 5. Jahr 800 mg und vom 6. bis zum 10. Jahr 800–1200 mg und bis zum Abschluss des Knochenwachstums 1200 bis 1500 mg Kalzium empfohlen. 1200 mg Kalzium + 800 IE Vitamin D senken den Parathormonspiegel, erhöhen den Calcidiolspiegel, stärken dadurch den Knochen und verringern die Fraktur- und Mortalitätsrate (Peacock et al. 2000).

Mit Beginn der Menopause und dem Abfall der Östrogenspiegel kommt es leicht zur **Osteoporose**, wobei vorrangig der trabekuläre Knochen befallen wird mit der Gefahr der Wirbelkörperfraktur; im Gegensatz zur senilen Osteoporose, bei der meist der komplette Knochen befallen wird. Deshalb sollten gefährdete Frauen neben Östrogenen zusätzlich 1000 mg Kalzium erhalten. Erfolgt keine Östrogensubstitution, so sind 1500 mg Kalzium zu verabreichen. In höherem Alter ist der Knochenan- und -abbau nicht nur durch die verminderte Kalziumresorption, sondern auch durch die reduzierte Calcitriolproduktion gefährdet. Bei Männern über 65 Jahren entspricht die Calciumhomöostase derjenigen der Frau; die tägliche Kalziumzufuhr sollte 1500 mg betragen. In Schwangerschaft und Stillzeit sind zur ausreichenden Versorgung 1200 bis 1500 mg Kalzium erforderlich.

Als Kriterium für eine ausreichende Vitamin-D-Versorgung dient der Serumspiegel an Calcidiol (25(OH)D). Strittig ist aber noch der Grenzwert, unterhalb dessen ein subklinischer Vitamin-D-Mangel vorliegt. 1982 hatte eine Expertengruppe in den USA einen Grenzwert von 25 nmol/l vorgeschlagen, der

3

als Standard beibehalten wurde, obwohl zahlreicher Hinweise existierten, dass er zu niedrig liegt. Heaney (1986) schlug einen Grenzwert von > 80 nmol/l vor; MacKenna u. Freaney (1998) stellten folgende Skala auf:

- wünschenswerter Calciolspiegel: > 100 nmol/l
- Hypovitaminose D (subklinischer Mangel): < 100 nmol/l
- Vitamin-D-Insuffizienz: < 50 nmol/l
- Vitamin-D-Defizienz: < 25 nmol/l.

In einer Studie von Need et al. (2000) bei 496 postmenopausalen Frauen bestand eine signfikant positive Korrelation zwischen erhöhten Parathormon- und Calcitriolspiegeln und ein inverser Zusammenhang mit dem Calcidiolserumspiegel sowie dem Kalziumgehalt im Plasma. Wegen der erhöhten Inzidenz an Knochenfrakturen werden Werte von > 40 nmol/l 25(OH)D gefordert. In einer Querschnittsuntersuchung an 944 gesunden Isländern (30–85 Jahre alt) wurde die Kalziumzufuhr, der 25(OH)Vitamin-D-Gehalt und intaktes Parathormon (PTH) im Serum bestimmt, um zur Calciumhomöostase und der Beziehung zwischen PTH-Konzentration, Vitamin-D-Insuffizienz und berechneter Kalziumzufuhr detailliertere Erkenntnisse zu gewinnen. Der PTH-Serumspiegel war in der Gruppe der Studienteilnehmer am niedrigsten, deren 25(OH)D-Gehalt über 18 ng/ml lag; er war am höchsten in der Gruppe mit Calcidiolkonzentrationen unter 10 ng/ml. Bei der letztgenannten Gruppe war die tägliche Kalziumzufuhr von weniger als 800 mg gegenüber mehr als 1200 mg signifikant mit einem höheren PTH-Gehalt assoziiert (p = 0,04). Bei einer Kalziumzufuhr von über 1200 mg/d gab es zwischen der höchsten und niedrigsten Vitamin-D-Gruppe einen signifikanten Unterschied (p = 0,04). Die Autoren schließen hieraus, dass ein Calcidiolspiegel von > 18 ng/ml eine Kalziumaufnahme von mehr als 800 mg pro Tag nicht notwendig macht, um den Kalziummetabolismus aufrecht zu erhalten. Bei niedrigen 25(OH)D-Spiegeln scheint die Menge der diätetischen Kalziumaufnahme hingegen für die Normalität des Kalziumhaushalts mitbestimmend zu sein. Da ausreichend Vitamin D demnach wichtiger als eine hohe Kalziumzufuhr für die Erhaltung einer wünschenswerten PTH-Serumkonzentration ist, empfiehlt die Gruppe um Sigurdsson zur Erhaltung eines adäquaten Vitamin-D-Status vor allem für Bewohner nördlicher Klimazonen die Einnahme von Vitamin-D-Supplementen (Steingrimsdottir et al. 2005).

Trägt man langfristige Vitamin-D-Dosierung aus 27 Studien gegen den Spiegel an Calcidiol auf (Vieth 1999), so zeigt sich ein nur sehr flacher Anstieg der Calcidiolkonzentrationen mit zunehmender Dosierung bis zu etwa 250 µg/Tag (10 000 IE). Über dieser Dosierung steigt der Calcidiolspiegel steil an. Dies zeigt an, dass die Regulationsmechanismen nicht mehr mit der Zufuhr Schritt halten können, was dann zur Intoxikation führt. Der Knick der Kurve liegt zwischen Calcidiolkonzentrationen von 220 und 250 nmol/l. Hyperkalzämie durch Vitamin-D-Intoxikation ist immer begleitet von Serumspiegeln an Calcidiol über 220 nmol/l (Gertner und Domenech 1977, Mawer et al. 1985, Rizzoli et al. 1994).

Menschen, die reichlich der Sonne ausgesetzt sind, erreichen Serumspiegel an Calcidiol über 100 nmol/l, z.B. Farmer in Puerto-Rico 135, Rettungsschwimmer und Strandwachen in Israel 148 und in St.-Louis 163 nmol/l, ohne die geringsten Anzeichen einer Intoxikation (Vieth 1999). Solche Werte scheinen dem physiologischen Optimum zu entsprechen.

In einer Untersuchung in Dänemark (Glerup et al. 2000) an verschleierten und nicht verschleierten arabischen Frauen und dänischen Kontrollen mit Messung der Calcidiolkonzentrationen und der Konzentrationen von Parathormon stellten die Autoren fest, dass Vitamin-D-Mangel bei **Bevölkerungsgruppen ohne Sonnenlichtexposition** die Regel sind, auch bei – an den Empfehlungen gemessen – sehr hohen nutritiven Zufuhren von 13,53 µg/Tag. Prädestiniert für einen Vitamin-D-Mangel sind schwarzhäutige ältere Frauen, wie aus einer Studie von Semba et al. (2000) hervorgeht.

Bei **älteren Personen** waren niedrige 25(OH)Vitamin-D-Konzentrationen im Serum mit einer verminderten Knochenmineraldichte (BMD) am proximalen Femur verbunden (Ooms et al. 1995, Scharla et al. 1996). Aufgrund der begrenzten UVB-Lichtstrahlung während der Winterzeit haben Dawson-Hughes und Mitarbeiter (1991) bei Frauen eine vorübergehende Abnahme des Vitamin-D-Status beobachtet, der mit einem ebenfalls vorübergehenden Verlust der Knochenmineraldichte an der Wirbelsäule einherging. Sogar bei jugendlichen Frauen waren insuffiziente Calcidiolgehalte im Winter mit einer geringen Knochenmineraldichte des Unterarms verbunden (Outila et al. 2001).

Um die Prävalenz eines unzureichenden Vitamin-D-Status zu analysieren, wurde von 82 Erwachsenen aus Minnesota, die wegen einer Hüft- oder Extremitätenfraktur hospitalisiert wurden, die 25(OH)Vitamin-D-Konzentration im Serum gemessen. Nahezu alle Patienten der Studie im Alter von 52 bis 97 Jahren hatten inadäquate Calcidiolspiegel, d.h. 97,4% < 30 ng/ml, 81% < 20 ng/ml und 21% < 9 ng/ml (Simonelli et al. 2005). In Untersuchungen, in denen durch Vitamin-D-Supplementierung osteoporotische Frakturen verhindert wurden, lagen die Calcidiolspiegel im Serum über 100 nmol/l (Dawson-Hughes et al. 1997, Chapuy et al. 1992). Für eine optimale Knochengesundheit gehen viele Experten von einem Plasmaspiegel im Bereich von 100 bis 200 nmol/l 25(OH)Vitamin D_3 aus (Vieth 1999, Zittermann 2003, Hollis 2005).

Da ein geringer Calcidiolgehalt im Serum eine Rachitis, Osteomalazie und Osteoporose voraussagen kann, und die durchschnittlichen Calcidiolspiegel auch bei **Frakturpatienten** signifikant niedriger sind, lag die Vermutung nahe, dass eine Beziehung zwischen Vitamin D und Ermüdungs-Stress-Frakturen besteht. Eine Korrelation zwischen geringer Knochenmineraldichte des Femurs und Stressfrakturen ist bereits bekannt. Anhand von 800 finnischen, gesunden Wehrpflichtigen im Alter von 19 Jahren wurde mittels der Serumwerte und der Knochenbrüche nach 90 Tagen ermittelt, dass der signifikante Risikofaktor für Stressfrakturen unter der mittleren Calcidiolkonzentration von 75,8 nmol/l liegt (OR = 3,6). Somit könnte ein entsprechend niedriger 25(OH)D-Wert grundsätzlich eine Stressfraktur prognostizieren (Ruohola et al. 2006).

Sicher ist, dass die aktuellen Empfehlungen für die Vitamin-D-Zufuhr in den USA und die DACH-Werte in Europa demzufolge nicht für eine wirksame Osteoporoseprävention ausreichen (Utiger 1998). Probleme bei der Etablierung besserer Empfehlungen liegen darin, dass sich die Vitamin-D-Versorgung aus endogenen (Sonnenlichtwirkung) und exogenen (Ernährung) Faktoren zusammensetzt und die Lichteinwirkung individuell sehr unterschiedlich und nicht berechenbar ist. Das Kriterium für ausreichende Gesamtversorgung muss der Calcidiolspiegel sein, der wegen beträchtlicher Diskrepanzen in der Literatur sorgfältig definiert werden müsste. Bislang scheinen Werte um 100 nmol/l der am weitesten akzeptierte Wert zu sein (Heaney 1999). Die Funktion von Vitamin D_3 bei der Osteoporose von älteren Menschen über 65 Jahre ist bei einer Tagesdosis von 20 µg (800 IU) eindeutig gesichert. Die niedrigste durchschnittliche 25(OH)D-Konzentration, die bisher in einer Studie zur Reduzierung von Frakturen ausgereicht hatte, betrug 74 nmol/l (Vieth 2005). Um diesen Wert zu erreichen, wären je nach der Höhe der Lichtexposition orale Zufuhren von 20–100 µg Vitamin D_3/Tag erforderlich (Vieth 1999, Vieth et al. 2001).

Die Aussage in den DACH Referenzwerten für die Nährstoffzufuhr, bei einer dauernden Aufnahme von Vitamin D in einer Dosierung von 95 µg/d seien Fälle von Hyperkalzämie beobachtet worden, bezieht sich auf eine Arbeit von Narang et al. (1984), welche die Basis für den in den USA aufgestellten LOAEL war. In dieser Untersuchung wurden nur Veränderungen von Serumelektrolyten berichtet. Die Dosen an Vitamin D wurden nicht verifiziert und Konzentrationen an Calcidiol nicht mitgeteilt. In einer neueren Untersuchung verabreichten Vieth et. al. (2001) an gesunde Männer und Frauen entweder 25 oder 100 µg Vitamin D_3 pro Tag über 2–5 Monate. Die Ausgangswerte für Calcidiol betrugen 40,7 ± 15,4 nmol/l. Nach 3 Monaten wurde in der 25-µg-Gruppe ein Plateau von 68,7 ± 16,9 nmol/l und in der 100 µg-Gruppe von 96,4 ± 14,6 nmol/l erreicht. Serumkalzium und Kalziumausscheidung zeigten bei keiner Dosierung eine signifikante Änderung. Die Autoren schließen daraus, dass 100 µg Vitamin D_3 eine sichere Dosis sind.

Bestrahlung mit ultraviolettem Licht

Wenn bei der Osteoporoseprävention eine Überdosierung mit Vitamin D befürchtet wird, ist die Bestrahlung mit ultraviolettem Licht eine gute, aber selten angewandte Alternative zur Supplementierung. Unter Verwendung von Lampen mit einem hohen Anteil im Spektrum unter 300 nm und einem geringeren Anteil von UV-Licht im langwelligeren

Bereich werden mit suberythematösen Dosen gute Erfolge bei der Verbesserung der Knochenparameter und der Spiegel an Calcidiol und Parathormon erreicht, ohne dass Gefahr einer Hautschädigung durch UV-Licht besteht (Falkenbach et al. 1993). Eine Überdosierung von Vitamin D durch Bestrahlung ist aus den in Kapitel 3.12.3 genannten Gründen nicht zu befürchten.

Therapie der manifesten Hypovitaminose-D-Osteopathien

Die Strategie der Behandlung manifester Osteoporose bzw. **Osteomalazie** richtet sich nach den zugrunde liegenden Ursachen. Ist die Ursache eine chronisch unzureichende Versorgung mit Vitamin D (ungenügende Lichtexposition bei geringer nutritiver Zufuhr, geringe endogene Produktion bei stark pigmentierter oder gealterter Haut, Malabsorption), so liegt der Schwerpunkt auf der Substitution von Vitamin D und Kalzium. Die Verringerung der Verluste an Knochenmasse durch Vitamin-D-Supplementierung ist in doppelblind placebokontrollierten Interventionsstudien mit 10 und 17,5 µg pro Tag nachgewiesen worden (Ooms et al. 1995, Dawson-Hughes et al. 1991, Dawson-Hughes et al. 1995). Besonders zusammen mit Kalzium erhöht Vitamin D die Knochendichte. Eine randomisierte Studie mit täglicher Supplementation von 700 IU (17,5 µg) Vitamin D in Kombination mit Kalzium zeigt signifikante Ergebnisse bei 247 gesunden, postmenopausalen Frauen (durchschnittlich 63 Jahre alt) im Vergleich zu einem niedrig dosierten Vitamin-D-Supplement mit 100 IU (2,5 µg); nach zwei Jahren der Therapie wurde der Knochenverlust am Oberschenkelhals um 1,5% verringert. Diese positive Wirkung auf die Knochendichte wurde jedoch an anderen Stellen im Rahmen dieser Untersuchung nicht festgestellt (Dawson-Hughes et al. 1995). Ooms et al. (1995) erreichen bei 177 niederländischen, älteren Frauen (im Durchschnitt 80 Jahre alt) nach zwei Jahren täglicher Supplementation mit 400 IU (10 µg) Vitamin D bereits eine Erhöhung der Knochendichte am Oberschenkelhals um nahezu 2%. Auch diese Gruppe konnte keine entsprechende Wirkung auf den femoralen Trochanter oder den distalen Radius verifizieren. Diese Ergebnisse stehen im Widerspruch zu gut konzipierten Interventionsstudien, in denen über mindestens zwei Jahre mit 7,5 µg/d (Komulainen et al. 1999), 20 µg/d Vitamin D (Hunter et al. 2000, Patel et al. 2001) bzw. 15 µg/d Calcidiol (Peacock et al. 2000) supplementiert wurde, ohne eine Verbesserung in der BMD (Bone Mineral Density) zu beobachten. Es wurde vermutet, dass bei den Studien eine relativ niedrige diätetische Kalziumzufuhr von 530 bis 740 mg/d und die damit verknüpfte Kalziumabsorption zu niedrig war, um die Knochenmineraldichte zu verbessern. Wurde einer Gruppe von über 65-jährigen Männern und Frauen über drei Jahre lang placebokontrolliert ein Vitamin-D-Supplement in Höhe von 700 IU (17,5 µg) täglich in Kombination mit 500 mg Kalzium gegeben, so wurde der Knochenverlust am Oberschenkelhals, an der Wirbelsäule und dem Gesamtkörper verhindert und die Knochendichte stieg an der Wirbelsäule um 2,1% und am Oberschenkelhals um 0,5% (Dawson-Hughes et al. 1997). Eine über zwei Jahre täglich durchgeführte kombinierte Supplementation mit 1200 mg Kalzium und 20 µg Vitamin D_3 ergab in der Verumgruppe einen Anstieg der Knochendichte am proximalen Femur von 2,7% und in der Placebogruppe eine entsprechende Abnahme von 4,6% (Chapuy et al. 1992). Dawson-Hughes et al. (2000) empfehlen Männern und Frauen über 68 Jahre die aktuellen Anforderungen hinsichtlich der Kalzium- und Vitamin-D-Zufuhr kontinuierlich zu erfüllen, da ihrer Beobachtung nach zwei Jahre nach dem Absetzen einer zuvor erfolgten 3-jährigen Kalzium- und Vitamin-D-Supplementation die hierdurch erhöhte Knochenmasse an Oberschenkelhals, Wirbelsäule und Gesamtkörper bei den älteren Menschen nicht erhalten blieb; ein geringer dauerhafter Vorteil war nur bei den Männern dieser Studie in der Gesamtkörper-BMD nachvollziehbar. Die kombinierte Mikronährstoffeinnahme bessert die Ultraschallparameter bei älteren, institutionalisierten Frauen (Krieg et al. 1997) und verringert die Häufigkeit von Hüftfrakturen (Chapuy et al. 1994, Heikinheimo et al. 1992, Dawson-Hughes et al. 1992).

Eine Metaanalyse von 25 Studien publiziert von 1966 bis 1999, die jeweils mindestens ein Jahr gedauert haben mussten, untersuchte die Wirksamkeit einer Vitamin-D-Anwendung (z.B. 300–2000 IU

Vitamin D_3; 0,5–1,0 µg α-Calcidiol; 0,62–1,0 µg Calcitriol; oder Vitamin-D-Analoga) in An- und Abwesenheit von Kalziumsupplementen zur Prävention von **Osteoporose postmenopausaler Frauen**. Dabei wirkte sich hydroxyliertes Vitamin D durchwegs besser als Vitamin D auf die Knochendichte aus. Ferner verminderte Vitamin D die Inzidenz für vertebrale Frakturen (RR = 0,63, 95% CI: 0,45–0,88, p < 0,01) und zeigte einen entsprechenden Trend bei den nichtvertebralen Knochenbrüchen (RR = 0,77, 95% CI: 0,57–1,04, p = 0,09) (Papadimitropoulos et al. 2002). Eine neuere Metaanalyse zur Frakturprävention mit Vitamin-D-Supplementen ± Kalziumsupplementen, die randomisiert doppelblind kontrollierte Studien von 1960 bis 2004 einschließt, belegt für ältere Männer und Frauen (≥ 60 Jahre) eine Reduzierung des relativen Risikos für Oberschenkelhalsfrakturen um 26% (n = 5572; RR = 0,74, 95% CI: 0,61–0,88) und um 23% für nichtvertebrale Frakturen (n = 6098; RR = 0,77, 95% CI: 0,68–0,87). Diese Ergebnisse wurden bei ambulanten und institutionalisierten älteren Menschen gleichermaßen beobachtet, allerdings nur bei den Studien, bei denen orale Vitamin-D-Tagesdosen von 700–800 IU über mindestens ein Jahr supplementiert worden waren (Bischoff-Ferrari et al. 2005). Die Untersuchungen, bei denen 400 IU Vitamin D täglich ohne eine Kalziumgabe angewendet wurde, führte bei den älteren Personen (≥ 80 Jahre alt) weder in den Niederlanden (Lips et al. 1996) noch in Norwegen (Meyer et al. 2002) zu einem eine Fraktur verhindernden Effekt am Oberschenkelhals oder anderen osteoporotischen Knochen. Die letztgenannte orale Vitamin-D-Tagesdosis ist für eine Frakturprävention nicht ausreichend (Bischoff-Ferrari et al. 2005), was durch die Studie von Jackson et al. (2006) im Rahmen der Women's Health Initiative (WHI) mit 36 282 gesunden postmenopausalen Frauen erst kürzlich bestätigt wurde. Denn selbst die tägliche Anwendung von 400 IU Vitamin D in Kombination mit 1000 mg Calciumcarbonat über sieben Jahre lang resultierte zwar in einer mäßigen um 1,06% höheren Knochendichte am Oberschenkelhals, konnte aber das Risiko bei den supplementierten Frauen, einen Oberschenkelhalsbruch zu erleiden, im Vergleich zu den Kontrollen nicht signifikant vermindern. Hingegen wurde das Risiko für eine Nierensteinbildung um 17% (HR = 1,17, 95% CI: 1,02–1,34) erhöht.

Eine Literaturrecherche der Cochrane Database of Systemic Reviews, ausgewertet bis März 2005, überprüfte die Frage, ob Vitamin D oder dessen Analoga bei postmenopausaler Osteoporose Frakturen verhindern können. Fazit der Analyse:

- Vitamin D allein zeigte keine statistisch signifikanten Wirkungen auf Oberschenkelhalsfrakturen (RR = 1,17), vertebrale Frakturen (RR = 1,13) oder jegliche neuen Knochenbrüche (RR = 1,02).
- Vitamin D in Kombination mit Kalzium reduzierte marginal Oberschenkelhalsfrakturen (RR = 0,81) und nichtvertebrale Knochenbrüche (RR = 0,87) . Es liegt aber kein Beweis für eine Vitamin-D-Wirksamkeit bei vertebralen Frakturen vor. Letzteres scheint auf institutionalisierte Personen beschränkt zu sein.
- Ein Vorteil der Vitamin-D-Analoga wurde nicht belegt.
- Hyperkalzämien waren häufiger, wenn Vitamin D oder seine Analoga gemeinsam mit Kalzium eingenommen wurden (RR = 2,38). Das Risiko war besonders hoch mit Calcitriol (RR = 14,94). Vitamin D erhöhte nicht das Risiko für gastrointestinale Symptome (RR = 1,03) oder Nierenerkrankungen (RR = 0,80) (Avenell et al. 2005).

Die Beweislage für die Wirksamkeit der Vitamin-D-Supplementation in Verbindung mit und ohne Kalziumsupplement zur Vermeidung von Frakturen ist nicht eindeutig, denn den positiven Ergebnissen aus randomisiert kontrollierten bzw. Bevölkerungsstudien (Chapuy et al. 1994, 2002; Trivedi et al. 2003 bzw. Larsen et al. 2004) stehen drei große, neuere randomisiert kontrollierte Studien aus England entgegen. Aus diesen geht kein statistisch signifikantes Resultat zugunsten der Supplementationsmaßnahme hervor (Smith et al. 2004, Porthouse et al. 2005, Grant et al. for the MRC RECORD Trial Group 2005). Smith und Mitarbeiter (2004) bestimmten die Wirkung einer jährlichen im Herbst i.m. applizierten Vitamin-D-Injektion über drei Jahre lang auf das Frakturrisiko und verabreichten dabei 9440 Personen (4354 Männer, 5086 Frauen) aus Wessex (UK) ≥ 75 Jahre alt entweder 300 000 IU Ergocalciferol oder Placebo. Die Intervention führte zu einer 20%igen Senkung der Parathormonkonzentration im Winter. Eine wirksame Prävention bezüglich der Oberschenkelhals-, Handgelenk- und nichtvertebralen Knochenbrüche wurde im Vergleich zur unbehandelten Gruppe nicht beobachtet.

Die tägliche Vitamin-D-Supplementation (800 IU) in Kombination mit 1000 mg Kalzium verringerte bei englischen Frauen (n = 3.314), die über 70 Jahre alt und mit verschiedenen Risikofaktoren für Oberschenkelhalsfrakturen (wie Körpergewicht < 58 kg, Raucherin, vorangegangener Bruch, mittelmäßig bis schlechter Gesundheitszustand, Hüftfrakturen in der Familienanamnese) belastet waren, im Verlauf von 25 Monaten das Risiko für eine klinische Primärfraktur nicht im Vergleich zur Kontrollgruppe, die nur ein Informationsblatt über die tägliche Kalziumaufnahme erhielt (Gesamtfrakturen: OR = 1,01, 95% CI: 0,71–1,43, p = 0,97; Hüftfrakturen: OR = 0,75, 95% CI: 0,31–1,78, p = 0,51) (Porthause et al. 2005). Im Gegensatz zu den Ergebnissen der Metaanalyse von Bischoff-Ferrari et al. (2004) finden Porthause und Mitarbeiter (2005) nach 6 bzw. 12 Monaten der Intervention auch keinen Beleg dafür, dass durch die Vitamin-D-Supplementation die Zahl der Stürze abnimmt (OR = 0,99, 95% CI: 0,81–1,20; OR = 0,98, 95% CI: 0,79–1,20).

Bei der zuletzt veröffentlichten Kalzium-Vitamin-D_3-Interventionsstudie handelt es sich um die schottische Medical Research Council RECORD (Randomised Evaluation of Calcium or Vitamin D) Study (Grant et al. for the MRC RECORD Trial Group 2005) zur Sekundärprophylaxe von nichttraumatischen Osteoporosefrakturen. Auch diese randomisiert placebokontrollierte Supplementationsstudie belegte nach einem Beobachtungszeitraum von 2–5 Jahren weder für die Kombination noch für Vitamin D (800 IU) und Kalzium (1000 mg) allein einen Vorteil hinsichtlich der Verhinderung von osteoporotischen Zweitfrakturen oder der Reduzierung der Anzahl von Stürzen. 5292 zunächst mobile Personen über 70 Jahre alt (Frauenanteil 85%) wurden hierzu in 21 schottischen Krankenhäusern, in denen sie wegen einer Minimaltraumafraktur eingeliefert worden waren, rekrutiert und entsprechend dem Studiendesign randomisiert. Die Studie war allerdings wegen gastrointestinaler Nebenwirkungen mit erheblichen Complianceproblemen behaftet. Am geringsten war diese bei den Patienten, welche Kalzium allein oder in Kombination eingenommen hatten. Die Autoren empfehlen daraufhin keine routinemäßige Supplementation mit Vitamin D und/oder Kalzium zur Sekundärprävention von Osteoporosefrakturen mobiler älterer Menschen (Grant et al. 2005).

Es liegen zahlreiche Hinweise vor, dass Vitamin D neben dem Knochenstoffwechsel, die **Muskelkraft** und die **neuromuskuläre Koordination** beeinflusst. Die Vitamin-D-vermittelte Verminderung der osteoporotischen Frakturrate bei älteren Menschen könnte somit einerseits durch den Anstieg der 25(OH)D-Serumkonzentration und eine damit verbundene vorteilhafte Wirkung auf die Knochendichte und/oder andererseits durch die Verbesserung der Muskelkraft (Bischoff et al. 2000) und Abnahme von Körperschwankungen (Pfeifer et al. 2001) erklärt werden, da letztere Faktoren ein **Sturzrisiko** vermindern und so zu einer Frakturprävention beitragen. Epidemiologische Daten belegen nämlich, dass eine hohe Anzahl von Frakturen durch Stürze entsteht wie 90% der Hüftfrakturen (Bischoff et al. 2003), die mit zunehmendem Alter, der eingeschränkten Motorik und den durch Skelettdeformationen bedingten Muskel-, Sehnen- und Bänderverspannungen einhergehen. Wie sich in neueren Studien abzeichnet, wirkt sich eine Vitamin-D-Intervention auf die Knochenmasse besonders vorteilhaft aus, wenn das Vitamin in Kombination mit Kalzium verabreicht wird und die behandelten Personen eine Vitamin-D-Insuffizienz aufweisen (Nieves 2005). Eine jüngere Populations-basierte Interventionsstudie aus Nordeuropa, eine Region, die als Vitamin-D-defizient bekannt ist, stützt die Hypothese, dass der Sturzhäufigkeit durch tägliche Einnahme von 1000 mg Kalzium und 400 IU (10 µg) Vitamin D_3 präventiv begegnet werden kann. Anhand von 4957 supplementierten Teilnehmerinnen über 66 Jahre alt, die in dänischen betreuten Wohnheimen lebten, wurde eine 12%ige Abnahme des Risikos schwerer Stürze beobachtet (RR: 0,88, 95% CI: 0,79–0,98, p < 0,05) (Larsen et al. 2005). Erwähnenswert ist, dass der Vitamin-D-Mangel bei älteren Menschen mit Stürzen und Frakturen verbunden sein kann, die nicht durch eine verminderte Knochendichte erklärt werden können. Auffallend ist das häufige Antreffen von Muskelschwäche bei Vitamin-D-defizienten Individuen mit einem Calcidiolspiegel < 30 nmol/l und vermehrten Körperschwankungen bei einem entsprechenden Wert < 50 nmol/l (Pfeifer et al. 2002).

Ältere Ergebnisse einer prospektiven Doppelblindstudie mit 148 gesunden, ambulanten Frauen (Durchschnittsalter 74 Jahre) demonstrieren, dass es durch tägliche Gabe von 800 IU Vitamin D_3 und 1200 mg Kalzium über zwei Monate lang bei den Vitamin-D-Insuffizienten zu einer signifikanten Abnahme von Stürzen (47%) gegenüber den Kalziumkontrollen im Verlauf der Nachbeobachtung von einem Jahr kam (Pfeifer et al. 2000). Deutlich geringer war hierbei auch die Anzahl der Personen, die stürzten. Eine andere doppelblind Kalzium-kontrollierte Interventionsstudie aus der Schweiz zeigte an 122 im Mittel 85-jährigen, institutionalisierten Frauen mit Vitamin-D-Insuffizienz, dass sich nach 12 Behandlungswochen mit 800 IU Vitamin D und 1200 mg Kalzium die Sturzinzidenz (49%) fast halbierte (95% CI: 14–71%; $p < 0{,}01$) und die Frauen, die häufig stürzen, am meisten von der Behandlung profitierten. Auch die gesamte Skelettmuskelleistung, ableitbar vom Funktionssummenscore verschiedener Tests, wurde in der Kalzium-D_3-Gruppe signifikant verbessert ($p = 0{,}0094$) (Bischoff et al. 2003). Insgesamt ist eine kombinierte Supplementation von Vitamin D_3 und Kalzium einer Anwendung mit Kalzium allein bezüglich der Sturzprophylaxe, der Skelettmuskelfunktion und des Knochenstoffwechsels überlegen. Hierbei ist jedoch zu beachten, dass eine signifikante Wirkung hinsichtlich der Muskelfunktionsparameter wie Muskelstärke, Körperschwankung und/oder bei Stürzen nur mit Vitamin-D-Dosen in Höhe von 800 IU (20 µg) pro Tag in Verbindung mit 1200 mg Kalzium und bei Personen mit niedrigen initialen 25(OH)Vitamin-D-Gehalten erzielt wurde. Supplementationsstudien mit niedrigeren täglichen Dosen von 10 µg (Graafmans et al. 1996) und 17,5 µg Vitamin D (Dawson-Hughes et al. 1997) oder 0,5 µg Calcitriol (Grady et al. 1991) waren unabhängig von der Anwendungsdauer bezüglich der Muskelfunktionsparameter nicht erfolgreich. Aus der Metaanalyse von Bischoff-Ferrari et al. (2004) geht hervor, dass die Vitamin-D-Supplementation das Sturzrisiko bei ambulanten und institutionalisierten, alten Menschen mit stabiler Gesundheit um mehr als 20% mindert. Die optimale Höhe der Dosis, die Wirkung alternativer Vitamin-D-Formen und die Rolle des Kalziumsupplements sind weiterhin unklar. Da schwerwiegende Verletzungen, Schmerzen und Todesfälle die Folge von Stürzen sein können, ergibt sich aus präventivmedizinischer Sicht die Empfehlung, insbesondere bei Populationen mit bekanntem Vitamin-D-Mangelstatus wie geriatrischen Bewohnern von Alten- und Pflegeheimen den 25(OH)Vitamin-D-Gehalt im Serum anzureichern.

In einem Review der Cochrane Collaboration 2007 wird empfohlen, dass Patienten, die mit **Corticosteroiden** behandelt werden, als Prophylaxe Kalzium und Vitamin D erhalten sollen, da eine klinische und statistisch signifikante Prävention des Knochenverlustes an der Lendenwirbelsäule und dem Unterarm beschrieben wurde (Homik et al. 1998).

Ist Östrogenmangel bei Frauen nach der Menopause eine wesentliche Ursache, so muss die Substitution von Vitamin D und Kalzium durch adäquate Hormonbehandlung ergänzt werden.

Sind Organschäden, Enzymdefekte oder Rezeptordefekte bei an sich ausreichender Vitamin-D-Zufuhr bzw. -Produktion die Ursache für einen Mangel an Calcidiol oder Calcitriol, so können die hydroxylierten Vitamin-D-Derivate oder 1-α-Hydroxy-Analoga eingesetzt werden. Einen Überblick über die verschiedenen Möglichkeiten und die Erfolgsaussichten geben Burckhardt und Lamy (1998).

Prophylaxe bei Malabsorption

Eine Malabsorption kann verschiedene Ursachen haben wie z.B. **chronische Darmerkrankungen, biliäre Leberzirrhose, ausgedehnte Magen-Darm-Resektion**. Uneinheitlich ist die Befundlage zum Vitamin-D_3-Status bei chronischen Leberleiden. Bei einigen chronischen cholestatischen sowie hepatozellulären Lebererkrankungen lassen sich reduzierte Konzentrationen an 25-Hydroxycholecalciferol nachweisen. Interessanterweise kann bei den meisten untersuchten Hepatopathien wie primär biliäre Zirrhose, alkoholische Lebererkrankungen und chronisch-aktive Hepatitiden keine reduzierte hepatische Hydroxylierungsaktivität festgestellt werden. Bei chronisch biliären Lebererkrankungen verschlechtert sich sowohl die Kalzium- als auch die Vitamin-D-Resorption. Es liegt nahe, die bei den einzelnen Hepatopathien zu beobachtenden osteomalazischen Veränderungen als ein multifaktorielles Geschehen zu verstehen. Hierbei gilt es besonders, auf eine ungenügende UV-Exposition sowie auf eine Vitamin-D_3-Malabsorption bei Steatorrhöe zu achten (Wegener et al. 1985).

Bei Kindern nach partieller Darmresektion konnten deutlich erniedrigte 25(OH)-D_3-Serumspiegel festgestellt werden (Ryzko et al. 1989). Diese werden auf eine ungenügende Vitamin-D-Resorption als Folge der ausgedehnten Darmresektion, auf eine verminderte exokrine Pankreassekretion mit mangelhafter Mizellenbildung, auf bakterielle Überwucherung und auf eine Störung des enterohepatischen Kreislaufs zurückgeführt.

Hypoparathyreoidismus

Eine Unterfunktion der Parathyreoidea tritt am häufigsten bei der gewollten und ungewollten chirurgischen Entfernung der Nebenschilddrüsen anlässlich einer **Strumaresektion** oder **Parathyreoidektomie** auf. Alle anderen Ursachen treten deutlich in den Hintergrund, wie z.B. familiäres Vorkommen, autoimmunologisch oder infektiös bedingte Schädigung der Nebenschilddrüsen. Der Hypoparathyreoidismus erfordert eine engmaschig kontrollierte, streng individuelle Vitamin-D-Behandlung unter Kontrolle des Serumkalziumspiegels. Die umfangreichsten Erfahrungen in der Therapie des chronischen Hypoparathyreoidismus wurden mit dem klassischen Vitamin D_3 erhoben. Die Standardtherapie mit Cholecalciferol hat jedoch auch ihre Kritiker. Zum Teil wird Calcitriol bevorzugt, da es aufgrund seiner kürzeren Halbwertszeit besser steuerbar sei und die ausgefallenen Funktionen des Parathormons effektiver übernehmen könne (Horster und Keck 1986). Gegen Calcitriol als Standardtherapeutikum sprechen die wesentlich höheren Tagestherapiekosten und die insgesamt geringeren therapeutischen Erfahrungen.

Beim **Pseudohypoparathyreoidismus** besteht eine angeborene Endorganresistenz gegen Parathormon. Da dieses Zustandsbild passageren Charakter haben kann, sollte nach Erreichen einer Normokalzämie ein Auslassversuch vorgenommen werden. Wegen der schnelleren Abklingquote können hier die Vitamin-D-Metaboliten dem Vitamin D_3 vorgezogen werden (Ziegler 1985). Aufgrund dieser Verfügbarkeit leichter steuerbarer Vitamin-D-Derivate weist das BfArM seit 2001 in der Mustertextfachinformation zu Cholecalciferol den Pseudohypoparathyreoidismus als relative Kontraindikation für eine Vitamin-D-Einnahme aus mit der Begründung, dass durch die phasenweise normale Vitamin-D-Empfindlichkeit der Bedarf herabgesetzt sein kann und hiermit das Risiko einer lang dauernden Überdosierung einhergeht.

Die Therapie des Pseudohypoparathyreoidismus wurde früher auch mit Dihydrotachysterol durchgeführt (Monographie zum Dihydrotachysterol 1987). Im Vergleich zum Cholecalciferol hat es eine stärkere Kalzium-mobilisierende Wirkung aus dem Knochen, die jedoch unerwünscht ist. Es wird ebenfalls in der Leber 25-hydroxyliert und steigert die intestinale Kalziumresorption. Es steht jedoch nicht als Substrat für die Calcitriolsynthese in der Niere zur Verfügung. Das Dihydrotachysterin hat aufgrund seiner im Vergleich zum D_3 kürzeren Halbwertszeit eine entsprechend kürzere Abklingdauer bei einer evtl. Hyperkalzämie. Gleichgültig, ob Vitamin D_3, seine Metaboliten oder Dihydrotachysterol angewendet werden, immer bedarf es einer relativ engmaschigen Überwachung der Kalziumhomöostase.

Psoriasis

Die Psoriasis ist durch eine gesteigerte epidermale Proliferation mit einer Verbreitung des unreifzelligen, proliferativen Kompartiments und Verzögerung der Differenzierung der Epidermis gekennzeichnet. Intrazellulärer Kalziumgehalt und intrazellulär kalziumbindendes Protein (Calmodulin) im Stratum granulosum sind erhöht und der Gehalt der membrangebundenen Transglutaminase vermehrt. Vitamin D_3 bzw. Analoga sollen über eine Hemmung der Fibroblasten- oder T-Zellaktivierung wirken und die Zelldifferenzierung fördern. Die ersten Therapieversuche mit Vitamin D gehen in die 30er Jahre zurück (Krafka 1936, Thacker 1940). Spier berichtete 1950 in 20% über ein gutes, in 25% über ein befriedigendes und in 25% der Fälle über ein mäßiges Ansprechen der Psoriasis auf Vitamin D_2. Die Renaissance für Vitamin D begann 1985, als Morimoto und Kumahara über eine Abheilung der Psoriasis bei einer Patientin berichteten, die wegen einer Osteoporose mit 1-OH-D_3 oral behandelt wurde. In einer Folgestudie erreichten sie mit einer lokalen Behandlung von 0,5 µg/d 1,25$(OH)_2D_3$ unter Okklusion bei 84% der Psoriasispatienten innerhalb von 3,3 Wochen eine Besserung gegenüber 76% innerhalb 2,7 Monaten nach systemischer Therapie (Smith et al. 1988) registrierten mit 0,5–2,0 µg/d 1,25$(OH)_2D_3$ oral in 71% einen Erfolg. Inzwischen wurde Calcipotriol, ein synthetisches Analogon des 1,25$(OH)_2D_3$ in einer Doppelblindstudie wirksam bei der Psoriasis eingesetzt (Krabballe et al. 1988). Um einen Anstieg der Kalziumkonzentration im Blut zu verhindern, wird heute die lokale Anwendung der systemischen Therapie vorgezogen. Nach Mahrle und Bonnekoth (1993) liegt die Ansprechrate von Calcipotriol bei der Behandlung eines kliniktypischen Kollektivs mit generell relativ therapieresistenter Psoriasis bei 50 bis 70%. Sie erfolgt zweimal täglich bis zu 6–8 Wochen. Die topische Anwendung von Vitamin-D-Analoga hat sich somit bei Psoriasis als Therapiekonzept etabliert.

3.12.9 Behandlung mit Vitamin D und seinen Metaboliten

Entsprechend der Mustertextfachinformation des BfArM von 2001 wird heute die kontinuierliche Rachitisprophylaxe für alle reif geborenen Säuglinge mit einer Tagesdosis von 400 bis 500 IE Vitamin D_3 (10–12,5 µg) empfohlen. Diese kontinuierliche Prophylaxe erfolgt bereits in der ersten Lebenswoche und wird während des gesamten ersten Lebensjahres durchgeführt. Diese Maßnahme gilt für gestillte wie nicht gestillte Kinder.

Risikokinder wie z.B. unreife Frühgeborene, chronisch kranke Kinder, die nicht ausreichend ins Freie kommen, erhalten 1000 IE (25 µg) Vitamin D_3 pro Tag (BfArM 2001, Mustertextfachinformation).

Bei florider Rachitis und Osteomalazie kann einleitend eine initiale Gabe von 200 000 IE (entspricht 5 mg Vitamin D_3) verabreicht werden. Anschließend wird mit wesentlich niedrigeren Vitamin-D_3-Tagesdosen von 1000–5000 IE (25–125 µg) fortgefahren. Je nach Grunderkrankung wird diese Dosierung über einige Wochen bis zu einem Jahr durchgeführt.

Bei Malabsorptionszuständen sollten prophylaktische Tagesdosen im Bereich von 3000 bis 5000 IE (75–125 µg) Vitamin D_3 per os verabreicht werden (BfArM 2001, Mustertextfachinformation). Ist die Resorptionsbeeinträchtigung zu ausgeprägt, wurden bisher je nach Maßgabe des Serumkalziumspiegels parenteral 50 000–100 000 IE (1,25–2,5 mg) Vitamin D_3 als Einzeldosis in individuellen Abständen (Regelfall: alle 3 Monate) verabreicht (Monographie Chole- bzw. Ergocalciferol 1988).

Zur unterstützenden Therapie der Osteoporosen gleich welchen Typs wurden von Parfitt (1988) Tagesdosen von 1000 bis 3000 IE (25–75 µg) Vitamin D_3 empfohlen. Das BfArM (2001) geht in seiner gültigen Empfehlung von niedrigeren Tagesdosen von 800 bis 1000 IE (20–25 µg) aus; höhere Vitamin-D-Dosen – 1000 bis 5000 IE (25–125 µg) – sind nur dann gerechtfertigt, wenn gleichzeitig eine osteomalazische Stoffwechsellage vorliegt.

Zur Therapie des Hypoparathyreoidismus gelangen je nach Stoffwechselsituation Tagesdosen von 10 000 bis etwa 200 000 IE (0,250–5 mg) Vitamin D_3 zur Anwendung. In Einzelfällen werden sogar 400 000 IE (10 mg) Vitamin D_3 pro Tag appliziert. Für Dihydrotachysterol liegt die orale Tagesdosis im Rahmen der Dauertherapie des Hypoparathyreoidismus zwischen 0,5 und 1,5 mg. Bei Unterfunktionszuständen der Nebenschilddrüsen können auch 0,5–2,0 µg/Tag Calcitriol im Rahmen der Erhaltungstherapie verabreicht werden.

Sinnvolle Therapiemaßnahmen bei chronischer Vitamin-D-Überdosierung können eine forcierte Diurese mittels Furosemid, und die Verabreichung von Glucocorticoiden oder Calcitonin sein. Zur Behandlung einer unter Umständen bedrohlichen Hyperkalzämie deren Normalisierung mehrere Wochen dauern kann, wird primär das Präparat abgesetzt, eine kalziumfreie Ernährung, reichliche Flüssigkeitszufuhr und forcierte Diurese eingesetzt.

Eine ausreichende Nierenfunktion vorausgesetzt wirken Furosemid oder Natrium-EDTA in einer isotonischen Kochsalzinfusion kalziumsenkend, bei Oligoanurie ist dagegen eine Hämodialyse angezeigt.

3.12.10 Nebenwirkungen, Gegenanzeigen, Wechselwirkungen

Nebenwirkungen können durch Überdosierung ausgelöst werden, die zu einer Hyperkalzämie führen; akute Symptome hierfür sind Übelkeit, Erbrechen, Herzrhythmusstörungen, psychische Symptome und Bewusstseinsstörungen; als chronische Folgen treten verstärktes Durstgefühl, vermehrter Harndrang, Appetitlosigkeit, Gewichtsverlust, Anstieg der Phosphorkonzentration im Serum und Harn, Steinbildung und Verkalkung in den Nieren (Nephrolithiasis, Nephrocalcinose) sowie in Geweben außerhalb des Knochens wie Blutgefäßen, Herz, Lunge, Pankreas, Haut und Zähnen auf. Tödliche Verläufe wurden in Einzelfällen beschrieben.

Eine absolute Gegenanzeige für Vitamin D sind Überempfindlichkeit gegen den Wirkstoff, idiopathische Hyperkalzämie und Hyperkalzurie; als relative Kontraindikationen, bei denen die Plasma- und Urinspiegel der Patienten hinsichtlich der Kalziumkonzentration überwacht werden sollten, gelten die Neigung zur kalziumhaltigen Nierensteinbildung, die gestörte Ausscheidung von Kalzium und Phosphat über die Nieren, Niereninsuffizienz, eine Behandlung mit Benzothiadiazin-Derivaten, immobilisierte und Sarcoidose-Patienten.

Bei der Anwendung in Schwangerschaft und Stillzeit sind im Dosisbereich bis 500 IE/d keine Risiken bekannt. Jedoch sollten Tagesdosen über 500 IE (12,5 µg) nur nach strenger Indikationsstellung und bis zur Behebung des Vitamin-D-Mangels in dieser Dosis von Schwangeren eingenommen werden. Chronische Überdosierungen führen zu einer Hyperkalzämie, die in der Schwangerschaft zu teratogenen Schäden führen können; dies kann sich beim Kind sowohl in körperlicher als auch geistiger Retardierung, sowie Retinopathie und supravalvulärer Aortenstenose manifestieren. Ab welcher konkreten Dosis die bei schwangeren Frauen beobachtete teratogene Wirkung von Vitamin D auf den Fetus eintritt, ist unbekannt (Hollis und Wagner 2004).

Wenn mehrere Vitamin-D-haltige Präparate gleichzeitig eingenommen werden, muss die Gesamtdosis an Vitamin D berücksichtigt und möglicherweise der Kalziumspiegel im Serum und Urin überwacht werden.

Die Schwelle der Intoxikation liegt bei gesunden Erwachsenen zwischen 40 000 und 100 000 IE pro Tag bei einer Einnahmedauer von ein bis zwei Monaten. Die Symptome einer Vergiftung sind zunächst Übelkeit, Erbrechen, Durchfälle, danach Obstipation, Anorexie, Mattigkeit, Kopf-, Muskel-, Gelenkschmerzen, Muskelschwäche, Schläfrigkeit, Azotämie, Polydipsie, Polyurie, präterminale Exsikkose.

Biochemische Befunde einer langfristigen Überdosierung sind neben der Hyperkalzämie eine Hyperkalzurie, die mit einer Verkalkung parenchymatöser Organe einhergehen kann, sowie erhöhte Serumwerte für 25-Hydroxycalciferol (> 130 nmol/l) und bei einer Hypervitaminose sogar Werte von 400 bis 1250 nmol/l.

Die Wirkung von Vitamin D kann durch Antiepileptika/Antikonvulsiva (Barbiturate, Phenytoin) oder gleichzeitige Gabe von Colestyramin oder Glucocorticoiden beeinträchtigt werden. Diuretika vom Thiazidtyp können zu einer Hyperkalzämie führen, da sie die renale Kalziumausscheidung verringern. Das Risiko für Herzrhythmusstörungen kann unter der Therapie mit Herzglykosiden infolge eines Anstiegs des Kalziumspiegels während einer Behandlung mit Vitamin D zunehmen.

3.13 Vitamin E

3.13.1 Medizinhistorischer Rückblick, physikochemische Eigenschaften

Anfang der 20er Jahre wurde nachgewiesen, dass die Vermehrungsfähigkeit männlicher und weiblicher Ratten sowie die Verhinderung der Atrophie reproduktiver Organe von einem fettlöslichen Nahrungsfaktor abhängt, der später von Herbert Evans und Katherine Scott Bishop dem Alphabet folgend als Vitamin E bezeichnet wurde (Evans und Bishop 1922). Es folgten 1936 die Isolierung der reinen Form von α-Tocopherol aus Weizenkeimöl und nach der Erarbeitung der Strukturformel von Vitamin E durch Erhard Fernholz die Synthese von D,L-α-Tocopherol 1938 durch den Nobelpreisträger Paul Karrer. 1968 wurde Vitamin E vom Food and Nutrition Board des US National Research Council als essenzieller Nährstoff für den Menschen anerkannt.

Vitamin E ist die offizielle Bezeichnung für alle Tocol- und Tocotrienol-Derivate, die qualitativ die biologische Aktivität von RRR-α-Tocopherol (CAS Nr. 59-02-9, M_r = 430,69), dem natürlich vorkommenden Stereoisomer, besitzen (IUPAC-IUB-Kommission). Tocopherole bestehen aus einem Chromanring mit einer Seitenkette aus 3-Isopren-Molekülen (➤ Abb. 3.13.1). Die einzelnen Tocopherole unterscheiden sich durch die Anzahl und Stellung der Methylgruppen am Chromanring, worauf die unterschiedliche Vitamin-E-Aktivität beruht. Zu den acht Vitamin-E-Verbindungen pflanzlicher Herkunft gehören vier Tocopherole (α-, β-, γ- und δ-Tocopherol) mit gesättigter Seitenkette und vier Tocotrienole (α-, β-, γ- und δ-Tocotrienol) mit ungesättigter Seitenkette. Tocol bzw. Tocotrienol sind die Grundgerüste ohne Methylgruppen am aromatischen Ring. Neben den freien Formen kommen auch Ester der Tocopherole und Tocotrienole vor, bei denen die phenolische Hydroxylgruppe am Chromanring mit Essigsäure bzw. Bernsteinsäure verestert ist. Die Tocopherole sind gelblich-braune Substanzen mit einem niedrigen Schmelzpunkt. Sie sind unlöslich in Wasser und leicht löslich in organischen Lösungsmitteln wie Aceton, Dichlormethan, Ether und fetten Ölen. Während die Tocopherole leicht oxidieren, sind die Ester gegen Luftsauerstoff und Licht beständiger. Allerdings sind die Tocopherole sehr stabil gegen Säuren sowie Alkalien (Pharmazeutische Stoffliste 1989).

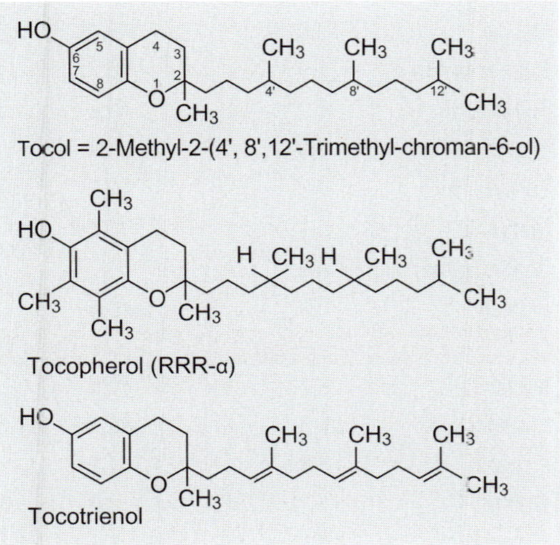

Tocol = 2-Methyl-2-(4', 8',12'-Trimethyl-chroman-6-ol)

Tocopherol (RRR-α)

Tocotrienol

Abb. 3.13.1 Tocol-Grundgerüst, Tocopherol und Tocotrienol

Die handelsüblichen Tocopherole sind RRR-α-Tocopherol, das einzige in der Natur vorkommende Isomer des α-Tocopherols, sowie vollsynthetisches α-Tocopherol, ein Gemisch aus acht Stereoisomeren (all-rac-α-Tocopherol) und die α-Tocopherol-Ester wie das Acetat, Succinat und Nicotinat. Die Standardisierung von Vitamin E erfolgt in einer Vielzahl von biologischen Tests. Nach der Deutschen Gesellschaft für Ernährung (DGE) sowie der US National Research Council (NRC) wird zur Standardisierung der Vitamin-E-Aktivität eines Tocopherolderivates der Begriff „D-α-Tocopherol-Äquivalent" verwendet (α-TÄ), wobei 1 mg α-Tocopherol 2,32 µmol entspricht. Für die Praxis gelten die nachstehend genannten Umrechnungsfaktoren:

- 1 mg RRR-α-Tocopherol (alte Bezeichnung: D-α-Tocopherol, CAS-Nr. 59-02-9); = 1,00 mg RRR-α-Tocopherol-Äquivalent = 1,49 USP-Units
- 1 mg RRR-α-Tocopherylacetat (alte Bezeichnung: D-α-Tocopherylacetat; CAS-Nr. 58-95-7); = 0,91 mg RRR-α-Tocopherol-Äquivalent = 1,36 USP-Units
- 1 mg RRR-α-Tocopherylhydrogensuccinat (alte Bezeichnung: D-α-Tocopherylhydrogensuccinat, CAS-Nr. 4345-03-3); = 0,81 mg RRR-α-Tocopherol-Äquivalent = 1,21 USP-Units
- 1 mg all-rac-α-Tocopherol (alte Bezeichnung: D,L-α-Tocopherol, CAS Nr. 10191-41-0); = 0,74 mg RRR-α-Tocopherol-Äquivalent = 1,10 USP-Units
- 1 mg all-rac-α-Tocopherylacetat (alte Bezeichnung D,L-α-Toco-pherylacetat; CAS-Nr. 52225-20-4); = 0,67 mg RRR-α-Tocopherol-Äquivalent = 1,00 USP-Units
- 1 mg all-rac-α-Tocopherylhydrogensuccinat (alte Bezeichnung: D,L-α-Tocopherylhydrogen-succinat, CAS-Nr. 47801-19.4); = 0,60 mg RRR-α-Tocopherol-Äquivalent = 0,90 USP-Units.

Die verschiedenen Tocopherole unterscheiden sich in ihrer biologischen Aktivität, die im Fertilitätstest der Ratte – Resorption und Trächtigkeit betreffend – ermittelt wird, sehr stark voneinander (Weiser und Vecchi 1982). Die biologische Aktivität nimmt mit der Methylsubstitution am Chromanring ab und hat keinen direkten Bezug zum antioxidativen Potenzial. Durch den Vergleich der Wirksamkeiten der einzelnen Verbindungen miteinander ergeben sich für die Tocopherole pflanzlicher Herkunft folgende relative Bioaktivitäten: RRR-α (100%), RRR-β (57%), RRR-γ (10%), RRR-δ (1%) und für Tocotrienole α-, β-, γ-, δ (≤ 30%) (Weinmann und Weiser 1991, Berger et al. 1994). Das synthetische all-rac-alpha-Tocopherol setzt sich aus acht Stereoisomeren zusammen und enthält drei chirale Kohlenstoffzentren, C2 am Chromanring und C4′ und C8′ am Ende der Phytylseitenkette. Im Vergleich zu RRR-α-Tocopherylacetat (100%) weisen die synthetischen Formen folgende biologische Aktivitäten auf: RRS-α (90%), RSS-α (73%), RSR-α (57%), SRS-α (37%), SRR-α (31%) und SSR-α (21%) (Weiser und Vecchi 1982).

3.13.2 Vorkommen

In der Natur kommt Vitamin E in verschiedenen Tocopherol- und Tocotrienolformen vor. Zur Biosynthese aus Homogentisinsäure sind ausschließlich Pflanzen befähigt. Besonders beachtliche Vitamin-E-Mengen sind in pflanzlichen Ölen enthalten (Souci et al. 1994, BLS 1990), wo Vitamin E aufgrund seiner biochemischen Eigenschaften als Antioxidans fungiert. Der Vitamin-E-Gehalt von Pflanzenölen ist in Tabelle 3.13.1 wiedergegeben. Unter den aufgeführten Ölen weist Weizenkeimöl neben Sonnenblumen- und Olivenöl bei weitem die höchsten α-Tocopherol-Gehalte auf, wohingegen im Sojaöl überwiegende Anteile als γ-Tocopherol vorliegen. Der Vitamin-E-Gehalt in den Ölen korreliert mit dem Anteil ungesättigter Fettsäuren, wodurch natürlicherseits ein Oxidationsschutz erreicht wird. Unter den Bedingungen der industriellen Bearbeitung (Raffination) können beachtliche Vitamin-E-Verluste auftreten, die im Mittel zwischen 10 und 40% betragen, bei extrem ungünstigen Verfahrensweisen auch weit höher liegen können. Da die Oxidationsanfälligkeit der Fette von der Konzentration und dem Sättigungsgrad der Polyenfettsäuren (PUFA) abhängt, und im Tierversuch belegt wurde, dass die Zufuhr hoch ungesättigter Fettsäuren ohne ausreichenden Oxidationsschutz rasch zu einem Vitamin-E-Defizit führt, werden Lebensmittel, die Polyenfettsäuren enthal-

Tab. 3.13.1 Vitamin-E-Gehalt in Lebensmitteln (Gesamttocopherol) bzw. deren Nährstoffdichte (> Glossar) nach Bundeslebensmittelschlüssel (BLS) 1999

Lebensmittel	Gehalt mg/100 g	Nährstoffdichte mg/1000 kcal
Öle und Fette		
Weizenkeimöl	215,4	232,6
Sonnenblumenöl	55,8	60,1
Margarine	35,2	46,1
Maiskeimöl	30,9	33,2
Erdnussöl	17,2	18,6
Sojaöl	14,6	15,8
Olivenöl	12,0	12,9
Butter	2,2	2,8
Kokosfett	0,8	0,9
Getreide		
Weizenkleie	2,4	11,8
Roggen	2,0	6,4
Mais	2,0	5,7
Haferflocken	1,5	3,9
Weizen	1,4	4,3
Gemüse		
Fenchel	4,1	150,7
Spargel	2,0	108,4
Bohnen (weiß)	1,9	6,3
Tomate	0,9	49,8
Broccoli	0,9	33,8
Rosenkohl	0,8	19,8
Möhre	0,6	21,4
Bohnen (grün)	0,2	5,7
Blumenkohl	0,1	6,3
Nüsse		
Mandel	25,0	40,6
Haselnuss	25,0	36,7
Erdnuss	8,8	14,2
Walnuss	6,2	8,9
Pistazie	5,4	8,3
Kokosnuss	1,0	2,7

ten, mit Antioxidanzien einerseits vor dem Ranzigwerden geschützt und andererseits mit Vitamin E als physiologischem Antioxidans ergänzt. Der Bedarf an Vitamin E orientiert sich an der Polyenfettsäurezufuhr, eine in vivo ermittelte Bezugsgröße bewegt sich zwischen 0,4 und 0,8 mg TÄ pro g PUFA (Gaßmann et al. 1995) und kann für Gemische von Polyenfettsäuren bei Kenntnis von deren Zusammensetzung formelmäßig berechnet werden (Muggli 1994). Wird die in den Nahrungsmitteln tatsächlich vorhandene Vitamin-E-Konzentration mit der Anzahl der Doppelbindungen ins Verhältnis gesetzt, dann werden pro Doppelbindung in 1 Gramm Fettsäure 0,3 mg Vitamin E zum Lipidperoxidationsschutz vorausgesetzt (Muggli 1994).

Aber auch andere pflanzliche Produkte weisen nennenswerte Vitamin-E-Gehalte auf, die jedoch beachtlichen Schwankungen unterliegen können. Generell kann davon ausgegangen werden, dass grüne Pflanzenteile relativ viel α-Tocopherol enthalten, wobei sich der Vitamin-E-Gehalt zur Konzentration an Chloroplasten proportional verhält. Jahreszeit und Reifezustand sind von wesentlichem Einfluss auf den Vitamin-E-Gehalt der Pflanzen. Während Phasen besonders schnellen Pflanzenwachstums liegen die Vitamin-E-Gehalte niedriger als in Phasen mit langsamem Wachstum. Nicht nur in grünen Pflanzenteilen (Blätter) kommt Vitamin E vor, sondern auch in gelben Pflanzengeweben sowie in Stengeln, Wurzeln und Früchten grüner Pflanzen. Hier korreliert es mit dem Gehalt an Chromoplasten, wobei neben α-Tocopherol hauptsächlich γ-Tocopherol nachgewiesen werden kann (Friedrich 1987). Nicht grüne Pflanzen enthalten meist nur Spuren an Vitamin E und tragen somit nur unwesentlich zur Bedarfsdeckung bei.

Getreide und Getreideprodukte stellen ein weiteres natürliches Vitamin-E-Reservoir dar, wobei die verschiedenen Tocopherolisomere in den unterschiedlichen Schichten des Weizenkorns eine charakteristische Zusammensetzung aufweisen.

Zwar werden Tocopherole nur in Pflanzen synthetisiert, gelangen aber über die Nahrungskette in den tierischen Organismus und werden somit ebenfalls Inhaltsstoffe tierischer Lebensmittel. Die Vitamin-E-Gehalte in Lebensmitteln tierischer Herkunft sind weit niedriger als in pflanzlichen Produkten. Die zuvor erwähnten Schwankungen werden aber auch hier beobachtet und erklären sich aus jahreszeitlichen Gehaltsschwankungen in grünen Futterpflanzen. So kann z.B. der α-Tocopherol-Gehalt in Kuhmilch je nach Saison um den Faktor 1–5 variieren (Machlin 1991).

Ergebnisse von Humanuntersuchungen legen ebenso erhebliche saisonale Schwankungen des Plasmagehalts an Vitamin E und auch β-Carotin offen, die zufuhr- und genetisch bedingt sein können, aber ebenso durch umweltbedingte Einflüsse (u.a. Verluste durch Lagerung und den Kochprozess) verursacht werden (Rautalahti et al. 1993).

3

3.13.3 Stoffwechsel und Pharmakokinetik

Da der Vitamin-E-Gehalt des menschlichen Organismus zu annähernd 90% aus RRR-α-Tocopherol besteht, wird im Folgenden diese Verbindung bevorzugter Gegenstand der Betrachtung sein.

Resorption

Die Resorption der Tocopherole nach oraler Gabe folgt den Mechanismen der fettlöslichen Vitamine. Sie erfolgt vorwiegend im proximalen Teil des Dünndarms, beträgt im physiologischen Bereich 25–60% und nimmt im höheren Dosisbereich ab. Der passive Diffusionsprozess ist abhängig von Art und Menge der vorhandenen Nahrungsfette sowie der Anwesenheit von Gallensäuren und Pankreasesterasen.

Vor der Aufnahme über die Bürstensaummembran der Mukosazellen des Darms müssen die Ester des Tocopherols zunächst hydrolysiert werden. RRR-α-Tocopherol pflanzlicher Herkunft wird aus den Acetylestern schneller freigesetzt als SRR-α-Tocopherol. Im Tierexperiment zeigte sich bei einer vierwöchigen Vitamin-E-Anreicherung im Futter, dass der scheinbare Absorptionskoeffizient für all-rac-α-Tocopherylacetat signifikant höher ist im Vergleich zu einer entsprechend eingesetzten Menge an Succinat. Die Bioverfügbarkeitsunterschiede der beiden Ester spiegelten sich in den Konzentrationen des Plasmas, der Muskeln, dem Fettgewebe und der Leber wider; der Succinatester wurde nur zu 69–76% verwertet. Dies sei bedingt durch eine höhere Affinität und Aktivität der Pankreascarboxylesterhydrolase (CEH) gegenüber dem α-Tocopherol-Acetat (Jensen et al. 1999).

Wurden äquimolare Mengen an freiem und verestertem α-Tocopherol jeweils in deuterierter Form verabreicht, wurden gleiche Konzentrationen im Plasma und in den roten Blutzellen der Probanden gemessen (Burton et al. 1988). Dieses Ergebnis zeigt, dass das freie α-Tocopherol und das entsprechende Acetat bei der Anwendung am Menschen dieselbe Bioverfügbarkeit aufweist.

Verteilung

Stereoisomere und unveresterte Homologe bilden u.a. mit Cholesterinderivaten, Triglyceriden und Apolipoproteinen Chylomikronen aus, welche in dieser Form den Transport in die Blutbahn und die Lymphwege aufrechterhalten. Mit dem Lymphsystem gelangen alle Vitamin-E-Verbindungen über Apolipoprotein-Rezeptoren mittels Endozytose der Parenchymzellen in die Leber, wo erstmals eine Differenzierung zwischen Tocopherolen und Tocotrienolen stattfindet. Ein α-Tocopherol-Bindungsprotein (α-TBP), bestehend aus 278 Aminosäuren mit einem Molekulargewicht von 31749 Dalton, welches auf dem Chromosom 8 kodiert wird, wurde bisher nur in der Leber nachgewiesen. Dieses zytosolische Protein, auch α-Tocopherol-Transferprotein (α-TTP) genannt, transportiert RRR-α-Tocopherol bevorzugt im Plasma in Form von Lipoproteinen weiter (Kaplowitz et al. 1989). Patienten mit einer familiären isolierten Vitamin-E-Defizienz, bedingt durch einen genetischen Defekt im α-TTP-Gen, weisen dramatisch verminderte Vitamin-E-Gehalte im Plasma auf, die mit neurologischen Funktionsstörungen wie zerebellarer Ataxie, Dysarthrie und positivem Babinski-Symptom einhergehen (Ouahchi et al. 1995, Gotoda et al. 1995). RRR-α-Tocopherol wird primär in den Lipoproteinen sehr niedriger Dichte, den VLDL gebunden (Traber und Kayden 1989), die im Wesentlichen die Plasmakonzentration des Vitamins bestimmen. Um zur VLDL-Synthese bereitgestellt zu werden, muss am Vitamin-E-Molekül ein vollständig methylierter Chromanring mit freier Hydroxylgruppe vorliegen. Da diese Voraussetzung nur bei α-Tocopherol, nicht aber β-, γ-, δ-Tocopherol gegeben ist, scheint für letztere eine weitere Verwertung in der Leber zweifelhaft. Überdies ist das Vorhandensein der Kohlenstoffseitenkette mit einer R-stereo-chemischen Konfiguration am Chiralitätszentrum 2 des Tocopherolmoleküls für den Transport notwendig. Nach dem Katabolismus der genannten Lipidfraktionen in LDL (Low Density Lipoproteins) kann das darin enthaltene Vitamin E (60–65%) auch auf Lipoproteine hoher Dichte, den HDL, (20–25%) übertragen werden (Traber et al. 1988), welches seinerseits am Austausch von Vitamin E aus peripheren Zellen zurück zur Leber beteiligt ist. Untersuchungen mit deuteriertem α-Tocopherol zeigen, dass sowohl eine bevorzugte Aufnahme des RRR-α-Stereoisomers in die VLDL der Leber, als auch eine präferenzielle Sekretion des natürlichen Stereoisomers aus der Leber ins Plasma erfolgt (Burton et al. 1990), von wo es unter Beteiligung der Lipoproteinlipase in die Zelle und durch passive Diffusion in die Zellmembran gelangt. Neuere Arbeiten offenbarten, dass α-TTP nicht nur die α-Form sondern auch die 2R-Stereoisomere favorisiert. Die 2R-Epimere werden im Vergleich zu den 2S-Epimeren in allen Geweben bis auf die Leber bevorzugt zurückbehalten. Der Plasmafaktor von 2:1 zugunsten der RRR-Form wurde in Humanstudien mehrfach beobachtet und übersteigt somit den derzeit definierten Umrechnungsfaktor für die biologische Aktivität der verschiedenen Formen von Vitamin E von 1,36 IE (natürlich zu synthetisch) (Kiyose et al. 1997, Burton et al. 1998). Darüber hinaus scheint auch die fetoplazentare Einheit und die fetale Leber zwischen dem Vitamin E pflanzlicher sowie synthetischer Herkunft zu unterscheiden. Bei 15 schwangeren Frauen, die kurz vor der Niederkunft Deuterium-markierte Tocopherol-Isotopen erhielten, wurde im mütterlichen Blut ein Verhältnis d3-RRR-α-Tocopherol zu d6-all-rac-α-Tocopherol von durchschnittlich 1,86 gefunden, welches im Nabelschnurblut zum Zeitpunkt der Entbindung sogar auf 3,42 anstieg (Acuff et al. 1998). Zwischen dem Gesamtlipidgehalt bzw. Gesamtcholesterin des Plasmas und dem Tocopherolplasmaspiegel besteht eine enge Korrelation. Wie im Experiment mit Long-Evans-Ratten gezeigt, wurde die

Sekretionsgeschwindigkeit des α-Tocopherol in VLDL signifikant erniedrigt, sofern den Tieren eine proteinarme Diät gefüttert wurde. Die Umverteilung von α-Tocopherol von der Leber zum peripheren Gewebe scheint somit durch eine Proteininsuffizienz beeinträchtigt zu werden. Dies stützt die Bedeutung des α-TBPs als Vermittler bei der Aufnahme von α-Tocopherol in die entstehende VLDL-Fraktion (Shaw und Huang 2000). Der Transport von Vitamin E in Lymphe und Plasma erfolgt fast ausschließlich als freies Tocopherol. Der Plasmaspiegel liegt bei gesunden Erwachsenen um 11–37 µmol/l entsprechend 5–16 mg α-Tocopherol/l (Cohn 1997). Als Mangel gelten Spiegel von weniger als 5 mg/l entsprechend 11,6 µmol/l, oder 0,8 µg pro mg Gesamtlipid (Machlin 1991). Für eine Verdoppelung der Plasmakonzentrationen ist im Allgemeinen eine 10-fache Erhöhung der Einnahme von Tocopherol erforderlich (Bieri 1983). Die Aufnahme von RRR-α-Tocopherol ins Plasma ist ein sättigbarer Prozess, wobei sich der Gehalt auf ca. 80 µmol/l einstellt (Brigelius-Flohé und Traber 1999).

Speicherung

Im Gegensatz zu Vitamin A gibt es kein spezifisches Speicherorgan für α-Tocopherol. Vitamin E wird in den meisten Körpergeweben nachgewiesen. Der höchste Gehalt ist im Fettgewebe (0,2 mg/g Lipid; 150 µg/g Feuchtgewicht) und in den Nebennieren (0,7 mg/g Lipid; 132 µg/g Feuchtgewicht), mittlere Konzentrationen in der Hypophyse, den Testes (1,2 mg/g Lipid; 40 µg/g Feuchtgewicht) und in den Blutplättchen (1,3 mg/g Lipid; 30 µg/g Feuchtgewicht), gefolgt von der Leber (0,3 mg/g Lipid; 13 µg/g Feuchtgewicht) und Muskeln (0,4 mg/g Lipid; 19 µg/g Feuchtgewicht) nachzuweisen (Friedrich 1987). Trotz der großen Reserven im Fettgewebe ist die Mobilisierungsrate von Vitamin E hier vernachlässigbar. Die Gruppe um Machlin untersuchte die Tocopherolkinetik im humanen Fettgewebe anhand von Nadelbiopsien während einer 1-jährigen täglichen Supplementation mit 800 mg all-rac-α-Tocopherol und 1 Jahr nach Absetzen der Vitamineinahme. Die ansteigende Tocopherolkonzentration im Fettgewebe blieb auch viele Monate nach Absetzen des Supplements im Gegensatz zum Plasmaspiegel sehr konstant auf diesem hohen Niveau. Die Autoren schließen daraus, dass die Mobilisierung des Vitamin E aus dem Lipidkompartiment ein sehr langsamer Prozess ist (Handelman et al. 1994). Einem langsamen Umsatz unterliegt Tocopherol ebenso in den Erythrozyten, der Muskulatur, dem Gehirn und Rückenmark (Nervengewebe) mit Halbwertzeiten von 30–100 Tagen. Weniger beträchtliche Schwankungen der Mobilisierungsrate sind bei Geweben mit schnellen Umsätzen wie dem Plasma, der Leber, der Niere und Milz zu beobachten ($t_{0,5}$ = 5–7 Tage) (Gaßmann et al. 1995). Interessant ist die wiederholt berichtete Tatsache, dass bei intensiver Muskeltätigkeit, wie z.B. beim Leistungssport die Vitamin-E-Konzentration im Plasma ansteigt (Smasal et al. 1995). In Fraktionen, die reich an Membranen sind, wie Mitochondrien, Mikrosomen, Zellkerne, ist die Konzentration von Vitamin E besonders hoch. Dort schützt Vitamin E die Membranen von Lipidperoxidationen.

Neben dem hepatischen α-TTP, das bevorzugt RRR-α-Tocopherol ins Plasma inkorporiert, hat die Gruppe um Azzi ein intrazelluläres α-Tocopherol-assoziiertes Protein (TAP) mit einer ubiquitären Gewebsverteilung entdeckt, von welchem eine höhere Expression im Leber-, Prostata- und Hirngewebe gemessen wurde (Stocker et al. 1999). TAP ist ein hydrophobes Ligandenbindungsprotein, das die CRAL-Sequenz (cis-Retinal Bindungsmotiv) und eine GTP-Bindungsstelle gemein haben. Das gereinigte, rekombinante Protein bindet Tocopherol mit einem Bindungskoeffizienten von K_d entsprechend $4{,}6 \times 10^{-7}$ M. Aufgrund von Datenbankanalysen werden derzeit drei ähnliche TAP-Gene postuliert: TAP1, TAP2 und TAP3 (Zimmer et al. 2000).

Biotransformation und Elimination

Der Metabolismus von Vitamin E erfolgt am Chromananteil im Rahmen der antioxidativen Funktion. Die hepatische Oxidation führt hauptsächlich zum Tocopherylchinon, das bei der Reaktion von Tocopheroxylradikal mit einem Peroxylradikal gebildet wird. Mittels NAD(P)H-abhängiger mikrosomaler Enzyme kann das Chinon zum α-Tocopherylhydrochinon reduziert werden (Hayashi et al. 1992). Letzteres wird über die Galle eliminiert oder kann in den Nieren weiter zur harngängigen Tocopheronsäure und entsprechendem Lacton, dem 1956 erstmals beschriebenen Simon-Metaboliten, abgebaut werden (Simon et al. 1956a, b; Drevon 1991). Nur etwa 1% des aufgenommenen Vitamin E wird in dieser Form mit dem Harn, der überwiegende auch intestinal nicht resorbierte Anteil wird mit den Fäzes ausgeschieden. In den Geweben wurden Metabolite mit chinoiden Strukturen sowie Dimere und Trimere gefunden. Schultz und Mitarbeiter (1995) analysierten einen neuen Metaboliten, das 2,5,7,8-Tetramethyl-2 (2′-carboxyethyl)-6-hydroxy-chroman (α-CEHC), welcher als wasserlöslicher Sulfatester oder als Glucuronid im Harn ausgeschieden wird. Da dieser Abbau jedoch individuell schwellenwertabhängig ab dem halbmaximalen Plasmaspiegel, zwischen 30–50 µmolα-Tocopherol/l, erfolgt, und die intakte Chromanstruktur dieses Metaboliten darauf hinweist, dass α-CEHC von einem α-Tocopherol-Molekül ableitbar ist, das nicht antioxidativ gewirkt hat, kann die α-CEHC-Ausscheidung möglicherweise als Indikator für eine adäquate oder überschüssige Vitamin-E-Versorgung herangezogen werden.

Sofern äquimolare Dosen von deuteriertem RRR- und all-rac-α-Tocopherylacetat sechs Probanden verabreicht wurden, zeigten Traber et al. (1998), dass die Plasmakonzentration des Vitamin E pflanzlicher Herkunft im Vergleich zum synthetischen Vitamin zweimal so hoch ist, wohingegen der Anteil der Urinausscheidung von α-CEHC, der von der all-rac-Form ableitbar war, den von der RRR-Form stammenden Metaboliten um den Faktor 3 bis 4 übertraf.

Neueste Untersuchungen von Birringer und Brigelius-Flohé (unveröffentlichte Daten, 2001) belegen, dass der Seitenkettenabbau zum CEHC sowohl bei α-, γ-, als auch δ-Tocopherol stattfindet. Im Urin von supplementierten Männern erscheinen 1–3% des aufgenommenen α-Tocopherols als α-CEHC, aber 50% des entsprechenden γ-Tocopherols. In HepG2-Zellen wird anhand von Strukturvergleichen deutlich, dass Isomere ohne Methylgruppe in Position 5 schneller zu CEHC abgebaut werden und daher signifikant höhere Mengen an γ- und δ-, als an α- und β-CEHCs vorliegen.

Ein vierfacher Anstieg der α-CEHC-Ausscheidung nach einer zweitägigen Behandlung der Zellen mit dem Enzyminduktor Rifampicin zeigt überdies, dass von der Cytochrom-P-450-Familie das CYP3A4 an der Seitenkettenoxidation beteiligt ist.

3.13.4 Biochemische Funktionen

Die experimentellen Untersuchungen des letzten Jahrzehnts heben die physiologische Bedeutung von Vitamin E hervor und offenbaren ein größeres Spektrum biologischer Aktivitäten als ursprünglich erwartet wurde. Die Beteiligung an biochemischen und zellbiologischen Prozessen ist vielfältig und ihre Mechanismen sind noch nicht vollständig geklärt. Neben der bisher bekanntesten Funktion als kettenbrechendes Antioxidans, welches als Schutzfaktor gegen die Lipidperoxidation mehrfach ungesättigter Fettsäuren (PUFA) in den Zellmembranen angesehen wird, kann Vitamin E immunmodulatorisch, antiinflammatorisch, antithrombotisch und antiatherogen sowie neuroprotektiv wirken. Über die Induktion der Apoptose und die Unterstützung des Immunsystems wird dem Vitamin ein schützender Einfluss vor Tumorzellen und somit vor der Entstehung von Krebserkrankungen eingeräumt.

Die biologischen Eigenschaften werden hierbei in antioxidative und nichtantioxidative Wirkungen eingeteilt; entscheidende zelluläre Strukturen, die an diesen Reaktionen teilhaben, sind in Tabelle 3.13.2 im Überblick aufgeführt.

Tab. 3.13.2 Zellen und Moleküle, die durch Vitamin E beeinflusst werden
Erythrozyten
Makrophagen
Monozyten
Neutrophile
Endothelzellen
Immunzellen (T-Lymphozyten)
Thrombozyten
Fibroblasten
Glatte Gefäßmuskelzellen
Adhäsionsmoleküle

Molekularbiologische Einflüsse von α-Tocopherol sind verbunden mit transkriptionalen und postranskriptionalen Ereignissen, wobei letztere mit einer Enzymhemmung der Cyclooxygenase, Lipoxygenase und Proteinkinase C einerseits sowie einer Enyzmaktivierung der Proteinphosphatase 2A und Diacylglycerolkinase andererseits einhergehen können. Regulationen auf der Ebene der Transkription finden in Abhängigkeit der α-Tocopherol-Konzentration im Rahmen einer Modulation der Genexpression des α-Tocopherol-Transfer-Proteins (Kim et al. 1998), der Collagenase (MPP-1) (Ricciarelli et al. 1999), des Leberkollagens αI und des α-Tropomyosins (Aratri et al. 1999) statt. Überdies wird das in Makrophagen und glatten Muskelzellen befindliche CD36 Scavenger-Rezeptorgen (Ricciarelli et al. 2000) und die Aktivität eines Klasse-A-Scavenger-Rezeptors in Makrophagen (Teupser et al. 1999) herunterreguliert. In der Tabelle 3.13.3 sind im Einzelnen die Zellen mit entsprechenden Enzymen und resultierenden Mediatoren aufgeführt, welche durch α-Tocopherol beeinflusst werden. Einen Schwerpunkt stellen die Enzyme der Arachidonsäurekaskade und der Signaltransduktionswege dar. Nachgeschaltete biologische Effekte, die sich aufgrund von beeinträchtigten Enzymaktivitäten ableiten, sind die Regulation der Proliferation glatter Muskelzellen durch Hemmung der Proteinkinase-C-Aktivität (Boscoboinik et al. 1991) und die Suppression des Arachidonsäuremetabolismus durch Hemmung der Phospholipase A_2 (Pentland et al. 1992).

Mit Sicherheit spielen die Wirkung der Tocopherole als Antioxidanzien in vivo und ihre Fähigkeit, aggressive Sauerstoffradikale unschädlich zu machen, eine besondere Rolle.

Einfluss auf die Lipidperoxidation

Besonders oxidationsempfindlich sind Polyensäurehaltige Lipide in Membranen und anderen Zellstrukturen. In der Lipidphase biologischer Systeme sind Tocopherole die wichtigsten Antioxidantien (Sies 1989a). Die Autoxidation von Polyensäuren (➤ Abb.

Tab. 3.13.3 Enzyme, die durch Vitamin E beeinflusst werden

Enzym	Zelle	Mediator	
Phospholipase A_2 ↓	Thrombozyten		Arachidonsäure-Kaskade
Phospholipase A_2 ↑	Endothelzellen	Prostacyclin I_2 ↑	
Cyclooxygenase ↑	Endothelzellen	Prostacyclin I_2 ↑	
Cyclooxygenase ↓	Makrophagen	Prostaglandin E_2 ↓	
Cyclooxygenase ↓	Thrombozyten	Thromboxan A_2 ↓	
	Makrophagen		
5-Lipoxygenase ↓	Neutrophile (PMNL)	Leukotrien B_4 ↓	
	Monozyten		
Proteinkinase C ↓	Glatte Muskelzellen	AP-1 ↑	
	Fibroblasten		
	Thrombozyten		
	Monozyten		
	Makrophagen		
	Neutrophile		
	Mesangiumzellen		
Proteinphosphatase 2A ↑			
Diacylglycerolkinase ↑		Diacylglycerol ↓	
Thrombin (Serumprotease) ↓			
Collagenase (MPP-1) ↓	Fibroblasten (Haut)		

3

3.13.2, schematisch am Beispiel von Linolsäure) verläuft in einem autokatalytischen Prozess, bei dessen Initiation durch chemische oder physikalische Einwirkungen (Hitze, Licht, ionisierende Strahlung) ein Wasserstoffatom aus der labilen Methylengruppe (C-Atom 11 bei der Linolsäure) abgespalten wird. Das entstehende freie Radikal reagiert mit Sauerstoff unter Bildung eines Peroxylradikals, welches unter Einwirkung auf ein weiteres Linolsäuremolekül in das Hydroperoxid übergeht, wobei ein neues freies Radikal entsteht. So kann aus einem freien Radikal eine große Zahl von Hydroperoxiden gebildet werden in einer Kettenreaktion (Propagation), die immer mehr beschleunigt wird, zumal auch aus den Hydroperoxiden wieder freie Radikale entstehen können. Tocopherol führt zum Abbruch der Kettenreaktionen (Termination), indem es ein phenolisches Wasserstoffatom an das Lipidperoxylradikal abgibt und dabei selbst über ein resonanzstabilisiertes, sehr reaktionsträges Semichinonradikal in das stabile Addukt Tocopheryl-Chinon übergeht (McCay und King 1980, Krinsky 1992):

$$ROO^{\bullet} + \text{Vitamin E-OH} \rightarrow ROOH + \text{Vitamin E-O}^{\bullet}$$

Es wird somit bei der Reaktion verbraucht, soweit das Semichinonradikal nicht durch Ascorbat ($AscH^{\bullet}$) reduziert wird (McCay 1985). Dies erklärt auch den zunehmenden Tocopherolbedarf mit steigender Zufuhr von Polyensäuren (➤ Kap. 3.13.5):

$$\text{Vitamin E-O}^{\bullet} + AscH^{\bullet} \rightarrow \text{Vitamin E-OH} + Asc^{\bullet};$$

das hierbei gebildete Vitamin-C-Derivat ($Asc^{\bullet -}$) wird zu Dehydroascorbat (Asc^{2-}), wobei beide Verbindungen durch die glutathionhaltige Reduktase wieder in Ascorbat überführt werden (Meister 1994).

Glutathionperoxidase kann die Hydroperoxide zu Alkoholen reduzieren und wirkt damit primär antioxidativ. Die Tatsache, dass Glutathionperoxidase ein selenhaltiges Enzym ist (Rotruck et al. 1973), erklärt den engen Synergismus zwischen Vitamin E und Selen in bestimmten Bereichen, in denen Vitamin E den Verbrauch von Selen senkt (Watson und Leonard 1986).

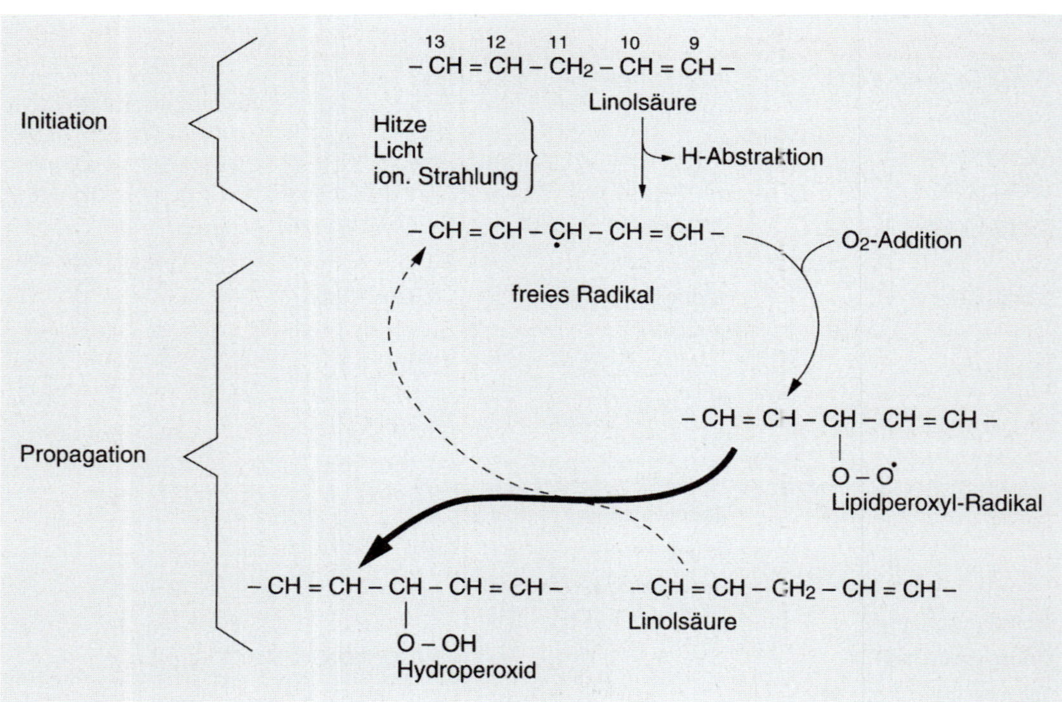

Abb. 3.13.2 Autoxidation von Linolsäure

Der Kettenabbruch kann auch durch Reaktion zweier Peroxylradikale zustandekommen, was zu molekularen Reaktionen und sekundären Prozessen führt, die gegenwärtig noch nicht in allen Einzelheiten geklärt sind. Es gibt dabei sowohl Spaltungs- als auch Kondensationsreaktionen. Im Laufe solcher Reaktionen können sowohl polymere Triglyceride und Fettsäuren entstehen als auch Aldehyde, Ketone, Hydroxysäuren, Aldehydsäuren, Ketosäuren und Epoxysäuren. U.a. entsteht auch Malondialdehyd, der sich durch eine Farbreaktion mit 2-Thiobarbitursäure nachweisen lässt. Dieser photometrische Thiobarbitursäuretest wird häufig zum Nachweis einer Peroxidation verwendet, wobei zu beachten ist, dass man damit nicht Peroxidation selbst, sondern nur ein Spaltprodukt erfasst. Aufgrund zahlreicher Neben- und Folgereaktionen wie Dimerisierungen und Disproportionierungen ist das Ausmaß dieser Quantifizierung nicht spezifisch. Eine sehr empfindliche Methode zur Feststellung der Lipidperoxidation in vivo ist die Messung der Abatmung von Ethan (Riely et al. 1974, Lawrence und Cohen 1984) und Pentan (Kanter et al. 1991, Allard und Jeejeebhoy 1993). Pentan stammt aus Linolsäure, Ethan aus Linolensäure. Pentan ist als Indikator weniger verlässlich, weil es im Gegensatz zu Ethan in der Leber metabolisiert werden kann (Müller und Sies 1984).

Reaktive Sauerstoffspezies wie Hydroxyl- ($t_{0,5} = 10^{-9}s$), Alkoxyl- ($t_{0,5} = 10^{-6}s$), Peroxyl- ($t_{0,5} = 7s$), Superoxid-Anion-Radikale sowie Singulett-Sauerstoff ($t_{0,5} = 10^{-5}s$) und Wasserstoffperoxid sind Produkte des normalen Zellstoffwechsels und des Stoffwechsels toxischer Substanzen (Sies 1993). Sie entstehen durch physikalische Einwirkungen wie UV-Licht, ionisierende Strahlungen usw. Derartige Produkte schädigen die Zellmembranen, beschleunigen Alterungsprozesse (Lipofuszinpigment-Bildung) und können durch Schädigung der DNA mutagen und karzinogen wirken. Besonders empfindlich sind biologische Membranen gegen Peroxide und andere oxidierende Agenzien wegen ihres Gehalts an Phospholipiden mit einem hohen Anteil an Polyensäuren. Durch Lipidperoxidation kommt es zu Veränderungen der Membranstruktur, nicht nur der Zellmembran, sondern auch der Mitochondrien und anderer zellulärer Partikel sowie zur Schädigung membrangebundener Enzyme. Auch die Lysosomenmembran kann destabilisiert werden, was zur Freisetzung von Enzymen wie Arylsulfatasen, Ribonucleasen, Kathepsinen, Glucuronidasen und anderen führt (Jackson 1990). Diese Enzyme greifen Zellbausteine an, verursachen morphologische Veränderungen und funktionelle Störungen. Dies wurde z.B. bei der Muskeldystrophie als Folge von Tocopherolmangel nachgewiesen, bei der die vermehrte Spaltung von Zellbausteinen zu erhöhter Ausscheidung von Kreatin, Hydroxyprolin, 3-Methylhistidin und anderen Aminosäuren führt. Ein ungenügender Schutz vor Radikalen führen zu einer Peroxidation von Membranlipiden, deren Folgen in beeinträchtigter Membranfluidität, verminderter Rezeptorexpression und Ionenkanalpermeabilität liegen. Freigesetzte lysosomale Enzyme gefährden die Kontraktilität und die oxidative Phosphorylierung.

Neben Tocopherol gibt es weitere Schutzmechanismen gegen oxidative Schäden, die alle in einem engen funktionellen Zusammenhang stehen. In einer typischen Zelle fängt das lipidlösliche Tocopherol freie Radikale in stabilen und biologisch aktiven Membranen ab, wobei auf ein Tocopherolmolekül 1000–2000 Phospholipidmoleküle kommen (Packer 1992). Lester Packer beschreibt ferner, dass Vitamin E als wichtigstes kettenbrechendes Antioxidans in der mitochondrialen Membran in einer niedrigeren Konzentration als 0,1 nmol pro mg Membranprotein vorliegt (Packer 1994). Da einer massiven Peroxylradikalbildung (1–5 nmol/mg Protein und Minute) eine verschwindend geringe Menge an Vitamin E in den biologischen Membranen gegenübersteht, wird die antioxidative Wirksamkeit mit einer sehr hohen Affinität zu Lipidperoxylradikalen erklärt. Tatsächlich belegen die Reaktionsraten der verschiedenen Peroxylradikale ($ROO^{\bullet}$) für Vitamin E (TOH) hohe Geschwindigkeitskonstanten im Bereich von 10^4–10^9 M^{-1} s^{-1} (Niki und Matsuo 1992), die eine Umwandlung dieser Lipidradikale zum stabilen Hydroperoxid bis zu 90% gewährleisten.

$$ROO^{\bullet} + RH \rightarrow ROOH + R^{\bullet} \quad (1)$$
$$ROO^{\bullet} + TOH \rightarrow ROOH + TO^{\bullet} \quad (2)$$

Es wurde bestätigt, dass die Geschwindigkeit der in der Membran konkurrierenden Reaktion 2 um 10^2 bis 10^3 größer ist als die der ersten (Gaßmann et al. 1995).

3

Synergistisch hierzu reagiert Glutathionperoxidase mit Hydroperoxiden (Maiorino et al. 1989) und Superoxiddismutase mit Superoxidanion-Radikalen im Cytosol und in der Mitochondrienmatrix. Katalase zerstört Wasserstoffperoxid in den Peroxisomen. β-Carotin ist der wirksamste Schutz gegen Singulett-Sauerstoff mit einer Quench-Aktivität von 5×10^9 (M^{-1} s^{-1}), gefolgt von Vitamin E (8×10^7 (M^{-1} s^{-1}) und Vitamin C (1×10^7 (M^{-1} s^{-1}) (Sies und Stahl 1992). Ascorbinsäure kann, überwiegend in der wässrigen Lösung, eine Reihe aktiver Sauerstoffformen entschärfen, wie z.B. Wasserstoffperoxid, Superoxidanion-Radikal und Hydroxylradikale, und dient neben Thiolen (Glutathion) und Ubiquinol zur Regeneration von Tocopherol aus dem Tocopheroxylradikal (Maiorino et al. 1989, Bowry und Stocker 1993, Niki 1987, Wefers und Sies 1988, Golumbic und Mattill 1941, Doba et al. 1985).

Einfluss auf die Phospholipase A_2 und Cyclooxygenase

Da im Rahmen der Arachidonsäurekaskade, die durch Phospholipase A_2, Lipoxygenase und Cyclooxygenase katalysiert wird, Reaktionen freier Radikale beteiligt sind, ist es naheliegend, dass Tocopherol bzw. ein Tocopherol-Mangel einen Einfluss auf die Stoffwechselprodukte hat. So wird die Expression von zytosolischer Phospholipase A_2 und Cyclooxygenase (COX) von Vitamin E erhöht (Tran et al. 1996, Chan et al. 1998); dies führt in humanen Endothelzellen zu einer gesteigerten Synthese von Prostacyclin, einem wirksamen Vasodilatator und Inhibitor der Plättchenaggregation (Tran und Chan 1990, Chan 1993). Im Gegensatz hierzu reduziert Vitamin E in Makrophagen von alten Mäusen die Cyclooxygenase-Aktivität, was zu einer signifikanten Verminderung von TXB_2, einem stabilen Hydrolyseprodukt von Thromboxan A_2 (TXA_2), führt (Wu et al. 2001); ferner vermindert Vitamin E die Freisetzung von Thromboxan A_2 aus den Blutplättchen und hemmt deren Aggregation beeindruckend in vitro (Steiner und Anastasi 1976).

Die Vitamin-E-induzierte Hemmung der PKC-Aktivität der Blutplättchen führt zu einer beeinträchtigten Ausbildung von Pseudopodien, die für die Verankerung auf der adhäsiven Zelloberfläche verantwortlich sind. Kräftige, aber viel zu kurze Pseudopodien sind für diesen Zweck nicht entsprechend ausgerüstet und vermindern die Plättchenadhäsion (Jandak und Steiner 1989). Diese funktionelle Beeinflussung durch Vitamin E steht in direktem Zusammenhang mit der α-Tocopherol-Konzentration in den Thrombozyten (Steiner 1999). Dennoch, bei den meisten Vitamin-E-Studien, bei denen eine gesunde Population supplementiert wurde, war die Plättchenaggregation, die bei der Thrombose und der Arterioskleroseentwicklung mitwirkt, trotz signifikant ansteigender α-Tocopherol-Zunahme im Plasma und in den Blutzellen der Vitamin-E-Gruppe nicht signifikant gehemmt worden. So gelang es Steiner (1983) in vivo nicht, trotz hoher Vitamin-E-Dosen von 1200 IU/d über sechs Wochen supplementiert, einen Beleg für eine signifikante antiaggregatorische Wirkung zu erbringen. Auch Stampfer et al. (1988) und Kockmann et al. (1988) haben mit ihren Humanstudien bestätigt, dass die Thrombozytenreaktivität unter Vitamin E nicht abnahm. Nach einer 5-wöchigen Gabe von 800 IU α-Tocopherol pro Tag an jeweils 10 gesunde, erwachsene Männer und Frauen hatten sich bei der placebokontrollierten Studie trotz sehr guter Compliance keine signifikanten Unterschiede hinsichtlich der Thrombozytenfunktion und des Arachidonsäuremetabolismus, gemessen mittels der Thromboxan B_2(TXB_2)-, HHT(Hydroxyheptadecriensäure)-, 12-HETE(Hydroxyeicosatetraensäure)- und Prostacyclin(PGI_2)-Bildung, ergeben (Stampfer et al. 1988). Fast zehn Jahre später berichtet die Gruppe um Rice-Evans von einer signifikanten Abnahme der Thrombozytenfunktion. Ihre Abschätzung der durch Vitamin E beeinträchtigten Plättchenaggregation erfolgte dosisabhängig mihilfe spezifischer Agonisten des Systems wie ADP und Arachidonsäure, der Sensitivitätsanstieg durch PGE_1-Hemmung, durch verminderte β-Thromboglobulin-Konzentration im Plasma und die erniedrigte ATP-Sekretion. Hierzu waren 40 gesunde Personen über acht Wochen randomisiert doppelblind und placebokontrolliert untersucht worden und hatten täglich Vitamin E (300 mg D,L-α-Tocopherylacetat), Vitamin C (250 mg), Betacaroten (15 mg) oder Placebo eingenommen (Calzada et al. 1997). Die kontroversen Befunde der vorherigen Veröffentlichungen wurden von den Autoren auf methodische Unzulänglichkeiten der damaligen Versuchsanordnung zurückgeführt. Überdies wurde die Berücksichtigung des initialen Vitamin-E-Status der Studienteilnehmer als wichtige Voraussetzung für eine mögliche Hemmung der Thrombozytenaggregation erachtet (Calzada et al. 1997); dieser Einwand wird verständlich, sobald die α-Tocopherol-Konzentrationen der Basiswerte im Plasma und in den Thrombozyten der Studie von Calzada mit denen verglichen werden, die keinen Einfluss auf die Thrombozytenfunktion gezeigt hatten. Die gesunden Probanden wiesen hier jeweils einen besseren Vitamin-E-Status vor der Supplementation auf. Die Ausgangswerte für Vitamin E betrugen im Plasma 39 µM und in den Thrombozyten 3,1 nmol/10^9 Thrombozyten (Kockmann et al. 1988) bzw. 1,9 nmol/ 10^9 Thrombozyten (Steiner 1983), wohingegen die Mittelwerte der aktuelleren Studie für das Plasma bei 21 µM und für die Thrombozyten bei 1,4 nmol/10^9 Thrombozyten lagen, was den gemittelten Plasmadaten einer gesunden Durchschnittsbevölkerung (n = 6410) mit 21–41 µM α-Tocopherol entspricht (Calzada et al. 1997). Diese Behauptung wird gestützt durch eine Doppelblindstudie von Salonen et al. (1991), der an gesunden Männern mit niedrigem Antioxidanzienstatus im Plasma (20 µMα-Tocopherol, 29 µM Vitamin C, 0,6 µM Betacaroten) gezeigt hat, dass nach Supplementation mit Antioxidanzien (300 mg α-Tocopherol, 600 mg Vitamin C, 25 mg Betacaroten und 75 µg Selen) die Thrombozytenaggregationsfähigkeit und deren In-vivo-Aktivierung abnahm.

Einfluss auf diverse Mechanismen in Verbindung mit der Thrombozyten-Aggregation

Die kumulierenden, enttäuschenden Ergebnisse klinischer Studien, in denen die vielversprechenden epidemiologischen Studienergebnisse von α-Tocopherol auf die kardiovaskulären Ereignisse nicht nachvollzogen werden konnten, haben zu neuen Denkansätzen geführt. Da das Nahrungsangebot grundsätzlich verschiedene Tocopherole enthält, aber die groß angelegten klinischen Studien ausschließlich mit α-Tocopherol-Präparaten durchgeführt wurden, haben Liu et al. (2003) gesunde Personen mit einer γ-Tocopherol-Mischung, bestehend aus pflanzlichem γ- (100 mg), δ- (40 mg) und α- (20 mg) Tocopherol (entsprechend 20 mg α-TÄ) oder synthetischem all-rac-α-Tocopherylacetat (100 mg entsprechend 45 mg TÄ) für acht Wochen im Vergleich zu unbehandelten Kontrollen supplementiert. γ-Tocopherol besitzt besonders stark antioxidative Eigenschaften (Wolf 1997) und ist im Gegensatz zur α-Isoform bei Patienten mit koronaren Herzerkrankungen im Serum vermindert (Ohrvall et al. 1996). Ziel der Humanuntersuchung war es, Kenntnisse über den Einfluss der Tocopherolmischung auf die Thrombozytenaggregation einschließlich der Mechanismen, d.h. den Einfluss auf die Nitroxid (NO)-Freisetzung, die Aktivierung der endothelialen, konstitutiven NO-Synthase (ecNOS; EC 1.14.13.39), der Proteinkinase C (PKC), der Superoxiddismutase (SOD; EC 1.15.1.1) und den PKC-Proteingehalt in den Thrombozyten, zu gewinnen. Die ADP-induzierte Thrombozytenaggregation wurde durch die Tocopherolmischung im Vergleich zum isolierten α-Isomer und der Kontrolle signifikant gehemmt. Die Isomeren-Mischung zeigte ferner eine stärkere Wirkung als die α-Monosubstanz auf die NO-Freisetzung und die ecNOS-Aktivierung, was zu dem Effekt der Tocopherolmischung auf die Plättchenaggregation beiträgt.

In diesem Zusammenhang ist ferner interessant, dass Vitamin E die plasmatische Generierung von Thrombin hemmt, das an Plättchenrezeptoren bindet und die Aggregation hervorruft (Rota et al. 1998). Ein weiteres Eicosanoid, dessen Konzentration unter dem Einfluss einer Tocopherolsupplementation abnimmt, ist Prostaglandin (PGE_2), wodurch die Immunantwort beeinträchtigt wird (Tenderdy et al. 1986); diese Ergebnisse wurden gestützt durch die Untersuchungen von S. Meydani et al. (1990); eine mit Vitamin E angereicherte Diät führte bei alten Menschen zu einer Abnahme der PGE_2-Konzentration. Neueste Ergebnisse an Makrophagen von Mäusen belegen, dass eine Supplementierung mit 30 bzw. 500 ppm RRR-α-Tocopherol für 30 Tage den altersabhängigen PGE_2-Anstieg alter Mäuse gänzlich ausschaltet. Ein signifikanter Effekt bei der PGE_2-Bildung junger Mäuse konnte jedoch nicht be-

3

obachtet werden. Der Mechanismus soll auf einer Verminderung der COX-Aktivität beruhen, die durch Vitamin E post-translational ausgeübt wird (Wu et al. 2001).

Einfluss auf die 5-Lipoxygenase

Als Metaboliten der Arachidonsäurekaskade sind ferner die Leukotriene zu nennen, welche als chemotaktische Faktoren und Entzündungsmediatoren auf dem Lipoxygenaseweg entstehen. Anhand experimenteller Untersuchungen an Ratten zeigte die dosisabhängige Vitamin-E-Zufuhr mit dem Futter eine gehemmte Synthese von Leukotrien B_4 (LTB_4) und 5-Hydroxy-Eicosatetraensäure (5-HETE) (Chan et al. 1989) in den Neutrophilen. Wurden gesunden Individuen täglich 800 IE RRR-α-Tocopherol verabreicht, ging dies mit einer signifikanten Abnahme der 5-Lipoxygenase-Aktivität (5-LO) einher, was sich in einer verminderten Exkretion des 5-LO-Produkts, dem LTB_4, im Urin widerspiegelte (Denzlinger et al. 1995). Jialal et al. (2001) prüften den Einfluss von α-Tocopherol auf den LTB_4-Gehalt in aktivierten humanen Monozyten und bestätigten eine signifikante Abnahme des Mediators auch in den Blutzellen; verursachend hierfür soll eine post-transkriptionale Hemmung des 5-LO-Wegs sein (Devaraj et al. 1999). Für das Eicosanoidprofil bedeutet die Zufuhr von Vitamin E eine Abnahme der Leukotriene. In Anlehnung an die Bedeutung dieser Stoffwechselwege bei arteriellen Erkrankungen und Entzündungsprozessen leistet Vitamin E ausgehend von den bisher vorliegenden klinischen Ergebnissen einen relevanten Beitrag zur Normalisierung einer krankhaft veränderten Situation.

Einfluss auf die Vitamin-K-abhängige Carboxylase

In der metabolisierten Form α-Tocopherylchinon stellt das Vitamin ein wirksames Antikoagulans dar, da dieser Metabolit durch Hemmung der Vitamin-K-abhängigen Carboxylase die Blutgerinnung kontrolliert (Dowd u. Zheng 1995).

Direkte Wirkung auf biologische Membranen

Ein weiterer Effekt, der über die antioxidative Wirkung hinausgeht, ist eine direkte stabilisierende Wirkung von Tocopherol auf biologische Membranen. Beispielsweise schützt α-Tocopherylacetat, welches in Erythrozyten nicht hydrolysiert werden kann, also nicht als Antioxidans wirkt, in vitro die roten Blutkörperchen vor Hämolyse (Mino und Sugita 1978) und erhöht die Lebensrate der Erythrozyten. Nach einer weiteren Hypothese soll Tocopherol spezifisch mit Arachidonsäure in biologischen Membranen in Wechselwirkung treten und so die Eigenschaften der Membran wie Permeabilität oder Fludität modulieren. Dagegen spricht allerdings der geringe Anteil von Tocopherol in Membranen: In der Erythrozytenmembran beträgt das molare Verhältnis von Tocopherol zu Arachidonsäure 1:500–1:1000 (Friedrich 1987); für einen Effekt spricht der schnelle Umsatz in der roten Blutzelle (Burton und Traber 1990).

Einfluss auf die Proteinkinase C

Aufgrund der Veränderungen verschiedener Enzymaktivitäten im Vitamin-E-Mangel wird vermutet, dass das Vitamin eine regulatorische Rolle bei der Proteinsynthese spielt. Erhöhte Aktivitäten (bzw. auch Mengen) von Xanthinoxidase und Kreatinkinase im Serum von Vitamin-E-Mangeltieren werden als Hinweis gewertet, dass Tocopherol als Repressor bei der Synthese mancher Enzyme wirkt (Machlin 1991). Andererseits können solche Enzyme im Serum auch lediglich ein Hinweis für die Schädigung von z.B. Muskelgeweben (Zellmembran) sein, aus denen Enzyme wie Kreatinphosphokinase (CPK), Lactatdehydrogenase (LDH) und GOT (Glutamat-Oxalacetat-Transaminase) Plasma übertreten (Chen und Lin 1980). Die Hemmung der Proteinkinase-C (PKC)-Aktivität durch Vitamin E wurde 1991 entdeckt (Boscoboinik et al. 1991a) und mit der Proliferationshemmung von glatten Muskelzellen in den Gefäßen in Verbindung gebracht (Boscoboinik et al. 1991b). Darauf folgende Ergebnisse bestätigten die Hemmung dieses Enzyms durch das Antioxidans in verschiedenen Zelltypen wie den Monozyten, Makrophagen, Neutrophilen, Fibroblasten, Thrombozyten und Mesangiumzellen (Devaraj und Jialal 1998, Freedman et al. 1996, Hehenberger und Hansson 1997, Studer et al. 1997). In Endothelzellen wird die Thrombin-induzierte PKC-Aktivierung durch α-, nicht aber β-Tocopherol gehemmt (Martin-Nizard et al. 1998). Die PKC-vermittelte Superoxidbildung in Neutrophilen wird durch α-Tocopherol vermindert. Eine signifikante Abnahme von freigesetzten Superoxidanionen und der Lipidperoxidation ist aufgrund der PKC-Hemmung überdies in Monozyten zu beobachten.

Der hemmende Effekt von RRR-α-Tocopherol auf die PKC kann mit der Dephosphorylierung von PKC α korreliert werden (Ricciarelli et al. 1998). Azzi et al. hatten bereits 1995 veröffentlicht, dass physiologische RRR-α-Tocopherol-Konzentrationen an einen Rezeptor binden, der AP-1 aktiviert, welches zur Dephosphorylierung von PKC führt. Entscheidend für die Dephosphorylierung und darauf folgende Enzymdeaktivierung ist nach In-vitro-Befunden die Aktivierung der Proteinphosphatase vom Typ 2A (PP2A) (Clement et al. 1997).

Einfluss auf die Stickstoffmonoxid(NO)-Freisetzung

Zelluläre Antioxidanzien schützen vor endothelialer Dysfunktion, die mit Atherosklerose verbunden ist, durch die Aufrechterhaltung der endothelialen NO-Aktivität. Vitamin E übt direkte Gewebseffekte aus, die die vaskuläre Funktion bewahren, indem es inkorporiert in die Gefäßwand einer verminderten NO-Freisetzung in derselben entgegenwirkt und den o-LDL-Anteil verringert, der grundsätzlich die PKC stimuliert (Keaney et al. 1996).

Einfluss auf Genexpressionen

Eine Langzeit- und Kurzzeitsupplementation mit RRR-α-Tocopherol führt zur Hemmung der Genexpression von Collagen α1(I) sowohl in der Leber der C57BL/6-Maus als auch in kultivierten Sternzellen der Leber (Chojkier et al. 1998). Weiterführende In-vitro-Untersuchungen an humanen Fibroblasten zeigten eine altersabhängige Zunahme der PKC-Expression sowie Aktivität, die mit der Collagenase (MMP-1)-Gentranskription und Proteinexpression korrelierte. Da α-Tocopherol die altersabhängige Zunahme des Kollagen-abbauenden Enzyms über die Hemmung der PKC vermindert, stellt diese molekulare Basis für das Antioxidans eine überzeugende Erklärung für den schützenden Effekt gegen die Hautalterung dar, sei es durch die direkte Wirkung aufgrund der Elimination von Radikalen sowie die indirekte durch die Enzymhemmung (Ricciarelli et al. 1999).

Es liegen neuere Hinweise experimenteller Arbeiten vor, dass γ-Tocopherol die Proliferation von humanen Prostatakrebszellen hemmt. Im Vergleich wurde die Wirkung von α-, γ-Tocopherol und die entsprechenden Carboxyethylhydroxychroman-Metaboliten (CEHCs) sowie wasserlösliche Derivate wie Trolox und α-Tocopherylsuccinat auf die Proliferation und die Cyclin-D1-Expression der Prostatakrebs-Zelllinie PC-3 untersucht. Als wirksamste Inhibitoren der PC-3-Proliferation, die parallel zum verzögerten Zellwachstum mit einer spezifischen Downregulation der Cyclin-D1-Expression einherging, kristallisierten sich die γ-Formen, nämlich γ-Tocopherol und γ-Carboxyethylhydroxychroman (γ-CEHC) heraus; die genannten α- und γ-Metaboliten konkurrierten überdies miteinander bezüglich der Hemmung der Cyclin-D1-Expression (Galli et al. 2004). Analog PC-3 gilt auch für eine weitere Prostatakrebs-Zelllinie, die Androgen-sensitiven LNCaP-Zellen und darüber hinaus für die Lungenkrebs-Zelllinie A549, die antiproliferative Wirkung von γ-Tocopherol, welche durch Induktion der Apoptose erfolgt. Neben bisher nicht aufgeklärten alternativen Caspase-unabhängigen Wegen werden durch die γ-Tocopherol-Behandlung die Freisetzung von Cytochrom c und die Aktivierung von Caspase 9, -3 und -7 ausgelöst. Die Autoren legen aufgrund ihrer Ergebnisse nahe, dass γ-Tocopherol, welches die vorherrschende Vitamin-E-Form in der Nahrung darstellt im Vergleich zum α-Tocopherol, das ausschließlich in den meisten Vitaminpräparaten enthalten ist, in der Prävention und Therapie von bestimmten Krebstypen nützlich sein könnte (Jiang et al. 2004).

Es wird diskutiert, dass Vitamin E und Antioxidanzien dem Kolonkrebs, einer häufigen Todesursache, vorbeugen können, indem sie die Mutagenbildung bedingt durch eine Oxidation freier Radikale aus dem fäkalen Fett unterbinden oder „nichtantioxidative" Mechanismen unterstützen. Dies haben Stone et al. veranlasst, im Rattenmodell und mit einer humanen Kolonkrebs-Zelllinie (SW 480) das chemopräventive Potenzial von α- und γ-Tocopherol zu untersuchen. Nur bei den Ratten, die mit einer hochkonzentrierten Eisen-Diät ernährt worden waren, sanken die Tocopherolspiegel und zwar in den Kolonozyten, nicht aber im Plasma, der Leber oder den Fäzes. Im Vergleich zu den α-Tocopherol-supplementierten Tieren wiesen die mit γ-Tocopherol gefütterten Ratten einen niedrigeren Lipidhydroperoxid-Gehalt in den Fäzes und signifikant niedrigere Ras-p21-Spiegel auf. Die Daten der Zellexperimente belegen, dass α- und γ-Tocopherol die PPAR-γ mRNA (Peroxisome Proliferator-activated Receptor-γ) und Proteinexpression hochregulieren, aber γ-Tocopherol der potentere Wirkstoff für die PPAR-γ-Expression ist (Stone et al. 2004).

Darüber hinaus wurden antiproliferative Wirkungen in PC-3- und LNCaP-Prostatakrebszellen auch durch Tocotrienole, vor allem γ-Tocotrienol, und entsprechende Metaboliten, die CEHCs, in folgender Reihenfolge ihres Hemmeffektes auf das Zellwachstum beschrieben:

α-Tocopherol < α-Tocotrienol < γ-Tocopherol < γ-Tocotrienol (Conte et al. 2004).

Bedeutung der Isoformen

Gesundheitliche Vorteile durch Vitamin E können den meisten epidemiologischen Studien entnommen werden, bei denen Vitamin E/Antioxidanzien über die Nahrung zugeführt wurde. Hoch dosierte Vitamin-E-Präparate reproduzieren in groß angelegten Interventionsstudien diesen Nutzen nicht adäquat und scheinen nach derzeitigem Kenntnisstand sogar zu schaden. Diese Wirkungsunterschiede könnten auf dem unterschiedlichen Angebot der einzelnen Vitamin-E-Isoformen beruhen, da in der Nahrung überwiegend γ- und in den Präparaten ausschließlich α-Tocopherol vorhanden ist. So wird vermutet, dass eher γ-Tocopherol die klinisch relevante Struktur beispielsweise zur Prävention der koronaren Herzerkrankung ist, da es eine vergleichbare oder stärkere Wirksamkeit bei der Hemmung der Lipidperoxidation im Sauerstoff-Radikalen-System aufweist, aber eine wesentlich höhere Potenz im Stickstoffmonoxidsystem besitzt (Hensley et al. 2004). Dies wird gestützt durch die in Verbindung mit NHANES (The National Health and Nutrition Examination Survey 1999–2000) erhobenen Labordaten, die anhand von Serumkonzentrationen eine inverse Beziehung zwischen α- und γ-Tocopherol darstellen. Der Korrelationskoeffizient war besonders signifikant bei den Teilnehmern, die Vitamin-E-Supplemente konsumiert hatten (Handelman et al. 1985, Huang und Appel 2003). Aktuellere Auswertungen der NHANES (von 1999–2000, Centers for Disease Control Prevention 2005) bestätigen die beschriebene Korrelation. Die Vitamin-E-Konzentrationen im Serum von amerikanischen Erwachsenen über 20 Jahre zeigten im Mittel folgende Verteilung für α-Tocopherol: 22,85 µmol/L (n = 2506, keine Supplementation), 30,22 µmol/L (n = 953, Zufuhr < 400 IU pro Tag), 49,03 µmol/L (n = 409, Zufuhr von ≥ 400 IU pro Tag) und für γ-Tocopherol: 6,01 µmol/L (n = 2172, keine Supplementation), 4,40 µmol/L (n = 827, Zufuhr < 400 IU pro Tag), 2,08 µmol/L (n = 377, Zufuhr von ≥ 400 IU pro Tag). Durch die Abnahme zirkulierender γ-Tocopherol-Konzentrationen aufgrund einer Supplementation mit hohen Vitamin-E-Dosen der α-Form scheint den Autoren ein nachteiliger Einfluss auf die Gesundheit denkbar (Ford et al. 2005).

Das Wirkungsspektrum von Vitamin E ist in Tabelle 3.13.4 in Zusammenhang mit den jeweiligen Mechanismen dargestellt.

Gewisse neuromuskuläre Ausfallerscheinungen konnten eindeutig als Vitamin-E-Mangelerscheinungen in Form von degenerativen Veränderungen an den Axonen der Hinterstränge des Rückenmarks und deren Kerne sowie des sensorischen Kerns des Trigeminus in der Medulla diagnostiziert werden (Guggenheim et al. 1982). Aufgrund eines sehr langsamen Vitamin-E-Umsatzes im Nervengewebe sind neuropathologische und myopathische Veränderungen meist Folgen von schweren, chronischen Resorptionsstörungen (Sokol 1988).

Tab. 3.13.4 Wirkprofil von Vitamin E

Wirkung	Mechanismus
Antioxidativ	Hemmung der Oxidation von Lipoproteinen und Zellmembranlipiden (OH• ↓, LOO• ↓) und zytotoxischer Effekte durch oxidierte Lipide (o-LDL ↓)
Antiinflammatorisch	Hemmung der Phospholipase A_2-, Lipoxygenase-, Cyclooxygenase-Aktivität (PGE_2 ↓, LTB_4 ↓)
	Verminderung der Freisetzung reaktiver ROS durch die Monozyten und Neutrophile: Hemmung der Proteinkinase (PKC)
Antiproliferativ	Hemmung der Proliferation glatter Muskelzellen durch Hemmung der PKC
Antiadhäsiv	Hemmung der E-Selektin-Expression und Monozytenadhäsion an das Endothel (VCAM-1 ↓, ICAM-1 ↓)
	Verminderung der LDL-Bildung mit verminderter Expression von Adhäsionsfaktoren
Monozyten-Transmigrationshemmend	Verminderung der o-LDL-Bildung verbunden mit verminderter MCP-1-Expression
Plättchenaggregationshemmend-antiadhäsiv	Verminderung der Thromboxan- (TXA_2 ↓) und Thrombinbildung; Hemmung der PKC
Blutgerinnungshemmend	Hemmung der Vitamin-K-abhängigen Carboxylase
Vasodilatierend	Schutz der oxidativen Zerstörung von EDRF und Hemmung der Proteinkinase C (NO, PGI_2 ↑)
Membranstabilisierend	Beeinflussung der Erythrozytenmembran-Fluidität
Antiaging	Hemmung der PKC und Collagenase (MMP-1)
Immunstimulierend	Beeinflussung von TNF-α- und Interleukin-Freigabe, Phagozytose, T-Lymphozyten-Aktivität

3.13.5 Bedarf

Ein allgemeingültiger Konsens über den Vitamin-E-Bedarf des Menschen besteht nicht, selbst die Höhe der wünschenswerten täglichen Zufuhr ist noch immer Gegenstand der Diskussion (Horwitt 1986). Die bestehende Unsicherheit wird besonders darin deutlich, dass die USA in ihren RDA (Recommended Daily Allowances) von 1968 mehr oder weniger willkürlich zunächst 20 mg Vitamin-E-Äquivalente pro Tag als Empfehlung angegeben hatten, bevor dann in der Neufassung von 1974 lediglich eine tägliche Zufuhr von 8 mg RRR-α-Tocopherol für Frauen resp. 10 mg für Männer als ausreichend erachtet wurde (RDA 1974). Die Zufuhrempfehlungen der USA sehen heute eine tägliche Vitamin-E-Aufnahme von 15 mg als wünschenswert an (DRI 2000).

Vergleicht man weltweit die gegenwärtigen Empfehlungen zur wünschenswerten Höhe der Vitamin-E-Aufnahme, so wird das unzureichende Wissen um den tatsächlichen Vitamin-E-Bedarf noch deutlicher, denn die Empfehlungen schwanken zwischen Werten von 6 mg (Kanada) bis 20 mg (ehemalige UdSSR) (Recommended Dietary Intakes Around the World 1983). Der untere Wert dürfte sicherlich zu niedrig sein, da nach allgemeiner Auffassung 8 mg RRR-α-Tocopherol/Tag als Grenzwert anzusehen sind und dann auch nur für den Fall, dass die tägliche Nahrung nur einen mäßigen Anteil an ungesättigten Fettsäuren enthält (Horwitt 1986).

Die DGE (2000) hat nun im Rahmen einer Zusammenarbeit der Ernährungsgesellschaften in Deutschland, Österreich und der Schweiz gemeinsame Referenzwerte für die Nährstoffzufuhr veröffentlicht (DACH-Referenzwerte). Für Vitamin E werden aufgrund der für die Formulierung von Empfehlungen unzureichenden Datenlage jetzt nur noch Schätzwerte angegeben (➤ Tab. 3.13.5). Unbestritten ist, dass der Bedarf an Vitamin E mit der aufgenommenen Menge hochungesättigter Fettsäuren ansteigt (Horwitt 1960). Der derzeitige Schätzwert geht davon aus, dass für den Schutz von 1 g Linolsäure (Dienfettsäure) in der Nahrung eine Vitamin-E-Menge von 0,4 mg Tocopheroläquivalenten (TÄ) adäquat ist (Wittig und Lee 1975). In den Monoen-, Dien-, Trien-, Tetraen, Pentaen- und Hexaenfettsäuren sind zum Schutz der Doppelbindungen

Vitamin-E-Mengen notwendig, die im Verhältnis 0,3 : 2 : 3 : 4: 5 : 6 stehen (Horwitt 1974) (➤ Tab. 3.13.6).

Die DGE geht von einem Grundbedarf von 4 mg α-Tocopheroläquivalenten pro Tag zum Schutz der bei Stoffwechselvorgängen im erwachsenen Körper gebildeten Doppelbindungen vor Peroxidation aus (Horwitt 1974). Eine tägliche Zufuhr von 6–8 mg TÄ errechnet sich für Erwachsene, legt man die Empfehlungen für die Zufuhr von essenziellen Fettsäuren zuzüglich des Grundbedarfs zugrunde.

Tab. 3.13.5 Vitamin E (Tocopherole), Schätzwerte für eine angemessene Zufuhr (DACH 2000)

Alter	Tocopherol mg-Äquivalent[1,2]/Tag	
	m	w
Säuglinge		
0 bis unter 4 Monate	3	3
4 bis unter 12 Monate	4	4
Kinder		
1 bis unter 4 Jahre	6	5
4 bis unter 7 Jahre	8	8
7 bis unter 10 Jahre	10	9
10 bis unter 13 Jahre	13	11
13 bis unter 15 Jahre	14	12
Jugendliche und Erwachsene		
15 bis unter 19 Jahre	15	12
19 bis unter 25 Jahre	15	12
25 bis unter 51 Jahre	14	12
51 bis unter 65 Jahre	13	12
65 Jahre und älter	12	11
Schwangere		13
Stillende[3]		17

[1] 1 mg RRR-α-Tocopherol-Äquivalent = 1 mg RRR-α-Tocopherol = 1,49 IE; 1 IE = 0,67 mg RRR-α-Tocopherol = 1 mg all-rac-α-Tocopherylacetat

[2] 1 mg RRR-α-Tocopherol (D-α Tocopherol) -Äquivalent = 1,1 mg RRR-α-Tocopherylacetat (D-α-Tocopherylacetat) = 2 mg RRR- β-Tocopherol (D-β-Tocopherol) = 4 mg RRR-γ-Tocopherol (D-γ-Tocopherol) = 100 mg RRR-γ-Tocopherol (D-γ-Tocopherol) = 3,3 mg RRR-δ-Tocotrienol (D-δ-Tocotrienol) = 1,49 mg all-rac-δ-Tocopherylacetat (D, L-δ-Tocopherylacetat)

[3] ca. 260 μg RRR-α-Tocopherol-Äquivalente-Zulage pro 100 g sezernierte Milch

Bei einer zusätzlichen Aufnahme mehrfach ungesättigter Fettsäuren wird pro Gramm ein Mehrbedarf von 0,5 mg TÄ vorgesehen. Im Rahmen der Ergebnisse der VERA-Studie haben Heseker und Mitarbeiter (1994) berichtet, dass für den tatsächlichen Verzehr an TÄ in der BRD ein Mittelwert von 14,8 mg pro Tag errechnet wurde. Die DGE betrachtet diese Größenordnung nicht als starre Empfehlung, sondern berücksichtigt, dass der individuelle nutritive Vitamin-E-Bedarf erheblich schwankt und unter bestimmten Ernährungsbedingungen weit höhere Mengen an mehrfach ungesättigten Fettsäuren als im Durchschnitt aufgenommen werden, die eine entsprechende Mehrzufuhr von Vitamin E erfordern.

Da während der Schwangerschaft eine um 13% erhöhte Energiezufuhr empfohlen wird, ergibt sich ein Mehrbedarf von 1 mg TÄ. Die Schätzwerte ergeben sich, wenn man die Richtwerte für die Fettmenge und prozentuale Aufteilung der Fettsäuren als Berechnungsbasis annimmt. Der zusätzliche Vitamin-E-Bedarf während der Stillzeit errechnet sich aus dem Vitamin-E-Gehalt der Muttermilch, der zwischen 1,3 und 2,3 mg RRR-α-Tocopherol/l schwankt. Unter Berücksichtigung der eingeschränkten Bioverfügbarkeit der Nahrungstocopherole lässt sich die wünschenswerte Höhe der Mehrzufuhr für Stillende (750 ml pro Tag) mit der etwa zweifachen Vitamin-E-Menge, die mit der Milch abgegeben wird, veranschlagen.

Tab. 3.13.6 Vitamin-E-Bedarf in Abhängigkeit von mehrfach ungesättigten Fettsäuren und deren Doppelbindungen

Doppelbindungen	Fettsäure		Vitamin-E (RRR-α-Tocopherol)-Bedarf in mg pro Gramm mehrfach ungesättigter Fettsäuren
2	Linolsäure	18:2 n	0,6
3	γ-Linolensäure	18:3 n	0,9
3	α-Linolensäure	18:3 n	0,9
4	Arachidonsäure	20:4 n	1,2
5	Timnodonsäure	20:5 n	1,5
6	Cervonsäure	22:6 n	1,8

Da Säuglinge über geringe Tocopherolspeicher verfügen, ist während des ersten Lebensjahres eine relativ hohe Tocopherolzufuhr angezeigt. Bei unreif ausgetragenen Neugeborenen ist die Versorgung besonders kritisch, denn diese Kinder neigen zu erhöhter Hämolysebereitschaft mit Kreatinurie, beides frühe Symptome eines Tocopherolmangels.

3.13.6 Bedarfsdeckung

Status quo der täglichen Zufuhr

Im Ernährungsbericht 2000 wurde ermittelt, dass die Schätzwerte für Vitamin E bei den meisten Altersgruppen im Durchschnitt nicht erreicht werden. Die Vitamin-E-Zufuhr ist gemäß den Angaben des Ernährungsberichts 2004 mittlerweile zufriedenstellend, da sich die Versorgung bezüglich dieses Vitamins in den letzten vier Jahren verbessert hat. Die mittlere tägliche Zufuhr an Vitamin E liegt für Männer und Frauen in den alten und neuen Bundesländern um etwas mehr als 10 Prozent über den DACH-Referenzwerten (DGE 2004).

Untersuchungen an älteren Menschen (> 80 Jahre) haben im Vergleich zu jungen Erwachsenen keinen höheren Bedarf ergeben, sofern diese keine Verdauungs- oder Absorptionsstörungen aufwiesen (DACH 2000).

Besonderheiten bestehen bei Säuglingen und Kleinkindern. Im Gegensatz zu Frauenmilch und industriell hergestellter Säuglingsmilchnahrung, die ausreichend Vitamin E enthalten (Souci 2000), wird die im Haushalt gefertigte Kuhmilchmischung wegen einer unsicheren Deckung des Tocopherolbedarfs für den Säugling nicht empfohlen (DACH 2000).

Bei einseitigen Ernährungsgewohnheiten (vermehrter Fischkonsum mit hohem Anteil an Polyensäuren) ist die Bedarfsdeckung möglicherweise kritisch. Tierversuche zeigen nämlich, dass insbesondere mit PUFA-reichen Fischölen ernährte Ratten im Vergleich zu anderen mit hochungesättigten Pflanzenölen aus Leinsamen und Sonnenblumen gefütterten Tieren signifikant reduzierte Tocopherolgehalte in der Leber und im Serum aufweisen (Farwer et al. 1994). Dies gilt ebenso, wenn mehrfach ungesättigte Fettsäuren zur Behandlung überhöhter Cholesterinwerte in Form spezieller Zubereitungen aufgenommen werden. In diesen Fällen ergibt sich die Empfehlung, zusätzlich Vitamin E zuzuführen, da anderenfalls die Oxidationsprodukte der mehrfach ungesättigten Fettsäuren (Bildung freier Radikale) unerwünschte Auswirkungen zur Folge haben können.

Entscheidend ist die Frage, wieviel Vitamin E in einem Fett oder einem fetthaltigen Lebensmittel nach Abzug der Menge, die zum Schutz der enthaltenen Polyensäuren erforderlich ist (Berechnung nach ➢ Tab. 3.12.4), noch für andere Zwecke im Organismus zur Verfügung steht: Netto-Vitamin-E (Bässler 1991). Nur diese Menge ist für die Berechnung der Vitaminaufnahme maßgebend. Dazu muss man nicht nur den Gehalt an Tocopheroläquivalenten kennen, sondern auch den Gehalt an den verschiedenen Polyensäuren. Berücksichtigt man diesen Netto-Vitamin-E-Gehalt, so kommt man zu völlig anderen Zahlen, als sie der reinen Vitamin-E-Analyse entsprechen. Alle Fischöle haben einen negativen Netto-Vitamin-Gehalt, d.h. sie enthalten weniger als zum Oxidationsschutz ihrer eigenen Polyensäuren erforderlich wäre. Deshalb lassen sich durch Fischöle ohne Vitamin-E-Substitution Vitamin-E-Defizite erzeugen (Meydani et al. 1991). In einer späteren Studie mit 43 älteren Männern zur Überprüfung der protektiven Effekte von in Fischöl enthaltenen Omega-3-Fettsäuren bei koronaren Herzerkrankungen zeigte die Supplementierung mit Fischöl und/oder Vitamin E, dass die Vitaminverabreichung bei den Kontrollen zu einem signifikanten Plasmakonzentrationsanstieg führte; die mit Fischöl allein behandelten Testpersonen zeigten reduzierte Plasmaspiegel (Ware et al. 1992). Ferner ist zu beachten, dass ein Mehrbedarf bei langandauernder Anwendung bestimmter radikalbildender Arzneimittel wie Chemotherapeutika und bei speziellen Erkrankungen wie der Abetalipoproteinämie besteht, der in den Empfehlungen der DGE keine Berücksichtigung fand (Monographie Vitamin E 1994).

Nüsse, die allgemein als Vitamin-E-reiche Lebensmittel gelten, haben sehr unterschiedliche Netto-Vitamin-E-Gehalte: Haselnüsse und Mandeln haben einen Überschuss, Walnüsse ein deutliches Defizit.

3

Gute Lieferanten für α-Tocopherol sind Weizenkeim-, Sonnenblumen-, Maiskeim- und Rapsöl, für γ-Tocopherol Maiskeim- und Sojaöl (DGE 2000).

Neuere Auswertungen der NHANES von 1999 bis 2000 (Centers for Disease Control Prevention 2005) belegen für 11,3% der Erwachsenen in den USA eine tägliche Anwendung von Vitamin-E-Supplementen in einer Dosis von mindestens 400 IU. Diese Zufuhr steigt unabhängig vom Geschlecht mit zunehmendem Alter an und ist unter Weißen üblicher (14,1%) als unter Afroamerikanern (3,7%) oder Mexikanern (3,9%). Die mittlere diätetische Einnahme betrug 8,8 IU/ d Vitamin E (Ford et al. 2005).

Empfehlungen zur Prävention

Trotz der detaillierten Zufuhrempfehlungen der DGE bleibt nach wie vor umstritten, ob nicht generell eine weit höhere tägliche Vitamin-E-Aufnahme wünschenswert ist, zumal epidemiologische Untersuchungen und biochemische Erkenntnisse darauf hinweisen, dass eine hohe Vitamin-E-Aufnahme in präventivmedizinischer Hinsicht von Bedeutung ist (Diplock 1987). Erhöhte Cholesterinwerte, insbesondere erhöhte LDL, gelten als der Risikofaktor für die Entwicklung der Atherosklerose und koronarer Herzkrankheiten (KHK). Als primäre Noxe der Atherosklerose wurde oxidiertes LDL ermittelt. Dieses entsteht durch Radikaleneinwirkung, wird über die Rezeptoren nicht mehr aufgenommen, aber von Makrophagen verstärkt phagozytiert und lagert sich unter Schaumzellbildung in der Gefäßintima ab. Als Antioxidans verringert oder verhindert Vitamin E die Bildung von oxidiertem LDL.

Eindrucksvoll bestätigt wurde das verminderte KHK-Risiko in den Ergebnissen von zwei Kohortenstudien an etwa 87 000 Frauen (Nurses Health Studie) (Stampfer et al. 1993) und 40 000 Männern (Rimm et al. 1993) in den USA. Die Gruppe mit der höchsten Vitamin-E-Zufuhr (durchschnittlich 208 IE/Tag) hatte ein um 41% verringertes Risiko im Vergleich zur Gruppe mit niedriger Zufuhr (Median 2,8 IE/Tag). Zufuhrmengen in einer Größenordnung zwischen 20 und 30 IE zeigten jedoch ebenfalls deutliche Effekte, so dass bei einer gesteigerten Vitamin-E-Zufuhr über die Nahrung und lebenslanger Aufnahme höherer Mengen als dies gegenwärtig praktiziert wird, ebenfalls positive Effekte zu erwarten sind. Auch die Ergebnisse anderer Populationsstudien und Zwischenergebnisse derzeit laufender Studien sind für Vitamin E und andere Antioxidanzien vergleichbar positiv (Gaziano und Hennekens 1992).

Auch im Zusammenhang mit der Krebsentwicklung lassen verschiedene experimentelle Studien auf eine schützende Wirkung von Vitamin E schließen. In diesem Zusammenhang sind die Ergebnisse einer groß angelegten Studie zur Krebsprophylaxe, die bei 36 265 Erwachsenen in Finnland durchgeführt wurde, von besonderem Interesse. Danach hatten Personen mit niedrigen Vitamin-E-Blutspiegeln ein 1,5-fach höheres Risiko, an Krebs zu erkranken, im Vergleich zu Personen mit höheren Vitamin-E-Blutspiegeln (Knekt et al. 1991).

Anscheinend ist Vitamin E gegen tumorauslösende wie tumorfördernde Stoffe wirksam. Verschiedene Mechanismen werden hierzu diskutiert, darunter auch antioxidative Wirkungen in Verbindung mit einer Erhöhung der zellulären Immunität. In vielen retrospektiven und prospektiven Humanstudien wurde zwar ein Bezug zwischen Vitamin-E-Plasmaspiegel und Krebsrisiko ermittelt, konnte aber noch nicht eindeutig abgesichert werden (Prasad und Edwars-Prasad 1992, Dorgan und Schatzkin 1991). Die bisherigen Ergebnisse groß angelegter Interventionsstudien zur Krebs- und KHK-Prävention konnten die wissenschaftlich gesicherten Erkenntnisse der Epidemiologie und Grundlagenforschung mit hoch dosierten Vitamin-E-Supplementen nicht bestätigen.

Neuere Befunde weisen darauf hin, dass Raucher aufgrund höherer Radikalenbildung evtl. einen höheren Vitamin-E-Bedarf als Nichtraucher haben (Duthie et al. 1989, Chow et al. 1989, Leonard et al. 2004). Prüft man den Einfluss von Vitamin E auf die chronische und akute endotheliale Dysfunktion von starken Zigarettenrauchern, die einem erhöhtem oxidativen Stress ausgeliefert sind, so wurde nach einer täglichen, oralen Vitamin-E-Zufuhr von 600 IE bzw. Placebo über vier Wochen mittels flussgesteuerter Gefäßerweiterung der Oberarmarterie belegt, dass die vorübergehende Beeinträchtigung des Endothels durch Verum signifikant abgeschwächt wurde (Neunteufl 2000). Eine spezielle Dosisempfehlung für Vitamin E wird dennoch für den Raucher derzeit nicht ausgesprochen, da in der ATBC-Studie (1994) bei Rauchern unter der Gabe von 50 mg all-rac-α-Tocopherylacetat täglich über 6 Jahre lang ein um 50% (p = 0,07) bzw. 181% (p = 0,01) erhöhtes Risiko für subarachnoidale hämorrhagische bzw. entsprechend tödliche Hirninfarkte festgestellt wurde (Leppälä et al. 2000). Ein Zusammenhang zwischen Vitamin E und dieser Komplikation ist denkbar und insofern wird diskutiert, Vitamin-E-Supplemente Rauchern überhaupt nicht zu empfehlen (FSA 2001).

Bei sorgfältiger Abwägung der vorliegenden Befunde lässt sich jedoch eine gesteigerte Zufuhr von Vitamin E rechtfertigen, wobei die Vertreter der Hochdosierung >30–60 mg/Tag (teilweise sogar >100–200 mg/Tag) sich vornehmlich auf Interventionsstudien von begrenzter Dauer beziehen. Bei lebenslanger Aufnahme sollten jedoch Mengen ausreichen, die theoretisch auch mit der Nahrung zugeführt werden könnten.

Wie Kübler (1994) anhand von Berechnungen zeigen konnte (basierend auf Vitamin-E-Plasmaspiegeln, die mit vermindertem Krankheitsrisiko verbunden sind), ist eine Zufuhr zwischen 20 und 30 mg Vitamin E/Tag ausreichend, um die gewünschten Effekte zu erzielen. Nicht zuletzt vor dem Hintergrund dieser Überlegungen wurde ein Konsens erzielt, der eine Aufnahme von 20–30 mg für die Prävention von Individuen, die keinem besonderen oxidativen Stress ausgesetzt sind, als sinnvoll erachtet (Biesalski 1995).

3.13.7 Klinische Symptomatik

Während für eine Reihe von Tierspezies definierte Zeichen eines Vitamin-E-Mangels ausreichend beschrieben sind, ist ein isolierter Vitamin-E-Mangel beim Menschen selten. Eine Form kommt vor in Verbindung mit der Mutation eines Gens, das für das hepatische α-Tocopherol-Transfer-Protein kodiert (Cavalier et al. 1998). Diese Mutation wurde weltweit bisher erst anhand von hundert Kasuistiken – meistens bei Kindern – beschrieben. Ein Mangelzustand kann auf Defekten in der Resorption und dem Stoffwechsel oder in einem erhöhten Verbrauch des Vitamins durch oxidative Belastung beruhen. Letztere kann exogener oder endogener Natur sein wie ionisierende Strahlung, Smog, Zigarettenrauchen, Alkoholabusus, erhöhte Zufuhr mehrfach ungesättigter Fettsäuren und intensive körperliche Bewegung. Eine Mangelsituation tritt primär nicht als Konsequenz von nahrungsbedingter Mangelversorgung auf, da in der gemischten Nahrung praktisch kein Vitamin-E-Mangel vorkommt. Erniedrigte Vitamin-E-Serumspiegel und eine Mangelversorgung können als Folge einer Malabsorption jeglicher Genese auftreten: Vor allem nach Gastrektomie, Sprue, Zöliakie, Enterokolitis, chronischer Pankreatitis, zystischer Fibrose, biliärer Atresie, Cholestase, Kurzdarmsyndrom sowie bei der Abetalipoproteinämie (Enteropathien) und nach längerer parenteraler Ernährung. Da Vitamin E die Plazenta schlecht passiert, sind Neugeborene, vor allem Frühgeborene, in deren Säuglingsnahrung ein sehr hoher Anteil an ungesättigten Fettsäuren vorliegt, von einem Vitamin-E-Mangel bedroht, der sich in einer radikalinduzierten Zell- und Gewebeschädigung äußert, z.B. dem respiratorischen Distress-Syndrom, der retrolentalen Fibroplasie oder der hämolytischen Anämie. Angeborene hämolytische Anämien wie z.B. β-Thalassämie, Sichelzellanämie und Glucose-6-phosphat-Dehydrogenasemangel sind ebenfalls mit niedrigen Tocopherolgehalten im Plasma assoziiert.

Nach experimentellen und klinischen Studien liegt ein Vitamin-E-Mangel vor, wenn der Serumspiegel eines Erwachsenen < 5 mg α-Tocopherol/l entsprechend 11,6 µmol/l (Machlin 1991) oder 0,8 µg/mg Gesamtlipide beträgt. Der Bezug auf die Lipide ist deshalb wichtig, da bei Patienten mit Hypolipidämie und niedrigen Vitamin-E-Spiegel nicht unbedingt ein Vitamin-E-Mangel vorliegen muss und bei Personen mit Hyperlipidämie und erhöhtem Vitamin-E-Plasmaspiegel ein Mangel nicht auszuschließen ist. Deshalb empfiehlt sich für die Beurteilung eines Vitamin-E-Status die Relation mg Plasmaspiegel Vitamin E/g Gesamtplasmalipide (Horwitt et al. 1972). Die Summe aus Cholesterin- und Triglyzeridanteil im Plasma ist ebenso für einen Vergleich geeignet (Thurnham et al. 1986). Darüber hinaus wird eine Adjustierung von Vitamin E auf die Apolipoproteine A_1 und B diskutiert (Traber und Jialal 2000).

Ein Vitamin-E-Mangel mit Konzentrationen um 5 mg/l Plasma erhöht die Anfälligkeit der Erythrozytenmembran gegenüber oxidativen Prozessen und führt zur Hämolyse und zur Bildung Heinzscher Innenkörper, was die Lebensdauer der roten Blutzellen verkürzt (Machlin 1991). Tocopherolmangel führt beim Menschen ferner zur Kreatinurie, Ceroidablagerung, vermehrten Lipofuszinbildung und Muskelschwäche. Neurologische Dysfunktionen bei Erwachsenen treten normalerweise erst nach 10 Jahren andauernder Fett- und Vitamin-E-Malabsorption in Erscheinung; bei Kindern mit Vitamin-E-Mangel entwickeln sich die Symptome innerhalb von 18–24 Monaten (Carpenter 1985). Neurologische Veränderungen gehen einher mit progressiven Neuropathien wie Kleinhirnataxie, Ausfallerscheinungen der Columna posterior und einer peripheren Neuropathie. Merkmale hierfür sind eine Beeinträchtigung der Reflexe, Ataxie, Gliederschwäche und Empfindungsverlust in den Gließmaßen (Satya-Murti et al. 1986, Anonymus 1986). Die bei manifestem, chronischen Mangelzustand zu beobachtenden neuromuskulären Ausfallserscheinungen, insbesondere die zerebellospinale Degeneration an den Axonen der Hinterstränge des Rückenmarks und deren Kernen, des sensorischen Kerns des Trigeminus in der Medulla zeigt neben der gegenüber anderen Organen 10-fach erhöhten biologischen Halbwertszeit im Nervengewebe die Bedeutung von Vitamin E für eine optimale Entwicklung und Aufrechterhaltung der Funktion des Nervensystems und des Skelettmuskels auf (Sokol 1988). Als Folge eines Vitamin-E-Mangels bei parenteraler Ernährung mit hohem Anteil an ungesättigten Fetten wurde eine Enzephalopathie beobachtet (Hanck 1986).

3.13.8 Anwendungsgebiete

In der Mustertextfachinformation zu Alpha-Tocopherolacetat und RRR-alpha-Tocopherylhydrogensuccinat hatte das BfArM 1996 gesicherte Anwendungsgebiete in Verbindung mit einer entsprechenden Dosisangabe veröffentlicht. Diese sind die Prävention von Vitamin-E-Mangelzuständen mit einer Tagesdosis (TD) von 10–50 mg α-Tocopherolacetat, die Therapie eines Vitamin-E-Mangels sowie Prävention von Vitamin-E-Mangelzuständen mit einer TD von 100 mg α-Tocopherolacetat bzw. 124 mg RRR-α-Tocopherylhydrogensuccinat und überdies die Therapie eines Vitamin-E-Mangels mit 400 mg α-Tocopherolacetat. Aufgrund neuer wissenschaftlicher Erkenntnisse bezüglich des Nutzen-Risiko-Profils des Wirkstoffs wird die Fachinformation vom BfArM überarbeitet, so dass der Mustertext für Vitamin E derzeit von Seiten des Amts nicht in seiner neuesten Version zur Verfügung steht.

Ein isolierter Vitamin-E-Mangel beim Menschen ist selten und tritt primär nicht als Konsequenz einer nahrungsbedingten Mangelversorgung auf.

Risikogruppen und Risikofaktoren für einen latenten oder manifesten Vitamin-E-Mangelzustand sind in Tabelle 3.13.7 aufgeführt.

Tab. 3.13.7 Risikogruppen und Risikofaktoren für einen latenten oder manifesten Vitamin-E-Mangelzustand

Risikogruppen
Resorptionsstörungen bei Gallen- und Pankreassekretion (Lipidmalabsorption, Cholestase), chronischer Pankreatitis, zystischer Fibrose Patienten mit chronisch-entzündlichen Darmerkrankungen (Enterokolitis)
Patienten mit Gastrektomie, Kurzdarmsyndrom, Sprue (Enteropathie)
Stoffwechselanomalien und Transportstörungen bei Abetalipoproteinämie
Patienten mit bestimmten hämolytischen Anämieformen (verkürzter Erythrozytenlebensdauer und erhöhter Hämolyseneigung)
Patienten mit Muskelschwäche (Myopathien, Muskelmembranschädigung) und neuromuskulären Ausfallserscheinungen (Neuropathien) insbesondere Störungen der Tiefensensibilität, Ataxien, Areflexie, Enzephalopathie und einer spinozerebellären Degeneration
Retinitis pigmentosa
Schwangere und Stillende
Frühgeborene mit radikalinduzierter Zell- bzw. Gewebeschädigung (respiratorisches Distress-Syndrom, bronchopulmonale Dysplasie, retrolentale Fibroplasie, hämolytische Anämie, Ventrikelblutung)
Ältere Menschen mit geschwächtem Immunsystem

Tab. 3.13.7 Risikogruppen und Risikofaktoren für einen latenten oder manifesten Vitamin-E-Mangelzustand *(Forts.)*

Risikofaktoren
Langfristige parenterale Ernährung (TPE)
Langfristige, einseitige Ernährungsgewohnheiten (z.B. Aufnahme von hohem Polyenfettsäureanteil durch vermehrten Fischkonsum), Nahrungsrestriktion
Langfristige Einnahme von radikalbildenden Arzneimitteln wie Chemotherapeutika, chronische Anwendung von Lipidsenkern wie Cholestyramin
Zunahme an Lipidperoxidationsprodukten im Plasma
Gendefekte (α-TTP), Mutation im Transferprotein für α-Tocopherol
Lokale Ischämien, schwere Operationen und der Zustand von Polytraumen steigern den Bedarf von Vitamin E in Kombination mit weiteren Antioxidanzien
Hinweise für Risikoreduktionen
Hinweise für positve Effekte einer Vitamin-E-Aufnahme bei Patienten mit Erkrankungen, bei denen pathogenetisch freie Radikale beteiligt sind oder mit verstärkter Bildung von freien Radikalen zu rechen ist (free radical diseases)
Gute Vitamin E-Versorgungslage sinnvoll bei Atherosklerose, Hyperlipidämie, koronaren Herzerkrankungen, Diabetes mellitus, arteriellen Verschlusskrankheiten (Claudicatio intermittens), Katarakt, Makuladegeneration, Lungen- und/oder Brustkrebs, Patienten mit atopischer Dermatitis, Verbrennungen, Wundheilungsvorgängen
Vereinzelt positive Beeinflussung von neurodegenerativen Erkrankungen wie die weniger ausgeprägten Formen von Morbus Alzheimer und seniler Demenz sowie tardive Dyskinesie
Adjuvante Behandlung einiger Erkrankungen des rheumatischen Formenkreises wie Osteoarthritis

Vitamin-E-Bedarfsdeckung und Prävention von Mangelzuständen

Die Vitamin-E-Versorgung der entwickelten Industrienationen scheint weitgehend gesichert und kann, wie die VERA-Studie zeigt, mit 15–30 mg Vitamin E realisiert werden, wenn die natürliche Zufuhr vorwiegend über Fett (Weizenkeim-, Sonnenblumen-, Olivenöl) erfolgt, da Obst und Gemüse Tocopherol nur begrenzt enthalten (VERA 1992). In der Population der 1- bis 14-jährigen Kinder in der Bundesrepublik ist die Vitamin-E-Versorgung nahezu optimal. In diesem Kollektiv lässt sich ein mittlerer Vitamin-E-Status von 1,8 mg α-Tocopherol/g Gesamtlipide nachweisen. In einer Erhebungsstudie unterschreitet kein Fall den Grenzwert von 0,6 mg α-Tocopherol/g Gesamtlipide (Laryea et al. 1989). Junge Frauen im Alter von 18–24 Jahren zeigten nach dem Ernährungsbericht von 1988 bei knapp 10% der Untersuchten Serumtocopherolspiegel unter 6 mg/l und damit eine unsichere Bedarfsdeckung, die signifikant höher liegt als der Erwartungswert.

Mit entsprechenden Untersuchungsmethoden lässt sich jedoch auch bei jungen und gesunden Männern eine unzureichende Versorgung an Vitamin E nachweisen. An über 1000 männlichen Probanden im Alter zwischen 17 und 29 Jahren wurde der Zusammenhang zwischen der Vitaminbedarfsdeckung und der psychischen Befindlichkeit und Leistungsfähigkeit untersucht. Abhängig vom Grad der Unterversorgung bestanden für Vitamin E einige ungünstige psychometrische Befunde. Sie äußerten sich im Wiener-Testsystem in einer geringeren Daueraufmerksamkeit und Vigilanzleistung (Heseker et al. 1990).

Patienten, die sich regelmäßig einer Hämodialyse unterziehen, zeigen in der Mehrzahl der vorliegenden Erhebungsstudien einen ausreichenden Vitamin-E-Versorgungszustand, so dass eine generelle Vitamin-E-Prophylaxe für diese Patientengruppe überflüssig erscheint (Allmann et al. 1989). Trotz weitestgehend normaler Serum-Vitamin-E-Spiegel bei Hämodialysepatienten können die Erythrozyten-Vitamin-E-Spiegel erniedrigt sein, bei gleichzeitig erhöhter Lipidperoxidation in der Erythrozytenmembran. Hier führt die Vitamin-E-Substitution zu einer markanten Senkung der Erythrozytenmalondialdehyd-Spiegel und zu einem veränderten Fettsäuremuster in der Membran (Giardini et al. 1984). Bei einer erhöhten Hämolyseneigung urämischer Patienten unter chronischer Hämodialyse ist damit Vitamin E als weitgehend nebenwirkungsfreies Antioxidans indiziert (➤ Tab. 3.13.6).

Resorptions- und Transportstörungen

Klinisch manifeste Vitamin-E-Mangelzustände treten bei digestiven und resorptiven Störungen auf. Im

Rahmen der hinreichend dokumentierten Fälle von zystischer Fibrose sind diese Defizite auch bei Nervenstoffwechselstörungen bei Kindern mit chronischen Lebererkrankungen und Patienten mit ausgedehnten Darmresektionen beobachtet worden. Ein spezifischer Vitamin-E-Resorptionsdefekt bei gleichzeitig unauffälligem Lipidstoffwechsel und Resorptionsbedingungen ist bekannt (Harding et al. 1985). In diesem Fall kann überhaupt kein Vitamin E im Serum nachgewiesen werden. Das Lipidmuster sowie existierende Xanthome weisen auf eine familiäre Hypercholesterinämie hin. Die Serumspiegel an Vitamin A und D lagen im physiologischen Bereich. Erst massive orale Tagesdosen von 2 g α-Tocopherolacetat führten zur adäquaten Vitamin-E-Serumkonzentration. Unter dieser hochdosierten Vitamin-E-Therapie konnte eine weitere neurologische Verschlechterung aufgehalten werden.

Abetalipoproteinämie

Die schwer wiegendsten Vitamin-E-Mangelzustände werden bei Patienten mit einer Abetalipoproteinämie (ABL) beobachtet (Kayden et al. 1983, Traber et al. 1987); die klinischen Merkmale einer Vitamin-E-Defizienz wurden hierbei erstmalig am Menschen dargelegt. Der Vitamin-E-Metabolismus ist bei ABL-Patienten deutlich verändert, da der Plasmatransport des Vitamins normalerweise Apo-B-enthaltende Lipoproteine voraussetzt (Kayden und Traber 1993). Aufgrund des genetisch bedingten Fehlens der Apoprotein-B-Fraktion sind die Chylomikronen, die hepatische Very-low-density Lipoprotein (VLDL)-Sekretion, und die Low-density Lipoproteine (LDL) im Serum für den Transport praktisch nicht vorhanden. Diese fungieren jedoch als Träger lipophiler Stoffe, so auch des Vitamin E. Die Patienten haben eine massive Steatorrhöe und entwickeln eine progressive ataktische Neuropathie und Retinopathie. Die rechtzeitige Gabe hoher oraler Vitamin-E-Dosen kann sowohl die klinische Manifestation verhindern, als auch bereits bestehende neurologische, hämatologische und retinale Störungen lindern (Muller et al. 1985, Kayden und Traber 1990, Muller, D.P.R. 1982, Runge et al. 1986). Die derzeitige Dosierungsempfehlung liegt für diese Patientengruppe bei 150–200 mg/kg pro Tag, Erwachsene scheinen bis zu 20 000 mg pro Tag zu benötigen (Rader und Brewer 1993).

Pankreatitis

Die durchschnittlichen Vitamin-E-Plasmawerte und das Verhältnis von Vitamin E zu den Gesamtlipiden waren bei Patienten mit chronischer, alkoholinduzierter Pankreatitis signifikant niedriger als in der Kontrollgruppe (Marotta et al. 1994). Bei einem Verhältnis Vitamin E/Gesamtlipide von weniger als 1,0 konnte in nahezu 100% der Fälle eine Steatorrhö vorhergesagt werden.

Hepatitis, Darmresektionen und chronisch entzündliche Darmerkrankungen

Klinisch manifeste Vitamin-E-Mangelzustände sind auch bei Patienten mit chronisch aktiver Hepatitis und Darmresektionen im Bereich des Dünndarms aufgrund verkürzter Darmpassage, verminderter Absorptionsoberfläche und einer Malabsorption von Gallensäuren und Fetten (Kurzdarmsyndrom) beobachtet worden (Muller et al. 1985). Neuere Untersuchungen von Traber und Mitarbeitern (1994) belegen nach einer 3-jährigen Langzeitsupplementation mit einer oral einzunehmenden wasserlöslichen Vitamin-E-Verbindung (Tocopherolsuccinatpolyethylenglykol 1000) normale Plasma- und zunehmende Fettgewebskonzentrationen von α-Tocopherol. Die eingenommenen Dosen lagen bei 10 360 mg pro Tag und verhinderten eine Progression neurologischer Veränderungen, wie die einer peripheren Neuropathie und eines spinozerebellaren Syndroms (Rayner et al. 1993), die aus einer Vitamin-E-Defizienz resultieren (Traber et al. 1994). Chronisch entzündliche Darmerkrankungen (z.B. Morbus Crohn und Colitis ulcerosa) können aufgrund von Malabsorption mit Vitamin-E-Serumkonzentrationen verbunden sein, die weniger als 25% des physiologischen Niveaus ausmachen, wie Daten von Machlin (1991) belegen. Möglicherweise bietet diese Mangelsituation bei entzündlichen Darmerkrankungen eine Erklärung für den Gewebeschaden durch exzessive Radikalproduktion (Grisham 1993). Trotz einer Multivitamingabe wurden im Plasma von Morbus-Crohn-Patienten im Vergleich zu erwachsenen Kontrollen signifikant niedrigere Konzentrationen an Vitamin C, E und Betacarotin gemessen. Entsprechende pädiatrische Patienten hingegen zeigten im Plasma höhere Antioxidantiengehalte als gesunde Kinder. Levy und Mitarbeiter (2000) beobachteten als Ausdruck einer gesteigerten Lipidperoxidation der Patienten signifikant höhere Malondialdehyd- und Glutathionkonzentrationen, die mit niedrigeren Retinolkonzentrationen verbunden waren; sie beschrieben jedoch keine Veränderungen hinsichtlich der Vitamin E-, Betacarotin- oder γ-Tocopherol-Gehalte. Die Inkonsistenz der Berichte über zirkulierende Antioxidanzien wird u.a. mit dem Entzündungsgrad der Patienten, deren Medikation und Supplementgebrauch sowie den enteralen Verlusten, der veränderten Darmmotilität und der abnehmenden Nährstoffaufnahme erklärt.

Zystische Fibrose

Bedingt durch eine chronische Lungenentzündung weisen Patienten mit zystischer Fibrose häufig eine erhöhte Bildung freier Sauerstoffradikale durch aktivierte neutrophile Zellen auf. Darüber hinaus fördert die begleitende exokrine Pankreasinsuffizienz einen Antioxidanzienverlust, der das Oxidans-Antioxidans-Ungleichgewicht noch weiter zugunsten des ersteren verschiebt (Winklhofer-Roob 1994).

Die zystische Fibrose (CF) beim Erwachsenen kann mit schweren neurologischen Veränderungen und fast vollständig fehlenden Serum-Vitamin-E-Spiegeln einhergehen (Sitrin et al. 1987). Aufgrund der Tatsache, dass die intramuskuläre Verabreichung bzw. die orale Gabe einer Mischung von Vitamin E mit Gallensäuren zu einer Verbesserung des neurologischen Status führte, ist ein Vitamin-E-Mangel als Ursache des gestörten Nervenstoffwechsels anzusehen. Bisherige Therapieempfehlung bei zystischer Fibrose war eine tägliche Dosis von 10 mg Vitamin E pro kg KG, mit der nach Ablauf von 6 Monaten ein Plasmaanstieg der Vitamin-E-Konzentration auf 10 mg/l erreicht wurde (Hanck 1986). Wurde ein wasserlösliches Präparat verabreicht, führte dies auch zu einer Normalisierung des Vitamin-E-Spiegels nach Gabe von 200 USP-Einheiten pro Tag (Bieri 1983, Nasr et al. 1993). Neueste Studien von Winklhofer-Roob zeigen, dass eine erhöhte Oxidationsempfindlichkeit der Low-density Lipoproteine bei Patienten mit zystischer Fibrose durch RRR-α-Tocopherol-Gabe verbessert wurde. Dies stützt die antioxidative Funktion von Vitamin E als Schutzfaktor gegen die LDL-Oxidation. Eine Supplementierung mit 400 IE RRR-α-Tocopherol pro Tag über 2 Monate korrigierte den subklinischen Vitamin-E-Mangel genannter Patienten und erhöhte die Resistenz der LDL-Fraktion um den Faktor 1,6 gegen Oxidation (Winklhofer-Roob et al. 1995). Ferner ist bekannt, dass die Erythrozyten von Tocopherol-defizienten CF-Patienten eine erhöhte Empfindlichkeit gegenüber Peroxid-induzierter Hämolyse aufweisen (James et al. 1991). Eine orale Einmaldosis von 100 mg all-rac-α-Tocopherylacetat wurde schnell in die Erythrozytenmembran dieses defizienten CF-Kollektivs inkorporiert, um so rote Blutzellen vor dem oxidativen Angriff (Lipidperoxidation) zu schützen (Winklhofer-Roob et al. 1992). Neuere Ergebnisse lassen den Schluss zu, dass CF-Patienten mit einer täglichen Dosis von 400 IE RRR-α-Tocopherol effizient supplementiert werden, da mit dieser Dosis nach drei Wochen die Plasmawerte gesunder Kontrollen erreicht werden (Winklhofer-Roob et al. 1996).

Primäre biliäre Zirrhose und Cholestase

Vitamin E wird ähnlich wie andere lipophile Bestandteile des Chymus bei Patienten mit einer primären biliären Zirrhose eingeschränkt resorbiert. In einer neueren Untersuchung, die lipidadjustierte Vitamin-E-Gehalte von Patienten mit akuten und chronischen Alkoholintoxikationen mit denen von Zirrhotikern vergleicht, konnte eine signifikante Erniedrigung des Vitamingehalts nur in den beiden erstgenannten Kollektiven beobachtet werden. Andere Lebererkrankungen, wie die Hämochromatose und die Wilsonsche Krankheit, die mit einer Eisen- bzw. Kupferüberladung in der Leber einhergehen und gleichermaßen eine signifikante Vitaminabnahme im Plasma zeigen, lassen letztlich daraus schließen, dass nicht eine beeinträchtigte Vitamin-E-Resorption im Gastrointestinaltrakt, sondern wahrscheinlich ein erhöhter oxidativer Stress für die erniedrigten Plasmawerte verantwortlich ist (Herbay et al. 1994). Im Gegensatz zu Kindern, die bei chro-

3

nischer Cholestase in 50–75% der Fälle ein Vitamin-E-Defizit entwickeln, wird dies bei den Erwachsenen aufgrund der Körperreserven wesentlich seltener beobachtet.

Nach Erschöpfung dieser Körperreserven besteht bei diesen Patienten jedoch das Risiko eines klinischen Vitamin-E-Mangels. Im manifesten Vitamin-E-Mangel entwickeln vornehmlich Kinder neuroaxonale Degenerationen, die mit schweren Ataxien einhergehen können. Aber auch Erwachsene mit chronischen cholestatischen Erkrankungen in Verbindung mit niedrigen Vitamin-E-Serumspiegeln weisen klinisch offenkundige neurologische und psychomotorische Störungen auf (Arria et al. 1990). Ein fast kompletter Vitamin-E-Resorptionsblock konnte bei 26 erwachsenen Patienten mit primärer biliärer Zirrhose festgestellt werden (Sokol et al. 1989). Die Vitamin-E-Resorption lag im Mittel unter 5% des Kontrollkollektivs und zeigte sich auch in einer gesteigerten Hämolyserate der Erythrozyten. Basierend auf dieser Studie weisen folgende Grenzwerte auf eine deutlich gestörte Vitamin-E-Resorption hin: Serumgesamtbilirubin > 20 mg/l, alkalische Phosphatase > 1000 IE/l sowie Serum-Vitamin-E-Konzentrationen < 10 mg/l. Zur Vermeidung von Folgen der ungenügenden Vitamin-E-Resorption sollte bei diesen Patienten eine Vitamin-E-Substitution erfolgen. Hier bieten sich vornehmlich die wasserlöslichen Vitamin-E-Ester an (Issa et al. 1989).

Eine multizentrische amerikanische Studie mit 60 chronisch cholestatisch erkrankten Kindern, die auf orale Vitamin-E-Formen (70–212 IE/kg pro Tag) therapeutisch nicht ansprachen, belegt für RRR-α-Tocopherylpolyethylenglykol-1000-succinat (TPGS) eine dauerhafte Wirksamkeit bei der Behandlung des Vitamin-E-Mangels. Die angewandte tägliche TPGS-Dosis von 20–25 IE/kg wurde über einen Therapiezeitraum von 2,5 Jahren als sicher und effektiv erachtet, um Defizienzen zu verhindern oder auszugleichen; neurologische Funktionen dieser Kindern wurden somit verbessert (Sokol et al. 1993).

Selten beobachtet wurden bisher neurologische Syndrome, die zwar mit einer Vitamin-E-Defizienz, jedoch nicht mit einer Fettmalabsorption verbunden waren (Traber et al. 1990). Diese sog. familiäre isolierte Vitamin-E-Defizienz kann durch tägliche Ergänzung der Nahrung mit Vitamin-E-Supplementen von 400–1200 IE zu physiologischen Plasmagehalten führen und auch bei diesen Patienten neurologische Funktionen verbessern (Traber und Kayden 1993).

Totale parenterale Ernährung (TPE)

Ein vollständig parenterales Ernährungsregime ist erst dann als komplett zu bezeichnen, wenn die Zufuhr aller 13 Vitamine erfolgt. Tocopherol ist besonders bei polyensäurereicher Ernährung wichtig. Als potentes natürliches Antioxidans vermag Tocopherol die aus dem Stoffwechsel der Polyensäuren anfallenden Radikale unschädlich zu machen. Bei hochkalorischen Infusionsregimen mit hohen Polyensäuregehalten sollte eine Mehrzufuhr an Tocopherol von 0,5–1 mg/g Linolsäure berücksichtigt werden (Bässler 1990). Die tägliche Zufuhr von 6 mg α-Tocopherol mit einer Emulsion bei parenteraler Ernährung reicht zur Erzielung eines ausreichenden Vitamin-E-Status nicht aus. Die erhöhte Erythrozytenfragilität und reduzierten Vitamin-E-Gewebespiegel konnten nur durch Sonderzulagen verbessert werden (Howard et al. 1979). Da TPE-Patienten nämlich ein signifikant niedrigeres durchschnittliches α-Tocopherol-/Cholesterin-Verhältnis im Fettgewebe aufweisen als die Kontrollgruppe, wird offensichtlich, dass die derzeitige Vitamin-E-Versorgung bei TPE-Patienten nach wie vor nicht ausreicht, um diesen Vitaminvorrat im Gewebe auf normalem Niveau zu halten (Steephen et al. 1991). Die Monographie für Vitamin E (1994) empfiehlt bei parenteraler Ernährung und bei Resorptionsstörungen 20–40 mg pro Tag entweder als Acetat einzeln i.m.- oder zur i.v.-Applikation in fixer Kombination mit anderen Vitaminen bis zur Behebung des Mangels. Amerikanische Empfehlungen für eine Vitamin-E-Supplementierung bei langfristiger TPE liegen bei einer täglichen Dosis von mehr als 10 IE (Meydani 1995). Gemäß Klinikleitfaden (Golly und Adam 2005a, b) und der Leitlinie Parenterale Ernährung der Deutschen Gesellschaft für Ernährungsmedizin (DGEM) (Biesalski et al. 2007) sollte grundsätzlich ab einer PE-Dauer von über einer Woche eine parenterale Vitaminsubstitution erfolgen. Die Menge der täglich zu verabreichenden Vitamine orientiert sich an den allgemeinen Empfehlungen internationaler Fachgesellschaften für eine geforderte Standardsubstitution bei PE. Die Food and Drug Administration (FDA) hat im Federal Register (2000) im Rahmen einer Formulierung von parenteral zu applizierenden Multivitaminprodukten auch einen Wert für Vitamin E festgelegt. Dabei bezieht sich die Angabe von 10 mg auf Erwachsene und Kinder ab 11 Jahren. Wenig später finden sich die entsprechenden Vitaminwerte als Empfehlungen für die tägliche parenterale Standardzufuhr von gesunden Erwachsenen in den Leitlinien der American Gastroenterological Association (AGA) wieder (Koretz et al. 2001). Die American Society for Clinical Nutrition veröffentlichte bereits 1988 bezüglich der parenteralen Ernährung von Säuglingen und Kindern unter 11 Jahren eine Empfehlung zur qualitativen und quantitativen Zusammensetzung einer Vitaminkombination. Der Wert für den täglichen Vitamin-E-Bedarf von 7 mg α-TÄ, parenteral appliziert, hat auch noch nach 14 Jahren für diese Altersgruppe in den Leitlinien der American Society for Parenteral and Enteral Nutrition (ASPEN) Bestand (August et al. 2002).

Unterstützung bei hämolytischer bzw. anämischer Stoffwechselanomalie

Relativ heterogen sind die Angaben zum Vitamin-E-Status bei Patienten mit Sichelzellanämie (SZA). In einigen Erhebungsstudien wurden deutlich erniedrigte Plasma-Vitamin-E-Spiegel bei diesen Patienten gefunden. Aufgrund des konstant hohen Sauerstoffstresses in Gegenwart mehrfach ungesättigter Fettsäuren, sind zirkulierende Erythrozyten einem dauernden peroxidativen Angriff ausgesetzt. Die Erythrozytenmembran von Patienten mit SZA ist empfänglicher gegenüber einer Lipidperoxidation als die von Gesunden. Die Folgen können irreversibel gesichelte Zellen sein. Die Inkubation derartiger Sichelzellen mit Vitamin E führt zu einer deutlich geringeren Produktion von Malondialdehyd. Auch kann die Vitamin-E-Substitution bei Sichelzellpatienten zu einer Abnahme der Zahl zirkulierender irreversibel geschädigter Zellen führen (Natta et al. 1980). Im Gegensatz zu diesen Studien konnte in neueren Untersuchungen an 101 Patienten mit (SZA) (Colorado, USA) kein Vitamin-E-Mangel festgestellt werden (Broxson et al. 1989). Obwohl neuere Untersuchungen an 62 afrikanischen Kindern mit SZA im Vergleich zur Kontrolle wiederum eine deutliche Vitamin-E-Defizienz und eine signifikant höhere Anzahl irreversibler Sichelzellen aufweisen, ein Sachverhalt, der α-Tocopherol als einen Inhibitor der irreversiblen Sichelzellform erscheinen lässt (Ndombi und Kinoti 1990), wird der therapeutische Nutzen einer Vitamin-E-Behandlung vorläufig noch diskutiert (Meydani, M. 1995). Indem der Einfluss einer möglichen Modulation der Sichelhämoglobin-enthaltenden Erythrozyten bei der Gefäßokklusion erforscht wird, versuchen derzeitige Studien einen Kausalzusammenhang zwischen α-Tocopherol und klinischen Ereignissen zu belegen (Phillips und Tangney 1992). In einer Untersuchung mit 30 homozygoten SZA-Patienten und 30 hämatologisch unauffälligen Kontrollpersonen wurden in der Patientengruppe niedrigere Vitamin-E-Gehalte im Serum beobachtet, die mit einer signifikanten Abnahme antioxidativer Kapazität einherging ($p < 0{,}001$). Trotz des signifikanten Unterschieds war in der Zahl der transfundierten roten Blutzelleinheiten die antioxidative Kapazität von den Krisenpatienten nicht von den Steady-State-Patienten zu unterscheiden. Auffallend war hingegen der signifikante Unterschied im Transfusionsstatus nach drei Monaten, denn die antioxidative Kapazität war bei 10 transfundierten Patienten signifikant geringer als in 20 nicht transfundierten Patienten ($p < 0{,}001$); sie zeigte eine signifikante inverse Korrelation zur Zahl der transfundierten roten Blutzelleinheiten ($r = -0{,}67$, $p < 0{,}001$). Die Autoren schließen daraus, dass häufige Transfusionen zu einer Eisenüberladung führen, die bei SZA-Patienten das Potenzial für oxidative Schäden erhöhen könnte, da sich die Imbalanz zwischen antioxidativer Kapazität und Eisenüberladung in weiterem oxidativen Stress äußern könnte, der sich in der Depletion antioxidativer Kapazität auswirkt (Marwah et al. 2002).

Bei Patienten mit Beta-Thalassaemia major lassen sich ein erniedrigter Serum-Vitamin-E-Spiegel (4,2 mg/l), ein erniedrigter Vitamin-E-Gesamtlipidquotient und eine erhöhte Oxidationsempfindlichkeit der thalassämischen Erythrozyten nachweisen (Zannos-Mariolea et al. 1978). Eine Gruppe bestehend aus zehn Vitamin-E-defizienten Thalassaemia-Patienten

3

erhielt für 4–8 Wochen oral 200 mg Vitamin E. Die Supplementation bewirkte einen Anstieg der Tocopherolplasmaspiegel, eine Abnahme der H_2O_2-bedingten Hämolyse auf Normalwerte und eine zunehmende Resistenz roter Blutzellen vor oxidativem Schaden (Suthutvoravut et al. 1993). Was den abnehmenden Bedarf an Transfusionen oder den zunehmenden Hämoglobingehalt nach Vitamin-E-Gabe angeht, wird bisher jedoch ein nur minimaler Vorteil beschrieben (Rachmilewitz et al. 1979). Bei Patienten mit Glucose-6-phosphat-dehydrogenase-Mangel vermag die orale Verabreichung hoher Vitamin-E-Dosen (z.B. 800 IE/Tag) die reduzierte Erythrozytenlebensdauer zu verlängern, die deutlich reduzierten Hämoglobingehalte zu normalisieren sowie die Schwere der Hämolyse zu mindern (Eldamhoughy et al. 1988).

Auch bei Patienten mit Glutathionmangel kann die Zufuhr hoher Vitamin-E-Mengen über einen längeren Zeitraum die antioxidative Kompetenz deutlich verbessern. Dies lässt sich an einer reduzierten Hydrogenperoxid-Produktion, an einer gesteigerten bakteriziden Kapazität der polymorphkernigen Leukozyten und weiteren Parametern verifizieren (Boxer et al. 1979).

Frühgeborene mit radikalinduzierter Zell- bzw. Gewebeschädigung

Retrolentale Fibroplasie

Die retrolentale Fibroplasie (Retinopathia praematurorum) droht als Komplikation trotz sorgfältiger Überwachung bei Frühgeborenen. Etwa 13 aller Kinder mit einem Geburtsgewicht unter 1200 g entwickeln diese Retinopathie. Immerhin erkranken allein in den USA daran jährlich über 1000 Kinder und entwickeln Sehstörungen bis hin zur Erblindung. Obwohl das Krankheitsbild seit ca. 50 Jahren bekannt ist, konnte die genaue Genese noch nicht eindeutig geklärt werden. Es ist sicher, dass die unreife Netzhaut und der artifiziell zugeführte Sauerstoff in den Inkubatoren eine wichtige Rolle bei der Pathogenese spielen. Es ist jedoch nicht richtig, dass die retrolentale Fibroplasie ausschließlich iatrogen durch eine Sauerstoffüberdosierung bedingt ist. Selbst sehr engmaschige Kontrollen der Blutgase und strengste Sicherheitsvorkehrungen können die retrolentale Fibroplasie nicht vollkommen vermeiden. Die bisherigen meist nicht lipidadjustierten Daten von neugeborenen Kindern weisen diese aufgrund niedriger Plasmagehalte und erhöhter H_2O_2-induzierter Hämolyse als Vitamin-E-defizient aus (Mino et al. 1993). Weitere Zelluntersuchungen der Gruppe um Mino haben gezeigt, dass sowohl die roten Blutzellen (−27%), die Blutplättchen, die Leukozyten (MN −40%; PMN −50%) und die bukkalen mukosalen Zellen (−50%) bei der Geburt und innerhalb der ersten Lebenswoche im Vergleich zu älteren Kindern marginale Vitamin-E-Konzentrationen aufweisen (Kaempf et al. 1993). Erklärbar ist dies vor dem Hintergrund einer schlechten Plazentapassage, einer ungenügenden Fettresorption sowie der geringen Gewebespeicherung. Frühgeborene Kinder verfügen über noch geringere Vitamin-E-Spiegel und sind vorübergehend nicht in der Lage dieses Vitamin zu resorbieren. Der Verlust einer adäquaten Membranprotektion gegenüber der Lipidperoxidation ist vermutlich an der Pathogenese der daraus resultierenden hämolytischen Anämie beteiligt. Die Anwendung von Sauerstoff, die das respiratorische Distress-Syndrom einerseits lindern soll, beschleunigt andererseits oxidative Reaktionen, die mit der Entwicklung einer bronchopulmonalen Dysplasie, einer retrolentalen Fibroplasie und intravaskulären zerebralen Blutungen verbunden sind. Die retrolentale Fibroplasie war die erste Krankheit, die 1949 am Menschen mit einem niedrigen Vitamin-E-Gehalt in Zusammenhang gebracht wurde. Entsprechende Supplemente, die i.m. oder wegen der schlechten Resorption über den Darm von Frühgeborenen in sehr hohen oralen Dosen verabreicht wurden, hat man bei einer Therapie unter hyperoxischen Bedingungen als hilfreich erachtet (Packer 1994). Die Gruppe um Elmadfa (1992) supplementierte frühgeborene Kinder mit einem Geburtsgewicht unter 1500 g mit 4,5 mg all-rac-α-Tocopherylacetat/kg pro Tag in Form einer Fettemulsion i.v. für 5 Tage. Der Ausgangswert von 0,33 mg α-Tocopherol/dl wurde um den Faktor drei erhöht. Dosis und Applikationsform waren geeignet, um bei diesem Risikokollektiv einen normalen Serumspiegel ohne Komplikationen zu erzielen. Auch eine Multivitamin-enthaltende Dextrose-Aminosäurelösung, die in Form einer Infusion mit einer Freigabe von 2 ml/kg pro Tag für sechs Stunden ab dem ersten Lebenstag parenteral verabreicht wurde, verbesserte den Vitamin-E-Gehalt signifikant während der ersten 25 Lebenstage von Säuglingen mit niedrigen Geburtsgewichten (Inder et al. 1995). Eine Analyse von 9 randomisierten, kontrollierten Studien zur prophylaktischen Anwendung von Vitamin E bei Neugeborenen mit einem Gewicht unter 1500 g zeigte jedoch keine statistisch signifikante Reduktion im Hinblick auf die Inzidenz einer akuten Retinopathie. Da wahrscheinlich nicht mehr als 4% dieser Säuglinge von der Routinesupplementation profitieren, und Daten nahelegen, dass in diesem Fall die Toxizität von Vitamin E bei Konzentrationen nahe der therapeutischen Dosis liegen soll, erscheint die routinemäßige Anwendung angesichts der vorhandenen Anhaltspunkte derzeit als nicht gerechtfertigt (Law et al. 1990).

Intraventrikuläre Hämorrhagien

Intraventrikuläre Blutungen stellen die häufigste Todesursache bei Frühgeborenen in den ersten Lebenstagen dar. Eine rechtzeitige Vitamin-E-Therapie kann manche Fälle von intraventrikulären und subependymalen Hämorrhagien bei Neugeborenen bessern. Es liegt nahe, dass der klinische Effekt von Vitamin E auf den Schutz der Endothelzellmembranen vor oxidativer Schädigung mit konsekutiven Rupturen zurückgeführt wird. In einer randomisierten, kontrollierten klinischen Studie an 210 Frühgeborenen wurde der Effekt intramuskulärer Vitamin-E-Gaben auf die Häufigkeit periventrikulärer Hämorrhagien untersucht. Die Vitamin-E-supplementierten Frühgeborenen erhielten 20 mg Vitamin E/kg KG pro Tag an den ersten zwei aufeinanderfolgenden Lebenstagen. Diese supplementierten Frühgeborenen wiesen im Rahmen einer Ultraschalldiagnose gegenüber der Kontrolle weniger intraventrikuläre Hämorrhagien auf (8,8% versus 34,3%) (Chiswick et al. 1991). Im Rahmen einer weiteren randomisierten Doppelblindstudie an 149 Neugeborenen im Alter von einem Tag mit einem Gewicht kleiner 1000 g (501–1000 g) führte die i.m.-Injektion von D,L-α-Tocopherol in Verbindung mit einer initialen oralen Tocopherylacetatgabe von 100 mg/kg pro Tag zu keinem signifikanten Unterschied zwischen der Neugeborenen- und der Gesamtsterblichkeitsrate des involvierten Krankenhauses. In der Vitamin-E-supplementierten Gruppe gab es jedoch signifikant weniger intrakranielle Hämorrhagien (60% versus 29%) (Fish et al. 1990).

Bronchopulmonale Dysplasie

Das vorliegende klinische Erkenntnismaterial zum Einfluss medikamentöser Vitamin-E-Gaben bei der bronchopulmonalen Dysplasie der Lunge ist widersprüchlich, so dass keine endgültigen Therapieempfehlungen ausgesprochen werden können. Untersuchungen an Frühgeborenen, denen intramuskulär Vitamin E verabreicht wurde, zeigten im Vergleich zur Kontrollgruppe einen wesentlich günstigeren Verlauf dieses Atemnotsyndroms. In einer kontrollierten Studie an 101 Frühgeborenen mit Atemnotsyndrom und einem Geburtsgewicht unter 1500 g erhielt ein Kollektiv 100 mg Vitamin E/kg KG pro Tag gegenüber 5 mg/kg KG pro Tag einer Vergleichsgruppe. In der mit der hohen Vitamin-E-Dosis substituierten Gruppe kam es zu einer signifikanten Verminderung des Schweregrades der Erkrankung. Trotz der hohen Dosis von 100 mg/kg KG pro Tag traten keine toxischen Effekte auf (Hittner et al. 1981). Andere Studien konnten diesen Therapieerfolg nicht reproduzieren (Phelps 1987). Eine randomisierte, placebokontrollierte Studie an 268 Säuglingen, die ein Geburtsgewicht unter 1500 g aufwiesen, zeigte die Supplementierung mit 25 Einheiten einen signifikanten Vitamin-E-Anstieg im Serum innerhalb von 48 Stunden. Da kein Unterschied in den Todesraten durch eine BPD zu verzeichnen war, ergab sich hieraus kein Hinweis dafür, dass die Vitamin-E-Verabreichung einen Schutz gegenüber einer chronischen Lungenerkrankung bei leichtgewichtigen Säuglingen bieten würde (Watts et al. 1991).

Respiratorisches Distress-Syndrom

Bei erwachsenen Intensivpatienten mit drohendem oder manifestem respiratorischem Distress-Syndrom kann durch zusätzliche hoch dosierte Tocopheroltherapie eine deutliche Besserung des klinischen Verlaufs beobachtet werden. Hohe enterale Tagesdosen von 3–4 g D,L-α-Tocopherylacetat, die mittels einer Insulinspritze in die Magensonde zusammen mit der Sondenkost verabreicht wurden, führten bei langzeit-beatmeten Intensivpatienten zu längeren Überlebensraten (Wolf und Lasch 1984).

Sinnhaftigkeit einer Prophylaxe

Im Gegensatz zur Vitamin-E-Malabsorption und einer Notfalltherapie mit hohen Dosen im Fall einer Schocklunge und eines hämolytisch-urämischen Syndroms sind positive Effekte in Verbindung mit einer täglichen Vitamin-E-Verabreichung zur Prophylaxe einer Frühgeborenen-Retinopathie, einer BPD und intraventrikulären Enzephalorrhagie bei stark untergewichtigen Frühgeborenen insgesamt gesehen nicht gesichert. Die sehr fragwürdige Effizienz der Prophylaxe ist einem Risiko häufig schwerer Komplikationen gegenübergestellt (Cario 1990). Es besteht der Verdacht, dass die Gabe von hohen Dosen Vitamin E (100 mg/kg pro Tag) an Säuglingen mit niedrigem Geburtsgewicht für eine erhöhte Inzidenz der nekrotisierenden Enterokolitis und einer Sepsis, möglicherweise auch für die abnehmende sauerstoffabhängige, intrazelluläre Fähigkeit zur Phagozytose der Lymphozyten und Makrophagen verantwortlich ist. Eine intravenös gegebene Vitamin-E-Verbindung hat aufgrund einer Verschlechterung der Lungenfunktion, einer Thrombozytopenie und aufgrund von Leber- und Nierenversagen den Tod mehrerer Frühgeborenen herbeigeführt (MDS-Manual 1993).

Die derzeit gültige Empfehlung des Committee on Nutrition of the American Academy of Pediatrics gibt für ein gesundes neugeborenes Kind 0,3 U Vitamin E pro 100 Kilokalorien und mindestens 0,7 U pro Gramm Linolensäure an; Frühgeborene hingegen sollen 0,7 U pro 100 Kilokalorien und mindestens 1,0 U pro Gramm Linolensäure erhalten (USP DI, 1991). Die DGE-Referenzwerte für die Nährstoffzufuhr für gesunde Säuglinge (w/m) im Alter von 0 bis 4 Monaten bzw. 4 bis < 12 Monate liegt bei einem Schätzwert von 3 bzw. 4 mg TÄ pro Tag (2000).

Entzündliche und proliferative Bindegewebserkrankungen und rheumatischer Formenkreis

Die rheumatoide Arthritis (z.B. chronische Polyarthritis) und die Osteoarthrose gehören zu den häufigsten chronischen Erkrankungen, deren Beschwerdensymptomatik sich im Schmerz und in körperlicher Funktionseinschränkung manifestiert. Die progredient verlaufenden Gelenkserkrankungen haben ihre Ursachen in entzündlichen, immunologischen und degenerativen Prozessen, die u.a. mit der Bildung von reaktiven Sauerstoff- und Stickstoffspezies einhergehen. Hier besteht der Ansatzpunkt für die antioxidativen Vitamine, insbesondere den RRR-α-Tocopherol. Der antiphlogistische Effekt von Vitamin E wurde bisher in einem Tiermodell, bei der Adjuvansarthritis bestätigt. Biochemische Grundlage eines therapeutischen Potenzials bei Erkrankungen des rheumatischen Formenkreises bildet einerseits die Radikalfängerfunktion des Tocopherols, da im entzündeten Gelenk eine überschießende Phagozytose mit vermehrter Produktion zytotoxischer Sauerstoffverbindungen (Van Staden et al. 1993) und einer erhöhten Konzentration von Produkten der Lipidperoxidation einhergeht. Diese können zu Zellmembranschäden, Membrandestabilisierungen und Freisetzung von intrazellulären, lysosomalen Enzymen führen. Andererseits werden hierbei hypoxische und reperfusive Reaktionen im Wechsel beschrieben, die einen lokalen oxidativen Stress und damit Gewebe- bzw. Knorpelschäden verursachen können, was die Zuordnung dieser krankhaften Veränderungen zu den Free Radical Diseases rechtfertigt. Dass ein geringer Antioxidanzienstatus von Selen und Vitamin E im Serum mit einem höheren Risiko für eine rheumatoide Arthritis einhergeht, zeigen epidemiologische Ergebnisse (Heliovaara et al. 1994, Knekt et al. 2000). Ein niedriger Vitamin-E-Spiegel scheint dabei im Gegensatz zum Selenspiegel ein vom Rh-Faktor-Status unabhängiger Risikofaktor für RA zu sein.

Neben der eindeutig gesicherten Radikalfängerfunktion vermag Vitamin E den Arachidonsäuremetabolismus zu beeinflussen, indem es die Phospholipase A_2 und die Bildung entzündungsfördernder Mediatoren wie Prostaglandin und Leukotrien, die über den Cyclooxygenase- und Lipoxygenaseweg synthetisiert werden, hemmt (Sies 1989a).

Vitamin E wirkt auch über immunologische Faktoren der Entzündung entgegen, indem es den Anstieg von Zytokinen wie IL-1 und IL-6 verhindert, deren physiologische Wirkung die Induktion des hepatischen Akute-Phase-Proteins CRP ist (Canon et al. 1991); auch die Bildung des Tumornekrosefaktor α (TNFα), aktiviert durch NF-κB, wird in den Monozyten durch das Vitamin unterbunden (Henning et al. 1994). Wurden Gesunde und Individuen mit Hypertriglyceridämie sechs Wochen lang mit 600 IE RRR-α-Tocopherol supplementiert, so war die IL-1β- und IL-8-Bildung in den Leukozyten signifikant gehemmt (Tits et al. 2000). Ferner konnte in Vitamin-defizienten alten Menschen durch eine tägliche Zufuhr von 400 oder 800 IE Vitamin E über 30 Tage sowohl die IL-2-Produktion als auch die Lymphozytenproliferation stimuliert und die Lipidhydroperoxidkonzentration des Serums verringert werden (Meydani S. et al. 1990). Eine tägliche α-Tocopherolsupplementation von 200 IE zog bei Erwachsenen mit Infektionskrankheiten eine signifikante positive Korrelation im T-Helfer/T-Suppressor (CD_4/CD_8)-Zell-Verhältnis nach sich (Chavance et al. 1985). Überdies steigert die Vitamin-E-Zufuhr im Bereich von 100 mg pro Tag die Zell-Aktivität der natürlichen Killerzellen (NK) (Adachi et al. 1997). Auch die Phagozytoseaktivität wird erhöht, wie das Beispiel Vitamin-E-defizienter Neugeborener zeigt, denen man im Vergleich zu unbehandelten Kindern gleichen Alters, Vitamin E i.m. appliziert hatte. Sowohl die humorale als auch die zellvermittelte Immunantwort werden durch Vitamin-E-Ergänzungen, deren Gehalt höher als derjeniger täglicher Zufuhrempfehlungen angesiedelt ist, stimuliert (Meydani und Beharka 1996). Da durch Vitamin E zelluläre Antworten auf reaktive Sauerstoffspezies (ROS) erfolgen, welche die Modulation von Signaltransduktionswegen einschließen, wird durch Inhibition der Proteinkinase C durch α-Tocopherol die Zellproliferation reguliert (Azzi et al. 1992). Durch Inhibition der Proteinkinase C wird durch Vitamin E die Zellproliferation reguliert; dadurch kann die infolge von gewebszerstörenden inflammatorischen Prozessen auftretende unerwünschte Bindegewebsproliferation in ihrem Ausmaß gehemmt werden. Derzeit hat Vitamin E aufgrund der vorhandenen Wirksamkeitsbelege in der rheumatologischen Anwendung noch keine offizielle schulmedizinische Akzeptanz erlangt, obwohl die Grundlagenforschung der Biochemie, Immunologie und Pathophysiologie hinreichende Wirkungsmechanismen aufzeigt, die das therapeutische Potenzial bezüglich der antioxidativen, antiinflammatorischen, antiphlogistischen, antiproliferativen und immunstimulierenden Wirkungen im Netzwerk des rheumatischen Formenkreises begründen (➤ Abb. 3.13.3).

Hinsichtlich der klinischen Wirksamkeit geht aus einzelnen Studien hervor, dass durch Vitamin E eine Einsparung der nichtsteroidalen Antirheumatika und Analgetika ermöglicht wird.

Im Vergleich zu Placebo wurde an 50 Patienten mit aktivierter Arthrose ein signifikanter positiver Einfluss einer Einnahme von dreimal 544 IE (entsprechend 400 mg Vitamin E) RRR-α-Tocopherylacetat über einen Zeitraum von sechs Wochen auf die Symptomatik Ruhe-, Druck- und Bewegungsschmerz beobachtet (Blankenhorn 1986). In kontrollierten Doppelblindstudien konnten im Vergleich zwischen hoch dosiertem Vitamin E (1600 IE pro Tag) und 150 mg Diclofenac keine statistisch signifikanten Unterschiede bei den Patientengruppen festgestellt werden. Die vergleichbaren Wirksamkeiten gingen tendenziell auch aus klinischen Ergebnissen an 66 Patienten mit aktivierten Gonarthrosen mit niedriger dosiertem Vitamin E (300 IE pro Tag) und 75 mg Diclofenac-Natrium hervor (Bartsch et al. 1989). Bestätigt wurden diese antiphlogistischen Befunde auch durch doppelblind, randomisierte Untersuchungen an 53 Patienten mit aktivierter Cox- bzw. Gonarthrose, die täglich dreimal 400 mg RRR-α-Tocopherylacetat (entsprechend dreimal 544 IE) bzw. 150 mg Diclofenac pro Tag drei Wochen lang erhielten (Scherak et al. 1990). In beiden Therapiegruppen der Studie kam es zu einer signifikanten Verbesserung der Gehzeit und Zunahme der Gelenkbeweglichkeiten. Eine Kombination von 300 IE Vitamin E und 75 mg Diclofenac zeigte im Vergleich zur jeweiligen Monotherapie keine synergistischen Effekte (Bartsch 1990). Vorläufige Ergebnisse einer multizentrischen plazebokontrollierten, doppelblinden Parallelgruppen-Langzeitstudie, an der Patienten mit leichter und mittelschwerer Polyarthritis teilnahmen, stützen frü-

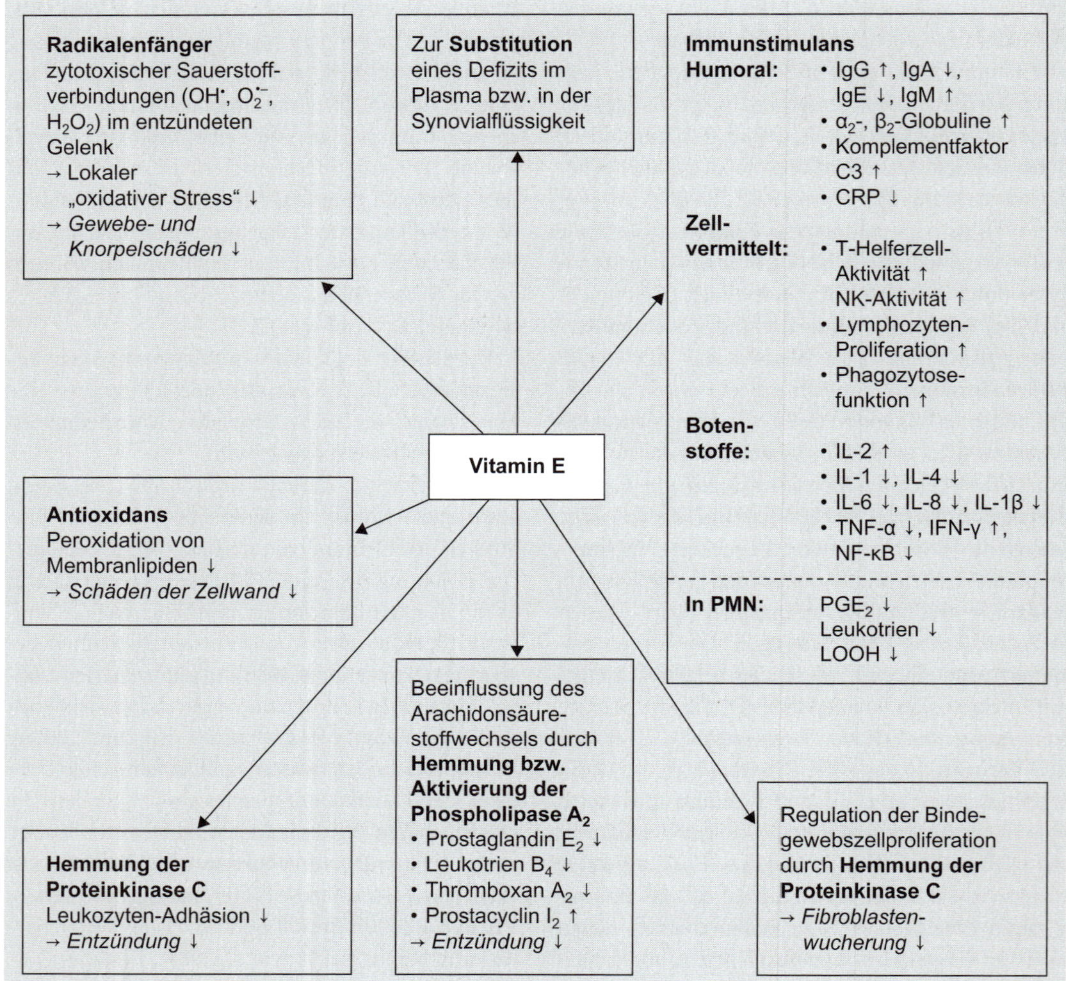

Abb. 3.13.3 Das pharmakologische Potenzial von Vitamin E zur adjuvanten Therapie bei Erkrankungen des rheumatischen Formenkreises

here Befunde, dass unter einer hoch dosierten, täglichen Vitamin-E-Therapie die Dosis von NSAR ohne Verringerung des antiinflammatorischen Effekts im Durchschnitt um 50 mg pro Tag gesenkt werden konnte. Bei unterschiedlicher Einstiegsdosis entsprach dies einem Dosisrückgang von 30–50%. Da die Gabe von Vitamin E im Vergleich zum Placebo bei dem ausgewählten Patientenkollektiv zur signifikanten Schmerzreduktion führte, könnte aufgrund der hohen Fallzahl von insgesamt 134 Beteiligten die adjuvante Wirksamkeit des Vitamins im Rahmen dieser Studie als evident angesehen werden (Schattenkirchner und Miehlke 1996). Trotz berechtigter Kritik an den bisher vorgestellten Studienergebnissen aufgrund zu geringer Fallzahlen, heterogener Patientenkollektive und ungenügender Datendokumentation, werden antiinflammatorische/antiphlogistische Wirkungen des Vitamins im Rahmen der hoch dosierten, adjuvanten Therapie bei entzündlichen rheumatischen Erkrankungen beobachtet, die zu einer Einsparung an nebenwirkungsreichen Schmerzmitteln wie NSAR führen. Schon 1996 wurde im Rahmen einer Kohortenstudie, der Framingham Osteoarthritis Study (FOS), anhand von semiquantitativen Ernährungsfragebögen die Bedeutung des Antioxidans bei Arthrose bestätigt, indem für 640 Patienten eine tendenzielle Schmerzverbesserung und Verringerung der röntgenologisch diagnostizierten Progression in Abhängigkeit von der täglichen Vitamin-E-Zufuhr beschrieben wurde (McAlindon et al. 1996). Auch methodisch weniger aufwändige Patientenbefragungen von 955 Vitamin-E-Anwendern mit Gelenkbeschwerden stützen die oben dargestellte Abnahme des Verbrauchs von Schmerzmitteln (Golly et al. 2000). In einem randomisierten, doppelblinden Parallelgruppenvergleich erhielten 42 Patienten mit gesicherter chronischer Polyarthritis dreimal 400 mg RRR-α-Tocopherylacetat pro Tag im Vergleich zu 43 Patienten mit entsprechend 150 mg Diclofenac-Natrium. Nach einer stationären Studiendauer von drei Wochen war der Anteil der Patienten mit einer Besserung hinsichtlich der untersuchten Parameter Griffstärke und Ritchie-Index in beiden Gruppen vergleichbar. Die Abnahme der Morgensteifigkeit und Schmerzlinderung war ausgeprägter bei den Patienten unter der Diclofenactherapie. Signifikante Unterschiede zwischen den Gruppen bzgl. der Veränderung der genannten Variablen konnten unter der Therapie jedoch nicht festgestellt werden (Wittenborg et al. 1998). In einer in England nach den europäischen GCP(Good Clincical Practice)-Standards durchgeführten placebokontrollierten Doppelblindstudie wurden 42 Patienten mit rheumatoider Arthritis gemäß den ARA-Kriterien (American Rheumatoid Association 1987) randomisiert und unter Beibehaltung der Basismedikation zwölf Wochen lang täglich mit 1200 mg RRR-α-Tocopherylacetat supplementiert. Die klinischen und laborchemischen Parameter blieben unter Verum unbeeinflusst, wohingegen sich der Schmerzparameter ermittelt anhand der visuellen Analogskala (VAS) in der Vitamin E-Gruppe signifikant gegenüber Placebo besserte. Die Autoren schließen aus ihren Ergebnissen, dass trotz der mit Vitamin E behandelten kleinen Gruppe ein vorläufiger Hinweis für einen leichten aber signifikanten analgetischen Effekt geliefert wurde (Edmonds et al. 1997). Die Arbeitsgruppe um Helmy rekrutierte 30 Patienten mit diagnostizierter rheumatischer Erkrankung gemäß ARA; in drei Kollektiven erhielten diese zwei Monate lang entweder eine Standardbehandlung bestehend aus Methotrexat, Sulfasalazin und Indometacin oder zusätzlich einen Antioxidanzien-Cocktail bzw. nur 800 mg Vitamin E. Mit der adjuvanten Monotherapie aus hochdosiertem Vitamin besserten sich die Arthritissymptome vom ersten Monat an; die Testwerte wurden am Ende des zweiten Monats signifikant erniedrigt. Evaluiert wurde der Krankheitsstatus anhand der Dauer der Morgensteifigkeit und des Ritchie-Index. Das klinische Labor umfasste den Rheumafaktor (Rf), die Blutkörperchensenkungsgeschwindigkeit (BSG), die Vitamin-E- und Malondialdehyd(MDA)-Plasmaspiegel sowie die Glutathionperoxidase(GPx)-Aktivität. Diese aktuellen Studienergebnisse zur klinischen Verbesserung sowie Verschiebung der Krankheitsindizes in Richtung Normalwert sollten zu zu weiteren Therapiestudien ermutigen, in denen Vitamin E adjuvant angewendet wird (Helmy et al. 2001).

Im Gegensatz zu den Ergebnissen kurzzeitiger Vitamin-E-Supplementationen beim rheumatischen Formenkreis wurde von Brand und Mitarbeitern (2001) berichtet, dass Vitamin-E-Anwendung im Rahmen einer 6-monatigen, randomisierten, placebokontrollierten australischen Doppelblindstudie die Symptome der Knie-Osteoarthritis nicht erleichterte. Untersucht wurden an 77 Patienten, die täglich 500 IE (340 mg) Vitamin E bzw. Placebo einnahmen, die klinischen Zielparameter Schmerz, Steifheit sowie Funktion. Die Kontrolluntersuchungen nach 1, 2 bzw. 6 Monaten zeigten nach Vitamin-E-Gabe keinen Vorteil gegenüber Placebo. Ebenso ist nach Supplementation mit 500 IU Vitamin E bei Knie-Osteoarthritis-Patienten kein Effekt beim Verlust von Knorpelvolumen erkennbar (Wluka et al. 2002).

Endgültige Empfehlungen zum Einsatz von Tocopherol als Adjuvans neben einer Basisrheumatherapie und zur Dosierung werden derzeit von Seiten des BfArM oder der Kommission Pharmakotherapie der Deutschen Gesellschaft für Rheumatologie nicht ausgesprochen. Die Anwendung wurde jedoch durch einige Experten des Hohenheimer Konsensusgesprächs gestützt (1999), in dem aufgrund des Nutzen-Risiko-Verhältnisses – in Anbetracht der Verträglichkeit des Vitamins und der potenziellen Dosisverminderung der nebenwirkungsreichen NSAR zugunsten Vitamin E – eine adjuvante Therapie mit α-Tocopherol bei entsprechender Indikation auch vor dem Hintergrund der bis dahin vorliegen-

3

den klinischen Ergebnisse empfohlen wurde (Biesalski et al. 1999). Derzeit wird nach dem Stand der wissenschaftlichen Kenntnis bei Erkrankungen des rheumatischen Formenkreises eine Zufuhr von 200–400 IU Vitamin E (= 135–270 mg TÄ) pro Tag empfohlen; abzuraten sind entsprechende Megadosen, da hierbei die Gefahr einer Aktivierung der zellulären Immunabwehr besteht, die den entzündlichen Krankheitsverlauf negativ beeinflusst (Meydani et al. 1996, 1997). Überdies wurden aufgrund von einigen Metaanalysen insgesamt höhere Risiken, beispielsweise ein erhöhtes Risiko für die Gesamtmortalität, beschrieben (Miller et al. 2005).

Untersuchungen zur Pathophysiologie rheumatischer Veränderungen belegen, dass die Vitamin-E-Konzentration in der Synovialflüssigkeit entzündeter Gelenke signifikant erniedrigt und somit der antientzündliche Schutz im Gelenk vermindert ist (Fairburn et al. 1992). Daneben wurde von Honkanen et al. (1989, 1991) berichtet, dass auch die Plasmaspiegel rheumatoider Patienten unter den Werten Gesunder liegen. Es ist jedoch noch abzuklären, ob diese Defizite eine Begleiterscheinung oder eine Ursache der Entzündung sind.

Krebserkrankungen

Ergebnisse experimenteller Untersuchungen: Tumormodelle

In Untersuchungen an Zellkulturen der Maus ergab die Inkubation mit Vitamin-E-Succinat eine Hemmung des Krebszellwachstums (Prasad und Edwards-Prasad 1982). In einem Krebsmodell an der Hamsterbackentasche wurde gezeigt, dass die chemisch durch 7,12-Dimethylbenz[a]anthracen (DMBA) induzierte orale Tumorentwicklung durch Vitamin E signifikant gehemmt werden konnte (Schwartz et al. 1993). Aufgrund immunhistochemischer Befunde dieser squamösen Tumorzellen wurde geschlossen, dass Tocopherol die Tumorbildung durch stimulierte Expression des Krebssuppressorgens p53 hemmt und durch diesen Mechanismus quasi indirekt ein antikanzerogenes Potenzial aufweist. In der Tumorkontrollgruppe wurde in den malignen Neoplasmen ein hoher Gehalt an p53-„Mutanten“, aber verhältnismäßig wenig „Wildtyp“, verifiziert. In den Vitamin-E-behandelten Hamstern dagegen wurde eine Umkehr dieses Proteinverhältnisses beobachtet, so dass Vitamin E den „Wildtyp“ stimuliert und die Expression der Mutanten vermindert. Experimentell wurde von Schwartz et al. belegt, dass der „Wildtyp“ von p53 bei Zellen mit DNA-Schäden einen programmierten Zelltod, d.h. eine Apoptose auslöst, „Mutanten“ von p53 über diese Fähigkeit jedoch nicht verfügen, sondern im Gegenteil durch ihre Beteiligung am metastatischen Tumorwachstum als Onkogene wirken. Die Apoptose ist somit eine in Krebszellen supprimierte Eigenschaft. Thorgeirrson et al. (2000) zeigte im transgenen Mausmodell, dass Vitamin E einen oxidativ verursachten Chromosomenschaden vermindert, die Hepatozyten-Proliferationsgeschwindigkeit senkt und die Apoptose einschränkt. Dysplasien der Leber wurden verringert und die Lebensfähigkeit der Hepatozyten verlängert. Dass eine Vitamin-E-Supplementation die Tumorbildung der Leber effektiv hemmt, lassen die Ergebnisse mit den transgenen Mäusen im Alter von sechs Monaten erkennen, indem die Inzidenz einer Adenomentwicklung um 65% abnahm und deren maligne Umwandlung verhindert wurde.

Vitamin-E-Status und Krebsrisiko

Obwohl kontrollierte klinische Studien mit Vitamin E am Menschen zum Thema Krebs nur sehr begrenzt zur Verfügung stehen und daher eine klinische Anwendung nicht ausreichend belegt ist, stützen epidemiologische Daten die Vorstellung, dass eine hohe Vitamin-E-Aufnahme und der daraus resultierende hohe Plasmaspiegel das Risiko für bestimmte Krebsarten in Mundhöhle und Rachenraum (Gridley et al. 1992), besonders Brust- (Wald et al. 1984, Negri et al. 1996, Freudenheim et al. 1996), Kolon- (Bostick et al. 1993), Lungen- (Stähelin et al. 1991) und Magenkrebs (Buiatti et al. 1990) vermindert und dies insgesamt eine geringere Krebssterblichkeitsrate zur Folge hat.

Vitamin-E-Status und Lungenkrebsrisiko

Die Untersuchungen von Le Gardeur (1990) zeigten signifikant niedrigere Vitamin-E-Konzentrationen im Serum von 59 kürzlich diagnostizierten Lungenkrebspatienten im Vergleich zur Kontrollgruppe. In einer Schweizer Studie für Personen mit niedrigen Plasmakonzentrationen sowohl von Vitamin E als auch Vitamin C wurde nach 17-jähriger Beobachtungszeit ein erhöhtes Lungenkrebsrisiko beobachtet. Bei Rauchern waren niedrige Vitamin-E-Konzentrationen mit einem erhöhten Risiko für Prostatakrebs verbunden (Eichholzer et al. 1996). Darüber hinaus wurde auch durch die Food and Drug Administration (FDA) bestätigt, dass eine Ernährung, die viel Vitamin E enthält, das Krebsrisiko reduziert. In Untersuchungen von Knekt und Mitarbeitern (1991a) wurden Vitamin-E-Plasmakonzentrationen im Rahmen einer retrospektiven finnischen Studie mit 21 172 beteiligten Männern im Zusammenhang mit einer anschließenden Krebsinzidenz beurteilt. Dabei wurden tiefgefrorene Vitamin-E-Blutproben von 453 Personen, die im Laufe der 6- bis 10-jährigen Studie einen Krebs entwickelten, im Vergleich zu 841 entsprechenden Kontrollen gemessen. Das korrigierte relative Risiko lag für die Krebsfälle in den beiden höchsten Quintilen der Vitamin-E-Serumkonzentrationen im Vergleich zu allen anderen bei 0,7 und für nicht mit dem Rauchen assoziierte Fälle bei 0,6. Es traten positive Korrelationen zwischen niedrigen α-Tocopherolkonzentrationen im Blut und dem Auftreten von Lungen- und Brustkrebs auf (Knekt et al. 1991a). Bezüglich eines kolorektalen Krebses und den Vitaminkonzentrationen im Serum wurde bei männlichen Rauchern keine Korrelation festgestellt (Malila et al. 2002).

Vitamin-E-Status und Zervixkarzinom

In diesem Zusammenhang sind auch die Ergebnisse einer amerikanischen Studie zu nennen, die im Vergleich zu einer Kontrollgruppe eine signifikante Reduktion der Vitamin-E-Plasmawerte bei Frauen mit Zervixkarzinom aufwiesen (Palan et al. 1991). Im Gegensatz zu diesem Befund zeigte das Krebsgewebe im Zervix und Endometrium im Vergleich zum angrenzenden Normalgewebe derselben Patienten einen um den Faktor 6,7 bzw. 5,3 höheren α-Tocopherolgehalt. Im Krebsgewebe von Brust, Vulva und Ovarien dagegen konnte im Vergleich zum gesunden Gewebe eine derartige Vitamin-E-Anreicherung nicht festgestellt werden (Palan et al. 1994). Peng et al. (1998) zeigte bei Patientinnen mit Gebärmutterhalskrebs, dass die Plasmagehalte von α-Tocopherol, nicht aber von γ-Tocopherol, niedriger waren als bei dem Kollektiv mit präkanzerösen oder nichtkanzerösen Erkrankungen des Gebärmutterhalses.

Vitamin-E-Supplementierung und Blasenkrebsrisiko

Anhand der prospektiven Health Professionals Follow Up Study wurden nach 12 Jahren Beobachtung 320 Blasenkrebsfälle diagnostiziert. Die Auswertung der Fragebögen mit Lebensmittelhäufigkeitsangaben verdeutlichte eine inverse Verknüpfung zwischen der α-Tocopheroleinnahme und dem relativen Blasenkrebsrisiko der entsprechenden Kohorte. Wurde ein Vitamin-E-Supplement für zehn oder mehr Jahre eingenommen, verringerte sich das Risiko um mehr als 30% (Michaud et al. 2000). Hingegen zeigte die finnische Interventionsstudie mit α-Tocopherol keinen protektiven Effekt auf die Krebsentstehung der Harnorgane (Virtamo et al. 2000) oder des Darms (Albanes et al. 2000).

Insgesamt ist die Wirksamkeit bei der Tumorprävention bei alleiniger Gabe von Vitamin E als Antioxidans noch nicht eindeutig gesichert, was sich auch in den uneinheitlichen Ergebnissen von Interventionsstudien widerspiegelt. Die randomisierte, placebokontrollierte Linxian-Studie schloss 29 584 erwachsene Chinesen ein, die fünf Jahre lang mit einer Kombination bestehend aus 30 IE Vitamin E, 15 mg Betacarotin und 50 µg Selen supplementiert wurden. In der Verumgruppe war die Krebsmortalität signifikant um 13% ($p < 0{,}03$) und die auf Magen- bzw. Speiseröhrenkrebs zurückzuführende Mortalität um 10% vermindert (Blot et al. 1993).

Vitamin-E-Supplementierung und Leukoplakien

Im Rahmen einer multizentrischen Studie wurden Patienten mit oralen Leukoplakien über 24 Wochen mit 800 IE Vitamin E pro Tag behandelt. Bei 20 von 43 Patienten wurden die präkanzerösen Zellveränderungen in der Mundhöhle positiv beeinflusst. 9 Patienten wiesen eine Reduktion des Schweregrads der Dysplasie auf (Benner et al. 1993).

Vitamin-E-Supplementierung und das Kolonadenomrisiko

Keine positiven Ergebnisse lieferte eine kontrollierte Studie, die Polyp Prevention Study, an der 864 Patienten beteiligt waren, denen ein kolorektales Adenom vor Aufnahme in die Studie entfernt worden war. Die tägliche Zufuhr von 400 IE Vitamin E in Kombination mit 1 g Vitamin C und/oder 30 mg Betacarotin über 4 Jahre führte nicht zu einer Senkung des Krebsrisikos in der Verumgruppe. Die Autoren erklären diesen Widerspruch im Hinblick auf die epidemiologischen Studienergebnisse damit, dass alle Beteiligten einen sehr hohen Basisgehalt von 31,3 bis 33,2 µmol/l Vitamin E im Serum aufwiesen und eine Wirkung möglicherweise erst bei bereits vorliegendem Adenom eintritt (Greenberg et al. 1994). Eine Studie von Kushi et al. legt zwar zunächst nahe, dass Vitamin E vor Kolonkrebs schützt; die Autoren schließen aber bei diesem Ergebnis den Einfluss von sog. Confounding-Faktoren nicht ganz aus (Kushi et al. 1996).

Vitamin-E-Supplementierung und das Prostatakrebsrisiko

Bei der ATBC(The Alpha-Tocopherol, Beta Carotene Cancer Prevention Study Group 1994)-Studie aus Finnland handelt es sich um eine randomisierte, placebokontrollierte Doppelblindstudie mit dem Ziel, die Lungenkrebsprävention zu untersuchen. Hierzu erhielten 29 133 männliche starke Raucher im Alter von 50 bis 69 Jahren über einen Zeitraum von 5 bis 8 Jahren täglich Supplemente, nämlich 20 mg Betacarotin und/oder 50 mg α-Tocopherol bzw. Placebo. Die Vitamin-E-Gruppe zeigte keine signifikante Abnahme bei der Lungenkrebsinzidenz (ATBC-Study 1994), während die Inzidenz für klinisch manifesten, im Gegensatz zu latentem Prostatakrebs unter der α-Tocopherol-Langzeitbehandlung um 34 % verringert war. Die Prostatakrebsmortalität war in der α-Tocopherolgruppe mit einer noch deutlicheren Verringerung von 41% verbunden (Heinonen et al. 1998). Hartman und Mitarbeiter (2001) wählten aus dem ATBC-Studienkollektiv 200 gesunde Männer aus, deren Blut nach etwa vier Jahren auf die Konzentration von Vitamin E und männlichen Geschlechtshormonen hin analysiert wurde. Die Vermutung der Autoren, dass zur Senkung des Prostatakrebsrisikos die langfristige Vitamin-E-Zufuhr einen positiven Einfluss auf den männlichen Hormonstatus im Blut nehmen könnte, wurde gestützt durch die Ergebnisse. Der α-Tocopherolgehalt stieg bei der Vitamin-E-Gruppe im Mittel von 11,7 auf 17,5 mg/l, d.h. um etwa 50% an; die Serumkonzentrationen der Geschlechtshormone Testosteron und Androstendion nahmen im Vergleich zur Placebogruppe jeweils signifikant ab. Diese Relationen zwischen der Vitamin-E-Zufuhr und den Hormonkonzentrationen blieben auch nach Berücksichtigung des Faktors Rauchen bestehen. Erwähnenswert sind in diesem Zusammenhang auch die In-vitro-Versuche an proliferierenden Prostata-Krebszelllinien wie ALVA-101 und LNCaP; hierbei wurden die Zellen mit α-Tocopherol behandelt und eine signifikante Hemmung des Zellwachstums ($p < 0{,}01$) beobachtet; die stimulierte Apoptose ($p < 0{,}01$) dieser sich aktiv teilenden Zellen wurde dem Einfluss des Antioxidans zugeschrieben (Gunawardena et al. 2001). Um zukünftig ein Prostatakrebsrisiko anhand der Antioxidantienexposition abschätzen zu können, wurde an 47 Männern mit Prostatektomie ein Vergleich zwischen dem Vitamin-E-Status im Blut und der Prostata durchgeführt. Die Konzentrationen in der Prostata waren signifikant korreliert mit dem Plasmagehalt, nicht jedoch mit der berichteten Aufnahme von Vitamin E über die Nahrung (Freeman et al. 2000). Die unerwarteten Ergebnisse der ATBC-Studie (The Alpha-Tocopherol, Beta Carotene Cancer Prevention Study Group 1994) zur Abnahme der Inzidenz von Prostatakrebs stehen in krassem Widerspruch zur Heart Protection Study (Heart Protection Collaborative Group 2002), bei der mehr als 15 000 Männer involviert waren; im Rahmen dieser HPS-Studie hatte die 5 Jahre andauernde, tägliche Vitamin-E-Supplementation (600 mg, in Kombination mit 250 mg Vitamin C und 20 mg Betacarotin) keinen signifikanten Einfluss auf die Inzidenz des Prostatakarzinoms. Jedoch konnte das positive Erstergebnis in der Nachbeobachtungsphase der Intervention der ATBC-Studie, weder nach 6 Jahren zur Prostatainzidenz noch nach 8 Jahren zur Gesamtmortalität reproduziert werden (Virtamo et al. 2003). Es war keine Risikosenkung mehr durch die Vitamin-E-Einnahme bei den Tumoren erkennbar. Da weder die Analyse der HOPE-TOO-Studie noch die von zwei großen amerikanischen prospektiven Beobachtungsstudien den Zusammenhang mit Prostatakrebsinzidenzen positiv bewerten konnten (Chan et al. 1999, Rodriguez et al. 2004), wurde in dem für sich allein stehenden Befund ein Zufallsergebnis vermutet (Jakobs und Thun 2005).

Da Vitamin E nach den derzeitigen Hinweisen nicht grundsätzlich einen Tumor-protektiven Effekt aufweist, scheint es dennoch denkbar, dass die Vitamin-E-Wirkung unter bestimmten Gegebenheiten spezifische Karzinome begünstigen könnte, wie dies für Bereiche der Lunge und der Mundhöhle/Pharynx (The HOPE and HOPE-TOO Trial Investigators 2005) sowie der Prostata (The Alpha-Tocopherol, Beta Carotene Cancer Prevention Study Group 1994) dargestellt wurde. Für Vitamin E wird zurzeit aufgrund von Evidenzen einiger Studien eine potenzielle Wirkung bei der Prävention von Prostatakrebs diskutiert. In-vitro-Hinweise schlagen eine synergistische Wirkung von Selen und Vitamin E vor, die zu einer Hemmung des Zellzyklus und einer Induktion der Caspase-vermittelten Apoptose führen, und die die klonale Entwicklung von naszenten Tumoren wie ein Antiandrogen verhindern kann. Die von der NIH gesponserte SELECT-Studie (The Selenium and Vitamin E Cancer Prevention Trial) ist eine Phase-III-Studie mit dem Primärendpunkt klinische Inzidenz von Prostatakrebs, mit jährlicher Kontrolle von DRE (Digital Rectal Exam) und Serum-PSA-Konzentration. Es wurden 32 400 gesunde Männer aus Nordamerika, sowohl Afro-Amerikaner als auch Kaukasier, im Alter von mindestens 50 Jahren mit einem normalen Blutdruck und Serum-PSA-Werten ≤ 4 ng/ml in die Studie eingeschlossen. Über die geplante Studiendauer von 12 Jahren sollen täglich 400 mg synthetisches α-Tocopherol und/oder 200 µg 1-Selenomethionin im Vergleich zu einem Placebo eingenommen werden. Die Resultate werden frühestens Ende 2013 erwartet (Klein et al. 2000, 2004) und hinsichtlich einer Prävention für die Inzidenz von Prostatakrebs ist aufgrund der vorhandenen Power eine 25%ige Abnahme statistisch detektierbar (Lippman et al. 2005).

Prävention

Es deutet bisher alles darauf hin, dass α-Tocopherol das Risiko bestimmter Krebserkrankungen verringern kann und dabei die Dosis, die Anwendungsdauer und die Gewohnheiten der untersuchten Population insbesondere mit dem Antioxidanseffekt entscheidend verknüpft sind. Vitamin E stellt kein therapeutisch einzusetzendes Antikrebsmittel dar, sondern findet seinen Anwendungsbereich in der Prävention, die frühzeitig beginnen und dauerhaft erfolgen sollte, um über indirekte Mechanismen (antioxidative Wirkung, Genexpressionen, Zellsignalwege, Apoptose, antiproliferative Effekte, Erhöhung der zellulären Immunität, p53-Gen) einer malignen Tumorentwicklung vorzubeugen. Es wird jedoch noch weiterführende Grundlagenforschung notwendig sein, um die Bedeutung des Vitamin E insgesamt bei der Regulation der Genexpression, der zellulären Signalwege, der Zellteilungsprozesse und der Hemmung des NF-κB-Signal-Systems richtig einschätzen zu können und das Vitamin somit in Prävention und Therapie zukünftig erfolgreicher als bisher einsetzen zu können.

Die Inzidenzen von Karzinomen und entsprechenden Todesfällen aller Patienten der internationalen HOPE-Studie (Heart Outcomes Prevention Evaluation Study) über 4½ Jahre und der verlängerten HOPE-TOO Studie (HOPE – The Ongoing Outcomes) über 7 Jahre ließen nach täglicher Einnahme von 400 IU (= 270 mg) α-Tocopherylacetat weder in der Primäranalyse noch in der Sensitivitätsanalyse signifikante Unterschiede gegenüber Placebo erkennen (The HOPE and HOPE-TOO Trial Investigators 2005). Dies gilt mit Ausnahme der Lungenkrebsinzidenz der Primäranalyse der HOPE-Studie (69 (1,4%) vs 96 (2,0%); p = 0,04) auch für die Analysen derjenigen organspezifischen Karzinome der Prostata, des Enddarms, der Mundhöhle, der Pharynx und des Gastrointestinaltrakts, für die unter einer Antioxidanzienanwendung in Humanstudien zuvor besondere Hoffnungen hinsichtlich einer Inzidenzabnahme geweckt worden waren (Woodson et al. 1999, Huang et al. 2003, Gridley et al. 1992, Longnecker et al. 1992, Heinonen et al. 1998, Li et al. 1993). Vor dem Hintergrund der Ergebnisse sehr großer Interventionsstudien wie der ATBC-Studie (The Alpha-

Tocopherol, Beta Carotene Cancer Prevention Study Group 1994) und der Heart Protection Study (Heart Protection Collaborative Group 2002), bei denen in der Vitamin-E-Gruppe immer mehr Lungenkarzinomereignisse auftraten, haben Lonn et al. ihre positiven Lungendaten der Primäranalyse letztlich als Zufallsbefund bewertet (Lonn et al. 2005).

Enttäuschend war ferner das Resultat einer Metaanalyse von 14 Interventionsstudien mit 170 000 randomisierten Teilnehmern, die herausfinden sollte, ob Antioxidanziensupplemente die Inzidenzen von gastrointestinalen Karzinomen (im Ösophagus, Magen, Darm, in Bauchspeicheldrüse und Leber) und Krebsmortalität beeinflussen. Die Auswertung ergab keinen Vorteil in der Prävention der Gastrointestinalkarzinome. Im Gegenteil, die Gesamtmortalität stieg unter Vitamin E und Betacarotin sogar an; nur Selen legte eine signifikant vorteilhafte Wirkung bezüglich der Inzidenz von gastrointestinalem Krebs nahe (Bjelakovic et al. 2004).

Im Gegensatz zu der schlecht ernährten Population der Linxian-Studienregion, die bei randomisierter Antioxidantienanwendung, mit nur 30 mg Vitamin E, signifikant niedrigere Magenkrebsraten aufwiesen (Blot et al. 1993), hat die Einnahme von 400 mg (= 600 IU) Vitamin E pflanzlicher Herkunft jeden zweiten Tag gegenüber Placebo im Rahmen der amerikanischen Women's Health Study (WHS), bei der annähernd 40 000 gesunde Frauen im Alter über 45 Jahre 10 Jahre lang beobachtet wurden, nicht zu einer Verhütung von Karzinomen geführt. Es wurde vermutet, dass die gesunden Teilnehmerinnen ein zu geringes Risiko gehabt hätten, um einen Nutzen von der Vitamin-E-Supplementation evident werden zu lassen. Das relative Risiko für einen invasiven Krebs lag insgesamt bei RR: 1,01 (95% CI: 0,94–1,08; p = 0,87). Auch die Krebstodesfälle unterschieden sich nicht signifikant in den beiden Gruppen (RR: 1,12, 95% CI: 0,95–1,32; p = 0,17). Vergleichbar mit dem Ergebnis der Metaanalyse von Miller et al. (2005) stellen die Autoren der WHS eine erhöhte Gesamtmortalität von 4% fest, die jedoch statistisch nicht signifikant ist (RR: 1,04; 95% CI: 0,93–1,16; p = 0,53) (Lee et al. 2005). Da in der französischen SU.VI.MAX Study (The Supplémentation en Vitamines et Minéraux Antioxydants Study) wie in der WHS auch nur primär gesunde Personen, 7876 Frauen (35–60 Jahre alt) und 5141 Männer (45–60 Jahre alt), rekrutiert wurden, ist das Ergebnis dieser randomisierten placebokontrollierten Studie mit dem der WHS vergleichbar. Nach 7½ Jahren zeigten sich nach Supplementation einer niedrig dosierten Antioxidanskombination (120 mg Vitamin C, 6 mg Betacarotin, 100 µg Selen, 20 mg Zink) mit 30 mg Vitamin E/d im Vergleich zur Placebogruppe zunächst keine Unterschiede bezüglich der Inzidenz für die gesamten Karzinome und für die Gesamtmortalität. Wurde hingegen eine geschlechts-stratifizierte statistische Analyse durchgeführt, so wurde überraschenderweise das relative Risiko sowohl für die Krebsinzidenz (RR: 0,69; 95% CI: 0,53–0,91; p = 0,008) als auch für die Gesamtmortalität (RR: 0,63; 95% CI: 0,42–0,93; p = 0,02) bei den Männern signifikant herabgesetzt. Dass die Frauen von der Supplementation nicht signifikant profitierten, wurde mit der Tatsache begründet, dass bei den Männern zu Beginn der Studie nur ein niedriger Antioxidanzienstatus im Serum für Betacarotin, Vitamin C und Selen vorhanden war. (Hercberg et al. 2004). Die bisher verfügbaren Daten liefern für die Rolle von Vitamin E bei der Krebsprävention keine überzeugenden Hinweise, vor allem bei gut ernährten Personen.

Diese Ansicht wird auch gestützt durch die Ergebnisse einer britischen Interventionsstudie, der MRC/BHF Heart Protection Study (HPS), in der wiederum 26 536 Hochrisikopatienten für kardiovaskuläre Erkrankungen (40–80 Jahre alt) 5 Jahre lang täglich mit einer Kombination aus 600 mg Vitamin E (und 250 mg Vitamin C, 20 mg Betacarotin) behandelt worden waren. Trotz substanziell erhöhter Vitaminkonzentrationen im Plasma zeigte die Supplementation keinen Nutzen. Es gab keine signifikante Wirkung bezüglich der Krebsinzidenz; auch die 5-Jahres-Mortalität wurde nicht signifikant herabgesetzt, unabhängig von der vorangegangenen Erkrankung CVD oder Krebs (Heart Protection Collaborative Group 2002).

Eine noch andauernde große Studie zur Primärprävention bei gesunden Männern ist die Physicians' Health Study, die auf den möglichen Einfluss von Vitamin E und anderen Antioxidanzien auf die Prävention verschiedener Anwendungsgebiete zielt. Ihre Auswertung wird nicht vor Ende 2008 erwartet (Christen et al. 2000).

Darüber hinaus ist bekannt, dass eine Krebsbehandlung, durchgeführt mit Chemotherapeutika oder im Rahmen einer Bestrahlungstherapie, mit einer vermehrten Bildung von reaktiven Sauerstoffspezies und einer Antioxidantiendepletion im Plasma und Gewebe verbunden ist. Letzteres bestärken neuere Ergebnisse von Jonas et al. (2000). Schon 1986 wurde von Milei et al. die negative Auswirkung einer Chemotherapie auf die Antioxidanzienbilanz beschrieben; mit der Durchführung einer Adriamycinbehandlung war die Abnahme des Antioxidansschutzes im Herzgewebe assoziiert. Sofern die Vitamine E und A verabreicht wurden, wurden die biochemischen Marker der Lipidperoxidation und der damit verbundene Zellmembranschaden vermindert. Wurde eine Kombination aus Cyclophosphamid, Methotrexat und 5-Fluoruracil eingenommen, so waren sowohl ein Marker für den oxidativen Stress, z.B. der MDA-Gehalt signifikant höher, als auch die Serumkonzentrationen von Vitamin E und Glutathion signifikant vermindert gegenüber den Kontrollpatienten (Subramaniam et al. 1993). Auch die Untersuchung des Antioxidanziengehalts des Plasmas von Patienten unter einer kombinierten Cisplatinchemotherapie ließ einen signifikanten Abfall der Werte kurz nach der Chemotherapie erkennen, wobei sich diese bis zur nächsten Chemotherapieanwendung wieder den Basisgehalten annäherten. Die Autoren erklären den Antioxidansschwund mit der abnehmenden Antioxidansprotektion, die durch den Chemotherapie-induzierten oxidativen Stress und den zunehmenden oxidativen Gewebeschaden bedingt sei (Weijl et al. 1998).

Weitere experimentelle Arbeiten klären zunächst an humanen Brustkrebs-Zelllinien und dann an Sprague-Dawley-Ratten mit Mammatumoren auf, dass die Tumorsensitivität gegenüber chemotherapeutischen Wirkstoffen wie Anthrazyklinen durch Antioxidanzien wie α-Tocopherol, das mit einer fischölhaltigen Nahrung verabreicht wurde, aufgehoben wird; dies wurde zwei Wochen nach Beendigung der parenteralen Chemotherapie sichtbar, da die Tumorgrößen in der Kontrollgruppe um 34% und in der Antioxidanziengruppe sogar um 188% zunahmen. Da die α-Tocopherol-Zufuhr die Tumorreaktion gegenüber Epirubicin stark gehemmt hatte, mahnen die Autoren zur Vorsicht, während einer Chemotherapie mögliche Interaktionen zwischen Nahrungskomponenten und entsprechenden Arzneimitteln streng zu überwachen (Colas et al. 2005). Dass die Vitamin-E-Interaktion auch andere Mechanismen wie die antioxidative Wirkung, nämlich die Regulation von verschiedenen Genexpressionen und zellulären Signalwegen einschließt und darüber hinaus auch die α- oder γ-Tocopherol- Isoform entscheidend sein kann, wurde unlängst berichtet (Rimbach et al. 2004, Azzi et al. 2004, Jiang und Ames 2003, Cooney et al. 1993, Campbell et al. 2003).

In den letzten Jahren wird aufgrund von neueren Hinweisen aus der Literatur die Anwendung hoch dosierter Antioxidanzien während einer Krebstherapie – sei es eine Chemo- oder Radiotherapie – zunehmend hinterfragt. Antioxidanzien können die toxischen Nebenwirkungen der Krebstherapie, soweit diese eine Bildung freier Radikale involviert, vermindern ohne die therapeutische Wirksamkeit derselben zu gefährden (Prasad et al. 2002); sie können aber auch mit der Krebsbehandlung interferieren (Seifried et al. 2003). Dies wird auch gestützt durch die Ergebnisse einer aktuelleren randomisierten Studie der Gruppe um Bairati, die zeigen, dass die Supplementation mit hohen Dosen α-Tocopherol (400 IU/d = 270 mg) und Betacarotin (30 mg/d) die Schwere der akuten Nebenwirkungen der Strahlentherapie während einer jahrelang andauernden Radiotherapie vermindern kann (OR: 0,72; 95% CI: 0,52–1,02); gleichzeitig deutet die Studie aber auch darauf hin, dass die adjuvante Therapie mit hohen Antioxidanziendosen die Wirksamkeit der Radiotherapie gefährdet, denn hinsichtlich eines erneuten Auftretens von lokalen Karzinomem im Kopf- und Halsbereich neigen die 273 Krebspatienten der supplementierten Gruppe zu höheren Tumorraten (HR: 1,37; 95% CI: 0,93–2,02) (Bairati et al. 2005a). Weiterführende Untersuchungen dieser Chemoprävention mit Radiotherapie ergeben aufgrund der Daten von ca. 540 Hochrisikopatienten mit Plattenepithelkarzinomen Stadium I und II im Hals- und Kopfbereich (Mundhöhle, Pharynx, Larynx) und einer 5-Jahres-Überlebenschance von 60–90% nach 52 Monaten, dass die mit α-Tocopherol-Supplementierten im Vergleich zur Placebokontrolle eine höhere Rate bezüglich sekundärer Primärkarzinome in der Lunge, Trachea, Prostata, sowie im Hals und

3

Kopf während der Supplementationsphase aufweisen (HR: 2,88; 95% CI: 1,56–5,31). Ähnlich verlief es für die Rezidivrate der entsprechenden Karzinome in der Vitamingruppe (HR: 1,86; 95% CI: 1,27–2,72) (Bairati et al. 2005b). Somit wurde die Hypothese, dass die therapeutische Wirksamkeit durch antioxidative Vitamine während der Dauer der Chemotherapiebehandlung nicht beeinträchtigt wird, nicht bestätigt (Bairati et al. 2005a). Die Beachtung dieser Interaktion scheint insbesondere für diejenigen Krebspatienten essenziell zu sein, die hoch dosierte Antioxidanzien unkritisch und ohne medizinische Empfehlung während einer Chemotherapie einnehmen.

Atherosklerose und kardiovaskuläre Erkrankungen

Unter Atherosklerose versteht man eine Verdickung und Verhärtung der Arterienwand, die durch Fettablagerungen, Zellproliferationen, Entzündungen, Nekrosen, Bindegewebswucherungen und Verkalkungen der Gefäßwand ausgelöst werden. Die wichtigsten klinischen Manifestationen der Atherosklerose sind koronare Herzkrankheit (KHK), Infarkt, periphere Durchblutungsstörungen, Aneurysmen und Schlaganfall. Zelluläre Mechanismen, die diese pathophysiologischen Vorgänge steuern, sind neben der LDL-Oxidation chronisch entzündliche Prozesse der Arterienwand. Lange vor dem Auftreten einer klinischen Symptomatik kommt es im Rahmen der Atherogenese zu Endotheldysfunktionen, wie die Beeinträchtigungen von Blutzirkulation, Fluidität, Tonus, Leukozyten- und Thrombozytenadhäsion sowie Leukozytentransmigration. Die zellulären Komponenten des vaskulären Systems schließen grundsätzlich die Endothelzellen, glatte Muskelzellen, Thrombozyten und Immunzellen ein. Hohe Dosen von Vitamin E verhindern die Entwicklung bzw. verlangsamen die Progression arteriosklerotischer Veränderungen, indem das Vitamin die Oxidation von Lipoprotein (LDL) und damit die Aufnahme von oxidiertem LDL (oLDL) in die Makrophagen unterbindet, die Expression von Adhäsionsmolekülen (ICAM-1, VCAM-1, E- und P-Selectin) auf Endothelzellen und Monozyten sowie deren adhäsive Interaktion vermindert, die Bildung von Chemokinen (IL-8, MCP-1) und die Proliferation glatter Muskelzellen und die Thrombozytenaggregation hemmt. Die Veränderung der Cyclooxygenase-2-Aktivität durch Vitamin E inhibiert einerseits die Thromboxanbildung (TXA_2) und stimuliert andererseits die Biosynthese von Prostacyclin (PGI_2); dies hat Aggregationshemmung und Vasodilatation zur Folge. Zusammen mit der ebenfalls durch Vitamin E hervorgerufenen Modulation der Bildung von endothelialem Mediator Stickstoffmonoxid (NO), entsprechend dem EDRF (Endothelium-derived Relaxing Factor), wird die vaskuläre Reaktivität hinsichtlich ihrer Antwort aus Stress in dem Maße beeinflusst, dass letztlich das KHK-Risiko eingeschränkt werden sollte (Meydani, M. 2001). Die Abbildung 3.13.4 führt im Überblick die wesentlichen molekularen und zellulären Prozesse auf, die nach dem Kenntnisstand bei der Atherogenese involviert sind und auf welche Weise diese durch pharmakologische Dosen von Vitamin E aus Sicht der Prophylaxe beeinflussbar sind. Weiterführende Erläuterungen zu den Mechanismen sind im anschließenden Text wiedergegeben.

Nurses' Health-, Health Professionals Follow-up-, Iowa Women's Health und MONICA-Studie

Zahllose epidemiologische Untersuchungen haben nachgewiesen, dass die Ernährung der wichtigste exogene Faktor bei der Entstehung der KHK ist. Zwei bedeutsame Studien der Harvard Medical School, die Nurses' Health Study mit 87 245 beteiligten Frauen (Stampfer et al. 1993) und die Health Professionals Follow-up Study mit 39 910 Männern (Rimm et al. 1993) haben bestätigt, dass eine tägliche Vitamin-E-Aufnahme bzw. -Supplementierung von 100–200 IE über einen Zeitraum von zwei Jahren zu einer signifikanten Risikominderung für koronare Herzkrankheit führt, bei Frauen um 41% und bei Männern um 37%. Neben der Höhe der Vitamin-E-Zufuhr beeinflusste auch die Dauer der Supplementierung diesen positiven Effekt. Im Gegensatz hierzu zeigt eine prospektive Kohortenstudie, die Iowa Women's Health Study, mit 34 486 postmenopausalen Frauen nach einer Beobachtungsphase von sieben Jahren eine Risikoabnahme bezüglich der Todesursache aufgrund

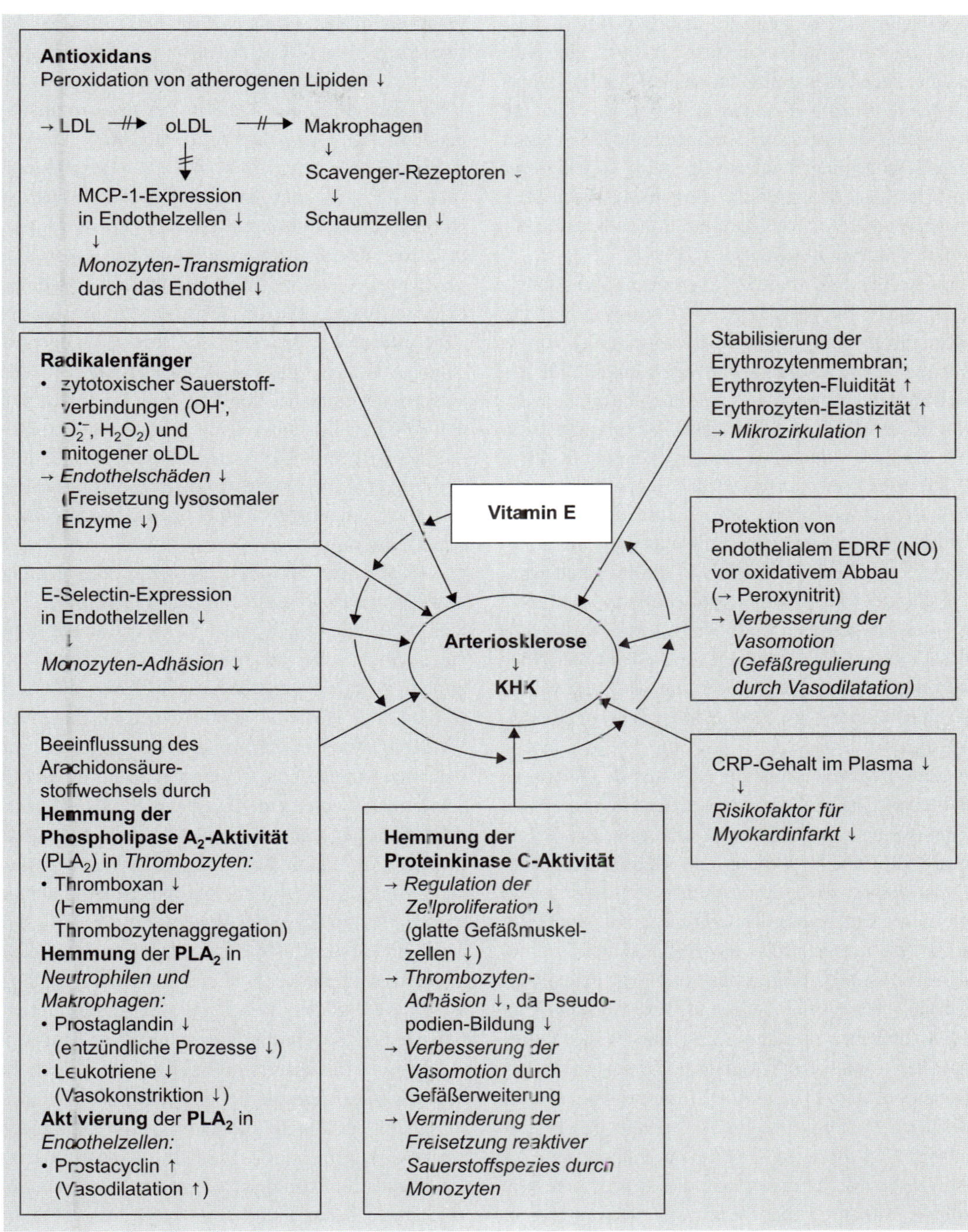

Abb. 3.13.4 Das pharmakologische Potenzial von Vitamin E in der Prävention der Arteriosklerose und koronarer Herzerkrankungen

von Herzerkrankungen, die jedoch verknüpft war mit einem Vitamin-E-Konsum, der durch eine Aufnahme über Lebensmittel und nicht Vitamin-E-Supplemente erfolgte (Kushi et al. 1996). Eine kleinere Kohorte einer finnischen Studie mit nur 2385 Frauen und 2748 Männern belegte für beide Geschlechter mit statistischer Signifikanz eine inverse Beziehung zwischen diätetischer Vitamin-E-Aufnahme und koronarer Mortalität (Knekt et al. 1994).

Diese Befunde stimmen überein mit der MONICA-Studie (The Monitoring of Cardiovascular Disease Project) an 16 europäischen Bevölkerungsgruppen hinsichtlich einer inversen Korrelation der KHK-Mortalität und der Vitamin-E-Plasmakonzentration; es besteht ein geringeres Erkrankungsrisiko bei erhöhter Vitamin-E-Zufuhr (Gey et al. 1991, 1993). 62% der Unterschiede bei den KHK-Mortalitätsraten der Länder im Norden und Süden Europas wurden mit diesen unterschiedlichen Vitamin-E-Blutspiegeln erklärt. Die EPESE-Studie (Established Populations for Epidemiological Studies of the Elderly) mit 11 178 älteren Personen (67–107 Jahre) zeigt, dass Vitamin-E-Supplemente das Risiko, an einer koronaren Erkrankung zu sterben, im Vergleich zu Nichtanwendern um 47% senkten (Losonczy et al. 1996).

Eine inverse Korrelation zwischen den Vitamin-E-Blutspiegeln und der Inzidenz der Angina pectoris zeigte ferner eine Studie aus Edinburgh (Riemersma et al. 1991). Die Hypothese, dass Vitamin E das Risiko kardiovaskulärer Erkrankungen reduziert, wird durch die Ergebnisse der Grundlagenforschung gestützt, die belegen, dass das Antioxidans die Low-density-Lipoprotein-Fraktion (LDL) vor oxidativem Angriff schützt (Steinberg et al. 1989, Reaven et al. 1993) und ihre Aufnahme ins Endothel der Koronararterie und somit zytotoxische Effekte verhindert (Keaney et al. 1993). Das oLDL bzw. das oxidativ modifizierte Apolipoprotein B 100 wiederum wird zunehmend als primäre Noxe bei der Pathogenese der Atherosklerose betrachtet, da dieses über eine verstärkte Aufnahme über die Scavenger-Rezeptoren in die Makrophagen zu Schaumzellbildung führt und letztlich in den atherosklerotischen Plaques nachzuweisen ist (Carpenter et al. 1993). Orale Vitamin-E-Supplemente (150–300 IE/d), die zu einer 1,9-fachen Zunahme der Vitamin-E-Konzentration in der LDL-Fraktion führen (Suzukawa et al. 1995), erhöhen dosisabhängig die LDL-Resistenz gegenüber der Peroxidation im Ex-vivo-Versuch (Esterbauer et al. 1992). Eine Abnahme der LDL-Resistenz in unsupplementierten oder Vitamin-E-defizienten Individuen konnte hingegen nicht beobachtet werden (Kleinveld et al. 1993). Bei Patienten mit Atherosklerose wurden neben erhöhten Serumspiegeln von Lipidperoxiden (Stringer et al. 1989) höhere Autoantikörpertiter gegen Epitope des oxidierten LDLs gefunden (Ylä-Herttuala 1994), welche mit der Progression der Atherosklerose zu korrelieren scheinen. Weitere Ergebnisse belegen für ein Probandenkollektiv von zwanzig Personen bei einer täglichen Einnahme von 400–800 IE α-Tocopherol eine signifikante Reduktion der LDL-Oxidationsrate ex vivo um 13–17% (Princen et al. 1995). Die von Jialal und Mitarbeitern (1995) veröffentlichten Ergebnisse der amerikanischen, randomisierten placebokontrollierten Studie mit 48 gesunden Männern zeigte im Rahmen einer achtwöchigen Vitamin-E-Supplementierung mit täglich 60, 200, 400, 800 oder 1200 IE dosisabhängig einen Anstieg der α-Tocopherol-Plasmawerte. Es konnte erstmals eine minimale Dosis abgeleitet werden, bei der eine signifikante Abnahme der LDL-Oxidationsempfindlichkeit erfolgt. Nur die Personengruppen, die mindestens 400 IE täglich einnahmen, wiesen eine signifikante inverse Korrelation zwischen dem α-Tocopherolgehalt des Plasmas und der LDL-Fraktion und der Oxidationsgeschwindigkeit auf. Da ein erhöhter Lipidperoxidationsindex mit der Pathogenese der Atherosklerose assoziiert wird und die Blutplättchen an der Fibrinolyse beteiligt sind, sind die Befunde von Brown et al. (1994) nicht uninteressant, die anhand des Vergleichs zwischen jeweils 50 schottischen, männlichen Rauchern (10 Jahre > 15 Zigaretten/Tag) und Nichtrauchern herausfanden, dass die bei den Rauchern zunächst signifikant erhöhten Indikatoren für oxidativen Stress wie Lipidperoxide, Thiobarbitursäure-reaktive Substanzen und konjugierte Diene nach einer zehnwöchigen Behandlung mit 280 mg D,L-α-Tocopherylacetat signifikant abnahmen. Auch die Plättchenzahl wurde in beiden Kollektiven durch die Vitamin-E-Zufuhr im Serum signifikant erniedrigt. Ebenso konnte die anfangs erhöhte Oxidationsempfindlichkeit der Erythrozytenmembranen von den

Rauchern durch die antioxidativen und Membran-stabilisierenden Eigenschaften von Vitamin E erniedrigt werden. Ungeachtet der Basiswerte für Raucher bzw. Nichtraucher profitierten beide Gruppen von der Vitamin-E-Einnahme. Neben der Plättchenzahl beeinflusst Vitamin E die Funktion derselben. Bei Frauen, die über einen langen Zeitraum Kontrazeptiva einnahmen, kam es zu einem signifikanten Anstieg der Gerinnungsaktivität und der Reaktion der Blutplättchen auf die induzierte Aggregation und zu einer Abnahme der Vitamin-E-Blutspiegel nach 3-wöchiger Einnahme von hormonellen Kontrazeptiva; die Vitamin-E-Gabe (200 mg/Tag über 2 Monate) resultierte in einer deutlichen Reduktion der Blutplättchenaktivität (Renaud et al. 1987).

Das Vitamin greift in das Gerinnungssystem ein, indem es die Thrombinbildung im Plasma hemmt, eine Protease, die an Plättchenrezeptoren bindet und die Aggregation induziert (Rota et al. 1998), ferner die Aggregation und Thrombozytenfreigabe inhibiert (Freedman et al. 1996, Steiner und Anastasi 1976) und das Adhäsionsverhalten der Thrombozyten gegenüber Kollagen, Fibrinogen und Fibronektin herabsetzt (Steiner 1983, 1991; Jandak et al. 1989). Diese Adhäsionsabnahme lag bei gesunden Erwachsenen nach einer zweiwöchigen Verabreichung von täglich 200 IE bei 75% und nach einer täglichen Gabe von 400 IE über 2 Wochen bei 82% (Jandak et al. 1989), wobei die Ausstülpungen von Pseudopodien, wie sie für aktivierte Plättchen typisch sind, nicht gebildet wurden (Jandak et al. 1988, Steiner 1992). Um die Behandlung thromboembolischer Erkankungen (z.B. Myokardinfarkt) zu ergänzen, empfiehlt Steiner die tägliche Vitamin-E-Gabe von 400 IE in Verbindung mit 325 mg des Thrombozytenaggregationshemmers Acetylsalicylsäure (ASS) (Steiner et al. 1995); diese Therapie führte nach einer bis zu 2 Jahre dauernden Interventionsstudie, in die 100 Patienten involviert waren, zu einer statistisch signifikanten Reduktion des Auftretens von ischämischen Schlaganfällen in der Sekundärprävention. Diese Kombinationstherapie ist nicht nur im Rahmen kardiovaskulärer Erkrankungen, sondern auch für den rheumatischen Formenkreis in der Diskussion. Da der analgetische Effekt von ASS nur durch hohe Einzeldosen erwirkt wird, die bei chronischer Anwendung zu den bekannten Nebenwirkungen der NSAR führen, wird mit adjuvanten Gaben pharmakologischer Vitamin-E-Dosen angestrebt, proinflammatorische Enzyme wie die Cyclooxygenasen synergistisch mit niedrigeren Analgetikadosen zu hemmen. Die In-vitro-Untersuchungen an der Makrophagenzellinie J774.1A von Abate et al. (2000) beforschten den Kombinationseffekt beider Substrate auf die Expression und Aktivität der Cyclooxygenase-2 (Cox-2). Die Hemmung der Prostaglandin-E_2-Bildung wurde von 59 auf 95% der Kontrolle verstärkt. Auch die LPS-stimulierte Cox-2-Protein- und mRNA-Expression wurde mit der Kombination im Vergleich zu den mäßigen Effekten der einzelnen Wirkstoffe nahezu aufgehoben. Eine Translokation des redoxsensitiven Transkriptionsfaktors NF-κB wurde mit Vitamin E und Acetylsalicylsäure nicht bewirkt. Diesen Ergebnissen zufolge sollte eine gleichzeitige Gabe von Vitamin E einen neuen Weg weisen, um die Cox-2 gegenüber einer Enzymhemmung durch ASS sensitiver zu machen und die antiinflammatorische Therapie insgesamt mit niedrigeren ASS-Dosen und vermeidbaren unerwünschten Wirkungen durchführen zu können.

PPP (Primary Prevention Project)

Eine weitere klinische Studie aus Italien untersuchte die Wirksamkeit der einzeln verabreichten Substrate, nämlich die niedrig dosierte ASS (100 mg/d) oder das synthetische Vitamin E (300 mg/d) zur Primärprävention kardiovaskulärer Ereignisse an Patienten, die einen oder mehrere kardiovaskuläre Risikofaktoren wie Bluthochdruck, Hypercholesterinämie, Diabetes mellitus, Adipositas oder familienbedingten vorzeitigen Myokardinfarkt aufwiesen. Das Primary Prevention Project (PPP) schloss 4495 Personen, darunter 2583 Frauen über 50 Jahre, ein und wurde nach 3,6 Jahren vorzeitig abgebrochen, nachdem diese klinische Studie – ähnlich der HOT-Studie (Hypertension Optimal Treatment 1998) – einen signifikant protektiven Effekt von niedrig dosierter ASS erzielt hatte. Im Gegensatz zu dem etablierten Thrombozytenaggregationshemmer gab es keine Hinweise für eine Minimierung des kardiovaskulären Risikos auf der Basis einer Behandlung mit dem Antioxidans Vitamin E. Diese Befunde wurden von den Autoren als falsch-negativ bewertet, da der vorzeitige Studienabbruch statistisch gesehen zu einer inadäquaten Power geführt habe (Collaborative Group of the Primary Prevention Project (PPP), 2001). Eine erfolgreiche Sekundärprävention zeigte eine Interventionsstudie mit Vitamin E bei Patienten nach Koronarangioplastie. 440 Patienten wurden seit 1990 nach erfolgreicher Ballondilatation von R.J. DuBroff nachbeobachtet. Während in der Kontrollgruppe eine übliche Restenosierungsrate von rund 30 Prozent auftrat, fiel diese in der Therapiegruppe signifikant um fast die Hälfte auf 15,8 Prozent ab. Vitamin-E-Supplementation verlangsamt demnach die Progression einer vorhandenen atherosklerotischen koronaren Veränderung (Du Broff et al. 1994). Eine kleinere doppelblind placebokontrollierte Studie mit 100 auswertbaren Kasuistiken, die vier Monate lang dreimal täglich 400 IE (= 1200 IE/d) in Form von synthetischem Vitamin E (D,L-α-Tocopherol) erhielten, um das Ausmaß des Auftretens einer Restenose nach perkutaner transluminaler Koronarangioplastie (PTCA) zu ermitteln, zeigte bei verifizierter Compliance gegenüber Placebo eine 12%ige Verbesserung der angiographisch dokumentierten Restenoseentwicklung. Für die nicht erreichte Signifikanz des Unterschieds zwischen den beiden Patientengruppen ($p = 0.06$) geben die Autoren die inadäquate Fallzahl an, da aufgrund von unvorhersehbaren Verzögerungen die geplante Zahl von 400 nicht rekrutiert werden konnte (DeMaio et al. 1992).

CLAS (Cholesterol Lowering Atherosclerosis Study) und ARIC (Atherosclerosis Risk in Community Study)

Howard Hodis, der Leiter der randomisierten, placebokontrollierten Cholesterol Lowering Atherosclerosis Study (CLAS) in Los Angeles, beschreibt nach 2-jährigem Patienten-Follow-up im Rahmen seiner koronarangioplastischen Auswertungen (eine quantitative, nicht invasive Methode zur Charakterisierung der Arterienwand), dass Lipidsenker in Verbindung mit einer täglichen Dosis von mindestens 100 IE Vitamin-E-Supplement das Fortschreiten der Atherosklerose der Koronarien nach einer Bypass-Operation aufgrund des verminderten Risikos einer Restenose verzögern (Hodis et al. 1995). Eine vergleichbare Untersuchung wurde mittels Ultraschalldiagnostik zur Arterioskleroseprogression der Halsschlagader durchgeführt. Hierbei wurde jedoch keine Wirkung in der Vitamin-E-behandelten Gruppe, wohl aber in der Placebogruppe festgestellt; in Anlehnung an die Befunde an der Koronararterie steht dieses Ergebnis der Gruppe um Azen et al. (1996) im Widerspruch.

Mit der im Vergleich zur Angiographie weniger invasiven Ultraschallmethode zur Messung des Okklusionsgrads von Arterien, hatte die Gruppe um Kritchevsky (1995) ein Jahr zuvor an verschiedenen Stellen der Arteria Carotis die Intimamedia-Wanddicke an 11 307 symptomlosen Individuen (6318 Frauen und 4989 Männer) im Alter zwischen 45 und 64 Jahren bestimmt. Im Rahmen dieser ARIC-Studie (Atherosclerosis Risk in Community Study) – einem Programm zur Beeinträchtigung der Atheroskleroseentwicklung mit Diät und anderen Mitteln – sollte der Zusammenhang zwischen der Einnahme von α-Tocopherol, Vitamin C, Betacarotin und der Wanddicke der Halsschlagader untersucht werden. Die Nahrungsaufnahme inklusive der Nahrungsergänzungen wurden mit einem 66 Punkte umfassenden Fragebogen semiquantitativ erfasst. Ein inverser signifikanter Zusammenhang wurde zwischen der Carotiswanddicke und der α-Tocopheroleinnahme jedoch nur für Frauen beobachtet, die überdies älter als 55 Jahre waren. Es ist für eine abschließende Abschätzung aber zu ergänzen, dass die Studie insofern limitiert war, da nur 5% der Befragten Vitamin-E-Supplemente einnahmen.

ASAP-Studie (Antioxidant Supplementation in Atherosclerosis Prevention)

Die ASAP-Interventionsstudie (Antioxidant Supplementation in Atherosclerosis Prevention) kontrollierte über einen Zeitraum von drei Jahren an insgesamt 520 Rauchern, Nichtrauchern und postmenopausalen Frauen, deren Einschlusskriterien eine Hypercholesterinämie (≥ 5,0 mmol/l) war, die Wirksamkeit einer Kombination, bestehend aus 182 mg (272 IE) RRR-α-Tocopherol und 1000 mg Vitamin C im Vergleich zu den Monopräparaten, bezüglich der Progression einer Atherosklerose der Halsschlagader. Die finnische Studie zur Primärprävention belegte per Ultraschalldiagnostik, dass die durchschnittliche Dickenzunahme der mittleren Intimamedia im Vergleich zur Placebogruppe nur mit der genannten Kombination und nur bei den Männern signifikant verhindert wurde (Salonen et al. 2000). Dieselbe Gruppe zeigte anhand des ASAP-Studienkollektivs ferner, dass die Vitaminkombination nicht erfolgreicher war als Vitamin E allein, wenn es um die Senkung der 7β-Hydroxy-Cholesterin-Konzentration im Serum ging, einem Marker für die Autoxidation des Cholesterins in vivo. Trotz des Nutzens bezüglich der verminderten atherosklerotischen Progression der Carotis sind die Mortalitätsdaten konsistent mit den Befunden von Miller et al. (2005), die im Rahmen einer Metaanalyse zur Wirkung langfristiger Vitamin-E-Anwendung für Mengen ab 400 IU/d eine Erhöhung der Gesamtmortalität und für Tagesdosen bis zu 150 IU eine leicht protektive Wirkung hinsichtlich der Gesamtsterblichkeit ermittelt hatten. Sowohl nach drei- als auch nach sechsjähriger Einnahmedauer der Vitaminkombination war das relative Risiko für Letalität höher als in der Placebogruppe (19 Tote bei 390 Vitamin- und 3 Tote bei 130 Placebosupplementierten) (Salonen et al. 2003).

Einen klaren Vorteil für einen Surrogatmarker der Arteriosklerose lieferten die Ultraschallergebnisse der Transplant-Associated Arteriosclerosis Study, einer kleinen Studie mit 40 herztransplantierten Patienten (Fang et al. 2002).

SECURE, VEAPS und WAVE

Andere randomisierte, kontrollierte klinische Studien wiederum stellen eine stärkere Progression der Arteriosklerose in der Vitamin-E-supplementierten Gruppe fest; wie dies durch die SECURE-Studie (Study to Evaluate Carotid Ultrasonic changes in patients treated with Ramipril and Vitamine E) anhand von Ultraschalländerungen der Carotis (Lonn et al. 2001), durch die VEAPS (Vitamin E Athersclerosis Prevention Study, Hodis et al. 2002) und die WAVE-Studie (Women's Angiographic Vitamin and Estrogen Trial, Waters et al. 2002), evaluiert wurde. Die Befunde der Koronarangiographie von 423 postmenopausalen Frauen mit koronaren Erkrankungen, d.h. mindestens einer Koronarstenose von 15–75% zu Beginn der Studie, verschlechterten sich unter der Gabe von antioxidativen Vitaminen (800 IU = 540 mg Vitamin E und 1000 mg Vitamin C), denn nach ca. 2,8 Jahren der Einnahme wies die vitaminbehandelte Gruppe im Vergleich zu Plazebo signifikante Verengungen des Lumendurchmessers in den Segmenten der Koronararterien auf. Überdies waren in der WAVE-Studie unter der Vitaminbehandlung vermehrt Todesfälle aufgetreten (16 vs 6, HR (Hazard Ratio): 2,8; 95% CI: 1,1–7,2, p = 0,047).

Wurden asymptomatische gesunde Männer und Frauen im Alter von 50 bis 70 Jahren mit erhöhter Koronarverkalkung (n = 490) im Mittel 4,3 Jahre lang täglich mit 20 mg Atorvastatin, 1000 IU Vitamin E (670 mg), 1 g Vitamin C randomisiert placebokontrolliert behandelt (St. Francis Heart Study), so wirkte sich dies trotz signifikant gesenkter LDL-, Triglyzerid- und Gesamtcholesterinspiegel weder im Elektronenstrahlcomputertomogramm (EBCT) der Verumgruppe durch ein verlangsamtes Fortschreiten der Koronarkalzifizierung, noch durch eine signifikant verringerte Inzidenz von arteriosklerotischen, kardiovaskulären Erkrankungen (ASCVD) aus (Arad et al. 2005). Diese Studienergebnisse werden durch die HOPE- (2000) und HPS- (2002) Studie bestätigt, in denen die Vitamin-E-Behandlung als wirkungslos beschrieben wurde.

Dass eine hoch dosierte, tägliche Vitamin-E-Supplementierung mit 1200 IE RRR-α-Tocopherol über 8 Wochen zur Reduzierung der Progression atherosklerotischer Veränderungen führen kann, zeigen auch placebokontrollierte Untersuchungsergebnisse am Patienten mit Diabetes mellitus. Innerhalb der supplementierten Gruppe wird die Beeinflussung der Oxidationskinetik der LDL aufgrund der signifikanten Abnahme der LDL-Oxidierbarkeit in Form der Zeitverlaufskurven, die eine verringerte Bildung von konjugierten Dienen und Lipidperoxiden darstellen, belegt (Fuller et al. 1996) (➤ Kap. 3.13.8).

HPSCG (Heart Protection Study Collaborative Group) und HATS (HDL-Atherosclerosis-Treatment Study

The Heart Protection Study Collaborative Group (HPSCG 2002) aus Oxford beurteilte u.a. die Effekte von antioxidativen Vitaminen (600 mg Vitamin E,

3

250 mg Vitamin C, und 20 mg Betacarotin täglich) gegenüber Placebo in 20 536 Hochrisikopatienten im Alter von 40 bis 80 Jahren mit koronaren Erkrankungen, Verschlusskrankheiten oder Diabetes mellitus. Nach 5-jähriger Behandlungsdauer hatte das tägliche Antioxidanzienregime trotz erhöhter Vitaminkonzentrationen im Plasma keinen kardiovaskulären Vorteil, d.h. keinen Einfluss auf die Inzidenz von ASCVD-Ereignissen wie Myokardinfarkt oder Schlaganfall (Yusuf et al. 2000). Es kam zu einem leichten, aber signifikanten Anstieg der Triglycerid-, LDL-Cholesteringehalte und des Apolipoprotein B im Plasma und zu einem nicht signifikanten Trend der Zunahme von 5% bei der CVD-Mortalität (HPSCG 2002).

3

Die HDL-Atherosclerosis-Treatment Study (HATS) überprüfte mittels placebokontrollierter Doppelblindstudie die Sekundärprävention einer kombinierten Simvastatin-Niacin-Therapie in An- und Abwesenheit von Antioxidanzien (800 IU Vitamin E, 1 g Vitamin C, 25 mg Betacaroten, 100 µg Selen pro Tag) an Patienten mit koronaren arteriellen Erkrankungen (CAD) und einem niedrigen HDL-Cholesterin-Spiegel. Als klinische Endpunkte wurden bei 160 Patienten nach drei Jahren potenzielle Veränderungen bei den Koronarstenosen mittels Arteriographie und das Auftreten von ersten kardiovaskulären Ereignissen wie MI, Apoplex, Revaskularisationen und Tod dokumentiert. Das LDL- und HDL-Cholesterin blieb unverändert in der Antioxidanzien- und in der Placebogruppe. Die protektive Zunahme von HDL_2-Cholesterin durch die kombinierte Statin-Niacin-Therapie wurde durch die gleichzeitige Gabe von Antioxidanzien abgeschwächt. Eine durchschnittliche Regression der Stenose von 0,4% ($p < 0,001$) wurde für die kombinierte Statintherapie allein, wohingegen für Placebo-, Antioxidanzien- bzw. kombinierte Statin-Niacin-Antioxidanzien-Gruppen mittlere Progressionen von 3,9%, 1,8% ($p = 0,16$) bzw. 0,7% ($p = 0,004$) dokumentiert wurden. Die Häufigkeit klinischer Endpunkte betrug 24% bei der Placebo-, 3% bei der kombinierten Statin-, 21% bei der Antioxidanzien- und 14% bei der Statin-Niacin-Antioxidanzien-Gruppe. Die gleichzeitige Anwendung von antioxidativen Vitaminen und Statinen schwächt unabhängig vom Lipoproteingehalt im Plasma die vorteilhaften Wirkungen der Statine ab, was durch die Hinweise der Angiographien belegt wird (Brown et al. 2001). Nachdem die Lipoproteinveränderungen dieser CAD-Patientenkollektive im einzelnen ausgewertet worden waren, wurden substanzielle Anstiege von HDL_2-Cholesterin, Lp(A-I) und der HDL-Partikelgröße in der kombinierten Statingruppe beobachtet, deren Ausmaß durch die Antioxidanzien gemindert wird. Bedingt durch eine unerwartete Interaktion zwischen den Antioxidanzien und der Lipidtherapie scheint die HDL-Reaktion blockiert zu werden; dies führt zu einer Reduktion des kardioprotektiven HDL_2-Cholesterins, was wiederum das Atherosklerosegeschehen in den Herzgefäßen fördern könnte (Cheung et al. 2001). Diese indirekten Hinweise führten zu der Annahme, dass antioxidative Vitamine für Patienten mit koronaren Erkrankungen schädlich sein könnten (Matthan et al. 2003).

ATBC-, CHAOS- und GISSI-Studie

Eine der ersten großen Interventionsstudien, die Alpha-Tocopherol Betacarotene (ATBC) Cancer Prevention Study (1994), bei der 29 133 finnische Raucher u.a. ein Supplement aus synthetischem Vitamin E (50 mg α-Tocopherylacetat) erhielten, wurde auf Herzerkrankungen hin analysiert. Bei 27 271 Männern ohne Myokardinfarkt zu Beginn der Studie wurden nach ca. sechs Jahren der Vitamin-E-Einnahme um 4% weniger primäre Hauptereignisse am Herzen diagnostiziert. Die Inzidenz der tödlichen KHK wurde um 8% herabgesetzt. Obwohl das Vitamin einen schwachen Schutz in Bezug auf die Mortalität ischämischer Herzerkrankungen vermittelte, wurde ein statistisch signifikanter Nutzen diesbezüglich nicht erkennbar (Virtamo et al. 1998). Eine weitere Analyse, ob die Vitamin-E-Anwendung der ATBC-Studienteilnehmer das Wiederauftreten einer Angina verhindert, weist ein relatives Risiko von 1,06 und somit keinen signifikant protektiven Effekt für Vitamin E aus (Rapola et al. 1998). Die Originaldaten der ATBC-Berichte weisen in der α-Tocopherolgruppe einen 50%igen Anstieg aus, einen tödlichen hämorrhagischen Schlaganfall zu erleiden. Für das Auftreten eines ischämischen Schlaganfalls wurde im Gegensatz dazu im Rahmen der genannten Primärpräventionsstudie (ATBC Study Group 1994) ein

20%iger Schutz durch Vitamin E beschrieben. Auch im Rahmen der CHAOS-Studie (Cambridge Heart Antioxidant Study) zeichnete sich ab, dass Vitamin E in der Sekundärprävention des Herzinfarktes wirksam ist (Stephens et al. 1996). In dieser doppelblind placebokontrollierten randomisierten klinischen Studie wurden insgesamt 2002 Patienten mit angiographisch gesicherter KHK eingeschlossen und die Wirkung von 400 IE RRR-α-Tocopherol im Mittel 510 (3–981) Tage lang auf das relative Risiko von Myokardinfarkten (MI) und kardiovaskulär bedingten Todesfällen bei Patienten mit ischämischen Herzerkrankungen untersucht. Im letzteren Fall wurde in der Vitamin-E-Gruppe zwar ohne Signifikanzniveau, aber tendenziell eine höhere kardiale Gesamtletalität beobachtet, die zunächst nicht einem Effekt von Vitamin E zugeschrieben wurde. Eine Subanalyse der Studie ergab nämlich, dass das Ergebnis von der Compliance der Patienten abhing. Die Patienten der Vitamin-E-Gruppe, die ihre Medikation nicht eingestellt hatten, zeigten einen positiven Effekt hinsichtlich der Gesamtmortalität im Vergleich zur Placebogruppe (Mitchinson et al. 1999).

Für den zu überprüfenden Endpunkt Myokardinfarkt zeigte sich aufgrund einer signifikanten Reduktion nicht tödlich verlaufender Herzinfarkte, dass das relative Herzinfarktrisiko unter der Supplementierung um 77 Prozent vermindert wurde. Die tödlichen und nicht tödlichen Myokardinfarkte insgesamt gingen um 47% zurück. Beobachtet wurde überdies ein statistisch nicht signifikanter Anstieg der tödlichen Herzinfarkte, und ein relatives Risiko für die Gesamtmortalität von RR = 1,22 (95% CI: 0,86–1,73).

Eine weitere breit angelegte Interventionsstudie, die GISSI-Studie (Gruppo Italiano per lo Studio della Sopravivenza nell'Infarto miocardico) wurde designed, um Sekundärprävention von Supplementen auf Morbidität und Mortalität an 11 324 Patienten, die drei Monate zuvor einen Herzinfarkt überlebt hatten, in 172 italienischen Krankenhäusern zu untersuchen. Die Patienten wurden über einen Zeitraum von 3,5 Jahren täglich entweder mit 1 g ω-3 polyungesättigter Fettsäure (n-3 PUFA = Fischöl), 300 mg all-rac-α-Tocopherol oder beiden Substraten in Kombination sowie die Kontrollen mit keinem von den beiden behandelt. Das Risiko der primären Endpunkte der Studie Tod, nicht tödlicher MI und Schlaganfall wurde bei der n-3 PUFA-Behandlung und der Kombination signifikant gesenkt; Vitamin E zeigte keinen Einfluss auf die Häufigkeit weiterer koronarer Ereignisse (Marchioli 1999). Die Ergebnisse der offen randomisierten Studie sind komplex, da 55 relative Risiken präsentiert werden und erst eine 4-Weg-Analyse für Vitamin E eine 11%ige, jedoch nicht signifikante Abnahme des Risikos für primäre Endpunkte erkennen lässt (Pryor 2000).

Die fehlende Übereinstimmung zwischen GISSI und CHAOS wurde von Brown (1999), einem Autor der CHAOS-Studie, dahingehend kommentiert, dass die GISSI-Teilnehmer vermutlich eine mediterane Diät reichhaltig an Antioxidanzien aßen, während die englische Ernährung ärmer an Früchten und Gemüse war. Ferner wurden 50% der GISSI-Patienten mit Statinen, einem Pharmakon zur Prophylaxe kardiovaskulärer Erkrankungen, behandelt. Brown stellt bei dem Studienvergleich grundsätzlich in Frage, ob Postinfarktpatienten trotz lebenslanger mediteraner Diät und anschließender Statinbehandlung von Vitamin E erwartungsgemäß überhaupt profitieren könnten, noch dazu, wenn MI-Komplikationen mehr vom Status des Myokards als vom Zustand der Koronararterien abhängen. Brown ergänzt, dass bei den Individuen der CHAOS-Studie ein 3,5-fach häufigeres Auftreten eines Polymorphismus im Gen der endothelialen NO-Synthase (eNOS) festgestellt wurde, was mit einer verminderten endothelialen Funktion verbunden ist. Vitamin E soll NO vor schneller Destruktion schützen. Einen wichtigen Unterschied zwischen den Studien stellte auch die Natur des jeweils angewandten Vitamin E dar; CHAOS verwertete 400 bis 800 IE Vitamin E pflanzlicher Herkunft, GISSI nutzte 300 mg synthetisch hergestelltes Vitamin E, das mit 150 mg Vitamin E pflanzlichen Ursprungs äquivalent ist. Zusammenfassend wird das geringere Ansprechen auf Vitamin E im Rahmen der GISSI-Studie auf die ausgesprochenen Unterschiede der beiden Populationen Ostengländer bzw. Italiener, die unterschiedlich eingesetzten Vitamin-E-Tagesdosen, die verschiedenen Diäten und Substratprofile sowie die genetischen Bedingungen zurückgeführt.

HOPE (The Heart Outcomes Prevention Evaluation Study) und HOPE-TOO

Eine weitere multizentrische (267 Zentren), multinationale (19 Länder in Nord-, Südamerika, Europa) Studie zur Sekundärprävention, die HOPE (The Heart Outcomes Prevention Evaluation Study Investigators 2000) hatte zum Ziel, die Wirksamkeit des ACE-Hemmers Ramipril und von Vitamin E hinsichtlich des Auftretens von kardiovaskulär bedingten Todesfällen, Herzinfarkten und Schlaganfällen bei Patienten mit hohem kardiovaskulärem Risiko zu ermitteln. Rekrutiert wurden 9541 Hochrisikopatienten beiderlei Geschlechts im Alter von über 55 Jahren mit koronarer Herzerkrankung, peripherer Gefäßerkrankung oder Schlaganfall, Diabetes mellitus, Hypertonie und Hypercholesterinämie. Die Studie wurde 1999 vorzeitig abgebrochen, weil sich deutliche Gruppenunterschiede zugunsten von Ramipril herausgebildet hatten. Zu diesem Zeitpunkt war eine mittlere Beobachtungszeit von 4,5 Jahren erreicht, die jedoch im Vitamin-E-Arm der Studie keine Verbesserung der Inzidenz von kardiovaskulären Ereignissen in der Verumgruppe zur Folge hatte; in keinem primären (RR = 1,05) oder sekundären Endpunkt (u.a. Gesamtmortalität, instabile Angina, Revaskularisation) trat ein signifikanter Unterschied zu Placebo ein. Dieser neutrale Effekt bezüglich aller Endpunkte führte bei den beteiligten Klinikern zu der Annahme, dass eine Studienverlängerung möglicherweise die Wirkung von Vitamin E zur Verringerung kardiovaskulärer Ereignisse bei Hochrisikopatienten herauskristallisieren könnte. Die tägliche Supplementation von 400 IE (268 mg) RRR-α-Tocopherol wurde im Rahmen dieser doppelblind placebokontrollierten randomisierten Studie bis zu diesem Zeitpunkt nicht mit einer erhöhten Inzidenz für hämorrhagische Schlaganfälle oder andere signifikante Nebenwirkungen verbunden.

Bei der klinischen Nachbeobachtung nach durchschnittlich 7,2 Jahren ergab die Inzidenz von kombinierten schweren kardiovaskulären Ereignissen (Myokardinfarkt, Apoplex, kardiovaskulärer Tod) einschließlich der Todesfälle in der Vitamin-E-Gruppe keinen signifikanten Unterschied zur Placebogruppe (RR = 1,05; 95% CI: 0,95–1,16, p = 0,31), so dass für die eigentliche Zielgruppe der Langzeitstudie, die 50–75jährigen Männer und Frauen, die als Hochrisikopatienten mit manifesten kardiovaskulären Erkrankungen oder Diabetes mellitus rekrutiert worden waren, kein Vorteil nach langfristiger Intervention mit einer Hochdosissupplementation von Vitamin E in der Prävention einer kardiovaskulären Erkrankung erzielt wurde (The HOPE and HOPE-TOO Trial Investigators 2005). Im Gegenteil, die Patienten der randomisierten Vitamin-E-Gruppe weisen nach 7-jähriger Intervention im Vergleich zu Placebo ein signifikant höheres relatives Risiko für ein Herzversagen auf (RR = 1,13; 95% CI: 1,01–1,26, p = 0,03), dass sich in der Sensitivitätsanalyse der HOPE-TOO-Studie noch ausgeprägter darstellt (RR = 1,19; 95% CI: 1,05–1,35, p = 0,007). Erst jetzt erschien das im Jahr 2000 bereits veröffentlichte Ergebnis der initialen HOPE-Studie glaubhaft, welches damals ein um 17% höheres relatives Risiko für ein Myokardversagen in der Verumgruppe beschrieb (RR = +17%, p = 0,02) (Yusuf et al. 2000, HOPE Study Investigators).

Unerwartet negativ stellte sich gleichzeitig das erhöhte relative Risiko von 40% für schwerwiegendere Ereignisse bei den Krankenhausaufnahmen wegen Myokardversagen von Patienten der Vitamin-E-Gruppe dar (RR = 1,40; 95% CI:1,13–1,73, p = 0,002) (Lonn et al. 2005, The HOPE and HOPE-TOO Trial Investigators). Die Validität dieser neuen Befunde, dass das Herzinsuffizienzrisiko unter hoch dosiertem Vitamin E gesteigert werden kann, sollte nach Ansicht der involvierten Prüfärzte der HOPE-Studie jedoch durch weitere Untersuchungen bestätigt werden.

Eine Studie zur Behandlung der Ischämie des Myokards mit 300 Patienten mit stabiler Koronargefäßerkrankung, d.h. mindestens einer Ischämie im 48-Stunden-EKG, zeigte nach einjähriger Behandlung mit Atorvastatin eine Senkung der LDL-Konzentrationen, eine Abnahme sowohl der mittleren Anzahl der Ischämiebefunde von 31% auf 61% als auch der Ischämiedauer in 48 Stunden um 26%. Auch die Häufigkeit der Angina-pectoris-Anfälle nahm ab. In der Patientengruppe, die zusätzlich 800 mg Vitamin E und 1000 mg Vitamin C erhalten hatten, ergaben sich im Vergleich keine Verbesserungen der Ischämiebefunde; Untersuchungen zur Endothel-bedingten Vasodilatation an der A. brachialis zeigten keine klinisch relevanten Veränderungen (Stone et al. 2005).

WHS (Women's Health Study)

Eine der größten und mit zehn Jahren Dauer die längste Interventionsuntersuchung zur Primärprävention kardiovaskulärer Erkrankungen von annähernd 40 000 gesunden US-Frauen im Alter von über 45 Jahren ist die Women's Health Study (WHS). Jeden 2. Tag wurden 600 IU (= 400 mg) Vitamin E pflanzlicher Herkunft eingenommen und die primären und sekundären Endpunkte nach langjähriger Einnahme im Vergleich zu Placebo beurteilt. Die Autoren beobachteten in der Vitamin-E-Gruppe eine nicht signifikante 7%ige Risikoabnahme für die wichtigsten kardiovaskulären Erkrankungen (RR = 0,93; 95% CI: 0,82–1,05, p = 0,26), keine signifikanten Unterschiede für das relative Risiko der Inzidenz von Myokardinfarkt (RR = 1,01; 95% CI: 0,82–1,23, p = 0,96) und Schlaganfall (RR = 0,98; 95% CI: 0,82–1,17, p = 0,82), weder für den ischämischen noch hämorrhagischen Apoplex. Signifikante Abnahmen eines relativen Risikos von 24 bzw. 26 % wurden für den kardiovaskulären Tod (p = 0,03), einem sekundären Endpunkt und in einer Subgruppe von Frauen über 65 Jahre für bedeutende kardiovaskuläre Ereignisse festgestellt. In der Vitamin-E-Gruppe zeigte sich ein geringer Anstieg der Gesamtsterblichkeit von 4%, der aber kein Signifikanzniveau erreichte (RR = 1,04; 95% CI: 0,93–1,16, p = 0,53). Insgesamt rechtfertigen die Autoren die Vitamin-E-Supplementation zur Primärprävention einer kardiovaskulären Erkrankung bei gesunden Frauen letztlich nicht, da es sich um eine gesunde Bevölkerungsgruppe mit einem geringen Risiko für schwere Erkrankungen und Tod handelt (Lee et al. 2005). Die Ergebnisse der WHS zur Unwirksamkeit von Vitamin-E-Supplementen bei kardiovaskulären Erkrankungen (CVD) decken sich mit Daten früherer randomisierter Studien, in denen allerdings Teilnehmer mit hohem Risiko für CVDs oder Vorerkrankungen rekrutiert waren. Die zusammengefassten Odds Ratios der Metaanalysen von Vivekananthan et al. (2003), Eidelman et al. (2004) bzw. Shekelle et al. (2004) beschreiben, dass eine Vitamin-E-Intervention insgesamt weder statistisch signifikante noch klinisch relevante Wirkungen auf irgendein wichtiges kardiovaskuläres Ereignis ausübt: (9,8 vs 9,8%, OR: 1,0, 95% CI: 0,94–1,07, p = 0,93; OR: 0,98, 95% CI: 0,94–1,03; RR: 0,96, 95% CI: 0,84–1,10).

SU.VI.MAX (Supplementation en Vitamines et Mineraux Antioxydants Study)

Ähnlich der Women's Health Study wurden in der SU.VI.MAX-Studie (The Supplementation en Vitamines et Mineraux Antioxydants Study) hauptsächlich gesunde Männer und Frauen rekrutiert. Nach 7,5 Jahren wurden in der französischen Untersuchung keine Unterschiede in der Inzidenz von CVDs durch die randomisierte tägliche Behandlung mit einer Kombination aus 30 mg Vitamin E, 120 mg Vitamin C, 6 mg Betacaroten, 100 µg Selen und 20 mg Zink erkannt (RR = 0,97; 95% CI: 0,77–1,20) (Hercberg et al. 2004, Zureik et al. 2004).

SPACE-Studie (Secondary Prevention with Antioxidants of Cardiovascular Disease in End Stage Renal Disease)

Für Hämodialysepatienten, die krankheitsbedingt einen erhöhten oxidativen Stress aufweisen, wird der kardiovaskuläre Tod exzessiv dokumentiert. Die Mortalitätsrate dieser Patienten wird 20-mal höher im Vergleich zur Durchschnittsbevölkerung eingeschätzt. Da einige Ex-vivo-Befunde dieses Patientenkollektivs belegt haben, dass orale Gaben von 50 bis 800 IE Vitamin E pro Tag über einen Zeitraum von zwei bis zwölf Wochen die LDL-Oxidation und deren MDA-Gehalt positiv beeinträchtigen, haben Boaz und Mitarbeiter (2000) den Effekt hoch dosierter Vitamin-E-Supplemente auf das Ergebnis kardiovaskulärer Erkrankungen von Patienten im Endstadium der renalen Erkrankung mit kardiovaskulärer Vergangenheit untersucht. In diese sog. SPACE-Studie (Secondary Prevention with Antioxidants of Cardiovascular Disease in End Stage Renal Disease) wurden insgesamt 196 Hämodialysepatienten im Endstadium der Nierenerkrankung im Alter von 40 bis 75 Jahren aus Tel Aviv eingeschlossen und im Durchschnitt 519 Tage lang mit 800 IE Vitamin E pflanzlicher Herkunft im Vergleich zu einem Placebo supplementiert. Als primärer Endpunkt wurde im

Rahmen dieser Sekundärprävention mit Antioxidanzien eine zusammengesetzte Variable kardiovaskulärer Erkrankungen, bestehend aus den Ereignissen Herzinfarkt (tödlich, nicht tödlich), ischämischem Schlaganfall, peripherer vaskulärer Erkrankung und instabiler Angina ausgewählt. Vitamin E besitzt nach den Ergebnissen ein überzeugendes Potenzial als protektives Adjuvans zur Verminderung des Atheroskleroserisikos, welches durch den die chronischen Nierenschäden begleitenden oxidativen Stress bedingt ist; die orale Behandlung mit pharmakologischen Dosen hatte bei der SPACE-Kohorte eine signifikante Verminderung vaskulärer Ereignisse einschließlich des MIs zur Folge. Das relative Risiko für den primären Endpunkt lag bei 0,46 ($p = 0{,}014$). Sekundäre Endpunkte dieser Studie stellten die Gesamtmortalität und der kardiovaskuläre Tod dar. Letztere zeigten nach der Behandlungsphase keine signifikanten Unterschiede trotz der signifikanten Abnahme des tödlichen Herzinfarkts in der Vitamin-E-Gruppe. Das relative Risiko betrug für die Gesamtmortalität 1,09 (95% CI: 0,72–1,66). Analysiert man die gesamten Todesfälle hinsichtlich ihrer Ursache, so wurden in der Verumgruppe zwei Hämorrhagien diagnostiziert, eine intestinale und eine Ösophagusvarize; die beiden Fälle weisen zur Placebogruppe keine statistische Signifikanz auf.

Bewertung der Vitamin-E-Supplementierung

Die hohen Erwartungen, die bisher an die klinischen Wirkungen von Vitamin E geknüpft wurden, sind aufgrund von zahlreichen positiven epidemiologischen, experimentellen und auch vorliegenden klinischen Untersuchungsergebnissen abgeleitet worden. Die prognostizierten präventiven bzw. therapeutischen Potenziale haben sich jedoch durch die neutralen Ergebnisse der sehr verschiedenen prospektiven Vitamin-E-Studien wie ATBC, GISSI-IV, HOPE, HPS und HATS relativiert und allzu hypothetische Wunschvorstellungen zur KHK-Prophylaxe mit Vitamin E wurden spätestens durch die WHS und HOPE-TOO zerstreut. Die Diskussion um den Wert/Unwert einer Langzeitsupplementation mit hoch dosiertem Vitamin E ist derzeit in vollem Gange, da das Fehlen von Erfolgen im Rahmen der Prävention von kardiovaskulären und Krebserkrankungen diese Maßnahme fraglich erscheinen lässt. Nicht zuletzt auch deshalb wird die hoch dosierte Einnahme zur Prophylaxe hinterfragt, da der Unwirksamkeit zunehmend auch eine Schädlichkeit der Substanz gegenüber gestellt wird. Die Konsistenz der Datenzunahme hinsichtlich Gesamtsterblichkeit und Myokardversagen in den statistischen Haupt- oder Subgruppenanalysen der Vitamin-E-Studien wird von vielen Experten längst nicht mehr als ein Zufallsergebnis gewertet oder gar auf ein unzulängliches Studiendesign zurückgeführt. Vor diesem Hintergrund wird deutlich, dass es zu Beginn einer Hochdosissupplementierung mit Vitamin E einer individuellen Nutzen-Risiko-Abwägung durch medizinisches Fachpersonal bedarf, das hierzu das Alter, die potenzielle Multimorbidität, die Komedikation und den konkreten Vitamin-E-Status des Patienten einbezieht.

Vitamin E moduliert überdies die Plättchenaggregation, indem es an der Regulierung des Arachidonsäuremetabolismus beteiligt ist. Untersuchungen an Zellkulturen und am Tier ergaben, dass Vitamin E die Thrombozytenaggregation und Prostaglandinbildung, welche die Aggregation weiterhin stimuliert, reduziert (Steiner 1987, Scrivastava 1986). Im Zusammenhang mit der Plättchenfunktion ist auch die Vitamin-E-bedingte Hemmung der Phospholipase-A_2-Aktivität zu nennen, welche die hydrolytische Voraussetzung für die Eicosanoidbildung (Lipoxygenase) und die Thromboxan-A_2-Synthese (Cyclooxygenase), dem physiologischen Gegenspieler des Prostacyclins, ist. Weiterhin wurde gezeigt, dass α-Tocopherol in Endothelzellen die Synthese von Prostacyclin, dem Inhibitor der Plättchenaggregation und Vasodilatator, potenziert (Szczeklik et al. 1985), da Vitamin E in Endothelzellen die Expression zytosolischer Phospholipase A_2 und Cyclooxygenase hochregluliert (Chan et al. 1998) und zur Cyclooxygenase-Anreicherung beiträgt (Tran u. Chan 1990). Bei verminderten Vitamin-E-Konzentrationen in Plättchen ist die Aggregation erhöht. Dies wird durch Korrektur des Vitamin-E-Status normalisiert. Bei Diabetikern besteht eine Tendenz zu reduzierten Vitamin-E-Werten mit gleichzeitig gesteigerter Plättchenaggregation. Mehrere Studien mit Insulin-abhängigen und zum Teil mit nicht Insulin-abhängigen Diabetes-mellitus-Patienten haben gezeigt, dass durch die Gabe einiger hundert IE Vitamin E die Aggregation sowie die Lipidperoxidation reduziert werden können (Colette et al. 1988). In gesunden Kontrollen konnte keine Wirkung auf die Aggregation festgestellt werden (Gerster 1993). Da eine gesteigerte Thrombozytenaggregation mit einem erhöhten Atheroskleroserisiko verbunden ist, könnte Vitamin E aufgrund seiner Kontrollfunktion bei der Thrombozytenaggregation dabei helfen, die Tendenz für arterielle Erkrankungen, insbesondere bei Hochrisikogruppen zu senken (Steiner 1983).

Zirkulierende Monozyten werden durch Chemokine vom Endothel angelockt und nach Adhäsion und Transmigration in den subendothelialen Raum zu Makrophagen umgewandelt, die durch übermäßige oLDL-Aufnahme in Schaumzellen übergehen, die sich zu Fettstreifen, dem frühen Stadium der Arteriosklerose, entwickeln. Vitamin E setzt die Adhäsion der Monozyten ans Endothel durch herunterregulierte Expression der Adhäsionsmoleküle herab (Devaraj et al. 1996, Islam et al. 1998, Martin et al. 1997) und ebenso die Superoxidbildung der Monozyten (Cachia et al. 1998). Cominacini und Mitarbeiter (1997) haben anhand von oLDL-exponierten Zellkulturen gezeigt, dass eine Vitamin-E-Anreicherung von derart induzierten Endothelzellen zur gehemmten Expression von intrazellulären (ICAM-1) und vaskulären (VCAM-1) Adhäsionsmolekülen führt. Zusätzlich zu den In-vitro-Ergebnissen nehmen die klinischen Hinweise zu, welche die günstige Wirkung der Antioxidanzien auf die endotheliale Funktion stützen. Vitamin E scheint aufgrund seiner antioxidativen Eigenschaften zur Verminderung der endothelialen Aktivierung, was die Abnahme des löslichen Markers P-Selectin und die damit verbundene beeinträchtigte Monozytenadhäsion angeht, und zur Verbesserung der Endothel-abhängigen Vasodilatation, wie die flussgesteuerte Gefäßerweiterung der Brachialarterie zeigte, beizutragen; dies trifft insbesondere bei Vorhandensein kardiovaskulärer Risikofaktoren wie Hyperlipidämie, Diabetes oder gesicherter KHK zu. Diese klinischen Studien mit Fallzahlen von 20–70 Patienten bzw. Gesunden wurden u.a. mit einer Vitamin-E-Monosupplementation bei Tagesdosen von 300 bis 1200 IE und einer Behandlungsdauer von zwei Wochen bis drei Monaten durchgeführt (Brown und Hu 2001).

Wesentliche In-vitro-Experimente offenbaren, dass Vitamin E Initiation und Progression der Atherosklerose durch einen Liganden-typischen Effekt, der nicht mit einer antioxidativen Wirksamkeit zusammenhängt, verhindern kann. So hat die Gruppe um Azzi gezeigt, dass zum Schutz der Endothelzellen durch physiologische Vitamin-E-Konzentrationen die Proliferation der glatten Muskelzellen gehemmt wird (Boscoboinik et al. 1991). Interessant ist die Beobachtung, dass an den glatten Muskelzellen der menschlichen Aorta D-α-Tocopherol dosisabhängig im Bereich von 10–50 μM, aber nicht D-β-Tocopherol, die Proliferation unterbindet. In der Kaskade der Signaltransduktion, die das Rezeptor-vermittelte Zellwachstum kontrolliert, scheint Vitamin E neben der Zellvermehrung, die Bindung des Transkriptionsfaktors AP-1 an die DNA und die Proteinkinase-C-Aktivität zu modulieren. Diese molekularen Ergebnisse stellen eine wichtige Ergänzung zu den epidemiologischen Informationen dar, welche eine Abnahme des Vitamin-E-Plasmaspiegels mit einem erhöhten Risiko ischämischer Herzkrankheiten verbinden (Azzi et al. 1995).

Trotz der außerordentlich ermutigenden Ergebnisse der verschiedensten Ansätze von biochemischen und molekularen In-vitro-Untersuchungen, präklinischen Daten, den meisten epidemiologischen Beobachtungsstudien zur Prävention von Arteriosklerose durch antioxidative Vitamine, vor allem Vitamin E, haben die Supplemente in prospektiven, randomisiert kontrollierten Studien bisher keinen Nutzen bezüglich klinischer kardiovaskulärer Ereignisse erkennen lassen. Die Datenlage zur Primärprävention von koronaren Herzerkrankungen und Sekundärprävention kardiovaskulärer Erkrankungen bei Einbeziehung von CHAOS, HOPE, GISSI, SPACE und HPS ist sehr widersprüchlich. Während die Ergebnisse der HOPE-Studie keine Ableitung protektiver Wirkungen bei Hochrisikopatienten erlauben (Yusuf et al. 2000), wird in der ASAP Studie nach 6-jähriger Antioxidanziensupplementation (272 IU/d RRR-α-Tocopherol, 500 mg/d Vitamin C) eine um 30% verminderte Progression der Arteriosklerose der Carotis von Rauchern mit Hypercholesterin-

3

3

ämie erkennbar (Salonen et al. 2003). Eine aktuelle Metaanalyse von Bleys et al. hat nun anhand von klinischen Studien mit bildgebenden Verfahren geprüft, ob Antioxidanzien wie Vitamin E, Vitamin C und Betacaroten die Progression der Arteriosklerose beeinflussen. Die Analyse der recherchierten Studien ergab keinen Hinweis für eine protektive Wirkung der Antioxidanzien bei der Progression der Arteriosklerose, was eine mechanistische Erklärung für die Unwirksamkeit der Vitaminsupplemente in den klinischen CVD-Studien sein könnte. Überdies gab es keinen Anhaltspunkt, der die Anwendung von Antioxidanzien als Supplemente nach einer PTCA (perkutane transluminale koronare Angioplastie) rechtfertigen würde, da in dieser Metaanalyse die Restenose auch nicht verhindert wurde (Bleys et al. 2006).

Diabetes mellitus

Häufige Gesundheitsrisiken bei Diabetes mellitus (DM) sind Erkrankungen der Augen, Retinopathien, deren Folge die Erblindung sein können und Erkrankungen der Nieren, Nephropathien, die mit Nierenversagen enden können sowie periphere Durchblutungsstörungen, die mit Amputationen von Gliedmaßen einhergehen können. Bei dieser chronischen Stoffwechselkrankheit ist die Inzidenz vaskulärer Erkrankungen höher als bei nicht diabetischen Kontrollpersonen. Die Haupttodesursache stellt bei Diabetikern das kardiovaskuläre Risiko dar, das 4-fach erhöht ist. Die genannten vaskulären Komplikationen werden mit einem Ungleichgewicht zwischen der Bildung von Sauerstoffradikalen und der antioxidativen Kapazität erklärt, was auch als oxidativer Stress bezeichnet wird. Derselbe kann verursacht werden durch eine erhöhte Bildung reaktiver Sauerstoffspezies und/oder durch eine herabgesetzte Möglichkeit der Entschärfung derselben. Hierbei ist eine erhöhte Lipidperoxidation zu nennen, die sich bei den Diabetikern in einem Konzentrationsanstieg der Lipidperoxide, Lipidhydroperoxide und insbesondere oxidiertem LDL im Plasma sowie den Folgeprodukten wie den Thiobarbitursäure-reaktiven Verbindungen (TBARS) bzw. dem MDA manifestiert.

Einfluss von Vitamin E auf die Lipidperoxidation bei Diabetes mellitus

Dass freie Radikale bei der Entwicklung des Altersdiabetes von Bedeutung sind, wurde gestützt durch epidemiologische Untersuchungen an 944 finnischen Männern im Alter von 42 bis 60 Jahren, die bei der Grunduntersuchung zu Beginn der vierjährigen Studie keinen Befund für Diabetes mellitus aufwiesen (Salonen et al. 1995); 45 der Teilnehmenden entwickelten während des Follow-up die Stoffwechselkrankheit. Das Diabetesrisiko erhöhte sich um das 3,9-fache, sofern niedrige Vitamin-E-Plasmaspiegel assoziiert waren; die mittleren Gehalte lagen bei 19,4 µmol/l und 60% führten Vitamin E unterhalb der empfohlenen Menge von 10 mg zu. Die Autoren schließen daher auf einen Zusammenhang zwischen einer Unterversorgung mit Vitamin E und dem Risiko, später an Diabetes zu erkranken. Montonen et al. untersuchten in einer großen prospektiven, finnischen Populationsstudie die Möglichkeit, ob über die diätetische Zufuhr von Antioxidanzien u.a. Vitamin E (4 Tocopherole und 4 Tocotrienole) das Risiko eines Typ-II-Diabetes voraussagbar ist. Nach 23 Jahren wurde mittels der Kohorte aus 2285 Männern und 2019 Frauen im Alter von 40–69 Jahren, die zu Beginn der Studie keinen Diabetes hatten, der Lebensmittelverbrauch des letzten Jahres anhand von Diätinterviews geschätzt, die Zufuhr an Vitamin E daraus errechnet und mit den aufgetretenen Diabetesfällen verglichen. Die Vitamin-E-Zufuhr war signifikant mit einem verminderten Risiko für Typ-II-Diabetes verbunden. Das relative Risiko RR für einen Typ-II-Diabetes betrug zur höchsten Quartile der Zufuhr 0,69 (95% CI: 0,51–0,94, $p_{trend} = 0{,}003$). Die Zufuhr von α-, γ-, δ-Tocopherol und β-Tocotrienol war invers korreliert mit dem Typ-II-Diabetes-Risiko, so dass nach Ansicht der Autoren die diätetische Zufuhr von Antioxidanzien die Entwicklung eines Typ-II-Diabetes hemmen könnte (Montonen et al. 2004).

Fuller et al. (1996) supplementierten sowohl Insulin- als auch nicht Insulin-pflichtigen Diabetikern pharmakologische Dosen eines Vitamin-E-Esters pflanzlicher Herkunft, nämlich täglich 1200 IE Nach acht Wochen der Anwendung konnte anhand der Kinetik der konjugierten Diene und der Lipidperoxidbildung sowie der signifikanten Verlängerung der Lagphase der LDL in beiden Gruppen eine Einschränkung der LDL-Oxidation beim Diabetiker gezeigt werden. Anderson und Mitarbeiter supplementierten jeweils 20 Typ-II-Diabetiker und nicht diabetische Männer 8 Wochen lang täglich mit Placebo (Basis), 12 Wochen lang mit Antioxidanzien (800 IU Vitamin E, 1000 mg Vitamin C, 24 mg Betacaroten) (Behandlungsphase) und 8 Wochen lang wieder mit Placebo (Nachbehandlung), um mögliche Unterschiede bei der Oxidationsempfindlichkeit der LDL bei den verschiedenen Supplementationsgruppen zu ermitteln. Grundsätzlich waren in den LDL von Diabetikern im Vergleich zu Kontrollen signifikant mehr Oxidationsprodukte in Form von TBARS gebildet worden und ein signifikant höherer Verlust an freien Aminogruppen aufgetreten. Die Supplementation der Diabetiker hatte zur Folge, dass alle Parameter der LDL-Oxidation vorteilhaft beeinflusst wurden: die Lagphase, die Bildung der konjugierten Diene und TBARS, der Verlust der freien Aminogruppen. Somit zeigte die LDL von Diabetikern eine höhere Empfindlichkeit für die Oxidation als die der Kontrollpersonen; durch die Supplementation mit Antioxidanzien wurde die LDL-Empfindlichkeit der Diabetiker signifikant herabgesetzt. Diese Untersuchungen sind konsistent mit den epidemiologischen und Interventionsstudien, die bei Anwendung von antioxidativen Vitaminen eine signifikante Risikoabnahme für koronare Herzerkrankungen nahe legen (Anderson et al. 1999).

Diese Vitamin-E-vermittelte Abnahme der Oxidationsanfälligkeit war nicht gleichzeitig an eine Veränderung der Blutglucosekonzentration geknüpft, da weder glykosyliertes Hämoglobin noch glykosyliertes Plasmaprotein vermindert wurde. Vergleichbare Ergebnisse hatten Reaven und Mitarbeiter (1995) bereits ein Jahr zuvor unter ähnlich kontrollierten Studienbedingungen mit synthetischem Vitamin E (1600 IE D,L-α-Tocopherol pro Tag) erzielt. Diese Ergebnisse zum Metabolismus unter dem Einfluss einer monatelangen Vitamin-E-Anwendung stehen im Widerspruch zu Arbeiten von Ceriello et al. (1991), die bei Tagesdosen von 600 bzw. 1200 mg α-Tocopherol dosisabhängig bei 20 Typ-I-Diabetikern eine Abnahme des labilen Hämoglobin A_{1c} und glykosylierter Plasmaproteine beobachteten. Der Blutglucosespiegel blieb jeweils unverändert. Während eine kontrollierte Studie mit 35 Typ-I-Diabetikern und einer relativ niedrigen Dosierung von 100 IE α-Tocopherol pro Tag über drei Monate zu einer signifikanten Verminderung des glykosylierten Hämoglobin- und Plasmatriglycerid-Gehalts sowie zu einer nicht signifikanten Abnahme des Nüchternblutzuckers führte (Jain et al. 1996a). Die Gruppe um Paolisso (1993) hatte anhand der Vitamin-E-Supplementierung mit 900 mg über drei Monate an 25 Typ-II-Diabetikern eine verbesserte Stoffwechselkontrolle nachgewiesen, die sich überdies an signifikant verminderten Blutglucosekonzentrationen äußerte.

Hinsichtlich einer weiteren positiven Wirkung auf die Stoffwechselkontrolle ging aus Untersuchungen der Gruppe Jain et al. (1996b) ferner hervor, dass erhöhte Plasmakonzentrationen an TBARS, einem Index für die Lipidperoxidation, in Typ-I-Diabetikern, die drei Monate lang täglich mit 100 IE D,L-α-Tocopherol behandelt wurden, im Vergleich zur Placebogruppe, signifikant gesenkt wurden.

Einen weiteren Indikator für den oxidativen Stress stellen die Isoprostane dar, welche nichtenzymatisch aus der Arachidonsäure autooxidativ synthetisiert werden. Die Bildung des spezifischen Markers 8-Epi-iso-Prostaglandin $F_{2\alpha}$ ist bei Diabetikern im Plasma erhöht (Gopaul et al. 1995). Eine umfassende Studie von Davi et al. (1999) berücksichtigte die Urinausscheidung von F_2-Isoprostanen, dem 8-iso-Prostaglandin F_2 als oxidativen Stressmarker, und zeigte diesbezüglich hoch signifikante Anstiege bei Diabetikern auf; die Höhe der Ausscheidung korrelierte invers mit dem Grad der Kontrolle des Blutzuckers. Wurden diese Patienten für vierzehn Tage mit einer Tagesdosis von 600 mg α-Tocopherylacetat behandelt, so berichten die Autoren über eine statistisch signifikante Abnahme der F_2-Isoprostan-Ausscheidung von 37%.

Einfluss von Vitamin E auf die Thrombozyten-Reaktivität

Neben der erhöhten Lipoprotein-Oxidierbarkeit, die über die Schaumzell- zur Plaquesbildung und verfrühten Atherosklerose beim Diabetes mellitus führt, besteht bei diesen Patienten eine Tendenz zu verminderten Vitamin-E-Werten in verschiedenen vaskulären Zellen, die mit einer erhöhten Reaktivität der Plättchen hinsichtlich ihrer Aggregation sowie Adhäsion einhergehen. Die Vitamin-E-Menge innerhalb der Thrombozyten ist invers korreliert mit einer erhöhten Freisetzung von Thromboxan A_2, einem starken Stimulator der Plättchenaggregation. Vorherige Behandlung mit α-Tocopherol kann die steigende Tendenz positiv beeinflussen. So zeigten Colette et al. (1988) anhand einer Untersuchung zur Blutplättchenfunktion von 9 Typ-I-Diabetikern, die 35 Tage lang 1000 mg Vitamin E erhielten, eine geringe, aber signifikante Abnahme der ADP-induzierten Plättchenaggregation. Im gleichen Jahr zeigte eine Arbeitsgruppe an vergleichbaren Risikopatienten und einer Vitamin-E-Anwendungsdauer von 28 Tagen bei einer Tagesdosis von nur 400 IE eine signifikante Abnahme der ADP-induzierten Produktion von Plättchenthromboxan A_2 (Gisinger et al. 1988).

Interessant ist ferner, dass im Vergleich zu Kontrollpersonen oder Diabetikern ohne Retinopathie die ADP-induzierte Plättchenaggregation signifikant erhöht war bei Diabetikern mit Retinopathie. Die Vitamin-E-Konzentration in den Blutplättchen der Diabetiker war im Vergleich zu Kontrollpersonen signifikant vermindert. Betrachtet man das Kollektiv aus Diabetikern und Kontrollen insgesamt, so besteht eine signifikante inverse Beziehung zwischen den Vitamin-E-Plasmakonzentrationen und dem Ausmaß der ADP-induzierten Thrombozytenaggregation. Watanabe et al. (1984) gehen davon aus, dass eine Abnahme der Konzentration an Vitamin E in den Blutplättchen zur erhöhten Thromboxanbildung mit Hyperreaktivität der Plättchen führt, die über eine hyperaktivierte Aggregation zur Entwicklung vaskulärer Komplikationen beiträgt.

Im Rahmen einer dreimonatigen Doppelblindstudie wurde anhand der Laborwerte von Typ-I-Diabetikern zunächst ein signifikanter Zusammenhang zwischen der Lipidperoxidbildung und dem Thromboxan B_2 (TxB_2), einem stabilen Thromboxanmetaboliten, der die zunehmende Plättchenaktivierung widerspiegelt, ermittelt. Die Patienten mit Hyperglykämie wiesen im Vergleich zu gesunden Kontrollen um 62% höhere Gehalte an TxB_2 und 15% höhere Konzentrationen an MDA im Plasma auf. Die tägliche Supplementierung der Patienten mit 100 IE D, L-α-Tocopherol senkte die Blutspiegel von MDA um 30, von TxB_2 um 51 und von Triglycerid um 22% jeweils signifikant (Jain et al. 1998). Ein Jahr später berichtete Davi et al. (1999), dass aufgrund einer Vitamin-E-Anwendung das Ausmaß der Ausscheidung des 11-Dehydrothromboxan B_2 auch im Urin signifikant vermindert wird.

Zu den nicht antioxidativen Effekten von Vitamin E zählen neben der Triglyceridsenkung, der Glykosylierungsabnahme, der Verbesserung der Insulinwirkung und vaskulären Reaktivität, die Hemmung der Plättchenadhäsion (Jandak et al. 1989). Tagesdosen von nur 200 IE Vitamin E führten zu einer signifikanten Verminderung der Adhäsion, wobei die Ausstülpungen der sog. Pseudopodien, wie sie für aktivierte Thrombozyten typisch sind, nicht ausgebildet wurden.

Einfluss von Vitamin E auf das periphere Nervensystem von Diabetes mellitus-Patienten

Eine häufige Spätkomplikation bei Diabetes ist die Störung des peripheren Nervensystems, die Neuropathie, welche bei unzureichender nutritiver Versorgung des Nervengewebes gefördert wird. Bekannt sind die verminderte Durchblutung der Nerven und Defizite bei der Nervenreizleitung. Im Tierversuch wurde durch den Streptozotozin-induzierten Diabetes nach ca. vier Wochen bei den Ratten sowohl die motorische Reizleitung des Ischiasnerven (19%) als auch die Durchblutung desselben gehemmt (46%). Die gleichzeitige Gabe von Vitamin E und Betacarotin verhinderte diese Einschränkung der Parameter beinahe vollständig (Cotter et al. 1995). Eine placebokontrollierte Interventionsstudie, bei der über ein halbes Jahr 900 mg eines synthetischen Vitamin-E-Esters an 11 Typ-II-Diabetiker mit leichter bis mäßiger Polyneuropathie verabreicht wurde, zeigte, dass die gestörte Nervenleitung verbessert werden kann. Die Veränderungen der elektrophysiologischen Parameter war signifikant für die Nervenleitungsgeschwindigkeit der medianen und tibialen motorischen Nervenfasern. Glykämische Indizes wie Nüchternblutzucker, HbA_1 oder postprandiale Glucosespiegel wurden nicht beeinflusst (Tutuncu et al. 1998). Hinsichtlich der adjuvanten Behandlung des Diabetes mellitus mit Vitamin-E-Supplementen sind jedoch widersprüchliche Ergebnisse bezüglich der Glucosestoffwechsel-Parameter bekannt. Bei Typ-I-Diabetikern wird einerseits eine Abnahme der glykosylierten Proteine beschrieben (Jain et al. 1996, Ceriello et al. 1991), andererseits wird bei der Mehrzahl der Studien diese Wirkung weder bei Typ-I- noch Typ-II-Diabetikern beobachtet (Reaven et al. 1995, Fuller et al. 1996, Tutuncu et al. 1998, Bursell et al. 1999). Bursell et al. sehen nach einer 4-monatigen Crossover-Supplementation mit 1800 IU Vitamin E pro Tag bzw. Placebo trotz signifikant erhöhter Vitamin-E-Plasmaspiegel weder bei den 36 untersuchten Typ-I-Diabetikern noch bei den Nichtdiabetikern, dass HbA_{1C} beeinflusst wird. Trotz keiner signifikanten Veränderung bei der glykämischen Kontrolle wurde die retinale hämodynamische Abnormität und die Nierenfunktion verbessert, denn der zu Beginn der Behandlung signifikant herabgesetzte Blutfluss der Retina der Patienten, die im Durchschnitt erst 4,3 Jahre an einem Typ-I-Diabetes litten, wurde den nicht diabetischen Kontrollen signifikant angepasst. Zusätzlich wurde durch Vitamin E die bei den Diabetikern vor der Supplementation erhöhte Kreatininclearance normalisiert. Die Autoren stützen die Annahme, dass eine Vitamin-E-Supplementation einen zusätzlichen Nutzen bezüglich einer Risikoabnahme bei der Entwicklung der diabetischen Retinopathie und Nephropathie haben könnte (Bursell et al. 1999).

Einfluss von Vitamin E auf die Endothelfunktion

Dass Vitamin E überdies die Endothelfunktion von Typ-I-Diabetikern fördert, belegt eine australische klinische Studie mit 41 Patienten im Durchschnittsalter von 23 bzw. 28 Jahren; zwanzig von ihnen erhielten über drei Monate 1000 IE all-rac-α-Tocopherol, um zu überprüfen, ob die endotheliale vasodilatierende Funktion (EVF) der Leitungsbahn und Widerstandsgefäße und die systemische arterielle Compliance (SAC) beeinflusst werden. Die EVF wurde mithilfe des nicht invasiven Ultraschalls und der flussgesteuerten Vasodilatation der Brachialarterie und der Unterarmwiderstandsgefäße zu den verschiedenen Zeitpunkten der Therapie gemessen. Die positiven Ergebnisse auf die EVF bei den jüngeren Typ-I-Diabetikern nach einer Kurzzeitbehandlung mit pharmakologischen Dosen legen den Schluss der Autoren nahe, dass dem Vitamin E eine regulierende Rolle im frühen Stadium der vaskulären Erkrankung dieses Patientenkollektivs zukommt (Skyrme-Jones et al. 2000). Wirkungslos blieb Vitamin E dagegen im Rahmen der SAC, dem simultanen Aortablutfluss und dem Carotisdruck. Im Gegensatz zu den Typ-I-Diabetikern, deren eingeschränkte Vasodilatation durch Vitamin-E-Einnahme signifikant verbessert wurde, zeigt das Vitamin bei 48 Typ-II-Diabetikern, die 1600 IU über 8 Wochen eingenommen hatten, keine diesbezügliche Wirkung (Gazis et al. 1999). Auch Beckman und Mitarbeiter beobachten, dass orale Therapie mit Antioxidanzien wie Vitamin C und E die vaskuläre Funktion von Typ-I-, nicht aber Typ-II-Diabetikern verbessert. Oxidativer Stress erniedrigt in Diabetikern die Bioverfügbarkeit von NO, welches aus dem Endothel stammt. Ob Langzeitgabe von Antioxidanzien die Endothel-abhängige Vasodilatation beeinträchtigt, wurde an 49 Diabetikern, 26 Typ-I- (T1), 23 Typ-II- (T2) Patienten und 45 gesunden Kontrollen untersucht. Sie erhielten randomisiert täglich 1000 mg Vitamin C und 800 IU Vitamin E oder Placebo für 6 Monate. Anhand von Gefäßultraschall wurde die Vasodilatation der Brachialarterie (EDV) und die Endothel-unabhängige Vasodilatation (EIV) bestimmt. Nach der Antioxidanziengabe wurde im Vergleich zur Kontrolle die EDV in T1-, nicht jedoch in T2-Patienten signifikant erhöht. Die EIV wurde nicht beeinflusst. Die Autoren begründen die zahlreichen, fehlgeschlagenen klinischen Studien mit Typ-II-Diabetikern damit, dass bedingt durch eine extensive vaskuläre Dysfunktion und eine metabolisch beeinträchtigte Endothelfunktion des Typ-II-Diabetikers ein chronischer Nutzen durch orale Antioxidanzien ausgeschlossen sein könnte (Beckman et al. 2003).

Einfluss von Vitamin E auf die inflammatorische Aktivität

Da eine hohe Glucosekonzentration des Diabetikers die Generierung von Superoxidanion induziert und in Folge Transkriptionsfaktoren wie NF-κB aktiviert, das selbst eine Vielzahl von Genen reguliert, ist verständlich, weshalb proinflammatorische Bedingungen, eine Aktivierung der Immunantwort und Zellwachstum ausgelöst werden können und somit die Pathogenese der Artheriosklerose fördern. Die Ergebnisse neuerer Untersuchungen an 57 Typ-II-Diabetikern, jünger als 75 Jahre, die 800 IE D-α-Tocopherol pro Tag über einen Zeitraum von vier Wochen placebokontrolliert einnahmen, weisen nach der Vitamin-E-Behandlung einen um 49% signifikant niedrigeren Plasmagehalt an C-reaktivem Protein (CRP) auf (Upritchard et al. 2000). Dieses CRP gilt als sensitiver Marker der systemischen Entzündung und kündigt ein erhöhtes Risiko für koronare Ereignisse an, sofern sich eine hohe Konzentration chronisch manifestiert.

Devaraj und Jialal (2000) empfehlen eine adjuvante Vitamin-E-Therapie bei Diabetes mellitus zur Prävention der Arteriosklerose, da die inflammatorische Aktivität bei diesen Risikopatienten abnimmt. Die Typ-II-Diabetiker ihrer Studie zeigen nach drei Monaten täglicher Einnahme von 1200 IE einerseits signifikant verminderte Plasmakonzentrationen von CRP und andererseits signifikante Abnahmen der Monozyten an Zytokin IL-6 , IL-1β und TNF-α.

Die bisher verfügbaren Daten belegen, dass Diabetiker einem erhöhten oxidativen Stress ausgeliefert sind, die Oxidationsanfälligkeit ihrer Lipide und Lipoproteine aufgrund der Glykosylierung erhöht ist und dieser Prozess durch Vitamin-E-Anwendung teilweise umgekehrt werden kann (Yoshida et al. 1997). Auch eine Hemmung der Atherogenese scheint mit einer Vitamin-E-Intervention im Falle von Diabetikern wirkungsvoller zu sein als bei Nichtdiabetikern. Es besteht jedoch derzeit noch eine Kluft zwischen der Validierung eines Zusammenhangs zwischen den positiven Wirkungen einer Vitamin-E-Behandlung hinsichtlich der biochemischen Marker des oxidativen Stress und der klinischen Wirksamkeit. Da die Verbesserung bezüglich der Lipoprotein-Oxidierbarkeit ein sättigbarer und reversibler Prozess ist, wird nach den Ergebnissen einer Langzeitstudie, bei der ein Jahr lang täglich 750 IE (504mg) RRR-α-Tocopherol verabreicht wurden, von den belgischen Wissenschaftlern eine lebenslange Vitamin-E-Supplementierung mit pharmakologischen Dosen für Typ-I-Diabetiker in Betracht gezogen, um durch eine Zufuhr von Antioxidanzien den diabetischen Spätschäden vorzubeugen (Engelen et al. 2000).

Immunsystem

Im Rahmen eines intakten Immunsystems ist die Proliferation von T- und B-Zellen, natürlichen Killerzellen und Lymphokin-aktivierten Killerzellen erforderlich, um einen wirksamen Schutz gegenüber Pathogenen und Tumorzellen zu gewährleisten. Bei einer Exposition gegenüber Oxidanzien (Sheffy und Schultz 1979, Meeker et al. 1985) oder im Alter (Makinodan und Kay 1980) sind diese Vorgänge jedoch merklich beeinträchtigt. Es sind funktionelle Veränderungen sowohl für die humorale als auch zelluläre Immunantwort beschrieben worden. Obwohl alle wichtigen Zelltypen des Immunsystems wie die Stammzellen, Makrophagen, T- und B-Zellen, altersabhängige Veränderungen aufweisen, sind im Wesentlichen die T-Zellen betroffen. Mit zunehmenden Alter werden in vivo T-Zell-vermittelte Funktionen, wie die Überempfindlichkeit vom verzögerten Typ (Typ IV, Delayed Type hypersensitivity, DTH), die Graft-versus-Host-Reaktion und der Widerstand gegen eine Exposition mit syngenen und allogenen Tumoren und Parasiten gesenkt. In vitro sind die beeinträchtigte Reaktion von Lymphozyten auf Mitogene und die herabgesetzte Aktivität der natürlichen Killerzellen belegt. Die durch Antigen und Mitogen stimulierte Interleukin-2-Anreicherung, ein für die Vermehrung von T-Zellen verantwortliches Zytokin, nimmt ebenfalls im Alter ab und scheint zu den T-Zell-vermittelten Defekten beizutragen. Die endogenen oxidativen Quellen, die zur Suppression der Lymphozyten-abhängigen Immunität führen, sind noch aufzuklären. Bisherige In-vitro-Versuche haben gezeigt, dass sowohl polymorphkernige Leukozyten (PML) als auch Makrophagen die Proliferation verschiedener Lymphozytensubpopulationen durch die Bildung reaktiver Sauerstoffintermediate sowie von Prostaglandin E_2 (Metzger et al. 1980) und NO (Gregory et al. 1993) hemmen. Insofern scheinen chronisch entzündliche Krankheiten, die eine Infiltration von PML und Makrophagen bedingen, die Lymphozytenfunktion zu gefährden.

Einfluss von Vitamin E auf die Phagozytenfunktion

Den genannten Effekten kann man teilweise durch diätetische Supplementation mit Antioxidanzien entgegenwirken (Bendich 1989, Meydani et al. 1990, Penn et al. 1991). Einige Humanstudien deuten darauf hin, dass Vitamin E in seiner Eigenschaft als Antioxidans für die Aufrechterhaltung der Immunfunktion essenziell ist. Da Immunzellen äußerst empfindlich gegenüber schädlichen Wirkungen freier Radikale reagieren, können Veränderungen im Vitamin-E-Status die zelluläre Immunantwort negativ beeinflussen. Vitamin-E-Mangelzustände sind daher mit eingeschränkten mitogenen und gemischten Lymphozytenreaktionen und Veränderungen der Makrophagen-Membranrezeptoren verbunden, wohingegen über den Bedarf hinausgehende Vitamin-E-Mengen auf humorale und zellvermittelte Immunreaktionen sowie Phagozytenfunktionen gesunder Erwachsener stimulierend wirken (Meydani und Hayek 1992). Es ist bekannt, dass Lymphozyten und mononukleäre Zellen von allen Körperzellen den höchsten Vitamin-E-Gehalt aufweisen (Machlin 1991). Vor diesem Hintergrund und der Tatsache, dass Vitamin E den Arachidonsäurestoffwechsel in der Zellmembran moduliert, die Membranfluidität der Immunzelle verändert und durch die antioxidative Eigenschaft die Selbstzerstörung der Neutrophilen während des „Oxidative Burst" vermindert (Baehner et al. 1977), verwundern die immunstimulierenden Wirkungen nicht. Der hemmende Einfluss von α-Tocopherol auf die Lipoxygenase- bzw. Cyclooxygenase-Aktivität führt in den Immunzellen zur Abnahme der Leukotrien- bzw. Prostaglandin-E_2-Konzentration; letztgenannter Mediator stellt wie Wasserstoffperoxid, welches durch aktivierte Makrophagen gebildet wird, einen Inhibitor der Lymphozytenproliferation dar. Vitamin E senkt die Wasserstoffperoxidbildung durch polymorphkernige Leukozyten. Eine Immunstimulation nach Supplementation mit Vitamin E wird mit einer Konzentrationserhöhung in mononukleären Zellen des peripheren Blutes und mit einer Verminderung von Plasmalipidperoxiden in Zusammenhang gebracht.

So haben Boxer und Mitarbeiter (1979) an Glutathion-defizienten Neugeborenen gezeigt, dass die Phagozytoseaktivität der PML, die aufgrund des physiologischen Vitamin-E-Defizits in dieser Lebensphase normalerweise vermindert ist, durch Verabreichung von 400 IU Vitamin E wiederhergestellt werden konnten. Andere Untersuchungen zeigen in ähnlicher Weise, dass 120 mg/kg Vitamin E pro Tag, das Frühgeborenen i.m. verabreicht wurde, die Normalisierung der phagozytischen Funktion in der ersten Lebenswoche beschleunigte (Chirico et al. 1983). Bei Kindern mit chronischer Cholestase wurden nach Supplementation Defekte im Rahmen der Chemotaxis neutrophiler Zellen und bei Personen mit Fett-Malabsorptionssyndrom die beeinträchtigte T-Zell-vermittelte Funktion korrigiert (Kowdley et al. 1992).

Einfluss von Vitamin E auf T-Zell-vermittelte Funktionen

Eine Umfrage innerhalb der älteren amerikanischen Bevölkerung hat für mehr als 40% der Befragten eine Vitamin-E-Aufnahme ergeben, die nur annähernd 30% des RDA-Wertes (10 mg) ausmachte (Meydani, M. 1995). In einer prospektiven epidemiologischen Studie wurde gefunden, dass 66% der über 60-jährigen Personen mit Tocopherolplasmakonzentrationen unter 1,35 mg/dl über einen Zeitraum von drei Jahren mindestens drei Infektionen erlitten und dies nur für 37% der Personen mit Plasmaspiegeln über 1,35 mg/dl galt (Chavance et al. 1985). Insofern sollten nach Vitamin-E-Supplementation von einem immunstimulierenden Effekt besonders alte Menschen profitieren. Eine Optimierung der Immunantwort wurde anhand von Hinweisen durch Studien an gesunden, älteren Menschen tatsächlich beobachtet; diese zeigen in Verbindung mit hoher Vitamin-E-Aufnahme ein vermindertes Risiko, an Infektionen oder chronischen Krankheiten, die in dieser Altersklasse repräsentativ häufig auftreten, zu erkranken, da durch Vitamin E sowohl die humorale als auch zellvermittelte Immunität stimuliert, die In-vivo-Antikörperbildung, die DTH und Resistenz gegenüber bakteriellen bzw. viralen Infektionen erhöht wird. Bei einer 4-monatigen D, L-α-Tocopherylacetat-Zufuhr von 200 mg pro Tag konnte an 20 institutionalisierten Frauen im Alter von 63 bis 93 Jahren eine Steigerung der α_2- und β_2-Globulinfraktionen beobachtet werden. In Kombination mit 400 mg

Vitamin C wurden darüber hinaus signifikante Erhöhungen an Immunglobulin G und an Komplementfaktor C3 festgestellt (Ziemlanski et al. 1986). Ein einmonatiger Doppelblindversuch an 32 gesunden, älteren Erwachsenen (p 60 Jahren), die 800 IU Vitamin E pro Tag erhielten, führte zu einem nahezu dreifachen Anstieg des Vitamin-E-Basisgehaltes und im Vergleich zur Kontrolle zu drei Hinweisen einer erhöhten T-Zell-vermittelten Funktion:

- zu einer signifikanten Steigerung der Lymphozytenproliferation erkennbar an der mitogenen, verbesserten Reaktion auf Concanavalin A
- zu einer Steigerung bei den DTH-Typ-IV-Reaktionen auf 7 zuvor verabreichte Antigene (in der mit Vitamin E versorgten Gruppe zeigte sich eine signifikante Verstärkung der Überempfindlichkeitsreaktion vom verzögerten Typ in einem Hauttest, wobei eine verbesserte DTH-Reaktion in bedeutendem Zusammenhang mit einer Verminderung einer Sepsis und der Sterblichkeitsrate, z.B. bei Krankenhauspatienten, steht)
- zu einer erhöhten IL-2-Bildung.

Gleichzeitig nahmen in den peripheren mononukleären Zellen die Lipidperoxide und die PGE_2-Synthese, die mithilfe der Phytohämagglutinin-stimulierten Prostaglandinbildung ermittelt wurde, ab (Meydani, S.N. et al. 1990). Auch eine längerfristige Supplementation mit niedrigeren Vitamin-E-Dosen zeigte nach sechs Monaten beim oben genannten Kollektiv einen immunstimulierenden Effekt (Meydani, S.N. et al. 1994). Eine doppelblind placebokontrollierte Langzeitstudie mit jungen und alten, gesunden Personen belegte für die tägliche Einnahme von 400 IE eine erhöhte Immunantwort, die sich ausgehend vom DTH-Test bei den Älteren sogar in höheren Prozentzahlen niederschlug (Meydani, M. et al. 1993). Interessant erscheint letztlich, dass die einzelnen Immunantworten nur auf sehr unterschiedliche Vitamin-E-Dosen statistisch signifikant reagieren. Die Gruppe um Meydani hat 1997 weitere Ergebnisse einer Langzeitstudie veröffentlicht; hierbei wurden 88 nicht in Heimen lebende gesunde Personen ab 65 Jahre für 235 Tage entweder mit 60, 200, 800 mg D,L-α-Tocopherol oder Placebo supplementiert. Höhere Antikörpertiter gegen Hepatitis-B-Vakzine und ausgeprägtere Überempfindlichkeitsreaktionen vom Spättyp im Hauttest) zeigten die Personen, die sich nach Supplementation mit 200 oder 800 mg in der oberen Tertile der Serumkonzentration von über 48,4 µmol/l α-Tocopherol befanden. Ein signifikanter Anstieg des Antikörpertiters gegen Tetanusvakzine wurde in der 200-mg-Gruppe festgestellt. Keinen Effekt zeigte Vitamin E auf die Antikörperreaktion gegen den Diphtherieimpfstoff sowie den Immunglobulinspiegel, den Anteil der T- und B-Lymphozyten und den Autoantikörperspiegel (Meydani, S.N. et al. 1997).

Im Gegensatz hierzu verlief eine niederländische Doppelblindstudie mit 74 Probanden im Alter von 65 Jahren und älter, die bei Supplementierung mit niedriger dosiertem Vitamin E, nämlich 100 mg pro Tag über drei Monate, keine signifikante Wirkung auf verschiedene Parameter der Immunantwort hervorrief (De Waart et al. 1997). Pallast et al. (1999) zeigten wiederum, dass bei Subgruppen, die körperlich weniger aktiv waren oder niedrigere DTH-Basisaktivitäten aufwiesen, eine tägliche Supplementation mit 100 mg Vitamin E über sechs Monate das zelluläre Immunsystem gesunder, älterer Menschen verbesserte. Ein extremes Beispiel für abnorme Spättypreaktionen wurde an fünf Personen mit einer bereits bis zu zehn Jahre andauernden tropischen Sprue erkannt, die nur ein Zehntel der physiologischen Vitamin-E-Plasmakonzentrationen und eine für die Vitamin-E-Defizienz typische sensorische Neuropathie aufwiesen. Die parenterale Vitamin-E-Zufuhr normalisierte den Serumgehalt und verbesserte sowohl die neurologischen Reaktionen als auch den auf Immunfunktion beruhenden Hauttest (Ghalaut et al. 1995). Die Ergebnisse weniger Vitamin-E-Studien lassen eine erhöhte Resistenz gegenüber Krankheiten erwarten (Chavance und Brubacher 1993). So nehmen Immunfunktionen mit zunehmendem Alter ab, was mit erhöhter Morbidität und Mortalität einhergeht, wobei diese Abwehrdefizite durch Vitamin-E-Gabe umgekehrt werden können. Der immunstimulierende Effekt der Vitamin-E-Supplementation insbesondere beim älteren Menschen ist mit einem erhöhten Widerstand gegenüber Erkrankungen assoziiert.

Einfluss von Vitamin E auf die Zytokin-Bildung

Auch wenn die Fallzahl der Studie zu gering war, um signifikante Unterschiede in der Häufigkeit von Infektionen aufzudecken, so berichten die Teilnehmer der Vitamin-E-Gruppen um 30% seltener von Infektionen im Vergleich zur Placebogruppe (Meydani, S.N. et al. 1997). Da die Infektionskrankheiten im Respirationstrakt, die Pneumonie und Influenza, mit 59% derzeit in den USA die Hauptursache im Rahmen der Gesamtmortalität darstellen, wurde aufgrund der Inzidenz und der zunehmend älter werdenden Bevölkerung Rechnung getragen und die Influenza-Virus-Infektion ausgewählt und im Tiermodell eine Vitamin-E-Kurzzeitsupplementation (6 Wochen) mit dem Erfolg einer signifikanten Abnahme pulmonaler viraler Titer durchgeführt (Han und Meydani, S.N. 1999). Die aufgrund der Infektion erhöhten Interleukingehalte IL-6, IL-1β und TNF-α in der Lunge wurden bei der des weiteren durchgeführten Langzeitsupplementation (6 Monate) in der Vitamin-E-Gruppe signifikant vermindert (Han et al. 2000a). Erwähnenswert ist, dass die Vitamin-E-Gabe bei jungen Mäusen nur zu geringen Abnahmen der viralen Lungentiter im Vergleich zur Reaktion alter Mäuse führte. Wurde die Zytokinbildung der Milzzellen Influenza-Virus-infizierter junger bzw. alter C57BL Mäuse nach einer Vitamin-E-Diät von 30 oder 500 mg D,L-α-Tocopherylacetat/kg über acht Wochen überprüft, so zeigten die alten Mäuse neben dem niedrigeren Virustiter ferner eine höhere IL-2- und IFN-γ-Bildung. Diese inverse Korrelation stützte die Vorstellung, dass eine Vitamin-E-Anwendung bei alten Tieren die altersabhängige Dysregulation des T1/T2-Helferzellen-Gleichgewichts verändert (Han et al. 1998). Die Untersuchungen zeigen, dass die Vitamin-E-induzierte Influenza-Virus-Titerabnahme durch die Erhöhung der T-Helfer-1-Zytokine vermittelt wird, welche wiederum das Ergebnis einer durch die Vitamin E verursachte PGE_2-Bildung ist (Han et al. 2000b). Die Gruppe um Simin Meydani hatte in Murinmakrophagen bereits belegt, dass der mit einem höheren Alter verbundene Anstieg der Prostaglandin-E_2-Synthese auf der zunehmenden Cyclooxygenase(Cox)-Aktivität sowie Cox-2-Expression im Alter basiert. Die Vitamin-E-Supplementation kehrte die angestiegene Cox-Aktivität vollständig um auf einen Gehalt, der dem junger Mäuse vergleichbar war, jedoch nur in alten Mäusen. Vitamin E zeigte keine Wirkung auf die Cyclooxygenaseaktivität in den Makrophagen junger Mäuse, das Cox-1- oder Cox-2-Protein oder die Cox-2-mRNA-Expression aller Mäuse. Das genannte Vitamin übt seinen Effekt daher posttranslational aus, indem es die Coxaktivität hemmt (Wu et al. 1998).

Das hauptsächlich in aktivierten Makrophagen gebildete proinflammatorische Zytokin TNF-α induziert als Immunmodulator verschiedene Zellantworten wie z.B. die Apoptose. Diese TNF-induzierte Zytotoxizität kann durch Vitamin E durch die Verminderung des Anteils apoptotischer Zellen reguliert werden. Dieser Effekt ist von Vorteil bezüglich der Organfunktionen, die mit Erkrankungen verbunden sind (Yano et al. 2000).

3

Einfluss von Vitamin E auf die Ig-E-vermittelte Immunität

Asthma, Rhinitis, Heuschnupfen und atopische Erkrankungen sind durch erhöhtes Serum-IgE und Hautsensibilisierung gegenüber Umweltallergenen charakterisiert. Eine Stichprobe von 2633 Erwachsenen ergab, dass höhere Vitamin-E-Einnahmen mit niedrigeren IgE-Serumkonzentrationen und einer weniger häufigen Allergensensibilisierung assoziiert sind. Diese Ergebnisse stützen den nützlichen Effekt einer Vitamin-E-Diät, was die Asthmainzidenz betrifft (Fogarty et al. 2000). Während Vitamin E das gesamte Serumprotein, insbesondere die α_2- und β_2-Globulin-Fraktionen erhöht, legten nur die Gruppen, welche sowohl Vitamin E als auch Vitamin C eingenommen hatten, signifikante Zunahmen hinsichtlich des Gehalts an IgG und C3-Komplement an den Tag (Meydani, S. und Beharka 1996).

Vitamin-E-Tagesdosis zur Prophylaxe

Die amerikanischen Wissenschaftler ziehen daher eine Empfehlung für eine höhere Vitamin-E-Zufuhr von über 30 mg für ältere gesunde Menschen in Erwägung. Ob die Vitamin-E-Zufuhr einen klinisch relevanten Effekt auf das Immunsystem jüngerer Populationen ausübt, ist noch nicht geklärt und bedarf weiterer Studien. An 26 gesunden Asiaten, nämlich weiblichen und männlichen Chinesen im Alter von 25 bis 35 Jahren, wurde aufgrund einer vierwöchigen Tagessupplementation mit 233 mg D,L-α-Tocopherol die zellvermittelte Immunmodulation untersucht und dabei sowohl eine Förderung ihrer T-Lymphozyten-Proliferation und eine Verbesserung des CD_4/CD_8-Quotienten, als auch eine Abnahme des oxidativen Stress um 44% in deren T-Lymphozyten festgestellt. Dies spiegelte sich in einer signifikanten Korrelation zwischen dem Gehalt an Wasserstoffperoxid und dem Plasma-MDA sowie dem DNA-Addukt 8-Hydroxy-2′-Desoxyguanosin im Urin wider (Lee und Wan 2000). Van Tits et al. (2000) haben in Immunzellen verschiedener Gruppen von Individuen mit einerseits physiologischen Blutlipiden (n = 8) und andererseits Hypertriglyceridämie (n = 12) bei einer sechswöchigen Tagesdosis von 600 IE RRR-α-Tocopherol festgestellt, dass sich die Zytokinsynthese von TNF-α, IL-1β und IL-8 in den Leukozyten sowie die Superoxidbildung in den polymorphkernigen Zellen beider Gruppen nicht unterschied; im Vergleich zur unbehandelten Gruppe nahmen die gemessenen Parameter jedoch jeweils signifikant ab.

Einfluss von Vitamin E auf die Immunreaktion älterer Menschen

Es ist Stand der Kenntnis, dass das Altern mit einer Dysregulation der Immunzellen, vor allem der T-Zellen, verbunden ist und Vitamin E diese T-Zell-vermittelte Funktion im Alter signifikant verbessert. Vitamin E wirkt einerseits indirekt durch die Verminderung der im Alter zunehmenden PGE_2-Bildung in den Makrophagen, da Tocopherol die Peroxynitritbildung hemmt, wodurch es über eine Regulation auf posttranslationaler Ebene zur Abnahme der Cox-2-Aktivität kommt (Wu et al. 1998). Andererseits greift Vitamin E direkt in die Funktion der T-Zelle ein, so dass die naive T-Zell-Subpopulation mit erhöhter Zellteilung (Proliferation) und IL-2-Bildung reagiert (Adolfsson et al. 2001). Überdies wird die im Alter beeinträchtigte T-Zell-Funktion auf eine altersabhängige Abnahme der T-Zell-Signalübertragung zurückgeführt, die auf der Unfähigkeit beruht, wirksame Immunsynapsen am T-Zell-Rezeptor und Antigeninteraktionen zu bilden. Erste Experimente belegen, dass CD_4^+ T-Zellen von alten Mäusen im Vergleich zu jungen Mäusen tatsächlich einen niedrigeren Prozentsatz an wirksamen Immunsynapsen besitzen und dass in vitro und in vivo Supplementation mit Vitamin E den Prozentsatz der CD_4^+ T-Zellen erhöhte, die fähig waren, eine funktionelle Immunsynapse auszubilden (Ahmed et al. 2004). Weiterführende molekulare Untersuchungen zum Profil der globalen Genexpression der T-Zelle mit jungen und alten C57BL-Mäusen, die 4 Wochen lang mit 500 ppm Vitamin E gefüttert worden waren, zeigen, dass das Altern signifikante Wirkungen auf Gene ausübt, die involviert sind in die Signaltransduktion, die transkriptionale Regulation und Apoptose der T-Zellen, während Vitamin E signifikante Wirkungen auf Gene besitzt, die mit der Regulation des Zellzyklus verbunden sind (Han et al. 2004). Insbesondere die Gruppe um Simin Meydani hat viele Daten erarbeitet, aus denen hervorgeht, dass Vitamin-E-Supplementation die Immunreaktion von älteren Menschen verbessert. Um die klinische Bedeutung der Vitamin-E-induzierten Immunstimulation zu ermitteln, wurde der Einfluss von 200 IU Tocopherol pro Tag auf die Inzidenz von Infektionen des gesamten Respirationstraktes, die Zahl der Personen und die der Tage mit Infektion und die Zahl neuer Antibiotikaverschreibungen untersucht. Für die von 1998–2001 dauernde randomisierte, doppelblind placebokontrollierte Studie im Einzugsgebiet von Boston wurden 617 in Privatpflegeheimen lebende Personen im Alter von mindestens 65 Jahren rekrutiert; davon beendeten 73% die Studie nach einem Jahr. Vitamin E hatte keinen signifikanten Effekt auf die Inzidenz der Infektion oder die Zahl der Infektionstage oder den Antibiotikagebrauch. In einer post-hoc-Subgruppenanalyse stellte sich für die Vitamin-E-Supplementierten allerdings eine etwas geringere Inzidenzrate für die Erkältungskrankheiten heraus (RR: 0,83; 95% CI: 0,68–1,01, p = 0,06 für alle Teilnehmer und RR: 0,80; 95% CI: 0,64–0,98, p = 0,04 für die komplettierten Teilnehmer) und eine signifikant verminderte Zahl der Teilnehmer, die eine Erkältung bekamen. Die Erkältungsdauer wurde nicht verkürzt. Da in dieser Altersgruppe eine Erkältung im weiteren Verlauf mit einer hohen Rate schwer wiegender Erkrankungen verbunden sein kann, schließen die Autoren vor dem Hintergrund ihres Studienergebnisses auf eine protektive Wirkung von Vitamin E auf den oberen Atemtrakt von älteren Menschen (Meydani et al. 2004). Die Inzidenz von Erkältungen wurde auch im Rahmen einer

Kohorte der ATBC Cancer Prevention Study (n = 21 796) aus männlichen Rauchern im Alter von 50–69 Jahren nach einem Zeitraum von 4 Jahren untersucht. Sowohl diätetisch zugeführtes Vitamin E wies bei diesem Kollektiv keine bedeutsame Assoziation mit der Inzidenz auf, als auch tägliche Langzeitsupplementation mit 50 mg zeigte keine Gesamtwirkung. Die Inzidenz für Erkältungen lag bei den über 65 Jahre alten Rauchern bei RR: 0,95; 95% CI: 0,90–1,00; erst eine Subgruppenanalyse ergab, dass die entsprechende Abnahme bei den älteren Stadtbewohnern am größten war, die täglich weniger als 15 Zigaretten geraucht hatten (RR: 0,72, 95% CI: 0,62–0,83). Bei Rauchern, die mehr als 15 Zigaretten geraucht hatten und älteren Teilnehmern, die außerhalb der Stadt lebten, hatte Vitamin E keinen Einfluss auf die Inzidenz der Erkältungen (Hemilä et al. 2002). Um den Einfluss von Mikronährstoffen auf das Immunsystem von älteren Menschen, d.h. den Einfluss von Vitamin E und Multivitamin-Mineralstoff-Supplementen bezüglich der Häufigkeit des Auftretens und der Schwere von akuten Infektionen im Respirationstrakt zu untersuchen, haben Graat et al. mit 652 nicht institutionalisierten, gut ernährten Menschen, die älter als 60 Jahre waren, im Einzugsgebiet von Wageningen (Niederlande) von 1998–2000 eine randomisierte doppelblind placebokontrollierte Studie durchgeführt. Zu Beginn hatten 1,3% der Teilnehmer einen suboptimalen Vitamin-E-Spiegel; die Supplementation erfolgte mit 200 mg Vitamin E oder physiologischen Multivitamin-Mineralstoff-Dosen über einen Beobachtungszeitraum von durchschnittlich 441 Tagen. Aufgrund von Aussagen der Teilnehmer, der telephonischen Einschätzung von Schwestern und mikrobiologischen Untersuchungen in einer Subgruppe von Patienten wurde die Analyse der Endpunkte vorgenommen. Anhand von Krankheitsdauer, Fiebervorkommen und Aktivitätseinschränkung konnte kein günstiger Effekt auf Inzidenz und Schwere der akuten Infektionen im Atemtrakt festgestellt werden. Im Gegenteil, in der Vitamin-E-Gruppe wurden ungünstige Wirkungen hinsichtlich der Krankheitsschwere beobachtet (Graat et al. 2002).

Einfluss von Vitamin E auf die stressbedingte Immunantwort nach körperlicher Belastung

Interessant sind ferner die Ergebnisse aus dem Bereich der Sportmedizin, die zeigen, dass immunologische Veränderungen der sog. Akut-Phase-Reaktion, die während einer Infektion auftreten, auch nach körperlicher Belastung beobachtet werden. So initiieren Ausdauersportarten oder gewebeverletzende Übungen immunologische Reaktionen, die ein Modell für stressbedingte Immunantworten darstellen. Ein erhöhter Vitamin-E-Bedarf ist bei körperlich aktiven Individuen unschwer abzuleiten, da die Belastung mit einem erhöhten Sauerstoffverbrauch und einer damit verbundenen Bildung freier Radikale einhergeht. Im Tierversuch wurde zunächst dargelegt, dass ein Vitamin-E-Mangel die Ausdauer vermindert, die Zellatmung und das Bindegewebe beeinträchtigt. Aber selbst eine ausreichende Vitamin-E-Aufnahme führte bei auf Ausdauer trainierten Tieren im Vergleich zu untrainierten Kontrollen zu einer Tocopherolabnahme sowohl im Leber- als auch Muskelgewebe. Einige Studien am Menschen legen nahe, dass Vitamin E physische Leistungen günstig beeinflusst und einen Schutz gegen belastungsbedingte oxidative Muskelschäden bietet.

Cannon und Mitarbeiter (1990, 1991) führten mit jeweils einer Gruppe junger und alter Männer von 21 bis 70 Jahren eine placebokontrollierte Doppelblindstudie durch, um den Einfluß einer erhöhten Muskelbelastung auf repräsentative Marker eines Gewebeschadens (Anzahl zirkulierender neutrophiler Granulozyten, Kreatinkinasekonzentration) zu untersuchen. In beiden Kollektiven wurden nach vorgegebener Kraftanstrengung die Einflüsse der intensiven physischen Belastung in Form von Konzentrationsanstiegen oben genannter Parameter dokumentiert. Der deutliche Unterschied der Ergebnisse zwischen beiden Altersgruppen wird nach einer 7-wöchigen Einnahme von 800 IE D,L-α-Tocopherol durch eine stimulierte Immunantwort der älteren Studienteilnehmer vermindert. Überdies wurde eine Verminderung entzündungsfördernder Zytokine IL-1, IL-6 und TNF-α beobachtet. Weiterführende Untersuchungen von Meydani et al. (1993) belegen einen signifikanten Vitamin-E-Anstieg sowohl im Plasma als auch in der Skelettmuskulatur. Die Vitamin-E-Behandlung schloss ferner eine Einschränkung der Lipidperoxidation ein, welche sich in einer Abnahme von Thiobarbitursäure-Addukten im Urin und konjugierten Dienen im Muskel manifestierte. Ein positiver Einfluss einer Vitamin-E-Supplementation (2 × 200 mg dl-alpha-Tocopherylacetat) wurde bei hoher körperlicher Belastung im Rahmen einer 10-wöchigen Expedition an 12 Höhenbergsteigern placebokontrolliert untersucht. Die Pentanabatmung, die als Maß für eine vorangegangene Lipidperoxidation gilt, zeigte nach 4-wöchiger Vitamin-E-Zufuhr keine Veränderung gegenüber dem Ausgangswert, während sie bei der Placebogruppe um mehr als 100% anstieg. Nach Ansicht der Autoren dieser Studie lassen sowohl die Linksverschiebung der anaeroben Schwelle (Laktatakkumulation) als auch der Anstieg der Alkankonzentration in der Atemluft der Placebogruppe auf Vitamin-E-Defizite schließen; eine Zufuhr dieses Mikronährstoffs zumindest bei Belastungen in großen Höhen wird aufgrund eines leistungssteigernden und zellschützenden Effekts als sinnvoll erachtet (Simon-Schnaß et al. 1987). Längerfristige Vitamin-E-Supplementation von fünf Monaten mit einer Tagesdosis von 330 mg führten während der Zeit des Ausdauertrainings einer Hochleistungs-Rennradsportlergruppe im Gegensatz zu den abfallenden Werten der Placebogruppe zu ansteigenden Vitamin-E-Plasmaspiegeln. Die signifikanten Abnahmen der Plasmakonzentrationen sowohl von Kreatinkinase als auch Malondialdehyd stützen die bisherigen Befunde einer protektiven Tocopherolwirkung innerhalb der Verumgruppe gegenüber oxidativem Stress durch anstrengendes, körperliches Training (Rokitzki et al. 1994).

Anwendung von Vitamin E bei Funktionsstörungen des Nervensystems

Die charakteristische Manifestation eines Vitamin-E-Mangels ist die Nervenerkrankung, die zentrale und periphere Nerven, insbesondere die sensorischen Axone erfasst (Sokol 1988). Diese pathophysiologischen Veränderungen wurden bereits im Kapitel 3.13.8 vorgestellt.

Neurodegenerative Funktionsstörungen, zu denen Erkrankungen des Nervensystems wie die amyotrophische Lateralsklerose, der Morbus Parkinson und Morbus Alzheimer sowie Demenz, tardive Dyskinesie, myotone Dystrophie, die Huntington und Werdnig-Hoffman-Krankheit gehören, werden mit pathologischen Gegebenheiten wie der Bildung von reaktiven Sauerstoffspezies und freien Radikalen erklärt, die auf oxidativen Stress zurückzuführen sind. Dies ist ein Prozess, bei dem freie Radikale im Überschuss gebildet werden, denen aber in nicht ausreichendem Maße antioxidative Abwehrsysteme entgegenstehen. Mit einer Zellschädigung durch freie Radikale wird der Alterungsprozess von Beckmann und Ames (1998) in Zusammenhang gebracht. In verschiedenen Studien wurde die Wirkung von Antioxidanzien auf zunehmenden oxidativen Stress bei älteren Menschen untersucht; es zeigte sich im Blut von 100 Personen im Alter von 60 bis 100 Jahren, die ein Jahr lang täglich 200 mg Vitamin E erhielten, dass deren Konzentration von Metaboliten der Lipidperoxidation im Mittel um 26% sank (Wartanowicz et al. 1984). Ähnlich erzielten Tolonen et al. (1988) an 45 älteren Pflegeheimpatienten, die eine dreimonatige Supplementierung mit einem Antioxidanziencocktail, der u.a. Vitamin E enthielt, abgeschlossen hatten, abnehmende Blutspiegel an Lipidperoxidationsprodukten. Überdies besserten sich die Ergebnisse mehrerer psychologischer Tests.

Amyotrophische Lateralsklerose (ALS)

Die amyotrophische Lateralsklerose ist eine tödliche neurodegenerative Krankheit, bei der ein oxidativer Stress zugrunde liegen kann (Apostolski et al. 1998, Oteiza et al. 1997).

Experimente mit transgenen Mäusen hatten die Verlangsamung des Beginns und der Progression von Paralysen durch eine Vitamin-E-Behandlung aufgezeigt und Anlass für eine in Deutschland durchgeführte doppelblind kontrollierte klinische Studie zur amyotrophischen Lateralsklerose (ALS) gegeben. In sechs Neurologiezentren wurde 160 Patienten mit ALS 18 Monate lang randomisiert täglich eine Megadosis Vitamin E (α-Tocopherol) in Höhe von 5000 mg (5000 IU) adjuvant zu einer Riluzoltherapie verabreicht. Die mittlere Überlebenszeit betrug 10 Monate, wobei 31 Patienten aus der Vitamingruppe und 28 aus der Placebogruppe innerhalb eines Jahres starben. Es wurde kein statistisch signifikanter Unterschied bei den funktionellen Testergebnissen zwischen Vitamin E und Placebo erkannt. Vitamin E konnte die Progression der ALS demnach nicht verzögern (Graf et al. 2005).

Morbus Parkinson (MP)

Oxidativer Stress soll auch eine Rolle bei der Parkinsonerkrankung spielen, worauf die Zunahme der Lipidperoxidation, der Eisenkonzentration, die Abnahme an einigen antioxidativen Schutzmechanismen oder auch postmortale Untersuchungen im Gehirn von Patienten mit M. Parkinson (MP) jeweils hinweisen (Müller 1994; Pichumoni und Doraiswamy 1998, Jenner und Olanow 1996). Antioxidanzien wie Vitamin E werden als Schutzfaktor bei der Entwicklung des MP angesehen. So belegt die Rotterdam Studie anhand einer inversen Dosis-abhängigen Beziehung zwischen Vitamin E und dem M. Parkinson, dass eine hohe Aufnahme von Vitamin E eine protektive Wirkung hinsichtlich des Auftretens der Parkinsonerkrankung hat (De Rijk et al. 1997). Einen ähnlichen Befund machten Golbe et al. bereits 1988 innerhalb der US-Bevölkerung. Andere Untersuchungsergebnisse wiederum erbrachten keinen Hinweis für die Assoziation zwischen MP und den antioxidativen Vitaminen C und E (Logroscino et al. 1996, Morens et al. 1996). Insofern sind die epidemiologischen Studien nicht einheitlich in der Bestätigung der Rolle der Antioxidanzien. Zhang und Mitarbeiter führten eine prospektive Kohortenstudie durch, in der das Risiko der Entwicklung eines MP durch eine hohe diätetische Zufuhr von Tocopherol, nicht aber durch entsprechende Supplemente bei Männern und Frauen signifikant gesenkt wurde (Zhang et al. 2002).

Des Weiteren wurde Vitamin E als pharmakotherapeutisches Agens im Rahmen einer Interventionsstudie, in der DATATOP-Studie (Deprenyl and Tocopherol Antioxidative Therapy of Parkinson Disease) angewandt. Hierbei handelte es sich um eine doppelblind, placebokontrollierte Studie über insgesamt 13 Jahre, bei der 35 Prüfärzte in den USA und Kanada 800 unbehandelte, leichte Fälle von MP-Patienten (67% Männer) ohne weitere Krankheiten und sehr hohem Bildungsstand rekrutierten; 399 Patienten erhielten 2½ Jahre lang täglich 2000 IE (1340 mg) all-rac-α-Tocopherol und/oder 10 mg Deprenyl, 401 erhielten Placebo. Die Untersuchung stützte jedoch nicht die Empfehlung einer Anwendung von Vitamin E bei der Behandlung des Morbus Parkinson (The Parkinson Study Group, 1993). Die Vitamin-E-Behandlung hatte keine Verbesserung des Gesundheitszustands gegenüber der Placebogruppe gebracht und zu einem gering, aber nicht signifikant höheren Mortalitätsrisiko im Vergleich zu Placebo (39% vs. 35% Todesfälle) beigetragen (Marras et al. 2005). Dies war nicht das Ergebnis einer unzulänglichen Compliance, da die α-Tocopherolkonzentration in der Spinalflüssigkeit im Durchschnitt um 76 ± 10% (S.E.) zunahm, was anhand einer Auswahl von 18 Patienten der DATATOP-Studie gemessen wurde (Vatassery et al. 1998). Fahn (1992) hatte im Rahmen eines Pilotprojekts einer offenen Langzeitstudie mit 21 Patienten im frühen Stadium der Erkrankung positive Erfolge beschrieben, da die tägliche Behandlung mit hoch dosiertem Vitamin E (3200 IE) zusammen mit 3 g Vitamin C über einen Zeitraum von 6 bis 19 Jahren in dieser Gruppe die Notwendigkeit einer Einnahme von Levodopa um durchschnittlich 2,5 Jahre verzögern konnte. Die Levodopabehandlung selbst scheint die Bildung von freien Radikalen zu begünstigen und somit den oxidativen Stress zu erhöhen, der wieder einen anderen Krankheitszyklus auslöst (Martignoni et al. 1999).

Morbus Alzheimer (MA)

Beim Morbus Alzheimer (MA) handelt es sich um eine Altersdemenz, die sich pathologisch durch ausgeprägten neuronalen Zellverlust, neuritische Plaques und neurofibrilläres Gewirr sowie klinisch durch einen fortschreitenden Abfall der kognitiven Leistungen manifestiert. Die Pathogenese dieser neurodegenerativen Erkrankung stützt die Hypothese, dass einerseits der altersbedingte zunehmende oxidative Stress und andererseits die aggregierte fibrilläre Form eines speziellen Proteins, dem Amyloid-β-Protein (Aβ), für die Progression der Erkrankung verantwortlich sind; Aβ-Aggregate sind zelltoxisch, sobald sie mit neuronalen Zellmembranen interagieren und dabei oxidative Prozesse auslösen, die eine Freisetzung freier Radikale bewirken.

Die oxidative Stresshypothese wird gestützt durch verschiedene Laborbefunde von an Morbus Alzheimer erkrankten Patienten. So wurden erhöhte Malondialdehyd-Konzentrationen, einem Maß für die Lipidperoxidation, gemessen (Balazs und Leon 1994, Palmer und Burns 1994). Neben der signifikant erhöhten Peroxidation in der Großhirnrinde zeigt auch der temporale Cortex der Gehirne von MA-Patienten Empfindlichkeit gegenüber einer Lipidperoxidation, was durch Autopsiebefunde evaluiert wurde (McIntosh et al. 1997). Dieselbe Arbeitsgruppe ermittelte im Temporalcortex eines 85-jährigen MA-Patienten, der vier Jahre lang vor der Autopsie Tocopherolsupplemente eingenommen hatte, einen signifikant geringeren oxidativen Schaden im Vergleich zu anderen MA-Patienten derselben Studie.

Oxidative Schäden wurden auch an Proteinen verifiziert (Hensley et al. 1995). Mittels der 8-Hydroxy-2-Desoxyguanosin-Konzentrationen zeigten Mecocci et al. (1994) einen 50%igen Anstieg des oxidativen Schadens an der Kern-DNA und einen dreifachen Anstieg an der mitochondrialen DNA der Großhirnrinde von Alzheimer-Patienten. Einen weiteren Hinweis im Gehirn von entsprechenden Patienten liefert die Aktivität der Hämoxygenase (EC 1.14.99.3), einem Enzym, das durch oxidativen Stress induziert wird (Premkumar et al. 1995). Hohe Glutathionkonzentrationen im Hippocampus und höhere Aktivitäten der Catalase und Superoxiddismutase in einigen Gehirnregionen von Alzheimer-Patienten lassen im Vergleich zu Kontrollpersonen eine kompensatorische Enzymantwort bzgl. des oxidativen Schadens vermuten (Balazs und Leon 1994, Adams et al. 1991). Die genannten Enzymaktivitäten waren auch in den Erythrozyten der Patienten signifikant erhöht (Perrin et al. 1990). Eine Abnahme der Plasmakonzentrationen an Vitamin E weist in vielen Cross-Sectional-Studien auf einen veränderten Vitamin-E-Status bei Alzheimer-Patienten hin (Jeandel et al. 1989, Jackson et al. 1988, Zaman et al. 1992, Riviere et al. 1998). Auch in der zerebrospinalen Flüssigkeit von MA-Patienten wurden geringere Konzentrationen an α-Tocopherol diagnostiziert (Tohgi et al. 1994, Jimenez-Jimenez et al. 1997). Die Ergebnisse von Foy et al. (1999) stützen die Hypothese, dass mit Demenzerkrankungen grundsätzlich eine erhöhte Aktivität freier Radikale einhergeht; bei 175 Patienten aus Großbritannien, die Morbus Parkinson, Alzheimer oder vaskuläre Demenz aufwiesen, waren die Plasmakonzentrationen der Vitamine A, C und E gegenüber 99 Kontrollpersonen signifikant vermindert. Adams und Mitarbeiter (1991) fanden sogar einen Vitamin-E-Anstieg im Gehirn, den sie in Analogie zu den höheren Enzymaktivitäten als einen kompensatorischen Effekt hinsichtlich der oxidativen Prozesse betrachten. Neben den reaktiven Sauerstoffspezies scheinen überdies auch Stickstoffspezies an den Läsionen der Neuronen beteiligt zu sein, da Peroxidasen wie die Myeloperoxidase Proteine in Anwesenheit von Stickoxyd nitrieren können (Eiserich et al. 1998).

Die neuroprotektive Wirkung von Vitamin E besteht nun darin, die Bildung von Wasserstoffsuperoxid und die damit verbundene Zytotoxizität zu blockieren (Behl et al. 1994). Vitamin E schützt in Hippocampus-Zellkulturen der Ratte (Goodman und Mattson 1994) und PC12-Nervenzellen (Behl et al. 1992) vor dem β-Amyloid (Aβ)-induzierten Zelltod. Subramaniam et al. (1998) bestätigten, dass das Antioxidans die durch freie Radikale gesteuerte Aβ-assoziierte Toxizität in vitro verhindert. Weiterführende In-vitro-Studien haben ergeben, dass die Aktivität des oxidationsempfindlichen Enzyms Kreatinkinase in autopsierten Gehirnproben von MA-Patienten signifikant vermindert ist (Yatin et al. 1999). α-Tocopherol modulierte den β-Amyloid-induzierten Schaden bei der Kreatinkinase und zellulären Proteinen in kultivierten embryonalen Hippocampusneuronen (Yatin et al. 1999). Yao et al. fanden heraus, dass die durch Tocopherol vermittelte Hemmung von reaktiven Sauerstoffspezies (ROS) und der Lipidperoxidation (LPO) die β-Amyloid-induzierte Apoptose und den Zelltod von PC12-neuralen Zellen nicht verhindern konnte, so dass die ROS nicht allein die Ursache für Apoptose und Zelltod sein können (Yao et al. 1999). Als neurotoxisches Substrat wurde für undifferenzierte humane Neuroblastomzellen neuerdings 24-Hydroxycholesterol identifiziert, welches in einem erhöhten Ausmaß im Serum von Patienten mit MA vorhanden ist. α-Tocopherol und auch Estradiol konnten diese Neurotoxizität, die mit freier Radikalenbildung verbunden ist, teilweise unterbinden (Kolsch et al. 2001).

Die Vitamin-E-Supplementierung führte im Vergleich zu einer Standarddiät im Langzeitversuch von zwei Jahren zu einem zweifachen Anstieg der Konzentration im Gehirn von Hunden (Pillai et al. 1993). Auch im Rattenhippocampus wurden Vitamin-E-Zunahmen bis zu 70% festgestellt (Monji et al. 1994). Außerdem verbesserte die Zufuhr des Antioxidans die kognitive Leistung alter Tiere und verhinderte oxidativen Schaden im Tiermodell (Grundman 2000). Eine spanische Studie untersuchte den Zusammenhang zwischen den kognitiven Fähigkeiten von 260 älteren Menschen und der Zufuhr von Antioxidanzien. Personen mit besseren Ergebnissen bei kognitiven Funktionstests hatten eine höhere Zufuhr von Vitamin E, aber auch Vitamin C, Betacarotin und Folsäure (Ortega et al. 1997). In einer Querschnittsstudie mit 5182 Personen (Rotterdam Study 1990–1993) im Alter von 55 bis 95 Jahren und einem Frauenanteil von 56% wurden anhand von Fragebögen wiederum keine Assoziationen zwischen kognitiver Funktion und der Zufuhr von Vitamin E (n = 59) und Vitamin C (n = 292) beobachtet; eine Beeinträchtigung wurde hingegen mit einer niedrigeren Zufuhr von Betacarotin (n = 31) verbunden (Jama et al. 1996). Die Beziehung des Antioxidanzienstatus im Plasma und der kognitiven Leistungsfähigkeit wurde ebenso im Rahmen einer österreichischen Studie mit 1769 neurologisch-psychiatrisch unauffälligen Personen zwischen 50 und 75 Jahren untersucht. Die Beurteilung erfolgte mit dem „Mattis Dementia Rating Scale". Ein positiver Zusammenhang war nur für Vitamin E signifikant (Schmidt et al. 1998). Eine multiethnische Cross-sectional-Studie aus Amerika (1988–1994) mit 4809 Personen über 60 Jahre alt fand eine höhere Odds Ratio für ein schlechteres Erinnerungsvermögen in Verbindung mit abnehmenden Tocopherolspiegeln (Perkins et al. 1999). Cherubini et al. empfehlen aufgrund der Resultate ihrer Populations-basierten Kohortenstudie aus der Toskana (InCHIANTI Study: Greve in Chianti, Bagno a Ripoli) mit 1033 Teilnehmern im Alter von mindestens 65 Jahren eine Vitamin-E-Konzentration am oberen Ende des üblichen Plasmabereiches von 19 bis 35 µmol/l anzustreben. Ihre epidemiologischen Studienergebnisse stützen erneut die bisherige Annahme, dass höhere Vitamin-E-Plasmagehalte alte Menschen vor kognitiver Beeinträchtigung und Demenz signifikant schützen könnten. Für die Teilnehmer mit Vitamin-E-Gehalten in der untersten Tertile (< 26 µmol/l) ergab sich eine signifikant höhere Wahrscheinlichkeit, dement zu werden (OR: 2,6; 95% CI: 1,0–7,1) und an kognitiver Beeinträchtigung zu leiden (OR: 2,2; 95% CI: 1,2–4,2) im Vergleich zu den adjustierten Teilnehmern in der höchsten Vitamin-E-Tertile (> 32,93 µmol/l) (Cherubini et al. 2005). Auch eine weitere Subgruppenanalyse der Rotterdam Studie (Rekrutierung von 5395 Personen mindestens 55 Jahre alt, 1990–1993) kam im Rahmen der Nachbeobachtung (1993–1994, 1997–1999) zu dem Ergebnis, dass eine tägliche hohe Zufuhr von Vitamin E (> 15,5 mg vs < 10,5 mg) und Vitamin C (> 133 mg vs < 95 mg) sowie Betacaroten und Flavonoide aus der Nahrung mit einer niedrigeren Inzidenz für Morbus Alzheimer verbunden war. Die Risikoabnahme war am auffälligsten bei den Rauchern (Engelhart et al. 2002).

Einige große Ernährungsstudien und epidemiologische Untersuchungen wurden in den Neunziger Jahren durchgeführt, wie die Zutphen Elderly Study Nutritional Survey (n = 342), eine prospektive Kohortenstudie zur Prävention der Alzheimer-Krankheit von 1990 bis1993, die zur Messung einer Veränderung im kognitiven Verhalten den MMSE (Mini-Mental State Examination) nutzen. Es war hierbei keine protektive Wirkung von Tocopherol ableitbar (Kalmijn et al. 1997).

Morris und Mitarbeiter, die hoch dosierte Vitamin-E-Supplemente eingesetzt haben (East Boston Study, n = 633), beobachteten einen Schutz gegen MA (Morris et al. 1998). Dass das herabgesetzte Risiko für einen MA eher mit Nahrungsvitamin E als mit Supplementen verbunden ist, haben Untersuchungen an Patienten ohne APO E 4 Allel gezeigt (CHAP, n = 815) (Morris et al. 2002). Interessant sind die positiven Ergebnisse der HAAS (Honolulu Asia Aging Study) mit 3385 Männern im Alter von 71 bis 93 Jahren, die belegen, dass Vitamin E- (n = 189) und Vitamin C- (n = 388) Supplemente bei den auf Hawaii lebenden japanischen Amerikanern zwar nicht vor der MA-Demenz (OR: 1,81; 95% CI: 0,91–3,62), wohl aber gegen vaskuläre Demenz (OR: 0,12; 95% CI: 0,02–0,88) und sog. gemischte Demenz (OR: 0,31;

95% CI: 0,11–0,89) schützen (Masaki et al. 2000). Bei Anwendung von jeweils Vitamin E oder Vitamin C schnitten Personen ohne Demenz bei den kognitiven Tests signifikant besser ab; die zusammen verabreichte Anwendung von beiden Vitaminen verbesserte den Test bei derselben Personengruppe nur im statistischen Grenzbereich (Masaki et al. 2000). In der Nurses'-Health-Studienkohorte (insgesamt n = 14 968), in der von 1995–2000 kognitive Tests an den 70- bis 79-jährigen Teilnehmerinnen per Telefon durchgeführt wurden, zeigten nur spezifische Vitamin-E-Supplemente, aber nicht spezifische Vitamin-C-Produkte, einen diesbezüglichen mäßigen Nutzen (Grodstein et al. 2003). Im Rahmen der Medical Research Council / British Heart Foundation (MRC/BHF) Heart Protection Study, die die Anwendung antioxidativer Vitaminsupplemente an 20 536 Hochrisikopatienten für CVD (Cardiovascular Diseases) untersuchte, wurde während des letzten Studienbesuchs mit den Patienten ein modifiziertes Telefoninterview zum kognitiven Status (TICS-m) geführt. Jedoch wurde kein signifikanter Unterschied zwischen den behandelten Gruppen in dem Studienteilnehmer-Anteil beobachtet, der als kognitiv beeinträchtigt eingestuft worden war (Heart Protection Study Collaborative Group 2002).

Weitere Beobachtungsstudien berichten wieder über einen positiven Zusammenhang zwischen hoher Vitamin-E-Zufuhr und einem geringeren Risiko für die Alzheimer Krankheit (Berman et al. 2004, Grundman et al. 2002, Luchsinger und Mayeux 2004). Trotz dieser positiven Zusammenhänge sind bisher keine signifikanten klinischen Ergebnisse durch eine Intervention mit Vitamin-E-Supplementen erzielt worden.

In einer randomisierten doppelblind, placebokontrollierten, in den USA multizentrisch durchgeführten Interventionsstudie mit 341 Alzheimer-Patienten mittleren Schweregrads wurde untersucht, inwieweit die tägliche Anwendung von 2000 IE all-rac-α-Tocopherol allein, 10 mg Selegilin allein, die Kombination aus beiden bzw. Placebo über einen Zeitraum von zwei Jahren das Fortschreiten der Krankheit verzögert. Das Risiko, einen primären Endpunkt wie Tod, schwere Demenz bzw. die Notwendigkeit einer Heimunterbringung zu erreichen, war im Vergleich zur Placebogruppe in der Vitamin-E-Gruppe um 53%, in der Selegilin-Gruppe um 43% und in der Kombinationsgruppe um 31% vermindert. Der Zeitpunkt bis zum Erreichen eines der primären Endpunkte verlängerte sich gegenüber Placebo durch die Anwendung mit Vitamin E um 230 Tage, mit Selegilin um 215 Tage und mit der Kombination um 145 Tage (Sano et al. 1997). Hinsichtlich der Endpunkte, der statistischen Auswertung und der fehlenden Verbesserung beim kognitiven Testscore gab es jedoch heftige Kritik an dieser Studie. Um die bisher gewonnenen Daten abzusichern, wurde eine weiterführende Präventionsstudie geplant. So wurde auf der Basis eines gemeinsamen klinischen Projekts zwischen dem US National Institute of Aging (NIA) und der Pharmazeutischen Industrie unter der Leitung von R. Petersen und M. Grundman die sog. Memory Impairment Study in bis zu 80 Zentren der USA und Kanada durchgeführt. Ziel des sehr aufwändigen Studiendesigns war es, die Nützlichkeit von hoch dosiertem Vitamin E bzw. Donepezil, einem Acetylcholinesterasehemmer, dahingehend zu untersuchen, ob diese Wirkstoffe den Verlauf von einer beeinträchtigten Gedächtnisleistung bis hin zur Alzheimer-Erkrankung verzögern oder unterbinden können. Hierbei wurden 769 entsprechend vorbelastete Patienten mit amnestischem Subtyp leichter kognitiver Dysfunktion und einem hohen Risiko für die Entwicklung eines Morbus Alzheimer (berechnet mit 16% pro Jahr) im Alter von 55 bis 90 Jahren in drei Behandlungsgruppen eingeteilt und über drei Jahre lang neben einer täglichen Multivitaminzufuhr, die 10 mg (15 IU) Vitamin E enthielt, entweder mit pharmakologischen Dosen α-Tocopherol (2000 IE = 1340 mg) im Vergleich zu einem Donepezilplacebo, mit Donepezil (10 mg) und einem Vitamin-E-Placebo oder einem Vitamin-E-Placebo im Vergleich zum Donepezilplacebo versorgt. Die Ergebnisse dieser Alzheimer's Disease Cooperative Study Group (ADCSG), die von 1999–2004 randomisiert, doppelblind kontrolliert durchgeführt wurde, waren enttäuschend. In allen drei Gruppen zeigte sich für die durchschnittlich 72,9-jährigen Patienten, mit einem Frauenanteil von 46%, nach drei Jahren Behandlung ein ähnlich erhöhtes Risiko für das Fortschreiten in die Alzheimer-Krankheit. Die Vitamin-E-Gruppe hatte im Vergleich zur Plazebogruppe ein gering höheres Risiko (Hazard Ratio (HR): 1,02; 95%

CI: 0,74–1,41, p = 0,91), die Donepezilgruppe ein etwas geringeres Risiko (HR: 0,80, 95% CI: 0,57–1,13, p = 0,42). Interessant ist, dass Donepezil in den ersten 12 Monaten der Einnahme mit einer Verzögerung der Progression für MA im Vergleich zu Placebo einherging (p = 0,04) und bis zu 18 Monaten der Einnahme auch die Leistung der Patienten bei einigen kognitiven Funktionstests verbessert wurde. Die neuroprotektive Wirksamkeit des Cholinesterasehemmers war auch nach drei Jahren immer noch für die Hochrisikopatienten evident, die Träger von einem oder mehreren Apolipoprotein E (APO E ε4-Allelen waren. Die Ergebnisse der groß angelegten Intervention haben somit keinen neuroprotektiven Nutzen von hoch dosiertem Vitamin E bei der Entwicklung der Alzheimer Krankheit erbracht (Petersen et al. 2005).

Tardive Dyskinesie (TD)

Die Anwendung von Vitamin E bei tardiver Dyskinesie erscheint nach bisherigen Untersuchungen vielversprechend. Ausgelöst werden die extrapyramidalen Bewegungsstörungen aufgrund von Nebenwirkungen bei etwa 20–25% der Patienten, die Neuroleptika chronisch einnehmen oder eingenommen haben. Die Inzidenz scheint mit dem zunehmenden Alter der Patienten anzusteigen. Als eine Ursache wird die Neuroleptika-induzierte erhöhte Bildung an Sauerstoffradikalen diskutiert, die zur Degeneration von dopaminergen und Neurotransmittersystemen führt (Vatassery et al. 1999). Hinweise hierfür haben verschiedene Gruppen erbracht, die sowohl in der zerebrospinalen Flüssigkeit (Lohr et al. 1990) als auch im Plasma (Brown et al. 1998) von TD-Patienten höhere Konzentrationen an Lipidperoxidationsprodukten als üblicherweise gemessen haben. Nachdem bereits 1990 über eine Toxizität von Haloperidol in vivo berichtet wurde, konnte für Haloperidol im Speziellen die Zytotoxizität für verschiedene neuronale Zelllinien in vitro bestätigt werden (Behl 1999). Überdies belegte die Gruppe um Behl, dass die zum Zelltod führenden Veränderungen der Membran und Zellmorphologie – verursacht durch Haloperidol – durch Präinkubation der Zellkulturen mit Vitamin E unterbunden werden konnten. Wie anhand des DNA-Abbaus nachvollziehbar ist, wird ebenso die Haloperidol-induzierte Nekrose durch Vitamin-E-Vorbehandlung vollständig verhindert.

Die bisher durchgeführten Kurzzeitsupplementationen mit Vitamin E an TD-Patienten führten zu nützlichen Effekten, die jedoch meistens beschränkt waren auf Patienten, bei denen die Krankheit erst vor kurzem ausgebrochen war (Egan et al. 1992, Lohr et al. 1987). Lohr und Caligiuri (1996) untersuchten insgesamt 35 Patienten (29 mit Schizophrenie und 6 mit Gemütsstörungen), die 1600 IE (1074 mg) Vitamin E pro Tag erhielten, im Rahmen einer doppelblind placebokontrollierten klinischen Studie. Trotz der kurzen Studiendauer von zwei Monaten wurde in der Vitamin-E-Gruppe eine signifikante Verminderung der Dyskinesie anhand der Beeinträchtigung des Scores der abnormen unwillkürlichen Bewegungsskala festgestellt. Die Behandlung war besonders erfolgreich, wenn die TD nur schwach ausgeprägt war, weniger als fünf Jahre andauerte (Boomershine et al. 1999) und eine niedrige Antipsychotikadosis eingenommen wurde (Adler et al. 1998). Adler et al. (1998) supplementierten 40 Patienten mit der gleichen täglichen Vitamin-E-Dosis oder Placebo für 36 Wochen. Auch diese Pilotstudie zeigte als Ergebnis bereits nach zehnwöchiger Behandlung im Vergleich zur Placebogruppe eine signifikante Verbesserung hinsichtlich der Schwere der TD.

Eine Studienauswertung von 10 Untersuchungen stützt die Annahme, dass Tocopherol zwar bestehende Symptome der tardiven Dyskinesie nicht verbessert, aber vor einer Verschlechterung derselben bewahrt (Soares und McGrath 2001). Im Rahmen einer Metaanalyse von 12 Studien mit 223 Patienten haben 28,3% dieser Patienten eine mäßige Verbesserung der Symptome unter Tocopherol beschrieben (Barak et al. 1998). Die Patienten wurden hierbei mit Tagesdosen von 400 IU (268,5 mg) bis 1600 IU (1074 mg) Vitamin E behandelt. Andererseits liegen aber einzelne Studien vor, die keine Wirkung von Tocopherol auf klinische Anzeichen der tardiven Dyskinesie belegen; so eine Studie mit 10 Patienten, in der Tocopherol weder die Symptome noch den Kreatinphosphokinase-Gehalt verbessert (Dorevitch et al. 1997). Adler et al. widersprechen eigenen früheren Ergebnissen von 1998, da sie in einer placebokontrollierten Studie mit insgesamt 158 TD-Patienten mit einer

3

Krankheitshistorie von ≤ 10 Jahren, antipsychotischer Medikation, und einer täglichen Vitamin-E-Supplementation von 1600 IU (1074 mg) keine Hinweise mehr in der Intention-to-treat-Analyse (ITT) finden, dass Tocopherol bei der Behandlung tardiver Dyskinesie hilft (Adler et al. 1999). Die insgesamt widersprüchlichen Befunde der Studien werden mit den wechselnden Verschreibungsgewohnheiten der Ärzte, dem geringeren Nebenwirkungsprofil neuer antipsychotischer Arzneimittel, den unterschiedlichen Populationen, der verschiedenen Krankheitsdauer, sowie den Größenvariationen der Studienkollektive (n = 10–158), den unterschiedlichen Vitamin-E-Dosen (400–1600 IU) und der Behandlungsdauer (von 2 Wochen bis 2 Jahre) erklärt.

Altersbedingte Augenerkrankungen

Das Alter und durch freie Radikale verursachte Oxidationsprozesse sollen in der Kataraktentwicklung als Risikofaktoren eine wichtige Rolle spielen. Darüber hinaus wird eine Assoziation zwischen dem Ernährungszustand und dem Augenlinsenkatarakt seit vielen Jahren beschrieben, seitdem antioxidative Eigenschaften von Nährstoffen bekannt sind. Untersuchungen hierzu schließen experimentelle, epidemiologische, klinische und Interventionsstudien ein.

Vitamin E und das Kataraktrisiko

So wurde bei experimentell induzierter Katarakt in Tierstudien gezeigt, dass Schweregrad und Ausmaß der Kataraktentwicklung nach isolierter Linsenbestrahlung von Ratten durch Vitamin E verringert wurde (Ross et al. 1983). Vitamin-E-Gabe verhinderte bzw. hemmte die Kataraktbildung von isolierten Rattenlinsen, welche entweder Galactose- (Creighton et al. 1985), Corticosteroid- (Creighton et al. 1983) oder Hitze- (Stewart-DeHaan et al. 1981) exponiert waren. Auch oxidativ induzierte Katarakte bei der Spezies Kaninchen wurden durch die Vitamin-E-Supplementierung bei 50% der Tiere aufgehalten (Bhuyan et al. 1982). Ferner traten durch Vorbehandlung mit Vitamin E bei Ratten, die mit einer Einzeldosis von Gamma- oder Neutronenstrahlen bestrahlt wurden, weniger Schäden, die eine Kataraktentwicklung fördern (Ross et al. 1990), an der Linse auf.

Aus einer Vielzahl von epidemiologischen Studien ist ein Zusammenhang zwischen der Inzidenz für altersabhängige Katarakt (ARC) und dem Antioxidanzienstatus abzuleiten. Diese Relation zeigten Jacques et al. (1988) bei 112 Amerikanern im Alter von 40–70 Jahren; hohe Plasmakonzentrationen von Antioxidanzien senkten das Kataraktrisiko bei diesen Probanden um 80%. Eine finnische Studie mit 15-jähriger Beobachtungszeit stellt ein 2,6-fach erhöhtes Risiko für das Auftreten eines Altersstars bei den Studienteilnehmern dar, die Vitamin-E- bzw. Betacarotin-Serumkonzentrationen im untersten Tertil aufweisen (Knekt et al. 1992). Eine andere finnische Gruppe beobachtete eine inverse Korrelation zwischen den Vitamin-E-Gehalten im Plasma und der Progression von kortikalen Linsentrübungen, die letztlich zu einer Katarakt führen. Das Risiko bei Plasmakonzentrationen von Vitamin E im untersten Quartil war 3,7-fach erhöht (Rouhiainen et al. 1996). Die in den USA durchgeführte Beaver Dam Eye Study mit insgesamt 1354 Teilnehmern untersuchte bei 252 Personen im Alter von 50–86 Jahren die Kataraktinzidenz in Beziehung zu den Serumspiegeln von Vitamin E und Carotinoiden. Teilnehmer, die Vitamin-E-Konzentrationen im höchsten Tertil aufwiesen, hatten ein um 60% niedrigeres nukleäres Kataraktrisiko. Diesbezüglich bestanden keine Korrelationen für die Vitamin-E-Zufuhr oder die Carotinoidkonzentration (Lyle et al. 1999). Mares-Perlman et al. (2000) beschreiben jedoch ein geringeres Kataraktrisiko für Langzeitkonsumenten von Multivitamin- oder diätetischen Supplementen, die Vitamin E oder C enthielten.

Fasst man die Ergebnisse einiger Interventionsstudien zusammen, ist danach der Konsum von Vitamin-E-Supplementen mit dem Kataraktrisiko invers korreliert. Robertson et al. (1989) beschreiben, dass die Prävalenz eines fortgeschrittenen Katarakt bei Individuen, deren tägliche Vitamin-E-Einnahme bei über 400 IE lag, im Vergleich zur Kontrolle um 56% verringert ist. Eine der größten Kataraktstudien – die Longitudinal Study of Cataract – mit 764 Amerikanern beschreibt ein um 57% vermindertes Risiko einer nukleären Linsentrübung bei den Teilnehmern, die regelmäßig Vitamin-E-

Supplemente eingenommen hatten oder über einen höheren Vitamin-E-Spiegel verfügten (Leske et al. 1998)

Diesen positiven Korrelationen stehen jedoch Studienergebnisse entgegen, die keine Relation zwischen dem Kataraktrisiko und der Vitamin-E-Aufnahme (Hankinson et al. 1992) oder den Vitamin-E-Plasmakonzentrationen aufweisen (The Italian-American Cataract Study Group 1991; Mohan et al. 1989). Jacques und Chylack (1991) beobachteten bei Personen mit einer täglichen Vitamin-E-Einnahme über 35,7 mg eine um 55% niedrigere Kataraktprävalenz gegenüber einer Gruppe, die täglich weniger als 8,4 mg einnahm; diese Assoziation war jedoch statistisch nicht signifikant. Geschlechtsspezifische Unterschiede beschreiben Mares-Perlman und Mitarbeiter (1995); mit der Nahrung zugeführtes Vitamin E verminderte bei den untersuchten Männern – wenn auch nicht signifikant – nicht jedoch bei den Frauen das nukleäre Kataraktrisiko. Taylor und Hobbs (2001) haben die Ergebnisse retrospektiver oder prospektiver Studien zusammengefasst, und sehen eine inverse Beziehung zwischen der Vitamin-E-Aufnahme und dem Risiko für einen Katarakt, vor allem für einen kortikalen. Eine retrospektive Studie, das Nutrition and Vision Project, vergleicht die Langzeit-Nährstoffzufuhr und das Risiko für einen frühen Katarakt an 478 Teilnehmerinnen der Nurses' Health Study Kohorte im Alter von 53 bis 73 Jahren. Nur die Vitamin-E-Blutspiegel waren invers mit einem nukleären Katarakt signifikant korreliert (Jacques und Chylack 2001). Auch vor dem Hintergrund der inkonsistenten Ergebnisse im Hinblick auf die spezifischen Nährstoffe oder Katarakttypen, erklärbar durch Unterschiede innerhalb der Populationen oder angewandten Untersuchungsmethoden, was die Nährstoffexposition oder das jeweilige Ergebnis zur Augenkrankheit betrifft, ist dennoch davon auszugehen, dass eine optimale Zufuhr an Vitamin E das Augenerkrankungsrisiko vermindert bzw. den Verlauf positiv beeinflusst. Neben der qualitativen Zufuhrempfehlung, für eine an Vitamin C, E und Carotinoiden reichhaltige Ernährung Sorge zu tragen, werden konkrete Dosisempfehlungen bezüglich einer Supplementation derzeit nicht ausgesprochen.

Vitamin E und das Risiko für eine altersabhängige Makuladegeneration

Überdies wurde epidemiologisch der Zusammenhang zwischen Konzentrationen von Antioxidanzien und dem Risiko für eine altersabhängige Makuladegeneration (AMD) untersucht. In der Beaver Dam Eye Study wurde bei geringer Vitamin-E-Zufuhr ein erhöhtes Risiko für AMD beobachtet (VandenLangenberg et al. 1998). Obwohl in Folge einer Vitaminsupplementation vielleicht bedingt durch den guten Ernährungsstatus der Teilnehmer kein Zusammenhang beobachtbar war, zeigte sich anhand desselben Studienkollektivs mit einer Fallzahl von 976 Probanden im Rahmen der Baltimore Longitudinal Study of Aging, dass die Personen mit Vitamin-E-Konzentrationen im Plasma im niedrigsten Quartil ein doppelt so hohes Risiko für AMD haben wie die Personen mit entsprechend höheren Plasmakonzentrationen (West et al. 1994). In der australischen Studie von Tsang et al. (1992) mit 80 AMD-Patienten und 86 gesunden Kontrollen unterscheiden sich die Vitamin-E-Konzentrationen beider Gruppen nicht signifikant voneinander. Belda et al. (1999) beschreiben, dass die Vitamin-E-Gehalte im Blut invers mit der Schwere der AMD korrelieren. Die POLA-Erhebung (Pathologies Oculaires Liées à l'Age), eine prospektive, Populations-basierte Studie zu den Risikofaktoren für AMD und Katarakt mit 2584 Teilnehmern, zeigt, dass eine 82%ige Risikoabnahme für AMD in der höchsten Quintile (verglichen mit der niedrigsten) der Lipid-standardisierten Vitamin-E-Spiegel und eine inverse Beziehung mit den frühen Anzeichen einer AMD besteht (Delcourt et al., POLA Study Group 1999).

Die Auswertung einer Interventionsstudie, der finnischen ATBC-Studie mit über 29 000 chronischen Rauchern im Alter von 50–69 Jahren ergibt allerdings keine schützende Wirkung von über 5 bis 8 Jahre lang täglich eingenommenem Vitamin E- (50 mg) und/oder Betacarotin-(20 mg)Supplementen gegenüber dem Risiko für AMD oder Katarakt (Teikari et al. 1998a, b).

3

VECAT (Vitamin E, Cataract and Age-Related Maculopathy Trial)

Ob Vitamin E bei der Prävention von altersabhängigen Augenerkrankungen in der Klinik eine Rolle spielt, sollten speziell angelegte Untersuchungen, wie die australische Studie Vitamin E, Cataract and Age-Related Maculopathy Trial (VECAT), klären. Hierzu wurden gesunde, ältere Menschen (n = 1193, 44% Männer) im Alter von 55 bis 80 Jahren mit oder ohne frühem Katarakt über vier Jahre lang mit hochdosiertem Vitamin E pflanzlicher Herkunft (500 IU pro Tag) supplementiert. Jährliche Überprüfungen ergaben am Ende der Studienlaufzeit, dass Vitamin E die Inzidenz und die Progression von nukleären, kortikalen oder posterior subkapsulären Katarakten nicht beeinflusst und diese Ergebnisse nicht für eine Anwendung von Vitamin E zur Verhütung der Entwicklung oder Progressionsverlangsamung von altersabhängigem Katarakt sprechen (McNeil et al. 2004).

REACT (The Roche European American Cataract Trial)

Die REACT Gruppe (The Roche European American Cataract Trial) führte eine prospektive, multizentrische, randomisiert doppelblind placebokontrollierte Studie in den USA und in Großbritannien durch, um die Wirksamkeit einer antioxidativen Mikronährstoffkombination, bestehend aus 600 mg (660 IU) Vitamin E, 750 mg Vitamin C und 18 mg Betacaroten hinsichtlich einer Verzögerung der Progression der altersabhängigen Katarakt (ARC) zu untersuchen. 297 ambulante Patienten mit frühem ARC (41% Männer), Amerikaner und Engländer mit einem durchschnittlichen Alter von 66 Jahren wurden alle vier Monate mit bildgebenden Verfahren bezüglich des Fortschritts der ARC quantifiziert. Nach drei Jahren zeigte sich nur in der amerikanischen Patientengruppe ein geringer positiver Behandlungseffekt (p = 0,0001). Die UK-Kohorte profitierte nicht signifikant. Die Autoren schließen dennoch, dass eine geringe Verlangsamung der ARC-Progression mit der Vitamineinnahme verbunden ist (Chylack et al. 2002).

AREDS (The Age-Related Eye Disease Study)

Eine weitere groß angelegte amerikanische Multicenterstudie (n = 11), gesponsert von dem National Eye Institute, die AREDS (The Age-Related Eye Disease Study, n = 3640), die bei chronischen altersabhängigen Funktionsstörungen am Auge die Rolle von Mikronährstoffen wie Vitamin E (400 IU), Vitamin C (500 mg), Betacaroten (15 mg), Zink (80 mg) und Kupfer (2 mg) bei der Entwicklung und der Progression von Katarakt (ARC) und Makuladegeneration (AMD) klären sollte. Bei den Teilnehmern (44% Männer) handelte es sich um gut ernährte Patienten mit einem Durchschnittsalter von 68 Jahren. Randomisiert erhielten vier Gruppen die Tabletten, Patienten mit früher, mittlerer, fortgeschrittener und ohne AMD. In diesen Gruppen zeigte sich bei den Patienten mit fortgeschrittener AMD eine Risikoabnahme um 25%, wenn die Patienten durchschnittlich 6,3 Jahre lang mit den Megadosen der Kombination behandelt worden waren (Age-Related Eye Disease Study Research Group 2001a). Trotz epidemiologischer Anzeichen und der positiven Ergebnisse der Linxianstudie, bei der die Prävalenz von nukleären Katarakten vermindert wurde (Sperduto et al. 1993), hat der AREDS-Bericht keine protektiven Eigenschaften von hoch dosierten Vitaminsupplementen bezüglich der Kataraktentwickung und -progression verifizieren können. In der entsprechenden Kataraktstudie gab es nach durchschnittlich 6,3-jähriger Einnahme der genannten Antioxidanzien-Spurenelement-Formulierung keinen statistisch signifikanten Unterschied bei der altersabhängigen Linsentrübung zwischen der behandelten und der Placebogruppe (OR: 0,97, p = 0,55) (Age-Related Eye Disease Study Research Group 2001b). AREDS zeigte einen positiven Einfluss auf die AMD nicht aber auf die Katarakt, wohingegen REACT eine geringe, aber statistisch signifikante Verlangsamung der Katarakt-progression in der amerikanischen Kohorte darstellt. Die widersprüchlichen Resultate zwischen AREDS und REACT werden von der REACT-Gruppe vor dem Hintergrund diskutiert, dass in der REACT-Studie sensitivere Diagnosetechniken eingesetzt und höhere Vitamindosen supplementiert, sowie höhere Plasmakonzentrationen von antioxidativen Mikronährstoffen bei den Teilnehmern zu Beginn der Studie gemessen worden waren. Es wird überdies hervorgehoben, dass die Intervention in den REACT-Kollektiven zu einem früheren Zeitpunkt der Krankheitsentwicklung begonnen hatte.

Es liegt eine aktuelle Analyse zum Einfluss von antioxidativen Vitamin- und Mineralstoffsupplementen hinsichtlich einer Verzögerung der Progression von altersabhängiger Makuladegeneration (AMD) vor, der acht klinische Studien zugrunde liegen. Die Mehrzahl der Personen (n = 3640) im Alter von 55 bis 80 Jahren war in der AREDS (USA) randomisiert, die eine vorteilhafte Wirkung von Antioxidanzien wie Vitamin E, C, Betacaroten und Zink auf die Progression der fortgeschrittenen AMD aufzeigt (OR: 0,68; 95% CI: 0,49–0,93). Die anderen Studien, meistens mit kleinen Fallzahlen, erbrachten inkonsistente Ergebnisse, so dass eine Verallgemeinerung der Wirksamkeitshinweise aus einer amerikanischen Studie mit gut ernährten Personen auf Populationen mit anderen Ernährungsgewohnheiten nicht übertragbar erscheint (Evans 2006). Aufgrund der Tatsache, dass Langzeitstudien insbesondere mit den Personen fehlen, die ein besonderes Risiko für eine altersabhängige Augenkrankheit oder bereits frühe Stadien der Krankheit aufweisen, sind Dosisempfehlungen zur Prävention nicht gegeben.

Neuere Hoffnungen werden an Carotinoide geknüpft, da sich diese aufgrund der epidemiologischen Befunde als wirksamere Nährstoffkomponenten mit antioxidativen Eigenschaften, speziell Zeaxanthin und Lutein (Seddon et al. 1994), zur ADM-Risikosenkung herauskristallisieren.

3.13.9 Behandlungsregime

Empfehlungen zur täglichen Zufuhr

Die von den einzelnen Ernährungskommissionen erarbeiteten Zufuhrempfehlungen zur Sicherstellung der Vitamin-E-Bedarfsdeckung des Gesunden unterscheiden sich nur unwesentlich. Je nach Lebensalter werden 3 mg (Neugeborene) bis 30 mg (Stillende) Tocopheroläquivalente empfohlen (Großklaus und Noble 1990). 1 mg D-α-Tocopherol-Äquivalent entspricht hierbei 1,49 mg D,L-α-Tocopheryl-Acetat (entspr. 1 IU bzw. IE). Im Rahmen des Hohenheimer Konsensusgesprächs zum Thema „Antioxidative Vitamine in der Prävention" hat ein Gremium internationaler Wissenschaftler die tägliche Vitamin-E-Aufnahme durch Nahrungsmittel zur Optimierung des Plasmaspiegels bei gesunden Erwachsenen, die keinem speziellen oxidativen Stress unterliegen, von 15–30 mg vorgeschlagen (Biesalski 1995). Hierzu wurde als Maß für primäre Prävention bei gesunden Erwachsenen eine Plasmakonzentration von α-Tocopherol > 30 µmol/l (220 mg/dl Cholesterin) als optimal angesehen, ein sog. Schwellenwert, der durch Aufnahme des Vitamins über die Ernährung erreichbar sein sollte. Er wurde nach dem derzeit aus prospektiven Studien mit großen Probanden- bzw. Patientenkollektiven vorliegenden Erkenntnismaterial abgeleitet. Im Kontext weiterer antioxidativer Vitaminplasmakonzentrationen (Vitamin C > 50 µmol/l, Betacarotin > 0,4 µmol/l) wurde offensichtlich, dass bei Erreichen dieser Plasmawerte das relative Risiko von koronarer Herzkrankheit und bestimmten neoplastischen Erkrankungen gering ist, sofern diese auf einem suboptimalen Antioxidanzienstatus beruhen. Insofern spiegelt die Plasmakonzentration den für die Prävention der genannten Erkrankungen notwendigen individuellen Versorgungszustand wider und die Studienergebnisse von Gey (1993, 1995; Gey et al. 1994) belegen, dass um ca. 30% verminderte präventive Plasmaschwellenwerte mit einer statistischen Verdopplung des Risikos assoziiert sind. Aus heutiger Sicht erscheint es angezeigt, die Tageszufuhr von Vitamin E zu ausschließlich prophylaktischen Zwecken zu limitieren. 100 mg Tocopheroläquivalente pro Tag galten als physiologisch und sollten für eine rein vorbeugende Zweckbestimmung vollkommen ausreichen (Monographie: Vitamin E, 1994). Die WHO betrachtet tägliche Vitamin-E-Dosen bis zu 150 mg als „absolut sicher" und Dosen von 150–720 mg wurden lange Zeit als einen Bereich ohne Nebenwirkungen angesehen (Packer 1994).

Zur Langzeitanwendung haben sich einige Experten für eine Tagesdosis von 50–400 mg TÄ für das insgesamt als sehr sicher geltende Vitamin ausgesprochen (Gaßmann et al. 1995); bei mehrjähriger Supplementierung mit bis zu 1 g Vitamin E traten nach den Recherchen von Diplock (1985, 1995) keine Nebenwirkungen auf. Placebokontrollierte Studien mit alten Menschen bzw. jungen Erwachsenen ergaben unter der täglichen Dosierung von 800 IE für 30 Tage bzw. 900 IE für 12 Wochen auch keinen Hinweis auf Nebenwirkungen (Meydani et al. 1990, Kitagawa und Mino 1989). Ebenso ergab eine klinische Studie mit 400 Parkinsonpatienten, die über sechs Monate täglich 2000 IE erhielten, keine negativen Nebeneffekte (Parkinson Study Group 1993). Das DRI Commitee und das Food and Nutrition Board (USA 2000) definierten für alle Formen von α-Tocopherol (RRR-, D,L-, Ester) einen UL-Wert (Tolerable Upper Intake Level), der für Erwachsene bei 1000 mg pro Tag liegt. Diese Empfehlung stellt die höchste Nährstoffmenge dar, die bei täglicher Einnahme in der Gesamtbevölkerung kein Gesundheitsrisiko hervorruft. Die Monographie zu Vitamin E (1994) weist auf Einzelfälle hin, die im Bereich von 800 mg über vorübergehende Magen-Darm-Beschwerden berichten. Schwerwiegende Arzneimittelnebenwirkungen oder Hypervitaminosen sind auch nach jahrelanger Verabreichung hoher Dosen nicht bekannt geworden. Im wissenschaftlichen Lebensmittelausschuss der EU, dem Scientific Committee on Food, wurde aufgrund einer detaillierten Risikoabschätzung in 2003 ein UL von 300 mg Vitamin E/Tag abgeleitet (SCF 2003). Patienten, die Antikoagulanzien einnehmen oder einen Vitamin-K-Mangel aufgrund von Malabsorption aufweisen, sollten bei Einnahme hoher Vitamin-E-Dosen beachten, dass dadurch die Blutgerinnungszeit verlängert werden kann, da Vitamin E die Wirkung von Vitamin-K-Antagonisten synergistisch verstärkt (Bendich 1992). Neueste Ergebnisse einer doppelblind durchgeführten, placebokontrollierten Studie, an der Patienten unter Warfarin-Behandlung teilnahmen, stützen die Annahme einer Wechselwirkung zwischen Vitamin E und Gerinnungshemmer jedoch nicht. Unter einer vierwöchigen Vitamin-E-Gabe von täglich 800–1200 mg konnte nur eine vernachlässigbar geringe Änderung der Prothrombinzeit beobachtet werden (Kim und White 1996). Ob nun ein erhöhtes Risiko hinsichtlich des hämorrhagischen Schlaganfalls für den Vitamin-E-Anwender besteht, wird von Pryor (2000) aufgrund folgender Gründe in Frage gestellt:

- Während Vitamin E als Blutgerinnungshemmer bezeichnet wird, hat die Gruppe um M. Steiner (1976, 1987) bei Tagesdosen von 400 IE nur mäßige Antiaggregationseffekte der Thrombozyten beobachtet.
- Die Gesamtzahl der Schlaganfallopfer der ATBC-Studie war klein, so dass die Unterschiede in der Verumgruppe das Ergebnis eines Zufalls sein könnten.
- Im Rahmen der CHAOS-Studie wurde trotz 8- bis 16-mal höherer Vitamin-E-Tagesdosen nicht über ein entsprechend höheres Risiko berichtet. Überdies wurde hier die RRR-α-Form mit einer höheren biologischen Aktivität im Vergleich zum synthetischen Isomerengemisch der ATBC-Studie angewandt.
- Weder die Ergebnisse der Nurses' Health Study noch die der Health Professional Study zeigen in den Vitamin-E-supplementierten Teilnehmern ein höheres Risiko auf.
- Eine Kohorte mit hundert Patienten, die an vorübergehenden ischämischen Attacken (TIA) und minoren Schlaganfällen litten, erhielt zwei Jahre lang entweder Aspirin allein oder 400 IE Vitamin E in Kombination mit Aspirin. Das Ergebnis war eine signifikante Abnahme der Inzidenz ischämischer Fälle der Patienten, welche die Kombination eingenommen hatten. Der Unterschied hinsichtlich der Inzidenz hämorrhagischer Schlaganfälle war nicht signifikant (Steiner et al. 1995).
- Eine chinesische Nährstoffstudie aus Linxian mit besonderem Augenmerk auf Vitamin E, Betacarotin und Selen erreichte zwar keine statistische Signifikanz, aber ein vermindertes relatives Risiko für zerebrovaskuläre Mortalität (RR = 0,90).
- Ähnlich konnte in der Vitamin-E-Gruppe der GISSI-Studie ein reduziertes Risiko bezüglich des Schlaganfalls insgesamt, jedoch ohne statistische Signifikanz beobachtet werden.
- Die HOPE-Studie hat 772 Verumpatienten mit einem vaskulären Hochrisikokollektiv eingeschlossen, welche 400 IE RRR-α-Tocopherol täglich im Mittel über 4,5 Jahre einnahmen; die Auswertung der Gesamtstudie ergab keine erhöhte Inzidenz für hämorrhagische Schlaganfälle.

- Im Rahmen der SPACE-Studie mit Hämodialysepatienten, die aufgrund ihrer kardiovaskulären Historie und des erhöhten oxidativen Stress ebenfalls Hochrisikopatienten darstellten, wurde nach einer hoch dosierten Vitamin-E-Behandlung (800 IE über ca. 519 Tage) die Ursache der gesamten Todesfälle analysiert. Zwei Hämorrhagien in der Vitamin-E-Gruppe, im intestinalen und Ösophagusbereich, sind statistisch von der Placebogruppe nicht signifikant zu unterscheiden.

Eine endgültige Bewertung, ob für atherosklerotisch veranlagte Patienten die Vitamin-E-Einnahme ein Risiko darstellt, ist derzeit nicht möglich. Zusammenfassend kann gesagt werden, dass der hämorrhagische Schlaganfall im Vergleich zur ischämischen Herzerkrankung weniger häufig auftritt. Es könnte für die Bevölkerung ein Gesamtnutzen aufgrund einer Supplementation insofern abgeleitet werden, wenn sich die Rate des letztgenannten Schlaganfalltyps zukünftig kaum erhöht, aber signifikante Abnahmen der ischämischen Herzerkrankungen, einschließlich des ischämischen Schlaganfalls, zu verzeichnen sind.

Vitamin-E-Zufuhr bei parenteraler Ernährung

In Analogie zur Monographie: Vitamin E von 1994 empfahl die Deutsche Arbeitsgemeinschaft für Künstliche Ernährung (DAKE) für die tägliche Vitamin-E-Zufuhr bei der parenteralen Ernährung (PE) Erwachsener 20–40 mg α-Tocopheroläquivalente. Hierbei errechnet sich der Tocopherolbedarf aus dem des normalen Erwachsenen plus dem zusätzlichen Bedarf von 0,5 mg α-Tocopheroläquivalenten je g Polyensäure in der Fettemulsion minus der in der Fettemulsion vorhandenen Menge an alpha-Tocopheroläquivalent (DAKE 1990). Gemäß des Klinikleitfadens (Golly und Adam 2005a, b) und der aktuellen Leitlinie Parenterale Ernährung der Deutschen Gesellschaft für Ernährungsmedizin (DGEM), früher DAKE, sollte grundsätzlich dann eine parenterale Vitaminsubstitution erfolgen, wenn die PE über eine Woche andauert (Biesalski et al. 2007). Die Menge der täglich zu verabreichenden essenziellen Mikronährstoffe orientiert sich an den allgemeinen Empfehlungen internationaler Fachgesellschaften für die Standardsubstitutionen bei PE. Basierend auf einer Veröffentlichung der Food and Drug Administration (FDA) im Federal Register (2000) wurde im Rahmen einer Formulierung von parenteral zu applizierenden Multivitaminprodukten u.a. für Vitamin E ein Wert von 10 mg festgelegt. Diese Angabe bezieht sich auf Erwachsene und Kinder ab 11 Jahren. Ein Jahr später finden sich die entsprechenden Vitaminwerte als Empfehlungen für die tägliche, parenterale Standardzufuhr von gesunden Erwachsenen in den Leitlinien der American Gastroenterological Association (AGA) wieder (Koretz et al. 2001).

Bei Patienten mit Funktionsstörungen des digestiven und resorptiven Systems ist sowohl die zu applizierende Vitamin-E-Menge als auch die Applikationsweise (oral oder parenteral) aufgrund der individuellen Gegebenheiten jeweils im einzelnen abzuklären. Auch die Galenik der Vitaminzubereitung (wasserlöslich oder fettlöslich) spielt eine nicht unwichtige Rolle für den Therapieerfolg.

Vitamin-E-Supplementierung bei Risikogruppen

Das unter bestimmten Krankheitsbedingungen eine gegenüber der Standardzufuhr deutlich veränderte Zufuhr von Vitaminen indiziert sein kann, zeigt das Beispiel einer doppelblind, kontrollierten, randomisierten parenteralen Ernährungsstudie an insgesamt 24 Patienten, die hoch dosierte Chemotherapie während einer Knochenmarkstransplantation erhielten. Dies hatte eine signifikante und progressive Abnahme der Vitamin-E-Konzentration im Plasma bis zum 14. Tag nach der Chemotherapie zur Folge, was durch die zunehmende Radikalbildung der Therapie und die damit verbundene Antioxidanziendepletion des Gewebes verursacht werden kann. Im Vergleich zu einer modifizierten PE, die nur Mikronährstoffe, Elektrolyte und essenzielle Fettsäuren enthielt, verbesserte die Standard-PE-Formulierung den Vitamin-E-Status nicht (Jonas et al. 2000).

Neben der oralen Aufnahme wasserlöslicher Zubereitungen kann Vitamin E intramuskulär verabreicht werden. Die klassische orale Verabreichung lipophiler Präparate ist unsicher und zeigt nur partiellen Erfolg. Die orale Applikation einer öligen Vitamin-E-Suspension in Höhe von 300 mg/Tag bei Kindern mit chronischer Cholestase vermag zwar die Serummalonyldialdehyd-Spiegel zu senken, reicht jedoch nicht aus, die erniedrigten Vitamin-E-Blutspiegel zu normalisieren (Lubrano et al. 1989). Bei 12-jährigen Typ-I-Diabetikern reichten schon 100 IE D,L-α-Tocopherol pro Tag aus, um nach einer dreimonatigen Behandlung die glykosylierte Hämoglobinbildung, die Triglyceridkonzentration sowie die erhöhten Thromboxan (TXB_2)- und MDA-Gehalte im Blut der untersuchten Kinder signifikant zu senken (Jain et al. 1996a, 1998); diese Effekte werden als Risikoabnahme bezüglich Plättchenaggregation und thrombotischer Erkrankungen bei Typ-I-Diabetikern bewertet.

Bei Patienten mit hämolytischen bzw. anämischen Stoffwechselanomalien wie Sichelzellanämie, Beta-Thalassaemia major, Glucose-6-phosphat-dehydrogenase-Mangel und hereditären Enzymdefekten in der Glutathionsynthese werden vergleichsweise hohe Vitamin-E-Tagesdosen eingesetzt. So zeigt eine Untersuchung von 15 Patienten mit Beta-Thalassaemia, die bis neun Monate lang täglich 600 mg D,L-α-Tocopherylazetat einnahmen, im Vergleich zu gesunden Kontrollen, die keine Vitaminsupplementation erhielten, dass die Vitaminzufuhr das Antioxidans/Oxidans-Gleichgewicht im Plasma, in der LDL-Fraktion und in den roten Blutzellen verbesserte und Lipidperoxidationsprozessen entgegenwirkte. Der Vitamin-E-Gehalt der Erythrozyten war nach sechsmonatiger Supplementation normalisiert und die Verschiebung der roten Blutzellen zur physiologischen Resistenz gegenüber osmotischer Lyse wurde beobachtet (Tesoriere et al. 2001, Jonas et al. 2000).

Gemäß der Vitamin-E-Monographie des BfArM von 1994 wurden zur täglichen Prophylaxe orale Dosierungen im Bereich von 10–100 mg für Erwachsene bzw. 10 mg für Kinder und zur Therapie eine TD von 100–800 mg, in Einzelfällen auch mehr für Erwachsene empfohlen. Bereits zwei Jahre später sind in der Mustertextfachinformation zu α-Tocopherolacetat (BfArM 1996) niedrigere Dosierungen ausgewiesen: die TD-Empfehlungen zur oralen Anwendung liegen mit einer Menge von 10–50 mg für die Indikation „Prävention von Vitamin-E-Mangelzuständen“ vor; eine höhere Dosis von 100 mg soll der „Behandlung eines Vitamin-E-Mangels sowie Prävention von Mangelzuständen“ dienen; für Erwachsene ist für die „Therapie eines Vitamin-E-Mangels“ eine TD von 400 mg vorgegeben. Dem aktuellen Arzneimittelverzeichnis „Rote Liste 2006“ sind nach wie vor zugelassene Präparate mit höher dosierten ED bzw. TD in Mengen von über 400 mg RRR-α-Tocopherol pro Kapsel und Tag zu entnehmen. Die derzeitige Überarbeitung des Mustertextes wird dem wissenschaftlichen Kenntnisstand zum Wirkstoff Vitamin E vor dem Hintergrund der vielen negativen Ergebnisse abgeschlossener, groß angelegter Interventionsstudien insbesondere hinsichtlich des Nutzen-Risiko-Profils Rechnung tragen.

Im Rahmen der Prophylaxe intraventrikulärer Blutungen bei Frühgeborenen sind Erfolge mit intramuskulären Tagesdosen von 20 mg/kg KG in den ersten Lebenstagen erzielt worden.

Eine eindeutige Wirkung von Vitamin E zur Vermeidung der bronchopulmonalen Dysplasie der Lunge ist derzeit nicht nachweisbar, so dass verlässliche Dosierungsempfehlungen nicht gegeben werden können.

Die Hypothese, dass eine höhere Vitamin-E-Zufuhr einen krebsprophylaktischen Effekt hat, wurde zunächst durch Hinweise aus epidemiologischen Studien organspezifisch für die Bereiche Mund, Rachen, Speiseröhre, Lunge, Darm und Magen gestützt (Weber et al. 1997). Sehr hohe Vitamin-E-Spiegel sind mit einem geringeren Risiko für Brust- und Lungenkrebs assoziiert (Knekt et al. 1991). Neue Hoffnungen wurden geweckt durch ein überraschendes Subgruppenergebnis der ATBC-Studie, dass nämlich die einzelne Vitamin-E-Gabe von 50 IU pro Tag bei den männlichen Studienteilnehmern die Inzidenz für einen Prostatakrebs um 35 Prozent senken konnte. Viele nachfolgenden Interventionsstudien mit α-Tocopherol haben jedoch die hohen Erwartungen an die protektiven Effekte bei der Prävention und Therapie von malignen und kardiovaskulären Erkrankungen insgesamt nicht erfüllt, obwohl diese Studien hinsichtlich ihrer Wirkstoffdosis, Einnahmedauer und Fallzahl gut konzipiert waren. Trotz der immer wieder beobachteten Unwirksamkeit von Vitamin-E-Supplementen in den Präventionsstudien gilt nach wie vor, dass ein optimaler Vitamin-E-Status in Verbindung mit einem insgesamt ausgeglichenen Antioxidanzienstatus – durch sinnvolle alimentäre Zufuhr und ggf. medikamentöse Substitution im latenten oder manifesten Vitamin-E-Mangelzustand – angestrebt werden sollte. Dies schließt auch die reproduzierbaren biochemischen Einflüsse des α-Tocopherols auf die LDL-Oxidation, Thrombozytenadhäsion, Zellproliferationen, atherosklerotischen Gefäßveränderungen, sowie auf die Stabilisierung des Immunstatus bei alten Menschen in die Nutzen-Risiko-Abschätzung einer medizinisch begründbaren Supplementdosierung ein.

Seit der im Januar 2005 publizierten dosisabhängigen Metaanalyse von Miller und Mitarbeitern bestehen erhebliche Verunsicherungen hinsichtlich einer wahrscheinlich schädlichen Vitamin-E-Dosis. Die Schlussfolgerung der Analyse von 19 randomisierten, internationalen klinischen Studien mit annähernd 135 000 Teilnehmern ergab, dass die in den Langzeituntersuchungen ansteigenden, täglichen Vitamin-E-Dosierungen, welche im Mittel 270 mg betrug, zu einer Zunahme der Gesamtsterblichkeit führen können. Eine genaue Definition des Risikos ist zurzeit nicht möglich; die Autoren spekulieren, dass die Risikodosis zwischen 100 und 270 mg (149 und 402 IU) Vitamin E liegt. Eine Verallgemeinerung der Ergebnisse auf gesunde Personen ist fragwürdig, da die Studien mit täglichen hohen Dosen von Vitamin E größer 400 IU häufig nur an Patienten mit chronischen Krankheiten und mit kleinen Fallzahlen durchgeführt wurden (Miller et al. 2005).

Die Hinweise, dass hoch dosiertes Vitamin E nicht nur unwirksam, sondern – den beschriebenen Myokardversagen und der Zunahme der Gesamtsterblichkeit zufolge – potenziell auch gesundheitsschädlich zu sein scheint, haben neue Diskussionen um den Wert einer von der Bevölkerung nicht nur in Deutschland sehr ausgeprägten Akzeptanz für die Selbstmedikation mit Vitaminsupplementen entfacht (Heyden 2006). Vor diesem Hintergrund sollten bis zur Klärung derzeit widersprüchlich erscheinender Ergebnisse für die langfristige Prävention nicht allzu hoch dosierte Supplemente bzw. Nahrungsergänzungsmittel – und für die Therapie höchstens eine TD bis zu 400 IU (268,44 mg) RRR-α-Tocopherol – angewendet werden. Eine individuelle Nutzen-Risiko-Abwägung der Supplementation ist durch medizinisches Fachpersonal wegen einer möglichen Multimorbidität und/oder Komedikation des Patienten empfehlenswert.

Es hat sich in einigen Studien gezeigt, dass insbesondere die Individuen von einer Vitamin-E-Supplementation profitiert haben, die zu Beginn einer Studie einen schlechten Vitamin-E-Status aufwiesen, was durch falsche Ernährungsgewohnheiten, körperlichen Dauerstress oder auch Krankheiten bedingt sein kann. Interessant ist ferner, dass nur eine niedriger dosierte Vitamin-E-Zufuhr der Arteriosklerose präventiv entgegen zu wirken scheint. Vor diesem Hintergrund scheint es zielführender, zukünftig eine individuellere Supplementation mit niedrigeren Dosierungen zu empfehlen, die sich am Alter, Geschlecht, Gesundheitszustand bzw. Morbiditätsstatus, an den klinischen Labordaten des Patienten/Gesunden und an der für die angestrebte Indikation sinnvollen Tagesdosis orientiert.

3.19.10 Nebenwirkungen, Gegenanzeigen, Wechselwirkungen

Nebenwirkungen treten selten bei bestimmungsgemäßem Gebrauch von Vitamin E auf; bei höheren Tagesdosen von 800 mg (1200 IE) RRR-α-Tocopherol können in Einzelfällen Magen- und Darmbeschwerden beobachtet werden, die sich in Übelkeit, Blähungen und Durchfall äußern. Bei längerer Einnahme von Tagesdosen über 400 mg (600 IE) RRR-α-Tocopherol kann es zu einer Senkung des Schilddrüsen-Hormonspiegels im Serum kommen. Weitere aus Fallberichten beschriebene unerwünschte Effekte wie Bluthochdruck, Müdigkeit, Kopfschmerzen, Muskelschwäche und Thrombophlebitiden wurden bisher nicht bestätigt. Hypervitaminosen sind auch nach mehrjähriger Anwendung hoher Dosen nicht beschrieben. Langfristige Vitamin-E-Überdosierungen können die Aufnahme von fettlöslichen Vitaminen wie A und K vermindern und durch Wechselwirkung mit dem Vitamin-K-Stoffwechsel zu erhöhter Blutungsneigung führen.

Als Kontraindikationen werden eine Überempfindlichkeit gegenüber dem Wirkstoff, sowie Erdnüssen und Soja benannt, die je nach Rezeptur als ein Bestandteil des Arzneimittels vorkommen können.

Bei Anwendung in Schwangerschaft und Stillzeit wurden auch bei höheren Dosen über 15 bis 30 mg RRR-α-TÄ beim Feten keine negativen Auswirkungen beobachtet.

Eine Wechselwirkung von Vitamin E mit gleichzeitig gegebenen Eisenpräparaten ist bekannt, da diese die Wirkung des Vitamins vermindern können. Die Wirkung der Vitamin-K-Antagonisten wie Dicumarol und Warfarin kann bei gleichzeitiger Einnahme von Vitamin E verstärkt werden; daher muss die Hemmung der Blutgerinnung in diesen Fällen besonders sorgfältig überwacht werden. Bei gleichzeitiger Behandlung mit Thrombozytenaggregationshemmern wie Acetylsalicylsäure kann die Blutungszeit deutlich verlängert werden. Bedingt eine Malabsorption einen kombinierten Mangel an Vitamin E und K, so kann dies in Einzelfällen zu einer ausgeprägten Abnahme von Vitamin K mit entsprechenden Konsequenzen für die Blutgerinnung führen. Die Interaktion von α-Tocopherol mit Cholestyramin wird bedingt durch die Hemmung der Rückresorption von Gallensäuren durch den Lipidsenker, da gleichzeitig die Resorption von Vitamin E eingeschränkt werden kann. Es gibt Hinweise, dass Vitamin E (400–800 IU) bei gleichzeitiger Anwendung mit Statinen die Wirksamkeit von Atorvastatin (Tousoulis et al. 2005) oder einer Simvastatin-Niacin-Therapie (Brown et al. 2001, Cheung et al. 2001) herabsetzt.

3.14 Vitamin K

3.14.1 Medizinhistorischer Rückblick, physikochemische Eigenschaften

Die Entdeckung des Vitamin K geht auf Beobachtungen von Farmern zurück, dass bei Rindern nach Verfütterung von verdorbenem oder siliertem Süßklee (cumarinhaltige Pflanze) schwere Blutungen mit tödlichem Ausgang auftraten (Sweet Clover Disease). 1929 stellte Henrik Carl P. Dam bei Küken nach fettfreiem Hühnerfutter eine spontane Blutungsneigung fest, die mit einem erniedrigten Prothrombingehalt (Faktor II) des Blutes in Zusammenhang stand. Da keines der bisher bekannten Vitamine in der Lage war, die Gerinnungsstörung zu beseitigen, wurde ein neues Vitamin, das Koagulationsvitamin oder antihämorrhagische Vitamin K postuliert. Mit dem Nachweis, dass Hämorrhagien der Hühner durch Etherextrakte von Luzernepflanzen behoben werden konnten, und der Isolierung von Vitamin-K-Körpern aus Luzernen und bakteriell infiziertem faulendem Fischmehl durch Dam und Doisy, die 1943 für die Entdeckung (Henrik Carl P. Dam) und die Aufklärung der chemischen Struktur (Edward A. Doisy) den Nobelpreis für Medizin erhielten, war die hämostasiologische Bedeutung von Vitamin K etabliert.

Vitamin K (CAS-Nr. 84-80-0) ist keine einheitliche Substanz, sondern kommt in drei strukturellen Varianten vor (➤ Abb. 3.14.1). Grundgerüst ist das 2-Methyl-1,4-naphthochinon. Die einzelnen Substanzen der Vitamin-K-Gruppe unterscheiden sich im Wesentlichen nur in der Seitenkette in C_3-Stellung. Die lipophile Seitenkette bei Vitamin K_1 (Phyllochinon) enthält in der C_3-Stellung 3 gesättigte und eine ungesättigte Isopreneinheit. Menachinone (Vitamin K_2) werden von verschiedenen Bakterien gebildet und besitzen eine Seitenkette mit variierenden Isoprenresten. Vitamin K_1 und K_2 sind natürlich vorkommende Vitamine, Vitamin K_3 (Menadion), sein wasserlösliches Derivat (Menadionnatriumhydrogensulfit) und Vitamin K_4 (Menadioldiester z.B. Menadioldibutyrat) synthetische Produkte, die im Organismus mit 4 Isopreneinheiten in der C_3-Position am chinoiden Ring prenyliert werden. Für die biologische Wirkung ist die Methylgruppe in C_2-Stellung unerlässlich, die Seitenkette in C_3-Stellung beeinflusst lediglich die Resorbierbarkeit.

Die K-Vitamine sind empfindlich gegen Licht, ionisierende Strahlen und gegen Alkali, jedoch relativ stabil gegen Hitze und Sauerstoff. Deshalb sind Vitamin-K-Verluste aus Nahrungsmitteln im Rahmen der Zubereitung von Speisen gering. Die nativen K-Vitamine sind unlöslich in Wasser, wenig löslich in Alkohol, gut löslich in Ether, Chloroform sowie in Fetten und Ölen (Pharmazeutische Stoffliste 1994).

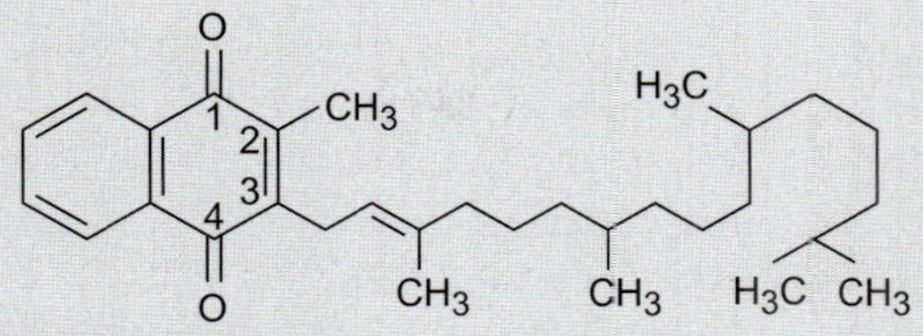

Vitamin K_1 (Phyllochinon)

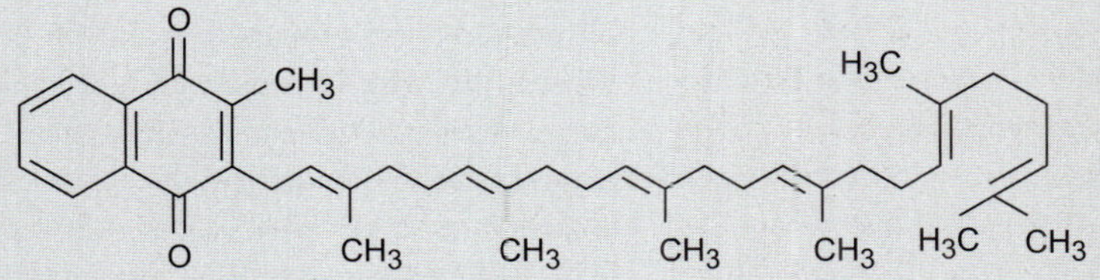

Vitamin K_2 (Menachinon-6)

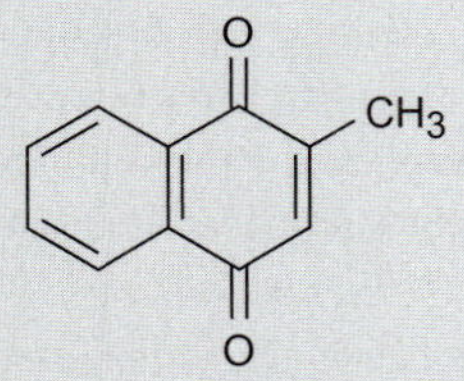

Vitamin K_3 (2-Methyl-1,4-naphthochinon, Menadion)

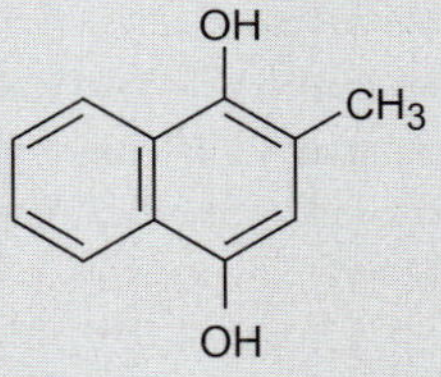

Vitamin K_4 (2-Methyl-1,4-naphthohydrochinon)

Abb. 3.14.1: Strukturformel von Vitamin K und strukturelle Varianten; Vitamin K_4 auch als 1,4 Diester

3.14.2 Vorkommen

Vitamin K ist in der Natur weit verbreitet und kommt sowohl in tierischen als auch pflanzlichen Lebensmitteln vor. Die Biosynthese des Vitamin K ist bislang lediglich in den Grundzügen bekannt. Danach werden von Bakterien Menachinone (MK-n, Vitamin K_2, MK-4) gebildet, die von Tier und Mensch genutzt werden können. In Pflanzen werden Phyllochinone (Vitamin K_1) synthetisiert, die die gleiche Vitaminwirksamkeit aufweisen. Das Phyllochinon ist am Photosyntheseprozess bei allen höheren Pflanzen beteiligt und kommt auch in Braun- und Grünalgen vor (Friedrich 1987).

In hydrierten Pflanzenölen ist Phyllochinon teilweise zu 2',3'-Dihydrophyllochinon umgewandelt (Davidson et al. 1996), über dessen biologische Aktivität und Einfluss auf Phyllochinon z.Z. noch nichts bekannt ist.

Messungen der Vitamin-K-Konzentrationen in verschiedenen Lebensmitteln zeigen, dass die Gehaltsangaben der verschiedenen Tabellenwerke für ein und dasselbe Lebensmittel beachtlich divergieren. Neben analytischen Schwierigkeiten bei der Vitamin-K-Bestimmung treten auch jahreszeitliche Veränderungen im Vitamingehalt auf; diese beiden Faktoren sind bei der Interpretation von Angaben zum Vitamin-K-Gehalt immer zu berücksichtigen.

Im Allgemeinen sind grüne, blattförmige Pflanzen reich an Vitamin K, Fleisch, insbesondere Leber und Fisch, hat mittlere Gehalte, Früchte und Getreidearten sind dagegen relativ Vitamin-K-arm (➤ Tab. 3.14.1).

3

Tab. 3.14.1: Vitamin-K-Gehalte in verschiedenen Lebensmitteln bzw. deren Nährstoffdichte (> Glossar) nach Bundeslebensmittelschlüssel (BLS) 1999

Lebensmittel	Gehalt µg/100 g	Nährstoffdichte µg/1000 kcal
Milch und Milchprodukte		
Butter	60,0	78,5
Brie	35,0	90,2
Emmentaler	30,0	72,0
Edamer	16,0	57,4
Vollmilch	11,3	169,9
Fleisch		
Huhn	473,2	1901,9
Rinderleber	45,0	332,3
Rindfleisch	17,0	84,4
Schweinefleisch	15,0	85,5
Cerealien		
Weizenkleie	80,0	392,9
Haferflocken	50,0	130,1
Reis, ungeschält	40,0	370,7
Roggen, Vollkorn	30,0	95,5
Reis, geschält	20,0	163,7
Gemüse		
Sauerkraut	1540,0	75862,0
Rosenkohl	440,0	11684,0
Spinat	400,0	22599,0
Chicoree	200,0	15151,0
Kopfsalat	200,0	14925,0
Blumenkohl	186,0	8732,0
Erbsen	135,0	3890,0
Broccoli	84,5	3237,0
Karotten	65,6	2343,0
Kartoffeln	50,0	251,0
Tomaten	42,6	2278,0
Bohnen (grün)	19,7	663,0
Obst		
Erdbeeren	13,0	400,0
Pfirsiche	10,0	234,7
Bananen	10,0	113,9
Aprikose	9,1	183,8
Apfelsine	1,8	36,9

3.14.3 Stoffwechsel und Pharmakokinetik

Resorption

In der Ernährung des Menschen spielt Phyllochinon die Hauptrolle; Menachinone tragen nur in geringem Umfang zur Vitamin-K-Versorgung bei. Beide Vitamine werden vorzugsweise im Jejunum über einen sättigbaren energieabhängigen aktiven Transport in Anwesenheit von Gallensäuren und Pankreaslipase durch Mizellenbildung in das intestinale Lymphsystem resorbiert. Die Resorptionsrate ist umso höher, je niedriger der pH-Wert ist. Beim Erwachsenen erfolgt die Resorption von Vitamin K_1 rasch mit einer Resorptionsquote zwischen 60 und 80% und beim Neugeborenen wegen der physiologischen Steatorrhö nur um 30%.

Das im terminalen Ileum und Kolon durch die Darmbakterien (E. coli und Lactobacillus acidophilus) gebildete Vitamin K_2 bedarf zur Resorption ebenfalls Gallensäuren und Pankreaslipase. Es wird durch passiven, nicht sättigbaren Transport und nur zu einem geringen Teil resorbiert.

Vitamin K_3 und seine wasserlöslichen Derivate werden unabhängig von Gallensäuren und Pankreaslipase passiv sowohl im Dünndarm als auch im Kolon resorbiert und gelangen direkt in die Blutbahn.

Verteilung

Im Blut wird Vitamin K an Lipoproteine, vorwiegend an die VLDL-Fraktion, gebunden. Die Plasmakonzentrations-Zeitkurve zeigt einen biphasischen Verlauf mit einer ersten Halbwertszeit von 20–30 Minuten und einer terminalen zwischen 120–165 Minuten. Die einzelnen K-Vitamine werden im Organismus ungleichmäßig verteilt.

Speicherung

Die natürlich vorkommenden Vitamine K_1 und K_2 werden vor allem in der Leber, aber auch in Nebennieren, Niere, Lunge und Knochenmark angereichert. Die Speicherfähigkeit der Leber ist gering und erlaubt die Überbrückung eines Vitaminmangels für 1–2 Wochen. Vitamin K_3 kommt in der Leber kaum vor und erhält erst nach Alkylierung an C_3 Vitamin-K-Aktivität; es verteilt sich schneller im Organismus und wird auch rascher eliminiert. Erwachsene über 60 Jahren haben höhere Phyllochinonspiegel im Plasma als Jüngere unter 40. Diese Unterschiede sind durch die Plasma-Triglyceridkonzentrationen verursacht, die mit dem Alter ansteigen. Fälschlicherweise ist daraus gelegentlich auf die gute Versorgung älterer Menschen mit Vitamin K geschlossen worden. Bezieht man jedoch die Phyllochinonkonzentration auf die Triglyceridkonzentration so ergibt der Quotient Phyllochinon:Triglycerid bei Älteren geringere Werte als bei Jüngeren und zeigt einen schlechteren Vitamin-K-Status an. Weiterhin wird die Phyllochinonkonzentration im Plasma durch den Polymorphismus von Apolipoprotein E beeinflusst in Übereinstimmung mit der hepatischen Clearancerate der ApoE-Genotypen (Kohlmeier et al. 1995, Saupe et al. 1993).

Biotransformation und Elimination

Vitamin K_1 und K_2 werden zu über 50% über die Galle mit den Fäzes ausgeschieden und nur zu 20% nach Verkürzung der Seitenkette durch β-Oxidation in Form von Glucuroniden über die Niere. Der Metabolismus und die Ausscheidung von Vitamin K_3 erfolgt im Gegensatz zu Vitamin K_1 schneller. Von den Metaboliten und Ausscheidungsprodukten des Menadions sind nur das 2-Methyl-1,4-naphthohydrochinon-1,4-diglucuronid und das 2-Methyl-1,4-hydroxy-1-naphthylsulfat, die zu 70% mit dem Urin eliminiert werden, identifiziert. Die Mehrzahl der Metabolite konnte noch nicht charakterisiert werden (Monographie Vitamin K_3 und Vitamin-K-Analoga 1989).

Neuere Bioverfügbarkeitsstudien mit gesunden Männern haben gezeigt, dass bei Zufuhr von ähnlichen Mengen Vitamin K_1 und K_2 in 400 g Spinat (Vitamin K_1) bzw. 200 g Natto (fermentiertes japanisches Sojaprodukt; Vitamin K_2) die zirkulierenden Vitamin-K_2-Konzentationen über 10-mal höher waren als die von K_1 (Schurges u. Vermeer 2000). Die relativ niedrige BV von K_1 aus der Nahrung (ungefähr 2- bis 5-fach niedriger als bei freien Vitamin-K-Supplementen) wird der schwachen Bindung von Phyllochinon gegenüber den Pflanzenchloroplasten und der schwachen Freisetzungseffizienz im Verdauungstrakt beigemessen (Garber et al. 1999). Überdies beträgt die scheinbare Halbwertszeit von Vitamin K_2 im Kreislauf viel länger als die von K_1 (Schurges u. Vermeer 2000). Dies mag physiologische Konsequenzen haben, denn sobald Vitamin K in der Leber oder anderem Gewebe aufgenommen wurde, gibt es keinen effizienten Mechanismus, der das intakte Molekül wieder in das Gefäßsystem transferiert. Die längere Plasmahalbwertszeit von Vitamin K_2 impliziert, dass es für extrahepatische Gewebe wie den Knochen für eine längere Dauer als Phyllochinon verfügbar ist.

3.14.4 Biochemische Funktionen

Vitamin K ist erforderlich für die Carboxylierung spezifischer Glutaminsäurereste in einer Reihe von Proteinen zu γ-Carboxyglutaminsäure(Gla)-Resten (➤ Abb. 3.14.2).

In dieser Weise entstehen durch posttranslationale Modifizierung aus Vorstufen die Gerinnungsfaktoren Faktor II (Prothrombin), Faktor VII, IX und X.

γ-Carboxyglutaminsäure wurde erst relativ spät entdeckt, weil sie bei der üblichen Aminosäureanalytik in stark saurer Lösung decarboxyliert wird. Nachdem man gelernt hatte, diese Decarboxylierung zu vermeiden, wurde noch eine Reihe weiterer

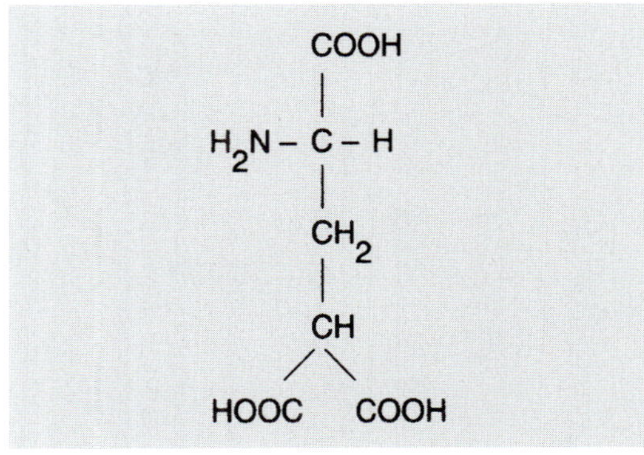

Abb. 3.14.2: γ-Carboxyglutaminsäure (Gla) = 3-Amino-1,1,3-propantricarbonsäure

Gla-haltiger Proteine in verschiedenen tierischen und menschlichen Geweben gefunden, deren Funktion noch vielfach unklar ist (Suttie 1984). Besser charakterisiert sind Osteocalcin (BGP, Bone-Gla-Protein) und MGP (Matrix-Gla-Protein) (Price 1988).

Der Wirkungsmechanismus des Vitamin K bei der Synthese der Gerinnungsfaktoren ist am ausführlichsten beim Prothrombin untersucht worden. In einem inaktiven Prothrombinvorläufer werden 10 Glutaminsäurereste unter der Wirkung von Vitamin K γ-carboxyliert. Die Häufung von Carboxylgruppen ermöglicht wie bei synthetischen Chelatoren die Bindung von Ca^{2+}, welches zur Anheftung von Prothrombin an Phospholipidoberflächen erforderlich ist, an denen dann die Proteolyse durch den aktivierten Faktor X zu Thrombin erfolgen kann (Suttie und Olson 1984). Die Carboxylierung wird durch eine mikrosomale Carboxylase katalysiert (Furie u. Furie 1990) und erfordert molekularen Sauerstoff und CO_2. Als Cofaktor wird Vitamin-K-Hydrochinon benötigt. Die Oxidation des Hydrochinons zum Vitamin-K-2,3-epoxid liefert die Energie für die Abstraktion eines Protons vom Gamma-Kohlenstoff des Glutaminsäurerestes, wodurch ein Carbanion entsteht, welches dann zu γ-Carboxyglutaminsäure carboxyliert wird (Dowd et al. 1995). Mit der Carboxlierung ist also eine zyklische Umwandlung von oxidierten und reduzierten Formen des Vitamin K verknüpft (Vitamin-K-Zyklus, s. ➤ Abb. 3.14.3).

An diesem Vitamin-K-Zyklus sind neben dem Carboxylase/Epoxidase-System eine Dithiol-abhängige Vitamin-K-Epoxid-Reduktase und eine Dithiol-abhängige Chinon-(Vitamin K)-Reduktase beteiligt. An diesen Dithiol-abhängigen Reaktionen greifen Vitamin-K-Antagonisten vom Cumarintyp wie Warfarin, Marcumar u.a. als Hemmstoffe an. An der Reduktion des Chinons kann weiterhin eine NAD(P)-abhängige Reduktase, ein Flavinenzym, beteiligt sein. Außer den Gerinnungsfaktoren sind die am besten charakterisierten Gla-Proteine Osteocalcin

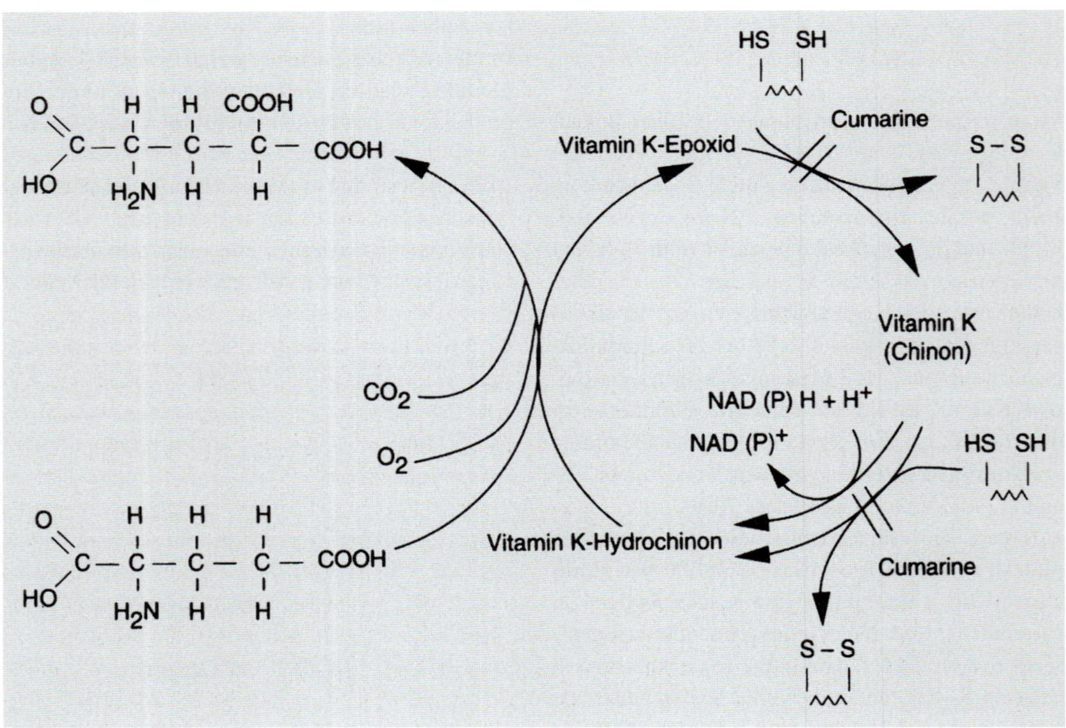

Abb. 3.14.3: Vitamin-K-Zyklus bei der γ-Carboxylierung von Glutaminsäureresten (nach Suttie und Olson 1984)

und MGP. Die Synthese ihrer nicht carboxylierten Vorstufen wird durch 1,25-$(OH)_2D_3$ reguliert (Price 1988). Osteocalcin wird in den Osteoblasten gebildet und macht 15–20% der Nicht-Kollagen-Proteine im Knochen aus. Osteocalcin enthält drei, MGP fünf Gla-Reste. Osteocalcin wird über seine Gla-Reste an Hydroxylapatit gebunden und hemmt das Wachstum von Hydroxylapatitkristallen aus der voll mineralisierten Metaphyse in die Epiphysenfuge. Wenn unter Vitamin-K-Mangel oder unter der Wirkung von Vitamin-K-Antagonisten die γ-Carboxylierung unterbleibt, gelangt das nicht carboxylierte Osteocalcin ins Plasma und ist dort ein wichtiger Indikator für Störungen des Knochenstoffwechsels. Die Bedeutung von Vitamin K im Knochenstoffwechsel geht aus einer Reihe von epidemiologischen Studien hervor, die zeigen, dass eine geringe Vitamin-K-Zufuhr mit verringerter Knochendichte und einem erhöhten Risiko für Hüftfrakturen assoziiert ist, sowie aus Interventionsstudien, in denen bei Patientinnen mit Osteoporose unter hoch dosierter Vitamin-K-Supplementierung die Knochendichte zunahm (Übersicht bei Weber 1999). Als Kriterium für eine ausreichende Versorgung mit Vitamin K ist in diesem Zusammenhang die Prothrombinzeit ungeeignet. Viel empfindlicher spricht der Gehalt untercarboxylierter Proteine im Plasma an, insbesondere die Bestimmung von untercarboxyliertem Osteocalcin (ucOC). So konnte gezeigt werden, dass bei Versuchspersonen unter einer gemischten Diät mit 100 µg Phyllochinon/Tag ucOC im Laufe von 15 Tagen um 28% zunimmt. Ersatz dieser Diät durch eine Diät mit 420 µg Phyllochinon führt zu einer Abnahme von ucOC um 41%. Der Plasmaspiegel an Phyllochinon nimmt unter der Phase mit 420 µg zu, die Ausscheidung von γ-Carboxyglutaminsäure im Harn nimmt ab (Sokoll et al. 1997).

In einer anderen Studie (Sokoll et al. 1995) bewirkte eine minimale Dosis von 1 mg Warfarin/Tag nach 7 Tagen eine Zunahme von ucOC im Plasma um 170%. 2 Tage Repletion mit 5 mg Phyllochinon/Tag führten zu einem Absinken des erhöhten Spiegels an ucOC auf den Ausgangswert. Während des Versuchs verließ die Prothrombinzeit nicht den Ausgangswert (die Prothrombinzeit ändert sich erst nach einem Abfall des Prothrombinspiegels unter 50%). Eine Menge Vitamin K, die ausreicht um eine normale Blutgerinnung zu gewährleisten, ist also nicht unbedingt ausreichend für eine maximale Carboxylierung von Osteocalcin und anderen Vitamin-K-abhängigen Proteinen, die für den Knochenstoffwechsel erforderlich sind.

Normalerweise findet man bei Behandlung mit Antikoagulanzien vom Cumarintyp in den gebräuchlichen Dosen keine Störungen im Knochenstoffwechsel. Unter experimentellen Bedingungen können solche jedoch erzeugt werden. Dies beruht auf Unterschieden im Carboxylierungsmechanismus bei den Gerinnungsfaktoren in der Leber und bei den Gla-Proteinen im Knochen (Price 1988). Behandelt man Ratten mit hohen Dosen an Warfarin, so kann man mit Vitamin-K-Supplementierung die Blutgerinnung im Normbereich halten, weil unter Vitamin-K-Behandlung in der Leber ein Warfarin-unempfindliches Enzym die Reduktion von Vitamin-K-Epoxid zum Hydrochinon bewerkstelligen kann, so dass man Versuchstiere unter diesen Bedingungen über Monate bei guter Gesundheit halten kann. Im Knochen ist das nicht möglich, und deswegen kommt es unter diesen Versuchsbedingungen wegen der unzureichenden Carboxylierung der Gla-Proteinvorläufer im Knochen zu exzessiver Mineralisation des Knorpels der Wachstumszone mit kompletter Fusion der Epiphysenfugen und Stillstand des Längenwachstums.

Dieses Bild ähnelt stark dem fetalen Warfarin-Syndrom bei Kindern, deren Mütter während des ersten Trimesters der Schwangerschaft mit Warfarin behandelt wurden (Hall et al. 1980). Als Konsequenz aus diesen Befunden wird empfohlen, bei Personen, bei denen aus therapeutischen Gründen die Aktivität der Gerinnungsfaktoren reduziert werden soll, die Vitamin-K-Zufuhr so zu regulieren, dass man mit einem Minimum an Cumarin-Antikoagulanzien auskommt (Price 1988).

Vitamin K reguliert im Knochengewebe den Knochenumbau durch die Vitamin-K-abhängigen Knochenmatrix-Komponenten: Osteocalcin, Knochenprotein-S, Matrix-Gla-Protein und Matrix-Gla-Protein-MPG. Neben der γ-Carboxylierung werden durch Vitamin K auch andere Parameter des Knochenmetabolismus beeinflusst wie die Kalziumexkretion im Urin, das Prostaglandin E_2 und die Interleukin-6 Bildung.

3.14.5 Bedarf

Der Vitamin K-Bedarf des Menschen ist nicht genau bekannt. Man nimmt an, dass durch die Aufnahme mit der Nahrung (Vitamin K_1 und K_2) und durch den Beitrag der enteral synthetisierten Menachinone die Versorgung gesichert ist. Neuere Studienergebnisse weisen auf eine verminderte Absorption von Vitamin K aus Lebensmitteln hin. Auch wenn bisher keine konkreten Informationen über das Ausmaß der Vitamin-K-Bioverfügbarkeit aus Lebensmitteln vorliegen, weiß man, dass im Vergleich zur Resorption aus Supplementen nur sehr wenig aus der Nahrung resorbiert wird. So werden z.B. aus Spinat lediglich 4% (im Vergleich zu einer entsprechenden Menge in Supplementform) resorbiert, bei Spinatzubereitung mit Butter steigt die Bioverfügbarkeit auf 12% (Garber et al. 1999, Gijsbers et al. 1996).

Empfehlungen zur täglichen Zufuhr

Da die Aussagekraft von Analysen zum Vitamin-K-Gehalt der Lebensmittel eingeschränkt ist (➤ Kap. 3.14.2) und aussagekräftige experimentelle Untersuchungen beim Menschen zum Vitamin-K-Bedarf fehlen, lässt sich der Bedarf lediglich schätzen. Die Schätzungen beruhen z.T. auf den Erfahrungen, die man bei längerfristig total parenteral ernährten Patienten gesammelt hat, indem man die Vitamin-K-Mengen zugrunde legt, die bei dieser Ernährungsform früheste Anzeichen eines Mangels (Störungen der Blutgerinnung) verhindern. Den Schätzungen liegt weiterhin die Vitamin-K-Aufnahme offensichtlich gesunder Bevölkerungsgruppen zugrunde, und der Bedarf wird entsprechend angesetzt.

Daher machte die DGE lange Zeit keine konkreten Angaben zur wünschenswerten Höhe der Vitamin-K-Zufuhr, sondern teilte lediglich die vermutete Größenordnung mit (DGE 1985). Erst in den DGE-Empfehlungen von 1991 wurden die Zufuhrempfehlungen konkretisiert. In den neuen DACH-Empfehlungen (2000) werden für den Erwachsenen 70 µg (Männer) bzw. 60 µg (Frauen) Vitamin K/Tag als wünschenswert erachtet, die Angaben für Jugendliche und Kinder liegen mit 50 bzw. 15–30 µg /Tag entsprechend niedrig. Dabei geht man davon aus, dass der Vitamin-K-Bedarf bei 1 µg/kg Körpergewicht liegt (➤ Tab. 3.14.2).

Anhand der neuen Erkenntnisse, dass eine zu geringe Vitamin-K-Aufnahme mit erhöhtem Risiko für Osteoporose und Hüftfrakturen einhergeht (Booth et al. 2000, Olson 2000), scheint es angebracht, die Vitamin-K-Empfehlungen deutlich zu erhöhen. Die amerikanischen DRI (Institute of Medicine 2001) haben im Vergleich zu den DACH-Referenzwerten 30% höhere Empfehlungen für die Erwachsenen und doppelt so hohe für Kinder und Jugendliche, z.B. für 19-Jährige und Ältere 120 µg /d für Männer und 90 µg /d für Frauen (➤ Tab. 3.14-2). Trotz bestehender Unklarheiten erscheint eine Vitamin-K-Einnahme unter 80 µg /Tag als nicht wünschenswert, denn es wurden erhöhte PIVKA-Konzentrationen (Protein Induced in Vitamin K Absence) gefunden, falls die Vitamin-K-Zufuhr zwischen 40 und 60 µg /Tag lag. Erst wenn eine Aufnahme von 80 µg /Tag erreicht wurde, konnten Mangelsymptome nicht mehr beobachtet werden

Tab. 3.14.2: Vitamin K, Schätzwerte für eine angemessene Zufuhr (DACH 2000)

Alter	Vitamin K µg/Tag	
	m	w
Säuglinge		
0 bis unter 4 Monate	4	
4 bis unter 12 Monate	10	
Kinder		
1 bis unter 4 Jahre	15	
4 bis unter 7 Jahre	20	
7 bis unter 10 Jahre	30	
10 bis unter 13 Jahre	40	
13 bis unter 15 Jahre	50	
Jugendliche und Erwachsene		
15 bis unter 19 Jahre	70	60
19 bis unter 25 Jahre	70	60
25 bis unter 51 Jahre	70	60
51 bis unter 65 Jahre	80	65
65 Jahre und älter	80	65
Schwangere		60
Stillende		60

(Jones 1991, Bach 1996). Vor diesem Hintergrund wäre es wünschenswert, wenn auch die DACH-Referenzwerte zukünftig angehoben würden

Empfehlungen zur Prävention

Seit einigen Jahren mehren sich die Hinweise, dass Vitamin K eine aktive Rolle bei der Entwicklung der Knochenfestigkeit spielt. Vitamin K ist Cofaktor der γ-Carboxylierung von Glutamylresten in mehreren Knochenproteinen, unter anderem dem Osteocalcin. Erhöhte Serumkonzentrationen von unzureichend carboxyliertem Osteocalcin und niedrige Serumkonzentrationen von Vitamin K sind mit einer verringerten Knochendichte assoziiert und erhöhen das Risiko von Oberschenkelfrakturen (Shearer 2000). So wurde im Rahmen der Nurses' Health Study der Vitamin-K-Status (Food Frequency) von 71 327 Frauen im Alter von 38–63 Jahren über einen Zeitraum von 10 Jahren erfasst. Frauen mit einer höheren Vitamin-K-Aufnahme (die vier höchsten Quintile) hatten eine signifikant niedrigere Frakturrate im Vergleich zu den Frauen mit der niedrigsten Vitamin-K-Aufnahme (< 109 µg/Tag) (relatives Risiko (RR): 0,7, 95% CI: 0,53–0,93). Trotz höherer Zufuhr wurde keine weitere Risikosenkung beim Vergleich der Quintile von 2 bis 5 beobachtet. Die Ergebnisse von Interventionsstudien sowohl mit physiologischer als auch pharmakologischer Dosierung weisen ebenfalls auf die präventive Bedeutung von Vitamin K hin. So ließ sich nach Vitamin-K-Gabe (1 mg) ein signifikanter Abfall der Hydroxyprolin- und Kalziumausscheidung im Urin beobachten (Knapen 1989, 1993). Eine weitere Interventionsstudie zeigte nach sechsmonatiger Hochdosierung mit 45 mg/Tag bei Osteoporosepatienten eine Erhöhung der Knochendichte sowie einen Anstieg der Osteocalcinkonzentration, verbunden mit verminderter Calcinausscheidung im Urin (Orimo 1992). In einer placebokontrollierten Interventionsstudie mit 90 mg/Tag Vitamin K_2 bei 39 Patienten mit einer Osteoporose wurde innerhalb von 24 Wochen eine Zunahme der Kochendichte von 2,2% bei gleichzeitiger Abnahme um 7,3% in der Placebogruppe erzielt. Weitere Interventionsstudien an größeren Kollektiven und über längere Zeiträume sind notwendig, um diese Hinweise auf präventive Wirkungen von Vitamin K gegen Osteoporose zu erhärten. Weiterhin liegen Ergebnisse vor, die Zusammenhänge zwischen Vitamin K und Atherosklerose vermuten lassen. So korrelierte z.B. in einer Studie mit 113 postmenopausalen Frauen eine niedrige Vitamin-K-Aufnahme mit dem Ausmaß einer metaplastischen Verkalkung der Aorta (Jie 1995). Tierexperimentelle Befunde stützen die Beobachtungen am Menschen, da bei sog. „Matrix Gla Protein knockout Mäusen" eine extensive Arterienverkalkung auftritt (Luo 1997). Ob allerdings dem Vitamin-K-Status innerhalb der üblichen Zufuhrmengen eine signifikante Bedeutung bei der Prävention der Atherosklerose zukommt, bleibt weiterführenden Untersuchungen vorbehalten.

3

3.14.6 Bedarfsdeckung

Bei unzureichender Kenntnis des Bedarfs und unpräzisen Gehaltsangaben in Lebensmitteln sind verlässliche Aussagen zur Bedarfsdeckung nicht möglich. Dementsprechend wurden auch keine Angaben zur Bedarfsdeckung in den vergangenen Ernährungsberichten veröffentlicht (Deutsche Gesellschaft für Ernährung 1976, 1980, 1984, 1988, 2000). Erstmals liegen entsprechende Daten zu Vitamin K im Ernährungsbericht 2004 vor (DGE 2004). Demnach ist die Versorgung der Bevölkerung mit diesem Vitamin zurzeit zufriedenstellend. In den alten und neuen Bundesländern liegt die tägliche Zufuhr in allen Altersgruppen und beiden Geschlechtern im Mittel um mehrere hundert Prozent über den DACH-Referenzwerten. Aufgrund der Verzehrsgewohnheiten lässt sich die Aussage treffen, dass neben Grüngemüse vor allem Fleisch sowie Milch und Milchprodukten eine wichtige Rolle bei der Bedarfsdeckung zukommt. Zubereitungsverluste sind zu vernachlässigen, da Vitamin K weder auf Sauerstoff noch auf Hitze empfindlich reagiert. Lediglich unter Lichteinfluss und durch ionisierende Strahlen ist mit Vitamin-K-Verlusten zu rechnen.

Bei Neugeborenen ist die Versorgung jedoch oft problematisch, da sie mit unzureichenden Vitamin-K-Vorräten geboren werden. Viele Autoren sind der Auffassung, dass dies an der plazentaren Undurchlässigkeit für Vitamin K liegt (Friedrich 1987). Da auch Frauenmilch arm an Vitamin K ist, sind Neugeborene in den ersten Lebenstagen gefährdet, falls eine entsprechende Substitution unterbleibt. Deshalb wird empfohlen, jedem Neugeborenen eine orale oder intramuskuläre Vitamin-K-Dosis zu geben, 2 mg bei der Geburt und 2 mg zwischen dem 2. und 7. Tag. Für voll gestillte Kinder empfiehlt man zusätzlich 25 µg/Tag bis zum Ende der Stillzeit (Autret-Leca und Jonville-Bera 2001). In schweren Fällen können lebensbedrohliche Blutungen auftreten, die durch entsprechende Vitamin-K-Gaben erfolgreich therapiert werden können. Mit Beginn der Enteralsynthese werden jedoch ausreichende Mengen an Vitamin K (Menachinon) synthetisiert und auch resorbiert, wodurch beim Kleinkind sehr schnell eine Bedarfsdeckung gewährleistet wird.

Beim Erwachsenen wird der Vitamin-K-Bedarf sowohl aus tierischen und pflanzlichen Quellen als auch in geringem Umfang durch die Enteralsynthese gedeckt.

3.14.7 Klinische Symptomatik

Die klinische Symptomatik des Vitamin-K-Mangels leitet sich von der Bedeutung dieses Vitamins bei der Synthese der Gerinnungsfaktoren II, VII, IX, X ab. Nach der Biosynthese der inaktiven Vorstufen in der Leber werden ihre Glutaminsäurereste carboxyliert und damit in Anwesenheit von Kalziumionen zur Bindung an Membranphospholipiden befähigt. Vitamin K wirkt hierbei in den Mikrosomen der Hepatozyten als Coenzym bei der Carboxylierung der Glutaminsäure-haltigen Seitenketten. Fehlt Vitamin K, so liegen diese Faktoren als unwirksame Acarboxy-Vorstufen (entsprechend PIVKA) vor. Der Nachweis von Acarboxyvorstufen sowie eine Verlängerung der Gerinnungszeiten sind damit ein Hinweis für einen Vitamin-K-Mangel.

Folgen sind Blutungen in die verschiedensten Gewebe und Organe. Beim Erwachsenen sind am häufigsten anzutreffen: Nasenbluten, Blutungen im Bereich des Urogenitaltraktes, Magen-Darm-Blutungen mit Hämatemesis, Blutungen in Muskel- und Unterhautzellgewebe, retroperitoneale Blutungen sowie verstärkte Blutungen nach Traumen bzw. postoperativ.

Beim Neugeborenen sind Melaena charakteristisch. Der Morbus haemorrhagicus bei Neugeborenen in den ersten Tagen beruht auf den niedrigen Spiegeln der Vitamin-K-abhängigen Gerinnungsfaktoren, da die unreife Leber zur Proteinsynthese nur eingeschränkt fähig ist, bzw. der Gastrointestinaltrakt noch nicht mit der physiologischen Darmflora besiedelt ist. Besonders gefährdet sind vollgestillte Kinder, da die Muttermilch nur etwa die Hälfte an Vitamin K im Vergleich zur Kuhmilch enthält.

Ursachen eines Vitamin-K-Mangels sind nicht nur ungenügende Aufnahme mit der Nahrung oder mangelnde Resorption, sondern auch Verwertungsstörungen durch Vitamin-K-Antagonisten bzw. Schädigung der physiologischen Darmflora durch Arzneimittel wie z.B. Sulfonamide und Antibiotika.

3.14.8 Anwendungsgebiete

Einen Überblick über die Anwendungsgebiete für Vitamin K_1 (Phyllochinon) gibt Tabelle 3.14.3 (Fachinformation). Risikogruppen und Risikofaktoren für einen latenten oder manifesten Vitamin-K-Mangelzustand sind in Tabelle 3.14.4 aufgeführt.

Tab. 3.14.3: Anwendungsgebiete für Vitamin K_1 (Phyllochinon)

Gesichertes Anwendungsgebiet ist ausschließlich die Therapie von Vitamin-K-Mangelblutungen sowie die Prävention von Vitamin-K-Mangelzuständen, die ernährungsmäßig nicht behoben werden können. Dies schließt ein:
• Prophylaxe und Therapie der Vitamin-K-Mangelblutung bei Neugeborenen
• Prophylaxe eines Vitamin-K-Mangels für das Neugeborene durch Vitamin-K-Gabe an die Schwangere vor den Entbindung, wenn sie Antikonvulsiva, Tuberkulostatika oder Cumarinderivate eingenommen hatte
• Prophylaxe eines Vitamin-K-Mangels bei Patienten mit Risikofaktoren für die Entwicklung eines Vitamin-K-Mangels, sobald der INR über die Normgrenze ansteigt
• Vitamin-K-Therapie bei Patienten mit Vitamin-K-Mangelblutungen, die zumeist mit einem INR ≥ 5 einhergehen; die Vitamin-K-Mangelblutung kann durch einen echten Vitamin-K-Mangel oder durch eine zu hohe Dosierung von Cumarinderivaten verursacht sein

Tab. 3.14.4: Risikogruppen und Risikofaktoren für einen latenten oder manifesten Vitamin-K-Mangelzustand

Risikogruppen
Unreife Frühgeborene, Neugeborene (mit Asphyxie, cholestatischem Ikterus), Säuglinge (unreife Darmflora und Leber, geringe Vitamin-K-Speicher)
Malabsorptionsyndrom (alimentär oder resorptiv, Diarrhö)
Patienten mit gastrointestinalen Erkrankungen (Atrophie der Magenschleimhaut, Achylie, Zöliakie, Kurzdarmsyndrom, Morbus Crohn)
Patienten mit Störungen der Fettverdauung (Steatorrhö, Abetalipoproteinämie, Alpha-1-Antitrypsinmangel, Mukoviszidose, gestörter Transport durch erniedrigtes Carrier-Protein VLDL, Lymphabflussstörungen)
Störungen der Gallensäuresekretion (Gallengangsverschluss, ungenügender Gallenfluss)
Leber- und Pankreaserkrankungen (Verschlussikterus, Leberzirrhose)
Zytomegalie-Virusinfektion
Risikofaktoren
Einnahme von Medikamenten der Mutter während der Schwangerschaft und Stillzeit: Cumarinderivate, Antiepileptika (Antikonvulsiva), Tuberkulostatika; Antibiotika (Cephalosporine, Ampicillin, Tetracycline); Sulfonamide, Salizylate, Vitamin A und Vitamin E (bei Megadosen)
Später Fütterungsbeginn bei Neugeborenen, unzureichende Fütterung, ausschließlich Muttermilchernährung (geringe Plazentagängigkeit von Vitamin K)
Selten Fehlernährung, Astronautendiät bei Weltraumflügen
Parenterale Ernährung
Essstörung wie Bulimia nervosa, Fasten, Unterernährung

Vitamin-K-Prophylaxe und -Therapie des Neugeborenen

Aktuelle Erhebungen verdeutlichen, dass die Zahl der Vitamin-K-Mangel-bedingten Blutungen beim Neugeborenen in den letzten Jahren zugenommen hat. Dafür ist hauptsächlich eine geänderte Stillphilosophie verantwortlich zu machen, die z.T. aus weltanschaulichen Gründen zu langfristigem, ausschließlichem Stillen – ohne Beikost – rät. Nahezu alle **voll gestillten Säuglinge** weisen im Vergleich zu Flaschen- und Beikostkindern ein erhöhtes Risiko auf, einen zumindest latenten Vitamin-K-Mangel zu erleiden. Werden rechtzeitig adaptierte Milchnahrungen hinzugefüttert, dann ist die Vitamin-K-Versorgung in aller Regel gesichert. Dies ist u.a. mit dem höheren Vitamin-K-Gehalt der Kuhmilch zu begründen, der mindestens um das Zweifache über dem der Muttermilch liegt. Weiterhin ist anzunehmen, dass die Mischflora des Kuhmilch-ernährten Säuglings mehr Vitamin K synthetisiert als der Lactobacillus bifidus des Brustkindes.

Als weitere Risikokollektive gelten Frühgeborene, Neugeborene mit **verspäteter oder unzureichender Nahrungsaufnahme**, solche mit **Resorptionsstörungen, Cholestase** und Langzeitbehandlung mit Antibiotika (> Tab. 3.14.4).

Bei der **Frühform des Morbus haemorrhagicus neonatorum** tritt die Vitamin-K-Mangelblutung am ersten Lebenstag auf. Die häufigste Ursache liegt in den von der Mutter vor der Entbindung eingenommenen Medikamenten, die in den Vitamin-K-Stoffwechsel eingreifen (Antikonvulsiva, Tuberkulostatika, Cumarin-Antikoagulanzien).

Die **klassische Form des Morbus haemorrhagicus neonatorum** tritt zwischen dem 2. und 7. Lebenstag bei sonst gesund erscheinenden Neugeborenen auf. Oft kann keine eindeutige Ursache für die Blutungen aus dem Nabel, dem Magen-Darm-Trakt, der Nase, Blutung post circumcisionem eruiert werden. Als Ursachen sind Vitamin-K-Mangelzustände der Mutter bekannt, bedingt durch Laxanzienabusus, Fehlernährungszustände, Malabsorption, Cholestase sowie von der Mutter eingenommene Medikamente wie z.B. Antibiotika (Künzer und Niederhoff 1988).

Der **Spättyp des Morbus haemorrhagicus neonatorum** tritt nach der dritten Lebenswoche an ausnahmslos voll gestillten, reif geborenen Kindern auf. Es werden Hämatomneigung, Verletzungsblutungen, Schleimhautblutungen und meist lebensbedrohliche intrakranielle Blutungen beobachtet. Die Letalität ist hoch, wobei die Überlebenden oft neurologische Spätschäden aufweisen.

In einer aktuellen Mitteilung über vier manifeste Vitamin-K-Mangelblutungen waren alle vier Säuglinge voll gestillt (Alter 27–48 Tage) und ohne Vitamin-K-Prophylaxe. Die Blutungen manifestierten sich in einem Fall gluteal und in den anderen drei Fällen zerebral. Ein Patient verstarb, zwei wurden mit neurologischen Störungen entlassen, lediglich ein Patient zeigte keine Spätschäden (Huss et al. 1989). In 4 weiteren Kasuistiken von reifen Säuglingen mit dem Spättyp des frühkindlichen Vitamin-K-Mangels verstarben 2 an Hirnblutungen (Dremsek und Sacher 1987). In allen Fällen wurde keine postpartale Vitamin-K-Prophylaxe durchgeführt. Aufgrund dieser aktuellen Erfahrungen wird empfohlen, dass eine generelle Vitamin-K-Prophylaxe bei allen Neugeborenen vorgenommen wird. Immerhin wird nach einer im Frühjahr 1988 vorgenommenen Erhebung für den Bereich der Bundesrepublik Deutschland von 79% der befragten 1141 Geburtskliniken eine Vitamin-K-Prophylaxe an allen Neugeborenen durchgeführt. 20% führen diese nur an Risikogeborenen durch und lediglich 1% nimmt gar keine Vitamin-K-Prophylaxe vor (Sutor et al. 1989).

Die generelle Vitamin-K-Prophylaxe erfolgte in 59% der Geburtskliniken intramuskulär, in 18% subkutan und in 23% oral (Sutor et al. 1990). An dem wirksamen Schutz einer Vitamin-K-Prophylaxe vor den seltenen, aber schwerwiegenden Blutungskomplikationen (50% ZNS, etwa 20% Todesfälle bei der Spätform) besteht kein Zweifel (von Kries 1991, Sutor und Scharbau 1991). Konträre Ansichten bestehen im Hinblick auf die Applikationsform. Während Künzer und Niederhoff (1988) sich gegen eine generelle parenterale (subkutane) Vitamin-K-Prophylaxe aussprechen und die orale Anwendung empfehlen, halten Göbel und von Kries die einmalige orale Darreichung für ungeeignet und plädieren für die parenterale Applikation, zumal nach einer Umfrage die Häufigkeit spritzenbedingter Nebenwirkungen gering ist. Die 1990 von Golding et al. publizierte Mitteilung und von den gleichen Autoren 1992 bestätigte Fall-Kontroll-Studie, nach der eine statistische Assoziation zwischen der i.m.-Applikation von Vitamin K und dem Auftreten von bösartigen Erkrankungen im Kindesalter besteht, war erneut Anlass zu einer Auseinandersetzung mit der i.m.-Anwendung von Vitamin K. 195 Kindern, die in den Jahren 1971 bis März 1991 an Krebs erkrankten, wurden einer Kontrollgruppe von 558 gegenübergestellt. Nach i.m.-Applikation von Vitamin K lag das Krebsrisiko um den Faktor 1,97 höher als bei Kindern, die entweder keine oder orale Vitamin-K-Prophylaxe erhalten hatten. Gegen die Studie wurden verschiedene Einwände erhoben wie Änderung der Studienpopulation, Einfluss des Lösungsmittels (Propylenglykol, Phenol) von Vitamin K, hohe Plasmakonzentrationen von Vitamin K (Hull 1992). Nach einer Nutzen-Risiko-Abwägung ist die Gefahr einer lebensbedrohlichen Blutung durch den Vitamin-K-Mangel höher als ein mögliches Krebsrisiko. Das kanzerogene Risiko wird mit möglichen Veränderungen des Erbmaterials von Zellen in Zusammenhang gebracht. Nach In-vitro-Untersuchungen an menschlichen Leukozyten und In-vivo-Versuchen an fötalen Schafzellen von Israel 1987 bestehen Hinweise auf einen gesteigerten Schwesterchromatidaustausch in menschlichen Lymphozyten nach hohen Vitamin-K-Konzentrationen im Blut. Diese Befunde konnten in vivo jedoch nicht bestätigt werden (Cornelissen et al. 1991). In Anbetracht des nicht ausgeschlossenen karzinogenen Risikos kommen für Neugeborene als risikoärmere Alternative die orale Applikation von 2 mg Vitamin K am ersten Lebenstag, an einem Tag im Zeitraum 3.–10. Lebenstag und an einem Tag in der 4. bis 6. Lebenswoche infrage (Deutsches Ärzteblatt 1994). Die parenterale Gabe ist nur in Ausnahmefällen indiziert, wenn die enterale Aufnahme oder Resorption von Vitamin K nicht gewährleistet ist. Sie richtet sich nach den geänderten Empfehlungen der Ernährungskommission der deutschen Gesellschaft für Kinderheilkunde (von Kries 1986, Göbel 1992). Nach den Ausführungen der Cochrane Collaboration wird Vitamin K zur Prophylaxe der Neugeborenen-Hämorrhagie, die sich in drei Kategorien aufteilt, der frühen (innerhalb 24 Stunden nach der Geburt), der klassischen (am Tag 1–7) und späten (Woche 2–12), nach der Geburt angewendet. Die bevorzugte Applikationsweise ist unklar. Zwei randomisierte Studien, die die i.m.-Einmaldosis mit einer Placebo- oder keiner Behandlung vergleichen, zeigen, dass durch eine einzige Vitamin-K-Dosis die klinische Blutung von Tag 1–7 vermindert wird, z.B. die Blutung im Rahmen der Beschneidung, und die biochemischen Indikatoren des Gerinnungsstatus verbessert werden. Elf weitere randomisierte Studien vergleichen eine orale Einmaldosis mit einer entsprechenden i.m.-Dosis oder drei orale Dosen mit einer i.m.-Einmaldosis. Keine von diesen Studien beurteilte die klinische Blutung. Oral verabreichtes Vitamin K verbesserte den Gerinnungsstatus am Tag 1–7. Es gab diesbezüglich aber keine Hinweise eines Unterschieds zwischen oraler und i.m.-Applikation. Eine orale Einmaldosis im Vergleich mit einer i.m.-Einmaldosis resultierte in niedrigeren Vitamin-K-Plasmagehalten nach 2 Wochen und 1 Monat, wohingegen ein orales dreimal Dosisschema zu höheren Plasmaspiegeln nach 2 Wochen und 2 Monaten im Vergleich zu einer i.m.-Einmaldosis führte. Sowohl 1 mg einer i.m. als auch oralen Vitamin-K-Prophylaxe verbessern den Gerinnungsstatus am Tag 1–7. Der Spätefekt auf die hämorrhagische Neugeborenenblutung wurde weder mit i.m. noch oralem Vitamin K in randomisierten Studien untersucht. Orales Vitamin K, ob nun als Einzel- oder Mehrfachdosis wurde hinsichtlich seiner Wirkung auf die klassische oder späte Neugeborenenblutung auch nicht in randomisierten Studien untersucht (Puckett und Offringa 2006).

Um der großen Gefahr einer periventrikulären Blutung von Frühgeborenen vorzubeugen, wurde Schwangeren mit dem Risiko einer Frühgeburt Vitamin K oral und parenteral appliziert. Fünf qualitativ sehr unterschiedliche Studien, die 420 Frauen einschlossen, zeigen einen nicht signifikanten Trend in der Abnahme aller Stadien von periventrikulären Blutungen (RR: 0,82; 95% CI: 0,67–1,00). Der Trend verschwand, sofern Studien mit schlechter Qualität ausgeschlossen wurden. Die Vitamin-K-Gabe an Frauen zum Zeitpunkt einer Frühgeburt führte zu keiner signifikanten Verhinderung der periventrikulären Hämorrhagien bei Frühgeborenen (Crowther und Henderson-Smart 2006).

Vitamin-K-Prophylaxe und -Therapie jenseits des Säuglingsalters

Ältere Kinder und Erwachsene mit **Gallengangsatresie, biliärer Zirrhose, geschädigter Darmflora** durch Enteritiden, **Morbus Crohn** und **Colitis ulcerosa** weisen ein erhöhtes Risikopotenzial zur Entwicklung eines Vitamin-K-Mangels auf (➤ Tab. 3.14.4). Postoperative Phasen mit **total parenteraler Ernährung** sowie längerfristige **Medikation von Antibiotika** (z.B. Ampicillin, Cephalosporine oder Tetracycline), aber auch eine Überdosierung von **Vitamin-K-Antagonisten** (z.B. Phenprocoumon) prädisponieren zu einem Vitamin-K-Mangel (Bechtold und Andrassy 1988). Aber nicht nur eine Überdosierung, sondern auch eine **Langzeitbehandlung mit oralen Antikoagulanzien** depletiert die Vitamin-K-Speicher, da diese Arzneimittel die posttranslationale γ-Carboxylierung spezifischer Glutaminsäurereste von Vitamin-K-abhängigen Proteinen durch Hemmung der Vitamin-K-Epoxid-Reduktase stören. Als Ergebnis oraler Antikoagulation werden nicht funktionsfähige, untercarboxylierte Proteine gebildet, z.B. untercarboxyliertes Osteocalcin. Dieser Marker steigt bei Vitamin-K-Defizienz und beim Gebrauch von oralen Antikoagulanzien an (Menon et al. 1987). Eine Vitamin-K-Supplementation korrigiert die Untercarboxylierung von Osteocalcin (Douglas et al. 1995) und erhält oder erhöht die Knochendichte bei Osteoporosepatienten (Orimo et al. 1992).

Letztlich kann eine Therapie mit Warfarin (Phenprocoumon) zu niedriger Knochenmasse und erhöhtem Risiko für Osteoporose und Frakturen führen (Fiore et al. 1990, Resch et al. 1991, Caraballo et al. 1999a). Da weder die Hüfte noch das Rückgrat, sondern der ultradistale Radius (auch nicht der distale) betroffen sind, kommen Caraballo und Mitarbeiter (1999b) aufgrund ihrer Metaanalyse zu dem Schluss, dass die orale Langzeitbehandlung mit einem mäßigen Anstieg der Knochenfragilität und einem osteoporotischen Frakturrisiko an den Wirbeln und Rippen einhergeht. Eine aktuelle dänische Populations-basierte pharmako-epidemiologische Fall-Kontroll-Studie untersuchte soeben das Frakturrisiko von Anwendern von Vitamin-K-Antagonisten (VKA). Hierzu wurden 124 655 Fälle, die während des Jahres 2000 eine Fraktur erlitten hatten mit 373 962 entsprechenden Kontrollen verglichen. VKA wurde in 2,2% der Fälle und 1,6% der Kontrollen eingenommen. Laufende Einnahme von VKA war mit einer erhöhten generellen Frakturrate verbunden (OR: 1,10; 95% CI: 1,03–1,18). Bei früheren Nutzern war das Frakturrisiko nicht erhöht. Eine Dosis-Wirkungs-Analyse ergab, dass nur jene, die eine relativ niedrig akkumulierte VKA-Dosis (< 100 definierte Tagesdosen) angewendet hatten, ein erhöhtes Risiko für Frakturen aller Art (OR: 1,49; 95% CI: 1,31–1,69), an der Hüfte (OR: 1,43;

95% CI: 1,09–1,87) und am Unterarm (OR: 1,42; 95% CI: 1,02–1,97) aufwiesen (Rejnmark et al. 2006).

Besonders hoch ist die Vitamin-K-Mangelprävalenz bei chronischen gastrointestinalen Erkrankungen. Nahezu die Hälfte aller untersuchten Morbus Crohnpatienten (MC) mit ilealer Beteiligung zeigt abnorme Prothrombinplasmaspiegel (Krasinski et al. 1985). 10–12% aller MC-Erkrankten haben Osteoporose, 30% Osteopenie (Bjarnason et al. 1997). Langzeiterkrankte (n = 32) weisen eine inverse Korrelation zwischen der Konzentration an untercarboxylierten Osteocalcin im Serum und der Knochendichte an der Lendenwirbelsäule auf. Dies gilt nicht für die Vitamin-D-Konzentration (Schoon et al. 2001). Als potenzielle Mechanismen für die Entstehung einer Osteoporose bei MC-Patienten werden eine Abnahme der Knochenbildung und eine Erhöhung der Knochenresorption diskutiert, insbesondere, wenn letzteres mit einer Vitamin-K-Defizienz verbunden ist (Szulc und Meunier 2001).

Einzelfälle von Vitamin-K-Mangelsituationen sind auch im Gefolge einer **Bulimia nervosa** bekannt geworden (Niiya et al. 1983). Erst in den letzten Jahren erfährt dieses Krankheitsgeschehen, das durch phasenhaft auftretendes massives Essbedürfnis mit anschließendem selbst herbeigeführtem Erbrechen imponiert, eine gesteigerte Aufmerksamkeit. Erwähnenswert sind überdies gesteigerte Knochenabbauprozesse durch akutes Fasten und langfristig unzureichende Nahrungsaufnahme, wie dies bei Patienten mit Anorexia nervosa auftritt. Neben den hohen renalen Kalziumverlusten wurde eine Abnahme der Knochenformationsmarker um 50–65% (Soyka, L.A. et al. 1999) und eine Erhöhung der Knochenresorptionsmarker um 95% (Caillot-Augusseau et al. 2000) beobachtet. C-Telopeptid-Konzentrationen waren im Serum ebenso stark erhöht (Caillot-Augusseau et al. 2000). Östrogenmangel und eine Amenorrhö führen zusätzlich zu deutlich verminderter Knochendichte dieser Patienten. Die o.g. Biomarker können sich bei Nahrungsaufnahme und einem damit verbundenem Anstieg des BMI rasch normalisieren (Soyka, L.A. et al. 1999), wohingegen der Knochenmineralgehalt mehrere Jahre benötigt, um den Durchschnittswert gleichaltriger Gesunder zu erlangen, was zusätzlich auch von der gleichzeitigen Körpergewichtsentwicklung abhängig ist (Valla et al. 2000).

Eine weitere Gruppe, die von einem rapiden Knochenverlust bedroht ist und aufgrund von Mikrogravitations-induziertem Knochenmasseverlust und einseitiger Astronautendiät während der **Weltraumflüge** zunächst eine Vitamin K-Defizienz entwickelte, waren die Kosmonauten. Vermeer et al. (1998) haben an einem Astronauten, der während der EUROMIR-95 Mission 6 Monate im All unterwegs war, folgende Veränderungen der Biomarker des Knochenmetabolismus festgestellt. Sofort nach dem Start stiegen die Knochenresorptionsmarker und die Kalziumexkretion im Urin um den Faktor 2 an, wohingegen die Knochenbildungsmarker unverändert blieben. Nach 12½ Wochen erhielt der Astronaut täglich 10 mg Vitamin K_1 für 6 Wochen. Gleichzeitig mit der Vitamin-K-Behandlung stieg die Kalziumbindungskapazität des Osteocalcin und die Exkretion von freiem Gamma-carboxyglutamat (Gla) im Urin, was auf eine subklinische Vitamin-K-Defizienz des Astronauten vor der Vitamin-K-Behandlung schließen lässt; Vitamin K ist an der Gla-Bildung in Proteinen, die als Knochenmatrixkomponenten dienen, involviert wie z.B. dem kalziumbindenden Knochen Gla-Protein Osteocalcin und dem Matrix Gla-Protein. Die mittlere Zunahme des Knochenbildungsmarkers Osteocalcin betrug 14% (Vermeer et al. 1998). Messungen anderer Gruppen haben ergeben, dass innerhalb der ersten 5 Flugtage das untercarboxylierte Osteocalcin vom Basisgehalt 15% auf 25% anstieg. Für Langzeitflüge im Weltraum wird daher eine hoch dosierte Vitamin-K-Supplementierung im Vorfeld durchgeführt, um einer ansteigenden Untercarboxylierung des Osteocalcin vorzubeugen und die entsprechenden Basiskonzentrationen beizubehalten (Caillot-Augusseau et al. 2000b).

Vitamin-K-Prophylaxe der Osteoporose

Die Rolle von Vitamin K im Knochenstoffwechsel legt nahe, dass subklinischer Vitamin-K-Mangel, der sich im Gerinnungssystem noch nicht bemerkbar macht, an der Entwicklung der Osteoporose beteiligt sein kann.

Vitamin K-Serumgehalte und der Einfluss auf den Knochen

Die Serumspiegel an Vitamin K sind positiv korreliert mit der Knochendichte (Tamatani et al. 1995); Patienten mit Frakturen der Wirbelsäule oder der Hüfte haben geringere Vitamin-K-Spiegel als Gesunde (Hart et al. 1985, Hodges et al. 1991, Hodges et al. 1993). Als Marker für Vitamin-K-Mangel ist ucOC (untercarboxyliertes Osteocalcin) invers korreliert mit der Knochendichte oder der Häufigkeit von Hüftfrakturen in der Postmenopause (Jie et al. 1996, Szulc et al. 1996).

Vitamin K-Zufuhr und der Einfluss auf den Knochen und die Frakturrate

In einer anderen Studie fand sich bei Frauen in der Postmenopause mit geringer Knochendichte eine signifikant geringere Vitamin-K-Aufnahme als bei Kontrollen (Vermeer et al. 1992).

In einer prospektiven Studie über den Zusammenhang von Vitamin-K-Aufnahme und Frakturrisiko bei einer Kohorte der Nurses' Health Study wurde an 72 327 Frauen von 38–63 Jahren mithilfe eines Ernährungsbogens die Zufuhr von Vitamin K ermittelt. Im Laufe von 10 Jahren kam es zu 270 Hüftfrakturen. Frauen mit einer Vitamin-K-Zufuhr von 109 µg bis > 242 µg pro Tag hatten ein signifikant geringeres Risiko für Hüftfrakturen (RR: 0,70; 95% CI: 0,53–0,93) als Frauen < 109 µg /d (Feskanich et al. 1999). Dieses Risiko war auch invers korreliert mit dem Konsum von Kopfsalat, einer der Hauptquellen für Vitamin K (RR: 0,55; 95% CI: 0,40–0,78) (Feskanich et al. 1999).

In der Framingham Heart Studie, die wesentlich ältere Frauen einschloss (mittleres Alter 75 Jahre), zeigte sich ein ähnlicher Trend; es wurde zwar keine signifikante Korrelation zwischen diätetischer Vitamin-K_1-Zufuhr und Knochenmineraldichte oder Knochenverlust festgestellt; jedoch wurde bei Aufteilung der Vitamin-K-Zufuhr in Quintilen, eine signifikante Abnahme des Frakturrisikos an der Hüfte in der höchsten im Vergleich zur niedrigsten Quintile beobachtet (RR: 0,35; 95% CI: 0,13–0,94). Ferner wurde eine diätetische Zufuhr < 109 µg /d Vitamin K mit einem erhöhten Risiko für Hüftfrakturen verbunden (Booth et al. 2000). Vor dem Hintergrund dieser Ergebnisse wurde diskutiert, dass der tägliche Vitamin-K-Bedarf wesentlich höher sei als der damals aktuelle RDA von 65 µg/d für erwachsene Frauen, bzw. dies auch für die gültige Empfehlung von 70–80 µg/d gilt.

In der folgenden Framingham Offspring Kohorte mit Frauen und Männern im Durchschnittsalter von 59 Jahren wurde eine positive Korrelation zwischen der Vitamin-K_1-Zufuhr und der Knochendichte bei Frauen, nicht jedoch bei Männern beobachtet (Booth et al. 2003). Bei Männern hingegen wurde eine positive Korrelation zwischen der Knochendichte und Blutparametern des Vitamin-K-Status, nämlich Vitamin K_1 im Serum und ucOC, gefunden (Booth et al. 2002).

Einfluss der Vitamin K-Supplementierung auf den Knochen und die Frakturrate

Knapen et al. hatten 1989 bereits erkannt, dass das Osteocalcin bei postmenopausalen Frauen im Vergleich zu premenopausalen bis zu 40% untercarboxyliert war und dass diese Frauen bei einer Vitamin-K_1-Supplementation mit 1000 µg/d mit einer Zunahme des totalen und carboxylierten Osteocalcins bis zum Normalstatus sowie einer Abnahme des Urinkalziums und Hydroxyprolins reagierten, so dass die Knochenresorption abnahm. Der Prozentsatz von carboxyliertem Osteocalcin betrug bei osteoporotischen postmenopausalen Frauen weniger als 60% im Vergleich zu jungen, gesunden Erwachsenen mit 70–80% (Douglas et al. 1995). Szulc et al. (1993, 1994) berichteten, dass die Inzidenz von Hüftfrakturen älterer Frauen direkt mit dem Anstieg des untercarboxylierten Osteocalcin und die Knochendichte negativ mit dem Anstieg desselben korrelierte (Vergnaud et al. 1997).

Beobachtungsstudien lassen erkennen, dass Vitamin-K-Serumgehalte positiv mit der Knochendichte verbunden sind (Tamatani et al. 1995) und Patienten mit Rückgrat- und Hüftfrakturen niedrigere Serumkonzentrationen aufweisen (Hodges et al. 1991, 1993). Interessant sind die 84-Tage dauernden diätetischen Vitamin-K_1-Depletions- und Repletionsuntersuchungen mit 21 postmenopausalne Frauen und einem Durchschnittsalter von 70 Jahren. Hierbei

3

sollte die Wirkung eines geänderten Vitamin-K-Status auf die intestinale Kalziumabsorption, auf Kalzium und Phosphor im Urin und Serum, kalzemische Hormone und Biomarker des Knochenturnover wie NTx (N-Telopeptid Typ 1 Collagen Crosslinks) beobachtet werden. Es wurden keine signifikanten Effekte einer akuten (4-Wochen)-Vitamin-K-Depletion und anschließenden Zufuhr auf die Knochenbildung und den Mineralmetabolismus erkannt. Lediglich eine hohe Vitamin-K-Zufuhr verminderte die Knochenresorption nur mäßig (Martini et al. 2006).

Der Einfluss der Supplementierung auf den Knochenstoffwechsel von Männern und Frauen

Binkley et al. (2000) haben ohne signifikante Geschlechtsunterschiede gezeigt, dass ein Vitamin-K_1-Supplement von 1000 µg/d über 2 Wochen verabreicht die Menge an untercarboxyliertem Osteocalcin in älteren (> 65 Jahre) und jungen gesunden Menschen (18–30 Jahre alt) vermindern kann. Diese Dosis entspricht einer 12- bis 15-mal höheren RDA-Empfehlung und nahm keinen Einfluss auf N-Telopeptide und knochenspezifische alkalische Phosphatase.

Der Einfluss von Vitamin K auf den Knochenstoffwechsel von prä- und postmenopausalen Frauen

Interessant war der Vergleich von Daten postmenopausaler Frauen mit denen premenopausaler Frauen. Frauen ohne Östrogensubstitution hatten niedrige Vitamin-K_1-Konzentrationen im Plasma verbunden mit geringer Rückgratknochendichte ($p = 0{,}007$) und einem nicht signifikanten Trend an erhöhtem prozentualen untercarboxylierten Osteocalcin in Verbindung mit einer niedrigen Rückgratknochendichte ($p = 0{,}08$). Im Gegensatz hierzu war weder bei premenopausalen noch postmenopausalen Frauen unter Hormonersatztherapie eine signifikante Verbindung zwischen Vitamin K und der Knochendichte messbar (Booth et al. 2004b). Weiterführende Arbeiten von Lukacs et al. (2006) mit Frauengruppen von 40–52 Jahren, von 20–30 Jahren und unbehandelten 40- bis 52-Jährigen, zeigen anhand von premenopausalen Frauen reduzierte Knochenmineraldichte trotz normalen Östrogenprofils. Da in einer gesunden frühen postmenopausalen Frauengruppe prozentuales untercarboxyliertes Osteocalcin signifikant erhöht ist, obwohl Vitamin K_1 in dieser Gruppe am höchsten war, wird dieser von den Autoren als spezifischer Knochenmarker für frühe postmenopausale Frauen eingeschätzt. Eine dänische Populations-basierte Studie, die DOPS (Danish Osteoporosis Prevention Study), mit 2016 perimenopausalen bzw. frühen postmenopausalen Frauen, die überdies zu 50% eine HRT erhielten, zeigte bei einer diätetischen Vitamin-K_1-Zufuhr von 60 µg/d in 5Jahresabständen keine Assoziation zwischen der Vitamin-K_1-Zufuhr und der Knochendichte von Schenkelhals oder Lendenwirbelsäule sowie dem Frakturrisiko (Rejnmark et al. 2006a).

Die japanische Gruppe um Yasui (2006a, 2006b) untersuchte unlängst an 193 pre-, peri- und postmenopausalen Frauen im Alter von 39–66 Jahren Marker sowohl für die Knochenbildung (OC, Osteocalcin; BAP, knochenspezifische alkalische Phosphatase) als auch für die Knochenresorption (N-Telopeptid im Urin). Ein Jahr nach der Menopause weist das Serum dieser Frauen einen höheren Osteocalcinspiegel auf als die Frauen der prä- oder peri-Menopause. Die Serum ucOC-Konzentration war eng mit einer signifikant negativen Korrelation hinsichtlich der Östradiolkonzentration und einer signifikant positiven Korrelation bezüglich der FSH-Konzentration verbunden. 34 frühe postmenopausale Frauen im Alter von 53 Jahren, deren Knochendichte als osteopenisch bzw. osteoporotisch eingestuft war, nahmen entweder 45 mg Vitamin K_2 allein oder in Kombination mit 0,75 µg 1α-Vitamin D_3 ein; der Serumgehalt an ucOC wurde signifikant gesenkt. Die kombinierte Behandlung mit Vitamin K_2 und D_3 scheint die Knochendichte von frühen postmenopausalen Frauen wirksam zu unterstützen, deren Knochenturnover hochaktiv ist. Interventionsstudien zeigten ferner, dass 450 µg Vitamin K aus der Nahrung oder 1 mg Vitamin K als Supplement eine signifikante Abnahme an ucOC bewirkten (Sokoll et al. 1995b, Plantalech et al. 1990).

Aus den bisherigen Studien lässt sich schließen, dass eine Vitamin-K-Zufuhr im Bereich von 0,45 bis 1 mg/Tag die biochemischen Marker der Knochenbildung positiv beeinflussen kann. Im Hinblick auf die Osteoporoseprophylaxe erscheinen die gegenwärtigen Empfehlungen für die Vitamin-K-Zufuhr als zu niedrig.

Eine neuere randomisierte kontrollierte Studie aus Japan zeigt anhand von 396 postmenopausalen Frauen mit Osteoporose im Alter von 50–75 Jahren, dass nach 2 Jahren die Knochenmineraldichte in der Vitamin-K_2-Gruppe, die 45 mg pro Tag Menatetrenone eingenommen hatten, mit nur -1,9% ($p = 0,03$) im Vergleich zur Kontrolle mit -3,3% abnimmt. Ferner betrug Im Vergleich zur unbehandelten Kontrollgruppe das relative Risiko für die Inzidenz von Wirbelfrakturen 0,44 (95% CI: 0,20–0,99) für Vitamin K_2 und 0,35 (95% CI: 0,14–0,83) für HRT (Ishida et al. 2004). Eine aktuelle Metaanalyse von Cockayne et al. (2006) gibt Auskunft über die Prävention von Frakturen mit Vitamin K. 13 randomisierte kontrollierte Studien zeigen bei Anwendung von Phytomenadion und Menachinon einen Vorteil hinsichtlich verminderten Knochenverlustes. Untersuchungen, die sich mit Frakturen als Endpunkt beschäftigten, waren japanische Studien und wurden mit Vitamin K_2 durchgeführt. Neben der Verbesserung beim Knochenverlust wurde eine starke Wirkung auf die Frakturinzidenz bei den japanischen Patienten beobachtet, eine OR von 0,40 für Wirbelfrakturen (95% CI: 0,25–0,65); eine OR von 0,23 für Hüftfrakturen (95% CI: 0,12–0,47) und eine OR von 0,19 für alle Nicht-Wirbelfrakturen (95% CI: 0,11 bis 0,35). Die Studiendauer betrug mindestens 6 Monate bis 2 Jahre und war mit einer Tagesdosis von 1–10 mg Vitamin K_1 bzw. 15–45 mg Vitamin K_2 verbunden.

Prophylaxe der Osteoporose mit den Vitaminen K und D

Osteoporose ist eine multikausale Krankheit, deshalb muss natürlich bei der Prophylaxe außer Vitamin K auch Vitamin D beziehungsweise seine aktiven Metabolite (Kap. 3.12.8) und Kalzium beachtet werden.

Um physiologische Dosen von Vitamin K und D auf ihre Wirkung bezüglich Osteocalcin zu untersuchen, wurden postmenopausale niederländische Frauen älter als 60 Jahre mit normaler und niedriger Knochendichte an der Lendenwirbelsäule randomisiert und ein Jahr lang mit Supplementen, die 80 µg Vitamin K_1, 350–400 IU Vitamin D_3, 1000 mg Kalzium enthielten, versorgt. Es wurde daraufhin eine Erhöhung des prozentualen carboxylierten Osteocalcins von 55% auf normale Werte von premenopausalen Frauen um 68% festgestellt und (Schaafsma et al. 2000). Eine weitere Gruppe von 181 gesunden, postmenopausalen Frauen im Alter von 50 bis 60 Jahren wird ein Placebo, eine Mikronährstoffkombination bestehend aus Kalzium, Magnesium, Zink, Vitamin D (8 µg/d) und einer zusätzlichen Variante mit Vitamin K_1 (1 mg/d) supplementiert. Nach 3 Jahren zeigte die Vitamin-K-supplementierte Gruppe einen verminderten Knochenverlust am Schenkelhals, nicht aber an der Lendenwirbelsäule. Braam et al. (2003) schließen auf einen substanziellen Beitrag von Vitamin K_1 bei der Verminderung des postmenopausalen Knochenverlustes am Schenkelhals.

Einfluss von Hochleistungssport auf das Frakturrisiko

Hochleistungssport über einen längeren Zeitraum durchgeführt wird als Risikofaktor für die Osteoporose von Athletinnen betrachtet. Eine geringe Knochenmasse, die bei diesen Frauen zu Stressfrakturen führen kann, ist die Folge. In einer randomisierten Untersuchung im Rahmen einer prospektiven Kohortenstudie mit 115 Ausdauersportlerinnen, die entweder als Amenorrhöe-, Eumenorrhöe- oder Östrogen-supplementiert kategorisiert waren, sollte die Knochenmineraldichte am Schenkelhals und an der Lendenwirbelsäule nach zwei Jahren einer placebokontrollierten Vitamin-K_1-Supplementation ermittelt werden. Hierbei zeigte sich bei allen drei Gruppen ein konstante Knochendichte an der Lendenwirbelsäule, aber eine unerwartet hohe Knochenverlustrate am Schenkelhals, die weder durch Östrogen noch durch die Vitamin-K-Supplementation verhindert wurde (Braam et al. 2003).

Vitamin K und die Osteoarthritis-Prävalenz

Vitamin K reguliert als essenzieller Kofaktor der γ-Carboxylierung neben der Knochendichte- auch die Knorpelmineralisation. Hierbei sind Gla-Proteine beteiligt, die auch den Wachstumsfaktor Gas-6 einschließen. Ob eine Vitamin-K-Defizienz zur Untercarboxylierung von Gas-6 führt und letztlich die Chondrozytendifferenzierung beeinflusst, sollte im Rahmen der Framingham Offspring Studie analysiert werden. Die Prävalenzraten (PR) für Osteoarthritis (OA), Osteophyten und die Gelenkspalteinengung nahm mit zunehmendem Plasmagehalt an Vitamin K_1 signifikant ab; so sank die PR für die OA der Hand von 1,0 auf 0,7. Diese Daten stützen die Hypothese, dass eine Verbindung besteht zwischen einer niedrigen Plasmakonzentration an Vitamin K und einer erhöhten Prävalenz für OA, die sich an der Hand oder am Knie manifestiert (Neogi et al. 2006).

Vitamin-K-Prophylaxe der Gefäßverkalkung

Arterielle Verkalkungen sind aktive, zellkontrollierte Prozesse, die viele Ähnlichkeiten mit dem Knochenmetabolismus haben. Gleichzeitige arterielle Verkalkung und Osteoporose werden als das „Calcification Paradox" bezeichnet und treten häufig bei postmenopausalen Frauen auf (Adams und Pepping 2005). In dem letzten Jahrzehnt ist bekannt geworden, dass Vitamin-K-abhängige Proteine neben der Gerinnung und dem Knochenmetabolismus auch an der Regulation der Gewebeverkalkung beteiligt sind, insbesondere das Matrix-Gla-Protein, MGP, welches einen potenten In-vivo-Inhibitor der vaskulären Kalzifizierung darstellt. Die Untercarboxylierung des MPG soll einen Risikofaktor für die Gefäßverkalkung darstellen. Frühere Populations-basierte Studien berichteten über signifikante Abnahmen bei der Aortaverkalkung bei hoher Vitamin-K_1- (Jie et al. 1995) und K_2-Zufuhr (Geleijnse et al. 2001). Darüber hinaus wurde eine signifikante inverse Korrelation zwischen der Vitamin-K_2-Zufuhr und der Inzidenz von ischämischen Herzerkrankungen und kardiovaskulärer Mortalität beschrieben (Geleijnse et al. 2001). Hohe Vitamin-K_2-Dosen scheinen ferner Cholesterin-senkende Eigenschaften zu haben (Nagasawa et al. 1998). Die Dosis an Vitamin K, die für eine optimale γ-Carboxylierung beispielsweise von Osteocalcin benötigt wird, ist jedoch signifikant höher als die durch Nahrung allein zu erbringende Menge. Hier wird eine tägliche diätetische Zufuhr von 200 und 500 µg/d genannt und eine Größenordnung von nur 100 µg/d aus Supplements aufgrund der 3- bis 5-fach höheren Bioverfügbarkeit veranschlagt (Vermeer et al. 2004). Neuere Ergebnisse aus dem Datenpool der Framingham Heart Study offenbaren, dass zirkulierende MPG, die grundsätzlich mit zunehmendem Alter ansteigen, mit einem höheren Gehalt an individuellen Faktoren für koronare Herzerkrankungen (CHD) und dem Framingham CHD Risiko Score für Männer und Frauen mittleren und höheren Alters, die ohne klinische Zeichen einer CHD sind, verbunden ist (O'Donnell et al. 2006).

Erwähnenswert ist in diesem Zusammenhang, dass die in relativ kurzer Zeit Warfarin-induzierte Arterienverkalkung vollständig durch Vitamin K_2, nicht aber durch Vitamin K_1, blockiert werden konnte, was eine prominente Rolle von MK-4 im Gefäß nahelegt (Spronk et al. 2003).

3.14.9 Behandlungsmaßnahmen

Vitamin-K_1-Mangelprophylaxe

Neugeborene

Unstrittig ist die Vitamin-K-Prophylaxe bei Neugeborenen. Empfohlen wird die orale Gabe von 2 mg Vitamin K_1 jeweils am ersten Lebenstag (U 1), an einem Tag im Zeitraum 3. bis 10. Lebenstag (U 2) und an einem Tag in der 4. bis 6. Lebenswoche (U 3). Die parenterale Gabe (100 bis 200 µg Vitamin K_1 i.m. oder s.c.) ist nur in Ausnahmefällen indiziert, wenn die enterale Aufnahme oder Resorption von Vitamin K nicht gewährleistet ist (bei cholestatischem Ikterus, Schluckbeschwerden, sofern die Mütter mit Antikoagulanzien oder Antiepileptika behandelt werden). Zur Prävention der späten Vitamin-K-Mangelblutungen sind weitere Vitamin-K-Gaben notwendig. Dosierung und Art der Gabe (1 mg oral bei U 2 und U 3 oder mehrmalige parenterale Vitamin-K-Gabe) erfolgt in Abhängigkeit vom klinischen Zustand (von Kries und Göbel 1992). Bei Reifgeborenen kann bei oder kurz nach der Geburt 1 mg Vitamin K_1 i.m., oral oder in besonderen Fällen i.v. verabreicht werden.

Bei mittelschweren Blutungen reicht die Gabe von 5–10 mg Vitamin K zum Anstieg des Prothrombinkomplexes aus.

Kritische Blutungen sollten neben einer parenteralen Vitamin-K-Gabe in einer Dosierung von 10 mg zusätzlich mit Prothrombinkomplexpräparaten (30 E/kg) behandelt werden.

Die Beurteilung der Wirkung erfolgt mit der Kontrolle des INR-Wertes, der innerhalb von 30–60 Minuten auf Werte unter 2 abfallen soll. Gegebenenfalls muss Vitamin K wiederholt verabreicht bzw. müssen zusätzliche Prothrombinkomplexkonzentrate oder Frischplasma infundiert werden (Fachinformation, Stand 06/2006).

Frühgeborene

Bei Frühgeborenen mit einem Körpergewicht unter 2500 g sollte Vitamin K_1 in einer Dosis von 0,4 mg pro kg KG parenteral (i.m. oder in besonderen Fällen i.v.) nicht überschritten werden.

Schwangere

Für Schwangere, die Antikonvulsiva oder Tuberkulostatika einnehmen, werden 10–20 mg oral oder 2–5 mg i.m. 48 Stunden bis einige Stunden vor der Entbindung empfohlen (Fachinformation, Stand 06/2006; Monographie Phyllochinon 1989).

Vitamin-K_1-Therapie

Bei Reifgeborenen werden 1 mg Vitamin K_1 bzw. bei Frühgeborenen 0,4 mg/kg KG i.v. als Initialdosis und bei Bedarf weitere Gaben in Abhängigkeit des klinischen Bildes und des Gerinnungsstatus empfohlen.

Bei leichteren Vitamin-K-Mangelblutungen genügt eine orale Dosis von 1–5 mg sowohl bei Säuglingen als auch Erwachsenen.

Bei Patienten mit Resorptionsstörungen (Malabsorption, Pankreaserkrankungen) sollte Vitamin K_1 parenteral verabreicht werden, wobei die Dosierung der oralen Applikation entspricht (Fachinformation, Stand 06/2006; Monographie Phyllochinon 1989).

Bei schweren, lebensbedrohlichen Vitamin-K-Mangelblutungen wird die langsame, intravenöse Gabe von Vitamin K_1 in einer Dosierung von 1–10 mg (Neugeborene 1 mg/kg Körpergewicht) empfohlen, die unter Umständen wiederholt werden muss. Bei schweren Blutungen (Hirnblutung) ist die zusätzliche Gabe von Prothrombinkomplexpräparaten (30 E/kg) indiziert (Fachinformation, Stand 06/2006).

Bei Vitamin-K-Mangelblutung infolge einer Überdosierung von Antikoagulanzien genügt bei leichteren Blutungen das Absetzen des Cumarinderivats, bei mittelschweren Blutungen die orale Gabe von 5-10 mg Vitamin K_1 und bei kritischen Blutungen sollte neben einer parenteralen Dosis von 10 mg die Gabe von Prothrombinkomplex (30 E/kg) erfolgen. Die erneute oder sogar verstärkt aufkommende Thrombosegefahr bzw. die Gefahr eines Gefäßverschlusses bei wiedereinsetzender Gerinnungsfähigkeit des Blutes muss beachtet werden (Fachinformation, Stand 06/2006).

Die vereinzelt beschriebenen, zum Teil schweren Nebenwirkungen (anaphylaktoiden Reaktionen wie Schock) im Gefolge der parenteralen Vitamin-K-Verabreichung sind nicht auf den Wirkstoff selbst, sondern auf den verwendeten Hilfsstoff (nichtionischer Emulgator Cremophor® EL) zurückzuführen. Präparate mit neuerer Galenik enthalten nicht mehr diesen Hilfsstoff, sondern eine Mischmizellenform aus Gallensäure-Lecithin-Mizellen. Dadurch wird die intravenöse Verträglichkeit entscheidend verbessert.

3.14.10 Nebenwirkungen, Gegenanzeigen, Wechselwirkungen

Extrem selten werden bei parenteraler Applikation Überempfindlichkeiten, anaphylaktoide Reaktionen (Atemstillstand, Schock) gegen Vitamin K_1 beobachtet. Grundsätzlich kann es bei parenteraler Gabe an der Injektionsstelle zu Schmerzen, Entzündungen, Hämatomen oder allergischen Reaktionen kommen. In seltenen Fällen wurden als Nebenwirkungen einer i.v.-Gabe von großen Dosen krampfartige Schmerzen, Tachykardie, Rhythmusstörungen und Zyanose beschrieben. In Einzelfällen, bei Lebererkrankungen, ist es nach i.m.-Applikation zu sklerodermiformen Infiltrationen und Pigmentierungen im Injektionsbereich gekommen; 4–16 Tage nach der Injektion kann es zu lokalisierten und generalisierten Erythemen, Purpura und Urtikaria kommen.

3

Bei bekannter Überempfindlichkeit gegen den Inhaltstoff ist Vitamin K kontraindiziert. Sofern die Ampullen Glykocholsäure enthalten, darf das Präparat bei cholestatischem Ikterus nicht parenteral verabreicht werden.

Bei der Anwendung therapeutischer Dosen von Vitamin K_1 in Schwangerschaft und Stillzeit wurden keine den Feten bzw. das Kind schädigenden Wirkungen beobachtet.

Wechselwirkungen von Vitamin K sind bekannt für Antikoagulantien wie Cumarinderivate (Marcumar®, Warfarin), die die Kofaktorfunktion des Vitamin K bei der Carboxylierungsreaktion hemmen. Zu hohe Dosen an Vitamin K beseitigen die blutgerinnungshemmende Wirkung der Cumarine, so dass die Thrombosegefahr erhöht wird. ASS®, Salizylate, Cephalosporine hemmen ebenfalls die Vitamin-K-Wirkung. Auch Vitamin A und E können durch antagonistische Wirkung einen relativen Vitamin-K-Mangel erzeugen, der die Blutungszeit verlängert (Olson 1984, Booth et al. 2004).

In therapeutischen Dosen sind mutagene Wirkungen von Vitamin K_1 ausgeschlossen. Gen- und Chromosomenmutationen verliefen in Induktionstests negativ.

Langzeitstudien zur Untersuchung eines kanzerogenen Potenzials wurden nicht durchgeführt. Die kanzerogene Wirkung von Vitamin K_1 wird aufgrund epidemiologischer Studien mit hoher Wahrscheinlichkeit ausgeschlossen (Fachinformation, Stand 06/2006).

Eine Hypervitaminose K ist nicht bekannt. Die Vitamine K_1 und K_2 sind auch in hohen Dosen untoxisch.

KAPITEL

4 Evidenz-basierte Anwendung von Vitaminen

Nach David L. Sackett – Vorkämpfer der Evidence Based Medicine und Lehrer am Center for Evidence Based Medicine in Oxford – ist EBM (Evidenz-basierte Medizin) die gewissenhafte, vernünftige und bestmögliche Nutzung externer wissenschaftlicher Erkenntnisse zur medizinischen Versorgung von Patienten. Sie beinhaltet die Integration individuellen ärztlichen Könnens sowie Urteilskraft aufgrund praktischer Erfahrung und basiert auf relevanter und patientenorientierter Forschung zur Genauigkeit diagnostischer Verfahren und bzgl. Wirksamkeit und Sicherheit auf präventiven und therapeutischen Maßnahmen (Sackett et al. 1997, Sackett et al. 1996). EBM bewertet diagnostische und therapeutische Verfahren nach dem jeweils aktuellen Wissensstand, korrigiert alte Methoden und ersetzt diese durch wirksamere und sichere Maßnahmen. Hierbei sollen individuelle klinische Erfahrungen durch methodenanalytische Beweise nicht zwangsläufig ersetzt werden (Sackett et al. 1996), sondern die individuelle Sachkenntnis hat die Anwendbarkeit der externen Evidenz auf den Einzelfall zu entscheiden. Bei der kritischen Bewertung ist zwischen Wirkung und Wirksamkeit zu unterscheiden. Unter Wirkung werden pharmakodynamisch messbare Effekte in vitro, im Tierexperiment oder im Menschen verstanden, während Wirksamkeit am klinisch relevanten Therapieziel wie Linderung von Beschwerden oder Heilung von Krankheit verstanden werden. Wirksamkeit kann deshalb nur in klinischen Studien am Patienten im Vergleich zu Placebo oder anerkannter Referenz erfolgen. EBM stützt sich deshalb zur Erfassung von Arzneimitteleffekten vorrangig auf prospektive randomisierte, kontrollierte Doppelblindstudien sowie Metaanalysen und sucht nach der jeweils besten wissenschaftlichen Erkenntnis zur Klärung diagnostischer und therapeutischer Fragen. Hierzu sind gut durchgeführte Querschnittsstudien am Patienten und für prognostische Fragestellungen Follow-up-Studien bei einem definierten Krankengut erforderlich (Sackett et al. 1996). Trotz allen naturwissenschaftlichen Vorgehens darf die Empirie nicht vernachlässigt werden (Loew 2000).

EBM ist eine methodische Vorgehensweise, dank moderner Informationsquellen, Datenbanken, elektronischer Datenverarbeitung, Auswertungsverfahren möglich und hat sich aus der klinischen Epidemiologie der 60er Jahre entwickelt. Die Initiative ging von der Cochrane Collaboration aus, die über ein weltweit verzweigtes Netz verfügt. Grundlage der Bewertung sind systematische Übersichtsarbeiten auf der Basis randomisierter, kontrollierter klinischer Doppelblindstudien (RCTs), in absteigender Reihenfolge gefolgt von einer ausreichenden Zahl methodisch hochwertiger Studien, nicht randomisierter Studien bzw. prospektiver Kohorten-, Fall-Kontroll-Studien, experimenteller Studien und mit der schwächsten Evidenz Meinungen, Überzeugung von Autoritäten und Experten sowie deskriptive Studien. Aus dem qualitativ sortierten und hierarchisch geordneten wissenschaftlichen Erkenntnismaterial (Antes 1997, Perleth und Beyer 1996, Perleth 1998, Perleth 1998) wird eine abgestufte Evidenz erhalten:

- Stufe I:
  systematischer Review, Basis: randomisierte, kontrollierte Studien
- Stufe II:
  mindestens eine genügend große randomisierte, kontrollierte Studie, Interventionsstudie
- Stufe III:
  nicht randomisierte bzw. nicht prospektive Studien, z.B. Kohorten-, Fall-Kontroll-Studien
- Stufe IV:
  mindestens eine nicht experimentelle Beobachtungsstudie
- Stufe V:
  Meinungen von Experten, Konsensusverfahren.

Eine Beschränkung des therapeutischen Nutzens ausschließlich auf die klinische Wirksamkeit ist jedoch fehlerhaft, da das Risiko der therapeutischen Intervention mit möglichen primären und sekundären Folgekosten sowie die Compliance unberücksichtigt bleiben (Loew 2000).

Zweifelsohne ist EBM interessant und wichtig für eine rationale und kostengünstige Diagnostik und Therapie, zumal die Flut von wissenschaftlichen Veröffentlichungen unüberschaubar ist und man kaum mehr in der Lage ist, sich auf dem aktuellen wissenschaftlichen Stand zu halten. Kritisch ist jedoch anzumerken, dass systematische Reviews ohne stetige Aktualisierung an Relevanz verlieren und bessere Dokumentation nicht unbedingt bessere Wirksamkeit bedeutet (Loew 2000). Wirksamkeit ist ein ärztlich wertender Begriff über den therapeutischen Nutzen eines Arzneimittels, besitzt normativen Charakter und umfasst die Summe aller in einer bestimmten therapeutischen Situation, bei einer definierten Indikation und einem bestimmten Patienten erwünschten Wirkungen eines Arzneimittels. Wirksamkeit ist erkennbar als Heilung der Krankheit, Linderung krankhafter Beschwerden, als Besserung von Missempfindungen, als Vermeidung einer Krankheit oder Komplikationen. Wirksamkeit ist damit kein absoluter Begriff, sondern muss am konkreten Heilungsanspruch gemessen werden und kann nur ein Wahrscheinlichkeitsurteil sein. Nach Überla (1982, 1999) fehlen „zur Objektivierung subjektiver Einschätzung von Wirksamkeit valide Methoden. Erfahrung in der Medizin muss: 1. empirisch sein, Theorien allein genügen zur Begründung von Erfahrung nicht; 2. durch belegbare und dokumentierte Beobachtung begründbar sein; 3. wiederholbar sein; 4. in ihrer Variabilität und Vielfalt beschreibbar sein; 5. überprüfbar und kommunizierbar sein. Im Blickpunkt steht nicht wie ein Patient behandelt werden soll, sondern wie die Patienten tatsächlich in der Routine der medizinischen Versorgung behandelt werden. Nach vielen Studien klafft ein großer Unterschied zwischen dem, wie behandelt werden soll, und dem, wie tatsächlich behandelt wird. Wichtigstes Kriterium sind deshalb „Outcomes" anhand der empirisch erfassten Lebensqualität. Den Patienten interessieren gesicherte RCT (Randomised Clinical Trial) weniger als die Beeinflussung seiner subjektiven Beschwerden.'

Das Streben nach wissenschaftlich fundierter Medizin ist deshalb zu begrüßen, auch wenn damit keine neue Ära oder ein Paradigmenwechsel eingeführt wurde (Lasek und Müller-Oerlinghausen 1998). Evidenz ist aber nur so gut, wie die zugrunde gelegten Daten sind, und eine wichtige Entscheidungshilfe, indem auf Evidenz abgesichertes wissenschaftliches Erkenntnismaterial zurückgegriffen und im Einzelnen geprüft wird, ob die jeweilige Aussage auf den jeweiligen Patienten zutrifft. Prinzipiell ist dem Grundgedanken von EBM als dem gewissenhaften, ausdrücklichen und vernünftigen Gebrauch der gegenwärtig besten externen wissenschaftlichen Evidenz für die Entscheidung in der Versorgung auch bei den Vitaminen zuzustimmen und die Forderung nach kontrollierten, randomisierten klinischen Studien berechtigt. Im Gegensatz zu den üblichen Arzneimitteln sind derartige Studien aus methodischen Gründen und der Besonderheit der Vitamine kaum oder nur unter besonderen Bedingungen möglich.

- Vitamine sind essenzielle Substanzen, auf die der Organismus durch externe Zufuhr angewiesen ist. Sie werden normalerweise mit der täglichen Nahrung in ausreichender Menge zugeführt. Erfolgt dies nicht, dann treten zunächst latente und erst im späteren Verlauf manifeste Mangelzustände mit klinischen Symptomen weniger von Einzelvitaminen als von mehreren Vitaminen auf.
- Vitamine werden differenziert gespeichert, besitzen unterschiedliche biologische Halbwertszeiten und Turnover-Raten, woraus unterschiedliche und zeitabhängige Funktionsstörungen und klinische Mangelsymptome resultieren, z.B. besitzt Vitamin B_1 eine kurze biologische Halbwertszeit und eine hohe Turnover-Rate, weshalb bereits nach einigen Tagen einer Thiamin-freien parenteralen Ernährung eine schwere Lactazidose auftreten kann, im Gegensatz zu einer Vitamin-B_{12}-armen Ernährung bei Vegetariern, wo sich eine Perniziosa erst nach Jahren manifestiert.
- Isolierte Vitaminmangelzustände sind heute selten, meist sind mehrere Einzelvitamine betroffen, woraus sich bei klinischen Studien Pro-

bleme bzgl. der Vergleichbarkeit der Prüfkollektive und der Bewertung interaktiver Maßnahmen ergeben.

- Placebokontrollierte klinische Doppelblindstudien bei Mangelzuständen bzw. spezifischen Erkrankungen von Einzelvitaminen, z.B. Wernicke-Korsakow-Syndrom, Lactazidose, Perniziosa oder genetisch bedingte Störungen, sind ethisch nicht vertretbar.
- Von Ausnahmen abgesehen handelt es sich bei den Beschwerden bzw. klinischen Symptomen nicht um akute Erkrankungen, sondern um meist schleichend auftretende und zunächst einfache Befindlichkeitsstörungen, die sich erst spät als vitaminabhängige Krankheiten manifestieren.

Die Problematik von klinischen Studien mit Vitaminen geht u.a. aus vielen Projekten der letzten Jahre mit uneinheitlichen, sogar kontroversen Ergebnissen hervor. Ursachen hierfür sind nicht nur methodische Probleme, z.B. Studiendesign, Durchführung, einheitliches und überwachtes Ernährungsprotokoll, Definition von klinisch relevanten Parametern, wozu Normalisierung des Vitaminstatus nicht zwangsläufig gehören. Unter diesem Aspekt ist der zur Beurteilung der Wirksamkeit hierarchisch abgestuft geforderte Evidenznachweis kaum möglich. Hier müssen andere und erweiterte Kriterien angewandt werden wie z.B.:

- Akzeptanz von tierexperimentell erzeugten Mangelerscheinungen und deren Behebung durch die jeweiligen Einzelvitamine
- Molekularpharmakologische Hinweise bzw. In-vitro-Beleg zur biochemischen Wirkung und zum Wirkungsmechanismus von Einzelvitaminen und Vitaminkombinationen, z.B. Beeinflussung von AGEs durch Vitamin B_1, Megavitamine bei genetisch bedingten Störungen
- Normalisierung von vitaminabhängigen klinisch relevanten Surrogaten
- gut dokumentierte Kasuistiken mit laborchemischem und klinischem Nachweis des Vitamineffektes
- methodisch hochwertige Kohorten-, Fall-Kontroll-Studien, z.B. die verschiedenen Verzehrsstudien der letzten Jahre zur Ermittlung des Vitaminstatus in der Bevölkerung bzw. zur Erfassung von Risikofaktoren und Risikogruppen.

Legt man diese erweiterten Kriterien für die Bewertung von prophylaktisch und therapeutisch angewendeten Einzelvitaminen bzw. sinnvolle Vitaminkombinationen zugrunde, dann sind die für die jeweiligen Vitamine tabellarisch angeführten Anwendungsgebiete nicht nur medizinhistorisch, sondern auch experimentell und klinisch ausreichend belegt. Dennoch besteht auch weiterhin zu Einzelvitaminen und sinnvollen Vitaminkombinationen ein Forschungsbedarf, nicht nur zur Erfassung allgemeiner Bedarfsdeckung, sondern auch zur Ätiopathogenese von Erkrankungen, deren prophylaktische und therapeutische Beeinflussung sowie Suche nach originären methodischen Prüfverfahren zum Wirkungsnachweis.

4

KAPITEL

5 Vitaminkombinationen

Eine rationelle Therapie hat rationale Gesichtspunkte zu berücksichtigen. Diese Forderung gilt auch für die Anwendung von Vitaminen und Vitaminkombinationen zur Prophylaxe und Therapie, will man sie nicht als unwirksame und entbehrliche Placebos abstempeln. Hierzu gehören Kenntnisse zur Pharmakologie bzw. Biochemie, zur Pharmakokinetik sowie der Nachweis der Unbedenklichkeit und Wirksamkeit.

5.1 Beurteilungskriterien

Der Grundgedanke zur Beurteilung von fixen Arzneimittelkombinationen geht auf den FDA-Direktor Crout zurück. Die auch Crout'sche Kriterien genannten Anforderungen wurden im Jahre 1974 im „Journal of Clinical Pharmacology“ publiziert und enthalten im Wesentlichen zwei Gesichtspunkte:

- Jede Komponente muss zum Erreichen des therapeutischen Zieles beitragen.
- Die Dosierung jeder Einzelkomponente muss so gewählt werden, dass die Kombination als solche für den Durchschnittspatienten wirksam ist.

Auf europäischer Ebene sind im Anhang V die Empfehlungen des Rates 333/571 EWG am 26.10.1983 publiziert. Danach ist die besondere Kombination der aktiven Inhaltsstoffe zu begründen, und mögliche Vor- und Nachteile sind einander gegenüberzustellen. Diese Empfehlungen des Rates wurden 1987 mit dem § 22 3(a) AMG 2 in nationales Recht umgesetzt und in den 5. Abschnitt der allgemeinen Verwaltungsvorschrift zur Anwendung der Arzneimittelprüfrichtlinien vom 14.12.1989 aufgenommen.

Durch Verbesserung der Compliance, Therapievereinfachung und gutes Nutzen-Risiko-Verhältnis sind fixe Arzneimittelkombinationen durchaus sinnvoll und der Einnahme mehrerer Einzelpräparate vorzuziehen. Bei Vitaminen ist ein Anwendungsgebiet für fixe Kombinationen viel häufiger gegeben als die Indikation für Einzelvitamine. Vitamine sind vorrangig essenzielle Nährstoffe und erst sekundär Arzneimittel. Ihr Hauptanwendungsgebiet ist die Prävention von Mangelzuständen, wozu alle Vitamine erforderlich sind. In umfangreichen wissenschaftlichen Abhandlungen (z.B. Loew 1998) sowie formalistischen und juristischen Stellungnahmen ist die Frage, ob Vitamine als Arzneimittel oder als Nährstoffe zu behandeln seien (z.B. Doepner 1988), diskutiert.

Vom praktisch tätigen Arzt wird diese Frage einfacher und pragmatischer beurteilt: Wenn es darum geht, eine unzureichende Versorgung zu verbessern, die sich aus welchem Grund auch immer durch Ernährung nicht verbessern lässt, oder einen erhöhten Bedarf präventiv zu decken, dann sind Vitamine als essenzielle Nährstoffe zu behandeln. Geht es dagegen um die Therapie ausgeprägter Mangelzustände oder angeborener bzw. erworbener Defekte des Vitaminstoffwechsels mit hohen Dosen von Einzelvitaminen (Beispiele in ➤ Kap. 6) oder bestimmten Kombinationen, dann sind Vitamine wie Arzneimittel zu behandeln. In bestimmten Fällen gibt es allerdings auch fließende Übergänge zwischen beiden Standpunkten. Die Nähe der Vitamine zu Arzneimitteln hat Anforderungen, die für Arzneimittel gelten, auf Multivitamine übertragen. Dies ist in einigen Punkten durchaus richtig, in anderen aber unsinnig. Wird beispielsweise bei fixen Arzneimittelkombinationen gefordert, die Anzahl der Einzelkomponenten möglichst niedrig zu halten, so muss das für Vitaminkombinationen nicht zwingend sein, denn man benötigt nun einmal in der Regel alle Vitamine. Die Forderung, dass jede Komponente in einer Kombination zum Erreichen des therapeutischen Ziels beitragen soll, ist bei Vitaminen ohne weiteres gegeben (➤ Kap. 5.3).

Für Multivitaminpräparate ist darüber hinaus wichtig:

- Die Vitamine müssen in einem Mengenverhältnis vorliegen, in dem jede Einzelkomponente zur beabsichtigten Wirkung beiträgt.
- Das Mengenverhältnis in einer fixen Kombination muss so gewählt sein, dass die Unbedenklichkeit für Patienten auch dann gewährleistet ist, wenn eine gleichzeitige Behandlung mit Einzelsubstanzen in hohen Dosen erfolgt.
- Die jeweiligen Vitamine müssen in der Kombination ausreichend verfügbar sein.
- Zwischen den einzelnen Vitaminen darf keine physikochemische Inkompatibilität bestehen.
- Die galenische Stabilität muss gewährleistet sein.

Bei fixen Arzneimittelkombinationen wird verlangt, dass die pharmakokinetischen Eigenschaften der Komponenten weitgehend übereinstimmen. Hier soll der Wirkungseintritt möglichst gleichzeitig erfolgen und Gegenregulationen bzw. unerwünschte Ereignisse unterbunden werden (z.B. Saluretikum + Antikaliuretikum oder ACE-Hemmer + Diuretikum). Bei Vitaminkombinationen gelten dagegen – von seltenen Ausnahmen abgesehen – andere Gesichtspunkte. Vitaminkombinationen werden langfristig und kontinuierlich mit dem Ziel eingenommen, eine Steady-State-Konzentration (Coenzyme, Enzym-Coenzym-Komplexe, Protein-Coenzym-Komplex) in den Zellen aufrecht zu erhalten. Dies ist unabhängig von den pharmakokinetischen Eigenschaften der Einzelkomponenten, denn ob dieses Ziel sofort oder erst einige Tage später erreicht wird, ist unerheblich, zumal der Organismus über bestimmte Vitamindepots verfügt. Die pharmakologische Substitution von Vitaminen gewährleistet, ähnlich wie die nutritive Zufuhr, unabhängig von den pharmakokinetischen Eigenschaften der Einzelbestandteile einen weitgehend konstanten Gewebsspiegel an wirksamen Formen, wobei die Zufuhr lediglich dazu dient, eliminierten Abbau und Ausscheidung zu ersetzen. Die dazu erforderlichen Dosierungen spiegeln sich in den rationalen Empfehlungen zur Vitaminzufuhr. Viel wichtiger sind galenische und biopharmazeutische Gesichtspunkte, die eine Resorption der Vitamine im oberen Dünndarm garantieren, wo die aktiven Transportprozesse stattfinden.

5.2 Zur Toxikologie und Verträglichkeit von Vitaminkombinationen

Bei der Substitutionstherapie und bei vitaminabhängigen Stoffwechselstörungen werden Vitamine in höherer Dosierung eingesetzt, als es dem nutritiven Bedarf entspricht. Die Begründung bei sog. Megadosen beruht nicht auf der physiologischen, sondern der pharmakologischen Wirkung der Vitamine. Bei der Megadosierung handelt es sich um eine hundert- bis tausendfache Überschreitung der Empfehlung zur wünschenswerten Höhe der Nährstoffzufuhr der Deutschen Gesellschaft für Ernährung (DACH 2000).

Ausführliche toxikologische Untersuchungen belegen eine große therapeutische Breite für alle Vitamine, mit Ausnahme von Retinol, Calciferol und Pyridoxin (➤ Kap. 7).

Zu Komplikationen nach parenteraler Verabreichung von fixen Kombinationen des B-Komplexes zählen Allergien bis hin zu schweren Schockzuständen. Nach Pietrzik und Hages (1991) nimmt das Risiko an allergischen Reaktionen mit der Anzahl der kombinierten B-Vitamine zu. Bisher gibt es keine Anhaltspunkte für ein erhöhtes Missbildungsrisiko für Neugeborene von Frauen, die während der Schwangerschaft fixe Vitamin-B-Kombinationen in höheren Dosen eingenommen haben. Nach mehreren Untersuchungen der letzten Jahre (Smithells et al. 1980, Wild et al. 1986, Milunsky et al. 1989, MRG-Group 1991) wird die Inzidenz von Missbildungen nach oraler Einnahme von Multivitaminpräparaten in der Schwangerschaft verringert.

5.3 Biochemische Gesichtspunkte zu Vitaminkombinationen

Wie schon aus einem kleinen Ausschnitt des energieliefernden Stoffwechsels in Abbildung 5.1 hervorgeht, bestehen wichtige biochemische Wechselwirkungen der einzelnen Vitamine untereinander. Dies wird besonders bei den B-Vitaminen deutlich. Sie fungieren als Coenzyme bzw. Vorstufen von Coenzymen, die zusammen mit den entsprechenden Apoenzymen die Stoffwechselreaktionen katalysieren und regulieren.

Coenzyme aus B-Vitaminen sind an allen Stoffwechselwegen beteiligt. Diese Stoffwechselwege sind eng miteinander vernetzt und sind ständig „in Betrieb". Der Stoffwechsel läuft in unterschiedlichen Phasen ab. Nach einer Mahlzeit überwiegen Glykogensynthese, Glucoseabbau und Fettsynthese. In Pausen zwischen den Mahlzeiten überwiegen Glykogenabbau, Lipolyse, Fettsäureoxidation, Gluconeogenese und Ketogenese. So werden über den Tag hinweg al-

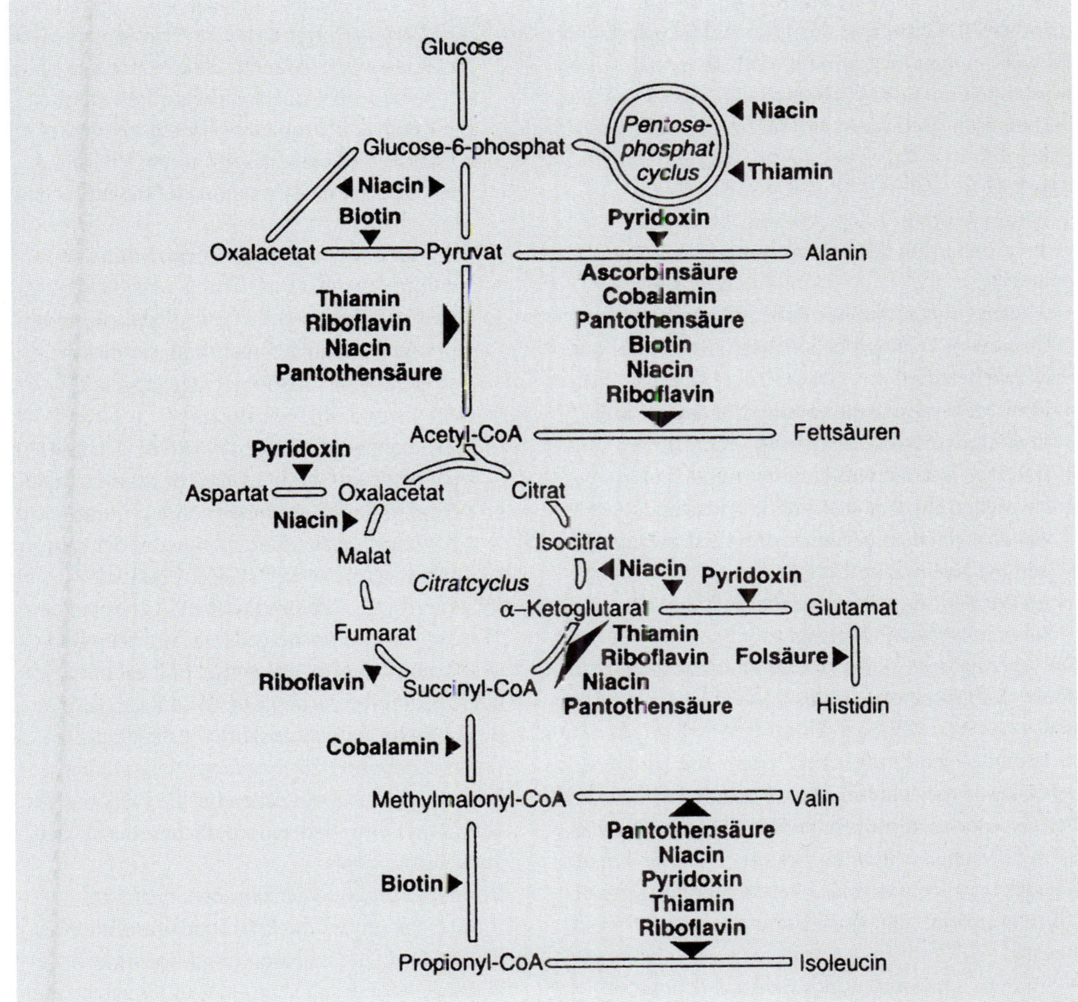

Abb. 5.1: B-Vitamine als Coenzyme

5

le Stoffwechselvorgänge und -wege beansprucht und damit auch alle Coenzyme. Das Fehlen auch nur eines einzelnen Coenzyms würde das gesamte Netzwerk beeinträchtigen. Aus diesem Grund sind alle B-Vitamine gleichzeitig erforderlich.

Isolierte Mangelzustände sind bei B-Vitaminen selten, weil einerseits die häufigsten Ursachen für Mängel, wie Fehlernährung, Resorptionsstörungen u.ä. immer mehrere Vitamine in ähnlicher Weise betreffen (dies gilt auch für Vitamin C und die fettlöslichen Vitamine), und weil bei der Synthese von Coenzymen aus B-Vitaminen vielfach weitere Coenzyme benötigt werden, die ebenfalls aus B-Vitaminen gebildet werden. So führt ein Mangel an einem oder mehreren B-Vitaminen sekundär zu Mangelerscheinungen anderer B-Vitamine, und das erklärt auch, warum beginnende Mangelerscheinungen so uncharakteristisch sind, dass sie häufig übersehen werden.

Beispiele:

- An der Synthese von NAD und NADP aus L-Tryptophan sind Folate, Niacin und Vitamin B_6 beteiligt.
- An den Umwandlungen der B_6-Vitamere in das Coenzym Pyridoxalphosphat sind Riboflavin und Niacin beteiligt.
- Die Regeneration von Tetrahydrofolat aus Methyltetrahydrofolsäure benötigt Vitamin B_{12}.
- Die Regeneration von Tetrahydrofolat aus 10-Formyltetrahydrofolat und die reversiblen Umwandlungen der C_1-Tetrahydrofolatderivate benötigen Niacin und Riboflavin.
- An der Bildung von Adenosylcobalamin aus Cobalamin ist Niacin beteiligt.

Die regelmäßige Zufuhr aller B-Vitamine ist also für einen reibungslosen Stoffwechselablauf erforderlich.

Auch bei den fettlöslichen Vitaminen sind Mangelzustände meist kombiniert. Bei allen Formen von Fettresorptionsstörungen ist auch die Resorption aller fettlöslichen Vitamine gestört. Darüber hinaus aber gibt es auch spezifische Wechselwirkungen zwischen einzelnen fettlöslichen Vitaminen.

Beispiele:

- Vitamin E und Vitamin A haben eine positive Wechselwirkung.
  - Vitamin E schützt Vitamin A vor Oxidation.
  - Vitamin E moduliert die Retinylester-Hydrolase in verschiedenen Organen derart, dass die Versorgung der peripheren Gewebe verbessert wird (Napoli und Beck 1984, Napoli et al. 1984). Eine gleichzeitige Verabreichung von Vitamin A und E hat eine stärkere Anreicherung von Retinylestern in der Leber zur Folge, als die alleinige Gabe von Vitamin A (Jenkins und Mitchell 1975, Yang und Desai 1977). Umgekehrt kommt es bei einem Vitamin-E-Defizit zu einer Depletierung der Leberspeicher (Robinson et al. 1979).
  - Vitamin E greift demzufolge regulierend in die Vitamin-A-Versorgung der Zielgewebe ein. Nimmt die Glucuronidierung von Vitamin A und E bei isolierter Zufuhr in vitro und in vivo zu (Sklan 1983), so senkt die gleichzeitige Gabe der beiden Vitamine die Menge der sezernierten Retinylglucuronide bei gleichzeitiger Zunahme des als Ester gespeicherten Vitamin A. Dies bedeutet eine Zunahme der biologischen Verfügbarkeit.
  - Vitamin E verringert schädliche Effekte von Vitamin A bei Überdosierung. So wird dem membranlabilisierenden Effekt einer Hypervitaminose A durch den membranstabilisierenden Effekt von Vitamin E entgegengewirkt (Jenkins und Mitchell 1975).
  - Wegen der gegenseitigen positiven Beeinflussung empfiehlt die WHO, die Behandlung der Xerophthalmie bei Kindern durch Vitamin A mit Vitamin E zu kombinieren, um die Wirksamkeit zu verstärken (WHO 1989).
- Vitamin A und Vitamin D haben überlappende Wirkungen im Knochenstoffwechsel (Zile et al. 1973), im Kollagenstoffwechsel und bei der Knochenzelldifferenzierung. Die Grundlage dafür ist die Tatsache, dass Retinsäure die Zahl der Bindungsstellen für 1,25-Dihydroxycholecalciferol erhöht und damit die Zellen für die Wirkung des Vitamin-D-Hormons empfindlicher macht (Petkovich et al. 1984).
- Vitamin E und C haben eine synergistische Schutzwirkung auf die LDL-Oxidation. Die Auslösung der LDL-Oxidation durch wasserlösliche Radikale wird durch Vitamin C unterdrückt, die Oxidation durch lipidlösliche Radikale durch Vitamin E (Sato et al. 1990).

5

- Vitamin D und Vitamin K sind gemeinsam für die Regulation des Knochenstoffwechsels erforderlich.

Auf Grund der geschilderten differenzierten Wechselwirkungen der wasserlöslichen und fettlöslichen Vitamine untereinander und miteinander sowie z.B. der Vitamine D, C, K und B_6 im Knochen- und Bindegewebsstoffwechsel, der Vitamine B_6, B_{12}, Folsäure, Biotin, Pantothensäure, Ascorbinsäure und Calciferol bei der Immunfunktion und zahlreichen ähnlichen Synergismen ist die kombinierte Anwendung aller Vitamine in einer fixen Kombination zur Prophylaxe sinnvoll. Ausnahmen können bei bestimmten Krankheiten erforderlich sein, z.B. wären bei Therapie mit Vitamin-K- oder Folat-Antagonisten Vitamin K bzw. Folsäure in der Kombination nicht sinnvoll.

5.4 Pharmakologische Anforderungen an Vitaminkombinationen

Bei der Beurteilung von fixen Arzneimittelkombinationen müssen wichtige pharmakokinetische Gesichtspunkte berücksichtigt werden. Hierzu zählen u.a. Resorption, Bioverfügbarkeit, Verteilung, Halbwertszeit, Metabolismus und Eliminationswege. Diese Anforderungen sind auch an die Vitamine zu stellen. Da es sich bei den Vitaminen um essenzielle Wirkstoffe handelt, die nach Resorption in biologisch wirksame Formen wie z.B. Coenzyme umgewandelt werden, spricht man bei den Vitaminen besser von Biokinetik als von Pharmakokinetik. Diese Begriffsdifferenzierung lässt sich allein schon dadurch begründen, dass dosis- und sättigungsabhängige Prozesse bestehen. So besitzen die einzelnen Vitamine eine unterschiedliche Turnover-Rate, werden bei einem Mangel zur Auffüllung entleerter Speicher retiniert und erst nach einer Übersättigung des Organismus eliminiert. Konsequenterweise spricht man deshalb bei den Vitaminen von einer biologischen Halbwertszeit, die sich von der pharmakologischen Halbwertszeit unterscheidet. So beträgt beispielsweise die pharmakologische Halbwertszeit von Hydroxocobalamin ca. 25 Stunden, während die mittlere biologische Halbwertszeit von Vitamin B_{12} bei ca. 485 Tagen liegt.

Nach grundsätzlichem pharmakokinetischem Verständnis müssen deshalb auch die Vitamine bezüglich wichtiger pharmakokinetischer Eigenschaften in fixen Kombinationen kompatibel sein. Zu den weit verbreiteten fixen Vitaminkombinationen zählen Multivitamine sowie spezielle Kombinationen des B-Komplexes bzw. von fettlöslichen Vitaminen. Diese Vitaminkombinationen werden entweder oral oder parenteral verabreicht. Nachfolgend wird zur Sinnhaftigkeit der genannten Kombinationen aus pharmakokinetischer Sicht Stellung genommen.

Als Multivitaminpräparate werden fixe Arzneimittelkombinationen angesehen, die mehrere Vitamine enthalten. Hierbei können ausschließlich Vitamine des B-Komplexes, mit und ohne Vitamin C, fettlösliche sowie sämtliche 13 Vitamine miteinander kombiniert sein. Die Einzelvitamine sollten in derartigen Präparaten etwa in den Relationen der DGE-Empfehlungen enthalten sein, wobei die Dosierung für präventive Anwendung zur Verhütung eines Mangels bis zum dreifachen und für therapeutische Anwendung bis zum vielfachen der DGE-Empfehlungen reichen kann. Ausnahmen machen nur die Vitamine A und D und K wegen möglicher Überdosierungen. So sollte in Multivitaminpräparaten die Tagesdosis für Vitamin D nicht mehr als 10 µg und für Vitamin A nicht mehr als 0,25–1,0 mg Retinoläquivalente betragen (➤ Tab. 5.1).

Da in diesem Dosisbereich die meisten Vitamine nach oraler Verabreichung aktiv, Carrier-vermittelt oder die meisten fettlöslichen Vitamine in Gegenwart von Gallensäuren bedarfsabhängig resorbiert werden, spielen pharmakokinetische Gesichtspunkte bezüglich der Bioverfügbarkeit, von galenischen Gesichtspunkten abgesehen, eine untergeordnete Rolle. Die mit den Multivitaminpräparaten zugeführten Vitamine werden bedarfsabhängig resorbiert und der Überschuss entweder renal oder mit den Fäzes ausgeschieden. Aufgrund der niedrigen Dosierung und bedarfsabhängigen Resorption bestehen zum Teil unterschiedliche Turnover-Raten, keine Inkompatibilität, keine Interaktion und kein Risiko für unerwünschte Arzneimittelwirkung. Eine Grundfor-

5

Tab. 5.1: Tägliche orale Dosierungsempfehlung zur Prophylaxe bzw. Therapie, berechnet als Base oder Säure (Monographie 1994)

Vitamine	Prophylaxe	Therapie
Thiaminbase (B_1) oder	0,5–5,0 mg	5–15 mg
Allithiamine	0,5–3,0 mg	3–10 mg
Vitamin B_2	1,0–5,0 mg	5–20 mg
Vitamin B_6	1,0–6,0 mg	6–20 mg
Vitamin B_{12} als Cyano- oder Hydroxocobalamin	25–150 µg	150–500 µg
Folsäure	80–500 µg	0,5–5 mg
Niacin Äquivalent	10–60 mg	60–200 mg
Biotin	10–100 µg	100–300 µg
Pantothensäure bzw. entsprechende Salze	2–10 mg	10–50 mg
Vitamin C	40–200 mg	200–500 mg
Vitamin E	5–50 mg	50–200 mg
Vitamin K	50–150 µg	50–150 µg
Vitamin D	2,5–10 µg	2,5–10 µg
Vitamin A/Retinol und seine Ester	0,25–1,0 mg	0,25–1,0 mg
Betacarotin	1,5–6,0 mg	1,5–6,0 mg

Die Dauer der Anwendung ist abhängig von der Indikation und liegt in der Entscheidung des behandelnden Arztes.

derung ist die biopharmazeutische Qualität, d.h. die Bereitstellung der einzelnen Vitamine aus der entsprechenden galenischen Darreichungsform zur Verwertbarkeit. Hierzu reichen im Allgemeinen In-vitro-Untersuchungen aus, die dem Stand der Technik entsprechen. Zur Anwendung von Multivitaminpräparaten im Rahmen der totalen parenteralen Ernährung gelten besondere Empfehlungen (DAKE = Deutsche Arbeitsgemeinschaft für Künstliche Ernährung 1990). Wenn eine parenterale Ernährung für mehr als 5 Tage notwendig ist, sollten Vitamine substituiert werden. Eine weitere Anwendung ist begründet, wenn nach der Anamnese, dem klinischen und laborchemischen Befund der Verdacht auf ein Vitamindefizit besteht. Wissenschaftlich fundierte Unterlagen zur Zusammensetzung, der Dosis und Dauer der parenteralen Vitaminsubstitution unter Berücksichtigung der verschiedenen Erkrankungen liegen nicht vor. Solange derartige Daten fehlen, können nur Empfehlungen aus theoretischen Überlegungen gegeben werden (➤ Tab. 5.2).

Seit Jahrzehnten sind vor allem in der Bundesrepublik fixe Kombinationen aus Vitamin B_1, B_6, B_{12} und Folsäure in unterschiedlicher Dosisrelation beliebt. Derartige Kombinationen sind aus pharmakokinetischer Sicht nicht oder nur bedingt sinnvoll, da Vitamin B_{12} aus der oralen Darreichungsform nur zu 1 bis 3% resorbiert wird und pharmakologische Effekte von Vitamin B_{12} in den jeweiligen Kombinationen nicht zu erwarten sind. Wie bereits ausgeführt, ist Vitamin B_{12} höchstens in Kombination mit Folsäure aus biochemischer Sicht als Methylgruppen-Überträger sinnvoll. Hierbei besitzt Vitamin B_{12} keine pharmakologische Wirkung, sondern fungiert ausschließlich als das Coenzym Methylcobalamin. Wegen unterschiedlicher Halbwertszeiten sind fixe parenterale Kombinationen aus Vitamin B_1, B_6, B_{12} mit und ohne Folsäure prinzipiell nicht sinnvoll. Vitamin B_1, B_6 und Folsäure haben Halbwertszeiten zwischen 1,5–4 Stunden, während die Halbwertszeit von Hydroxocobalamin bei ca. 25 Stunden liegt.

Sinnvoll aufgrund biochemischer Synergien sind orale Multivitaminpräparate in angemessener Dosierung sowie die Kombination von Cyancobalamin (HWZ 4–6 Stunden) und Folsäure aufgrund enger biochemischer Zusammenhänge. Eine Kombination Vitamin B_1 und B_6 kann bei Nachweis der Wirksamkeit sinnvoll sein.

Tab. 5.2: Empfehlungen für die tägliche Vitaminzufuhr bei parenteraler Ernährung Erwachsener (DAKE 1990)

Thiamin (B_1)	3–4 mg
Riboflavin (B_2)	3–5 mg
Pyridoxin (B_6)	4–6 mg
Niacin	40–50 mg
Panthothensäure	10–20 mg
Biotin	60–120 µg
Folsäure (als freie Folsäure)	160–400 µg
Ascorbinsäure (C)	100–300 mg
Hydroxycobalamin (B_{12})	alle 3 Monate 1 mg i.m.
Vitamin A als Retinylpalmitat	1800 µg
Vitamin E (α-Tocopheroläquivalente)	20–40 mg*
Vitamin D	5 µg
Vitamin K	100–150 µg

* Der Tocopherolbedarf errechnet sich aus dem Bedarf des gesunden Erwachsenen plus dem zusätzlichen Bedarf von 0,5 mg α-Tocopheroläquivalenten je Gramm Polyensäure in der Fettemulsion minus der in der Fettemulsion vorhandenen Menge an α-Tocopheroläquivalenten.

5.5 Anwendungsgebiete für Vitaminkombinationen

In den Kapiteln zu den Einzelvitaminen sind die angeborenen Stoffwechseldefekte beschrieben, die einer gezielten Vitaminbehandlung bedürfen. Für die anerkannten Indikationen stehen Monopräparate zur Verfügung. Im Allgemeinen sind derartige Stoffwechselstörungen jedoch selten, viel häufiger kommen Mangelzustände vor, die mehrere oder sogar alle Vitamine betreffen. Solche Ursachen können u.a. sein:

- Maldigestion, Malabsorption und Malutilisation verschiedener Genese, wie z.B. partielle oder totale Magenresektion, Dünndarmresektion, jejunaler Bypass, chronische Magen-Darm-Erkrankungen, chronische Diarrhöe, Sprue, Ileitis terminalis, Morbus Crohn, Colitis ulcerosa, toxische Schädigung der Darmschleimhaut, z.B. nach Röntgenbestrahlung
- Fehl- und Mangelernährung mit Krankheitswert
- erhöhter Bedarf, z.B. Steigen des Energiebedarfs in der Schwangerschaft nur um 13%, des Vitaminbedarfes teilweise bis zu 100%
- Risikoschwangerschaften mit vorausgegangenen Aborten oder Geburten mit Neuraltubendefekten
- erhöhter Bedarf in der Stillzeit, in der Wachstumsphase oder aus pathologischen Gründen, z.B. längere Krankheiten, operative Eingriffe, konsumierende Erkrankungen, katabole Zustände, schwere Traumen, länger anhaltendes Fieber
- chronischer Alkoholismus
- chronischer Arzneimittelgebrauch
- im Rahmen von Reduktions- bzw. Nulldiäten
- Vitaminverlust, z.B. im Rahmen der chronischen Hämodialyse oder Peritonealdialyse
- parenterale Ernährung über längere Zeit.

Ein gesunder Mensch mit ausgewogener Ernährung benötigt im Allgemeinen keine Zufuhr von Vitaminkombinationen, da er seinen Bedarf durch eine vielseitige und abwechslungsreiche Mischkost decken kann. Aufgrund der unterschiedlichen Retentionskapazität und Turnover-Rate der einzelnen Vitamine ist jedoch bei den vorstehend aufgeführten Ursachen mit einem Vitaminmangel zu rechnen. Zu besonderen Risikogruppen, bei denen mit einer Vitaminunterversorgung auch zu rechnen ist, zählen Jugendliche und alte Menschen mit einseitiger Ernährung Anhänger von Außenseiter-Diätformen (Veganer), Frauen die regelmäßig Antikonzeptiva einnehmen, Raucher, Schwerarbeiter, Leistungssportler (erhöhter Bedarf). Der subklinische Vitaminmangel äußert sich zunächst in funktionellen Störungen, die das allgemeine Befinden betreffen, wie emotionale Labilität, Depression, Müdigkeit, Erregbarkeit, vermindertes Kurzzeitgedächtnis, schlechtere Merkfähigkeit, Antriebsschwäche, erhöhte Infektanfälligkeit, verminderte Hell-Dunkel-Anpassungsfähigkeit der Augen. Nach einer längeren Unterversorgung kommt es zu manifesten Symptomen, die sich u.a. in dermatologischen und hämatologischen Störungen äußern. Bei den genannten Ursachen ist deshalb eine Prophylaxe oder eine Therapie mit oralen Multivitaminpräparaten angezeigt, die möglichst alle Vitamine in einem

5

Tab. 5.3: Anwendungsgebiete für Multivitamine

Prophylaxe und Therapie von Mangelerscheinungen mit Krankheitswert, die ernährungsmäßig nicht behoben werden können. Ein Mangel an mehreren Vitaminen kann auftreten durch:
• Längere Mangel- und Fehlernährung, Malabsorption, Maldigestion, Malutilisation
• Chronische Hämodialyse
• Gesteigerten Bedarf, z.B. bei – Schwangerschaft, insbesondere Risikoschwangerschaften mit vorausgegangenen Aborten oder Geburten mit Neuraltubendefekten – Stillzeit – konsumierenden Erkrankungen – kataboler Stoffwechsellage

Mengenverhältnis enthalten sollten, das den Empfehlungen der DGE entspricht. Bei der Dosierung solcher Multivitamine geht man davon aus, dass zur Prävention Mengen bis zum 3-fachen und zur Therapie eines bereits bestehenden Mangels Mengen bis zum vielfachen der DGE-Empfehlung angewandt werden können. Einschränkungen bestehen lediglich für die Vitamine A und D, wobei D ohne spezifische Indikation aus Sicherheitsgründen nicht höher als 10 µg/Tag und Vitamin A nicht höher als 1,5–3 mg Retinoläquivalenten dosiert werden sollte. Die gleichen Empfehlungen zu den Anwendungsgebieten (➤ Tab. 5.3) und zur Dosierung sind in den Monographien zu Multivitaminen (1993 sowie 1994) enthalten.

5.6 B-Vitamine

5.6.1 Neurologische Erkrankungen

Zu den jahrzehntelang am häufigsten angewandten fixen Kombinationen zählten Vitamin B_1, B_6 und B_{12}. Die Indikationen waren breit gefächert und reichten von den verschiedenen Neuropathieformen über hämatologische, rheumatische, dermatologische Erkrankungen bis zu Stoffwechselstörungen, Leistungsverbesserung, allgemeine und körperliche Schwäche.

Als Begründung für die Anwendung bei Polyneuropathien werden biochemische Gesichtspunkte und vorrangig experimentelle Untersuchungen angeführt. Thiamin, Pyridoxin und Cobalamin greifen als Coenzyme in den Stoffwechsel der Kohlenhydrate, Lipide, Proteine und Nukleinsäuren ein und sind deshalb wichtig für den Nervenstoffwechsel. Thiamindiphosphat ist außerdem für die Erregungsbildung im peripheren Nerven sowie Erholungsprozesse nach der Erregung erforderlich. Bei der Stimulierung peripherer Nerven wird Thiamin aus Thiamindiphosphat freigesetzt. Durch ihre Wirkung als Coenzyme sind Thiamin, Pyridoxin und Cobalamin eng miteinander verknüpft und für das Neuron bedeutsam beim Methionin- und Cystathionstoffwechsel. Die antinozizeptive Wirkung bzw. die Beeinflussung experimentell induzierter Nervenschäden wurde vorrangig tierexperimentell nachgewiesen (Wild und Bartoszyk 1988, Jurna 1990, Fu et al. 1990, Dakshinamurti et al. 1990, Dinpfel et al 1990, Kienecker et al. 1990, Becker und Kienecker 1991, Reh 1991, Reiners und Haupt 1996).

Kritisch muss zu diesen positiven Ergebnissen bemerkt werden, dass es sich um experimentelle und zum Teil unphysiologische Modelle handelt, bei denen nach parenteraler Verabreichung und sehr hohen Dosen eine Wirkung erzielt wurde. Da die klinische Wirksamkeit bei den am häufigsten beanspruchten diabetischen, alkoholischen, traumatischen, entzündlichen und toxischen Neuropathien bisher nicht belegt war, wurde die fixe Kombination $B_1/B_6/B_{12}$ negativ beurteilt (Monographie 1993). Maßgeblich war vor allem die Tatsache, dass Vitamin B_{12} nach oraler Verabreichung nur gering resorbiert wird und hierfür kein klinisches Erkenntnismaterial zur therapeutischen Wirksamkeit bei den verschiedenen Neuropathien vorliegt.

Die fixe Kombination B_1/B_6 wurde dagegen für das Anwendungsgebiet neurologische Systemerkrankung bei nachgewiesenem Mangel an Vitamin B_1 und B_6 positiv beurteilt (Monographie 1993). Da beide Vitamine als Coenzyme in wichtige Stoffwechselfunktionen eingreifen, lässt sich dies biochemisch begründen. So ist Thiamindiphosphat für die Erregungsbildung in peripheren Nerven sowie Erholungsprozesse nach der Erregung erforderlich.

Bei der Stimulierung peripherer Nerven wird Thiamin aus Thiamindiphosphat freigesetzt. Durch ihre Wirkung als Coenzyme sind Thiamin und Pyridoxin eng miteinander verknüpft und für das Neuron bedeutsam. Darüber hinaus konnte nicht nur in älteren (Ledermann und Wiedey 1989), sondern auch in neueren klinischen Studien (Stracke et al. 1996, Abbas et al. 1998, Kretschmar et al. 1996, Sadekov et al. 1998) gezeigt werden, dass gerade bei der alkoholischen und diabetischen Polyneuropathie ein Mangel an Vitamin B_1 und B_6 besteht, die klinische Symptomatik mit der fixen Kombination gebessert und anhand objektiver Kriterien die Wirksamkeit belegt werden kann. Besonders eindruckvoll waren Besserung von Schmerzen, Parästhesien, Einfluss auf den Vibrationstest sowie Verbesserung der Nervenleitungsgeschwindigkeit.

5.6.2 Kardiovaskuläre Erkrankungen

Die Hyperhomocysteinämie gilt als unabhängiger Risikofaktor für Herz-Kreislauf-Erkrankungen. Für die Prävention erhöhter Homocysteinspiegel bietet sich deshalb eine Kombination der am Homocysteinstoffwechsel beteiligten Vitamine B_6, B_{12} und Folsäure an. Dazu sind Dosierungen im Bereich der DGE-Empfehlungen durchaus geeignet, auch relativ niedrige Homocysteinspiegel weiter zu reduzieren. Da etwa 30% der über 60-jährigen Menschen eine Gastritis entwickeln, ist die Vitamin-B_{12}-Resorption limitiert. Dementsprechend ist bei älteren Menschen ein relativer Vitamin-B_{12}-Mangel für die in dieser Altersgruppe häufig beobachteten erhöhten Homocysteinblutspiegel verantwortlich, wohingegen bei jüngeren Menschen ein Vitamin-B_{12}-Mangel so gut wie nicht beobachtet wird, aber eine Folsäuresubstitution zu einer Verminderung des Homocysteinspiegels führt. Aus den skizzierten Zusammenhängen ergeben sich deutliche Unterschiede für die altersspezifischen Dosierungsempfehlungen der am Homocysteinstoffwechsel beteiligten Vitamine. Beim jungen Menschen kommt in der Regel dem Folat bzw. der Folsäure die stärkste homocysteinsenkende Wirkung zu. Beim älteren Menschen dürfte bevorzugt Vitamin B_{12} dafür verantwortlich sein. Das heißt jedoch, dass bei der in Frage stehenden Vitaminkombination für den älteren Menschen die Vitamin-B_{12}-Dosis oberhalb der DGE-Empfehlungen liegen sollte, da nicht auszuschließen ist, dass bei einer Gastritis auch die Intrinsic-Faktor-Produktion beeinträchtigt sein kann. Beim jungen Menschen ist jedoch ein niedriger (DGE-) Dosierungsbereich ausreichend. Nur falls Vitamin B_{12} aufgrund eines Intrinsic-Factor-Mangels (atrophische Gastritis!) unzureichend resorbiert wird, muss eine Vitamin-B_{12}-Hochdosierung vorgenommen werden, um durch passive Vitamin-B_{12}-Diffusion ausreichende Vitamin-B_{12}-Blutspiegel zu erzielen (Näheres unter Vitamin-B_{12}-Pharmakokinetik). Empfehlungen (z.B. Dosierung von B-Vitaminen) zum rationellen klinischen Umgang mit Homocystein und den beteiligten B-Vitaminen wurden von der DACH-Liga Homocystein erarbeitet (Stanger et al. 2003, 2004) und sind in Abbildung 5.2 wiedergegeben.

Wie bereits im Kapitel 3.4 Folsäure näher behandelt, führte die Senkung des Homocysteinspiegels durch Folsäureanreicherung in den USA im Rahmen einer Primärprävention zu einer signifikanten Reduktion des Schlaganfallrisikos (Yang et al. 2006). Da am Homocysteinspiegel neben Folsäure auch Vitamin B_{12} und Vitamin B_6 beteiligt sind, wurden mehrere Interventionsstudien im Rahmen der Sekundärprävention teilweise mit hoch dosierten B-Vitaminen durchgeführt, um das Ausmaß der Risikosenkung von Herz-Kreislauf-Erkrankungen näher zu quantifizieren. Im Fokus der Diskussion stehen die VISP-Studie, die HOPE 2-Studie sowie die NORVIT-Studie. Gemeinsam kommen die Studien zu dem Ergebnis, dass die Gabe von B-Vitaminen in der Sekundärprävention von Herz-Kreislauf-Erkrankungen ohne nennenswerten Einfluss auf das Risiko ist. Da bereits die jeweilige Studienlage nicht geeignet war, diese Frage zu beantworten, und die Publikationen aber dennoch zu großer Verunsicherung führten, werden diese Studien näher vorgestellt und Hintergründe beleuchtet, ohne deren Kenntnis eine sachgerechte Bewertung nicht möglich ist. Eine ausführliche Kommentierung der Studien erfolgte von Stanger (2006) und findet sich im Internet auf der Homepage der „Dachliga-Homocystein.org", die in Teilen nachfolgend wiedergegeben wird.

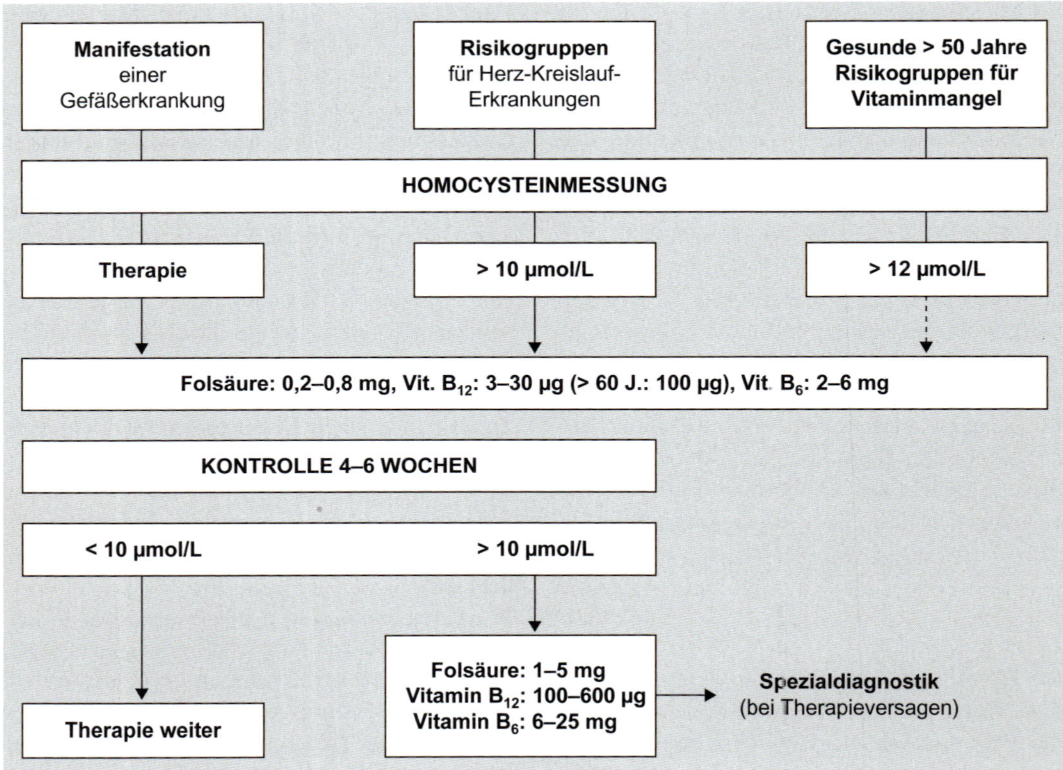

Abb. 5.2: Entscheidungsmodelle für die Diagnostik und Prophylaxe/Therapie bei Hyperhomocysteinämie (gilt nicht für Nierenkranke) (aus: Stanger et al. 2003)

NORVIT (Norwegian Vitamin Trial)

In der NORVIT-Studie wurden 3749 Patienten unmittelbar nach einem akuten Myokardinfarkt in randomisierter Reihenfolge in 4 Gruppen unterteilt. Sie erhielten entweder B-Vitamine in unterschiedlicher Kombination (Folsäure 0,8 mg, Vitamin B_{12} 0,4 mg, Vitamin B_6 40 mg, oder Folsäure und Vitamin B_{12} bzw. Vitamin B_6 isoliert) bzw. Placebo über einen Zeitraum von 40 Monaten. Am Studienende konnte kein wesentlicher Unterschied beim primären Endpunkt (Kombination aus neuerlichem Infarkt, Insult oder plötzlichem Herztod aufgrund einer koronaren Herzkrankheit) zwischen den Gruppen gefunden werden. Es wurde aber ein Trend zu einem gesteigerten Risiko bei der Gruppe beobachtet, die die Kombination von drei B-Vitaminen erhalten hatte (Bonaa et al. 2006).

VISP (Vitamin Intervention for Stroke Prevention)

In der VISP-Studie haben 3680 nordamerikanische Patienten nach einer zerebralen Ischämie zusätzlich zur besten medizinischen Therapie noch eine niedrig (20 µg Folsäure, 6 µg Vitamin B_{12}, 0,2 mg Vitamin B_6) oder höher dosierte (2,5 mg Folsäure, 400 µg Vitamin B_{12}, 25 mg Vitamin B_6) Vitaminkombination erhalten, es gab aber keine Placebogruppe (Toole et al. 2004).

Der Homocysteinwert bei Studienbeginn war prognostisch von signifikanter Bedeutung, jedoch konnte nach 2 Jahren kein wesentlicher Unterschied bei den Endpunkten Wiederholungsinsult (primär) bzw. kardiovaskuläre Ereignisrate und Tod (sekundär) zwischen den Behandlungsgruppen gefunden werden.

Die Studienplanung fand vor der Fortifikation der Grundnahrungsmittel mit Folsäure statt, die Durchführung fiel jedoch zeitlich hinein. Wurde zunächst noch ein Homocysteinwert ≥ 25 Perzentile der amerikanischen Patienten mit zerebraler Ischämie als Einschlusskriterium gewählt, musste dieser als Konsequenz der Fortifikation zweimal herabgesetzt werden, nämlich von ≥ 10,5 µmol/l (Studienbeginn November 1997) auf 9,5 µmol/l (ab 8. April 1998) und zuletzt (ab 5. Mai 1999) sogar auf 9,5 µmol/l für Männer und 8,5 µmol/l für Frauen. Diese Homocysteinwerte schließen einen Folatmangel praktisch aus. Tatsächlich hatten bei VISP auch weniger als 1% der Teilnehmer eine Folatkonzentration < 6,7 nmol/l.

Obwohl die Studie mit negativem Ergebnis publiziert wurde, waren sich die Studienautoren der grundlegenden Probleme durchaus bewusst. Die Homocysteinspiegel waren für einen ausreichenden Senkungseffekt zu niedrig, die Gruppendifferenz betrug bei Studienende statt der erwarteten 3 µmol/l nur noch 1,5 µmol/l. Die Gabe von 25 mg/Tag Vitamin B_6 blieb ohne jeglichen Effekt. Es traten auch weniger Ereignisse als erwartet ein, was zumindest eine längere Therapiedauer notwendig gemacht hätte. Da die Studie in Ländern mit genereller Folsäurefortifikation durchgeführt worden war, überprüften die Autoren im Rahmen einer neuerlichen Auswertung, ob die Vitamin-B_{12}-Versorgung Einfluss auf das Ergebnis hat. Bei der Erstauswertung blieb nämlich unberücksichtigt, dass niedrige Vitamin-B_{12}-Blutspiegel zum Teil auf Malabsorption zurückzuführen sind, so dass bei diesen eine B_{12}-Supplementierung auch nicht zu präventiven Wirkungen führen kann. Ebenso unberücksichtigt blieb, dass sehr hohe Vitamin-B_{12}-Blutspiegel zu Beginn der Studie nur durch parenterale Gabe bzw. oraler Hochdosierung zu erklären sind. Aufgrund der langen Speicherfähigkeit von Vitamin B_{12} ist auch in diesem Segment des Versuchskollektivs kein Effekt durch zusätzliche Vitamin-B_{12}-Gabe zu erreichen.

Nachdem jene Probanden mit besonders hohen Vitamin-B_{12}-Werten (> 637 pmol/l; vermutlich Supplementierung) und mit sehr niedrigen Vitamin-B_{12}-Werten (< 250 pmol/l; Malabsorption), entsprechend der 25 und 95 Perzentile, sowie Nierenfunktionsstörungen ausgeschlossen wurden, blieben noch 2155 Teilnehmer übrig. Nun zeigt sich im Gruppenvergleich eine signifikante Risikosenkung für die kombinierten Endpunkte (Insult, Tod oder koronares Ereignis) um 21%. Die schlechteste Prognose hatten die Teilnehmer mit niedrigem Vitamin B_{12} (< Median) und niedrig dosierten Vitaminen (im Vergleich zu Vitamin B_{12} > Median und hoch dosierten Vitaminen; p = 0,02) (Spence et al. 2005).

HOPE 2 (Heart Outcomes Prevention Evaluation)

Bei HOPE 2 wurden 5522 Patienten mit erhöhtem kardiovaskulären Risiko eingeschlossen (Diabetes oder eine anamnestische Gefäßerkrankung) (Lonn et al. 2006). Wiederum war die Höhe des Homocysteinwertes zu Studienbeginn kein Einschlusskriterium. 72,1% der Teilnehmer kamen aus Gebieten mit Fortifikation (USA, Kanada) und hatten also sicher keinen Folatmangel (VISP). Zusätzlich hatten 11,5% der Teilnehmer zu Studienbeginn bereits Multivitamine eingenommen. Weder die Ausgangswerte für Homocystein (12,2 µmol/l) noch von Folsäure (12,2 ng/ml), Vitamin B_{12} (436,6 pg/ml) und Vitamin B_6 (10,3 ng/ml) lassen auf einen gravierenden Vitaminmangel schließen. Dennoch erhielten die Teilnehmer 5 Jahre lang entweder Placebo oder eine Kombination von 2,5 mg Folsäure, 1 mg Vitamin B_{12} und 50 mg Vitamin B_6. In dieser Studie wurde Vitamin B_{12} in einem für Malabsorption ausreichenden Bereich dosiert, Vitamin B_6 jedoch vielfach überdosiert (wie auch bei NORVIT).

Obwohl ursprünglich 5520 Personen eingeschlossen worden sind, wurde Homocystein bei Studienbeginn nur bei 3305 (59,8%) Probanden und nach 2 bzw. 5 Jahren nur noch bei 1169 (21,2%) bzw. 1064 (19,3%) der Teilnehmer gemessen. Der Homocysteinwert ist also bei 78,84 bzw. 80,74% der Teilnehmer bei Studienende gar nicht bekannt gewesen. Folat und Vitamin B_{12} wurden bei Studienbeginn und nach 2 Jahren lediglich bei 20,7% der Teilnehmer gemessen und nach 5 Jahren überhaupt nicht mehr. 9,8% bzw. 11,5% der Teilnehmer in der Therapie- bzw. Placebogruppe beendeten die Studie nicht.

In den weit größeren Gruppen als NORVIT (2758 bzw. 2764 Probanden) ist die Anzahl der Malignome

5

identisch verteilt, nämlich jeweils mit genau 3,4% (p = 0,94).

Das Ergebnis für die kombinierte primäre Endpunktgruppe (kardiovaskulärer Tod, MI und Insult) ist zusammen genommen negativ, aber den Endpunkt Insult kommt mit 111 versus 147 Fällen in der Vitamingruppe signifikant seltener vor. Die Signifikanz der 24%igen Senkung des relativen Risikos (RR) für Insult (p = 0,03, RR 0,75 (95% CI : 0,59–0,97)) geht lediglich durch die Zusammenfassung der Gruppen und bei gemeinsamer Berechnung verloren (s.u.). Nichttödliche zerebrale Ischämien kamen in der Vitamingruppe ebenfalls signifikant seltener vor (84 versus 117 Fälle, RR 0,72 (95% CI : 0,54–0,95, p = 0,02)). Dennoch wird von HOPE 2 die Aussage vertreten, dass „B-Vitamine nicht das Risiko für kardiovaskuläre Ereignisse reduzieren".

Die Prognose für einen tödlichen Endpunkt verbessert sich offenbar dennoch nach 1,5 bzw. 3 Jahren in den Vitamingruppen. Im Vergleich mit Placebo nimmt das relative Risiko für Primärereignisse unter Vitaminen um 5% ab. Diese Größe zusammen mit 1% weniger kombinierten Primärendprodukten (19,8 versus 18.8%) zugunsten der Vitamingruppe, passen auffällig gut zu der etwa zeitgleichen Veröffentlichung der amerikanischen Gesundheitsbehörde (CDC) über den Effekt der Folsäurefortifikation auf Insulte.

Dieser Bericht des Centers of Disease Control dokumentiert den Effekt der Folsäurefortifikation in den USA und Kanada auf die Rate zerebraler Ischämien seit der Einführung im Jahr 1998. Es ist also keine placebokontrollierte und randomisierte Intervention, sondern zeigt die Folge einer generellen Mehrversorgung der Bevölkerung mit Folsäure (140 µg/100 g in USA bzw. 150 µg/100 g in Kanada). Diese Maßnahme hat den Folatmangel (< 3 ng/ml) in der Bevölkerung von ursprünglich 22% auf < 1% gesenkt. Jeder Todesfall wird durch Nationale Registrierungsprogramme erfasst und der Vorteil einer solchen Auswertung liegt in der (durch unabhängige Stellen) erfassten riesigen Population und Fallzahl. Die Todesfälle durch zerebrale Ischämie vor und nach der Fortifikation wurden registriert und ausgewertet.

Mehr als 75% der Insultmortalität in USA/Kanada kann durch die ebenfalls erfassten Risikofaktoren Rauchen, Hypertonie, Diabetes und Hypercholesterinämie erklärt werden. Aufgrund der bekannten Trends mit Verschlechterungen in einigen Bereichen in den 1990er Jahren wäre eine Zunahme der Insultmortalität um + 0,1% zu erwarten gewesen, tatsächlich waren es aber - 9,3% (nach 1998).

Von 1990 bis 1997 hatte die Mortalität bereits jährlich um 0,3% abgenommen, seit der Fortifikation jedoch spontan und signifikant um 2,9% (p ≤ 0,0005), wofür auch keine anderen Veränderungen und Umstände verantwortlich gemacht werden können. Der gleiche Effekt zeigte sich auch in Kanada (von −1,0% auf - 5,4% seit 1998, p ≤ 0,0001). Insgesamt bedeutet diese prozentuelle Veränderung eine Abnahme von ~ 12.900 Todesfällen pro Jahr durch zerebrale Ischämie seit der Fortifikation (USA, im Vergleich zum unveränderten Trend), und ~ 2800 weniger Todesfälle pro Jahr in Kanada. Diese Senkung der Insultmortalität ging parallel einher mit der Verminderung der Fälle mit Neuralrohrdefekten (NTD). Die Veränderungen von Folat und Homocystein betreffen beide Geschlechter (Farbige und Kaukasier), alle Altersgruppen und waren genau vorausberechnet worden. Somit war die Fortifikationsmaßnahme volkswirtschaftlich und medizinisch außerordentlich effektiv.

Die eingeschränkte (VISP, HOPE 2) bzw. unzureichende Effektivität (NORVIT) der B-Vitamine bzgl. der Risikoreduktion von Herz-Kreislauf-Erkrankungen ist bei Kenntnis der Hintergründe jedoch erklärbar. Die VISP-Studie wurde in Ländern mit Folsäurefortifikation durchgeführt (siehe zuvor), so dass die zusätzliche B-Vitamingabe in der Erstauswertung keinen Unterschied zur Placebogruppe zeigte, da es in letzterer ja bereits durch die Fortifikation zu einer Risikosenkung (Bericht CDC) kam. Ferner muss berücksichtigt werden, dass ca. 12% der Studienteilnehmer sowohl in der Behandlungs- als auch in der Placebogruppe bis zu Studienbeginn Multivitaminpräparate eingenommen haben. Ein Vitaminmangel (Folsäure, B_6 und B_{12}) lag nicht vor. Entscheidend jedoch für die geringe Effektivität der Vitaminbehandlung dürfte die Begleitmedikation gewesen sein.

In der Sekundärprävention ist es aus ethischen Gründen unmöglich, die etablierten Standardmedikamente (ASS (Acetylsalicylsäure)/Antikogulanzien, β-Blocker, Statine, ACE-Hemmer) nicht einzuset-

Tab. 5.4: Wirkmechanismen etablierter Medikamente zur Sekundärprävention im Vergleich zur Homocysteinsenkung durch Folsäuregabe (modifiziert nach Stanger)

Mechanismen	Homocystein ↓ Folsäure ↑	Statin	β-Blocker	Acetylsalicylsäure	ACE-Hemmer
HMG-CoA Reduktase	↓	↓			
Oxidativer Stress (ROS)	↓	↓	↓	↓	↓
NO, Endothelfunktion	↑	↑		↑	↑
Hypertonie	↓	↓	↓		↓
Inflammation	↓	↓		↓	↓
ICAM-1, P-Selectin	↓	↓		↓	↓
Plaque-Stabilisierung	↑	↑	↑	↑	↑
Vasokonstriktion	↓	↓			↓
Plättchenaktivierung	↓	↓		↓	↓
Plättchenaggregation	↓	↓	↓	↓	
Neg. vaskuläres Remodelling	↓	↓		↓	↓
Peripherer Gefäßwiderstand	↓	↓			↓
Herz-Hypertrophie	↓		↓	↓	↓
VSMC Migration/Proliferation	↓	↓		↓	↓
Progression der Atherosklerose	↓	↓		↓	↓
Metalloproteinasen, Matrix	↓	↓			↓
NF-κB-Aktivierung	↓	↓		↓	
NAD(P)H-Oxidase	↓	↓			↓
Lipidperoxidation	↓	↓		↓	↓
Zerebraler Insult	↓	↓	↓	↓	↓
Herz-Kreislauf-Erkrankungen	↓	↓	↓	↓	↓

zen. Der Effekt einer weiteren Maßnahme kann daher in randomisierter Form bei Patienten nur zusätzlich zu der bereits effektiven und etablierten Therapie untersucht werden. Sollten sich die Wirkmechanismen dabei überschneiden, senkt das die Effektivität der einzelnen Komponenten und macht evtl. den Wirksamkeitsnachweis schwer bzw. unmöglich.

Die bekannte Wirkung der Homocysteinsenkung durch B-Vitamine steht im Folgenden mit den etablierten Medikamenten im direkten Wettbewerb (➢ Tab. 5.4).

Besonders die protektiven Effekte der Statine decken sich beinahe vollständig mit den Pathomechanismen der Homocysteinerhöhung und vermindern daher bei gleichzeitiger Einnahme den Effekt der Homocysteinsenkung durch B-Vitamine. Es wird deshalb bei intensiver sekundärer Standardtherapie zunehmend schwierig sein, den zusätzlichen Effekt einer weiteren Maßnahme, in diesem Falle von B-Vitaminen, beweisen zu können, auch wenn die Therapie an sich effektiv wäre.

Fast alle bekannten zellpathologischen Effekte einer Homocysteinerhöhung sind mit Dosis-Wirkungs-Beziehung darstellbar. Der Effekt einer Homocysteinsenkung wird durch gleichzeitige Gabe von Statinen und anderen Medikamenten durch die größtenteils gleichartige Wirkung deutlich vermindert. Die Studienteilnehmer von NORVIT und HOPE waren überdurchschnittlich gut mit sekundärpräventiven Standardmedikamenten versorgt. Diese mit den Effekten der Homocysteinsenkung direkt konkurrierenden Medikamente sind ein weiterer Grund, warum eine theoretisch mögliche Senkung des kardiovaskulären Risikos durch B-Vitamine um etwa 20% in diesen Studien vermutlich völlig unrealistisch war.

Ebenfalls auffällig war die Häufigkeit der Einnahme von Multivitaminpräparaten, die vor Beginn der NORVIT-Studie sowohl in der Placebo- als auch in den Behandlungsgruppen bei etwa 30% lag. Es ist auch nicht auszuschließen, dass die Aufklärung der Versuchspersonen vor Beginn der Studie das Vitaminbewusstsein besonders geschärft hat, denn wie ist es anders zu erklären, dass die Folsäurewerte in der Placebogruppe von 9,6 nmol/l zu Studienbeginn auf 13,1 nmol/l bei Studienende ansteigen konnten.

Offenbar ist es während der Studie zu einer Versorgung der Placebogruppe mit Folsäure um mehr als 36% gekommen (Mittelwert von 943 Probanden), so dass es gar keine echte Placebogruppe mehr gab und es noch unwahrscheinlicher war, einen Therapieeffekt in der Verumgruppe finden zu können.

Hinzu kommt, dass man bei der Studienplanung der zuvor beschriebenen Untersuchungen davon ausging, dass die Homocysteinsenkung einen stärkeren Effekt erwarten ließe, als sich dieses später durch Metaanalysen darstellte. Dementsprechend fiel die Fallzahlplanung zu niedrig aus und die jeweilige Studiendauer wurde zu kurz angesetzt. Es ist deshalb nicht verwunderlich, dass im Rahmen einer späteren Metaanalyse, die insgesamt 13 randomisierte, kontrollierte kleinere und größere (einschließlich der 3 zuvor besprochenen) Studien mit B-Vitaminen und kardiovaskulären Erkrankungen auswertete, das Ergebnis dahingehend zusammengefasst wird, dass die Gabe von Folsäure und anderen B-Vitaminen in der Sekundärprävention von Herz-Kreislauf-Erkrankungen effektlos ist (Bazzano et al. 2006).

In dieser Studie sind 5442 Frauen (Alter > 40 Jahre), bei denen entweder bereits eine kardiovaskuläre Erkrankung (zwei Drittel) oder zumindest mehrere koronare Risikofaktoren (ein Drittel) dokumentiert waren, täglich entweder mit einem Vitaminmix (2,5 mg Folsäure, 50 mg Vitamin B_6, 1 mg Vitamin B_{12}) oder Placebo behandelt worden. Mit im Mittel 7,3 Jahren hat WAFACS (Women's Antioxidant and Folic Acid Cardiovascular Study) von allen bisherigen Folsäurestudien die längste Beobachtungsdauer.

Auf das Ergebnis hatte dies offensichtlich keinen Einfluss. Denn am Ende war die Gesamtzahl der aufgetretenen kardiovaskulären Ereignisse (kardiovaskulärer Tod, Herzinfarkt, Hirninsult, Revaskularisation) mit 402 (Verum) und 390 (Placebo) nahezu gleich. Auch bei exklusiver Betrachtung einzelner Endpunkte wie Myokardinfarkt oder Schlaganfall fanden sich keine relevanten Unterschiede.

Geprüft wurde auch, welche Auswirkungen die Ende der 90er Jahre in den USA eingeführte Folsäureanreicherung von Mehl auf die Studie gehabt haben könnte. Als Folge dieser Maßnahme kam es in der Placebogruppe zu einem Anstieg der Folsäurekonzentration, der allerdings deutlich geringer war als in der Verumgruppe und ohne Auswirkung auf den Homocysteinspiegel blieb.

Die Homocysteinkonzentration war in der Gruppe mit Vitaminsupplementierung am Ende der Studie signifikant um 18% niedriger als in der Placebogruppe (10,0 versus 12,2 µmol/l), ohne dass daraus eine präventive Wirkung resultierte.

Die zuvor gemachten Einschränkungen gelten jedoch auch für diese Studie, bei der die Teilnehmer sowohl in der Behandlungsgruppe die bestmögliche Therapie (Statine, ACE-Hemmer, ASS etc.) erhielten, die sich mit der Vitaminbehandlung in vielfältiger Weise überschneidet.

Die generelle Feststellung, dass die Gabe von B-Vitaminen zur Sekundärprävention von KHK nicht geeignet ist, bedarf einer weiteren Klarstellung. Während die Primärprävention das Ziel hat, den Gesunden vor Krankheiten zu schützen (erfolgreich nach Folsäurefortifikation in USA und Kanada gezeigt), versteht man unter Sekundärprävention den Schutz der Menschen mit erhöhtem Risiko für z.B. Herz-Kreislauf-Erkrankungen. Dazu zählen Raucher, Diabetiker, ältere Menschen, etc., die üblicherweise keine der zuvor genannten Medikamente wie Statine, ACE-Hemmer etc. erhalten. Diese große Gruppe von Menschen müsste, ähnlich wie Gesunde, weit deutlicher von einer Homocysteinsenkung profitieren als Menschen, die bereits erkrankt sind (Tertiärprävention). Da die Begriffe Sekundärprävention und Tertiärprävention häufig jedoch synonym gebraucht werden, entsteht der Eindruck, dass auch Menschen mit einem erhöhten Risiko nicht von einer B-Vitamingabe profitieren würden. Dazu fehlen jedoch aussagekräftige Studien, so dass die laufende (Studien-) Entwicklung abgewartet werden muss, bevor endgültige Urteile möglich sind.

5.6.3 Skelettdeformationen

Da Menschen, die an einer Homocystinurie erkrankt sind, regelmäßig auch unter rachitischer Knochendeformation leiden, war es nahe liegend zu prüfen, ob auch leicht erhöhte Homocysteinspiegel mit Ossifikationsstörungen verbunden sind. Dazu untersuchten Mc Lean et al. 2004 die Teilnehmer der Framingham-Studie und prüften, ob sich ein Zusammenhang zwischen Hüftgelenksfrakturen und Homocystein darstellen lässt. Es zeigte sich, dass Männer und Frauen mit Homocysteinwerten in der höchsten Quartile ein nahezu 4-fach (Männer) bzw. 2-fach (Frauen) erhöhtes Risiko für Hüftgelenksfrakturen aufwiesen im Vergleich zur niedrigsten Homocysteinquartile. In einer anschließenden 2-jährigen Interventionsstudie mit Folsäure (5 mg) und Vitamin B_{12} (1,5 mg) zeigten Sato et al. (2005) eine signifikante Abnahme in der Behandlungsgruppe. Die Zahl der Hüftgelenksfrakturen (bezogen auf 1000 Patientenjahre) betrug lediglich 10 in der Verumgruppe, dem standen 43 Fälle in der Placebogruppe gegenüber ($p < 0{,}01$). Auch hier wird zurzeit untersucht, welche minimalen Dosierungen und Vitaminkombinationen optimale Effekte ergeben.

5.6.4 Weitere Vitaminkombinationen

Zunehmende Kenntnisse über die wichtige Rolle von Vitamin K im Knochenstoffwechsel werden dazu führen, dass zukünftig für die Prävention von Osteoporose nicht nur Kalzium und Vitamin D_3, sondern auch Vitamin K in Frage kommt. (Weber 1999). Offen sind dabei noch die Dosierung und die Frage von Wechselwirkungen bei Patienten, die mit Cumarin-Antikoagulanzien behandelt werden. In ähnlicher Weise haben Ergebnisse über die Rolle von freien Radikalen bei der Entstehung von chronisch-degenerativen Erkrankungen die Kombination von antioxidativen Vitaminen wie Vitamin E, Vitamin C und verschiedenen Carotinoiden in den Mittelpunkt des Interesses gerückt (➢ Kap. 5.7 Antioxidative Vitamine).

5.7 Antioxidative Vitamine

5.7.1 Freie Radikale und ihre Wirkungen

Unter freien Radikalen versteht man Atome oder Moleküle mit ungepaarten Außenelektronen. Solche Radikale haben eine sehr kurze Lebensdauer, denn sie reagieren heftig, indem sie anderen, stabilen Verbindungen Elektronen entreißen, um sich selbst zu stabilisieren. Im menschlichen Organismus spielen vor allem sauerstoffhaltige freie Radikale, andere Formen aggressiver Sauerstoffspezies und Nitroxid-Radikale eine pathogene Rolle. Beispiele für derartige aggressive Sauerstoffspezies zeigt Tabelle 5.5.

Dazu kommen noch Sekundärprodukte wie z.B. Alkoxyl- und Alkylperoxyl-Radikale als Zwischenprodukte der Lipidperoxidation.

Freie Radikale entstehen laufend endogen im normalen Stoffwechsel, und darüber hinaus aber auch durch exogene Einwirkungen (➢ Tab. 5.6).

Eine Quelle für Superoxidanionen ist die Atmungskette auf der Stufe der NADH-Dehydrogenase (Turrens und Boveris 1980) und des Ubichinons (hier ist Ubisemichinon der Elektronendonator, Turrens et al. 1985). Die Geschwindigkeit der Superoxidproduktion in Mitochondrien steigt mit Erhö-

Tab. 5.5: Reaktive Sauerstoff- und Stickstoffspezies (modifiziert nach Pryor 1986)

Reaktive Sauerstoff- (ROS) und Stickstoffspezies (RNS)	Funktionelle Gruppe	Halbwertszeit (Sekunden)
Hydroxyl-Radikal	$OH^•$	10^{-9}
Alkoxyl-Radikal	$RO^•$	10^{-6}
Peroxyl-Radikal	$ROO^•$	7
Singulett-Sauerstoff	$^1O_2^{•-}$	10^{-5}
Superoxidanion-Radika	$O_2^{•-}$	Enzymatische Reaktion
Wasserstoffperoxid	H_2O_2	Enzymatische Reaktion
Nitroxid, Stickstoffdioxid	$NO^•$, $NO_2^•$	
Peroxynitrit	$ONO_2^•$	

5

Tab. 5.6: Quellen für freie Radikale

Endogen	Exogen
Atmungskette (Mitochondiren)	Strahlen
(sportliche Höchstleistungen)	Ozon
Flavinenzyme (ER) (Superoxid-bildend)	SO_2, NO_2
Entzündung	Genussgifte
Leukotrienbildung (Lipoxygenase)	Zigarettenrauch
Prostaglandinbildung (Cyclooxygenase)	Arzneimittel
Phagozytose	Hohe Polyensäurezufuhr
Apoptose	
Reperfusion nach Ischämie	

hung der Sauerstoffkonzentration (Turrens et al. 1982a, 1982b) und sie ist erhöht bei reduzierter Atmungskette im kontrollierten Zustand (Boveris und Chance 1973).

Flavinenzyme, die direkt mit Sauerstoff reagieren können wie z.B. Xanthinoxidase, produzieren Wasserstoffperoxid (Das und Engelman 1990). Aus Superoxidanionen und Wasserstoffperoxid entstehen in der Haber-Weiss-Reaktion, einer Kombination von zwei Reaktionen die noch aggressiveren Hydroxylradikale:

$$Fe^{++} + H_2O_2 \rightarrow Fe^{+++} + OH^- + OH^\bullet \text{ (Fenton-Reaktion)}$$
$$Fe^{+++} + O_2^{\bullet-} \rightarrow Fe^{++} + O_2$$
$$\text{Summe: } O_2^{\bullet-} + H_2O_2 \rightarrow OH^\bullet + OH^- + O_2 \text{ (Haber-Weiss-Reaktion)}$$

Das Eisen in der Fenton-Reaktion ist mit niedermolekularen Liganden komplexiert (Citrat, ATP u.a.). Man nimmt an, dass auf diese Reaktion die Organschäden bei Hämochromatose zurückgehen. Im endoplasmatischen Retikulum entstehen bei mikrosomalem Elektronentransport unter der Wirkung des Flavoproteins NADPH-Cytochrom-P-450-Reduktase Superoxidanionen und H_2O_2 (Galeotti et al. 1990). Die freien Sauerstoffradikale sind über eine Vielzahl von Reaktionen miteinander vernetzt und wenn eines gebildet wird, entstehen sukzessiv auch andere, wie aus Tabelle 5.7 hervorgeht.

Die freien Radikale, insbesondere die Hydroxylradikale, sind so kurzlebig, dass sie nur am Ort ihrer Entstehung wirksam sind.

Tab. 5.7: Interkonversion freier Radikale

$O_2^{\bullet-} + O_2^{\bullet-} + 2H^+ \rightarrow H_2O_2 + O_2$
$O_2^{\bullet-} + H_2O_2 \rightarrow OH^\bullet + OH^- + O_2$
$O_2^{\bullet-} + H_2O_2 \rightarrow {}^1O_2 + OH^- + OH^\bullet$
$OH^\bullet + O_2^{\bullet-} \rightarrow {}^1O_2 + OH^-$
$O_2^{\bullet-} + H^+ \rightleftharpoons HO_2^\bullet$

Wasserstoffperoxid ist dagegen vergleichsweise stabil, kann über weitere Strecken im Gewebe oder im Organismus transportiert werden und, sofern es nicht zerstört wird, über die Haber-Weiss-Reaktion oder andere Umsetzungen an anderen Orten Anlass zur Bildung von Hydroxylradikalen geben.

Bei der Bildung von Leukotrienen und Prostaglandinen entstehen freie Radikale als Zwischenprodukte (Omar et al. 1991).

Phagozyten benutzen freie Sauerstoffradikale, um die phagozytierten Mikroorganismen zu zerstören. Im sog. „Respiratory Burst" werden in Sekunden Superoxidanionen durch Aktivierung der membrangebundenen NADPH-Oxidase über eine Signaltransduktions-Kette produziert (Anderson und Theron 1990, Winterbourne 1990):

$$NADPH + 2O_2 \rightarrow NADP^+ + 2O_2^{\bullet-} + H^+$$

Superoxidanionen werden teilweise durch Dismutation in H_2O_2 umgewandelt, und dessen Oxidationswirkung wird dramatisch verstärkt durch das Enzym Myeloperoxidase, das zusammen mit Halogenidionen, unter physiologischen Bedingungen vor allem Chlorid, das potente Oxidans Hypochlorit produziert:

$$H_2O_2 + Cl^- + H^+ \rightarrow HOCl + H_2O$$

All diese Verbindungen dienen in erster Linie der intrazellulären Zerstörung aufgenommener Fremdzellen. Aber unter Stimulation durch Leukozytenlockstoffe, opsonierte Partikel und Immunkomplexe treten diese Oxidanzien auch aus den Phagozyten aus und entfalten ihre toxischen Wirkungen im Organismus, sofern keine ausreichenden Schutzmaßnahmen vorhanden sind.

Kritisch ist auch die Produktion freier Radikale bei der Reperfusion ischämischer Organe (Das und Engelman 1990, Omar et al. 1991). Am Herzen ist gezeigt worden, dass hier einerseits polymorphkernige Leukozyten dabei eine Rolle spielen, die Superoxidanionen zu produzieren. Andererseits aber

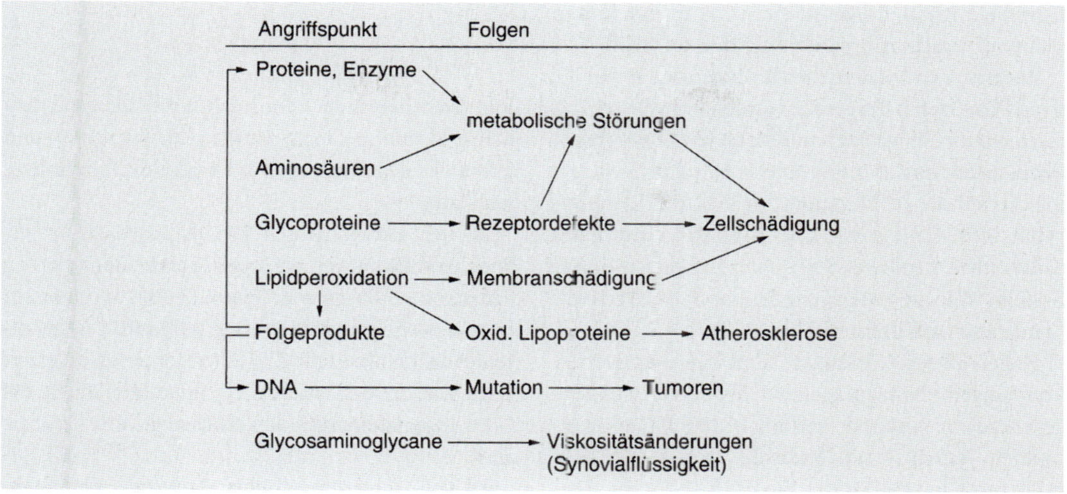

Abb. 5.3: Wirkungen freier Radikale

wird Wasserstoffperoxid durch Xanthinoxidase produziert, die bei Ischämie über ein Calmodulin-reguliertes Enzymsystem durch proteolytische Umwandlung aus der normalerweise vorhandenen NAD-abhängigen Xanthin-Dehydrogenase entsteht. Dieses Enzym hat ein reichliches Substratangebot, weil während der Hypoxie ATP zu Inosin und Hypoxanthin abgebaut worden ist. Exogene Faktoren, die zu vermehrter Bildung freier Radikale führen, sind Strahleneinwirkung (durch Radiolyse entstehen Hydroxylradikale, durch Photonen Singulett-Sauerstoff, der für das Verderben von Milch oder Ranzigwerden von Butter durch Licht verantwortlich und an der Entstehung von Photodermatosen beteiligt ist), Ozon, SO_2, NO_2, Stoffwechsel von Arzneimitteln und Genussgiften (mischfunktionelle Oxidasen). Bei den Genussgiften ist besonders der Zigarettenrauch zu erwähnen, der hohe Konzentrationen an freien Radikalen enthält.

Schließlich gibt eine hohe Polyensäurezufuhr, die nicht ausreichend durch Vitamin E abgedeckt ist, zur Bildung von Lipidradikalen Anlass.

Beispiele für Wirkungen freier Radikale sind in Abbildung 5.3 dargestellt.

Einwirkungen auf Proteine, Enzyme und Aminosäuren führen zu metabolischen Störungen, die wiederum Zellschädigungen hervorrufen. Veränderungen an Glykoproteinen verursachen Rezeptordefekte, die ebenfalls zu metabolischen Störungen und Zellschäden führen. Durch Lipidperoxidation kommt es über Membranschädigungen zu Zellschäden und Funktionsstörungen, aber auch durch Oxidation von Lipoproteinen im Plasma zu Atherosklerose. Oxidierte LDL werden von den LDL-Rezeptoren nicht erkannt. Sie werden von sog. Scavenger-Rezeptoren der Makrophagen aufgenommen, die nicht Feed-back-kontrolliert sind. Makrophagen werden dadurch zu Schaumzellen, die durch Einlagerung in die Gefäßintima zu den fatty streaks führen, die erste morphologische Manifestation der Atherosklerose.

Veränderungen an der DNA führen zu Mutationen und möglicher Tumorbildung. Einwirkung auf extrazelluläre Makromoleküle (Glykosaminoglykane) verursachen pathologische Veränderungen am Binde- und Stützgewebe und Viskositätsänderungen der Synovialflüssigkeit. Bemerkenswert ist noch, dass die Folgeprodukte der Lipidperoxidation, vor allem Alkoxyl- und Alkylperoxyl-Radikale wiederum an verschiedenen Stellen angreifen und damit die Wirkung freier Radikale potenzieren und im Sinne einer Kettenreaktion verstärken.

Das Immunsystem wird auf allen Ebenen von Sauerstoffradikalen betroffen (Meydani und Blumberg 1991). Oxidative Membranschädigungen greifen tief in die Immunmechanismen ein, denn die Funktionstüchtigkeit der Zellen des Immunsystems hängt von intakten Membranfunktionen ab, wie Sekretion von

Lymphokinen und Antikörpern, Antigenbindung, Lymphozytentransformation und Kontaktzelllyse.

Reaktive Oxidanzien, die von chronisch hyperaktiven Phagozyten freigesetzt werden, wirken autotoxisch auf die Phagozyten und hemmen Chemotaxis, Phagozytose und antimikrobielle Aktivität. Sie hemmen ferner die Proliferation von T- und B-Lymphozyten und die zytotoxische Aktivität natürlicher Killerzellen. Produkte des Myeloperoxidase-Halid-Systems sind potente immunsuppressive Agentien (Anderson und Theron 1990).

Folgen dieser Wirkungen sind degenerative Erkrankungen, die man auch als „Free Radical Diseases" bezeichnet und die teils mit Sicherheit, teils vermutlich durch freie Radikale verursacht oder mitverursacht werden (➤ Tab. 5.8).

5

Tab. 5.8: „Free Radical Diseases"

Krankheiten, an deren Entwicklung freie Radikale beteiligt sind („Free Radical Diseases")
Arteriosklerose, KHK, Ischämie
Tumoren, Krebserkrankungen
Diabetes mellitus
Alterskatarakt, senile Makuladegeneration
Bronchopulmonale Dysplasie, Emphysem
Akutes respiratorisches Distress-Syndrom
Lungenfibrose
Rheumatische Erkrankungen, CP, OA
Colitis ulcerosa, Morbus Crohn
Chronische Pankreatitis
Sepsis
Altersveränderungen
Verschiedene Hauterkrankungen (Porphyrie)
Morbus Alzheimer
Morbus Parkinson
Verschiedene neurologische Erkrankungen (Ataxia-Teleangiectasia)
Personen mit vermehrter Bildung von freien Radikalen
Raucher
Leistungssportler
Flugpersonal (oversea) bei regelmäßig starker UV-Exposition in 10.000 m Höhe
Chronische Einnahme von bestimmten Arzneimitteln

5.7.2 Schutzmechanismen gegen reaktive Sauerstoffspezies

Schutzmechanismen kann man unterteilen in enzymatische und nichtenzymatische Mechanismen und ferner in solche, die man positiv oder nicht beeinflussen kann.

Zu den enzymatischen Mechanismen gehört die Superoxiddismutase, die zwei Superoxidanionen zu Sauerstoff und Wasserstoffperoxid disproportioniert. Für die Beseitigung von Wasserstoffperoxid sorgt entweder die Katalase oder die Glutathionperoxidase. Zur Regeneration des reduzierten Glutathion dient die Glutathionreduktase. Es laufen also zyklische Prozesse ab.

Zu den nichtenzymatischen Antioxidanzien gehören solche, deren Menge und Konzentration man nicht positiv beeinflussen kann, wie Harnsäure, Bilirubin, Plasmaproteine und Glutathion und die antioxidativen Vitamine Ascorbinsäure, Tocopherol und Betacarotin (auch andere Carotine), deren Menge und Konzentration man durch nutritive Maßnahmen beeinflussen kann. Darin liegt die große Bedeutung dieser Vitamine für die Prävention degenerativer Erkrankungen.

Ascorbinsäure wirkt als Radikalfänger im wässrigen Milieu und dient zugleich zur Regeneration von Tocopherol. Tocopherol wirkt als Radikalfänger in der Lipidphase, führt zum Kettenabbruch bei der Lipidperoxidation und schützt die Lipoproteine im Plasma. Betacarotin ist ein Radikalfänger in der Lipidphase, der im Gegensatz zu Tocopherol bei niedrigen Sauerstoffpartialdrucken wirksam ist; es ist das wirksamste Vitamin gegen Singulett-Sauerstoff. Wichtig ist auch, dass sich diese drei Antioxidanzien zusammen mit Glutathion gegenseitig ergänzen und unterstützen, so dass es für eine optimale Wirkung darauf ankommt, alle in ausreichender Menge zuzuführen (Anderson und Theron 1990, Sies 1989, Esterbauer et al. 1990).

5.7.3 Untersuchungen zum präventiven Effekt antioxidativer Vitamine

Zur Untersuchung des Zusammenhangs zwischen der Zufuhr bestimmter Nährstoffe und dem Vorkommen bzw. der Prävention bestimmter Erkrankungen werden stufenweise verschiedene Methoden angewandt. Am Anfang stehen biochemische Untersuchungen zum molekularen Wirkungsmechanismus. Ergeben sich daraus Hinweise auf mögliche Einwirkungen auf pathologische Prozesse, so wird diesen Möglichkeiten mit isolierten Zellen (Zellkultur) und in Tierversuchen nachgegangen.

Die Bedeutung für den Menschen wird dann in epidemiologischen Studien geprüft. Solche Studien können Zusammenhänge zwischen Mikronährstoffaufnahme und Krankheiten aufzeigen, aber nicht einen Kausalzusammenhang beweisen. Zu viele Störfaktoren können nicht mit absoluter Sicherheit eliminiert werden, z.B. kann die nachgewiesene Aufnahme von Vitaminen lediglich ein Maß für begleitende aktive Nahrungsfaktoren sein, die für die eigentliche Wirkung verantwortlich sind. Biochemische Untersuchungen und Tierversuche können dann die Plausibilität der Schlussfolgerungen aus epidemiologischen Studien stärken, der Kausalzusammenhang muss in direkten Interventionsstudien und klinischen Studien bestätigt werden. Aber auch die Aussagekraft dieser Studien ist begrenzt (Block 1991, Blumberg 1995), da in einer Studie nur eine sehr kleine Anzahl von Faktoren überprüft werden kann, während im Organismus viele Faktoren zusammen wirken und sich gegenseitig beeinflussen. Weiterhin können solche Studien nur eine oder wenige Dosierungen anwenden, so dass es unmöglich ist, die minimale wirksame Dosis und eine Dosis-Wirkungs-Beziehung zu ermitteln. Schließlich sind die Studien zeitlich begrenzt und meist auf Erwachsene oder ältere Menschen oder auf bestimmte Risikogruppen zugeschnitten. Daher können sie nicht die Frage nach einem präventiven Effekt bei lebenslanger und in frühem Alter beginnender Supplementierung beantworten. Solche Schwierigkeiten machen es verständlich, dass je nach Studiendesign kontroverse Ergebnisse zustande kommen können. Erst aus der Gesamtheit aller verschiedenen Studien lässt sich der präventive Wert sinnvoll interpretieren. Es muss weiterhin bedacht werden, dass derartige Ergebnisse immer statistischer Natur sind und auf das einzelne Individuum nur mit einer bestimmten Wahrscheinlichkeit zutreffen.

Im Widerspruch zu der häufig reproduzierten positiven Beziehung zwischen gesunder Ernährung – bestehend aus hoher Obst- und Gemüse-Zufuhr – und einem verminderten Risiko für Krebs- und kardiovaskuläre Erkrankungen befinden sich einige Ergebnisse von Metaanalysen randomisierter Präventionsstudien mit supplementierten, häufig synthetischen Antioxidanzien. Eine erhöhte Mortalitätsrate für kardiovaskuläre Erkrankungen zeigt die Auswertung von 8 entsprechenden Studien (n = 138 113) (Vivekananthan et al. 2003). Ferner ergab eine Analyse von 14 Studien (n = 170 525) keinen Nutzen der präventiv verabreichten Antioxidanzien hinsichtlich der Entstehung von gastrointestinalen Krebserkrankungen; die Gesamtmortalität nahm vielmehr signifikant zu (Bjelakovic et al. 2004). Weder vorteilhafte noch schädliche Wirkungen wurden darüber hinaus bei einer Auswertung von 8 Studien (n = 17 620) bezüglich kolorektaler Adenome festgestellt (Bjelakovic et al. 2006). Eine umfangreichere Metaanalyse aus Dänemark untersuchte anhand von 68 randomisierten Studien (n = 232 606) den Effekt von antioxidativ wirkenden Präparaten auf die Gesamtmortalität von Erwachsenen im Rahmen der Primär- und Sekundärprävention verschiedener Krankheiten. Diese kommt bei Anwendung verschiedener statistischer Auswertungsmodelle zu unterschiedlichen Ergebnissen:

- Wurden alle Studien gepoolt, ist keine statistisch signifikante Zunahme der Gesamtmortalität erkennbar (RR: 1,02; 95% CI: 0,98–1,06).
- Eine getrennte Analyse dieser Untersuchungen unterschiedlicher methodischer Qualität ergab für 47 hochwertige „Low-Bias-Risk-Studien" ein um 5% signifikant erhöhtes Mortalitätsrisiko (RR: 1,05; 95% CI: 1,02–1,08). Für 21 Studien mit größeren systematischen Fehlern, den „High-Bias-Risk-Studien", fand sich ein signifikant verringertes Mortalitätsrisiko unter der Antioxianziengabe (RR: 0,91; 95% CI: 0,83–1,00).
- Wurden in den „Low-Bias-Risk-Studien" Betacarotin, Vitamin A und E einzeln ausgewertet, so wurde jeweils ein erhöhtes Mortalitätsrisiko festgestellt (RR: 1,07, 1,02–1,11); RR: 1,16, 1,10–1,24); RR: 1,04, 1,01–1,07). Vitamin C und Selen beeeinflussten hierbei die Mortalität nicht signifikant (Bjelakovic et al. 2007).

Frühere Ergebnisse der ATBC-Studie und Metaanalyse von Miller weisen vergleichbare Größenordnungen für die RR der Sterblichkeit von Betacarotin und Vitamin E auf. Eine aktuelle prospektive Beobachtungsstudie beschreibt, dass die regelmäßige Einnahme von Multivitaminen das relative Risiko auf ein tödliches Prostatakarzinom verdoppelt (RR: 1,98, 1,07–3,66) und das Erkrankungsrisiko auf ein fortgeschrittenes um 32% erhöht (RR: 1,32, 1,04–1,67) (Lawson et al. 2007). Als Erklärung für die Diskrepanz der Ergebnisse zwischen Ernährung und Supplementation dienen Studienqualitäten und -auswertungen, Lebensstil und Antioxidanzienstatus der Studienteilnehmer. Auch das fragile Gleichgewicht zwischen oxidativem Stress und physiologischer antioxidativer Abwehr der Zelle sowie die Funktion von Apoptose und Phagozytose werden diskutiert.

Kardiovaskuläre Erkrankungen

Es ist seit langem bekannt, dass das Risiko für koronare Herzkrankheit (CHD) in Bevölkerungsgruppen, die regelmäßig und reichlich Obst und Gemüse verzehren, geringer ist (Doll und Peto 1981, Acheson und Williams 1983, Palgi 1981). Zum Zusammenhang zwischen kardiovaskulären Erkrankungen und Vitamin-E-Zufuhr gibt es eine große Reihe von Studien, von denen hier nur Beispiele angeführt werden können.

Im MONICA-Projekt (Monitoring of Cardiovascular Disease Project) wurde der Zusammenhang zwischen Risikofaktoren und CHD in mehr als 40 europäischen Ländern über eine Periode von 10 Jahren untersucht. In der komplementären Vitaminstudie wurden Plasmaspiegel von Lipiden, Vitaminen und Carotinoiden bei 100 randomisierten männlichen Teilnehmern im Alter von 40–49 Jahren bestimmt und mit der Mortalität an CHD korreliert (Gey et al. 1993). Die auffallendste negative Korrelation wurde für die Plasmaspiegel an Vitamin E und Mortalität an CHD gefunden. Es zeigte sich, dass 62% der Unterschiede in der CHD-Mortalität zwischen nördlichen und Mittelmeerländern durch unterschiedliche Vitamin-E-Spiegel erklärt werden können.

In der Nurses' Health Study (Stampfer et al. 1993) an 87.245 Krankenschwestern zeigte sich in 8 Jahren, dass diejenigen, die Supplemente von mindestens 100 mg Vitamin E genommen hatten, ein um 41% geringeres CHD-Risiko hatten. Ähnliche Ergebnisse fanden sich in einer Studie an 39910 Männern aus medizinischen Berufen (Rimm et al. 1993). Hier ergab sich bei einer Supplementierung mit 100–249 mg Vitamin E eine Risikoreduktion von 37%. Eine Studie an 11.000 älteren Menschen zeigte, dass diejenigen, die regelmäßig Vitamin-E-Supplemente nahmen, ein 63% geringeres Risiko hatten, an CHD zu sterben, als die Teilnehmer ohne Supplementierung (Losonczy et al. 1996).

Ein interessanter Befund bei den Studien von Rimm et al. und von Stampfer et al. ist die Tatsache, dass 2 Jahre erforderlich waren, um die günstigen Effekte zu erreichen. Dies erklärt zugleich das Fehlen von Wirkungen bei Studien von kürzerer Dauer. Offensichtlich braucht es seine Zeit, bis Zellstrukturen und Membranen mit ausreichend Vitamin E aufgefüllt sind.

Eine weitere Studie in Schottland untersuchte den Zusammenhang zwischen Angina pectoris und Plasmakonzentrationen an Vitamin C, E und Betacarotin (Riemersma et al. 1991). Bei 100 unbehandelten Patienten und 394 Kontrollen ohne kardiovaskuläre Erkrankungen hatten diejenigen mit hohen Vitamin-E-Spiegeln ein geringeres Risiko für Angina pectoris.

Untersuchungen an Patienten mit bereits existierenden kardiovaskulären Erkrankungen zeigen, dass das Fortschreiten atherosklerotischer koronarer Veränderungen durch Vitamin-E-Supplementierung verlangsamt werden kann (DuBroff et al. 1994). Durch Vitamin-E-Supplementierung konnte auch das Risiko von Restenosen verringert werden (DeMaio et al. 1992, Hodis et al. 1995).

In der Cambridge Heart Antioxidant Study (CHAOS) wurden Patienten mit Arteriosklerose 510 Tage lang entweder mit 400 oder 800 mg Vitamin E/Tag behandelt (546 Personen) oder erhielten Placebo (967 Personen). Im Vergleich zu den Kontrollen mit Placebo wurde bei der behandelten Gruppe das Risiko für kardiovaskuläre Ereignisse insgesamt um 47% und das Risiko für nicht-tödlichen Myokardinfarkt um 77% reduziert (Stephens et al. 1996). Dieser Effekt wurde nach 200 Tagen der Behandlung deutlich. Ein geringfügiger Anstieg an kardiovaskulären Todesfällen ist zurückzuführen auf Ereignisse, die vor Ablauf von 200 Tagen stattfanden. In einer Nachuntersuchung der Todesfälle wurde die Compliance berücksichtigt und gezeigt, dass alle Patienten mit guter Compliance eine deutliche Risikominderung auch für kardiovaskuläre Todesfälle hatten (Mitchinson et al. 1999).

Im Kapitel 3.13.8 „Prophylaxe der Atherosklerose und kardiovaskulärer Erkrankungen" wurden weitere klinische Studien zum Thema ausführlich dargestellt und diskutiert. Neben den neutralen Ergebnissen zur KHK-Prophylaxe verschiedener prospektiver Studien wie der ATBC, GISSI-IV, HOPE, HPS und HATS führen die konsistenten negativen Ergebnisse der WHS und HOPE-TOO bei der Prävention kardiovaskulärer Erkrankungen durch hochdosierte Vitamin E-Supplementation derzeit zu einer wissenschaftlichen Hinterfragung der hochdosierten Vitamin E-Prophylaxe.

Die Rolle von Vitamin C bei kardiovaskulären Erkrankungen ist noch unklar. In der Studie von Rimm et al. (1993) war Vitamin C nicht mit einem reduzierten Risiko für CHD korreliert. Im Gegensatz dazu hatte in einer Studie mit 11 000 Erwachsenen in den USA die Gruppe mit hoher nutritiver Vitamin-C-Zufuhr (> 50 mg/Tag) und zusätzlichen Supplementen ein um 25% geringeres CHD-Risiko im Vergleich zu der Gruppe mit geringer Vitamin-C-Zufuhr von < 50 mg/Tag (Enstrom et al. 1992).

Betacarotin scheint bei kardiovaskulären Erkankungen keine wesentliche Rolle zu spielen. In der Physicians' Health Study (Hennekens et al. 1996) hatte die Supplementierung mit Betacarotin bei der gesunden und gut ernährten Gruppe weder positive noch negative Effekte.

Tumorerkrankungen

Wie bei der Entwicklung kardiovaskulärer Erkrankungen sind freie Radikale auch bei der Karzinogenese beteiligt. Deshalb erschien es aussichtsreich, nach protektiven Wirkungen antioxidativer Vitamine in diesem Bereich zu suchen. Diese Erwartungen wurden bestätigt bei Studien über den präventiven Effekt eines hohen Verzehrs an Obst und Gemüse auf das Tumorrisiko (Doll und Peto 1981, Ziegler 1991). Die Basel-Studie zeigte eine inverse Korrelation zwischen Plasmaspiegeln an Vitamin C, E und Betacarotin einerseits und der Tumormortalität andererseits (Gey et al. 1987). Eine weitere Analyse der Daten dieser Studie zeigte signifikant geringere Betacarotinspiegel im Plasma von Patienten, die an Lungenkarzinom, Magenkarzinom und an allen Arten von Krebs starben (Stähelin et al. 1991). Eine Besonderheit in der Baseler Bevölkerung war der besonders niedrige Betacarotinspiegel in der untersten Quintile. Dies mag erklären, dass in Studien mit anderen Populationen weniger ausgeprägte inverse Beziehungen zwischen Betacarotinspiegeln und Krebsmortalität bestanden (Poppel und Goldbohm 1995).

Zahlreiche epidemiologische Studien über den tumorpräventiven Effekt von Vitamin C mit unterschiedlichen Resultaten sind von Block in einer Übersicht zusammengestellt worden (Block 1995).

In einer Studie an älteren Menschen (Losonczy et al. 1996) hatten Teilnehmer, die täglich Supplemente von 100 mg Vitamin E oder mehr zu sich nahmen, ein um 59% geringeres Risiko für Krebsmortalität im Vergleich zu Unsupplementierten.

In einer finnischen Kohortenstudie (Knekt et al. 1991) hatten Teilnehmer mit geringen Vitamin-E-Plasmaspiegeln ein 1,5-fach höheres Risiko, Krebs zu entwickeln, als solche mit höheren Spiegeln. Die stärkste negative Korrelation wurde gefunden zwischen Vitamin-Serumspiegeln und gastrointestinalen Tumoren sowie der gesamten Gruppe von Tumoren, die nicht mit Rauchen zusammenhängen, besonders bei männlichen Nichtrauchern und Frauen mit niedrigen Selenspiegeln.

Bisher sind vier große Interventionsstudien zur Krebsprävention publiziert:

1. Die Physicians' Health Study (Hennekens et al. 1996), die 1982 mit 33 071 Ärzten in den USA begann. Nach 12 Jahren zeigte Betacarotin weder einen negativen noch positiven Effekt auf verschiedene Krebsarten ebenso wie auf kardiovaskuläre Erkrankungen.
2. Die Linxian-Studie (Blot et al. 1993) untersuchte 30 000 Männer und Frauen der chinesischen Provinz Linxian, die sich durch eine besonders hohe Inzidenz von Ösophagus- und Magenkrebs auszeichnet. Es wurden 4 verschiedene Nährstoffkombinationen geprüft. Nur die Gruppe mit Betacarotin (15 mg), Vitamin E (30 mg) und Selen

5

(50 µg) unterschied sich von der Placebogruppe mit 9% geringerer Gesamtmortalität, 13% geringerer Mortalität an Krebs aller Arten und 21% geringerer Mortalität an Magenkrebs. Der Effekt so geringer Dosen mag mit dem schlechten Ernährungszustand der Bevölkerung zusammenhängen. Über den Anteil der einzelnen Komponenten an der Wirkung lässt sich nichts aussagen, vielleicht ist gerade die Kombination entscheidend.

3. Die Alpha-Tocopherol, Beta-Carotene Cancer Prevention Study (ATBC) in Finnland (1994) wurde mit 29 133 männlichen Rauchern zwischen 50 und 69 Jahren durchgeführt, die im Durchschnitt 36 Jahre lang täglich 20 Zigaretten geraucht hatten. 18% der Teilnehmer hatten eine Beschäftigung, die zu einem erhöhten Risiko für Lungenerkrankungen führt. Die Teilnehmer erhielten in 4 Gruppen entweder 50 mg/Tag D,L-α-Tocopherylacetat, 20 mg Betacarotin, beide Substanzen, oder Placebo. In der Placebogruppe ergab sich in Übereinstimmung mit vielen früheren Untersuchungen eine signifikant höhere Inzidenz an Lungenkrebs in der niedrigsten verglichen mit der höchsten Quartile des Serumspiegels an Vitamin E und Betacarotin. In ähnlicher Weise bestand eine inverse Assoziation der Krebshäufigkeit beim Vergleich der niedrigsten und höchsten Nahrungsaufnahme an Vitamin E und Betacarotin. Vermutlich spiegeln die Serumkonzentrationen das langfristige Ernährungsmuster dieser Gruppe. Anders war die Situation bei den supplementierten Gruppen. Die Häufigkeit von Lungenkrebs war in der Vitamin-E-Gruppe nur 2% niedriger als in der Placebogruppe, aber in der Betacarotingruppe ergab sich nach 6 Jahren eine um 18% höhere Inzidenz für Lungenkrebs. In der Vitamin-E-Gruppe wurde eine geringere Häufigkeit von Prostatakarzinom gefunden als in der Placebogruppe (99 gegen 151 Fälle).

4. In der Carotene and Retinol Efficacy Trial (CARET-Studie) wurden 18 314 starke Raucher, ehemalige Raucher und Asbestarbeiter in zwei Gruppen randomisiert untersucht (Omenn 1996). Sie erhielten entweder 30 mg/Tag Betacarotin + 7500 µg/Tag Retinol (25 000 IU Retinol/Tag) oder Placebo. Die für 5 Jahre geplante Studie wurde nach 4 Jahren beendet, weil die behandelte Gruppe ein um 28% höheres Risiko für Lungenkrebs zeigte als die Placebogruppe.

Die ATBC- und die CARET-Studie kommen zu dem Ergebnis, dass eine langjährige Einnahme von Betacarotin für Raucher schädlich ist. Dennoch lassen die Studien viele Fragen offen.

In beiden Studien wurden langjährige Raucher mit hohem Risiko untersucht. Sie könnten bereits maligne Veränderungen in einem noch nicht sichtbaren Stadium gehabt haben, die durch eine zu spät verabfolgte Substitution nicht mehr rückgängig gemacht werden konnten. Es ist nicht bekannt, ob diese Personen durch eine reguläre höhere Vitaminzufuhr von jüngerem Alter an hätten geschützt werden können. Hinzu kommt noch der schlechte Vitamin-C-Status bei Rauchern, der die Interaktion zwischen Vitamin C und Vitamin E unmöglich gemacht haben könnte.

Erklärungsversuche für den eigenartigen negativen Effekt von Betacarotin finden sich im Kapitel 3.11 Betacarotin.

Die Brisanz der vorgestellten Studienergebnisse hat in beiden Fällen zu Postintervention-Follow-up-Studien geführt. Eine Nachuntersuchung zur ATBC-Studie wurde hinsichtlich der Fälle von Lungenkrebs über einen Zeitraum von sechs Jahren durchgeführt. Virtamo et al. (2003) schließen aus dem Ergebnis, dass 4 Jahre nach Beendigung der Betacarotingabe keine statistisch signifikante Risikoerhöhung in Bezug auf Lungenkrebs beobachtbar war. Dennoch empfehlen sie den Rauchern, eine Betacarotinsupplementation zu vermeiden.

Sechs Jahre nach Ende der CARET-Studie zeigen die Ergebnisse von Goodman et al. (2004), dass das erhöhte Lungenkrebsrisiko mit einer Inzidenz von 12% persisitiert; der Wert war allerdings statistisch nicht signifikant.

Gerade die Diskrepanz zwischen dem in epidemiologischen Studien beobachteten günstigen Effekt hoher nutritiver Zufuhr bzw. hoher Plasmaspiegel an Betacarotin und den schlechten Ergebnissen von Interventionsstudien weist darauf hin, dass Betacarotin in der Ernährung möglicherweise in der Hauptsache ein Marker für andere in pflanzlicher Nahrung vorkommende, günstig wirkende Substanzen ist (➤ Kap. 10.1.9).

KAPITEL

6 Megavitamintherapie

Unter Megavitamintherapie versteht man die Anwendung von Vitaminen in Dosen, die um ein Vielfaches (oft 100- bis 1000-fach) höher liegen als der physiologische Bedarf. Es handelt sich um einen sehr schillernden Bereich, in dem Dichtung und Wahrheit gemischt sind. Der Begriff stammt aus der in den USA entwickelten „orthomolekularen" Psychiatrie, die Megadosen an B-Vitaminen für eine Anzahl von Krankheiten oder Krankheitssymptomen propagiert, wie z.B. Schizophrenie, Depressionen, Neurosen, Autismus, Hyperkinese und andere. Bedauerlicherweise haben die Vertreter der orthomolekularen Medizin auf wissenschaftlich anerkannte Grundregeln zur Durchführung von Untersuchungen und zur Präsentation von Ergebnissen verzichtet, so dass keine einwandfrei dokumentierten Wirksamkeitsnachweise vorliegen. Man muss aber vorsichtig sein mit der Beurteilung solcher Fragen, hat man doch noch vor wenigen Jahren mitleidig über höhere Dosen von Vitamin E gelächelt und dieses Vitamin als „vitamin in search of a disease" bezeichnet.

Es gibt Fälle, in denen die Sinnhaftigkeit von Megadosen erwiesen ist, und man spricht dann von pharmadynamischen oder pharmakologischen Wirkungen der Vitamine. In Tabelle 6.1 (Bässler 1991) ist der Versuch gemacht, die Mechanismen aufzuschlüsseln, die solchen pharmakologischen Wirkungen zugrunde liegen können, ohne dass damit Anspruch auf Vollständigkeit erhoben wird.

Bei den in Tabelle 6.1 unter I. aufgeführten Anwendungsgebieten besteht der Wirkungsmechanismus einfach in einer Ausweitung der physiologischen Wirkung, die aus verschiedenen Gründen mit physiologischen (nutritiven) Mengen nicht zu erreichen ist.

Zu I.1: Es ist einleuchtend, dass bei einem an Vitamin verarmten Organismus zur Wiederherstellung der Depots zunächst einmal höhere Vitamindosen

Tab. 6.1: Wirkungen, die Basis für eine Megavitamintherapie sein können

I.	**Wirkungen, die als Extrapolation der physiologischen Vitamin (Coenzym)-Wirkung angesehen werden können**		
	1.	Wiederherstellung des normalen Vitaminstatus nach Depletion	
	2.	Überwindung von Transportstörungen	
	3.	Änderung von Reaktionsmustern durch Aufsättigung von Kompartimenten oder von Enzymen mit Coenzymen	
	4.	Kompensation von gesteigertem Vitaminverbrauch durch chemische Reaktionen	
	5.	Behandlung angeborener Enzymdefekte	
		a)	Kompensation verringerter Affinität von Enzym zu Coenzym
		b)	Erhöhung der Stabilität des Apoenzyms durch Sättigung mit Coenzym
		c)	Induktion der Synthese des Apoenzyms durch das Coenzym
II.	**Wirkungen, die mit der physiologischen Vitaminwirkung nichts zu tun haben**		
	1.	Entgiftung von Cyanid durch Hydroxocobalamin (stöchiometrische Reaktion)	
	2.	Modulation des Hämoglobins durch Pyridoxalphosphat	
	3.	Lipidsenkende Wirkung von Nicotinsäure	

erforderlich sind, wenn die Restitution in kurzer Zeit erfolgen soll.

Zu I.2: Beispiele für Transportstörungen können besonders gut am Vitamin B_{12} aufgezeigt werden. Bei der perniziösen Anämie ist die intestinale Resorption gestört, weil der Intrinsic-Factor fehlt. Wenn man bei parenteraler Unverträglichkeit auf orale Zufuhr angewiesen ist, muss etwa das Hundertfache des physiologischen Bereichs appliziert werden, weil durch passive Diffusion nur knapp 1% der Dosis zur Resorption kommt.

Bei Mangel an Transcobalamin (genetischer Defekt) ist der Cobalamintransport im Organismus gestört. Zur Kompensation sind intramuskuläre Dosen von 1 mg täglich, zweimal wöchentlich oder einmal wöchentlich erforderlich.

Ein weiteres Beispiel ist die Thiamin-responsive megaloblastische Anämie. Hier ist der Thiamintransport durch biologische Membranen bei normalem Thiaminstatus gestört (Friedrich 1987, Anonymus 1980). Es sind etwa 50–100 mg Thiamin täglich erforderlich, um diesen Defekt zu kompensieren.

Zu I.3: Vorstellbar ist, dass die Verfügbarkeit von Vitaminen bzw. Coenzymen in verschiedenen Kompartimenten des Organismus oder der Zellen unterschiedlich ist. Hinweise auf eine solche Möglichkeit liefert der Tryptophanstoffwechsel, bei dem die Kynureninase und die Kynurenin-Ketoglutarat-Transaminase, welche an einer Verzweigung verschiedene Stoffwechselwege katalysieren, unterschiedlich rasch und empfindlich auf Pyridoxinmangel reagieren. Rascher und empfindlicher reagiert die ausschließlich im Cytosol lokalisierte Kynureninase, später erst die Transaminase, die in Cytosol und in den Mitochondrien vorliegt. Offensichtlich erfolgt die Depletion in den Mitochondrien langsamer als im Cytosol.

Möglich ist, dass unter einer Megavitaminbehandlung Kompartimente, die dem Vitamin schlecht zugänglich sind, aufgefüllt werden, oder Enzyme mit hoher Michaeliskonstante für das Coenzym aufgesättigt und damit aktiver werden. So etwas muss zur Verschiebung von Reaktionsmustern führen, d.h. Reaktionen, die normalerweise nur in geringem Umfang ablaufen, gewinnen an Bedeutung. Ein derartiger Mechanismus könnte beispielsweise der von Dakshinamurti et al. (1990) beobachteten Zunahme von Serotonin bei gleichzeitiger Abnahme der Rezeptorendichte in verschiedenen Arealen des Gehirns unter Behandlung mit hohen Dosen an Pyridoxin zugrunde liegen. Auch dem Vorschlag, rheumatische Erkrankungen und degenerative Gelenkerkrankungen mit hohen Dosen an Pyridoxin zu behandeln, liegt eine ähnliche Vorstellung zugrunde (Miehlke et al. 1985). Pyridoxalphosphat ist Coenzym der Lysyloxidase, die für die Quervernetzung von Kollagen verantwortlich ist. So ist vorstellbar, dass das schlecht durchblutete Knorpelgewebe nicht reichlich mit Vitaminen versorgt ist und dass man dies durch höhere Dosen verbessern kann.

Zu I.4: Höhere als physiologische Dosen sind auch dann notwendig, wenn ein gesteigerter chemischer Verbrauch vorliegt, wie z.B. der erhöhte Verbrauch antioxidativer Vitamine bei oxidativem Stress, oder wie bei Inaktivierung von Vitaminen durch Arzneimittel.

Zu I.5: Eine besondere Domäne für die Megavitamintherapie sind angeborene Enzymdefekte. Dabei sind drei Wirkungsmechanismen denkbar, die allerdings nur in einigen Fällen geklärt sind.

Bei der klassischen Form der Homocystinurie besteht ein Defekt der Cystathionin-β-Synthase. Dabei kann man drei Typen von Defekten unterscheiden: Enzymmangel ohne Restaktivität, reduzierte Enzymaktivität mit normaler Affinität zum Coenzym Pyridoxalphosphat und reduzierte Enzymaktivität mit reduzierter Affinität zum Coenzym. Nur die dritte Variante spricht positiv auf hohe Pyridoxindosen an (25–1200 mg/Tag). Gleichzeitig liegt bei letzterer Mutante eine erhöhte Thermolabilität des Enzymproteins vor, welches durch Sättigung mit Coenzym stabilisiert werden kann (Fowler et al. 1978).

Die Cystathioninurie beruht auf verringerter Affinität des defekten Enzyms Cystathionin-γ-Lyase zu Pyridoxalphosphat und kann mit 400 mg Pyridoxin pro Tag behandelt werden.

Beim Holocarboxylase-Defekt ist die Affinität der Holocarboxylase-Synthetase zu Biotin verringert (K_m-Mutation). Kinder mit diesem Defekt brauchen 1–3,3 mg Biotin/kg Körpergewicht zur Normalisierung der biochemischen Parameter (Baumgartner und Suormala 1997).

Als weiteres Beispiel für die Erhöhung der Stabilität eines Apoenzyms durch Sättigung mit Coenzym kann die Pyridoxin-sensitive sideroblastische Anämie herangezogen werden, bei der die defekte δ-Aminolävulinsäure-Synthase mit geringer Affinität zu Pyridoxalphosphat einem raschen Abbau unterliegt, der durch Aufsättigung mit Coenzym verzögert werden kann (Merill und Henderson 1987). Erforderlich sind hierfür 600 mg Pyridoxin pro Tag.

Auch für die Flavinenzyme ist bekannt, dass die Apoenzyme bei Riboflavinmangel rascher abgebaut werden.

Als dritte Möglichkeit gibt es die Induktion der Synthese des Apoenzyms durch das Coenzym. Diese Möglichkeit ist plausibel, aber hypothetisch, weil noch kein konkreter Fall bekannt ist. In all den bisher genannten Fällen handelt es sich um physiologische Wirkungen von Vitaminen, die aus verschiedenen Gründen erst bei sehr hoher Dosierung erreicht werden können.

Echte pharmakologische Wirkungen, die mit der physiologischen Vitaminwirkung nichts zu tun haben, sind unter Punkt II. aufgeführt. Hier kann es sich um rein chemische Effekte handeln, wie bei der Entgiftung von Cyanid durch Hydroxocobalamin (Cottrell et al. 1978) oder bei der Modulation des Hämoglobins durch Pyridoxalphosphat (Friedrich 1987) zur Hemmung des Sichelns bei Sichelzellanämie oder zur Erhaltung der Sauerstofftransportfähigkeit von Blutkonserven.

In diesen Bereich der pharmakologischen Wirkungen fällt auch die lipidsenkende Wirkung von Nicotinsäure in Gramm-Mengen, die in keiner Beziehung zur physiologischen Wirkung steht (Zöllner 1989).

Selbstverständlich kann eine Megavitamintherapie bei klarer Indikationsstellung nur mit Monopräparaten durchgeführt werden, weil bei der Anwendung von Multivitaminpräparaten die anderen Vitamine sinnlos hoch dosiert würden.

6

KAPITEL

7 Sicherheit von Vitaminen

7.1 Einleitung

Vitamine sind primär nutritive Wirkstoffe, die ständig zur Sicherung der normalen Lebensfunktionen und des individuellen Wohlbefindens in geringer Menge aufgenommen werden müssen. In diesem Dosierungsbereich treten üblicherweise keine Nebenwirkungen auf.

Der Organismus hat aufgrund der Notwendigkeit von Vitaminen schon während der feto-embryonalen Lebensperiode eine immunologische Toleranz gegenüber diesen Verbindungen erworben, und sie sind daher in physiologischer Dosierung nebenwirkungsfrei. In Abhängigkeit von der zugeführten Vitaminmenge ist dagegen eine Induktion z.B. allergischer Reaktionen in seltenen Fällen unter bestimmten Bedingungen möglich.

Über die Mechanismen, die nach einer Vitaminapplikation zu allergischen Erscheinungen führen, ist bisher nur wenig bekannt. Mögliche Erklärungsversuche bleiben daher spekulativ.

Vitamine selbst besitzen aufgrund ihrer niedrigen relativen Molmassen (205 bis 1360) keine bzw. nur geringe Allergenität. Möglicherweise erst durch die kovalente Bindung der Vitamine bzw. ihrer metabolischen Ab- bzw. Umbauprodukte an spezielle Makromoleküle, zum Beispiel Proteine, werden sie zu kompletten Antigenen und erlangen immunologische Potenz.

Daneben wird ein gehäuftes Auftreten vitaminbedingter Allergien in genetisch belasteten Personengruppen diskutiert. Möglicherweise täuschen auch spezielle pharmakologische Effekte der Vitamine eine allergische Reaktion vor. Denkbar ist hier zum Beispiel eine vitamininduzierte, unspezifische Histaminfreisetzung ohne vorherige Antigen-/Antikörperreaktion.

Grundsätzlich handelt es sich aber bei einer vitaminbedingten Allergie bzw. bei vitamininduzierten, allergieähnlichen Veränderungen aufgrund der essenziellen Notwendigkeit dieser Verbindungen um physiologisch sehr unwahrscheinliche Phänomene. Dementsprechend selten sind solche Erscheinungen. Sie werden in der Literatur nur vereinzelt beschrieben und beschränken sich fast ausschließlich auf allergische Reaktionen nach parenteraler Vitaminapplikation, wobei galenische Hilfsstoffe vermutlich eher für solch unerwünschte Nebenwirkungen verantwortlich sind als die Vitamine selbst.

In hoher Dosierung werden Vitamine bei der Behandlung verschiedener Erkrankungen eingesetzt. Neben der Ersatz- und Substitutionstherapie verwendet man hoch dosierte Vitamine z.B. gelegentlich mit Erfolg in der Therapie vitaminabhängiger Aminoazidopathien. Daneben werden „Megadosen" auch bei der Therapie nicht ernährungsbedingter Erkrankungen eingesetzt. Man nutzt dabei nicht die physiologischen, sondern mögliche pharmakologische Effekte hoch dosierter Vitamine, die sich grundlegend von den normalen metabolischen Wirkungen physiologisch dosierter Vitaminmengen unterscheiden.

Die gewünschten therapeutischen Effekte erzielt man nur bei deutlich bedarfsüberschreitenden Vitaminmengen. Beim therapeutischen Einsatz von Vitaminen sind neben gewünschten Effekten unerwünschte Nebenwirkungen nicht auszuschließen, jedoch sind auch hier beim bestimmungsgemäßen Gebrauch (Beipackzettel) negative Auswirkungen selten zu erwarten. Aufgrund der hohen therapeutischen Breite der wasserlöslichen Vitamine – ein Überschuss wird in der Regel sehr schnell über den Urin ausgeschieden – sind diese auch in hoch dosierter Form nicht an eine besondere Rezeptpflicht gebunden.

Bei den fettlöslichen Vitaminen gelten das Vitamin E und das Provitamin A (Betacarotin) sowie

Vitamin K – unter Ausnahme der besonderen Empfindlichkeit von Frühgeborenen (Kap. 3.14) – als nicht toxisch, lediglich bei den Vitaminen A und D hat der Gesetzgeber ab einer bestimmten Dosierungshöhe, bei deren Überschreiten unerwünschte Nebenwirkungen auftreten können, die Rezeptpflicht vorgeschrieben, so dass eventuell auftretende unerwünschte Reaktionen unter Abwägung der Nutzen-Risiko-Betrachtung nach ärztlicher Indikation toleriert werden.

Unabhängig von den sehr selten erhobenen Befunden am Menschen bzgl. möglicher Nebenwirkungen hat man aufgrund tierexperimenteller Untersuchungen zusätzliche Hinweise, die ergänzende Aussagen zur Sicherheit bzw. Toxizität der Vitamine erlauben.

7.2 Vitamin B_1

Ausgedehnte toxikologische Untersuchungen bestätigen dem Vitamin B_1 eine große therapeutische Breite und hängen vom Applikationsweg ab. Bei der Maus wirken 125 mg/kg KG, bei der Ratte 250 mg/kg KG, beim Kaninchen 300 mg/kg KG und beim Hund 350 mg/kg Körpergewicht intravenös tödlich. Bei Affen treten nach Dosen über 600 mg/kg Körpergewicht toxische Symptome auf. Der Tod beruht auf einer Lähmung des Atemzentrums. Ratten haben eine 100-fach über dem täglichen Bedarf liegende Dosis über 3 Generationen ohne Nebenwirkungen vertragen (Gubler 1984). Bisher bestehen keine Anhaltspunkte für eine mutagene, teratogene und kanzerogene Wirkung (Hanck 1986).

Beim Menschen können nach längerer oraler Einnahme hoher Dosen **in Einzelfällen Magenbeschwerden, Kopfschmerzen, Schweißausbrüche, Tachykardie, Hautreaktionen mit Juckreiz und Urtikaria** auftreten. **Überempfindlichkeitsreaktionen** in Form von Exanthemen, Atemnot und Schockzuständen sind nach parenteraler Anwendung beschrieben (Übersicht bei Pietrzik et al. 1988 und 1991). Wegen dieser allergischen Reaktionen sollte Vitamin B_1 nur in Ausnahmefällen parenteral angewendet werden. Im Allgemeinen reicht die orale Dosis zwischen 50–300 mg täglich aus (Monographie 1987). Sehr hohe intravenöse Dosen (> 10 g) haben eine **ganglienblockierende Wirkung** und unterdrücken Curare-ähnlich die neurale Reizübertragung. Bei bestimmungsgemäßer oraler Anwendung sind keine Überdosierungen bekannt. Nach wiederholter parenteraler Gabe können **anaphylaktische Reaktionen mit Kreislaufschock** auftreten. Hier sind allgemein übliche intensivmedizinische Sofortmaßnahmen einzuleiten.

7.3 Vitamin B_2

Vitamin B_2 besitzt eine geringe Toxizität Die Dosis letalis nach intraperitonealer Gabe beträgt bei der Ratte 500 mg/kg Körpergewicht. Der Tod tritt innerhalb von 2–5 Tagen auf und beruht auf einer Anurie und Azotämie infolge des Auftretens von Riboflavinkristallen in der Niere. Histologisch wurden zusätzlich Veränderungen an Herzmuskel, Pankreas und Hypophyse nachgewiesen (Cooperman und Lopez 1984). Bei der Ratte wurden 10 g/kg KG und beim Hund 2 g/kg KG ohne toxische Effekte vertragen. Vitamin B_2 ist weder mutagen, teratogen noch kanzerogen (Hanck 1986).

Beim Menschen sind bisher keine Nebenwirkungen und Überdosierungen nach oraler Verabreichung von Vitamin B_2 bekannt geworden. Eine mögliche Erklärung hierfür ist die Tatsache, dass die Resorption von Vitamin B_2 einer Sättigungskinetik unterliegt, wobei ab einer Dosis von 60 mg innerhalb 2–3 Stunden nur die Hälfte resorbiert wird (Monographie 1988).

7.4 Vitamin B_6

Die orale Verabreichung von 150–200 mg/kg KG Vitamin B_6 über einen Zeitraum von 100 bis 107 Tagen verursachte bei Hunden Ataxien, Muskelschwäche, Gleichgewichtsstörungen sowie degenerative

Veränderungen der Axone und Myelinscheiden und sehr hohe Dosen Koordinationsstörungen. Das mutagene und tumorigene Potenzial von Vitamin B_6 ist in Langzeitstudien unzureichend ausgeschlossen. An der Ratte war Vitamin B_6 nicht teratogen. Nach langfristiger Anwendung hoher Dosen von Pyridoxin (2–6 g täglich für 2 bis 40 Monate) haben erstmals Schaumburg et al. (1983) bei Menschen toxische Reaktionen beobachtet. Die typischen Zeichen sind eine **periphere sensorische Neuropathie** mit ataktischen Gangstörungen, Reflexstörungen, Beeinträchtigung von Tast-, Vibrations- und Temperaturempfindungen und Fehlen von Aktionspotenzialen sensibler Nerven. Anatomisch fand sich an peripheren sensiblen Nerven eine unspezifische axonale Degeneration großer und kleiner myelinisierter Fasern. Das Absetzen von Pyridoxin führte im Laufe von 6 Monaten zu weitgehender bis vollständiger Besserung.

Seitdem wurde über eine Reihe ähnlicher Fälle berichtet (Übersicht bei Bässler 1988, Bässler 1989). In zwei Berichten (Baer und Stillman 1984, Friedman et al. 1986) wurde neben der sensorischen Neuropathie eine **subepidermale vesikuläre Dermatose** beobachtet, die dem Erscheinungsbild einer Porphyria cutanea tarda glich, aber ohne Störungen im Porphyrinstoffwechsel.

Wegen der relativen Seltenheit der beobachteten Fälle und der teilweise ungenügenden Dokumentation lässt sich eine exakte Dosisgrenze für den Beginn toxischer Wirkungen nicht angeben, aber es spricht alles dafür, dass die kritische Tagesdosis zwischen 50 und 300 mg bei langfristiger und im Grammbereich nach kurzfristiger Einnahme liegt (Pietrzik et al. 1988, 1991). In diesem Dosisbereich dauert es Jahre, bis Symptome auftreten, während Dosen über 1 g/Tag schon in Monaten zu toxischen Erscheinungen führen.

Da Dosen um 300 mg/Tag bei vernünftiger Indikationsstellung meist nur kurzfristig erforderlich sind und höhere Dosen für längere Zeit nur bei seltenen angeborenen Stoffwechseldefekten in Frage kommen, gibt es bei kontrollierter Anwendung von Pyridoxin kaum Probleme. Problematisch ist die unkontrollierte langfristige Selbstmedikation bei Anwendungsgebieten ohne sichere Indikation, wenn die Dosierung beim Ausbleiben der erhofften Wirkung ständig gesteigert wird. Eine Überdosierung äußert sich in sensorischer Polyneuropathie ggf. mit Ataxie und nach hohen Dosen mit Krämpfen. Bei Neugeborenen und Säuglingen können Sedierung, Hypotonie und respiratorische Störungen auftreten. Da kein spezifisches Antidot zur Verfügung steht, sind symptomenorientierte intensivmedizinische Maßnahmen einzuleiten.

7.5 Vitamin B_{12}

Seit Jahrzehnten wird Vitamin B_{12} vornehmlich parenteral (i.v. und i.m.) zur Therapie der perniziösen Anämie appliziert. Hierbei werden standardmäßig Einzeldosen von einigen hundert Mikrogramm oft lebenslänglich verabreicht. Aufgrund dieser überaus großen therapeutischen Erfahrung kann das Nebenwirkungspotenzial relativ gut abgeschätzt werden.

Das vorliegende toxikologische Erkenntnismaterial belegt, dass Vitamin B_{12} (Cyanocobalamin und Hydroxocobalamin) als **atoxisch** bezeichnet werden kann. Mutagenität, Teratogenität und Kanzerogenität sind auszuschließen.

Bei der parenteralen Anwendung in Form von Fertigarzneimitteln wurde **in Einzelfällen über Akne, ekzematöse und urtikarielle Arzneimittelreaktionen** sowie über **anaphylaktische** bzw. **anaphylaktoide Reaktionen** berichtet (Monographie Vitamin B_{12} 1989, Woodliff 1986). In jenen Fällen konnte jedoch praktisch nie entschieden werden, ob das Vitamin B_{12} oder die Hilfsstoffe diese unerwünschten Arzneimittelwirkungen induziert haben (Pietrzik et al. 1988).

Die Einnahme einer fixen Kombination aus Vitamin B_{12} und Intrinsic-Faktor ist als obsolet zu bezeichnen. Hierbei besteht das Risiko einer Antikörperbildung gegen den aus Schweinemukosa isolierten und daher heterologen Intrinsic-Faktor.

Vollkommen unklar ist nach wie vor die Exazerbation einer präexistierenden Akne unter Einnahme von Vitamin B_{12} gleichzeitig mit Anabolika. In den wenigen hierzu vorliegenden Kasuistiken waren die Patienten Leistungssportler, die derartige „Cocktails“ zu sich nahmen (Merkle et al. 1990, Mayerhausen und Riebel 1989).

7.6 Folsäure

Die akute Toxizität von Folsäure liegt bei Ratten und Kaninchen über 500 mg/kg Körpergewicht. Nephrotoxische und neurotoxische Wirkungen wurden im Tierversuch nach chronischer Verabreichung hoher Dosen beobachtet. Folsäure ist weder mutagen, teratogen noch kanzerogen (Hanck 1986). Laurence et al. (1983) und Smithells et al. (1976) vermuten sogar einen Zusammenhang zwischen Spaltbildung der Wirbelsäule und einem Folsäuremangel, weshalb eine ausreichende orale Folsäuresubstitution in der Schwangerschaft empfohlen wird.

Beim Menschen besitzt Folsäure eine **geringe Toxizität** auch nach längerer Anwendung. Dosen von 400 mg täglich über 5 Monate und 10 mg täglich über 5 Jahre wurden ohne Nebenwirkungen vertragen (Brody et al. 1991). Dennoch können nach höheren Dosen gastrointestinale Störungen, Schlaflosigkeit, Gemütsstörungen, Reizbarkeit, Erregung, Depressionen und in Einzelfällen Allergien auftreten. Bei lebensbedrohlicher Megaloblastenanämie muss wegen der Gefahr irreversibler neurologischer Störungen vor der Anwendung von Folsäure ein Vitamin-B_{12}-Mangel ausgeschlossen werden (Monographie 1987). Bei Epileptikern kann eine erhöhte Folsäuregabe (> 1 mg) nicht nur epileptogen wirken, sondern auch die Wirkung von Antiepileptika abschwächen. Dagegen gelten die natürlichen Nahrungsfolate auch bei hoher Zufuhr als sicher.

7.7 Biotin

In Tierversuchen an Ratten, Kaninchen und Hunden hatte Biotin eine geringe akute, subakute und chronische Toxizität. Selbst 5000- bis 10 000-fache Bedarfsüberschreitungen führten tierexperimentell bei der Ratte zu keinerlei Beeinträchtigungen. Allerdings wurden toxische Auswirkungen bei tragenden Ratten beschrieben (Resorption der Föten, Störungen bei der Östrogenbildung), wenn mehr als 1 mg Biotin/kg Körpergewicht parenteral injiziert wurde (Michno et al. 1980). Mutagene und kanzerogene Wirkungen von Biotin sind nicht bekannt. Im internationalen Schrifttum liegen keine Berichte über eine mögliche Toxizität von Biotin am Menschen vor.

Aus therapeutischen Gründen (im Falle biotinsensitiver Stoffwechseldefekte) werden gelegentlich beim Menschen hohe Biotindosen täglich über mehrere Monate verabreicht, ohne dass jemals von toxikologischen Auswirkungen berichtet wurde, so dass davon auszugehen ist, dass selbst bei extrem hohen Dosen eine große therapeutische Breite besteht. Überdosierungen sind bisher beim Menschen nicht bekannt geworden.

7.8 Niacin

Niacin fasst als Oberbegriff die beiden Vitamine Nicotinamid und Nicotinsäure zusammen. Nicotinamid und Nicotinsäure üben im nutritiven Zufuhrbereich eine identische Vitaminwirksamkeit (Anti-Pellagra-Wirkung) aus. Im höheren pharmakologischen Zufuhrbereich haben sie jedoch ein deutlich unterschiedliches pharmakologisches Profil, so dass Sicherheit und Verträglichkeit getrennt betrachtet werden müssen.

7.8.1 Nicotinamid

Nicotinamid ist im Gegensatz zur Nicotinsäure selbst in hohen pharmakologischen Dosen (über 50-fache RDA-Menge) nahezu nebenwirkungsfrei. An Ratten wurden LD_{50}-Werte von 3500 mg/kg KG oral und 2200 mg/kg KG i.v ermittelt. Da Nicotinamid intermediär nur zu einem unwesentlichen Anteil zur Nicotinsäure metabolisiert wird, entfällt die gefäßdilatierende Wirkung, so dass Flush, Hitzegefühl, Pruritus zumindest in Tagesdosen unter 200 mg nicht auftreten. Bei Patienten, die täglich 3 g Nicotinamid über 3–36 Monate einnahmen, wurden **Übelkeit, Kopfschmerzen, Urtikaria, Müdigkeit** und **Akkomodationsstörungen der Augen** festgestellt Nach sehr hohen Dosen (bis 9 g täglich) wurde **Hepatotoxizität** (Ikterus, cholestatische Hepatitis) beobachtet. Es bestehen keine Anhaltspunkte für ein teratogenes Potenzial, so dass auch höher dosiertes Nicotinamid ohne Bedenken während der Schwangerschaft und Laktation eingenommen werden könnte. Nachweislich wirkt ein Nicotinamidmangel teratogen. Zudem konnte in verschiedenen Studien nachgewiesen werden, dass Nicotinamid eine antagonistische Wirkung gegenüber mehreren Teratogenen ausübt.

7.8.2 Nicotinsäure

Die LD_{50} betrug bei Mäusen und Ratten 5–7 g/kg KG Nicotinsäure. Nach subchronischer und chronischer Applikation waren bei Ratten keine toxischen Effekte und beim Hund nach täglichen Dosen von 2 g/kg KG Nicotinsäure schwere Vergiftungserscheinungen bis zum Tod durch Atemlähmung eingetreten. In-vitro-Studien zur Gen- und Chromosomenmutation verliefen für Nicotinsäure negativ. Langzeitstudien zum tumorigen Potenzial von Nicotinsäure an Mäusen ergaben keine Hinweise auf Kanzerogenität. Während Nicotinsäure bei Kaninchen nicht embryotoxisch und fetotoxisch war, wurden bei Mäusen, deren Muttertiere am 10. Tag der Trächtigkeit Nicotinsäure i.p. erhielten, Fehlbildungen an der Wirbelsäule beobachtet. Eine retrospektive Fall-Kontroll-Studie hat für Mütter fehlgebildeter Kinder eine häufigere Einnahme während der ersten 56 Schwangerschaftstage ergeben.

Die Nicotinsäure wirkt in Tagesdosen über 30 mg vasodilatierend und kann die fibrinolytische Aktivität des Blutes steigern (Monographie Nicotinsäure, 1990). Hohe Nicotinsäure-Tagesdosen im Bereich von 1–6 g beeinflussen den Lipoprotein- sowie den Kohlenhydratstoffwechsel. Der HDL-Spiegel kann um 15 bis 35% angehoben werden. Nahezu obligatorisch sind **Hautrötungen, Hitzegefühl** und z.T. **Pruritus** zu Beginn einer Nicotinsäurebehandlung der Hypercholesterinämie (Luria 1988). Deshalb muss die Nicotinsäurebehandlung einschleichend mit geringen Tagesdosen bis ca. 6 g gesteigert werden. Alternativ bieten sich Präparate mit verzögerter Freisetzung an, die besser verträglich sind. Neben diesen unerwünschten dermatologischen Reaktionen werden **gastrointestinale Reizerscheinungen,** eine verminderte Glucosetoleranz, eine **Aktivierung der Fibrinolyse,** eine **Reduzierung der Plättchenaggregation** und bei entsprechend disponierten Patienten ein Anstieg der Harnsäurespiegel beobachtet.

Die bekannten Nebenwirkungen unter einer hoch dosierten Nicotinsäurebehandlung sind nach Absetzen voll reversibel. Selten werden Anstiege der Transaminasen GOT und GPT im Serum beobachtet (Zöllner 1989). Nach einer umfangreichen Untersuchung zur Nebenwirkungsinzidenz von Nicotinamid- bzw. Nicotinsäure nahmen etwa 95% der 982 Patienten täglich 3–6 g Nicotinsäure oder Nicotinamid ein. Insgesamt wurde nur ein qualitativ wie quantitativ geringes Nebenwirkungspotenzial beobachtet (Hoffer 1969).

Ein Fall eines fulminanten Leberversagens nach Einnahme einer Nicotinsäure-Retard-Präparation (6 g täglich) wurde von Mullin und Mitarbeitern 1989 berichtet. Über den Wirkungsmechanismus kann zurzeit nur spekuliert werden. Da kein spezielles Antidot zur Verfügung steht, sind bei Überdosierung symptomenorientierte intensivmedizinische Maßnahmen einzuleiten.

7

7.9 Pantothensäure

Pantothensäure und deren Salze (z.B. Na-Pantothenat) bzw. deren alkoholische Analoga Panthenol/Dexpanthenol werden als atoxisch beschrieben. Die LD_{50} liegt bei 2,5 g/kg KG für die Maus bzw. 3,5 g/kg KG für die Ratte (Fidanza 1977). Selbst hohe tägliche Dosen von 10 g/Tag werden auch langfristig vom Menschen symptomlos vertragen und haben **lediglich leichte Darmstörungen** aufgrund der laxierenden Wirkung zur Folge (Milles und Hayes 1982).

Über die Toxizität bei lokaler Applikation von Dexpanthenol/Panthenol gibt es in der Literatur keine Angaben. In einem Langzeitversuch wurde die akute Toxizität von Dexpanthenol/Panthenol für Mäuse mit 6250 mg/kg KG und für Kaninchen mit 3000 mg/kg KG ermittelt.

Bei der langfristigen Verabreichung von Dexpanthenol/Panthenol an Ratten und Hunde traten keine histologischen Veränderungen auf. Hinweise auf mutagene, teratogene oder karzinogene Wirkungen von Dexpanthenol/Panthenol sind in der einschlägigen Literatur nicht beschrieben. Insgesamt scheint es sich bei Dexpanthenol/Panthenol wie auch bei der Pantothensäure um eine Substanz mit sehr geringer Toxizität zu handeln.

7.10 Vitamin C

Vitamin C (Ascorbinsäure) ist eine außerordentlich gut verträgliche Substanz. Die Diskussion über ein potenzielles Risiko ist überhaupt nur vor dem Hintergrund des unsinnigen Modetrends überhöhter Dosierungen verständlich.

Nach Versuchen an Ratten und Meerschweinchen wurden Tagesdosen von 6,5 g/kg KG während 10 Wochen ohne Anzeichen einer Schädigung vertragen (Friedrich 1987). In subchronischen und chronischen Untersuchungen an Ratten ergaben sich keine Hinweise auf substanzbedingte Effekte und Prüfungen an Zellkulturen bzw. im Tierversuch kein mutagenes Potenzial. In Langzeituntersuchungen an Mäusen wurde kein tumorigenes Potenzial beobachtet. Dosen bis zu 1000 mg/kg KG waren an zwei Tierspezies nicht fetotoxisch. Ascorbinsäure passiert die Plazentaschranke und geht in die Muttermilch über.

In einem In-vitro-Versuch hat ein Forscherteam der University of Pennsylvania (Lee et al. 2001) Vitaminkonzentrationen, die einer regelmäßigen Einnahme von 200 mg Vitamin C/Tag entsprechen, mit einer unphysiologisch hohen Lipidhydroperoxid-Konzentration von 400 µmol/l reagieren lassen, wobei Genotoxine entstanden, die zu einer DNA-Schädigung führen können. Die Ergebnisse sind für das chemische Reaktionsverhalten von Vitamin C zwar interessant, jedoch auf biologische Systeme nicht übertragbar. Auch beim Menschen kann es zur Bildung von Lipidperoxiden kommen, derartige Verbindungen befinden sich in der Fettphase der Zellmembran und sind für wasserlösliches Vitamin nicht zugänglich, weshalb ein Abbau zu Genotoxinen nicht vorkommen dürfte. Werden dennoch Lipidhydroperoxide oder Bruchstücke freigesetzt, würden diese sofort u.a. von Albumin abgefangen.

Patienten, die im Rahmen einer Schizophreniebehandlung täglich 30 oder 40 g Ascorbinsäure erhielten, zeigten außer **gelegentlichen Diarrhöen** keine unerwünschten Effekte (Council for Responsible Nutrition 1986). Manche anekdotischen Berichte über Nebenwirkungen hoher Ascorbinsäuredosen betreffen Einzelfälle und sind ebenso wenig gesichert wie manche Behauptungen über positive Wirkungen. So beruht z.B. der Bericht über eine Zerstörung von Vitamin B_{12} in Lebensmitteln durch Ascorbinsäure (Herbert und Jacob 1974) auf einem methodischen Fehler, nämlich dem Fehlen von Cyanid beim Extraktionsprozess (Rivers 1989). Auch der sog. Rebound-Skorbut bei Neugeborenen nach hoher Ascorbinsäuresupplementierung der Mutter während der Schwangerschaft (Cochran 1965) ist ein anekdotischer Bericht über zwei kanadische Kinder, der nicht bestätigt wurde.

Die Ascorbinsäureresorption folgt einer Sättigungskinetik. Nach Kübler und Gehler (1970) werden im physiologischen Bereich der Zufuhr (bis 180 mg) 80–90% resorbiert. Bei steigenden Dosen nimmt die Resorptionsquote ab: auf 49,5% bei einer Dosis von 1,5 g und auf 16% bei Verabreichung von 12 g. Durch Extrapolation auf die Zufuhr „unendlich" ergibt sich ein Resorptionsmaximum von etwa 3 g. Dies macht verständlich, dass extrem hohe orale Ascorbinsäuredosen außer einem laxierenden Effekt keine starken Nebeneffekte haben.

Auch die gefürchtete Mehrproduktion von Oxalsäure hält sich normalerweise in ungefährlichen Grenzen. Ältere Berichte haben z.T. die Umwandlung von Ascorbinsäure in Oxalsäure im Urin nach der Miktion außer Acht gelassen (Rivers 1989). Schmidt et al. (1981) haben festgestellt, dass Versuchspersonen bei einer täglichen Ascorbinsäurebelastung mit 5 g im Durchschnitt 14,8 mg und bei zweimal 5 g Ascorbinsäure 25,6 mg Oxalat zusätzlich ausgeschieden haben. Bei einer durchschnittlichen, normalen Oxalatausscheidung von 30–50 mg/Tag ist das keine wesentliche Steigerung. Bei einzelnen Patienten mit Oxalatsteinen ist jedoch ein höherer Anstieg der Oxalatausscheidung gefunden worden als bei Normalpersonen. Es wird angenommen, dass die bakterielle Umwandlung von nicht resorbierter Ascorbinsäure im Darm zu Oxalsäure die Ursache für diesen Anstieg ist, da die gleiche Menge an Ascorbinsäure intravenös verabreicht keinen entsprechenden Effekt hatte.

Abhängig von der analytischen Methode kann im Harn ausgeschiedene Ascorbinsäure mit der Oxalatbestimmung interferieren und eine erhöhte Ausscheidung vortäuschen. Unter Berücksichtigung dieses Effekts zeigt eine neuere Untersuchung an 15 gesunden Personen, die 5 Tage lang täglich mit 1 g beziehungsweise 5 und 10 g Ascorbinsäure substituiert wurden (mit jeweils 5 Supplement-freien Tagen zwischen den Versuchsperioden), keinen Anstieg der Oxalatausscheidung im Harn (Wandzilak et al. 1994).

In einer prospektiven Studie mit 45 251 Männern im Alter von 40–75 Jahren ohne Vorgeschichte mit Nierensteinen konnte kein Hinweis auf ein Nierensteinrisiko bei täglicher Aufnahme hoher Dosen von Vitamin C (1500 mg/Tag) in gesunden Populationen festgestellt werden (Curhan 1996). Zum gleichen Schluss kommt Gerster (1997) in einer Übersicht über eine große Reihe klinischer Interventionsstudien und prospektiver Studien. Es wird lediglich geraten, bei Kranken mit Nierensteinen die Vitamin-C-Zufuhr in der Größenordnung von 100–200 mg/Tag und bei Nierenversagen im Endstadium bei 50 bis 100 mg/Tag zu halten, weil keine aussagekräftigen Untersuchungen für diese Stadien vorliegen.

Auch auf die Ausscheidung von Urat konnte bei hohen Ascorbinsäuredosen (10 und 12 g/Tag) kein wesentlicher Effekt beobachtet werden (Rivers 1989).

Die Begünstigung der Eisenresorption durch Ascorbinsäure hat zu Bedenken Anlass gegeben, dass Megadosen zu einer Eisenüberladung führen könnten. Bei Tagesdosen von 2 g Ascorbinsäure konnten Bestimmungen von Serumferritin keinen Einfluss auf die Eisenvorräte zeigen (Rivers 1989).

Damit stellen Dosen von wenigen Gramm Ascorbinsäure pro Tag keine Gefahr dar. Selbst höhere Dosen scheinen ungefährlich zu sein, sind aber wegen der begrenzten Resorptionskapazität ohnehin nicht sinnvoll. Um sicher zu sein, sollten Patienten mit chronischem Nierenversagen oder mit wiederholter Steinbildung hohe Ascorbinsäuredosen vermeiden. Patienten mit Hämochromatose oder anderen Formen exzessiver Eisenakkumulation sollten keine Ascorbinsäuresupplemente zu den Mahlzeiten einnehmen.

7.11 Vitamin A

Die Toxikologie von Vitamin A (Retinol und seine Ester) muss exakt von jener der Retinoide (Retinsäure und ihre – auch synthetischen – Derivate) getrennt werden. Eine gemeinsame pharmako-toxikologische Wirkung zwischen allen Vitamin-A- bzw. Retinoid-Derivaten gibt es nicht, so dass im Folgenden ausschließlich auf die Sicherheit/Toxikologie des Vitamin A (Retinol und seine Ester) eingegangen wird.

Gemessen an der Zahl von etwa 1 Million Menschen, die jährlich einen Vitamin-A-Mangel entwickeln (10–25% von diesen erblinden auf Dauer), erscheinen die pro Jahr weltweit beobachteten etwa 200 Fälle einer Vitamin-A-Hypervitaminose von untergeordneter Bedeutung (Bendich und Langseth 1989).

Bei der Beurteilung unerwünschter Vitamin-A-Wirkungen muss grundsätzlich zwischen einer akuten und chronischen Intoxikation differenziert werden.

In der Tabelle 7.1 sind die Symptome einer akuten Vitamin-A-Intoxikation aufgelistet, wie sie je nach eingenommener Vitamin-A-Menge auftreten können (Biesalski 1989).

Eine akute Vitamin-A-Intoxikation aufgrund einer einmaligen sehr hohen Vitamin-A-Zufuhr ist insgesamt gesehen ein äußerst selten vorkommendes Ereignis. Anhand des vorliegenden wissenschaftlichen Erkenntnismaterials lässt sich nur schwer eine Dosis-Nebenwirkungs-Beziehung ableiten. Bei Erwachsenen ist danach mit akuten Vitamin-A-Intoxikationen erst oberhalb von 0,5–1 Mio. IU und bei Kindern bei Einzeldosen von mehr als 100 000 IU zu rechnen.

Tab. 7.1: Symptome einer akuten Vitamin-A-Intoxikation
Gesteigerter Liquordruck (Kopfschmerzen)
Appetitlosigkeit, Erbrechen, Schwindel
Cheilitis, Haarverlust, Schälreaktionen der Haut
Müdigkeit bis hin zur Somnolenz
Hämorrhagien, Nasenbluten
Anstieg der Serumretinylester (je nach Dosis auch Anstieg des Serumretinols)
Leichter Anstieg des Serumkalziums
Leichter (fakultativer) Anstieg der AP

Die beschriebenen Fälle einer akuten Vitamin-A-Intoxikation sind hauptsächlich durch den Verzehr von Vitamin-A-reicher Leber sowie iatrogen im Gefolge eines vom Arzt verordneten Therapieregimes verursacht worden. Akute Intoxikationen, die durch eine falsche Selbstmedikation verursacht werden, sind weitaus weniger häufig. Der Genuss von Haifischleber (ca. 15 Mio. IU Vitamin A pro 100 g) führte bei einer jungen Frau zu einer akuten Intoxikation mit einer ausgeprägten Hirndrucksymptomatik.

Der häufige Verzehr von Rinderleber über längere Zeiträume kann zu einer chronischen Vitamin-A-Intoxikation führen. Entsprechende Fallberichte von subchronischen bzw. chronischen Vergiftungen liegen vor. Hier dauert es mehrere Monate bis Jahre, bis Zeichen einer Vitamin-A-Intoxikation auftreten. Allerdings teilte das Bundesgesundheitsamt (6.11.1990) mit, dass der häufige Verzehr von Leber für Schwangere sinnvoll zu begrenzen wäre. Immerhin werden mittels 200 g Frischleber Vitamin-A-Mengen im Bereich von 80 000 bis 260 000 IU zugeführt (BGA 1990).

Die Symptome einer chronischen Vitamin-A-Intoxikation sind in der Tabelle 7.2 wiedergegeben (Biesalski 1989).

Im Gegensatz zur akuten Intoxikation scheinen chronische Vitamin-A-Hypervitaminosen häufiger durch eine falsche Selbstmedikation ausgelöst zu werden.

In Abhängigkeit von der Einnahmedauer (Monate bis Jahre), Körpergewicht und Status sind chronische Vitamin-A-Intoxikationen zu erwarten, wenn folgende Tagesdosen überschritten werden (Bendich und Langseth 1989):

Tab. 7.2: Symptome einer chronischen Vitamin-A-Intoxikation
Schälreaktion der Haut mit Rötung und Juckreiz
Schälreaktion im Bereich der Schleimhäute, Cheilitis, Stomatitis, Gingivitis
Knochenschmerzen
Gesteigerter Liquordruck mit Kopfschmerzen
Papillenödem
Schlafstörungen
Appetitlosigkeit und Gewichtsverlust
Müdigkeit
Hämorrhagien
Hepatomegalie
Anstieg der AP, SGOT und SGPT

Erwachsene: 50 000–100 000 IU Vitamin A
Kinder: 12 000– 60 000 IU Vitamin A

Patienten mit Begleit- bzw. Grunderkrankungen wie Leberversagen, Alkoholabusus, Protein-Energie-Malnutrition oder Virushepatitis zeigen eine erhöhte Vitamin-A-Empfindlichkeit und laufen eher Gefahr, eine Vitamin-A-Intoxikation zu erleiden (Hathcock et al. 1990).

Es ist unbestritten, dass die Retinoide, aber auch das Vitamin A teratogenes Potenzial besitzen. Rosa und Mitarbeiter von der amerikanischen Food and Drug Administration haben alle 18 bis 1985 verfügbaren Fallberichte zusammengefasst (Tab. 7.3).

Aufgrund der vorliegenden Erkenntnisse wird Schwangeren und Frauen, die schwanger werden könnten, empfohlen, ihre Tageszufuhr an Vitamin A auf einen UL (Tolerable Upper Intake Level) von 3000 µg präformiertem Retinol pro Tag (10 000 IE/d) zu begrenzen (Trumbo et al. 2001).

Über die potenzielle Teratogenität bei exzessiver Vitamin-A-Zufuhr stehen widersprüchliche Daten zur Verfügung. Fall-Kontroll-Studien berichteten 1990 über statistisch nicht signifikante Assoziationen zwischen der mütterlichen Zufuhr von > 40 000 IU Vitamin A pro Tag und kindlichen Fehlbildungen, die aber nicht unterhalb dieser Zufuhr auftreten. Aufgrund einer retrospektiven, epidemiologischen Erhebung wurde wiederum geschlossen, dass Mehrfachdosen in Höhe von 25 000 IU pro Tag beim Menschen teratogen sein könnten. Eine im

Nachhinein zwecks Design und Analyse hinterfragte Anwendungsbeobachtung deutet darauf hin, dass schwangere Frauen mit einer Nahrungs- und Supplementzufuhr von > 15 000 IU Vitamin A pro Tag ein größeres Risiko für missgebildete Säuglinge innehaben als Schwangere, die < 5000 IU pro Tag konsumieren. Keine Beziehung wurde zwischen dem Risiko einer Missbildung und der täglichen Zufuhr von 8000 bis 10 000 IU gesehen (Hartmann et al. 2005). Eine jüngere multizentrische, prospektive Studie vermittelte keinen Hinweis für ein erhöhtes Fehlbildungsrisiko nach Zufuhren von 10 000 bis 30 000 IU pro Tag während der ersten 9 Wochen der Schwangerschaft (Mastroiacovo et al. 1999).

Eine gesteigerte Vitamin-A-Zufuhr ist mit erhöhten Plasmakonzentrationen von all-trans-Retinsäure (RA), 13-cis-RA, seinem Metaboliten 13-cis-4-oxo-RA und all-trans-4-oxo-RA verbunden. Es ist jedoch unbekannt, ob teratogene Wirkungen mit dem Anstieg der Plasmakonzentration nur eines oder aller Metaboliten zusammenhängen. Mit der pharmakokinetischen Untersuchung von Hartmann et al. (2005) sollte die Exposition von Retinol, den Retinylestern und seinen Hauptmetaboliten nach oraler Einmal- und Mehrfachanwendung steigender Vitamin-A-Dosen an nicht schwangeren Frauen analysiert werden, um die Erkenntnisse zur Sicherheit des Vitamins während der frühen Schwangerschaftsphase zu verbessern. Frauen im Alter von 18 bis 40 Jahren ($3 \times n = 12$), die laufend orale Kontrazeptiva einnahmen, erhielten einmal täglich eine orale Dosis von Vitamin-A-Palmitat in Höhe von 4000, 10 000 oder 30 000 IU über 21 Tage lang. Aufgrund der Plasmaanalysen wurde bestätigt, dass die Retinolkonzentration im Plasma einer strengen homöostatischen Kontrolle unterliegt und die hepatische Sekretion von RBP-gebundenem Retinol über einen weiten Bereich der hepatischen Vitamin-A-Speicher unverändert bleibt. Wiederholt verabreichte orale Vitamin-A-Dosen bis zu 30 000 IU pro Tag in Verbindung mit diätetischem Vitamin A blieben ohne Sicherheitsbedenken. Die Autoren vermuten, dass sichere Zufuhrdosen höchstwahrscheinlich sogar ein wenig höher angesiedelt sind, da Plasmakonzentrationen und RA-Exposition auf einem Niveau blieben, welches bisher kein erhöhtes Teratogenitätsrisiko für schwangere Frauen darstellte. Somit stehen die Ergebnisse von Hartmann et al. (2005) im Einklang mit der gegenwärtigen Meinung, dass 10 000 IU Vitamin A pro Tag als Supplement zuzüglich der entsprechenden Nahrungsinhalte ohne Sicherheitsbedenken, was das teratogene Potenzial während der Schwangerschaft angeht, zugeführt werden können.

Da Vitamin A in vielen kosmetischen Produkten enthalten ist, wurde geprüft, zu welchen Konzentrationen von Vitamin A und seinen Metaboliten eine topische Auftragung im Plasma führen kann. Dazu bekamen jeweils 14 Frauen im gebärfähigen Alter entweder eine Vitamin-A-reduzierte Diät oder sie wurden 21 Tage lang topisch mit einer Creme, die entweder 0,30% Retinol oder 0,55% Retinylpalmitat (RP) enthielt, auf einer Körperoberfläche von annähernd von 3000 cm^2 behandelt, was einer Menge von ca. 30 000 IU Vitamin A pro Person pro Tag entsprach. Nach einer Auswaschphase von 12 Tagen wurde beiden Studiengruppen eine Einzeldosis entweder 10 000 (maximale EU-Anerkennung) oder 30 000 IU RP oral verabreicht. Am Tag 1 und 21 der topischen Behandlung mit 30 000 IU/d und maximalen Anwendungskonzentrationen wurden im Vergleich zu den Studiendaten vor der Supplementation im Plasma keine Veränderungen bewirkt. Dies betraf die C_{max}, $AUC_{0\text{-}24\,h}$ oder andere pharmakokinetische Parameter von Retinol, den Retinylestern oder Retinsäuren (RAs). Bei den oralen Dosierungen hingegen kam es im Plasma zu einem dosisabhängigen signifikanten Anstieg von C_{max} und den $AUC_{0\text{-}24\,h}$-Werten von allen Vitamin-A-Estern und den RAs (Nohynek et al. 2006).

Akute Nebenwirkungen nach einer verabreichten Dosis in Höhe von 400 000 bzw. 50 000 IU Vitamin A wurden bei Frauen, die kurz nach der Entbindung diese Dosis erhalten hatten bzw. ihre Neugeborenen, 2 Tage danach kontrolliert. Hierzu wurden 788 Frauen aus Entbindungseinrichtungen in Harare, der Hauptstadt von Zimbabwe, interviewt. Die Inzidenzrate der mütterlichen Nebenwirkungssymptome unterschied sich nicht von der placebokontrollierten Gruppe. Die Mütter beklagten am häufigsten die Fontanellenvorwölbung ihrer Babies, wobei dies nur in 1,5% der Fälle der Vitamin-A-Behandelten und in 1% der Kontrollen festgestellt wurde. Insgesamt wurden die hohen

Tab. 7.3: Fehlbildungen nach hoher Vitamin-A-Zufuhr während der Schwangerschaft

Defekt	Tägliche Einnahme in IU
Stenose des äußeren Gehörganges, Gesichtsdysmorphie, hoher Gaumen	40 000 vor und während der Schwangerschaft
Fehlendes rechtes Ohr, Gaumen/Lippenspalte	60 000 vor und während der Schwangerschaft
Bilaterale Lippenspalte	50 000 in der 3.–9. Woche
Mikrozephalus	27 000 vor und während der Schwangerschaft
Fehlendes linkes Ohr	25 000 vor und während der Schwangerschaft
Fehlender linker Gehörgang	25 000 vor und während der Schwangerschaft
Hypoplastisches linkes Ohr	25 000 während der Schwangerschaft
Deformierte Ohrmuscheln, Mikrognathie, Mikrophthalmie	18 000 während der Schwangerschaft
Transposition	33 000 während der Schwangerschaft
Hypertropher linker Ventrikel, ektopische Neuronen	100 000 Vit. A/ 50 000 Vit. D vor und während der Schwangerschaft
Lippen-, Kiefer-, Gaumen-Spalte, fehlendes linkes Auge	50 000
Herzfehler, Gaumenspalte	
Bilateraler Hydroureter	25 000–50 000 vor und während der Schwangerschaft
Bilateraler Hydroureter	40 000
Goldenhar-Syndrom	50 0000 zwischen 1. und 2. Monat
Mikrohydrozephalie, hypoplastische Nieren und Nebennieren	150 000 19.–40. Tag
Partielle Sirenomelie	150 000 Vit. A/ 210 mg Vit. E (14.–21. Tag)
Mikrognathie, tief sitzende Ohren, Extremitäten, Hypoplasien	25 000

Vitamin-A-Dosen von den Müttern kurz nach der Entbindung und von den Neugeborenen gut vertragen (Iliff et al. 1999).

Die Empfehlung für die Vitamin-A-Zufuhr vom Institute of Medicine (IOM 2001) ist niedriger als die der DGE (DACH 2000) und beträgt 800 µg/d) für Männer und 700 µg/d für Frauen; der UL wurde von dem IOM und dem Scientific Comittee on Food (SCF) auf eine Zufuhr von 3000 µg/d Retinol festgelegt (SCF 2002). Die Risikobewertung schließt auch Frauen im gebärfähigen Alter ein. Die Evidenzen für einen Zusammenhang zwischen hoher Retinolzufuhr und negativer Knochengesundheit sind nicht konsistent. Einige epidemiologische Daten legen eine Assoziation mit einem Frakturrisiko ab einer Zufuhr von 1500 µg/d Retinol nahe. Nur eine randomisierte, einfachblinde Interventionsstudie hat diese Beziehung an 80 gesunden Männern (18–58 Jahre alt) überprüft, aber keinen Einfluss einer Kurzzeitsupplementation (6 Wochen) mit einer sehr hohen Tagesdosis von 7576 µg Retinylpalmitat auf biochemische Marker des Knochenstoffwechsels (wie Osteocalcin, knochenspezifische alkalische Phosphatase, N-Telopeptid Typ-1-Kollagen) zeigen können. Diesbezügliche Langzeitwirkungen hoher Supplementdosen stehen noch aus (Kawahara et al. 2002). Es ist zu beachten, dass die Menge der Retinolzufuhr, die mit Knochenfrakturen in Verbindung gebracht wird (> 1500 µg/d), niedriger angesiedelt ist als jene, welche mit teratogenen Wirkungen verknüpft ist.

Die Expert Group on Vitamins and Minerals (EVM), eine unabhängige Sachverständigengruppe des Vereinigten Königreiches, hat einen Orientierungswert für die Retinolzufuhr von 1500 µg/d für Erwachsene festgesetzt (Food Standards Agency 2003), vor dem Hintergrund der Hinweise, dass oberhalb dieser Zufuhr das Knochenfrakturrisiko ansteigen kann und dass die Diät von Erwachsenen im Alter von 19 bis 64 Jahren die genannte Tagesmenge an Retinol bei 9% der Männer und 4% der Frauen überschreitet (Henderson et al. 2003). Um Risiken osteoporotischer Frakturen zu vermeiden, wird insbesondere vulnerablen Gruppen wie Frauen nach der Menopause, alten Menschen mit manifester Osteoporose und erwachsenen Männern empfohlen, ihre Zufuhr an präformiertem Vitamin A aus allen Quellen auf durchschnittlich 1,5 mg RE (Retinol Equivalent) pro Tag zu beschränken (SCF 2002, Scientific Advisory Committee on Nutrition/ SACN 2005).

7.11.1 Betacarotin

Über die **Carotinodermia** hinaus wurden bisher keine Nebenwirkungen aufgrund einer Betacarotin- oder Carotinoid-haltigen Ernährung berichtet. Die Carotinodermia ist als harmlose, eher kosmetische Wirkung einer hohen Carotinoidaufnahme einzustufen; der Effekt äußert sich in einer gelblichen Farbveränderung der Haut und kann bei chronisch verabreichten Tagesdosen ab 30 mg beobachtet werden. Bei Absetzen der Ingestion ist die Wirkung reversibel.

Allergische Reaktionen, ein Anstieg der Prostatakrebsinzidenz, Retinopathie, Leukopenie und reproduktive Störungen wurden mit einem hohen Carotinverbrauch anekdotisch in Verbindung gebracht, aber bisher nicht in klinischen Studien bestätigt (Bendich 1988).

Bei therapeutischen Dosen von 180 mg pro Tag wurden keine toxischen Nebenwirkungen beobachtet. Es gibt ferner keine Hinweise, dass Betacarotin oder Carotinoide in tierexperimentellen Langzeitversuchen teratogen, mutagen oder karzinogen wirken (Heywood et al. 1985).

Auch die Langzeitsupplementation mit Betacarotin bei Personen mit einem adäquaten Vitamin-A-Status zeigte keinen Anstieg der Retinolkonzentration im Serum (Nierenberg et al. 1997). Ein hoher Konsum an Betacarotin oder anderen Carotinoiden (bis 180 mg/Tag) führte ebenfalls nicht zu einer Hypervitaminose A (Mathews-Roth 1986).

Zwei klinische Studien, die Lungenkrebs-Präventionsstudie (ATBC Cancer Prevention Study Group 1994) und die CARET-Studie (Omenn et al. 1996), die in Verbindung mit einer Betacarotin-Intervention bei Rauchern jeweils über eine höhere Inzidenz für Lungenkrebs berichten, werden im Kapitel 3.11 Betacarotin ausführlich diskutiert. Die Inkonsistenz und das Fehlen angemessener Daten hatte zur Folge, dass im Rahmen der Empfehlungen wie den DRIs (Dietary Reference Intakes for Carotenoids) bisher weder für Betacarotin noch andere Carotinoide ein UL vom Food and Nutrition Board/Institute of Medicine oder dem Scientific Committee on Food (SCF) definiert wurde. Eine Nachuntersuchung zur ATBC-Studie ergab, dass ca. 4 Jahre nach Beendigung der Betacarotingabe in Bezug auf Lungenkrebs und nach 4–6 Jahren in Bezug auf die Gesamtmortalität jeweils keine statistisch signifikante Risikoerhöhung beobachtbar war. Die ATBC-Studiengruppe empfiehlt daraufhin, dass Raucher eine Betacarotinsupplementation vermeiden sollten (Virtamo et al. 2003). 6 Jahre nach Beendigung der CARET-Studie zeigte die Nachuntersuchung wie zuvor, dass die Häufigkeit für das Auftreten für Lungenkrebserkrankungen in der Betacarotingruppe höher war als bei denjenigen, die Placebo eingenommen hatten. Nicht nur die Inzidenz für den Lungenkrebs (12%) sondern auch die für die Gesamtmortalität (8%) blieb erhöht; allerdings waren beide Werte statistisch nicht signifikant (Goodman et al. 2004). Rekrutiert wurden bei den Postinterventionsstudien Raucher, die mindestens 5 Zigaretten pro Tag oder die schon über einen langen Zeitraum geraucht hatten; ferner ist bei der Risikobewertung zu berücksichtigen, dass die Betacarotin-Tagesdosis mindestens 20 mg betrug, da eine vergleichbare Risikoerhöhung für Arzneimittel mit geringerem Betacarotingehalt bisher nicht belegt wurde.

Männistö et al. (2004) haben in einer gepoolten Metaanalyse von sieben Kohortenstudien mit insgesamt 399 765 Teilnehmern und 3155 aufgetretenen Lungenkrebsfällen über Nachbeobachtungszeiträume von 7 bis 16 Jahren das Lungenkrebsrisiko in Verbindung mit einer diätetischen Betacarotinzufuhr untersucht. Die hohe Aufnahme über die Nahrung bis zu durchschnittlich 6,38 mg Betacarotin war hinsichtlich des Lungenkrebsrisikos unbedenklich. Es wurden weder protektive noch risikoerhöhende Wirkungen festgestellt.

Die Gruppe um Boutron-Ruault demonstrierte anhand einer groß angelegten prospektiven Kohortenstudie mit annähernd 60 000 Frauen aus Frankreich, dass bei Nichtraucherinnen die Betacarotin-Zufuhr signifikant dosisabhängig und invers mit einem tabakinduzierten Krebsrisiko einhergeht. Entgegengesetzt zu diesem gesundheitlichen Vorteil stieg mit hoher BC-Aufnahme das Raucherkrebsrisiko für Ex- und Raucherinnen – wenn auch nicht signifikant – entsprechend an (Touvier et al. 2005). Das Ergebnis zeigt, das Wechselwirkungen nicht nur zwischen Arzneimitteln und Lebensmitteln aufgeklärt, sondern auch systematische Untersuchungen hinsichtlich möglicher Interaktionen zwischen Nährstoffen und Umwelt- oder genetischen Faktoren durchgeführt werden sollten.

Seit Mai 2006 liegt nun aufgrund der Ergebnisse eines nationalen Stufenplanverfahrens II zu Betacarotin-haltigen Arzneimitteln von Seiten des Bundesinstituts für Arzneimittel und Medizinprodukte ein Bescheid vor, der zum Schutz der Patienten die Pharmahersteller zur Aufnahme von Risikoinformationen hinsichtlich „Gegenanzeigen" und „Warnhinweisen" in den Fach- bzw. Gebrauchsinformationen von entsprechenden Arzneimitteln, die Betacarotin als Wirkstoff enthalten, verpflichtet. So wird für starke Raucher, die 20 oder mehr Zigaretten pro Tag rauchen, eine Gegenanzeige bei einer maximalen Tagesdosis (TD_{max}) von mehr als 20 mg/Tag Betacarotin ausgesprochen; bei einer TD_{max}-Empfehlung zwischen 2 bis 20 mg/Tag muss der Warnhinweis aufgenommen werden, dass starke Raucher diese Dosis nicht über einen längeren Zeitraum regelmäßig einnehmen sollen. Begründet werden diese Anwendungsbeschränkungen vom Amt vor dem Hintergrund der Ergebnisse von klinischen Studien, die ein erhöhtes Risiko für das Auftreten von Lungenkrebserkrankungen und eine erhöhte Gesamtmortalität bei Rauchern aufzeigten, wenn zusätzlich zur normalen Ernährung täglich 20 mg Betacarotin über einen längeren Zeitraum, bis 24 Monate, eingenommen wurden.

Für Arzneimittel, die Betacarotin nur als Hilfsstoff und bei deren Anwendung mehr als 2 mg/Tag eingenommen wurden, wurde die Zulassung widerrufen, sofern der Hilfsstoff nicht ausgetauscht oder die TD auf weniger als 2 mg verringert wurde; von Seiten des BfArM wurde dies damit begründet, dass bei der Anwendung dieser Arzneimittel dem beschriebenen Risiko, im Gegensatz zur Verwendung als Wirkstoff, keinerlei therapeutischer Nutzen gegenübersteht.

7.12 Vitamin D

Aufgrund seiner pharmakologischen Eigenschaften kann Vitamin D bei einer nicht bestimmungsgemäßen Zufuhr zu Nebenwirkungen – in Einzelfällen bis hin zu Todesfällen – führen.

Der Gesetzgeber hat die relativ enge therapeutische Breite beim Vitamin D frühzeitig erkannt und unterstellt alle Präparate, die mehr als 1000 IU (25 µg) Vitamin D pro Tag zuführen, der Verschreibungspflicht. Präparate mit einer maximalen Tagesdosis über 400 IE (10 µg) bis 1000 IE (25 µg) unterliegen der Apothekenpflicht, Präparate mit einer TD_{max} bis 400 IE (10 µg) sind dagegen freiverkäuflich.

Die Nebenwirkungen des Vitamin D (Chole- und Ergocalciferol) entstehen letztlich als Folge der Hyperkalzämie, die sich in renalen, intestinalen, neurologischen und psychischen Funktionsstörungen äußert. Renale Symptome imponieren als **Polyurie, gesteigerter Durst**, im weiteren Verlauf **Nierensteinbildung, Nephrokalzinose.** Neurologische und intestinale Zeichen umfassen hauptsächlich **Appetitlosigkeit, Völlegefühl, Übelkeit, Erbrechen** und **Obstipation**. Im Akutstadium treten **Herzrhythmusstörungen** auf. Psychisch zeigen Hyperkalzämiepatienten ein endokrines **Psychosyndrom**.

Bei 15 Kindern im Alter von 1–2 Jahren, die 1–25 Mio. IU Vitamin D über unterschiedlich lange Zeiträume, teilweise mit einer gleichzeitigen Kalziumsubstitution, erhielten, wurden als häufigste Intoxikationszeichen beobachtet: Gedeihstörungen, Erbrechen, Polyurie und **Polidipsie**, Obstipation, **Muskelhypotonus** und **Fieber** (Najjar und Yazigi 1972).

Serumkalziumspiegel über 4,0 mmol/l können in die hyperkalzämische Krise führen. Bei der hyperkalzämischen Krise muss differenzialdiagnostisch vornehmlich zwischen einer Vitamin-D-Intoxikation, einem primären Hyperparathyreoidismus, osteolytischen Metastasen und Malignomen unterschieden werden.

Tabelle 7.4 gibt einen Überblick über die therapeutischen Möglichkeiten bei der Hyperkalzämie.

Der überwiegende Teil der beobachteten Vitamin-D-Intoxikation ist unter der – indizierten – Vitamin-

D-Therapie (iatrogen) aufgetreten. Die Kalziumspiegelkontrollen wurden häufig nicht engmaschig genug durchgeführt bzw. die Vitamin-D-Dosen wurden nur ungenügend an die resultierenden Kalziumspiegel adaptiert. Quantitativ wenig bedeutsam sind die Fälle von Vitamin-D-Hypervitaminosen im Verlauf einer Selbstmedikation (Paterson 1980).

Einige Einzelfälle von Vitamin-D-Intoxikationen sind bei dermatologischen Behandlungsregimen bekanntgeworden. Hierbei wurde Vitamin D zur Therapie von Furunkulose, Akne vulgaris, brüchigen Fingernägeln, Lupus vulgaris und Alopecia totalis maligna verordnet (Gottswinter et al. 1983). Auffallend sind die unterschiedlichen Empfindlichkeiten der Patienten gegenüber den applizierten Vitamin-D-Dosen. Teilweise werden Tagesdosen von 2 Mio. IU vertragen, teilweise rufen bereits Tagesdosen von 100 000 IU Intoxikationszeichen hervor. Anhand der vorliegenden Literaturdaten kann die Dosis letalis beim Erwachsenen mit 25–40 mg Vitamin D pro kg Körpergewicht (Gesamteinnahmemenge) angegeben werden (Kaserer et al. 1966).

Schwere hyperkalzämische Stoffwechselzustände mit ausgeprägten Nephrokalzinosen sind vollkommen unnötigerweise iatrogen im Zuge der Rachitisprophylaxe mit Vitamin-D-Einzeldosen von jeweils 15 mg Vitamin D_2 aufgetreten (Misselwitz und Hesse 1986). Diese Vitamin-D-Stoßprophylaxe ist als obsolet zu bezeichnen, da seit ca. zwei Jahrzehnten die kontinuierliche Rachitisprophylaxe im 1. Lebensjahr mit Tagesdosen von 400–500 IU sich als effektive, nebenwirkungsfreie und compliancegerechte Maßnahme bestätigt hat.

Da Vitamin D bzw. seine Metaboliten diaplazentar auf den Fötus übergehen, besteht bei einer Hypervitaminose das prinzipielle Risiko einer teratogenen Schädigung: körperliche und geistige Retardierung, Hypoparathyreoidismus und Aortenstenose (Monographie Chole/Ergocalciferol 1988).

Sofern sich ein Individuum einer Ganzkörper-UVB-Lichtexposition für ca. 15 bis 30 Minuten aussetzt, können im Blut leicht Vitamin-D-Konzentrationen erreicht werden, die einer oralen Zufuhr von 250–625 µg (10 000–25 000 IU) Vitamin D pro Tag entsprechen; toxische Vitamin-D-Wirkungen aufgrund einer derartigen Sonnenexposition wurden bisher nicht beschrieben, denn nach 30 bis 60 Minuten wird in der Epidermis ein Plateau erreicht, da die Konversion eingestellt wird (Kap. 3.12.3); ferner vermindert die erhöhte Melaninpigmentierung die Effizienz der UVB-Strahlung. Die Serumkonzentration stellt sich bei einem oralen Vitamin-D-Angebot von 20 µg (800 IU) bis zur physiologischen Grenze von 250–500 µg (10 000–20 000 IU) pro Tag auf einen quasi homöostatisch regulierten engen 25(OH) Vitamin-D-Bereich von 75–220 nmol/l ein. Über diese Calcidioldosierung hinaus steigt die Serumkonzentration steil an. Potenzielle toxische Effekte einer 25(OH)Vitamin-D-Überdosierung wie eine Knochendemineralisierung, Hyperkalzämie, Hyperkalzurie oder Nephrokalzinose mit Nierenversagen treffen selten ein und meistens nur dann, wenn längerfristig täglich mehr als 10 000 IU Vitamin D zugeführt werden. Studien, in denen ≥ 1000 µg (40 000 IU) Vitamin D pro Tag angewendet wurden, waren mit einer Hyperkalzämie verbunden (Vieth 1999). Eine orale Aufnahme von 100 µg (4000 IU) pro Tag, welche einen Blutspiegel von 100 nmol/l 25-Hydroxy-Vitamin-D sicherstellen soll, wird von Vieth (1999) für Erwachsene als sicher betrachtet. 25(OH)-Vitamin-D-Serumspiegel bis < 140 nmol/l, die bei Anwendung von 250 µg (10 000 IU) erzielt werden können, ergaben keine Hinweise für Nebenwirkungen (Vieth 1999). Ein anderer Autor berichtet, dass eine akute Toxizität nicht unterhalb von 250 nmol/l 25(OH)D-Werten im Serum beobachtet wurde, ein Wert, der sich nur bei chronischer oraler Zufuhr von 10 000 IU (250 µg) pro Tag einstellt (Heaney 2005). Eine aktuelle Auswertung zur Women's Health Initiative (WHI) mit insgesamt 36 000 postmenopausalen Frauen im Alter von 50 bis 79 Jahren beschreibt nun, dass eine tägliche Gabe von 1000 mg Kalzium in Kombination mit 10 µg (400 IU) Vitamin D_3 über durchschnittlich 7 Jahre in der randomisierten, placebokontrollierten Gruppe (449 Verum / 381 Placebo) zu einem signifikanten Risikoanstieg von 17% führte, Nierensteine zu bilden (Hazard Ratio (HR): 1,17; 95% CI: 1,02–1,34, p = 0,02) (Jackson et al. 2006). Hingegen zeigte eine randomisierte, doppelblinde kontrollierte Studie aus England bei 2686 älteren Personen (≥ 65 Jahre), die 2500 µg (100 000 IU) Vitamin D_3 einmal alle 4 Monate oral über 5 Jahre, also 15 Dosen, erhalten hatten, keine Symptome akuter Toxizität (Trivedi et al. 2002).

Eine aktuelle Risikoabschätzung für Vitamin D von Repräsentanten des Council for Responsible Nutrition, Washington, führt unter Einbeziehung von Gesundheitsvorteilen, die über den Knochenstoffwechsel hinausgehen, zu der Ableitung eines wesentlich höheren ULs im Vergleich zu dem vom Food and Nutrition Board (FNB) 1997 veröffentlichten UL-Wert von 2000 IU (50 µg). Das Fehlen von toxischen Ereignissen in mit gesunden Erwachsenen durchgeführten, neueren Studien, bei denen eine Vitamin-D-Dosis von ≥ 250 µg (10 000 IU) pro Tag verabreicht worden war, stützt die Auswahl dieses vorgeschlagenen Wertes als UL (Hathcock et al. 2007).

Darüber hinaus sind neuere Erkenntnisse zur Sicherheit des Vitamins aus der molekularen Allergieforschung erwähnenswert, da die allergische Sensibilisierung als bisher unbekannte Nebenwir-

Tab. 7.4: Symptomatische Therapie bei Hyperkalzämie*

Maßnahme	Dosis	Spez. Indikation	Wirkungs-mechanismus	Komplikationen
Rascher Wirkungseintritt				
Reichliches trinken Ca-armer Flüssigkeit	2–3 l/d	Universal	Steigerung der Kalziurie	Keine
0,9 % NaCl i.v.	4–6 (10) l/d	Universal	Steigerung der Kalziurie	Hypokaliämie
			Hemmung der Osteolyse	Volumenbelastung
Calcitonin	200–500 IU/d	Universal (Adjuvans)		(Übelkeit)
	20–40–500 mg/d		Steigerung der Diurese	
Furosemid	100 mg/h → 24 h	Universal bei Retention	Steigerung der Kalziurie	Hypokaliämie, Hypomagnesiämie
Diphosphonate: Clodronat (OstacR)	300 mg i.v./d (über mehrere Std.)	Bevorzugt Malignome	Hemmung der Osteolyse	Niereninsuffizienz (bei zu schneller Infusion)
	400–3200 mg/d oral über Tage bis Wochen			
APD (in Erprobung)	600 mg/d oral über Tage bis Wochen	Bevorzugt Malignome	Hemmung der Osteolyse	Niereninsuffizienz (bei zu schneller Infusion)
	25 µg/kg/d i.v. über 3–4 Tage			
Hämodialyse	Krise mit akutem Nierenversagen	Herausdialysieren von Kalzium	Dialyse-bedingt	
Langsamer Wirkungseintritt				
Ca und Vitamin D	<100 mg Ca/d	Universal	Verminderung der Ca-Absorption	
Prednison	40–100 mg/d	Vit.-D-Intoxikation Sarkoidose	Hemmung der Kalziumaufnahme	Iatrogenes Cushing-Syndrom
Phosphat p.o.	500–1500 mg/d	Hypophosphatämie	Ausfälle von Ca/P-Komplexen	Gewebsverkalkung

* kontraindizierte Medikamente: Digitalis, Hydrochlorothiazide

kung der Vitamin-D-Prophylaxe diskutiert wird. 25(OH)-Vitamin-D hemmt nämlich die IL-2-Bildung humaner T-Lymphozyten, die Entwicklung dendritischer Zellen des Immunsystems und supprimiert IL-12, einem wesentlichen Differenzierungssignal für T-Helferzellen Typ 1 (Th1) (Adorini 2003). Dendritische Zellen kontrollieren die Immunantwort und wandern in die Lymphknoten, um dort die Antigene den T-Zellen zu präsentieren. Eine verzögerte Entwicklung der T-Helferzellen Typ 1 wird als wichtigster Mechanismus der Allergieentwicklung angesehen. In Mäuseexperimenten führte eine Behandlung mit Vitamin D und gleichzeitiger Allergenexposition zu einem spezifischen IgE-Anstieg. Mäuse mit einem VDR-Defekt hingegen entwickelten keine Allergie. Klinische und epidemiologische Untersuchungen bestätigen ein erhöhtes Sensibilisierungsrisiko unter Vitamin-D-Gabe und Allergen. Zwei Kohortenstudien von Milner et al. (2004) an 8200 amerikanischen Kindern bzw. Hyppönen et al. (2004) an 12 000 finnischen Kindern legen nahe, dass eine Vitamin-D-Supplementierung das Sensibilisierungsrisiko um das 1,7-fache erhöht. Da nicht alle Menschen allergisch auf Vitamin D reagieren, aber eine Vielzahl Vitamin-D-regulierter Gene (ca. 17) mit Allergien verbunden sind, wurden bei allergischen Familien Genvarianten aus dem Vitamin-D-Stoffwechsel untersucht. Die genetische Empfindlichkeit ist hierbei wohl weniger auf eine einzige Mutation als auf den additiven Effekt vieler Minorvarianten zurückzuführen (Wjst et al. 2006, Raby et al. 2004). Letztlich äußern Experten trotz der erfolgreichen Rachitisprophylaxe seit langem Bedenken, gesunden Kindern wahllos Vitamin D zu verabreichen, da manche überempfindlich auf das Hormon reagieren (Schulze 1956). Eine selektivere Prophylaxe mit entsprechendem Vitamin-D-Regime, welches Interaktionseffekte von Allergenen und Vitamin D vermindern könnte, ist noch nicht in Sicht.

7.13 Vitamin E

Zur akuten und chronischen Toxizität von Vitamin E liegen ausführliche Untersuchungen an verschiedenen Tierspezies vor. Danach ist Vitamin E bemerkenswert untoxisch. So beträgt die LD_{50} nach oraler Verabreichung von all-rac-α-Tocopherol bzw. des -acetats > 2000 mg/kg Körpergewicht für Maus, Ratte und Kaninchen. Bisher wurden keine mutagenen, teratogenen oder kanzerogenen Wirkungen berichtet (Hanck 1986). Selbst in Megadosen von 50–100-mal RDA (0,5–1,0 g/Tag) über mehrere Wochen ist Vitamin E praktisch untoxisch (Machlin 1988).

Hohe Dosen können die Resorption der Vitamine A und K herabsetzen. Bei einem experimentell erzeugten Vitamin-K-Mangel an Ratten und Hunden verstärkte Vitamin E den antikoagulativen Effekt (Machlin 1991). Eine **nachteilige Interaktion von Vitamin E und Vitamin K** wurde auch beim Menschen beschrieben. Hierbei handelt es sich um eine potenzierende Wirkung des antikoagulativen Effekts bei Patienten, die unter einer chronischen, oralen Antikoagulanzien-Therapie vom Cumarintyp stehen (Corrigan und Marcus 1974, Corrigan und Ulfers 1981, Yue und Jansson 2001). Eine gut dokumentierte Kasuistik beschreibt einen 55 Jahre alten Mann unter Langzeit-Therapie mit Warfarin, bei dem aufgrund der täglichen Selbstmedikation mit einem OTC-Präparat, welches 800 IU α-Tocopherol enthielt, nach 4 Wochen ein Anstieg der Prothrombinzeit gemessen wurde (Corrigan und Marcus 1974). Die Verlängerung der Blutungszeit nahm in den folgenden 2 Wochen weiterhin kontinuierlich unter der fortgesetzten Vitamin-E-Supplementierung zu. Der Warfaringehalt im Plasma blieb über den gesamten Beobachtungszeitraum von 6 Wochen unverändert. Ebenso wurden bei den In-vitro-Funktionstests der Plättchen wie der Plättchenzahl, dem Adhäsionsverhalten und der Aggregationszeit der Thrombozyten sowie der Gerinnselretraktion Ergebnisse im normalen Wertebereich festgestellt. Im Gegensatz zu den Normalwerten der Fibrinogenkonzentration und Aktivität des Koagulationsfaktors V, nahmen die Vitamin-K-abhängigen Gerinnungsfaktoren II, VII, IX und X kontinuierlich im Plasma ab. Diese Koagulopathie ging einher mit Mehrfach-Ekchymosen an beiden Beinen und einem Arm sowie einem 4 cm großen prätibialen Hämatom, nicht aber mit Schleimhautblutungen. Nach Absetzen der Vitamin-E-Ingestion waren sowohl die Gerinnungsstörung als auch der hämorrhagische Zustand voll reversibel. Trotz vergleichbarer Bedingungen hinsichtlich der Anwendung hoher Vitamin-E-Dosen von 800 IU bzw. 1200 IU Vitamin E pro Tag und der Dauer über einen Zeitraum von 4 Wochen wurden von Kim und White (1996) derartig negative Wechselwirkungen von Vitamin E nicht bestätigt. Die Ergebnisse ihrer randomisierten, placebokontrollierten Doppelblindstudie mit 12 Warfarin-therapierten Patienten haben anhand von INR (International Normalized Ratio)-Messungen im Vollblut gezeigt, dass im Vergleich zur Placebogruppe keine klinisch relevanten Veränderungen der Prothrombinzeit bei der Vitamin-E-Gruppe (n = 8) auftraten, die eine Anpassung der Warfarindosis erforderlich gemacht hätten. Aus Sicht der Autoren besteht daher für das untersuchte Patientenkollektiv auch keine Kontraindikation für Vitamin E. Um dem genetisch bedingten individuell sehr unterschiedlichen Ansprechen einer Antikoagulanzientherapie in Kombination mit einer Vitamin-E-Anwendung Rechnung zu tragen, empfehlen die Autoren bei diesen Patienten ungefähr 1-2 Wochen nach dem Beginn der Vitamin-E-Therapie die Blutgerinnung zu überprüfen. Dieser Hinweis ist unter dem Punkt „Wechselwirkungen" seit 1996 Bestand der Mustertextfachinformation für alpha-Tocopherolacetat des BfArM. Im Rahmen einer japanischen Einfachblindstudie an 19 gesunden Studenten wurden Megadosen von RRR-α-Tocopherol für 12 Wochen angewendet; 14 Probanden erhielten 600 mg (900 IU) RRR-α-Tocopherol und 5 entsprechende Placebokapseln. Im Plasma, in den Erythrozyten und in den Leukozyten erreichte α-Tocopherol nach Einnahme von 4 Wochen ein Maximum, während die Thrombozyten und bukkalen Zellen erst nach 12 Wochen ein Konzentrationsmaximum aufwiesen. Die Basiswerte stiegen bis zum 2,5- bis 3-fachen an. Es wurden keine Abweichungen von den Referenzwerten für Leber-, Nieren-, Schilddrüsenfunktionen, der Gerinnungsaktivität sowie der Immunglobulingehalte beobachtet. Lediglich die γ-Tocopherolspiegel hatten nach einem Beobachtungszeitraum von 4 Wochen sowohl im Plasma als auch im Erythrozyten der Gesunden aufgrund der hohen α-Tocopheroleinnahme drastisch abgenommen. Nach Absetzen der Vitamin-E-Behandlung war der Basiszustand im Plasma nach 28 Tagen wesentlich schneller wieder hergestellt als in den roten Blutzellen, die nach 4 Wochen immer noch erniedrigte γ-Tocopherolwerte zeigten (Kitagawa und Mino 1989). Ferner konnte die Gruppe um Simin Meydani die von Corrigan beschriebenen Nebenwirkungen auch nicht bei einer hohen Vitamin-E-Zufuhr von 800 IU (727 mg), täglich verabreicht in Form des synthetischen Substats all-rac-α-Tocopherylacetat, weder bei einer Kurzzeitbehandlung von 30 Tagen, noch nach einer längeren Einnahmephase von 4 Monaten an gesunden alten Menschen reproduzieren (Meydani, S. et al. 1994, 1998).

Demnach wird nur bei den mit Antikoagulanzien behandelten Patienten eine verstärkte Anti-Vitamin-K-Wirkung durch hohe Vitamin-E-Gaben beobachtet. Als Ursache wird in Analogie zu Vitamin K eine Hemmung der γ-Carboxylierung vermutet. Dowd und Zheng (1995) gehen von einer kompetitiven Hemmung durch die beiden Substrate α-Tocopherylchinon und Phyllochinonhydrochinon um die Vitamin-K-abhängige γ-Carboxylase aus, da nach ihren Untersuchungen mit Rattenleber-Carboxylase im Vergleich zum α-Tocopherol nur die reduzierte Chinonform des Vitamin E die Enzymaktivität inhibierte und somit ein potenzielles, wenn auch mildes Antikoagulans darstellt. Als Wirkungsmechanismus wird von den Autoren eine Interaktion mit essenziellen Thiolgruppen sog. active sites der Vitamin-K-abhängigen γ-Carboxylase angenommen. Die Vitamin-K-abhängige γ-Carboxylase wird für die Umwandlung von spezifischen Glutamylresten in γ-Carboxylglutamylreste in bestimmten Proteinen wie den Gerinnungsfaktoren II, VII, IX, X und Protein C und S benötigt, welche an der physiologischen hämostatischen Funktion beteiligt sind.

Nicht nur D-α-Tocopherol, sondern auch die natürlich vorkommenden D-β- und D-γ-Tocopherole können in sehr hohen Dosen minore und majore Hämorrhagien in den Epididymis auslösen, wie dies Autopsien der Nebenhoden von Ratten ergaben (Takahashi 1995). Die hämorrhagischen Potenziale entsprachen hierbei der Reihenfolge α > β > γ > δ und wurden anhand der relativen Aktivitäten von PT (Prothrombin)- und KPTT (Kaolin-aktivierte partielle Thromboplastinzeit)-Indizes im Blut von Ratten ermittelt.

Dieser Anti-Vitamin-K-Effekt von Vitamin E kann durch Gabe von Vitamin K aufgehoben werden. Bei intaktem Vitamin-K-Status wurden selbst nach hohen Vitamin-E-Dosen bisher keine klinisch relevanten Störungen der Blutgerinnung beschrieben.

Dowd und Zheng (1995) postulierten sogar, dass der Vitamin-E-Antagonismus von Vitamin K bei gesunden Erwachsenen ein Mechanismus sein könnte, auf dem vermutlich der milde antikoagulierende Effekt basieren und dieser mit einem verminderten Risiko für koronare arterielle Krankheiten verbunden sein könnte. Die nicht eindeutigen Ergebnisse zu Vitamin E bezüglich der Gerinnungseffekte (Diplock 1995) und der Rolle bei der vaskulären Homöostase ließen eine Bewertung protektiver Effekte bzw. eines potenziellen pharmakologischen Nutzens seinerzeit noch nicht zu (Traber 2001). Ferner wurde postuliert, dass es ein kritisches Mengenverhältnis der Vitamin E und K zueinander gibt, das zu einem antikoagulativen Effekt führt, wenn eine geringe Vitamin-K-Aufnahme einer erhöhten Vitamin-E-Dosis gegenübersteht (Alexander und Suttie 1999). Seit einiger Zeit ist nun für das Ernährungsverhalten in den USA bekannt geworden, dass die durchschnittliche Zufuhr an Vitamin K für den erwachsenen Amerikaner unterhalb der aktuellen Zufuhrempfehlung liegt (Booth et al. 1999, IOM 2000), eine diätetische Vitamin-K-Supplementierung unüblich ist (Booth, Broe et al. 2003), und gerade unter der älteren Bevölkerung Vitamin E das meist gekaufte Mononährstoffsupplement ist (IOM 2000, Shikany et al. 2003). Obwohl hohe Vitamin-E-Supplementierungen die Gerinnungszeiten von alten Menschen in einigen Interventionsstudien nicht verändert haben (Meydani et al. 1994, 1997, 1998), ist zu bedenken, dass dieser Parameter kein sensitives Maß für den Vitamin-K-Status ist, da die Prothrombinkonzentration im Plasma um ≥ 50% abnehmen muss, um eine Veränderung bei der Gerinnungszeit erkennen zu können (Suttie 1992). So offenbarten sich bei Ernährungsrestriktionen von Vitamin K_1 um < 35 µg/d rapide Phyllochinonabnahmen im Plasma und Zunahmen an untercarboxylierten Formen von Vitamin-K-abhängigen Proteinen wie Osteocalcin und Prothrombin (Ferland et al. 1993, Booth, Martini et al. 2003); durchwegs stabil blieben unter diesen Bedingungen jedoch die Gerinnungszeiten.

Mit zwei unabhängig voneinander durchgeführten randomisierten klinischen Doppelblindstudien wurde nun erstmalig die Wirkung einer Hochdosis-Supplementation mit α–Tocopherol pflanzlicher Herkunft auf sensitive biochemische Marker des Vitamin-K-Status von Erwachsenen mit einem normalen Gerinnungsstatus genauer untersucht (Booth et al. 2004). Hierzu nahmen Frauen und Männer über 12 Wochen lang 1000 IU RRR-α–Tocopherol/d ein. Bei den beiden Studienkollektiven bestand die eine Gruppe aus 38 Patienten mit rheumatoider Arthritis (A) und die andere aus 32 gesunden Männern, die exzentrische Sportübungen (Bergab-Lauf) zwecks oxidativem Stress durchführten (B). Zur Charakterisierung des Vitamin-K-Status wurden im Plasma die Phyllochinonkonzentration, der Grad der Unter-γ-Carboxylierung des Prothrombin in Form des PIVKA-II (Protein induced by Vitamin K Absence-Factor II) und die prozentuale Untercarboxylierung von Osteocalcin analysiert. Die sehr gute Compliance der Teilnehmer beider Studien bezüglich ihrer Studienmedikation wurde durch die signifikante Anreicherung des α–Tocopherol im Plasma der Verumgruppen belegt. Die Basiswerte zu Beginn der Studien repräsentierten den durchschnittlichen Vitamin-K-Status eines gesunden, erwachsenen US-Bürgers. Nach den bisherigen Erfahrungen (Suttie 1992, Booth et al. 2001, Binkley et al. 2000) überraschte es nicht, dass nach einer 3-monatigen Vitamin-E-Hochdosis-Behandlung der RA-Patienten kein Einfluss auf die Blutgerinnungszeit festgestellt wurde. In beiden Verumgruppen kam es jedoch zu einem hochsignifikanten Anstieg der PIVKA-II-Werte, in Gruppe A von 1,7 ± 1,7 auf 11,9 ± 16,1 ng/ml und in Gruppe B von 1,8 ± 0,6 auf 5,3 ± 3,9 ng/ml. Der Anstieg dieses Markers ist grundsätzlich bezeichnend für einen schlechten Vitamin-K-Status, denn wenn Vitamin K fehlt, nehmen die gerinnungsaktiven Acarboxy-Vorstufen (= PIVKA) im peripheren Blut zu. PIVKA-II-Konzentrationen ≥ 2,4 ng/ml werden bereits als abnormal eingestuft (Grosley et al. 1996). Die bisher genannten Daten sind aber weit entfernt von den PIVKA-II-Werten von Patienten, die mit oralen Antikoagulanzien eingestellt sind; diese liegen bei ≥ 750 ng/ml (Grosley et al. 1996). Die beschriebenen PIVKA-II-Anstiege durch Vitamin E sind konsistent hinsichtlich der abnormen Konzentrationszunahmen als Antwort des Organismus auf eine schwache Vitamin-K-Defizienz durch diätetische Restriktion (Suttie et al. 1988) oder einen medikamentös induzierten Vitamin-K-Antagonismus (Bach et al. 1996). Minimaldosis, Form und Dauer einer Vitamin-E-Zufuhr, die ausreichen, um einen klinisch signifikanten, aber eigentlich unerwünschten Effekt auf das Gerinnungsgeschehen auszuüben, sind bisher nicht definiert. Die Frage hinsichtlich des Nutzens oder des Schadens der stattfindenden Vitamininteraktion bleibt trotz dieser neu gewonnenen Erkenntnisse noch ungeklärt. Zweifelsfrei unterstreichen die bisherigen biochemischen und klinischen Fakten die bereits ausgesprochene Vorsicht bei der Vitamin-E-Supplementierung von Patienten unter oraler Antikoagulanzientherapie (Booth et al. 2004).

Mit einer Ausnahme, der ATBC-Studie (ATBC Study Group 1994), hat keine randomisierte groß angelegte Interventionsstudie, bei der mit Vitamin E supplementiert wurde, von Zeichen hämorrhagischer Toxizität, wie veränderten Koagulationszeiten oder erhöhten Schlaganfallrisiken, berichtet. So wurden anhand der umfangreichen ATBC-Studiendaten für männliche Raucher, die 6 Jahre lang täglich 50 mg all-rac-α-Tocopherylacetat, 20 mg Betacarotin allein oder in Kombination eingenommen hatten, die Inzidenzraten und das entsprechende Mortalitätsrisiko für verschiedene Schlaganfall-Subtypen im Vergleich zur Kontrollgruppe analysiert; das relative Risiko für eine subarachnoidale Hämorrhagie nahm um 50% zu (95% CI: -3 bis 132%, p = 0,07) wohingegen das relative Risiko für einen zerebralen Infarkt signifikant um 14% abnahm (95% CI: -25 bis -1%, p = 0,03). Kein Einfluss ergab sich unter der α-Tocopherolanwendung für das relative Risiko der intrazerebralen Hämorrhagie. Betrachtet man alle Arten von nicht tödlichen Schlaganfällen zusammen, so verringerte α-Tocopherol das relative Risiko (RR(Risk Ratio)) geringfügig, aber nicht signifikant, einen nicht tödlichen Schlaganfall zu erleiden (RR = 0,93; 95% CI: 0,83–1,05, p = 0,25). Bei Auswertung der Mortalitätsraten für die α-Tocopherol-supplementierten Raucher zeigte sich, dass deren relatives Risiko, eine tödliche subarachnoidale Blutung oder eine tödliche intrazerebrale Blutung zu erleiden, um 181% (95% CI: 37–479%, p = 0,005) signifikant bzw. 64% nichtsignifikant erhöht war (95% CI: -7 bis 190%, p = 0,09). In der zusammenfassenden Analyse wurde für alle tödlichen Hirninfarkte eine nicht signifikante Zunahme des relativen Risikos von 29% (95% CI: -6 bis 76%, p = 0,11) ausgewiesen (Leppälä et al. 2000a). In der folgenden detaillierteren Subgruppenanalyse kristallisierte sich heraus, dass die beobachteten Effekte durch Vitamin E auf Männer mit Bluthochdruck beschränkt waren, da hinsichtlich des Infarktgeschehens keine Wirkung bei normotensiven Männern gesehen wurde (Leppälä et al. 2000b). Insgesamt wird der Stellenwert eines erhöhten Risikos einer hämorrhagischen Komplikation durch Vitamin E noch ebenso kontrovers diskutiert (FNB 2000) wie die Empfehlung für Raucher, Vitamin-E-Supplemente vorerst zu meiden (FSA 2001).

In diesem Zusammenhang ist ferner die Analyse einer Subpopulation von 409 Männern der ATBC-Studie erwähnenswert, die das vermehrte Auftreten von Zahnfleischbluten in der α-Tocopherol-supplementierten Gruppe aufzeigt. Interessant ist hierbei überdies, dass 50 mg Vitamin E das Risiko klinisch relevanter Blutungen deutlicher erhöhen kann als unter alleiniger Gabe von ASS®, ein Ergebnis, das nur noch von der Kombination aus beiden Wirkstoffen gesteigert werden konnte (Liede et al. 1998).

Eine erhöhte Blutungsgefahr kann somit durch eine Blutgerinnungshemmung und/oder eine Funktionshemmung der Plättchen verursacht werden. So haben Steiner und Mitarbeiter (1995) an 100 Patienten randomisiert doppelblind untersucht, ob eine kombinierte Gabe von Vitamin E (400 IU/d) und Acetylsalicylsäure (325 mg/d ASS) der alleinigen Gabe von Acetylsalicylsäure bei Patienten mit TIA (transienten ischämischen Attacken) überlegen ist. Eine signifikante Abnahme der Inzidenz von ischämischen Ereignissen war das Ergebnis bei der Vitamin-E-ASS-Patientengruppe. Unerwartet kam es bei 2 TIA-Patienten in der Vitamin-E-ASS-supplementierten Gruppe zum Auftreten von Gehirnblutungen, während in der Aspiringruppe kein hämorrhagischer Hirninfarkt auftrat. Dieser Unterschied war statistisch jedoch nicht signifikant. Da die Arbeitsgruppe um Steiner bereits im Vorfeld nicht-antioxidative Effekte von Vitamin E auf die Pseudopodienbildung von Plättchen gesunder Probanden entdeckt hatte, die mit einer dosisabhängigen, starken Hemmung der Thrombozytenhaftung bis zu 75% bzw. 82% nach zweiwöchiger Anwendung von 200 IU bzw. 400 IU/d D-α-Tocopherylacetat einherging (Jandak et al. 1989), sollte in einer randomisierten Subgruppe der genannten klinischen Studie (n = 25 und 26) der Einfluss der Kombination auf die Plättchenadhäsion bei den TIA-Patienten ermittelt werden. Bei nahezu verdoppelten α-Tocopherol-Serumkonzentrationen wurde eine hochsignifikante Verminderung der Thrombozytenadhäsion/cm^2 in der Vitamin-E-ASS-Patientengruppe offenbar (Steiner et al. 1995). Ob es sich um ein Zufallsergebnis handelt oder ob die Kombination aus antiaggregierenden und antiadhäsiven Agenzien das Risiko für einen hämorrhagischen Hirninfarkt tatsächlich erhöht, konnte anhand dieser kleinen Studiengruppe nicht klar beantwortet werden.

Um postoperative Blutungen zu vermeiden, gibt es trotz der grundsätzlich fördernden Einflussnahme von Vitamin E auf den Antioxidanzienstatus bei einer oxidativen Stresssituation wie einem chirurgischen Eingriff, analog den OP-Vorbereitungen bei einer langfristig durchgeführten, niedrig dosierten Acetylsalicylsäure-Therapie die Empfehlung, dass eine hoch dosierte Vitamin-E-Einnahme von 540–800 mg TÄ/d entsprechend der Lebensdauer der Thrombozyten von ca. 12 Tagen, etwa 2 Wochen vor und nach einem chirurgischen Eingriff abgesetzt wird.

Nach Auswertung subjektiver Symptome und mehrerer laborchemischer Parameter bei einer hohen Patientenzahl, die über Wochen Vitamin E eingenommen hatte, wurde eine Dosis zwischen 200–1000 mg für den Erwachsenen seinerzeit als unschädlich angenommen. In Einzelfällen wurden gastrointestinale Symptome, Müdigkeit und Dermatitis beobachtet (Salkeld 1979). Eine Vitamin-E-Hypervitaminose ist bisher nicht bekannt. In der Mustertextfachinformation zu Vitamin E wird noch eine weitere Nebenwirkung beschrieben, nämlich die **Senkung des Schilddrüsenhormonspiegels** im Serum, zu der es bei längerer Einnahme von Dosen über 400 mg (600 IU)/d kommen kann. Diese Aussage beruht auf dem statistisch signifikanten Ergebnis einer Doppelblindstudie von Tsai et al. (1978), die die Wirkung einer täglichen Megavitamin-E-Supplementation von 600 mg (600 IU) (3 × 200 IU) all-rac-α-Tocopherylacetat über 4 Wochen lang an 202 (107 w/ 95 m) gesunden Studenten im Alter von 18 bis 35 Jahren untersuchten. Die Autoren beobachteten eine signifikante Abnahme der Schilddrüsenhormongehalte T_3 und T_4 im Serum von 82 männlichen bzw. weiblichen Personen. Sofern die Frauen orale Kontrazeptiva eingenommen hatten, war der hemmende Effekt nicht ausgeprägt; nach dem Absetzen der Vitamin-E-Einnahme erreichten die T_3- und T_4-Werte im Serum wieder die entsprechenden Referenzwerte (Tsai et al. 1978). Im Vorfeld hatten einige Tierexperimente ähnlich gezeigt, dass der Konsum hoher Vitamin-E-Mengen eine gesenkte Schilddrüsenfunktion zur Folge hatte, wobei von einer Funktionsminderung des Hypothalamus-Hypophysen-Schilddrüsensystems ausgegangen wurde (Sato 1973, March et al. 1973). In der Doppelblindstudie von Bierenbaum und Mitarbeitern (1985) wurde trotz wesentlich höherer Tagesdosen von 2000 mg bzw. 2000 IU und einer 6-wöchigen Anwendungsdauer das Schilddrüsenhormonprofil nicht beeinflusst. Die Diskrepanz der Ergebnisse wurde u.a. mit der geringeren Anzahl von nur 25 erwachsenen Studienteilnehmern und der Patientenselektion von Diabetikern erklärt. Ferner wurde durch eine placebokontrollierte einfach verblindete Studie mit 19 gesunden Studenten mit einer Vitamin-E-Supplementierung von 600mg (900 IU) RRR-α-Tocopherol auch trotz 3-fach längerer Anwendungsdauer von 12 Wochen und einer sehr guten Compliance, ein Einfluss auf die Serumwerte von T_3, T_4 und TSH nicht bestätigt (Kitagawa und Mino 1989). Auch bei einer weiteren Gruppe von 28 Erwachsenen, die im Durchschnitt 2,9 Jahre lang täglich 100 bis 800 IU α-Tocopherol eingenommen hatten, zeigten sich keine Störungen an der Schilddrüse bzw. keine Abnahmen bei T_3 oder T_4 (Thyroxin), obwohl der Plasmaspiegel an α-Tocopherol signifikant angestiegen war (Farrell und Bieri 1975). In neueren klinischen placebokontrollierten, randomisierten Doppelblindstudien, die sich mit einer weitreichenden Sicherheitsbewertung der Supplementierung von 800 mg synthetischen Vitamin E bei gesunden alten Menschen > 60/65 Jahre auseinandersetzen, wurden Schilddrüsenhormon-Veränderungen weder bei höherer Dosierung noch längeren Einnahmeintervallen von 235 Tagen oder 4 Monaten verifiziert (S. Meydani et al. 1994, 1997, 1998). Aufgrund des statistisch signifikanten Ergebnisses einer singulären Studie von Tsai et al. (1978), der eine Vielzahl von diesbezüglich konträren Studienergebnissen gegenübersteht, scheint ein gesundheitliches Risiko hinsichtlich der Schilddrüsenfunktion bei Einhaltung aktueller Dosierungsempfehlungen von ≤ 400 IU/d nicht gegeben. Die Autoren o.g. Einzelstudie relativieren überdies ihre eigene Beobachtung in derselben Veröffentlichung, indem sie die klinische Relevanz der Laborbefunde, die alleinige Abnahme des Schilddrüsenspiegels ohne eine klinische Symptomatik, kritisch in Frage stellen. Die mit der Vitamin-E-Einnahme verbundene Hormonspiegelabsenkung ergab bei den von dieser Veränderung betroffenen Probanden nämlich keine Hinweise auf eine hierdurch zu erwartende Beeinträchtigung des Wohlbefindens oder des allgemeinen Gesundheitszustands. Vor dem Hintergrund einer starken interindividuellen Streuung der Referenzwerte von T_3- und T_4-Gehalten im Serum (Gerber und Studer 1994) und der methodischen Differenzierungsschwierigkeiten früherer RIA-Methoden bei der Diagnostik ist der Stellenwert des Erkenntnisgewinns der Tsai-Studie aus heutiger Sicht um so mehr zu hinterfragen.

In einer späteren Auswertung von Daten über Verträglichkeit, Toxikologie und Sicherheit kamen Kappus und Diplock 1992 zu dem Schluss, dass Vitamin E in Dosen bis 800 mg α-Tocopheroläquivalenten (entsprechend ca. 1200 IU) absolut sicher und ohne Nebenwirkungen sei. Beginnend bei 300–1000 mg kommt es vereinzelt zu Nebenwirkungen wie gastrointestinalen Beschwerden, Kreatinurie und Beeinträchtigung der Blutgerinnung, die jedoch nicht schwer sind und nach Reduktion der Dosis zurückgehen. Bei durch Malabsorption bedingtem, kombinierten Vitamin-E- und Vitamin-K-Mangel sowie bei Patienten unter oraler Antikoagulanzienbehandlung sollte bei gleichzeitig verabreichten hohen Vitamin-E-Dosen die Gerinnungszeit sorgfältig kontrolliert werden.

Die Empfehlungen des Food and Nutrition Board/Institute of Medicine legten bereits im Jahr 2000 eine Obergrenze für die Gesamtaufnahme an Vitamin E in Form von synthetischem all-rac-α-Tocopherylacetat bzw. pflanzlichem RRR-α-Tocopherol in Höhe eines UL von 1 g/d fest (IOM 2000).

Trotz aller Widersprüchlichkeiten wurde insgesamt gefolgert, dass bei einem beeinträchtigten Vitamin-K-Status höhere Vitamin-E-Dosen die Blutgerinnung hemmen können. Das Scientific Committee on Food der europäischen Union (SCF) leitete in 2003 für Erwachsene daher im Vergleich zu der Empfehlung der USA nur einen relativ niedrigen UL von 300 mg/d TÄ ab.

Einige Experten auf dem Gebiet der Antioxidanzien sind aufgrund der Gesamtevidenzen der Meinung, dass der genannte UL der SCF zu niedrig angesetzt ist und halten eine entsprechende Menge für Vitamin E von 800–1200 IU/d bzw. 540–800 mg TÄ/d für angemessen (Azzi et al. 2005). Auch der Council for Responsible Nutrition (CRN, Washington, DC, USA) hält an dem vom Food and Nutrition Board (FNB/IOM 2000) empfohlenen UL von 1000 mg Vitamin E weiterhin fest und schätzt Vitamin-E-Supplemente in Mengen ≤ 1600 IU (entsprechend 1073 mg RRR-α–Tocopherol oder der molaren Esteräquivalente) für die meisten Erwachsenen nach wie vor als sicher ein (Hathcock et al. 2005). Ob die SCF-Empfehlung revidiert werden wird, ist äußerst fraglich, da durch eine im November 2004 online vorab publizierte Metaanalyse von Miller et al. weltweit der Anstoß gegeben wurde, die Einnahme von hochdosierten Vitamin-E-Supplementen grundsätzlich zu hinterfragen. Im Rahmen von 19 randomisierten Studien aus Europa, USA, Israel und China mit annähernd 136 000 Teilnehmern, die durchschnittlich älter als 60 Jahre waren und Vorerkrankungen wie Bluthochdruck und Herzerkrankungen aufwiesen, wurde der Einfluss von Vitamin-E-Dosen von 16,5 bis 2000 IU pro Tag auf die allgemeine Sterblichkeit der Personen, die Vitamin E einnahmen, untersucht (Miller et al. 2005). In 9 der Studien war Vitamin E allein und in 10 der Studien in Kombination mit anderen Mikronährstoffen (andere Vitamine und/oder Mineralien) eingenommen worden. Voraussetzung für die Auswahl der Studie war jeweils eine Dauer der Intervention bzw. Nachbeobachtung von mindestens einem Jahr und das Auftreten von mindestens 10 Todesfällen. Bei der Gesamtauswertung aller Studien zeigte sich in der Kontrollgruppe ein Anstieg der Sterblichkeit von 1022 Personen bzw. in der Vitamin-E-Gruppe von 10 pro 10 000 Personen. Der Wert für das relative Risiko (RR) lag bei 1,02 (95% CI: 0,98–1,04, p > 0,2). Sofern Studien mit kleinen Dosen von 20 bis 100 IE Vitamin E pro Tag ausgewertet wurden, ergab sich für das Letalitätsrisiko ein RR von 0,98–0,99 (95% CI: 0,95–1,02), was tendenziell einem leichten protektiven Effekt entspricht, der allerdings nicht signifikant war. Die Epidemiologen errechneten ab Tagesdosen von über 150 IU eine dosisabhängige Gefährdung durch das Antioxidans, denn für Tagesdosen von 200 bis 2000 IU betrugen die RR-Werte für die Gesamtsterblichkeit in Abhängigkeit der Dosis ansteigend 1,01–1,07 (95% CI: 0,98–1,12). Für alle Dosisgruppen zusammen war kein signifikanter Effekt im Vergleich zum Placebo, wohl aber eine eher negative Tendenz beobachtbar. Weitere separate Analysen von Miller et al. haben überdies gezeigt, dass unter einer täglichen Vitamin-E-Dosis von mindestens 400 IU eine signifikant erhöhte Mortalität auftrat (Risikodifferenz 39 zu 10 000 Personen; 95% CI: 3 bis 74 pro 10 000 Personen; RR 1,04; 95% CI: 1,01–1,07, p = 0,035). Da die Autoren mit niedrigen Vitamin-E-Dosen keinen signifikanten protektiven Effekt erkennen, und ihren Berechnungen zufolge die tägliche Einnahme von 400 bis 2000 IE über mindestens 12 Monate dosisabhängig das Letalitätsrisiko erhöht, raten sie von einer Hochdosis-Supplementierung (≥ 400 IU/d) grundsätzlich ab (Miller et al. 2005). Die Autoren räumen jedoch ein, dass die Teilnehmerzahlen in Studien mit sehr hohen Vitamin-E-Dosen eher klein waren und dass die meisten Studien an Kranken durchgeführt wurden, so dass die Ergebnisse nicht zwingend auf gesunde Probanden übertragen werden können. Dennoch, insbesondere vor dem Hintergrund der Tatsache, dass hoch dosierte Vitamin-E-Supplemente im Rahmen der Selbstmedikation ohne pharmazeutische oder ärztliche Beratung als OTC-Präparate weltweit von gesunden oder kranken Menschen eher unkritisch angewendet werden und sich in Form von Nahrungsergänzungsmitteln zu Präventionszwecken wachsender Beliebtheit erfreuen, schließen sich immer mehr Wissenschaftler der Empfehlung zur Vermeidung von hohen Vitamin-E-Einnahmen an. So auch E.R. Greenberg, der Studienleiter der Polyp Prevention Study (PPS), der in seiner eigenen Studie bei Intervention mit 440 IU/d Vitamin E die Beobachtung einer zunehmenden Gesamtmortalität nicht gemacht hatte, der aber zu bedenken gibt, dass schätzungsweise 22% aller Menschen in den USA über 55 Jahre Vitamin E meist in einer TD von 400 IU einnehmen (Greenberg 2005).

Nach dem überraschenden Ergebnis der „Miller-Studie“ setzte heftige Kritik an der mathematischen Methode der statistischen Aufbereitung der Metaanalyse ein; Miller et al. hatten im Gegensatz zur traditionellen Metaregression das hierarchische logistische Regressionsmodell genutzt (Meydani et al. 2005, DeZee et al. 2005). Es ist bekannt, dass das verwendete statistische Analysenverfahren (quadratic-linear spline model) dazu tendiert, das Risiko gegenüber dem Nutzen höher zu bewerten. Auch die erheblichen Unterschiede in der Patientenanzahl in den eingebrachten Studien im Gesamtdatensatz und die Heterogenität der Studienbeispiele bzw. der Patientenkollektive, nämlich Patienten mit CVD (HOPE 2000) neben Patienten mit Morbus Parkinson (DATATOP 1998) oder Morbus Alzheimer (ADCS 1997) wurden bemängelt (Lim et al. 2005). Als eine weitere methodische Schwäche der Analyse wurde ein inhärentes Confounding aufgrund der Heterogenität der Studienkollektive diskutiert; sofern die Schwere der Erkrankung der Patienten mit der Vitamin-E-Dosis parallel ansteigt, könnte dies zu der beobachteten Dosisbeziehung führen. Bei Sichtung aller Studiendaten wird überdies die hohe Wichtung einer Studie, der MRC/BHF HPS-Studie (2002), in der Hochdosisgruppe augenfällig, deren Fallzahl alle übrigen Studien der Subgruppe bei weitem übersteigt. Miller et al. haben diesbezüglich jedoch in ihrer Veröffentlichung beschrieben, dass die durchgeführte Sensitivitätsanalyse keinen Anhaltspunkt für ein verändertes Ergebnis bietet; das erhöhte Risiko bei hohen Vitamin-E-Dosen bleibt statistisch signifikant, auch wenn bei der Analyse jeweils eine der elf Hochdosisstudien herausgenommen wurde. Allein aus biometrischer Sicht wurden die berechneten Risikodifferenzen für die Gesamtmortalität und die entsprechenden Risk Ratios letztlich als unbedeutend bewertet.

Die Befürworter eines höheren UL-Wertes der europäischen Kommission SCF argumentieren mit den

Ergebnissen von drei weiteren Metaanalysen, die auch bei höheren Vitamin-E-Dosierungen weder positive noch negative Wirkungen von Vitamin E auf die Gesamtüberlebenszeit oder die KHK-Mortalität berichtet haben. So haben Shekelle et al. (2004) anhand von 84 Studien die Gesamtmortalität und die kardiovaskuläre Mortalität sowie die fatalen und nicht fatalen Myokardinfarkte biometrisch ausgewertet und dabei keinen nachteiligen Effekt auf kardiovaskuläre klinische Ergebnisse berechnet. Eidelman et al. (2004) wählten sieben seit 1990 veröffentlichte, groß angelegte randomisierte Interventionsstudien für ihre statistische Analyse aus und haben anhand der errechneten Odds Ratio von OR = 0,98 (95% CI: 0,94–1,03) weder statistisch signifikante noch klinisch relevante – positive oder negative – Wirkungen bei der Behandlung mit Vitamin E auf irgendein wichtiges kardiovaskuläres Ereignis geliefert. Die dritte Metaanalyse einer weiteren statistischen Auswertung von sieben Vitamin-E-Studien stellte dar, dass mit einer Behandlung von 50–800 IU Vitamin E über mehrere Jahre im Vergleich zu Kontrollgruppen aufgrund dieser primären oder sekundären Präventionsbehandlung kardiovaskulärer Erkrankungen keine Verbesserung der Gesamtmortalität (11,3 versus 11,1%, OR = 1,02 (95% CI: 0,98–1,06, p = 0,42)) und auch keine signifikante Risikoabnahme des kardiovaskulären Tods assoziiert war (6,0 versus 6,0%, p = 0,86; OR = 1,0 (95% CI: 0,95–1,06)) (Vivekananthan et al. 2003). Diese Ergebnisse sprechen insgesamt gesehen aber auch nicht für eine Verschlechterung der untersuchten Parameter.

Es ist überdies erwähnenswert, dass im Jahr 2004 vor der „Miller-Studie" ohne großes Aufsehen eine Metaanalyse erschienen war, die sich bereits mit der erhöhten Gesamtsterblichkeit befasst hatte. Schwerpunkt dieser Übersichtsarbeit war es herauszufinden, ob eine Prävention mit Antioxidanziensupplementen gastrointestinale Karzinome verhüten kann (Bjelakovic et al. 2004). Nach Selektion von methodisch hoch qualifizierten Studien kommen die Autoren zu einem unerwarteten Ergebnis. Die Antioxidanziensupplementeschienendie Gesamtsterblichkeit im Vergleich zum Placebo signifikant zu erhöhen. Bei der Betrachtung einzelner Antioxidanzien wie Vitamin E (1,02; CI: 0,93–1,11) und Vitamin E in Kombination mit Betacarotin (1,10; CI: 1,01–1,20) wird der Effekt bestätigt, wenngleich die Befunde teilweise als nur grenzwertig signifikant zu bewerten sind.

Eine weitere Kritik an der Auswertung der Metaanalyse von Miller et al. bestand darin, dass alle klinischen Studien gemeinsam ausgewertet worden waren, ohne die Vitamin-E-Form – sei es RRR-α-Tocopherol als natürlich vorkommendes Stereoisomer von α–Tocopherol oder das synthetische all-rac-α–Tocopherol – berücksichtigt zu haben (Blatt und Pryor 2005, Letter). Miller et al. entkräften dies anhand ihrer Subgruppenanalyse, die keinen Hinweis für einen Unterschied ergab, ob das Vitamin E synthetischer oder pflanzlicher Herkunft angewendet wurde (p > 0,2 bzgl. Unterschied) (Miller et al. 2005, Letter); die kombinierten RRR-α-Tocopherol-Studien wiesen ein relatives Risiko mit einem RR = 1,04 (CI: 1,00–1,07) und die entsprechenden all-rac-α-Tocopherol-Studien mit einen Wert von RR = 1,05 (CI: 0,97–1,13) auf. Das relative Risiko für die Gesamtmortalität beträgt bei Supplementen mit 400 IU/d Vitamin E pflanzlicher Herkunft für die vier einbezogenen Einzelstudien 1,00 (95% CI: 0,89–1,12) bei der Heart Outcomes Prevention Evaluation (HOPE 2000), 1,83 (95% CI: 0,88–3,78) bei VECAT-Studie (2004), 1,22 (95% CI: 0,86–1,73) bei der CHAOS (1996) und 1,09 (95% CI: 0,72–1,66) bei der SPACE-Studie (2000).

Im Jahr 2005 erlitten Vitamin-E-Supplemente hinsichtlich der beschriebenen Gesamtmortalität dann noch weitere Rückschläge aufgrund hinzukommender Resultate qualitativ hochwertiger Interventionsstudien, welche weder am Design, an der Studiendauer, noch an der eingesetzten Vitamindosis Kritik erfuhren. So belegen die Ergebnisse der Women's Health Study (WHS 2005) mit ca. 40 000 gesunden Frauen erneut eine geringe ansteigende Mortalität von 4%; es wurde jeden 2. Tag 600 IU Vitamin E pflanzlicher Herkunft oder Placebo langfristig eingenommen. Auch wenn der Anstieg statistisch nicht signifikant ist (RR = 1,04; 95% CI: 0,93–1,16, p = 0,53), so scheint die Rechtfertigung für eine Vitamin-E-Intervention bei einer gesunden Population mit niedrigem Risiko für beispielsweise kardiovaskuläre Erkrankungen und Tod schwierig, wenn diese keinen Nutzen belegt und insgesamt sogar schädlich sein kann (Lee et al. 2005). Als besonders wichtig wird das Ergebnis bezüglich der Zielpopulation, den gesunden Frauen, eingeschätzt, da diese bei der Metaanalyse von Miller et al. unterrepräsentiert waren.

Die internationale Heart Outcomes Prevention Evaluation HOPE-Studie wurde zunächst für 4½ Jahre bis 1999 mit mindestens 55 Jahre alten Patienten mit vaskulären Vorerkrankungen oder Diabetes mellitus durchgeführt, um die Wirkung der Vitamin-E-Langzeitsupplementation mittels Placebokontrolle zu untersuchen. Nach dieser Beobachtungsdauer wurde eine neutrale Wirkung von Vitamin E auf die zu untersuchenden Parameter, die kardiovaskulären Ergebnisse, beschrieben und eine Fortführung der HOPE-Studie für weitere 2½ Jahre mit den beteiligten Studienzentren vereinbart, die HOPE-The Ongoing Outcomes (HOPE-TOO) (The Heart Outcomes Prevention Evaluation Study Investigators 2000). Nach 7-jähriger Ausdehnung der Studiendauer wurde eine unerwartete und beunruhigende signifikante Zunahme des Risikos von 13% für ein Herzmuskelversagen in der randomisierten Vitamin-E-Gruppe erkannt (RR = 1,13; 95% CI: 1,01–1,26, p = 0,03), die sich in der anschließenden Sensitivitätsanalyse (SA) mit 19% Zunahme noch ausgeprägter darstellte (RR = 1,19; 95% CI: 1,05–1,35, p = 0,007). Hier ist ergänzend die Tatsache zu erwähnen, dass bereits am Ende der initialen HOPE-Studie ein entsprechender Anstieg des Risikos auf 17% gesichtet worden war (The Heart Outcomes Prevention Evaluation Study Investigators 2000). Unerwartet war in der HOPE-TOO ferner die Inzidenz für die Krankenhausaufnahmen wegen Myokardversagen von Vitamin-E-supplementierten Patienten. Das diesbezügliche relative Risiko betrug in der Primäranalyse 21% (RR = 1,21; 95% CI: 1,00–1,47, p = 0,045) und in der SA 40% (RR = 1,40; 95% CI: 1,13–1,73, p = 0,002) (Lonn et al. 2005).

Hinweise für eine signifikant höhere Gesamtmortalität unter hoch dosierter Vitamin-E-Supplementation standen schon einige Jahre vorher zur Verfügung und können den früher veröffentlichen Einzelstudien jeweils entnommen werden. So beschreibt beispielsweise die Gruppe um Waters (2002), die mittels randomisiert kontrollierter Interventionsstudie aufklären wollten, ob Hormonersatztherapie oder Antioxidanziensupplemente, bestehend aus 400 IU Vitamin E und 500 mg Vitamin C zweimal täglich allein oder in Kombination eingenommen, im Vergleich zu Placebos die Progression der koronaren Atherosklerose bei postmenopausalen Frauen beeinflusst, dass die Gesamtsterblichkeit in der Vitamingruppe höher ist als in der Placebogruppe (HR = 2,8; 95% CI: 1,1–7,2, p = 0,047). Somit konnte für die WAVE-Studie (Women's Angiographic Vitamin and Estrogen Trial 2002) mit insgesamt 423 Studienteilnehmerinnen keine positive Bilanz für die Behandlung mit hohen Vitamindosen gezogen werden, da diese bezüglich der untersuchten Studienendpunkte nicht nützlich, sondern sogar noch gesundheitsschädlich war.

Da nach dem derzeitigen wissenschaftlichen Kenntnisstand und aus den weltweit sehr widersprüchlichen Daten eine konkrete Ableitung für eine langfristig sichere Vitamin-E-Tagesdosis nicht möglich ist, sollte eine Empfehlung für die chronische Einnahme von hohen Vitamin-E-Dosen – ob zu präventiven oder therapeutischen Zwecken – eher mit Vorsicht ausgesprochen werden. Aus medizinischer Sicht sollte daher im Vorfeld der Anwendung bei jedem Patienten eine individuelle Nutzen-Risiko-Bewertung vorgenommen werden, die neben Alter, Multimorbidität und Komedikation auch eine detaillierte Abschätzung des Vitamin-E-Status einschließt.

7.14 Vitamin K

Vitamin K_1 und Vitamin K_2: Vitamin K ist keine einheitliche Substanz, sondern eine Gruppe von Substanzen mit 2-Methyl-1,4-naphthochinon als gemeinsamem Grundgerüst. Von therapeutischer Bedeutung sind die natürlich vorkommenden Vitamine K_1 (Phytomenadion) und K_2 (Menachinon) sowie das synthetische K_3 (Menadion). Bisher gibt es keine Hinweise auf ein mutagenes, teratogenes und kanzerogenes Risiko von Vitamin K_1. Selbst Vitamin-K_1-Dosen in 500-fach höherer Konzentration als therapeutisch üblich, zeigen keine toxischen Effekte (Council on Scientific Affairs 1987). Phytomenadion und Menachinon sind selbst in hohen Dosen praktisch **untoxisch** (Hanck 1986). In seltenen Fällen können allergische Hautreaktionen auftreten (Monographie Vitamin K_1 1989). Von beiden Vitamin-K-Derivaten sind bisher keine hämatotoxischen Effekte bekannt. Die erste vorliegende Metaanalyse, die 13 meist japanische RCTs einschließt, prüft, ob eine Intervention mit Vitamin K_1 bzw. K_2 in Höhe von 1–10 mg bzw. 15–45 mg über mindestens 6 Monate bis 3 Jahre den Knochenverlust vermindert und Frakturen vorbeugt. Keine dieser Studien berichtete von schwerwiegenden Nebenwirkungen in Verbindung mit Vitamin K. Jedoch wurden **minore gastrointestinale Probleme** von einigen Autoren beschrieben (Cockayne et al. 2006). Golding et al. hatten 1990 erstmals den Verdacht geäußert und 1992 bestätigt, dass eine parenterale, nicht jedoch orale Vitamin-K-Prophylaxe bei gesunden Neugeborenen das Risiko für kindliche Krebserkrankungen, insbesondere Leukämie und solide Tumoren, erhöhen könnte (Golding et al. 1990, 1992). Trotz vieler neuerer Untersuchungen wurde die Frage der Assoziation einer Vitamin-K-Gabe mit einem Krebsrisiko nur unzulänglich beantwortet. So kann der solide Tumor definitiv ausgeschlossen werden (McKinney et al. 1998). Diese schottische Arbeitsgruppe stellt anhand einer populationsbasierten Fall-Kontroll-Studie mit Kindern im Alter von 0–14 Jahren dar, dass das Risiko für Tumoren des ZNS bzw. für solide Tumoren einer OR von 0,74 (95% CI: 0,40–1,34) bzw. 0,59 (95% CI: 0,37–0,96) entspricht. Auch für die Leukämie wurde kein signifikanter positiver Zusammenhang erkennbar (OR = 1,30; 95% CI: 0,83–2,03). Die ökologische Studie von Passmore et al. 1998) führt zu der Erkenntnis, dass ein Krebs- und Leukämierisiko unwahrscheinlich, aber bei diesem Studientyp nicht ausgeschlossen werden kann. Parker et al. (1998) berichten in demselben Jahr, dass bei i.m.-Verabreichung von Vitamin K an Neugeborene das Risiko aller soliden Tumoren sicher auszuschließen ist (OR = 0,89; 95% CI: 0,69–1,15), dass sich aber 1-6 Jahre nach der Geburt das Risiko für die Entwicklung einer akuten lymphoblastischen Leukämie erhöhte (OR = 1,79; 95% CI: 1,02–3,15).

Vitamin K_3: Vitamin K_3 und seine wasserlöslichen Derivate können sich im Organismus an Sulfhydrylgruppen binden und **bei Neugeborenen und Patienten mit Glucose-6-phosphat-Dehydrogenase-Mangel zu Heinz-Innenkörperbildung, hämolytischen Anämien, Hyperbilirubinämie und Kernikterus** führen (Olson 1984, Linemayr und Stacher 1984). Neugeborene sind besonders gefährdet, weil die Leber noch unreif ist und Vitamin K_3 und seine wasserlöslichen Derivate zum Teil als Glucuronide ausgeschieden werden und mit Bilirubin um den Entgiftungsmechanismus konkurrieren. Eine mutagene Wirkung von Menadion konnte nach metabolischer Aktivierung durch die Bildung von Sauerstoffradikalen und Wasserstoffperoxid bei Salmonellen TA 104 gefunden werden (Chesis et al. 1984). In Abschätzung des Nutzen-Risiko-Verhältnisses ist die Anwendung von Menadion und seinen Analoga nicht zu vertreten (Monographie zu K_3 und Analoga 1989). Das synthetische Vitamin K_3 sollte wegen bekannter Nebenwirkungen vermieden werden. Menadion induziert in der DNA Einzel- und Doppelstrangbrüche und verursacht oxidativen Schaden durch die Generierung von freien Radikalen (Santini et al. 1996, D'Odorico et al. 1997, Frydman et al. 1997).

Ähnliche Studien mit **Vitamin K_1 und K_2** lassen keine Beeinflussung der DNA oder der somatischen Mutation erkennen (Pizer et al. 1995). Einer In-vitro-Untersuchung, die eine erhöhte Frequenz beim Schwesterchromatid-Austausch in humanen Plazentalymphozyten beschreibt (Israels et al. 1987), steht eine In-vivo-Untersuchung an Kindern entgegen, die keinen Anstieg des Schwesterchromatid-Austauschs offenbarten (Cornelissen et al. 1991). Die biologische Evidenz, dass Vitamin K in Kindern kanzerogen wirkt, wurde bisher nicht überzeugend nachgewiesen (Ross und Davies 2000).

Aktuelle Fachinformationen von zugelassenen **Vitamin-K_1-Präparaten** weisen darauf hin, dass Langzeitstudien zur Untersuchung eines kanzerogenen Potenzials nicht durchgeführt wurden. Epidemiologische Studien haben ergeben, dass eine kanzerogene Wirkung von Vitamin K_1 mit hoher Wahrscheinlichkeit ausgeschlossen werden kann (Fachinformation, Stand 06/2006).

7.15 Tolerable Upper Intake Level (UL)

Die Tolerable Upper Intake Levels von Vitaminen stellen toxikologische Kenndaten von Nährstoffen dar, deren Kenntnis immer mehr an Bedeutung gewinnt, da aufgrund von international zunehmender Nährstoffanreicherung von Lebensmitteln und der nicht nur in den USA verbreiteten Einnahme hoch dosierter Supplemente die Empfehlungen der Ernährungsgesellschaften für die Mikronährstoffzufuhr im einzelnen erheblich überschritten werden können; das Risiko einer langfristigen Überdosierung auch im Zusammenhang mit Arzneimittel-Wechselwirkungen ist nicht auszuschließen, wenn die täglich aufgenommene Gesamtmenge an Vitaminen für die einzelnen Konsumenten selbst nicht mehr so ohne weiteres aufgrund der eingeführten Zusätze in Lebensmitteln, NEMs oder Functional Foods abzuschätzen ist.

Neben den amerikanischen und kanadischen ULs, veröffentlicht durch das Institute of Medicine (IOM 1998–2002) (Kap. 2.1, Tab. 2.3 und Tab. 2.4), welche definitionsgemäß die höchste Zufuhrmenge eines Nahrungsbestandteils darstellen, die bei täglicher, chronischer Zufuhr keinen gesundheitlich nachteiligen Einfluss auf die Gesamtbevölkerung haben, wurden hierzu auch europäische Empfehlungen vonseiten des Scientific Committee on Food (SCF 2000–2003) ausgesprochen, die in der Tabelle 7.5 im

Tab. 7.5: Tolerable Upper Intake Level (UL)* des SCF

Vitamin	Alter (Jahre)	DGE-Zufuhrempfehlung pro Tag (2000)	Alter (Jahre)	Tolerable Upper Intake Level (UL) (SCF)
A (Retinol)	**Säuglinge**	mg RE (m/w)		mg RE/d
	0 bis unter 4 Monate	0,5		
	4 bis unter 12 Monate	0,6		
	Kinder			
	1 bis unter 4 Jahre	0,6	1–3	0,8
	4 bis unter 7 Jahre	0,7	4–6	1,1
	7 bis unter 10 Jahre	0,8	7–10	1,5
	10 bis unter 13 Jahre	0,9	11–14	2,0
	13 bis unter 15 Jahre	1,1/1,0	15–17	2,6
	Jugendliche und Erwachsene		**Erwachsene**	3,0
	15 bis unter 19 Jahre	1,1/0,9		
	19 bis über 65 Jahre	1,0/0,8		
Betacarotin	10 bis unter 13 Jahre	2–4 mg		Nicht definiert
	13 bis unter 15 Jahre			
D	**Säuglinge**	µg		
	0 bis unter 4 Monate	10 (400 IE)		
	4 bis unter 12 Monate	10 (400 IE)		
	Kinder		**Kinder: 2–10**	25 µg/d (1000 IE/d)
	1 bis unter 4 Jahre	5 (200 IE)		
	4 bis unter 7 Jahre	5 (200 IE)		

7

Tab. 7.5: Tolerable Upper Intake Level (UL)* des SCF *(Forts.)*

Vitamin	Alter (Jahre)	DGE-Zufuhrempfehlung pro Tag (2000)	Alter (Jahre)	Tolerable Upper Intake Level (UL) (SCF)
D	7 bis unter 10 Jahre	5 (200 IE)		
	10 bis unter 13 Jahre	5 (200 IE)		
	13 bis unter 15 Jahre	5 (200 IE)		
	Jugendliche und Erwachsene		**Jugendliche und Erwachsene**	50 µg/d (2000 IE/d)
	15 bis unter 65 Jahre	5 (200 IE)		
	65 Jahre und älter	10 (400 IE)		
E	**Kinder**	(m/w) mg TÄ	**Kinder**	mg TÄ/d
	1 bis unter 4 Jahre	6/5		
	4 bis unter 7 Jahre	8/8	4–6	120
	7 bis unter 10 Jahre	10/9	7–10	160
	10 bis unter 13 Jahre	13/11	11–14	220
	13 bis unter 15 Jahre	14/12	15–17	260
	Jugendliche und Erwachsene		**Erwachsene**	300
	15 bis unter 25 Jahre	15/12		
	25 bis unter 51 Jahre	14/12		
	51 bis unter 65 Jahre	13/12		
	65 Jahre und älter	12/11		
K	**Säuglinge**	µg		Nicht definiert, da Datenbasis nicht ausreichend
	0 bis unter 4 Monate	4		
	4 bis unter 12 Monate	10		
	Kinder			
	1 bis unter 4 Jahre	15		
	4 bis unter 7 Jahre	20		
	7 bis unter 10 Jahre	30		
	10 bis unter 13 Jahre	40		
	13 bis unter 15 Jahre	50		
	Jugendliche und Erwachsene			
	15 bis unter 19 Jahre	70/60		
	19 bis unter 25 Jahre	70/80		
	25 bis unter 51 Jahre	70/ 60		
	51 bis unter 65 Jahre	80/65		
	65 Jahre und älter	80/ 65		

Tab. 7.5: Tolerable Upper Intake Level (UL)* des SCF *(Forts.)*

Vitamin	Alter (Jahre)	DGE-Zufuhr-empfehlung pro Tag (2000)	Alter (Jahre)	Tolerable Upper Intake Level (UL) (SCF)
B_1	**Säuglinge**	(m/w) mg		Kein UL
	0 bis unter 4 Monate	0,2		
	4 bis unter 12 Monate	0,4		
	Kinder			
	1 bis unter 4 Jahre	0,6		
	4 bis unter 7 Jahre	0,8		
	7 bis unter 10 Jahre	1,0		
	10 bis unter 13 Jahre	1,2/1,0		
	13 bis unter 15 Jahre	1,4/1,1		
	Jugendliche und Erwachsene			
	15 bis unter 19 Jahre	1,3/ 1,0		
	19 bis unter 25 Jahre	1,3/ 1,0		
	25 bis unter 51 Jahre	1,2/1,0		
	51 bis unter 65 Jahre	1,1/1,0		
	65 Jahre und älter	1,0/1,0		
B_2	**Säuglinge**	(m/w) mg		Kein UL
	0 bis unter 4 Monate	0,3		
	4 bis unter 12 Monate	0,4		
	Kinder			
	1 bis unter 4 Jahre	0,7		
	4 bis unter 7 Jahre	0,9		
	7 bis unter 10 Jahre	1,1		
	10 bis unter 13 Jahre	1,4/1,2		
	13 bis unter 15 Jahre	1,6/1,3		
	Jugendliche und Erwachsene			
	15 bis unter 19 Jahre	1,5/1,2		
	19 bis unter 25 Jahre	1,5/1,2		
	25 bis unter 51 Jahre	1,4/1,2		
	51 bis unter 65 Jahre	1,3/1,2		
	65 Jahre und älter	1,2		
B_6	**Säuglinge**	(m/w) mg		mg/d
	0 bis unter 4 Monate	0,1		
	4 bis unter 12 Monate	0,3		
	Kinder			
	1 bis unter 4 Jahre	0,4	1–3	5
	4 bis unter 7 Jahre	0,5	4–6	7

Tab. 7.5: Tolerable Upper Intake Level (UL)* des SCF *(Forts.)*

Vitamin	Alter (Jahre)	DGE-Zufuhr-empfehlung pro Tag (2000)	Alter (Jahre)	Tolerable Upper Intake Level (UL) (SCF)
B_6	7 bis unter 10 Jahre	0,7	7–10	10
	10 bis unter 13 Jahre	1,0	11–14	15
	13 bis unter 15 Jahre	1,4	15–17	20
	Jugendliche und Erwachsene		**Erwachsene**	25
	15 bis unter 19 Jahre	1,6/1,2		
	19 bis unter 25 Jahre	1,5/1,2		
	25 bis unter 51 Jahre	1,5/1,2		
	51 bis unter 65 Jahre	1,5/1,2		
	65 Jahre und älter	1,4/1,2		
B_{12}	**Säuglinge**	µg		Kein UL
	0 bis unter 4 Monate	0,4		
	4 bis unter 12 Monate	0,8		
	Kinder			
	1 bis unter 4 Jahre	1		
	4 bis unter 7 Jahre	1,5		
B_{12}	7 bis unter 10 Jahre	1,8		
	10 bis unter 13 Jahre	2,0		
	13 bis unter 15 Jahre	3,0		
	Jugendliche und Erwachsene			
	15 bis über 65 Jahre	3,0		
Folsäure	**Säuglinge**	µg FÄ		µg/d Folsäure
	0 bis unter 4 Monate	60		
	4 bis unter 12 Monate	80		
	Kinder			
	1 bis unter 4 Jahre	200	1–3	200
	4 bis unter 7 Jahre	300	4–6	300
	7 bis unter 10 Jahre	300	7–10	400
	10 bis unter 13 Jahre	400	11–14	600
	13 bis unter 15 Jahre	400	15–17	800
	Jugendliche und Erwachsene			
	15 bis unter 19 Jahre	400		
	19 bis unter 25 Jahre	400	**Erwachsene**	1000
	25 bis unter 51 Jahre	400		
	51 bis unter 65 Jahre	400		
	65 Jahre und älter	400		

Tab. 7.5: Tolerable Upper Intake Level (UL)* des SCF *(Forts.)*

Vitamin	Alter (Jahre)	DGE-Zufuhr-empfehlung pro Tag (2000)	Alter (Jahre)	Tolerable Upper Intake Level (UL) (SCF)
Biotin	**Säuglinge**	µg		Kein UL
	0 bis unter 4 Monate	5		
	4 bis unter 12 Monate	5–10		
	Kinder			
	1 bis unter 7 Jahre	10–15		
	7 bis unter 10 Jahre	15–20		
	10 bis unter 13 Jahre	20–30		
	13 bis unter 15 Jahre	25–35		
	15 bis über 65 Jahre	30–60		
Niacin	**Säuglinge**	mg NA		mg Niacin/d
	0 bis unter 4 Monate	2		
	4 bis unter 12 Monate	5		
	Kinder			
	1 bis unter 4 Jahre	7	1–3	10
	4 bis unter 7 Jahre	10	4–8	15
Niacin	7 bis unter 10 Jahre	12	9–13	20
	10 bis unter 13 Jahre	15/13	14–18	30
	13 bis unter 15 Jahre	18/15	≥19	35
	Jugendliche und Erwachsene			
	15 bis unter 19 Jahre	17/13		
	19 bis unter 25 Jahre	17/13	**Erwachsene**	900
	25 bis unter 51 Jahre	16/13		
	51 bis unter 65 Jahre	15/13		
	65 Jahre und älter	13		
Pantothen-säure	**Säuglinge**	mg		Kein UL
	0 bis unter 4 Monate	2		
	4 bis unter 12 Monate	3		
	Kinder			
	1 bis unter 4 Jahre	4		
	4 bis unter 7 Jahre	4		
	7 bis unter 10 Jahre	5		
	10 bis unter 13 Jahre	5		
	13 bis unter 15 Jahre	6		

7

Tab. 7.5: Tolerable Upper Intake Level (UL)* des SCF *(Forts.)*

Vitamin	Alter (Jahre)	DGE-Zufuhrempfehlung pro Tag (2000)	Alter (Jahre)	Tolerable Upper Intake Level (UL) (SCF)
Pantothensäure	**Jugendliche und Erwachsene**			
	15 bis unter 19 Jahre	6		
	19 bis unter 25 Jahre	6		
	25 bis unter 51 Jahre	6		
	51 bis unter 65 Jahre	6		
	65 Jahre und älter	6		
C	**Säuglinge**	mg		Kein UL (EFSA)
	0 bis unter 4 Monate	50		
	4 bis unter 12 Monate	55		
	Kinder			
	1 bis unter 4 Jahre	60		
	4 bis unter 7 Jahre	70		
	7 bis unter 10 Jahre	80		
	10 bis unter 13 Jahre	90		
	13 bis unter 15 Jahre	100		
	Jugendliche und Erwachsene			
	15 bis über 65 Jahre	100		

* Tolerierbare Obergrenze des SCF in der Regel bezogen auf die tägliche Gesamtaufnahme.

Vergleich zu den altersabhängigen, täglichen Zufuhrempfehlungen der DGE (2000) gelistet sind.

Die Risikoabschätzung von Vitaminen bezüglich ihres täglichen Bedarfs und ihrer Sicherheit ist mittlerweile ein weltweiter Prozess, an dem verschiedene offizielle Gremien und Institutionen aus dem Lebensmittel- und Arzneimittelbereich teilhaben. Die UL-Werte der Tabelle 7.6 verdeutlichen sehr augenfällig, wie weit man von einer Harmonisierung der Daten entfernt ist und wie unterschiedlich die Bewertungen ausfallen können, die in Folge jedoch das Risikomanagement und die rechtlichen Rahmenbedingungen recht einschneidend beeinflussen können.

Wie in der Tabelle 7.7 aufgeführt, gibt es keinen UL für die Vitamine B_1, B_2, B_{12}, Pantothensäure, Biotin und Vitamin K, da diese auch bei Einnahme hoher Dosen als sicher gelten.

Weltweit haben die Vitamine A, D, C und Folsäure zu ähnlichen Sicherheitsbewertungen geführt, was sich in deren Uls widerspiegelt.

Hingegen gibt es substanzielle Unterschiede in der Einschätzung von Vitamin E, B_6 und Betacarotin.

Tab. 7.6: Sicherheitsdaten im internationalen Vergleich (UL pro Tag)[+]

Vitamin, Einheit	FNB	SCF 2003	EVM 2003	CRN 1997	CRN 2003
Vitamin B_1 (mg)	keine	keine	100	50	100
Vitamin B_2 (mg)	keine	keine	100	200	200
Vitamin B_6 (mg)	100	25	10	200 (Suppl.)	100 (Suppl.)
Vitamin B_{12} (µg)	keine	keine	1000	3000	1000
Folsäure (µg)	1000	1000	1000	1000	1000
Niacin (mg)	(w/NA)	900	500 (Suppl.)	1500	1500
Pantothensäure (mg)	keine	keine	200 (Suppl.)	1000	1000
Vitamin C (mg)	2000	offen	1000	1000	2000
Biotin (µg)	keine	keine	900	2500	2500
Vitamin A (µg)	3000	3000	3000	3000	1500 (Suppl.) (Alle Erw.)
Betacarotin (mg)	25	keine	7	25 (Nichtraucher)	25 (Nichtraucher)
Vitamin D (µg)	50	50	25	20	60
Vitamin E (mg)	1000	300	540 (800 IU)	800 (1200 IU)	1070 (1600 IU)
Vitamin K (mg)	keine	keine	1 (!)	30	10

FNB-US/Canada: Food Nutrition Board of the US Institute of Medicine (IOM) and Health Canada (DRI 1998–2002)
SCF-EU: Scientific Committee on Food of the European Community (EU)
EVM-UK: Expert Group on Vitamins and Minerals (UK)
CRN 1997: Council for Responsible Nutrition (Bericht im Auftrag der European Federation of Health Product Manufacturers Association, EHPM)
CRN US 2003: Council for Responsible Nutrition US, as guidance for the food supplement industry
[+] Tabelle modifiziert nach Hornig und Walter 2004

7

Tab. 7.7 Unterschiede der internationalen Bewertung von Uls

Vitamin	Kein Ul aufgrund der Sicherheit des Vitamins	Weltweit ähnliche Daten	Weltweit substanzielle Unterschiede
B_1	–		
B_2	–		
B_{12}	–		
Pantothensäure	–		
Biotin	–		
K	–		
A		+	
D		+	
C		+	
Folsäure		+	
B_6			+
E			+
Betacarotin			+

7.16 Gegenanzeigen von Vitaminen

Gegenanzeigen, auch Kontraindikationen genannt, sind definitionsgemäß Umstände, die eine an sich angezeigte therapeutische Maßnahme verbieten. Einer Indikation entgegenstehende Umstände können beispielsweise eine Arzneimittelbehandlung, eine Schwangerschaft oder auch das Lebensalter oder eine bestimmte Krankheit sein. Sofern es sich um einen Umstand handelt, der die Anwendung in jedem Fall verbietet, spricht man von einer absoluten Gegenanzeige („… darf nicht angewendet werden …“); eine relative Gegenanzeige hingegen bezeichnet einen Umstand, der die Anwendung eines therapeutischen Verfahrens nur unter strenger Abwägung sich dadurch ergebender Risiken zulässt („sollte nicht …“; „sollte nur unter strengster Indikationsstellung und ärztlicher Aufsicht angewendet werden…“).

Die weit verbreitete Ansicht, dass bei Anwendung von Vitaminen prinzipiell nichts „falsch gemacht“ werden kann, wird im Folgenden durch einige Beispiele relativiert. Die in den Tabelle 7.8 gelisteten Informationen sind entweder Inhalte aktueller Fachinformationen (FI) von Arzneimitteln, die Bestandteil einer bereits erfolgten Arzneimittel-Nachzulassung bzw. Neuzulassung eines Vitaminpräparats sind, oder orientieren sich an entsprechenden Textvorgaben des Bundesinstituts für Arzneimittel und Medizinprodukte (BfArM) für eine geplante Arzneimittelzulassung von Vitaminpräparaten. Die genauen Wortlaute für Zulassungszwecke von Vitaminen als Arzneimittel sind in Form von Mustertextfachinformationen in der gültigen Version in einer entsprechenden Datenbank beim BfArM hinterlegt und online auf deren Homepage unter dem Link Mustertexte für Mono- und Kombinationspräparate einsehbar.

Tab. 7.8: Gegenanzeigen von Vitaminen

Vitamin	Gegenanzeigen	Evidenz
Wasserlöslich		
B_1	Thiamin-Überempfindlichkeit: Dann oral nur unter strengster Indikationsstellung und ärztlicher Aufsicht geben.	Acetiaminhydrochlorid, Benfotiamin, Fursultiamin, Mustertext Nr.: allithiamine_oral_spcde_020415, Stand: 15.04.2002
		Thiaminchloridhydrochlorid, Mustertext Nr.: thiaminchlorid-hcl_oral_spcde_020415, Stand: 15.04.2002
B_2	Keine bekannt.	FI Stand 11/2001 (Rote Liste 2006)
B_6	Überempfindlichkeit gegen den arzneilich wirksamen Bestandteil.	FI Stand 08/2005 (Rote Liste 2006)
B_{12}	Darf nicht angewendet werden bei: Unverträglichkeit gegen den Wirkstoff.	Vitamin B_{12}, Mustertext Nr.: fi37002w.rtf, Stand: 26.09.1996
		Vitamin-B_{12}-Injektion, Mustertext Nr.: fi37002x.rtf, Stand: 6.01.1998
Folsäure	Ein Vitamin-B_{12}-Mangel kann durch Folsäuregabe aufgrund eines Retikulozytenanstiegs maskiert werden. Um irreversible neurologische Störungen zu verhindern, ist vor Therapie einer lebensbedrohlichen Megaloblastenanämie mit Folsäure ein möglicher Vitamin-B_{12}-Mangel auszuschließen.	Folsäure, Mustertext Nr.: fi37002c.rtf, Stand: 8.08.1996

Tab. 7.8: Gegenanzeigen von Vitaminen *(Forts.)*

Vitamin	Gegenanzeigen	Evidenz
Biotin	Darf nicht angewendet werden bei: Allergie gegen den Wirkstoff.	Biotin, Mustertext Nr.: biotin_oral_spcde_020415, Stand: 15.04.2002
Nicotinamid, Niacin	Unverträglichkeit gegen den Wirkstoff.	Nicotinamid, Mustertext Nr.: nicotinamid_oral_spcde_020415, Stand: 15.04.2002
Pantothensäure	Keine bekannt.	BAnz. Nr. 179 vom 23.09.1993
C	Sollte nicht angewendet werden bei: • Oxalat-Urolithiasis • Eisen-Speichererkrankungen (Thalassämie, Hämochromatose, sideroblastische Anämie).	Ascorbinsäure, Mustertext Nr.: ascorbinsaeure_oral_spcde_020715, Stand: 15.07.2002
	Warnhinweise: Hohe Dosen (4 g/d) führten bei Patienten mit erythrozytärem G-6-P-Dehydrogenase-Mangel zu schweren Hämolysen (Dosisempfehlung beachten). Hohe Dosen führen bei Disposition zur Nierensteinbildung zu Kalziumoxalatsteinen (tägliche Aufnahme von 100–200 mg nicht überschreiten!). Bei hochgradiger Niereninsuffizienz (Dialysepatienten) sollte die Aufnahme von 50–100 mg wegen der Gefahr von Hyperoxalatämien und Oxalatkristallisationen in den Nieren nicht überschritten werden.	
Fettlöslich		
A	Darf nicht angewendet werden bei: • Therapie mit Retinsäure und ihren Derivaten • Hirndrucksteigerung • Hypervitaminose A • Unverträglichkeit gegen den Wirkstoff.	Retinol, Retinolacetat, Retinolpalmitat, Mustertext Nr.: retinol_oral_spcde_020715, Stand: 15.07.2002
	Warnhinweise: Unter Hämodialyse und bei Patienten mit schwerer Form von Hypertriglyceridämie Typ V kann Vitamin-A-Substitution zu einer Hypervitaminose A führen (Überwachung des Vitamin-A-Status!). Bei Alkoholabusus verstärkt die gleichzeitige Gabe von Alkohol und Vitamin A die Hepatotoxizität.	
Betacarotin	Sollte nicht angewendet werden bei: • Leberschäden • Eingeschränkter Nierenfunktion (nur unter ärztlicher Kontrolle).	Betacarotin Mustertext Nr.: Betacarotin_oral_spcde_020415, Stand: 15.04.2002

7

Tab. 7.8: Gegenanzeigen von Vitaminen *(Forts.)*

Vitamin	Gegenanzeigen	Evidenz
D	Darf nicht angewendet werden bei: • Überempfindlichkeit gegen den Wirkstoff • Hyperkalzämie und/oder Hyperkalziurie. Sollte nicht eingenommen werden bei: • Neigung zur Bildung kalziumhaltiger Nierensteine • Gestörter renaler Kalzium- und Phosphatausscheidung, bei Behandlung mit Benzothiadiazin-Derivaten und besonders vorsichtige Anwendung bei immobilisierten Patienten (Kalziumspiegel im Plasma und Urin überwachen!) • Patienten mit Sarcoidose, da das Risiko einer verstärkten Umwandlung von Vitamin D in seinen aktiven Metaboliten besteht • Pseudohypoparathyreoidismus, da der Vitamin-D-Bedarf durch die phasenweise normale Vitamin-D-Empfindlichkeit herabgesetzt sein kann, mit dem Risiko einer langdauernden Überdosierung.	Colecalciferol, Ergocalciferol, Mustertext Nr.: FI280009.doc, Stand: 09.04.2001
	Warnhinweise: Überwachung von Kalzium- und Phosphathaushalt bei niereninsuffizienten Patienten, die mit einer Vitamin D-TD bis 500 IE behandelt werden. Bei Langzeitbehandlung mit einer TD über 500 IE, insbesondere bei älteren Patienten und gleichzeitiger Therapie mit Diuretika oder Herzglykosiden, sollten die Kalziumspiegel im Serum und Urin überwacht und die Nierenfunktion anhand des Serumcreatinins überprüft werden.	
E	Keine. Überempfindlichkeit gegenüber dem Wirkstoff, Soja, Erdnüsse.	Alpha-Tocopherolacatat, RRR-α-Tocopherylhydrogensuccinat, Mustertext Nr.: alpha-Tocopherolacetat FI3800-AU.DOC, Stand: 01.04.1996 FI Stand 05/2006 (Rote Liste 2006)
K	Bei bekannter Überempfindlichkeit gegen den Wirkstoff. Darf bei Patienten mit erhöhtem INR-Wert wegen der Gefahr ausgedehnter Hämatome nicht i.m. appliziert werden. * Während einer Therapie mit oralen Antikoagulanzien vom Cumarintyp (Warfarin, Phenprocoumon) dürfen keine Vitamin-K_1-Präparate eingenommen werden, + da Vitamin K die therapeutische Wirkung der Antikoagulanzien (Vitamin-K-Antagonisten) hemmt und somit eine Thrombosegefahr bedingt.	+ FI Stand 08/2004 (Rote Liste 2006) * Fett- und wasserlösliche Vitamine in fixer Kombination, Mustertext Nr.: vitamine_oral_spcde_020415, Stand: 15.04.2002 + BAnz. 159 vom 24.08.1994

BAnz. (Bundesanzeiger); FI (Fachinformation); IE (Internationale Einheit); TD (Tagesdosis); INR (International Normalized Ratio)

Tab. 7.9: Anwendung von Vitaminen in Schwangerschaft und Stillzeit

Vitamin	Anwendung in Schwangerschaft und Stillzeit	Evidenz
Wasserlöslich		
B_1	Vitamin B_1 wird aktiv in den Fetus transportiert. Die empfohlene tägliche Zufuhr beträgt in der Schwangerschaft 1,2 mg und in der Stillzeit 1,4 mg. Bei Anwendung dieser Dosierungen sind bisher keine Risiken bekannt geworden.	Acetiaminhydrochlorid, Benfotiamin, Fursultiamin, Mustertext Nr.: allithiamine_oral_spcde_020415, Stand: 15.04.2002
	Systematische Untersuchungen zu höheren TD in Schwangerschaft und Stillzeit liegen nicht vor. Eine Anwendung sollte daher nur nach sorgfältiger Nutzen-Risiko-Abwägung durch den behandelnden Arzt entschieden werden.	Thiaminchloridhydrochlorid, Mustertext Nr.: thiaminchlorid-hcl_oral_spcde_020415, Stand: 15.04.2002
	Mutagene Wirkungen sind unter den Bedingungen einer klinischen Anwendung nicht zu erwarten.	
	Vitamin B_1 geht in die Muttermilch über.	
B_2	Keine Einschränkungen.	FI Stand 11/2001 (Rote Liste 2006)
B_6	In der Schwangerschaft (ab dem 4. Monat) und Stillzeit beträgt die empfohlene Tageszufuhr 1,9 mg. Bei der Anwendung dieser Dosierung sind bisher keine Risiken bekannt geworden.	FI Stand 08/2005 (Rote Liste 2006)
	Systematische Untersuchungen zur Anwendung höherer TD in Schwangerschaft und Stillzeit liegen nicht vor. Eine Anwendung sollte daher nur nach sorgfältiger Nutzen-Risiko-Abwägung durch den behandelnden Arzt entschieden werden.	
	Vitamin B_6 geht in die Muttermilch über. Hohe Dosen von Vitamin B_6 können die Milchproduktion hemmen.	
B_{12}	Die empfohlene tägliche Zufuhr beträgt in der Schwangerschaft 3,5 und in der Stillzeit 4 µg.	Vitamin B_{12}, Mustertext Nr.: fi37002w.rtf, Stand: 26.09.1996
	Auf den Fetus haben höhere Dosen keine nachteiligen Auswirkungen. Aus der Literatur liegen keine Erkenntnisse über mutagene oder reproduktionstoxische Eigenschaften von Vitamin B_{12} vor.	Vitamin-B_{12}-Injektion, Mustertext Nr.: fi37002x.rtf, Stand: 6.01.1998
	Vitamin B_{12} wird in die Muttermilch ausgeschieden.	
Folsäure	In physiologischen Dosierungen sind keine mutagenen Effekte zu erwarten.	Folsäure, Mustertext Nr.: fi37002c.rtf, Stand: 8.08.1996
	Kontrollierte Studien an Schwangeren mit TD bis 5 mg haben keine Hinweise auf Schädigungen des Embryos oder Fetus ergeben.	
	Folsäuresupplementierung kann das Risiko von Neuralrohrdefekten vermindern.	
Biotin	Mutagene Wirkungen sind in der Literatur nicht beschrieben.	Biotin, Mustertext Nr.: biotin_oral_spcde_020415, Stand: 15.04.2002 BAnz. Nr. 148 v. 10.08.1989
	Es liegen keine Untersuchungen zu möglichen reproduktionstoxischen Effekten bei Überdosierung vor.	
	Teratogene Wirkungen sind in der Literatur nicht beschrieben.	

Tab. 7.9: Anwendung von Vitaminen in Schwangerschaft und Stillzeit *(Forts.)*

Vitamin	Anwendung in Schwangerschaft und Stillzeit	Evidenz
Nicotinamid, Niacin	Nicotinamid passiert die Plazenta. Die empfohlene tägliche Aufnahme zur Prophylaxe beträgt in der Schwangerschaft 15–17 mg und in der Stillzeit 18–20 mg; sie sollte nicht notwendigerweise überschritten werden. In physiologischen Dosierungen sind keine mutagenen Wirkungen zu erwarten. Nicotinamid geht in die Muttermilch.	Nicotinamid, Mustertext Nr.: nicotinamid_oral_spcde_020415, Stand: 15.04.2002
Pantothensäure	Es sind keine Risiken bekannt. Es liegt kein Erkenntnismaterial zur mutagenen oder teratogenen Wirkung vor.	BAnz. Nr. 179 vom 23.09.1993
C	Vitamin C passiert die Plazentaschranke mittels einfacher Diffusion. Die angegebenen Dosierungen in Schwangerschaft und Stillzeit sollen nicht überschritten werden. Vitamin C wird in die Muttermilch sezerniert.	Ascorbinsäure, Mustertext Nr.: ascorbinsaeure_oral_spcde_020715, Stand: 15.07.2002
Fettlöslich		
A	Vitamin A ist plazentagängig; bei Einnahme hoher Dosen während der Schwangerschaft besteht die Gefahr kindlicher Missbildungen. **Die empfohlenen Maximaldosen (TD_{max}) betragen in der Schwangerschaft:** TD: 2,4 mg RÄ = 8000 IE ED: 0,9 mg RÄ = 3000 IE **TD_{max} über 10 000 bis 25 000 IE:** Darf wegen der Gefahr von kindlichen Missbildungen nicht in TD über 10 000 IE angewendet werden: In der Schwangerschaft und bei Frauen im gebärfähigen Alter ohne zuverlässigen Kontrazeptionsschutz, wenn die Möglichkeit einer Schwangerschaft besteht. **TD_{max} über 25 000 IE:** Darf wegen der Gefahr von kindlichen Missbildungen nicht bei Schwangeren sowie prinzipiell nicht im gebärfähigen Alter angewendet werden. Es fehlen Hinweise auf mutagene Wirkungen. Sowohl ein Mangel als auch eine Überdosierung an Vitamin A wirken im Tierexperiment teratogen. *Überdosierungen von Vitamin A sind in der Schwangerschaft wegen eines teratogenen Risikos zu vermeiden. Vitamin A geht in die Muttermilch über.	Retinol, Retinolacetat, Retinolpalmitat, Mustertext Nr.: retinol_oral_spcde_020715, Stand: 15.07.2002 *Fett- und wasserlösliche Vitamine in fixer Kombination, Mustertext Nr.: vitamine_oral_spcde_020415, Stand: 15.04.2002

Tab. 7.9: Anwendung von Vitaminen in Schwangerschaft und Stillzeit *(Forts.)*

Vitamin	Anwendung in Schwangerschaft und Stillzeit	Evidenz
Betacarotin	Betacarotin ist plazentagängig.	Betacarotin, Mustertext Nr.: Betacarotin_oral_spcde_020415, Stand: 15.04.2002
	Obwohl keine Berichte über eine teratogene Wirkung beim Menschen vorliegen, sollte Betacarotin in Schwangerschaft und Stillzeit nur nach strenger Indikationsstellung angewendet werden.	
	Es wird abgeraten, die angegebenen Dosierungen während dieser Zeit zu überschreiten.	
	Betacarotin geht in die Muttermilch über.	
D	Im angegebenen Dosisbereich bis 500 IE/d sind bisher keine Risiken bekannt.	+ Colecalciferol, Ergocalciferol, Mustertext Nr.: FI280009.doc, Stand: 09.04.2001 * Fett- und wasserlösliche Vitamine in fixer Kombination, Mustertext Nr.: vitamine_oral_spcde_020415, Stand: 15.04.2002
	+, * Lang anhaltende Überdosierungen von Vitamin D müssen in der Schwangerschaft aufgrund teratogener Risiken verhindert werden, da diese zu körperlicher und geistiger Retardierung, supravalvulärer Aortenstenose und Retinopathie des Kindes führen können.	
	Tagesdosen über 500 IE/d sollten während der Schwangerschaft nur nach strenger Indikationsstellung eingenommen werden und nur so dosiert werden, wie es zum Beheben des Mangels unbedingt notwendig ist (bei Überdosierung s.o.).	
	Vitamin D und seine Metabolite gehen in die Muttermilch über. Eine auf diesem Wege erzeugte Überdosierung beim Säugling wurde bisher nicht beobachtet.	
E	Vitamin E passiert in geringem Maße die Plazenta.	Alpha-Tocopherolacatat, RRR-alpha-Tocopherylhydrogensuccinat, Mustertext Nr.: alpha-Tocopherolacetat FI3800AU.DOC, Stand: 01.04.1996
	Die empfohlene tägliche Zufuhr beträgt 13 mg (Schwangere) – 17 mg (Stillende) D-α-Tocopheroläquivalent.	
	Bisher sind beim Feten auch bei höheren Dosen keine negativen Auswirkungen beobachtet worden.	
	Vitamin E geht in die Muttermilch über.	
K	Vitamin K_1 passiert die Plazenta nur in geringem Maße.	FI Stand 08/2004 (Rote Liste 2006)
	Bei Anwendung therapeutischer Dosierung von Vitamin K_1 in Schwangerschaft und Stillzeit haben bisherige Erfahrungen keine den Fetus bzw. das Kind schädigende Wirkung gezeigt.	
	Mutagene Wirkungen sind in therapeutischen Dosierungen hinreichend sicher ausgeschlossen. Präklinische Daten zur Genotoxizität deuten auf kein Gefährdungspotenzial für den Menschen hin.	

Tab. 7.9: Anwendung von Vitaminen in Schwangerschaft und Stillzeit *(Forts.)*

Vitamin	Anwendung in Schwangerschaft und Stillzeit	Evidenz
K	Reproduktionstoxikologische Eigenschaften von Vitamin K_1 wurden bisher tierexperimentell nur unzureichend überprüft.	
	Vitamin K_1 gelangt nur in geringen Mengen in die Muttermilch.	
	Vitamin K_3 kann kurz vor der Geburt, besonders bei Kindern mit G-6-P-Dehydrogenase-Mangel und Frühgeborenen zu hämolytischer Anämie, Hyperbilirubinämie und Kernikterus des Neugeborenen führen.	
	Für Vitamin K_1 liegen keine Hinweise für derartige Risiken vor. Generell soll bei i.v.-Gabe die Dosis von 0,4 mg Vitamin K_1 (Phytomenadion) pro kg KG nicht überschritten werden und als Vorsichtsmaßnahme eine Überwachung der Plasmaspiegel von indirekt reagierendem Bilirubin bei ikterischen Neugeborenen erfolgen.	

BAnz. (Bundesanzeiger); FI (Fachinformation); IE (internationale Einheit); TD (Tagesdosis); TD_{max} (maximale Tagesdosis); RÄ (Retinol-Äquivalent)

KAPITEL

8 Zur Problematik der Vitaminsupplementierung

Die Intentionen für Empfehlungen zur Vitaminzufuhr haben sich im Lauf vieler Jahre gewandelt. Waren die Empfehlungen ursprünglich auf die Vermeidung von Mangelerkrankungen ausgerichtet, so trat allmählich zunehmend der Gedanke an eine Optimierung in den Vordergrund, mit dem Ziel einer Erhaltung der Gesundheit und der Verminderung des Risikos chronischer Erkrankungen. Letzteres Ziel wird angesichts der zunehmenden Lebenserwartung und wachsender Gesundheitskosten immer bedeutender. Dieser Wandel wird bei den neuesten Referenzwerten für die Nährstoffzufuhr der deutschsprachigen Ernährungsgesellschaften in Europa sowie der Empfehlungen der USA sichtbar. Definitionsgemäß sollen diese Empfehlungen durch richtiges Ernährungsverhalten erreicht werden. Darüber hinaus aber haben zahlreiche Studien gezeigt, dass es sinnvoll ist, für Personen mit besonderer Gefährdung, sei es durch erbliche (endogene) Belastung, durch besondere exogene Belastung durch Beruf oder Lebensweise, oder wegen bereits bestehender Erkrankungen bestimmte Vitamine in Dosierungen zu empfehlen, die deutlich höher liegen als die allgemeinen Empfehlungen. Solche Dosierungen können nicht immer nutritiv erreicht werden. Sie müssen dann entweder gezielt und individuell durch Supplemente oder im Fall größerer Bevölkerungsgruppen durch „Food Fortification" (Lebensmittelanreicherung) erreicht werden, wie es in den USA im Fall der Folsäure geschehen ist.

Diese Fragen werden durchaus kontrovers diskutiert. In diesem Buch ist eine große Anzahl von Studien zur Frage der Prävention chronischer Krankheiten durch Vitamine geschildert, allerdings konnte nur ein Teil der tatsächlich durchgeführten Untersuchungen berücksichtigt werden. Immerhin muss man sich fragen, warum eine solche Milliardeninvestition zu keinem größeren Ergebnis führt als zu dem Ratschlag, fünfmal täglich Gemüse und Obst zu essen. Der Grund liegt wohl darin, dass man sich einen naturwissenschaftlich exakten und unanfechtbaren Beweis für bestimmte Wirkungen der Vitaminsupplementierung erhofft hat. Diese Hoffnungen konnten wegen der Grenzen, die solche Studien haben, nicht in Erfüllung gehen.

Epidemiologische Studien zeigen zwar eindeutige Zusammenhänge zwischen Ernährungsverhalten und Risiko bestimmter Erkrankungen, ergeben aber keinen kausalen Zusammenhang. Interventionsstudien lassen sich nur an ausgewählten Bevölkerungsgruppen in einem begrenzten Lebensabschnitt durchführen, ermöglichen nur die Untersuchung eines Faktors oder weniger Faktoren, während gerade bei den Vitaminen die Interaktion mehrerer Faktoren wahrscheinlich ist. Schließlich ist es nicht möglich, eine Dosis-Wirkungs-Beziehung aufzustellen, und es kann immer sein, dass gerade eine falsche Dosis für die Untersuchung gewählt ist. So ist es auch nicht zu erwarten, dass zukünftige Untersuchungen mehr als Wahrscheinlichkeiten erbringen können.

Andererseits hat die Fülle der Erkenntnisse aus Laborversuchen, Tierversuchen und verschiedenen Studien an gesunden und kranken Menschen eine so große Wahrscheinlichkeit für bestimmte präventive Wirkungen gebracht, dass man angesichts der steigenden Kosten im Gesundheitswesen nicht warten kann, bis evtl. weitere Studien in Jahrzehnten abgeschlossen sind.

Eine grundlegende Ernährungsumstellung entsprechend den offiziellen Ratschlägen ist nicht in großem Umfang zu realisieren. Der Anteil derer, die solche Ratschläge konsequent befolgen, ist gering, zum Teil aus mangelndem Interesse, zum großen Teil aber, weil solche Empfehlungen aus beruflich-zeitlichen Gründen, aus finanziellen Gründen, oder auch aus Abneigung gegen bestimmte Lebensmittel nicht angenommen werden. Hierzu kommt bei alten Menschen eine Reihe von Gründen, die physisch, psychisch oder sozial bedingt sein können: geringer Energiebedarf durch verminderte körperliche Aktivität, Einsamkeit, Depression, mangelndes Interesse am Essen, Schwierigkeiten beim Einkaufen und bei der Zubereitung der Nahrung, Heimernährung, Geschmacksverlust, Appetitlosigkeit, gastrointestinale Erkrankungen mit eingeschränkter Resorption, Hypazidität des Magens, Zahnprobleme und zahlreiche Arzneimittel-Wechselwirkungen.

Man wird also nicht umhin kommen, für bestimmte Fälle Supplemente zu empfehlen, zumal für bestimmte Zwecke, insbesondere bei der Sekundärprävention, Vitaminmengen erforderlich sind, die durch Ernährung allein nicht erreicht werden können. Dies betrifft v.a. die Prävention der Neuralrohrdefekte (Cuskelly et al. 1996) mit Folsäure, die Osteoporoseprävention mit Vitamin D (Vieth 1999) und mit Vitamin K (Weber 1999). Hingegen ist die Datenlage zur Prävention kardiovaskulärer Erkrankungen mit Vitamin E sehr widersprüchlich. Obwohl mit einer Vitamin E-Einnahme positive Wirkungen auf die Verlangsamung der Progression atherosklerotischer Veränderungen wie der LDL-Oxidation verbunden sind, zeigen Supplemente bei Tagesdosen im Bereich von 30 mg–670 mg (33–1000 IU) Vitamin E in langfristigen und groß angelegten RCTs (Randomized Clinical Trials) keine relevante klinische Wirksamkeit hinsichtlich der CVDs (➤ Kap. 3.13 Vitamin E).

Der Nutzeffekt von Supplementen kann kumulativ sein. Wenn man beispielsweise antioxidative Vitamine zur Verhütung atherosklerotischer Veränderungen anwendet, so kann damit gleichzeitig das Risiko für einige Krebserkrankungen verringert, das Immunsystem günstig beeinflusst und wahrscheinlich einer Reihe weiterer „Free Radical Diseases“ vorgebeugt werden. Folatsupplementierung schützt nicht nur gegen Neuralrohrdefekte, sondern auch gegen kardiovaskuläre Erkrankungen, die mit erhöhten Homocysteinspiegeln assoziiert sind, und mit großer Wahrscheinlichkeit gegen die Entwicklung bestimmter Tumoren. Ähnliches gilt auch für andere Vitamine.

Supplemente sollen nicht eine ungesunde Lebens- und Ernährungsweise ungestraft ermöglichen. Sie sollen vielmehr Bemühungen um eine gesunde Lebensweise unterstützen und optimieren. Sie sind in den anzuwendenden Dosierungen aufgrund der Empfehlungen von ernährungsmedizinischen bzw. wissenschaftlichen Fachgesellschaften außerdem ohne gesundheitliches Risiko. Wenn auch die Supplementierung mit Vitaminen zur Prävention chronischer Erkrankungen nur mit einer gewissen Wahrscheinlichkeit zum Ziel führt, wäre es doch falsch, Wahrscheinlichkeiten nicht zu nutzen und statt dessen auf Gewissheiten zu warten. Auch Sicherheitsgurte und Airbags schützen nur mit einer gewissen Wahrscheinlichkeit vor Verletzungen und Tod. Dennoch würde kein vernünftiger Mensch darauf verzichten.

Eine vernünftige Supplementierung wird aber außerordentlich erschwert durch die unüberschaubare Vielfalt des Angebots von Nahrungsergänzungsmitteln. Aus einem Wirrwarr von unsinnig zusammengesetzten Präparaten das Richtige herauszufinden, übersteigt die Fähigkeit von Laien. Hier ist die fachliche Beratung unerlässlich. Das Personal in Drogeriemärkten kann sie – wie die Erfahrung immer wieder zeigt – nicht leisten. Leider sind selbst viele Ärzte überfordert.

Es muss daher gefordert werden, dass eine solide Ausbildung in den Grundlagen der Ernährungslehre einschließlich der Vitamine als eine der wichtigsten Säulen der Präventivmedizin in das Curriculum des Medizinstudiums aufgenommen wird. Ebenso sind Kenntnisse über Vitamine für den Apotheker von großer Wichtigkeit, der neben dem Arzt in der täglichen Praxis die Hauptverantwortung bei der Beratung trägt. Da ein großer, vielleicht der größte Teil des Handels mit Vitaminen und Nährungsergänzungsmitteln über Drogeriemärkte läuft, sollten auch Drogisten Grundkenntnisse über Vitamine besitzen, um ihre Kunden fachlich richtig beraten zu können.

Eine unbrauchbare Maßnahme ist die in Deutschland geübte „wilde“ Anreicherung von Lebensmitteln, von Bonbons bis zu Müsli-Flocken, mit irgendwelchen Vitaminen, die sich nicht begründen lässt. Dies schadet eher, als es nützt. Der Laie wird in der falschen Hoffnung bestärkt, dass damit alles getan sei, um seine Vitaminversorgung zu optimieren und eine Feststellung der tatsächlichen Vitaminversorgung durch Ernährungserhebungen ist bei der Vielzahl unbekannter Quellen kaum mehr möglich.

KAPITEL

9 Vitamine: Abgrenzung Lebens-, Nahrungsergänzungs- und Arzneimittel

Quellen für die Versorgung mit Vitaminen sind landwirtschaftliche Rohprodukte, verarbeitete Lebensmittel, angereicherte Lebensmittel, Nahrungsergänzungsmittel, ergänzend bilanzierte bzw. vollbilanzierte Diäten und Arzneimittel (➤ Tab. 9.1).

Da der Mensch entwicklungsgeschichtlich bedingt Vitamine nicht synthetisieren kann (außer Vitamin D), ist er auf die exogene Zufuhr angewiesen. Sie spielen weder als Baumaterial noch als Energielieferant eine Rolle, sondern üben nur katalytische (Coenzymform) oder steuernde (hormonähnliche) Funktionen aus. Neben diesen physiologischen Wirkungen besitzen einige Vitamine in höheren Dosen zusätzlich pharmakologische Wirkungen. Deshalb gelten für die legislative Verkehrsfähigkeit von vitaminhaltigen Produkten bestimmte Bedingungen und Voraussetzungen.

Landwirtschaftliche Rohprodukte sind dem Käufer frei zugänglich, unterliegen generell keiner Kontrolle, sondern der Eigenverantwortung des Produzenten. Die in ihnen enthaltenen Vitamine besitzen ausschließlich physiologische Funktionen.

Tab. 9-1: Verwendung von Vitaminen in Produkten und legislative Zuordnung

Abgrenzung Lebensmittel, Nahrungsergänzungsmittel, bilanzierte Diäten und Arzneimittel		
LFGB	**Grenzbereich**	**AMG**
Landwirtschaftliche Rohprodukte		Chemisch-definierte Arzneimittel
Verarbeitete Lebensmittel		Phytopharmaka
Angereicherte Lebensmittel		Homöopathika
	Nahrungsergänzungsmittel	Anthroposophika
	Ergänzende bilanzierte Diäten	
	Vollständig bilanzierte Diäten	
Ernährung	**Prävention**	**Therapie**

Lebensmittel waren im LMBG §§ 1–2 (Lebensmittel und Bedarfsgegenständegesetz) definiert als Stoffe, die dazu bestimmt sind, in unverändertem, zubereitetem oder verarbeitetem Zustand von Menschen verzehrt zu werden; ausgenommen sind Stoffe, die überwiegend zu anderen Zwecken als zur Ernährung oder zum Genuss verzehrt werden. Diese Definition wurde mit dem Lebensmittel- und Futtermittelgesetzbuch (LFGB) durch die europäische Definition des Lebensmittelbegriffs abgelöst, die keine Zweckbestimmung mehr umfasst. Im Mai 2006 verabschiedete das Europäische Parlament in zweiter Lesung die Verordnung über den Zusatz von Vitaminen und Mineralien sowie bestimmten anderen Stoffen zu Lebensmitteln. Die Veröffentlichung erfolgte am 30.12.2006. Sie trat am 17. Januar 2007 in Kraft und findet ab 1. Juli 2007 unter Berücksichtigung der verschiedenen Übergangsvorschriften Anwendung. In ihr werden Anreicherung von Lebensmittel mit Vitaminen, Mineralien und anderen Stoffen festgelegt. Der Vorschlag enthält ebenso wie die Richtlinie für Nahrungsergänzungsmittel eine Positivliste für Vitamine und Mineralien und im Anhang eine Negativliste mit Stoffen, die für die Verwendung im Lebensmittelbereich nicht oder nur beschränkt in Frage kommen. Die Festlegung der betreffenden Stoffe und die zulässigen Obergrenze hat aus Sicherheitsaspekten für Lebensmittel und für Nahrungsergänzungsmittel zeitgleich zu erfolgen. Mit der fachlichen Bewertung ist die EFSA (Europäische Behörde für Lebensmittelsicherheit) befasst. Auch hier besitzen Vitamine ausschließlich eine physiologische Funktion und keine pharmakologische Wirkung.

Nahrungsergänzungsmittel sind nach EG-Richtlinie 2002/46/EG (10.6.2002) Lebensmittel, die dazu bestimmt sind, die normale Ernährung zu ergänzen und aus Einfach- oder Mehrfachkonzentraten von Nährstoffen oder sonstigen Stoffen mit ernährungsspezifischer oder physiologischer Wirkung bestehen wie Vitamine, Mineralien, essenzielle Fettsäuren, häufig in arzneitypischer Form ohne Krankheitsbezug. Im Mai 2004 wurde die europäische Nahrungsergänzungsmittel-Richtlinie in nationales Recht umgesetzt mit Ende der Übergangsfrist für das Inverkehrbringen nichtverordnungskonformer Produkte zum 30.11.2005. Als wesentlicher Teil dieser Regelung fehlten jedoch zulässige Höchst- und Mindestdosierungen. Sie sollten auf der Basis von Sicherheitsaspekten von der EFSA vorgenommen werden. Im Juni 2006 veröffentlichte die Europäische Kommission ein Diskussionspapier zur Vorgehensweise bei der Festlegung von Höchst- und Mindestdosierung von Nahrungsergänzungsmittel und angereicherte Lebensmittel mit europaweit einheitlichen Werten, wobei nicht nur der Beitrag des täglichen Lebensmittelverzehrs, sondern auch unterschiedliche Ernährungsgewohnheiten in Europa zu berücksichtigen sind. Entscheidend für die Abgrenzung von Nahrungsergänzungsmittel zum Arzneimittel sind physiologische bzw. pharmakologische Wirkungen der Inhaltsstoffe. Mit der europäischen Verordnung (EG Nr. 1924/2006) zu nährwert- und gesundheitsbezogenen Angaben werden drei verschieden Arten von „Claims" unterschieden (➤ Tab. 9.2): nährwertbezogen (Nutrition Claims), gesundheitsbezogen (Health Claims) bzw. zur Verringerung eines Krankheitsrisikos (Risk Reduction Claims).

Die nährwertbezogenen Angaben (Nutrition Claims) gehen aus dem Anhang der Verordnung hervor. Die gesundheitsbezogenen Claims erfolgen auf den Vorschlägen der Mitgliedsstaaten. Hierzu veröffentlichte in Deutschland das Bundesamt für Verbraucherschutz und Lebensmittelsicherheit (BVL) im Bundesanzeiger vom 14.12.2006 die „Bekanntmachung über das Verfahren zur Mitwirkung durch Lebensmittelunternehmer an der Erstellung einer nationalen Liste gesundheitsbezogener Angaben gemäß Artikel 13 Abs. 2 der künftigen Verordnung des Europäischen Parlaments und des Rates über nährwert- und gesundheitsbezogene Angaben über Lebensmittel" (Amtsblatt der Europäischen Union vom 30.11.2006). Frist für die Einreichung der Vorschläge zu nährwert- und gesundheitsbezogenen Angaben für Lebensmittel beim BVL ist der 15.4.2007. Die Aussagen zur Verringerung des Krankheitsrisikos werden in einem gesonderten Zulassungsverfahren durch EFSA anhand von eingereichten Unterlagen geprüft. Hier können für Vitamine gesundheitsbezogene Anwendungsgebiete nach abschließender Bewertung in Frage kommen.

Tab. 9-2: Arten von Claims und entsprechende Anforderungen

Nahrungsergänzungsmittel	
Verordnungen über Claims	Anforderungen an Claims
Nutrition Claims:	**Nutrition Claims:**
z.B. „ist frei von ...; enthält ..."	Positivliste oder Negativliste
Health Claims:	**Health Claims:**
z.B. „ist gut für ...; schützt ... vor"	wissenschaftliche Daten
Risk Reduction Claims:	**Risk Reduction Claims:**
z.B. „hilft Risiko ... senken"	Zulassung durch EFSA

Ergänzende bilanzierte Diäten sind diätetische Lebensmittel für besondere medizinische Zwecke für kranke Menschen mit speziellem Nährstoffbedarf, auch in arzneitypischen Darreichungsformen, der Nutzen muss wissenschaftlich belegt sein (DiätV §§ 1 Abs. 4a,14b, 21; EG-Richtlinie vom Dez. 2001).

Vollständig bilanzierte Diäten sind diätetische Lebensmittel für medizinische Zwecke als einzige Nahrungsquelle, in der Regel Trinknahrung, die den kompletten Nährstoffbedarf abdecken. Der Nutzen muss belegt sein (DiätV §§ 1 Abs. 4a, 14b, 21; Umsetzung EG-Richtlinie vom Dez. 2001).

Arzneimittel sind nach § 2 Abs. 1 AMG 2 Stoffe und Zubereitungen aus Stoffen, die dazu bestimmt sind, durch Anwendung am oder im menschlichen oder tierischen Körper Krankheiten, Leiden, Körperschäden oder krankhafte Beschwerden zu heilen, zu lindern, zu verhüten oder zu erkennen. Für die Zulassung als Arzneimittel sind bei der Bundsoberbehörde (derzeit BfArM, zukünftig DAMA) Unterlagen zum Nachweis von Qualität, Wirksamkeit, Unbedenklichkeit einzureichen. Je nach Datenlage werden Arzneimittel mit wissenschaftlich belegter Indikation nach den Vorgaben des § 22 AMG bzw. § 105 oder im Fall der Nachzulassung als traditionelle Arzneimittel mit plausiblem Anwendungsgebiet auf Basis des § 109a AMG eingestuft. Die Anwendungsgebiete enthalten den Zusatz: „Diese Angaben beruhen ausschließlich auf Überlieferung und langjähriger Erfahrung“. Diese Einstufung erfolgte auch für Vitamine mit folgender Deklaration:

- Definierte Indikation als Mulitivitaminpräparat zur Prophylaxe und Therapie von Mangelzuständen, die ernährungsmäßig nicht behoben werden können.
- Einzelvitamine bzw. begründete Kombination aus mehreren Vitaminen mit definierter und klinisch belegter Indikation.
- Traditionell angewendet... Diese Angaben beruhen ausschließlich auf Überlieferung und langjähriger Erfahrung.

KAPITEL

10 Vitaminähnliche Stoffe

10.1 Fälschlicherweise als Vitamine klassifizierte Stoffe

Vitamine sind organische, lebensnotwendige (essenzielle) Verbindungen, die vom menschlichen Organismus nicht oder in einem nicht ausreichenden Umfang synthetisiert werden können. Insgesamt 13 Stoffe besitzen diese Eigenschaften und erfüllen im Stoffwechsel katalytische oder steuernde Funktionen. Im Gegensatz zu den ebenfalls essenziellen Fettsäuren und essenziellen Aminosäuren dienen Vitamine weder als Körperbausteine noch als Energielieferanten.

Diese einfache Definition sollte an und für sich eine zweifelsfreie Klassifikation ermöglichen. Dennoch werden bis heute Wirkstoffe zum Teil in Unkenntnis ihrer pharmakologischen Eigenschaften, aber auch aufgrund marktstrategischer Überlegungen als Vit-

Tab. 10.1: Fälschlicherweise als Vitamine klassifizierte Stoffe

Wirkstoffe	Gründe für den fehlenden Vitamincharakter
L- Carnitin („Vitamin B_T")	Ist beteiligt an Fettsäuren-Transport, mitochondrialer Fettsäureoxidation, Transmethylierung und Thyroxinwirkung; wird von Wirbeltieren synthetisiert.
Essenzielle Fettsäuren, z.B. Linolsäure („Vitamin F")	Bausteinfunktion (Bestandteil von Biomembranen), Energielieferant, hoher Bedarf im Grammbereich.
Laetril („Vitamin B_{17}")	Besitzt weder essenziellen Charakter noch sind vitaminähnliche Eigenschaften bekannt.
Pangamsäure („Vitamin B_{15}")	Besitzt weder essenziellen Charakter noch sind vitaminähnliche Eigenschaften bekannt.
Orotsäure („Vitamin B_{13}")	Humanorganismus vermag die Orotsäure in ausreichender Menge selbst zu synthetisieren; spezifische Mangelzustände sind unbekannt.
α-Liponsäure	Humanorganismus vermag die α-Liponsäure in ausreichender Menge selbst zu synthetisieren; spezifische Mangelzustände sind unbekannt.
Methylmethionin-sulfoniumchlorid („Vitamin U")	Besitzt weder essenziellen Charakter noch sind vitaminähnliche Eigenschaften bekannt.
Ubichinon/ Coenzym Q	Der Organismus verfügt über eine ausreichende Eigensynthese; Mangelzustände sind bei Einwirkung bestimmter Pharmaka, bei totaler parenteraler Ernährung und bei verschiedenen Erkrankungen möglich.
Sekundäre Pflanzenstoffe (Phytonutrients, Accessory Health factors)	Vielstoffgemisch mit unterschiedlichen Einzelfraktionen z.B. Flavonoide, Phytoöstrogene) mit zum Teil pharma- kologischen Wirkungen.
Bioflavonoide („Vitamin P")	Wirksame Antioxidanzien; keine Provitamine A.
Myo-Inosit	Besitzt weder essenziellen Charakter noch sind vitaminähnliche Eigenschaften bekannt; Eigensynthese möglich.

amine klassifiziert, obwohl sie der Vitamindefinition nicht genügen.

Die Tabelle 10.1 fasst diese auch teilweise als „Vitaminoide" bezeichneten Wirkstoffe zusammen.

Die Liste dieser Stoffe reicht von solchen, die man als konditionell essenziell bezeichnen kann, wie L-Carnitin, über solche, die zwar nicht essenziell sind, aber z.B. als Antioxidanzien präventiv nützlich sein können, bis zu völlig unwirksamen oder sogar potenziell schädlichen wie Laetril.

10.1.1 L-Carnitin (Vitamin B_T)

L-Carnitin (3-Hydroxy-4-trimethylaminobuttersäure) wurde bereits 1905 entdeckt und später als Vitamin für den Mehlkäfer Tenebrio molitor charakterisiert. Daher stammt die veraltete Bezeichnung „Vitamin B_T". Carnitin transportiert langkettige Fettsäuren durch die innere Mitochondrienmembran zum Ort der β-Oxidation. Bei gesunden Personen wird es in bedarfsdeckenden Mengen synthetisiert (etwa 16 mg/Tag), ausgehend von proteingebundenem Lysin. Für diese Biosynthese werden Vitamin C und B_6 benötigt. Mit gemischter Ernährung werden zusätzlich etwa 32 mg/Tag aufgenommen. Da Carnitin, wie schon der Name andeutet, vorwiegend in Fleisch vorkommt, nehmen Vegetarier nur durchschnittlich 2 mg/Tag auf (Borum und Fischer 1983). Entfällt die normale Nahrungszufuhr wie bei totaler parenteraler Ernährung, reicht längerfristig die Eigensynthese nicht aus, insbesondere wenn Belastungen mit höherem Carnitinverlust bzw. -ausscheidung hinzukommen, wie z.B. fehlende nutritive Zufuhr, erhöhte renale Verluste und katabole Situationen (postoperative Phase, Sepsis, Verbrennungen u.ä.). Carnitin gehört demnach zu den konditionell essenziellen Nährstoffen, wie auch Cystein und Tyrosin (Rudman und Feller 1986).

Essenziell ist die Substitution von Carnitin bei parenteraler Ernährung von Früh- und Neugeborenen. Bei Kindern dieser Altersklasse ist die Eigensynthese noch nicht ausreift und die renale Rückresorption noch nicht ausreichend. Sie würden bei Ernährung mit Muttermilch exogen ausreichend mit Carnitin versorgt; bei parenteraler Ernährung ohne Carnitinzusatz oder Fütterung mit Säuglingsnahrung auf Sojabasis kommt es zum Carnitinmangel (Schiff et al. 1979, Penn et al. 1980, Schmidt-Sommerfeldt 1983).

Erwachsene unter totaler parenteraler Ernährung können länger mit ihrem Carnitindepot auskommen. Ein Abfall der Carnitinkonzentration wird nach 20–40 Tagen beschrieben. Beschleunigte Verluste finden sich unter den oben angeführten Bedingungen. Bei Lebererkrankungen ist die Eigensynthese gestört, so dass es unter parenteraler Ernährung rascher zu einem Mangel kommen kann (Rudman et al. 1977). Bei totaler parenteraler Ernährung fehlt nicht nur die exogene Zufuhr von Carnitin, sondern es ist zusätzlich die endogene Synthese beeinträchtigt, weil der first pass von Methionin in der Leber entfällt: intravenös zugeführtes Methionin wird vorwiegend über extrahepatische Transaminierung zu Sulfat metabolisiert, während oral zugeführtes im first pass in der Leber zu S-Adenosylmethionin metabolisiert wird, dem Methyldonator für die Carnitinsyntese (Rudman und Feller 1986). Es gibt weiterhin eine Reihe gut definierter Indikationen für die Anwendung als Pharmakon, aber auch viele fragwürdige Anwendungsvorschläge (Übersicht: Schek 1994).

10.1.2 Essenzielle Fettsäuren (Vitamin F)

Auch wenn spezielle Fettsäuren, wie z.B. die Linolsäure, essenziellen Charakter besitzen, ist ihnen eine Vitaminwirksamkeit abzusprechen. Mit den Vitaminen haben essenzielle Fettsäuren gemein, dass sie im Humanorganismus nicht synthetisiert und somit exogen zugeführt werden müssen. Als obligatorische Bestandteile der Biomembranen haben sie jedoch eine Bausteinfunktion. Prinzipiell könnten essenzielle Fettsäuren auch zur Energiebilanz beitragen, aufgrund der durchschnittlichen Tageszufuhr von etwa 10 g. Der Terminus „Vitamin F" wird des Öfteren als Synonym für die Linolsäure in der Deklaration auf Margarinedosen verwendet. Hierbei wird versucht, mit dem – positiv besetzten – Begriff Vitamin Vorteile zu erwerben.

10.1.3 Laetril (Vitamin B_{17})

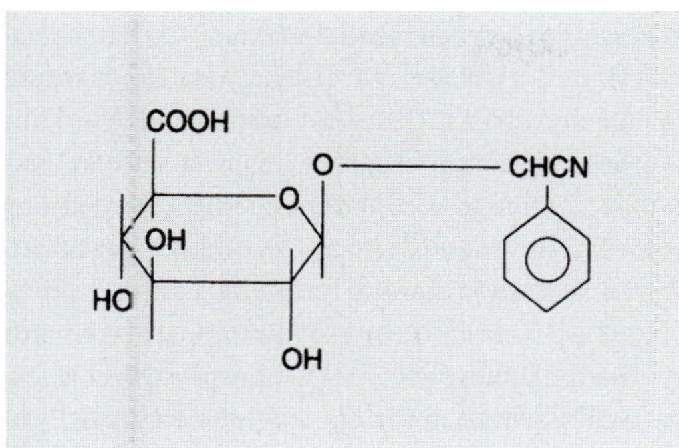

Abb. 10.1 Laetril

Laetril ist ein Mandelsäurenitril-Glykosid und wird teilweise auch als „Vitamin B_{17}" bezeichnet (➤ Abb. 10.1). Als Muttersubstanz des Laetrils kann das Amygdalin gelten, das der bekannteste Vertreter der cyanogenen Glykoside (β-Gentiobiosid des L-Mandelsäurenitrils) ist. Amygdalin wurde bereits 1830 aus Bittermandeln isoliert und setzt unter bestimmten Voraussetzungen Blausäure frei. Obstkerne (z.B. von Aprikosen, Pfirsichen und Zwetschgen) enthalten ebenfalls relevante Amygdalinmengen. Eine Vitaminwirksamkeit oder sonstige nutritive Eigenschaften kommen dem Laetril in keiner Weise zu.

Laetril wird insbesondere in den USA als Krebstherapeutikum angepriesen. Das wissenschaftliche Erkenntnismaterial zur Belegung der Wirksamkeit und Unbedenklichkeit als Krebstherapeutikum ist vollkommen unzureichend (Chandler et al. 1984). Die Befürworter der Amygdalintherapie behaupten, dass in den Krebszellen das Amygdalin durch β-Glucosidasen hydrolisiert wird und das freiwerdende Cyanid die malignen Zellen abtöte. Zahlreiche Vergiftungsfälle und mehr als ein Dutzend Todesfälle sind hingegen beschrieben (Martindale 1989).

Beispielhaft sei erwähnt, dass ein Kind nach Einnahme von weniger als 5 Laetriltabletten starb. Ein 17-jähriges Mädchen verstarb innerhalb von 24 Stunden nach Ingestion von 312 Laetrilampullen (10,5 g). Die beobachteten fatalen Cyanidintoxikationen im Gefolge dieser „Vitamin-Krebstherapie" sind klinisch vergleichbar mit zahlreichen in Afrika registrierten Fällen einer alimentären Cyanidvergiftung. Das Wurzelgemüse Bittercassava enthält Laetril und hat Tausende von chronischen Cyanidvergiftungen hervorgerufen. Im Vordergrund stehen schwere neurologische Schäden in Form peripherer Neuropathien, Myelopathien, Enzephalopathien, die mit Blindheit (Opticusatrophie) einhergehen können (Herbert 1979).

Aufgrund des nachweislich nicht vorhandenen Nutzens und des evidenten toxikologischen Potenzials kann vor der Anwendung des „Vitamin B_{17}" nur eindringlich gewarnt werden.

10.1.4 Pangamsäure (Vitamin B_{15})

```
O     OH
  ⟍  /
   C
   |
H–C–OH
   |
HO–C–H
   |
H–C–OH
   |
H–C–OH                 N [CH (CH3)2]2
   |                 /
   CH2 – O – C – CH
             ‖     \
             O      N [CH (CH3)2]2
```

Abb 10.2: Pangamsäure

Pangamsäurepräparate enthalten nicht, wie der Name vermuten lässt, eine chemisch definierte Substanz, sondern eine variierende Mischung aus Gluconsäure, Diisopropylamindichloracetat, Glycin und Dimethylglycin (Cody 1984). Natriumpangamat enthält mindestens 99% Natriumsalz der Dimethylaminoacetylgluconsäure (➤ Abb. 10.2). Die Pangamsäure wird teilweise mit einem „Vitamin B_{15}" gleichgesetzt. Allerdings sind bis heute keine definierten Mangelerkrankungen bekannt. Nach Untersuchungen von Krebs et al. (1954) sowie Navarro et al. (1957) wird Natriumpangamat nach Art eines Coenzyms an die Cytochromoxidase gebunden und aktiviert damit den letzten Schritt der Atmungskette. Experimentell wurde eine Blockade neuromuskulärer Synapsen sowie eine Blutdrucksenkung vergleichbar mit Thiaminhydrochlorid

(Marshall et al. 1961) und eine Blockierung α-adrenerger Rezeptoren (Litwinska und Szadurskie-Szadujkis 1977) nachgewiesen. Die Pangamsäure wird insbesondere in den USA für zahlreiche Indikationen empfohlen, wobei die Förderung der Gewebeoxigenierung besonders herausgestellt wird. Teile des Pangamsäurekomplexes lassen sich in Erbsen (Cicer arietinum), Aprikosenkernen, Brauereihefe, Mais, Reis, Hafer, Rinderblut, Pferdeleber u.a. nachweisen (Singh 1983).

Die amerikanische FDA (Food and Drug Administration) hat in einem „Statement on Pangamic acid" vom 18.8.1978 kundgetan, dass weder eine therapeutische Wirksamkeit noch eine ausreichende Sicherheit belegt seien.

10.1.5 Orotsäure (Vitamin B_{13})

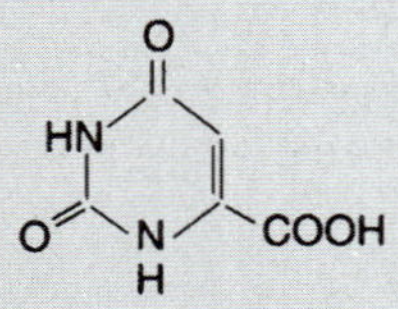

Abb. 10.3: Orotsäure

Orotsäure (griech. oros = Molke) wurde 1904 von Biscaro und Belloni aus Kuhmolke isoliert und zeitweise als „Vitamin B_{13}" bezeichnet (➤ Abb. 10.3). Die Summenformel lautet $C_5H_4N_2O_4$ das Molekulargewicht 156,10 und das Grundgerüst ist das Uracil. Orotsäure ist in organischen Lösungsmitteln praktisch unlöslich und in wässrigen Lösungen schwer löslich. Die Synthese gelang 1931 Johnson und Schröder aus Thioharnstoff und γ, γ-Diethylacetessigsäureester (Nowitzki-Grimm et al. 1996). Sie ist ein Zwischenprodukt der Pyrimidinbiosynthese und kommt in verschiedenen Nahrungsmitteln vor, insbesondere in hoher Konzentration in der Kolostralmilch, ein Hinweis auf die wichtige Bedeutung der Orotsäure für das Wachstum und verschiedene Stoffwechselfunktionen. Hauptquellen der Orotsäure sind Milch und Milchprodukte, wobei der Gehalt an Orotsäure speziesabhängig ist. Die Biosynthese der Orotsäure erfolgt mit der Bildung von Carbamoylphosphat durch das Enzym Carbamoylphosphatase. Diese reagiert mit Asparat zu Carbamoylaspartat und zyklisiert zu Dihydroorotat, das zum Orotat dehydriert. Orotsäure wird zur Pyrimidinsynthese benötigt. Hierbei reagiert Orotat mit 5-Phosphoribosyl-1-diphosphat mit Abspaltung von 2 Phosphatresten zu Orotidin-5-phosphat. Durch Decarboxylierung entsteht Uridin-5-phosphat (UMP), das mittels ATP als Phopshat-Donator zu Uridintriphosphat (UTP) phosphoryliert wird, das Schlüsselenzym für die Synthese weiterer Pyrimidine und ihrer Folgeprodukte (Nowitzki-Grimm et al. 1996). Wegen der schlechten Wasser- und Lipidlöslichkeit beträgt die Resorptionsquote der Orotsäure beim Menschen nur 5–6% und die Serumhalbwertszeit beim Erwachsenen ca. 1 Stunde. Magnesiumorotat, eine Verbindung aus Magnesium als Zentralatom mit zwei Anionen der Orotsäure, erscheint im Blut undissoziiert und liegt erst intrazellulär getrennt vor, woraus eine additive Wirkung und Wirkungspotenzierung abgeleitet wird. Als „Magnesium-Fixateur" stimuliert Orotsäure (Classen 1995), exogen zugeführt, die intrazelluläre ATP-Synthese, bindet Magnesium besser an Herzmuskelzellen und ist kardioprotektiv.

Orotat vermag der Organismus intermediär in ausreichender Menge zu synthetisieren. Spezifische Orotsäuremangelzustände sind nicht bekannt geworden. Ein Vitamincharakter ist deshalb der Orotsäure abzusprechen. Unstrittig ist, dass die Orotsäure vielfältige Wirkungen auf den Pyrimidinstoffwechsel ausübt. Von besonderer klinischer Bedeutung ist der Einsatz von Orotsäure in der Kardiologie, da der Turnover von Pyrimidin im Herzmuskel bei nur geringer Konzentration äußerst hoch ist, weshalb es rasch zu Defiziten kommt mit negativen Auswirkungen auf die Kontraktilität des Myokards und den Herzrhythmus und der folgerichtigen Empfehlung einer Substitution mit Pyrimidin oder Orotsäure zur Erhöhung der Ischämietoleranz u.a. beim Herzinfarkt (Rossi et al. 1998, Zimmer 1998, Rosenfeldt et al. 1998). In verschiedenen tierexperimentellen Versuchen konnte gezeigt werden, dass Orotsäure und Magnesiumorotat postischämische Funktionsstörungen verhindern, den Glykogengehalt in der Herzmuskelzelle verbessern (Ferdinandy et al. 1998), bei Hamstern mit genetisch bedingter Kardiomyopathie makroskopisch und histologisch die Progression verzögern, elektrophysiologisch die Herzmuskelzellen stabilisieren (Jasmin et al. 1998), nach heterotoper Herztransplantation bei Kaninchen am 4. postoperativen Tag den gegenüber der Kontrollgruppe erniedrigten Blutdruck signifikant erhöhen und damit die kardiale Auswurfleistung verbessern (Yeh et al. 1994) sowie Überlebenszeit und Pumpleistung des Myokards nach Vorbehandlung mit Orotsäure am Herzinfarktmodell nach Ligatur der Koronararterien und anschließender Reperfusion signifikant erhöhen (Munsch et al. 1989, 1991). Weiterhin reduziert Magnesiumorotat die Bildung von arteriosklerotischen Plaques, die bei cholesterinreicher Nahrung entstehen und verlangsamt deutlich die Progression arteriosklerotischer Gefäßwandveränderungen (Jellinek und Takacs 1996). Daneben besitzt Orotsäure nootrope Wirkungen im Sinne der Förderung von Lernprozessen, Protektion und Rückbildung hypoxisch, ischämisch und traumatisch bedingter Hirnleistungsstörungen, Förderung der Informationsübertragung im ZNS und Verminderung altersbedingter Veränderungen der synaptischen Plasitizät (Ruethrich et al. 1982, Matthies 1991, Schmidt 1991).

Inzwischen liegen klinische Erfahrungen zu Orotsäure und Magnesiumorotat bei Patienten mit chronischer Herzinsuffizienz, koronarer Herzkrankheit, Herzinfarkt sowie nach aortokoronarer Bypass-Operation mit positiven Effekten vor, wie Senkung der Angina-pectoris-Anfälle, Verbesserung der Belastungsdauer des Herzens und Reduktion von Arrhythmien nach herzchirurgischen Eingriffen (Rosenfeldt et al. 1992, Schmidt 1989, Geiss et al. 1998, Golf et al. 1999, Branea et al. 1999, Dragan et al. 2003). Danach ist die prophylaktische und therapeutische Anwendung von Magnesiumorotat in der vorgeschrieben Dosis bei kardiovaskulären Erkrankungen durchaus sinnvoll und berechtigt.

10.1.6 α-Liponsäure

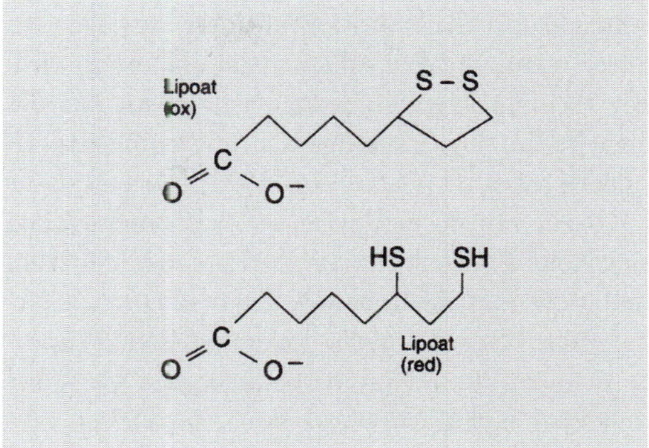

Abb. 10.4: α-Liponsäure

Die α-Liponsäure (ALA), ein Racemat bestehend aus S-ALA und R-ALA, ist eine schwefelhaltige Fettsäure (6,8-Dithiooctansäure), die sowohl beim Menschen als auch im Tier- und Pflanzenreich vorkommt und endogen synthetisiert wird (> Abb. 10.4). Größere Mengen sind in Innereien wie Herz und Leber enthalten. Sie agiert als Coenzym bei der dehydrierenden Decarboxylierung von 2-Oxosäuren (2-Oxopropionat, 2-Oxoglutarat, 2-Oxoisovalerianat). Als Bestandteil des Pyruvatdehydrogenase-Komplexes bestehen enge Beziehungen zum Thiamin (Kap. 3.1 Thiamin). Sie überträgt den bei der Decarboxylierung entstehenden aktiven Aldehyd auf Coenzym A und wirkt als Akzeptor von Reduktionsäquivalenten. Da ausreichende Mengen im Organismus synthetisiert werden, ist eine exogene/alimentäre Zufuhr nicht unbedingt notwendig. Dennoch können spezifische Mangelzustände u.a. beim Diabetes mellitus, peripheren Neuropathien und Leberfunktionstörungen bestehen.

Die Pharmakokinetik der α-Liponsäure wurde von verschiedenen Arbeitsgruppen nach parenteraler und oraler Einmal- bzw. Mehrfachapplikation bei gesunden Probanden und Diabetikern vom Typ I und Typ II untersucht (Breithaupt-Görgler et al. 1999, Gleiter et al. 1996, Hermann et al. 1996, Merz et al. 1995, Teichert et al. 2003). Übereinstimmend wurde in allen humanpharmakokinetischen Studien festgestellt, dass α-Liponsäure nach oraler Verabreichung rasch mit maximalen Plasmaspiegeln nach ca. 0,5 Stunden resorbiert wird, einem ausgeprägten

First-Pass-Metabolismus unterliegt, d.h. sofort metabolisiert wird, und nach Oxidation an der Seitenkette mit anschließender Konjugation vorwiegend in Form mehrerer Metaboliten renal eliminiert wird. Die absolute Bioverfügbarkeit beträgt um 20–30% Sie wird durch gleichzeitige Nahrungsaufnahme um ca. 25% reduziert (Gleiter et al. 1996). Nach i.p.- bzw. p.o.-Gabe von ^{14}C-markierter ALA an Ratten fanden sich hohe Konzentrationen in der Leber, Muskeln und im N. ischiadicus bzw. N. femoralis nach Mehrfachgabe (Peter et al. 1996). Die hohe Plasmaclearance ist nicht durch eliminierende Organe wie Leber und Niere bedingt, sondern durch eine nicht lokalisierbare Elimination aus dem Plasma, vermutlich in Zellen, in denen α-Liponsäure als Coenzym im Energiestoffwechsel fungiert (Merz et al. 1995). Die Eliminationshalbwertszeit ist kurz und beträgt nach oraler bzw. parenteraler Applikation ca. 33 Minuten. Bei Patienten mit eingeschränkter Nierenfunktion ist die Pharmakokinetik nicht verändert.

In einer prospektiven, randomisierten doppelblindkontrollierten Studie wurde an juvenilen Typ-I-Diabetikern die orale Therapie von α-Liponsäure bzw. die fixe Kombination Vitamin B_1, B_6 und B_{12} über 12 Wochen untersucht. Elektroneurographisch zeigte sich nach α-Liponsäure ein günstigerer therapeutischer Einfluss als nach den B-Vitaminen im Sinne einer Besserung mit Amplitudenzunahme und NAP-Dauerverkürzung, welche am N. suralis deutlicher ausgeprägt war als beim N. medianus. Möglicherweise werden mit parenteral höher dosierten Gaben noch bessere Effekte bei der diabetischen Polyneuropathie erreicht (Jörg et al. 1988).

In den letzten Jahren wurde α-Liponsäure vorrangig bei Patienten mit diabetischer Polyneuropathie klinisch geprüft. In der randomisierten, placebokontrollierten doppelblinden multizentrischen (n = 38 Zentren) ALADIN-Studie (Ziegler et al. 1995) erhielten 328 Patienten mit einer nicht insulinpflichtigen diabetischen Neuropathie über 3 Wochen 1200 mg, 600 mg, 100 mg α-Liponsäure oder ein Placebo. Klinisch manifestierte sich die Wirkung der α-Liponsäure vor allem in einer Abnahme der Neuropathiesymptome wie Brennen, Parästhesien, Taubheitsgefühl und Schmerzen. Von der gleichen Arbeitsgruppe liegt eine weitere randomisierte, placebokontrollierte multizentrische Doppelblindstudie (DEKAN-Studie) bei nicht insulinpflichtigen Patienten mit einer kardialen autonomen Neuropathie von 1997 vor. 39 Patienten erhielten 800 mg α-Liponsäure, 34 ein Placebo oral über 4 Monate. Zielgröße war der Einfluss auf Herzfrequenz, Blutdruck und autonome kardiale Herzfunktion anhand des reduzierten Powerspektrums im niedrigen (LF, 0,05–0,15 HZ) und/oder hohen (HF, 0,15–0,50 HZ) Frequenzband. Die RMSSD (root mean square sucessive difference) verbesserte sich unter Verum um 1,5 ms und im LF-Powerspektrum um 0,062 bpm^2 signifikant gegenüber dem Ausgangswert bzw. Placebo und verschlechterten sich unter Placebo um 0,1 ms (RMSSD) bzw. um 0,01 bpm^2 (LF-Spektrum) gegenüber dem Ausgangsbefund. Die Symptome des kardiovaskulären autonomen Nervensystems fielen um 24,1% gegenüber einem weiteren Anstieg um 25,0% in der Placebogruppe. Bei Patienten mit einem nicht insulinpflichtigen Diabetes mellitus und kardiovaskulärer autonomer Neuropathie konnte nach der 8-monatigen Behandlung mit 800 mg/Tag α-Liponsäure gegenüber Placebo eine deutliche Besserung nachgewiesen werden. In weiteren randomisierten, placebokontrollierten Doppelblindstudien, z.B. ALADIN II (Reljanovic et al. 1999), ALADIN III (Ziegler et al. 1999), der Sydney Studie (Ametov et al. 2003) und ORPIL Studie (Ruhnau et al. 1999) wurden die positiven Effekte der α-Liponsäure auf den neuropathischen Symptomenscore und die Verbesserung der sensorischen bzw. motorischen Nervenleitungsgeschwindigkeit bestätigt. Ziegler et al. (2004) haben in einer Metaanalyse 4 Studien (ALADIN I, III, SYDNEY und NATHAN II) zusammengefasst und fanden unter ALA eine signifikante Besserung neuropathischer Beschwerden mit einer Resonderrate von 52,7% gegenüber 36,9% nach Placebo. In den klinischen Studien wurden initial meist 600–1200 mg α-Liponsäure über 2–3 Wochen infundiert und anschließend mit 1–3 x 600 mg oral weiter behandelt. In keiner der zahlreichen kontrollierten wie auch offenen klinischen Studien sind schwerwiegende Nebenwirkungen aufgetreten.

10.1.7 Methylmethionin-sulfoniumchlorid (Vitamin U)

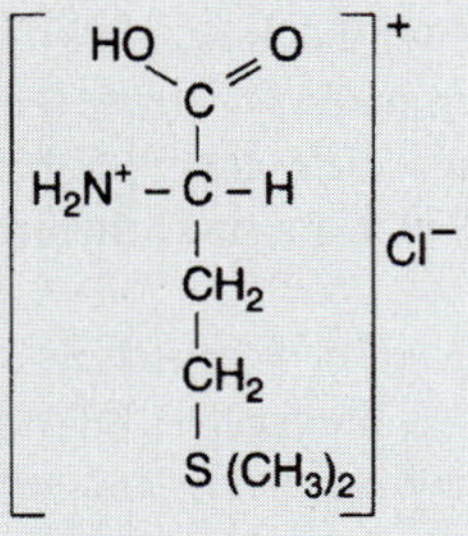

Abb. 10.5: Methylmethioninsulfoniumchlorid

Diese Substanz kann aus Kohlarten und anderen grünen Gemüsen gewonnen werden (➤ Abb. 10.5). Es wird als „Anti-Ulkus-Vitamin“, als Substanz gegen Hyperlipidämie, Lebererkrankungen und beim nephrotischen Syndrom empfohlen (Seri et al. 1979). Eine Vitaminwirksamkeit ist definitiv nicht gegeben.

10.1.8 Ubichinon/Coenzym Q

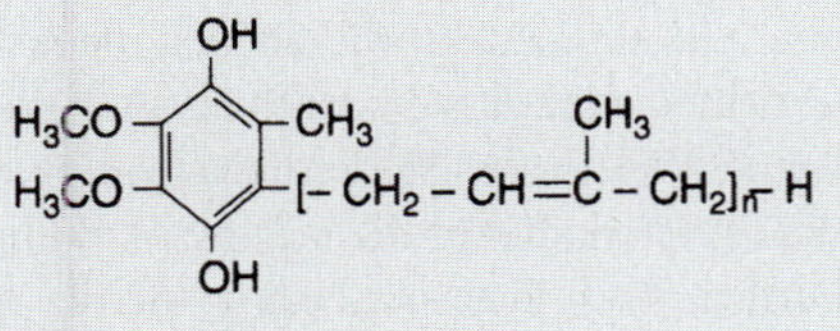

Abb. 10.6: Ubichinon/Coenzym Q

Coenzym Q_{10} oder Ubichinon wurde im Jahre 1957 an der Universität Wisconsin entdeckt, und die chemische Struktur 1958 von der Arbeitsgruppe um K. Folkers identifiziert (➤ Abb. 10.6). Q_{10} ist ein essenzieller mitochondrialer Bestandteil, der eine Schlüsselrolle in der Atmungskette einnimmt und in der Zelle an der Energiebereitstellung in Form von Adenosintriphosphat (ATP) beteiligt ist. Es aktiviert bei der ATP-Biosynthese Enzyme, welche die Energiegewinnung ermöglichen bzw. in Gang setzen. Darüber hinaus kann Q_{10} wie die Vitamine C und E freie Radikale abfangen, die bei verschiedenen Stoffwechselprozessen oder unter besonderen Bedingungen entstehen. Obwohl der gesunde Humanorganismus ausreichende Mengen endogen zu synthetisieren vermag, sind bei einigen Krankheitsbildern Coenzym-Q_{10}-Mängel beschrieben worden. Vorstufe für den Benzochinonanteil ist Tyrosin bzw. Phenylalanin. Die Methylgruppen stammen aus S-Adenosylmethionin. Die isoprenoide Seitenkette wird entsprechend dem allgemeinen Biosyntheseweg isoprenoider Substanzen über Mevalonsäure gebildet. Die Gruppe der Ubichonone ist in der belebten Natur nahezu ubiquitär vorhanden. Aufgrund des sehr lipophilen Charakters ist das beim Menschen hauptsächlich vorkommende Coenzym Q_{10} in Membranen und lipophilen subzellulären Strukturen konzentriert. Das Coenzym Q_{10} ist ein essenzielles Glied im Elektronentransportsystem der Atmungskette und fungiert als Sammelbecken der bei der Oxidation von Flavincoenzymen anfallenden Reduktionsäquivalente. Vom Coenzym Q_{10} fließen die Elektronen über die Cytochrome zum molekularen Sauerstoff. Neben diesen seit längerem bekannten Eigenschaften im Energiestoffwechsel wirkt Coenzym Q_{10} als Antioxidans in der Lipidphase.

Coenzym Q_{10} kommt in allen Zellen vor, vorrangig in solchen mit hohem Energieumsatz. Hohe Konzentrationen finden sich im Herzen, in der Leber, in den Nieren und in der Bauchspeicheldrüse. Der Körperbestand an Q_{10} ist versorgungsabhängig und soll zwischen 0,5 und 1,5 g liegen. Normalerweise wird der tägliche Bedarf durch die endogene Biosynthese und durch die Nahrung – fette Seefische, Fleisch, Soja, Nüsse sind reichhaltige Q_{10}-Quellen – gedeckt. Bei verschiedenen Krankheiten bzw. Prozessen wie Strahlenbelastung, zunehmendem Alter oder Risikofaktoren wie Rauchen, UV-Strahlen findet man reduzierte Coenzym-Q_{10}-Konzentrationen im Plasma, Organen und in Geweben (z.B. in der Haut), möglicherweise durch die Einwirkung freier Radikale bzw. pathophysiologischen Bedingungen. Hier ist noch nicht ausreichend geklärt, ob die erniedrigte Q_{10}-Konzentration selbst pathogen ist oder nur eine Begleiterscheinung darstellt.

Mangelzustände an Q_{10} sind bei langfristiger totaler parenteraler Ernährung beschrieben worden. Hier reicht die endogene Synthese oftmals nicht aus, weil der First-pass-Metabolismus von Phenylalanin zu Tyrosin in der Leber wegfällt, und Tyrosin in erster Linie zur Proteinsynthese verwendet wird. Weiterhin entfällt analog zu den Verhältnissen bei Carnitin der first pass von Methionin in der Leber, so dass Methionin vorwiegend durch extrahepatische Transaminierung zu Sulfat metabolisiert wird statt zu S-Adenosylmethionin, dem Methyldonator für die Orthomethylierung des Tyrosinrings bei der Biosynthese von Q_{10}. Ein Q_{10}-Mangel kann auch durch Anthracycline verursacht werden, deren toxische Wirkungen im Tierversuch durch Q_{10} verringert werden können (Solaini et al. 1985), und wurde außerdem unter der Therapie mit HMG-CoA-Reductase-Hemmern beschrieben (Hyams et al. 1994, Ghirlanda et al. 1993, Watts et al. 1993).

Therapeutisch (Tagesdosis zwischen 60–1200 mg) wird Q_{10} insbesondere bei Krankheiten und pathophysiologischen Prozessen mit hohem Energiebedarf, oxidativer Belastung und verringerten Konzentrationen, z.B. in verschiedenen kardiovaskulären Erkrankungen (chronische Herzinsuffizienz, Angina pectoris), Neuromyopathien, M. Parkinson, Diabetes mellitus, zur Supplementierung (Tagesdosis bis 30–100 mg), z.B. wegen der negativen Interaktion der Statine mit Q_{10}, aber auch zur Leitungssteigerung bei Sportlern, eingesetzt (Folkers et al. 1992, Greenberg u. Frishman 1990, Saller et al. 2006). Diese Anwendungsgebiete sind bisher noch nicht allgemein akzeptiert, zumal es auch negative Berichte von Q_{10} bei der Therapie kardiologischer Erkrankungen gibt (Permanetter 1993, Watson et al. 1999). Ebenso werden viele andere therapeutische Anwendungen von Q_{10} noch kontrovers diskutiert, da die in neueren randomisierten kontrollierten klinischen Studien mitgeteilten Ergebnisse uneinheitlich, widersprüchlich bzw. negativ sind. Eine Supplementierung ist bei seltenen mitochondrialen enzephalomyopathischen Coenzym-Q_{10}-Mangelzuständen indiziert und als Adjuvanz zur Standardtherapie bei kardiovaskulären Erkrankungen und beim M. Parkinson sinnvoll, zumal Q_{10} gut verträglich ist und bisher keine schwerwiegenden Nebenwirkungen bekannt sind. Als Fertigarzneimittel steht derzeit kein Präparat zur Verfügung.

10.1.9 Sekundäre Pflanzenstoffe (Phytonutrients oder Accessory Health Factors)

Eine Vielzahl von Pflanzeninhaltsstoffen hat positiven oder negativen Einfluss auf die Gesundheit. Dazu gehören Flavonoide, Isoflavone (Phytoöstrogene), Carotinoide und viele andere (Übersichten: Fjeld und Lawson 1999, Watzl und Leitzmann 1999, Großklaus 2000).

Bereits 1936 wurde vom Arbeitskreis um Szent-Györgi über eine Stoffgruppe (Flavonoide) berichtet, welche die Kapillarresistenz erhöhen und die Lebensdauer skorbutischer Meerschweinchen verlängern konnte. Diese Stoffgruppe wurde mit der Bezeichnung „Vitamin P" belegt (von Permeabilität), obwohl es sich um pharmakologisch wirksame Substanzen und nicht um Vitamine handelt. In neuerer Zeit sind solche Verbindungen durch die Feststellung interessant geworden, dass reichliche Zufuhr von Obst und Gemüse das Risiko von Herz-Kreislauf-Erkrankungen oder Tumorerkrankungen deutlich senkt (Doll und Peto 1981, Acheson und Williams 1983, Palgi 1981, Ziegler 1991). Zuerst wurde vermutet, dass dieser Effekt die Folge eines verbesserten Versorgungszustandes mit Vitamin E, C und Betacarotin sei. Da aber Interventionsstudien mit diesen Vitaminen gezeigt haben, dass dies allein nicht zur Erklärung der günstigen Effekte ausreicht, hat man mehr Augenmerk auf weitere, z.T. antioxidativ wirkende Stoffe in Pflanzen gerichtet, ohne dass es jedoch bis jetzt gelungen ist, aus der Vielzahl von Stoffen diejenigen eindeutig zu identifizieren, die für die positive Wirkung verantwortlich sind. Ebenso vielfältig wie die sekundären Pflanzenstoffe sind die Wirkungen dieser Stoffe und keinesfalls immer unbedenklich. Solange man nicht mehr über sekundäre Pflanzenstoffe weiß, bleibt die Empfehlung bestehen, auch trotz evtl. Substitution von Vitaminen reichlich pflanzliche Nahrung zu verzehren.

Unter der großen Anzahl der Carotinoide gibt es neben Betacarotin und anderen Provitamin-A-Carotinen auch solche, die nicht in Vitamin A umgewandelt werden können, weil sie keinen β-Iononring besitzen. Sie sind wie viele andere Pflanzeninhaltsstoffe nicht essenziell, können aber als Antioxidanzien und Radikalfänger positive Wirkungen haben. So ist Lycopin, das hauptsächlich in Tomaten und daraus hergestellten Produkten vorkommt, einer der stärksten Entschärfer für Singulett-Sauerstoff. Epidemiologische Studien haben eine inverse Korrelation zwischen Aufnahme von Lycopin und dem Risiko für Prostatakarzinom gezeigt (Mills et al. 1989, Giovanucci et al. 1995, Hsing et al. 1990).

Die Carotinoide Zeaxanthin und Lutein (Quellen: Spinat und andere grüne Gemüse) werden in die Retina des Auges eingebaut und schützen die Photorezeptoren vor der Einwirkung blauen Lichts. Es gibt Hinweise darauf, dass sie die altersabhängige Makuladegeneration verhindern oder verzögern (Snodderly 1995, Handelman et al. 1988, Seddon et al. 1994, Landrum et al. 1997). Dagnelie et al. (2000) stellten eine Verbesserung der mittleren Sehschärfe und des mittleren Sehfelds bei Patienten mit Retinitis pigmentosa und anderen Degenerationen der Retina durch die Einnahme von Lutein (40 mg/Tag) fest. Berendschot et al. (2000) beobachteten eine Zunahme der Pigmentdichte in der Macula nach Luteinsubstitution (10 mg/Tag).

10.1.10 Bioflavonoide (Vitamin P)

Das „Vitamin P" (Permeabilitäts-Vitamin) geht auf die frühen Untersuchungen des Arbeitskreises um Szent-Györgyi zurück. Bereits 1936 wurden von dieser Arbeitsgruppe Daten zu einer Substanz publiziert, die nach damaligem Erkenntnisstand mit der Ascorbinsäure eng vergesellschaftet sei und Einfluss auf Blutungszustände ausübe. Diese Substanzen gehören zu der in der Pflanzenwelt weit verbreiteten Gruppe der Flavonoide (➤ Abb. 10.7). Aufgrund ihrer Wirkungen auf die Gefäßpermeabilität wurden teilweise diese Substanzen als Permeabilitäts-Vitamine bezeichnet, zum Teil auch zur Gruppe der Bioflavonoide zusammengefasst. Wenige Jahre später stand bereits fest, dass sich im Tierversuch ein Vitamin-P-Mangel nicht erzeugen lässt und die Gruppe der Flavonoide der Vitamindefinition nicht genügt. Um so erstaunlicher ist es, dass bis heute Bioflavonoide z.B. in Form von Rutin als Vitamin bzw. vitaminähnliche Substanz in Vitaminpräparaten Berücksichtigung finden.

Aus der überaus heterogenen Klasse der Flavonoide wird für medizinische Zwecke vorwiegend das Rutin verwandt, das bereits im Jahre 1842 von dem Nürnberger Apotheker Weiss aus der Gartenraute (Ruta graveolens) isoliert wurde. Besonders rutinreich sind die grünen Blätter verschiedener Buch-

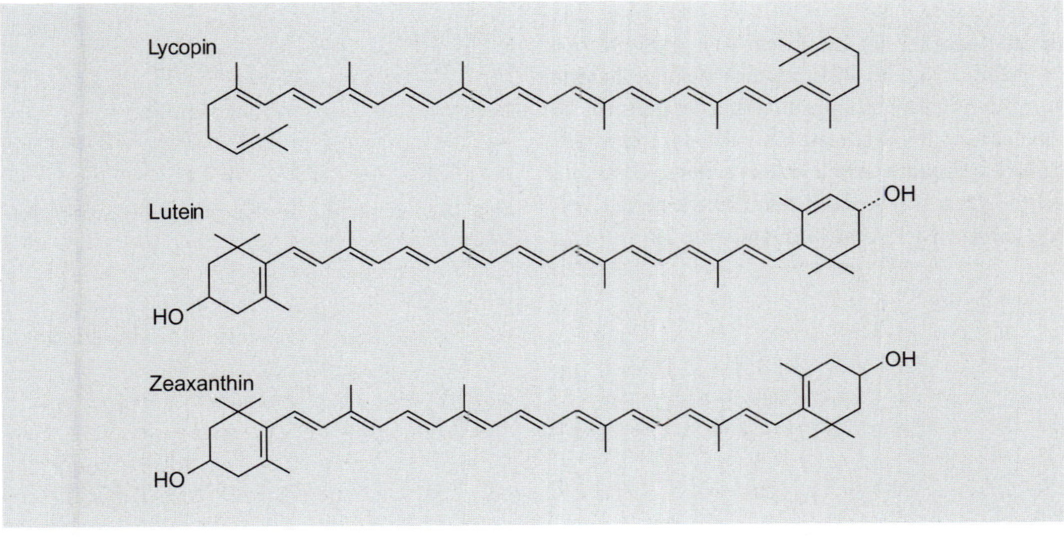

Lycopin

Lutein

Zeaxanthin

Abb. 10.7: Bioflavonoide (Vitamin P)

weizenarten, Zitrusfrüchte sowie die Blüten von Sophora japonica (Lahann und Purucker 1974).

Rutin soll eine erhöhte Permeabilität der Kapillargefäße normalisieren, die sich u.a. in verstärkter Lymphzirkulation, vermehrtem Eiweißaustritt und Ödembereitschaft äußert. Darüber hinaus soll Rutin auch eine verminderte Kapillarresistenz, d.h. eine erhöhte Kapillarzerreißlichkeit (Fragilität), positiv beeinflussen. Petechiale Blutungen sollen unter einer Bioflavonoidmedikation klinisch relevant therapiert werden können. Bioflavonoide und Vitamin C kommen gemeinsam im pflanzlichen Material vor und zeigen in speziellen Modellsystemen ähnliche pharmakologische Wirkungen. Dennoch gibt es keine Anhaltspunkte dafür, dass Bioflavonoide für den Humanorganismus von essenzieller Bedeutung sind und Vitamincharakter besitzen.

10.1.11 Myo-Inosit

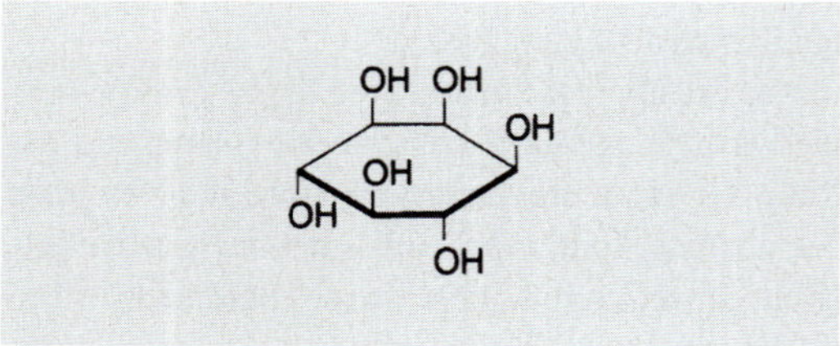

Abb. 10.8: Myo-Inosit

In der Natur kommt Inosit sehr weit verbreitet vor (➢ Abb. 10.8). Im Pflanzenreich ist die häufigste Form der Hexaphosphorsäureester des Inosits, die Phytinsäure. Im Gegensatz zur nahezu unresorbierbaren Phytinsäure ist freies Inosit nahezu vollständig resorbierbar. Im menschlichen Gewebe zeigen Testes, Gehirn, Niere und Milz mit etwa 10–16 mg/g Feuchtgewicht die höchsten Inositgehalte (Lang 1974). Bisher sind beim Menschen Inosit-Mangelerscheinungen nicht beobachtet worden. Bei bestimmten Tierspezies sind hingegen unter einer myo-Inosit-freien Ernährung Mangelsymptome wie Wachstumsstörungen und Haarausfall beschrieben worden. In der Ratte übt Inosit eine lipotrope Wirkung aus. Eine unzureichende Inositzufuhr beim Nager kann zu einer Leberverfettung führen (Leclerc und Miller 1989). Es gibt derzeit keine überzeugenden Hinweise dafür, dass myo-Inosit für den Menschen unentbehrlich ist und der Organismus einen essenziellen Bedarf an exogen zuzuführendem Inosit hat. Der Humanorganismus vermag im Intermediärstoffwechsel myo-Inosit aus Glucose durch Zyklisierung von Glucose-6-phosphat zu synthetisieren (➢ Abb. 10.9) (Chen und Eisenberg 1975). Die alimentäre Zufuhr wird auf etwa 1 g pro Tag geschätzt.

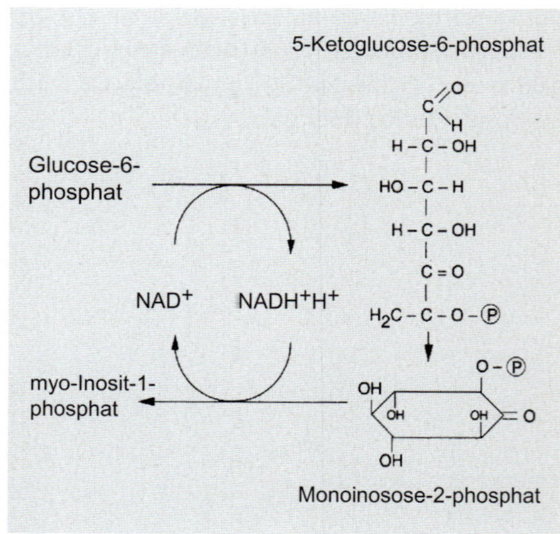

Abb. 10.9: Biosynthese des myo-Inosit aus Glucose-6-phosphat

Anhang

Literaturverzeichnis

LITERATUR ZU KAP. 1: ALLGEMEINES ÜBER VITAMINE

Bässler, K.-H.: Die Bedeutung der Vitamine in der parenteralen Ernährung. Infusionstherapie 17 (1990), 19–23.

Bässler, K.-H.: Vitaminbedarf unter besonderen physiologischen und pathologischen Bedingungen. VitaMinSpur 7 (1992), 176–180.

Bässler, K.-H.: Definition und Relevanz subklinischer Vitaminmangelzustände. VitaMinSpur 10 (1995), 112–118.

Brubacher, G.: Wissenschaftliche Grundlagen von Bedarfszahlen. VitaMinSpur 8 (1993), 18–23.

Bundeslebensmittelschlüssel für Verzehrserhebungen (BLS), Version II 1990. Bundesgesundheitsamt.

Chomé, J., Paul, T., Pudel, V., Bleyl, H., Heseker, H., Hüppe, R., Kübler, W.: Effects of suboptimal vitamin status on behavior. Biblthca. Nutr. Dieta 38 (1986), 94–103.

Cowan, M.J., Wara, D.W., Packman, S., et al.: Multiple biotin-dependent carboxylase deficiencies associated with defects in T-cell and B-cell immunity. Lancet 2 (1979), 115–118.

DACH: Referenzwerte für die Nährstoffzufuhr. Deutsche Gesellschaft für Ernährung (DGE). Umschau/Braus, Frankfurt/Main 2000.

DGE, Deutsche Gesellschaft für Ernährung (DGE): Empfehlungen zur Nährstoffzufuhr. Umschau-Verlag, Frankfurt/Main 1985.

DGE, Deutsche Gesellschaft für Ernährung (DGE): Empfehlungen zur Nährstoffzufuhr. Umschau-Verlag, Frankfurt/Main 1991.

Deutsche Gesellschaft für Ernährung (DGE): Ernährungsbericht. DGE-Medienservice, Bonn 2004.

Durga, J., van Boxtel, M.P., Schouten, E.G., Kok, F.J., Jolles, J., Katan, M.B., Verhoef, P.: Effect of 3-year folic acid supplementation on cognitive function in older adults in the FACIT trial: a randomises, double blind, controlled trial. Lancet 369(9557) (2007), 208–216.

Ernährungsbericht 1984: im Auftrag des Bundesministers für Jugend, Familie, Frauen und Gesundheit und des Bundesministers für Ernährung, Landwirtschaft und Forsten. Umschau-Verlag, Frankfurt/Main 1984.

Ernährungsbericht 1988: im Auftrag des Bundesministers für Jugend, Familie, Frauen und Gesundheit und des Bundesministers für Ernährung, Landwirtschaft und Forsten. Umschau-Verlag, Frankfurt/Main 1988.

Friedrich, W.: Handbuch der Vitamine. Urban & Schwarzenberg, München 1987.

Grüttner, R.: Mangelzustände bei Fehlernährung durch alternative Kost im Säuglings- und Kindesalter. Dtsch. Ärzteblatt 89, Heft 9 (1992), B462–B466.

Hages, M., Pietrzik, K., Rotthauwe, H.W., Weber, H.P., von Schnakenburg, K.: Zur Folatversorgungssituation bei Kindern. Sozialpädiatrie in Praxis und Klinik 71 (1986), 23–29.

Heseker, H., Kübler, W., Westenhöfer, J., Pudel, V.: Psychische Veränderungen als Frühzeichen einer suboptimalen Vitaminversorgung. Ernährungs-Umschau 37 (1990), 87–94.

Heseker, H., Schneider, R., Moch, K.J., Kohlmeier, M., Kübler, W.: VERA-Schriftenreihe Bd. 4. Vitaminversorgung Erwachsener in der Bundesrepublik Deutschland. Ed.: Kübler, W., Anders, H.J., Heeschen, W., Kohlmeier, M. Wissenschaftlicher Fachverlag Dr. Fleck, Niederkleen 1992.

Institute of Medicine. Food and Nutrition Board: Dietary Reference Intakes for calcium, phosphorus, magnesium, vitamin D, and fluoride. National Academy Press, Washington D.C. 1997.

Institute of Medicine. Food and Nutrition Board: Dietary Reference Intakes for thiamin, riboflavin, niacin, vitamin B_6, folate, vitamin B_{12}, pantothenic acid, biotin, and choline.National Academy Press, Washington D.C. 1998.

Institute of Medicine. Food and Nutrition Board: Dietary Reference Intakes: A Risk Assessment Model for Establishing Upper Intake Levels for Nutrients. National Academy Press, Washington D.C. 1999.

Institute of Medicine. Food and Nutrition Board: Dietary Reference Intakes for Vitamin C, Vitamin E, Selenium, and Carotenoids. National Academy Press, Washington D.C. 2000.

Institute of Medicine. Food and Nutrition Board: Dietary Reference Intakes: Applications in Dietary Assessment. National Academy Press, Washington D.C. 2001a.

Institute of Medicine. Food and Nutrition Board: Dietary Reference Intakes for Vitamin A, Vitamin K, Arsenic, Boron, Chromium, Copper, Iodine, Iron, Manganese, Molybdenum, Nickel, Silicon, Vanadium, and Zinc. National Academy Press, Washington D.C. 2001b.

Kübler, W.: Ernährungsprobleme. Die Kapsel. R.P. Scherer GmbH, Eberbach/ Baden 1986.

Kung, J.T., MacKenzie, C.G., Talmage, D.W.: The requirement for biotin and fatty acids in the cytotoxic T-cell response. Cell Immunol. 48 (1979), 100–110.

Lederer, W.H., Kumar, M., Axelrod, A.E.: Effects of pantothenic acid deficiency on cellular antibody synthesis in rats. J. Nutr. 105 (1975), 17–25.

NVS (Die Nationale Verzehrsstudie), Ergebnisse der Basisauswertung. Wirtschaftsverlag NW, Bremerhaven 1991.

Petrelli, F., Moretti, P., Campanati, G.: Studies on the relationships between biotin and the behaviour of B and T lymphocytes in the guinea-pig. Experientia 37 (1981), 1204–1205.

Rall, L.C., Meydani, S.N.: Vitamin B_6 and immune competence. Nutr. Rev. 51 (1993), 217–225.

RDA, Recommended Dietary Allowances, 10th Edition. National Academy Press, Washington D.C. 1989.

Richter, M.: Psychische Auswirkungen subklinischer Vitaminmangelzustände. Ernährungs-Umschau 26 (1979), 381–384.

Ross, A., Hämmerling, U.G.: Retinoids and the immune system. In: Sporn, M.B., Roberts, A.B., Goodman, D.S. (eds.): The retinoids: biology, chemistry and medicine, second edition. Raven Press 1994, 521–543.

Thermal Processing and Quality of Foods. Elsevier Applied Science Publishers, London, New York 1984.

West, K.P. jr., Howard, G.R., Sommer, A.: Vitamin A and infection: Public health implications. Ann. Rev. Nutr. 9 (1989), 63–86.

LITERATUR ZU KAP. 2: METHODEN ZUR BEURTEILUNG DER VITAMINVERSORGUNG

Anonym 1: Dietary Reference Intakes. Nutr. Rev. 55 (1997), 319–326.

Anonym 2: Origin and framework of the development of dietary reference intakes. Nutr. Rev. 55 (1997), 332–334.

Anonym 3: Uses of dietary reference intakes. Nutr. Rev. 55 (1997), 327–331.

Application in Dietary Assessment, Institute of Medicine, Food and Nutrition Board. National Academy Press, Washington D.C. 2001.

Biesalski, H.G., Greiff, H., Brodda, K., Hafner, G., Bässler, K.-H.: Rapid determination of vitamin A (Retinol) and vitamin E (α-tocopherol) in human serum by isocratic adsorption HPLC. Int. J. Vitam. Nutr. Res. 56 (1987), 319–327.

Brubacher, G.: The notion of borderline vitamin deficiency. Vitamin symposium, Greek, Soc. Nutr. Food, Athens 1983.

Bonjour, J.B.: Biotin in man's nutrition and therapy – a review. Int. J. Vitam. Nutr. Res. 47 (1977), 107–118.

Brunnenkreeft, J.W.J., Eidhof, H., Gerrits, J.: Optimized determination of thiochrome derivatives of thiamin and thiamine phosphates in whole blood by revesed phase liquid chromatography with precolumn derivatisation. J. Chromatogr. 491 (1989), 89–96.

Bundeslebensmittelschlüssel für Verzehrserhebungen (BLS) Version II 1990, Bundesgesundheitsamt.

Craft, N.E., Haitema, T., Brindle, L.K., Yamini, S., Humphrey, West, K.P. Jr.: Retinol Analysis in Dried Blood Spots by HPLC. J. Nutr. 130 (2000a), 882–885.

Craft, N.E., Bulux, J., Valdez, C., Li, Y., Solomons, N.W.: Retinol concentrations in capillary dried blood spots from healthy volunteers: method validation. Am. J. Clin. Nutr. 72 (2000b), 450–454.

Das, K.C., Herbert, V.: The lymphocyte as a marker of past nutritional status: persistance of abnormal deoxyuridine (dU9 suppression test) and chromosomes in patients with past deficiency of folic acid and vitamin B_{12}. Br. J. Haematol. 38 (1978), 219–233.

Deutsche Gesellschaft für Ernährung: Empfehlungen für die Nährstoffzufuhr 5. Überarbeitung, Umschau-Verlag, Frankfurt/Main 1991, Nachdruck 1995.

Deutsche Gesellschaft für Ernährung: Empfehlungen für die Nährstoffzufuhr Umschau-Verlag, Frankfurt/Main 2000.

Die Nationale Verzehrsstudie: Wirtschaftsverlag NE, Verlag für neue Wissenschaft GmbH, Bremerhaven 1991.

DACH: Referenzwerte für die Nährstoffzufuhr. Deutsche Gesellschaft für Ernährung (DGE). Umschau/Braus, Frankfurt/ Main 2000.

Furr, H.C., Amedee-Manesme, O., Clifford, A.J., Bergen, H.R., Jones, A.D., Anderson, D.P., Olson, J.A.: Vitamin A concentrations in liver determined by isotope dilution assay with tetradeuterated vitamin A and by biopsy in generally healthy adult humans. Am. J. Clin. Nutr. 49 (1989), 713–716.

Guillaumont, M., LeClerq, M., Gosselet, H., Makala, K., Vignal, B.: HPLC determination of serum vitamin K_1 by fluorometric detection after postcolum electrochemical reduction. J. Micronutr. Anal. 4 (1988), 285–294.

GVF Gesellschaft für angewandte Vitaminforschung e.V. Bonn: Ringversuch zur Standardisierung der Vitaminanalytik, Bonn 1991.

Hankes, L.V.: Nicotinic acid and nicotinamide. In: Machlin, L.J. (ed.): Handbook of vitamins. Marcel Dekker Inc., New York 1991.

Hayakawa, K., Oizumi, J.: Determination of free biotin in plasma by liquid chromatography with fluorimetric detection. J. Chromatogr. 413 (1987), 247–250.

Health Canada: Nutrition recommendations: The report of the Scientific Review Committee 1990. Canadian Government Publishing Centre, Ottawa 1990.

Horsberg, T., Gompertz, D.: A protein-binding assay for measurement of biotin in physiological fluids. Clin. Chim. Acta 82 (1978) 215–223.

Institute of Medicine, Food and Nutrition Board: Dietary reference intakes for calcium, phosphorus, magnesium, vitamin D and fluoride. National Academy Press, Washington D.C. 1997.

Institute of Medicine, Food and Nutrition Board: Dietary reference intakes for thiamin, riboflavin, niacin, vitamin B_6, folate, vitamin B_{12}, pantothenic acid, biotin and cholin. National Academy Press, Washington D.C. 1998a.

Institute of Medicine, Food and Nutrition Board: Dietary Reference Intakes: A risk assessment model for establishing upper intake levels of nutrients. National Academy Press, Washington D.C. 1998b.

Institute of Medicine, Food and Nutrition Board: Dietary reference intakes for vitamin C, vitamin E, selenium and carotinoids. National Academy Press, Washington D.C. 2000.

Institute of Medicine, Food and Nutrition Board: Dietary reference intakes for vitamin K and vitamin A. National Academy Press, Washington D.C. 2001.

Kosky, K.T.: Vitamin D: An Update. J. Pharm. Sci 71 (1982), 182.

Kruse-Jarres, J.D.: Mikroelemente (Spurenelemente und Vitamine). In: Renz, H. (ed.): Integrative Klinische Chemie und Laboratoriumsmedizin. Walter de Gruyter-Verlag, Berlin 2003, 595-614.

Liu, Y.K., Sullivan, L.W.: An improved radioisotope dilution assay for serum vitamin B_{12} using hemoglobin-coated charcoal. Blood 39 (1972), 426–432.

Loew, D., Eberhardt, A., Heseker, H., Kübler, W.: Zur Plasmakinetik und Elimination von Folsäure. Klin. Wochenschr. 65 (1988), 520–524.

Loew, D., Menke, G., Hanke, E., Rietbrock, N.: Zur Pharmakokinetik von Hydroxocobalamin und Folsäure. VitaMinSpur 3,4 (1988), 168–172.

Lopez-Anaya, A., Meyerson, M.: Quantification of Riboflavin, Riboflavin-59-phosphate and flavin adenine dinucleotide in plasma and urine by high-performance liquid chromatography. J. Chromatogr. 423 (1987), 105–113.

Möller, J.: Beitrag zur Analytik des Vitamin B_6 mit Hilfe der Hochdruck-Flüssig-Chromatographie (HPLC). Wissenschaftlicher Fachverlag Dr. Fleck, Gießen 1990.

National Research Council, Food and Nutrition Board: Recommended dietary allowances, 10th edition. National Academy Press, Washington D.C. 1989.

Pietrzik, K.: Concept of Borderline Vitamin Deficiencies. Int. J. Vitam. Nutr. Res., Suppl. No 27 (1985), 61–73.

Pietrzik, K.: Biochemical Criteria for the assessment of nutritional status. In: Berger, S., Gronowska-Senger, A., Ziemlanski, S., Smith Gordon: Nutritional sciences for human health. 5th European Nutrition Conferences. Warszawa Poland 1988.

Pietrzik K., Hages, M.: Folsäuremangel: Definition, Nachweis und Beurteilung der Versorgungslage. In: Pietrzik, K. (ed.): Folsäure-Mangel, W. Zuckschwerdt-Verlag, München 1987, 25–40.

Pietrzik, K.: Kriterii otsenki Pishchevog Statusa, Vopr. – Pitan 1 (1989a), 69–75.

Pietrzik, K.: Vitamin Deficiency – Aetiology and Terminology, In: Himberg, J.J. (ed.): B-Vitamins in Medicine. Vieweg & Sohn Verlagsgesellschaft mbH, Braunschweig 1986, 31–43.

Pietrzik, K.: Water Soluble Vitamins: Assay Methodology and Data Interpretation. The 14th International Congress of Nutrition, August 20–25, Seoul, Korea, Book of Abstracts (1989b), 53.

Pietrzik, K.: Concept of borderline vitamin deficiencies. Int. J. Vitam. Nutr. Res. 27 (1985), 61–73.

Pietrzik, K., Hesse, Ch., Schulze zur Wiesch, E., Hötzel, D.: Die Pantothensäureausscheidung im Urin als Bezugsgröße für den Versorgungszustand. Int. Z. Vit. Ern. Forsch. 45 (1975), 251–261.

Sauberlich, H.E.: Newer laboratory methods for assessing nutriture of selected B-complex vitamins. Ann. Rev. Nutr. 4 (1984), 377–407.

Schrijver, J., Speek, A.J., Schreurs, W.H.P.: Semi-automated fluorometric determination of pyridoxal-5-phosphate (PLP) in whole blood by high-performance liquid chromatography (HPLC). Internat. J. Vit. Nutr. Res. 51 (1981), 216–222.

Schrijver, J., Speek, A.J., Klosse, J.A., Van Rijn, H.J.M., Schreurs, W.H.P.: A reliable semiautomated method for the determination of total thiamine in whole blood by high-performance liquid chromatography. Ann. Clin. Biochem. 19 (1982), 52–56.

Schrijver, J.: Biochemical markers for micronutrient status and their interpretation. In: Modern lifestyles, lower energy intake and micronutrient status. Springer Verlag 1991, 55–58.

Shibata, K. et al.: Simultaneous determination of nicotinamide and its major metabolite N1-methyl-4-pyridone-3-carboxamide by high performance liquid chromatography. J. Chromatogr. 424 (1988), 23–28.

Souci, S.W., Fachmann, W., Kraut, H.: Die Zusammensetzung der Lebensmittel. Nährwerttabellen. Wissenschaftliche Verlagsgesellschaft mbH, Stuttgart 1989/90.

Speek, A.J., Schrijver, J., Schreurs, W.H.P.: Fluorometric determination of total vitamin C in whole blood by high-performance liquid chromatography with pre-column derivatization. J. Chromatogr. 305 (1984), 53–60.

Speek, A.J., Van Schaik, F., Schrijver, J., Schreurs, W.H.P.: Determination of the B2 vitamer flavin-adenine dinucleotide in whole blood by high-performance liquid chromatography with fluorometric detection. J. Chromatogr. 228 (1982), 311–316.

Speitling, A.: Wirkungen akut und chronisch hochdosierter Vitamin B_6-Gaben. Biokinetische Untersuchungen am Menschen. Wissenschaftlicher Fachverlag Dr. Fleck, Gießen 1991.

Stump, D.D., Roth, E.F., Gilbert, H.S.: Simultaneous determination by high-performance liquid chromatography of tocopherol isomers, a-tocopherol guinone, and cholesterol in red blood cells and plasma. J. Chromatogr. 306 (1984), 371–375.

Timmons, J.A., et al.: Reverse phase liquid chromatographic assays for calcium pantothenate in multivitamin preparation and raw materials. J. Assoc. Off. Anal. Chem. 70 (1987), 510–513.

Valance, B.D., Hume, R., Weyers, E.: Reassessment of changes in leucocyte and serum ascorbic acid after acute myocardial infarction. Br. Heart J. 40 (1978), 64–68.

Washko, P.W., Welch, R.W., Dhariwal, K.R., Wang, Y., Levine, M.: Ascorbic acid and dehydroascorbic acid analyses in biological samples. Anal. Biochem. 204 (1991), 1–4.

Waxman, S., Schreiber, C., Herbert, V.: Radioisotopic assay for measurement of serum folate status. Blood 38 (1971), 219–228.

Yates, A.A.; Schlicker, S.A.: Dietary Reference Intakes: The new basis for recommendations for calcium and related nutrients, B-vitamins, and choline. J. Am. Diet. Assoc. 98 (1998), 699–706.

LITERATUR ZU KAP. 3: EINZELBESCHREIBUNG DER VITAMINE

LITERATUR ZU KAP. 3.1: THIAMIN

Abbas Z.G., Swai A.B.: Evaluation of the efficacy of thiamine and pyridoxine in the treatment of symptomatic diabetic peripheral neuropathy. Est Afr. Med J 74(12) (1998), 803–808.

Arai, M., Nara, K., Awazu, N.: Wernicke's encephalopathy developed several years after total gastrectomy. Clin. Neurol 37 (1997), 1027–1029.

Arora S., Lidor A., Abularrage C.J., Weiswasser J.M., Nylen E., Kellicut D., Sidawy A.N.: Thiamine (Vitamin B_1) improves endothelium-dependent vasodilatation in the presence of hyperglykemia. Ann. Vasc. May 31 (2006).

Babaei-Jadidi R., Karachalias N., Ahmed N., Battah S., Thornalley P.J.: Prevention of incipient diabetic nephropathy by high-dose Thiamin and Benfotiamin. Diabetes 52 (2003), 2110–2120.

Bachevalier, J., Joyal, C., Botez, M.I.: Blood Thiamine and blood folate levels. A comparative study in control, alcoholic and folate-deficient subject. Int. Zschr. Vit.- u. Ernähr. Forsch. 51 (1981), 205–210.

Baker, H., Thomson, A.D., Frank, O., Leevy, C.M.: Absorption and passage of fat- and water-soluble thiamin derivatives into erythrocytes and cerebrospinal fluid of man. Am. J. Clin. Nutr. 27 (1974), 676–680.

Baker, H., Frank, O.: Absorption, Utilization and Clinical Effectiveness of Allithiamines compared to water-soluble Thiamines. J. Nutr. Sci. Vitaminol. 22 (1976), 63–68.

Bässler, K.-H.: Vitamine, 3. Auflage. Steinkopff-Verlag, Darmstadt 1989.

Banhidi Z.G.: Über die Wachstumswirkung von Thiamindisulfid auf Lactobaillus ferment im Agarplattentest. Biochem. Zeitschr. 32 (1959), 77–80.

Banhidi Z.G.: Weight incerase in the rat due to thiamine disulfide activation by ascorbic acid. Internat Zeitschr. Vitaminforsch. 30 (1960), 305–322.

Bayerisches Staatsministerium für Ernährung, Landwirtschaft und Forsten (ed): Ernährungssituation in Bayern – Forschungsbericht über die Bayerische Verzehrsstudie (BVS). München 1997.

Bergfeld R., Matsumara T., Du X., Brownlee: Benfotiamine prevents the consequences of hyperglycemia-induced mitochondrial overproduction of reactive oxygen species and experimantal diabetic retinopathy. Abstract Diabetologia 44(Suppl.1) (2001), A 148.

Berrone E., Beltramo E., Solimine C., Ape U., Porta M.: Regulation of intracellualre glucose, and polyol pathway by thiamine and benfotiamine in vascular cells cultured in high glucose. Am Society for Biochemistry and Molecular Biology 1.2.2006..

Beuker, F. et al.: Substitution mit Vitamin B_1-Präparaten bei sportlicher Belastung. VitaMinSpur 11 (1996), 137–141.

Bitsch, A., Seipelt, M., Rustenbeck, H.H., Haug, B., Nau, R.: MRT-Befunde bei der Wernicke-Enzephalopathie. Nervenarzt 69 (1998), 707–711.

Bitsch, R., Wolf, M., Möller, J., Heuzeroth, L., Grünklee, D.: Bioäquivalenz von Thiamin. Therapiewoche 40 (1990), 1148–1154.

Blum, K.-U., Thomas, I.: Experimentelle Untersuchungen über ein fettlösliches Thiaminderivat (Deacethiamin). Pharmacologia Clinica 2 (1970), 177–181.

Bohnert, B.: Wernicke-Enzephalopathie bei chronischer gastropankreatischer Erkrankung mit Pylorusstenose. Dtsch. Med. Wschr. 107 (1981), 1722–1725.

Bonjour, J.P.: Vitamins and Alcoholism. Int. J. Vitam. Nutr. Res. 50 (1980), 321–338.

Booth, A.A., Khalifah, R.G., Hudson, B.G.: Thiamine pyrophosphate and Pyridoxamine inhibit the formation of antigenic advanced glycation end-products: Comparison with Aminoguanidine. Biochemical and Biophysical Research Communications 220 (1996), 113–119.

Bravenboer, B., Kappelle, A.C., Hamers, F.P.T., von Burgen, T., Erkelenz, D.W., Gsipen, W.H.: Potential use of gluthatione for the prevention and treatment of diabetic neuropathy in streptozotocin – induced diabetic rat. Diabetologia 35 (1992), 813–817.

Brownlee, M.: Biochemistry and molecular cell biology of diabetic complications. Nature Vol 414 (2001), 313–820.

Brin, M.: Erythrocyte transketolase in early thiamine deficiency. Ann. N.Y. Acad. Sci. 98 (1962), 528–541.

Brubacher, G., Haenel, A., Ritzel, G.: Transketolaseaktivität, Thiaminausscheidung und Blutthiamingehalt beim Menschen zur Beurteilung der Vitamin-B_1-Versorgung. Int. Z. Vitam.- u. Ernähr. Forsch. 42 (1972), 190–195.

Bülow, von, M., Stahlschmidt, M.: Nicht alkoholbedingte Wernickesche Enzephalopathie als Todesursache bei drei chirurgischen Patienten. Infusionstherapie 7 (1980), 276–278.

Bundeslebensmittelschlüssel für Verzehrserhebungen (BLS). Version II 1990. Bundesgesundheitsamt.

Cameron, N.E., Cotter, M.A., Low, P.A.: Nerve blood flow in early experimental diabetes in rats: relation to conduction deficits. Am. J. Physiol. 261 (1991), E1-E8.

Cook, C.H., Hallwood, Ph.M., Thomson, A.D.: B-Vitamin deficiency and neuropsychiatric syndromes in alcohol misuse. Alcohol & Alcoholism 33 (1998), 317–336.

Cullum N.A., Mahon J., Stringer K., McLean W.G.: Glycation of rat sciatic nerve tubulin in experimental diabetic mellitus. Diabetologia 34 (1991), 387–389.

DAKE (Deutsche Arbeitsgemeinschaft für künstliche Ernährung): Empfehlungen für die tägliche Vitaminzufuhr bei parenteraler Ernährung Erwachsener. Infusionstherapie 17 (1990), 60–61.

DGE (Deutsche Gesellschaft für Ernährung): DACH. Referenzwerte für die Nährstoffzufuhr. Ed: Deutsche Gesellschaft für Ernährung (DGE), Österreichische Gesellschaft für Ernährung (ÖGE), Schweizerische Gesellschaft für Ernährungsforschung (SGE), Schweizerische Vereinigung für Ernährung (SVE). Umschau/Braus, Frankfurt /Main 2000b.

DGE (Deutsche Gesellschaft für Ernährung): Ernährungsbericht 2000. Deutsche Gesellschaft für Ernährung. Frankfurt/Main 2000b.

Deutsche Gesellschaft für Ernährung: Empfehlungen für die Nährstoffzufuhr. Umschau-Verlag, Frankfurt/Main 1991.

Deutsche Gesellschaft für Ernährung: Ernährungsbericht 1988. Frankfurt/Main 1988.

Duell, Th., Mittermüller, J., Hiddemann, W.: Unklare Laktatazidose bei einem Patienten mit Herzinsuffizienz unter diuretischer Langzeit-Therapie. Dtsch. Med. Wschr. 125 (2000), 1232–1234.

Dyck, P.J., Zimmermann, B., Vilen, T.H. et al.: Nerve glucose, fructose, sorbitol, myo-inositol, and fiber degeneration and regeneration in diabetic neuropathy. N. Engl. J. Med. 319 (1988), 542–548.

Dyk, P.J.: Hypoxic neuropathy: Does hypoxia play a role in diabetic neuropathy? Neurology 39 (1989), 111–118.

Friedrich, W.: Handbuch der Vitamine. Urban & Schwarzenberg, München–Wien–Baltimore 1987.

Fujiwara, M., Watanabe H., Matsui K.: "Allitiamine" a newly found derivative from Vitamin B_1. Discover of allitiamine. J. Biochem. 41(1) (1954 I), 29–39.

Fujiwara, M., Nanjo, H., Arai, T., Suzuoki, Zio: "Allitiamine" a newly found derivative from Vitamin B_1. The effect of allitiamine on living organism. J. Biochem. 41(2) (1954 II), 273–285.

Fujiwara, M.: Allithiamine and its properties. J. Nutr. Sci. Vitaminol. 22 (1976), 57–62.

Gadau, S., Emanueli, C., van Linthout, S., Graiani, Todaro, M., Meloni, M., Campesi, L., Invernici, G., Spillmann, F., Ward, K., Madeddu, P.: Benfotiamine accelerates the healing of ischemic diabetes limbes in mice trough protein kinase B/Akt-mediated potentiation of angiogensis and inhibition of apoptosis. Diabetologia 49 (2006), 405–420.

Gassmann, B., Lexow, D., Ehrt, D.: Zum Ablauf der Vitamin B_1 Resorption bei der Ratte. Biochem. Z. 332/5 (1960), 449–457.

Gárdián, G., Vörös, E., Járdánházy, T., Ungureán, T., Vécsei, A.: Wernicke's encephalopathy induced by hyperemesis gravidarum. Acta Neurol. Scand. 99 (1999), 196–198.

Greb, A., Bitsch, R.: Comparative bioavailability of various thiamine derivatives after oral administration. Int. J. Clin. Pharmacol. Ther. 36 (1998), 216–221.

Haas, R.H.: Thiamin and the brain. Ann. Rev. Nutr. 8 (1988), 483–515.

Hahn, J.S., Berquist, W., Alcorn, D.H., Chamberlain, L., Bass, D.: Wernicke encephalopathy and beriberi during total parenteral nutrition attributable to multivitamin infusion shortage. Pediatrics 101 (1998), 1-4.

Hannie, St.A., Darling, P.B., Sole, M.J., Barr, A., Keith, M.E.: The prevalence of thiamin deficiency in hospitalized patients with congestive heart failure. J. Am. Coll. Cardiol. 47 (2006), 354–361.

Hammes, H.P., Du, X., Edelstein, D., Taguchi et al.: Benfotiamin blocks three major pathways of hyperglycemic damage and prevents experimental diabetic retinopathy. Nature Medicine Vol 9 (2003), 294–299.

Hammes, H.P., Bergfeld, R., Alt, A., Bierhaus, A., Nawroth, P., Brownlee, M.: Sekundärprevention mit Benfotiamin bei experimenteller Retinopathie. Diabetes und Stoffwechsel 146 (2003), 65.

Haupt, E.,Herrmann, R., Benecke-Timp, A, Vogel, H., Hilgenfeldt, J., Haupt, A., Walter, C.: The KID Study I: Structural baseline charachteristics of the federal insurance for salaried employees' Insitution (BfA) diabetic patients in inpatient rehabilitation. Exp. Clin. Endocrinol. Diabetes 104 (1996), 370–377.

Haupt, E., Ledermann, H., Köpcke, W.: Benfotiamine in treatment of diabetic polyneuropathy a three-week randomized controlled pilot study (BEDIP Study). Int. J. Clin. Pharmacol. and Therapeutics 2 (2005), 71–77.

Hassan, R., Qureshi, H., Zuberi, S.: J. Gastroenterology Hepatology 6 (1991), 59–60.

Heimann, H., Naumann, D.: Alkohol und Nervensystem. Therapiewoche 31 (1981), 4706–4710.

Heinrich, A.C.: persönliche Mitteilung (1988).

Heinrich, A.C.: Thiamin- und Folsäuremangel bei chronischem Alkoholismus, Eisen- und Cobalaminmangel bei veganischer Ernährung. Ernährungs-Umschau 37 (1990), 594–607.

Hellweg, R., Hartung, H.D.: Endogenous levels of nerve growth factor (NGF) are altered in experimental diabetes mellitus: a possible role for NGF in the pathogenesis of diabetic neuropathy. J. Neurosci Res. 26 (1990), 258–267.

Hellweg, R., Wöhrle, M., Hartung, H.D., Stracke, H., Hock, Ch. Federlin, K.: Diabetes mellitus-associated decrease in nerve growth factor levels is reverse by allogenic pancreatic islet transplantation. Neurosci. Lett. 125 (1991), 1–4.

Heseker, H.: Stoffwechsel und Funktion der Vitamine B_1, B_6 und B_{12}. In: Zöllner, N. (ed.): Klinische Bedeutung von Vitamin B_1, B_6 und B_{12} in der Schmerztherapie. Steinkopff-Verlag, Darmstadt (1988), 3–20.

Hilbig, R., Rahmann, H.: Comparative autoradiographic investigations on the tissue distribution of benfotiamine versus thiamine in mice. Arzneim. Forsch. 48 (1998), 461–468.

Holzbach, E.: Thiamine absorption in alcoholic delirium patients. J. Stud. Alcohol 57 (1996), 581–584.

Holzer, H., Beaucamp, K.: Nachweis und Charakterisierung von Zwischenprodukten der Decarboxylierung und Oxydation von Pyruvat: Aktiviertes Pyruvat und Aktivierter Acetaldehyd. Angew. Chem. 71 (1959), 776.

Hoyumpa, A.M, Strickland, R., Sheehan, J.J., Yarborough, G., Nichols, S.: J. Lab. Clin. Med. 99 (1982), 701–708.

Institute of Medicine. Food and Nutrition Board: Dietary reference intakes for thiamin, riboflavin, niacin, vitamin B_6, folate, vitamin B_{12}, pantothenic acid, biotin, and choline. National Academy Press, Washington D.C. 1998.

Itokawa, Y., Cooper, J.R.: Ion movements and thiamin. II. The release of the vitamin from membrane fragments. Biochim. Biophys. Acta 196 (1970), 274–284.

Jurna, I., Carlsson, K.H., Kömen, W., Bonke, D.: Acute effects of Vitamin B_6 and fixed combinations of vitamin B_1, B_6 and B_{12} on nociceptive activity evoked in the rat thalamus. Dose-Response relationship and combinations with morphine and paracetamol. Klin. Wschr. 68 (1990), 129–135.

Keller-Stanislawski, B., Harder, S., Rietbrock, N.: Pharmakokinetik der Vitamine B_1, B_6 und B_{12} nach einmaliger und wiederholter intramuskulärer und oraler Applikation. In: Rietbrock, N. (ed.): Pharmakologie und klinische Anwendung hochdosierter B-Vitamine. Steinkopff-Verlag, Darmstadt (1991), 3-9.

Keller-Stanislawski, B., Loew, D., Harder, S.: Biovailability of Vitamin B_1, B_6 and B_{12} after oral or i.m. application in 4 combination preparations. Deutsche Gesellschaft für Pharmakologie und Toxikologie. Abstract of the Fall Meeting 18–21 September, Köln 1989.

Kempler, P.: Autonomic neuropathy: a marker of cardiovascular risk. J. Diabetes Vasc. Dis. 3 (2003), 84–90.

Klein, G., Behne, M., Probst, S., Dudziak, R., Förster, H., Asskali, F.: Lebensbedrohliche Laktatazidosen bei totaler parenteraler Ernährung. Dtsch. Med. Wschr. 115 (1990), 254–256.

Koltai, M.Z. et al.: The preventive effect of Benfotiamine on the development of cardiac autonome neuropathy in dogs. Poster Neurodiab IV, 30.8.–1.9.1996, Baden (Wien).

Kuba, H., Inamura, T., Ikezaki, K., Kawashima, M., Fukui, M.: Thiamine-deficient lactic acidosis with bain tumor treatment. Report of three cases. J. Neurosurg. 89(8) (1998), 648–652.

Kwok, T., Falconer-Smith, J.F., Potter, J.F., Ives, D.R.: Thiamin status in elderly patients with cardiac failure. Age Ageing 21 (1992), 67–71.

Labadarios, D., Roussouw, J.E., McConnell, J.B., Davis, M., Williams, R.: Thiamin deficiency in fulminant hepatic failure and effects of supplementation. Int. J. Vitam. Nutr. Res. 47 (1977), 17–22.

Laforenza, U., Patrini, C., Alvisi, C., Faelli, A., Licandro, A., Rindi, G.: Thiamine uptake in human intestinal biopsy specimens including observations from a patient with acute thiamine deficiency. Am. J. Clin. Nutr. 66 (1997), 320–326.

La Selva, M. et al.: Thiamine corrects delayed replication and decreases production of lactate and advanced glycation end-products in bovine retinal and umbilical vein endothalial cells cultured under high glucose conditions. Diabetologia 39 (1996), 1263–1268.

Lechleitner, M., Francescon, M., Abrahamian, H.: Diabetischer Fuß. Acta Medica Austriaca 31/5 (2004), 173–174.

Ledermann, H., Wiedey, K.D.: Behandlung der manifesten diabetischen Polyneuropathie. Therapiewoche 39, Heft 20 (1989), 1445–1449.

Levy, W.C., Soine, L.A., Huth, M.M., Fisbein, D.P. : Thiamin deficiency in congestive heart failure (Letter). Am. J. Med. 93 (1992), 705–706.

Loew, D.: Pharmacokinetics of thiamine derivates, especially of benfotiamin. Int. J. Clin. Pharmacol. and Ther. 34 (1996), 47–50.

Loew, D.: Entwicklung und Pharmakokinetik von Benfothiamin. In: Gries, F.A., Federlin, K. (ed.): Benfothiamin in der Therapie von Polyneuropathie, Thieme Verlag 1998.

Löwel, H., Dinkel, R., Hörmann, A., Stieber, J., Görtler, E.: Herzinfarkt und Diabetes. Diabt. Stoffw. 5 (1996), 19–23.

Low, P.A.: Recent advances in the pathogenesis of diabetic neuropathy. Muscle Nerve 10 (1987), 121–128.

Low, P.A., Nickander, K.K.: Oxygen free radicals effects in sciatic nerve in experimental disease. Diabetes 40 (1991), 873–877.

Lubetsky, A., Winaver, J., Seligman, H., Olchovsky, D., Halkin, H. et al.: Urinary thiamine excretion in rat: effect of furosemide, other diuretics, and volume lod. J. Lab. Clin. Med. 134 (1999), 232–237.

Mandel, H., Berant, M., Hazani, A., Naveh, Y.: Thiamine-dependent beriberi in the «thiamine-responsive anemia syndrome». N. Engl. J. Med. 311 (1984), 836–838.

Mendoza, C.E., Rodriquez, F., Rosenberg, D.G.: Reversal of refractory congestive heart failure after thiamine supplementation: Report of a case and review of literature. Cardiovasc. Pharmacol. Therpeut. (2003), 313–316.

Mizuhira, M., Uchida, K.: Studies on the absorption of S-Benzoylthiamine-O-Monophosphat. Electron-microscopic autoradiography on the intestinal absorption of Benzoylthiamine-3H-O-Monophosphate in rat. Vitamins 38,5 (1968), 334–346.

Mimota, Ch.: Metabolic disposition of thiamine tetrahydrofurfuryl disulfide in dog and man. Drug Metabolism and Disposition: Vol 1, No. 5 (1973), 698–703.

Mon, Y.: An elderly patient with beriberi. Nippon Igakkai Zasshi 34(5) (1997), 428–430.

Monographie Allithiamine/lipoidlösliche Thiamin-Derivate. BAnz. Nr. 233, 1991.

Monographie Vitamin B_1. BAnz. Nr. 131, 1987.

Mukunda, B.: Lactic acidosis caused by thiamine defiency in a pregnant alcoholic patient. Am. J. Med Sci. 317 (1999), 261–262.

Muralt, von, A.: Thiamine and peripheral neurophysiology. Vitam. Horm. 5 (1947), 93–118.

Muralt, von, A.: The role of thiamine in neurophysiology. Ann. N.Y. Acad. Sci. 98 (1962), 499–507.

Nährwert-Tabellen 1986/87. Wissenschaftl. Verlagsgesellschaft mbH, Stuttgart 1989.

Naito, E., Ito, M., Yokota, I., Saijo, T., Matsuda, J., Kuroda, Y.: Thiamine-responsive lacic acidaemia: role of pyruvate dehydrogenase complex. Eur. J. Pediatr. 157 (1998), 648–652 .

Nakasaki, H., Ohta, M., Soeda, J., Makuuchi, H., Tsuda, M, Tajima, T., Mitomi, T., Fujii, K.: Clinical and biochemical aspects of thiamin treatment for metabolic acidosis during total parenteral nutrition. Nutrition 13 (1997), 110–117.

Neeser, G., Eckart, J., Lichtwark-Aschoff, M., Wengert, D., Adolph, M.: Mangelsituation Vitamin B_1. In: Wolfram, G., Eckart, J., Adolph, M. (eds.): Beiträge zur Infusionstherapie 25: Künstliche Ernährung. Karger Verlag, Basel, München 1990, 142–160.

Netzel M., Ziems M., Jaworski, A., Raupach, C., Bitsch I.: Vergleich der Wirksamkeit von Thiamin und Benfotiamin gegenüber alkoholbedingten Thiaminabnahmen im Vollblut der Wistarratte. Zeitschr. für Ernährungswissenschaft 35(1) (1996), 95.

Netzel, M.: Zur Verfügung, Metabolisierung und Wirkung von S- Benzoylthiamin-o-monophosphat während und nach einer chronischen Ethanolzufuhr. Dissertation, Gießen 1997.

Neundörfer, B., Niemöller, K.: Neurologische Störungen bei Alkoholkranken. Therapiewoche 31 (1981), 4317–4326.

NVS (Die Nationale Verzehrsstudie), Ergebnisse der Basisauswertung. Wirtschaftsverlag NW, Bremerhaven 1991.

Pepersack, Th., Garbusinski, J., Robberecht, J., Beyer, I., Willems, D., Fuss, M: Clinical relevance of thiamin status amongst hospitalized elderly patients. Gerontology 45 (1999), 96–101.

Pharmazeutische Stoffliste. 7. Auflage. Arzneibüro der Bundesvereinigung Deutsche Apothekerverbände (ABDA), Werbe-Vertriebsgesellschaft Deutscher Apotheker mbH, Frankfurt/Main 1997.

Pietrzik, K., Loew, D.: Untersuchungen zur Ermittlung der Bioverfügbarkeit von Folsäure, Vitamin B_{12} und Benfotiamin aus unterschiedlichen Zubereitungen. Gutachten 1991.

Polin, D., Loukidas, M., Wynosky, E.R., Porter, C.C.: Studies on thiamin resorption. Proc. Soc. ex. Biol. 115 (1964). 735–740.

Rashid, G., Benchetrit, S., Fishman, D., Bernheim, J.: Effect of advanced glycation end-products on gene expression and synthesis of TNF-α and endothelial nitrit oxide synthase by endothelial cells. Kidney International 66 (2004), 1099–1106.

Puduslo, J.F., Curran, G.L.: Increased permeability across the blood-nerve barrier of albumin glycated in vitro and in vivo from patients with diabetic polyneuropathy. Proc. Natl. Acad. Sci. USA 89 (1992), 2218–2222.

Reiber, G.E. The epidemiology of diabetic food problems. Diabetic. Medicine 13 (1996), 6–11.

Reichel, G., Neundörfer, B.: Pathogense und Therapie der peripheren diabetischen Polyneuropathie. Dtsch. Ärzteblatt 93 (1996), A963–968.

Rieck, J., Halkin, H., Almog, S., Seligman, H., Lubetsky, A., Olchovsky, D., Ezra, D.: Urinary loss of thiamine is increased by low doses of furosemide in healthy volunteers. J. Lab. Clin. Med. 134 (1999), 238–243.

Rindi, G.: Ventura U. Thiamin intestinal transport. Physiol. Rev. 52 (1972), 821–827.

Rindi, G.: Thiamin absorption by small intestine. Acta Vitaminol. Enzymol. 6 (1984), 47–55.

Roll, C., Lange, R., Klüting, N., Hanssler, L.: Vitamin-B_1-Mangel als Ursache einer schweren Laktatazidose und Ileussymptomatik. Monatsschr. Kinderheilk. 39 (1991), 699–702.

Romanski, S.A., McMahon, M.M.: Metabolic acidosis and thiamin deficiency. Mayo Clin. Proc. 74 (1999), 259–263.

Rose, R.C., Hoympa, A.M., Allen, R.H., Middleton, H.M., Henderson, L.M., Rosenberg, I.H.: Transport and metabolism of water-soluble vitamins in intestine and kidney. Fed. Proc. 43 (1984), 2423–2429.

Rosskamp, R., Zigrahn, W., Burmeister, W.: Thiaminabhängige Anämie und Thrombozytopenie, insulinpflichtiger Diabetes mellitus und sensorineurale Schwerhörigkeit – Fallbeschreibung und Übersicht. Klin. Pädiatr. 197 (1985), 315–317.

Ryle, C., Donaghy, M.: Non-enzymatic glycation of peripheral nerve proteins in human diabetic. J. Neurol. Sci. 129 (1995), 62–68.

Sadekov, R.A., Damilov, A.B., Vein, A.M.: (1998) Diabetic polyneurcpathy treatment by milgamma 100 preparation. Zh Nevrol Psikhiatr Im S S Korskova 98(9) (1998), 30–32.

Salmi, M., Pentinnen, H.: Absorption of different preparations in healthy subjects. Scand. J. Clin. Lab. Invest. 46 Suppl. 185 (1986), 173.

Sanchez, D.J., Murphy, M.M., Bosch-Sabater, J., Fernandez-Ballart, J.: Enzymic evaluation of thiamin, riboflavin and pyridoxine status of parturient mothers and their newborn infants in a mediterranean area of spain. Eur. J. Clin. Nutrition 53 (1998), 27–38.

Schiano, T.D., Klang, M.G., Quesada, E., Scott, F., Tao, Y., Shike, M.: Thiamine status in patients receiving long-term home parenteral nutrition. Am. J. Gastroenterol. 91 (1996), 2555–2559.

Schiffter, R., Reuter, W., Borner, K.: Ist Vitamin B_1 ein Heilmittel gegen Neuropathien? Dtsch. Ärzteblatt 76 (1979), 3044–3046.

Schmidt, J.: Wirksamkeit von Benfotiamin bei diabetischer Neuropathie. Der Kassenarzt 14/15 (2002), 40–43.

Schoffeniels, E.: Thiamine phosphorylated derivates and bioelectrogenesis. Arch. Int. Physiol. Biochim. 91 (1983), 233–243.

Schreeb, K.H., Freudenthaler, S., Vormfelde, S.V., Gundert-Remy, U., Gleiter, C.H.: Comparative bioavailability of two vitamin B_1 preparations: benfotiamine and thiamine mononitrate. Eur. J. Clin Pharmacol 52 (1997), 319–320.

Schwartau, M., Doehn, M., Bause, H.: Lactatazidose bei Thiaminmangel. Klin. Wschr. 59 (1981), 1267–1270.

Seligman, H., Halkin, H., Rauchfleich, S.,Kaufmann, N., Motro, M., Vered, Z., Ezra D.: Thiamine deficiency in patients with congestive heart failure receiving long-term furosemide therapy: a pilot study. Am. J. Med. 91 (1991), 151–155.

Shimon, I., Almong, S., Vered, Z., Seligman, H., Shefi, M., Peleg, E., Rosenthal, T., Motro, M., Halkin, H., Ezra, D.: Improved left ventricular function after thiamine supplementation in patients with congestive heart failure receiving long-term furosemide therapy. Am. J. Med. 98 (1995), 485–490.

Shimomura, T., Mori, E., Hiromo, N., Imamura, T., Yamashita, H.: Development of Wernicke-Korsakoff syndrome after long intervalls following gastrectomy. Arch. Neurol. 55 (1998), 1242–1245.

Shindo, H., Okamoto, K., Totsu, J., Takahashi, I.: Studies on the absorption of S- benzoylthiamine-monophosphate. 2 Permeabilty to red cell membranes. Vitamins 38 (1968 I), 21–29.

Shindo, H., Okamoto, K., Wada, T., Koike, H., Kumakura, S.: Studies on the absorption of S-benzoylthiamine-monophosphate. 3. Mechanism of the intestinal absorption. Vitamins 38 (1968 II), 30–37.

Shivalkar, B., Engelmann, I., Carp, L., De Raedt, H., Daelemans, R.: Shosin syndrome: two case reports representing opposite ends of the same disease spectrum. Acta Cardiol. 53 (1998), 195–1998.

Smith, St.W.: Severe acidosis and hyperdynamic circulation in a 39-year-old alcoholic. The Journal of Emergency Medicine 16 (1998), 587–591.

Souci, S.W., Fachmann, W., Kraut, H.: Die Zusammensetzung der Lebensmittel. Nährwerttabellen 1986/87. Wissenschaftl. Verlagsgesellschaft mbH, Stuttgart 1986

Standl, E., Mendler, G., Zimmermann, R., Ziegler, H.: Zur Amputationshäufigkeit von Diabetikern in Deutschland. Diab Stoffw 5 (1996), 29–32.

Stracke, H., Hammes, H. P., Werkmann, D., Mavrakis, K., Bitsch, I., Netzel, M., Geyer, J., Köpcke, W., Sauerland, C., Bretzel, R.G., Federlin, K.F.: Efficacy of benfotiamine versus thiamine on function and glycation products of peripheral nerves in diabetic rats. Exp. Clin. Endocrinol. Diabetes 109 (2001), 330–336.

Stracke, H., Lindemann, A., Federlin, K.: A Benfotiamine-vitamin B Combination in treatment of diabetic polyneuropathy. Exp. Clin. Endocrinol. Diabetes 104 (1996), 311–316.

Stracke, H.: Der Einfluss von Vitamin B_1 auf die diabetische Neuropathie. DDG Tagung, Leipzig 1988.

Suter, P.M., Haller, J., Hany, A., Vetter, W.: Diuretic use: a risk factor for subclinical thiamine deficiency in elderly patients. Journ of Nutr Health & Aging 4(2) (2000), 69–71.

Suter, P.M., Vetter, W.: Diuretics and Vitamin B_1: Are diuretics a risk factor for thiamine malnutrition? Nutr. Rev. 58 (2000), 319–323.

Tallaksen, C.M.E., Bohmer, T., Bell, H.: Blood and serum thiamine and thiamin phosphate esters concentrations in patients with alcohol dependence syndrome before and after thiamin treatment. Alcohol Clin. Exp. Res. 16 (1992), 320–325.

Thomson, A.D., Leevy, C.M.: Observations on the mechanism of thiamine hydrochloride absorption in man. Clin. Scie. 43 (1972), 153–163.

Thurston, J.H., McDougal, D.B., Hauhart, R.E., Schulz, D.W.: Effects of acute, subacute and chronic diabetes on carbohydrate and energy metabolism in rat sciatic nerve. Diabetes 44 (1995), 190–195.

Vlassara, H., Brownlee, M., Ceram, A.: Nonenzymatic glycolysation of peripheral nerve protein in diabetic mellitus. Proc. Natl. Acad. Sci. USA 78 (1981), 5190–5192.

Vlassara, H., Brownlee, M., Ceram, A.: Accumulation of diabetic rat peripheral nerve myelin by macrophages increases with the presence of advanced glycolysation endproducts. J. Exp. Med. 160 (1984), 197–207.

Vlassara, H., Brownlee, M., Ceram, A.: Excessive nonenzymatic glycolysation of peripheral and central nervous system myelin components in diabetic rats. Diabetes 32 (1983), 670–674.

Weber, W., Kewitz, H.: Determination of thiamine in human plasma and its pharmacokinetics. Eur. J. Clin. Pharmacol. 28 (1985), 213–219.

Weber, W.: Nichtlineare Kinetik von Thiamin. In: Rietbrock, N. (ed.): Pharmakologie und klinische Anwendung hochdosierter B-Vitamine. Steinkopff-Verlag, Darmstadt 1991, 11–20.

Wild, A., Bartoszyk, G.D.: Tierexperimentelle Untersuchungen zur Wirksamkeit der B-Vitamine. In: Klinische Bedeutung von Vitamin B_1, B_6, B_{12} in der Schmerztherapie. Steinkopff-Verlag, Darmstadt 1988.

Winkler, G., Pál, B., Nagybégányi, E., Öry, I., Porochnavec, M., Kempler, P.: Effectiveness of different benfotiamine dosage regimens in the treatment of painful diabetic neuropathy. Arzneim. Forsch. 49 (I) 3 (1999), 220–224.

Woelk, H., Lehrl, S., Bitsch, R., Köpcke, W.: Benfotiamine in treatment of alcoholic polyneuropathy: an 8-week randomized controlled study (BAP I Study). Alcohol & Alcoholism 33 (1998), 631–638.

Woelk, H.: Folgeerkrankungen des Alkoholabusus: Psychische Veränderungen und Polyneuropathie – Therapie mit Benfotiamin. Vortrag, 5. Hohenheimer Symposium „Polyneuropathien und ZNS-Schäden durch Alkoholmissbrauch", 6.12.1995.

Wolf W.: Untersuchungen zur Bioverfügbakeit von Thiaminderivaten unter besonderer Berücksichtigung von S- Benzoyl-Thiamin-o Monophosphat. Dissertation, Gießen 1995.

Yamazaki, M.: Studies on the absorption of S-Benzoylthiamine-O-Monophosphat I. Metabolism in tissue homogenates. Vitamins 38 1 (1968), 12–20.

Young, A.J., Boulton, A.J.M., Macleod, A.F., Williams, D.R.R. Sonksen, P.H.: A multicentre study of the prevalence of diabetic peripheral neuropathy in the United Kingdom hospital clinic population. Diabetolgogia 36 (1993), 150–154.

Yui, Y., Itokawa, Y., Kawai, C.: Furosemide induced thiamine deficiency. Cardiovasc. Res. 14 (1980), 537–540.

Zenuk, C., Healey, J., Donnelly, J., Vaillancourt, R., Almaki, Y, Smith, S.: Thiamin deficiency in congestive heart failure patients receiving long term furosemide therapy. Can. J. Clin. Pharmacol. 10(4) (2003), 184–188.

Ziegler, D., Gries, F.A., Spüler, M., Lessmann, F.: The epidemiolgy of diabetic neuropathy. J. Diab. Comp. 6 (1992), 49–57.

Ziegler, D., Gries, F.A.: Diabetische Neuropathie: Pathogenetische Konzepte und potentielle therapeutische Konsequenzen. Nervenheilkunde 12 (1993), 405–410.

Ziems, M., Netzel, M., Raupach, C., Jaworski, I., Bitsch, I.: Untersuchungen zur Biokinetik des Benfotiamins beim Menschen. Abstract 33. Kongress der DGE, Zeitschrift für Ernährungswissenschaft, Band 35, Heft 1 (1996), 95–96.

LITERATUR ZU KAP. 3.2: RIBOFLAVIN

Ajayi, O.A., George, B.O., Ipadeola, T.: Clinical trial of riboflavin in sickle cell disease. East African Med. J. 70 (1993), 418–421.

Bayerisches Staatsministerium für Ernährung, Landwirtschaft und Forsten (ed): Ernährungssituation in Bayern – Forschungsbericht über die Bayerische Verzehrsstudie. München 1997.

Bundeslebensmittelschlüssel für Verzehrserhebungen (BLS). Version II 1990. Bundesgesundheitsamt.

Chan, P., Huang, T.Y., Chen, Y.J., Huang, W.P., Liu, Y.C.: Randomized, double-blind, placebo-controlled study of the safety and efficacy of vitamin B complex in the treatment of nocturnal leg cramps in elderly patients with hypertension. J. Clin. Pharmacol. 38 (12) (1998), 1151–1154.

Cole, H. S., Lopez, R., Cooperman, J. M.: Riboflavin deficiency in children with diabetes mellitus. Acta diabet. lat. 13 (1976), 25–29.

Cooperman, J.M., Lopez, R.: Riboflavin. In: Machlin, L.J. (ed.): Handbook of Vitamins. Marcel Dekker Inc., New York, Basel 1984, 299.

DAKE (Deutsche Arbeitsgemeinschaft für künstliche Ernährung): Empfehlungen für die tägliche Vitaminzufuhr bei parenteraler Ernährung Erwachsener. Infusionstherapie 17 (1990), 60–61.

Deutsche Gesellschaft für Ernährung: Ernährungsbericht 1984. Umschau-Verlag, Frankfurt/Main 1984.

Deutsche Gesellschaft für Ernährung e.V.: Ernährungsbericht 1988. Umschau-Verlag, Frankfurt/Main 1988.

Deutsche Gesellschaft für Ernährung: Empfehlungen für die Nährstoffzufuhr. Umschau-Verlag, Frankfurt/Main 1991.

Deutsche Gesellschaft für Ernährung (DGE). DACH. Referenzwerte für die Nährstoffzufuhr. Ed.: Deutsche Gesellschaft für Ernährung (DGE), Österreichische Gesellschaft für Ernährung (ÖGE), Schweizerische Gesellschaft für Ernährungsforschung (SGE), Schweizerische Vereinigung für Ernährung (SVE). Umschau/Braus, Frankfurt/Main 2000.

Frank, T., Kuhl, M., Makowski, B., Bitsch, R., Jahreis, G., Hubscher, J.: Does a 100-km walking affect indicators of vitamin status? Int. J. Vitam. Nutr. Res. 70 (5) (2000), 238–250.

Friedrich, W.: Handbuch der Vitamine. Urban & Schwarzenberg, München–Wien–Baltimore 1987.

Frings, G.: Ariboflavinose. Z. Hautkr. 61 (1986), 1816.

Hovi, L., Hekali, R., Siimes, M.A.: Evidence of riboflavin depletion in breast-fed newborns and its further acceleration during treatment of hyperbilirubinemia by phototherapy. Acta Paediatr. Scand. 68 (1979), 567–570.

Hustad, S., Ueland, P.M., Vollset, S.E., Zhang, Y, Bjorke-Monsen, A.L., Schneede, J.: Riboflavin as a determinant of plasma total homocysteine: effect modification by the methylenetetrahydrofolate reductase C677T polymorphism. Clin. Chem. 46(8 Pt 1) (2000), 1065–1071.

Institute of Medicine. Food and Nutrition Board: Dietary reference intakes for thiamin, riboflavin, niacin, vitamin B_6, folate, vitamin B_{12}, pantothenic acid, biotin, and choline. National Academy Press, Washington D.C. 1998.

Jusko, W.J., Levy, G.: Absorption, protein binding and elimination of riboflavin. In: Rivlin, R.S. (ed.): Riboflavin. New York, Plenum Press (1975), 99–152.

Kaplan, J.C., Chirouze, M.: Therapy of recessive congenital methaemoglobinaemia by oral riboflavine. Lancet II (1978), 1043

Kelleher, J., Mascie-Taylor, B.H., Davison, A.M., Bruce, G., Losowsky, M.S.: Vitamin status in patients on maintenance hemodialysis. Int. J. Vitam. Nutr. Res. 53 (1983), 330–337.

Lakshmi, A.V.: Riboflavin metabolism-Relevance to human nutrition. Indian J. Med. Res. 108 (1998), 182–190.

Lakshmi, A.V., Ramalakshmi, B.A.: Effect of pyridoxine or riboflavin supplementation on plasma homocysteine levels in women with oral lesions. Nati. Med. J. India 11 (1998), 171–172.

Manore, M.M.: Effect of physical activity on thiamine, riboflavin, and vitamin B-6 requirements. Am. J. Clin. Nutr. 72(2 Suppl) (2000), 598S–606S.

Mc Cormick, D.B.: Riboflavin. In: Shils, M.E., Olson, J.E., Shike, M., Ross, A. C. (eds.): Modern Nutrition in Health and Disease. Williams and Wilkins, Baltimore 1997, 366–375.

McCormick, D.B.: Two interconnected B vitamins: Riboflavin and Pyridoxine. Physiol. Rev. 69 (1989), 1170–1198.

McKay, D.L., Perrone, G., Rasmussen, H., Dallal, G., Hartmann, W., Cao, G., Prior, R.L., Roubenoff, R., Blumberg, J.B.: The effects of a multivitamin/mineral supplement on micronutrient status, antioxidant capacity and cytokine production in healthy older adults consuming a fortified diet. J. Am. Coll. Nutr. 19(5) (2000), 613–621.

Mentzer, W.C., Wang, W.C., Diamond, L.K.: An abnormality of riboflavin metabolism in congenital hypoplastic anemia. Blood 46 (1975), 1005.

Monographie Vitamin B2. BAnz. 08.03.1988.

Mulherin, D.M., Thurnham, D.I., Situnayake, R.D.: Glutathione reductase activity, riboflavin status, and disease activity in theumatoid arthritis. Ann. Rheum. Dis. 55(1) (1996), 837–840.

Newman, L.J., Lopez, R., Cole, H.S., Boria, M.C., Cooperman, J.M.: Riboflavin deficiency in women taking oral contraceptive agents. Am. J. Clin. Nutr. 31 (1978), 247–249.

Pharmazeutische Stoffliste. Arzneibüro der Bundesvereinigung Deutscher Apothekerverbände (ABDA), Werbe- u. Vertriebsgesellschaft Deutscher Apotheker mbH, Frankfurt/Main 1994.

Schoenen, J., Jacquy, J., Lenaerts, M.: Effectiveness of high-dose riboflavin in migraine prophylaxis. Neurology 50 (1998), 466–470.

Schoenen, J., Lenaerts, M., Bastings, E.: High dose riboflavin as a prophylactic treatment of migraine: results of an open pilot study. Cephalagia 14 (1994), 328–329.

Seekamp, A., Hultquist, D.E.,Till, G.O.: Protection by vitamin B_2 against oxidant-mediated acute lung injury. Inflammation 23(5) (1999), 449–460.

Sen, C.K., Packer, L.: Thiol homeostasis and supplements in physical exercise. Am. J. Clin. Nutr. 72(2. Suppl) (2000), 653S–669S.

Souci, S.W., Fachmann, W., Kraut, H.: Die Zusammensetzung der Lebensmittel. Nährwerttabellen 1986/87. Wissenschaftl. Verlagsgesellschaft mbH, Stuttgart 1986.

Steier, M., Lopez, R., Cooperman, J.M.: Riboflavin deficiency in infants and children with heart disease. American Heart Journal 92 (1976), 139–143.

Tremblay, A., Boilard, F., Breton, M.F., Besette, H., Roberge, A.G.: Nutrition Res. 4 (1984), 201.

Zempleni, J., Galloway, J.R., Mc Cormick, D.B.: Pharmacokinetics of oraly and intravenoulsy administered riboflavin in healthy humans. Am. J. Clin. Nutr. 63 (1996), 54–66.

Zempleni J., Galloway J.R., Mc Cormick, D.B.: The metabolism of riboflavin in female patients with liver cirrhosis. Int. J. Vitam. Nutr. Res. 66 (1996), 237–234.

Zempleni, J., Link, G., Kübler, W.: The transport of Thiamine, Riboflavin and Pyridoxal 5' Phopsphate by human placenta. Int. J. Vitam. Nutr. Res. 62 (1992), 165–172.

LITERATUR KAP. 3.3: PYRIDOXIN

Abraham, G.E.: Nutritional factors in the etiology of the premenstrual tension syndromes. J. Rep. Med. 28 (1983), 446–464.

Ahmed, F., Bamji, M.S., Iyengar, L.: Effect of oral contraceptive agents on vitamin nutrition status. Am. J. Clin. Nutr. 28 (1975), 606–615.

Alao, A.O., Yolles, J.C.: Isoniacid-induced psychosis. Am. Pharmacother. 32(9) (1998), 889–891

Anonymus: Dietary protein and vitamin B_6 requirements. Nutr. Rev. 45 (1987), 23–25

Bässler, K.-H.: Vitamine, 3. Auflage. Steinkopff-Verlag, Darmstadt 1989, 42–44.

Bässler, K.-H.: Megavitamin therapy with pyridoxine. Int. J. Vitam. Nutr. Res. 58 (1988), 105–118.

Bässler, K.-H.: Nutzen und Gefahren einer Megavitamintherapie mit Vitamin B_6. Dtsch. Ärzteblatt 86 (1989), 46.

Bayerisches Staatsministerium für Ernährung, Landwirtschaft und Forsten (ed): Ernährungssituation in Bayern – Forschungsbericht über die Bayerische Verzehrsstudie (BVS). München 1997.

Bendich, A.: The potential for dietary supplements to reduce premenstrual syndrome (PMS) symptoms. J. Am. Coll. Nutr. 19(1) (2000), 3–12.

Bendich, A., Cohen, M.: Vitamin B 6 safety issues. Am. N.Y. Acad. Sci. 585 (1990), 321–330.

Bermond, P.: Therapy of side effects of oral contraceptive agents with vitamin B_6. Acta Vitaminol. Enzymol. 4 (1982), 45–54.

Bosse, T.R., Donald, E.A.: The vitamin B_6 requirement in oral contraceptive users I. Assessment by pyridoxal level and transferase activity in erythrocytes. Am. J. Clin. Nutr. 32 (1979), 1015–1032.

Brush, M.G., Bennett, T., Hansen, K.: Pyridoxine in the treatment of premenstrual syndrome: a retrospective survey in 630 patients. Br. J. Clin. Pract. 42 (1988), 448–452.

Brussard, J.H., Lowik, M.R., van der Breg, H., Brants, H.A., Kistenmaker, C.: Micronutrient status, with special reference to vitamin B 6. Eur. J. Clin. Nutr. 51(Suppl. 3) (1997), 32–38

Bundeslebensmittelschlüssel für Verzehrserhebungen (BLS). Version II 1990. Bundesgesundheitsamt.

Canham, J.E., Nunes, W.T., Eberlin, E.W.: Electroencephalopathic and central nervous system manifestations of B_6 deficiency and induced by B_6 dependency in normal adults. In: Proceedings VI International Congress on Nutrition. E & S Livingstone, Edinburgh 1964.

Casciato, D.A., McAdam, L.P., Kopple, J.D., Bluestone, R., Goldberg, L.S., Clements, P.J., Knutson, D.W.: Immunologic abnormalities in hemodialysis patients: improvement after pyridoxine therapy. Nephron 38 (1984), 9–16.

Cotter, P.D., May, A., Fitzsimons, E.J., Houston, T., Woodcock, B.E., Al-Sabah, A.I., Bishop, D.: Late-onset X-Linked Sideroblastic Anemia. J. Clin. Invest. 96(4) (1995), 2090–2096.

Curhan, G.C., Willett, W.C., Rimm, E.B., Stampfer, M.J.: A prospective study of intake of vitamin C and vitamin B_6, and the risk of kidney stones in men. J. Urol. 155 (1996), 1847–1851.

Danpure, C.J., Jennings, P.R., Watts, R.W.E.: Enzymological diagnosis of primary hyperoxaluria type I by measurement of the alanin: glyoxylate aminotransferase activity. Lancet 1 (1987), 289–291.

Demiroglu, H., Dundar, S.: Vitamin B_6 responsive sideroblastic anaemia in a patient with tuberculosis. Br. J. Clin. Pract. 51 (1997), 51–52.

Deutsche Gesellschaft für Ernährung: Ernährungsbericht 1984. Umschau-Verlag, Frankfurt/Main 1984.

Deutsche Gesellschaft für Ernährung: Empfehlungen für die Nährstoffzufuhr. Umschau-Verlag, Frankfurt/Main 1991.

Deutsche Gesellschaft für Ernährung: Ernährungsbericht 1988. Umschau-Verlag, Frankfurt/Main 1988.

Deutsche Gesellschaft für Ernährung (DGE): DACH: Referenzwerte für die Nährstoffzufuhr. Ed: Deutsche Gesellschaft für Ernährung (DGE), Österreichische Gesellschaft für Ernährung (ÖGE), Schweizerische Gesellschaft für Ernährungsforschung (SGE), Schweizerische Vereinigung für Ernährung (SVE). Umschau/Braus, Frankfurt 2000.

De Souza, M.C., Walker, A.F., Robinson, P.A., Bolland, K.: A synergistic effect of a daily supplement for 1 month of 200 mg magnesium plus 50 mg vitamin B_6 for the relief of anxiety-related premenstrual symptoms: a randomized, double-blind, crossover study. J. Womens Health Gend. Based Med. 9(2) (2000), 131–139.

El-Habet, A.E., El-Sewedy, S.M., El-Sharaky, A., Gaafar, N.K., Abdel-Rafee, A., Homoud, F.: Biochemical studies on bilharzial and nonbilharzial hyperoxaluria: effect of pyridoxine and allopurinol treatment. Bioch. Med. Metab. Biol. 389 (1987), 1–8.

Ellis, J.M.: Treatment of Carpaltunnel-Syndrome with Vitamin B_6. South. Med. J. 80 (1987), 882–884.

Ellis, J.M., Folkers, K.: Vitamin B_6 halts progression of thenar muscle atrophy in carpal tunnel syndrome (CTS). NYAS, Intern. Conf. on pyridoxine, Philadelphia, 10.–12. April 1989.

Ellis, J.M., Folkers, K.: Clinical aspects to treatment of carpal tunnel syndrom with vitamin B_6. Ann. N.Y. Acad. Sci. 585 (1990), 302–320.

Ellis, J.M., Folkers, K., Minadeo, M., van Bushirk, R., Xia, L.J., Tamagawa, H.: A deficiency of Vitamin B_6 is a plausible molecular basis of the retinopathy of patients with diabetes mellitus. Biochemical and biophysical Research Communications 179 (1991), 615–619.

Ferroli, Ch.E., Trumbo, P.R.: Biovailability of Vitamin B_6 in young and older men. Am J. Nutr. 60 (1994), 68–71.

Friedrich, W.: Handbuch der Vitamine. Ed.:Friedrich, W. Urban & Schwarzenberg, München–Wien–Baltimore 1987.

Fuhr, J.E., Farrow, A., Nelson, H.S. Jr.: Vitamin B_6 levels in patients with carpal tunnel syndrome. Arch. Surg. 124 (1989), 1329–1330.

Gang, V., Schulz, R.-J., Kult, J., Heidland, A.: Vitamin- B_6-Mangel und Substitution bei chronischer Urämie. Klin. Wschr. 53 (1975), 335–338.

Gloria, L., Carvo, M., Camilo, M.E., Resende, M., Cardoso, J.N., Oliveira, A.G., Leitao, C.N., Mira, F.C.: Nutritional deficiencies in chronic alkoholic: relation to dietary intake and alkohol consumption. Am. J. Gastroenterol. 92(3) (1997), 485–489.

Gunn, A.D.G.: Vitamin B_6 and the premenstrual syndrome. Int. J. Vitam. Nutr. Res. 27 (1985), 213–224.

Guzman, F.J.L., Gonzalez-Buitrago, J.M., de Arriba, F., Mateos, F., Moyano, J.C., Lopez-Alburquerque, T.: Carpaltunnel-syndrome and Vitamin B_6. Klin. Wschr. 67 (1989), 38–41.

Hallmann, J.: The premenstruel syndrome. Epidemiological, biochemical and pharmacological studies. Acta Universitatis Upsaliensis. Uppsala 1987.

Hamm, M.W., Mehansho, H., Henderson, V.M.: Transport and metabolism of Pyridoxamine and Pyridoxamine Phosphate in the small intestine of the rat. J. Nutr. 109 (1979), 1552–1559.

Harrison, A.R., Kasidas, G.P., Rose, G.A.: Hyperoxaluria and recurrent stone formation apparently cured by short courses of pyridoxine. Br. Med. J. 282 (1981), 2097–2098.

Head, K.A.: Premenstrual syndrome: nutritional and alternative approaches. Altern. Med. Rev. 2 (1997), 12–25.

Heseker, H.: Stoffwechsel und Funktion der Vitamin B_1, B_6 und B_{12}. In: Zöllner, N. (ed.): Klinische Bedeutung von Vitamin B_1, B_6, B_{12} in der Schmerztherapie. Steinkopff-Verlag, Darmstadt 1988, 3–20.

Hines, J.D., Cowan, D.H.: Studies on the pathogenesis of alcohol-induced sideroblasitic bone-marrow abnormalities. N. Engl. J. Med. 283 (1970), 441–446.

Holmes, R.P: Pharmacological approaches in the treatment of primary hyperoxaluria. J. Nephrol. Suppl. 1 (1998), 32–35.

Ink, S.L., Mehansho, H., Henderson, L.V.M.: The binding of pyridoxal to hemoglobin. J. Biol. Chem. 257 (1982), 4753–4757.

Ink, S.L., Henderson, M.: Vitamin B_6 metabolism. Ann. Rev. Nutr. 4 (1984), 455–470.

Institute of Medicine: Food and Nutrition Board: Dietary reference intakes for thiamin, riboflavin, niacin, vitamin B_6, folate, vitamin B_{12}, pantothenic acid, biotin, and choline. National Academy Press, Washington D.C. 1998.

Ito, M.: Antiepileptic drug treatment of West syndrome. Epilepsia Supl 5 (1988), 38–41.

Jacobson, M.D., Plancher, K.D., Kleinman, W.B.: Vitamin B_6 (pyridoxine) therapy for carpal tunnel syndrom. Hand. Clin. 12 (1996), 253–257.

IUPAC-IUB. Commission on Biochemical Nomenclature (CBN). Eur. J. Biochem. 40 (1973), 325–327.

Jiao, F.Y., Gao, D.Y., Takuma, Y., Wu, S., Liu, Z.Y., Zhang, X.K., Lieu, N.S., Ge, Z.L., Chiu, W., Li, H.R., Choa, Y.M., Bai, A.N., Liu, S.B.: Randomized, controlled trial of high-dose intravenous pyridoxine in the treatment of recurrent seizures in children. Pediatr. Neurol. 17 (1997), 54–57.

Johansson, S., Lindstedt, S., Register, U., Wadström, L.: Studies on the metabolism of labeled pyridoxine in man. Am. J. Clin. Nutr. 18 (1996), 185–196.

Kark, J.A., Tarassoff, P.G., Bongiovanni, R.: Pyridoxal phosphate as an antisickling agent in vitro. J. Clin. Invest. 71 (1983), 1224–1229.

Keller-Stanislawski, B., Harder, S., Rietbrook, N.: Pharmakokinetik der Vitamine B_1, B_6 und B_{12} nach einmaliger und wiederholter intramuskulärer und oraler Applikation. In: Pharmakologie und klinische Anwendung hochdosierter Vitamine. Steinkopff-Verlag, Darmstadt 1991.

Kopple, J.D., Wolfson, M.: Vitamin B_6 nutriture in chronic renal disease. In: Leklem, J.E., Reynolds, R.D. (eds.): Clinical and physiological applications of vitamin B_6. Alan R. Liss. Inc., New York 1988, 263–278.

Kretsch, M.J., Sauberlich, H.E., Johnson, H.L., Skala, J.H.: Feder. Proc. 41 (1982), Abstr. 52.

Kretsch, M.J., Sauberlich, H.E., Newbrun, E.: Electroencephalographic changes and periodontal status during short-term vitamin B_6 depletion of young, nonpregnant women. Am. J. Clin. Nutr. 53 (1991),1266–1274.

Lauritzen, Ch.: Die Behandlung des prämenstruellen Syndroms. Z. Allg. Med. 64 (1988), 275–278.

Lekelm, J.E.: Vitamin B_6. In: Machlin, L.J. (ed.): Handbook of Vitamins. Marcel Dekker Inc., New York, Basel 1991, 341–392.

Linkswiler, H.: Biochemical and Physiological Changes in Vitamin B_6 deficiency. Am. J. Clin. Nutr. 20/6 (1967), 547–557.

Loew, D.: Pharmakokinetik von Pyridoxin-HCl nach oraler und parenteraler Applikation. Unveröffentliche Befunde 1989.

Mahajan, M.K., Singh, V.: Assessment of efficacy of pyridoxine in control of radiation induced sicknes. J. Indian Med. Assoc. 96 (1998), 82–83.

Maigan, S.M., Tracy, F., McNulty, H., Eaton-Evans, J., Coulkter, J., McCartney, H., Strain, J.J.: Riboflavin and vitamin B 6 intakes and status and biochemical response to riboflavin supplementation in free-leving elderly people. Am. J. Clin. Nutr. 68(2) (1988), 389–395.

Mason, D.Y., Emarson, P.M.: Primary acquired sideroplastic anemia: response to treatment with pyridoxal-5 phosphate. Br. Med. 1 (1973), 389–390.

May, A., Bishop, D.F.: The molecular biology and pyridoxine responsiveness of X-linked sideroblastic anaemia. Haematolologica 83 (1998), 56–70.

Mc Cormick, D.B.: Vitamin B_6. In: Shils, M.E., Young, V.R. (eds.):.Modern Nutrition in Health and disease. Lea & Febiger, Philadelphia 1988, 376–382.

Mehansho, H., Henderson, L.M.: Transport and accumulation of pyridoxine and pyridoxal by erythrocytes. J. Biol. Chem. 255 (1980), 11901–11907.

Mehansho, H., Buss, D., Hamm, M.W., Henderson, M.: Transport and metabolism of Pyridoxin in the rat liver. Biochim. Biophys. Acta 631 (1979), 112–123.

Mehansho, H., Hamm, M.W., Henderson, V.: Transport and metabolism of Pyridoxal and Pyridoxal Phosphate in the small intestine of the rat. J. Nutr. 109 (1979), 1542–1551.

Meier, P.J., Giger, U., Brändli, O., Fehr, J.: Erworbene, Vitamin- B_6-responsive, primäre sideroblastische Anämie, ein Enzymdefekt der Hämsynthese. Schweiz. Med. Wschr. 111 (1981), 1533–1535.

Meltzer, D.I.: Selections from current literature complementary therapies for nausea and vomiting in early pregnancy. Practice 17 (2000), 570–573.

Meydani, S.N., Ribaya-Mercado, J.D., Russell, R., Sahyoun, N., Morrow, F.D., Gerhoff, S.N.: Vitamin B_6 deficiency impairs interleukin production and lymphocyte proliferation in elderly adults. Am. J. Clin. Nutr. 53 (1991), 1275–1280.

Middleton, H.M.: Uptake of Pyridoxine by in vivo perfused segments of rat small intestine: A possible role for intracellular vitamin metabolism. J. Nutr. 115 (1985), 1079–1088.

Monographie Vitamin B_6. BAnz. Nr. 84 vom 04.05.1988.

Moriwaki, K., Kanno, Y., Nakamoto, H., Okada, H., Suzuki, H.: Vitamin B 6 deficiency in elderly patients on chronic peritoneal dialysis. Advances in Peritoneal Dialysis. 16 (2000), 308–312.

Mpofu, C., Alani, S.M., Whiethouse, C., Fowler, B., Wraith, J.F.: No sensory neuropathy during pyridoxine treatment in homocystenuria. Arch. Dis. Child 66 (1991), 1081–182.

Nutrition Reviews 38 (1980), 350–352.

Murphy, M.S., Faroquis, S., Talwar, H.S. et al.: Effect of pyridoxine supplement on recurrent stone formations.

Int. J. Clin. Pharmacol. Ther. Toxicol. 20 (1982), 434–437.

Mydlik, M., Derziova, K., Temberova, E.: Metabolism of vitamin B 6 and its requirement in chronic renal failure. Kidney Int. Suppl. 62 (1997), S56–59.

Natta, J.A., Reynold, R.D.: Apparent vitamin B_6 deficiency in sickle cell anemia. Am. J. Clin. Nutr. 40 (1984), 235–239.

NVS (Die nationale Verzehrsstudie), Ergebnisse der Basisauswertung. Wirtschaftsverlag NW, Bremerhaven 1991.

Palm, D., Klein, H.W., Schinzel, R., Bühner, M., Helmreich, E.J.M.: The role of pyridoxal-59-phosphate in glycogen phosphorylase catalysis. Biochemistry 29 (1990), 1099–1107.

Pfitzenmeyer P., Guillard J.C., d'Athis, P.: Vitamin B_6 and Vitamin C status in elderly patients with infections during hospitalization. Ann. Nutr. Metab. 41(6) (1997), 344–352.

Pharmazeutische Stoffliste, 7. Auflage. Arzneibüro der Bundesvereinigung Deutscher Apothekerverbände (ABDA). Werbe- und Vertriebsgesellschaft Deutscher Apotheker mbH, Frankfurt/Main 1987.

Pietrzik, K., Hages, M.: Mögliche Nebenwirkungen von Vitamin B_1, B_6 und B_{12} in einem vorgegebenen Dosierungsbereich. In: Zöllner, N. et al. (eds.): Klinische Bedeutung von Vitaminen B_1, B_6, B_{12} in der Schmerztherapie. Steinkopff-Verlag, Darmstadt 1988, 95–117.

Pietrzik, K., Hages, M.: Nutzen-Risiko-Bewertung einer hochdosierten B-Vitamintherapie. In: Rietbrock, N. (ed.): Pharmakologie und klinische Anwendung hochdosierter B-Vitamine. Steinkopff-Verlag, Darmstadt 1991.

Recommended Dietary Allowances 1989, 10th Edition. National Academy Press, Washington D.C. 1989.

Roepke, J.L.B., Kirksey, A.: Vitamin B_6 nutriture during pregnancy and lactation II. The effect of long-term use of oral contraceptives. Am. J. Clin. Nutr. 32 (1979), 2257, 2264.

Rogers, K., Mohan, C.: Vitamin B 6 metabolism and diabetes. Biochemical Medicine and Metabolic Biology 52 (1994), 10–17.

Romero, J.A., Kuczler, F.J. Jr.: Isoniazid overdose: recognition and management. Am. Fam. Physician 57 (1998), 749–752.

Sahakian, V., Rause, D., Siper, S. et al.: Vitamin B 6 is effective therapy for nausea and vomiting of pregnancy: a randomized double- blind placebo controlled study. Obstet. Gynecol. 78 (1991), 33–36.

Schaumburg, H., Kaplan, J., Windeband, A., Vick, N., Rasmus, S., Pleasure, D., Brown, M.J.: Sensory neuropathy from pyridoxine abuse. N. Engl. J. Med. 309 (1983), 445–448.

Selhub, J., Jaquws, P.F., Wilson, P.W. et al.: Vitamin status and intakes as primary determination on homocysteinemia in an elderly population. JAMA 270 (1993), 2693–2698.

Shane, B.: Vitamin B_6 and blood. In: Human Vitamin B_6 Requirement: Proceedings of a Workshop. National Academy of Sciences, Washington D.C. 1978, 111–128.

Sood, A.K., Dua, A., Mahajan, A.: Management of isoniazid poisoning-case report. Indian. J. Med. Sci. 50 (1996), 247–249.

Souci, S.W., Fachmann, W., Kraut, H.: Die Zusammensetzung der Lebensmittel. Nährwert-Tabellen 1986/87. Wissenschaftl. Verlagsgesellschaft mbH, Stuttgart 1989.

Souci, S.W., Fachmann, W., Kraut, H.: Die Zusammensetzung der Lebensmittel. Nährwert-Tabellen, 6. Auflage. medpharm Scientific Publishers, Stuttgart 2000.

Spooner, G.R., Desai, H.B., Angel, J.F. et al.: Using pyridoxine to treat carpal tunnel syndrom. Randomized control trial. Can. Fan. Physician 39 (1993), 2111–2117.

Stronsky, M., Rubin, A., Lva, N.S., Lazano, R.B.: Treatment of carpal tunnel syndrome with vitamin B_6: a double blind study. South Med. 82 (1989), 841–842.

South: Neonatal seizures after use of pyridoxine in pregnancy. Lancet 353 (1999), 1940–1941.

Tolonen, M., Schrijver, J., Westermarck, T., Halme, M., Touminen, S.E.J., Frilander, A., Keinonen, M., Sarna, S.: Vitamin B_6 status of finnish elderly. Comparison with dutch younger adults and elderly. The effect of supplementation. Int. J. Vitam. Nutr. Res. 58 (1988), 73–77.

Ubbink, J.B , Vermaak, W.J., van der Merve, A. et al.: Vitamin requirement for the treatment of hyperhomocysteinemia in humans. J. Nutr. 124 (1994), 1927–1993.

Van der Wielken, R.P., Lowik, M.R., Haller, J., van der Berg, H., Ferry, M., van Staveren, W.A.; Vitamin B 6 malnutrition among elderly Europeans: the Seneca study. J. Gerontol. A Biol. Sci. 51(6) (1996), B417–424.

Vutyanvanich, T., Wongtrangan, S., Ruangsri, R.: Pyridoxin for nausea and vomiting of pregnancy: a randomized, double-blind, placebo-controlled trial. Am. J. Obstet. Gynecol. 173 (1995), 881–884.

Watts, R.W.E., Calne, R.Y., Rolles, K., Danpure, C.J., Morgan, S.H., Williams, R., Mansell, M.A., Purkiss, P.: Successful treatment of primary hyperoxaluria type I by combined hepatic and renal transplantation. Lancet,2 (1987), 474–475.

Williams, M.J., Harris, R.I., Dean, B.C.: Controlled trial of pyridoxine in the premenstrual syndrome. J. Int. Res. 13 (1985), 174–179.

Wyatt, K.M., Dimmock, P.W., Jones, P.W., Shaughn O'Brien, P.M.: Efficacy of vitamin B-6 in the treatment of premenstrual syndrome: systematic review. Br. Med. J. 318 (1999), 1375–1381.

Yendt, E.R. Cohanim, M.: Hyperoxaluria in idiopathic oxalate nephrolithiasis. In: Leklem, J.E., Reynolds, R.D. (eds.): Clinical and physiological applications of Vitamin B_6. Alan R. Liss. Inc., New York 1988, 229–244.

LITERATUR ZU KAP. 3.4: FOLSÄURE/FOLAT

Anonymus: Prevention of neural tube defects: Results of the Medical Research Council Vitamin Study. Lancet 338, 8760 (1994), 131–37.

Anteby, E.Y., Musalam, B., Milwidsky, A., Blumenfeld, A., Gilis, S., Valsky, D., Hamani, Y.E.Y., Musalam, B.: Fetal inherited thrombophilias influence the severity of preeclampsia, IUGR and placental abruption. Eur. J. Obstet. Gynecol. Reprod. Biol. 113(1) (2004), 31–35.

Antonarakis, S.E., Petersen, M.B., McInnis, M.G., Adelsberger, P.A., Schinzel, A.A., Binkert, F., Pangalos, C., Raoul, O., Slaugenhaupt, S.A., Hafez, M.: The meiotic stage of nondisjunction in trisomy 21: determination by using DNA polymorphisms. Am. J. Hum. Genet. 50(3) (1992), 544–50.

Bässler, K.-H., Golly, I., Loew, D., Pietrzik, K.: Vitamin-Lexikon für Ärzte, Apotheker und Ernährungswissenschaftler, 3. Auflage. Urban & Fischer Verlag, München Jena 2002, 122–162.

Balmelli, G.P., Huser, H.J.: Zur Frage des Folsäuremangels bei Schwangeren in der Schweiz. Schweiz Med. Wschr. 104 (1974), 351–365.

Baram, J., Chabner, B.A., Drake, J.C., Fitzhugh, A.L., Sholar, P.W., Allegra, C.J.: Identification and biochemical properties of 10-formyldihydrofolate, a novel folate in methotrexate-treated cells. J. Biol. Chem. 263 (1988), 7105–7111.

Bayerisches Staatsministerium für Ernährung, Landwirtschaft und Forsten (ed): Ernährungssituation in Bayern – Forschungsbericht über die Bayerische Verzehrsstudie. München 1997.

Bernstein, L.H., Gutstein, S., Weiner, S., Efron, G.: The absorption and malabsorption of folic acid and its polyglutamates. Am. J. Med. 48 (1970), 570–579.

Berry, R., Li, Z., Erickson, J., Li, S., Moore, C., Wang, H., Mulinare, J., Zhao, P., Wong, L., Gindler, J., Hong, S., Correa, A.: Prevention of neural tube defects with folic acid in China. N. Engl. J. Med. 341 (1999), 1485–1490.

Botto, L.D., Khoury, M.J., Mulinare, J.: Periconceptional use of vitamins and the prevention of conotruncal heart defects: evidence from a population-based case-control study. Pediatrics 98 (1996), 911–917.

Botto, L.D., Mulinare, J., Yang, Q., Liu, Y., Erickson, J.D.: Autosomal trisomy and maternal use of multivitamin supplements. Am. J. Med. Genet. A 125(2) (2004), 113–116.

Boushey, C.J., Beresford, S.A.A., Omenn, G.S., Motulsky, A.G.: A quantitative assessment of plasma homocysteine as a risk factor for cardiovascular disease. JAMA 274 (1995), 1049–1057.

Bower, C., Stanley, F.J.: Dietary folate as a risk factor for neural tube defects: evidence from a case control study in Western Australia. Med. J. Aust. 150 (1989), 613–619.

Brattström, L., Wilcken, D.E.L., Öhrvik, J., Brudin, L.: Common methylenetetrahydrofolate reductase gene mutation leads to hyperhomocysteinemia but not to vascular disease. The result of a Meta-Analysis. Circulation 98 (1998), 2520–2526.

de Bree, A., Verschuren, W.M., Bjorke-Monsen, A.L., van der Put, N.M., Heil, S.G., Trijbels, F.J., Blom, H.J.: Effect of the methylenetetrahydrofolate reductase 677C→T mutation on the relations among folate intake and plasma folate and homocysteine concentrations in a general population sample. Am. J. Clin. Nutr. 77(3) (2003), 687–93.

Breen, N., Wagener, D.K., Brown, M.L., Davis, W.W., Ballard-Barbash, R.: Progress in cancer screening over a decade: results of cancer screening from the 1987, 1992, and 1998 National Health Interview Surveys. J. Natl. Cancer Inst. 93 (2001), 1704–1713.

Brody, T., Shane, B., Stokstad, E.L.R.: Folic acid. In: Machlin, L.J. (ed.): Handbook of vitamins. Marcel Dekker, New York 1984, 459.

Brown, C.M., Smith, A.M., Picciano, M.F.: Forms of human milk folacin and variation patterns. J. Pediatr. Gastroenterol. Nutr. 5(2) (1996), 278–282.

Bundeslebensmittelschlüssel für Verzehrserhebungen (BLS). Version II 1990. Bundesgesundheitsamt.

Bung, P., Stein, C. Prinz, R., Pietrzik, K., Schlebusch, H., Bauer, O., Krebs. D.: Folsäureversorgung in der Schwangerschaft – Ergebnisse einer prospektiven Longitudinalstudie. Geburtsh. u. Frauenheilk. 53 (1993), 92–99.

Caudill, M.A., Cruz, A.C., Gregory, J.F. 3rd, Hutson, A.D., Bailey, L.B.: Folate status response to controlled folate intake in pregnant women. J. Nutr. 127(12) (1997), 2363–2370.

Chadefaux, B., Rethore, M.O., Raoul, O., Ceballos, I., Poissonnier, M., Gilgenkranz, S., Allard, D.: Cystathionine beta synthase: gene dosage effect in trisomy 21. Biochem. Biophys. Res. Commun. 128(1) (1985), 40–4.

Chadefaux-Vekemans, B., Coude, M., Muller, F., Oury, J.F., Chabli, A., Jais, J., Kamoun, P.: Methylenetetrahydrofolate reductase polymorphism in the etiology of Down syndrome. Pediatr. Res. 51(6) (2002), 766–7.

Chanarin, I., Rothman, D., Ward, A., Perry, J.: Folate status and requirement in pregnancy. Br. Med. J. 2(602) (1968), 390–394.

Chanarin, I., Rothman, D., Perry, J., Stratfull, D.: Normal dietary folate, iron, and protein intake, with particular reference to pregnancy. Br. Med. J. 2(5602) (1968), 394–7.

Charles, D.H., Ness, A.R., Campbell, D., Smith, G.D., Whitley, E., Hall, M., Ness, H.A.R.: Folic acid supplements in pregnancy and birth outcome: re-analysis of a large randomised controlled trial and update of Cochrane review. Paediatr. Perinat. Epidemiol. 19(2) (2005), 112–124.

Cichowitz, D.J., Shane, B.: Mammalian folyl-polyglutamat synthetase. 2. Substrate specificity and kinetic properties. Biochemistry 26 (1987), 513–521.

Clarke, R.: Homocysteine-lowering trials for prevention of heart disease and stroke. Semin. Vasc. Med. 5(2) (2005), 215–222.

Colman, N., Larsen, J.V., Barker, M., Barker, E.A., Green, R., Metz, J.: Prevention of folate deficiency by food fortification. III. Effect in pregnant subjects of varying amounts of added folic acid. Am. J. Clin. Nutr. 28(5) (1975), 465–470.

Combs, G.F. jr.: The Vitamins, 2nd ed. Academic Press, London 1998, 388–389.

Committee on Genetics. Pediatrics 92 (1993), 493–494.

Coopermann, J.M., Pesci-Courel, Al, Luhby, A.L.: Urinary excretion of folic acid activity in man. Clin. Chem. 16 (1970), 375–381.

Crawley, H.F.: The role of breakfast cereals in the diets of 16-17-year-old teenagers in Britain. J. Hum. Nutr. Diet 6 (1993), 205–216.

Czeizel, A.E., Dudás, I.: Prevention of the first occurence of neural tube defects by periconceptional vitamin supplementation. N. Engl. J. Med. 327 (1992), 1832–1835.

Czeizel, A.E., Dudás, I., Métneki, J.: Pregnancy outcomes in a randomised controlled trial of periconceptional multivitamin supplementation. Final report. Arch. Gynecol. Obstet. 255 (1994), 131–139.

Czeizel, A.E.: Folic acid in the prevention of neural tube defects. J. Pediatr. Gastroenterol. Nutr. 20 (1995), 4–16.

Czeizel, A.E., Toth, M., Rockenbauer, M.: Population-based case control study of folic acid supplementation during pregnancy. Teratology 53 6) (1996), 345–351.

Czeizel, A.E., Dobo, M., Vargha, P.: Hungarian cohort-controlled trial of periconceptional multivitamin supplementation shows a reduction in certain congenital abnormalities. Birth Defects Research (Part A) 70 (2004), 853-861.

Czeizel, A.E.: The primary prevention of birth defects: multivitamins or folic acid? Int. J. Med. Sci. 1(1) (2004), 50–61.

Daly, L.E., Kirke, P.N., Molloy, A., Weir, D.G., Scott, J.M.: Folate levels and neural tube defects. Implications for prevention. JAMA 274 (1995), 1698–1702.

Daly, S., Mills, J.L., Molloy, A.M., Conley, M., Lee, Y.J., Kirke, P.N., Weir, D.G., Scott, J.M.: Minimum effective dose of folic acid for food fortification to prevent neural-tube defects. Lancet 350 (1997), 1666–1669.

Daniel, W.J., Mounger, J.R., Perkins, J.C.: Obstetric and fetal complications in folate-deficient adolescent girls. Am. J. Obstet. Gynecol. 111(2) (1971), 233–238.

Dawson, D.W.: Microdoses of folic acid in pregnancy. J. Obstet. Gynaecol. Br. Cwlth. 73(1) (1966), 44–48.

Deutsche Arbeitsgemeinschaft für Künstliche Ernährung: Empfehlungen für die tägliche Vitaminzufuhr bei parenteraler Ernährung Erwachsener. Infusionstherapie 17 (1990), 60–61.

Deutsche Gesellschaft für Ernährung: Empfehlungen für die Nährstoffzufuhr. Umschau-Verlag, Frankfurt/Main 1985.

Deutsche Gesellschaft für Ernährung: Empfehlungen für die Nährstoffzufuhr. Umschau Verlag, Frankfurt/Main 1991.

Deutsche Gesellschaft für Ernährung: Ernährungsbericht 1984. Umschau-Verlag, Frankfurt/Main 1984.

Deutsche Gesellschaft für Ernährung: Ernährungsbericht 1988. Umschau-Verlag, Frankfurt/Main 1988.

Deutsche Gesellschaft für Ernährung: Ernährungsbericht 1996. Umschau-Verlag, Frankfurt/Main 1996.

Deutsche Gesellschaft für Ernährung (DGE). DACH: Referenzwerte für die Nährstoffzufuhr. Ed.: Deutsche Gesellschaft für Ernährung (DGE), Österreichische Gesellschaft für Ernährung (ÖGE), Schweizerische Gesellschaft für Ernährungsforschung (SGE), Schweizerische Vereinigung für Ernährung (SVE). Umschau/Braus, Frankfurt/M. 2000a.

DGE (Deutsche Gesellschaft für Ernährung). Ernährungsbericht 2000. Deutsche Gesellschaft für Ernährung, Frankfurt/Main 2000b.

Deutsche Gesellschaft für Ernährung (DGE): Ernährungsbericht. DGE-Medienservice, Bonn 2004.

Durga, J., van Boxtel, M.P., Schouten, E.G., Kok, F.J., Jolles, J., Katan, M.B., Verhoef, P.: Effect of 3-year folic acid supplementation on cognitive function in older adults in the FACIT trial: a randomises, double blind, controlled trial. Lancet 369 (9557) (2007), 208–216.

Egen, V.: Die Prophylaxe von Neuralrohrdefekten durch Folsäure: Umsetzung eines medizinischen Forschungsergebnisses in die Praxis. Dissertation an der Medizinischen Fakultät der Ludwig-Maximilians-Universität zu München 1999.

Eichner, R.E., Hillman, R.S.: The evolution of anemia in alkoholic patients. Am. J. Med. 50 (1971), 218–232.

El-Khairy, L., Vollset, S.E., Refsum, H., Ueland, P.M.: Plasma total cysteine, pregnancy complications, and adverse pregnancy outcomes: the Hordaland Homocysteine Study. Am. J. Clin. Nutr. 77(2) (2003), 467–72.

Ferguson, S.E., Smith, G.N., Salenieks, M.E., Windrim, R., Walker, M.C.: Preterm premature rupture of membranes. Nutritional and socioeconomic factors. Obstet. Gynecol. 100(6) (2002), 1250–6.

Finkelstein, J.D.: Methionine metabolism in Mammals. J. Nutr. Biochem. 1 (1990), 228–237.

Fischer, J.Th., Peters, W.: Folsäurespiegel bei Patienten mit kompensierter Niereninsuffizienz und unter Dauerdialyse. Dtsch. Med. Wschr. 102 (1977), 1808–1813.

Fischer, H., Tonndorf, S., Seyffert, Ch.: Untersuchungen zur Häufigkeit der Schwangerschaftsanämie und ihrer Beeinflussung durch Folicombin. Zent. bl. Gynäkol. (1989), 142–147.

Fohr, I.P., Prinz-Langenohl, R., Bronstrup, A., Bohlmann, A.M., Nau, H., Berthold, H.K., Pietrzik, K.: 5,10-Methylenetetrahydrofolate reductase genotype determines the plasma homocysteine-lowering effect of supplementation with 5-methyltetrahydrofolate or folic acid in healthy young women. Am. J. Clin. Nutr. 75(2) (2002), 275–82.

Fohr, I.: Methylentetrahydrofolate reductase polymorphisms in man: impact on homocysteine concentrations and on the homocysteine-lowering effect of supplementation with folate derivatives. Dissertation an der Landwirtschaftlichen Fakultät der Universität Bonn 2003.

Foka, Z.J., Lambropoulos, A.F., Saravelos, H., Karas, G.B., Karavida, A., Agorastos, T., Zournatzi, V., Makris, P.E., Bontis, J., Kotsis, A.: Factor V leiden and prothrombin G20210A mutations, but not methylenetetrahydrofolate reductase C677T, are associated with recurrent miscarriages. Hum. Reprod. 15(2) (2000), 458–62.

Food and Nutrition Board/Institute of Medicine: Dietary reference intake for thiamin, riboflavin, niacin, vitamin B_6, folate, vitamin B_{12}, panthotenic acid, biotin, and choline. Prepublication copy. National/Academy Press, Washington D.C. 1998.

Frame, P.S., Berg, A.O., Woolf, S.: US preventive services task force: highlights of the 1996 report. Am. Fam. Physician 55 (1997), 567–576, 581–582.

Freeman, S. et al.: Cytogenetic and molecular studies of spontaneous human abortions. Am. J. Hum. Genet. 49 (1996), 916A.

Friedman, A.N., Hunsicker, L.G., Selhub, J., Bostom, A.G.: Clinical and nutritional correlates of C-reactive protein in type 2 diabetic nephropathy. Atherosclerosis 172(1) (2004), 121–125.

Friedman, A.N., Hunsicker, L.G., Selhub, J., Bostom, A.G.: Collaborative Study Group: Total plasma homocysteine and arteriosclerotic outcomes in type 2 diabetes with nephropathy. J. Am. Soc. Nephrol. 16(11) (2005), 3397–3402.

Friedrich, W.: Handbuch der Vitamine. Verlag Urban u. Schwarzenberg, München – Wien – Baltimore 1987.

Frosst, P., Blom, H.J., Milos, R., Goyette, P., Sheppard, C.A., Matthews, R.G., Boers, G.J., den Heijer, M., Kluijtmans, L.A., van den Heuvel, L.P., Rozen, R.: A candidate genetic risk factor für vascular disease: A common mutation in methylenetetrahydrofolate reductase. Nat. Genet. 10 (1995), 111–113.

Gebhardt, G.S., Scholtz, C.L., Hillermann, R., Odendaal, H.J.: Combined heterozygosity for methylenetetrahydrofolate reductase (MTHFR) mutations C677T and A1298C is associated with abruptio placentae but not with intrauterine growth restriction. Eur. J. Obstet. Gynecol. Reprod. Biol. 97(2) (2001), 174–7.

Giovannucci, E., Stampfer, M.J., Colditz, G.A., Hunter, D.J., Fuchs, C., Rosner, B.A., Speizer, F.E., Willett, W.C.: Multivitamin use, folate, and colon cancer in women in the Nurses' Health Study. Ann. Intern. Med. 129 (1998), 517–524.

Giovannucci, E., Rimm, E.B., Ascherlo, A., Stampfer, M.J., Colditz, G.A., Willett, W.C.: Alcohol, low-methionine–low-folate diets, and risk of colon cancer in men. J. Natl. Cancer Inst. 87 (1995), 265–273.

Girelli, D., Friso, S., Trabetti, E., Olivieri, O., Russo, C., Pessotto, R., Faccini, G., Pignatti, P.F., Mazzucco, A., Corrocher, R.: Methylenetetrahydrofolate reductase C677T mutation, plasma homocysteine, and folate in subjects from northern Italy with or without angiographically documented severe coronary atherosclerotic disease: evidence for an important genetic-environmental interaction. Blood 91(11) (1998), 4158–63.

Gjesdal, C.G., Vollset, S.E., Ueland, P.M., Refsum, H., Drevon, C.A., Gjessing, H.K., Tell, G.S.: Plasma total homocysteine level and bone mineral density: the Hordaland Homocysteine Study. Arch. Intern. Med. 166(1) (2006), 88–94.

Goddijn-Wessel, T.A., Wouters, M.G., van de Molen, E.F., Spuijbroek, M.D., Steegers-Theunissen, R.P., Blom, H.J., Boers, G.H., Eskes, T.K.: Hyperhomocysteinemia: a risk factor for placental abruption or infarction. Eur. J. Obstet. Gynecol. Reprod. Biol. 66(1) (1996), 23–9.

Goldman, I.D., Matherly, L.H.: Biochemical factors in the selectivity of leucovorin rescue: selective inhibition of leucovorin reactivation of dihydrofolat reductase and leucovorin utilization in purine and pyrimidine biosynthesis by methotrexate and dihydrofolate polyglutamates. In: National Cancer Institute Monographs no 5: Development of Folates and Folic Acid Antagonists in Cancer Chemotherapy (1987), 17–26.

Gudnason, V., Stansbie, D., Scott, J., Bowron, A., Nicaud, V., Humphries, S.: C677T (thermolabile alanine/valine) polymorphism in methylenetetrahydrofolate reductase (MTHFR): its frequency and impact on plasma homocysteine concentration in different European populations. EARS group. Atherosclerosis 136(2) (1998), 347–54.

Gutstein, S., Bernstein, L.H., Levy, L., Wagner, G.: Failure of response to N^5-methyltetrahydrofolate in combined folate and B_{12} deficiency. Evidence in support of the "folate trap" hypothesis. Digestive Diseases 18(2) (1973), 142–146.

Hages, M., Brönstrup, A., Prinz-Langenohl, R., Pietrzik, K.: Die neuen «Dietary Reference Intakes» (DRI) – Ein Beitrag zur internationalen Harmonisierung der Zufuhrempfehlungen? Ernährungs-Umschau 46 (1999), 130–135.

Hages, M., Brönstrup, A., Prinz-Langenohl, R., Pietrzik, K.: Zur Aktualisierung der deutschen Empfehlungen für die Folatzufuhr Teil 1. EU 46 (1999), 248–251.

Hages, M., Brönstrup, A., Prinz-Langenohl, R., Pietrzik, K.: Zur Aktualisierung der deutschen Empfehlungen für die Folatzufuhr Teil 2. EU 46 (1999), 296–299.

Hages, M., Pietrzik, K.: Untersuchungen zur Bewertung der Folatversorgung bei Kindern unter Berücksichtigung des Cobalamin- und Eisenhaushaltes. 2. Mitteilung: Häufigkeit und Schweregrad eines Folatmangels. Int. Z. Vit. Nutr. Res. 55 (1985), 69.

Hages, M., Pietrzik, K.: Untersuchungen zur Bioverfügbarkeit der Folsäure aus unterschiedlichen Dosierungen. Ernährungs-Umschau.34 (1987), 298–302.

Hages, M., Mirgel, C., Pietrzik, K.: Folsäure – ein kritisches Vitamin. Eine Übersicht zum aktuellen Stand der Folatforschung. VitaMinSpur 2 (1987), 155.

Hages, M., Jenke, M., Mirgel, C., Pietrzik, K.: Bedeutung einer Folsäuresubstitution während der Schwangerschaft. Geburtsh.- u. Frauenheilk. 49 (1989), 523–528.

Hages, M., Thorand, B., Prinz-Langenohl, R., Bung, P., Pietrzik, K.: Prävention von Neuralrohrdefekten (NRD) durch perikonzeptionelle Folsäuregaben. Geburtsh. u. Frauenheilk. 56 (1996), M59–M65.

Hall, M.H.: Folic acid deficiency and abruptio placentae. J. Obstet. Gynaecol. Br. Commonw. 79(3) (1972), 222–5.

Hansen, H., Rybo, G.: Folic acid dosage in prophylactic treatment during pregnancy. Acta Obstet. Gynecol. Scand. 46 (1967), 107–112.

Hassold, T., Sherman, S.: Down syndrome: genetic recombination and the origin of the extra chromosome 21. Clin. Genet. 57(2) (2000), 95–100.

Hayes, C., Werler, M.M., Willett, W.C., Mitchell, A.A.: Case-control study of periconceptional folic acid supplementation and oral clefts. Am. J. Epidemiol. 143(12) (1996), 1229–1234.

Heilmann, E.: Folsäuremangel: Ergebnisse eigener Untersuchungen an gesunden Probanden in verschiedenen Altersstufen und bei unterschiedlichen Erkrankungen. In: Pietrzik, K. (ed.): Folsäure-Mangel. W. Zuckschwerdt Verlag, München – Bern – Wien – San Francisco 1988.

Henry, G.R.: The aetiology of abruptio placentae with special reference to folate Metabolism. Ir. J. Med. Sci. 7(11) (1968), 509–15.

Herbert, V.: Experimental nutritional folate defiency in man. Trans. Assoc. Amer. Phys. 75 (1962), 307–320.

Herbert, V.: Minimal daily adult folate requirement. Arch. Intern. Med. 110 (1962), 155.

Herbert, V.: Metabolismus of folic acid in man: J. Infect. Dis.128 (1973), 601–606.

Herbert, V.: Recommended dietary intakes (RDI) of folate in humans. Am. J. Clin. Nutr. 45 (1987), 661–670.

Hernandez, D., Fisher, E.M.: Down syndrome genetics: unravelling a multifactorial disorder. Hum. Mol. Genet. 5 Spec. (1996), 1411–6.

Hibbard, B.M.: The Role of Folic Acid in Pregnancy; with Particular Reference to Anaemia, Abruption and Abortion. J. Obstet. Gynaecol. Br. Commonw. 71 (1964), 529–42.

Hibbard, B.M., Hibbard, E.D.: Aetiological Factors in Abruptio Placentae. Br. Med. J. 2(5370) (1963), 1430–6.

Hibbard, B.M., Hibbard, E.D., Hwa, T.S., Tan, P.: Abruptio placentae and defective folate metabolism in Singapore women. J. Obstet. Gynaecol. Br. Commonw. 76(11) (1969), 1003–7.

Hillman, R.S., Steinberg, S.E.: The effects of alcohol on folate metabolism. Ann. Rev. Med. 33 (1982), 345.

Hobbs, C.A., Sherman, S.L., Yi, P., Hopkins, S.E., Torfs, C.P., Hine, R.J., Pogribna, M., Rozen, R., James, S.J.: Polymorphisms in genes involved in folate metabolism as maternal risk factors for Down syndrome. Am. J. Hum. Genet. 67(3) (2000), 623–30.

Hörl, W.H.: Die Ernährung des Dialysepatienten. Akt. Ernähr. 9 (1984), 113–118.

Holzgreve, W., Tercanli, S., Pietrzik, K.: Vitamins to prevent neural tube defects. Letter in The Lancet 338 (1991), 639–640.

Homocysteine Lowering Trialists' Collaboration: Lowering blood homocysteine with folic acid based supplements: meta-analysis of randomised trials. Brit. Med. J. 316 (1998), 894–898.

Honein, M.A., Paulozzi, L.J., Mathews, T.J., Erickson, J.D., Wong, L.Y.D.: Impact of folic acid fortification of the DU food supply on the occurence of neural tube defects. JAMA 285 (2001), 2981-2986.

Hong, X., Hsu, Y.H., Terwedow, H., Tang, G., Liu, X., Jiang, S., Xu, X.: Association of the methylenetetrahydrofolate reductase C677T polymorphism and fracture risk in Chinese postmenopausal women. Bone 40(3) (2007), 737–742.

Houghton, L.A., Sherwood, K.L., Pawlosky, R., Ito, S., O'Connor, D.: [6S]-5-Methyltetrahydrofolate is at least as effective as folic acid in preventing a decline in blood folate concentrations during lactation. Am. J. Clin. Nutr. 83(4) (2006), 842–50.

Huenneckens, F.M., Henderson, G.B., Vitols, K.S., Grimshaw, C.E.: Enzymatic activation of 5-formyltetrahydrofolate via conversion to 5,10-methenyltetrahydrofolate. Adv. Enzyme Regul. 22 (1984), 3–13.

Institute of Medicine. Food and Nutrition Board: Dietary reference intakes for thiamin, riboflavin, niacin, vitamin B_6, folate, vitamin B_{12}, pantothenic acid, biotin, and choline. National Academy Press, Washington D.C. 1998.

Isotalo, P.A., Wells, G.A., Donnelly, J.G.: Neonatal and fetal methylenetetrahydrofolate reductase genetic polymorphisms: an examination of C677T and A1298C mutations. Am. J. Hum. Genet. 67(4) (2000), 986–90.

Jacob, R.A., Gretz, D.M., Taylor, P.C., James, S.J., Pogribny, I.P., Miller, B.J., Henning, S.M., Swendseid, M.E.: Moderate folate depletion increases plasma homocysteine and decreases lymphocyte DNA methylation in postmenopausal women. J. Nutr. 128(7) (1998), 1204–12.

Jacob, R.A., Wu, M.M., Henning, S.M., Swendseid, M.E.: Homocysteine increases as folate decreases in plasma of healthy men during short-term dietary folate and methyl group restriction. J. Nutr. 121 (1994), 1072–1080.

Jacques, P.F., Bostom, A.G., Williams, R.R., Ellison, R.C., Eckfeldt, J.H., Rosenberg, I.H., Selhub, J., Rozen, R.: Relation between folate status, a common mutation in methylenetetrahydrofolate reductase, and plasma homocysteine concentrations. Circulation 93 (1996), 7–9.

James, S.J., Pogribna, M., Pogribny, I.P., Melnyk, S., Hine, R.J., Gibson, J.B., Yi, P., Tafoya, D.L., Swenson, D.H., Wilson, V.L., Gaylor, D.W.: Abnormal folate metabolism and mutation in the methylenetetrahydrofolate reductase gene may be maternal risk factors for Down syndrome. Am. J .Clin. Nutr. 70(4) (1999), 495–501.

Kamen, B.A., Capdevila, A.: Receptor-mediated folate accumulation is regulated by the cellular folate content. Proc. Natl. Acad. Sci. USA 83(16) (1986), 5983–7.

Kanazawa, S., Herbert, V.: Detection of folate deficiency in alcoholism using the peripheral blood lymphocyte deoxyuridine suppression test. J. Nutr. Sci. Vitaminol. 32 (1986), 251–257.

Kang, S.S., Wong, P.W.K., Zhou, J. et al.: Thermolabile methylentetrahydrofolate reductase in patients with coronary artery disease. Metabolism 37 (1988), 611–613.

Kang, S.S.: 4th Asian Europ. Workshop on inborn errors of metabolism, 25.–31. August, Tegernsee. Persönliche Information (1996).

Kelly, P., McPartlin, J., Goggins, M., Weir, D.G., Scott, J.M.: Unmetabolized folic acid in serum: acute studies in subjects consuming fortified food and supplements. Am. J. Clin. Nutr. 65(6) (1997), 1790–5.

Kim, Y.I.: Does a high folate intake increase the risk of breast cancer? Nutr. Rev. 64(10Pt1) (2006), 468–475.

Klerk, M., Verhoef, P., Clarke, R., Blom, H.J., Kok, F.J., Schouten, E.G.: MTHFR 677C→T polymorphism and risk of coronary heart disease: a meta-analysis. JAMA 288(16) (2002), 2023–31.

Knudtson, E.J., Smith, K., Mercer, B.M., Miodovnik, M., Thurnau, G.R., Goldenberg, R.L., Meis, P.J., Moawad, A.H., Vandorsten, J.P., Sorokin, Y., Roberts, J.M., Das, A.: Serum homocysteine levels after preterm premature rupture of the membranes. Am. J. Obstet. Gynecol. 191(2) (2004), 537–41.

Koehler, K.M., Romero, L.J., Stauber, P.M., Pareo-Tubbeh, S.L., Liang, H.C., Baumgartner, R.N., Garry, P.J., Allen, R.H., Stabler, S.P.: Vitamin supplementation and other variables affecting serum homocysteine and methylmalonic acid concentrations in elderly men and women. J. Am. Coll. Nutr. 15(4) (1996), 364–376.

Koletzko, B., von Kries, R. : Prävention von Neuralrohrdefekten durch Folsäurezufuhr in der Frühschwangerschaft. Der Frauenarzt 35 (1994), 1007–1010.

von Kries, R., Lenard, H.G.: Anmerkungen zur Prävention von Neuralrohrdefekten (NRD) durch Folsäure. Monatsschr. Kinderheilkd. 142 (1994), 705–711.

Kutteh, W.H., Park, V.M., Deitcher, S.R.: Hypercoagulable state mutation analysis in white patients with early first-trimester recurrent pregnancy loss. Fertil. Steril. 71(6) (1999), 1048–53.

Lamers, Y., Prinz-Langenohl, R., Moser, R., Pietrzik, K.: Supplementation of [6S]-5-methyltetrahydrofolate and folic acid equally reduce plasma total homocysteine concentration in healthy women. Am. J. Clin. Nutr. 79(3) (2004), 605–614.

Lamers, Y.: (6S)-5-methyltetrahydrofolate compared to folic acid supplementation: effect on risk markers of neural tube defects. Dissertation an der Landwirtschaftlichen Fakultät der Universität Bonn 2005.

Lamers, Y., Prinz-Langenohl, R., Brämswig, S., Pietrzik, K.: Red blood cell folate concentrations increase more after supplementation with [6S]-5-methyltetrahydrofolate than with folic acid in women of childbearing age. Am. J. Clin. Nutr. 84 (2006), 156–161.

Levin, B., Bond, J.H.: Colorectal cancer screening: recommendations of the U.S. Preventive Services Task Force. Gastroenterology 111 (1996), 1381–1384.

Li, D.K., Daling, J.R., Mueller, B.A., Hichok, D.E., Fantel, A.G., Weiss, N.S.: Periconceptional multivitamin use in relation to the risk of congenital urinary tract anomalies. Epidemiology 6 (1995), 212–218.

Lievers, K.J., Boers, G.H., Verhoef, P., den Heijer, M., Kluijtmans, L.A., van der Put, N.M., Trijbels, F.J., Blom, H.J.: A second common variant in the methylenetetrahydrofolate reductase (MTHFR) gene and its relationship to MTHFR enzyme activity, homocysteine, and cardiovascular disease risk. J. Mol. Med. 79(9) (2001), 522–8.

Lim, H.S., Mackey, A.D., Tamura, T., Wong, S.C., Picciano, M.F.: Measurable human milk folate is increased by treatment with α-amylase and protease in addition to folate conjugase. Food Chem. 63 (1998), 401–407.

Lim, H.S., Mackey, A.D., Tamura, T., Picciano, M.F.: Measurable folates in human milk are increased by treatment with – amylase and protease. FASEB J. 11 (1997), A395.

Lindenbaum, J.: Drug-induced folate deficiency and the hematologie effect of alcohol. Nutrition in Hematology. Ed: J. Lindenbaum. Churchill Livingstone, New York 1983, 33–58.

Link, H., Blaurock, M., Wernet, P., Niethammer, D., Wilms, K., Ostendorf, P.: Acute folic acid deficiency after bone marrow transplantation. Klin. Wschr. 64 (1986), 423–432.

Loew, D., Eberhardt, A., Heseker, H., Kübler, W.: Zur Plasmakinetik und Elimination von Folsäure. Klin. Wschr. 65 (1987), 520–524.

Loew, D., Menke, G., Hanke, E., Rietbrock, N.: Zur Pharmakokinetik von Hydroxocobalamin und Folsäure. VitaMinSpur 3, 4 (1988), 168–172.

Mackenzie, J.C., Ford, J.E., Waters, A.H., Harding, N., Cattell, W.R., Anderson, B.B.: Erythropoesis in patients undergoing regular dialysis treatment (R.D.T.) without transfusion. Proc. Eur. Dial. Transpl. Assoc. 5 (1968), 172–178.

Mackey, A.D., Picciano, M.F.: Maternal folate status during extended lactation and the effect of supplemental folic acid. Am. J. Clin. Nutr. 69(2) (1999), 285–92.

Malouf, M., Grimley, E.J., Areosa, S.A.: Folic acid with or without vitamin B_{12} for cognition and dementia. Cochrane Database Syst. Rev. (4) (2003), CD 004514.

Martin, R.H., Harper, T.A., Kelso, W.: Serum-Folic-Acid in Recurrent Abortions. Lancet 10 (1965), 670–2.

Martin, J.,.Davis, R.E.: Serum folic acid activity and vaginal bleeding in early pregnancy. J. Obstet. Gyn. Br. Comm. 71 (1964), 400–3.

Martinez, M.E., Giovannucci, E., Jiang, R., Henning, S.M., Jacobs, E.T., Thompson, P., Smith-Warner, S.A., Alberts, D.S.: Folate fortification, plasma folate, homocysteine and colorectal adenoma recurrence. Int. J. Cancer 119 (2006), 1440–1446.

Martinelli, I., Taioli, E., Cetin, I., Marinoni, A., Gerosa, S., Villa, M.V., Bozzo, M., Mannucci, P.M.: Mutations in coagulation factors in women with unexplained late fetal loss. N. Engl. J. Med. 343(14) (2000), 1015–1018.

McPartlin, J., Halligan, A., Scott, J.M., Darling, M., Weir, D.G.: Accelerated folate breakdown in pregnancy. Lancet 341(8838) (1993), 148–149.

Menon, M.K., Sengupta, M., Ramaswamy, N.: Accidental haemorrhage and folic acid deficiency. J. Obstet. Gynaecol. Br. Commonw. 73(1) (1966), 49–52.

Mills, J.L., McPartlin, J.M., Kirke, P.N., Lee, Y.J., Conley, M.R., Weir, D.G., Scott, J.M.: Homocysteine metabolism in pregnancies complicated by neural-tube defects. Lancet 345(8943) (1995), 149–151.

Milne, D.B., Canfield, W.K., Mahalko, J.R., Sandstead, H.H.: Folate status of adult males living in a metabolic unit: Possible relationships with iron nutriture. Am J. Clin. Nutr. 37(5) (1983), 768–73.

Milunsky, A., Jick, H., Jick, S.S., Bruell, C.L., MacLaughlin, S., Rothman, K.J., Willet, W.: Multivitamin/Folic acid supplementation in early pregnancy reduces the prevalence of neural tube defects. JAMA 262 (1989), 2847–2852.

Mirgel, C., Pietrzik, K.: Neuere Erkenntnisse zur wünschenswerten Höhe der Folatzufuhr. Ernährungs-Umschau 37 (1990), 162.

Mössner, J., Koch, W., Kestel, W., Schneider, J.: Intestinal absorption of folic acid, glucose, sodium and water in chronic pancreatitis. Z. Gastroenterologie 24 (1986), 212–217.

Monographie Folsäure. BAnz. Nr. 45 vom 06.03.1987.

Morris, M.S., Jacques, P.F., Rosenberg, I.H., Selhub, J.: Folate and vitamin B_{12} status in relation to anemia, macrocytosis, and cognitive impairment in older Americans in the age of folic acid fortification. Am. J. Clin. Nutr. 85(1) (2007), 193–200.

MRC Vitamin Study Research Group: Prevention of neural tube defects: results of the Medical Research Council Vitamin Study, Lancet 338 (1991), 131–137.

Mtiraoui, N., Zammiti, W., Ghazouani, L., Braham, N.J., Saidi, S., Finan, R.R., Almawi, W.Y., Mahjoub, T.: Methylenetetrahydrofolate reductase C677T and A1298C polymorphism and changes in homocysteine concentrations in women with idiopathic recurrent pregnancy losses. Reproduction 131(2) (2006), 395–401.

Mulinare, J., Cordero, J.F., Erickson, J.D., Berry, R.J.: Periconceptional use of multivitamins and the occurence of neural tube defects. JAMA 260 (1988), 3141–3145.

Munger, R., Romitti, P., West, N., Murray, J., Hanson, J.: Maternal intake of folate, vitamin B_{12} and zinc and risk of orofacial cleft birth defects. Am. J. Epidemiol. 145 (1997), S30.

Nationale Verzehrsstudie: Projektträgerschaft «Forschung im Dienste der Gesundheit» in der Deutschen Forschungsanstalt für Luft- und Raumfahrt e.V. (ed.) im Auftrag des Bundesministeriums für Forschung und Technologie, Bremerhaven 1991.

Neiger, R., Wise, C., Contag, S.A., Tumber, M.B., Canick, J.A.: First trimester bleeding and pregnancy outcome in gravidas with normal and low folate levels. Am. J. Perinatol. 10(6) (1993), 460–2.

Nelen, W.L., Blom, H.J., Thomas, C.M., Steegers, E.A., Boers, G.H., Eskes, T.K.: Methylenetetrahydrofolate reductase polymorphism affects the change in homocysteine and folate concentrations resulting from low dose folic acid supplementation in women with unexplained recurrent miscarriages. J. Nutr. 128(8) (1998), 1336–41.

Nelen, W.L., Blom, H.J., Steegers, E.A., den Heijer, M., Thomas, C.M.G., Eskes, T.K.: Homocysteine and folate levels as risk factors for recurrent early pregnancy loss. Obstet. Gynecol. 95 (2000), 519–524.

Nurk, E., Tell, G.S., Refsum, H., Ueland, P.M., Vollset, S.E.: Associations between maternal methylenetetrahydrofolate reductase polymorphisms and adverse outcomes of pregnancy: the Hordaland Homocysteine Study. Am. J. Med. 117(1) (2004), 26–31.

O'Connor, D.L., Tamura, T., Picciano, M.F.: Pteroylpolyglutamates in human milk. Am. J. Clin. Nutr. 53 (1991), 930–934.

O'Keefe, C.A., Bailey, L.B., Thomas, E.A., Hofler, S.A., Davis, B.A., Cerda, J.J., Gregory, J.F.3rd: Controlled dietary folate affects folate status in nonpregnant women. J. Nutr. 125(10) (1995), 2717–2725.

O'Leary, V.B., Parle-McDermott, A., Molloy, A.M., Kirke, P.N., Johnson, Z., Conley, M., Scott, J.M., Mills, J.L.: MTRR and MTHFR polymorphism: link to Down syndrome? Am. J. Med. Genet. 107(2) (2002), 151–5.

Ortega, R.M., Redondo, R., Andres, P., Eguileor, I.: Nutritional assessment of folate and cyanocobalamin in status in a Spanish elderly group. Int. J. Vitamin. Nutr. Res. 63(1) (1993), 17–21.

Owen, E.P., Human, L., Carolissen, A.A., Harley, E.H., Odendaal, H.J.: Hyperhomocysteinemia-a risk factor for abruptio placentae. J. Inherit. Metab. Dis. 20(3) (1997), 359–62.

Parle-McDermott, A., Mills, J.L., Kirke, P.N., Cox, C., Signore, C.C., Kirke, S., Molloy, A.M., O'Leary, V.B., Pangilinan, F.J., O'Herlihy, C., Brody, L.C., Scott, J.M.: MTHFD1 R653Q polymorphism is a maternal genetic risk factor for severe abruptio placentae. Am. J. Med. Genet. A 132(4) (2005), 365–8.

Pfeiffer, C.M., Fazili, Z., McCoy, L., Zhang, M., Gunter, E.W.: Determination of folate vitamers in human serum by stable-isotope-dilution tandem mass spectrometry and comparison with radioassay and microbiologic assay. Clin. Chem. 50 (2004), 423–432.

Pharmazeutische Stoffliste. Folsäure. Arzneibüro der Bundesvereinigung Deutscher Apothekerverbände. Werbe- und Vertriebsgesellschaft Deutscher Apotheker mbH, Frankfurt/Main 1994.

Picciano, M.F., West, S.G., Ruch, A.L., Kris-Etherton, P.M., Zhao, G., Johnston, K.E., Maddox, D.H., Fishell, V.K., Dirienzo, D.B., Tamura, T.: Effect of cow milk on food folate bioavailability in young women. Am. J. Clin. Nutr. 80(6) (2004), 1565–9.

Pietrzik, K.: Concept of borderline vitamin deficiency. In: Hanck, A., Hornig, D. (eds.): Vitamins. Nutrients and therapeutic agents. Huber Verlag, Bern – Stuttgart – Toronto 1985, 61–73.

Pietrzik, K., Prinz, R., Bung, P., Chronides, A., Mallmann, P., Reusch, K.: Folate status and pregnancy outcome. In: Sauberlich, H.E., Machlin, L.J. (eds.): Beyond deficiency: new views on the function and health effects of vitamins. Ann. N.Y. Acad. Sci. 669 (1992), 371–373.

Pietrzik, K., Prinz-Langenohl, R., Fohr, I., Bohlmann, A., Nau, H.: 5-Methyl-Tetrahydrofolate (5-MTHF) versus Pterolymonoglutamic acid (PGA) – what is the better alternative for supplementation? Abstract in: FASEB J. 15(4) (2001), A611.

Pietrzik, K., Lamers, Y., Brämswig, S., Prinz-Langenohl, R., Pietrzik, C.U.: Calculation of red blood cell folate steady state conditions after supplementation with different folate forms and dosages. Vortrag anlässlich des FASEB-Meetings vom 1.–5.04.2006 in San Francisco, USA.

Pietrzik, K., Brönstrup, A.: Folate in preventive medicine; a new role in cardiovascular disease, neural tube defects and cancer. Ann. Nutr. Metab. 41(6) (1997), 331–343.

Pietrzik, K., Brachmann, S.: Folat-Äquivalente – neue Definitionen sorgen für Verwirrung. EU 48 (2001), 113.

Pietrzik, K., Dierkes, J., Bung, T., Kroeson, M.: Effect of low dose vitamin supplementation on homocystein levels. Ir. J. Med. Sci. 164 (1995), 16.

Pietrzik, K., Hages, M., Remer, T.: Methodological Aspects in Vitamin Bioavailability Testing. J. Micronutrient Analysis 7 (1990), 207–222.

Pietrzik, K., Prinz-Langenohl, R.: Folsäure. In: Biesalski, H.K., Schrezenmeir, J., Weber, P., Weiß, H. (eds.): Vitamine – Physiologie, Pathophysiologie, Therapie. Thieme-Verlag, Stuttgart 1997, 104–116.

Prinz, R., Pietrzik, K., Bung, P., Stein, C., Schlebusch, H., Reusch, K., Möller, C.: Der Einfluß einer Folatsubstitution während der Schwangerschaft auf den Folatstatus der Mutter und des Neugeborenen. Vortrag XXVII DGE Kongress vom 5.–6.4.1990 in München, veröffentlicht in: EU 37 (1990), 168.

Prinz-Langenohl, R., Brönstrup., A, Pietrzik, K.: Homocystein als Risikofaktor für atherosklerotische Veränderungen. Münch. Med. Wsch. 15 (1999), 190–193.

Prinz, R., Pietrzik, K., Bung, P., Stein, C., Reusch, K., Klinger, G.: Einfluß der Gravidität auf folatabhängige Meßgrößen. Vortrag anl. des Wiss. Kongresses der DGE am 26./27. März in Hohenheim. EU 39 (1992), 156.

Prinz, R., Pietrzik, K., Bung, P., Stein, C., Reusch, K., Klinger, G.: Vitamin- und Mineralstoffstatus bei Schwangerschaftskomplikationen. Vortrag anl.des Wiss. Kongresses der DGE am 26./27. März in Hohenheim. EU 39 (1992), 154.

Prinz-Langenohl, R., Lamers, Y., Moser, R., Pietrzik, K.: Effect of folic acid preload on the bioequivalence of [6S]-5-Methyltetrahydrofolate and folic acid in healthy volunteers. J. Inherit. Metab. Dis. 26 Suppl.1 (2003), P169.

Pritschard, J.A., Scott, D., Whalley, P.: Maternal folate deficiency and pregnancy wastage. Am. J. Obstet. Gynecol. 109 (1971), 341–346.

Pritchard, J.A., Cunningham, F.G., Pritchard, S.A., Mason, R.A.: On reducing the frequency of severe abruptio placentae. Am. J. Obstet. Gyneco.l 165(5 Pt 1) (1991), 1345–51.

Quere, I., Bellet, H., Hoffet, M., Janbon, C., Mares, P., Gris, J.C.: A woman with five consecutive fetal deaths: case report and retrospective analysis of hyperhomocysteinemia prevalence in 100 consecutive women with recurrent miscarriages. Fertil. Steril. 69(1) (1998), 152–4.

Qvist, I., Abdulla, M., Jagerstad, M., Svensson, S.: Iron, zinc and folate status during pregnancy and two month after delivery. Acta Obstet. Gynecol. Scand. 65(1) (1986), 15–22.

Rai, A.K., Singh, S., Mehta, S., Kumar, A., Pandey, L.K., Raman, R.: MTHFR C677T and A1298C polymorphisms are risk factors for Down's syndrome in Indian mothers. J. Hum. Genet. 51(4) (2006), 278–83.

Ray, J.G., Meier, C., Vermeulen, M.J., Cole, D.E., Wyatt, P.R.: Prevalence of trisomy 21 following folic acid food fortification. Am. J. Med. Genet. A 120(3) (2003), 309–13.

Rieder, M.J.: Prevention of neural tube defects with periconceptional folic acid. Clin. Perinatol. 21 (1994), 483–503.

Rinke, U., Koletzko, B.: Prävention von Neuralrohrdefekten durch Folsäurezufuhr in der Frühschwangerschaft. Dtsch. Ärzteblatt 91 (1994), 30–37.

Rohan, T.E., Jain, M.G., Howe, G.R., Miller, A.B.: Dietary folate consumption and breast cancer risk. J. Natl. Cancer Inst. 92 (2000),266–269.

Sacn (Scientific Advisory Committee on Nutrition): Folate and disease prevention. Online available from: www.tsoshop.co.uk, Published by TSO

Sanjoaquin, M.A., Allen, N., Couto, E., Roddam, A.W., Key, T.J.: Folate intake and colorectal cancer risk:

a meta-analytical approach. Int. J. Cancer 113(5) (2005), 625–828.

Sauberlich, H.E., Kretsch, M.J., Skala, J.H., Johnson, H.L., Taylor, P.C.: Folate requirement and metabolism in nonpregnant women. Am. J. Clin. Nutr. 46 (1987), 1016–1028.

Schorah, C.J., Devitt, H., Lucock, A., Dowell, A.C.: The responsiveness of plasma homocysteine to small increases in dietary folic acid: a primary care study. Eur. J. Clin. Nutr. 52 (1998), 407–411.

Selhub, J., Jacques, P.F., Wilson, P.W.F., Rush, D., Rosenberg, I.H.: Vitamin status and intake as primary determinants of homocysteinemia in an elderly population. JAMA 270(22) (1993), 2693–2698.

Selhub, J., Powell, G.M., Rosenberg, I.H.: Intestinal transport of 5-methyltetrahydrofolate. Am. J. Physiol. 246 (5 Pt 1) (1984), G515–20.

Shaw, G.M., Jensvold, N.G., Wasserman, C.R., Lammer, E.J.: Epidemiologic characteristics of phenotypically distinct neural tube defects among 0,7 million California births, 1983-1987. Teratology 49(2) (1994), 143–149.

Shaw, G.M., Schaffer, D., Velie, E., Morland, K., Harris, J.: Periconceptional vitamin use, dietary folate, and the occurrence of neural tube defects. Epidemiology 6 (1995a), 219–226.

Shaw, G.M., Carmichael, S.L., Nelson, V., Selvin, S., Schaffer, D.M.: Occurence of low birthweight and preterm delivery among California infants before and after compulsory food fortification with folic acid. Public Health Reports 119 (2004), 170–173.

Shouten, J.: Folate deficiency in geriatric patients. J. Clin. Exp. Gerontol. 1(2) (1979), 135–143.

Skeaff, C.M. et al.: Increase in red blood cell folate (RCF) after 400 µg FA/day over 24 weeks. Haematologica Reports 1(3) (2005), 17.

Skoutakis, V.A., Acchiardo, S.R., Meyer, M.C., Hatch, F.E.: Folic acid dosage for chronic hemodialysis patients. Clin. Pharmacol. Therap. 18 (1975), 200–204.

Smith, A.M., Picciano, M.F., Deering, R.H.: Folate intake and blood concentrations of term infants. Am. J. Clin. Nutr. 41(3) (1985), 590–8.

Smith, A.D.: Folic acid fortification: the good, the bad, and the puzzle of vitamin B_{12}. Am. J. Clin. Nutr. 85(1) (2007), 3–5.

Smithells, R.W., Sheppard, S., Schorah, C.J., Seller, M.J., Nevin, N.C., Harris, R., Read, A.P., Fielding, D.W.: Apparent prevention of neural tube defects by periconceptional vitamin supplementation. Arch. Dis. Childhood 56 (1981), 911–918.

Souci, S.W., Fachmann, W., Kraut, H.: Die Zusammensetzung der Lebensmittel. Nährwert-Tabellen. Wissenschaftliche Verlagsgesellschaft mbH, Stuttgart 1989.

Stampfer, M.J., Malinow, M.R., Willet, W.C., Newcomer, L.M., Upson, B., Ullmann, D., Tishler, P.V., Hennekens, Ch.H.: A prospective study of plasma homocyst(e)ine and risk of myocardial infarction US physicians. JAMA 268 (1992), 877–881.

Statistisches Bundesamt: Gesundheitsbericht für Deutschland, ISBN 3-8246-0569-4, 1998.

Steegers-Theunissen, R.P., Boers, G.H., Trijbels, F.J., Finkelstein, J.D., Blom, H.J., Thomas, C.M., Borm, G.F., Wouters, M.G., Eskes, T.K.: Maternal hyperhomocysteinemia: a risk factor for neural tube defects? Metabolism 43 (1994), 1475–1480.

Steegers-Theunissen, R.P., Boers, G.H., Blom, H.J., Trijbels, F.J., Eskes, T.K.: Hyperhomocysteinaemia and recurrent spontaneous abortion or abruptio placentae. Lancet 339(8801) (1992), 1122–3.

Steegers-Theunissen, R.P., Van Iersel, C.A., Peer, P.G., Nelen, W.L., Steegers, E.A.: Hyperhomocysteinemia, pregnancy complications, and the timing of investigation. Obstet. Gynecol. 104(2) (2004), 336–43.

Stein, C., Burg, P., Prinz, R., Pietrzik, K.: Do pregnant women need to take folic acid during pregnancy? Int. J. of Gynecology & Obstetrics 1 (1991), 39.

Streiff, R.R., Little, A.B.: Folic acid deficiency in pregnancy. N. Engl. J. Med. 276(14) (1967), 776–9.

Stuppia, L., Gatta, V., Gaspari, A.R., Antonucci, I., Morizio, E., Calabrese, G., Palka, G.: C677T mutation in the 5,10-MTHFR gene and risk of Down syndrome in Italy. Eur. J. Hum. Genet. 10(6) (2002), 388–90.

Sun, X., He, G., Qing, H., Zhou, W., Doble, F., Cai, F., Staufenbiel, M., Huang, L.E., Song, W.: Hypoxia facilitates Alzheimer´s disease pathogenesis by up-regulating BACE1 gene expression. PNAS 103(49) (2006), 18727–18732.

Sweeney, M.R., McPartlin, J., Weir, D.G., Daly, S., Pentieva, K., Daly, L., Scott, J.M.: Evidence of unmetabolised folic acid in cord blood of newborn and serum of 4-day-old infants. Brit. J. Nutr. 94(5) (2005), 727–30.

Thamm, M., Mensink, G.B.M., Thierfelder, W.: Folsäureversorgung von Frauen im gebärfähigen Alter. Gesundheitswesen 61 (1999), S207–S212.

Thamm, M.: Folsäureversorgung von Frauen im gebärfähigen Alter. Berliner Ärzte 8 (2001), 21–24.

Tönz, O., Lüthy, J., Raunhardt, O.: Folsäure zur Verhütung von Neuralrohrdefekten. Schweiz. Med. Wochenschr. 126 (1996), 177–187.

Tönz, O.: Vom Sinn und Zweck einer generellen Folsäure-Prophylaxe. Schweiz. Med. Forum 13 (2002), 303–310.

Unfried, G., Griesmacher, A., Weismuller, W., Nagele, F., Huber, J.C. Tempfer, C.B.: The C677T polymorphism of the methylenetetrahydrofolate reductase gene and idiopathic recurrent miscarriage. Obstet. Gynecol. 99(4) (2002), 614–9.

van der Molen, E.F., Arends, G.E., Nelen, W.L., van der Put, N.J., Heil, S.G., Eskes, T.K., Blom, H.J.: A common mutation in the 5,10-methylenetetrahydrofolate reductase gene as a new risk factor for placental vasculopathy. Am. J. Obstet. Gynecol. 182(5) (2000), 1258–63.

van der Put, N.M., Gabreels, F., Stevens, E.M., Smeitink, J.A., Trijbels, F.J., Eskes, T.K., van den Heuvel, L.P., Blom, H.J.: A second common mutation in the methylenetetrahydrofolate reductase gene: an additional risk factor for neural-tube defects? Am. J. Hum. Genet. 62(5) (1998), 1044–51.

Venn, B.J., Green, T.J., Moser, R., Mckenzie, J.E., Skeaff, C.M., Mann, J.: Increases in blood folate indices are similar in women of childbearing age supplemented with [6S]-5-methyltetrahydrofolate and folic acid. J. Nutr. 132 (2002), 3353–3355.

Venn, B.J., Green, T.J., Moser, R., Mann, J.I.: Comparison of the effect of low-dose supplementation with L-5-methyltetrahydrofolate or folic acid on plasma homocysteine: a randomized placebo-controlled study. Am. J. Clin. Nutr. 77 (2003), 658–662.

Villalpando, S., Latulippe, M.E., Rosas, G., Irurita, M.J., Picciano, M.F., O'Connor, D.L.: Milk folate but not milk iron concentrations may be inadequate for some infants in a rural farming community in San Mateo, Capulhuac, Mexico. Am. J. Clin. Nutr. 78(4) (2003), 782–9.

Volcik, K.A., Blanton, S.H., Northrup, H.: Examinations of methylenetetrahydrofolate reductase C677T and A1298C mutations-and in utero viability. Am. J. Hum. Genet. 69(5) (2001), 1150–3.

Vollset, S.E., Refsum, H., Irgens, L.M., Emblem, B.M., Tverdal, A., Gjessing, H.K., Monsen, A.L., Ueland, P.M.: Plasma total homocysteine, pregnancy complications, and adverse pregnancy outcomes: the Hordaland Homocysteine study. Am. J. Clin. Nutr. 71(4) (2000), 962–8.

Waxman, S., Schreiber, C.: Characteristics of folic acid-binding protein in folat-deficient Serum. Blood 42 (1973), 291–301.

Weisberg, I., Tran, P., Christensen, B., Sibani, S., Rozen, R.: A second genetic polymorphism in methylenetetrahydrofolate reductase (MTHFR) associated with decreased enzyme activity. Mol. Genet. Metab. 64(3) (1998), 169–72.

Werler, M.M., Shapiro, S., Mitchell, A.: Periconceptional folic acid exposure and risk of occurrent neural tube defects. JAMA 269 (1993), 1257–1261.

Whalley, P.J., Scott, D.E., Pritchard, J.A.: Maternal folate deficiency and pregnancy wastage. I. Placental abruption. Am. J. Obstet. Gynecol. 105(5) (1969), 670–8.

Wilcox, A.J., Lie, R.T., Solvoll, K., Taylor, J., McConnaughey, D.R., Abyholm, F., Vindenes, H., Vollset, E., Drevon, C.A.: Folic acid dupplements and risk of facial clefts: national population based case-control study. Br. Med. J. 334(7591) (2007), 464.

Wouters, M.G., Boers, G.H., Blom, H.J., Trijbels, F.J., Thomas, C.M., Borm, G.F., Steegers-Theunissen, R.P., Eskes, T.K.: Hyperhomocysteinemia: a risk factor in women with unexplained recurrent early pregnancy loss. Fertil. Steril. 60(5) (1993), 820–825.

Yang, Q., Lorenzo, D., Botto, M.D., Erickson, D., Berry, R.J., Sambell, C., Johansen, H., Friedman, J.M.: Improvement in stroke mortality in Canada and the United States, 1990–2002. Circulation 113 (2006), 1335–1343.

Zetterberg, H., Zafiropoulos, A., Spandidos, D.A., Rymo, L., Blennow, K.: Gene-gene interaction between fetal MTHFR 677C>T and transcobalamin 776C>G polymorphisms in human spontaneous abortion. Hum. Reprod. 18(9) (2003), 1948–50.

Zhang, S., Hunter, D.J., Hankinson, S.E., Giovannucci, E.L., Rosner, B.A., Colditz, G.A., Speizer, F.E., Willett, W.C.: A prospective study of folate intake and the rsik of breast cancer. JAMA 281 (1999), 1632–1637.

Zimmermann, J., Selhub, J., Rosenberg, I.H.: Competitive inhibition of folate absorption by dihydrofolate reductase inhibitors, trimethoprim and pyrimethamine. Am. J. Clin. Nutr. 46 (1987), 18–22.

LITERATUR ZU KAP. 3.5: VITAMIN B_{12}

Altay, C., Cetin, M.: Oral treatment in selective Vitamin B_{12} malabsorption. J. Pediatr. Hematol. Oncol. 19 (1997), 245–246.

Bässler, K.-H.: Enzymatic effects of folic acid and vitamin B_{12}. Internat. J. Vit. Nutr. Res. 67 (1997), 385–388.

Banerjee, R.: The Yin-Yang of cobalamin biochemistry. Chemistry & Biology 4 (1997), 175–186.

Barley, F.W., Sato, G.H., Abeles, R.H.: An effect of vitamin B_{12} deficiency in tissue culture. J. Biol. Chem. 247 (1972), 4270–4276.

Bayerisches Staatsministerium für Ernährung, Landwirtschaft und Forsten (ed): Ernährungssituation in Bayern – Forschungsbericht über die Bayerische Verzehrsstudie (BVS). München 1997.

Berk, L., Castle, W.B., Welch, A.D., Heinle, R.W., Anker, R., Epstein, M.: Observations on the etiologic relationship of Achylia Gastrica to Pernicious Anemia. N. Engl. J. Med. 239/24 (1948), 911–913.

Bradford, G.S., Taylor, C.T.:Omeprazole and vitamin B_{12} deficiency. Ann. Pharmacother. 33 (1999), 641–643.

Bundeslebensmittelschlüssel für Verzehrserhebungen (BLS). Version II (1990). Bundesgesundheitsamt.

Carmel, R.: Cobalamin, the stomach, and aging. Am. J. Clin. Nutr. 66 (1997), 750–759.

Chanarin, I.: The megaloblastic anemias. F.A. Davis Company, Philadelphia Pa. 1969, 1000.

Chanarin, I.: The megaloblastic anemias. Blackwell Scientific Publications, Oxford 1979.

Cheli, R., Simon, L., Aste, H., Figus, I.A., Nicolo, G., Bajtai, A., Puntoni, R.: Atrophic gastritis and intestinal metaplasia in asymtomatic Hungarian and Italian populations. Endoscopy 12 (1980), 105–108.

Christiansen, P.M.: The incidence of achlorhydria and hypochlorhydria in healthy subjects and patients with gastrointestinal diseases. Scand. J. Gastroenterol. 3 (1968), 497–508.

Chu, R.C., Begley, J.A., Colligan, P.D., Hall, C.A.: the methylcobalamin metabolism of cultured human fibroblasts. Metabolism 42 (1993), 315–319.

Clarke, R.: Prevention of vitamin B_{12} deficiency in old age. Am. J. Clin. Nutr. 73(2) (2001), 151–152.

Cobcroft, R., Cobcroft, S.: Oral vitamin B_{12} for B_{12} deficiency. MJA Vol 170 (1997), 451.

Cooper, B.A., Rosenblatt, D.S.: Inherited defects of vitamin B_{12} metabolism. Ann. Rev. Nutr. 7 (1987), 291–320.

Council Report. Vitamin Preparations as dietary supplements and as therapeutic agents. JAMA 257 (1987), 1929–1936.

Dagnelie, P C., Staveren, van W.A., Vergote, F.J.V.R.A., Dingjan, P.G., Berg, van d. H., Hautvast, J.G.A.J.: Increased risk of vitamin B_{12} and iron deficiency in infants on macrobiotic diets. Am. J. Clin. Nutr. 50 (1989), 818–824.

Deacon, R., Purkiss, P., Green, R., Lumb, M., Perry, J., Chanarin, I.: Vitamin B_{12} neuropathy is not due to failure to methylate myelin basic protein. J. Neurol. Sci. 72 (1986), 113–117.

Desouza, C., Keebler, M., McNamara, D.B., Fonseca, V.: Drugs affecting homocysteine metabolism: impact on cardiovascular risk. Drugs 62 (2002), 605–616.

Deutsche Gesellschaft für Ernährung: Ernährungsbericht 1988. Frankfurt/Main 1988.

Deutsche Gesellschaft für Ernährung: „Empfehlungen für die Nährstoffzufuhr“, Umschau Verlag, Frankfurt/Main 1991.

Deutsche Gesellschaft für Ernährung (DGE). DACH: Referenzwerte für die Nährstoffzufuhr. Ed: Deutsche Gesellschaft für Ernährung (DGE), Österreichische Gesellschaft für Ernährung (ÖGE), Schweizerische Gesellschaft für Ernährungsforschung (SGE), Schweizerische Vereinigung für Ernährung (SVE). Umschau/Braus, Frankfurt/Main 2000a.

DGE (Deutsche Gesellschaft für Ernährung): Ernährungsbericht 2000. Deutsche Gesellschaft für Ernährung, Frankfurt/Main 2000b.

Deutsche Gesellschaft für Ernährung (DGE): Ernährungsbericht. DGE-Medienservice, Bonn 2004.

Elia, M.: Oral or parenteral therapy for B_{12} deficiency. Lancet 352 (1998), 1721–1722.

Ellenbogen, L.: Vitamin B_{12}. In: Machlin, L.J. (ed.): Handbook of Vitamins. Marcel Dekker Inc., New York, Basel 1991.

Feldman, M., Cryer, B., McArthur, K.E., Huet, B.A., Lee, E.: Effects of aging and gastritis on gastric acid and pepsin secretion in humans: a prospective study. Gastroenterology 110 (1996), 1043–1052.

Festen, M.P.M.: Intrinsic factor secretion and cobalamin absorption. Scand. J. Gastro. 188(Suppl.) (1991), 1–7.

Frenkel, E.P.: Abnormal fatty acid metabolism in peripheral nerves of patients with pernicious anemia. J. Clin. Invest. 248 (1973), 1237–1245.

Friedrich, W.: Vitamin B_{12}. In: Handbuch der Vitamine. Urban & Schwarzenberg, München–Wien–Baltimore 1987, 538–595.

Haan, M.N., Miller, J.W., Ariello, A.E., Whitmer, R.A., Jagust, W.J., Mungas, D.M., Allen, L.H., Green, R.: Homocysteine, B vitamins, and the incidence of dementia and cognitive impairment; results from the Sacramento Area Latino Study on Aging. Am. J. Clin. Nutr. 85(2) (2007), 511–517.

Hages, M.: Persönliche Mitteilung.

Hall, C.A., Begley, J.A., Green-Colligan, P.D.: The availability of therapeutic hydroxocobalamin to cells. Blood 63 (1984), 335–341.

Hathcock, J.N., Troendle, G.: Oral Cobalamin for treatment of pernicious anemia. JAMA 265 (1991), 96–97.

Heinrich, H.C., Wolfsteller, E.: Hochdosierte orale Vitamin-B_{12}-Therapie. Med. Klinik 61 (1966), 756–763.

Heinrich, H.C.: Die experimentellen Grundlagen einer hochdosierten oralen Vitamin-B_{12}-Therapie beim Menschen. Ergebnisse der Inneren Medizin und Kinderheilkunde 25 (1967), 1–24.

Heinrich, H.C., Gabbe, E.E.: Experimental basis of oral and parenteral therapy with cyano- and aquacobalamin. Biomedicine and Physiology of Vitamin B_{12}. The Children's Medical Charité, London 1990.

Heinrich, H.C., Wolfsteller, E.: Hochdosierte orale Vitamin B_{12}-Therapie. Med. Klinik 61 (1966), 756–763.

Herbert, V.: Nutritional Requirements for Vitamin B_{12} and Folic acid. Am. J. Clin. Nutr. 21/7 (1968), 743–752.

Herbert, V.: Vitamin B_{12}: plant sources, requirements, and assays. Am. J. Clin. Nutr. 48 (1988), 852–858.

Herbert, V.: Vitamin B_{12}. In: Ziegler EE, Filer IF (eds.): Present Knowledge in Nutrition, 7th Edition. International Life Science Institute Press, Washington D.C.1996, 191–205.

Hermann, W., Schorr, H., Purschwitz, K., Rassoul, F., Richter, V.: Total homocysteine, vitamin B_{12}, and total antioxidant status in vegetarians. Clin. Chem. 47(6) (2001), 1094–1101.

Hillman, R.S.: Vitamin B_{12}, Folic Acid and the Treatment of Megaloblastic Anemias. In: Goodman and Gilmans: The Pharmacological Basis of Therapeutics, 6th Edition. MacMillan Publishing, Pergamon Press New York 1980, 1331–1346.

Hodgkin, D.C., Kamper, J., Mackay, M., Pickworth, J., Trueblood, K.N., White, J.G.: Structure of Vitamin B_{12}. Nature 178 (1956), 64–66.

Hurwitz, A., Brady, D.A., Schaal, S.E., Samloff, I.M., Dedon, J., Ruhl, C.E.: Gastric acidity in older adulds. JAMA 278 (1997), 659–662.

Kishimoto, Y., Williams, M., Moser, H.W., Hignite, C., Biemann, K.: Branched-chain and odd-numbewred fatty acids and aldehydes in the nervous system of a patient with deranged vitamin B_{12} metabolism. J. Lipid Res. 14 (1973), 69–77.

Kohlhouse, J.F., Utley, C., Stabler, S.P., Allen, R.H.: Mechanism of conversion of human apo- to holomethionine synthase by various forms of cobalamin. J. Biol. Chem. 266 (1991), 23010–23015.

Kondo, H.: Haematological effects of oral Cobalamin preparations on patients with megaloblastic Anaemia. Acta Haematolol. 99 (1998), 200–205.

Krajcovicova-Kudlackova, M., Blazicek, P., Babinska, K., Kopcova, J., Klvanova, J., Bederova, A., Magalova, T.: Traditional and alternative nutrition-levels of homocysteine and lipid parameters in adults. Scand. J. Clin. Lab. Invest. 60(8) (2000), 657–64.

Krasinski, S.D., Russell, R.M., Samloff, I.M., Jacob, R.A., Dallal, G.E., McGandy, R.B., Hartz, S.C.: Fundic atrophic gastritis in an elderly population. Effect on hemoglobin and several serum nutritional indicators. J. Am. Geriatr. Soc. 34 (1986), 800–806.

Kurminski, A.M., Del Giacco, E.J., Allen, R.H., Stabler, S.P., Lindenbaum, J.: Effective treatment of cobalamin deficiency with oral cobalamin. Blood 92 (1998), 1191–1198.

Lederle, F.A.: Oral cobalamin for pernicious anemia. Medicin's best kept secret? JAMA 265 (1991), 94–95.

Lederle, F.A.: Oral Cobalamin for Perniciosa Anemia: Back from the verge of extinction. J. Am. Geriatr. Soc. 446 (1998), 1125–1127.

Lemmen, V., Gonzales-Gross, M., Sola, R., Janke, D., Orihuela, G., Pietrzik, K.: Hohe Prävalenz von Vitamin B_{12}-Mangel in einer Gruppe von 170 institutionalisierten spanischen Senioren und Vergleich verschiedener B_{12}-Status-Parameter. Poster anl. des 41. Wissenschaftlichen Kongress der DGE am 11. und 12. März 2004.

Lindenbaum, J., Healton, E.B., Savage, D.G., Brust, J.C.M., Garrett, T.J., Podell, E.R., Marcell, P.D., Stabler, D.S.P., Allen, R.H.: Neuropsychiatric disorders caused by cobalamin deficiency in the absence of anemia or macrocytosis. N. Engl. J. Med. 318 (1988), 1720–1728.

Loew, D., Menke, G., Hanke, E., Rietbrock, N.: Zur Pharmakokinetik von Hydroxocobalamin und Folsäure. VitaMinSpur 3, 4 (1988), 168–172.

Loew, D.: Pharmakokinetik der Cobalamine: Cyano-, Hydroxo-, Methylcobalamin. In: Rietbrock, N. (ed.): Pharmakologie und klinische Anwendung hochdosierter B-Vitamine. Steinkopff-Verlag, Darmstadt 1991, 21–28.

Loew, D., Schrödter, A., Wanitschke, R.: Untersuchungen zum Vitamin B12-Status im Alter. VitaMinSpur 13 (1998), 177–181.

Logan, R.P., Walker, M.M.: ABC of the upper gastrointestinal tract: Epidemiology and diagnosis of Heliobacter pylori infection. Br. Med. J. 323 (2001), 920–922.

Louwman, M.W., van Dusseldorp, M., van de Vijver, F.J., Thomas, C.M., Schneede, J., Ueland, P.M., Refsum, H., van Staveren, W.A.: Signs of impaired cognitive function in adolscents with marginal cobalamin status. Am. J. Clin. Nutr. 72(3) (2000), 762–9.

Matthews, D.M., Linnell, J.C.: Cobalamin deficiency and related disorders in infancy and childhood. Eur. J. Pediatr. 138 (1982), 6–16.

Monographie Folsäure. BAnz. Nr. 45 vom 06.03.1987.

Monographie Vitamin B_{12}. BAnz. Nr. 59 vom 29.03.1989.

Morris, M.S., Jacques, P.F., Rosenberg, I.H., Selhub, J.: Folate and vitamin B_{12} status in relation to anemia, macrocytosis, and cognitive impairment in older Americans in the age of folic acid fortification. Am. J. Clin. Nutr. 85(1) (2007), 193–200.

Pfeiffer, C.M., Fazili, Z., McCoy, L., Zhang, M., Gunter, E.W.: Determination of folate vitamers in human serum by stable-isotope-dilution tandem mass spectrometry and comparison with radioassay and microbiologic assay. Clin. Chem. 50 (2004), 423–432.

Pharmazeutische Stoffliste. Cyanocobalamin, Hydroxocobalamin. Ed.: Arzneibüro der Bundesvereinigung Deutscher Apothekerverbände (ABDA), Werbe- und Vertriebsgesellschaft Deutscher Apotheker mbH, Frankfurt/Main 1994.

Poston, J.M.: Cobalamin-dependent formation of leucine and b-leucine by rat and human tissue. J. Biol. Chem. 255 (1980), 10067–10072.

Quadri, P., Fragiacomo, C., Pezzati, R., Zanda, E., Forloni, G., Tettamanti, M., Lucca, U.: Homocysteine, folate, and vitamin B_{12} in mild cognitive impairment, Alzheimer disease, and vascular dementia. Am. J. Clin. Nutr. 80 (2004), 114–122.

Ramsey, R.B., Fischer, V.W.: Effect of l-amino cyclopentane-l-carboxylic acid (cycloleucine) on developing rat central nervous system phospholipids. J. Neurochem. 30 (1978), 447–457.

Ray, J.G., Cole, D.E., Boss, S.C.: An Ontario-wide study of vitamin B_{12}, serum folate, and red cell folate levels in relation to plasma homocysteine: is a preventable public health issue on the rise? Clin. Biochem. 33(5) (2000), 337–343.

Rosenberg, L.E., Fenton, W.A.: Disorders of propionate and methylmalonate metabolism. In: Scriver, C.R., Benuadet, A.L., Sly, W.S., Valle, D. (eds.): The Metabolic Basis of Inherited Disease. McGraw-Hill, New York 1989, 821–853.

Russell, R.M.: Thea ging process as a modifier of metabolism. Am. J. Clin. Nutr. 72(2. Suppl.) (2000), 529S–532S.

Russell, R.M.: Factors in aging that effect the bioavailability of nutrients. J. Nutr. 131(4. Suppl.) (2001), 1359S–61S

Saltzmann, J.R., Russell, R.M.: Nutritional consequences of intestinal bacterial overgrowth. Compr. Ther. 20 (1994), 523–530.

Schumann, K.: Interactions between drugs and vitamins at advanced age. Int. J. Vitam. Nutr. Res. 69 (1999), 173–178.

Schümann, K., Classen, H.G., Hages, M., Prinz-Langenohl, R., Pietrzik, K., Biesalski, H.: Biovailability of oral Vitamins, Minerals, and Trace Elements in perspective. Arzneim. Forsch. 47 (1997), 369–380.

Scott, J.M., Dinn, J.J., Wilson, P., Weir, D.G.: Pathogenesis of subacute combined degeneration. A result of methyl group deficiency. Lancet 2 (1981), 334–337.

Scott, J.M., Weir, D.G.: The methyl folate trap. A physiological response in man to prevent methyl group deficiency in kwashiorkor (methionine deficiency) and an explanation for folic-acid-induced exacerbation of subacute combined degeneration in pernicious anemia. Lancet II (1981), 337–340.

Selhub, J., Bagley, L.C., Miller, J., Rosenberg, I.H.: B vitamins, homocysteine, and neurocognitive function in the elderly. Am. J. Clin. Nutr. 71 (2000), 614S–620S.

Siurala, M., Isokoski, M., Varis, K., Kekki, M.: Prevalence of gastritis in a rural population. Bioptic study of subjects selected at random. Scand. J. Gastroenterol. 3 (1968), 211–223.

Small, D.H., Carnegie, P.R., Anderson, R.M.: Cycloleucine-induced vacuolation of myelin is associated with inhibition of protein methylation. Neurosci. Lett. 21 (1981), 287–292.

Smith, A.D.: Folic acid fortification: the good, the bad, and the puzzle of vitamin B_{12}. Am. J. Clin. Nutr. 85(1) (2007), 3–5.

Souci, S.W., Fachmann, W., Kraut, H.: Die Zusammensetzung der Lebensmittel. Nährwert-Tabellen 1986/87. Wissenschaftl. Verlagsgesellschaft mbH, Stuttgart 1989.

Specker, B.L., Miller, D., Norman, E.J., Greene, H., Hayes, K.C.: Increased urinary methylmalonic acid excretion in breast fed infants of vegeterian mothers and identification of an acceptable dietary source of vitamin B12. Am. Clin. Nutr. 47 (1988), 89–92.

Termanini, B., Gibril, F., Sutliff, V.E., Yu, F., Venzon, D.J., Jensen, R.T.: Effect of long-term gastric acid suppressive therapy on serum vitamin B12 levels in patients with Zollinger-Ellison syndrome. Am. J. Med. 104 (1998), 422–430.

Ubbink, J.B. Hayward Vermaak, W.J., Van der Merve, A., Becker, P.J., Delport, R., Potgieter, C.: Vitamin requirements for the treatment of hyperhomocysteinemia in humans. J. Nutr. 124 (1994), 1927–1933.

Villako, K., Thamm, A., Savisaar, E., Ruttas, M.: Prevalence of antral and fundic gastritis in a randomly selected group of an Estonian ruaral population. Scand. J. Gastroenterol. 11 (1976), 817–822.

Watts, D.T.: Vitamin B12 replacement therapy: how much is enough? Wiss. Med. J. 93 (1994), 203–205.

Witte, S., Langer, J., Stolte, M.: Über die Häufigkeit und Bedeutung der Perniziosa-Schleimhautkonstellation im Magen. Z. Gastroenterologie 24 (1986), 353–356.

Wörner, J.: Hyperchrome Anämie. Therapiewoche 38 (1988), 355–361.

Yang, Q., Lorenzo, D., Botto, M.D., Erickson, D., Berry, R.J., Sambell, C., Johansen, H., Friedman, J.M.: Improvement in stroke mortality in Canada and the United States, 1990–2002. Circulation 113 (2006), 1335–1343.

Zeitlin, H.C., Sheppard, K., Baum, J.D., Bolton, F.G., Hall, C.A.: Homozygous transcobalamin II deficiency maintained on oral hydroxocobalamin. Blood 66 (1985), 1022–1027.

LITERATUR ZU KAP. 3.6: BIOTIN

Allman, M., Truswell, A.S., Tiller, D.J., Stewart, P.M., Yau, D.F, Horvath, J.S., Duggin, G.G.: Vitamin supplementation of patients receiving haemodialysis. Med. J. Aust. 150 (1989), 130–133.

Baumgartner, E.R., Suormala, T.: Multiple Carboxylase Deficiency: Inherited and acquired disorders of biotin metabolism. Internat. J. Vit. Nutr. Res. 67 (1997), 377–384.

Bonjour, J.P.: Biotin in mans nutrition and therapy – a review. Intern. J. Vit. Nutr. Res. 47 (1977), 108–118.

Bonjour, J.P.: Biotin. In: Machlin, L. J. (ed.): Handbook of Vitamins. Marcel Dekker, New York 1991, 393–427.

Bundeslebensmittelschlüssel für Verzehrserhebungen (BLS). Version II (1990). Bundesgesundheitsamt.

Burri, B.J., Sweetman, L., Nyhan, W.L.: Heterogeneity of holocarboxylase synthetase in patients with biotin-responsive multiple carboxylase deficiency. Am J. Hum. Genet. 37 (1985), 326–337.

Colombo, V.E., Gerber, F., Bronhofer, M., Floersheim, G.L.: Treatment of brittle fingernails and onchoschizia with biotin. Scanning electron microscopy. J. Am. Acad. Dermatol. 23 (1990), 1127–1132.

DeBari, V.A., Frank, O., Baker, H., Needle, M.A.: Water soluble vitamins in granulocytes, erythrocytes, and plasma obtained from chronic haemodialyses patients. Am. J. Clin. Nutr. 39 (1984), 410–415.

Deutsche Gesellschaft für Ernährung: Empfehlungen für die Nährstoffzufuhr. Umschau-Verlag, Frankfurt/Main 1991.

Deutsche Gesellschaft für Ernährung (DGE): Ernährungsbericht. DGE-Medienservice, Bonn 2004.

Dobbelstein, H. Vitaminbedarf bei chronischer Niereninsuffizienz. Nieren- und Hochdruckkrankheiten 16 (1987), 250–258.

Floersheim, G.L.: Behandlung brüchiger Fingernägel mit Biotin. Z. Hautkr. 64 (1988), 41–48.

Friedrich, W.: Biotin. In: Friedrich, W. (ed.): Handbuch der Vitamine. Urban & Schwarzenberg, München – Wien – Baltimore 1987.

Gehring, W.: Biotin. VitaMinSpur 10 (1995),185–189.

Iikura, Y., Odajima, Y., Nagakura, T., Iinuma, K., Hayakawa, K., Oizumi, J.: Oral Biotin treatment is effective for atopic dermatitis in children with low biotinidase activity. Acta Paediatr. Scand. 77 (1988), 762–763.

Johnson, A.R., Hood, R.L., Emery, J.L.: Biotin and the sudden infant death syndrome. Nature 285 (1980), 159–160.

Knappe, J., Ringelmann, E., Lynen, F.: Zur biochemischen Funktion des Biotins. III. Die chemische Konstitution des enzymatisch gebildeten Carboxybiotins. Biochem. Z. 335 (1961), 168–176.

Krause, K.-H., Kochen, W., Berlit, P., Bonjour, J.-P.: Excretion of organic acids associated with biotin deficiency in chronic anticonvulsant therapy. Intern. J. Vit. Nutr. Res. 54 (1984), 217–222.

Marcus, R., Coulston, A.M. (1996): In: Goodman & Gilman's: The Pharmacological Basis of Therapeutics, 9th Ed. McGraw-Hill, New York 1955–1965.

McClain, C.J., Baker, H., Onstadt, G.R.: Biotin deficiency in an adult during home parenteral nutrition. JAMA 247 (1982), 3116–3117.

Mock, D.M.: Biotin. In: Ziegler, E.E., Filer, L.J. jr. (ed.) Present knowledge in nutrition, 7 Ed. International Life Sciences Institute Nutrition Foundation. Washington D.C. 1996, 220–235.

Mock, N.I., Malik, M.I., Stumbo, P.J., Bishop, W.P., Mock, M.: Increased urinary excretion of 3-hydroxyisovaleric acid and decreased urinary excretion of biotin are sensitive early indicators of decreased biotin status in experimenntal biotin deficiency. Am. J. Clin. Nutr. 65 (1997), 951–958.

Munnich, A., Saudburay, J.M., Coude, F.X., Charpentier, C., Saurat, J.H., Frezal, J.: Fatty-acid-responsive alopecia in multiple carboxylase defiency. Lancet (1980), 1080–1081.

Pontz, B.F.: Biotinidasemangel-Symptomatik und Behandlung. Pädiatr. Praxis 58 (2000), 706–707.

Sebastian, G., Bartel, K.: Anwendungsbeobachtung zur Wirksamkeit und Verträglichkeit eines oralen Präparates bei brüchigen, splitternden und weichen Nägeln. Dermatologe 1 (1994),16–27.

Souci, S.W., Fachmann, W., Kraut, H.: Die Zusammensetzung der Lebensmittel. Nährwert-Tabelle. Wissenschaftliche Verlagsgesellschaft mbH, Stuttgart 1989.

Sweetman, L., Nyhan, W.C.: Inheritable biotin-treatable disorders and associated phenomena. Ann. Rev. Nutr. 6 (1986), 317–343.

Thoene, J., Baker, H., Yoshino, M., Sweetman, L.: Biotin-responsive carboxylase deficiency associated with subnormal plasma and urinary biotin. N. Engl. J. Med. 304/14 (1981), 817–820.

USP Convention: USPDI-Drug Information for the health Care professional, 14th. Ed. Vol. I. United States Pharmacopeial Convetion, Inc. (plus UPDATES), Rockville MD 1994, 576.

Williams, M.L., Packman, S., Cowan, M.J.: Alopecia and periorificial dermatitis in biotin-responsive multiple carboxylase deficiency. J. Am. Acad. Dermatol. 9 (1983), 97–103.

Wolf, B., Heard, G.S., Jefferson, L.G., Proud, V.K., Nance, W.E., Weissbecker, K.A.: Clinical findings in four children with biotinidase deficiency detected through a statewide neonatal screening program. N. Engl. J. Med. 313 (1985), 16–19.

Yatzidis, H., Koutsicos, D., Agroyamis, B., Papastephanidis, C., Francos-Plemenos, M., Delatola, Z.: Biotin in the management of uremic neurologic disorders. Nephron 36 (1984), 183–186.

Zempleni, J., McCormick, D.B., Mock, D.M.: Identification of Biotin sulfone, bisnorbiotin methyl ketone and tetranorbiotin-l-sulfoxide in human urine. Am. J. Clin. Nutr. 65 (1997), 508–511.

LITERATUR ZU KAP. 3.7: NIACIN

Bässler, K.-H., Fekl, W., Lang, K.: Grundbegriffe der Ernährungslehre, 4. Auflage. Springer-Verlag, Berlin – Heidelberg New York 1987.

Bartelheimer, H.K., Grüttner, R., Simon, H.A.: Das Hartnup-Syndrom. Mschr. Kinderheilk. 119 (1971), 52–55.

Bechgaard, H., Jespersen, S.: GI absorption of niacin in humans. J. Pharmaceut. Sci. 66 (1977), 871–872.

Bourgeois, B.F.D., Dodson, W.E., Ferrendelli, J.A.: Potentiation of the antiepileptic activity of phenobarbital by nicotinamide. Epilepsia 24 (1983), 238–244.

Bundeslebensmittelschlüssel für Verzehrserhebungen (BLS). Version II 1990. Bundesgesundheitsamt.

Chen, X.C., Yen, T., Tong, X., He, Y., Yu, X., Lui, S., Yan, H.: Opaque-2 maize in the prevention and treatment of pellagra. Nutr. Res. 3 (1983), 171.

Comaish, J.S., Felix, R.H., McGrath, H.: Topically applied niacinamide in isoniazid-induced pellagra. Arch. Dermatol. 112 (1976), 70–72.

Deutsche Gesellschaft für Ernährung: Empfehlungen für die Nährstoffzufuhr. Umschau-Verlag, Frankfurt/Main 1991.

Deutsche Gesellschaft für Ernährung: Ernährungsbericht 1984. Umschau-Verlag, Frankfurt/Main 1984.

Deutsche Gesellschaft für Ernährung: Ernährungsbericht 1988. Umschau-Verlag, Frankfurt/Main 1988.

Deutsche Gesellschaft für Ernährung (DGE): Ernährungsbericht. DGE-Medienservice, Bonn 2004.

Evered, D.F., Sadoogh-Abasian, F., Patel, P.D.: Absorption of nicotinic acid and nicotinamide across human buccal mucosa in vivo. Life Sciences 1980, 27: 1649–1651.

Friedrich, W.: Handbuch der Vitamine, Ed.: Friedrich, W., Verlag Urban & Schwarzenberg, München – Wien – Baltimore 1987.

Fu, C.S., Swendseid, M.E., Jacob, R.A., McKee, R.W.: Biochemical markers for assessment of niacin status in young men. Levels of erythrocyte niacin coenzymes and plasma tryptophan. J. Nutr. 119 (1989), 1949–1955.

Goerz, G., Hammer, G.: Pellagra. Z. Hautkr. 59 (1984), 531–562.

Handfield-Jones, S., Jones, S., Peachey, R.: High dose nicotinamide in the treatment of necrobiosis lipoidica. Br. J. Dermatol. 118 (1988), 693–698.

Hankes, L.V.: Nicotinic Acid and Nicotinamide. In: Machlin, L.J. (ed.): Handbook of Vitamins. Marcel Dekker Inc., New York, Basel 1991.
Henderson, L.M.: Niacin. Ann. Rev. Nutr. 3 (1983), 289–307.
Henderson, L.M., Gross, C.J.: Metabolism of niacin and niacinamide in perfused rat intestine. J. Nutr. 109 (1979), 654–662.
Hilz, H.: ADP-ribosylation of proteins – a multifunctional process. Hoppe-Seyler's Z. Physiol. Chem. 362 (1981), 1415–1425.
Kingreen, J.Ch., Breger: Pellagra bei Morazon-Abusus. Z. Hautkr. 59 (1984), 573–577.
Kübler, W.: In: Cremer, H.D., Hötzel, D., Kühnau, J. (eds.): Biochemie und Physiologie der Ernährung. Thieme-Verlag, Stuttgart 1980.
Luria, M.H.: Effect of low-dose niacin on high-density lipoprotein cholesterol and total cholesterol/high-density lipoprotein cholesterol ratio. Arch. intern. Med. 148 (1988), 2493–2495.
Mattheus, A., Radeck, Ch., Heise, H.: Nicotinsäureamid bei polymorphen Lichtdermatosen. Dermatol. Mon. Schr. 174 (1988), 142–146,.
Ma, A., Medenica, M.: Response of generalized Granuloma anulare to high-dose niacinamide. Arch. Dermatol. 119 (1983), 836–839.
Miller, O.N., Hamilton, J.G., Godlsmith, G.A.: Am. J. Clin. Nutr. 8 (1960), 480.
Monographie Nicotinamid. BAnz. Nr. 148, 1989.
Monographie Nicotinsäure. BAnz. Nr. 76, 1990.
Navab, F., Asatoor, A.M.: Studies on intestinal absorption of amino acids and a dipeptide in a case of Hartnup disease. Gut 11 (1970), 373–380.
Neumann, R.: Treatment of polymorphous light eruption with nicotinamide: a pilot study. Br. J. Dermatol. 115 (1986), 77–80.
Offermanns, H., Kleemann, A., Tanner, H., Beschke, H., Friedrich, H.: Kirk-Othmer encyclopedia of chemical technology 24. Wiley, New York 1984, 54.
Pharmazeutische Stoffliste. Arzneibüro der Bundesvereinigung Deutscher Apothekerverbände (ABDA), Werbe- und Vertriebsgesellschaft Deutscher Apotheker mbH, Frankfurt/Main 1994.
Rapaport, M.J.: Pellagra in a patient with anorexia nervosa. Arch. Dermatol. 121 (1985), 255–257.
Recommended Dietary Allowances: 10th Edition, National Academy Press, Washington 1989.
Sadoogh-Abasian, F., Evered, D.F.: Absorption of nicotinic acid and nicotinamid from rat small intestine in vitro. Biochem. Biophys. Acta 598 (1980), 385–391.
Sauberlich, H.E., Skala, J.H., Dowdy, R.P.: Laboratory Tests for assessment of nutritional status. CRC Press Inc., Cleveland (OH) 1974.
Schanler, R.J.: Water-soluble Vitamins: C, B_1, B_2, B_6, Niacin, Biotin, and Pantothenic Acid. Nutrition during Infancy (236–245). Hanley & Belfus Inc., Philadelphia 1988.
Schlütz, G.O., McLaren, D.St.: Die Pellagra. Dtsch. Ärzteblatt 70 (1973), 409–417.
Souci, S.W., Fachmann, W., Kraut, H.: Die Zusammensetzung der Lebensmittel, Nährwert-Tabellen 1986/87. Wissenschaftl. Verlagsgesellschaft mbH, Stuttgart 2000.
Spivak, J.L., Jackson, D.L.: Pellagra: An analysis of 18 patients and a review of the literature. Johns Hopkins Med. J. 140 (1977), 295–309.
Stadler, R., Orfanos, C.E., Immel, C.: Medikamentös induzierte Pellagra. Der Hautarzt 33 (1982), 276–280.
Thomas, R.H.M., Payne, C.M.E.R., Black, M.M.: Isoniazid-induced pellagra. Br. Med. J. 283 (1981), 287–288.
Weiner, M.: Clinical Pharmacology and Pharmacokinetics of Nicotinic acid. Drug Metabolism Reviews 9 (1979), 99–106.
Vaughan, M., Moos, J.: In: Johnson, B.C. (ed.): Posttranslational modifications of proteins. Academic Press, Orlando 1983, 321.

LITERATUR ZU KAP. 3.8: PANTOTHENSÄURE

Adams, S.B., Lamar, C.H., Masty, J.: Motility of the distal portion of the jejunum and pelvic flexure in ponies: effects of six drugs. Am. J. Vet. Res. 45 (1984), 795–799.
American Medical Association (AMA): Vitamin preparations as dietary supplements and as therapeutic agents. JAMA 257 (1987), 1929–1936.
Bässler, K.-H.: Vitamine, 3. Auflage. Steinkopff-Verlag, Darmstadt 1989.
Bayerisches Staatsministerium für Ernährung, Landwirtschaft und Forsten (ed): Ernährungssituation in Bayern – Forschungsbericht über die Bayerische Verzehrsstudie (BVS). München 1997.
Bonnet, Y., Mercier, R.: Action du Bepanthene en chirurgie viscerale. Med. Chir. Dig. 9 (1980), 79–81.
DAKE: Empfehlungen für die tägliche Vitaminzufuhr bei parenteraler Ernährung Erwachsener. Infusionstherapie 17 (1990), 60–61.
Deutsche Gesellschaft für Ernährung: Empfehlungen zur Nährstoffzufuhr. Umschau-Verlag, Frankfurt/Main 1991.
Deutsche Gesellschaft für Ernährung: Ernährungsbericht 1988. Umschau-Verlag, Frankfurt/Main 1988.
DGE (Deutsche Gesellschaft für Ernährung): Ernährungsbericht 2000. Deutsche Gesellschaft für Ernährung, Frankfurt / Main 2000.
Eissenstat, B.R., Wyse, B.W., Hansen, R.G.: Pantothenic acid status of adolescents. Am. J. Clin. Nutr. 44 (1986), 931–937.
Fenstermacher, D.K., Rose, R.C.: Absorption of pantothenic acid in rat and chicken intestine. Am. J. Physiol. 250 (1986), 155–160.

Fox, H.M.: Pantothenic Acid. In: Machlin, L.J. (ed.): Handbook of Vitamins, Marcel Dekker Inc., New York 1991.

Frazer, J.W., Flowe, B.H., Anlyan, W.G., Durham, N.C.: D-panthothenyl alcohol in management of paralytic ileus. JAMA 169 (1959), 1047–1051.

Friedrich, W.: Pantothensäure. In: Friedrich, W. (ed.): Handbuch der Vitamine. Urban und Schwarzenberg, München – Wien – Baltimore 1987.

Fry, P., Fox, H., Tao, H.: Metabolic response to a pantothenic acid deficient diet in humans. J. Nutr. Sci. Vitaminol. 22 (1976), 339–346.

Glick, B.S., Rothman, J.E.: Possible role for fatty acyl-coenzyme A in intracellular protein transport. Nature 326 (1987), 309–312.

Glusman, M. The syndrome of «burning feet» (nutritional melagia) as a manifestation of nutritional deficiency. Am. J. Med. 3 (1947), 211–223.

Greene, H.L., Hambidge, K.M., Schanler, R., Tsang, R.C.: Guidelines for the use of vitamins, trace elements, calcium, magnesium and phosphorus in infants and children receiving total parenteral nutrition: report of the subcommittee on pediatric parenteral nutrient requirements from the committee on clinical practice issues of the American Society for clinical nutrition. Am. J. Clin. Nutr. 48 (1988), 1324–1342.

Hanck, A.: Verhütung und Behandlung der postoperativen Darmatonie und anderer Formen des paralytischen Ileus mit Bepanthen Roche. Therapiewoche 27 (1977), 6878–6887.

Hanck, A., Goffin, H.: Dexpanthenol (Ro 01-4709) in the treatment of constipation. Acta vitaminol. enzymol. 4 (1982), 87–97.

Haycock, C.E., Davis, W.A., Morton, T.V.: The effect of d-pantothenyl alcohol upon postoperative discomfort. A double blind study. Am J. Surg. 97 (1959), 75–78.

Hertle, F.H.: Spezielle antiobstruktive Therapie der respiratorischen Insuffizienz. Therapiewoche 31 (1981), 103–108.

Hötzel, D.: Problematische Vitamine und gefährdete Gruppen. In: Schlierf, G. (ed.): Mangelernährung in Mitteleuropa? Wissenschaftl. Verlagsgesellschaft, Stuttgart 1982, 88–97.

Klein, P.: Verbrennungsbehandlung in der Allgemeinpraxis. Allgemeinarzt 11 (1981), 612–621.

Lewis, C.M., King, J.C.: Effect of oral contraceptive agents on thiamin, riboflavin and pantothenic acid status in young women. Am. J. Nutr. 33 (1980), 832–838.

Lowry, St.F., Brennan, M.F.: Vitamin requirements of intravenously fed man. J. Envir. Pathol. Tox. 5 (1985), 91–102.

Mackenzie, J.C., Ford, J.E., Waters, A.H., Harding, N., Cattel, W.R., Anderson, B.B.: Erythropoiesis in patients undergoing regular dialysis treatment without transfusion. Proc. Eur. Dialys. Transp. Assoc. 5 (1968), 172–178.

Meythaler, H.: Erste Hilfe bei Augenverletzungen. Z. Allg. Med. 56 (1980), 876–880.

Monographie Dexpanthenol/Panthenol und Salze der Pantothensäure zur topischen Anwendung. BAnz. Nr. 24, 1993.

Monographie Dexpanthenol/Panthenol/Pantothensäure und Salze zur systemischen Anwendung. BAnz. Nr. 179, 1993.

Pietrzik, K.: Untersuchungen zur Ermittlung des Versorgungszustandes und des Bedarfs an Pantothensäure. Habilitationsschrift, Landwirtschaftliche Fakultät der Rhein.-Friedrich-Wilhelms-Univ., Bonn 1977.

Pietrzik, K., Hornig, D.: Studies on the distribution of (1-14C) pantothenic acid in rats. Int. J. Vitam. Nutr. Res. 50 (1980), 283–293.

Pharmazeutische Stoffliste. Bundesvereinigung der Deutschen Apothekerverbände. Werbe-Vertriebsgesellschaft Deutscher Apotheker mbH, Frankfurt/Main 1994.

Recommended Dietary Allowances of the Committee on Diatary Allowances. Food and Nutrition Board, National Academy of Sciences, Washington D.C. 1989.

Remer, T., Pietrzik, K.: Evidence for an increased Secretory capacity for dehydroepiandrosteronesulphate in the pantothenic acid-deficient rat assocciated with an impaired adrenal cholesterol deposition. J. Biochem. Nutr. 7 (1989), 115–131.

Sachs, M., Asskali, F., Lanaras, C., Förster, H., Bockhorn, H.: Untersuchungen über den Metabolismus von Panthenol bei Patienten mit postoperativer Darmatonie. Z. Ernährungswiss. 29 (1990), 270–283.

Sauberlich, H.E.: Bioavailability of Vitamins: Prog. Food Nutr. Sci. 9 (1985), 1–33.

Schaeffer, G., Quirin, H., Kern, U., Mix, A., Nakayama, T.: Zur Frage der Vitaminzufuhr bei Dialysepatienten. Akt. Ernährung 1 (1977), 1–4.

Schang, J.C., Sava, P. Angel, F., Grenier, J.F.: Effects du d-panthenol sur les activites electriques et mechaniques de l'intestine grele et du colon chez le chien. Med. Chir. Dig. 9 (1980), 157–161.

Schulte, F.J.: Die Wirkung des Bepanthen auf Tonus und Motilität des Darmes nach chirurgischen Eingriffen. Dtsch. Med. Wschr. 82 (1957), 1188–1191.

Shibata, K., Gross, C. J., Henderson, L. M.: Hydrolysis and absorption of pantothenate and its coenzymes in the rat small intestine. J. Nutr. 113 (1983), 2107–2115.

Stüttgen, G., Krause, H.: Die percutane Absorption von tritiummarkiertem Panthenol bei Mensch und Tier. Archiv für klin. exp. Dermatologie 209 (1960), 578–582.

Souci, S.W., Fachmann, W., Kraut, H.: Die Zusammensetzung der Lebensmittel. Nährwert-Tabelle. Wissenschaftl. Verlagsgesellschaft mbH, Stuttgart 1989.

Warlitz, H.: Klinische Erfahrungen mit Pantothensäure bei der postoperativen Darmatonie. Zbl. Chir. 80 (1995), 1686–1688.

LITERATUR ZU KAP. 3.9: VITAMIN C

Albiez, G.A., Preiss, D.U., Cap, M., Tollenaere, L., Wartenberg-Demand, A.: High-dose intravenous ascorbic acid reduces platelet loss and ishemic events during coronary bypass surgery – a single-centre, double-blind randomised study. Perfusion 16(1) (2003), 4–13.

Anderson, T.W.: Large scale trials of vitamin C in the prevention and treatment of common cold. Acta Vitamin. Enzymol. 28 (1974), 99–100.

Anderson, R.: Ascorbic acid and immune functions: mechanism of immun-stimulation. In: Counsell, J.N., D.H. Hornig (eds.): Vitamin C. Appl. Science Publ., London 1981, 249–272.

Apports nutritionelles conseillés pour la population française. Technique et Documentation, France 1981.

Asper, R., Schmucki, O.: Erfahrungen bei der Cystinurie-Vitamin C-Therapie. In: Vahlensieck, W., Gasser, G. (eds.): Pathogenese und Klinik der Harnsteine VIII. Steinkopff-Verlag, Darmstadt 1981, 423–427.

Asper, R., Schmuckl, O.: Cystinurietherapie mit Ascorbinsäure. Urol. Int. 37 (1982), 91–109.

Bandera, E.V., Freudenheim, J.L., Marshall, J.R., Zielezny, M., Priore, R.L., Brasure, J., Baptiste, M., Graham, S.: Diet and alcohol consuption and lung cancer risk in the New York State Cohort. Cancer Causes Control 8 (1997), 828–840.

Bayer, W., Schmidt, K.H.: Vitamin C. Aktueller wissenschaftlicher Erkenntnisstand. Editiones Roche, Basel 1987.

Bayerisches Staatsministerium für Ernährung, Landwirtschaft und Forsten (ed): Ernährungssituation in Bayern – Forschungsbericht über die Bayerische Verzehrsstudie (BVS). München 1997.

Behl, C., Holsboer, F.: Oxidative stress in the pathogenesis of Alzheimer's disease and antioxidant neuroprotection. Fortschr. Neurol. Psychiatr. 66 (1998), 113–121.

Berg, W., Kilian, O.: Semiquantitativer Cystin-Schnelltest: Möglichkeit zur Verlaufskontrolle der Ascorbinsäuretherapie bei Cystinurie und Cystinlithiasis. J. Clin. Chem. Clin. Biochem. 26 (1988), 223–227.

Berg, W., Janitzky, V.: Zystin-Schnelltest im Urin. NBP 4 (1992), 83–85.

Bertram, J.S., Kolonel, L.N., Meyskens, F.C.: Rational and strategies for chemoprevention of cancer in humans. Cancer Res. 47 (1987), 3012–3031.

Biesalski, H.K.: Antioxidative Vitamine in der Prävention. Dtsch. Ärzteblatt 18 (1995), 316–321.

Birlouez-Aragon, I., Delcourt, C., Tessier, F., Papoz L., POLA Study Group: Associations of age, smoking habits and diabetes with plasma vitamin C of elderly of the POLA study. Int. J. Vitam. Nutr. Res 71(1) (2001), 53–9.

Birlouez-Aragon, I., Girard, F., Ravelontseheno, L., Bourgeois, C., Beiliot, J. P., Abitbol, G.: Comparison of two levels of vitamin C supplementation on antioxidant vitamin status in elderly institutionalized subjects. Internat. J. Vit. Nutr. Res 65 (1995), 261–266.

Birwe, H., Schneeberger, W., Hesse, A.: Investigations of the efficacy of ascorbic acid therapy in cystinuria. Urol. Res. 19 (1991), 199–201.

Block, G.: Vitamin C and cancer prevention: the epidemiologic evidence. Am. J. Clin. Nutr. 53 (1991), 270–282.

Block, G.: Vitamin C, cancer and aging. Age 16 (1993), 55–58.

Blot, W.J., Li, J.-Y., Talor, P.R., Guo, W., Dawsey, S., Wang, G.-Q., Yang, C.S., Zheng, S.-F., Gail, M., Li, G.-Y., Yu, Y., Liu, B.-Q., Tangrea, J., Sun, Y.-H., Liu, F., Fraumeni, J.F. Jr., Zhang, Y.-H., Li, B.: Nutrition intervention trials in Linxian, China:supplementation with specific vitamin/mineral combinations, cancer incidence, and disease-specific mortality in the general popultion. J. Natl. Cancer Inst. 85 (1993), 1483–1492.

Bostick, R.M., Potter, J.D., McKenzie, D.R., Sellers, T.A., Kushi, L.H., Steinmetz, K.A., Folsom, A.R.: Reduced risk of colon cancer with high intake of vitamin E: The Iowa Women's Health Study. Cancer Res. 53 (1993), 4230–4237.

Braschoß, A.: Hochdosis- Infusionstherapie in der adjuvanten Therapie des Mammakarzioms. Der Onkologe, Band 12, Heft 1, 2006.

Brubacher, D., Moser, U., Jordan, P.: Vitamin C concentrations in plasma as a funciotn of intake: a meta-analysis. Int. J. Vitam. Nutr. Res 70(5) (2000), 226–37.

Brundig, P.: Diagnostische Methoden und Verfahren: Das Zysteinsteinleiden – ein diagnostisches Problem? Z. klin. Med. 44 (1989), 937–938.

Brundig, P., Börner, R.-H., Berg, W., Pirlich, W., Böhm, W.-D., Hoffmann, L., Klein, B.: Möglichkeiten und Grenzen bei der Behandlung der Zystinsteindiathese mit hochdosierter Ascorbinsäure. Ergebnisse einer Verbundstudie mit 17 Patienten. Z. Urol. Nephrol. 79 (1986), 137–146.

Brundig, P., Schneider, H.J., Steinhauser, I., Grimm, U., Christinck, H.: Ergebnisse von Familienuntersuchungen in einer Zytinsteindispensaire. NBP 4 (1992), 77–81.

Bundeslebensmittelschlüssel für Verzehrserhebungen (BLS). Version II (1990). Bundesgesundheitsamt.

Cameron, E.: Vitamin C and cancer overview. Int. J. Nutr. Res. Suppl. 23 (1982), 115–127.

Cameron, E., Pauling, L.: Supplemental ascorbate in the supportive treatment of cancer. Proc. Nat. Acad. Sci. 75 (1978), 4538–4542.

Carr, A.C., Zhu, B.Z., Frei, B.: Potential antiatherogenic mechanisms of ascorbate (vitamin C) and alpha-tocopherol (vitamin E). Circ. Res. 87(5) (2000), 349–54.

Chen, Q., Espey, M.G., Krishna, M.C., Mitchell, J.B., Cope, C.P., Buettner, Gr., Shacter, E., Levine, M.: Pharmacologic ascorbic acid concentrations selectively kill cancer cells; action as a pro-drug to deliver hydrogen peroxide to tissues. Proc. Natl. Acad. Sci. U.S.A. 102(38) (2005), 13604–13609.

Cheng, T., Zhu, Z., Masuda, S., Morcos, N.C.: Effects of multinutrient supplementation on antioxidant defense systems in healthy human beings. J. Nutr. Biochem. 12(7) (2001), 388–395.

Cooke, M.S., Evans, M.D., Podmore, I.D., Herbert, K.E., Mistry, N., Mistry, P., Hickenbotham, P.T., Hussieni, A., Griffiths, H.R., Lunec, J.: Novel repair action of vitamin C upon in vivo oxidative DNA damage. FEBS Lett. 439(3) (1998), 363–367.

Curhan, G.C., Willett, W.C., Rimm, E.B., Stampfer, M.J.: A prospective study of dietary calcium and other nutrients and their risk of symptomatic kidney stones. N. Engl. J. Med. 328 (1993), 833–838.

Curhan, G.C., Willett, W.C., Rimm, E.B., Stampfer, M.J.: A prospective study of the intake of vitamins C and B_6 and the risk of kidney stones in men. J. Urol. 155 (1996), 1847–1851.

Degkwitz, E.: Neue Aspekte der Biochemie des Vitamin C. Z. Ernährungswiss. 24 (1985), 219–230.

Deutsche Gesellschaft für Ernährung: Ernährungsbericht 1984. Umschau-Verlag, Frankfurt/Main 1984.

Deutsche Gesellschaft für Ernährung: Empfehlungen für die Nährstoffzufuhr. Umschau-Verlag, Frankfurt/Main 1991.

Deutsche Gesellschaft für Ernährung: Ernährungsbericht 1988. Umschau-Verlag, Frankfurt/Main 1988.

Deutsche Gesellschaft für Ernährung (DGE). DACH: Referenzwerte für die Nährstoffzufuhr. Ed.: Deutsche Gesellschaft für Ernährung (DGE), Österreichische Gesellschaft für Ernährung (ÖGE), Schweizerische Gesellschaft für Ernährungsforschung (SGE), Schweizerische Vereinigung für Ernährung (SVE). Umschau/ Braus, Frankfurt/ Main 2000a.

DGE (Deutsche Gesellschaft für Ernährung). Ernährungsbericht 2000. Deutsche Gesellschaft für Ernährung. Frankfurt/ Main 2000b.

Elmadfa, I., Leitzmann, C.: Ernährung des Menschen. Verlag Eugen Ulmer, Stuttgart 1988.

Englard, S., Seifter, S.: The biochemical functions of ascorbic acid. Ann. Rev. Nutr. 6 (1986), 365–406.

Enstrom, J.E., Kanin, L.E. et al.: Vitamin C intake and mortality among sample of the Unites States population. Epidemiology 3 (1992), 194–202.

Fain, O., Mathieu, E. et al.: Scurvy in patients with cancer. Br. Med. J 316(7145) (1998): 1661–1662.

Fontham, E.T., Pickle, L.W., Haenszel, W., Correa, P., Lin, Y.P., Falk, R.T.: Dietary vitamins A and C and lung cancer risk in Louisiana. Cancer 62 (1988), 2267–2273.

Frei, B.: Ascorbic acid protects lipids in human plasma and low- density lipoprotein against oxidative damage. Am. J. Clin. Nutr. 54(6 Suppl) (1991), 1113S–1118S.

Freudenheim, J.L., Graham, S., Marshall, J.R., Haughey, B.P., Wilkinson, G.: A case-control study of diet and rectal cancer in western New York. Am. J. Epidemiol. 131 (1990), 612–624.

Friedrich, W.: Folsäure und unkonjugierte Pteridine. In: Friedrich, W. (ed.): Handbuch der Vitamine. Urban & Schwarzenberg, München – Wien – Baltimore 1987.

Gerster, H.: No contribution of ascorbic acid to renal calcium oxalate stones. Ann Nutr. Metab. 41 (1997), 269–282.

Gey, K.F.: Vitamins E plus C and interacting conutrients required for optimal health. A critical and constructive review of epidemiology and supplementation data regarding cardiovascular disease and cancer. Biofactors 7 (1998), 113–174.

Gey, K.F., Stähelin, H.B. et al.: Relationship of plasma level of Vitamin C to mortality from ischemic heart disease. Ann. N.Y. Acad. Sci. 498 (1987), 110–123.

Ginter, E.: Vitamin C and cholesterol. In: Nack, A., Ritzel, G. (eds.): Re-evaluation of vitamin C. Int. J. Vitam. Nutr. Res. Suppl. 16 (1977), 53–66.

Hallberg, L.: The role of vitamin C in improving the critical iron balance situation in women. Intern. J. Vit. Nutr. Res. Suppl. 27 (1985), 177–187.

Hallfrisch, J., Singh, V.N., Muller, D.C., Baldwin, H., Bannon, M.E., Andres, R.: High plasma vitamin C associated with increased plasma HDL- and HDL2-Cholesterol. Supplement. Am. J. Clin. Nutr. 19 (1991), 31st Annual Meeting, May 2–4.

Hautmann, R.: Ätiologie und Pathogenese: Zystinurie. In: Hautmann R., Lutzeyer, W. (eds.): Harnsteinfibel. Deutscher Ärzteverlag, Köln 1986, 115.

Hemilä, H.: Vitamin C supplementation and the common cold – Was Linus Pauling right or wrong? Int. J. Vitam. Nutr. Res. 67 (1997), 329–335.

Heseker, H., Kübler, W.: Die Bedarfsdeckung älterer Menschen mit Vitaminen. Ernährungs-Umschau 30 (1983), 366–369.

Hoffmann, F.A.: Micronutrient requirements of cancer patients. Cancer Suppl. 1 (1985), 275–300.

Hornig, D.H., Glatthaar, B.E.: Vitamin C and smoking: increased requirement of smokers. In: Hanck, A., Hornig, D. (eds.): Vitamin-nutrients and therapeutic agents. Int. J. Vitam. Nutr. Res. Suppl. 27 (1985), 139–155.

Hornig, D., Vuilleumier, J.P., Hartmann, D.: Absorption of large single oral intakes of ascorbinic acid. Int. J. Vitam. Nutr. Res. 50 (1980), 309–314.

Howe, G.R., Hirohata, T., Hislop, T.G., Iscovich, J.M., Yuan, J.M., Katsouyanni, K., Lubin, F., Marubini, E., Modan, B., Rohan, T.: Dietary factors and risk of breast cancer: Combined analysis of 12 case-control studies. J. Natl. Cancer Inst. 82 (1990), 561–569.

Howe, G.R., Ghadirian, P., Bueno de Mesquita, H.B., Zatonski, W.A., Baghurst, P.A., Miller, A.B., Simard, A., Baillargeon, J., de Waard, F., Przewozniak, K.: A collaborative casecontrol study of nutrient intake and pancreatic cancer within the search programme. Int. J. Cancer 51 (1992), 365–372.

Hu, M.L., Louie, S. et al.: Antioxidant protection against hypochlorous acid in human plasma. J. Lab. Clin. Med. 121 (1993), 257–262.

Hubel, C.A., Kagan, V.E., Kisin, E.R., McLaughlin, M.K., Roberts, J.M.: Increased ascorbate radical formation and ascorbate depletion in plasma from women with preclampsia: implications for oxidative stress. Free Radic. Biol. Med. 23 (1997), 597–609.

Hughes, M., Clark, N., Forbes, L., Collin, Jones, D.G.: A case of scurvy. Br. Med. J. 293 (1986), 366.

Hunter, D.J., Manson, J.E., Colditz, G.A., Stampfer, M.J., Rosner, B., Hennekens, C.H., Speizer, F.E., Willett, W.C.: A prospective study of the intake of vitamins C, E, and A and the risk of breast cancer. N. Engl. J. Med. 329 (1993), 234–240.

Jacob, R.A. Vitamin C im Modern Nutrition in Health and Disease. Shils et al. (eds.). Lea u. Febiger, Philadelphia 1994.

Jacob, R.A.: Passive smoking induces oxidant damage preventable by vitamin. Nutr. Rev. 58(8) (2000), 239–241.

Jaffe, G.M.: Vitamin C. In: Machlin, L.J. (ed.): Handbook of Vitamins. Marcel Dekker Inc., New York 1991.

Jakob, R.A.: Vitamin C. In: Shils, M.E., Olson, J.A,. Shike, M., Ross, A.C. (eds.): Modern Nutrition in Health and disease, 9th edition. Williams & Wilkins, Baltimore (MD) 1999, 467–483.

Janitzky, V., Escholz, G., Berg, W.: Hochdosierte Ascorbinsäuretherapie beim Cystinsteinleiden. TW Urologie Nephrologie 6 (1994), 54–55.

Jarosz, M., Dzieniszewski, J., Dabrowska-Ufniarz, E., Wartanowicz, M., Ziemlanski, S.: Tobacco smoking and vitamin C concentration in gastric juice in healthysubjects and patients with Helicobacter pylori infection. Eur. J. Cancer Prev. 9(6) (2000), 423–8.

Jaswal, S., Metha, H.C. et al.: Antioxidant status in rheumatoid arthritis and role of antioxidant therapy. Clin. Chim. Acta 338(1-2) (2003), 123–129.

Jialal, I., Grundy, S.M.: Preservation of the endogenous antioxidants in low density lipoprotein by ascorbate but not probucol during oxidative modification. J. Clin. Invest. 87 (1991), 597–601.

Kallner, A.B., Hartmann, D. et al.: On the requirement of ascorbic acid in man: steady-state turnover and body pool in smokers. Am. J. Clin. Nutr. 34(7) (1981), 1347–1355.

Kamali, A., Naziroglu, M. et al.: Plasma lipid peroxidation and antioxidant levels in patients with rheumatoid arthritis. Cell. Biochem. Funct. 22(1) (1994), 53–57.

Kaufmann, P.A., Gnechi-Ruscone, T. et al.: Coronary heart diesase in smokers; Vitamin C restores coronary microcirculatory function. Circulation 102(11) (1999), 1233–1238.

Keith, R.E., Mossholder, S.B.: Ascorbic acid status of smoking and nonsmoking adolescent females. Int. J. Vitam. Nutr. Res. 56 (1986), 363–366.

Kelleher, J., Mascie-Taylor, B.H., Davison, A.M., Bruce, G., Losowsky, M.S.: Vitamin status in patients on maintenance haemodialysis. Int. J. Vitam. Nutr. Res. 53 (1983), 330–337.

Khaw, K.T., Bingham, S., Welch, A., Luben, R., Wareham, N., Oakes, S., Day, M.: Relation between plasma ascorbic acid and mortality in men and women in EPIC-Norfolk prospective study: a prospective population study. European Prospective Investigation into cancer and nutrition. Lancet 357(9257) (2001), 657–63.

Knekt, P., Jarvinen, R., Seppanen, R., Rissanen, A., Aromaa, A., Heinonen, O.P., Albanes, D., Heinonen, M., Pukkala, E., Treppo L.: Dietary antioxidants and the risk of lung cancer. Am. J. Epidemiol. 134 (1991), 471–479.

Kromhout, D., Bloemberg, B., Feskens, E., Menotti, A., Nissinen, A.: Saturated fat, vitamin c and smoking predict long-term population all-cause mortality rates in the Seven Countries Study. Int. J. Epidemiol. 29(2) (2000), 260–5.

Kübler, W., Gehler, J.: Zur Kinetik der enteralen Ascorbinsäure-Resorption. Ein Beitrag zur Berechnung nicht dosisproportionaler Resorptionsvorgänge. Int. J. Vitam. Nutr. Res. 40 (1970), 442–453.

Kushi, L.H., Folsom, A.R., Prineas, R.J., Mink, P.J., Wu, Y., Bostick, R.M.: Dietary antioxidant vitamins and death from coronary heart disease in postmenopausal women. N. Engl. J. Med. 334 (1996), 1156–1162.

Langlois, M., Duprez, D., Delanghe, J., De Buyzere, M., Clement, D.L.: Serum vitamin C concentration is low in peripheral arterial disease and is associated with inflammation and severity of atherosclerosis. Circulation 103(14) (2001), 1863–8.

Levine, M., Conry-Cantilena, C., Wang, Y., Welch, R. W., Washko, P., Dhariwal, K. R., Park, A. B., Lazarev, A., Graumlich, J. F., King, J., Cantilena, IL. R.: Vitamin C pharmacokinetics in healthy volunteers: Evidence for a recommended dietary allowance. Proc. Nat. Acad. Sci. 93 (1996), 3704–3709.

Lux, B., May, F.: Long-term observation of young cystinuric patients under ascorbic acid therapy. Urol. Int. 38 (1983), 91–94.

Malo, C.M., Wilson, J.X.: Glucose modulates Vitamin C transport in adult human small intestinal brush border membrane vesicies. J. Nutr. 130 (2000), 63–69.

Mandal, S.K., Ray, A.K.: Vitamin C status of elderly patients on admission into an assessment geriatric ward. J. Intern. Med. Res. 15 (1987), 96–98.

Marcus, S.L., Petrylak, D.P. et al.: Hypovitaminosis C in patients treated with high dose interleukin 2 and lymphokine-activated killer cells. Am. J. Clin. Nutr. 54(6 Suppl) (1991), 1292S–1297S.

Mirvish, S.S.: Letters to the editor: Vitamin C inhibition of N-Nitroso compound formation. Am. J. Clin. Nutr. 57 (1993), 598–599.

Mirvish, S.S.: Effects of vitamins C and E on N-nitroso compound formation, carcinogenesis, and cancer. Cancer 58(8) (1986), 1842–1850.

Moertel, C.G., Fleming, T.R., Creagan, E.T., Rubin, J., O`Connell, M.J., Ames, M.M.: High-dose vitamin C versus placebo in the treatment of patients with advanced cancer who have had no prior chemotherapy. N. Engl. J. Med. 312 (1985), 137–141.

Nutrition Reviews. Vitamin C stabilizes ferritin: New insights into iron-ascorbate interactions. Nutr. Rev. 45 (1987), 217–218.

Ocke, M.C., Bueno-de-Mesquita, H.B., Feskens, E.J., van Staveren, W.A., Kromhout, D.: Repeated measurements of vegetables, fruits, beta-carotene, and vitamins C and E in relation to lung cancer. Am. J. Epidemiol 1451 (1997), 358–365.

O'Toole, P., Lombard, M.: Vitamin C and gastric cancer: Supplements for some fruit or all? Gut 39 (1996), 345–347.

Pauling, L.: In: Hanck, A. (ed.): Vitamin C. Huber Verlag, Bern 1982, 7.

Perrig, W.J., Perrig, P., Stähelin, H.B.: The relation between antioxidants and memory performance in the old and very old. J. Am. Geriatr. Soc. 45 (1997), 718–724.

Pietrzik, K.: Nutrients Considered to be Worthy of Examination in Processed Food. In: Thermal Processing and Quality of Foods. Elsevier Applied Science Publishers, London, New York 1983.

Pönkä, A., Kuhlbäck, B.: Serum ascorbic acid in patients undergoing chronic hemodialysis. Acta Med. Scand. 213 (1983), 305–307.

Prinz, W., Bortz, R., Bregin, B., Hersch, M.: The effect of ascorbic acid supplementation on some parameters of the human immunological defence system. Int. J. Vitam. Nutr. Res. 47 (1977), 248–257.

Recommended Daily Ammounts of Food Energy and Nutrients for Groups of People in the United Kingdom. Reported by the Committee on Medical Aspects of Food Department of Health and Social Security, Her Majestys Stationary Office, London 1979.

Recommended Dietary Allowances of the Committees on Dietary Allowances. Food and Nutrition Board, National Academy of Sciences, Washington D.C. 1989.

Reilly, M., Delanty, N., Lawson, J.A., Fitzgerald, G.A.: Modulation of oxidant stress in vivo in chronic cigarette smokers. Circulation 94 (1996), 19–25.

Reuler, J.B., Broudy, V.C., Cooney, T.G.: Adult scurvy. JAMA 253 (1985), 805–807.

Rimm, E.B., Stampfer, M.J., Ascherio, A., Giovannucci, E., Colditz, G.A., Willett, W.C.: Vitamin E consumption and the risk of coronary heart disease in men. N. Engl. J. Med. 328 (1993), 1450–1456.

Riviere, S., Birlouey-Aragon, I., Nourhashemi, F., Vellas, B.: Low plasma vitamin C in Alzheimer patients despite an adequate diet. Int. J. Geriatr. Psychiatry 13 (1998), 749–754.

Rosenberg, L.E.S., Dowing, S., Durant, J.L., Segal, S.: Cystinuria-biochemical evidence for three genitically distinct disease. J. Clin. Invest. 45 (1966), 365–373.

Rumsey, S.C., Levine, M.: Absorption, transport, and disposition of ascorbic acid in human. J. Nutr. Biochem. 9 (1998), 116–130.

Salonen, J.T., Nyyssonen, K., Salonen, R., Lakka, H.M., Kaikkonen, J., Porkkala-Sarataho, E., Voutilainen, S., Lakka, T.A., Rissanen, T., Leskinen, L., Tuomainen, T.P., Valkonen, V.P., Ristonmaa, U., Poulsen, H.E.: Antioxidant Supplementation in Atherosclerosis Prevention (ASAP) study: a randomized trial of the effect of vitamins E and C on 3year progression of carotid atherosclerosis. J. Intern. Med. 248(5) (2000), 377–86.

Schectman, G.: Estimating ascorbic acid requirements for cigarette smokers. Ann. N. Y. Acad. Sci. 686 (1993), 335–345, discussion 345–346.

Schindler, T.H., Lewandowsky, E. et al.: Effect of vitamin C on platelet aggregation in smokers and nonsmokers. Med. Klin. 97(5) (2002), 263–269.

Schorah, C.J., Sobala, G.M. et al.: Gastric juice ascorbic acid: effects of disease and implications for gastric carcinogenesis. Am. J. Clin. Nutr. 53 (1991), 287S–193S,.

Simmons, K.: Evaluating vitamin prophylaxis for cancer. JAMA 255 (1986), 1832–1835.

Simon, J.A.: Vitamin C and cardiovascular disease. A review. J. Am. Coll. Nutr. 11 (1992), 107–125,.

Sobala, G.M.: Ascorbic acid in gastric juice. In: Bray, G.A., Ryan, D.H. (eds): Pennington Center Nutrition Series, Vol. 3, Vitamins and Cancer Prevention. Lousiana State University Press, Baton Rouge 1993, 236–246.

Souci, S.W., Fachmann, W., Kraut, H.: Die Zusammensetzung der Lebensmittel. Nährwert-Tabelle. Wissenschaftl. Verlagsgesellaschaft mbH, Stuttgart 1989.

Stähelin, H.B., Gey, K.F. et al.: Plasma antioxidant vitamins and subsequent cancer mortality in the 12-year follow-up of the prospective Basel study. Am. J. Epidemiol. 133 (1991), 766–775.

Stone, I.: The healing factor vitamin C against disease. Grosset and Dunlap, New York 1977.

Strauss, R.S.: Environmental tobacco smoke and serum vitamin c levels in children. Pediatrics 107(3) (2001), 540–2.

Sullivan, J.F., Eisenstein, A.B.: Ascorbic acid depletion during hemodialysis. JAMA 220 (1972), 1697–1699.

Susick, R.L., Zannoni, V.G.: Effect of ascorbic acid on the consequences of acute alcohol consumption in humans. Clin. Pharmacol. Ther. 41 (1987), 502–509.

Takajo, Y., Ikeda, H. et al.: Augmented oxidative stress of platelets in chronic smokers. Mechanism of impaired platelet-derived nitrit oxide bioactivity and augmented platelet aggregability. J. Am. Coll. Cardiol. 38 (5) (2001), 1320–1327.

Tannenbaum, S.R.: Preventive action of Vitamin C on nitrosamin formation. In: Walther, P., Stähelin, H., Brubacher, G. (eds.): Elevated dosages of vitamins. Int. J. Vit. Nutr. Res. Suppl. 30 (1989), 109–113.

Terry, P., Lagergren, J., Ye, W., Nyren, O., Wolk, A.: Antioxidants and cancers of the esophagus and gastric cardia. Int. J. Cancer 87(5) (2000), 750–4.

Tsao, C.S.: An overview of ascorbic acid chemistry and biochemistry. In: Packer, L., Fuchs, J. (eds.): Vitamin C in Health and Disease. Marcel Dekker Inc., New York 1997, 25–58.

Tsuchiya, M., Asada, A. et al.: Smoking a single cigarette rapidly reduces combined concentrations of nitrate and nitrtite and concentrations of antioxidants in plasma. Circulation 105(10) (2002), 1155–1157.

Wang, J., Whetsell, M., Klein, J.R.: Local hormone networks and intestinal T cell homeostasis. Science 275 (1997), 1937–39.

Wei, W., Kim, Y., Boudreau, N.: Association of smoking with serum and dietary levels of antioxidants in adults: NHANES 111, 1988-1994. Am. J. Public Health 91(2) (2001), 258–64.

Weitnauer, G.: Häufigkeit der Cystinurie in West-Berlin. Typisierung der Einzelfälle mit bleibender Cystinurie von 1981–1986. Inaugural-Dissertation, FU Berlin 1988.

Wells, W.W., Xu, D.P., Yang, Y.F., Rocque, P.A.: Mammalian thioltransferase (glutaredoxin) and protein disulfide isomerase have dehydroascorbate reductase activity. J. Biol. Chem. 265 (1990), 15361–15364.

Yong, L.C., Brown, C.C., Schatzkin, A., Dresser, C.M., Slesinski, M.J., Cox, C.S., Taylor, P.R.: Intake of vitamins E, C, and A and risk of lung cancer. The NHANES 1 Epidemiologic Followup Study. Am. J. Epidemiol. 146 (1997), 231–243.

LITERATUR ZU KAP. 3.10: VITAMIN A

Ahmed, F., Khan, M.R., Jackson, A.A.: Concomitant supplemental vitamin A enhances the response to weekly supplemental iron and folic acid in anemic teenagers in urban Bangladesh. Am. J. Clin. Nutr. 74 (2001), 108–115.

Aktuna, D., Buchingern, W., Langsteger, W., Meister, E., Sternad, H., Lorenz, O. und Eber, O.: Beta-Carotin, Vitamin A und seine Trägerproteine bei Schilddrüsenerkrankungen. Acta Medica Austriaca 20 (1993), 17–20.

Alfonso, H.S., Fritschi, L., de Klerk, N.H., Ambrosini, G., Beilby, J., Olsen, N., Musk, A.W.: Plasma retinol, carotene and vitamin E concentrations and lung function in a crocidolite-exposed cohort from Wittenoom, Western Australia: a cohort study. Nutr. J. 4 (2005), 16.

Ambalavanan, N., Wu, T.J., Tyson, J.E., Kennedy, K.A., Roane, C., Carlo, W.A.: A comparison of three vitamin A dosing regimens in extremely-low-birth-weight infants. J. Pediatr. 142 (2003), 656–661

Anonymus: Nutrition Reviews. Vitamin A and the thyroid. Nutr. Rev. 37 (1979), 90–91.

Anonymus: The function of retinol and retinoic acid in the testes. Nutr. Rev. 40 (1982), 187-189.

Anonymus: All-Trans-Retinoinsäure (ATRA) in der Induktions- und Erhaltungstherapie der akuten Promyelozytenleukämie (APL). Arzneimittelbrief 32 (1998), 5–6.

Appling, D.R., Chytil, F.: Evidence of a role for retinoic acid (vitamin a acid) in the maintenance of testosteron production in male rats. Endocrinology 108 (1981), 2120–2123.

Bahl, R., Bhandari, N., Taneja, S., Bhan, M.K.: The impact of vitamin A supplementation on physical growth of children is dependent on season. Eur. J. Clin. Nutr. 51 (1997), 26–29.

Ballew, C., Bowman, B.A., Russell, R.M., Sowell, A.L., Gillespie, C.: Serum retinyl esters are not associated with biochemical markers of liver dysfunction in adult participants in the third National Health and Nutrition Examination Survey (NHANES III), 1988–1994. Am. J. Clin. Nutr. 73 (2001a), 934–940.

Ballew, C., Galuska, D., Gillespie, C.: High serum retinyl esters are not associated with reduced bone mineral density in the Third National Health And Nutrition Examination Survey, 1988-1994. J. Bone Miner. Res. 16 (2001b), 2306–2312.

Barker, M.E., McCloskey, E., Saha, S., Gossiel, F., Charlesworth, D., Powers, H.J., Blumsohn, A.: Serum Retinoids and β-Carotene as Predictors of Hip and Other Fractures in Elderly Women. J. Bone Miner. Res. 20 (2005), 913–920.

Barreto, M.L. Santos, L.M., O Assis, A.M., Aràujo, M.P., Farenzena, G.G., Santos, P.A., Fiaccone, R.L.: Effect of vitamin A supplementation on diarrhoea and acute lower-respiratory-tract infections in young children in Brazil. Lancet 344 (1994), 228–31.

Bauernfeind, J.C.: The safe use of vitamin A. The Nutrition Foundation, Washington D.C. 1980, 1–44.

Bässler, K.-H.: Vitamin A und Retinoide. DAZ 128 (1988), 2665.

Basu, T.K., Leichter, J.: Serum vitamin A and retinol-binding protein in patients with insulin-dependent diabetes mellitus. Am. J. Clin. Nutr. 50 (1989), 329–331.

Beaton, G.H., Martorell, R., Aronson, K.J. et al.: ACC/SCN State-of-the-Art Series Nutrition Policy Discussion Paper: effectiveness of vitamin A supplementation in the control of young child morbidity and mortality in developing countries. WHO, Geneva 1993.

Bedo, G., Santisteban, P., Arando, A.: Retinoic acid regulates growth hormone gene expression. Nature 339 (1989), 231–234.

Beisel, W.R.: Infection-induced depression of serum retinol – a component of the acute phase response or a consequence ? Am. J. Clin. Nutr. 68 (1998), 993 –994.

Benn, C.S., Martins, C., Rodrigues, A., Jensen, H., Lisse, I.M., Aaby, P.: Randomised study of effect of different doses of vitamin A on childhood morbidity and mortality. Br. Med. J. doi: 10.1136/bmj.38670.639340.55 (published 23 November 2005).

Benn, C.S., Balde, A., George, E., Kidd, M., Whittle, H., Lisse, I.M., Aaby, P.: Effect of vitamin A supplementation on measles-specific antibody levels in Guinea-Bissau. The Lancet 359 (2002), 1313–1314.

Bertram, J.S., Martner, J.E.: Inhibition by retinoids of neoplastic transformation in vitro: cellular and biochemical mechanisms. In: Retinoids in differentiation and disease, 113 Foundation Symposium. Pitman, London 1985.

BfArM (2002) Mustertextfachinformation: Retinol, Retinolacetat, Retinolpalmitat, Nr.: retinol_oral_spcde_020715, Stand: 15.07.2002.

Biesalski, H.K.: Vitamin A: Indikation und Therapie, II. Ätiologie des Vitamin A-Mangels als Folge unterschiedlicher Grunderkrankungen. VitaMinSpur 4 (1989), 6–12.

Biesalski, H.K., Hafner, G., Gross, M., Bässler, K.-H.: Vitamin A im Serum gesunder Probanden und klinischer Kollektive. Infusionstherapie 12 (1985), 109–114.

Biesalski, H.K., Stofft, E., Wellner, U., Niederauer, U., Bässler, K.-H.: Vitamin A and ciliated cells. I. Respiratory epithelia. Z. Ernährungswissenschaft 25 (1986), 114–122.

Biesalski, H.K.: Vitamin A: Indikation und Therapie. III. Toxizität und Teratogenität. VitaMinSpur 4 (1989), 55–65.

Binkley, N., Krueger, D.: Hypervitaminosis A and Bone. Nutr. Rev. 58 (2000), 138–144.

Blomhoff, H.K., Smeland, E.B., Erikstein, B., Rasmussen, A.M., Skrede, B., Skjonsberg, C., Blomhoff, R.: Vitamin A is a key regulator for Cell growth, cytokine production and differentiation in normal B cells. J. Biol. Chem. 267 (1992), 23988–92.

Blomhoff, R.: Transport and Metabolism of Vitamin A. Nutr. Rev. 52 (1994), S13–S23.

Boswell, C.B.: Skincare Science: Update on Topical Retinoids. Aesthetic Surg. J. 26 (2006), 233-239.

Brand, N., Petkovich, M., Krust, A., Chambon, P., deThe, H., Marchio, A., Tiollais, P., Dejean, A.: Identification of a second human retinoic acid receptor. Nature 332 (1988), 850–853.

Brown, N., Roberts, C.: Vitamin A for acute respiratory infection in developing countries: a meta-analysis. Acta Paediatr. 93 (2004), 1437–1442.

Bundeslebensmittelschlüssel für Verzehrserhebungen (BLS): Version II. Bundesgesundheitsamt, Berlin 1990.

Cantorna, M.T., Nashold, F.E., Hayes, C.E.: In vitamin A deficiency multiple mechanisms establish a regulatory T helper cell imbalance with excess Th 1 and insufficient Th2 function. J. Immunol. 152 (1994), 1515–22.

Castleberry, P., Emanuel, D., Zuckerman, S., Cohn, S., Strauss, L., Byrd, L., Homans, A., Chaffee, S., Nitschke, R., Gualtieri, R.: A pilot study of isotretinoin in the treatment of juvenile chronic myelogenous leukaemia. N. Engl. J. Med. 331 (1994), 1680–4.

Chang, A.B., Torzillo, P.J., Boyce, N.C. et al.: Zinc and vitamin A supplementation in indigenous Australian children hospitalized with lower respiratory tract infection: A randomised controlled trial. Med. J. Aust. 184 (2006), 107–112.

Christian, P., West, K.P.: Interactions between zinc and vitamin A: an update. Am. J. Clin. Nutr. 68 (1998), 435S–441S.

Christian, P., Khatry, S.K., Yamini, S., Stallings, R., LeClerq, S., Shrestha, S.R., Pradhan, E.K., West, K.P.: Zinc supplementation might potentiate the effect of vitamin A in restoring night vision in pregnant Nepalese women. Am. J. Clin. Nutr. 73 (2001), 1045–1051.

Chytil, F.: The lungs and vitamin A. Am. J. Physiol. 262 (Lung Cell. Mol. Physiol. 6) (1992), L 517–27.

Connet, J.E., Kuller, L.H., Kjelsberg, M.O. et al.: Relationship between carotinoids and cancer: the multiple risk factor intervention trial (MRFIT) study. Cancer 64 (1989), 126–134.

Council for Responsible Nutrition; Benefits of Nutritional Supplements. Washington D.C. 1987.

Coutsoudis, A., Broughton, M., Coovadia, H.M.: Vitamin A supplementation reduces measles morbidity in young African children: a randomised placebo-controlled, double-blind trial. Am. J. Clin. Nutr. 54 (1991), 890–95.

Cox, S.E., Arthur, P., Kirkwood, B.R., Yeboah-Antwi, K., Riley, E.M.: Vitamin A supplementation increases ratios of proinflammatory to anti-inflammatory cytokine responses in pregnancy and lactation. Clin. Exp. Immunol. 144 (2006), 392-400.

Darlow, B.A., Graham, P.J.: Vitamin A supplementation for preventing morbidity and mortality in very low birthweight infants. Cochrane Database of Systematic Reviews 2002, Issue 4. Art. No.: CD000501. DOI: 10.1002/14651858.CD000501.

DeLuca, L.M., Silverman-Jones, C.S., Rimoldi, D., Creek, K.E., Warren, C.D.: Retinoids and Glycosylation. Chemica Scripta 27 (1987), 193–198.

DeLuca, L.M.: The direct involvement of Vitamin A in glykosyl transfer reactions of mammalian membrane. Vitam. and Hormones 35 (1977), 1–57.

DeLuca, L.M., Sly, L., Jones, C.S., Chen, L.C.: Effects of dietary retinoic acid on skin papilloma and carcinoma formation in female SENCAR mice. Carcinogenesis 14 (1993), 539–42.

DeLuca, L.M., Darwiche, N., Celli, G., Kosa, K., Jones, C., Ross, S, Chen, L.C.: Vitamin A in Epithelial Differentation and Skin Carcinogenesis. Nutr. Rev. 52 (1994), S45–S52.

Degos, L., Chomienne, C., Daniel, M.T. et al.: Treatment of first relapse in acute promyelocytic leukaemia with all-trans-retinoic acid. Lancet 336 (1990), 1440–41.

Dennert, G., Lotan, R.: Effects of retinoic acid on the immune system; stimulation of T Killer Cell induction. Eur. J. Immunol. 23 (1978), 8.

Dennert, G.: Retinoids and the immune system: immunostimulation by vitamin A. In: Sporn, M.B. et al. (eds.): The retinoids, Vol. 2. Academic Press, New York 1984, 373.

Deutsche Gesellschaft für Ernährung (DGE): Empfehlungen für die Nährstoffzufuhr. Umschau-Verlag, Frankfurt/Main 1991.

Deutsche Gesellschaft für Ernährung (DGE) (ed.): Vitamin A, β-Carotin. In: Referenzwerte für die Nährstoffzufuhr, 1. Auflage. Umschau/Braus-Verlag, Frankfurt/Main 2000, 69ff.

DGE (Deutsche Gesellschaft für Ernährung) (ed.): Ernährungsbericht 2004. Im Auftrag des Bundesministeriums für Verbraucherschutz, Ernährung und Landwirtschaft. Deutsche Gesellschaft für Ernährung e.V., Bonn 2004.

Dudas, I., Czeisel, A.E.: Use of 6000 I.U. vitamin A during early pregnancy without teratogenic effect. Teratology 45 (1992), 335–336.

Duggan, C., Colin, A.A., Agil, A., Higgins, L., Rifai, N.: Vitamin A staus in acute exacerbations of cystic fibrosis. Am. J. Clin. Nutr. 64 (1996), 635–639.

Ellis, C.N., Voorhees, J.J.: Etretinate therapy. J. Am. Acad. Dermatol. 16 (1987), 267–91.

Ernährungsbericht 1984 im Auftrag des Bundesministers für Jugend, Familie, Frauen und Gesundheit und des Bundesministers für Ernährung, Landwirtschaft und Forsten. Umschau-Verlag, Frankfurt/Main 1984.

Ernährungsbericht 1988 im Auftrag des Bundesministers für Jugend, Familie, Frauen und Gesundheit und des Bundesministers für Ernährung, Landwirtschaft und Forsten. Umschau-Verlag, Frankfurt/Main1988.

Ernährungsbericht 1992 im Auftrag des Bundesministers für Jugend, Familie, Frauen und Gesundheit und des Bundesministers für Ernährung, Landwirtschaft und Forsten. Umschau-Verlag, Frankfurt/Main 1992.

Evain-Brion, D., Porquet, D., Théroud, P., Fjellestad-Paulsen, A., Grenèche, M., François, L., Czernichow, P.: Vitamin A deficiency and nocturnal growth hormone secretion in short children. Lancet 343 (1994), 87–88.

Evans, R.M.: The steroid and thyroid hormone receptor super family. Science 240 (1988), 889–895.

FAO/WHO Requirements of vitamin A, iron, folate and vitamin B12. FAO Food Nutr. Ser. no 23, Rome1888.

Fawzi, W., Msamanga, G.I.: Micronutrients and adverse pregnancy outcomes in the context of HIV infection. Nutr. Rev. 62 (2004), 269–275.

Fawzi, W., Msamanga, G.I., Hunter, D., Renjifo, B., Antelman, G., Bang, H., Manji, K., Kapiga, S., Mwakagile, D. et al.: Randomized trial of vitamin supplements in relation to transmission of HIV-1 through breastfeeding and early child mortality. AIDS 16 (2002), 1935–1944.

Fawzi, W., Mbise, R., Spiegelman, D., Fataki, M., Hertzmark, E., Ndossi, G.: Vitamin A supplements and diarrheal and respiratory tract infections among children in Dar es Salaam, Tanzania. J. Pediatr. 137 (2000), 660–667.

Fawzi, W., Mbise, R., Hertzmark, E., Fataki, M., Herrera, M.G., Ndossi, G. et al.: A randomized trial of vitamin A supplements in relation to mortality among HIV-infected and uninfected children in Tanzania. Pediatr. Infect. Dis. J. 18 (1999), 127–133.

Fawzi, W., Mbise, R., Fataki, M., Herrera, M.G., Kawau, F., Hertzmark, E. et al.: Vitamin A supplements and severity of pneumonia among children admitted to hospital in Dar es Salaam, Tanzania. Am. J. Clin. Nutr. 68 (1998), 187–192.

Fenaux, P., Le Deley, M.C., Castaigne, S., Archimbaud, E., Chomienne, C., Link, H., Guerci, A., Duarte, M., Daniel, M.T., Bower, D. et al.: Effect of all transretinoic acid in newly diagnosed acute promyelocytic leukemia. Blood 82 (1993), 3241–49.

Feskanich, D., Singh, V., Willett, W., Colditz, G.A.: Vitamin A Intake and Hip Fractures Among Postmenopausal Women. JAMA 287 (2002), 47–54.

Food and Nutrition Board: Recommended Dietary Allowances, 10th ed. National Academy Press, Washington D.C. 1989.

Freudenheim, J.L., Johnson, N.E., Smith, E.L.: Relationships between usual nutrient intake and bone-mineral content of women 35–65 years of age: longitudinal and cross-sectional analysis. Am. J. Clin. Nutr. 44 (1986), 863–876.

Friedman, A., Meidovsky, A., Leitner, G., Sklan, D.: Decreased resistance and immune response to Escherichia coli in chicks with low or high intakes of vitamin. Am. J. Nutr. 121 (1991), 395–400.

Friedman, A., Sklan, D.: Impaired T lymphocyte immune response in vitamin A depleted rats and chicks. Br. J. Nutr. 62 (1989a), 439–449.

Friedman, A., Sklan, D.: Antigen-specific immune response impairment in the chick as influenced by dietary vitamin. Am. J. Nutr. 119 (1989b), 790–795.

Friedrich, W.: In: Friedrich, W. (ed.): Handbuch der Vitamine. Verlag Urban & Schwarzenberg, München – Wien – Baltimore 1987.

Fuchs, G., Ausayakhun, S., Ruckphaopunt, S. Tansuhaj, A., Suskind, R.M.: Relationship between vitamin A deficiency, malnutrition, and conjunctival impression cytology. Am. J. Clin. Nutr. 60 (1994), 293–8.

Futoryan, T., Gilchrest, B.A.: Retinoids and the skin. Nutr. Rev. 52 (1994), 299–310.

Gamble, M.V., Ramakrishnan, R., Palafox, N.A., Briand, K., Berglund, L., Blaner, W.S.: Retinol binding protein as a surrogate measure for serum retinol: studies in vitamin A-deficient children from the Republic of the Marshall Islands. Am. J. Clin. Nutr. 73 (2001), 594–601.

Garcia-Casal, M.N., Layrisse, M., Solano, L., Baron, M.A., Arguello, G., Lloera, D., Ramizel, J., Leeb, I., Trooper, E.: Vitamin A and b-carotene can improve non-heme iron absorption from rice, wheat and corn by humans. J. Nutr. 128 (1998), 646–650.

Gaßmann, B.: Dietary Reference Intakes (DRI), Report 4: Vitamine A und K. Ernährungs-Umschau 48 (2001), 109–112.

Gaziano, J.M., Manson, J.A., Ridker, P.M., Buring, J.E., Hennekens, C.H.: Betacarotene therapy for chronic stable angina. American Heart Ass. Meeting, 63rd Scientific Session, Nov 12–15, Dallas 1990.

Gopaldas, T., Gujral, S., Abbi, R.: Prevalence of xerophthalmia and efficacy of vitamin A prophylaxis in preventing xerophthalmia co-existing with malnutrition in rural Indian children. J. Tropical Pediatrics 39 (1993), 205–208.

Gouveia, J., Mathe, G., Hercend, T.: Degree of bronchial metaplasia in heavy smokers and its regression after treatment with a retinoid. Lancet II (1982), 710–712.

Gerlach, Th., Biesalski, H.K., Bässler, K.-H.: Serum-Vitamin A-Bestimmungen und ihre Aussagekraft zum Vitamin A-Status. Z. Ernährungswiss. 27 (1988), 57–70.

Green, M.H., Green, J.B.: Vitamin A intake and status influence retinol balance, utilization and dynamics in rats. J. Nutr. 124 (1994), 2477-2485.

Greene, H.L., Hambidge, K.M., Schanler, R., Tsang, R.C.: Guidelines for the use of vitamins, trace elements, calcium, magnesium and posphorus in infants and children receiving total parenteral nutrition: report of the subcommittee of pediatric parenteral nutrient requirements from the committee on clinical practice issues of the American Society for clinical nutrition. Am. J. Clin. Nutr. 48 (1988), 1324–1342.

Griffiths, J.: The vitamin A paradox. J. Pediatr. 137 (2000), 604 -607.

Gujral, S., Abbi, R., Gopaldas, T.: Xerophthalmia, vitamin A supplementation and morbidity in children. J. Tropical Pediatrics 39 (1993), 89–92.

Gutcher, G.R., Lax, A.A., Farrell, P.M.: Vitamin A losses to plastic intravenous infusion devices and improved method of delivery. Am. J. Clin. Nutr. 40 (1984), 8–13.

Hadi, H., Dibley, M.J., West, K.P.: Complex interactions with infection and diet may explain seasonal growth responses to vitamin A in preschool aged Indonesian children. Eur. J. Clin. Nutr. 58 (2004), 990–999.

Hadi, H., Sadjimin, T., Dibley, M.J.: The seasonal effect of vitamin A supplementation on growth of preschool children. Indones. J. Clin. Epidemiol. Biostat. 9 (2002), 29–33.

Harik-Khan, R.I., Muller, D.C., Wise, R.A.: Serum vitamin levels and the risk of asthma in children. Am. J. Epidemiol. 159 (2004), 351–357.

Hartmann, S., Brørs, O., Bock, J., Blomhoff, R., Bausch, J., Wiegand, U.W., Hartmann, D., Hornig, D.H.: Exposure to Retinyl Esters, Retinol, and Retinoic Acids in Non-Pregnant Women following Increasing Single and Repeated Oral Doses of Vitamin A. Ann. Nutr. Metab. 49 (2005), 155–164.

Hatchigian, E.A., Santos, J.I., Broitman, S.A., Vitale, J.J.: Vitamin A supplementation improves macrophage function and bacterial clearance during experimental Salmonella infection. Proc. Soc. Exp. Biol. Med. 191 (1989), 47–54.

Helgerud, P., Petersen, L.B., Norum, K.R.: Retinol esterification by microsomes from the mucosa of human small intestine. Evidence for acyl-coenzyme A retinol acyltransferase activity. J. Clin. Invest. 71 (1983), 747–753.

Herbeth, B., Zittoun, J., Miravet, L., Bourgeay-Causse, M., Carre-Guery, G., Delacoux, E., Le Devehat, C., Lemoine, A., Mareschi, J.P., Martin, J.: Reference intervals for vitamins B1, B_2, E, D, retinol, beta-carotene, and folate in blood: usefulness of dietary selection criteria. Clin. Chem. 32 (1986), 1756–1759.

Hong, W.K., Endicott, J., Itri, L., et al.: 13-cis-retinoic acid in the treatment of oral leukoplakia. N. Engl. J. Med. 315 (1986), 1501–1505.

Hong, W.K., Lippman, J.M., Itri, L., et al.: Prevention of second primary tumors with isotretinoin in squamous cell carcinoma of the head and neck. N. Engl. J. Med. 323 (1990), 795–801.

Houtkooper, L.B., Ritenbaugh, C., Aickin, M., Lohman, T.G., Going, S.B., Weber, J.L., Greaves, K.A., Boyden, T.W., Pamenter, R.W., Hall, M.C.: Nutrients, body composition and exercise are related to change in bone mineral density in premenopausal women. J. Nutr. 125 (1995), 1229–1237.

Howard, L., Chu, R., Feman, S., Mintz, H., Ovesen, L., Wolf, B.: Vitamin A deficiency from long-term parenteral nutrition. Ann. Intern. Med. 93 (1980), 576– 577.

Huiming, Y., Chaomin, W., Meng, M.: Vitamin A for treating measles in children. Cochrane Database of Systematic Reviews 2005, Issue 4. Art. No.: CD001479. DOI: 10.1002/14651858.CD001479.pub3.

Hume, E.M., Krebs, H.A.: Vitamin A requirement of human adults. Med. Res. Counc., London. Spec. Rep. Set. 264 (1949).

Humphrey, J.H., Iliff, P., Marinda, E. et al.: Effects of a single large dose of Vitamin A, given during the postpartum period to HIV-positive women and their infants, on child HIV infection, HIV-free survival, and mortality. J. Infect. Dis. 193 (2006), 860–871.

Humphrey, J.H., Rice, A.L.: Vitamin A supplementation of young infants. The Lancet 356 (2000), 422–424.

Humphrey, J.H., West, K.P., Sommer, A.: Vitamin A deficiency and attributable mortality among under-5-year-olds. Bull. World Health Organ 70 (1992), 225–32.

Hussey, G.D., Klein, M.A.: Randomized, controlled trial of vitamin A in children with severe measles. N. Engl. J. Med. 323 (1990), 160–64.

IUPAC-IUB Joint Commission on Biochemical Nomenclature. Nomenclature of retinoids, Recommendations 1981. Eur. J. Biochem. 129 (1982), 1–5.

Jetten, A.M.: Modulation of cell growth by retinoids and their possible mechanisms of action. Fed. Proc. 43 (1984), 134–139.

Kancha, R K. und Anasuya, A.: Contribution of vitamin A deficiency to calculogenic risk factors of urine: Studies in children. Biochem. Med. Metabol. Biol. 47 (1992), 1–9.

Kohlhäufl, M., Häussinger, K., Jany, B.H., Golly, I., Scheuch, G, Morresi-Hauf, H.K , Biesalski, H.K.: Inhalation of aerosolized Vitamin A: Reversibility of metaplasia and dysplasia. J. Aerosol. Med. 14 (2001), P1-27.

Krasinski, S.D., Cohn, J.S., Schaefer, E.J., Russell, R.M.: Postprandial plasma retinyl ester response is greater in older subjects compared with younger subjects. Evidence for delayed plasma clearance of intestinal lipoproteins. J. Clin. Invest. 85 (1990), 883-892.

Krinski, N.I.: Carotenoids and cancer in animal models. J. Nutr. 119 (1989), 123–126.

Lachance, P.: Dietary intake of carotenes and the carotene gap. Clin. Nutr. 7 (1988), 116–122.

Landman, J., Sive, A., Heese, H.D., Van der Elst, C., Sacks, R.: Comparison of enteral and intramuscular vitamin A supplementation in preterm infants. Early Human Development 30 (1992), 163–70.

Leo, M.A., Lieber, C.S.: Alcohol, vitamin A, and beta-carotene: Adverse interactions, including hepatotoxicity and carcinogenicity. Am. J. Clin. Nutr. 69 (1999), 1071–1085.

Leo, M.A., Sato, M., Lieber, C.S.: Effect of hepatic vitamin A depletion on the liver in humans and rats. Gastroenterology 84 (1983), 562–572.

Lie, C., Ying, C., Wang, E.L., Brun, T., Geissler, C.: Impact of large-dose vitamin A supplementation on childhood diarrhoea, respiratory disease and growth. Eur. J. Clin. Nutr. 47 (1993), 88–96.

Lim, L.S., Harnack, L.J., Lazovich, D., Folsom, A.R.: Vitamin A intake and the risk of hip fracture in postmenopausal women: the Iowa Womens' Health Study. Osteoporos. Int. 15 (2004), 552–559.

Lorenz, J., Biesalski, H.K.: Vitamin A-Mangel und Bronchialkarzinom: Perspektiven der Chemoprävention bronchialer Tumoren. Pneumologie 47 (1993), 657–665.

Lowry, S.F., Brennan, M.F.: Vitamin requirements of intravenously fed man. J. Envir. Pathol. Tox. 5 (1985), 91–103.

Lynch, S.R.: Interaction of iron with other nutrients. Nutr. Rev. 55 (1997), 102–110.

Madani, K.A., Elmongy, M.B.: Role of vitamin A in cancer. Nutr. Res. 6 (1986), 863–875.

Mahmoud, H., Hurwitz, A., Roberts, W., Santana, M., Ribeiro, C. Krance, A.: Tretinoin toxicity in children with acute promyelocytic leukaemia. Lancet 342 (1993), 1394–95.

Manson, J.A., Stampfer, M.J., Willett, W.C., Colditz, G.A., Rosner, B., Speizer, F., Hennekens, C.H.: A prospective study of antioxidant vitamins and incidence of coronary heart disease in women. American Heart Ass Meeting, 64rd Scientific Session, Nov. 11–14, Anaheim 1991.

Mangelsdorf, D.J., Ong, E.S., Dyck, J.A., Evans, R.M.: Nuclear receptor that identifies a novel retinoic acid response pathway. Nature 345 (1990), 224–229.

Mangelsdorf, D.J.: Vitamin A Receptors. Nutr. Rev. 52 (1994), S32–S44.

Mastroiacovo, P., Mazzone, T., Addis, A., Elephant, E. et al.: High vitamin A intake in early pregnancy and major malformations: A multicenter prospective controlled study. Teratology 59 (1999), 7–11.

Mathe, G., Gouveia, J. Hercend, T., Gros, F., Dorval, T.: Detection of precancerous bronchusmetaplasia in heavy smokers and its regression following retinoid treatment. In: Meyskens, F. (ed.): Modulation and mediation of cancer by vitamins. Karger Verlag, Basel 1983, 317-321.

McDowell, E.M., Keenan, K.P., Huang, M.: Effects of vitamin A deprivation on hamster tracheal epithelium. Virchows Arch. (Cell Pathol.) 45 (1984), 197–219.

McGuire, B.W., Orgebnin-Crist, M.-C., Chytil, F.: Autoradiographic localization of serum retinol-binding protein in rat testis. Endocrinology 108 (1981), 658–667.

Melhus, H., Michaelsson, K., Kindmark, A., Bergstrom, R. Holmberg, L., Mallmin, H., Wolk, A., Ljunghall, S.: Excessive dietary intake of vitamin A is associated with reduced bone mineral density and increased risk for hip fracture. Ann. Intern. Med. 129 (1998), 770–778.

Melwyn, S., Tockman, M.D., Anthonisen, N.: Airways obstruction and the risk of lung cancer. Ann. Intern. Med. 106 (1987), 512–518.

Michaëlsson, K., Lithell, H., Vessby, B., Melhus, H.: Serum Retinol Levels and the Risk of Fracture. N. Engl. J. Med. 348 (2003), 287–294.

Miller, R.K., Hendrickx, A.G., Mills, J.L., Hummler, H., Wiegand, U.W.: Periconceptional vitamin A use: How much is teratogenic? Reprod. Toxicol. 12 (1998), 75–88.

Mizuno, Y., Furusho, T., Yoshida, A., Nakamura, H., Matsuura, T., Eto, Y.: Serum vitamin A concentrations in asthmatic children in Japan. Pediatr. Int. 48 (2006), 261–264.

Monographie «Retinol und seine Ester», BAnz. Nr. 86 vom 06.05.1994.

Montreevasuat, N., Olson, J.A.: Serum and liver concentration of vitamin A in Thai fetuses as a function of gestational age. Am. J. Clin. Nutr. 32 (1979), 601–6.

Morabia, A., Menkes, M.J., Comstock, G.W., Tockman, M.S.: Serum retinol and airway obstruction. Am. J. Epidemiol. 132 (1990), 77–82.

Morabia, A., Sorenson, A., Kumanyika, S.K., Abbey, H.: Vitamin A, cigarette smoking and airway obstruction. Am. Rev. Resp. Dis. 140 (1989), 1312–1316.

Moriarty, M., Dunn, J., Darragh, A., Brick, I., Lambe, R.: Etretinate in the treatment of actinic keratosis. Lancet 2 (1982), 364–5.

Moulas, A.N., Gerogianni, I.C., Papadopoulos, D., Gourgoulianis, K.I.: Serum retinoic acid, retinol and retinyl palmitate levels in patients with lung cancer. Respirology 11 (2006), 169–174.

MSD-Manual. In: Beers, M.H., Berkow, B. (eds.): MSD-Manual der Diagnostik und Therapie. Verlag Urban und Schwarzenberg, München - Jena 1993, 287.

Muslimatun, S., Schmidt, M.K., Schultink, W., West, C.E., Hautvast, J.G., Gross, R., Muhilal: Weekly supplementation with iron and vitamin A during pregnancy increases hemoglobin concentration but decreases serum ferritin concentration in indonesian pregnant women. J. Nutr. 131 (2001a), 85–90.

Muslimatun, S., Schmidt, M.K., West, C.E., Schultink, W., Hautvast, J.G., Karyadi, D.: Weekly vitamin A and iron supplmentation during pregnancy increases vitamin A concentration of breast milk but not iron status in indonesian lactating women. J. Nutr. 131 (2001b), 2664–2669.

Mwanri, L., Worsley, A., Ryan, P., Masika, J.: Supplemental Vitamin A improves anemia and growth in anemic school children in Tanzania. J. Nutr. 130 (2000), 2691–2696.

Naldi, L., Gallus, S., Tavani, A., et al.; Oncology Study Group of the Italian Group for Epidemiologic Research in Dermatology. Risk of melanoma and vitamin A, coffee and alcohol: a case-control study from Italy. Eur. J. Cancer Prev. 13 (2004), 503–508.

Napoli, J.L. et al.: Vitamin A metabolism: a-tocopherol modulates tissue retinol levels in vivo and retinyl palmitate hydrolysis in vitro. Arch. Biochem. Biophys. 230 (1984), 194–202.

Navarro, J., Causse, M.B., Desquibet, N., Herve, F., Lallemand, D.: The vitamin A status of low birth weight infants and their mothers. J. Pediatr. Gastroenterol. Nutr. 3 (1984), 744–8.

Nettesheim, P., Snyder, S., Kim, J.C.S.: Vitamin A and the susceptibility of respiratory tract tissues to carcinogenic insult. Environ. Health. Perspect. 29 (1979), 89–93.

Neves, F.F., Vannucchi, H., Jordao, A.A., Figueiredo, J.F.: Recommended dose for repair of serum vitamin A levels in patients with HIV infection/AIDS may be insufficient because of high urinary losses. Nutrition 22 (2006), 483–489.

Ni, J., Wei, J., Wu, T.: Vitamin A for non-measles pneumonia in children. Cochrane Database of Systematic Reviews 2005, Issue 3. Art. No.: CD003700. DOI: 10.1002/14651858.CD003700.pub2.

Nohynek, G.J., Meuling, W.J., Vaes, W.H., Lawrence, R.S., Shapiro, S. et al.: Repeated topical treatment, in contrast to single oral doses, with Vitamin A-containing preparations does not affect plasma concentrations of retinol, retinyl esters or retinoic acids in female subjects of child-bearing age. Toxicol. Lett. 163 (2006), 65–76.

Northway, W.H., Rosan, R.C., Porter, D.Y.: Pulmonary disease following respiratory therapy of hyalinemembrane disease: bronchopulmonary dysplasia. N. Engl. J. Med. 276 (1967), 357.

O'Brien, D.F.: The chemistry of vision. Science 218 (1982), 961-966.

Olson, J.A.: Vitamin A In: Machlin, L.J. (ed.): Handbook of Vitamins. Marcel Dekker, New York, Basel 1984.

Olson, J.A., Gunning, D.B., Tilton, R.A.: Liver concentrations of Vitamin A and carotinoids as a functions of age and other parameters of American children who died of various causes. Am. J. Clin. Nutr. 39 (1984), 903–910.

Ong, D.E., Kakkad, B., MacDonald, P.N.: Acyl-CoA-independent esterification of retinol bound to cellular retinol-binding protein (type II) by microsomes from rat small intestine. J. Biol. Chem. 262 (1987), 2729–2736.

Opotowsky, A.R., Bilezikian, J.P.: Serum vitamin A concentration and the risk of hip fracture among women 50 to 74 years old in the United States: A prospective analysis of the NHANES I follow-up study. Am. J. Med. 117 (2004), 169–174

Owsley, C., McGwin, G., Jackson, G.R., Heimburger, D.C., Piyathilake, C.J., Klein, R., White, M.F., Kallies, K.: Effect of short-term, high-dose retinol on dark adaptation in aging and early age-related maculopathy. Invest. Ophthalmol. Vis. Sci 47 (2006), 1310–1318.

Pastorino, U., Infante, M., Maioli, M., Chiesa, G., Buyse, M., Firket, P., Rosmentz, N., Clerici, M., Soresi, E., Valente, M., Belloni, P. and Ravasi, G.: Adjuvant treatment of stage I lung cancer with high-dose Vitamin Am. J. Clin. Oncol. 11 (1993), 1216–22.

Peck, G.L., Olsen, T.G., Yoder, F.W. et al.: Prolonged remissions of cystic and conglobate acne with 13-cis- RA. N. Engl. J. Med. 300 (1979), 329–33.

Pesonen, M., Kallio, M.J., Siimes, M.A., Ranki, A.: Retinol concentrations after birth are inversely associated with atopic manifestations in children and young adults. Clin. Exp. Allergy. 37 (2007), 54–61.

Petkovich, M., Brand, N.J., Krust, A., Chambon, P.: A human retinoic acid receptor which belongs to the family of nuclear receptors. Nature 330 (1987), 444–450.

Pinnock, C.B., Douglas, R.M., Badcock, N.R.: Vitamin A status in children who are prone to respiratory tract infections. Austr. Paediatr. J. 22 (1986), 95–99.

Prabhala, R.H., Garewal, H.S., Hicks, M.J., Sampliner, R.E., Watson, R.R.: The effects of 13-cis-retinoic acid and betacarotene on cellular immunity in humans. Cancer 67 (1991), 1556–60.

Promislow, J.H., Goodman-Gruen, D., Slymen, D.J., Barrett-Connor, E.: Retinol intake and bone mineral density in the elderly: the Rancho Bernardo Study. J. Bone Miner. Res. 17 (2002), 1349–1358.

Rahman, M.M., Mahalanabis, D., Alvarez, J.O., Wahed, M.A., Islam, M.A., Habte, D., Khaled, M.A.: Acute respiratory infectious prevent improvement of vitamin A status in young infants supplemented with vitamin A. J. Nutr. 126 (1996), 628–633.

Raica, N., Scott, J., Lowry, L., Sauberlich, H.E.: Vitamin A concentration in human tissues colleted from five areas in the United States. Am. J. Clin. Nutr. 25 (1972), 291.

Rapoport, S.M.: Medizinische Biochemie, 5. Auflage. Verlag Volk und Gesundheit, Berlin 1969.

Recommended Dietary Intakes Around the World. A Report by Committee 1/5 of the international Union of Nutritional Sciences (1982). Commonwealth Agricultural Bureaux, John Wiley & Sons LTD, Nutrition Abstracts and Reviews. Rev. Clin. Nutr. 53 (1983), 11.

Reidl, L., Jones, R.: Bronchial mucosal cells. Fed. Proc. 38 (1979), 191.

Rejnmark, L., Vestergaard, P., Charles, P., Hermann, A.P., Brot, C., Eiken, P., Mosekilde, L.: No effect of vitamin A intake on bone mineral density and fracture risk in perimenopausal women. Osteoporos. Int. 15 (2004), 812–880.

Roberts, A.B., Sporn, M.B.: Cellular biology and biochemistry of retinoids. In: Sporn, M.B. (ed.): The Retinoids. Academic Press, Orlando 1984.

Rodriguez, A., Hamer, D.H., Rivera, J., Acosta, M., Salgado, G., Gordillo, M., Cabezas, M. et al.: Effects of moderate doses of vitamin A as an adjunct to the treatment of pneumonia in underweight and normal-weight children: a randomized, double-blind, placebo-controlled trial. Am. J. Clin. Nutr. 82 (2005), 1090–1096.

Rosales, F.J., Jang, J.T., Pinero, D.J., Erikson, K.M., Beard, J.L., Ross, A.C.: Iron deficiency in young rats alters the distribution of vitamin A between plasma and liver and between hepatic retinol and retinyl esters. J. Nutr. 129 (1999), 1223–1228.

Rosales, F.J., Ritter, S.J., Zolfaghari, R., Smith, J.E., Ross, A.C.: Effect of acute inflammation on plasma retinol, retinol-binding protein, and its mRNA in the liver and kidneys of vitamin A-sufficient rats. J. Lipid Res. 37 (1996), 962 -971.

Ross, A.C.: Vitamin A status: relationship to immunity and antibody response. Proc. Soc. Exp. Biol. Med. 200 (1992), 303–320.

Ross, A.C.: Adressing research questions with national survey data – the relation of vitamin A status to infection and inflammation. Am. J. Clin. Nutr. 72 (2000), 1069 –1070.

Rothman, K.J., Moore, L.L., Singer, M.R., Nguyen, U.D.T., Mannino, S., Milunsky, A.: Teratogenicity of high vitamin A intake. N. Engl. J. Med. 333 (1995), 1369–1373.

Rutten, A., Wilmer, J.W., Beems, R.B.: Effects of all-trans retinol and cigarette smoke condensate on hamster tracheal epithelium in organ culture. Virch. Arch. 55 (1988), 167–175.

Sankaranarayanan, R., Mathew, B., Varghese, C. et al.: Chemoprevention of Oral Leukoplakia with Vitamin A and Beta Carotene: an Assessment. Oral Oncology 33 (1997), 231–236.

Sauberlich, H.E., Hodges, R.E., Wallace, D.L., Kolder, H., Canham, J.E., Hood, J., Raica, N., Lowry, L.K.: Vitamin A Metabolism and Requirements in the Human Studied with the Use of Labeled Retinol. Vitam. Hormones 32 (1974), 251–275.

Seeliger, M.W., Biesalski, H.K., Wissinger, B., Gollnick, H., Gielen, S., Frank, J., Beck, S., Zrenner, E.: Phenotype in Retinol Deficiency Due to Hereditary Defect in Retinol Binding Protein Synthesis. Invest. Ophthalmol. Vis. Sci. 40 (1999), 3–11.

Semba, R.D.: Vitamin A, immunity, and infection. Clin. Infect. Dis. 19 (1994), 489–499.

Semba, R.D., Munasir, Z., Akib, A., Melikian, G., Permaesih, D., Muherdiyantiningsih, et al.: Integration of vitamin A supplementation with the Expanded Programme on Immunization: lack of impact on morbidity or infant growth. Acta Paediatr. 90 (2001), 1107–1111.

Semba, R.D., Muhilal, West, K.P., Natadisastra, G., Eisinger, W., Lan, Y., Sommer, A.: Hyporetinolemia and acute phase proteins in children with and without xerophthalmia. Am. J. Clin. Nutr. 72 (2000), 146–153.

Semba, R.D., Miotti, P.G., Chiphangwi, J.D., Saah, A.J., Canner, J.K., Dallabetta, G.A., Hoover, D.R.: Maternal vitamin A deficiency and mother-to-child transmission of HIV-1. Lancet 343 (1994), 1593–7.

Semba, R.D., Muhilal, Ward, B.J. et al.: Abnormal T-cell subset proportions in Vitamin A-deficient children. Lancet 341 (1993), 5–8.

Sempertegui, F., Estrella, B., Camaniero, V., Betancourt, V., Izurieta R., Ortiz, W. et al.: The beneficial effects of weekly low-dose vitamin A supplementation on acute lower respiratory infections and diarrhea in Ecuadorian children. Pediatrics 104 (1999), E1.

Sheani, J.P., Kennedy, K.A., Chytil, F., Stahlman, M.T.: Clinical trial of vitamin A supplementation in infants susceptible to bronchopulmonary dysplasia. J. Pediatr. 111 (1987), 269–277.

Shenai, J.P., Chytil, F., Jhaveri, A., Stahlman, M.T.: Plasma vitamin A and retinol-binding protein in premature and term neonates. J. Pediatr. 99 (1981), 302–5.

Shenai, J.P., Chytil, F., Stahlmann, M.T.: Vitamin A status of neonates with bronchopulmonary dysplasia. Pediatr. Res. 19 (1985), 185.

Shibata, A., Sasaki, R., Ito, Y., Hamajima, N., Suzuki, S., Ohtani, M., Aoki, K.: Serum concentration of beta-carotene and intake frequency of green-yellow vegetables among healthy inhabitants of Japan. Int. J. Cancer 44 (1989), 48–52.

Sircar, B.K., Ghosh, S., Sengupta, P.G., Gupta, D.N., Mondal, S.K., Sur, D., Deb, M., Manna, B., Bhattacharya, S.K.: Impact of vitamin A supplementation to rural children on morbidity due to diarrhoea. Ind. J. Med. Res. 113 (2001), 53–59.

Skillrud, D.M., Offord, K.P., Miller, R.D.: Higher risk of lung cancer in chronic obstructive pulmonary disease. A prospective, matched, controlled study. Ann. Intern. Med. 105 (1987), 503–507.

Sommer, A.: Field guide to the detection and control of xerophthalmia. 2nd ed. World Health Organization, Geneva 1982, 1–58.

Sommer, A.: Vitamin A, infectious disease, and childhood mortality: a 2 solution? J. Invect. Dis. 165 (1993), 1003–1007.

Sommer, A., Hussaini, G., Tarwotjo, I., Susanto, D.: Increased mortality in children with mild Vitamin A deficiency. Lancet (1983), 585–588.

Sommer, A., Katz, J., Tarwotjo, I.: Increased risk of respiratory disease and diarrhoe in children with preexisting mild vitamin A deficiency. Am. J. Clin. Nutr. 40 (1984), 1090–1095.

Souci, S.W., Fachmann, W., Kraut, H.: Die Zusammensetzung der Lebensmittel. Nährwert-Tabelle. Wissenschaftliche Verlagsgesellschaft mbH. Stuttgart 1989.

Sowers, M.R., Wallace, R.B.: Retinol, supplemental vitamin A and bone status. J. Clin. Epidemiol. 43 (1990), 693–699.

Spears, K., Cheney, C., Zerzan, J.: Low plasma retinol concentrations increase the risk of developing bronchopulmonary dysplasia and long-term respiratory disability in very-low-birth-weight infants. Am. J. Clin. Nutr. 80 (2004), 1589–1594.

Sporn, M.B. and Roberts, A.B.: Role of retinoids in differentiation and carcinogenesis. Cancer research 43 (1983), 3034–3040.

Stephensen, C.B.: When does hyporetinolemia mean vitamin A deficiency? Am. J. Clin. Nutr. 72 (2000), 1–2.

Stephensen, C.B., Alvarez, J.O., Kohatsu, J., Hardmeier, R., Kennedy, J.I., Gammon, R.B.: Vitamin A is excreted in the urine during acute infection. Am. J. Clin. Nutr. 60 (1994), 388–92.

Stich, H.F., Mathew, B., Sankaranarayanan, R., Nair, M.K.: Remission of precancerous lesions in the oral cavity of tobacco chewers and maintenance of the protective effect of betacarotene or vitamin A. Am. J. Clin. Nutr. 53 (1991), 298–304.

Stryer, L.: Die Sehkaskade. Spektrum der Wissenschaft 9 (1987), 86–95.

Suharno, D., West, C.E., Muhilal, Karyadi, D., Hautvast, J.G.: Supplementation with vitamin A and iron for nutritional anaemia in pregnant women in West Java, Indonesia. The Lancet 342 (1993), 1325–1328.

Tallman, M.S., Andersen, J.W., Schiffer, C.A., Appelbaum, F.R., Feusner, J.H., Ogden, A., Shepherd, L., Willman, C., Bloomfield, C.D., Rowe, J.M., Wiernik, P.H.: All-trans-Retinoic Acid in Acute Promyelocytic Leukemia. N. Engl. J. Med. 337 (1997), 1021–1028.

Tarwotjo, I., Gunawan, S., Reedy, S., ten Doesschate, J., House, E., Pettis, S.: An evaluation of the vitamin A deficiency prevention pilot project in Indo-nesia, 1973–1975. New York: American Foundation for the Overseas Blind, 1975.

Teratology Society Position Paper: Vitamin A during Pregnancy, Recommendations for Vitamin A Use during Pregnancy. Teratology 35 (1987), 268–275.

Thapa, S., Choe, M.K., Retherford, R.D.: Effects of vitamin A supplementation on child mortality: evidence from Nepal's 2001 Demographic and Health Survey. Trop. Med. Int. Health 10 (2005), 782–789.

Twining, S.S., Schulte, D.P., Wilson P.M., Fish, B.L., Moulder, J.E.: Vitamin A Deficiency Alters Rat Neutrophil Function. J. Nutr. 127 (1997), 558–565.

Trumbo, P., Yates A.A., Schlicker, S., Poos, M.: Dietary Reference Intakes: Vitamin A, Vitamin K, Arsenic, Boron, Chromium, Copper, Iodine, Iron, Manganese, Molybdenum, Nickel, Silicon, Vanadium, and Zinc. J. Am. Diet. Assoc. 101 (2001), 294–301.

Tyson, J.E., Wright, L.L., Oh, W. et al.: Vitamin A supplementation for extremely low birth weight infants. N. Engl. J. Med. 340 (1999), 1962–1968.

Umesono, K., Giguère, V., Glass, C.K., Rosenfeld, M.G., Evans, R.M.: Retinoic acid and thyroid hormone induce gene expression through a common responsive element. Nature 336 (1988), 262–265.

Udomkesmalee, E., Dhanamitta, S., Sirisinha, S., Chatroenkiathul, S., Tuntipopit, S., Banjong, O., Rojroongwasinkul, N.: Effects of zinc in supplementation on the nutriture of children in Northeast Thailand. Am. J. Clin. Nutr. 56 (1992), 50–57.

Underwood, B.: Hypovitaminosis A: International Programmatic Issues. J. Nutr. 124 (1994), 1467S–1472S.

Underwood, B.: Vitamin A in animal and human nutrition. In: Sporn, M.B. (ed.): The Retinoids. Academic Press, Orlando 1984.

Underwood, B.: Maternal vitamin A status and its importance in infancy and early childhood. Am. J. Clin. Nutr. 59 (1994), 517S–24S.

UNICEF. The state of the world's children 1998. Oxford University Press, New York 1997.

United Nations Administrative Committee on Coordination/ Subcommittee on Nutrition (ACC/SCN). Third report on the world nutrition situation. World Health Organization, Geneva 1997.

Van den Broek, N., Kulier, R., Gülmezoglu, A.M., Villar, J.: Vitamin A supplementation during pregnancy. Cochrane Database of Systematic Reviews 2002, Issue 4. Art. No.: CD001996. DOI: 10.1002/14651858. CD001996.

Van Dokkum, W.: Retinol, total carotenoids, beta-carotene, and tocopherols in total diets of male adolescents in the Netherlands. J. Agric. Food Chem. 38 (1990), 211–216.

Van-Zander, J., Orlow, S.J.: Efficacy and safety of oral retinoids in psoriasis. Expert Opin. Drug Saf. 4 (2005), 129–138.

Vernon, S.A., Neugebauer, M.A.Z., Brimlow, G., Tyrell, J.C., Hiller, E.J.: Conjunctival Xerosis in cystic fibrosis. J. Royal. Soc. Med. 82 (1989), 46–47.

Vijayaraghavan, K., Radhaiah, G., Prakasam, B., Rameshwar, K.V., Reddy, V.: Effect of a massive dose of vitamin A on morbidity and mortality in Indian children. Lancet 336 (1990), 1342–1345.

Villamor, E., Fawzi, W.: Vitamin A Supplementation: Implications for Morbidity and Mortality in Children. J Infect. Dis. 182 (2000), S122–S133.

Wald, G.: Die molekulare Basis des Sehvorgangs (Nobel-Vortrag). Angew. Chem. 80 (1968), 857–920.

Wang, X.D.: Chronic Alcohol Intake Interferes with Retinoid Metabolism and Signaling. Nutr. Rev. 57 (1999), 51–59.

Wanner, A.: Clinical aspects of mucociliary transport. Am. Rev. Respir. Dis. 116 (1977), 73.

Warrell, R.P. Jr., De The, H., Wang, Z.Y., Degos, L.: Acute promyelocytic leukaemia. N. Engl. J. Med. 329 (1993), 177–189.

Wechsler, I.: Vitamin A deficiency following small bowel bypass surgery for obesity. Arch. Dermatol. 115 (1979), 73–78.

Werkman, S.H., Peeples, J.M., Cooke, R.J., Tolley, E.A., Carlson, S.E.: Effect of vitamin A supplementation of intravenous lipids on early vitamin A intake and status of premature infants. Am. J. Clin. Nutr. 59 (1994), 586–592.

Werler, M.M., Lammer, E.J., Mitchell, A.A.: Teratogenicity of high vitamin A intake: reply. N. Engl. J. Med. 334 (1996), 1195 (letter).

West, C.E.: Meeting requirements for vitamin A. Nutr. Rev. 58 (2000), 341–345.

West, K.P., Katz, J., Khatry, S.K., LeClerq, S.C., Pradhan, E.K., Shrestha, S.R., Connor, P.B., Dali, S.M., Christian, P., Pokhrel, R.P., Sommer, A.: Double blind, cluster randomised trial of low dose supplementation with vitamin A or beta carotene on mortality related to pregnancy in Nepal. The NNIPS-2 Study Group. Br. Med. J. 318 (1999), 570–575.

West, K.P., LeClerq, S.C., Shrestha, S.R., Wu, L.S.F., Pradhan, E.K., Khatry, S.K., Katz, J., Adhikari, R., Sommer, A.: Effects of vitamin A on growth of vitamin A-deficient children: field studies in Nepal. J. Nutr. 127 (1997), 1957–1965.

WHO (Weltgesundheitsorganisation): In point of fact No. 62/1988. Zit. in Bundesgesundheitsblatt 1 (1989), 25–26.

WHO. Safe vitamin A dosage during pregnancy and lactation. Recommendation and report from a consultation. Micronutrient series. World Health Organization, Geneva 1998. (WHO.NUT/98.4.).

WHO/CHD Immunisation – Linked Vitamin A Supplementation Study Group. Randomised trial to assess benefits and safety of vitamin A supplementation linked to immunisation in early infancy. The Lancet 352 (1998), 1257–1263.

WHO/UNICEF/IVACG Task Force. Vitamin A supplements. A guide to their use in the treatment and prevention of vitamin A deficiency and xerophthalmia. World Health Organization, Geneva 1997.

Wiegand, U.W., Hartmann, S., Hummler, H.: Safety of Vitamin A: Recent Results. Int. J. Vit. Res. 68 (1998), 411–416.

Wiysonge, C.S., Shey, M.S., Sterne, J.A.C., Brocklehurst, P.: Vitamin A supplementation for reducing the risk of mother-to-child transmission of HIV infection. Cochrane Database of Systematic Reviews 2005, Issue 4. Art. No.: CD003648. DOI: 10.1002/14651858. CD003648.pub2.

Wolf, G.: The intracellular vitamin A-binding proteins: an overview of their functions. Nutr. Rev. 49 (1991), 1–12.

Wolf, G.: Multiple functions of Vitamin A. Physiol. Rev. 64 (1984), 873–937.

Wolf, G., Smas, C.M.: Retinoic Acid Induces the Degradation of the Leukemogenic Protein Encoded by the Promyelocytic Leukemia Gene Fused to the Retinoic Acid Receptor Gene. Nutr. Rev. 58 (2000), 211–213.

Wong, Y.C., Buck, R.C.: An electron microscopic study of metaplasia of the rat tracheal epithelium in vitamin A deficiency: Lab. Invest. 24 (1971), 55.

World Health 5 (1994), 30.

Yamamoto, O., Bhawan, J., Solares, G., Tsay, A.W., Gilchrest, B.A.: Ultrastructural effects of topical tretinoin on dermo-epidermal function and papillary dermis in photodamaged skin. A controlled study. Exp. Dermatol. 4 (1995), 146–154.

Yang, N.Y. and Desai, I.D.: Effect of high levels of dietary vitamin E on liver and plasma lipids and fat soluble vitamins in rats. J. Nutr. 107 (1977), 1418–1426.

Yuan, J.M., Gao, Y.T., Ong, C.N., Ross, R.K., Yu, M.C.: Prediagnostic level of serum retinol in relation to reduced risk of hepatocellular carcinoma. J. Natl. Cancer Inst. 98 (2006), 482–490.

Zachmann, R.D.: Retinol (vitamin A) and the neonate: special problems of the human premature infant. Am. J. Clin. Nutr. 50 (1989), 413–424.

Zeng, N.X., Wang., J.L., Guo, J.Y.: Clinical investigation of vitamin A deficiency and endotoxemia in patients with liver cirrhosis. Clin. J. Int. Med. 31 (1992), 77–79.

Zhao, Z., Ross, A.C.: Retinoic Acid Repletion Restores the Number of Leukocytes and Their Subsets and Stimulates Natural Cytotoxicity in Vitamin A-Deficient Rats. J. Nutr. 125 (1995), 2064–2073.

Ziegler, R.G.: A review of epidemiologic evidence that carotenoids reduce the risk of cancer. J. Nutr..119 (1989), 116–122.

Zile, M., Bunge, E.C., DeLuca, H.F.: Effect of vitamin A deficiency on intestinal cell proliferation in the rat. J. Nutr. 107 (1977), 552–560.

Zile, M.H., Bunge, E.C., DeLuca, H.F.: On the physiological basis of vitamin A-stimulated growth. J. Nutr. 109 (1979), 1787–1796.

LITERATUR ZU KAP. 3.11: BETACAROTIN

Abdel-Fatth, G., Watzl, B., Huang, D., Watson, R.R.: Beta carotene in vitro stimulates tumor necrosis factor alpha and interleukin 1 alpha secretion by human peripheral blood mononuclear cells. Nutr. Res. 13 (1993), 863–871.

Acevedo, P., Bertram, J.S.: Liarozole potentiates the cancer chemopreventive activity of and the up-regulation of gap junctional communication and connexin 43 expression by retinoic acid and beta carotene in 10T1/2 cells. Carcinogenesis 16 (1995), 2215–2222.

Albanes, D., Heinonen, O.P., Taylor, P.R., Virtamo, J., Edwards, B.K., Rautalahti, M., Hartman, A.M., Palmgreen, J., Freedman, L.S., Haapakoski, J., Barrett, M.J., Pietinen, P., Malila, N., Tala, E., Liippo, K., Salomaa, E.R., Tangrea, J.A., Teppo, L., Askin, F.B., Taskinen, E., Erozan, Y., Greenwald, P., Huttunen, J.K.: a-Tocopherol and b-Carotene Supplements and Lung Cancer Incidence in the alpha-Tocopherol, b-Carotene Cancer Prevention Study: Effects of Base-line Characteristics and Study Compliance. J. Natl. Cancer Inst. 88 (1996), 1560–1570.

Allard, J.P., Royall, D., Kurian, R., Muggli, R., Jeejeebhoy, K.N.: Effects of b-carotene supplementation on lipid peroxidation in humans. Am. J. Clin. Nutr. 59 (1994), 884–890.

Apgar, J., Makdani, D., Sowell, A.L., Gunter, E.W., Hegar, A., Potts, W., Rao, D., Wilcox, A., Smith, J.C.: Serum carotenoid concentrations and their reproducibility in children in Belize. Am. J. Clin. Nutr. 64 (1996), 726–730.

AREDS (Age-Related Eye Disease Study Research Group): A randomized, placebo-controlled, clinical trial of high-dose supplementation with vitamins C and E and beta carotene for age-related cataract and vision loss: AREDS report no. 9. Arch. Ophthalmol. 119 (2001), 1439–1452.

Arden, G., Barker, F.: Canthaxanthin and the eye: a critical ocular toxicologic assessment. J. Toxicol. Cutaneous Ocul. Toxicol. 10 (1991), 115–155.

Ascherio, A., Stampfer, M.J., Colditz, G.A., Rimm, E.B., Litin, L., Willett, W.C.: Correlations of vitamin A and E intakes with the plasma concentrations of carotenoids and tocopherols among American men and women. J. Nutr. 122 (1992), 1792–1801.

Baker, D.L., Krol, E.S., Jacobsen, N., Liebler, D.C.: Reaction of beta-carotene with cigarette smoke oxidants. Identification of carotenoid oxidation products and evaluation of the prooxidant/ antioxidant effect. Chem. Res. Toxicol. 12 (1999), 535–543.

Baron, J.A., Cole, B.F., Mott, L., Haile, R., Grau, M., Church, T.R. et al.: Neoplastic and antineoplastic effects of beta-carotene on colorectal adenoma recurrence: results of a randomized trial. J. Natl. Cancer Inst. 95 (2003), 717–722.

Bendich, A.: Beta-carotene and the immune response. Proc. Nutr. Soc. 50 (1991), 263–274.

Bertram, J.S., Pung, A., Churley, M., Kappock, T.J., Wilkins, L.R., Conney, R.V.: Diverse carotenoids protect against chemically induced neoplastic transformation. Carcinogenesis 12 (1991), 671–678.

Bertram, J.S.: Role of gap junctional cell / cell communication in the control of proliferation and neoplastic transformation. Radiat. Res. 123 (1990), 252–256.

BfArM (2002) Musterfachinformation: Betacaroten, Nr.: betacaroten_oral_spcde_020415, Stand:15.04.2002

Bianchi-Santamaria, A., Fedeli, S., Santamaria, L.: Short communication: possible activity of beta-carotene in patients with the AIDS related complex. A pilot study. Med. Oncol. Tumor. Pharmacother. 9 (1992), 151–153.

Biesalski, H.K.: Antioxidative Vitamine in der Prävention. Dtsch. Ärzteblatt 18 (1995), 1316–1321.

Biesalski, H.K., Gollwitzk, H., Hemmes, C.: Effekt einer Betacarotinsupplementierung auf sonneninduzierte Veränderungen der Haut. Ernährungs-Umschau 41 (1994), 91.

Blot, W.J., Li, J.Y. et al.: Nutrition intervention trials in Linxian, China: supplementation with specific vitamin/ mineral combinations, cancer incidence, and disease specific mortality in the general population. J. Natl. Cancer Inst. 85 (1993), 1483–1492.

Bonithon-Kopp, C., Coudray, C., Berr, C., Touboul, P.J., Feve, J.M., Favier, A., Ducimetiere, P.: Combined effects of lipid peroxidation and antioxidant status on carotid atherosclerosis in a population aged 59–71 y: The EVA Study. Am. J. Clin. Nutr. 65 (1997), 121–127.

Brown, L., Rimm, E.B., Seddon, J.M., Giovannucci, E.L., Chasan-Taber, L., Spiegelman, D., Willett, W.C., Hankinson, S.E.: A prospective study of carotenoid intake and risk of cataract extraction in US men. Am. J. Clin. Nutr. 70 (1999), 517–524.

Bukin, Y.V., Zaridze, D.G., Draudin-Krylenko, V.A., Orlov, E.N., Sigacheva, N.A., Dawai, F., Kurtzman, M., Schlenskaya, I.N., Gorbacheva, O.N., Nechipai, A.M., Kuvschinov, Y.P., Poddubny, B.K., Maximovitch, D.M.: Effect of beta-carotene supplementation on the activity of ornithine decarboxylase (ODC) in stomach mucosa of patients with chronic atrophic gastritis. Eur. J. Cancer Prev. 2 (1993), 61–68.

Burton, G.W., Ingold, K.U.: Beta-carotene: an unusual type of lipid antioxidant. Science 224 (1984), 569–573.

Calzada, C., Brückdorfer, K.R., Rice-Evans, C.A.: The influence of antioxidant nutrients on platelet function in healthy volunteers. Atheroslerosis 128 (1997), 97–105.

Canfield, L.M., Bulux, J., Quan-de Serrano, J., Rivera, C., Lima, A.F., Lopez, C.Y., Perez, R., Khan, L.K., Harrison, G.G., Solomons, N.W.: Plasma response to oral beta-carotene in Guatemalan schoolchildren. Am. J. Clin. Nutr. 54 (1991), 539–547.

Carlier, C., Coste, J., Etchepare, M., Périquet, B., Amédée-Manesme, O.: A randomised controlled trial to test equivalence between retinyl-palmitate and b-carotene for Vitamin A deficiency. Br. Med. J. 307 (1993), 1106–10.

Chasan-Taber, L., Willett, W.C., Seddon, J.M., Stampfer, M., Rosner, B., Colditz, G.A., Speizer, F.E., Hankinson, S.E.: A prospective study of carotenoid and vitamin A intakes and risk of cataract extraction in US women. Am. J. Clin. Nutr. 70 (1999), 509–516.

Chaudhy, N.A., Jafarey, N.A., Ibrahim, K.: Plasma vitamin A and carotene levels in relation to the clinical stages of carcinoma of the oral cavity and oropharynx. J. Pakistan. Med. Assoc. 30 (1980), 221–223.

Chen, L.C , Sly, L., Jones, C.S., Tarone, R., De Luca, L.M.: Differential effects of dietary b-carotene on papilloma and carcinoma formation induced by an initiation-promotion protocol in SENCAR mouse skin. Carcinogenesis 14 (1993), 713–717.

Chug-Ahuja, J.K., Holden, J.M. et al.: The development and application of a carotenoid database for fruits, vegetables, and selected multicomponent foods. J. Am. Diet. Assoc. 93 (1993), 318–323.

Code of US Federal Regulations, 1993, §184.1245, §182.5254.

Comstock, G.W., Helzlsouer, K.J., Bush, T.L.: Prediagnostic serum levels of carotenoids and vitamin E as related to subsequent cancer in Washington County, Maryland. Am. J. Clin. Nutr. 53 (1991), 260S–264S.

Coodley, G., Girard, D.E.: Vitamins and minerals in HIV infection. J. Gen. Intern. Med. 6 (1991), 472–479.

Coodley, G.D., Nelson, H.D., Loveless, M.O., Folk, C.: b-Carotene in HIV infection. J. Acquir. Immune Defic. Syndr. 6 (1993), 272–276.

Corbett, M., Hawk, J., Herxheimer, A., Magnus, I.: Controlled therapeutic trials in polymorphic light eruption. Br. J. Dermatol. 107 (1982), 571–581.

Corridan, B.M., O'Donoghue, M., Hughes, D.A., Morrissey, P.A.: Low-dose supplementation with lycopene or beta-carotene does not enhance cell-mediated immunity in healthy free-living elderly humans. Eur. J. Clin. Nutr. 55 (2001), 627–635.

Costantino, J.P., Kuller, L.H., Begg, L., Redmond, C.K., Bates, M.W.: Serum level changes after administration of a pharmacologic dose of beta-carotene. Am. J. Clin. Nutr. 48 (1988), 1277–1283.

Daudu, P.A., Kelley, D.S., Taylor, P.C., Burri, B.J., Wu, M.M.: Effect of a low b-carotene diet on the immune functions of adult women. Am. J. Clin. Nutr. 60 (1994), 969–72.

Deutsche Gesellschaft für Ernährung: Empfehlungen für die Nährstoffzufuhr. Umschau-Verlag, Frankfurt/ Main 1991.

De Vet, H.C., Knipschild, P.G., Willebrand, D., Schouten, H.J., Sturmans, F.: The effect of beta-carotene on the regression and progression of cervical dysplasia: a clinical experiment. J. Clin. Epidemiol. 44 (1991), 273–283.

DGE (Deutsche Gesellschaft für Ernährung) (ed.). Ernährungsbericht 2004. Im Auftrag des Bundesministeriums für Verbraucherschutz, Ernährung und Landwirtschaft. Deutsche Gesellschaft für Ernährung e.V., Bonn 2004.

Dimitrov, N.V., Meyer, C., Ullrey, D.E., Chenboweth, W., Michelakis, A., Malone, W., Boone, C., Fink, G.: Bioavailability of b-carotene in humans. Am. J. Clin. Nutr. 48 (1988), 298–304.

Duffield-Lillico, A.J., Begg, C.B.: Reflections on the landmark studies of beta-carotene supplementation. J. Natl. Cancer Inst. 96 (2004), 1729-1731.

EDCCSG (Eye Disease Case-Control Study Group): Antioxidant status and neovascular age-related macular degeneration. Arch. Ophthalmol. 111 (1993), 104–109.

Eichholzer, M., Stähelin, H.B.: Antioxidative Vitamine und Krebs – eine Übersicht. Akt. Ernähr. Med. 19 (1994), 2–11.

Erdman, J.: The physiologic chemistry of carotenes in man. Clin. Nutr. 7 (1988), 101.

Evans, R.W., Shaten, B.J., Day, B.W., Kuller, L.H.: Prospective association between lipid soluble antioxidants and coronary heart disease in men: The Multiple Risk Factor Intervention Trial. Am. J. Epidemiol. 147 (1998), 180–186.

Food and Nutrition Board: Vitamin A. In: The recommended dietary allowances. National Academy of Sciences. Washington D.C. 1980, 55–60.

Foote, C.S., Denny, R.W.: Chemistry of singlet oxygen. VII. Quenching by beta-carotene. J. Am. Chem. Soc. 90 (1968), 6233–6235.

Fotouhi, N., Meydani, M., Santos, M.S., Meydani, S.N., Hennekens, C.H., Gaziano, J.M.: Carotenoid and tocopherol concentrations in plasma, peripheral blood mononuclear cells, and red blood cells after long-term b-carotene supplementation in men. Am. J. Clin. Nutr. 63 (1996), 553–558.

Frieling, U.M., Schaumberg, D.A., Kupper, T.S., Muntwyler, J., Hennekens, C.H.: A Randomized, 12-Year Primary-Prevention Trial of Beta Carotene Supplementation for Nonmelanoma Skin Cancer in the Physicians' Health Study. Arch. Dermatol. 136 (2000), 179–184.

Fukao, A., Tsubono, Y., Kawamura, M. et al.: The independent association of smoking and drinking with serum b-Carotene levels among males in Miyagi, Japan. Int. J. Epidemiol. 25 (1996), 300–306.

Fuller, C.J., Faulkner, H., Bendich, A., Parker, R.S., Roe, D.: Effect of beta-carotene supplementation on photosuppression of delayed-type hypersensitivity in normal young men. Am. J. Clin. Nutr. 56 (1992), 684–690.

Gaffney, P.T., Buttenshaw, R.L., Lovell, G.A., Kerswill, W.J., Ward, M.: b-carotene supplementation raises serum HDL-cholesterol. Aust. N. Z. J. Med. 20(Suppl. 1) (1990), 365.

Galvan-Guerra, E., Ramirez-Iglesias, T., Robles-Diaz, G., Uscanga, L., Vargas-Vorackova, F.: Diagnostic utility of serum beta-carotenes in intestinal malabsorption syndrome. Revista de Investigacion Clinica 46 (1994), 99–104.

Garewal, H.: Antioxidants in oral cancer prevention. Am. J. Clin. Nutr. 62(Suppl) (1995), 1410S–1416S.

Garewal, H., Schantz, S.: Emerging Role of b-Carotene and Antioxidant Nutrients in Prevention of Oral Cancer. Arch. Otolaryngol. Head Neck Surg. 121 (1995), 141–144.

Garewal, H.S., Meyskens, F.L., Killen, D., Reeves, D., Kiersch, T.A., Elletson, H., Strosberg, A., King, D., Steinbronn, K.: Response of oral leukoplakia to beta-carotene. J. Clin. Oncol. 8 (1990), 1715–1720.

Garewal, H.S., Ampel, N.M., Watson, R.R., Prabhala, R.H., Dols, C.L.: A preliminary trial of beta-carotene in subjects infected with the human immunodeficiency virus. J. Nutr. 122 (1992), 728–732.

Gartner, C., Stahl, W., Sies, H.: Preferential Increase in Chylomicron Levels of the Xanthophylls Lutein and Zeaxanthin Compared to Beta-Carotene in the Human. Internat. J. Vit. Nutr. Res. 66 (1996), 119–125.

Gaßmann, B.: Dietary Reference Intakes, Report 3: Vitamine C, und E, Selen, Carotinoide. Ernährungs-Umschau 47 (2000), 265–270.

Gaziano, J.M., Hennekens, C.H.: The role of beta-carotene in the prevention of cardiovascular disease. Ann. N.Y. Acad. Sci. 691 (1993), 148–155.

Gaziano, J.M., Hennekens, C.H.: Antioxidant Vitamins in the Prevention of Coronary Artery Disease. Cont. Int. Med. 7 (1995), 9–14.

Gaziano, J.M., Johnson, E.J., Russell, R.M., Manson, J.E., Stampfer, M.J., Ridker, P.M., Frei, B., Hennekens, C.H., Krinsky, N.I.: Discrimination in absorption or transport of b-carotene isomers after oral supplementation with either all-trans- or 9-cis-b-carotene. Am. J. Clin. Nutr. 61 (1995), 1248–1252.

Gaziano, J.M., Manson, J.E., Ridker, P.M., Buring, J.E., Hennekens, C.H.: Beta carotene therapy for chronic stable angina. Circulation 82(Suppl. III) (1990), 202 (Abstract 0796).

Gerster, H.: Anticarcinogenic effect of common carotenoids. Int. J. Vitam. Nutr. Res. 63 (1993), 93–121.

Gerster, H.: Beta-carotene and smoking. J. Nutr. Growth Cancer 4 (1987), 45–49.

Gerster, H.: Potential role of Beta-Carotene in the prevention of cardiovascular disease. Int. J. Vitam. Nutr. Res. 61 (1991), 227–291.

Gey, K.F.: Epidemiological correlations between poor plasma levels of essential antioxidants and the role of coronary heart disease and cancer. In: Ong, A.S.H., L. Packer, L. (eds.): Lipid-soluble antioxidants. Biochemistry and clinical applications. Birkhäuser Verlag, Basel 1992, 445–456.

Gey, K.F., Moser, U.K., Jordan, P., Stähelin, H.B., Eichholzer, M., Ludin, E.: Increased risk of cardiovascular disease at suboptimal plasma concentrations of essential antioxidants: An epidemiological update with special attention to carotene and vitamin C. Am J. Clin. Nutr. 57 (1993), 787S–797S.

Gey, K.F., Stähelin, H.B., Eichholzer, M.: Poor plasma status of carotene and vitamin C is associated with higher mortality from ischemic heart disease and stroke: Basel Prospective Study. Clin. Investig. 71 (1993), 3–6.

Gollnick, .P.M., Hopfenmüller, W., Hemmes, C., Chun, S.C., Schmid, C., Sundermeier, K., Biesalski, H.K.: Systemic beta carotene plus topical UV-sunscreen are an optimal protection against harmful effects of natural UV-sunlight: results of the Berlin-Eilath study. Eur. J. Dermatol. 6 (1996), 200–205.

Goodman, T.: The biochemistry of the carotenoids. Chapman and Hall, New York 1984, 22–34.

Goodman, G.E., Thornquist, M.D., Balmes, J., Cullen, M.R., Meyskens, F.L., Omenn, G.S., Valanis, B., Williams, J.H.; The Beta-Carotene and Retinol Efficacy Trial: Incidence of lung cancer and cardiovascular disease mortality during 6-year follow-up after stopping beta-carotene and retinol supplements. J. Natl. Cancer Inst. 96 (2004), 1743–1750.

Gossage, C., Deyhim, M., Moser-Veillon, P.B., Douglas, L.W., Kramer, T.R.: Effect of b-carotene supplementation and lactation on carotenoid metabolism and mitogenic T lymphocyte proliferation. Am. J. Clin. Nutr. 71 (2000), 950–955.

Gottlieb, K., Zarling, E.J., Mobarhan, D., Bowen, Ph., Sugerman, S.: b-Carotene Decreases Markers of Lipid Peroxidation in Healthy Volunteers. Nutr. Cancer 19 (1993), 207–212.

Green, A., Williams, G., Neale, R., Hart, V., Leslie, D. et al.: Daily sunscreen application and betacarotene supplementation in prevention of basal-cell and squamous-cell carcinomas of the skin: a randomised controlled trial. Lancet 354 (1999), 723–729.

Greenberg, E.R., Baron, J.A., Stukel, T.A., Stevens, M.M., Mandel, J.S., Spencer, S.K., Elias, P.M., Lowe, N., Nierenberg, D.W., Bayrd, G., Vance, J.C., Freeman, D.H., Clendenning, W.E., Kwan, T. and the Skin Cancer Prevention Study Group: A clinical trial of beta carotene to prevent basal-cell and squamous-cell cancers of the skin. N. Engl. J. Med. 323 (1990), 789–795.

Greenberg, E.R., Baron, J.A., Tosteson, T.D., Freeman, D.H., Beck, G.J., Bond, J.H., Colacchio, T.A., Coller, J.A., Frankl, H.D., Haile, R.W., Mandel, J.S., Nierenberg, D.W., Rothstein, R., Snover, D.C., Stevens, M.M., Summers, R.W., van Stolk, U.: A clinical trial of antioxidant vitamins to prevent colorectal adenoma. N. Engl. J. Med. 331 (1994), 141–7.

Gugger, E.T., Erdman, J.W. Jr.: Intracellular b-Carotene Transport in Bovine Liver and Intestine Is Not mediated by Cytosolic Proteins. J. Nutr. 126 (1996), 1470–1474.

Handelman, G.J., Packer, L., Cross, C.E.: Destruction of tocopherols, carotenoids, and retinol in human plasma by cigarette smoke. Am. J. Clin. Nutr. 63 (1996), 559–565.

Hankinson, S.E., Stampfer, M.J., Seddon, J.M., Colditz, G.A., Rosner, B., Speizer, F.E., Willett, W.C.: Nutrient intake and cataract extraction in women: a prospective study. Br. Med. J. 305 (1992), 335–339.

Health Canada: Canada's Food Guide to Healthy Eating. Minister of Public Works and Government Services Canada. 1997.

Heinonen, O.P., Huttunen, J.K., Albanes, D. et al.: The Alpha-Tocopherol, Beta Carotene Cancer Prevention Study Group: The effect of vitamin E and beta carotene on the incidence of lung cancer and other cancers in male smokers. N. Engl. J. Med. 330 (1994), 1029–1035.

Henderson, C.T., Mobarhan, S., Bowen, P., Stacwicz-Sapuntzakis, M., Langenberg, P., Kiani, R., Lucchesi, D., Sugerman, S.: Normal serum response to oral beta-carotene in humans. J. Am. Coll. Nutr. 8 (1989), 625.

Hennekens, C., Buring, J., Manson, J., Stampfer, M., Rosner, B., Cook, N., Belanger, C., LaMotte, F., Gazianc, J., Ridker, P., Willet, W., Peto, R.: Lack of effect of long-term supplementation with Betacarotene on the incidence of malignant neoplasms and cardiovascular disease. N. Engl. J. Med. 334 (1996), 1145–1149.

Heseker, H., Schneider, R. et al.: Lebensmittel- und Nährstoffaufnahme Erwachsener in der BRD. Vera-Schriftenreihe, Band III. Wissenschaftlicher Fachverlag Fleck, Niederkleen 1994.

Hieber, A.D., King, T.J., Morioka, S., Fukushima, L.H., Franke, A.A., Bertram, J.S.: Comparative effects of all-trans beta-carotene vs. 9-cis beta-carotene on carcinogen-induced neoplastic transformation and connexin 43 expression in murine 10T1/2 cells and on the differentiation of human keratinocytes. Nutrition and Cancer 37 (2000), 234–244.

Hossain, M.Z., Wilkens, L.R., Mehta, P.P., Loewenstein, W.R., Bertram, J.S.: Enhancement of gap junctional communication by retinoids correlates with their ability to inhibit neoplastic transformation. Carcinogenesis (London) 10 (1989),1743–1748.

Hughes, D.A., Wright, A.J., Finglas, P.M., Peerless, A.C., Bailey, A.L., Astley, S.B., Pinder, A.C., Southon, S.: The effect of beta-carotene supplementation on the immune function of blood monocytes from healthy male nonsmokers. J. Lab. Clin. Med. 129 (1997), 309–317.

Ibrahim, K., Jafarey, N.A., Zuberi, S.J.: Plasma Vitamin „A" and carotene levels in squamous cell carcinoma of oral cavity and oropharynx. Clin. Oncol. 3 (1977), 203–7.

Iribarren, C., Folsom, A.R., Jacobs, D.R., Gross, M.D., Belcher, J.D., Eckfeldt, J.H.: Association of serum vitamin levels, LDL susceptibility to oxidation, and autoantibodies against MDA-LDL with carotid atherosclerosis: a case-control study. Arterioscler. Thromb. Vasc. Biol. 17 (1997), 1171–1177.

Jacques , P.F., Chylack, L.T., McGandy, R.B., Hartz, S.C.: Antioxidant Status in Persons with and without senile Cataract. Arch. Ophthalmol. 106 (1998), 337–340

Jansen, C.: b-Carotene treatment of polymorphous light eruptions. Dermatologica 149 (1974), 363–373.

Kallner, A.B., Hartmann, D., Hornig, D.H.: On the requirements of ascorbic acid in man: steady-state turnover and body pool in smokers. Am. J. Clin. Nutr. 34 (1981), 1347–1355

Kardinaal, A.F.M., Kok, F.J., Ringstad, J., Gomez-Aracena, J., Mazaev, V.P., Kohlmeier, L., Martin, B.C., Aro, A., Kark, J.D., Delgado-Rodriguez, M., Riemersma, R.A., van't Veer, P., Huttunen, J.K., Martin-Morena, J.M.: Antioxidants in adipose tissue and risk of myocardial infarction: the EURAMIC study. Lancet 342 (1993), 1379–84.

Khachik, F., Goli, M.B. et al.: Effect of food preparation on qualitive and quantitative distribution of major carotenoid constituents of tomatoes and several green vegetables. J. Agric. Food Chem. 40 (1992), 390–398.

Khachik, F., Spangler, C.J., Smith, J. C., Canfield, L.M., Steck, A., Pfander, H.: Identification, quantification, and relative concentrations of carotenoids and their metabolites in human milk and serum. Anal. Chem. 69 (1997), 1873–1881.

Klipstein-Grobusch, K., Geleijnse, J.M., den Breeijen, J.H., Boeing, H., Hofmann, A., Grobbee, D.E., Witteman, J.C.M.: Dietary antioxidants and risk of myocardial infarction in the elderly: the Rotterdam Study. Am. J. Clin. Nutr. 69 (1999), 261–266.

Knekt, P., Heliovaara, M., Rissanen, A., Aromaa, A., Aaran, R.K.: Serum antioxidant vitamins and risk of cataract. Br. Med. J. 305 (1992), 1392–1394.

Köstler, E., Rufener, E.: Zur erythropoetischen Protoporphyrie – psychologische und therapeutische Aspekte. Z. Hautkr. 66 (1990), 208.

Kohlmeier, L., Hastings, S.B.: Epidemiologic evidence of a role of carotenoids in cardiovascular disease prevention. Am. J. Clin. Nutr. 62 (1995), 1370S–1376S.

Kramer, T.R., Burri, B.J.: Modulated mitogenic proliferative responsiveness of lymphocytes in whole-blood cultures after a low-carotene diet and mixed-carotenoid supplementation in women. Am. J. Clin. Nutr. 65 (1997), 871–875.

Krinski, N I.: Carotenoid protection against oxidation. Pure & Appl. Chem. 51 (1979) 649–660.

Krutovskikh, V., Asamoto, M., Takasuka, N., et al.: Differential dose-dependent effects of alpha-, beta-carotenes and lycopene on gap-junctional intercellular communication in rat liver in vivo. Jpn. J. Cancer Res. 88 (1997), 1121–1124.

Kurzhals, G., Breit, R.: Die polymorphe Lichtdermatose. Dtsch. Ärzteblatt 91 (1994), 742–746.

Kushi, L.H., Folsom, A.R., Prineas, R.J., Mink, P.J., Wu, Y., Bostick, R.M.: Dietary antioxidant vitamins and death from coronary heart disease in postmenopausal women. N. Engl. J. Med. 334 (1996), 1156–1162.

Lachance, P.: Dietary intake of carotenes and the carotene gap. Clin. Nutr. 7 (1988), 116–122.

Lachance, P.A.: Nutrient addition to foods: The public health impact in countries with rapidly westernizing diets. In: Bendich, A., Deckelbaum, R.J. (eds.): Preventive Nutrition: The Comprehensive Guide for Health Professionals. Humana Press, Totowa, New Jersey 1997, 441–454.

La-Vecchia, C., Decarli, A., Fasoli, M., Parazzini, F., Franceschi, S., Gentile, A., Negri, E.: Dietary vitamin A and the risk of intraepithelial and invasive cervical neoplasia. Gynecol. Oncol. 30 (1988), 187–195.

Lee, L.M., Cook, N.R., Manson, J.E., Buring, J.E., Hennekens, C.H.: Beta-carotene supplementation and incidence of cancer and cardiovascular disease: the Women's Health Study. J. Natl. Cancer Inst. 91 (1999), 2102–2106.

Leske, M.C., Chylack, L.T., Wu, S.Y.: The lens opacities case-control study. Risk factors for cataract. Arch. Ophthalmol. 109 (1991), 244–251.

Liebler, D.C.: Carotenoids and Health. Konferenz der New York Academy of Sciences in San Diego, 6.–9.2.1993.

Lippman, S.M., Batsakis, J.G., Toth, B.B., Weber, R.S., Lee, J.J., Martin, J.W., Hays, G.L., Goepfert, H., Hong, W.K.: Comparison of low-dose isotretinoin with beta-carotene to prevent oral carcinogenesis. N. Engl. J. Med. 328 (1993), 15–20.

Liu, C., Wang, X.D., Bronson, R.T., Smith, D.E., Krinsky, N.I., Russell, R.M.: Effects of physiological versus pharmacological β-carotene supplementation on cell proliferation and histopathological changes in the lungs of cigarette smoke-exposed ferrets. Carcinogenesis 21 (2000), 2245–2253.

Lyle, B.J., Mares-Perlman, J.A., Klein, B.E., Klein, R., Palta, M., Bowen, P.E., Greger, J.L.: Serum Carotenoids and Tocopherols and Incidences of Age-Related Nuclear Cataract. Am. J. Clin. Nutr. 69 (1999), 272–277.

Männistö, S., Smtith-Warner, S.A., Spiegelman, D., Albanes, D., Anderson, K., van den Brandt, P.A., Cerhan, J.R., Colditz, G., Feskanich, D., Freudenheim, J.L., Giovannucci, E., Goldbohm, R.A., Graham, S., Miller, A.B., Rohan, T.E., Virtamo, J., Willett, W.C., Hunter, D.J.: Dietary Carotenoids and risk of lung cancer in a pooled analysis of seven cohort studies. Cancer Epidemiol. Biomark. Prev. 13 (2004), 40-48.

Malaker, K., Anderson, B.J., Beecroft, W.A., Hodson, D.I.: Management of oral mucosal dysplasia with beta-carotene retinoic acid: a pilot crossover study. Cancer Detect. Prev. 15 (1991), 335–340.

Malila, N. Taylor, P.R., Virtanen, M.J., Korhonen, P., Huttunen, J.K, Albanes, D. et al.: Effects of alpha-tocopherol and beta-carotene supplementation on gastric cancer incidence in male smokers (ATBC Study, Finland). Cancer Causes Control 13 (2002), 617-623.

Mangels, A.R., Holden, J.M. et al.: Carotenoid content of fruits and vegetables: an evaluation of analytical data. J. Am. Diet. Assoc. 93 (1993), 284–296.

Manson, J.E., Gaziano, J.M., Jonas, M.A., Hennekens, C.H.: Antioxidants and cardiovascular disease: a review. J. Am. Coll. Nutr. 12 (1993), 426–432.

Mares-Perlman, J.A., Brady, W.E., Klein, B.E., Klein, R., Palta, M., Bowen, P., Stacewicz-Sapuntzakis, M.: Serum carotenoids and tocopherols and severity of nuclear and cortical opacities. Invest. Ophthalmol. Vis. Sci. 36 (1995), 276–288.

Margetts, B.M. und Jackson, A.A.: The determinants of plasma b-Carotene: Interaction between smoking and other lifestyle factors. Eur. J. Clin. Nutr. 50 (1996), 236–238.

Mathews-Roth, M., Pathak, M., Fitzpatrick, T., Harber, L., Kass, E.: Beta carotene therapy for erythropoietic protoporphyria and other photosensitivity diseases. Arch. Dermatol. 113 (1977), 1229–1232.

Mathews-Roth, M.: Carotenoids in medical applications: In: Bauernfeind, J. (ed.): Carotenoids as Colorants and vitamin A Precursora. Academic Press, New York 1981, 755–785.

Mathews-Roth, M., Gulbrandsen, C.L.: Transport of beta-carotene in serum of individuals with carotenemia. Clin. Chem. 20 (1974), 1578–1579.

Mayne, S.T.: Beta-carotene, Carotenoids and Cancer Prevention. In: DeVita, V.T., Hellman, S., Rosenberg, S.A. (eds.): Principles and Practice of Oncology (PPO), 5th Edition Updates. Lippincott-Raven Publishers, Philadelphia, P.A. 1993, 12 : 1–15.

Mayne, S.T., Handelman, G.J., Beecher, G.: Editorial: β-Carotene and lung cancer promotion in heavy smokers – a plausible relationship? J. Nat. Cancer Inst. 88 (1996), 1513–1515.

Mayne, S.T., Janerich, D.T., Greenwald, P., Chorost, S., Tucci, C., Zaman, M.B., Melamed, M.R., Kiely, M., McKneally, M.F.: Dietary beta carotene and lung cancer risk in U.S. nonsmokers. J. Natl. Cancer Inst. 86 (1994), 33–38.

Micozzi, M.S., Brown, E.D., Edwards, B.K., Bieri, J.C., Taylor, P.R., Khachik, F., Beecher, C.R., Smith Jr., J.C.: Plasma carotenoid response to chronic intake of selected foods and beta-carotene supplements in men. Am. J. Clin. Nutr. 55 (1992), 1120–1125.

Micozzi, M.S., Brown, E.D., Taylor, R.P., Wolfe, E.: Carotenodermia in men with elevated carotenoid intake from foods and beta-carotene supplements. Am. J. Clin. Nutr. 48 (1988), 1061–1064.

Moriguchi, S., Jackson, J.C., Watson, R.R.: Effects of retinoids on human lymphocyte functions in vitro. Hum. Toxicol. 4 (1985), 365–78.

Morris, D.L., Kritchevsky, S.B., Davis, C.E.: Serum carotenoids and coronary heart disease: The Lipid Research Clinics Coronary Primary Prevention Trial and Follow-up Study. JAMA 272 (1994), 1439–1441.

Murata, T., Tamai, H., Morinobu, T., Manago, M., Takenaka, H., Hayashi, K., Mino, M.: Effect of long-term administration of β-carotene on lymphocyte subsets in humans. Am. J. Clin. Nutr. 60 (1994), 597–602.

Napoli, J.L., Race, K.R.: Biogenesis of retinoic acid from b-carotene. J. Biol. Chem. 263 (1988), 17372–17377.

Nkondjock, A., Ghadirian, P.: Dietary carotenoids and risk of colon cancer: case-control study. Int. J. Cancer 110 (2004), 110-116.

Obermüller-Jevic, U.C., Francz, P.I., Frank, J., Flaccus, A., Biesalski, H.K.: Enhancement of the UVA induction of haem oxygenase-1 expression by β-carotene in human skin fibroblasts. FEBS Letters 460 (1999), 212–216.

Olson, J.: Absorption, transport and metabolism of Carotenoids in humans. Pure Appl. Chem. 66 (1994), 1101–1116.

Olson, J.A.: Provitamin A function of carotinoids: The conversion of betacarotene in vitamin A. Am. J. Clin. Nutr. 119 (1989), 105–108.

Omenn, G.S.: Chemoprevention of lung cancer: the rise and demise of beta-carotene. Ann. Rev. Public Health 19 (1998), 73–99.

Omenn, G.S., Goodman, G.E., Thornquist, M.D., Balmes, J., Cullen, M.R., Glass, A., Keogh, J.P., Meyskens, F.L., Valanis, B., Williams, J.H., Barnhart, S., Hammar, S.: Effects of a combination of beta-carotene and vitamin A on lung cancer incidence, total mortality, and cardiovascular mortality in smokers and asbestos-exposed workers. N. Engl. J. Med. 334 (1996), 1150–1155.

Omenn, G.S., Goodman, G.E., Thornquist, M.D., Balmes, J., Cullen, M.R., Glass, A., Keogh, J.P., Meyskens, Jr., F.L., Valanis, B., Williams, Jr., J.H., Barnhart, S., Cherniack, M.G., Brodkin, C.A., Hammar, S.: Risk Factors for Lung Cancer and for Intervention Effects in CARET, the Beta-Carotene and Retinol Efficacy Trial. J. Natl. Cancer Inst. 88 (1996), 1550–1559.

Palan, P.R., Mikhail, M.S., Basu, J. and Romney, S.L.: Plasma levels of antioxidant β-carotene and α-tocopherol in uterine cervix dysplasias and cancer. Nutr. Cancer 15 (1991), 13–20.

Palan, P.R., Romney, S.L., Mikhail, M., Basu, J., Vermund, S.H.: Decreased plasma β-carotene levels in women with uterine dysplasias and cancer. J. Natl. Cancer Inst. 80 (1988), 454–455.

Palozza, P., Calviello, G., Bartoli, G.M.: Prooxidant activity of β-carotene under 100% oxygen pressure in rat liver microsomes. Free Radical. Biol. Med. 19 (1995), 887–892.

Palozza, P., Krinsky, N.I.: Antioxidant activity of carotenoids in vivo and in vitro: an overview. Methods Enzymol. 213 (1992), 403–419.

Palozza, P., Luberto, C., Calviello, G., et al.: Antioxidant and prooxidant role of β-carotene in murine normal and tumor thymocytes: effects of oxygen partial pressure. Free Radic. Biol. Med. 22 (1997), 1065–1073.

Paolini, M., Antelli, A., Pozzetti, L., Spetlova, D., Perocco, P., Valgimigli, L., Pedulli, G.F., Cantelli-Forti, G.: Induction of cytochrome P-450 enzymes and over-generation of oxygen radicals in beta-carotene supplemented rats. Carcinogenesis 22 (2001), 1483–1495.

Parker, R.S.: Carotinoids in human blood and tissues. J. Nutr. 119 (1989), 101–104.

Parker, R.S.: Carotinoid and tocopherol composition of human adipose tissue. Am. J. Clin. Nutr. 47 (1988), 33–36.

Peng, Y.M., Peng, Y., Moon, T., Roe, D.: Effect of multivitamin supplements and smoking on levels of carotenoids, retinoids and tocopherols in human plasma, skin and buccal mucosal cells. Proc. Am. Assoc. Cancer Res. 34 (1993), A 1533.

Pietzcker, F., Kuner-Beck, V.: Pigmentausgleich durch β-Karotin oral. Ein neues therapeutisches Prinzip in der kosmetischen Dermatologie. Hautarzt 30 (1979), 308–311.

Prabhala, R.H., Braune, L.M., Garewal, H.S., Watson, R.R.: Influence of beta-carotene on immune functions. Ann. N. Y. Acad Sci. 691 (1993), 262–3.

Prakash, P., Wang, X.D., Pryor, W.A., Krinsky, N.I., Russell, R.M.: The interaction of β-carotene, β-apo-carotenals and benzo[a]pyrene in the growth regulation of normal human bronchial epithelial cells. FASEB J. 14 (2000), A473

Press briefing US National Cancer Institute. Washington, Jan. 18, 1996.

Prince, M.R. LaMuraglia, G.M., MacNichol, E.F.: Increased preferential absorption in human atherosclerotic plaque with oral beta carotene: implications for laser endarterectomy. Circulation 78 (1988), 338–44.

Princen, H.M., Van Poppel, G., Vogelezang, C., Buytenhek, R., Kok, F.J.: Supplementation with vitamin E but not beta-carotene in vivo protects low density lipoprotein from lipid peroxidation in vitro: effect of cigarette smoking. Artherioscler. Thromb. 12 (1992), 554–562.

Pryor, W.A., Stahl, W., Rock, C.L.: Beta Carotene: From Biochemistry to Clinical Trial. Nutr. Rev. 58 (2000), 39–53.

Raab, W.P.: Photoprotektive Wirkung von Betacaroten. TW Dermatologie 21 (1991), 187–201.

Raab, W.P., Tronnier, H., Wiskemann, A.: Photoprotection and skin coloring by oral carotenoids. Dermatologica 171(5) (1985), 371-373.

Rao, N.G., Rao, B.S.N.: Absorption of dietary carotenes in human subjects. Am. J. Clin. Nutr. 21 (1979), 105–109.

Reaven, P.D., Khouw, A., Beltz, W.F., Parthasarathy, S., Witztum, J.L.: Effect of dietary antioxidant combinations in Humans-Protection of LDL by Vitamin E but not by β-carotene. Artheriosclerosis and Thrombosis 13 (1993), 590–600.

Riemersma, R.A., Wood, D.A., MacIntyre, C.C., Elton, R.A., Gey, K.F., Oliver, M.F.: Risk of angina pectoris and plasma concentrations of vitamin A, C, and E and carotene. Lancet 337 (1991), 1–5.

Rimm, E.B., Stampfer, M.J., Ascherio, A., Giovannucci, E., Colditz, G.A., Willett, W.C.: Vitamin E consumption and the risk of coronary heart disease in men. N. Engl. J. Med. 328 (1993), 1450–56.

Ringer, T.V., DeLoof, M.J., Winterrowd, G.E., Francom, S.F., Gaylor, S.K., Ryan, J.A., Sanders, M.E., Hughes, G.S.: Beta-carotene's effects on serum lipoproteins and immunologic indices in humans. Am. J. Clin. Nutr. 53 (1991), 688–94.

Sahyoun, N.R., Jacques, P.F., Russell, R.M.: Carotenoids, vitamins C and E, and mortality in an elderly population. Am. J. Epidemiol. 144 (1996), 501–511.

Salgo, M.G., Cueto, R., Winston, G.W., Pryor, W.A.: Beta carotene and its oxidation products have different effects on microsome mediated binding of benzo[a]pyrene to DNA. Free Radic. Biol. Med. 26 (1999), 162–173.

Santamaria, L., Benazzo, L., Benazzo, M., Bianchi, A.: First clinical case-report (1980–1988) of cancer chemoprevention with beta-carotene plus canthaxanthin supplemented to patients after radical treatment. Boll. Chim. Farm. 127 (1988), 57.

Santos, M.S., Meydani, S.N., Leka, L., Wu, D., Fotouhi, N., Meydani, M., Hennekens, C.H., Gaziano, J.M.: Natural killer cell activity in elderly men is enhanced by beta-carotene supplementation. Am. J. Clin. Nutr. 64 (1996), 772–777.

SCF (2000): Opinion of the Scientific Committee on Food on the Tolerable Upper Intake Level of Beta Carotene. Document SCF/CS/NUT/UPPLEV/37 Final. (Brussels, 28. Nov. 2000). www.europa.eu.int/comm/food/fs/sc/scf/index_en.html

Seddon, J.M., Ajani, U.A., Sperduto, R.D., Hiller, R., Blair, N., Burton, T.C., Farber, M.D., Gragoudas, E.S., Haller, J., Miller, D.T., Yannuzzi, L.A., Willett, W.: Dietary Carotenoids, Vitamin A, C, and E and Advanced Age-Related Macular Degeneration. JAMA 272 (1994), 1413–1420.

Sies, H.: Carotinoide. Dtsch. Ärzteblatt, Ärztl. Mitt. 87 (1990), 1108–1111.

Smith, W., Mitchell, P., Webb, K., Leeder, S.R.: Dietary Antioxidants and Age-Related Maculopathy – The Blue Mountains Eye Study. Ophthalmology 106 (1999), 761–767.

Sperduto, D., Hu, T.S., Milton, R.C., Zhao, J.L., Everett, D.F., Cheng, Q.F., Blot, W.J., Bing, L., Taylor, P.R., Jun-Yao, L., Dawsey, S., Guo, W.D.: The Linxian Cataract Studies – Two Nutrition Intervention Trials. Arch. Ophthalmol. 111 (1993), 1246–1253.

Stacewicz-Sapuntzakis, M., Bowen, P.E., Kikendall, J.W., Burgess, M.: Simultaneous determination of serum retinol and various carotenoids: Their distribution in middle-aged men and women. J. Micronutr. Anal. 3 (1987), 27–45.

Stahl, W., Hanusch, M., Sies, H.: 4-Oxo-retinoic acid is generated from ist precursor canthaxanthin and enhances gap junctional communication in 10T1/2 cells. In: Snyder, R. (ed.): Biological reactive intermediates. Plenum Press, New York 1996, 121–128.

Stahl, W., Heinrich, U., Jungmann, H., Sies, H., Tronnier, H.: Carotenoids and carotenoids plus vitamin E protect against ultraviolet light-induced erythema in humans. Am. J. Clin. Nutr. 71 (2000), 795–798.

Stich, H.F., Hornby, B., Mathew, B. et al.: Response of oral leukoplakias to the administration of vitamin a. Cancer Lett. 40 (1988b), 93–101.

Stich, H.F., Mathew, B., Sankaranarayanan, R., Nair, M.K.: In: Laidlaw, S.A., Swenseid, M.E. (eds.): Vitamins and Cancer Prevention. Wiley-Liss, New York 1991, 15–24.

Stich, H.F., Rosin, M.P , Hornby, A.P., Mathew, B., Sankaranarayanan, R., Nair, M.K.: Remission of oral leukoplakias and micronuclei in tobacco quid chewers treated with beta-carotene and with beta-carotene plus vitamin A. Int. J. Cancer 42 (1988a), 195–9.

Stich, H.F., Stich, W., Rosin, M.P., Vallejera, M.O.: Use of the micronucleus test to monitor the effect of vitamin A, beta carotene and canthaxanthin on the buccal mucosa of betel nut / tobacco chewers. Int. J. Cancer 34 (1984), 745–750.

Street, D.A., Comstock, G.W., Salkeld, R.M., Schüep, W., Klag, M.J.: Serum antioxidants and myocardial infarction. Are low levels of carotenoids and alpha-tocopherol risk factors for myocardial infarction? Circulation 90 (1994), 1154–61.

Tardif, J.C., Côte, G., Lesperance, J. et al.: Probucol and multivitamins in the prevention of restenosis after coronary angioplasty. N. Engl. J. Med. 337 (1997), 365–372.

Teikari, J.M., Laatikainen, L., Virtamo, J., Haukka, J., Rautalahti, M., Liesto, K., Albanes, D., Taylor, P., Heinonen, D.P.: Six-Year Supplementation with Alpha-Tocopherol and Beta-Carotene and Age-Related Maculopathy. Acta Ophthalmol. Scand. 76 (1998), 224–229.

The Alpha-Tocopherol, Beta Carotene (ATBC) Cancer Prevention Study Group: The effect of vitamin E and beta carotene on the incidence of lung cancer and other cancers in male smokers. N. Engl. J. Med. 330 (1994), 1029–1035.

Thune, P.: Chronic polymorphic light eruption: Particular wavebands and the effects of carotene therapy. Acta Dermatovenerol. 56 (1976), 127–133.

Toma, S., Benso, S., Albanese, E., Palumbo, R., Cantoni, E., Nicolo, G., Mangiante, P.: Treatment of oral leukoplakia with beta-carotene. Oncology 49 (1992), 77–81.

Tornwall, M.E., Virtamo, J., Haukka, J.K., Albanes, D., Huttunen, J.K.: Alpha-tocopherol (vitamin E) and beta-carotene supplementation does not affect the risk for large abdominal aortic aneurysm in a controlled trial. Atherosclerosis 157 (2001), 167–173.

Torun, M., Yardim, S., Sargin, H., Simsek, B.: Evaluation of serum beta-carotene levels in patients with cardiovascular diseases. J. Clin. Pharm. Ther. 19 (1994), 61–3.

Touvier, M., Kesse, E., Clavel-Chapelon, F., Boutron-Ruault, M.C.: Dual association of β-Carotene with risk tobacco-related cancers in a cohort of french women. J. Natl. Cancer Inst. 97 (2005), 1338–1344.

Ullrich, R., Schneider, T. Heise, W., Schmidt, W., Averdunk, R., Riecken, E.O., Zeitz, M.: Serum carotene deficiency in HIV-infected patients. AIDS 8 (1994), 661–5.

Vahlquist, A., Lee, J., Michaelsson, G., Rollmann, O.: Vitamin A in human skin: II: Concentrations of carotene, retinol, and dehydroretinol in various components of normal skin. J. Invest. Dermatol. 79 (1982), 89–93.

van den Berg, H.: Carotenoid Interactions. Nutr. Rev. 57 (1999), 1–10.

Van Poppel, G.: Carotenoids and cancer: An update with emphasis on human intervention studies. Eur. J. Cancer 29A (1993), 1335–1344.

Van Poppel, G., Spanhaak, S., Ockhuizen, T.: Effect of beta-carotene on immunological indexes in healthy male smokers. Am. J. Clin. Nutr. 57 (1993), 402–407.

Van Poppel, G., Hospers, J., Buytenhek, R., Princen, H.: No effect of β-carotene supplementation on plasma lipoproteins in healthy smokers. Am. J. Clin. Nutr. 60 (1994), 730–4.

Villard, P.H., Seree, E.M., Re, J.L., et al.: Effects of tobacco smoke on the gene expression of the Cyp1a, Cyp2b, Cyp2e, and Cyp3a subfamilies in mouse liver and lung: regulation to single strand breaks of DNA. Toxicol. Appl. Pharmacol. 148 (1998), 195–204.

Virtamo, J., Rapola, J.M., Ripatti, S., Heinonen, O.P., Taylor, P.R., Albanes, D., Huttunen, J.K.: Effect of vitamin E and beta-carotene on the incidence of primary nonfatal myocardial infarction and fatal coronary heart disease. Arch. Intern. Med. 158 (1998), 668–675.

Virtamo, J., Pietinen, P., Huttunen, J.K., Korhonen, P., Malila, N., Virtanen, M.J., Albanes, D., Taylor, P.R., Albert, P.; ATBC Study Group, Incidence of cancer and mortality following alpha-tocopherol and beta-carotene supplementation: a postintervention follow-up. JAMA 290 (2003), 476–485.

Vitale, S., West, S., Hallfrisch, J., Alston, C., Wang, F., Moorman, C., Muller, D., Singh, V., Taylor, H.R.: Plasma Antioxidants and Risk of Cortical und Nuclear Cataract. Epidemiology 4 (1993), 195–203.

Wahlquist, M.I., Wattanapenpaiboon, N., Macrae, F.A., Lambert, J., MacLennan, R., Hsu-Hage, B.H., and Australian Polyp Prevention Project Investigators: Changes in serum carotenoids in subjects with colorectal adenomas after 24 mo of β-carotene supplementation. Am. J. Clin. Nutr. 60 (1994), 936–943.

Wang, X.D., Liu, C., Bronson, R.T., Smith, D.E., Krinsky, N.I., Russell R.M.: Retinoid signaling and activator protein-1 expression in ferrets given beta-carotene supplements and exposed to tobacco smoke. J. Natl. Cancer Inst. 91 (1999), 60–66.

Wang, X.D., Liu, C., Chung, J., Stickel, F., Seitz, H.K., Russell, R.: Chronic Alcohol Intake Reduces Retinoic Acid Concentration and Enhances AP-1 (c-Jun and c-Fos) Expression in Rat Liver. Hepatology 28 (1998), 744–750.

Wang, X.D., Tang, G.W., Fox, J.G., Krinsky, N.I., Russel, R.M.: Enzymatic conversion of beta-carotene into β-apo-carotenals and retinoids by human, monkey, ferret and rat tissues. Arch. Biochem. Biophys. 285 (1991), 8–16.

Watson, R.W., Prabhala, R.H., Plezia, P.M., Alberts, D.S.: Effect of b-carotene on lymphocyte subpopulations in elderly humans: evidence for a dose-response relationship. Am. J. Clin. Nutr. 53 (1991), 90–94.

WCRF/AICR (World Cancer Research Fund/American Institue for Cancer Research): Food, Nutrition and the Prevention of Cancer: A global Perspective. BANTA Book Group, Menasha, WI 1997.

White, W., Kim, C., Kalkwarf, H., Bustos, P., Roe, D.: Ultraviolet light-induced reductions in plasma carotenoid levels. Am J. Clin. Nutr. 47 (1988), 879–883.

Wolf, G.: The enzymatic cleavage of β-Carotene: End of a controversy. Nutr. Rev. 59 (2000), 116–118.

Xue, K.X., Wu, J.Z., Ma,G.J., Yuan, S., Qin, H.L.: Comparative studies on genotoxicity and antigenotoxicity of natural and synthetic b-carotene stereoisomers. Mut. Res. 418 (1998), 73–78.

Yeum, K.J., Booth, S.L., Sadowski, J.A., Liu, C., Tang, G., Krinsky, N.I., Russell, R.M.: Human plasma carotenoid response to the ingestion of controlled diets high in fruits and vegetables. Am. J. Clin. Nutr. 64 (1996), 594–602.

Zhang, L.-X., Cooney, R.V., Bertram, J.S.: Carotenoids up-regulate connexin 43 gene expression independent of their provitamin A or antioxidant properties. Cancer Res. 52 (1992) 5707–5712.

Ziegler, R.G.: A review of epidemiologic evidence that carotenoids reduce the risk of cancer. J. Nutr. 119 (1989), 116–122.

Ziegler, R.G.: Carotenoids, Cancer, and Clinicals Trials. Ann. N. Y. Acad. Sci. 691 (1993), 110–119.

Ziegler, R.G., Taylor Mayne, S., Swanson, C.A.: Cancer causes and control, 7 (1996), 157–177.

LITERATUR ZU KAP. 3.12: VITAMIN D

Aguado, P., del Campo, M.T., Garces, M.V., Gonzalez-Casuas, M.L., Bernad, M., Gijon-Banos, J., Martin, M.E.,

Torrijos, A., Martinez, M.E.: Low vitamin D levels in outpatient postmenopausal women from a rheumatology clinic in Madrid, Spain: their relationship with bone mineral density. Osteoporos. Int. 11 (2000), 739–744.

Alagöl, F., Shihadeh, Y., Boztepe, H. et al.: Sunlight exposure and vitamin D deficiency in Turkish women. J. Endocrinol. Invest. 23 (2000), 173–177.

Andersen, R., Molgaard, C., Skovgaard, L.T., Brot, C., Cashman, K.D.: Teenage girls and elderly women living in northern Europe have low winter vitamin D status. Eur. J. Clin. Nutr. 59 (2005), 533–541.

Andjelkovic, Z., Vojinnovic, J., Pejnovic, N., Popovic, M., Dujicv, A., Mitrovic, D., Pavlica, L., Stefanovic, D.: Disease modifying and immunomodulatory effects of high dose 1α(OH) D_3 in rheumatoid arthritis patients. Clin. Exp. Rheumatol. 17 (1999), 453–456.

Avenell, A., Gillespie, W.J., Gillespie, L.D., O'Connell, D.: Vitamin D and vitamin D analogues for preventing fractures associated with involutional and post-menopausal osteoporosis. Cochrane Database Syst. Rev. 2005; 3:CD000227

Bang, B., Asmussen, K., Sörensen, O.H., Oxholm, P.: Reduced 25-hydroxyvitamin D levels in primary Sjoegren's syndrome. Correlations to disease manifestations. Scand. J. Rheumatol. 28 (1999), 180–183.

Bao, B.Y., Yao, J., Lee, Y.F.: 1α, 25-dihydroxyvitamin D_3 suppresses interleukin-8-mediated prostate cancer cell angiogenesis. Carcinogenesis 27(9) (2006), 1883-1893.

Bayerisches Staatsministerium für Ernährung, Landwirtschaft und Forsten (ed): Ernährungssituation in Bayern – Forschungsbericht über die Bayerische Verzehrsstudie (BVS). München 1997.

Baynes, K.C., Boucher, B.J., Feskens, E.J., Kromhout, D.: Vitamin D, glucose tolerance and insulinaemia in elderly men. Diabetologia 40 (1997), 344–347.

Becker, A., Fischer, R., Schneider, M.: Knochendichte und 25-OH-Vitamin D-Serumspiegel bei Patienten mit systemischem Lupus erythematodes. Z. Rheumatol. 60 (2001), 352–358.

Bender, D.A.: Nutritional Biochemistry of the Vitamins. Cambridge University Press, Cambridge 1992.

Bertone-Johnson, E.R., Chen, W.Y., Holick, M.F. et al.: Plasma 25-hydroxyvitamin D and 1,25-dihydroxyvitamin D and risk of breast cancer. Cancer Epidemiol. Biomarkers Prev. 14 (2005), 1991–1997.

Bérubé, S., Diorio, C., Masse, B. et al.: Vitamin D and calcium intakes from food or supplements and mammographic breast density. Cancer Epidemiol. Biomarkers Prev. 14 (2005), 1653–1659.

BfArM (2001) Mustertextfachinformation: Colecalciferol, Ergocalciferol, Nr.: FI280009.doc, Stand: 09.04.2001.

Bischoff-Ferrari, H.A., Willett, W.C., Wong, J.B., Giovannucci, E., Dietrich, T., Dawson-Hughes, B.: Fracture prevention with vitamin D supplementation: a meta-analysis of randomized controlled trials. JAMA 293 (2005), 2257–2264.

Bischoff-Ferrari, H.A., Dawson-Hughes, B., Willett, W.C., Stähelin, H.B., Bazemore, M.G., Zee, R.Y., Wong, J.B.: Effect of vitamin D on falls. A Meta-analysis. JAMA 291 (2004), 1999–2006.

Bischoff-Ferrari, H.A., Stähelin, H.B., Dick, W., Akos, R., Knecht, M., Salis, C. et al.: Effects of vitamin D and calcium supplements on falls: a randomised controlled trial. J. Bone Miner. Res. 18 (2003), 343–351.

Bischoff-Ferrari, H.A., Stähelin, H.B.,Tyndall, A., Theiler, R.: Relationship between muscle strength and vitamin D metabolites: are there therapeutic possibilities in the elderly? Z. Rheumatol. 59 (Suppl.1) (2000), I/39–41.

Boden, S.D.: Bioactive factors for bone tissue engineering. Clin. Orthop. 367 (1999), 84–94.

Bostick, R.M., Potter, J.D., Sellers, T.A., McKenzie, D.R., Kushi, L.H., Folsom, A.R.: Relation of calcium, vitamin D, and dairy food intake to incidence of colon cancer among older women Am. J. Epidemiol. 137 (1993), 1302–1317.

Boucher, B.J.: Inadequate vitamin D status: does it contribute to the disorders comprising syndrome 'X'? Br. J. Nutr. 79 (1998), 315–327.

Bouillon, R., Carmeliet, G., Daci, E., Segaert, S., Verstuyf, A.: Vitamin D metabolism and action. Osteopporos. Int. Suppl. 8 (1998), 13–19.

Bundeslebensmittelschlüssel für Verzehrserhebungen (BLS). Version II (1990). Bundesgesundheitsamt.

Burckhardt, P., Lamy, C.: Vitamin D and its metabolites in the treatment of osteoporosis. Osteoporos. Int. Suppl. 9 (1998), S40–S44.

Cantorna, M.T., Mahon, B.D., Bemiss, C,J., Gordon, S.A., Cruz, J.D., Cosman, F.: Altered cytokine profile in patients with multiple sclerosis following vitamin D supplementation. Ann. Nutr. Metab. 45(Suppl.) (2001), 290 (Abstr.).

Cantorna, M.T., Hayes, C.E., DeLuca, H.F.: 1,25-Dihydroxyvitamin D_3 reversibly blocks the progression of relapsing encephalomyelitis, a model of multiple sclerosis. Proc. Natl. Acad. Sci. USA. 93 (1996), 7861–7864.

Chapuy, M.C., Pamhile, R., Paris, E., Kempf, C., Schlichting, M., Arnaud, S. et al.: Combined calcium and vitamin D3 supplementation in elderly women: confirmation of reversal of secondary hyperparathyroidism and hip fracture risk: the Decalyos II study. Osteoporos. Int. 13 (2002), 257–264.

Chapuy, M.C., Arlot, M.E., Delmas, P.D., Meunier, P.J.: Effect of calcium and cholecalciferol treatment for three years on hip fractures in elderly women. Br. Med. J. 308 (1994), 1081–1082.

Chapuy, M.C., Arlot, M.E , Duboeuf, F., Brun, J., Crouzet, B., Arnaud, S., Delmas, P.D., Meunier, P.J.: Vitamin D_3 and calcium to prevent hip fractures in elderly women. N. Engl. J. Med. 327 (1992), 1637–1642.

Chen, W.Y., Bertone-Johnson, E.R., Hunter, D.J. et al.: Associations between polymorphisms in the vitamin D receptor and breast cancer risk. Cancer Epidemiol. Biomarkers Prev. 14 (2005), 2335–2339.

Chiu, K.C., Chu, A., Go, V.L., Saad, M.F.: Hypovitaminosis D is associated with insulin resistance and beta cell dysfunction. Am. J. Clin. Nutr. 79 (2004), 820–825.

Clegg, L.X., Li, F.P., Hankey, B.F., Chu, K., Edwards, B.K.: Cancer survival among US whites and minorities: a SEER (Surveillance, Epidemiology, and End Results) Program population-based study. Arch. Intern. Med 162 (2002), 1985–1993.

Davies, P.S., Bates, C.J., Cole, T.J., Prentice, A., Clarke, P.C.: Vitamin D: seasonal and regional differences in preschool children in Great Britain. Eur. J. Clin. Nutr. 53 (3) (1999), 195–198.

Dawson-Hughes, B.: Racial/ethnic considerations in making recommendations for Vitamin D for adult and elderly men and women. Am. J. Clin. Nutr. 80(6) (2004), 1763S–1766S.

Dawson-Hughes, B., Harris, S. S., Krall, E. A., Dallal, G. E.: Effect of withdrawal of calcium and vitamin D supplements on bone mass in elderly men and women. Am. J. Clin. Nutr. 72 (2000), 745–750.

Dawson-Hughes, B., Harris, S. S., Krall, E. A., Dallal, G. E.: Effect of calcium and vitamin D supplementation on bone density in men and women 65 years of age or older. N. Engl. J. Med. 337 (1997), 670–676.

Dawson-Hughes, B., Harris, S. S., Krall, E. A., Dallal, G. E., Falconer, G., Green, C. L.: Rates of bone loss in postmenopausal women randomly assigned to one of two dosages of vitamin D. Am. J. Clin. Nutr. 61 (1995), 1140–1145.

Dawson-Hughes, B., Harris, S. S., Krall, E. A., Dallal, G. E.: Effect of calcium and vitamin D supplementation on bone density in men and women 65 years of age or older. N. Engl. J. Med. 327 (1992), 1636–1642.

Dawson-Hughes, B., Dallal, G. E., Krall, E. A., Harris, S., Sokoll, L. J., Falconer, G.: Effect of vitamin D supplementation on wintertime and overall bone loss in healthy postmenopausal women. Ann. Intern. Med. 115 (1991), 505–512.

DeLuca, H.F.: The vitamin D system in the regulation of calcium and phosphorus metabolism. Nutr. Rev. 37 (1979), 161–193.

DeLuca, H. F., Zierold, C.: Mechanisms and functions of vitamin D. Nutr. Rev. 56 (1998), S4–S10.

Deutsche Gesellschaft für Ernährung: Empfehlungen für die Nährstoffzufuhr. Umschau-Verlag, Frankfurt/Main 1975.

Deutsche Gesellschaft für Ernährung: Empfehlungen für die Nährstoffzufuhr. Umschau-Verlag, Frankfurt/Main 1991.

Deutsche Gesellschaft für Ernährung (DGE). DACH: Referenzwerte für die Nährstoffzufuhr. Ed.: Deutsche Gesellschaft für Ernährung (DGE), Österreichische Gesellschaft für Ernährung (ÖGE), Schweizerische Gesellschaft für Ernährungsforschung (SGE), Schweizerische Vereinigung für Ernährung (SVE). Umschau/Braus, Frankfurt/Main 2000a.

DGE (Deutsche Gesellschaft für Ernährung) (ed.): Ernährungsbericht 2004. Im Auftrag des Bundesministeriums für Verbraucherschutz, Ernährung und Landwirtschaft. Deutsche Gesellschaft für Ernährung e.V., Bonn 2004.

DGE (Deutsche Gesellschaft für Ernährung) (ed.): Ernährungsbericht 2000. Deutsche Gesellschaft für Ernährung. Frankfurt/Main 2000b.

Dottori, L., D'Ottavio, D., Brundisini, B.: Calcifediol and calcitonin in the therapy of rheumatoid arthritis. A short-term controlled study [in Italian]. Minerva Med. 73 (1982), 3033–3040.

Embry, A.F., Snowdon, L.R., Vieth, R.: Vitamin D and seasonal fluctuations of gadolinium-enhancing magnetic resonance imaging lesions in multiple sclerosis. Ann. Neurol. 48 (2000), 271–272.

Ernährungsbericht 1984. Im Auftrag des Bundesministers für Jugend, Familie, Gesundheit und Frauen und des Bundesministers für Ernährung, Landwirtschaft und Forsten. Umschau-Verlag, Frankfurt/Main 1984.

Ernährungsbericht 1988. Im Auftrag des Bundesministers für Jugend, Familie, Gesundheit und Frauen und des Bundesministers für Ernährung, Landwirtschaft und Forsten. Umschau-Verlag, Frankfurt/Main 1988.

Essama-Tjani, J.C., Guilland J.C., Fuchs, F., Lombard, M., Richard, D.: Changes in thiamin, riboflavin, niacin, beta-carotene, vitamins, C, A, D and E status of French Elderly Subjects during the first year of institutionalization. Int. J. Vitam. Nutr. Res. 70(2) (2000), 54–64.

Falkenbach, A., Unkelbach, U., Boehm, B. O., Regeniter, A., Stein, J., Seiffert, U., Wendt, Th.: Bone metabolism before and after irradiation with ultraviolet light. Eur. J. Appl. Physiol. 66 (1993), 55–59.

Farhat, G., Yamout, B., Mikati, M.A., Demirjian, S., Sawaya, R., El-Hajj Fuleihan, G.: Effect of antiepileptic drugs on bone density in ambulatory patients. Neurology 58 (2002), 1348–1353.

Feldkamp, J. Becker, A., Witte, O.W., Scharff, D., Scherbaum, W.A.: Long-term anticonvulsant therapy leads to low bone mineral density – evidence for direct drug effects of phenytoin and carbamazepine on human osteoblast-like cells. Exp. Clin. Endocrinol. Diabetes 108 (2000), 37–43.

Feskanich, D., Ma, J., Fuchs, C.S. et al.: Plasma vitamin D metabolites and risk of colorectal cancer in women. Cancer Epidemiol. Biomarkers Prev. 13 (2004), 1502–1508.

Foote, J.A., Guiliano, A.R., Harris, R.B.: Older adults need guidance to meet nutritional recommendations. J. Am. Coll. Nutr 19(5) (2000), 628–40.

Fraser, D.R.: Vitamin D. Present Knowledge in Nutrition, 5th ed. The Nutrition Foundation Inc., Washington D.C. 1984, 209–225.

Freedman, D., Dosemeci, M., McGlynn, K.: Sunlight and mortality from breast, ovarian, colon, prostate, and nonmelanoma skin cancer: a composite death certificate based case-control study. Occup. Environ. Med. 59 (2002), 257–262.

Fuller, K.E., Casparian, J.M.: Vitamin D: balancing cutaneous and systemic considerations. South Med.J. 94(1) (2001), 58–64.

Garland, C.F., Garland, F.C., Gorham, E.D., Lipkin, M., Newmark, H., Mohr, S.B., Holick, M.F.: The role of Vitamin D in cancer prevention. Am. J. Public Health 96 (2006a), 252–261.

Garland, C.F., Mohr, S.B., Gorham, E.D., Grant, W.B., Garland, F.C.: Role of Ultraviolet B Irradiance and Vitamin D in Prevention of Ovarian Cancer. Am. J. Prev. Med. 31 (2006b), 512–514.

Garland, C.F., Garland, F.C., Gorham, E.D.: Calcium and vitamin D. Their potential roles in colon and breast cancer prevention. Ann. N.Y. Acad. Sci. 889 (1999), 107–119.

Garland, C.F., Shekelle, R.B., Barrett-Connor, E., Criqui, M.H., Rossof, A.H., Paul, O.: Dietary vitamin D and calcium and risk of colorectal cancer: a 19-year prospective study in men. The Lancet 1(8424) (1985), 307–309.

Garland, C.F., Garland, F.C.: Do sunlight and vitamin D reduce the likelihood of colon cancer? Int. J. Epidemiol. 9 (1980), 227–231.

Gertner, J. M., Domenech, M.: 25-hydroxyvitamin D levels in patients treated with high-dosage ergo- and cholecalciferol. Clin. Pathol. 30 (1977), 144–150.

Gilbride, J.A., Amella, E.J., Breines, E.B., Mariano, C., Mezey, M.: Nutrition and health status assessment of community-residing elderly in New York City: a pilot study. J. Am. Diet Assoc. 98(5) (1998), 554–558.

Giovannucci, E., Liu, Y., Willett, W.C.: Cancer Incidence and Mortality and Vitamin D in Black and White Male Health Professionals. Cancer Epidemiol. Biomarkers Prev. 15 (2006a), 2467–2472.

Giovannucci, E., Liu, Y., Rimm, E.B., Hollis, B.W., Fuchs, C.S., Stampfer, M.J., Willett, W.C.: Prospective Study of Predictors of Vitamin D Status and Cancer Incidence and Mortality in Men. J. Natl. Cancer Inst. 98 (2006b), 451–459.

Giulietti, A., Gysemans, C., Stoffels, K., van Etten, E., Decallone, B., Overbergh, L., Bouillon, R., Mathieu, C.: Vitamin D deficiency in early life accelerates type 1 diabetes in non-obese diabetic mice. Diabetologia 47 (2004), 451–462.

Gladel, W.: Rachitisprophylaxe – Theorie und Praxis. Empfehlungen zur Rachitisprophylaxe in den Veröffentlichungen seit 1976. Kinderarzt 14 (1983), 1427–1434.

Glerup, H., Mikkelsen, K., Poulsen, L., Hass, E., Overbeck, S., Thomsen, J., Charles, P., Eriksen, E.F.: Commonly recommended daily intake of vitamin D is not sufficient if sunlight exposure is limited. J. Internal Med. 247 (2000), 260–268.

Glerup, H., Mikkelsen, K., Poulsen, L., Hass, E., Overbeck, S., Andersen, H., Charles, P., Eriksen, E.F.: Hypovitaminosis D myopathy without biochemical signs of osteomalacic bone involvement. Calcif. Tissue Int. 66 (2000), 419–424.

Glorieux, F.H., Moir, J. M., Messerlian, S., Omdahl, J.L., St-Arnaud, R.: Molecular cloning and characterisation of a cDNA for 25-hydroxyvitamin D 1a-hydroxylase. In: Norman, A.W., Bouillon, R., Thomasset, M. (eds.): Vitamin D: chemistry, biology and clinical applications of the steroid hormone. University of California, Riverside 1997, 127–132.

Goldberg, P., Fleming, M.C., Picard, E.H.M.: Multiple sclerosis: decreased relapse rate through dietary supplementation with calcium, magnesium and vitamin D. Med. Hypotheses 21 (1986), 193–200.

Goswami, R., Gupta, N., Goswami, D., Marwaha, R.K., Tandon, N., Kochupillai, N.: Prevalence and significance of low 25-hydroxyvitamin D concentrations in healthy subjects in Delhi. Am. J. Clin. Nutr. 72(2) (2000), 472–475.

Graafmans, W.C., Ooms, M.E., Hofstee, H.M., Bezemer, P.D., Bouter, L.M., Lips, P.: Falls in the elderly: A prospective study of risk factors and risk profiles. Am. J. Epidemiol. 143 (1996), 1129–1136.

Grady, D., Halloran, B., Cummings, S., Leveille, S., Wells, L., Black, D., Byl, N.: 1,25-Dihydroxyvitamin D_3 and muscle strength in the elderly: a randomized controlled trial. J. Clin. Endocrinol Metab. 73 (1991), 1111–1117.

Grant, A.M., Avenell, A., Campbell, M.K. et al. for the MCR RECORD Trial Group: Oral vitamin D3 and calcium for secondary prevention of low-trauma fractures in elderly people (Randomised Evaluation of Calcium or vitamin D, RECORD) a randomised placebo-controlled trial. The Lancet 365 (2005), 1621–1628.

Grant, W.B.: A meta-analysis of second cancers after a diagnosis of nonmelanoma skin cancer: Additional evidence that solar ultraviolet-B irradiance reduces the risk of internal cancers. J. Steroid Biochem. Mol. Biol. (2007), doi:10.1016/j.jsbmb. 2006.12.030

Grant, W.B.: Ecologic studies of solar UV-B radiation and cancer mortality rates Recent Results Cancer Res. 164 (2003), 371–377.

Grant, W.B.: An estimate of premature cancer mortality in the US due to inadequate doses of solar ultraviolet-B radiation. Cancer 94 (2002a), 1867–1875.

Grant, W.B.: An ecologic study of dietary and solar ultraviolet-B links to breast carcinoma mortality rates. Cancer 94 (2002b), 272–281.

Guyton, K.Z., Kensler, T W., Posner, G.H.: Cancer chemoprevention using natural vitamin D and synthetic analogs. Ann. Rev. Pharmacol. Toxicol. 41 (2001), 421–442.

Haller, J.: The vitamin status and its adequacy in the elderly: an international overview. Int. J. Vitam. Nutr. Res. 69 (3) (1999), 160–8.

Hanck, A.: Spektrum Vitamine. Arzneimitteltherapie heute, Bd. 42. Aesopus-Verlag, 1986.

Hannah, St.S., Norman, A.W.: 1a,25(OH)2 Vitamin D_3-regulated expression of the eukaryotic genome. Nutr. Rev. 52 (1994), 376–382.

Harris, S.S.: Vitamin D and African Americans. J. Nutr. 136 (2006), 1126–1129.

Hartman, T.J., Albert, P.S., Snyder, K. et al.: The association of calcium and vitamin D with risk of colorectal adenomas. J. Nutr. 135 (2005), 252–259.

Hayes, C.E.: Vitamin D: a natural inhibitor of multiple sclerosis. Proc. Nutr. Soc. 59 (2000), 531–535.

Hayes, C.E., Cantorna, M.T., DeLuca, H.F.: Vitamin D and multiple sclerosis. Proc. Soc. Exp. Biol. Med. 216 (1997), 21–27.

Heaney, R.P.: Lessons for nutritional science from vitamin D (Editorial). Am. J. Clin. Nutr. 69 (1999), 825–826.

Heaney, R.P.: Calcium, bone health, and osteoporosis. In: Peck, W.A. (ed.): Bone and mineral research. Annual IV. Elsevier Science Publishers, Amsterdam 1986, 255–301.

Heikinheimo, R.J., Inkovaara, J.A., Harju, E.J., Haavisto, M.V., Kaarrela, R.H., Kataja, J.M. et al.: Annual injection of vitamin D and fractures of aged bones. Calcif. Tissue Int. 51 (1992), 105–110.

Hellebostad, M., Markestadt, T., Halvorsen, K.S.: Vitamin D deficiency rickets und vitamin B12 deficiency in vegetarian children. Acta Paediatr. Scand. 74 (1985), 191–195.

Hirani, V., Primatesta, P.: Vitamin D concentrations among people aged 65 years and over living in private households and institutions in England: population survey. Age Ageing 34 (2005), 485–491.

Hövels, O.: Klinisches Bild und Pathogenese der Rachitis. Klin. Pädiatr. 195 (1983), 71–79.

Holick, M.F., MacLaughlin, J.A., Clark, M.B., Holick, S.A., Potts, J.T. jr. et al.: Photosynthesis of previtamin D3 in human skin and the physiologic consequences. Science 210 (1980), 203–205.

Holick, M.F.: Vitamin D requirements for the elderly. Clin. Nutr. 5 (1986), 121–129.

Holick, M.F.: 1,25-Dihydroxyvitamin D_3 and the skin: a unique application for the treatment of psorias. Proc. Soc. Exp. Biol. Med. 191 (1989), 246–257.

Holick, M.F.: Sunlight "D"ilemma: risk of skin cancer or bone disease and muscle weakness. Lancet 357 (2001), 4–6.

Holick, M.F.: Resurrection of vitamin D deficiency and rickets. J. Clin. Invest. 116 (2006), 2062–2072.

Hollis, B.W.: Circulating 25-Hydroxyvitamin D levels indicative of vitamin D sufficiency: implications for establishing a new effective dietary intake recommendation for vitamin D. J. Nutr. 135 (2005), 317–322.

Hollis, B.W., Wagner, C.L: Assessment of dietary vitamin D requirements during pregnancy and lactation. Am J. Clin. Nutr. 79 (2004), 717–726.

Homik, J., Suarez-Almazor, M.E., Shea, B., Cranney, A., Wells, G., Tugwell, P.: Calcium and vitamin D for corticosteroid-induced osteoporosis. Cochrane Database of Systematic Reviews 1998, Issue 2. Art. No.: CD000952. DOI: 10.1002/14651858.

Horster, F.A., Keck, E.: Überwachung des Calciumstoffwechsels nach totaler Thyreoidektomie wegen Schilddrüsenmalignoms. Nuklearmed. 9 (1986), 153–157.

Houghton, L.A., Vieth, R.: The case against ergocalciferol (vitamin D_2) as a vitamin supplement. Am. J. Clin. Nutr. 84 (2006), 694–697.

Huang, S.P., Huang, C.Y., Wu, W.J. et al.: Association of vitamin D receptor FokI polymorphism with prostate cancer risk, clinicopathological features and recurrence of prostate specific antigen after prostatectomy. Int. J. Cancer 119 (2006), 1902–1907.

Hunter, D., Major, P., Arden, N., Swaminathan, R., Andrew, T., MacGregor, A.J., Keen, R., Snieder, H., Spector, T.D.: A randomized controlled trial of vitamin D supplementation on preventing postmenopausal bone loss and modifying bone metabolism using identical twin pairs. J. Bone Miner. Res. 15 (2000), 2276–2283.

Hurson, M., Corish, C., Sugrue, S.: Dietary intake in Ireland of healthy eiderly population. Ir. J. Med. Sci. 166(4) (1997), 220–224.

Hyppönen, E., Laara, E., Reunanen, A., Jarvelin, M.R., Virtanen, S.M.: Intake of vitamin D and risk of type 1 diabetes: a birth-cohort study. The Lancet 358 (2001), 1500–1503.

Institute of Medicine. Food and Nutrition Board: Dietary Reference Intakes for calcium, phosphorus, magnesium, vitamin D, and fluoride. National Academy Press, Washington D.C. 1997.

Janowsky, E.C., Lester, G.E., Weinberg, C.R. et al.: Association between low levels of 1, 25-dihydroxyvitamin D and breast cancer risk. Public Health Nutr. 2 (1999), 283–291.

Jackson, R.D., LaCroix, A.Z., Gass, M. et al. for the Women's Health Initiative Investigators : Calcium plus vitamin D supplementation and the risk of fractures. N. Engl. J. Med. 354 (2006), 669–683.

John, E., Schwartz, G., Dreon, D., Koo, J.: Vitamin D and breast cancer risk: the NHANES I epidemiologic follow-up study, 1971–1975 to 1992. Cancer Epidemiol. Biomarkers Prev. 8 (1999), 399–406.

John, E.M., Schwartz, G.G., Koo, J., Van den Berg, D., Ingles, S.A.: Sun exposure, Vitamin D Receptor Gene Polymorphisms, and Risk of Advanced Prostate Cancer. Cancer Res. 65 (2005), 5470–5479.

Jones, G., Schnoes, H.K., DeLuca, H.F.: An in vitro study of vitamin D2 hydroxylase in the chick. J. Biol. Chem. 251 (1976) 24–28.

Kalueff, A.V., Tuohimaa, P.: Neurosteroid hormone vitamin D and its utility in clinical nutrition. Curr. Opin. Clin. Nutr. Metab. Care 10 (2007), 12–19.

Kearney, J., Giovannucci, E., Rimm, E.B. et al.: Calcium, vitamin D, and diary foods and the occurrence of colon cancer in men. Am. J. Epidemiol. 143 (1996), 907–917.

Kesse, E., Boutron-Ruault, M.C., Norat, T. et al.: Dietary calcium, phosphorus, vitamin D, dairy products and the risk of colorectal adenoma and cancer among French women of the E3N-EPIC prospective study. Int. J. Cancer 117 (2005), 137–144.

Kidd, L.C., Paltoo, D.N., Wang, S. et al.: Sequence variation within the 5' regulatory regions of the vitamin D binding protein and receptor genes and prostate cancer risk. Prostate 64 (2005), 272–282.

Kinyamu, H.K., Gallagher, J.C., Rafferty, K.A., Balhorn, K.E.: Dietary calcium and vitamin D intake in elderly women: Effect on serum parathyroid hormone and vitamin D metabolites. Am. J. Clin. Nutr. 67(2) (1998), 342–8.

Koenig, J., Elmadfa, I.: Status of calcium and vitamin D of different population groups in Austria. Int. J. Vitam. Nutr. Res. 70(5) (2000) 214–20.

Krafka, J.: A simple treatment for psoriasis. J. Lab. Clin. Med. 21 (1936), 1147–1148.

Komulainen, M., Kroger, H., Tuppurainen, M.T., Heikkinen, A.M., Alhava, E., Honkanen, R., Jurvelin, J., Saarikoski, S.: Prevention of femoral and lumbar bone loss with hormone replacement therapy and vitamin D3 in early postmenopausal women: A population-based 5-year randomized trial. J. Clin. Endocrinol. Metab. 84 (1999), 546–552.

Kragballe, K.H., Beck, I., Sogaard, H.: Improvement of psoriasis by a topical vitamin D3 analogue (MC 903) in a double-blind study. Brit. J. Dermatol. 119 (1988), 223–230.

Kreiter, S.R., Schwartz, R.P., Kirkman, H.N. jr, Charlton, P.A. Calikoglu, A.S., Davenport, M.L.: Nutritional rickets in African American breast-fed infants. J. Pediatr. 137(2) (2000), 1537.

Krieg, M.A., Thiébaud, D., Burckhard, P.: Effect of calcium and vitamin D3 on bone ultrasound parameters in elderly institutionalized women: a controlled two year study. J. Bone Miner. Res. 12(Suppl.1) (1997), 169.

Kruse, K.: Neue Aspekte in der Pathophysiologie und Therapie verschiedener Rachitis-Formen. Extracta Paediatr. 8 (1984), 107–120.

Kruse, K., Brodehl, J.: Rachitis-Prophylaxe im Kindesalter unter besonderer Berücksichtigung der prophylaktisch wirksamen Sonnenbestrahlung. Ein Statement der Deutschen Gesellschaft für Kinderheilkunde. Der Kinderarzt 24 Nr. 10 (1993), 1190–1191.

Kurlemann, G., Strauch, S.: Vitamin D-Mangel-Rachitis – zu Unrecht vergessen!? Sozialpädiatrie 9 (1987), 461–462.

Larsen, E.R., Mosekilde, L., Foldspang, A.: Vitamin D and calcium supplementation prevents severe falls in elderly community-dwelling women: a pragmatic population-based 3-year intervention study. Aging Clin. Exp. Res. 17 (2005), 125–132.

Larsen, E.R., Mosekilde, L., Foldspang, A.: Vitamin D and calcium supplementation prevents osteoporotic fractures in elderly community dwelling residents: a pragmatic population-based 3-year intervention study. J. Bone Miner. Res. 19 (2004), 370–378.

La Vecchia, C., Braga, C., Negri, E. et al.: Intake of selected micronutrients and risk of colorectal cancer. Int. J. Cancer 73 (1997), 525–530.

Lawson, M., Thomas, M., Hardiman, A.: Dietary and lifestyle factors affecting plasma vitamin D levels in Asian children living in England. Eur. J. Clin. Nutr. 53(4) (1999), 268–72.

Lee, J.M., Smith, J.R., Philipp, B.L., Chen, T.C., Mathieu, J., Holick, M.F.: Vitamin D deficiency in a healthy group of mothers and newborn infants. Clin. Pediatr. 46 (2007), 42–44.

Lefkowitz, E.S., Garland, C.F.: Sunlight, vitamin D, and ovarian cancer mortality rates in US women. Int. J. Epidemiol. 23 (1994), 1133–1136.

Lemire, J.M., Archer, D.C., Beck, L, Spiegelberg, H.L.: Immunosuppressive actions of 1,25-dihydroxyvitamin D_3: preferential inhibition of Th1 functions. J. Nutr. 125(Suppl. 6) (1995) 1704S–1708S.

Lieberman, D., Prindiville, S., Weiss, D., Willett, W.: Risk factors for advanced colonic neoplasia and hyperplastic polyps in asymptomatic individuals. JAMA 290 (2003), 2959–2967.

Lim, H.S., Roychoudhuri, R., Peto, J. et al.: Cancer survival is dependent on season of diagnosis and sunlight exposure. Int. J. Cancer 119 (2006), 1530–1536.

Lin, J., Zhang, S.M., Cook, N.R. et al.: Intakes of calcium and vitamin D and risk of colorectal cancer in women. Am. J. Epidemiol. 16_ (2005), 755–764.

Lips, P., Graafmans, W C., Ooms, M.E., Bezemer, P.D., Bouter, L.M.: Vitamin D supplementation and fracture incidence in elderly persons. A randomized, placebo-controlled clinical trial. Ann. Intern. Med. 124 (1996), 400–406.

Littorin, B., Blom, P., Schölin, A. , Arnqvist, H.J., Blohmé, G., Bolinder, J. et al.: Lower levels of plasma 25-hydroxyvitamin D among young adults at diagnosis of autoimmune type 1 diabetes compared with control subjects: results from the nationwide Diabetes Incidence Study in Sweden (DISS). Diabetologia 49 (2006), 2847–2852.

Lowe, L.C., Guy, M., Mansi, J.L. et al.: Plasma 25-hydroxy vitamin D concentrations, vitamin D receptor genotype and breast cancer risk in a UK Caucasian population. Eur. J. Cancer 41 (2005), 1164–1169.

Lucas, P.A., Roullet, C., Duchambon, P., Lacour, B., Drucke, T.: Rapid stimulation of calcium uptake by isolated rat enterocytes by 1,25(OH)2D3. Pflügers Archiv 413 (1989), 407–413.

Mahon, B.D., Gordon, S.A., Cruz, J., Cosman, F., Cantorna, M.T.: Cytokine profile in patients with multiple sclerosis following vitamin D supplementation. J. Neuroimmunol. 134 (2003), 128–132.

Mahrle, G., Bonnekoh, B.: Vitamin D und Psoriasis. H + G. 68 (1993), 45–48.

Manolagas, S.C., Hustmyer, F.G., Yu, X.-P.: 1,25 Dihydroxyvitamin D_3 and the immune system. Proceedings of the Society for Experimental Biology and Medicine 191 (1989), 238–245.

Manolagas, S.C., Provvedini, D.M., Tsoukas, C.D.: Interactions of 1,25-dihydroxyvitamin D_3 and the immune system. Molecular and Cellular Endocrinology 43 (1985), 113–122.

Marcus, P.M., Newcomb, P.A.: The association of calcium and vitamin D, and colon and rectal cancer in Wisconsin women. Int. J. Epidemiol. 27 (1998), 788–793.

Marks, R.: Sunlight and health: Use of suncreens does not risk vitamin D deficiency. Br. Med. J. 319 (1999), 1066

Martinez, M.E., Giovannucci, E.L., Colditz, G.A. et al.: Calcium, vitamin D, and the occurrence of colorectal cancer among women. J. Natl. Cancer Inst. 88 (1996), 1375–1382.

Mastaglia, S.R., Mautalen, C.A., Parisi, M.S., Oliveri, B.: Vitamin D2 dose required to rapidly increase 25OHD levels in osteoporotic women. Eur. J. Clin. Nutr. 60 (2006), 681–687.

Mathieu, C., Gysemans, C., Giulietti, A., Bouillon, R.: Vitamin D and diabetes. Diabetologia 48 (2005), 1247–1257.

Mathieu, C., Waer, M., Laureys, J., Rutgeerts, O., Bouillon, R.: Prevention of autoimmune diabetes in NOD mice by 1,25 dihydroxyvitamin D3. Diabetologia 37 (1994), 552–558.

Matsuoka, L.Y., Ide, L., Wortsman, J., Mac Laughlin, J.A., Holick, M.F.: Sunscreens supress cutaneous Vitamin D_3 synthesis. J. Clin. Endocrin. Metab. 64(6) (1987), 1165–68.

Mawer, E., Walls, J., Howell, A., Davies, M., Ratcliffe, W., Bundred, N.: Serum 1,25-dihydroxyvitamin D may be related inversely to disease activity in breast cancer patients with bone metastases. J. Clin. Endocrinol. Metab. 82 (1997), 118–122.

Mawer, E.B., Hann, J. T., Berry, J. L., Davies, M.: Vitamin D metabolism in patients intoxicated with ergocalciferol. Clin. Sci. 68 (1985), 134–141.

McAlindon, T.E., Felson, D.T., Zhang, Y., Hannan, M.T., Aliabadi, P. Weissman, B., Rush, D., Wilson, P.W.F.: Relation of dietary intake and serum levels of vitamin D to progression of osteoarthritis of the knee among participants in the Framingham study. Ann. Int. Med. 125 (1996), 353–359.

McCullough, M.L., Robertson, A.S., Rodriguez, C., et al.: Calcium, vitamin D, dairy products, and risk of colorectal cancer in the Cancer Prevention Study II Nutrition Cohort (United States). Cancer Causes Control 14 (2003), 1–12.

McKeigue, P.M., Pierpoint, T., Ferrie, J.E., Marmot, M.G.: Relationship of glucose intolerance and hyperinsulinaemia to body fat pattern in south Asians and Europeans. Diabetologia 35 (1992), 785–791.

McKenna, M. J., Freaney, R.: Secondary hyperparathyoidism in the elderly: means to defining hypovitaminosis D. Osteopcros. Int. Suppl. (1998), S3–S6.

Meddeb, N., Sahli, H., Chahed, M., Abdelmoula, J. et al.: Vitamin D deficiency in Tunesia. Osteoporos. Int. 16 (2005), 180–183.

Meyer, H.E., Smedshaug, G.B., Kvaavik, E., Falch, J.A., Tverdal, A., Pedersen, J.I.: Can vitamin D supplementation reduce the risk of fracture in the elderly? A randomized controlled trial. J. Bone Miner. Res. 17 (2002), 709–715.

Miller, E.A., Keku, T.O., Satia, J.A., Martin, C.F., Galanko, J A., Sandler, R.S.: Calcium, Vitamin D, and Apoptosis in the Rectal Epithelium. Cancer Epidemiol. Biomarkers Prev. 14 (2005), 525–528.

Miller, B.E., Norman, A.W.: Vitamin D. In: Machlin, L.J. (ed.): Handbook of Vitamins. Marcel Dekker Inc., New York, Basel 1984.

Moan, J., Porojnicu, A.C., Robsahm, T.E. et al.: Solar radiation, vitamin D and survival rate of colon cancer in Norway. J. Photochem. Photobiol. B 78 (2005), 189–193.

Monographie Dihydrotachysterol. Pharm. Ztg. 132 (1987), 3024.

Monographie Cole-, Ergocalciferol. BAnz. vom 10.08.1988.

Morimoto, S., Kumahara, Y.: A patient with psoriasis cured by 1 alpha-hydroxyvitamin D_3. Med. J. Osaka Univ. 35 (1985), 51.

Morimoto, S., Yoshikawa, K., Kozuka, T., Kitano, Y., Imanaka, S., Fukuo, K., Koh, E., Kumahara, Y.: An open study of vitamin D3 treatment in psoriasis vulgaris. Brit. J. Dermatol. 115 (1986), 421–429.

Müller, K., Kriegbaum, N.J., et al: Vitamin D_3 metabolism in patients with rheumatic diseases: low serum levels of 25-hydroxyvitamin D3 in patients with systemic lupus erythematosus. Clin. Rheumatol. 14 (1995), 397–400.

Mundy, G.R.: Local control of bone formation by osteoblasts. Clin. Orthop. 313 (1995), 19–26.

Munger, K.L., Levin, L.I., Hollis, B.W., Howard, N.S., Ascherio, A.: Serum 25-Hydroxyvitamin D levels and risk of multiple sclerosis. JAMA 296 (2006), 2832–2838.

Munger, K.L., Zhang, S.M., O'Reilly, E., Hernán, M.A., Olek, M.J., Willett, W.C., Ascherio, A.: Vitamin D intake and incidence of multiple sclerosis. Neurology 62 (2004), 60–65.

Narang, N. K., Gupta, R. C., Jain, M. K.: Role of vitamin D in pulmonary tuberculosis. J. Assoc. Physicians India 32 (1984), 185–187.

National Cancer Institute. Surveillance, Epidemiology, and End Results Program (SEER) Web site (data for 1992–2001). Available at: http://seer.cancer.gov. Accessed August 12, 2005.

Need, A.G., Horowitz, M., Moris, H.A., Nordin, B.E.: Vitamin D status: effects on parathyroid hormone and 1,25-dihydroxyvitamin D in postmenopausal women. Am. J. Clin. Nutr. 71 (2000), 1577–1581.

Nesby-O'Dell, S., Scanlon, K.S., Cogswell, M.E. et al.: Hypovitaminosis D prevalence and determinants among African American and white women of reproductive age: third National Health and Nutrition Examination Survey, 1988-1994. Am. J. Clin. Nutr. 76 (2002), 187–192.

Nieves, J.W.: Osteoporosis: the role of micronutrients. Am. J. Clin. Nutr. 81(Suppl.) (2005), 1232S–1239S.

Nieves, J., Cosman, F., Herbert, J., Shen, V., Lindsay, R.: High prevalence of vitamin D deficiency and reduced bone mass in multiple sclerosis. Neurology 44 (1994), 1687–1692.

Norman, A.W., Frankel, B.J., Heldt, A.M., Grodsky, G.M.: Vitamin D deficiency inhibits pancreatic secretion of insulin. Science 209 (1980), 823–825.

Norman, A.W., Roth, J., Orci, L.: The vitamin D endocrine system, steroid metabolism, hormone receptors, and biological response (calcium binding proteins). Endocr. Rev. 3 (1982), 331–366.

Oelzner, P., Müller, A., Deschner, F., Höller, M., Abendroth, K., Hein, G., Stein, G.: Relationship between disease activity and serum levels of vitamin D metabolites and PTH in rheumatoid arthritis. Calcif. Tissue Int. 62 (1998), 193–198.

Okuda, K.I., Usui, E., Ohyama, Y.: Recent progress in enzymology and molecular biology of enzymes involved in vitamin D metabolism. J. Lipid Res. 36 (1995), 1641–1652.

Ooms, M.E., Roos, J.C., Bezemer, P.D., van der Vijgh, W.J., Bouter, L.M., Lips, P.: Prevention of bone loss by vitamin D supplementation in elderly women: a randomized double blind trial. J. Clin. Endocrinol. Metab. 80 (1995), 1052–1058.

Ortlepp, J.R., Metrikat, J., Albrecht, M., von Korff, A., Hanrath, P., Hoffmann, R.: The vitamin D receptor gene variant and physical activity predicts fasting glucose levels in healthy young men. Diabet. Med. 20 (2003), 451–454.

Outila, T.A., Kärkkäinen, M.U.M., Lamber-Allardt, C.J.E.: Vitamin D-Status affects serum parathyroid hormone concentrations during winter in female adolescents: associations with forearm bone mineral density. Am. J. Clin. Nutr. 74 (2001), 206–210.

Outila, T.A., Kärkkäinen, M.U.M., Seppanen, R.H., Lamber-Allardt, C.J.E.: Dietary intake of vitamin D in premenopausal, healthy vegans was insufficient to maintain concentrations of serum 25-hydroxyvitamin D and intact parathyroid hormone within normal ranges during the winter in Finland. J. Am. Diet. Assoc. 100 (4) (2000), 434–41.

Papadimitropoulos, E., Wells, G., Shea, B. et al.: Meta-analyses of therapies for postmenopausal osteoporosis. VIII. Meta-analyses of the efficacy of vitamin D treatment in preventing osteoporosis in postmenopausal women. Endocr. Rev 23 (2002), 560–569.

Pappa, H.M., Gordon, C.M., Saslowsky, T.M., Zholudev, A., Horr, B., Shih, M.C., Grand, R.J.: Vitamin D status in children and young adults with inflammatory bowel disease. Pediatrics 118 (2006), 1950–1961.

Parfitt, A.M.: Use of Calciferol and its metabolites and analogues in osteoporosis – current status. Drugs 36 (1988), 513–520.

Parfitt, A.M.: Osteomalacia and related disorders. In: Avioli, L.S., Krane, S.M. (eds.): Metabolic bone diseases and clinically related disorders, 2nd ed. W. B. Saunders, Philadelphia 1990, 329–396.

Park, S.Y., Murphy, S.P, Wilkens, L.R., Nomura, A.M., Henderson, B.E., Kolonel, L.N.: Calcium and Vitamin D Intake and Risk of Colorectal Cancer: The Multiethnic Cohort Study. Am. J. Epidemiol. 2007, doi: 10.1093/aje/kwk069

Patel, R., Collins, D., Bullock, S., Swaminathan, R., Blake, G.M., Fogelman, I.: The effect of season and vitamin D supplementation on bone mineral density in healthy women: a double-masked crossover study. Osteoporos. Int. 12 (2001), 319–325.

Peacock, M., Liu, G., Carey, M., McClintock, R., Ambrosius, W., Hui, S., Johnston, C. C.: Effect of calcium or 25OH vitamin D3 dietary supplementation on bone loss at the hip in men and women over the age of 60. J. Clin. Endocrinol. Metab. 85 (2000), 3011–3019.

Peters, U., McGlynn, K.A., Chatterjee, N. et al.: Vitamin D, calcium, and vitamin D receptor polymorphism in colorectal adenomas. Cancer Epidemiol. Biomarkers Prev. 10 (2001), 1267–1274.

Pfeifer, M., Begerow, B., Minne, H.W.: Vitamin D and muscle function. Osteoporos. Int. 13 (2002), 187–194.

Pfeifer, M., Begerow, B., Minne, H.W., Schlotthauer, T., Pospeschill, M., Scholz, M., Lazarescu, A.D., Pollahne, W.: Vitamin D status, trunk muscle strength, body sway, falls, and fractures among 237 postmenopausal women with osteoporosis. Exp. Clin. Endocrinol. Diabetes 109 (2001), 87–92.

Pfeifer, M., Begerow, B., Minne, H.W., Abrams, C., Nachtigall, D., Hansen, C.: Effects of a short-term vitamin D and calcium supplementation on body sway and secondary hyperparathyroidism in elderly women. J. Bone Miner. Res. 15 (2000), 1113–1118.

Podolsky, D.K.: Inflammatory bowel disease. N. Engl. J. Med. 325 (1991), 928–1016.

Porojnicu, A.C., Robsahm, T.E., Ree, A.H., Moan, J.: Season of diagnosis is a prognostic factor in Hodgkin's lymphoma: a possible role of sun-induced vitamin D. Br. J. Cancer 93 (2005), 571–574.

Porthouse, J., Cockayne, S., King, C. et al.: Randomised controlled trial of calcium and supplementation with cholecalciferol (vitamin D_3) for prevention of fractures in primary care. Br. Med. J. 330 (2005), 1003–1006.

Pozzilli, P., Manfrini, S., Crino, A., Picardi, A., Leomanni, C., Cherubini, V., Valente, L., Khazrai, M., Visalli, N., IMDIAB group: Low levels of 25-hydroxyvitamin D_3 and 1,25-dihydroxyvitamin D_3 in patients with newly diagnosed type 1 diabetes. Horm. Metab. Res. 37 (2005), 680–683.

Rasmussen, L.B., Hansen, G.L., Hansen, E., Koch, B., Mosekilde, L., Molgaard, C., Sorensen, O.H., Ovesen, L.: Vitamin D: should the supply in the Danish population be increased? Int. J. Food Sci. Nutr. 51(3) (2000), 209–15.

Recommended Dietary Intakes Around the World. A Report by Committee 1/5 of the International Union of Nutritional Sciences (1982). Commonwealth Agricultural Bureaux, John Wiley & Sons LTD, Nutrion Abstracts and Reviews. Reviews in Clinical Nutrition 53/11 (1983).

Riachy, R., Vandewalle, B., Moerman, E., Belaich, S., Lukowiak, B., Gmyr, V., Muharram, G., Conte, J.K., Pattou, F.: 1,25-dihydroxyvitamin D(3) protects human pancreatic islets against cytokine-induced apoptosis via down-regulation of the fas receptor. Apoptosis 11 (2006), 151–159.

Rigby, W.F., Waugh, M., Graziano, R.F.: Regulation of human monocyte HLA-DR and CD4 antigen expression, and antigen presentation by 1, 25-dihydroxyvitamin D3. Blood 76 (1990), 189–197.

Rigby, W.F.: The immunobiology of vitamin D. Immunology Today 9 (1988), 54–58.

Rizzoli, R., Stoermann, C., Ammann, P., Bonjour, J.-P.: Hypercalcemia and hyperosteolysis in vitamin D intoxication: effects of codronate therapy. Bone 15 (1994), 193–198.

Robsahm, T.E., Tretli, S., Dahlback, A., Moan, J.: Vitamin D3 from sunlight may improve the prognosis of breast-, colon- and prostate cancer (Norway). Cancer Causes Control 15 (2004), 149–158.

Rukin, N.J., Luscombe, C., Moon, S., Bodiwala, D., Liu, S., Saxby, M.F., Fryer, A.A., Alldersea, J., Hoban, P.R., Strange, R.C.: Prostate cancer susceptibility is mediated by interactions between exposure to ultraviolet radiation and polymorphisms in the 5' haplotype block of the vitamin D receptor gene. Cancer Lett. 247(2) (2007), 328-335.

Ruohola, J.P., Laaksi, I., Ylikomi, T. et al.: Association between serum 25(OH)D concentrations and bone stress fractures in Finnish young men. J. Bone Miner. Res. 21 (2006), 1483–1488.

Ryzko, J., Lorenc, R.S., Socha, J., Lukaszkiewicz, J., Preiß, U.: Veränderungen des Vitamin D-Stoffwechsel bei Kindern nach partieller Darmresektion. Mschr. Kinderheilk. 137 (1989), 447–450.

Salazar-Martinez, E., Lazcano-Ponce, E., Sanchez-Zamorano, L.M. et al.: Dietary factors and endometrial cancer risk. Results of a case-control study in Mexiko. Int. J. Gynecol. Cancer 15 (2005), 938–945.

Scharla, S.H., Scheidt-Nave, C., Leidig, G., Woitge, H., Wüster, C., Seibel, M.J., Ziegler, R.: Lower serum 25-hydroxyvitamin D is associated with increased bone rescrption markers and lower bone density at the proximal femur in normal females: A population-based study. Exp. Clin. Endocrinol. Diabetes 104 (1996), 289–292.

Scharla, S.H., Wolf, S., Dull, R., Lempert, U.G.: Prevalence of low bone mass and endocrine disorders in hip fracture patients in Southern Germany. Exp. Clin. Endocrinol. Diabetes 107(8) (1999), 547–54.

Schwartz, G.G.: Multiple sclerosis and prostate cancer: what do their similar geographies suggest? Neuroepidemiology 11 (1992), 244–254.

Scragg, R., Sowers, M., Bell, C.: Serum 25-hydroxyvitamin D, diabetes, and ethnicity in the Third National Health and Nutrition Examination Survey. Diabetes Care 27 (2004), 2813–2818.

Sedrani, S.H.: Correlation between concentrations of humoral antibodies and vitamin D nutritional status: a survey study. Europ. J. Clin. Nutr. 42 (1988), 243–248.

Seeler, R.A.: Religious/cultural causes of vitamin D deficiency in infants. J. Pediatr. 138(6) (2001), 934.

Semba, R.D., Garrett, E., Johnson, B.A., Guralnik. J.M., Fried, L.P. Vitamin D deficiency among older women with and without disability. Am. J. Clin. Nutr. 72 (2000), 1529–1534.

Senesse, P., Touvier, M., Kesse, E. et al.: Tobacco use and associations of beta-carotene and vitamin intakes with colorectal adenoma risk. J. Nutr. 135 (2005), 2468–2472.

Sifledeen, J.S., Siminoski, K., Steinhart, H., Greenberg, G., Fedorak, R.N.: The frequency of vitamin D deficiency in adults with Crohn's disease. Can. J. Gastroenterol. 17 (2003), 473–478.

Simonelli, S., Weiss, T.W., Morancey, J., Swanson, L., Chen, Y.T.: Prevalence of vitamin D inadequacy in a minimal trauma fracture population. Curr. Med. Res. Opin. 21 (2005), 1069–1074.

Skinner, H.G., Michaud, D.S., Giovannucci, E. et al.: Intake and the risk for pancreatic cancer in two cohort studies. Cancer Epidemiol. Biomarkers Prev. 15 (2006), 1688–1695.

Smedby, K.E., Hjalgrim, H., Melbye, M. et al.: Ultraviolet Radiation Exposure and Risk of Malignant Lymphomas. J. Natl. Cancer Inst. 97 (2005), 199–209.

Smith, H., Anderson, F., Raphael, H., Crozier, S., Cooper, C.: Effect of annual intramuscular vitamin D supplementation on fracture risk: population-based, randomised, double-blind, placebo-controlled trial. Osteoporos. Int. 15(Suppl. 1) (2004), S8.

Smith, E., Pncus, S.H., Donovan, L., Holick, M.F.: A novel approach for the elevation and treatment of psoriasis. J. Amer. Acad. Dermatol. 19 (1988), 516–528.

Sonnenberg, A., McCarty, D.J., Jacobsen, S.J.: Geographic variation of inflammatory bowel disease within the United States. Gastroenterology 100 (1991), 143–149.

Souci, S.W., Fachmann, W., Kraut, H.: Die Zusammensetzung der Lebensmittel. Nährwert-Tabelle. Wissenschaftliche Verlagsgesellschaft mbH, Stuttgart 1989.

Statistisches Bundesamt: Gesundheitsbericht für Deutschland. Diabetes Mellitus. Metzler/Poeschel, Stuttgart, Germany 1998, 237–242.

Steingrimsdottir, L., Gunnarsson, O., Indridason, O., Franzson, L., Sigurdsson, G.: Relationship between serum Parathyroid hormone levels, Vitamin D sufficiency, and Calcium intake. JAMA 294 (2005), 2336–2341.

Stene, L.C., Joner, G.: Use of cod liver oil during the first year of life is associated with lower risk of childhood-onset type 1 diabetes: a large, population-based, case-control study. Am. J. Clin. Nutr. 78 (2003), 1128–1134.

Stene, L.C., Ulriksen, J., Magnus, P., Joner, G.: Use of cod liver oil during pregnancy associated with lower risk of Type I diabetes in the offspring. Diabetologia 43 (2000), 1093–1098.

Tajika, M., Matsuura, A., Nakamura, T., Suzuki, T., Sawaki, A., Kato, T., Hara, K., Ookubo, K., Yamao, K., Kato, M., Muto, Y.: Risk factors for vitamin D deficiency in patients with Crohn's disease. J. Gastroenterol. 39 (2004), 527–533.

Tangrea, J., Helzlsouer, K., Pietinen, P. et al.: Serum levels of vitamin D metabolites and the subsequent risk of colon and rectal cancer in Finnish men. Cancer Causes Control 8 (1997), 615–625.

Tavani, A., Bertuccio, P., Bosetti, C. et al.: Dietary intake of calcium, vitamin D, phosphorus and the risk of prostate cancer. Eur. Urol. 48 (2005), 27–33.

Thacker, E.A.: The treatment of psoriasis with various vitamin D preparations. Illinois Med. J. 78 (1940), 352–360.

The EURODIAB Substudy 2 Study Group: Vitamin D supplement in early childhood and risk for type I (insulin-dependent) diabetes mellitus. Diabetologia 42 (1999), 51–54.

Trang, H., Cole, D. E., Rubin, L. A., Pierratos, A., Siu, A., Vieth, R.: Evidence that vitamin D3 increases serum 25-hydroxyvitamin D more efficiently than does vitamin D_2. Am. J. Clin. Nutr. 68 (1998), 854–858.

Trivedi, D.P., Doll, R., Khaw, K.T.: Effects of four monthly oral vitamin D (cholecalciferol) supplementation on fractures and mortality in men and women living in the community: randomised double blind controlled trial. Br. Med. J. 326 (2003), 469–472.

Tseng, M., Breslow, R.A., Graubard, B.I., Ziegler, R.G.: Dairy, calcium, and vitamin D intakes and prostate cancer risk in the National Health and Nutrition Examination Epidemiologic Follow-up Study cohort. Am. J. Clin. Nutr. 81 (2005), 1147–1154.

Tuohimaa, P., Tenkanen, L., Ahonen, M. et al.: Both high and low levels of blood vitamin D are associated with a higher prostate cancer risk: a longitudinal, nested case-control study in the nordic countries. Int. J. Cancer 108 (2004), 104–108.

Tuohimaa, P., Lyakhovich, A., Aksenov, N. et al.: Vitamin D and prostate cancer. J. Steroid Biochem. Mol. Biol. 76 (2001), 125–134.

Utiger, R.D.: The need for more vitamin D. N. Engl. J. Med. 338 (1998), 828–929.

VanAmerongen, B.M., Dijkstra, C.D., Lips, P., Polman, C.H.: Multiple sclerosis and vitamin D: an update. Eur. J. Clin. Nutr. 58 (2004), 1095–1109.

Vieth, R.: Vitamin D supplementation, 25-hydroxyvitamin D concentrations, and safety. Am. J. Clin. Nutr. 69 (1999), 842–856.

Vieth, R., Chan, P.C., MacFarlane, G.D.: Efficacy and safety of vitamin D_3 intake exceeding the lowest observed adverse effect level. Am. J. Clin. Nutr. 73(2) (2001), 288–294.

Vieth, R.: The role of vitamin D in the prevention of osteoporosis. Ann. Med. 37 (2005), 278–285.

Wactawski-Wende, J., Kotchen, J.M., Anderson, G.L. et al.: Calcium plus vitamin D supplementation and the risk of colorectal cancer. N. Engl. J. Med. 354 (2006), 684–696.

Webb, A.R., Holick, M.F.: The role of sunlight in the cutaneous production of vitamin D3. Ann. Rev. Nutr. 8 (1988), 375–399.

Wegener, M., Börsch, G., Schmidt, G.: Die hepatische Osteopathie: Osteoporose, Osteomalazie und Vitamin D-Stoffwechsel. Inn. Med. 12 (1985), 63–68.

Welch, T.R., Bergstrom, W.H., Tsang, R.C.: Vitamin D-deficient rickets: the reemergence of a once-conquered disease. J. Pediatr. 137(2) (2000), 143–145.

Whiting, S.J., Calvo, M.S.: Dietary recommendations for Vitamin D: a critical need for functional end points to establish an estimated average requirement. J. Nutr. 135 (2005), 304–409.

Woo, T.C., Choo, R., Jamieson, M., Chander, S., Vieth, R.: Pilot Study: Potential Role of Vitamin D (Cholecalciferol) in Patients with PSA Relapse after Definitive Therapy. Nutr. Cancer 51 (2005), 32–36.

Zehnder, D., Bland, R., Williams, M.C. et al.: Extrarenal expression of 25-hydroxyvitamin D3-1α-hydroxylase. J. Clin. Endocrinol. Metab. 86 (2001), 888–894.

Zhou, W., Suk, R., Liu, G. et al.: Vitamin D is associated with improved survival in early-stage nonsmall cell lung cancer patients. Cancer Epidemiol. Biomarkers Prev. 14 (2005), 2303–2309.

Ziegler, R.: Die Therapie des tetanischen Syndroms. Dtsch. Med. Wschr. 110 (1985), 424–427.

Zittermann, A.: Vitamin D in preventive medicine: are we ignoring the evidence? Br. J. Nutr. 89 (2003), 552–572.

LITERATUR ZU KAP. 3.13: VITAMIN E

Abate, A., Yang, G., Dennery, P.A., Oberle, S., Schröder, H.: Synergistic inhibition of cyclooxygenase-2 expression by vitamin E and aspirin. Free Radic. Biol. Med. 29 (2000), 1135–1142.

Acuff, R., Dunworth, R., Webb, L., Lane, J.: Transport of deuterium-labeled Tocopherols during pregnancy. Am. J. Clin. Nutr. 67 (1998), 459–464.

Adachi, N., Migita, M., Ohta, T., Matsuda, I.: Depressed natural killer cell activity due to decreased natural killer cell population in a vitamin E-deficient patient with Schwachman syndrome reversible natural killer cell abnormality by (tocopherol supplementation. Eur. J. Pediatr. 156 (1997), 444–448.

Adams, J.D., Klaidman, L.K., Odunze, I.N., Shen, H.C., Miller, C.A.: Alzheimer's and Parkinson's disease. Brain levels of glutathione, glutathione disulfide, and vitamin E. Mol. Chem. Neuropathol. 14 (1991), 213–26.

Adler, L.A., Rotrosen, J., Edson, R. et al.: Vitamin E treatmnet for tardive dyskinesia. Arch. Gen. Psychiatry 56 (1999), 836–841.

Adler, L.A., Edson, R., Lavori, P. et al.: Long term treatment effects of vitamin E for tardive dyskinesia. Biol. Psychiatry 43 (1998), 868–872.

Adolfsson, O. Huber, B., Meydani, S.N.: Vitamin E-enhanced IL-2 production in old mice: Naïve but not memory T cells show increased cell division cycling and IL-2-producing capacity. J. Immunol. 167 (2001), 3809–3817.

Age-Related Eye Disease Study Research Group. A randomized, placebo-controlled, clinical trial of high-dose supplementation with vitamins C and E, beta carotene, and zinc for age-related macular degeneration and vision loss: AREDS report no. 8. Arch. Ophthalmol. 119 (2001a), 1417–1436.

Age-Related Eye Disease Study Research Group. A randomized, placebo-controlled, clinical trial of high-dose supplementation with vitamins C and E and beta carotene for age-related cataract and vision loss: AREDS report no. 9. Arch. Ophthalmol. 119 (2001b), 1439–1452.

Ahmed, T., Marko, M., Wu, D., Chung, H., Huber, B., Meydani, S.N.: Vitamin E supplementation reverses the age-associated decrease in effective immune synapse formation in CD4+ T cells. Ann. N.Y. Acad. Sci. 1031 (2004), 412–414.

Albanes, D., Malila, N., Taylor, P.R., Huttunen, J.K, Virtamo, J., Edwards, B.K., Rautalahti, M., Hartman, A.M., Barrett, M.J. et al.: Effects of supplemental alpha-tocopherol and beta-carotene on colorectal cancer: results from a controlled trial (Finland). Cancer Causes Control 11 (2000), 197–205.

Allard, J., Jeejeebhoy, K.: Breath pentane output and vitamin E. In: Mino, M. et al. (eds.): Vitamin E – Its usefulness in health and in curing diseases. Japan Sci. Soc. Press, Tokyo. S. Karger, Basel 1993, 143–152.

Allmann, M.A., Truswell, A.St., Tiller, D.J., Stewart, P.M., Yan, D.F., Horvath, J.S., Duggih, G.G.: Vitamin supplementation of patients receiving haemodialysis. Med. J. Aust. 150 (1989), 130–133.

Alpha-Tocopherol, Beta-Carotene Cancer Prevention Study Group: The Effect of Vitamin E and Beta-Carotene on the Incidence of Lung Cancer and Other Cancers in Male Smokers. N. Engl. J. Med. 330 (1994), 1029–1035.

Anderson, J.W., Gowri, M.S., Turner, J., Nichols, L., Diwadkar, V.A., Chow, C.K., Oeltgen, P.R.: Antioxidant supplementation effects on low-density lipoprotein oxidation for individuals with Type 2 Diabetes mellitus. J. Am. Coll. Nutr. 18 (1999), 451–461.

Anonym: Vitamin E deficiency and neurologic dysfunction. Nutr. Rev. 44 (1986), 268–269.

Antioxidant vitamins and beta-carotene in disease prevention. International Conference, Queen Elizabeth II Conference Centre, London, United Kingdom, October 2–4, 1989.

Apostolski, S., Marinkovic, Z., Nikolic, A. et al.: Glutathione peroxidase in amyotrophic lateral sclerosis: the effects of selenium supplementation. J. Environ. Pathol. Toxicol. Oncol. 17 (1998), 325–329.

Arad, Y., Spadaro, L.A., Roth, M., Newstein, D., Guerci, A.D.: Treatment of asymptomatic adults with elevated coronary calcium scores with Atorvastatin, Vitamin C, and Vitamin E. The St. Francis Heart Study Randomized Clinical Trial. J. Am. Coll. Cardiol. 46 (2005), 166–172.

Aratri, E., Spycher, S., Breyer, I., Azzi, A.: Modulation of a-tropomyosin expression by a-tocopherol in rat vascular smooth muscle cells. FEBS Lett. 447 (1999), 91–94.

Arria, A.M., Tarter, R.E., Warty, V., Van Thiel, D.H.: Vitamin E deficiency and psychomotor dysfunction in adults with primary biliary cirrhosis. Am. J. Clin. Nutr. 52 (1990), 383–90.

August, D., Teitelbaum, D. Albina, J. et al.: Guidelines for the use of parenteral and enteral nutrition in adult and pediatric patients. Normal requirements – pediatrics. Micronutrient requirements. Vitamins. JPEN 26(1) (2002), 30SA–32SA (VII)

Azen, S.P., Qian, D., Mack, W.J., Sevanian, A., Selzer, R.H., Liu, C.R., Liu, C.H., Hodis, H.N.: Effect of supplementary antioxidant vitamin intake on carotid arterial wall intima-media thickness in a controlled clinical trial of cholesterol lowering. Circulation 94 (1996), 2369–2372.

Azzi, A., Gysin, R., Kempna, P., Munteanu, A., Villacorta, L. et al.: Regulation of gene expression by alpha-tocopherol. J. Biol. Chem. 385 (2004), 585–591.

Azzi, A., Boscoboinik, D., Marilley, D., Özer, N., Stäuble, B., Tasinato, A.: Vitamin E, a sensor and an information transducer of the cell oxidation state. Am. J. Clin. Nutr. 62 (1995), 1337S–1346S.

Azzi, A., Boscoboinik, D., Hensey, C.: The protein kinase family. Eur. J. Biochem. 208 (1992), 547–557.

Baehner, R.L., Boxer, L.A., Allen, J.M., Davis, J.: Antioxidation as a basis for altered function by polymorphonuclear leucocytes. Blood 50 (1977), 327–335.

Bässler, K.-H.: Die Bedeutung der Vitamine in der parenteralen Ernährung. Infusionstherapie 17 (1990), 19–23.

Bässler, K.-H.: On the problematic nature of vitamin E-requirements: net vitamin E. Z. Ernährungswiss. 30 (1991), 174–180.

Bairati, I., Meyer, F., Gélinas, M. et al.: Randomized Trial of Antioxidant Vitamins to Prevent Acute Adverse Effects of Radiation Therapy in Head and Neck Cancer Patients. J. Clin. Oncol. 23 (2005a), 5805–5813.

Bairati, I., Meyer, F., Gélinas, M. et al.: A randomized trial of antioxidant vitamins to prevent second primary cancers in head and neck cancer patients. J. Natl. Cancer Inst. 97 (2005b), 481–488.

Balazs, L., Leon, M.: Evidence of an oxidative challenge in the Alzheimer's brain. Neurochem. Res. 19 (1994), 1131–7.

Barak, Y., Swartz, M., Shamir, E. et al.: Vitamin E (alpha-tocopherol) in the treatment of tardive dyskinesia: a statistical meta-analysis. Ann. Clin. Psychiatry 10 (1998), 101–105.

Bartsch, M., Bartsch, H., Toloczyki, C.: Vergleich der Wirksamkeit und Verträglichkeit von Vitamin E und Diclofenac-Natrium sowie einer Kombination bei der Behandlung von entzündlich-aktivierten Gonarthrosen. Therapiewoche 39 (1989), 1839–1845.

Bartsch, H.: Ergebnisse und Auswertung einer Doppelblind-Studie mit Vitamin E und Diclofenac-Natrium sowie der Kombination Vitamin E plus Diclofenac-Natrium bei entzündlich aktivierter Gonarthrose. Fat. Sci. Technol. 92 (1990), 197–201.

Beckman, J.A., Goldfine, A.B., Gordon, M.B., Garrett, L.A., Keaney, J.F., Creager, M.A.: Oral antioxidant therapy improves endothelial function in Type 1 but not Type 2 diabetes mellitus. Am. J. Physiol. Heart Circ. Physiol. 285 (2003), H2392–H2398.

Beckmann, K.B., Ames, B.N.: The Free Radical Theory of Aging Matures. Physiol. Rev. 78 (1998), 547–581.

Behl, C.: Vitamin E and Other Antioxidants in Neuroprotection. Int. J. Vitam. Nutr. Res. 69 (1999), 213–219.

Behl, C., Davis. J.B., Cole, G.M., Schubert, D.: Vitamin E protects nerve cells from amyloid beta protein toxicity. Biochem. Biophys. Res. Commun. 186 (1992), 944–50.

Behl, C., Davis, J.B., Lesley, R., Schubert, D.: Hydrogen peroxide mediates amyloid beta protein toxicity. Cell 77 (1994), 817–27.

Belda, J., Roma, J., Vilela, C., Puertas, F., Diaz-Llopis, M., Bosch-Morell, F., Romero, F.: Serum vitamin E levels negatively correlate with severity of age-related macular degeneration. Mech. Ageing Dev. 107 (1999), 159–164.

Bendich, A.: Carotenoids and the immune response. J. Nutr. 119 (1989), 112–115.

Bendich, A.: Safety issues regarding the use of vitamin supplements. Ann. NY Acad. Sci. 669 (1992), 300–310.

Benner, S.E., Winn, R.J., Lippman, S.M., Poland, J., Hansen, K.S., Luna, M.A. and Hong, W.K.: Regression of Oral Leukoplakia with Alpha-Tocopherol: A Community Clinical Oncology Program Chemoprevention Study. J. Natl. Cancer Inst. 85 (1993), 44–47.

Berger, S., Gronowska-Senger, A., Cwiek-Ludwicka, K.: Bioactivity of vitamins A und E affected by selected factors. Ernährung/Nutrition 18 (1994), 286–289.

Berman, K., Brodaty, H.: Tocopherol (vitamin E) in Alzheimer's disease and other neurodegenerative disorders. CNS Drugs 18 (2004), 807–825.

BfArM (1996) Mustertextfachinformation: Alpha-Tocopherolacetat, Nr.: FI3300AU.DOC, Stand: 01.04.1996

Bhuyan, K.C., Bhuyan, D.K. and Podos, S.M.: The Role of Vitamin E in Therapy of Cataract in Animals. Ann. N.Y. Acad. Sci. 393 (1982), 169–171.

Bieri, J.G.: Medical uses of vitamin E. N. Engl. J. Med. 308 (1983), 1063–1071.

Biesalski, H.K.: Antioxidative Vitamine in der Prävention. Dtsch. Ärzteblatt 18 (1995), 1316–1321.

Biesalski, H.K., Frank, J., Bolten, W., Sangha, O., Nagel, E., Adam, O.: Vitamin E und Erkrankungen des rheumatischen Formenkreises (Osteoarthritis [OA] und rheumatoide Arthritis [RA]. Akt. Ernähr. Med. 24 (1999), 29–36.

Biesalski, H.K., Bischoff, S.C., Böhles, H.J., Mühlhofer, A.: Wasser, Elektrolyte, Vitamine und Spurenelemente. Aktuel. Ernähr. Med. 32(Suppl.1) (2007), S30–S34.

Bjelakovic, G., Nikolova, D., Simonetti, R.G., Gluud, C.: Antioxidant supplements for prevention of gastrointestinal cancers: a systematic review and meta-analysis. The Lancet 364 (2004), 1219–1228.

Blankenhorn, G.: Klinische Wirksamkeit von Vitamin E bei aktivierten Arthrosen. Z. Orthop. 124 (1986), 340–343.

Bleys, J., Miller, E.R. III, Pastor-Barriuso, R., Appel, L.J., Guallar, E.: Vitamin-mineral-supplementation and the progression of atherosclerosis: a meta-analysis of randomized controlled trials. Am. J. Clin. Nutr. 84 (2006), 880–887.

Blot, W.J., Li, J.Y., Taylor, P.R., Guo, W., Dawsey, S., Wang, G.Q., Yang, C.S , Zheng, S.F., Gail, M., Li, G.Y., Yu, Y., Liu, B.Q., Tangrea, J., Sun, Y.H., Liu, F., Fraumeni, J.F., Zhang, Y.H., and Li, B.: Nutrition Intervention Trials in Linxian, China: Supplementation with Specific Vitamin/Mineral Combinations, Cancer Incidence and Disease-Specific-Mortality in the General Population. J. Natl. Cancer Inst. 85 (1993), 1483–1492.

Boaz, M., Smetana, S., Weinstein, T., Matas, Z., Gafter, U., Jaina, A., Knecht, A., Weissgarten, Y., Brunner, D., Fainaru, M., Green, M.S.: Secondary prevention with antioxidants of cardiovascular disease in endstage renal disease (SPACE): randomised placebo-controlled trial. Lancet 356 (2000), 1213–1218.

Boomershine, K.H., Shelton, P.S., Boomershine, J.E.: Vitamin E in the treatment of tardive dyskinesia. Ann. Pharmacother. 33 (1999), 1195–1202.

Boscoboinik, D., Szewezyk, A., Hensey, D., Azzi, A.: Inhibition of cell proliferation by α-tocopherol. J. Biol. Chem. 266 (1991a), 6188–6194.

Boscoboinik, D., Szewezyk, A., Azzi, A.: α-Tocopherol (vitamin E) regulates vascular smooth muscle cell proliferation and protein kinase C activity. Arch. Biochem. Biophys. 286 (1991b), 264–269.

Bostik, R M., Potter, J.D., McKenzie, D.R., Sellers, T.A., Kushi, L.H., Steinmetz, K.A., Folsom, A.R.: Reduced risk of colon cancer with high intake of vitamin E: The Iowa Women's Health Study. Cancer Res. 53 (1993), 4230–4237.

Bowry, V., Stocker, R.: Tocopherol-mediated peroxidation. The prooxidant effect of vitamin E on the radical-initiated oxidation of human low-density lipoprotein. J. Am. Chem. Soc. 115 (1993), 6029–6043 R.

Boxer, L.A., Oliver, J.M., Spielberg, S.P., Allen, J.M., Schulman, J.D.: Protection of granulocytes by vitamin E in glutathione synthesis deficiency. N. Engl. J. Med. 301 (1979), 901–905.

Brigelius-Flohé, R., Traber, M.: Vitamin E: function and metabolism. FASEB J. 13 (1999), 1145–1155.

Brown, A.A., Hu, F.B.: Dietary modulation of endothelial function: implications for cardiovascular disease. Am. J. Clin. Nutr. 73 (2001), 673–686.

Brown, B.G., Zhao, X.Q., Chait, A. et al.: Simvastatin and niacin, antioxidant vitamins, or the combination for the prevention of coronary disease. N. Engl. J. Med. 345 (2001), 1583–1592.

Brown, K., Reid, A., White, T., Henderson, T., Hukin, S., Johnstone, C., Glen, A.: Vitamin E., lipids, and lipid peroxidation products in tardive dyskinesia. Biol. Psychiatry 43 (1998), 863–867.

Brown, K.M., Morrice, P.C., Duthie, G.G.: Vitamin E Supplementation suppresses indexes of lipidperoxidation and platelet counts in blood of smokers and nonsmokers but plasma concentrations remain unchanged. Am. J. Clin. Nutr. 60 (1994), 383–387.

Brown, M.: Do vitamin E and fish oil protect against ischaemic heart disease? Lancet 354 (1999), 441–442.

Broxson, E.H., Sokol, R.J., Githens, J.H.: Normal vitamin E status in sickle hemoglobinopathies in Colorado. Am. J. Clin. Nutr. 50 (1989), 497–503.

Buiatti, E., Palli, D., Decarli, A., Amadori, D., Avellini, C., Bianchi, S., Bonaguri, C., Cipriani, F., Cocco, P., Giacosa, A., Marubini, E., Minacci, C., Puntoni, R., Russo, A., Vindigni, C., Fraumeni, J.F., Blot, W.J.: A Case-Control Study of Gastric Cancer and Diet in Italy. II. Association with Nutrients. Int. J. Cancer 45 (1990), 896–901.

Bundeslebensmittelschlüssel für Verzehrerhebungen (BLS). Version II (1990). Bundesgesundheitsamt.

Bursell, S.E., Clermont, A.C., Aiello, L.P, Aiello, L.M., Schlossmann, D.K., Feener, E.P., Laffel, L., King, G.L.: High-dose vitamin E supplementation normalizes retinal blood flow and creatinine clearance in patients with type 1 diabetes. Diabetes Care 22 (1999), 1245–1251.

Burton, G., Traber, M.: Vitamin E: Antioxidant activity, biokinetics, and bioavailability. Ann. Rev. Nutr. 10 (1990), 357–382.

Burton, G., Ingold, K., Cheeseman, K., Slater, T.: Application of deuterated α-Tocopherols to the biokinetics and bioavailability of vitamin E. Free Rad. Res. Commun. 11 (1990), 99–107.

Burton, G., Traber, M., Acuff, R., Walters, D., Kayden, H., Hughes, L., Ingold, K.: Human plasma and tissue α-Tocopherol concentrations in response to supplementation with deuterated natural and synthetic vitamin E. Am. J. Clin. Nutr. 67 (1998), 669–684.

Burton, G.W , Ingold, K.U., Foster. D.O., Cheng, S.C., Webb, A., Hughes, L., Lusztyk, E.: Comparison of free α-tocopherols and α-tocopheryl acetate as sources of vitamin E in rats and humans. Lipids 23 (1988), 834–840.

Cachia, O., Benna, J.E., Pedruzzi, E., Descomps, B., Gougerot-Pocidalo, M.A., Leger, C.L.: Alpha-tocopherol inhibits the respiratory burst in human monocytes. Attenuation of p47 (phox) membrane translocation and phosphorylation. J. Biol.Chem. 273 (1998), 32801–32805.

Calzada, C., Bruckdorfer, K.R., Rice-Evans, C.A.: The influence of antioxidant nutrients on platelet function in healthy volunteers. Atheroslerosis 128 (1997), 97–105.

Campbell, S., Stone, W., Whaley, S., Krishnan, K.: Development of gamma (γ)-tocopherol as a colorectal cancer chemopreventive agent. Crit. Rev. Oncol. Hematol. 47 (2003), 249–259.

Cannon, J.G., Orencole, S.F., Fielding, R.A., Meydani, M., Meydani, S.N., Fiatarone, M.A., Blumberg, J.B., Evans, W.J.: The acute phase response in exercise. I. The interaction of age and vitamin E on neutrophils and muscle enzyme release. Am. J. Physiol. 259 (1990), R1214–R1219.

Cannon, J.G., Meydani, S.N., Fielding, R.A., Fiatarone, M.A., Meydani, M., Farhangmehr, M., Orencole, S.F., Blumberg, J.B., Evans, W.J.: The acute phase response in exercise. II. Association between vitamin E, cytokines, and muscle proteolysis. Am. J. Physiol. 260 (1991), R1235–R1240.

Cario, W.R.: Zum Einsatz von Vitamin E im Kindesalter. Kinderärztl. Praxis 58 (1990), 511–517.

Carpenter, D.: Vitamin E deficiency. Sem. Neurol. 5 (1985), 283–287.

Carpenter, K.L.H., Taylor, S.E., Ballantine, J.A., Fussell, B., Halliwell, B., Mitchinson, M.J.: Lipids and oxidised lipids in human atheroma and normal aorta. Biochim. Biophys. Acta 1167 (1993), 121–130.

Cavalier, L., Ouahchi, K., Kayden, H.J. et al.: Ataxia with isolated vitamin E deficiency: heterogeneity of mutations and phenotypic variability in a large number of families. Am. J. Hum. Genet. 62 (1998), 301–310.

Centers for Disease Control and Prevention. NHANES 1999-2000 public data release file documentation. Accessed at www.cdc.gov/nchs/about/major/nhanes/currentnhanes.htm on 7 February 2005.

Ceriello, A., Giugliano, D., Quatraro, A., Donzella, C., Dipalo, G., Lefebvre, P.J.: Vitamin E reduction of protein glycosylation in diabetes. New prospect for prevention of diabetic complications ? Diabetes Care 14 (1991), 68–72.

Chan, A.C., Tran, K., Pyke, D., Powell, W.: Effect of dietary vitamin E on the biosynthesis of 5-lipoxygenase products by rat polymorphonuclear leukocytes (PMNL). Biochim. Biophys. Acta 1005 (1989), 265–269.

Chan, A.C.: Vitamin E and the arachidonic acid cascade. In: Mino, M. et al. (eds.): Vitamin E – Its usefulness in health and in curing diseases. Japan Sci. Soc. Press, Tokyo/S. Karger, Basel 1993, 197–207.

Chan, A.C., Wagner, M., Kennedy, C., Mroske, C., Proulx, P., Laneuville, O., Tran, K., Choy, P.C.: Vitamin E upregulates phospholipase A2, arachidonic acid release and cyclooxygenase in endothelial cells. Akt. Ernähr.-Med. 23 (1998), 1–8.

Chan, J.M., Stampfer, M.J., Ma, J., Rimm, E.B., Willett, W.C., Giovannucci, E.L.: Supplemental vitamin E intake and prostate cancer risk in a large cohort of men in the United States. Cancer Epidemiol. Biomarkers Prev. 8 (1999), 893–899.

Chavance, M., Herbeth, B., Mikstacki, T., Fournier, C., Vernhes, G., Janot, C.: Nutritional support improves antibody response to influenza virus vaccine in the elderly. Br. Med. J. 291 (1985), 1348–1349.

Chavanace, M., Brubacher, G.B.: Immunological and nutritional status among the elderly. FASEB J. 7 (1993), A 415.

Chavance, M., Brubacher, G., Herberth, B., Vernes, G., Mistacki, T., Deti, F., Fournier, C., Janot, C.: Immunological and nutritional status among the elderly. In: Chandra, R.K. (ed.): Nutrition, Immunity and Illness in the Elderly. Pergamon Press, New York, NY, 137–142.

Chen, L., Lin, C.T.: Some enzymatic changes associated with pathological changes in rats with long-term vitamin E deficiency. Nutr. Rep. Int. 21 (1980), 387–395.

Cherubini, A., Martin, A., Andres-Lacueva, C., Di Iorio, A. et al.: Vitamin E levels, cognitive impairment and dementia in older persons: the InCHIANTI study. Neurobiology of Aging 26 (2005), 987–994.

Cheung, M.C., Zhao, X.Q., Chait, A., Albers, J.J., Brown, B.G.: Antioxidant supplements block the response of HDL to simvastatin-niacin therapy in patients with coronary artery disease and low HDL. Arterioscler. Thromb. Vasc. Biol. 21 (2001), 1320–1326.

Chirico, G., Marconi, M., Colombo, A., Chiara, A., Rondini, G., Ugazio, A.G.: Deficiency of neutrophil phagozytosis in premature infants: effect of vitamin E supplementation. Acta Paediatr. Scand. 72 (1983), 521–524.

Chiswick, M., Gladman G., Sinka, S., Toner, N., Davies, J.: Vitamin E supplementation and periventricular hemorrhage in the newborn Am. J. Clin. Nutr. 53 (1991), 370S–372S.

Chojkier, M., Houglum, K., Lee, K.S., Buck, M.: Long- and short-term D-α-tocopherol supplementation inhibits liver collagen a1(I) gene expression. Am. J. Physiol. 275 (1998), G1480–G1485.

Christen, W.G., Gazianc, J.M., Hennekens, C.H.: Design of Physicians' Health Study II: a randomized trial of beta-carotene, vitamins E and C, and multivitamins, in prevention of cancer, cardiovascular disease, and eye disease, and review of results of completed trials. Ann. Epidemiol. 10 (2000), 125–134.

Chylack, L.T., Brown, N P., Bron, A. et al., for The REACT Group: The Roche European American Cataract Trial (REACT): A randomized clinical trial to investigate the efficacy of an oral antioxidant micronutrient mixture to slow progression of age-related cataract. Ophthalmic Epidemiol. 9 (2002), 49–80.

Clement, S., Tasinato, A , Boscoboinik, D., Azzi, A.: The efect of a-tocopherol on the synthesis, phosphorylation and activity of protein kinase C in smooth muscle cells after phorbol 12-myristate 13-acetate down-regulation. Eur. J. Biochem. 246 (1997), 745–749.

Cohn, W.: Bioavailability of Vitamin E. Eur. J. Clin. Nutr. 51 (1997), 80–85.

Colas, S., Germain, E., Arab, K., Maheo, K., Goupille, C., Bougnoux, P.: a-tocopherol suppresses mammary tumor sensitivity to anthracyclines in fish oil-fed rats. Nutrition and Cancer 51 (2005), 178–183.

Colette, C., Pares-Herbute, N., Monnier, L.H., Cartry, E.: Platelet function in type I diabetes: effects of supplementation with large doses of vitamin E. Am. J. Clin. Nutr. 47 (1988), 256–261.

Collaborative Group of the Primary Prevention Project (PPP): Low-dose aspirin and vitamin E in people at cardiovascular risk: a randomised trial in general practice. Lancet 357 (2001), 89–95.

Cominacini, L., Garbin, U., Pasini, A.F., Davoli, A., Campagnola, M., Contessi, G.B., Pastorino, A.M., LoCascio, V.: Antioxidants inhibit the expression of intercellular cell adhesion molecule-1 and vascular cell adhesion molecule-1 induced by oxidized LDL on human umbilical vein endothelial cells. Free Radic. Biol. Med. 22 (1997), 117–127.

Conte, C., Floridi, Al., Aisa, C., Piroddi, M., Floridi, Ar., Galli, F.: γ-Tocotrienol metabolism and antiproliferative effect in prostate cancer cells. Ann. N.Y. Acad. Sci. 1031 (2004), 391–394.

Cooney, R.V., Franke, A.A., Harwood, P.J., Hatch-Pigott, V., Custer, L.J. et al.: Gamma-tocopherol detoxification of nitrogen dioxide: superiority to alpha-tocopherol Proc. Natl. Acad. Sci. USA 90 (1993), 1771–1775.

Cotter, M.A., Love, A., Watt, M.J., Cameron, N.E., Dines, K.C.: Effects of natural free radical scavengers on peripheral nerve and neurovascular function in diabetic rats. Diabetologia 38 (1995), 1285–1294.

Creighton, M.O., Ross, W.M., Stewart-DeHaan, P.J., Sanwal, M., Trevithick, J.R.: Modelling Cortical Cataractogenesis. VII. Effects of Vitamin E Treatment on Galactose-Induced Cataracts. Exp. Eye Res. 40 (1985), 213–222.

Creighton, M.O., Sanwal, M., Stewart-DeHaan, P.J., Trevithick, J.R.: Modelling Cortical Cataractogenesis. V. Steroic Cataracts Induced by Solumedrol Partially Prevented by Vitamin E in Vitro. Exp. Eye Res. 37 (1983), 65–76.

DAKE (Deutsche Arbeitsgemeinschaft für künstliche Ernährung): Empfehlungen für die tägliche Vitaminzufuhr bei parenteraler Ernährung Erwachsener. Infusionstherapie 17 (1990), 60–61.

Davi, G., Ciabattoni, G., Consoli, A., Mezzetti, A., Falco, A., Santarone, S., Pennese, E., Vitacolonna, E., Bucciarelli, T., Costantini, F., Capani, F., Patrono, C.: In vivo formation of 8-iso-prostaglandin F2α and platelet activation in diabetes mellitus. Effects of improved metabolic control and vitamin E supplementation. Circulation 99 (1999), 224–229.

Delcourt, C., Cristol, J.P., Tessier, F., Leger, C.L., Descomps, B., Papoz, L.: Age-related macular degeneration and antioxidant status in the POLA Study. POLA Study Group. Pathologies Oculaires Liées à l'Age. Arch. Ophthalmol. 117 (1999), 1384–1390.

DeMaio, S.J., King, S.B., Lembo, N.J., Roubin, G.S., Hearn, J.A., Bhagavan, H.N., Sgoutas, D.S.: Vitamin E supplementation, plasma lipids and incidence of restenosis after percutaneous transluminal coronary angioplasty (PTCA). J. Am. Coll. Nutr. 11 (1992), 68–73.

Denzlinger, C., Kless, T., Sagebiel-Kohler, S., Lemmen, C., Jakob, K. Wilmanns, W., Adam, O.: Modulation of the endogenous leukotriene production by fish oil and vitamin E. J. Lipid Mediat. Cell Signal. 11 (1995), 119–132.

De Rijk, M.C., Breteler, M.M.B., den Breeijen, J.H. et al.: Dietary antioxidants and Parkinson's disease. Arch. Neurol. 54 (1997), 762–765.

Deutsche Gesellschaft für Ernährung, Ausschuß Nahrungsbedarf: Zufuhrempfehlungen und Nährstoffbedarf. Teil II. 2: Vitamine. Ernährungs-Umschau 42 (1995), 44–50.

Deutsche Gesellschaft für Ernährung e.V.: Ernährungsbericht 1984. Umschau-Verlag, Frankfurt/Main.

Deutsche Gesellschaft für Ernährung e.V.: Ernährungsbericht 1988. Umschau-Verlag, Frankfurt/Main.

Deutsche Gesellschaft für Ernährung: Empfehlungen für die Nährstoffzufuhr. Umschau-Verlag, Frankfurt/Main 1985.

Deutsche Gesellschaft für Ernährung: Empfehlungen für die Nährstoffzufuhr. Umschau-Verlag, Frankfurt/Main 1991.

Devaraj, S., Jialal, I.: Alpha-tocopherol inhibits Il-1β release by inhibition of 5-lipoxygenase. Arterioscler. Thromb. Vasc. Biol. 19 (1999), 1125–1133.

Devaraj, S., Jialal, I.: Alpha-tocopherol supplementation decreases serum C-reactive protein and monocyte interleukin-6 levels in normal volunteers and type 2 diabetic patients. Free Radic. Biol. Med. 29 (2000), 790–792.

Devaraj, S., Jialal, I.: The effects of α-tocopherol on critical cells in atherogenesis. Curr. Opin. Lipidol. 9 (1998), 9–15.

Devaraj, S., Li, D., Jialal, I.: The effects of α-tocopherol supplementation on monocyte function. Decreased lipid oxidation, interleukin 1β secretion, and monocyte adhesion to endothelium. J. Clin. Invest. 98 (1996), 756–763.

De Waart, F G., Portengen, L., Doekes, G., Verwaal, C.J., Kok, F.J.: Effect of 3 Months Vitamin E Supplementation on Indices of the Cellular and Humoral Immune Response in Elderly Subjects. Br. J. Nutr. 78 (1997), 761–774.

DGE (Deutsche Gesellschaft für Ernährung) (ed.):. Ernährungsbericht 2004. Im Auftrag des Bundesministeriums für Verbraucherschutz, Ernährung und Landwirtschaft. Deutsche Gesellschaft für Ernährung e.V., Bonn 2004.

Diplock, A.T.: Safety of antioxidant vitamins and β-carotene. Am. J. Clin. Nutr. 62 (1995), 1510S–1516S.

Diplock, A.T.: Vitamin E. In: Diplock, A.T. (ed.): Fat-soluble Vitamins – their biochemistry und application. Heinemann, London und Technoic Publishing Co. Inc., Lancaster – Basel 1985, 154–244.

Doba, T., Burton, G.W., Ingold, K.U.: Antioxidant and coantioxidant activity of vitamin C. The effect of vitamin C either alone or in the presence of vitamin E or a water soluble vitamin E analogue, upon the peroxidation of aqueous multilamellar phospholipid liposomes. Biochim. Biophys. Acta 835 (1985), 298–302.

Dorevitch, A., Lerner, V., Shalfman, M.: Lack of effect of vitamin E on serum creatine phosphokinase in patients with long-term tardive dyskinesia. Int. Clin. Psychopharmacol. 12 (1997), 171–173.

Dorgan, J.E., Schatzkin, A.: Antioxidant nutritions in cancer prevention. Hematol. Oncol. Clin. North Am. 5 (1991), 43–68.

Dowd, P., Zheng, Z.B.: On the mechanism of the anticlotting action of vitamin E quinone. Proc. Natl. Acad. Sci. USA 92 (1995), 8171–75.

Drevon, C : Absorption, transport and metabolism of vitamin E. Free Rad. Res. Commun. 14 (1991), 229–246.

Du Broff, R.J., Gretz, C.A., Sexson, R.G., Gray, W.A., White, H.J.: Vitamin E reduces risk of coronary restenosis. 2nd International Conference. Antioxidant Vitamins and Beta-Carotene in Disease Prevention. Berlin, October 10–12, 1994 (Abstract).

Edmonds, S.E., Winyard, P.G., Guo, R., Kidd, B., Merry, P., Langrish-Smith, A., Hansen, C., Ramm, S., Blake, D.R.: Putative analgesic activity of repeated oral doses of vitamin E in the treatment of rheumatoid arthritis. Results of prospective placebo controlled double blind trial. Ann. Rheum. Dis. 56 (1997), 649–655.

Egan, M.F., Hyde, T.M., Albers, G.W., Elkashef, A., Alexander, R.C., Reeve, A., Blum, A., Saenz, R.E., Wyatt, R.J.: Treatment of tardive dyskinesia with vitamin E. Am. J. Psychiatry 149 (1992), 773–777.

Eichholzer, M., Stähelin, H.B., Gey, K.F., Lüdin, E. and Bernasconi, F.: Prediction of Male Cancer Mortality by Plasma Levels of Interacting Vitamins: 17-Year Follow-Up of the Prospective Basel Study. Int. J. Cancer 66 (1996), 145–150.

Eidelman, R.S., Hollar, D., Hebert, P.L., Lamas, G.A., Hennekens, C.H.: Randomized trials of vitamin E in the treatment and prevention of cardiovascular disease. Arch. Intern. Med. 164 (2004), 1552–1556.

Eiserich, J.P., Hristova, M., Cross, C.E. et al.: Formation of nitric oxide-derived inflammatory oxidants by myeloperoxidase in neutrophils. Nature 391 (1998), 393–7.

Eldamhougy, S., Elhelw, Z., Yamamah, G., Hussein, L., Fayyad, I., Fawzy, D.: The vitamin E status among glucose-6-phosphate-dehydrogenase deficient patient and effectiveness of oral vitamin E. Int. J. Vitam. Nutr. Res. 58 (1988), 184–188.

Engelen, W., y Keenoy, B.M., Vertommen, J., Leeuw, I.D.: Effects of long-term supplementation with moderate pharmacologic doses of vitamin E are saturable and reversible in patients with type 1 diabetes. Am. J. Clin. Nutr. 72 (2000), 1142–1149.

Engelhart, M.J., Geerlings, M.I., Ruitenberg, A. et al.: Dietary intake of antioxidants and risk of Alzheimer disease. JAMA 287 (2002), 3223–3229.

Esterbauer, H., Gebicki, J., Puhl, H., Jürgens, G.: The role of lipid peroxidation and antioxidants in oxidative modification of LDL. Free Rad. Biol. Med. 13 (1992), 341–390.

Evans, H.M., Bishop, K.S.: On the existence of a hitherto unrecognized dietary factor essential for reproduction. Science 56 (1922), 650–651.

Evans, J.R.: Antioxidant vitamin and mineral supplements for slowing the progression of age-related macular degeneration. Cochrane Database Syst Rev. 2006 Apr 19; (2):CD000254

Fairburn, K., Grootveld, M., Ward, R.J., Abiuka, C., Kus, M., Williams, R.B., Winyard, P.P., Blake, D.R.: Alpha-tocopherol, lipids and lipoproteins in knee-joint synovial fluid and serum from patients with inflammatory joint disease. Clin. Science 83 (1992), 657–664.

Factor, V.M., Laskowska, D., Jensen, M.R., Woitach, J.T., Popescu, N.C., Thorgeirsson, S.S.: Vitamin E reduces chromosomal damage and inhibits hepatic tumor formation in a transgenic mouse model. PNAS 97 (2000), 2196–2201.

Fahn, S.: A pilot trial of high dose alpha tocopherol and ascorbate in early Parkinson's disease. Arch. Neurol. 32 (1992), S128–32.

Fang, J.C., Kinlay, S., Beltrame, J., Hikiti, H., Wainstein, M., Behrendt, D. et al : Effect of vitamins C and E on progression of transplant-associated arteriosclerosis: a randomised trial. The Lancet 359 (2002), 1108–1113.

Farwer, S., de Boer, B., Haddeman, E., Kivits, G., Wiersma, A., Danse, B.: The vitamin E nutritional status of rats fed on diets high in fish oil, linseed oil or sunflower seed oil. Br. J. Nutr. 72 (1994), 127–145.

Fish, W.H., Cohen, M., Franzek, D., Williams, J.M., Lemons, J.A.: Effect of intramuscular vitamin E on mortality and intracranial hemorrhage in neonates of 1000 grams or less. Pediatr. 85 (1990), 578–584.

Food and Drug Administration (FDA). Parenteral Multivitamins Products; Drugs for Human Use; Drug Efficacy Study Implementation; Amendment. Fed. Reg. 65(77) (2000), 21200–21201.

Fogarty, A., Lewis, S., Weiss, S., Britton, J.: Dietary vitamin E, IgE concentrations and atopy. The Lancet 356 (2000), 1573–1574.

Ford, E.S., Ajani, U.A., Mokdad, A.H.: Brief communication: The Prevalence of high intake of vitamin E from the use of supplements among U.S. adults. Ann. Intern. Med. 143 (2005), 116–120.

Foy, C.J., Passmore, A.P., Vahidassr, M.D., Young, I.S., Lawson, J.T.: Plasma Chain-Breaking Antioxidants in Alzheimer's Disease, Vascular Dementia and Parkinson's Disease. Q. J. Med. 92 (1999), 39–45.

Freedman, J.E., Farhat, J.H., Loscalzo, J., Keaney, J.F.Jr.: Alpha-tocopherol inhibits aggregation of human platelets by a protein kinase C-dependent mechanism. Circulation 94 (1996), 2434–2440.

Freeman, V.L., Meydani, M., Yong, S., Pyle, J., Wan, Y., Arvizu-Durazo, R., Liao, Y.: Prostatic levels of tocopherols, carotenoids, and retinol in relation to plasma levels and self-reported usual dietary intake. Am. J. Epidemiol. 151 (2000), 109–118.

Freudenheim, J.L., Marshall, J.R., Vena, J.E., Laughlin, R., Brasure, J.R., Swanson, M.K., Nemoto, T. and Graham, S.: Premenopausal Breast Cancer Risk and Intake of Vegetables, Fruits and Related Nutrients. J. Natl. Cancer Inst. 88 (1996), 340–348.

Friedrich, W.: Handbuch der Vitamine. Urban & Schwarzenberg, München, Wien, Baltimore 1987.

FSA (2001) Food Standards Agency. Expert group on vitamins and minerals. Review of vitamin E-revised version. EVM/00/13. revised. July 2002, http://www.food.gov.uk/multimedia/pdfs/evm-00-13r.pdf.

Fuller, C.J., Chandalia, M., Garg, A., Grundy, S.M., Jialal, I.: RRR-α-tocopheryl acetate supplementation at pharmacologic doses decreases low-density-lipoprotein oxidative susceptibility but not protein glycation in patients with diabetes mellitus. Am. J. Clin. Nutr. 63 (1996), 753–759.

Galli, F., Stabile, A.M., Betti, M., Conte, C., Pistilli, A., Rende, M., Floridi, A., Azzi, A.: The effect of alpha- and gamma-tocopherol and their carboxyethyl hydroxychroman metabolites on prostate cancer cell proliferation. Arch. Biochem. Biophys. 423 (2004), 97–102.

Gaßmann, B., Schultz, M., Leist, M., Brigelius-Flohè, R.: Vitamin E-Stoffwechsel und -Bedarf. Ernährungs-Umschau 42 (1995), 80–87.

Gaziano, J.M., Hennekens, C.H.: Vitamin antioxidants and cardiovascular disease. Curr. Opin. Lipidol. 3 (1992), 291–294.

Gazis, A., White, D.J., Page, S.R., Cockroft, J.R.: Effect of oral vitamin E (alpha-tocopherol) supplementation on vascular endothelial function in Type 2 diabetes mellitus. Diabet. Med. 16 (1999), 304–311.

Gerster, H.: Prevention of platelet dysfunction by vitamin E in diabetic atherosclerosis. Z. Ernährungwiss. 32 (1993), 243–261.

Gey, K.F., Puska, P., Jordan, P., Moser, U.K.: Inverse correlation between plasma vitamin E and mortality from ischemic heart disease in cross-cultural epidemiology. Am. J. Clin. Nutr. 53 (1991), 326–334.

Gey, K.F.: Prospects for the prevention of free radical disease, regarding cancer and cardiovascular disease. Brit. Med. Bull. 49 (1993), 679–699.

Gey, K.F., Stähelin, H.B., Eichholzer, M., Lüdin, E.: Prediction of Increased Cancer Risk in Humans by Interacting Suboptimal Plasma Levels of Retinol and Carotene. In: Livrea, M.A., Vidali, G. (eds): Retinoids: From Basic Science to Clinical Application 1994, 137–163.

Gey, K.F.: Ten-year retrospective on the antioxidant hypothesis of arteriosclerosis: threshold plasma levels of antioxidant micronutrients related to minimum cardiovascular risk. J. Nutr. Biochem. 6 (1995), 206–236.

Gey, K. F., Moser, U. K., Jordan, P., Staehelin, H.B., Eichholzner, M., Lüdin, E.: Increased risk of cardiovascular disease at sub-optimal plasma concentrations of essential antioxidans: an epidemiological update with special attention to carotene and vitamin C. Am. J. Clin. Nutr. 57 (1993), 787–797.

Ghalaut, V.S., Ghalaut, P.S., Kharb, S., Singh, G.P.: Vitamin E in intestinal fat malabsorption. Ann. Nutr. Metab. 39 (1995), 296–301.

Giardini, O., Taccone-Gallucci, M., Lubrano, R., Ricciardi-Tenore, G., Bandino, D., Silvi, I., Paradisi, C., Mannarino, O., Citti, G., Elli, M., Casciani, C.U.: Effects of alpha-tocopherol administration on red blood cell membrane lipid peroxidation in hemodialysis patients. Clin. Nephrol. 21 (1984), 174–177.

Gisinger, C., Jeremy, J., Speiser, P., Mikhailidis, D., Dandona, P., Schernthaner, G.: Effect of vitamin E supplementation on platelet thromboxane A2 production in type I diabetic patients. Diabetes 37 (1988), 1260–1264.

Golbe, L.I., Farrell, T.M., Davis, P.H.: Case-control study of early life dietary factors in Parkinson's disease. Arch. Neurol. 45 (1988), 1350–1353.

Golly, I., Schmidt, M., Bergmann, U.: D-a-Tocopherol: Patientenbefragung bestätigt Reduktion des Analgetika-Konsums bei Gelenkbeschwerden. NATURAMED 15 (2000), 41–46.

Golly, I., Adam, O.: Vitamine in der Prävention und Therapie. Klinikleitfaden zur parenteralen Vitamingabe. Wer soll parenteral applizierte Vitamine erhalten? In: Ernährungsmedizin in der Praxis (O. Adam, eds.), Loseblattsammlung, Akt. Lieferung 08/2005, Kap. 8/13.2.1, 1–5, Spitta-Verlag, Balingen 2005a.

Golly, I., Adam, O.: Vitamine in der Prävention und Therapie. Klinikleitfaden zur parenteralen Vitamingabe. Welche Vitamin-Dosen sind bei parenteraler Verabreichung sinnvoll? In: Ernährungsmedizin in der Praxis (O. Adam, eds.), Loseblattsammlung, Akt. Lieferung 08/2005, Kap. 8/13.2.2, 1–8, Spitta-Verlag, Balingen 2005b.

Golumbic, C., Mattill, H.: Antioxidants and the antioxidation of fats. XIII. The antioxygenic action of ascorbic acid in association with tocopherols, hydroquinones and related compounds. J. Am. Chem. Soc. 63 (1941), 1279–1280.

Goodman, Y., Mattson, M.P.: Secreted forms of beta-amyloid precursor protein protect hippocampal neurons against amyloid beta-peptide-induced oxidative injury. Exp. Neurol. 128 (1994), 1–12.

Gopaul, N.K., Anggard, E.E., Mallett, A.I., Betteridge, D.J., Wolff, S.P., Nourooz-Zadeh, J.: Plasma 8-epi-PGF2a levels are elevated in individuals with NIDDM. FEBS Lett. 368 (1995), 225–229.

Gotoda, T., Arita, M., Arai, H., Inoue, K., Yokota, T., Fukuo, Y., Yazaki, Y., Yamada, N.: Adult-onset spinocerebellar dysfunction caused by a mutation in the gene for the alpha-tocopherol-transfer protein. N. Engl. J. Med. 333 (1995), 1313–1318.

Graat, J.M., Schouten, E.G., Kok, F.J.: Effect of daily Vitamin E and Multivitamin-Mineral supplementation on acute respiratory tract infections in elderly persons. JAMA 288 (2002), 715–721.

Graf, M., Ecker, D., Horowski, R., Kramer, B., Riederer, P., Gerlach, M. et al.: High dose vitamin E therapy in amyotrophic lateral sclerosis as add-on therapy to riluzole : reslts of a placebo-controlled double-blind study. J. Neurol. Transm. 112 (2005), 649–660.

Greenberg, E.R., Baron, J.A., Tosteson, T.D., Freeman, D.H., Beck, G.J., Bond, J.H., Colacchio, T.A., Coller, J.A., Frankl, H.D., Haile, R.W., Mandel, J.S., Nierenberg, D.W., Rothstein, R., Snover, D.C., Stevens, M.M., Summers, R.W. and van Stolk, R.U.: A Clinical Trial of Antioxidant Vitamins to Prevent Colorectal Adenoma. N. Engl. J. Med. 331 (1994), 141–147.

Gregory, S.H., Wing, E.J., Hoffman, R.A., Simmons, R.L.: Reactive nitrogen intermediates suppress the primary immunologic response to Listeria. J. Immunol. 150 (1993), 2901–2909.

Gridley, G., McLaughlin, J.K., Block, G., Blot, W.J., Gluch, M., Fraumeni, J.F.: Vitamin supplement use and reduced risk of oral and pharyngeal cancer. Am. J. Epidemiol. 135 (1992), 1083–1092.

Grisham, M.B.: Role of reactive oxygen metabolites in inflammatory bowel disease. Curr. Opin. Gastroenterol. 9 (1993), 971–980.

Grodstein F., Chen, J., Willett, W.C.: High-dose antioxidant supplements and cognitive function in community-dwelling elderly women. Am. J. Clin. Nutr. 77 (2003), 975–984.

Großklaus, R., Noble, P.: Regelungen für bilanzierte Diäten in der Diätverordnung. Akt. Ernähr. Med. 15 (1990), 9–16.

Grundman, M., Delaney, P.: Antioxidant strategies for Alzheimer's disease. Proc. Nutr. Soc. 61 (2002), 191–202.

Grundman, M.: Vitamin E and Alzheimer's disease: the basis for additional clinical trials. Am. J. Clin. Nutr. 71 (2000), 630S–6S.

Guggenheim, M.A., Ringel, St.P., Silverman, A., Grabert, B.E.: Progressive neuromuscular disease. J. Pediatr. 100 (1982), 51–58.

Gunawardena, K., Murray, D.K., Meikle, A.W.: Vitamin E and other antioxidants inhibit human prostate cancer cells through apoptosis. Prostate 44 (2000), 287–295.

Han, S.N., Adolfsson, O., Lee, C.-K., Prolla, T.A., Ordovas, J., Meydani, S.N.: Vitamin E and Gene expression in immune cells. Ann. N.Y. Acad. Sci. 1031 (2004), 96–101.

Han, S.N., Meydani, M., Wu, D., Bender, B.S., Smith, D.E., Vina, J., Cao, G., Prior, R.L., Meydani, S.N.: Effect of long-term dietary antioxidant supplementation on influenza virus infection. J. Gerontol. Biol. Sci. 55A (2000), B496–B503.

Han, S.N., Wu, D., Ha, W.K., Beharka, A., Smith, D.E., Bender, B.S., Meydani, S.N.: Vitamin E supplementation increases T helper 1 cytokine production in old mice infected with influenza virus. Immunology 100 (2000), 487–493.

Han, S.N., Meydani, S.N.: Vitamin E and infectious diseases in the aged. Proc. Nutr. Soc. 58 (1999), 697–705.

Han, S.N., Wu, D., Ha, W.K., Smith, D.E., Beharka, A., Wang, H., Bender, B.S., Meydani, S.N.: Vitamin E supplementation increases splenocyte IL-2 and IFN-α production of old mice infected with influenza virus. FASEB Journal 12 (1998), A819.

Hanck, A.: Arzneimitteltherapie heute. Bd. 42, Spektrum der Vitamine. Aesopus-Verlag, Zug, 1986, 36.

Handelman, G., Epstein, W., Peerson, J. Spiegelman, D., Machlin, L., Dratz, E.: Human dipose α-tocopherol and γ-tocopherol kinetics during and after 1 y of α-tocopherol supplementation. Am. J. Clin. Nutr. 59 (1994), 1025–1032.

Handelman, G.J., Machlin, L.J., Fitch, K., Weiter, J.J., Dratz, E.A.: Oral α-tocopherol supplements decrease plasma γ-tocopherol levels in humans. J. Nutr. 115 (1985), 807–813.

Hankinson, S.E., Stampfer, M.J., Seddon, J.M., Colditz, G.A., Rosner, B., Speizer, F.E., Willett, W.C.: Intake and cataract extraction in women: a prospective study. Br. Med. J. 305 (1992), 335–339.

Harding, A.E., Matthews, S., Jone, S., Ellies, C.J.K., Booth, I.W., Muller, D.P.R.: Spinocerebellar degeneration associated with a selective defect of vitamin E absorption. N. Engl. J. Med. 313 (1985), 32–35.

Harris, P.L., Embree, N.D.: Quantitative consideration of the effect of polyunsatu-rated fatty acid content of the diet upon the requirements for vitamin E. Am. J. Clin. Nutr. 13 (1963), 385–392.

Hartman, T.J., Dorgan, J.F., Woodson, K., Virtamo, J., Tangrea, J.A., Heinonen, O.P., Taylor, P.R., Barrett, M.J., Albanes, D.: Effects of long-term α-Tocopherol Supplementation on Serum hormones in older man. Prostate 46 (2001), 33–38.

Hayashi, T., Kanetoshi, A., Nakamura, M., Tamura, M., Shirahama, H.: Reduction of alpha-tocopherolquinone to alpha-tocopherolhydroquinone in rat hepatocytes. Biochem. Pharmacol. 44 (1992), 489–493.

Heart Protection Study Collaborative Group. MRC/BHF Heart Protection Study of antioxidant vitamin supplementation in 20,536 high-risk individuals: a randomised placebo-controlled trial. Lancet 360 (2002), 23–33.

Hehenberger, K., Hansson, A.: High glucose-induced growth factor resistance in human fibroblasts can be reversed by antioxidants and protein kinase C-inhibitors. Cell Biochem. Funct. 15 (1997), 197–201.

Heinonen, O.P., Albanes, D., Viramo, J., Taylor, P.R., Huttunen, J.K., Hartman, A.M., Haapakoski, J., Malila, N., Rautalahti, M., Ripatti, S., Mäenpää, H., Teerenhovi, L., Koss, L, Virolainen, M. and Edwards, B.K.: Prostate Cancer and Supplementation with Alpha-Tocopherol and Beta-Carotene: Incidence and Mortality in a Controlled Trial. J. Natl. Cancer Inst. 90 (1998), 440–446.

Heliövaara, M., Knekt, P., Aho, K., Aaran, R.K., Alfthan, G., Aromaa, A.: Serum antioxidants and risk of rheumatoid arthritis. Ann. Rheum. Dis. 53 (1994), 51–53.

Helmy, M., Shohayeb, M., Helmy, M.H., El-Bassiouni, E.A.: Antioxidants as Adjuvant Therapy in Rheumatoid Disease. Arzneim.-Forsch./Drug Res. 51 (2001), 293–298.

Hemilä, H., Kaprio, J., Albanes, D., Heinonen, O.P., Virtamo, J.: Vitamin C, vitamin E, and beta-carotene in relation to common cold incidence in male smokers. Epidemiology 13 (2002), 32–37.

Henning, B., Diana, J., Toborek, M., McClain, C.J.: Influence of Nutrients and Cytokines on Endothelial Cell Metabolism. J. Am. Coll. Nutr. 13 (1994), 224–231.

Hensley, K., Benaksas, E.J., Bolli, R. et al.: New perspectives on vitamin E: gamma-tocopherol and carboxyethylhydroxychroman metabolites in biology and medicine. Free Radic. Biol. Med. 36 (2004), 1–15.

Hensley, K., Hall, N., Subramaniam, R. et al.: Brain regional correspondence between Alzheimer's disease histopathology and biomarkers of protein oxidation. J. Neurochem. 65 (1995), 2146–56.

Hercberg, S., Galan, P., Preziosi, P., Bertrais, S., Mennen, L., Malvy, D., Roussel, A.M., Favier, A., Briancon, S.: The SU.VI.MAX Study: a randomized, placebo-controlled trial of the health effects of antioxidant vitamins and minerals. Arch. Intern. Med. 164 (2004), 2335–2342.

Heseker, A., Adolf, T., Eberhardt, W., Herwig, A., Kübler, W., Matiaske, B., Moch, K., Nitsche, A., Schneider, R., Zipp, A.: Lebensmittel- und Nährstoffaufnahme Erwachsener in der Bundesrepublik Deutschland. VERA-Schriftenreihe, Bd. III, 2. Auflage. Wiss. Fachverlag Dr. Fleck, Niederkleen 1994.

Heseker, H., Kübler, W., Westenhöfer, J., Pudel, V.: Psychische Veränderungen als Frühzeichen einer suboptimalen Vitaminversorgung. Ernährungs-Umschau 38 (1990), 87–94.

Heyder, S.: Unwirksamkeit von Vitamin-E-Supplementen in der Prävention – Zehn Langzeitstudien aus dem Jahr 2005. Aktuel. Ernähr. Med. 31 (2006), 249–254.

Hittner, H.M., Godio, L.B., Rudolph, A.J., Adams, J.M., Garcia-Prats, J.A., Friedman, Z., Kautz, J.A., Monaco, W.A : Retrolental fibroplasia: efficacy of vitamin E in a double-blind clinical study of preterm infants. N. Engl. J. Med. 305 (1981), 1365–1371.

Hodis, H.N., Mack, W.J., LaBree, L., Mahrer, P.R., Sevanian, A., Liu, C.R., et al.: Alpha-tocopherol supplementation in healthy individuals reduces low-density lipoprotein oxidation but not atherosclerosis: the Vitamin E Atherosclerosis Prevention Study (VEAPS). Circulation 106 (2002), 1453–1459.

Hodis, H.N., Mack, W.J., LaBree, L., Cashin-Hemphill, L., Sevanian, A., Johnson, R., Azen, S.P.: Serial coronary angiographic evidence that antioxidant vitamin intake reduces progression of coronary artery atherosclerosis. JAMA 273 (1995), 1849–1854.

Hoffmann-La Roche: Dietary PUFAs and vitamin E requirements Borago Flowers, a beautiful Source of PUFAs. ROPUFA News Edition 2, 1988.

Honkanen, V.E.A., Pelkonen, P., Konttinen, Y.T., Mussalo-Rauhamaa, H., Lehto, J., Westermarck, T.: Serum cholesterol and vitamins A and E in juvenile chronic arthritis. Clin. Exp. Rheumatol. 8 (1991), 187–191.

Honkanen, V., Kouttinen, H., Mussalo-Rauhamaa, H.: Vitamin A and E, retinol binding protein and zinc in rheumatoid arthritis. Clin. Exp. Rheumatol. 7 (1989), 465–469.

Horwitt, M.K., Harvey, C.C., Dahm, C.H., Searay, M.: Relationship between tocopherol and serum lipid levels for determination of nutritional adequacy. Ann. N.Y. Acad. Sci. 203 (1972), 223–236.

Horwitt, M.K.: Vitamin E and lipid metabolism in man. Am. J. Clin. Nutr. 8 (1960), 451–461.

Horwitt, M.K.: Interpretations of requirements for thiamin, riboflavin, niacin-tryptophan and vitamin E plus comments on balance studies and vitamin B-6. Am. J. Clin. Nutr. 44 (1986), 973–985.

Horwitt, M.K.: Status of human requirements for vitamin E. Am. J. Clin. Nutr. 27 (1974), 1182–1193.

Howard, L., Chu, R., Karmody, A., Ovesen, L., Weitzmann, R.: Determination of vitamin E status in patients on home total parenteral nutrition. Clin. Res. 27 (1979), 552A.

Huang, H.Y., Alberg, A.J., Norkus, E.P., Hoffman, S.C., Comstock, G.W., Helzlsouer, K,J.: Prospective study of antioxidant micronutrients in the blood and the risk of developing prostate cancer. Am. J. Epidemiol. 157 (2003), 335–344.

Huang, H.Y., Appel, L.J.: Supplementation of diets with alpha-tocopherol reduces serum concentrations of gamma- and delta-tocopherol in humans. J. Nutr. 133 (2003), 3137–3140.

Inder, T.E. Carr, A.C., Winterbourn, C.C., Austin, N.C., Darlov, B.A.: Vitamin A and E status in very low birth weight infants: development of an improved parenteral delivery system. J. Pediatr. 126 (1995), 128–131.

Islam, K.N., Devaraj, S., Jialal, I.: Alpha-tocopherol enrichment of monocytes decreases agonist-induced adhesion to human endothelial cells. Circulation 98 (1998), 2255–2261.

Issa, S., Rotthauwe, H.W., Burmeister, W.: 25-Hydroxyvitamin D and vitamin E absorption in healthy children and children with chronic intrahepatic cholestasis. Eur. J. Pediatr. 148 (1989), 605–609.

Jackson, C.V., Holland, A.J., Williams, C.A., Dickerson, J.W.: Vitamin E and Alzheimer's disease in subjects with Down's syndrome. J. Ment. Defic. Res. 32 (1988), 479–84.

Jackson, M.: Free radicals and skeletal muscle disorders. In: Das, D., Essman, W. (eds.): Oxygen Radicals: Systemic Events and Disease Processes. Karger, Basel 1990, 149–171.

Jacobs, E.J., Thun, M.J.: Low-dose Aspirin and Vitamin E. Challenges and opportunities in cancer prevention. JAMA 294 (2005), 105–106.

Jacques, P.F., Chylack, L.T., Jr.: Epidemiologic evidence of a role for the antioxidant vitamins and carotenoids in cataract prevention. Am. J. Clin. Nutr. 53 (1991), 352S–355S.

Jacques, P.F., Chylack, L.T., McGandy, R.B., Hartz, S.C.: Antioxidant Status in Persons With and Without Senile Cataract. Arch. Ophthalmol. 106 (1988), 337–340.

Jacques, P.F., Chylack, L.T., Hankinson, S.E. et al.: Long-term nutrient intake and early age-related nuclear lens opacities. Arch. Ophthalmol. 119 (2001), 1009–1019.

Jain, S.K., Krueger, K.S., McVie, R., Jaramillo, J.J., Palmer, M., Smith, T.: Relationship of blood thromboxane-B2 (TxB2) with lipid peroxides and effect of vitamin E and placebo supplementation on TxB2 and lipid peroxide levels in type 1 diabetic patients. Diabetes Care 21 (1998), 1511–1516.

Jain, S.K., McVie, R., Jaramillo, J.J., Palmer, M., Smith, T.: Effect of modest Vitamin E supplementation on blood glycated hemoglobin and triglyceride levels and red cell indices in type I diabetic patients. J. Am. Coll. Nutr. 15 (1996a), 458–461.

Jain, S.K., McVie, R., Jaramillo, J.J., Palmer, M., Smith, T., Meachum, Z.D., Little, R.L.: The effect of modest vitamin E supplementation on lipid peroxidation products and other cardiovascular risk factors in diabetic patients. Lipids 31 (1996b), S87–S90.

Jama, J.W., Launer, L.J., Witteman, J.C. et al.: Dietary antioxidants and cognitive function in a population-based sample of older persons: The Rotterdam Study. Am. J. Epidemiol. 144 (1996), 275–280.

James, D.R., Alfaham, M., Goodchild, M.C.: Increased susceptibility to peroxide-induced hemolysis with normal vitamin E concentrations in cystic fibrosis. Clin. Chim. Acta 204 (1991), 279–290.

Jandak, J., Steiner, M., Richardson, P.D.: Reduction of platelet adhesiveness by vitamin E supplementation in humans. Thromb. Res. 49 (1988), 393–404.

Jandak, J., Steiner, M. Richardson, P.D.: Alpha-tocopherol, an effective inhibitor of platelet adhesion. Blood 73 (1989), 141–149.

Jeandel, C., Nicolas, M.B., Dubois, F., Nabet-Belleville, F., Penin, F., Cuny, G.: Lipid peroxidation and free radical scavengers in Alzheimer's disease. Gerontology 35 (1989), 275–282.

Jenner, P., Olanow, C.W.: Oxidative stress and the pathogenesis of Parkinson's disease. Neurology 47(6 Suppl. 3) (1996), S161–S170.

Jensen, S.K., Engberg, R.M., Hedemann, M.S.: All-rac-α-Tocopherol acetate is a vitamin E source than all-rac-α-Tocopherol succinate for broilers. J. Nutr. 129 (1999), 1355–1360.

Jialal, I., Fuller, C.J., Huet, B.A.: The effect of α-Tocopherol supplementation on LDL oxidation. Arterioscler. Thromb. Vasc. Biol. 15 (1995), 190–198.

Jialal, I., Devaraj, S., Kaul, N.: The effect of α-Tocopherol on monocyte proatherogenic activity. J. Nutr. 131 (2001), 389S–394S.

Jiang, Q., Wong, J., Ames, B.N.: γ-Tocopherol induces apoptosis in Androgen-responsive LNCaP prostate cancer cells via Caspase-dependent and independent mechanisms. Ann. N Y. Acad. Sci. 1031 (2004), 399–400.

Jiang, Q., Ames, B.N.: Gamma-tocopherol, but not alpha-tocopherol, decreases proinflammatory eicosanoids and inflammation damage in rats. FASEB J. 17 (2003), 816–822.

Jiminez-Jiminez, F.J., de Bustos, F., Molina, J.A. et al.: Cerebrospinal fluid levels of alpha-tocopherol (vitamin E) in Alzheimer's disease. J. Neural. Transm. 104 (1997), 703–710.

Jonas, C.R., Puckett, A.B., Jones, D.P., Griffith, D.P., Szeszycki, E.E., Bergman, G.F., Fürr, C.E., Tyre, C., Carlson, J.L., Galloway, J.R., Blumberg, J.B., Ziegler, T.R.: Plasma antioxidant status after high-dose chemotherapy: a randomized trial of parenteral nutrition in bone marrow transplantation patients. Am. J. Clin. Nutr. 72 (2000), 181–189.

Kaempf, D., Miki, M., Ogihara, T., Okamoto, R., Konishi, K., Mino, M.: Assessment of vitamin E nutritional status in neonates, infants and children – on the basis of α-Tocopherol levels in blood components and buccal mucosal cells. Int. J. Vitam. Nutr. Res. 64 (1994), 185–191.

Kalmijn, S., Feskens, E.J. Launer, L.J. et al.: Polyunsaturated fatty acids, antioxidants, and cognitive function in very old men. Am. J. Epidemiol. 145 (1997), 33–41.

Kanter, M.M., Nolte, J. Holloszy, J.: Effects of an antioxidant supplement on expired pentane production following low and high intensity exercise. Med. Sci. Sports Exerc. 22 (1990), S 86.

Kaplowitz, N., Yoshida, H., Kuhlenkamp, J., Slitsky, B., Ren, I., Stolz, A.: Tocopherol-binding proteins of hepatic cytosol. Ann. N.Y. Acad. Sci. 570 (1989), 85–94.

Kayden, H.J., Hatam, L.J., Traber, M.G.: The measurement of nanograms of tocopherol from needle aspiration biopsies of adipose tissue: normal and abetalipoproteinemic subjects. J. Lipid Res. 24 (1983), 652–656.

Kayden, H.J., Traber, M.G.: Abetalipoproteinemia and homozygous hypobetalipoproteinemia. In: Steiner, G., Shafrir, E. (eds.): Primary Hyperlipoproteinemias. McGraw-Hill International Book Co., New York N.Y. 1990, 249–260.

Kayden, H.J., Traber, M.G : Absorption, lipoprotein transport, and regulation of plasma concentrations of vitamin E in humans. J. Lipid Res. 34 (1993), 343–358.

Keaney, J.F., Gaziano, J.M., Xu, A., Frei, B., Curran-Celentano, J. Shwaery, G.T., Loscalzo, J., Vita, J.A.: Dietary antioxidants preserve endothelium-dependent vessel relaxation in cholesterol-fed rabbits. Proc. Natl. Acad. Sci. USA 90 (1993), 11880–11884.

Keaney, J.F., Guo, Y., Cunningham, D., Shwaery, G.T., Xu, A., Vita, J.A.: Vascular incorporation of a-Tocopherol prevents endothelial dysfunction due to oxidized LDL by inhibiting protein kinase C stimulation. J. Clin. Invest. 98 (1996), 386–394.

Kim, H.S., Arai, H., Arita, M., Sato, Y., Ogihara, T., Inoue, K., Mino, M., Tamai, H.: Effect of a-tocopherol status on α-tocopherol transfer protein expression and its messenger RNA level in rat liver. Free Radic. Res. 28 (1998), 87–92.

Kim, J.M., White, R.H.: Effect of vitamin E on the anticoagulant response to warfarin. Am. J. Cardiol. 77 (1996), 545–546.

Kitagawa, M., Mino, M.: Effects of elevated alpha (RRR)-tocopherol dosage in man. J. Nutr. Sci. Vitaminol. 35 (1989), 133–142.

Kiyose, C., Muramatsu, R., Kameyama, Y., Ueda, T., Igarashi, O.: Biodiscrimination of alpha-tocopherol stereoisomers in humans after oral administration. Am. J. Clin. Nutr. 65 (1997), 785–789.

Klein, E.A.: Selenium and Vitamin E cancer prevention trial. Ann.N.Y. Acad. Sci. 1031 (2004), 234–241.

Klein, E.A., Thomson, I.M., Lippman, S.M. et al.: SELECT: the Selenium and Vitamin E Cancer Prevention Trial: rationale and design. Prostate Cancer Prostatic Dis. 3 (2000), 145–151.

Kleinveld, H.A., Naber, A.H., Stalenhoef, A.F., Demacker, P.N.: Oxidation resistance, oxidation rate, and extent of oxidation of human low-density-lipoprotein dependent of the oleic acid content to linoleic acid content: Studies in vitamin E deficient subjects. Free Radic. Biol. Med. 15 (1993), 278–80.

Knekt, P., Järvinen, R., Seppänen, R., Rissanen, A., Aromaa, A., Heinonen, O.P., Albanes, D., Heinonen, M., Pukkala, E., Teppo, L.: Dietary antioxidants and the risk of lung cancer. Amer. J. Epidemiol. 134 (1991), 471–479.

Knekt, P., Aromaa, A., Maatela, J., Aaran, R.K., Nikkari, T., Hakama, M., Hakulinen, T., Peto, R., Teppo, L.: Vitamin E and cancer prevention. Am. J. Clin. Nutr. 53 (1991a), 283–286.

Knekt, P., Heliövaara, M., Rissanen, A., Aromaa, A. and Aaran, R.K.: Serum Antioxidant Vitamins and Risk of Cataract. Br. Med. J. 305 (1992), 1392–1394.

Knekt, P., Reunanen, A., Jarvinen, R., Seppanen, R., Heliovaara, M., Aromaa, A.: Antioxidant vitamin intake and coronary mortality in a longitudinal population study. Am. J. Epidemiol. 139 (1994), 1180–1189.

Knekt, P., Heliövaara, M., Aho, K., Alfthan, G., Marniemi, J., Aromaa, A.: Serum Selenium, serum alpha-tocopherol, and risk of rheumatoid arthritis. Epidemiology 11 (2000), 402–405.

Kockmann, V., Vericel, E., Croset, M., Lagarde, M.: Vitamin E fails to alter the aggregation and the oxygenated metabolism of arachidonic acid in normal human platelets. Prostaglandins 36 (1988), 607–620.

Kolsch, H., Ludwig, M., Lutjohann, D. et al.: Neurotoxicity of 24-hydroxycholesterol, an important cholesterol elimination product of the brain, may be prevented by vitamin E and estradiol-17beta. J. Neural. Transm. 108 (2001), 475–488.

Koretz, R.L., Lipman, T.O., Klein, S.: AGA Technical Review on Parenteral Nutrition. Gastroenterology 121 (2001), 970–1001.

Kowdley, K.V., Meydani, S.N., Cornwall, S.C., Grand, R.J., Mason, J.B.: Reversal of depressed T-lymphocyte function with repletion of vitamin E deficiency. Gastroenterology 102 (1992), 1–4.

Krinsky, N.: Mechanism of action of biological antioxidants. Proc. Soc. Exp. Biol. Med. 200 (1992), 248–254.

Kritchevsky, S.B., Shimakawa, T., Tell, G.S., Dennis, B., Carpenter, M., Eckfeldt, J.H., Peacher-Ryan, H., Heiss, G.: Dietary Antioxidants and Carotid Artery Wall Thickness The ARIC Study. Circulation 92 (1995), 2142–2150.

Kushi, L.H., Fee, R.M., Sellers, T.A., Zheng, W, Folsom, A.R.: Intake of vitamins A, C, and E and postmenopausal breast cancer. The Iowa Women's Health Study. Am. J. Epidemiol. 144 (1996), 165–174.

Kushi, L.H., Folsom, A.R., Prineas, R.J., Mink, P.J., Wu, Y., Bostick, R.M.: Dietary antioxidant vitamins and death from coronary heart disease in postmenopausal women. N. Engl. J. Med. 334 (1996), 1156–1162.

Laryea, M.D., Biggemann, B., Cieslicki, P., Wendel, U.: Plasma tocopherol and tocopherol to lipid ratios in a normal population of infants and children. Int. J. Vitam. Nutr. Res. 59 (1989), 269–272.

Law, M.R., Wijewardene, K., Wald, N.J.: Is routine vitamin E administration justified in very low-birthweight infants? Develop. Med. Child Neur. 32 (1990), 442–450.

Lawrence, G.D., Cohen, G.C.: Concentrating ethane from breath to monitor lipid peroxidation in vivo. Methods Enzymol. 105 (1984), 305–311.

Lee, C.Y., Wan, M.F.: Vitamin E supplementation improves cell-mediated immunity and oxidative stress of asian men and women. J. Nutr. 130 (2000), 2932–2937.

Lee, I.M., Cook, N.R., Gaziano, J.M., Gordon, D., Ridker, P.M., Manson, J.E., Hennekens, C.H., Buring, J.E.: Vitamin E in the primary prevention of cardiovascular disease and cancer. The Women's Health Study: a randomized controlled trial. JAMA 294 (2005), 56–65.

Le Gardeur, B.Y., Lopez-S., A. and Johnson, W.D.: A Case-Control Study of Serum Vitamins A, E and C in Lung Cancer Patients. Nutr. Cancer 14 (1990), 133–140.

Leonard, S.W., Bruno, R.S., Ramakrishnan, R., Bray, T., Traber, M.G.: Cigarette smoking increases human Vitamin E requirements as estimated by plasma Deuterium-labeld CEHC. Ann. N.Y. Acad. Sci. 1031 (2004), 357–360.

Leppälä, J.M., Virtamo, J., Fogelholm, R., Huttunen, J.K., Albanes, D., Taylor, P.R., Heinonen, O.P.: Controlled trial of α-tocopherol and β-carotene supplements on stroke incidence and mortality in male smokers. Arterioscler. Thromb. Vasc. Biol. 20 (2000), 230–235.

Leske, M.C., Chylack, L.T., He, Q., Wu, S.Y., Schoenfeld, E., Friend, J. Wolfe, J.: Antioxidant Vitamins and Nuclear Opacities: The Longitudinal Study of Cataract. Ophthalmology 105 (1998), 831–836.

Levy, E., Rizwan, Y., Thibault, L., Lepage, G., Brunet, S., Bouthillier, L., Seidman, E.: Altered lipid profile, lipoprotein composition, and oxidant and antioxidant status in pediatric Crohn disease. Am. J. Clin. Nutr. 71 (2000), 807–815.

Li, J-Y., Taylor, P.R., Li, B. et al.: Nutrition intervention trials in China: multiple incidence and disease-specific mortality among adults with esophageal dysplasia. J. Natl. Cancer Inst. 85 (1993), 1492–1498.

Lippman, S.M., Goodman, P.J., Klein, E.A. et al.: Designing the Selenium and Vitamin E Cancer Prevention Trial (SELECT). J. Natl. Cancer Inst. 97 (2005), 94–102.

Liu, M., Wallmon, A., Olsson-Mortlock, C., Wallin, R., Saldeen, T.: Mixed tocopherols inhibit platelet aggregation in humans: potential mechanisms. Am. J. Clin. Nutr. 77 (2003), 700–706.

Logroscino, G., Marder, K., Cote, L., Tang, M.X., Shea, S., Mayeux, R.: Dietary lipids and antioxidants in Parkinson's disease: a population-based case control study. Ann. Neurol. 39 (1996), 89–94.

Lohr, J.B., Cadet, J.L., Lohr, M.A., Jeste, D.V., Wyatt, R.J.: Alpha-tocopherol in tardive dyskinesia. Lancet 1 (1987), 913–914.

Lohr, J.B., Caligiuri, M.P.: A double-blind placebo controlled study of vitamin E treatment of tardive dyskinesia. J. Clin. Psychiatry 57 (1996), 167–73.

Lohr, J.B., Kuczenski, R., Bracha, H.S., Moir, M., Jeste, D.V.: Increased indices of free radical activity in the cerebrospinal fluid of patients with tardive dyskinesia. Biol. Psychiatry 28 (1990), 535–539.

Longnecker, M.P., Martin-Moreno, J.M., Knekt, P. et al.: Serum alpha-tocopherol concentration in relation to subsequent colo-rectal cancer: pooled data from five cohorts. J. Natl. Cancer Inst. 84 (1992), 430–445.

Lonn, E., Bosch, J., Yusuf, S., Sheridan, P. Pogue, J., Arnold, J.M. et al..The HOPE and HOPE-TOO Trial Investigators 2005: Effects of long-term Vitamin E supplementation on cardiovascular events and cancer. A randomized controlled trial: JAMA 293 (2005), 1338–1347.

Lonn, E., Yusuf, S., Dzavik, V., Doris, C., Yi, Q., Smith, S. et al.: Effects of ramipril and vitamin E on atherosclerosis: the study to evaluate carotid ultrasound changes in patients treated with ramipril and vitamin E (SECURE). Circulation 103 (2001), 919–925.

Losonczy, K.G., Harris, T.B., Havlik, R.J.: Vitamin E and vitamin C supplement use and coronary heart disease mortality in older persons: the Established Populations for Epidemiologic Studies of the Elderly. Am. J. Clin. Nutr. 64 (1996), 190–196.

Lubrano, R., Frediani, T., Citti, G., Cardi, E., Mannarino, O., Elli, M., Cozzi, F., Giardini, O.: Erythrocyte membrane lipid peroxidation before and after vitamin E supplementation in children with cholestasis. J. Pediatr. 115 (1989), 380–384.

Luchsinger, J.A., Mayeux, R.: Dietary factors and Alzheimer's disease. Lancet Neurol. 3 (2004), 579–587.

Lyle, B.J., Mares-Perlmann, J.A., Klein, B.E.K., Klein, R., Palta, M., Bowen, P.E. and Greger, J.L.: Serum Carotenoids and Tocopherols and Incidence of Age-Related Nuclear Cataract. Am. J. Clin. Nutr. 69 (1999), 272–277.

Machlin, L.J.: Vitamin E. In: Machlin, L.J. (ed.): Handbook of Vitamins. Marcel Dekker, New York - Basel 1991.

Maiorino, M., Crassin, M., Roveri, A., Ursini, F.: Microsomal lipid peroxidation: Effect of vitamin E and its functional interaction with phospholipid hydroperoxide glutathione peroxidase. Lipids 24 (1989), 721–726.

Makinodan, T., Kay, M.M.: Age influence on the immune system. Adv. Immunol. 29 (1980), 287–330.

Malila, N., Virtamo, J., Virtanen, M.J., Pietinen, P., Albanes, D., Teppo, L.: Dietary and serum alpha-tocopherol, beta-carotene and retinol, and risk for colorectal cancer in male smokers. Eur. J. Clin. Nutr. 56 (2002), 615–621.

Marchioli, R.; GISSI-Prevenzione Investigators: Dietary supplementation with n-3 polyunsaturated fatty acids and vitamin E after myocardial infarction; results of the GISSI-Prevenzione trial. Lancet 354 (1999), 447–455.

Mares-Perlman, J.A., Lyle, B.J., Klein, R., Fisher, A.I., Brady, W.E., VandenLangenberg, G.M., Trabulsi, J.N., Palta, M.: Vitamin supplement use and incident cataracts in a population-based study. Arch. Ophthalmol. 118 (2000), 1556–1563.

Mares-Perlman, J.A., Brady, W.E., Klein, B.E.K., Klein, R., Haus, G.J., Palta, M., Ritter, L.L., Shoff, S.M.: Diet and nuclear lens opacities. Am. J. Epidemiol. 141 (1995), 322–334.

Marotta, F., Labadarios, D., Frazer, L., Girdwood, A., Marks, I.N.: Fat-soluble vitamin concentration in chronic alcohol-induced pancreatitis – Relationship with steatorrhea. Dig. Dis. Sci. 39 (1994), 993–998.

Marras, C., McDermott, M.P., Rochon, P.A. et al.: Survival in Parkinson disease, Thirteen-year follow-up of the DATATOP cohort. Neurolology 64 (2005), 87–93.

Martignoni, E., Blandini, F., Godi, L. et al.: Peripheral markers of oxidative stress in Parkinson's disease. The role of L-DOPA. Free Radic. Biol. Med. 27 (1999), 428–437.

Martin, A., Foxall, T., Blumberg, J.B., Meydani, M.: Vitamin E inhibits low-densitiy lipoprotein-induced adhesion of monocytes to human aortic endothelial cells in vitro. Arteriosler. Thromb. Vasc. Biol. 17 (1997), 429–436.

Martin-Nizard, F., Boullier, A., Fruchart, J.C., Duriez, P.: α-Tocopherol but not β-tocopherol inhibits thrombin-induced PKC activation and endothelin secretion in endothelial cells. J. Cardiovasc. Risk 5 (1998), 339–345.

Marwah, S.S., Blann, A.D., Rea, C., Phillips, J.D., Wright, J., Bareford, D.: Reduced vitamin E antioxidant capacity in sickle cell disease is related to transfusion status but not to sickle crisis. Am. J. Hematol. 69 (2002), 144–146.

Masaki, K.H., Losonczy, K.G., Izmirlian, G. et al.: Association of vitamin E and C supplement use with cognitive function and dementia in elderly men. Neurology 54 (2000), 1265–1272.

Matthan, N.R., Giovanni, A., Schaefer, E.J., Brown, B.G., Lichtenstein, A.H.: Impact of simvastatin, niacin, and/or antioxidants on cholesterol metabolism in CAD patients with low HDL. J. Lipid Res. 44 (2003), 800–806.

McAlindon, T.E., Jacques, P., Zhang, Y., Hannan, M.T., Aliabadi, P., Weissman, B., Rush, D., Levey, D., Felson, D.T.: Do antioxidant micronutrients protect against the development and progression of knee osteoarthritis. Arthritis Rheum. 39 (1996), 648–656.

McCay, P.: Vitamin E: Interactions with free radicals and ascorbate. Ann. Rev. Nutr. 5 (1985), 323–340.

McCay, P.B., King, M.M.: In: Machlin, L.J. (ed.): Vitamin E – a comprehensive treatise. Marcel Dekker, New York – Basel 1980, 99

McIntosh, L.J., Trush, M.A., Troncosco, J.C.: Increased susceptibility of Alzheimer's disease temporal cortex to oxygen free radical-mediated processes. Free Radic. Biol. Med. 23 (1997), 183–190.

McNeil, J.J., Robman, L., Sinclair, M.I., McCarty, C.A., Taylor, H.R.: Vitamin E supplementation and cataract: randomized controlled trial. Ophthalmology 111 (2004), 75–84.

Mecocci, P., MacGarvey, U., Beal, M.F.: Oxidative damage to mitochondrial DNA is increased in Alzheimer's disease. Ann. Neurol. 36 (1994), 747–51.

Meeker, H.C., Eskew, M.L., Scheuchenzuber, W., Scholz, R.W., Zarkower, A.: Antioxidant effects on cell-mediated immunity. J. Leuk. Biol. 38 (1985), 451–458.

Meister, A.: Glutathione-ascorbic acid antioxidant system in animals. J. Biol. Chem. 269 (1994), 9397–9400.

Metzger, Z., Hoffeld, J.T., Oppenheim, J.J.: Macrophage-mediated suppression. I. Evidence for participation of both hydrogen peroxide and prostaglandins in suppression of murine lymphocyte proliferation. J. Immunol. 124 (1980), 983–988.

Meydani, S.N., Barklund, M.P., Liu, S., Meydani, M., Miller, R.A., Cannon, J.G., Morrow, F.D., Rocklin, R., Blumberg, J.B.: Vitamin E supplementation enhances cell-mediated immunity in healthy elderly subjects. Am. J. Clin. Nutr. 52 (1990), 557–563.

Meydani, S.N., Hayek, M.: Vitamin E and immune response. In: Chandra, R.K. (ed.): Proceedings of international conference on nutrition and immunity. ARTS Biomedical Publishers and Distributors, St. John's, Newfoundland 1992, 105–128.

Meydani, M., Evans, W., Handelman, G., Biddle, L., Fielding, R.A., Meydani, S.N., Burill, J. Fiatarone, M.A., Blumberg, J.B., Cannon, J.G.: Protective effect of vitamin E on exercise-induced oxidative damage in young and older adults. Am. J. Physiol. 264 (1993), R992–R998.

Meydani, M., Meydani, S.N., Leka, L., Gong, J., Blumberg, J.B.: Effect of long-term vitamin E supplementation on lipid peroxidation and immune responses of young and old subjects. FASEB J. 7 (1993), A 415.

Meydani, S.N., Leka, L., Loszewski, R.: Long-term vitamin E supplementation enhances immune response in healthy elderly. FASEB J. 8 (1994), A 274.

Meydani, M., Natiello, F., Goldin, B., Free, N., Woods, M., Schaefer, E., Blumberg, J.B., Gorbach, S.L.: Effect of long-term fish oil supplementation on vitamin E status and lipid peroxidation in women. J. Nutr. 121 (1991), 484–491.

Meydani, M.: Vitamin E. Lancet 345 (1995), 170–175.

Meydani, M.: Vitamin E and Atherosclerosis: Beyond Prevention of LDL Oxidation. J. Nutr. 131 (2001), 366S–368S.

Meydani, S.N., Beharka, A.A.: Recent Developments in Vitamin E and Immune Response. Nutr. Rev. 56 (1996), S49–S58.

Meydani, S.N., Meydani, M., Blumberg, J.B., Leka, L.S., Siber, G., Loszweski, R., Thompson, C., Pedrosa, M.C., Diamond, R.D., Stollar, B.D.: Vitamin E Supplementation and In vivo Immune Response in Healthy Elderly Subjects. JAMA 277 (1997), 1380–1386.

Meydani, S.N., Leka, L.S., Fine, B.C., Dallal, G.E., Keusch, G.T., Singh, M.F., Hamer, D.H.: Vitamin E and respiratory tract infections in elderly nursing home residents. A randomized controlled trial. JAMA 292 (2004), 828–836.

Michaud, D.S., Spiegelman, D., Clinton, S.K., Rimm, E.B., Willett, W.C., Giovannucci, E.: Prospective Study of Dietary Supplements, Macronutrients, Micronutrients, and Risk of Bladder Cancer in US Men. Am. J. Epidemiol. 152 (2000), 1145–53.

Milei, J., Boveris, A., Llesuy, S., Molina, H.A., Storino, R., Ortega, D., Milei, S.E.: Amelioration of Adriamycin-induced cardiotoxicity in rabbits by Prenylamine and Vitamines A and E. Am. Heart J. 111 (1986), 95–102.

Miller, E.R., Pastor-Barriuso, R., Dalal, D., Riemersma, R.A., Appel, L.J., Guallar, E.: Meta-analysis: High-dosage vitamin E supplementation may increase allcause mortality. Ann. Intern. Med. 142 (2005), 37–46.

Mino, M., Miki, M., Ogihara, T., Miyake, M., Kaempf, D.:Vitamin E status in human neonates. In: Mino, M. et al. (eds.): Vitamin E – Its usefulness in health and curing diseases. Japan Sci. Soc. Press, Tokyo/S. Karger, Basel 1993, 119–129.

Mino, M. Sugita, K.: In: De Duve, C., Hayahishi, O. (eds.): Tocopherol, Oxygen and Biomembrans. Elsevier/North Hollan, Biomedical Press, Amsterdam 1978, 83–93.

Mitchinson, M.J., Stephens, N.G., Parsons, A., Bligh, E., Schofield, P.M., Brown, M.J.: Mortality in the CHAOS trial. The Lancet 353 (1999), 381–382.

Mohan, M., Sperduto, R.D., Angra, S.K., Milton, R.C., Mathur, R.L., Underwood, B., Jafery, N., Pandya, C.B.: India-US case-control study of age-related cataract. Arch. Ophthalmol. 107 (1989), 670–676.

Monji, A., Morimoto, N., Okuyama, I., Yamashita, N., Tashiro, N.: Effect of dietary vitamin E on lipofuscin accumulation with age in the rat brain. Brain. Res. 634 (1994), 62–8.

Monographie: Vitamin E (Tocopherole und deren Ester). BAnz. Nr. 17 vom 26.01.1994.

Montonen, J., Knekt, P., Järvinen, R., Reunanen, A.: Dietary antioxidant intake and risk of Type 2 Diabetes. Diabetes Care 27 (2004), 362–366.

Morens, D.M., Grandinetti, A., Waslien, C.I. et al.: Case-control study of idiopathic Parkinson's disease and dietary vitamin E intake. Neurology 46 (1996), 1270–1274.

Morris, M.C., Evans, D.A., Bienias, J.L. et al.: Dietary intake of antioxidant nutrients and the risk of incident Alzheimer disease in a biracial community study. JAMA 287 (2002), 3230–3237.

Morris, M.C., Beckett, L.A., Scherr, P.A. et al.: Vitamin E and vitamin C supplement use and risk of incident Alzheimer disease. Alzheimer Dis. Assoc. Disord. 12 (1998), 121–126.

MSD-Manual. In: Beers, M.H., Berkow, B. (eds.): MSD-Manual der Diagnostik und Therapie, 5. Auflage. Verlag Urban und Schwarzenberg, München - Jena 1993, 294–295 ERN3.

Müller, D.P.: Vitamin E and other antioxidants in neurological function and disease. In.: Frei, B. (ed.): Natural Antioxidants in Human Health and Disease. Academic Press, San Diego 1994, 535–565.

Muggli, R.: Vitamin E-Bedarf bei Zufuhr von Polyenfettsäuren. Fat. Sci. Technol. 96 (1994), 17–19.

Muggli, R.: Dietary PUFAs and vitamin E requirements. International Conference on Health Effects of Fish and Fish Oils, St. John's, Newfoundland, 1988.

Muller, A. und Sies, H.: Assay of Ethane and Pentane from isolated organs and cells. Methods Enzymol. 105 (1984), 311–319.

Muller, D.P.R.: Effect of large oral doses of vitamin E on the neurological sequelae of patients with abetalipoproteinemia. In: Lubin, B., Machlin, L.J. (eds.): Vitamin E: Biochemical, Hematological and Clinical Aspects.. New York Academy of Sciences, New York, N.Y 1982, 133–144.

Muller, D.P.R., Lloyd, J.K., Wolff, O.H.: The role of vitamin E in the treatment of the neurological features of A-beta-lipoproteinaemia and other disorders of fat absorption. J. Inher. Metab. Dis. (Suppl. I) 8 (1985), 88–92.

Nasr, S.Z., O`Leary, M.H., Hillermeier, C.: Correction of vitamin E deficiency with fat-soluble versus water-miscible preparations of vitamin E in patients with cystic fibrosis. J. Paediatr. 122 (1993), 810–812.

Natta, C., Machlin, L.J., Brin, M.: A decrease in irreversibly sickled erythrocytes in sickle cell anemia patients given vitamin E. Am. J. Clin. Nutr. 33 (1980), 968–971.

Ndombi, I.O., Kinoti, S.N.: Serum vitamin E and the sickling status in children with sickle cell anaemia. East Afr. Med. J. 67 (1990), 720–725.

Negri, E., La Vecchia, C., Franceschi, S., D'Avanzo, B., Talamini, R., Parpinel, M., Ferraroni, M., Filiberti, R., Montella, M., Falcini, F., Conti, E., Decarli, A.: Intake of Selected Micronutrients and the Risk of Breast Cancer. Int. J. Cancer 65 (1996), 140–144.

Neunteufl, T., Priglinger, U., Heher, S., Zehetgruber, M., Söregi, G., Lehr, S., Huber, K., Maurer, G., Weidinger, F., Kostner, K.: Effects of vitamin E on chronic and acute endothelial dysfunction in smokers. J. Am. Coll. Cardiol. 35 (2000), 277–283.

Niki, E.: Antioxidants in relation to lipid peroxidation. Chem. Phys. Lipids 44 (1987), 227–253.

Niki, E., Matsuo, M.: In: Fuchs, I. (ed.): Vitamin E health and disease. Marcel Dekker, New York 1992, 121–130.

Ohrvall, M., Sundlof, G., Vessby, B.: Gamma, but not alpha, tocopherol levels in serum are reduced in coronary heart disease patients. J. Intern. Med. 239 (1996), 111–117.

Ouahchi, K., Arita, M., Kayden, H., Hentati, F., Ben Hamida, M., Sokol, R., Arai, H., Inoue, K., Mandel, J.L., Koenig, M.: Ataxia with isolated vitamin E deficiency is caused by mutations in the a-tocopherol transfer protein. Nat. Genet. 9 (1995), 141–145.

Ortega, R.M., Requejo, A.M:, Andres, P., Lopez-Sobaler, A.M., Quintas, M.E., Redondo, M.R., Navia, B., Rivas, T.: Dietary Intake and Cognitive Function in a Group of Elderly People. Am. J. Clin. Nutr. 66 (1997), 803–809.

Oteiza, P.I., Uchitel, O.D., Carrasquedo, F. et al.: Evaluation of antioxidants, protein , and lipid oxidation products in blood from sporadic amyotrophic lateral sclerosis patients. Neurochem. Res. 22 (1997), 535–539.

Packer, L.: Interactions among antioxidants in health and disease: Vitamin E and its redox cycle. Proc. Soc. Exp. Biol. Med. 200 (1992), 271–276.

Packer, L.: Vitamin E is Nature's Master Antioxidant. Scient. Am. Sci. Med. 1 (1994), 54–63.

Palan, P.R., Mikhail, M.S., Basu, J., Romney, S.L.: Plasma Levels of Antioxidant Beta-Carotene and Alpha Tocopherol in Uterine Cervix Dysplasias and Cancer. Nutr. Cancer 15 (1991), 13–20

Palan, P.R.: Goldberg, G.L. Basu, J., Runowicz, C.D., Romney, S.L.: Lipid-Soluble Antioxidants: b-Carotene und a-Tocopherol Levels in Breast and Gynecologic Cancers. Gynecol. Oncol. 55 (1994), 72–77.

Pallast, E.G., Schouten, E.G., de Waart, F.G., Fonk, H.C., Doekes, G., von Blomberg, B.M., Kok, F.J.: Effect of 50- and 100 mg vitamin E supplements on cellular immune function in nonnstitutionalized elderly persons. Am. J. Clin. Nutr. 69 (1999), 1273–1281.

Palmer, A.M., Burns, M.A.: Selective increase in lipid peroxidation in the inferior temporal cortex in Alzheimer's disease. Brain Res. 645 (1994), 338–42.

Paolisso, G., D'Amore, A., Galzerano, D., Balbi, V., Giugliano, D., Varricchio, M., D'Onofrio, F.: Daily vitamin E supplements improve metabolic control but not insulin secretion in elderly type II diabetic patients. Diabetes Care 16 (1993), 1433–1437.

Parkinson Study Group: Effects of tocopherol and deprenyl on the progression of disability in early Parkinson's disease. N. Engl. J. Med. 328 (1993), 176–183.

Peng, Y.M., Peng, Y.S., Childers, J.M., Hatch, K.D., Roe, D.J., Lin, Y. and Lin, P.: Concentrations of Carotenoids, Tocopherols and Retinol in Paired Plasma and Cervical Tissues of Patients with Cervical Cancer, Precancer and Noncancerous Diseases. Cancer Epidemiol. Biomark. Prev. 7 (1998), 347–350.

Penn, N.D., Purkins, L., Kelleher, J., Heatley, R.V., Mascie-Taylor, B.H., Belfield, P.W.: The effect of dietary supplementation with vitamins A, C, and E on cell-mediated immune function in elderly long-stay patients: A randomized controlled trial. Age Ageing 20 (1991), 169–174.

Pentland, A., Morrison, A., Jakobs, S., Hruza, L., Hebert, J., Packer, L.: Tocopherol analogs suppress arachidonic acid metabolism via phospholipase inhibition. J. Biol. Chem. 267 (1992), 15578–15584.

Perkins, A.J., Hendrie, H.C., Callahan, C.M. et al.: Association of antioxidants with memory in a multiethnic elderly sample using the Third National Health and Nutrition Examination Survey. Am. J. Epidemiol. 150 (1999), 37–44.

Perrin R., Briancon, S., Jeandel, C. et al.: Blood activity of Cu/Zn superoxide dismutase, glutathione peroxidase and catalase in Alzheimer's disease: a case-control study. Gerontology 36 (1990), 306–13.

Petersen, R.C., Thomas, R.G., Grundman, M. et al. for the Alzheimer's Disease Cooperative Study Group: Vitamin E and Donepezil for the treatment of mild cognitive impairment. N. Engl. J. Med. 352 (2005), 2379–2388.

Pharmazeutische Stoffliste. Arzneibüro der Bundesvereinigung Deutscher Apothekerverbände (ABDA), Frankfurt/Main 1989.

Phelps, D.L.: Current perspectives on vitamin E in infant nutrition. Am. J. Clin. Nutr. 46 (1987), 187–191.

Phillips, G., Tangney, C.C.: Relationship of plasma alpha tocopherol to index of clinical severity in individuals with sickle cell anaemia. Am. J. Hematol. 41 (1992), 227–31.

Pillai, S.R., Traber, M.G., Steiss, J.E., Kayden, H.J., Cox, N.R.: Alpha-tocopherol concentrations of the nervous system and selected tissues of adult dogs fed three levels of vitamin E. Lipids 28 (1993), 1101–5.

Pitchumoni, S.S., Doraiswamy, P.M.: Current status of antioxidant therapy for Alzheimer's Disease. J. Am. Geriatr. Soc. 46 (1998), 1566–1572.

Prasad, K.N., Cole, W.C., Kumar, B., Prasad, K.C.: Pros and cons of antioxidant use during radiation therapy. Cancer Treat. Rev. 28 (2002), 79–91.

Prasad, K.N., Edwards-Prasad, J.: Vitamin E and cancer prevention: recent advances and future potentials. J. Am. Coll. Nutr. 11 (1992), 487–500.

Prasad, K.N., Edwards-Prasad, J.: Effects of Tocopherol (Vitamin E) Acid Succinate on Morphological Alterations and Growth Inhibition in Melanoma Cells in Culture. Cancer Res. 42 (1982), 550–555.

Premkumar, D.R., Smith, M.A., Richey, P.L. et al.: Induction of heme oxygenase-1 mRNA and protein in neocortex and cerebral vessels in Alzheimer's disease. J. Neurochem. 65 (1995), 1399–402.

Princen, H.M.G., Van Duyvenvoorde, W., Buytenhek, R., Van der Laarse, A., Van Poppel, G., Leuven, J.A.G., Van Hinsbergh, V.W.M.: Supplementation with low doses of vitamin E protects LDL from lipid peroxidation in men and women. Arteriosklerose. Thromb. Vascular. Biol. 15 (1995), 325–333.

Pryor,W.A.: Vitamin E and heart disease: Basic science to clinical intervention trials. Free Radic. Biol. Med. 28 (2000), 141–164.

Rachmilewitz, E.A., Shifter, A., Kahane, I.: Vitamin E deficiency in b-thalassemia major: Changes in hematological and biochemical parameters after a therapeutic trial with alpha-tocopherol. Am. J. Clin. Nutr. 32 (1979), 1850–1858.

Rader, D.J., Brewer, H.B.: Abetalipoproteinemia. New insights into lipoprotein assembly and vitamin E metabolism from a rare genetic disease. JAMA 270 (1993), 865–869.

Rapola, J.M., Virtamo, J., Ripatti, S., Hankka, J.K., Huttunen, J.K., Albanes, D., Taylor, P.R., Heinonen, O.P.: Effects of alpha tocopherol and beta carotene supplements on symptoms, progression, and prognosis of angina pectoris. Heart 79 (1998), 454–458.

Rautalahti, M., Albanes, D., Haukka, J., Roos, E., Gref, C.G., Virtamo, J.: Seasonal variations of serum concentrations of b-carotene and a-tocopherol. Am. J. Clin. Nutr. 57 (1993), 551–556.

Rayner, R.J., Doran, R., Roussounis, S.H.: Isolated vitamin E deficiency and progressive ataxia. Arch. Dis. Childhood 69 (1993), 602–603.

Reaven, P.D., Khouw, A., Beltz, W.F., Parthasarathy, S., Witztum, J.L.: Effect of dietary antioxidant combinations in humans: Protection of LDL by vitamin E but not by β-carotene. Arterioscler. Thromb. 13 (1993), 590–600.

Reaven, P.D., Herold, D.A., Barnett, J., Edelman, S.: Effects of Vitamin E on susceptibility of low-density-lipoprotein and low-density lipoprotein subfractions to oxidation and on protein glycation in NIDDM. Diabetes Care 18 (1995), 807–816.

Recommended Dietary Intakes Around the World. A report by Committee 1/5 of the International Union of

Nutritional Sciences (1982). Commonwealth Agricultural Bureaux, John Wiley & Sons Ltd, Nutrion Abstracts and Reviews. Rev. Clin. Nutr. 53 (1983), 11.

Recommended Dietary Allowances of the Committee on Dietary Allowances, Food and Nutrition Board. National Academy of Sciences, Washington D.C. 1968.

Recommended Dietary Allowances of the Committee on Dietary Allowances, Food and Nutrition Board. National Academy of Sciences, Washington D.C. 1974.

Recommended Dietary Allowances of the Committee on Dietary Allowances, Food and Nutrition Board. National Academy of Sciences, Washington D.C. 1989.

Renaud, S., Ciavatti, M., Perrot, L., Berthezene, F., Darget, D., Condamin, P.: Influence of vitamin E administration on platelet functions in hormonal contraceptive users. Contraception 36 (1987), 347–358.

Ricciarelli, R., Tasinato, A., Clement, S., Özer, N., Boscoboinik, D., Azzi, A.: α-Tocopherol specifically inactivates cellular protein kinase C alpha by changing its phosphorylation state. Biochem. J. 334 (1998), 243–249.

Ricciarelli, R., Maroni, P., Özer, N., Zingg, J., Azzi, A.: Age-dependent increase of collagenase expression can be reduced by α-tocopherol via protein kinase C inhibition. Free Radic. Biol. Med. 27 (1999), 729–737.

Ricciarelli, R., Zingg, J., Azzi, A.: Downregulaton of the CD36 scavenger receptor by α-tocopherol. Circulation 102 (2000), 82–87.

Riely, C.A., Cohen, G., Liebermann, M.: Ethane evolution: A new index of lipid peroxidation. Science 183 (1974), 208–210.

Riemersma, .A., Wood, D.A., Macintyre, C.C.A., Elton, R.A., Gey, K.F., Oliver, M.F.: Risk of angina pectoris and plasma concentrations of vitamins A, C, and E and carotene. Lancet 337 (1991), 1–5.

Rimbach, G., Minihane, A.M., Majewicz, J., Fischer, A., Pallauf, J. et al.: Regulation of cell signalling by vitamin E. Proc. Nutr. Soc. 61 (2004), 415–425.

Rimm, E.B., Stampfer, M.J. Ascherio, A., Giovannucci, E., Colditz, G.A., Willett, W.C.: Vitamin E consumption and the risk of coronary heart disease in men. N. Engl. J. Med. 328 (1993), 1450–1456.

Riviere, S., Birlouez-Aragon, I., Nourhashemi, F. et al. : Low plasma vitamin C in Alzheimer patients despite an adequate diet. Int. J. Geriatr. Psychiatry 13 (1998), 749–754.

Robertson, J.M., Donner, A.P. and Trevithick, J.R.: Vitamin E Intake and Risk of Cataracts in Humans: Ann. N.Y. Acad. Sci. 570 (1989), 372–382.

Rodriguez, C., Jacobs, E.J., Mondul, A.M., Calle, E.E., McCullough, M.L., Thun, M.U.: Vitamin E supplements and risk of prostate cancer in U.S. men. Cancer Epidemiol. Biomarkers Prev. 13 (2004), 378–382.

Rokitzki, L., Logemann, E., Huber, G., Keck, E., Keul, J.: α-Tocopherol Supplementation in Racing Cyclists During Extreme Endurance Training. Int. J. Sport. Nutr. 4 (1994), 253–264.

Ross, W.M., Creighton, M.O., Inch, W.R., and Trevithick, J.R.: Radiation Cataract Formation Diminished by Vitamin E in Rat Lenses in Vitro. Exp. Eye Res. 36 (1983), 645–653.

Ross, W.M., Creighton, M.O. and Trevithick, J.R.: Radiation Cataractogenesis Induced by Neutron or Gamma Irradiation in the Rat Lens is Reduced by Vitamin E. Scanning Microscopy 4 (1990), 641–650.

Rota, S., McWilliam, N.A., Baglin, T.P., Byrne, C.D.: Atherogenic lipoproteins support assembly of the prothrombinase complex and thrombin generation: modulation by oxidation and vitamin E. Blood 91 (1998), 508–515.

Rotruck, J.T., Pope, A.L., Ganther, H.E., Swanson, A.B., Hafemann, E.B., Hoekstra, W.G.: Selenium: Biochemical role as a component of glutathion peroxidase. Science 179 (1973), 588–590.

Rouhiainen, P., Rouhiainen, H., Salonen, J.T.: Association Between Low Plasma Vitamin E Concentration and Progression of Early Cortical Lens Opacities. Am. J. Epidemiol. 144 (1996), 496–500.

Runge, P., Muller, D.P.R., McAllister, J., Calver, D., Lloyd, J.K., Taylor, D.: Oral vitamin E supplements can prevent the retinopathy of abetalipoproteinemia. Br. J. Ophthalmol. 70 (1986), 166–173.

Salonen, R.M., Nyyssönen, K., Kaikkonen, J., Porkkala-Sarataho, E., Voutilainen, S., Rissanen, T. et al.: Six-year effect of combined vitamin C and E supplementation on atherosclerotic progression: the Antioxidant Supplementation in Atherosclerosis Prevention (ASAP) Study. Circulation 107 (2003), 947–953.

Salonen, J.T., Nyyssönen, K., Salonen, R., Lakka, H.-M., Kaikkonen, J., Porkkala-Sarataho, E., Voutilainen, S., Lakka, T.A., Rissanen, T., Leskinen, L., Tuomainen, T.-P., Valkonen, V.-P., Ristonmaa, U., Poulsen, H.E.: Antioxidant Supplementation in Atherosclerosis Prevention (ASAP) study: a randomized trial of the effect of vitamins E and C on 3-year progression of carotid atherosclerosis. J. Int. Med. 248 (2000), 377–386.

Salonen, J.T., Nyyssönen, K., Tuomainen, T.-P., Mäenpää, P.H., Korpela, H., Kaplan, G.A., Lynch, J., Helmrich, S.P., Salonen, R.: Increased risk of non-insulin dependent diabetes mellitus at low plasma vitamin E concentrations: a four year follow up study in men. Br. Med. J. 311 (1995), 1124–1127.

Salonen, J.T., Salonen, R., Seppanen, K. et al.: Effects of antioxidant supplementation on platelet function: a randomised, pair-matched, placebo-controlled, double-blind trial in men with low antioxidant status. Am. J. Clin. Nutr. 53 (1991), 1222–1229.

Sano, M., Ernesto, C., Thomas, R.G., Klauber, M.R., Schafer, K., Grundman, M., Woodbury, P., Growdon, J., Cotman, C.W., Pfeiffer, E., Schneider, L.S., Thal, L.J.: Controlled Clinical Trial of Selegiline, Alpha-Tocopherol or Both as Treatment for Alzheimer's Disease. N. Engl. J. Med. 336 (1997), 1216–1222.

Satya-Murti, S., Howard, L., Krohel, G., Wolf, B.: The spectrum of neurologic disorder from vitamin E deficiency. Neurology 36 (1986), 917–921.

SCF (Scientific Committee on Food): Opinion of the Scientific Committee on Food on the Tolerable Upper Intake Level of Vitamin E (expressed on 4 April 2003). SCF/CS/NUT/UPPLEV/31 Final 23 April 2003. http://europa.eu.int/comm/food/fs/sc/scf/out195_en.pdf.

Schattenkirchner, M., Miehlke, K.: Mit Vitamin E-Zufuhr läßt sich NSAR-Bedarf um die Hälfte reduzieren. Ärztezeitung 80 (1996), 13.

Scherak, O., Kolarz, G., Schödl, C., Blankenhorn, G.: Hochdosierte Vitamin E-Therapie bei Patienten mit aktivierter Arthrose. Z. Rheumatol. 49 (1990), 369–73.

Schmidt, R., Hayn, M., Reinhart, B., Roob, G., Schmidt, E., Schumacher, M., Watzinger, N., Launer, L.J.: Plasma Antioxidants and Cognitive Performance in Middle-Aged and Older Adults: Results of the Austrian Stroke Prevention Study. J. Am. Geriatr. Soc. 46 (1998), 1407–1410.

Schultz, M., Leist, M., Petrzika, M., Gaßmann, B., Brigelius-Flohé, R.: Novel urinary metabolite of alpha-tocopherol, 2,5,7,8-tetramethyl-2(2'-carboxyethyl)-6-hydroxychroman, as an indicator of an adequate vitamin E supply? Am. J. Clin. Nutr. 62(6 Suppl) (1995), 1527S–1534S.

Schwalbe, P., Buettner, P., Elmadfa, I.: Development of vitamin E-status of premature infants after intravenous application of all-rac-alpha-tocopheryl acetate. Int. J. Vitam. Nutr. Res. 62 (1992), 9–14.

Schwartz, J., Shklar, G., Trickler, D.: p53 the anticancer mechanism of vitamin E. Oral Oncol. Eur. J. Cancer 29 B (1993), 313–318.

Srivastava, K.C.: Vitamin E exerts antiaggregatory effects without inhibiting the enzymes of the arachidonic acid cascade in platelets. Prostaglandins, Leukotrienes and Med. 21 (1986), 177–185.

Seddon, J.M., Ajani, U.A., Sperduto, R.D., Hiller, R., Blair, N., Burton, T.C., Farber, M.D., Gragoudas, E.S , Haller, J., Miller, D.T., Yannuzzi, L.A. and Willett, W.: Dietary Carotenoids, Vitamins A, C and E and Age-Related Macular Degeneration. J. Am. Diet. Assoc. 272 (1994), 1413–1420.

Seifried, H.E., McDonald, S.S., Anderson, D.E., Greenwald, P., Milner, J.A.: The antioxidant conundrum in cancer. Cancer Res. 63 (2003), 4295-4298.

Shaw, H.-M., Huang, D.-J.: Secretion of a-Tocopherol in VLDL is decreased by dietary protein insufficiency in young growing rats. J. Nutr. 130 (2000), 3050–3054.

Sheffy, B.E., Schultz, R.D.: Influence of vitamin E and selenium on immune response mechanisms. Fed. Proc. Fed. Am. Soc. Exp. Biol. 38 (1979), 2139–2143.

Shekelle, P.G., Morton, S.C., Jungvig, L.K., Udani, J., Spar, M., Tu, W., Suttorp, M., Coulter, I., Newberry, S.J., Hardy, M.: Effect of supplemental vitamin E for the prevention and treatment of cardiovascular disease. J. Gen. Intern. Med. 19 (2004), 380–389.

Sies, H.: Vitamin E. Dtsch. Ärzteblatt 86 (1989), 1293–1294 (a).

Sies, H., Stahl, W., Sundquist, A.R.: Antioxidant functions of vitamins: Vitamins E and C, beta-carotene, and other carotenoids. Ann. N.Y. Acad. Sci. 669 (1992), 7–20 R.

Sies, H.: Strategies of antioxidants defense. Eur. J. Biochem. 215 (1993), 213–219.

Simon, E., Gross, C., Milhorat, A.: The metabolism of vitamin E. I. The absorption and excretion of d-α-tocopheryl-5-methyl-C14-succinate. J. Biol. Chem. 221 (1956), 797–805.

Simon, E., Eisengart, A., Sundheim, L., Milhorat, A.: The metabolism of vitamin E. II. Purification and characterization of urinary metabolites of α-tocopherol. J. Biol. Chem. 221 (1956), 807–817.

Simon-Schnaß, I., Pabst, H., Herrligkoffer, K.M.: Der Einfluß von Vitamin E auf leistungsabhängige Parameter beim Höhenbergsteigen. Dtsch. Z. Sportmed. 38 (1987), 199–206.

Sitrin, M.D., Liebermann, F., Jensen, W.E., Noronha, A., Milburn, C., Addington, W.: Vitamin E deficiency and neurologic disease in adults with cystic fibrosis. Ann. Intern. Med. 107 (1987), 51–54.

Skyrme-Jones, R.A., O'Brien, R.C., Berry, K.L., Meredith, I.T.: Vitamin E supplementation improves endothelial function in type I diabetes mellitus: A randomized, placebo-controlled study. J. Am. Coll. Cardiol. 36 (2000), 94–102.

Smasal, V., Golly, I., Reinke, C.: Der Einfluß der körperlichen Leistung auf den Vitaminstatus. VitaMinSpur 10 (1995), 137–142.

Soares, K.V., McGrath, J.J.: Vitamin E for neuroleptic-induced tardive dyskinesia. [update of Cochrane Database Syst. Rev. 2000; (2): CD000209; PMID: 10796508]. Cochrane Database of Systematic Reviews 2001; (4): CD000209

Sokol, R.J.: Vitamin E deficiency and neurologic disease. Ann. Rev. Nutr. 8 (1988), 351–373.

Sokol, R.J., Butler-Simon, N., Conner, C., Heubi, J.E., Sinatra, F.R., Suchy, F.J., Heyman, M.B., Perrault, J., Rothbaum, R.J., Levy, J.: Multicenter trial of d-alpha-tocopheryl polyethylene glycol 1000 succinate for treatment of vitamin E deficiency in children with chronic cholestasis. Gastroenterology 104 (1993), 1727–1735.

Sokol, R.J., Young, S.K., Hoofnagle, J.H., Heubi, J.E., Jones, E.A., Balistreri, W.F.: Intestinal malabsorption of vitamin E in primary biliary cirrhosis. Gastroenterology 96 (1989), 479–486.

Souci, S.W., Fachmann, W., Kraut, H.: Die Zusammensetzung der Lebensmittel. Nährwert-Tabelle, WVGmbH, Stuttgart 1989.

Souci, S.W., Fachmann, W., Kraut, H.: Die Zusammensetzung der Lebensmittel. Nährwert-Tabellen, 6. Auflage. medpharm Scientific Publishers, Stuttgart, 2000.

Sperduto, R.D., Hu, T.S., Milton, R.C. et al.: The Linxian cataract studies: two nutrition intervention trials. Arch. Ophthalmol. 111 (1993), 1246–1253.

Staal, F.J.T., Roederer, M., Herzenberg, L.A.: Intracellular thiols regulate activation of nuclear factor kB and transcription of human immunodeficiency virus. Proc. Natl. Acad. Sci. USA 87 (1990), 9943–9947.

Stähelin, H.B., Gey, F.K., Eichholzer, M., Lüdin, E., Bernasconi, F., Thurneysen, J., Brubacher, G.: Plasma antioxidant vitamins and subsequent cancer mortality in the 12-year follow-up of the prospective Basel Switzerland Study. Am. J. Epidemiol. 133 (1991), 766–775.

Stampfer, M.J., Hennekens, C.H., Manson, J.E., Colditz, G.A., Rosner, B., Willett, W.C.: Vitamin E consumption and the risk of coronary heart disease in women. N. Engl. J. Med. 328 (1993), 1444–1449.

Stampfer, M.J., Jakubowski, J.A., Faigel, D., Vaillancourt, R., Deykin, D.: Vitamin E supplementation effect on human platelet function, arachidonic acid metabolism, and plasma prostacyclin levels. Am. J. Clin. Nutr. 47 (1988), 700–706.

Steephen, A.C., Traber, M.G., Ito, Y., Lewis, L.H., Kayden, H.J., Shike, M.: Vitamin E status of patients receiving long-term parenteral nutrition: Is vitamin E supplementation adequate? J. Parenteral. Enteral. Nutr. 15 (1991), 647–652.

Steinberg, D., Parthasarathy, S., Carew, T.E., Khoo, J.C., Witztum, J.L.: Beyond cholesterol: modifications of low-density-lipoprotein that increase its atherogenicity. N. Engl. J. Med. 320 (1989), 915–924.

Steiner, M., Anastasi, J.: Vitamin E: An inhibitor of the platelet release reaction. J. Clin. Invest. 57 (1976), 732–737.

Steiner, M.: Effect of alpha-tocopherol administration on platelet function in man. Thromb. Haemost. 49 (1983), 73–77.

Steiner, M.: Effect of Vitamin E on platelet function and Thrombosis. Agents and Actions 22 (1987), 357–358.

Steiner, M.: Influence of vitamin E on platelet function in humans. J. Am. Coll. Nutr. 10 (1991), 466–473.

Steiner, M.: Alpha-Tocopherol: a potent inhibitor of platelet adhesion. J. Nutr. Science Vitaminol. Spec. No. (1992), 191–195.

Steiner, M., Glantz, M., Lekos, A.: vitamin E plus aspirin compared with aspirin alone in patients with transient ischemic attacks. Am. J. Clin. Nutr. 62 (1995), 1381S–1384S.

Steiner, M.: Vitamin E, a modifier of platelet function: Rationale and use in cardiovascular and cerebrovascular disease. Nutr. Rev. 57 (1999), 306–309.

Stephens, N.G., Parsons, A., Schofield, P.M., Kelly, F., Cheeseman, K., Mitchinson, M.J., Brown, M.J.: Randomised controlled trial of vitamin E in patients with coronary disease. Cambridge Heart Antioxidant Study (CHAOS). The Lancet 347 (1996), 781–786.

Stewart-DeHaan, P.J., Creighton, M.O., Sanwal, M., Ross, W.M. and Trevithick, J.R.: Effects of Vitamin E on Cortical Cataractogenesis Induced by Elevated Temperature in Intact Rat Lenses in Medium 199. Exp. Eye Res. 32 (1981), 51–60.

Stocker, A., Zimmer, S., Spycher, S.E., Azzi, A.: Identification of a novel cytosolic tocopherol-binding protein: structure, specificity, and tissue distribution. Life. 48 (1999), 49–55.

Stone, P.H., Lloyd-Jones, D.M., Kinlay, S. et al.: Effect of intensive lipid lowering, with or without antioxidant vitamins. Circulation 111 (2005), 1747–1757.

Stone, W.L., Krishnan, K., Campbell, S.E., Qui, M., Whaley, S.G., Yang, H.: Tocopherols and the treatment of colon cancer. Ann. N.Y. Acad. Sci. 1031 (2004), 223–233.

Stringer, M.D., Görög, P.G., Freeman, A., Kakkar, V.V.: Lipid peroxides and atherosclerosis. Br. Med. J. 298 (1989), 281–284.

Studer, R.K., Craven, P.A., DeRubertis, F.R.: Antioxidant inhibition of protein kinase C-signaled increases in transforming growth factor-b in mesangial cells. Metabolism 46 (1997), 918–925.

Subramaniam, R., Koppal, T., Green, M., Yatin, S., Jordan, B., Drake, J., Butterfield, D.A.: The free radical antioxidant vitamin E protects cortical synaptosomal membranes from amyloid beta-peptide (25-35) toxicity but not from hydroxynonenal toxicity: Relevance to the free radical hypothesis of Alzheimer's disease. Neurochem. Res. 23 (1998), 1403–1410.

Subramaniam. S., Shyama, S., Jagadeesan, M., Devi, C.S.S.: Oxidant and Antioxidant levels in the erythrocytes of breast cancer patients treated with CMF. Med. Sci. Res. 21 (1993), 79–80.

Sunde, R.A., Hoekstra, W.G.: Structure, synthesis and function of glutathione peroxidase. Nutr. Rev. 38 (1980), 265–273.

Suthutvoravut, U., Hathivat, P., Sirichakwal, P., Sasanakul, W., Tassaneeykul, A., Feungpean, B.: Vitamin E status, glutathione peroxidase activity and the effect of vitamin E supplementation in children with thalassemia. J. Med. Assoc. Thailand 76 (1993), 146–152.

Suzukawa, M., Ishikawa, T., Yoshida, H., Nakamura, H.: Effect of in-vivo supplementation with low-dose vitamin E on susceptibility of low-density-lipoprotein and high-density-lipoprotein to oxidative modification. J. Am. Coll. Nutr. 14 (1995), 46–52.

Szczeklik, A., Gryglewski, R.J., Domagala, B., Dworski, R., Basista, M.: Dietary supplementation with vitamin E in hyperlipoproteinemias: Effects on plasma lipid peroxides, antioxidant activity, prostacyclin generation and platelet aggregability. Thromb. Haemostasis 54 (1985), 425–430.

Taylor, A., Hobbs, M.: Assessment of nutritional influences on risk for cataract. Nutrition 17 (2001), 845–857.

Teikari, J.M., Laatikainen, L., Virtamo, J., Haukka, J., Rautalahti, M., Liesto, K., Albanes, D., Taylor, P. and Heinonen, O.P.: Six-Year Supplementation with Alpha-Tocopherol and Beta-Carotene and Age-Related Maculopathy. Acta Ophthalmol. Scand. 76 (1998a), 224–229.

Teikari, J.M., Rautalahti, M., Haukka, J., Jarvinen, P., Hartman, A.M., Virtamo, J., Albanes, D., Heinonen, O.P.:Incidence of cataract operations in Finnish male smokers unaffected by alpha-Tocopherol or Betacarotene supplements. J. Epidemiol. Community Health 52 (1998b), 468–472.

Tenderdy, R.P., Mathias, M.M., Nockels, C.F.: Effects of vitamin E on immunity and disease resistance. In: Prasad, A. (ed.): Vitamins, nutrition and cancer. Karger, Basel, Switzerland 1986, 123–33.

Tesoriere, L., D'Arpa, D., Butera, D., Allegra, M., Renda, D., Maggio, A., Bongiorno, A., Livrea, M.A.: Oral supplements of vitamin E improve measures of oxidative stress in plasma and reduce oxidative damage to LDL and erythrocytes in b-Thalassemia intermedia patients. Free Rad. Res. 34 (2001), 529–540.

Teupser, D., Thiery, J., Seidel, D.: a-Tocopherol down-regulates scavenger receptor activity in makrophages. Atherosclerosis 144 (1999), 109–115.

The Alpha-Tocopherol Beta Carotene Cancer Prevention Study Group: The effect of vitamin E and beta carotene on the incidence of lung cancer and other cancers in male smokers. N. Engl. J. Med. 330 (1994), 1029–1035.

The Heart Outcomes Prevention Evaluation Study Investigators: Vitamin E supplementation and cardiovascular events in high-risk patients. N. Engl. J. Med. 342 (2000), 154–160.

The HOPE and HOPE-TOO Trial Investigators 2005: Effects of long-term Vitamin E supplementation on cardiovascular events and cancer. A randomized controlled trial: JAMA 293 (2005), 1338–1347.

The Italian-American Cataract Study Group: Risk factors for age-related cortical, nuclear, and posterior subcapsular cataracts. Am. J. Epidemiol. 133 (1991), 541–553.

The Parkinson Study Group: Effects of tocopherol and deprenyl on the progression of disability in early Parkinson's disease. N. Engl. J. Med. 328 (1993), 176–183.

Thurnham, D., Davies, J., Crump, B., Situnayake, R., Davies, M.: The use of different lipids to express serum tocopherol: lipid ratios for the measurement of vitamins E status. Ann. Clin. Biochem. 23 (1986), 514–520.

Tohgi, H., Abe, T., Nakanishi, M. et al.: Concentrations of alpha-tocopherol and its quinone derivative in cerebrospinal fluid from patients with vascular dementia of the Binswanger type and Alzheimer type dementia. Neurosci. Lett. 174 (1994), 73–76.

Tolonen, M., Sarna, S., Halme, M., Tuominen, S.E.J., Westermarck, T., Nordberg, U.R., Keinonen, M., Schrijver, J.: Antioxidant Supplementation Decreases TBA Reactants in Serum of Elderly. Biol. Trace Elements Res. 17 (1988), 221–228.

Tousoulis, D., Antoniades, C., Vassiliadou, C., et al.: Effects of combined administration of low dose atorvastatin and vitamin E on inflammatory markers and endothelial function in patients with heart failure. Eur. J. Heart Fail. 7 (2005), 1126–1132.

Traber, M.G., Sokol, R.J., Ringel, S.P., Neville, H.E., Thellmann, C.A., Kayden, H.J.: Lack of tocopherol in peripheral nerves of vitamin E deficient patients with peripheral neuropathy. N. Engl. J. Med. 317 (1987), 262–265.

Traber, M.G., Ingold, K.U., Burton, G.W., Kayden, H.J.: Absorption and transport of deuterium-substituted 29R, 49R, 89R-alpha-tocopherol in human lipoproteins. Lipids 23 (1988), 791–797.

Traber, M.G., Elsner, A., Brigelius-Flohé, R.: Synthetic as compared with natural vitamin E is preferentially excreted as α-CEHC in human urine; studies using deuterated α-tocopheryl acetates. FEBS Lett. 437 (1998), 145–148.

Traber, M.G., Jialal, I.: Measurement of lipid-soluble vitamins – further adjustment needed? The Lancet 355 (2000), 2013–2014.

Traber, M., Kayden, H.: α-Tocopherol as compared with γ-Tocopherol is preferentially secreted in human lipoproteins. Ann. N.Y. Acad. Sci. 570 (1989), 95–107.

Traber, M.G., Sokol, R.J., Burton, G.W., Ingold, K.U., Papas, A.M., Huffaker, J.E., Kayden, H.J.: Impaired ability of patients with familial isolated vitamin E-deficiency to incorporate alpha-tocopherol into lipoproteins secreted by the liver. J. Clin. Invest. 85 (1990), 397–407.

Traber, M.G., Kayden, H.J.: Inherited defects in vitamin E transport in humans and animals. In: Mino, M. et al. (eds.) Vitamin E – Its Usefulness in health and curing disease Japan Sci. Soc. Press, Tokyo/S. Karger, Basel 1993,119–129

Traber, M.G., Schiano, T., Steephen, A., Kayden, H.J., Shike, M.: Efficacy of water-soluble vitamin E in the treatment of vitamin E malabsorption in short-bowel syndrome. J. Clin. Nutr. 59 (1994), 1270–1274.

Tran, K., Chan, A.C.: R,R,R-alpha-tocopherol potentiates prostacyclin release in human endothelial cells. Evidence for structural specificity, of the tocopherol molecule. Biochim. Biophys. Acta 1043 (1990), 189–197.

Tran, K., Wong, J.T., Lee, E., Chan, A.C., Choy, P.C.: Vitamin E potentiates arachidonate release and phospholipase A2 activity in rat heart myoblastic cells. Biochem. J. 319 (1996), 385–391.

Tsang, N.C.K., Penfold, P.L., Snitch, P.J., Billson, F.: Serum Levels of Antioxidants and Age-Related Macular Degeneration. Doc. Ophthalmol. 81 (1992), 387–400.

Tutuncu, N.B., Bayraktar, M., Varli, K.: Reversal of defective nerve conduction with vitamin E supplementation in type 2 diabetes: a preliminary study. Diabetes Care 21 (1998), 1915–1918.

Upritchard, J.E., Sutherland, W., Mann, J.I.: Effect of supplementation with tomato juice, vitamin E, and vitamin C on LDL oxidation and products of inflammatory activity in type 2 diabetes. Diabetes Care 23 (2000), 733–738.

USP DI: Drug information for the health care professional: Vitamin E, 11th edition, 1991, 2596–2598

VandenLangenberg, G.M., Mares-Perlman, J.A., Klein, R., Klein, B.E., Brady, W.E., Palta, M.: Associations between antioxidant and zinc intake and the 5-year incidence of early age-related maculopathy in the Beaver Dam Eye Study. Am. J. Epidemiol. 148 (1998), 204–214.

Van Staden, A.M., van Rensburg, C.E.J., Anderson, R.: Vitamin E protects mononuclear leucocyte DNA against damage mediated by phagocyte-derived oxidants. Mutation Res. 288 (1993), 257–262.

van Tits, L.J., Demacker, P., de Graaf, J., Hak-Lemmers, H.L., Stalenhoef, A.F.: a-Tocopherol supplementation decreases production of superoxide and cytokines by leukocytes ex vivo in both normolipidemic and hypertriglyceridemic individuals. Am. J. Clin. Nutr. 71 (2000), 458–464.

Vatassery, G.T., Bauer, T., Dysken, M.: High doses of vitamin E in the treatment of disorders of the central nervous system in the aged. Am. J. Clin. Nutr. 70 (1999), 793–801.

Vatassery G.T., Fahn, S., Kuskowski, M.A., The Parkinson Study Group: Alpha tocopherol in CSF of subjects taking high-dose vitamin E in the DATATOP study. Neurology 50 (1998), 1900–2.

VERA (Heseker, H., Schneider, R., Mochka, J., Kohlmeier, M., Kübler, W.): Vitaminversorgung Erwachsener in der Bundesrepublik Deutschland. Wiss. Fachverlag Dr. Fleck, Niederkleen 1992.

Virtamo, J., Pietinen, P., Huttunen, J.K. et al.: Incidence of cancer and mortality following α-tocopherol and beta-carotene supplementation: a postintervention follow-up. JAMA 290 (2003), 476–485.

Virtamo, J., Edwards, B.K., Virtanen, M.J., Taylor, P.R., Malila, N., Albanes, D., Huttunen, J.K., Hartman, A.M., Hietanen, P., Mäenpää, H., Koss, L., Nordling, S., Heinonen, O.P.: Effects of supplemental alpha-tocopherol and beta-carotene on urinary tract cancer: incidence and mortality in a controlled trial. Cancer Causes Control 11 (2000), 933–939.

Virtamo, J., Rapola, J.M., Ripatti, S., Heinonen, O.P., Taylor, P.R., Albanes, D., Huttunen, J.K.: Effect of vitamin E and beta carotene on the incidence of primary nonfatal myocardial infarction and fatal coronary heart disease. Arch. Intern. Med. 158 (1998), 668–675.

Vivekananthan, D.P., Penn, M.S., Sapp, S. K., Hsu, A., Topol, E.J.: Use of antioxidant vitamins for the prevention of cardiovascular disease: meta-analysis of randomised trials. The Lancet 361 (2003), 2017–2023.

Von Herbay, A., de Groot, H., Hegi, H., Stremmel, W., Strohmeyer, G., Sies, H.: Low vitamin E content in plasma of patients with alcoholic liver disease, hemochromatosis and Wilson's Disease. J. Hepatology 20 (1994), 41–46.

Wald, N.J., Boreham, J., Hayward, J.L., Bulbrook, R.D.: Plasma Retinol, Beta-Carotene and Vitamin E Levels in Relation to the Future Risk of Breast Cancer. Br. J. Cancer 49 (1984), 321–324.

Ware, S., Bruckner, G., Atakkaan, A., Giles, T., Webb., P., Chow, C., Richardson, D.: Interaction between omega-3 fatty acids, vitamin E and cutaneous blood flow in healthy elderly male subjects. Nutr. Metab. Cardiovasc. Dis. 2 (1992), 33–39.

Wartanowicz, M., Panczenko-Kresowska, B., Ziemlanski, S., Kowalska, M., Okolska, G.: The Effect of Alpha-Tocopherol and Ascorbic Acid on the Serum Lipid Peroxide Level in Elderly People. Ann. Nutr. Metab. 28 (1984), 186–191.

Watanabe, J., Umeda, F., Wakasugi, H., Ibayashi, H.: Effect of vitamin E on platelet aggregation in diabetes mellitus. Thromb. Haemostas. 51 (1984), 313–316.

Waters, D.D., Alderman, E.L., Hsia, J. et al.: Effects of hormone replacement therapy and antioxidant vitamin supplements on coronary atherosclerosis in postmenopausal women. A randomized controlled trial. JAMA 288 (2002), 2432–2440.

Watson, R., Leonard, T.: Selenium and vitamins A, E, C: Nutrients with cancer prevention properties. J. Am. Diet. Assoc. 86 (1986), 505–510.

Watts, J.L., Milner, R., Zipursky, A., Paes, B., Ling, E., Gill, G. Fletcher, B., Rand, C.: Failure of supplementation with vitamin E to prevent bronchopulmonary dysplasia in infants less than 1500 g birth weight. Eur. Resp. J. 4 (1991), 188–190.

Weber, P., Bendich, A., Machlin, L.J.: Vitamin E and human health: Rationale for determining recommended intake levels. Nutrition 13(5) (1997), 450-460.

Wefers, H., Sies, H.: The protection by ascorbate and glutathione against microsomal lipid peroxidation is dependent on vitamin E. Eur. J. Biochem. 174 (1988), 353–357.

Weijl, N.I., Hopman, G.D., Wipkink-Bakker, A., Lentjes, E.G., Berger, H.M., Cleton, F.J., Osanto, S.L: Cisplatin Combination chemotherapy induces a fall in plasma antioxidants of cancer patients. Ann. Oncol. 9 (1998), 1331–1337.

Weinmann, B.J., Weiser, H.: Functions of vitamin E in reproduction and in prostacyclin and immunoglobin synthesis in rats. Am. J. Clin. Nutr. 53 (1991), 1056S–1060S.

Weiser, H., Vecchi, M.: Stereoisomers of a-tocopheryl acetate. II. Biopotencies of all eight stereoisomers. individually or in mixtures, as determined by rat resorption-gestation test. Int. J. Vitam. Nutr. Res. 52 (1982), 351–370.

West, S., Vitale, S., Hallfrisch, J., Munoz, B., Bressler, S., Bressler, N.M.: Are Antioxidants or Supplements Protective for Age-Related Macular Degeneration? Arch. Ophthalmol. 112 (1994), 222–227.

Winklhofer-Roob, B.M., Shmerling, D.H., Schimek, M.G., Tuchschmid, P.E.: Short-term changes in erythrocyte alpha-tocopherol content of vitamin E-deficient patients with cystic fibrosis. Am. J. Clin. Nutr. 55 (1992), 100–103.

Winklhofer-Roob, B.: Oxygen free radicals and antioxidants in cystic fibrosis: the concept of an oxidant-antioxidant imbalance. Acta Paediatr. Suppl. 395 (1994), 49–57.

Winklhofer-Roob, B., Ziouzenkova, O., Puhl, H., Ellemunter, H., Greiner, P., Müller, G., Van't Hof, M., Esterbauer, H., Shmerling, D.: Impaired resistance to oxidation of low density lipoprotein in cystic fibrosis: Improvement during vitamin E supplementation. Free Radic. Biol. Med. 19 (1995), 725–733.

Winklhofer-Roob, B., Van't Hof, M., Shmerling, D : Long-term oral vitamin E supplementation in cystic fibrosis patients: RRR-α-tocopherol compared with all-rac-α-tocopheryl acetate preparations. Am. J. Clin. Nutr. 63 (1996), 722–728.

Wittenborg, A., Petersen, G., Lorkowski, G., Brabant, T.: Wirksamkeit von Vitamin E im Vergleich zu Diclofenac-Natrium in der Behandlung von Patienten mit chronischer Polyarthritis. Z. Rheumatol. 57 (1998), 215–221.

Witting, L.A., Horwitt, M.K.: Effect of degree of fatty acid unsaturation in tocopherol deficiency induced creatinuria. J Nutr. 82 (1984), 19–33.

Wittig, L.A., Lee, L.: Dietary levels of vitamin E and polyunsaturated fatty acids and plasma vitamin E. Am. J. Clin. Nutr. 28 (1975), 571–576.

Wluka, A.E., Stuckey, S., Brand, C., Cicuttini, F.M.: Supplementary vitamin E does not affect the loss of cartilage volume in knee osteoarthritis: a 2 year double blind randomized placebo controlled study. J. Rheumatol. 29 (2002), 2585–2591.

Wolf, G.: γ-Tocopherol: an efficient protector of lipids against nitric oxide-initiated peroxidative damage. Nutr. Rev. 55 (1997), 376–378.

Wolf, H R.D., Lasch, H.G.: Antioxidative Therapie des akuten respiratorischen Distress Syndroms. Intensivmed. 21 (1984), 149–153.

Woodson, K., Tangrea, J.A., Barrett, M.J., Virtamo, J.,Taylor, P.R., Albanes, D.: Serum α-tocopherol and subsequent risk of lung cancer among male smokers. J. Natl. Cancer Inst. 91 (1999), 1738–1743.

Wu, D., Hayek, M.G., Meydani, S.N.: Vitamin E and makrophage cyclooxygenase regulation in the aged. J. Nutr. 131 (2001), 382S–388S.

Wu, D., Mura, C., Beharka, A., Han, S.N., Paulson, K., Hwang, D., Meydani, S.N.: Age-associated increase in PGE_2 synthesis and COX activity in murine macrophages is reversed by vitamin E. Am. J. Physiol. 275 (Cell Physiol. 44) (1998), C661–C668.

Yano, M., Kishida, E., Iwasaki, M., Kojo, S., Masuzawa, Y.: Docosahexaenoic Acid and Vitamin E can reduce human monocytic U937 cell apoptosis induced by Tumor Necrosis Factor. J. Nutr. 130 (2000), 1095–1101.

Yao, Z.X., Drieu, K., Szweda, L.I. et al.: Free radicals and lipid peroxidation do not mediate beta-amyloid-induced neuronal cell death. Brain Res. 847 (1999), 203–210.

Yatin, S.M., Aksenov, M., Butterfield, D.A.: The antioxidant vitamin E modulates amyloid beta-peptide-induced creatine kinase activity inhibition and increased protein oxidation: implications for the free radical hypothesis of Alzheimer's disease. Neurochem. Res. 24 (1999), 427–435.

Ylä-Herttuala, S.: Role of lipid and lipoprotein oxidation in the pathogenesis of atherosclerosis. Drugs today 30 (1994), 507–514.

Yoshida, H., Ishikawa, T., Nakamura, H.: Vitamin E/lipid peroxide ratio and susceptibility of LDL to oxidative modification in non-insulin-dependent diabetes mellitus. Atherioscler. Thromb. Vasc. Biol. 17 (1997), 1438–1446.

Yusuf, S., Dagenais, G., Pogue, J., Bosch, J., Sleight, P. The Heart Outcomes Prevention Evaluation Study Investigators: Vitamin E supplementation and cardiovascular events in high-risk patients. N. Engl. J. Med. 342 (2000), 154–160.

Zaman,
Z., Roche, S., Fielden, P., Frost, P.G., Niriella, D.C., Cayley, A.C. Plasma concentrations of vitamins A and E and carotenoids in Alzheimer's disease. Age Ageing 21 (1992), 91–4.

Zannos-Mariolea, L., Papagreforiou-Theodoridou, M., Costantzas, N., Matsoniotis, N.: Relationship between tocopherols and serum lipid levels in children with β-thalassemia major. Am. J. Clin. Nutr. 31 (1978), 259–263.

Zhang, S.M., Hernan, M.A., Chen, H. et al.: Intakes of vitamins E and C, carotenoids, vitamin supplements, and PD risk. Neurology 59 (2002), 1161–1169.

Ziemlanski, S., Wartanowicz, M., Klos, A., Raczka, A., Klos, M.: The effects of ascorbic acid and alpha-tocopherol supplementation on serum proteins and immunglobulin concentrations in the elderly. Nutr. Int. 2 (1986), 1–5.

Zimmer, S., Stocker, A., Sarbolouki, M., Spycher, S., Sassoon, J., Azzi, A.: A novel human tocopherol-associated protein: cloning, in vitro expression, and characterization. J. Biol. Chem. 275 (2000), 25672–80.

Zureik, M. Galan, P., Bertrais, S., Mennen, L., Czernichow, S., Blacher, J. et al.: Effects of long-term daily low-dose supplementation with antioxidant vitamins and minerals on structure and function of large arteries. Arterioscler. Thromb. Vasc. Biol. 24 (2004), 1485-1491.

LITERATUR ZU KAP. 3.14: VITAMIN K

Adams, J., Pepping, J.: Vitamin K in the treatment and prevention of osteoporosis and arterial calcification. Am. J. Health Syst. Pharm. 62 (2005), 1574–1581.

Bechtold, H., Andrassy, K.: Vitamin K und medikamenteninduzierte Hypoprothrombinämie. Hämostaseologie 8 (1988), 8–17.

Binkley, N.C., Krueger, D.C., Engelke, J.A. et al.: Vitamin K supplementation reduces serum concentrations of under-gamma-carboxylated osteocalcin in healthy young and elderly adults. Am. J. Clin. Nutr. 72 (2000), 1523–1528.

Bjarnason, I., Macpherson, A., Mackintosh, C., Buxton-Thomas, M., Forgacs, J., Moniz, C.: Reduced bone density in patients with inflammatory bowel disease. Gut 40 (1997), 228–233.

Booth, S.L., Golly, I., Sachek, J.M., Roubenoff, R., Dallal, G.E., Hamada, K., Blumberg, J.B.: Effect of vitamin E supplementation on vitamin K status in adults with normal coagulation status. Am. J. Clin. Nutr. 80 (2004), 143–148.

Booth, S.L., Broe, K.E., Peterson, J.W., Cheng, D.M., Dawson-Hughes, B., Gundberg, C.M., Cupples, L.A., Wilson, P.W., Kiel, D.P.: Associations between vitamin K biochemical measures and bone mineral density in men and women. J. Clin. Endocrinol. Metab. 89 (2004b), 4904–4909.

Booth, S.L., Broe, K.E., Gagnon, D.R., Tucker, K.L., Hannan, M.T., McLean, R.R., Dawson-Hughes, B., Wilson, P.W., Cupples, L.A., Kiel, D.P.: Vitamin K intake and bone mineral density in women and men. Am. J. Clin. Nutr. 77 (2003), 512–516.

Booth, S.L., Broe, K.E., McLean, R.R., Gagnon, D.R., Peterson, J.W., Hannan, M.T., Cupples, L.A., Cheng, D.M., Wilson, P.W., Dawson-Hughes, B., Kiel, D.P.: Low vitamin K status is associated with low bone mineral density and quantitative ultrasound in men. J. Bone Miner. Res. 17 (Suppl 1)(2002), S200.

Booth, S.L., Tucker, K.L., Chen, H., Hannan, M.T., Gagnon, D.R., Cupples, L.A., Wilson, P.W.F., Ordovas, J., Schaefer, E.J., Dawson-Hughes, B., Kiel, D.P.: Dietary vitamin K intakes are associated with hip fracture but not with bone mineral density in elderly men and women. Am. J. Clin. Nutr. 71 (2000), 1201–1208.

Braam, L.A., Knapen, M.H., Geusens, P., Brouns, F., Hamulyák, K., Gerichhausen, J.W., Vermeer, C.: Vitamin K_1 supplementation retards bone loss in postmenopausal women between 50 and 60 Years of Age. Calcif. Tissue Int. 73 (2003), 21–26.

Braam, L.A., Knapen, M.H., Geusens, P., Brouns, F., Vermeer, C.: Factors affecting bone loss in female endurance athletes. Am. J. Sports Med. 31 (2003), 889–895.

Caillot-Augusseau, A., Lafage-Proust, M.H., Margaillan, P., Vergely, N., Faure, S., Paillet, S., Lang, F., Alexandre, C., Estour, B.: Weight gain reverses bone turnover and restores circadian variation of bone resorption in anorexic patients. Clin. Endocrinol. 52 (2000), 113–121.

Caillot-Augusseau, A., Vivco, L., Heer, M., Voroviev, D., Souberbielle, J.C., Zittermann, A., Alexandre, C., Lafage-Proust, M.H.: Space Flight is associated with rapid decreases of undercarboxylated osteocalcin and increases of markers of bone resorption without changes in their circadian variation: Observations in two cosmonauts. Clin. Chem. 46 (2000b), 1136–1143.

Caraballo, P.J., Gabriel, S.E., Castro, M.R., Atkinson, E.J., Melton III, L.J.: Changes in bone density after exposure to oral anticoagulants: A meta-analysis. Ostoeporos. Int. 9 (1999b), 441–448.

Caraballo, P.J., Heit, J.A., Atkinson, E.J., Silverstein, M.D., O'Fallon, W.M., Castro, M.R., Melton III, L.J.: Long-term use of oral anticoagulants and the risk of fracture. Arch. Intern. Med. 159 (1999a), 1750–1756.

Cockayne, S., Adamson, J., Lanham-New, S., Shearer, M.J., Gilbody, S., Torgerson, D.J.: Vitamin K and the prevention of fractures: systematic review and meta-analysis of randomized controlled trials. Arch. Intern. Med. 166 (2006), 1256–1261.

Cornelissen, M., Smeets, D., Merks, G., de Abreu, R., Kollee, L., Monnens, L.: Analysis of chromosome aberrations and sister chromatid exchanges in peripheral blood lymphocytes of newborns after vitamin K prophylaxis at birth. Ped. Res. 30 (1991), 550–553.

Crowther, C.A., Henderson-Smart, D.J.: Vitamin K prior to preterm birth for preventing neonatal periventricular haemorrhage. The Cochrane Database of Systematic Reviews 2001, Issue 1. Art. No.: CD000229. DOI:10.1002/14651858.CD000229.

Davidson, K.W., Booth, S.L., Dolnikowski, G.G., Sadowski, J.A.: The conversion of phylloquinone to 29,39-dihydrophylloquinone during hydrogenation of vegetable oils. J. Agric. Food Chem. 44 (1996), 980–983.

Deutsche Gesellschaft für Ernährung (DGE): Empfehlungen für die Nährstoffzufuhr. Umschau-Verlag, Frankfurt/Main 1985.

Deutsche Gesellschaft für Ernährung (DGE): Empfehlungen für die Nährstoffzufuhr. Umschau-Verlag, Frankfurt/Main 1991.

Deutsche Gesellschaft für Ernährung (DGE): Ernährungsberichte 1976, 1980, 1984, 1988. Umschau-Verlag, Frankfurt/Main.

DGE (Deutsche Gesellschaft für Ernährung) (ed.) (2004). Ernährungsbericht 2004. Im Auftrag des Bundesministeriums für Verbraucherschutz, Ernährung und Landwirtschaft. Deutsche Gesellschaft für Ernährung e.V., Bonn. Dtsch. Ärzteblatt 1994, 91, A 3123.

Douglas, A.S., Robins, S.P., Hutchison, J.D., Porter, R.W., Stewart, A., Reid, D.M.: Carboxylation of osteocalcin in post-menopausal osteoporotic women following vitamin K and D supplementation. Bone 17 (1995), 15–20.

Dowd, P., Hershline, R., Ham, S.W., Naganathan, S.: Vitamin K and energy transduction: a base strength amplification mechanism. Science 269 (1995), 1684–1691.

Dremsek, P.A., Sacher, M.: Lebensbedrohliche Blutungen durch Vitamin K-Mangel bei gestillten Säuglingen. Wien. Klin. Wschr. 99 (1987), 314–316.

Ernährungskomission der Deutschen Gesellschaft für Kinderheilkunde. Sozialpädiatrie 8 (1986), 706–707.

Feskanich, D., Weber, P., Willett, W.C., Rockett, H., Booth, S.L., Colditz, G.A.: Vitamin K intake and hip fractures in women: a prospective study. Am. J. Clin. Nutr. 69 (1999), 74–79.

Fiori, C.E., Tamburino, C., Foti, R., Grimaldi, D.: Reduced bone mineral content in patients taking an oral anticoagulant. South Med. J. 83 (1990), 538–542.

Furie, B., Furie, B.C.: Molecular basis of vitamin K-dependent g-carboxylation. Blood 75 (1990), 1753–1762.

Garber, A.K., Binkley, N.C., Krueger, D.C., Suttie, J.W.: Comparison of phylloquinone bioavailability from food sources or a supplement in human subjects. J. Nutr. 129 (1999), 1201–1203.

Geleijnse, J.M., Vermeer, C., Schurgers, L.J., Grobbee, D.E., Pols, H.A.P., Witteman, J.C.M: Inverse association of dietary vitamin K-2 intake with cardiac events and aortic atherosclerosis: The Rotterdam Study. Thromb. Haemostas. (Suppl. July) (2001), P473.

Golding, J., Greenwood, R., Birmingham, K., Mott, M.: Childhood cancer, intramuscular vitamin K, and pethidine given during labour. Br. Med. J. 305 (1992), 341–346.

Golding, J., Paterson, M., Kinlen, L.J.: Factors associated with childhood cancer in a national cohort study. Br. J. Cancer 62 (1990), 304–308.

Hall, J.G., Pauli, R.M., Wilson, K.M.: Maternal and fetal sequelae of anticoagulation during pregnancy. Am. J. Med. 68 (1980), 122–140.

Hart, J.P., Shearer, M.J., Klenerman, L., Catterall, A., Reeve, J., Sambrook, P.N., Dodds, R.A., Bitensky, L., Chayen, J.: Elektrochemical detection of circulating levels of vitamin K1 in osteoporosis. J. Clin. Endocrinol. Metab. 60 (1985), 1268–1269.

Hodges, S.J., Akesson, K., Vergnaud, P., Obrant, K., Delmas, P D.: Circulating levels of vitanins K1 and K2 decreased in elderly women with hip fracture. J. Bone Mineral. Res. 8 (1993), 1241–1245.

Hodges, S.J., Pilkington, M.J., Stamp, T.C.B., Catterall, A., Shearer, M.J., Bitensky, L., Chayen, J.: Depressed levels of circulating menaquinones in patients with osteoporotic fractures of the spine and fermoral neck. Bone 12 (1991), 387–389.

Hull, D.: Vitamin K and childhood cancer. The risk of haemorrhagic disease is certain; that of cancer is not. Br. Med. J. 305 (1992), 326–327.

Huss, G., Hanssler, L., Schürmann, F.: Späte Vitamin K-Mangelblutungen bei gestillten Säuglingen und deren Verhütung. Pädiatr. Praxis 38 (1989), 265–270.

Institute of Medicine. Vitamin K. In: Dietary reference intakes for vitamin A, vitamin K, arsenic, boron, chromium, copper, iodine, iron, manganese, molybdenum, nickel, silicon, vanadium, and zinc. National Academy Press, Washington D.C. 2001, 127.

Ishida, Y., Kawai, S.: Comparative efficacy of hormone replacement therapy, etidronate, calcitonin, Alfacalcidol, and vitamin K in postmenopausal women with osteoporosis: The Yamaguchi Osteoporosis Prevention Study. Am. J. Med. 117 (2004), 549–555.

Israels, L.G., Friesen, E., Jansen, A.H., Israels, E.D.: Vitamin K1, increases sister chromatid exchanges in vitro in human leucocytes and in vivo in fetal sheep cells; a possible role of «vitamin K deficiency» in the fetus. Ped. Res. 22 (1987), 405–408.

Jie, K.S.G., Bots, M.L., Vermeer, C., Witteman, J.C.M., Grobbee, D.E.: Vitamin K status and bone mass in women with and without aortic atherosclerosis: a population-based study. Calcif. Tissue Int. 59 (1996), 352–356.

Jie, K.S.G., Bots, M.L., Vermeer, C., Witteman, J.C.M., Grobbee, D.E.: Vitamin K intake and osteocalcin levels in women with and without aortic atherosclerosis: a population-based study. Atherosclerosis 116 (1995), 117–123.

Kohlmeier, M., Salomon, A., Saupe, J., Shearer, M.J.: Transport of vitamin K to bone in humans. J. Nutr. 126 (1996), 1192S–1196S.

Kohlmeier, M., Saupe, J., Drossel, H.-J., Shearer, M.J.: Variation of phylloquinone (vitamin K1) concentrations in hemodialysis patients. Thromb. Haemostasis 74 (1995), 1252–1254.

Knapen, M.H.J., Hamulyák, K., Vermeer, C.: The effect of vitamin K supplementation on circulating osteocalcin (bone gla protein) and urinary calcium excretion. Ann. Intern. Med. 111 (1989), 1001–1005.

Krasinski, S D., Russell, R.M., Furie, B.C., Kruger, St.F., Jacques, P.F., Furie, B.: The prevalence of vitamin K deficiency in chronic gastro-intestinal disorders. Am. J. Clin. Nutr. 41 (1985), 639–643.

von Kries, R : Neonatal vitamin K. Prophylaxis for all. Br. Med. J. 303 (1991), 1083–1084.

von Kries, R., Göbel, U.: Vitamin K-Prophylaxe bei Neugeborenen. Kinderarzt, 1992, 23.

Künzer, W., Niederhoff, H.: Vitamin K-Versorgung der Neugeborenen. Dtsch. Med. Wschr. 113 (1988), 432–438.

Lukacs, J.L., Booth, S., Kleerekoper, M., Ansbacher, R., Rock, C.L., Reame, N.E.: Differential associations for menopause and age in measures of vitamin K, osteocalcin, and bone density: a cross-sectional exploratory study in healthy volunteers. Menopause 13 (2006), 799–808.

Martini, L.A., Booth, S.L., Saltzman, E., do Rosario Dias de, O., Wood, R.J.: Dietary phylloquinone depletion and repletion in postmenopausal women: effects on bone and mineral metabolism. Osteoporos. Int. 17 (2006), 929–935.

Menon, R.K., Gill, D.S., Thomas, M., Kernoff, P.B., Dandona, P.: Impaired carboxylation of osteocalcin in warfarin-treated patients. J. Clin. Endocrinol. Metab. 64 (1987), 59–61.

Monographie Phytomenadion. BAnz. Nr. 59 vom 29.03.1989.

Nagasawa, Y., Fujii, M., Kajimoto, Y., Imai, E., Hori, M.: Vitamin K_2 and serum cholesterol in patients on continuous ambulatory peritoneal dialysis. Lancet 351 (1998), 724.

Neogi, T., Booth, S.L., Zhang, YQ., Jacques, P.F., Terkeltaub, R., Aliabadi, P., Felson, D.T.: Low vitamin K status is associated with osteoarthritis in the hand and knee. Arthritis Rheum. 54 (2006), 1255–1261.

Niiya, K., Kitagawa, T., Fujishita, M., Yoshimoto, S., Kobayashi, M., Kubonishi, I., Taguchi, H., Miyoshi, I.: Bulimia nervosa complicated by deficiency of vitamin K-dependent coagulation factors. JAMA 250 (1983), 792–793.

O'Donnell, C.J., Shea, M.K., Price, P.A., Gagnon, D.R., Wilson, P.W., Larson, M.G., Kiel, D.P., Hoffmann, U., Ferencik, M., Clouse, M.E., Williamson, M.K., Cupples, L.A., Dawson-Hughes, B., Booth, S.L.: Matrix Gla protein is associated with risk factors for atherosclerosis but not with coronary artery calcification. Arterioscler. Thromb. Vasc. Biol. 26 (2006), 2769–2774.

Olson, R.E.: Function and metabolism of Vitamin K. Arch. Rev. Nutr. 4 (1984), 281–337.

Orimo, H., Shiraki, M., Fujita, T., Onomura, T., Inoue, T., Kushida, K.: Clinical evaluation of menatetrenone in the treatment of involutional osteoporosis: a double-blind multicenter comparative study with 1 hydroxy vitamin D_3 [abs]. J. Bone Miner. Res. 7 (1992), S122.

Pharmazeutische Stoffliste. Bundesvereinigung der Deutschen Apotheker-Verbände. 7. Auflage, 1989.

Plantalech, L.C., Chapuy, M.C. Guillaumont, M., Chapuy, P., Leclerq, M., Delmas, P.D.: Impaired carboxylation of serum osteocalcin in elderly women: effect of vitamin K_1 treatment. In: Christiansen, C., Overgaaard, K. (eds.): Osteoporosis. Osteopress Aps., Copenhagen, Denmark 1990, 345–347.

Price, P.A.: Role of vitamin K-dependent proteines in bone metabolism. Ann. Rev. Nutr. 8 (1988), 565–583.

Puckett, R.M., Offringa, M.: Prophylactic vitamin K for vitamin K deficiency bleeding in neonates. Cochrane Database of Systematic Reviews 2000, Issue 4. Art. No.: CD002776.DOI:10.1002/14651858.CD002776.

Recommended Dietary Allowances of the Commitee on Dietary Allowances, Food and Nutrition Board. National Academy of Sciences, Washington D.C. 1989.

Rejnmark, L., Vestergaard, P., Mosekilde, L.: Fracture risk in users of anticoagulants: A nationwide case-control study. Int. J. Cardiol. (2006)

Rejnmark, L., Vestergaard, P., Charles, P., Hermann, A.P., Brot, C., Eiken, P., Mosekilde, L.: No effect of vitamin K_1 intake on bone mineral density and fracture risk in perimenopausal women. Osteoporos. Int. 17 (2006a), 1122–1132.

Resch, H., Pietschmann, P., Krexner, E., Willvonseder, R.: Decreased peripheral bone mineral content in patients under anticoagulant therapy with phenprocoumon. Eur. Heart J. 12 (1991), 439–441.

Saupe, J., Shearer, M.J., Kohlmeier, M.: Phylloquinone transport and ist influence on gamma-carboxyglutamate residues of osteocalcin in patients on maintenance hemodialysis. Am. J. Clin. Nutr. 58 (1993), 204–208.

Schaafsma, A., Muskiet, F.A., Storm, H., Hofstede, G.J., Pakan, I., Van der Veer, E.: Vitamin D_3 and vitamin K_1 supplementation of Dutch postmenopausal women with normal and low bone mineral densities: effects on serum 25-hydroxyvitamin D and carboxylated osteocalcin. Eur. J. Clin. Nutr 54 (2000), 626–631.

Schmidt, E.: Vitamin K-Prophylaxe bei Neugeborenen. Empfehlungen der Ernährungskommission der Deutschen Gesellschaft für Kinderheilkunde. Dtsch. Ärzteblatt 83 (1986), 3380–3381.

Schoon, E.J., Müller, M.C.A., Vermeer, C., Schurges, L.J., Brummer, R.J.M., Stockbrügger, R.W.: Low serum and bone vitamin K status in patients with longstanding Crohn's disease: another pathogenetic factor of osteoporosis in Crohn's disease. Gut 48 (2001), 473–477.

Schurges, L.J., Vermeer, C., Determination of phylloquinone and menaquinones in food: effect of food matrix on circulating vitamin K concentrations. Haemostasis 30 (2000), 298–307.

Sokoll, L.J., O'Brien, M.E., Camilo, M.E., Sadowski, J.A.: Undercarboxylated osteocalcin and development of a method to determine vitamin K status. Clin. Chem. 41/8 (1995a), 1121–1128.

Sokoll, L.J., Booth, S.L., O'Brien, M.E., Davidson, K.W., Tsaioun, K.I., Sadowski, J.A.: Changes in serum osteocalcin, plasma phylloquinone, and urinary g-carboxyglucamic acid in response to altered intakes of dietary phylloquinone in human subjects. Am. J. Clin. Nutr. 65 (1997), 779–784.

Sokoll, L.J., Booth, S.L., Sadowski, J.A.: Changes in undercarboxylated osteocalcin (ucOC) with increased dietary phylloquinone (VK-1). FASEB J. 9 (1990), A726.

Soyka, L.A., Grinspoon, S., Levitsky, L.L., Herzog, D.B., Klibanski, A.: The effects of anorexia nervosa on bone metabolism in female adolescents. J. Clin. Endocrinol. Metab. 84 (1999), 4489–4496.

Spronk, H.M.H., Soute, B.A.M., Schurgers, L.J., DeMey, J.G.R., Vermeer, C.: Tissue-specific utilisation of menaquinone-4 results in prevention of arterial calcification in warfarin-treated rats. J. Vasc. Res. 40 (2003), 531–537.

Sutor, A.H., Göbel, U., von Kries, R.V., Künzer, W., Landbeck, G.: Vitamin K prophylaxis in the newborn: Blut 60 (1990), 275–277.

Sutor, A.H., Künzer, W., Göbel, U., v. Kries, R., Landbeck, G.: Vitamin K-Prophylaxe. Pädiatr. Praxis 38 (1989), 625–628.

Sutor, A.H., Scharbau, O.: Effect of vitamin K prophylaxis on the incidence of the late from Vitamin K deficiency bleeding. In: Susuki, S. et al. (eds.): Perinatal Thrombosis and Haemostasis. Springer Verlag, Berlin - Heidelberg 1991, 263–270

Suttie, J.W., Olson, R.E.: Vitamin K. Present Knowledge in Nutrition, 5th Ed., The Nutrition Foundation, Inc., Washington D.C., 1984, 241–259.

Szulc, P., Meunier, P.J.: Is vitamin K deficiency a risk factor for osteoporosis in Crohn's disease? The Lancet 357 (2001), 1995–1996.

Szulc, P., Chapuy, M.C., Meunier, P.J., Delmas, P.D.: Serum undercarboxylated osteocalcin is a marker of the risk of hip fracture: a three year follow-up study. Bone 18 (1996), 487–488.

Szulc, P., Chapuy, M.C., Meunier, P.J., Delmas, P.D.: Serum undercarboxylated osteocalcin is a marker of the risk of hip fracture in elderly women. J. Clin. Invest. 91 (1993), 1769– 774.

Szulc, P., Arlot, M. Chapuy, M.C., Duboeuf, F., Meunier, P.J., Delmas, P.D.: Serum undercarboxylated osteocalcin correlates with hip bone mineral density in elderly women. J. Bone Miner. Res. 9 (1994), 1591–1595.

Tamatani, M., Morimoto, S., Nakajima, M., Fukuo, K., onishi, T., Chen, S. Niinobu, T., Ogihara, T.: Participation of decreased circulating levels of vitamin K in bone mineral loss of elderly men. J. Bone Mineral. Res. 10 (1995) S248.

Valla, A., Groenning, I.L., Syversen, U., Hoeiseth, A.: Anorexia nervosa: Slow regain of bone mass. Osteoporos. Int. 11 (2000), 141–145.

Vergnaud, P., Garnero, P., Meunier, P.J., Breart, G., Kamihagi, K., Delmas, P.D.: Undercarboxylated osteocalcin measured with a specific immunoassay predicts hip fracture in elderly women: the EPIDOS study. J. Clin. Endocrinol. Metab. 82 (1997), 719–724.

Vermeer, C., Shearer, M.J., Zittermann, A., Bolton-Smith, C., Szulc, P., Hodges, S., Walter, P., Rambeck, W., Stöcklin, E., Weber, P.: Beyond deficiency: Potential benefits of increased intakes of vitamin K for bone and vascular health. Eur. J. Nutr. 43 (2004), 325–335.

Vermeer, C., Wolf, J., Cracium, A.M., Knapen, M.H.: Bone markers during a 6-month space flight: effects of vitamin K supplementation. J. Gravit. Physiol. 5 (1998), 65–69.

Vermeer, C., Knapen, M.H.J., Jie, K.-S.G., Grobbee, D.E.: Physiological importance of extra-hepatic vitamin K-dependent carboxylation reactions. Ann. N.Y. Acad. Sci. 669 (1992), 21–33.

Weber, P.: The role of vitamins in the prevention of osteoporosis – a brief status report. Int. J. Vitam. Nutr. Res. 69 (1999), 194–197.

Yasai, T. Uemura, H., Tomita, J., Miyatani, Y., Yamada, M., Miura, M., Irahara, M.: Association of serum undercarboxylated osteocalcin with serum estradiol in pre-, peri-, and early post-menopausal women. J. Endocrinol. Invest. 29 (2006a), 913–918.

Yasai, T., Miyatani, Y., Tomita, J., Yamada, M., Uemura, H., Miura, M., Irahara, M.: Effect of vitamin K2 treatment on carboxylation of osteocalcin in early postmenopausal women. Gynecol. Endocrinol. 22 (2006b), 455–459.

LITERATUR ZU KAPITEL 4: EVIDENZBASIERTE ANWENDUNG VON VITAMINEN

Antes, G.: EBM praktizieren. Wie erhalte ich Anwort auf meine Fragen? Münch. Med. Wschr. 139 (1997), 685–688.

Lasek, R., Müller-Oerlinghausen, B.: Evidence based Medicine. Ein neues Zeitalter der Medizin. Dtsch. Ärzteblatt 95 (1998), A1780–1782.

Loew, D.: EBM: Evidence-based (Phyto)Medicine versus Experience-based (Phyto)Medicine. Zeitschr. für Phytotherapie 21 (2000), 71–77.

Perleth, M., Beyer, M.: Evidence basierte Medizin, die Cochran Collaboration und der Umgang mit der medizinischen Literatur. Z. ärztl. Fortbild. 90(1996), 67–73.

Perleth, M.: Gegenwärtiger Stand der Evidenz-basierten Medizin. Z. Allg. Med. 74 (1998) 450–454

Perleth, M.: Evidence-basierte Medizin: eine Einführung. In Evidenz-basierte Medizin. MMV Medizin Verlag, München 1998, 13–18.

Sackett, D.L., Richardson, W.S., Rosenberg, W., Haynes, R.B: Evidence-based Medicine. How to practice & teach EBM. Churchill Livingstone, New York 1997.

Sackett, D.L., Rosenberg, W., Car, J.A.M. et al.: Evidence-based medicine: What it is and what it isn't. Br. Med. J. 312 (1996), 71–72, siehe auch Münch. Med. Wschr. 139 (1997), 664–645.

Überla, K.: Die Qualität der Erfahrung in der Medizin. MMW 124 (1982), 18–21; MMW 125,10 (1983), 21–31.

Überla, K.: Anspruch und Wirklichkeit – Patientenwunsch und Phytopharmaka: Wie weit tragen EBM und Metaanalysen. In: Loew, D., Blume, H., Dingermann, Th. (eds.): Phytopharmaka in Forschung und klinischer Anwendung. Steinkopff-Verlag, Darmstadt 1999, 83–88.

LITERATUR ZU KAP. 5: VITAMINKOMBINATIONEN

Anderson, R., Theron, A.J.: Physiological potential of ascorbate, β-carotene, and α-tocopherol individually and in combination in the prevention of tissue damage, carcinogenesis, and immune function mediated by phagocyte-derived reactive oxidants. In: Bourne, G.H. (ed.):

Aspects of some vitamins, minerals and enzymes in health and disease. World Rev. Nutr. Diet., Karger, Basel 1990.

Bässler, K.-H.: On the problematic nature of vitamin E requirements: net vitamin E. Z. Ernährungswiss. 30 (1991), 174–180.

Bässler, K.-H.: Vitamine. Steinkopff-Verlag, Darmstadt 1989.

Bazzano, L.A., Reynolds, K., Holder, K.N., He, J.: Effect of folic acid supplementation on risk of cardiovascular diseases. A meta-analysis of randomized controlled trials. JAMA 296(22) (2006), 2720–2726

Becker, K.W., Kienecker, E.W.: Beeinflussung experimentell induzierter Nervenläsionen durch B-Vitamine. In: Rietbrock, N. (ed.): Pharmakologie und klinische Anwendung hochdosierter B-Vitamine. Steinkopff-Verlag, Darmstadt 1991, 37–50.

Bjelakovic, G., Nikolova, D., Simonetti, R.G., Gluud, C.: Antioxidant supplements for prevention of gastrointestinal cancers: a systematic review and meta-analysis. The Lancet 364 (2004), 1219–1228.

Bjelakovic, G., Nagorni, A., Nikolova, D., Simonetti, R.G., Bjelakovic, M., Gluud, C.: Meta-analysis: antioxidant supplements for primary and secondary prevention of colorectal adenoma. Aliment. Pharmacol. Ther. 24 (2006), 281-291.

Bjelakovic, G., Nikolova, D., Gluud, L.L., Simonetti, R.G.: Mortality in randomized trials of antioxidant supplements for primary and secondary prevention. JAMA 297 (2007), 842–857.

Blot, W.J., Li, J.-Y., Taylor, P.R., Guo, W., Dawsey, S., Wang, G.-Q., Yang, Ch.S., Zheng, S.-F., Gail, M., Li, G.-Y., Yu, Y., Liu, B., Tangrea, J., Sun, Y., Liu, F., Fraumeni, J.F. jr., Zhang, Y.-H., Li, B.: Nutrition intervention trials in Linxian, China: Supplementation with specific vitamin/mineral combinations, cancer incidence, and disease specific mortality in the general population. J. Nat. Cancer Inst. 85 (1993), 1483–1491.

Bonaa, K.H., Njolstad, I., Ueland, P.M., Schirmer, H., Tverdal, A., Steigen, T., Wang, H., Nordrehaug, J.E., Arnesen, E., Rasmussen, K.: Homocysteine lowering and cardiovascular events after acute myocardial infarction. N. Engl. J. Med. 354(15) (2006), 1578–1588.

Boveris, A., Chance, B.: The mitochondrial generation of hydrogen peroxide. General properties and effect of hyperbaric oxygen. Biochem. J. 134 (1973), 707–716.

Bundestags-Drucksache 10/5112.

Crout, J.R.: Fixed Combination prescription drugs: FDA policy, J. Pharmacol., 249–245 (1974).

DAKE (Deutsche Arbeitsgemeinschaft für Künstliche Ernährung). Empfehlungen für die tägliche Vitaminzufuhr bei parenteraler Ernährung Erwachsener. Infusionstherapie 17 (1990), 60–61.

Das, D.K., Engelman, R.M.: Mechanism of free radical generation during reperfusion of ischemic myocardium. In: Dipak, K., Essman, W.B. (eds.): Oxygen radicals: systemic events and disease processes. Karger, Basel 1990.

Dakshinamurti, K., Sharma, S.K., Bonke, D.: Influence of B-Vitamins on binding properties of serotonin receptors in the CNS of rats. Klin. Wochenschrift, 68, 142 (1990).

Deutsche Gesellschaft für Ernährung: Empfehlung für die Nährstoffzufuhr. Umschau Verlag, Frankfurt/Main 1985.

Dimpfel, W., Spüler, M., Bonke, D.: Influence of repeated Vitamin B administration on the frequency pattern analysed from rat brain electrical activity (Tele-Stereo-EEG). Klin. Wochenschrift 68 (1990), 136.

Empfehlung des Rates vom 26.10.1983 zu den Versuchen mit Arzneispezialitäten im Hinblick auf deren Inverkehrsbringen (83/571/EWG). Amtsblatt der Europäischen Gemeinschaft Nr. L 332 vom 18.11.1984.

Esterbauer, H., Gey, K.F., Fuchs, J., Clemens, M.R., Sies, H.: Antioxidative Vitamine und degenerative Erkrankungen. Dtsch. Ärzteblatt 87 (Heft 47) A (1990), 3735–3741.

Fu, Q.G., Sandkühler, J., Zimmermann, M.: B-Vitamins enhance afferent inhibitory controls of nociceptive neurons in the rat spinal cord. Klin. Wochenschrift 68 (1990), 125.

Galeotti, T., Borello, S., Masotti, L.: Oxygen-radical sources, scavanger systems and membran damage in cancer cells. In: Dipak, K., Essman, W.B. (eds.): Oxygen radicals: systemic events and disease processes. Karger, Basel 1990

Gesetz zur Neuordnung des Arzneimittelrechts vom 24.08.1976. Bundesgesetzblatt I, 2445ff.

Gey, K.F., Brubacher, G.B., Stähelin, H.B.: Plasma levels of antioxidant vitamins in relation to ischemic heart disease and cancer. Am. J. Clin. Nutr. 45 (1987), 1368–1377.

Goodman, G.E., Thornquist, M.D., Balmes, J., Cullen, M.R., Meyskens, F.L., Omenn, G.S., Valanis, B., Williams, J.H.; The Beta-Carotene and Retinol Efficacy Trial: Incidence of lung cancer and cardiovascular disease mortality during 6-year follow-up after stopping beta-carotene and retinol supplements. J. Natl. Cancer Inst. 96 (2004), 1743–50.

Heinrich, H.C.: Die experimentellen Grundlagen einer hochdosierten oralen Vitamin B12 Therapie beim Menschen. Ergeb. Inn. Med. Kinderheilk. N.F. 25 (1967), 1–24.

Hennekens, C.H., Buring, J.E., Manson, J.E., Stampfer, M., et al.: Lack of effect of long term supplementation with beta carotene on the incidence of malignant neoplasmas and cardiovascular disease. N. Engl. J. Med. 334 (1996), 1145–1149.

Jenkins, M.Y., Mitchell, G.V.: Influence of excess vitamin E on vitamin A toxicity in rats. J. Nutr. 105 (1975), 1600–1606.

Jurna, I., Carlsson, K.H., Kömen, W., Bonke, D.: Acute effects of vitamin B_6 and fixed combinations of vitamin B_1, B_6 and B_{12} on nociceptive activity evoked in rat thalamus: Dose-response relationship and combinations with morphine and paracetamol. Klin. Wochenschrift 68 (1990), 129.

Keller-Stanislawski, B., Harder, S., Rietbrock, N.: Pharmakokinetik der Vitamine B_1, B_6 und B_{12} nach einmaliger und wiederholter intramuskulärer und oraler Applikation. In: Rietbrock, N. (ed.): Pharmakologie und klinische Anwendung hochdosierter B-Vitamine. Steinkopff-Verlag, Darmstadt 1991.

Kienecker, E.W., Becker, K.W., Dick, P.: Beeinflussung der degenerativen und regenerativen Vorgänge an peripheren Nerven unter Behandlung mit B-Vitaminen. Klin. Wochenschrift 68, 146 (1990).

Lawson, K.A., Wright, M.E., Subar, A., Mouw, T., Hollenbeck, A., Schatzkin, A., Leitzmann, M.F.: Multivitamin use and risk of prostate cancer in the National Institutes of Health-AARP Diet and Health Study. J. Natl. Cancer Inst. 99 (2007), 754–764.

Loew, D.: Pharmakokinetik der Cobalamine: Cyano-, Hydroxo-, Methylcobalamin. In: Rietbrock, N. (ed.): Pharmakologie und klinische Anwendung hochdosierter B-Vitamine. Steinkopff-Verlag, Darmstadt 1991.

Lonn, E., Yusuf, S., Arnold, M.J., Sheridan, P., Pogue, J., Micks, M., McQueen, M.J., Probstfield, J., Fodor, G., Held, C., Genest, J.: Homocysteine lowering with folic acid and B vitamins in vascular disease. N. Engl. J. Med. 354(15) (2006), 1567–1577.

McLean, R.R., Jacques, P.F., Selhub, J., Tucker, K.L., Samelson, E.J., Broe, K.E., Hannan, M.T., Cupples, L.A., Kiel, D.P.: Homocysteine as a predictive factor for hip fracture in older persons. N. Engl. J. Med. 350 (2004), 2042–2049.

Meydani, S.N., Blumberg, J.B.: Vitamin E supplementation and enhancement of immune responsiveness in the aged. In: Bendich, A., Butterworth jr., C.E. (eds.): Micronutrients in health and disease prevention. Marcel Dekker, New York 1991.

Milunsky, A., Jick, H., Jick, S.S., Bruell, C.L., MacLaughlin, D.S., Rotman, K.J., Willett, W.: Multivitamin/Folic acid supplementation in early pregnancy reduces the prevalence of neural tube defects. JAMA 262 (1989), 2847–2852.

Monographie: Fixe Kombination der Vitamine des B-Komplexes plus Vitamin C. BAnz. Nr. 179 vom 23.09.1993.

Monographie: Fixe Kombination von wasserlöslichen und fettlöslichen Vitaminen, ihrer Ester und Salze. BAnz. Nr. 159 vom 24.08.1994.

Monographie: Vitamin B_1 (Thiamin) + Vitamin B_6 (Pyridoxin) in fixer Kombination. BAnz. Nr. 85 vom 07.05.1993.

Monographie: Vitamin B_1 (Thiamin) + Vitamin B_6 (Pyridoxin) + Vitamin B_{12} (Cobalamin) in fixer Kombination. BAnz. Nr. 85 vom 07.05.1993.

Monographie Folsäure und Cyanocobalamin in fixer Kombination. BAnz. Nr. 80 vom 27.04.1990.

MRC Vitamin Study research group: Prevention of neural tube defects: Results of the medical research council vitamin study. The Lancet 338 (1991), 131–137.

Napoli, J.L., Beck, C.D.: Alpha tocopherol and phylloquinone as non-competitive inhibitors of retinyl ester hydrolysis. Biochem. J. 223 (1984), 267–270.

Napoli, J.L., McCormick, A.M., O'Meara, G., Dratz, E.A.: Vitamin A-metabolism: alpha tocopherol modulates tissue retinol levels in vivo and retinyl palmitate hydrolysis in vitro. Arch. Biochem. Biophys. 230 (1984), 194–202.

Omar, B., McCord, J., Downey, J.: Ischemia-reperfusion. In: Sies, H. (ed.): Oxidative Stress. Oxidants and Antioxidants. Academic Press, London - New York 1991.

Omenn, G.S., Goodman, G.E., Thornquist, M.D., Balmes, J., Cullen, M.R., Glass, A., Keogh, J.P., Meyskens, F.L., Valanis, B., Williams, J.H., Barnhart, S., Hammar, S.: Effects of a combination of beta-carotene and vitamin A on lung cancer incidence, total mortality, and cardiovascular mortality in smokers and asbestos-exposed workers. N. Engl. J. Med. 334 (1996), 1150–1155.

Omenn, G.S., Goodman, G.E., Thornquist, M.D., Balmes, J., Cullen, M.R., Glass, A., Keogh, J.P., Meyskens, Jr., F.L., Valanis, B., Williams, Jr., J.H., Barnhart, S., Cherniack, M.G., Brodkin, C.A., Hammar, S.: Risk Factors for Lung Cancer and for Intervention Effects in CARET, the Beta-Carotene and Retinol Efficacy Trial. J. Natl. Cancer Inst. 88 (1996), 1550–1559.

Pietrzik, K.F., Hages, M.: Nutzen-Risiko-Bewertung einer hochdosierten B-Vitamintherapie. In: Rietbrock, N. (ed.): Pharmakologie und klinische Anwendung hochdosierter B-Vitamine. Steinkopff Verlag, Darmstadt 1991.

Petkovich, P.M., Heersche, J.N.M., Tinker, D.O., Jones, G.: Retinoic acid stimulates 1,25-dihydroxyvitamin D3 binding to rat osteosarcoma cells. J. Biol. Chem. 259 (1984), 8274–8280.

Pryor, W.A.: Oxy-radicals and related species: Their formation, lifetime, and reaction. Ann. Rev. Psysiol. 48 (1986), 657–667.

RDA (Recommended Dietary Allowances). National Academy of Sciences, Washington D.C. 1989.

Reh, P.W.: Die Wirkung von B-Vitaminen in experimentellen Modellen peripherer Nervenleiden. In: Rietbrock, N. (ed.): Pharmakologie und klinische Anwendung hochdosierter B-Vitamine Steinkopff-Verlag, Darmstadt 1991, 51–65.

Rimm, E.B., Stampfer, M.J., Ascherio, A., Giovannucci, E., Colditz, G.A., Willett, W.C.: Vitamin E consumption and the risk of coronary heart disease in men. N. Engl. J. Med. 328 (1993), 1450–1456.

Robison, W.G., Kuwabara, T., Bieri, J.G.: Vitamin E deficiency and the retina: photoreceptor and pigment epithelial changes. Invest. Ophthalmol. Vis. Sci. 19 (1980), 1030–1037.

Sato, K., Niki, E., Shimasaki, H.: Free radical-mediated chain oxidation of low density lipoprotein and its synergistic inhibition by vitamin E and vitamin C. Arch. Biochem. Biophys. 279 (1990), 402–405.

Sato, Y., Honda, Y., Iwamoto, J., Kanoko, T., Satoh, K.: Effect of folate and mecobalamin on hip fractures in patients with stroke: a randomized controlled trial. JAMA 293 (2005), 1082–1088.

Scott, J.M., Dinn, J.J., Wilson, P., Weir, D.G.: Pathogenesis of subacute combined degeneration. A result of methyl group deficiency. Lancet 2 (1981), 334–337 .

Scott, J.M., Weir, D.G.: The methyl folate trap. Lancet 2 (1981), 337–340.

Sies, H.: Relationship between free radicals and vitamins: An overview. In: Walter, P., Stähelin, H., Brubacher, G. (eds.): Elevated dosages of vitamins. Benefits and harzards. Hans Huber Verlag, Bern 1989.

Sklan, D.: Vitamin A absorption and metabolism in the chick. Response to high dietary intake and to tocopherol. Br. J. Nutr. 50 (1983), 401–407.

Smithells, R.W., Sheppard, S., Schorah, C.J., Seller, M.J., Nevin, N.C., Harris, R., Read, A.P., Fielding, D.W.: Possible prevention of neural-tube defects by periconceptional vitamin supplemention. Lancet 1 (1980), 339–340.

Spence, J.D., Bang, H., Chambless, L.E., Stampfer, M.J.: Vitamin Intervention For Stroke Prevention trial: an efficacy analysis. Stroke 36 (2005), 2404–2409.

Stanger, O., Herrmann, W., Pietrzik, K., Fowler, B., Geisel, J., Dierkes, J., Weger, M.: Konsensuspapier der D.A.CH.-Liga Homocystein über den rationellen klinischen Umgang mit Homocystein, Folsäure und B-Vitaminen bei kardiovaskulären und thrombotischen Erkrankungen – Richtlinien und Empfehlungen. J. Kardiol. 10(5) (2003), 190–199.

Stanger, O., Herrmann, W., Pietrzik, K., Fowler, B., Geisel, Jj., Dierkes, J., Weger, M.: Clinical use and rational management off homocysteine, folic acid, and B-vitamins in cardiovascular and thrombotic diseases. Z. Kardiol. 93 (2004), 439–453.

Stanger, O.: auf der Homepage der DACH-Liga Homocystein. www.dach-liga-homocystein.org

The Alpha-Tocopherol, Beta Carotene (ATBC) Cancer Prevention Study Group: The effect of vitamin E and beta carotene on the incidence of lung cancer and other cancers in male smokers. N. Engl. J. Med. 330 (1994), 1029–1035.

Toole, J.F., Malinow, M.R., Chambless, L.E., et al: Lowering homocysteine in patients with ischemic stroke to prevent recurrent stroke, myocardial infarction, and death: the Vitamin Intervention for Stroke Prevention (VISP) randomized trial. JAMA 291 (2004), 565–575.

Turrens, J.F., Boveris, A.: Generation of superoxide anion by the NADH dehydrogenase of bovine heart mitochondria. Biochem. J. 191 (1980), 421–427.

Turrens, J.F., Freeman, B.A., Lewitt, J.G., Crapo, J.D.: The effect of hyperoxia on superoxide production by lung submitochondrial particles. Arch. Biochem. Biophys. 217 (1982a), 401–410.

Turrens, J.F., Freeman, B.A., Crapo, J.D.: Hyperoxia increases H_2O_2 release by lung mitochondria and microsomes. Arch. Biochem. Biophys. 217 (1982b), 411–419.

Virtamo, J., Pietinen, P., Huttunen, J.K., Korhonen, P., Malila, N., Virtanen, M.J., Albanes, D., Taylor, P.R., Albert, P.; ATBC Study Group, Incidence of cancer and mortality following alpha-tocopherol and beta-carotene supplementation: a postintervention follow-up. JAMA 290 (2003), 476-485.

Vivekananthan, D.P., Penn, M.S., Sapp, S. K., Hsu, A., Topol, E.J.: Use of antioxidant vitamins for the prevention of cardiovascular disease: meta-analysis of randomised trials. The Lancet 361 (2003), 2017–2023.

WHO (1988): In point of fact No 62. Zit. in Bundesgesundheitsblatt 1, (1989), 25–26.

Wild, J., Read, A.P., Sheppard, S., Seller, M.J., Smithells, R.W., Nevin, N.C., Schorah, C.J., Filding, D.W., Walker, S., Haris, R.: Recurrent neural tube defects, risk factors and vitamins. Arch. Dis. Childhood 61(1986), 440.

Wild, A., Bartoszyk, G.D.: Tierexperimentelle Untersuchungen zur Wirksamkeit der B-Vitamine. In: Zöllner N., Fassl, H., Jurna, I., Pietrzik, K.F., Schattenkirchner, M. (eds.): Klinische Bedeutung von Vitamin B_1, B_6, B_{12} in der Schmerztherapie. Steinkopff-Verlag, Darmstadt 1988, 61.

Winterbourne, C.C.: Neutrophil oxidants: production and reaction. In: Dipak, K., Essman, W.B. (eds.): Oxygen radicals: systemic events and disease processes. Karger, Basel 1990.

Yang, N.J.Y., Desai, I.D.: Effect of High Levels of Dietary Vitamin E on Liver and Plasma Lipids and Fat Soluble Vitamins in Rats. J. Nutr. 107 (1977), 1418–1426.

Zile, M., Ahrens, H., DeLuca, H.F.: Vitamin A and bone metabolism in the rat. J. Nutr. 103 (1973), 308–313.

LITERATUR ZU KAP. 6: MEGAVITAMIN-THERAPIE

Anonymus: Thiamine-responsive megablastic anemia. Nutr. Rev. 38 (1980), 374–376

Bässler, K.-H.: Pharmakodynamische Wirkung hoher Dosen von B-Vitaminen. In: Rietbrock, N. (ed.): Pharmakologie und klinische Anwendung hochdosierter B-Vitamine. Steinkopff-Verlag, Darmstadt 1991.

Baumgartner, E.R., Suarmala, T.: Inherited and acquired disorders of biotin metabolism. Internat. J. Vit. Nutr. Res. 67 (1997), 377–384.

Cottrell, J.E., Casthely, P., Brodie, J.D., Patel, K., Klein, A., Turndorf, H.: Prevention of nitroprussid-induced cyanide toxicity with hydroxo cobalamin. N. Engl. J. Med. 298 (1978), 809.

Dakshinamurti, K., Sharma, S.K., Bonke, D.: Influence of B-vitamins on binding properties of serotonin receptors in the CNS of rats. Klin. Wschr. 69 (1990), 142–145.

Fowler, B., Kraus, J., Packman, S., Rosenberg, L.E.: Homocystinuria, evidence for three distinct classes of cystathionine-b-synthase mutants in cultivated fibroblasts. J. Clin. Invest. 61 (1978), 645–653.

Friedrich, W.: In: Friedrich, W. (ed.): Handbuch der Vitamine. Urban & Schwarzenberg, München – Wien – Baltimore 1987.

Merill, A.H. jr., Henderson, J.M.: Diseases associated with defects in vitamin B_6 metabolism or utilization In: Olson, R.E., Beutler, E., Broquist, H.P. (eds.): Ann. Rev. Nutr. 7 (1987), 137–156.

Miehlke, K., Liebelt, J., Bonke, D.: Vitamine der B-Gruppe. Additive Effekte bei der medikamentösen Therapie rheumatischer Erkrankungen. Therapiewoche 35 (1985), 3313–3321.

Zöllner, N.: Effects of nicotinic acid, nicotinamide, and pyridylcarbinol in pharmacological dosages on lipid metabolism in humans. In: Walter, P., Stähelin, H., Brubacher, G. (eds.): Elevated dosages of vitamins. Hans Huber, Bern 1989.

LITERATUR ZU KAP. 7: SICHERHEIT VON VITAMINEN

Adorini, L.: Tolerogenic dendritic cells induced by vitamin D receptor ligands enhance regulatory T cells inhibiting autoimmune diabetes. Ann. N.Y. Acad. Sci. 987 (2003), 258–261.

Alexander, G., Suttie, J.: The effects of vitamin E on vitamin K activity. FASEB J. 13 (1999), A535.

Azzi, A., Brigelius-Flohé, R., Kelly, F., Lodge, J.K., Özer, N., Packer, L., Sies, H.: On the opinion of the European Commission "Scientific Committee on Food" regarding the tolerable upper intake level of vitamin E (2003). Eur. J. Nutr. 44 (2005), 60–62.

Bach, A.U., Anderson, S.A., Foley, A.L., Williams, E.C., Suttie, J.W.: Assessment of vitamin K status in human subjects administered "minidose" warfarin. Am. J Clin. Nutr. 64 (1996), 894–902.

Baer, R., Stillman, M.A.: Cutaneous changes probably due to pyridoxine abuse (letter to the editor). J. Am. Acad. Dermatol. 10, 527–528, 1984.

Bässler, K.-H.: Megavitamin Therapy with Pyridoxine. Int. J. Vitam. Nutr. Res. 58 (1988), 105–118.

Bässler, K.-H.: Nutzen und Gefahren einer Megavitamintherapie mit Vitamin B_6. Dtsch. Ärzteblatt 86 (1989), 3500–33051.

Bendich, A.: The safety of beta-carotene. Nutr. Cancer 11 (1988), 207–214.

Bendich, A., Langseth, L.: Safety of Vitamin A. Am. J. Clin. Nutr. 49 (1989), 358–371

Bierenbaum, M.L., Noonan, F.J., Machlin, L.J. et al.: The effect of supplemental vitamin E on serum parameters in diabetics, post coronary and normal subjects. Nutr. Rep. Int. 31 (1985), 1171–1180.

Biesalski, H.K.: Vitamin A: Indikation und Therapie. III. Toxizität und Teratogenität. VitaMinSpur 4 (1989), 55–65.

Binkley, N.C., Krueger, D.C., Engelke, J.A., Foley, A.L., Suttie, J.W.: Vitamin K supplementation reduces serum concentration of under-γ-carboxylated osteocalcin in healthy young and elderly adults. Am. J. Clin. Nutr. 72 (2000), 1523–1528.

Bjelakovic, G., Nikolova, D., Simonetti, R.G., Gluud, C.: Antioxidant supplements for prevention of gastrointestinal cancers: a systematic review and meta-analysis. The Lancet 364 (2004), 1219–1228.

Blatt, D.H., Pryor, W.A.: High-dosage Vitamin E supplementation and all-cause mortality. Ann. Intern. Med. 143 (2005), 150. (Letter)

Booth, S L., Webb, D.R., Peters, J.C.: Assessment of phylloquinone and dihydrophylloquinone dietary intakes among a nationally representative sample of US consumers using 14-day food diaries. J. Am. Diet. Assoc. 99 (1999), 1972–1076.

Booth, S.L., Lichtenstein, A.H., O'Brien-Morse, M., et al.: Effects of a hydrogenated form of vitamin K on bone formation and resorption. Am. J. Clin. Nutr. 74 (2001), 783–790.

Booth, S.L., Broe, K., Gagnon, D. et al.: Vitamin K intake and bone mineral density in women and men. Am. J. Clin. Nutr. 77 (2003), 512–516.

Booth, S.L., Martini, L., Peterson, J.W., Saltzman, E., Dallal, G.E., Wood, R.J.: Dietary phylloquinone depletion and repletion in older women. J. Nutr. 133 (2003), 2565–2569.

Booth, .L., Golly, I., Sachek, J.M., Roubenoff, R., Dallal, G.E., Hamada, K., Blumberg, J.B.: Effect of vitamin E supplementation on vitamin K status in adults with normal coagulation status. Am. J. Clin. Nutr. 80 (2004), 143–148

Brody, T., Shane, B., Stockstad, E.L.: Folic Acid. In: Machlin, L.J. (ed.): Handbook of Vitamins. M. Dekker, New York - Basel 1991.

Bundesgesundheitsamt (BGA): BGA empfiehlt Schwangeren, auf ihre Vitamin A-Aufnahme zu achten. Höhere Gehalte an Vitamin A in Lebern von Schlachttieren in Großbritannien festgestellt. BGA-Pressedienst vom 06.11.1990.

Chesis, P.L., Levin, D.E., Smith, M.T., Ernster, L., Ames, B.N.: Mutagenity of quinones. Pathways of metabolic activation and detoxication. Proc. Nat. Acad. Sci. 81 (1984),1696–1700.

Chochrane, H.A.: Overnutrition in prenatal liefe: A problem? Canada Med. Assoc. J. 93 (1965), 893–899.

Cockayne, S., Adamson, J., Lanham-New, S., Shearer, M.J., Gilbody, S., Torgerson, D.J.: Vitamin K and the prevention of fractures: systematic review and meta-analysis of randomized controlled trials. Arch. Intern. Med. 166 (2006), 1256–1261.

Cooperman, J.M., Lopez, R.: Riboflavin. In: Machlin, L.J. (ed.): Handbook of Vitamins. M. Dekker, New York - Basel 1984.

Cornelissen, E.A.M., Smeets, D., Merkx, G. et al.: Analysis of chromosome aberrations and sister chromatid exchanges in peripheral blood lymphocytes of newborns after vitamin K prophylaxis at birth. Pediatr. Res. 30 (1991), 550–553.

Corrigan, J.J., Marcus, F.I.: Coagulopathy associated with vitamin E ingestion. JAMA 230 (1974), 1300–1301.

Corrigan, J.J., Ulfers, L.L.: Effect of vitamin E on prothrombin levels in warfarin-induced vitamin K deficiency. Am. J. Clin. Nutr. 34 (1981), 1701–1705.

Council for Responsible Nutrition: Safety of Vitamins and Minerals: A Summary of the Findings of Key Reviews. Washington D.C. 1986.

Council on Scientific Affairs: Vitamin preparation as dietary supplements and as therapeutic agents. JAMA 257 (1987), 1929–1936.

Curhan, G.C., Willett, W.C., Rimm, E.B., Stampfer, M.J.: A prospective study of the intake of vitamins C and B_6 and the risk of kidney stones in men. J. Urol. 155 (1996), 1847–1851.

DeZee, K.J., Shimeall, W., Douglas, K., Jackson, J.L.: High-dosage Vitamin E supplementation and all-cause mortality. Ann. Intern. Med. 143 (2005), 153–154. (Letter)

Diplock, A.T.: Safety of antioxidant vitamins and β-carotene. Am. J. Clin. Nutr. 62 (1995), 1510S–1516S.

D'Odorico, A., Sturniolo, G.C., Bilton, R.F. et al.: Quinone-induced DNA single strand breaks in human colon carcinoma cell line. Carcinogenesis 18 (1997), 43–46.

Dowd, P., Zheng, Z.B.: On the mechanism of the anticlotting action of vitamin E quinone. Proc. Natl. Acad. Sci. USA 92 (1995), 8171–8175.

Eidelman, R.S., Hollar, D., Hebert, P.L., Lamas, G.A., Hennekens, C.H.: Randomized trials of vitamin E in the treatment and prevention of cardiovascular disease. Arch. Intern. Med. 164 (2004), 1552–1556.

Farrell, P.M., Bieri, J.G.: Megavitamin E supplementation in man. Am. J. Clin. Nutr. 28 (1975), 1381–1386.

Ferland, G., Sadowski, J.A., O'Brien, M.E.: Dietary induced subclinical vitamin K deficiency in normal human subjects. J. Clin. Invest. 91 (1993), 1761–1768.

Fidanza, A.: Therapeutic actions of vitamins. Acta Vitaminol. Enzymol. 31 (1977), 5-7.

Food and Nutrition Board (FNB), Institute of Medicine: Dietary reference intakes for calcium, phosphorus, magnesium, vitamin D, and fluoride. National Academy Press. Washington D.C. 1997

FNB: Dietary Reference Intakes for Vitamin C, Vitamin E, Selenium, and Carotinoids. Food and Nutrition Board, Institute of Medicine. National Academic Press, Washington D.C. 2000,186–283, http://www.nap.edu/catalog/9810.html.

Food and Nutrition Board, Institute of Medicine: Dietary Reference Intakes for Vitamin C, Vitamin E, Selenium, and Carotenoides. National Academy Press, Washington D.C. 2000, 1–529.

Food Standards Agency (FSA): Safe Upper Levels for Vitamins and Minerals. Expert Group on Vitamins and Minerals. London 2003. http://www.food.gov.uk/multimedia/pdfs/vitmin2003.pdf.

Friedmann, M.A., Resnick, J.S., Baer, R.L.: Subepidermal vesicular dermatosis and sensory peripheral neuropathy caused by pyridoxine abuse. J. Am. Acad. Dermatol. 14 (1986), 915–917.

Friedrich, W.: In: Friedrich, W. (ed.): Handbuch der Vitamine. Urban & Schwarzenberg. München – Wien – Baltimore 1987.

Frydman, B., Marton, L.J., Sun, J.S. et al.: Induction of DNA topoisomerase II-mediated DNA cleavage by beta-lapachone and related naphthoquinones. Cancer Res. 57 (1997), 620–627.

FSA (2001) Food Standards Agency. Expert group on vitamins and minerals. Review of vitamin E – revised version. EVM/00/13. revised, July 2002, http://www.food.gov.uk/multimedia/pdfs/evm-00-13r.pdf.

Gerber, H., Studer, H.: Schilddrüse. In: Siegenthaler, W. (ed.): Klinische Pathophysiologie, 7. Auflage. Georg Thieme Verlag, Stuttgart 1994, 263–268.

Gerster, H.: No contribution of ascorbic acid to renal calcium oxalate stones. Ann. Nutr. Metab. 41 (1997), 269–282.

Golding, J., Paterson, M., Kinlen, L.J.: Factors associated with childhood cancer in a national cohort study. Br. J. Cancer 62 (1990), 304–308.

Golding, J., Birmingham, K., Greenwood, R., Mott, M.: Intramuscular vitamin K and childhood cancer. Br. Med. J. 305 (1992), 341–346.

Goodman, G.E., Thornquist, M.D., Balmes, J., Cullen, M.R., Meyskens, F.L., Omenn, G.S., Valanis, B., Williams, J.H.; The Beta-Carotene and Retinol Efficacy Trial: Incidence of lung cancer and cardiovascular disease mortality during 6-year follow-up after stopping beta-carotene and retinol supplements. J. Natl. Cancer Inst. 96 (2004), 1743–50.

Gottswinter, J., Ziegler, R., Fehm, H.: Die Intoxikationsgefahr bei hochdosierter Vitamin D-Therapie von dermatologischen Erkrankungen. Med. Welt 34 (1983), 40–42.

Greenberg, E.R.: Vitamin E supplements: Good in theory, but is the theory good? Ann. Intern. Med. 142 (2005), 37. (Editorial)

Grosley, B.M., Hirschauer, C., Chambrette, B., Bezeaud, A., Amiral, J.: Specific measurement of hypocarboxylated prothrombin in plasma or serum and application to the diagnosis of hepatocellular carcinoma. J. Lab. Clin. Med. 127 (1996), 553–564.

Gubler, C.J.: Thiamin. In: Machlin, L.J. (ed.): Handbook of Vitamins. M. Dekker, New York - Basel 1986.

Hanck, A.: Spektrum Vitamine. Aesopus Verlag, Zug Ag. Band 42, 1986.

Hathcock, J.N., Hattan, D.G., Jenkins, M.Y., McDonald, J.T., Sundaresan, P.R., Wilkening, V.L.: Evaluation of vitamin A toxicity. Am. J. Clin. Nutr. 52 (1990), 183–202.

Hathcock, J.N., Shao, A., Vieth, R., Heaney, R.: Risk assessment for vitamin D. Am. J. Clin. Nutr. 85 (2007), 6-18.

Hathcock, J.N., Azzi, A., Blumberg, J., Bray, T., Dickinson, A., Frei, B., Jialal, I., Johnston, C.S., Kelly, F.J., Krämer, K., Packer, L., Parthasarathy, S., Sies, H., Traber, M.G.: Vitamin E and C are safe across a broad range of intakes. Am. J. Clin. Nutr. 81 (2005), 736–745.

Heaney, R.P.: The vitamin D requirement in health and disease. J. Steroid. Biochem. Mol. Biol. 97 (2005), 13–19.

Henderson, L., Irving, K., Gregory, J., Bates, C.J., Prentice, A., Perks, J., Swan, G., Farron, M.: The National Diet and Nutrition Survey: adults aged 19 to 64 years. Volume 3: Vitamin and mineral intake and urinary analytes. TSO: London 2003.

Herbert, V., Jacob, E.: Destruction of vitamin B_{12} by ascorbic acid. JAMA 230 (1974), 241–242.

Hoffer, A.: Safety, side effects and relative lack of toxicity of nicotinic acid and nicotinamide. Schizophrenia 1 (1969), 78–87.

Heywood, R., Palmer, A.K., Gregson, R.L., Hummler, H.: The toxicity of beta-carotene. Toxicology 36 (1985), 91–100.

Hornig, D.H., Walter, P.: Risk assessment and risk management of vitamins and minerals. Int. J. Vitam. Nutr. Res. 74 (2004), 223–233.

Hyppönen, E., Sovio, U., Wjst, M., Patel, S., Pekkanen, J., Hartikainen, A.L., Järvelin, M.R.: Vitamin D supplementation in infancy and the risk of allergies in adulthood: a birth cohort study. Ann. Am. Acad. Sci. 1037 (2004), 84–95.

Iliff, P.J., Humphrey, J.H., Mahomva, A.I., Zvandasara, P., Bonduelle, M., Malaba, L., Nathoo, K.J.: Tolerance of large doses of vitamin A given to mothers and their babies shortly after delivery. Nutr. Res. 19 (1999), 1437–1446.

IOM, FNB: Dietary reference intakes for thiamin, riboflavin, niacin, vitamin B_6, folate, vitamin B_{12}, pantothenic acid, biotin and cholin. National Academy Press, Washington D.C. 1998.

IOM, FNB: Dietary reference intakes for vitamin C, vitamin E, selenium and carotenoids. National Academy Press, Washington D.C. 2000.

IOM, FNB: Dietary reference intakes for calcium, phosphorus, magnesium, vitamin D, and fluoride. National Academy Press, Washington D.C. 2000.

IOM, FNB: Dietary reference intakes for vitamin A, vitamin K, arsenic, boron, chromium, copper, iodine, iron, manganese, molydenum, nickel, silicon, vanadium, and zinc. National Academy Press, Washington D.C. 2001.

Israels, L.G., Friesen, E., Jansen, A.H., Israels, E.D.: Vitamin K_1 increases sister chromatid exchange in vitro in human leucocytes and in vivo in fetal sheep cells: a possible role for 'vitamin k deficiency' in the fetus. Pediatr. Res. 22 (1987), 405–408.

Jackson, R.D., LaCroix, A.Z., Gass, M. et al.: For Women's Health Initiative Investigators: Calcium plus Vitamin D supplementation and the risk of fractures. N. Engl. J. Med. 354 (2006), 669–683.

Jandak, J., Steiner, M. Richardson, P.D.: Alpha-tocopherol, an effective inhibitor of platelet adhesion. Blood 73 (1989), 141–149.

Kappus, H., Diplock, A.T.: Tolerance and safety of vitamin E: a toxicological position report. Free Radic. Biol. Med. 13 (1992), 55–74.

Kaserer, H.P., Gibitz, H.J., Witontky, O.: Über eine tödliche Vitamin D-Intoxikation beim Erwachsenen. Wien. Klin. Wschr. 78 (1966), 463–465.

Kawahara, T.N., Krueger, D.C., Engelke, J.A., Harke, J.M., Binkley, N.C.: Short-term vitamin A supplementation does not affect bone turnover in men. J. Nutr. 132 (2002), 1169–1172.

Kim, J.M., White, R.H.: Effect of vitamin E on anticoagulant response to warfarin. Am. J. Cardiol. 77 (1996), 545–546.

Kitagawa, M., Mino, M.: Effects of elevated d-alpha (RRR)-Tocopherol dosage in man. J. Nutr. Sci. Vitaminol. 35 (1989), 133–142.

Kübler, W., Gehler, J.: Zur Kinetik der enteralen Ascorbinsäure-Resorption. Ein Beitrag zur Berechnung dosisproportionaler Resorptionsvorgänge. Int. J. Vitam. Nutr. Res. 40 (1970), 442–453.

Laurence, K.M., Cambell, N.E., James, N.E.: The role of unprovement in the maternal diet and preconceptional folic acid supplementation in the prevention of neural tube defects. In: Dobbing, J. (ed.): Prevention of spina bifida and other neural tube defects. Academic Press, London 1983, 85–125.

Lee, I.M., Cook, N.R., Gaziano, J.M., Gordon, D., Ridker, P.M., Manson, J.E., Hennekens, C.H., Buring, J.E.: Vitamin E in the primary prevention of cardiovascular disease and cancer. The Women's Health Study: a randomized controlled trial. JAMA 294 (2005), 56–65.

Leppälä, J.M., Virtamo, J., Fogelholm, R., Huttunen, J.K., Albanes, D., Taylor, P.R., Heinonen, O.P.: Controlled trial of α-tocopherol and β-carotene supplements on stroke incidence and mortality in male smokers. Arterioscler. Thromb. Vasc. Biol. 20 (2000a), 230–235.

Leppälä, J.M. et al.: Vitamin E and beta-carotene supplementation in high risk for stroke. A subgroup analysis of the Alpha-Tocopherol, Beta-Carotene Cancer Prevention Study. Arch. Neurol. 57 (2000b), 1503–1509.

Liede, K.E., Haukka, J.K., Saxen, L.M., Heinonen, O.P.: Increased tendency towards gingival bleeding caused by joint effect of alpha-tocopherol supplementation and acetylsalicylic acid. Ann. Med. 30 (1998), 542–545.

Lim, W.S., Liscic, R.M., Xiong, C., Morris, J.C.: High-dosage Vitamin E supplementation and all-cause mortality. Ann. Intern. Med. 143 (2005), 152. (Letter)

Linemayr, G., Stacher, A.: Hämatopoetisches System, In: Kümmel/Gossens (eds.): Klinik und Therapie der Nebenwirkungen. 3. Auflage, 1984, 728–739,

Lonn, E., Bosch, J., Yusuf, S. et al.: Effects of long-term vitamin E supplementation on cardiovascular events and cancer. A randomized controlled trial. JAMA 293 (2005), 1338–1347.

Luria, M.H.: Effect of low-dose niacin on high-density lipoprotein cholesterol and total cholesterol/high-density lipoprotein cholesterol ratio. Arch. Intern. Med., 148, 2493–2495, 1988.

Machlin, A.: Vitamin E. In: Machlin, L.J. (ed.): Handbook of Vitamins. M. Dekker, New York - Basel 1991.

Machlin, L.J.: Use and safety of elevated dosages of vitamin E in adults. Int. J. Vitam. Nutr. Res. 1988.

Männistö, S., Smtith-Warner, S.A., Spiegelman, D., Albanes, D., Anderson, K., van den Brandt, P.A., Cerhan, J.R., Colditz, G., Feskanich, D., Freudenheim, J.L., Giovannucci, E., Goldbohm, R.A., Graham, S., Miller, A.B., Rohan, T.E., Virtamo, J., Willett, W.C., Hunter, D.J.: Dietary Carotenoids and risk of lung cancer in a pooled analysis of seven cohort studies. Cancer Epidemiol. Biomark. Prev. 13 (2004), 40–48.

March, B.E., Wong, E., Seier, L., Sim, J. and Biely, J.: Hypervitaminosis E in chick. J. Nutr. 103 (1973), 371–377.

Mathews-Roth, M.M.: Beta-carotene therapy for erythropoietic protoporphyria and other photosensitivity diseases. Biochemie 68 (1986), 875–884.

Mayerhausen, W. und Riebel, B.: Acne fulminans nach Anabolikaeinnahme. Z. Hautkr. 64 (1989), 875–880.

McKinney, P.A., Juszczak, E., Findlay, E., Smith, K.: Case-control study of childhood leukaemia and cancer in Scotland: findings for neonatal intramuscular vitamin K. Br. Med. J. 316 (1998), 173–177.

Merkle, T., Landthaler, M., Braun-Falco, O.: Acne-Conglobata-artige Exazerbation einer Acne vulgaris nach Einnahme von Anabolika und Vitamin B-Komplex-haltigen Präparaten. Hautarzt 41 (1990), 280–282.

Meydani, S.N., Meydani, M., Rall, L.C., Morrow, F., Blumberg, J.B.: Assessment of the safety of high-dose, short-term supplementation with vitamin E in healthy older adults. Am. J. Clin. Nutr. 60 (1994), 704–709.

Meydani, S.N., Meydani, M., Blumberg, J.B. , et al.: Vitamin E supplementation and in vivo immune response in healthy elderly subjects. A randomized controlled trial. JAMA 277 (1997), 1380–1386.

Meydani, S.N., Meydani, M., Blumberg, J.B., Leka, L.S., Pedrosa, M., Diamond, R., Schaefer, E.J.: Assessment of the safety of supplementation with different amounts of vitamin E in healthy older adults. Am. J. Clin. Nutr. 68 (1998), 311–318.

Meydani, S.N., Lau, J., Dallal, G., Meydani, M.: High-dosage Vitamin E supplementation and all-cause mortality. Ann. Intern. Med. 143 (2005), 153. (Letter)

Michno, S.D., Berezovsky, V.M.: Khim. Prir. Soedin. SSSR, 445, 1980.

Miller, D.R., Hayes, K.C.: In: Hathock, J.N. (ed.): Nutritional toxicology, Vol.: Acad. Press, New York 1982, 81.

Miller, E.R. 3rd, Pastor-Barriuso, R., Dalal, D., Riemersma, R.A., Appel, L.J., Guallar, E.: Meta-analysis: high-dosage Vitamin E supplementation may increase all-cause mortality. Ann. Intern. Med. 142 (2005), 37–46.

Miller, E.R., Appel, L.J., Guallar, E., Pastor-Barriuso, R.: High-dosage Vitamin E supplementation and all-cause mortality. Ann. Intern. Med. 143 (2005), 156–157. (Letter)

Milner, J.D., Stein, D.M., McCarter, R., Moon, R.Y.: Early infant multivitamin supplementation is associated with increased risk for food allergy and asthma. Pediatrics 114 (2004), 27–32.

Misselwitz, J., Hesse, V.: Hyperkalzämie nach Vitamin D-Stoßprophylaxe. Kinderärztl. Praxis 54 (1986), 431–438.

Monographie Cole-/Ergocalciferol. BAnz. Nr. 147 vom 10.08.1988.

Monographie zu Folsäure. BAnz. Nr. 45 vom 06.03.1987.

Monographie Nicotinamid. BAnz. Nr. 148 vom 10.08.1989.

Monographie Nicotinsäure. BAnz. Nr. 76 vom 21.04.1990.

Monographie Thiamin. BAnz. Nr. 131 vom 21.07.1987.

Monographie zu Vitamin B_2 (Riboflavin). BAnz. Nr. 46 vom 08.03.1988.

Monographie Vitamin B_{12}. BAnz. Nr. 59 vom 29.03.1989.

Monographie Vitamin K_1 (Phytomenadion). BAnz. Nr. 59 vom 29.03.1989.

Monographie zu Vitamin K_3 und Vitamin-K-Analoga. BAnz. Nr. 59 vom 29.03.1989.

MRC/BHF Heart Protection Study of antioxidant vitamin supplementation in 20,536 high-risk individuals: a randomised placebo-controlled trial. Heart Protection Study Collaborative Group. Lancet 360 (2002), 23–33.

Mullin, G.E., Greenson, J.K., Mitchell, M.C.: Fulminant hepatic failure after ingestion of sustained-release nicotinic acid. Ann. Intern. Med. 111 (1989), 253–255.

Najjar, S.S., Yazigi, A.: Abuse of vitamin D. A report on 15 cases of vitamin D poisoning. Leb. Med. J. 25 (1972), 113–122.

Nierenberg, D.W., Dain, B.J., Mott, L.A., Baron, J.A., Greenberg, E.R.: Effects of 4 y of oral supplementation with beta-carotene on serum concentration of retinol, tocopherol, and five carotenoids. Am. J. Clin. Nutr. 66 (1997), 315–319.

Olson, R.E.: Function and metabolism of Vitamin K. Arch. Rev. Nutr. 4 (1984), 281–337 .

Omenn, G.S., Goodman, G.E., Thornquist, M.D., Balmes, J., Cullen, M.R., Glass, A., Keogh, J.P., Meyskens, F.L.,

Valanis, B., Williams, J.H., Barnhart, S., Hammar, S.: Effects of a combination of beta-carotene and vitamin A on lung cancer incidence, total mortality, and cardiovascular mortality in smokers and asbestos-exposed workers. N. Engl. J. Med. 334 (1996), 1150–1155.

Omenn, G.S., Goodman, G.E., Thornquist, M.D., Balmes, J., Cullen, M.R., Glass, A., Keogh, J.P., Meyskens, Jr., F.L., Valanis, B., Williams, Jr., J.H., Barnhart, S , Cherniack, M.G., Brodkin, C.A., Hammar, S.: Risk Factors for Lung Cancer and for Intervention Effects in CARET, the Beta-Carotene and Retinol Efficacy Trial. J. Natl. Cancer Inst. 88 (1996), 1550–1559.

Parker, L., Cole, M., Craft, A.W., Hey, E.N.: Neonatal vitamin K administration and childhood cancer in the north of England: retrospective case-control study. Br. Med. J. 316 (1998),189–193.

Passmore, S.J., Draper, G., Brownbill, P., Kroll, M.: Ecological studies of relation between hospital policies on neonatal vitamin K administration and subsequent occurrence of childhood cancer. Br. Med. J. 316 (1998), 184–189.

Paterson, C.R.: Vitamin D poisoning: survey of causes in 21 patients with hypercalcaemia. Lancet 1 (1980), 1164–1165.

Pietrzik, K., Hages, M.: Gutachten: Mögliche Nebenwirkungen von Vitamin B_1, B_6 und B_{12} in einem vorgegebenen Dosierungsbereich. Steinkopff-Verlag, Darmstadt 1988.

Pietrzik, K., Hages, M.: Nutzen-Risiko-Bewertung einer hochdosierten B-Vitamintherapie. Steinkopff-Verlag, Darmstadt 1991.

Pizer, B., Boyse, J., Hunt, L., Mott, M.: Neonatal vitamin K administration and in vivo somatic mutation. Mutat. Res. 347 (1995), 135–139.

Raby, B.A., Lazarus, R., Silverman, E.K., Lake, S., Lange, C., Wjst, M., Weiss, S.T.: Association of vitamin D receptor gene polymorphisms with childhood and adult asthma. Am. J. Respir. Crit. Care Med. 170 (2004), 1057–1065.

Rivers, J.M.: Safety of high-level vitamin C ingestion. In: Walter, P., Stähelin, H., Brubacher, G. (eds.): Elevated Dosages of Vitamins. Hans Huber Verlag, Toronto – Lewiston – N.Y.- Bern, Stuttgart 1989.

Rosa, F., Wilk, A.L., Kelsey, F.O.: Teratogen update: vitamin A congeners. Teratology 33 (1986), 355–364.

Ross, J.A., Davies, S. M.: Vitamin K prophylaxis and childhood cancer. Medical and Pediatric Oncology 34 (2000), 434–437.

Salkeld, R.M.: Safety and tolerance of high-dose Vitamin E administration in man: a review of the literature. Zit. nach Fed. Register 44/53 (1979),16169–16172.

Santini, M.T., Morelli, G., Fattorossi, A. et al.: The oxidation agent menadione induces an increase in the intracellular molecular oxygen concentration in K562 and A431 cells: direct measurement using the new paramagnetic EPR probe fusinite. Free Rad. Biol. Med. 20 (1996), 915–924.

Sato, Y.: Study of developmental pharmacology on vitamin E. Part 2. Experimental study on the nutrition of rats administered vitamin E. Folia Pharmacol. Jpn. 69 (1973), 379–384.

SCF (2000): Opinion of the Scientific Committee on Food on the tolerable upper intake level of vitamin B_2. Document SCF/CS/NUT/UPPLEV/33 Final. Brüssel 07.12.2000. http://www.europa.eu.int/comm/food/fs/sc/scf/out80_en.html

SCF (2000): Opinion of the Scientific Committee on Food on the tolerable upper intake level of vitamin B_6. Document SCF/CS/NUT/UPPLEV/16 Final. Brüssel 28.11.2000. http://www.europa.eu.int/comm/food/fs/sc/scf/out80_en.html

SCF (2000): Opinion of the Scientific Committee on Food on the tolerable upper intake level of vitamin B_{12}. Document SCF/CS/NUT/UPPLEV/42 Final. Brüssel 28.11.2000. http://www.europa.eu.int/comm/food/fs/sc/scf/out80_en.html

SCF (2000): Opinion of the Scientific Committee on Food on the tolerable upper intake level of folate. Document SCF/CS/NUT/UPPLEV/18 Final. Brüssel 28.11.2000. http://www.europa.eu.int/comm/food/fs/sc/scf/out80_en.html

SCF (2000): Opinion of the Scientific Committee on Food on the tolerable upper intake level of betacarotene. Document SCF/CS/NUT/UPPLEV/37 Final. Brüssel 28.11.2000. http://www.europa.eu.int/comm/food/fs/sc/scf/out80_en.html

SCF (2001): Opinion of the Scientific Committee on Food on the tolerable upper intake level of vitamin B_1. Document SCF/CS/NUT/UPPLEV/46 Final. Brüssel 16.07.2001. http://www.europa.eu.int/comm/food/fs/sc/scf/out80_en.html

SCF (2001): Opinion of the Scientific Committee on Food on the tolerable upper intake level of biotin. Document SCF/CS/NUT/UPPLEV/55 Final. Brüssel 10.10.2001. http://www.europa.eu.int/comm/food/fs/sc/scf/out80_en.html

SCF (2002): Opinion of the Scientific Committee on Food on the tolerable upper intake level of nicotinic acid and nicotinamide (niacin). Document SCF/CS/NUT/UPPLEV/39 Final. Brüssel 06.05.2002. http://www.europa.eu.int/comm/food/fs/sc/scf/out80_en.html

SCF (2002): Opinion of the Scientific Committee on Food on the tolerable upper intake level of pantothenic acid. Document SCF/CS/NUT/UPPLEV/61 Final. Brüssel 18.04.2002. http://www.europa.eu.int/comm/food/fs/sc/scf/out80_en.html

SCF (2002): Opinion of the Scientific Committee on Food on the tolerable upper intake level of preformed vitamin A (retinol and retinyl esters). Document SCF/CS/NUT/UPPLEV/24 Final. Brüssel 07.10.2002. http://www.europa.eu.int/comm/food/fs/sc/scf/out80_en.html

SCF (2002): Opinion of the Scientific Committee on Food on the tolerable upper intake level of vitamin D. Document SCF/CS/NUT/UPPLEV/38 Final. Brüssel 16.12.2002. http://www.europa.eu.int/comm/food/fs/sc/scf/out80_en.html

SCF (2003): Opinion of the Scientific Committee on Food on the tolerable upper intake level of vitamin E. Document SCF/CS/NUT/UPPLEV/31 Final. Brüssel 23.04.2003. http://www.europa.eu.int/comm/food/fs/sc/scf/out80_en.html

SCF (2003): Opinion of the Scientific Committee on Food on the tolerable upper intake level of vitamin K. Document SCF/CS/NUT/UPPLEV/32 Final. Brüssel 24.04.2003. http://www.europa.eu.int/comm/food/fs/sc/scf/out80_en.html

Schaumburg, H., Kaplan, J., Windebank, A., Vick, N., Rasmus, S., Pleasure, D., Brown, M.J.: Sensory neuropathy from pyridoxine abuse. A new megavitamin syndrom. N. Engl. J. Med. 309 (1983), 445–448.

Schmidt, K.H., Hagmaier, V., Hornig, D.H., Vuilleumier, J.P., Rutishauser, G.: Urinary oxalate excretion after large intakes of ascorbic acid in man. Am. J. Clin. Nutr. 34 (1981), 305–311 .

Schulze, E.: Überempfindlichkeit gegen Vitamin D. Dtsch. Med. Wochenschr. 81 (1956), 1364–1365.

Shekelle, P.G., Morton, S.C., Jungvig, L.K., Udani, J., Spar, M., Tu, W., Suttorp, M., Coulter, I., Newberry, S.J., Hardy, M.: Effect of supplemental vitamin E for the prevention and treatment of cardiovascular disease. J. Gen. Intern. Med. 19 (2004), 380–389.

Scientific Advisory Committee on Nutrition (SACN), Review of Dietary Advice on Vitamin A. 2005; www.sacn.gov.uk/reports

Shikany, J.M., Patterson, R.E., Agurs-Collins, T., Anderson, G.: Antioxidant supplement use in Women's Health Initiative participants. Prev. Med. 36 (2003), 379–387.

Smithells, R.W., Sheppard, S., Schorah, C.J.: Possible prevention of neural tube defects by periconceptional vitamin supplementation. Lancet 1 (1980), 339–340.

Steiner, M., Glantz, M., Lekos, A.: vitamin E plus aspirin compared with aspirin alone in patients with transient ischemic attacks. Am. J. Clin. Nutr. 62 (1995), 1381S–1384S.

Suttie, J.W.: Vitamin K and human nutrition. J. Am. Diet. Assoc. 92 (1992), 585–590.

Suttie, J.W., Mummah-Schendel, L.L., Shah, D.V., Lyle, B.J., Greger, J.L.: Vitamin K deficiency from dietary vitamin K restriction in humans. Am. J. Clin. Nutr. 47 (1988), 475–480.

Takahashi, O.: Haemorrhagic toxicity of a large dose of α-, β-, γ- and δ-Tocopherols, Ubiquinone, β-Carotene, Retinol acetate and L-Ascorbic acid in the rat. Fd. Chem. Toxic. 33(2) (1995), 121–128.

The Alpha-Tocopherol, Beta Carotene (ATBC) Cancer Prevention Study Group: The effect of vitamin E and beta carotene on the incidence of lung cancer and other cancers in male smokers. N. Engl. J. Med. 330 (1994), 1029–1035.

The Heart Outcomes Prevention Evaluation Study Investigators. Vitamin E supplementation and cardiovascular events in high-risk patients. N. Engl. J. Med. 342 (2000), 154–160.

Touvier, M., Kesse, E., Clavel-Chapelon, F., Boutron-Ruault, M.C.: Dual association of β-Carotene with risk tobacco-related cancers in a cohort of french women. J. Natl. Cancer Inst. 97 (2005), 1338–1344.

Traber, M.G.: Vitamin E: too much or not enough? Am. J. Clin. Nutr. 73 (2001), 997–998.

Trivedi, D.P., Doll, R., Khaw, K.T.: Effect of four monthly oral vitamin D_3 (cholecalciferol) supplementation on fractures and mortality in men and women living in the community: randomised double blind controlled trial. Br. Med. J. 326 (2003), 469–475.

Trumbo, P., Yates A.A., Schlicker, S., Poos, M.: Dietary Reference Intakes: Vitamin A, Vitamin K, Arsenic, Boron, Chromium, Copper, Iodine, Iron, Manganese, Molybdenum, Nickel, Silicon, Vanadium, and Zinc. J. Am. Diet. Assoc. 101 (2001), 294–301.

Tsai, A.C., Kelley, J.J., Peng, B., Cook, N.: Study on the effect of megavitamin E supplementation in man. Am. J. Clin. Nutr. 31 (1978), 831–837.

Vieth, R.: Vitamin D supplementation, 25-hydroxyvitamin D concentrations, and safety. Am. J. Clin. Nutr. 69 (1999), 842–856.

Virtamo, J., Pietinen, P., Huttunen, J.K., Korhonen, P., Malila, N., Virtanen, M.J., Albanes, D., Taylor, P.R., Albert, P.: ATBC Study Group, Incidence of cancer and mortality following alpha-tocopherol and beta-carotene supplementation: a postintervention follow-up. JAMA 290 (2003), 476–85.

Vivekananthan, D.P., Penn, M.S., Sapp, S. K., Hsu, A., Topol, E.J.: Use of antioxidant vitamins for the prevention of cardiovascular disease: meta-analysis of randomised trials. The Lancet 361 (2003), 2017–2023.

Wandzilak, T.R., D`Andre, S.D., Davis, P.A., Williams, H.E.: Effect of high dose vitamin C on urinary oxalate levels. J. Urol. 151 (1994), 834–837.

Waters, D.D., Alderman, E.L., Hsia, J. et al.: Effects of hormone replacement therapy and antioxidant vitamin supplements on coronary atherosclerosis in postmenopausal women. A randomized controlled trial. JAMA 288 (2002), 2432–2440.

Wjst, M., Altmüller, J., Faus-Kessler, T., Braig, C., Bahnweg, M., André, E.: Asthma families show transmission disequilibrium of gene variants in the vitamin D metabolism and signalling pathway. Respir. Res. 7 (2006), 60.

Woodliff, H.J.: Allergic reaction to cyanocobalamin. Med. J. Austr. 144 (1986), 223.

Yue, Q.Y., Jansson, K.: Herbal drug curbicin and anticoagulant effect with and without warfarin: possibly related to the vitamin E component. J. Am. Geriatr. Soc. 49 (2001), 838 (letter).

Ziegler, R.: Erkennung und Behandlung des Hyperkalzämiesyndroms. Inn. Med. 16 (1989), 29–33.

Zöllner, N.: Effects of nicotinic acid, nicotinamide, and pyridylcarbinol in pharmacological dosages on lipid metabolism in humans. In: Walter, P., Brubacher, G., Stähelin, H. (eds): Elevated dosages of vitamins – benefits and hazards. Hans Huber Publishers, Toronto 1989, 114–119.

LITERATUR ZU KAP. 8: ZUR PROBLEMATIK DER VITAMINSUPPLEMENTIERUNG

Cuskelly, G.J., McNulty, H., Scott, J.M.: Effect of increasing dietary folate on red-cell folate: implications for prevention of neural tube defects. Lancet 347 (1996), 657–659.

Vieth, R.: Vitamin D supplementation, 25-hydroxyvitamin D concentrations, and safety. Am. J. Clin. Nutr. 69 (1999), 842–856.

Weber, P.: The role of vitamins in the prevention of osteoporosis – a brief status report. Int. J. Vitam. Nutr. Res. 69(3) (1999), 194–197.

LITERATUR ZU KAP. 10: VITAMINÄHNLICHE STOFFE

Abbas, Z.G., Swai, A.B.: Evaluation of the efficacy of thiamine and pyridoxine in the treatment of symptomatic diabetic peripheral neuropathy. East Afr. Med. J. 74 (1998), 803–808.

Acheson, R.M., Williams, D.D.R.: Does consumption of fruit and vegetables protect against stroke? Lancet 1 (1983), 1191–1193.

Ametov, A.S., Barinov, A., Dyck, P.J. et al.: SYDNEY trial study group. The sensory symptoms of diabetic polyneuropathy are improved with alpha-lipoic acid: the SYDNEY trial. Diabetes Care 26(3) (2003), 770–776.

Bailey, L.E.: Orotic acid prevents changes in cardiac sarcolemmal glycoproteins and contractility associated with muscular dystrophy in hamsters. Experientia 36 (1980), 94–95.

Berendschot, T.T., Goldbohm, R.A., Klopping, W.A., van de Kraats, J., van Norel, J., van Norren, D.: Influence of lutein supplementation on macular pigment, assessed with two objective techniques. Invest. Ophthalmol. Vis. Sci. 41 (2000), 3322–3326.

Block, G.: Are clinical trials really the answer? Am. J. Clin. Nutr. 62 (Suppl.) (1995), 1517S–1520S.

Block, G.: Vitamin C and cancer prevention: the epidemiologic evidence. J. Am. Clin. Nutr. 53 (1991), 270S–282S.

Blumberg, J.B.: Considerations of the scientific substantiation for antioxidant vitamins and β-carotene in disease prevention. Am. J. Clin. Nutr. 62 (Suppl.) (1995), 1521S–1526S.

Borum, P.R., Fisher, K.D.: Health effects of dietary carnitine. Report of Life Sciences Research Office. Federation of American Societies for Experminental Biology, Maryland 1983.

Branea, I. : Assessment of treatment with orotate magnesium in early postoperative period of patients with cardiac insufficiency and coronary by-pass-graft. Rome J. Intern. Med. 37(3) (1999), 287–296.

Breithaupt-Görgler, K., Niebch, G., Schneider, E., Erb, K., Hermann, R., Blume, H.H.: Dose-proportionality of oral thioctic acid-coincidence of assessment via pooled plasma and individual data. Eur. J. Pharm. Sci. 8(1) (1999), 57–65.

Chandler, R.F., Anderson, L.A., Phillipson, J.D.: Laetrile in perspective. Can. Pharm. J. 117 (1984), 517–520.

Chen, C.H.J., Eisenberg, F. jr.: Monoinosose-2-phosphate: An intermediate in the monoinositol-1-phosphate synthase reaction. J. Biol. Chem. 250 (1975), 2963–2967.

Classen, H.: Orotic acid as a magnesium-fixateur. Int. Symposium „Magnesiumorotat". State of the art 9. Juni 1995, Hamburg.

Cody, M.M.: Substances without vitamin status. In: Machlin, L.J. (ed.): Handbook of vitamins. Marcel Dekker, New York 1984, 582.

Dagnelie, G., Zorge, I.S., McDonald, T.M.: Lutein improves visual function in some patients with retinal degeneration: a pilot study via the Internet. Optometry 71 (2000), 147–164.

DeMaio, S.J., King, S.B., Lembo, N.J. et al.: Vitamin E supplementation, plasma lipids and incidence of restenosis after percutaneous transluminal coronary angioplasty (PTCA). J. Am. Coll. Nutr. 11 (1992), 68–73.

Doepner, U.: Multivitaminpräparate. Möglichkeiten und Grenzen der Einordnung als Arzneimittel. pmi Verlag Frankfurt/Main, 1988.

Doll, R., Peto, R.: The causes of cancer: quantitativ estimates of avoidable risks of cancer in the United States today. JNCI 66 (1981), 1191–1208.

Dragan S., Mancas S., Campean A., Dragulescu S.I. : Magnesium orotate in the treatment of ventricular arrhythmias after bypass surgery. In: Nechifor, M., Porr, P.J. (eds.): Magnesium: Involvements in Biology and Pharmacotherapy. Casa Cartii de Stiinta, Cluj-Napoca 2003, 269–275.

DuBroff, R.J., Gretz, C.A., Sexson, R.G., Gray, W.A., White, H.J.: Vitamin E reduces risk of coronary restenosis. 2nd International Conference: Antioxidant Vitamins and Beta-Carotene in Disease Prevention. Berlin, October 1994, 10–12 (abstract)

Enstrom, J.E., Kanim, L.E., Klein, M.A.: Vitamin C intake and mortality among a sample of the United States population. Epidemiology 3 (1992), 194–202.

Ferdinandy P., Razekas T., Kadar E.: Effect of orotic acid on ischemic/reperfused myocardial fubction and glycogen content in isolated working rat heart. Pharm. Res. 37 (1989), 111–114.

Fjeld, C.R:, Lawson, R.H. (eds.): Food, Phytonutrients, and Health (Workshop). Nutr. Rev. 57, 1999.

Folkers, K., Mortensen, S.A., Litarru, G.P., Yamagami, T., Lenaz, G. (eds.): The Biomedical and Clinical Aspects of Coenzyme Q. Clin. Investig. 71(Suppl.) (1992), S51–S176.

Geiss, K.R., Stergiou, N., Jester, I., Neuenfeldt, H.U.: Effect of magnesium orotate on exercise toleannce in patients with coronary heart disease. Cardivasc. Drugs Ther. 12 (1998),153–156.

Gey, K.F., Moser, U.K., Jordan, P., Staehelin, H.B., Eichholzer, M., Lüdin, E.: Increased risk of cardiovascular disease at suboptimal plasma concentrations of essential antioxidants: an epidemiologic update with special attention to carotene and vitamin C. Am. J. Clin. Nutr. 57 (1993), 787S–797S.

Ghirlanda, G., Oradei, A., Littarru, G.P.: Evidence of plasma CoQ10-lowering effect by HMG-CoA reductase inhibitors: a double-blind, placebo-controlled study. J. Clin. Pharmacol. 33 (1993), 226–229.

Giovannucci, E., Ascherio, A., Rimm, E.B., Stampfer, M.J., Colditz, G.A., Willett, W.C.: Intake of carotenoids and retinol in relation to risk of prostate cancer. J. Natl. Cancer Inst. 87 (1995), 1767–1776.

Gleiter, C.H., Schug, B.S., Hermann, R.: Influence of food intake on the biovailability of thioctic acid enantiomers . Eur. J. Clin. Pharmacol. 50(6) (1996), 513–514.

Goll, S., Haase, C.: Der Einfluss von Magnesiumorotat auf den antiarrhythmischen Therapiebedarf bei supraventikulären Arrhythmien nach aortokoronarer Bypassoperation. Herz/Kreisl 7 (1999).

Greenberg, S.M., Frishman, W.H.: Coenzyme Q10: A new drug for cardiovascular disease. J. Clin. Pharmacol. 30 (1990), 596–608.

Großklaus, R.: Sekundäre Pflanzenstoffe – Was ist beim Menschen wissenschaftlich hinreichend gesichert? Aktuel. Ernaehr. Med. 25 (2000), 227–237.

Haase, C.: Einfluß von Magnesiumorotat auf den antiarrhythmischen Therapiebedarf bei supraventrikulären Arrhythmien nach aortokoronarer Bypassoperation. Vortrag, Internationales Symposium „Magnesium – State of the Art“, Hamburg , 08 06.1995.

Handelman, G.J., Dratz, E.A., Reay, C.C., van Kuijk, F.J.G.M.: Carotenoids in the human macula and whole retina. Invest. Ophthalmol. Vis. Sci. 29 (1988), 850–855.

Herbert, V.: Laetrile: The cult of cyanide – Promoting poison for profit. Am. J. Clin. Nutr. 32 (1979), 1121–1158.

Herbert, V.: Pangamic acid („vitamin B_{15}“). Am. J. Clin. Nutr. 32 (1979), 1534–1540.

Hermann, R., Niebch, G., Borbe, H.O.: Enantioselective pharmacokinetics and biovailability of different racemic-lipoic acid formulation unhealthy volunteers. Eur. J. Pharm. Sci. 4(3) (1996a), 167–174.

Hodis, H.N., Mack, W.J., LaBree, L., Cashin Hemphill, L., Sevanian, A., Johnson, R., Azen, S.P.: Serial coronary angiographic evidence that antioxidant vitamin intake reduces progression of coronary atherosclerosis. JAMA 273 (1995), 1849–1854.

Hsing, A.W., Comstock, G.W., Abbey, H., Polk, B.F.: Serologic precursors of cancer. Retinol, carotenoids, and tocopherol and risk of prostate cancer. J. Natl. Cancer Inst. 82 (1990), 941–946.

Hyams, D.E., Roylance, P.J., Kruger, K., Bodd. E.: Do we kill our cardiac patients with statin therapy? Coenzyme Q10, what do we know? Tidsskr. Nor. Laegeforen 114 (1994), 590 (norwegisch).

Jasmin, G., Proschek, L.: Effect of orotic acid and magnesum orotate on the development and progression of the UM-X17.1 Hamster hereditary cardionmyopathy. Cardiovasc. Drugs Ther. 12 (1998), 189–195.

Jellinek, H., Takacs, É.: Morphological aspects of the effects of orotic acid and magnesium orotate on hypercholesterinaemia in rabbits. Drug Res. 45 (II), 8 (1995), 836–842.

Jörg, J., Metz, F.: Zur medikamentösen Behandlung der diabetischen Polyneuropathie mit α-Liponsäure oder Vitamin B-Präparaten. Nervenarzt 59 (1988), 36–44.

Knekt, P., Aromaa, A., Maatela, J., Aaran, R M., Mikkari, T., Hakama, M., Hakulinen, T., Peto, R., Teppo, L.: Vitamin E and cancer prevention. J. Am. Clin. Nutr. 53 (1991), 283S–286S.

Krebs, E.T. Sr., Krebs, E.T. Jr., Beard, H.H., Malin, R., Harris, A.T., Bartlett, C.L.: Pangamic acid sodium: A newly isolated crystalline water-soluble factor a preliminary report. Intern. Record. Med. 164 (1954), 18–23.

Kretschmar, C., Kaumeier, S., Haase, W.: Medicamentous therapy of alcoholic polyneuropathy. Rondomized double-blind study comparing 2 vitamin B preparations and a nuckleotide preparation. Fortsch. Med. 114 (1996), 439–553.

Landrum, J.T., Bone, R.A., Joa, H., Kilburn, M.D., Moore, L.L., Spraque, K.E.: A one year study of macular pigment: The effect of 140 days of a lutein supplement. Exp. Eye Res. 65 (1997), 57–62.

Lang, K.: Biochemie der Ernährung. Steinkopff-Verlag, Darmstadt 1974.

Leclerc, J., Miller, M.-L.: Inositol and choline levels in the diet and neutral lipid hepatic content of lactating rat. Internat. J. Vitam. Nutr. Res. 59 (1989), 180–183.

Litwinska, D., Szadurski-Szadujkis, L.: Alpha adrenergic blocking effect exerted by vitamin B_{15}. Physiol. Chem. & Physics 1977, 9, 75–80.

Loew, D.: Stellenwert von Kombinationsarzneimitteln. Klin. Pharmakol. akt. (1997), 25–29.

Losonczy, K. G., Harris, T. B., Havlik, R. J.: Vitamin E and vitamin C supplement use and coronary heart disease mortality in older persons: the Extablished Populations for Epidemiologic Studies of the Elderly. Am. J. Clin. Nutr. 64 (1996), 190–196.

Marshall, F.N., Adamson, R.H., Long, J.P.: Some pharmacologic properties of pagamic acid (Vitamine B_{15}): Proc. Soc. Exp. Biol. Med. 107 (1961), 420–422.

Martindale – The Extra Pharmacopoeia. 29th Edition, London, The Pharmaceutical Press 1989, 1582.

Matthies H.: Metabolische Wirkung der Orotsäure und deren Bedeutung für Herz-Kreislauf – und zentralnervöse Erkrankungen. In: Matthies, H. (ed.): Die Bedeutung der Orotsäure. Thieme Verlag, Stuttgart – New York 1991, 2-9.

Merz, P.G., Rietbrock, S., Schrödter, A., Loew, D., Kirkov, V. K.: Orales a-Liponsäurepräparat erweist gute Bioverfügbarkeit. Therapiewoche 23 (1995), 1367–1370.

Mills, P.K., Beeson, W.L., Phillips, R.L., Fraser, G.E.: Cohort study of diet, lifestyle, and prostate cancer in Adventist men. Cancer 64 (1989), 598–604.

Mitchinson, M.J., Stephens, N.G., Parsons, A., Bligh, E., Schofield, P.M., Brown, M.J.: Mortality in the CHAOS trial. Lancet 353 (1999), 381–382.

Monographie-Entwurf Alpha-Liponsäure. Pharmaz. Ztg. 132 (1987) 354.

Monographie Orotsäure. BAnz. vom 10.06.1989.

Munsch, Ch., Williams, J.F., Rosenfeldt, F.L.: The impaired tolerance of the recently infarcted rat heart to cardioplegic arrest.: The protective effect of orotic acid. J. Mol. Cell Cardiol. 21 (1989), 751–754.

Munsch, C.M., Roesenfeldt, F.L., O'Halloran, K., Langley, L.H., Conyers, R.A.J., Williams, J.F.: The effect of orotic acid on the response of the recently infarcted rat heart to hypothermic cardioplegia. Eur. J. Cardio-thorac. Surg. 5 (1991), 82–93.

Newman, M.A.J., Chen, X.Z., Rabinov, M., Williams, J.F., Rosenfeldt, F.L.: Sensitivity of recently infarcted heart to cardioplegic arrest: beneficial effect of pretreatment with orotic acid. J. Thorac. Cardiovasc. Surg. 97 (1989), 593–604.

Nowitzki-Grimm, S., Grimm, P.: Orotsäure: Biochemie, Kinetik, und Einsatz in der Kardiologie. Pharm. Ztg. 18 (1996), 11–17.

Palgi, A.A.: Association between dietary changes and mortality rates: Israel 1949–1970; a trend free regression model. Am. J. Clin. Nutr. 34 (1981), 1569–1583.

Penn, D., Schmidt-Sommerfeldt, E., Wolf, H.: Carnitine deficiency in premature infants receiving total parenteral nutrition. Early Hum. Dev. 4 (1980), 23–24.

Permanetter, B.: Coenzyme Q10 and heart disease. Dtsch. Med. Wschr. 118 (1993), 1866.

Poppel, G. van, Goldbohm, R.A.: Epidemiologic evidence for b-carotene and cancer prevention. Am. J. Clin. Nutr. 62 (suppl.) (1995), 1393S–1402S.

Pryor, W.A.: Oxy-radicals and related species: Their formation, lifetime, and reaction. Ann. Rev. Physiol. 48 (1986), 557–667.

Reljanovic, M., Reichel, G., Rett, K., Lobisch, M., Schutte, K., Moller, W. et al.: Treatment of diabetic polyneuropathy with the antioxidative thioctic acid (alpha-lipoic acid): a two year multicenter randomized double-blind placebo-controlled trial (ALADIN II). Alpha Lipoic Acid in Diabetic Neuropathy. Free Radic. Res. 31(3) (1999), 171–179.

Riemersma, R.A., Wood, D.A., Macintyre, C.C., Elton, R.A., Gey, K.F., Oliver, M.F.: Risk of angina pectoris and plasma concentrations of vitamins A, C, and E and carotene. Lancet 337 (1991), 1–5.

Rosenfeldt, F.L., Newman, A.J., Munsch, C.M., Williams, J.F. In: Wiliams, J.L. (ed.): Klinische Erfahrungen mit Orotsäure bei Herzpatienten. Int. Symposium über Orotsäure und Magnesiumorotat. Thieme Verlag, Stuttgart 1992, 45–48.

Rosenfeldt, F.L., Richards, St.M., Lin, Z., Pepe, S., Conyers, R.A.J.: Mechanism of cardioprotective effect of orotic acid. Cardiovasc. Drugs Ther. 12 (1998), 159–170.

Rossi, A., Olivares, J.: Basis of pyrimidine nucleotide metabolism in the myocardium Cardiovasc. Drugs Ther. 12 (1998), 171–177.

Rudman, D., Feller, A.: Evidence for deficiency of conditionally essential nutrients during total parenteral nutrition. J. Am. Coll. Nutr. 5 (1986), 101–106.

Ruethrich, H.L., Wezel, W., Matthies, H.: Memory retention in old rats. Improvement by orotic acid. In: Marsan, C., Matthies, H. (eds.): Neuronal plasticity and memory function. Raven Press, New York 1982, 227–230.

Ruhnau, K J., Meissnert, H.P., Finn, J.R., et al.: Effects of a 3-week oral treatment with the antioxidant thioctic acid in symptomatic diabetic polyneuropathy. Diabetic Med. 16 (1999), 1040–1043.

Sadekov, R.A., Danilov, A.B., Vein, A.M.: Diabetic polyneuropathy treatment by milgamma-100 preparation. Zh Nevrol Psikhiatr Im S S Korsakova 98 (1998), 30–32.

Saller, R., Seiler, W., Römer-Lüth, Chr., Brignoli, R., Meier, R.: Coenzym Q_{10}. Schweiz. Zeitschr. Ganzheits-Medizin 18 (2006), 94–101.

Schek, A.: L-Carnitin: Sinn und Unsinn der Substitution einer körpereigenen Substanz. Teil 1: Zur Physiologie und sinnvollen Substitution. Ernährungs-Umschau 41 (1994), 9–15; Teil 2: Zur fragwürdigen und unsinnigen Substitution. Ernährungs-Umschau 41 (1994), 60–70.

Schiff, D., Chan, G., Secombe, D., Hahn, P.: Plasma carnitine levels during intravenous feeding of the neonate. J. Pediat. 95 (1979), 1043–1046.

Schmidt, J.: Magnesiumorotat. Kardivaskuläre Wirksamkeit. DAZ 18 (1989), 1664–1668.

Schmidt, J.: Tierexperimenteller Wirkungsvergleich der nootropen und protektiven Orotsäure- Wirkung. In: Matthies, H. (ed.): Die Bedeutung der Orotsäure. Thieme Verlag Stuttgart - New York 1991, 10–18

Schmidt-Sommerfeldt, E., Penn, Wolf, H.: Carnitine deficiency in premature infants recieving total parenteral nutrition: Effect of L-carnitine supplementation. J. Pediat. 102 (1983), 931–935.

Seddon, J.M., Ajani, U.A., Sperdutto, R.D., Hiller, R., Blair, N., Burton, T.C., Farber, M.D., Gragoudas, E.S. Haller, J., Miller, D.T., Yanuzzi, L.A., Willett, W., for the Eye Disease Case-Control Study Group Dietary Carotenoids, Vitamin A, C, and E, and advanced age-related macular degeneration. JAMA 272 (1994), 1413–1320.

Seri, K., Amemiya, K., Sugimoto, H., Kato, T.: Effects of S-Methylmethionine (vitamin U) on experimental nephrotic hyperlipidemia. Arzneim.-Forsch./Drug Res. 29 (1979), 1517–1520.

Singh, J., Handa, G., Rao, P.R., Atal, C.K.: Pangamic acid, a stamina building, antistress and antihyperlipidemic principle from cicer arietinum 1. J. Ethnopharmacol. 7 (1983), 239–242.

Snodderly, D.M.: Evidence for protection against age-related macular degeneration by carotenoids and antioxidant vitamins. Am. J. Clin. Nutr. 63 (suppl.) (1995), 1448S–1461S.

Solaini, G., Ronca, G., Bertelli, A.: Inhibitory effects of several anthracyclines on mitchondrial respiration and CoQ10 protection. Drugs Exp. Clin. Res. 11 (1985), 533–537.

Stähelin, H. B., Gey, F.K., Eichholzer, M. Lüdin, E.: β-Carotene and cancer prevention: the Basel Study. Am. J. Clin. Nutr. 53 (1991), 265S–269S.

Stephens, N.G., Parsons, A., Schofield, P.M., Kelly, F., Cheeseman, K., Mitchinson, M.J., Brown, M.J.: Randomised controlled trial of vitamin E in patients with coronary disease: Cambridge Heart Antioxidant Study (CHAOS). Lancet 347 (1996), 781–786.

Teichert, J., Hermann, R., Ruus, P., Preiss, R.: Plasma kinetics, metabolism, urinary excretion of alpha-lipoic acid following oral administration in healthy volunteers. J. Pharmacol. 43 (2003), 1257–1267.

Watson, P.S., Scalia, G.M., Galbraith, A., Burstow, D.J., Bett, N., Aroney, C.N.: Lack of effect of coenzyme Q on left ventricular function in patients with congestive heart failure. J. Am. Coll. Cardiol. 33 (1999), 1549–1552.

Watts, G.F., Castelluccio, C., Rice-Evans, C., Taub, N.A., Baum, H., Quinn, P.J.: Plasma CoQ (ubiquinone) concentrations in patients treated with simvastatin. J. Clin. Pathol. 46 (1993), 1055–1057.

Watzl, B., Leitzmann, C.: Bioaktive Substanzen in Lebensmitteln, 2. Auflage. Hippokrates Verlag, Stuttgart 1999.

Weber, P.: The role of vitamins in the prevention of osteoporosis – a brief status report. Internat. J. Vitam. Nutr. Res. 69 (1999), 194–197.

Yeh, T., Rebeyka, I.M., Jakoi, E.R., Johnson, D.E., Dignan, R.J., Dyke, C.M., Wechsler, A.S.: Orotic acid improves left ventricular recovery four days after heterotopic transplantation. Ann. Thorac. Surg. 58 (1994), 409–415.

Zeana, C.: Magnesium-orotate in myocardial and neuronal protection. Rome J. Intern. Med. 37(1) (1999), 91–97.

Ziegler, D., Hanefeld, M., Ruhnau, K.J., Meißner, H.P., Lobisch, M., Schütte, K., Gries, F.A.: The Aladin Study Group: Treatment of symptomatic diabetic peripheral neuropathy with the antioxidant a-lipoic acid. Diabetologia 38 (1995), 1425–1433.

Ziegler, D., Schatz, H., Conrad, F., Gries, F., Ulrich, H., Reichel, G.: Effects of treatment with the antioxidant a-lipoic acid on cardiac autonomic neuropathy in NIDDM patients. Diabetes Care 20 (1997), 369–373.

Ziegler, R.G.: Vegetables, fruits, and carotenoids and the risk of cancer. Am. J. Clin. Nutr. 53 (1991), 251S–259S.

Ziegler, D., Hanefeld, M., Ruhnau, K.J., Hasche, H., Lobisch, M., Schutte, K. et al.: Treatment of symptomatic polyneuropathy with the antioxidant alpha-lipoic acid: a 7 month randomizd cntrolled trial (ALADIN III) study. ALADIN III Study group. Alpha-Lipoic Acid in Diabetic Neuropathy. Diabetes Care 22(8) (1999), 1296–1301.

Ziegler, D., Nowak, H., Kempler, P. et al.: Treatment of symptomatic diabetic polyneuropathy with the antioxidant alpha-lipoid acid: a meta-analysis. Diabet. Med. 21(2) (2004), 114–121.

Zimmer, H.G.: Significance of the 5-Phosphoribosyl-1-Pyrophosphate pool for cardiac purine and pyrimidine nucleotide synthesis: Studies with ribose, adenine, inosine and orotic acid in rats. Cardiovasc. Drugs Ther. 12 (1998), 178–187.

Glossar

A

Abetalipoproteinämie erblich bedingter, sehr seltener Mangel an β-Lipoproteinen. Durch das Fehlen von Apolipoprotein B ist die Resorption und der Transport von fettlöslichen Vitaminen (z.B. Vitamin A und E etc.) erheblich gestört.

Acetiamin zählt zu den Thiaminanaloga, d.h. Vitamin-B_1-Derivaten, bei denen der Thiazolring geöffnet ist. Aufgrund der Lipophilie wird Acetiamin besser und rascher resorbiert als die wasserlöslichen Verbindungen. Nach intrazellulärer Umwandlung wird die volle biologische Wirkung des Thiamins erreicht.

Acetyl-CoA Coenzym A.

Adenosylcobalamin das biologisch aktive Coenzym von Vitamin B_{12}, bei dem über den sechsten Liganden am Cobaltatom eine Adenosylgruppe gebunden ist. Adenosylcobalamin entsteht in den Mitochondrien aus Cobalamin in drei Schritten. Zunächst erfolgen zwei Ein-Elektron-Reduktionen zu Co^{1+}-Cbl und dann adenosyliert die Adenosyltransferase das Co^{1+}-Cbl mit ATP unter Abspaltung von Triphosphat.

S-Adenosylmethionin entsteht aus ATP und Methionin und wirkt als Methyldonator bei zahlreichen Methylierungsreaktionen wie z.B. Noradrenalin → Adrenalin, Guanidinoessigsäure → Kreatin, Kephalin → Lecithin, Monomethyl- und Dimethylethanolamin → Cholin u.a.

Addison-Anämie syn. perniziöse Anämie (Perniziosa, Morbus Biermer, hyperchrome makrozytäre Megaloblastenanämie). Häufigste Form eines manifesten Vitamin-B_{12}-Mangels.

AI (Adequate Intake) experimentell ermittelte, tägliche Zufuhrmenge eines Nahrungsbestandteils, die ausreicht, um den Bedarf von (einer) Versuchsgruppe(n) zu decken.

Aktivierte Ameisensäure 10-Formyltetrahydrofolsäure. Entsteht aus Ameisensäure und Tetrahydrofolsäure unter Mitwirkung von ATP und liefert durch Übertragung des Formylrestes die C-Atome 2 und 8 des Purinrings bei der Purinsynthese.

Aktivierter Formaldehyd 5,10-Methylentetrahydrofolsäure. Entsteht entweder bei der Umwandlung von Serin zu Glycin (Serin-Hydroxymethyltransferase) oder nicht-enzymatisch aus Formaldehyd und Tetrahydrofolsäure. Sie methyliert bei der Synthese von Desoxyribonucleinsäure d-Uridylat zu Thymidylat unter Oxidation von Tetrahydrofolsäure zu Dihydrofolsäure.

Allithiamine lipophile Thiaminderivate aus Thiamin und Allicin, die sich beim Erhitzen eines ethanolischen Extraktes aus Knoblauch (Allium sativum) mit einer alkalischen Thiaminlösung bilden. Die Bildung dieser Derivate erfolgt nur bei Pflanzen, die Allicin bzw. seine Homologen enthalten, wie z.B. Zwiebel, Knoblauch und andere Laucharten. Allithiamine können mit der Thiochromreaktion nicht nachgewiesen werden, da sich aus der Thiolform des Thiamins kein Thiochrom bilden kann. Sie werden besser oral resorbiert als das wasserlösliche Thiamin. Im Organismus müssen sie in physiologisches Vitamin B_1 umgewandelt werden.

ALT EALT.

6-Aminonicotinamid Antagonist zu Nicotinamid. Wird in Säugetiergewebe durch Glycohydrolase in das 6-Aminonicotin-amid-Analoge von NAD umgewandelt, welche NAD-abhängige Dehydrogenase-Reaktionen hemmt. Durch Verabreichung von 6-Aminonicotinamid lässt sich im Tierversuch Niacinmangel simulieren.

Aminopterin Folsäureantagonist, der die Reduktion von Dihydrofolsäure zu Tetrahydrofolsäure hemmt und damit die Desoxyribonucleinsäuresynthese unterbricht. Wird als Zytostatikum zur Hemmung des Tumorwachstums eingesetzt.

Amygdalin cyanogenes Glykosid (β-Gentiobiosid des L-Mandelsäurenitrils), das besonders reich in Bittermandeln und Kernen von Steinobst vorkommt. Unter bestimmten Voraussetzungen kann Blausäure (HCN), z.T. in letaler Dosis, freigesetzt werden. Wird als Bestandteil des Laetrils unkorrekt auch als Vitamin B_{17} bezeichnet.

Anaphylaktische Reaktion Überempfindlichkeitsreaktion, bedingt durch Antikörper-Antigen-vermittelte Freisetzung von vasoaktiven Substanzen (z.B. Histamin, Serotonin) aus Zellen, vor allem Mastzellen und basophilen Leukozyten, die innerhalb Sekunden bis wenige Minuten nach Allergengabe einsetzt. Symptome der Anaphylaxie sind z.B. Erythem, urtikarielle Hauterscheinungen, Dyspnoe, Erbrechen, Schwindel, Blutdruckabfall, Schock.

Anaphylaktoide Reaktion Überempfindlichkeitserscheinungen mit der klinischen Symptomatik einer Anaphylaxie nicht immunologischen oder nicht bekannten Ursprungs. Hierzu gehört u.a. die direkte Freisetzung von vasoaktiven Substanzen aus Zellen durch eine verabreichte Substanz ohne Beteiligung von Antikörpern.

Aneurin nicht mehr gebräuchliche Bezeichnung für Vitamin B_1 bzw. Thiamin. Diese frühe Bezeichnung verweist auf die Rolle des Thiamins im Nervengewebe.

Antiberiberi Vitamin Vitamin B_1.
Antidermatitisfaktor Bezeichnung für Nicotinsäure und Nicotinamid (Niacin) als Schutzfaktor zur Verhütung der Pellagra, der typischen Niacinmangelkrankheit.
Antihämorrhagisches Vitamin Vitamin K.
Antikoagulanzien Substanzen, die entweder direkt (Heparin) oder indirekt (Cumarine) über unterschiedliche Mechanismen die Blutgerinnung hemmen. Zwischen Cumarinen und Vitamin K besteht eine Wechselwirkung. Kapitel Vitamin K.
Antioxidanzien synthetische oder natürlich vorkommende Verbindungen, die oxidationsempfindliche Stoffe vor Oxidation schützen. Verschiedene natürlich vorkommende Flavonoide und Polyphenole in Früchten, Gemüsen und Getränken, oder Stoffe im Blut wie Harnsäure, Bilirubin, Glutathion und verschiedene Plasmaproteine wirken auf unterschiedliche Weise antioxidativ. Enzymsysteme wie Superoxiddismutase, Katalase, Glutathionperoxidase und Glutatathionreductase machen Sauerstoffradikale unschädlich. Besonders wichtig für die präventive Anwendung zum Schutz vor aggressiven Sauerstoffspezies sind Ascorbinsäure (Vitamin C), α-Tocopherol (Vitamin E) und Carotine (bisher am besten untersucht: Betacarotin).
Antiperniziosa Faktor Extrinsic-Faktor, Vitamin B_{12}.
Antirachitisches Vitamin Vitamin D.
Antiskorbutisches Vitamin Vitamin C.
Antisterilitätsvitamin Vitamin E.
Antivitamine Substanzen, die strukturell den Vitaminen ähneln, diese kompetitiv vom Wirkort verdrängen und dadurch antagonistisch wirken, z.B. Araboflavin, das bei Mensch und Tier einen Riboflavinmangel auslösen kann.
Antixerophthalmisches Vitamin Vitamin A.
Aplastische Anämie Anämie infolge unzureichender Erythropoese, mit oft ungeklärter Ätiopathogenese. Teilweise liegt ein Transportdefekt für Riboflavin vor.
Aquacobalamin auch synonym als Aquocobalamin bezeichnet; ein Cobalamin-Derivat. Grundgerüst von Vitamin B_{12} ist das Corrin-Ringsystem, bestehend aus vier Pyrrol-Ringen, die über die vier Stickstoffatome mit dem zentralen Cobaltatom ligandiert sind. Der Cobaltligand ist beim Aquacobalamin durch H_2O besetzt. Im neutralen Milieu befinden sich OH^- (Hydroxocobalamin) und H_2O (Aquacobalamin) im Gleichgewicht.
Araboascorbinsäure Analogon der Ascorbinsäure (= Vitamin C); auch Isoascorbinsäure oder Erythroascorbinsäure. Unterscheidet sich von der Ascorbinsäure nur durch die Konfiguration an C-5. Araboascorbinsäure findet Verwendung in der Lebensmittelindustrie als Antioxidans sowie als Mittel zur Verhinderung der Bildung von Nitrosaminen im Pökelfleisch.
Ascorbigen β-substituiertes Indolderivat der L-Ascorbinsäure. Kommt in Kohlgemüse vor.
Ascorbinsäure Vitamin C; 2,3-Endiol-L-gulonsäure-γ-lacton. Ascorbinsäure gehört zu den biochemischen Redoxsystemen und ist an zahlreichen Elektronentransportsystemen beteiligt; ist im menschlichen Organismus nicht synthetisierbar, so dass ernährungsbedingte Mangelerscheinungen bis hin zum Skorbut auftreten können.
AST EAST.
AUC Area under the curve. Fläche unter der Plasmakonzentrations-Zeit-Kurve, d.h. Fläche, welche von der Blutspiegelkurve und der Zeitachse umschlossen wird.
Avidin biotinbindendes Protein in rohem Hühnereiweiß. Bildet mit Biotin einen Komplex, der durch die Verdauungsenzyme nicht gespalten werden kann.
Avitaminose Sammelbegriff für Krankheitsbilder infolge Vitaminmangels.
Axerophthol veraltete Bezeichnung für Vitamin A.

B

Bedarfsdeckung Zustand, in dem der Körperbestand eines Menschen an essenziellen Nährstoffen durch entsprechende Zufuhr aufrechterhalten werden kann und somit Mangelerscheinungen verhindert werden.
B-Komplex folgende 8 wasserlösliche der insgesamt 13 bekannten Vitamine werden – eher historisch – zum Vitamin-B-Komplex zusammengefasst: Thiamin, Riboflavin, Pyridoxin, Cobalamin, Biotin, Folsäure, Pantothensäure, Niacin.
Benfotiamin chemisch S-Benzoylthiamin-O-Monophosphat; farb- und geruchloses, lipophiles Thiaminanalogon. Schwer löslich in Ethanol, Chloroform, Methanol und Dioxan, leicht löslich in Eisessig. Summenformel $C_{19}H_{23}O_6N_4SP$, M_r 466,47. Stabil im sauren Milieu und in wässriger Lösung. CAS-Nr. 22457-89-2.
Bentiamin lipophiles Thiaminanalogon. Summenformel $C_{26}H_{26}$-N_4O_4S, Molekülmasse 490,58. CAS-Nr. 299-88-7.
Beobachtungsstudie eine Studie, in der Untersuchungen, aber keine Interventionen an einem Kollektiv durchgeführt werden, z.B. Querschnitt-, Kohortenstudien, Fall-Kontroll-Studien.
Beriberi klassischer klinischer Thiaminmangel (Vitamin-B_1-Avitaminose), der vor allem in asiatischen Populationen auftritt, die geschälten/polierten Reis als Hauptnahrungsmittel verzehren.

Betacarotin Carotinoide.

Betain Trimethylglykokoll (syn. Trimethylglycin). Fungiert aufgrund seiner labilen CH_3-Gruppe als Donator für Methylgruppen bei Transmethylierungsreaktionen.

Biocytin ε-N-Biotinyl-L-Lysin; gebundene Form des Biotins.

Bioflavonoide sehr heterogene Gruppe von über 2000 verschiedenen Pflanzeninhaltsstoffen. Dem Rutin („Vitamin P"; P = Permeabilitätsvitamin) wird teilweise noch eine vitaminähnliche Wirkung zugeschrieben.

Biogene Amine Decarboxylierungs- und Hydroxylierungsprodukte von Aminosäuren mit z.T. wichtigen physiologischen und pharmakologischen Wirkungen. Von besonderer Bedeutung sind z.B. Adrenalin, Carnitin, Dopamin, Histamin, Noradrenalin, Serin, Serotonin, Tryptamin, Tyramin.

Biopterin 2-Amino-4-hydroxy-6-(1', 2'-dihydroxypropyl)-pteridin. Analogon der Folsäure, das für Hydroxylierungsreaktionen im Stoffwechsel verantwortlich ist.

Biotin Vitamin H (veraltete Bezeichnung). Coenzym bei Carboxylierungsreaktionen, u.a. bei der Gluconeogenese, Fettsäuresynthese sowie im Propionatmetabolismus und beim Abbau von Leucin.

Biotinidase Biotinamid-Amidohydrolase. Enzym, welches die Freisetzung des Biotin aus Biocytin katalysiert und damit bei der Wiedergewinnung des Biotin von Bedeutung ist. Vermutlich essenziell für die intestinale Resorption des Biotins.

Bioverfügbarkeit die Geschwindigkeit und das Ausmaß, mit der die zu prüfende Testsubstanz/Nährstoff in das Blut übertritt.

Bitotsche Flecken benannt nach Pierre Bitot, 1822–1888, französischer Arzt. Weißliche Flecken im Lidspaltenbereich der Bindehaut des Auges bei konjunktivaler Xerose. Charakteristisches Symptom des klinischen Vitamin-A-Mangels (Schweregrad X 1B der WHO-Richtlinien).

Blind-Loop-Syndrom syn. Syndrom der blinden Schlinge. Stauung des Chymus (Darminhaltes) im Gefolge von gastrointestinalen Resektionen. Hierbei kann es zu Vitamin-B_{12}-Mangelzuständen infolge einer Resorptionsstörung sowie Verbrauchs des Nahrungs-B_{12} durch die pathologische Bakterienmasse kommen.

Blutgerinnung in Phasen ablaufender und von verschiedenen Faktoren (u.a. Vitamin K, Faktor I bis XIII, Plättchenfaktoren, Kalziumionen) abhängiger Vorgang der Erstarrung von flüssigem Blut, wobei aus löslichem Fibrinogen unlösliches Fibrin entsteht. Die plasmatische Gerinnung wird über das Extrinsic- oder Intrinsic-System in Gang gesetzt und ist ein katalytischer Vorgang, wobei Proenzyme in Enzyme umgesetzt werden.

Burning-Feet-Syndrom Parästhesien mit Schmerzsymptomatik, vornehmlich Brennen, im Bereich der Zehen und Fußsohlen. Als Ursache wird überwiegend ein alimentär bedingter Pantothensäuremangel angenommen.

C

Calbindin-D auch Calbindin oder kalziumbindendes Protein; ist ein Protein, das in Darmschleimhaut oder auch in verschiedenen anderen Organen unter Wirkung von Calcitriol synthetisiert wird und Kalzium mit hoher Affinität bindet. Es fördert die zelluläre Aufnahme von Kalzium und seine intrazelluläre Anhäufung. Im Darm ist es für die Kalziumresorption erforderlich.

Calcidiol überwiegend in der Leber aus Calciol (Cholecalciferol) am C-Atom 25 hydroxylierter biologisch aktiver Metabolit (= 25-Hydroxycholecalciferol) des Vitamin D_3.

Calciferole wird als Synonym für Vitamin D verwendet und umfasst alle biologisch aktiven Vitamin-D-Wirkformen (Vitamin-D-Vitamere). Die wichtigsten sind Calciol, Calcidiol, Calcitriol und Ercalciol.

Calciol Synonym für Vitamin D_3 (C[h]olecalciferol).

Calcitriol biologisch aktivster Metabolit des Vitamin D. Wird in den Zellen des proximalen Tubulus convolutus der Niere durch eine mitochondriale 1α-Hydroxylase aus Calcidiol hydroxyliert (1,25-Dihydroxycholecalciferol). Ist als Hormon der Niere für den Kalzium-Phosphat-Stoffwechsel anzusehen.

Canthaxanthin 4,4'-Diketo-Betacarotin, ein rot gefärbtes Carotinoid, das in der Natur in einigen Pilzarten (z.B. Pfifferling), einigen Crustaceen, verschiedenen Fischen (z.B. Lachs) und im Gefieder exotischer Vögel (Flamingo) vorkommt. Als Lebensmittelfarbstoff (E 161 g) findet es Verwendung zum Anfärben von Süßwaren, Tomatenerzeugnissen und als Zusatz zu Futtermitteln zum Anfärben von Eidottern, Broilerhäuten und Lachsforellen. Aus der medizinischen Anwendung bei lichtempfindlichen Dermatosen ist die Substanz zurückgezogen worden, seit kristalline Ablagerung in der Retina nach langfristiger, hoch dosierter Anwendung beschrieben worden sind.

γ-Carboxyglutaminsäure 3-Amino-1,1,3-Propantricarbonsäure. Peptide bzw. Proteine, die mehrere γ-Carboxyglutaminsäurereste enthalten, besitzen aufgrund der Häufung von Carboxylgruppen starke kalziumbindende Eigenschaften. Solche Verbindungen sind u.a. Osteocalcin und die Gerinnungsfaktoren Prothrombin (II) sowie Faktor VII, IX und X. Da γ-Carboxyglutaminsäure nicht genetisch kodiert wird, entstehen diese Proteine aus inaktiven Vorstufen durch Carboxylierung von Glutaminsäureresten. Für diese Carboxylierung ist Vitamin K erforderlich.

Carboxylasen Enzyme, welche die Einführung von Carboxylgruppen in Substrate katalysieren. Einige Carboxylasen, aber nicht alle, benötigen dazu das Coenzym 1'N-Carboxybiotin, das aus Biotin und CO_2 unter Mitwirkung von ATP entsteht. Zur Herstellung des kompletten Enzymkomplexes aus der Apocarboxylase und 1'N-Carboxybiotin wird ein Enzym Holocarboxylase-Synthetase benötigt. Bei einem angeborenen Defekt an Holocarboxylase-Synthetase sind biotinabhängige Carboxylierungsreaktionen beeinträchtigt.

Carnitin 3-Hydroxy-4-trimethylaminobuttersäure, früher als Vitamin T bezeichnet, ist erforderlich für den Transport von Fettsäuren in die Mitochondrien zur β-Oxidation. Es wird im menschlichen Organismus aus Lysin synthetisiert, wobei Ascorbinsäure erforderlich ist. Früh- und Neugeborene können Carnitin noch nicht ausreichend synthetisieren und sind deshalb auf exogene Zufuhr mit der Muttermilch angewiesen. Carnitinmangelzustände sind auch bei Dialyse und bei langfristiger parenteraler Ernährung beschrieben worden.

Carotin Carotinoide.

Carotinoide pflanzliche Farbstoffe, die aus 8 Isoprenresten aufgebaut sind, wobei jeweils die beiden kettenendständigen Isoprenreste zu Iononringen kondensiert sein können. Die 9 konjugierten Doppelbindungen der offenen Kohlenstoffkette liegen in der all-trans-Konfiguration vor. Enthält das Carotinoid mindestens einen β-Iononring, so ist es als Provitamin A wirksam. Unter den zahlreichen Carotinoiden sind die bekanntesten α-, β- und γ-Carotin, Kryptoxanthin, Torulin und Echinenon. Die wirksamste Vitamin-A-Vorstufe ist Betacarotin, welches zwei β-Iononringe enthält und durch zentrale oxidative Spaltung in 2 Moleküle Vitamin A umgewandelt werden kann.

CAS-Nummer vom Chemical Abstracts Service, einer Abteilung der American Chemical Society, seit 1965 jeder in den Chemical Abstracts genannten Verbindung zugeteilte Nummer. Dient der eindeutigen Kennzeichnung einer chemischen Verbindung, z.B. in Zeitschriftenpublikationen, Handbüchern und Katalogen. Auch als CARN (Chemical Abstracts Registry Number) bekannt.

Cheilosis akute oder chronische, erosiv-krustöse Entzündungen der Lippen aus verschiedenen Ursachen. Auch als Mundwinkelcheilitis bzw. Mundwinkelrhagaden bekannt. Oft liegt ein Vitaminmangel, vornehmlich an Riboflavin und Nicotinamid, zugrunde.

Chinarestaurant-Syndrom nach dem Genuss von vor allem chinesischen Speisen auftretender Symptomenkomplex, der hauptsächlich starke Kopf- und Armschmerzen, gastrointestinale Störungen, Schweißausbruch, Nackensteifigkeit umfasst. Als mutmaßlich auslösender Faktor wird das z.T. in hohen Dosen als Würzmittel verwendete Mononatrium-L-Glutamat angesehen. Vitamin B_6 soll möglicherweise einen therapeutischen Effekt ausüben.

C[h]olecalciferol Vitamin D_3 (Calciol). Wird in der Haut aus 7-Dehydrocholesterin unter UV-Einwirkung synthetisiert. Nur wenige Lebensmittel enthalten Vitamin D_3 in nennenswerter Menge (wie z.B. Lebertrane, Fettfische, Eigelb).

Cholin biologisch wichtiges biogenes Amin (Trimethylhydroxiäthylammoniumhydroxid). Durch das Enzym Cholinacetyltransferase wird aus Cholin und aktivierter Essigsäure der Überträgerstoff Acetylcholin biosynthetisiert. Als Bestandteil des Lecithins ist Cholin Baustein aller tierischen und pflanzlichen Zellen, vor allem biologischer Membranen. Als lipotrope Schutzsubstanz wurde Cholin früher den vitaminoiden Wirksubstanzen zugerechnet.

Citrovorum-Faktor frühere Bezeichnung für 5-Formyl-Tetrahydrofolsäure (Folinsäure).

Cobalamin Sammelbegriff für eine Reihe unterschiedlich substituierter Corrinoide mit einer biologischen Vitamin-B_{12}-Wirkung. Zu den therapeutisch wichtigsten Vitameren zählen Aquo-, Hydroxo- und Cyanocobalamin, die im Organismus zu den aktiven Coenzymen Methylcobalamin und Desoxyadenosylcobalamin umgewandelt werden.

Cobalophilin Haptocorrine.

Cobamid Cobamid ist das Hexaamid der Cobaminsäure (Cobaminsäure) bzw. Cobinamid, an dessen Propanolrest Propionsäure und Ribose gebunden sind (= Vitamin B_{12} ohne die Base 5,6-Dimethylbenzimidazol).

Cobaminsäure Cobinsäure (Cobinsäure), an deren Propanolrest Phosphorsäure und Ribose gebunden sind.

Cobinamid ist das Hexaamid der Cobinsäure. Es unterscheidet sich von Vitamin B_{12} durch das Fehlen von Phosphorsäure, Ribose und der Base 5,6-Dimethylbenzimidazol.

Cobinsäure ist eine Cobyrinsäure (Cobyrinsäure), bei der an die Propionsäure am C-Atom 17 in Säureamidbindung Propanolamin gebunden ist.

Cobyrinsäure ist das primitivste natürlich vorkommende Corrinoid, in dem der Corrinring mit 8 Methylgruppen (an den C-Atomen 1, 2, 5, 7, 12, 12, 15 und 17), 3 Essigsäureresten (an den C-Atomen 2, 7 und 18) und 4 Propionsäureresten (an den C-Atomen 3, 8, 13 und 17) substituiert ist.

Cobyrsäure Hexaamid der Cobyrinsäure (nur der Propionsäurerest am C-Atom 17 ist nicht amidiert).

Cocarboxylase syn. Thiamindiphosphat (TDP). Phosphorsäureester des Thiamins. Fungiert als prosthetische Gruppe bzw. Coenzym.

Coenzym A besteht z.T. aus dem B-Vitamin Pantothensäure. Es ist an der Übertragung von Acylresten beteiligt.

Coenzym Q Synonym für Ubichinone. Es handelt sich um Benzochinonderivate mit einer isoprenoiden Seitenkette (in Säugetiermitochondrien 10 Isopreneinheiten), die in der Elektronentransportkette die Verbindung zwischen Flavinenzymen und Cytochrom b herstellen.

Colecalciferol abgewandelte Schreibweise von Cholecalciferol (Vitamin D_3).

Compliance Bereitschaft, Zuverlässigkeit, Motivation des Patienten, die ärztlichen Anweisungen im Rahmen der Diagnose und Therapie strikt zu befolgen. Zum Beispiel sinkt die Compliance mit steigender täglich einzunehmender Tablettenzahl.

Confidence Intervall (CI) Vertrauensbereich, in dem aufgrund statistischer Berechnungen mit einer bestimmen Wahrscheinlichkeit (z.B. 95%) das wahre Resultat liegt.

Corrin der Corrinring ist das Grundgerüst der Corrinoide, zu denen das Vitamin B_{12} gehört. Er besteht aus vier teilweise hydrierten Pyrrolringen, von denen zwei direkt miteinander über C-C-Bindung, die übrigen über Methingruppen wie bei den Porphyrinen verknüpft sind. Das Ringsystem enthält Cobalt koordinativ an die vier N-Atome der Pyrrolringe gebunden.

Corrinoide Sammelbezeichnung für alle Verbindungen, die den Corrinring enthalten.

CRP das C-reaktive Protein gehört zur Gruppe der Pentraxine und verfügt über kalziumabhängige sowie unabhängige Bindungsstellen. Die Funktion des CRP ist derjenigen der Immunglobuline vergleichbar (Opsoninfunktion). In der klinischen Chemie dient es zur Frühdiagnose und Aktivitätskontrolle entzündlicher, nekrotischer und neoplastischer Prozesse.

Cyanocobalamin Derivat des Cobalamin mit einer am Cobaltatom gebundenen CN-Gruppe. Ist die mit Abstand häufigste Vitamin B_{12}-Form, die in industriell gefertigten Produkten (Lebensmittel, Diätetika, Arzneimittel) eingesetzt wird. Hat Stabilitätsvorteile gegenüber anderen Cobalamin-Vitameren.

Cycloleucin 1-Aminocyclopentancarbonsäure; Methionin-Antagonist. Hemmt die Synthese von S-Adenosylmethionin aus Methionin und damit alle von S-Adenosylmethionin ausgehenden Methylierungsreaktionen. Wird zur experimentellen Erzeugung einer funikulären Myelose eingesetzt.

Cystathionin entsteht als Zwischenprodukt bei der Umwandlung von L-Methionin zu L-Cystein durch Kondensation von L-Homocystein mit L-Serin durch Cystathionin-β-Synthase und wird durch Cystathionin-γ-Lyase zu L-Homoserin und L-Cystein aufgespalten. Ein genetischer Defekt der Cystathionin-β-Synthase führt zur Homocystinurie (Ausscheidung von Homoserin im Harn), ein Defekt der Cystathionin-γ-Lyase zur Cystathioninurie (Ausscheidung von Cystathionin im Harn).

Cystathioninurie Ausscheidung von Cystathionin im Urin. Cystathionin ist ein Zwischenprodukt bei der Umwandlung von Methionin in Cystein. Es wird durch das Enzym Cystationin-γ-Lyase zu Homoserin und Cystein aufgespalten. Bei einem genetischen Defekt dieses Enzyms kommt es zur Cystathioninurie. Dieser Defekt besteht in einer Veränderung des Apoenzyms, der eine stark verringerte Affinität zum Coenzym Pyridoxalphosphat bewirkt. Durch pharmakologische Dosen von Pyridoxin (Vitamin B_6) kann die Wirkung des defekten Enzyms gesteigert werden.

Cysteamin Säureamid der Aminosäure Cystein. Es ist als Baustein im Coenzym A enthalten und liefert die SH-Gruppe, an die Acylreste gebunden werden können.

Cystinurie angeborene, genetisch-heterogene Störung des transepithelialen Transports von Cystin und der dibasischen Aminosäuren Lysin, Arginin und Ornithin in Niere und Darm mit stark vermehrter Ausscheidung der betroffenen Aminosäuren im Urin. Aufgrund der begrenzten Löslichkeit von Cystin kommt es zu kristallinen Ausfällungen und Steinbildung, die letztlich eine chronische Niereninsuffizienz zur Folge haben können. Mit hohen Vitamin-C-Tagesdosen konnten Therapieerfolge erzielt werden, durch eine Verschiebung des Cystein-Cystin-Verhältnisses zum besser löslichen Cystein.

Cytochrome Hämoproteine, die als Elektronenüberträger in der Elektronentransportkette in Mitochondrien eingeschaltet sind. Die Valenz ihres Häm-Eisens kann zwischen 2- und 3-wertigem Zustand wechseln. Auch an anderen Elektronenübertragungsreaktionen, z.B. in den Mikrosomen, sind Cytochrome beteiligt.

Cytochrom P-450 diese Bezeichnung stammt von der typischen Lichtabsorptionsbande. Dieses Cytochrom spielt eine wichtige Rolle im mikrosomalen Monooxygenasesystem. Von besonderer Bedeutung ist es bei der Hydroxylierung zahlreicher Arzneimittel und einiger Hormone (Steroidhormone).

D

DACH-Referenzwerte Neuauflage der Referenzwerte für die Nährstoffzufuhr, die die deutschen Empfehlungen ablösen sollen. Sie wurden erstmals 2000 von den Gesellschaften für Ernährung in Deutschland (D), Österreich (A) und der Schweiz (CH) gemeinsam herausgegeben. Die Referenzwerte beinhalten neben Empfehlungen auch Schätz- und Richtwerte.

Darmbakterien im menschlichen Dickdarm physiologisch vorkommende Mikroorganismen, z.B. E. coli, Enterokokken, Bacillus acidophilus und bifidus. Pathogene Keime führen zur Darminfektion.

DEF Dietary Folate Equivalent, Folatäquivalent.

Dehydroascorbinsäure Oxidationsprodukt der Ascorbinsäure.

7-Dehydrocholesterol aus exogenem und endogenem Cholesterol gebildeter, aber auch in der Nahrung enthaltener Präkursor des Vitamin D_3. Wird in der Haut unter UV-Exposition durch Spaltung der Bindung zwischen C-9 und C-10 in Prävitamin D_3 umgewandelt, das temperaturabhängig spontan in Vitamin D_3 übergeht.

5-Desoxyadenosylcobalamin Coenzym-Form von Vitamin B_{12}, Adenosylcobalamin.

Desoxyuridin-Suppressions-Test der Desoxyuridin-Suppressions-Test beruht auf dem Nachweis einer gestörten DNA-Synthese infolge eines Folatmangels. Man misst dabei unter Zugabe nicht-markierten Desoxyuridins die Aufnahme radioaktiven (3H)-Thymidins in die DNA von PHA-(Phytohaemagglutinin-)stimulierten Lymphozyten einer Vollblutkultur. Im Folatmangel ist die Einbaurate von markiertem Thymidin erhöht.

Dexpanthenol alkoholisches Analogon der Pantothensäure, das in der Natur nicht vorkommt, aber aufgrund der intermediären Umwandlung in Pantothensäure die gleiche biologische Wirksamkeit besitzt wie die Säure.

Diabetes mellitus Zuckerkrankheit. Störung des Kohlenhydratstoffwechsels mit erhöhtem Blutzuckerspiegel und Ausbildung von Folgeerkrankungen an Gefäßen sowie dem autonomen und peripheren Nervensystem. Beim Typ 1 besteht ein Insulinmangel und beim Typ 2 eine gestörte Insulinsekretion und verminderte Wirkung des sezernierten Insulins an Leber, Muskel und Fettgewebe. Ursache sekundärer Diabetesformen sind relativer Insulinmangel bei gesteigerter Produktion von Insulin-antagonistischen Hormonen, z.B. Morbus Cushing, exogene Cortisongabe, Phäochromozytom, oder medikamentös induziert z.B. nach langfristiger Einnahme von Diuretika. Die Diagnose beruht auf dem mehrmaligen Nachweis eines erhöhten Nüchternblutzuckers (> 120 mg/dl) im Vollblut bzw. postprandial > 180 mg/dl aus venösem Blut.

Dihydrobiopterin bildet mit Tetrahydrobiopterin ein Redoxsystem. Tetrahydrobiopterin liefert den Wasserstoff bei der Hydroxylierung aromatischer Aminosäuren und geht dabei in Dihydrobiopterin über. Die Regeneration des Tetrahydrobiopterins erfolgt über Dihydropteridin-Reduktase. Biopterine sind keine Vitamine; sie können aus GTP synthetisiert werden.

Dihydroflavine reduzierte flavinhaltige Verbindungen. An die Stickstoffatome 1 und 5 des Isoalloxazinrings ist je ein Wasserstoffatom angelagert. Im Gegensatz zu den gelbgefärbten Flavinen sind Dihydroflavine farblos.

Dihydrofolsäure Vorstufe der Tetrahydrofolsäure, welche die biologisch aktive Form der Folsäure darstellt.

Dihydrotachysterin (-sterol) ein 5,6-trans-Analoges des Vitamin D, das durch UV-Bestrahlung des Ergocalciferols gewonnen werden kann. Aufgrund seiner „anti-tetanischen" Wirkung wird es seit Jahrzehnten therapeutisch bei der hypokalzämischen Tetanie sowie beim Hypoparathyreoidismus eingesetzt (A.T. 10®).

Dihydroxycholecalciferol Calcitriol.

Dioxogulonsäure ältere Bezeichnung Diketogulonsäure; ist ein Oxidationsprodukt der Ascorbinsäure (Vitamin C). Entsteht durch hydrolytische Aufspaltung des Lactonrings der Dehydroascorbinsäure. Diese Reaktion ist irreversibel, daher hat Dioxogulonsäure keine Vitaminwirksamkeit.

DRI (Dietary Reference Intake) es handelt sich um Referenzwerte für die Nährstoffzufuhr, die vom Food and Nutrition Board des Institute of Medicine in Zusammenarbeit mit der staatlichen Gesundheitsorganisation Health Canada sowie zahlreichen internationalen Wissenschaftlern erarbeitet worden sind. Sie ersetzen die bisherigen amerikanischen RDAs von 1989 sowie die Canadian Recommended Nutrient Intakes von 1990 und gelten somit für ganz Nordamerika.

E

EALT erythrozytäre Alanin-Amino-Transferase. Die Aktivität der EALT ist ein Maß für den Vitamin-B_6-Status (EGPT-Aktivität).
EAR (Estimated Average Requirement) tägliche Zufuhrmenge eines Nahrungsbestandteils, die ausreicht, um den Bedarf von 50% der gesunden Personen einer definierten Bevölkerungsgruppe zu decken.
EAST erythrozytäre Aspartat-Amino-Transferase. Die Aktivität der EAST ist ein Maß für den Vitamin-B_6-Status (EGOT-Aktivität).
EDRF/NO Endothelium derived relaxing factor = vascular relaxing factor/Stickstoffmonoxid. In Endothelzellen wird durch TNF-α die Synthese von EDRF (= NO), einem kurzlebigen Abbauprodukt des Arginins, angeregt, um über die Erschlaffung der glatten Gefäßmuskulatur einen dilatierenden Einfluss auszuüben.
EGOT-Aktivität Glutamat-Oxalacetat-Transaminase-Aktivität der Erythrozyten.
EGPT-Aktivität Glutamat-Pyruvat-Transaminase-Aktivität der Erythrozyten.
EGR-Aktivität Glutathion-Reduktase-Aktivität der Erythrozyten.
Endpunkt primär diejenige Hauptzielgröße, auf die das Studiendesign angelegt ist und für die eine Fallzahlschätzung vorliegt.
Epithelschutzvitamin Vitamin A.
Ercalciol Synonym für Ergocalciferol.
Ergocalciferol Vitamin D_2 (Ercalciol). Entsteht durch UV-Einwirkung aus dem mit der Nahrung aufgenommenen Ergosterin. Vitamin D_2 und Vitamin D_3 besitzen die gleichen humanphysiologischen Wirkungen.
Ergosterin (-ol) das im Pflanzenreich am weitesten verbreitete Sterin (Mykosterin). Als Provitamin D_2 wird es durch UV-Einwirkung in Vitamin D_2 (Ergocalciferol) umgewandelt. Als Nebenprodukte treten Lumisterin und Tachysterin auf.
Erythorbsäure synonym mit Erythroascorbinsäure, Isoascorbinsäure und Araboascorbinsäure; Analogon der Ascorbinsäure mit geringer Vitaminaktivität. Findet Verwendung als Antioxidans in der Lebensmittelindustrie.
E-Selektin Selektine sind Glykoproteine, von denen E-Selektin auf Endothelzellen als Zelladhäsionsmolekül exprimiert wird und an Kohlenhydratstrukturen der Liganden bindet. Diese Prozesse sind Bestandteil der Initialphase einer Entzündungsreaktion und führen zu kontrollierten Expressionen von Adhäsionsmolekülen, um die Interaktion der beteiligten Endothelzellen, Leukozyten und der extrazellulären Matrix zu fördern.
Essenzialität biologische Notwendigkeit einer Substanz. Kann nicht durch andere Substanzen ersetzt werden. Beispiele sind die Vitamine, essenzielle Aminosäuren, essenzielle Fettsäuren.
Essenzielle Fettsäuren Polyensäuren, bei denen die erste Doppelbindung drei oder sechs C-Atome vom Methylende entfernt liegt. Die übrigen Doppelbindungen folgen in alternierendem Rhythmus. Man bezeichnet sie nach der Lage der ersten Doppelbindung als ω-3- oder ω-6-Fettsäuren. ω-3-Fettsäuren sind Linolensäure und die aus ihr in tierischen Geweben entstehenden höheren Polyensäuren wie Eikosapentaensäure und Docosahexaensäure; ω-6-Fettsäuren sind Linolsäure und die von ihr abgeleiteten höheren Polyensäuren wie Arachidonsäure. Essenzielle Fettsäuren sind Bausteine von Membranlipiden und als Polyensäuren mit 20 C-Atomen Vorstufen der Eikosanoide (Prostaglandine, Prostacycline, Thromboxane, Leukotriene u.a.).
Etretinat ein Trimethylmethoxyphenyl-Analoges der Retinsäure. Wird therapeutisch in der Dermatologie zur Behandlung von Verhornungsstörungen angewandt.

F

FAD Flavin-Adenin-Dinucleotid (FAD).
Fall-Kontroll-Studie eine retrospektive Studie, wo einer Gruppe von Merkmalsträgern eine möglichst vergleichbare Kontrollgruppe ohne das untersuchte Merkmal entgegengesetzt wird („matching“), um das Auftreten des Merkmals zu prüfen.
Fanconi-Syndrom benannt nach Guido Fanconi, 1892–1979, Schweizer Kinderarzt. Rezessiv erbliche Stoffwechselstörung, die mit komplexen tubulären Transportdefekten einhergeht. Kombination von u.a. renaler Glucosurie, renaler Phosphaturie und generalisierter Hyperaminoazidurie. Zur Therapie der resultierenden Rachitis bzw. Osteomalazie sind aufgrund der relativen Vitamin-D-Resistenz hohe pharmakologische Vitamin-D-Dosen notwendig.
Farbensehen in der Retina (Netzhaut) des Auges gibt es zwei Arten von Lichtrezeptoren, die Stäbchen und die Zapfen. Die Stäbchen dienen dem Dämmerungssehen, die Zapfen dem Farbensehen. Bei den Zapfen gibt es drei Typen mit unterschiedlichen Lichtabsorptionsspektren Rot-, Grün- und Blau-Rezeptoren. Diese Rezeptoren enthalten lichtempfindliche Pigmente, die aus einem Proteinanteil (Opsin) und einer prosthetischen Gruppe, dem Retinal (Vitamin-A-Aldehyd), bestehen. Die unterschiedlichen Spektraleigenschaften gehen auf Unterschiede des Proteinanteils zurück. Die Emp-

findung jeder beliebigen Spektralfarbe kann durch Mischung entsprechender Anteile von rotem, grünem und blauem Licht (Primärfarben) hervorgerufen werden. Die in den Zapfen registrierten Spektralanteile werden in elektrische Signale umgewandelt, wobei Retinal eine besondere Rolle spielt, und im Sehzentrum des Gehirns zu einem Farbeindruck verarbeitet.

FIGLU Formiminoglutaminsäure.

Flavin-Adenin-Dinucleotid (FAD) Coenzym, das an Wasserstoffübertragungsreaktionen beteiligt ist. Es enthält Riboflavin (Vitamin B_2), welches über Phosphorsäure in Pyrophosphatbindung mit Adenylsäure verbunden ist.

Flavin-Antagonisten Strukturanaloga des Riboflavins, welche die Funktion von Riboflavin nicht ausüben können und Riboflavin-abhängige Enzymreaktionen blockieren. Man kann sie benutzen, um im Tierversuch experimentelle Riboflavinmangelzustände zu erzeugen. Manche von ihnen haben antibakterielle Eigenschaften. Beispiele sind D-Galaktoflavin und D-Araboflavin, bei denen der Ribitanteil durch D-Galaktit oder D-Arabit ersetzt ist, oder Roseoflavin, bei dem die Methylgruppe am C-Atom 8 durch die Gruppe -$N(CH_3)_2$ ersetzt ist.

Flavincoenzyme Flavin-adenin-dinucleotid (FAD) und Flavinmononucleotid (FMN = Riboflavinphosphat). Beide dienen der Wasserstoffübertragung. Enzyme, die FAD oder FMN als Coenzym enthalten, werden wegen der im oxidierten Zustand des Coenzyms gelben Farbe auch als „gelbe Enzyme“ bezeichnet.

Flavine Flavincoenzyme.

Flavin-Mono-Nucleotid (FMN) Riboflavinphosphat; Coenzym mancher Wasserstoff übertragender Enzyme.

Flush Hautrötung (Erythem), z.T. mit Hitzegefühl einhergehend. Tritt u.a. im Gefolge unerwünschter Arzneimittelwirkungen auf. Bei der hoch dosierten Nicotinsäure-Anwendung im Rahmen der Therapie der Hypercholesterinämie ist Flush nahezu obligatorisch.

FMN Flavin-Mono-Nucleotid (FMN).

Folacin Sammelbezeichnung für alle Folsäureverbindungen, die natürlicherweise vorkommen.

Folat umfasst die Summe aller folatwirksamen Verbindungen in der Nahrung.

Folatäquivalent (neu) 1998 in den USA eingeführter Begriff, der inzwischen auch den in Deutschland bis 2000 gebrauchten alten Begriff (Folatäquivalent alt) aus Gründen der internationalen Harmonisierung ersetzte. Die neue Definition lautet:
1 µg Folatäqivalent ≅ 1 µg Nahrungsfolat ≅ 0,5 µg Folsäure (PGA).

Folatäquivalent (alt) bis 2000 wurde in Deutschland dem Äquivalentbegriff synthetische Folsäure (PGA) zu Grunde gelegt. Danach war:
1 µg Folatäqivalent ≅ 1 µg Folsäure (PGA) ≅ 2 µg Nahrungsfolat.

Folinsäure 5-Formyl-Tetrahydrofolsäure (syn. Citrovorumfaktor, Leukovorin). Eine zu therapeutischen Zwecken hergestellte, besonders stabile, biologisch aktive Form der Folsäure. Wird bei hoch dosierter Methotrexat-Tumortherapie zum Schutz normaler Zellen eingesetzt (Kap. 3.4.4).

Folsäure die Folsäure ist von den Folaten abzugrenzen. Sie ist ein synthetisches Produkt, das üblicherweise bei der Lebensmittelanreicherung, bei Nahrungssupplementen und Vitaminpräparaten zum Einsatz kommt. Chemisch handelt es sich um Pteroylmonoglutaminsäure (PGA), die aus einem Pteridinring und p-Aminobenzoesäure besteht, an deren Carboxylende ein Glutaminsäuremolekül gebunden ist. Sie ist die stabilste Form des Vitamins mit der höchsten Oxidationsstufe.

Folatantagonisten Verbindungen mit Strukturähnlichkeiten zur Folsäure, z.B. Aminopterin, die durch Hemmung des Folatstoffwechsels die Biosynthese von Nukleinsäuren hemmen (zytostatischer Effekt).

Formiminoglutaminsäure (FIGLU) Zwischenprodukt des Histidin-Abbaus. Kann bei Folatmangel nicht mehr vollständig in Glutaminsäure und Formiminotetrahydrofolsäure umgesetzt werden und wird deshalb im Harn ausgeschieden.

Formylkynurenin Zwischenprodukt im Tryptophanstoffwechsel. Liefert den Formylrest für C_1-Transferreaktionen über Tetrahydrofolsäure.

Funikuläre Myelose syn. funikuläre Spinalerkrankung. Schwund der Markscheiden besonders der langen Strangsysteme des Rückenmarks. Anfangs Mattigkeit, allgemeine Schwäche, Parästhesien in Armen und Beinen. Bei schweren Fällen spastisch-spinal-ataktischer Gang. Häufigste Ursache ist die Vitamin-B_{12}-Avitaminose (perniziöse Anämie).

Fursultiamin lipophiles Thiaminanalogon. Löslich in organischen Lösungsmitteln, Aceton, Ethanol und verdünnten Mineralsäuren. Summenformel $C_{17}H_{26}N_4O_3S_2$, M_r 398,56. CAS-Nr. 804-30-8.

G

Gap junction ein elektronenmikroskopisch erkennbarer schmaler Spalt (engl. gap = Lücke) zwischen zwei Zellen, über den ein Informationsaustausch möglich ist. Biochemisch handelt es sich um integrale Membranproteine (= Connexin), die transmembranöse Poren zwischen zwei Nachbarzellen bilden, durch die Austausch von Ionen und Botenstoffen erfolgt.

Gelbes Enzym die Bezeichnung geht auf Otto Warburg zurück, der dieses Enzym als erstes Flavinenzym 1933 aus Bierhefe isoliert hat. Das Enzym enthält Flavinmononucleotid (FMN) als Coenzym, daher die gelbe Farbe. Es katalysiert die Oxidation von NADH durch Sauerstoff und andere Elektronenakzeptoren wie Methylenblau oder Ferricyanid.

Gingivitis Zahnfleischentzündung. Kann als unspezifisches Symptom durch einen manifesten Vitaminmangel – hauptsächlich Vitamin-C- und -B-Mangel – verursacht werden.

Glossitis Entzündung der Zunge. Unter den vielgestaltigen entzündlichen Veränderungen der Zungenschleimhaut stellt die Möller-Hunter-Glossitis oft ein Früh- und Begleitsymptom bei megaloblastischen Anämien (perniziöse Anämie) dar. Die Trias Zungenbrennen, Belagfreiheit und Anämie spricht für das Vorliegen eines Vitamin-B_{12}- und/oder Folsäure-Mangels.

Glutamat-Oxalacetat-Transaminase-Aktivität der Erythrozyten Glutamat-Oxalacetat-Transaminase (GOT) (syn. Aspartat-Aminotransferase, AST) ist ein in den Erythrozyten enthaltenes Enzym, welches die Reaktion L-Aspartat + α-Ketoglutarat ⇌ Oxalacetat + L-Glutamat katalysiert und als Indikator für den Vitamin-B_6-Status geeignet ist.

Glutamat-Pyruvat-Transaminase-Aktivität der Erythrozyten Glutamat-Pyruvat-Transaminase (GPT) (syn. Alanin-Aminotransferase, ALT) ist ein in den Erythrozyten enthaltenes Enzym, welches die Reaktion L-Alanin + α-Ketoglutarat ⇌ Pyruvat + L-Glutamat katalysiert und als Indikator für den Vitamin-B_6-Status geeignet ist.

γ-Glutamylcarboxypeptidase ein am Bürstensaum der Dünndarmschleimhaut lokalisiertes Enzym, welches aus Folsäurekonjugaten (Pteroylpolyglutamaten) die Glutaminsäurereste bis zum Monoglutamat abspaltet. Nur dieses kann resorbiert werden.

Glutathion-Reduktase-Aktivität der Erythrozyten die Erythrozyten enthalten das Flavinenzym Glutathion-Reduktase, welches Glutathion regeneriert. Glutathion ist ein Peptid, welches die Membran der Erythrozyten vor oxidierenden Substanzen schützt. Mangel oder eine verringerte Aktivität des Enzyms kann zur hämolytischen Anämie führen. Als Indikator für den Vitamin-B_2-Status geeignet.

GOT Glutamat-Oxalacetat-Transaminase-Aktivität der Erythrozyten.

GPT Glutamat-Pyruvat-Transaminase-Aktivität der Erythrozyten.

Granuloma anulare gutartige, granulomatöse Hauterkrankung mit derben meist ringförmig aneinandergereihten Knötchen. Ätiologie ist unbekannt. Trat teilweise während der Lupusbehandlung mit Vitamin D_3 auf. Behandlungserfolge mit hoch dosiertem Nicotinamid sind beschrieben.

H

Halbwertszeit, biologische primär definiert als die Zeit, in der eine verabfolgte Aktivität auf natürlichem Wege auf die Hälfte eliminiert ist. Analog wird die „biologische" Halbwertszeit auch verwendet für die Dauer der pharmakologischen Wirkung einer Substanz. Pharmakokinetisch charakterisiert sie die Elimination und gibt die Zeit an, in der eine bestimmte Konzentration oder Menge eines Arzneimittels auf die Hälfte abgefallen ist. Sie ist damit ein Maß für die Gesamtelimination einer Substanz.

Haptocorrine Cobalamin-bindende Proteine im Magensaft (auch R-Proteine oder Cobalophilin) und im Serum (früher als Transcobalamin I und III bezeichnet). Sie spielen keine entscheidende Rolle im Cobalaminstoffwechsel, können aber unter pathologischen Bedingungen von Bedeutung sein. Bei Pankreasinsuffizienz kann es zu einem Mangel an Vitamin B_{12} kommen, weil die Cobalamin-bindenden Haptocorrine im Intestinaltrakt nicht abgebaut werden und Cobalamin deshalb dem Intrinsic-Faktor und der Resorption nicht zur Verfügung steht. Die Haptocorrine im Serum stammen aus Leukozyten und Granulozyten. Deshalb kann bei chronisch myeloischer Leukämie der Spiegel an Haptocorrinen im Serum so hoch sein, dass Vitamin B_{12} nicht biologisch verfügbar ist und trotz hoher Vitamin-B_{12}-Konzentrationen im Serum Mangelerscheinungen auftreten.

Hartnup-Krankheit wurde von C. Deut 1951 bei Kindern der Familie Hartnup beschrieben. Erbliche Störungen der intestinalen Tryptophanresorption sowie der renalen Rückresorption von Monoaminocarbonsäuren. Hauptsymptome sind Hauterscheinungen im Sinne einer erhöhten Lichtempfindlichkeit und zerebellare Ataxie. Eine hoch dosierte Nicotinamidtherapie führt zu einer baldigen Rückbildung der Hauterscheinungen und einer langsamen Besserung der neurologischen Symptomatik.

Hämolyse Auflösung der roten Blutkörperchen in vivo (im Organismus) oder in vitro (im Reagenzglas). Bei der physiologischen Hämolyse werden die roten Blutkörperchen nach einer Lebensdauer von etwa 120 Tagen im RES (retikuloendotheliales System) ohne Folgezustände phagozytiert. Bei einer gesteigerten Hämolyse ist die Erythrozytenlebensdauer verkürzt, aus dem erhöhten Erythrozytenumsatz droht die Gefahr einer hämolytischen Anämie.

Heinz-Innenkörper benannt nach Robert Heinz, 1865–1924, deutscher Pharmakologe. Durch Spezialfärbung mit Nilblau in der Peripherie der Erythrozyten nachweisbare dunkelblaue Kügelchen. Es handelt sich um eine Degenerationsform des Hämoglobins, z.B. nach Milzexstirpation, bei toxischen hämolytischen Anämien bzw. Erythrozytenenzymopathien wie z.B. Glucose-6-Phosphatdehydrogenasemangel.

Hemeralopie (wörtlich „Tagsichtigkeit"). Stark herabgesetzte Fähigkeit des Auges zur Dunkelanpassung. Wird synonym mit „Nachtblindheit" gebraucht. Die Ursache kann u.a. ein Vitamin-A-Mangel sein.

Himbeerzunge Glossitis.

Holocarboxylase-Synthetase dient zur Synthese des aktiven Komplexes Biotin-abhängiger Carboxylasen mit ihrem Coenzym 1′N-Carboxybiotin. Bei einem angeborenen Defekt dieser Synthetase sind Biotin-abhängige Carboxylierungsreaktionen beeinträchtigt.

Homocystein (Hcy) Homocystein ist ein eigenständiger Risikofaktor der Atherosklerose. Liegt eine Homocysteinkonzentration von tHcy (tHcy) > 10 µmol/l vor, erhöht sich das Risiko für kardiovaskuläre Erkrankungen. Des Weiteren bringt man Hcy mit der Entstehung von NRD und vaskulärer Demenz in Verbindung.

Homocystinurie autosomal-rezessiv erbliche Störung des Aminosäurestoffwechsels durch Defekt der Cystathioninsynthetase. Vermehrte Ausscheidung von Homocystin und Methionin im Harn.

Huntersche Glossitis Glossitis.

Hydroxocobalamin Derivat des Corrinoids, bei dem am zentralen Cobaltatom eine OH-Gruppe substituiert ist. Aufgrund der höheren Eiweißbindung längere Halbwertszeit und Retention im Organismus als bei Cyanocobalamin.

Hydroxycholecalciferole biologisch aktive, endogen synthetisierte Metaboliten des Vitamin D_3. Die wichtigsten sind Calciol und Calcitriol (Calciol, Calcitriol).

Hyperaminazidurie erhöhte Ausscheidung freier Aminosäuren im Harn. Kommt vor bei zu rascher Infusion von Aminosäurenlösungen, bei Defekten im Abbau von Aminosäuren oder bei Störungen der tubulären Rückresorption von Aminosäuren in der Niere, z.B. bei der Hartnup-Krankheit oder bei der Cystinurie.

Hyperkalz(i)ämie erhöhter Kalziumgehalt im Blut. Von einer Hyperkalzämie kann man bei Gesamtkalziumgehalten im Serum ab 2,6 mmol/l bzw. 10,4 mg/100 ml sprechen. Prinzipiell kann eine Hyperkalzämie über einen vermehrten Kalziumeinstrom durch eine gesteigerte intestinale Kalziumresorption oder durch einen gesteigerten Knochenabbau bedingt sein. Häufigste Ursachen einer Hyperkalzämie sind maligne Neoplasien, der primäre Hyperparathyreoidismus sowie eine Vitamin-D-Intoxikation.

Hyperkeratose verdickte Hornschicht durch vermehrte Hornbildung oder Keratinisierung (Proliferationshyperkeratose) oder verminderte Abstoßung (Retentionshyperkeratose).

Hyperoxalurie vermehrte Oxalsäureausscheidung, z.B. bei genetischem Defekt der peroxisomalen Alanin-Glyoxylat-Amino-Transferase. Kap. Vitamin B_6.

Hypervitaminose krankhafter Zustand infolge übermäßiger Zufuhr an Vitaminen. Tritt hauptsächlich bei den fettlöslichen Vitaminen A und D auf.

Hypokalz(i)ämie erniedrigter Kalziumgehalt im Blut. Von einer Hypokalzämie kann man bei Gesamtkalziumgehalten im Serum unter 2,2 mmol/l bzw. 8,8 mg/100 ml sprechen. Häufigste Ursachen sind ein iatrogener Hypoparathyreoidismus (postoperativ nach Strumektomie) und ein Vitamin-D-Mangel. Weitere Ursachen sind chronische Niereninsuffizienz mit Hyperphosphatämie, Störungen der Calcitriolsynthese und Pankreatitiden, die zu Hypokalzämie und konsekutiven tetanischen Anfällen führen können.

Hypoparathyreoidismus Unterfunktion der Nebenschilddrüsen (Epithelkörperchen) mit verminderter Parathormonsekretion. Beim primären bzw. idiopathischen Hypoparathyreoidismus sind die Nebenschilddrüsen hypo- oder aplastisch angelegt (Autoimmunpathogenese). Weitere Ursachen sind die (versehentliche) Entfernung oder Läsion der Nebenschilddrüsen im Gefolge einer Strumektomie, die Infiltration durch Tumoren und radioaktive Strahleneinwirkung. Die Therapie der resultierenden Hypokalzämie wird mit Vitamin D_3 bzw. mit seinen aktiven Metaboliten (Calcidiol, Calcitriol) durchgeführt.

Hypovitaminose krankhafter Zustand durch unzureichende Zufuhr eines oder mehrerer Vitamine mit daraus resultierenden Stoffwechselstörungen.

I

Iatrogen (bedingte Krankheiten) durch ärztliches Handeln verursachte Krankheiten. Beispiel ist der im Gefolge einer Strumaresektion durch die ungewollte Entfernung der Epithelkörperchen verursachte Hypoparathyreoidismus.

ICAM-1/VCAM-1 Intercellular/Vascular cellular adhesion molecule-1. Es handelt sich um Mitglieder der Immunglobulin-Supergenfamilie, den Zelladhäsionsmolekülen, deren Expression durch Aktivierung der Endothelzellen in zeitlich begrenztem Umfang auf der Oberfläche zunehmen und mittels weiterer Liganden, den Integrinen, zur Anheftung von Lymphozyten führt.

Imerslund-Gräsbeck-Syndrom benannt nach Olga Imerslund, norwegische Kinderärztin und Ralph Gräsbeck, finnischer Arzt. Autosomal rezessiv übertragene erbliche Resorptionsstörung mit der selektiven Unfähigkeit, das Vitamin B_{12} zu resorbieren. Die Morphologie der Magen- und Ileumschleimhaut ist nicht pathologisch verändert, auch werden ausreichende Intrinsic-Faktor-Mengen sezerniert. Die genaue Ebene des Defekts ist unbekannt.

INH Isonicotinsäurehydrazid.

Inosit zyklischer, sechswertiger Alkohol (Hexahydroxycyclohexan), der weit verbreitet in der Natur vorkommt. Im menschlichen Stoffwechsel kann Inosit aus Glucose durch Zyklisierung von Glucose-6-phosphat synthetisiert werden. Wird noch vereinzelt als vitaminoide Substanz zu therapeutischen Zwecken in den Verkehr gebracht.

INR International Normalized Ratio. Messung der Prothrombinratio im Vollblut: Kenngröße zur Überwachung bei Antikoagulanzientherapie; sie wird mit dem internationalen Thromboplastinstandard der WHO bestimmt. Quick-Wert: Bestimmung der Prothrombin-Thromboplastin-Zeit. Gerinnungszeit: 100%-Vergleichswert von Gesunden entsprechend 11–16 sec, Werte < 70% sind pathologisch.

Interleukin-1 (IL-1), IL-6, IL-8 sowie IFN-γ sind Polypeptide, die als Signalsstoffe des Immunsystems und regulatorisch auf Entzündungszellen wirken. Für die Entzündungsreaktionen sind im Rahmen dieser Zytokine die Mediatoren IL-1, IL-6, IL-8 und das Immuninterferon IFN- γ (Interferon-γ) von besonderer pathobiochemischer Bedeutung.

Interleukin-2 (IL-2) gehört zu den Kommunikationsproteinen der Immunregulation, die auch als Zytokine bezeichnet werden. Diese interzellulären Mediatoren werden von aktivierten T-Helferzellen als Antwort auf eine Interaktion mit spezifischen Antikörpern oder unspezifischen Reizen produziert. IL-2 aktiviert T- und B-Lymphozyten sowie natürliche Killerzellen.

Interleukin-4 (IL-4) ist ein Aktivierungsfaktor für Lymphozyten und an der Antikörperproduktion beteiligt.

IL-1β das Zytokin ist ein Peptid, das eine Stimulation der Proteinsynthese bewirkt.

Intention to treat bei der Auswertung der Studienergebnisse werden alle Untersuchten zu der Studiengruppe gerechnet, in die sie vor Beginn der Intervention zugeteilt waren, d.h. auch drop outs.

Interventionsstudie im Gegensatz zur reinen Beobachtungsstudie wird das Kollektiv nicht nur beobachtet, sondern es wird eine Intervention meist im Rahmen einer kontrollierten randomisierten Studie durchgeführt

Intrinsic-Faktor ein aus 349 Aminsoäuren bestehendes, in den Parietalzellen der Magenmukosa gebildetes Cobalamin-Transportprotein. Besitzt 2 Bindungszentren, eines für die hochspezifische Cobalaminbindung und ein zweites für den Ileumrezeptor. Das Nahrungscobalamin wird nach Bindung an den IF zum Ileum transportiert und als IF-Cobalamin-Komplex an den Rezeptor gebunden. Häufigste Ursachen eines IF-Mangels sind Atrophie der Parietalzellen, Antikörper gegen IF, jede Art von Gastrektomie mit Entfernung der Parietalzellen. Der resultierende Cobalaminmangel führt unsubstituiert zur megaloblastischen Anämie.

Isoascorbinsäure Analogon der Ascorbinsäure, welches sich von dieser nur durch die Konfiguration am C-5 unterscheidet. Isoascorbinsäure besitzt nur eine geringe biologische Wirkung. Wird industriell als Antioxidans und Mittel zur Verhinderung der Bildung von Nitrosaminen im Pökelfleisch verwendet.

Isoniazid Isonicotinsäurehydrazid.

Isonicotinsäurehydrazid Pyridin-4-carbonsäurehydrazid, syn. Isoniazid. Es reagiert mit Pyridoxalphosphat und inhibiert dadurch Vitamin-B_6-abhängige Enzyme. Wird als synthetisches Tuberkulostatikum verwendet.

Isotretinoin 13-cis-Retinsäure. Wird zur Aknebehandlung eingesetzt.

K

Kalzinose pathologische Ablagerung von Kalziumsalzen. Ursache sind primärer oder sekundärer Hyperparathyreoidismus, Vitamin-D-Hypervitaminose. Kap. Vitamin D.

Karpaltunnel-Syndrom durch Kompression des Nervus medianus Hypo- und Parästhesien der Hohlhand und Finger 1–3, später Muskelatrophie des Daumenballens. Häufig mit einem Vitamin-B_6-Mangel verbunden.

Keratomalazie Erweichung der Hornhaut des Auges z.B. bei Vitamin-A-Mangel. Vorstufe sind häufig Bitot-Flecken.

Kernikterus (Icterus neonatorum) Einlagerung von Bilirubin in Ganglienzellen der Kerne des

Hirnstammes, des Endhirns und des verlängerten Rückenmarks bei Neugeborenen infolge Blutunverträglichkeit zwischen Mutter und Kind. Die Neugeborenengelbsucht entwickelt sich rasch in den ersten Lebenstagen und hat schwere irreversible zentrale Schädigung zur Folge. Zu den Spätzeichen gehören u.a. extrapyramidale Störung, atonische doppelseitige Lähmung, Schwachsinn.

Kohortenstudie Beobachtungsstudie, in der eine Gruppe von Personen (Kohorte) mit bestimmten gemeinsamen Merkmalen über einen bestimmten Zeitraum bzgl. des Auftretens von Erkrankungen oder Komplikationen beobachtet wird.

Kollagenbiosynthese Aufbau des hydroxiprolinreichen Gerüsteiweißkörpers, dessen Ausgangssubstanzen Prolin und Lysin darstellen. Für die Synthese des Kollagens werden O_2, Fe^{2+} und α-Ketoglutarsäure sowie Ascorbinsäure als Cofaktoren benötigt.

Komplementfaktor C3 das Komplementsystem des Plasmas gehört zum Antigen-unspezifischen Abwehrsystem. Die Plasmakonzentration von C3 wird als Messgröße einer Aktivierung des Systems eingesetzt. Die Funktion der aktivierten C3-Komponente besteht in einer T-Zell-B-Zell-Interaktion.

Kontrazeptiva empfängnisverhütende Mittel, z.B. Antibaby-Pille, Intrauterinpessar.

Kraniotabes rundliche Erweichungsherde beiderseits der Lambdanaht des Schädels. Wichtiges klinisches Krankheitszeichen der floriden Rachitis.

Krebsprophylaxe Maßnahmen zur Vorbeugung gegen Aufkommen bösartiger Geschwulste. Kap. Vitamin A.

Kynurensäure physiologisch unbedeutendes Stoffwechselprodukt von L-Tryptophan, das bei Vitamin-B_6-Mangel neben Xanthurensäure vermehrt gebildet und im Harn ausgeschieden wird.

L

Lachgas das zur Inhalationsnarkose benutzte Distickstoffoxid (N_2O). N_2O vermag Co^{1+}-Cobalamin zu oxidieren und hemmt damit die Methioninsynthetase. Auf diese Weise lässt sich experimentell eine funikuläre Myelose erzeugen.

Laktatazidose starker Milchsäureanstieg im Blutserum mit Absinken des pH-Wertes. Ursachen können sein: ungenügende Sauerstoffversorgung, exzessive Milchsäurebildung bei extremer Muskelarbeit, Hemmung der Gluconeogenese aus Lactat in der Leber (z.B. durch Biguanide) oder verringerte Aktivität der Pyruvatoxidase bei Vitamin-B_1-Mangel.

Lactoflavin veraltete Bezeichnung für Riboflavin = Vitamin B_2. Der Name kommt daher, dass Vitamin B_2 reichlich in Milch (lax, lactis) vorkommt.

Laetril Mandelsäurenitril-Glykosid mit Amygdalin (Amygdalin) als wesentlichem Bestandteil. Wird teilweise auch (noch) als Vitamin B_{17} bezeichnet und als Krebstherapeutikum in den Verkehr gebracht. Setzt unter bestimmten Voraussetzungen Blausäure frei. Zahlreiche Vergiftungsfälle, z.T. mit letalem Ausgang, sind beschrieben.

LD_{50} Abkürzung für Letaldosis, bei der im Akutversuch nach Gabe einer Substanz 50% der Tiere innerhalb eines bestimmten Zeitraumes sterben bzw. überleben. Wichtige Angaben zur toxikologischen Beurteilung einer Substanz sowie Hinweis zu Symptomen der Intoxikation.

Leigh-Syndrom benannt nach Denis Leigh, englischer Pathologe. Eine rasch zum Tode führende, seltene, autosomal-rezessiv vererbte Enzephalopathie im Säuglingsalter. Nekrotisierende Prozesse im Hirnstamm, Kleinhirn und Rückenmark führen zu neurologischen Symptomen. Eine Störung der Thiamintriphosphat-Synthese wird als wesentlicher ursächlicher Defekt angenommen.

Leukovorin Folinsäure.

α-Liponsäure schwefelhaltige Fettsäure (6,8-Dithiooctansäure), die im Humanorganismus in ausreichender Menge endogen synthetisiert wird. Als Bestandteil des Pyruvatdehydrogenasekomplexes und anderer 2-Oxosäure-Dehydrogenasen bestehen enge Beziehungen zum Thiamin. Für die Liponsäure bestehen Hinweise, dass Reizsymptome und Missempfindungen der diabetischen Polyneuropathie gebessert werden.

LOAEL (Lowest Observed Adverse Effect Level) die niedrigste Aufnahmemenge/experimentell ermittelte Dosis, bei der keine Nebenwirkungen beobachtet worden sind.

LTB_4 Leukotrien B_4 gehört zur Gruppe der Eikosanoide und ist u.a. ein Entzündungsmediator, der mittels 5-Lipoxygenase aus mehrfach ungesättigten Fettsäuren, besonders Arachidonsäure biosynthetisiert wird. Die Mitwirkung bei der Chemotaxis für Leukozyten hat zum Namen Leukotaxin geführt.

M

Makrozytäre Anämie Erythrozyten mit einem Durchmesser über 9 µm werden als Makrozyten bezeichnet. Makrozytäre Anämien treten bei einigen Erkrankungen des erythropoetischen Systems auf. Insbesondere nach akuten Blutverlusten treten Retikulozyten (junge, größere

Erythrozyten) aus dem Knochenmark ins Blut über. Ein Mangel an Folsäure und Vitamin B_{12} kann zu makrozytärer Anämie führen.

Malabsorption ungenügende Aufnahme von Nahrungsbestandteilen infolge krankhafter Veränderungen im Magen-Darm-Trakt, wodurch die Resorption gestört ist, insbesondere von Vitamin B_1, B_2, B_6, B_{12}, Folsäure, Nicotinamid aber auch Biotin, Pantothensäure und von fettlöslichen Vitaminen. Folgen sind u.a. Gewichtsabnahme, Haut-Schleimhautveränderungen, Anämie, Muskelschwäche und Anomalien des Stuhls (Durchfälle, Steatorrhoe).

Mammadysplasie auch als fibrozystische Mastopathie bezeichnete nichtentzündliche Veränderung der weiblichen Brustdrüse, die mit knotigen Bindegewebsvermehrungen einhergeht.

Marcumar gerinnungshemmende Substanz. Antikoagulanzien, Kap. Vitamin K.

MCP-1 Monocyte chemotactic protein-1. An der Entstehung arteriosklerotischer Läsionen ist dieser chemotaktische Faktor für die Monozyten, der u.a. die Adhäsion an das Gefäßendothel, die Aktivierung der Monozyten und ihre Einwanderung in die Intima auslöst, beteiligt.

Megaloblastische Anämie Anämieform, die überwiegend durch Mangel an Folat und/oder Vitamin B_{12} verursacht wird. Das charakteristische morphologische Kennzeichen ist der Megaloblast, eine kernhaltige erythropoetische Zelle, die sich von den normalen Vorstufen der Erythrozyten durch ihre Größe und typische Kernstruktur unterscheidet. Der größte Teil der megaloblastären Zellen geht im Knochenmark zugrunde. Jene Zellen, die aus dem Knochenmark das periphere Blut erreichen, sind hyperchrome und makrozytäre Zellen.

Menachinon Synonym für Vitamin K_2. Natürlich vorkommende, von Bakterien – auch obligaten Darmbakterien – synthetisierte Verbindung.

Menadiol synthetisches, nicht in der Natur vorkommendes, fettlösliches Vitamin K_4; Methylnaphthohydrochinon (z.B. als Ester Menadioldibutyrat oder -diphosphattetranatrium im Verkehr).

Menadion synthetisches, nicht in der Natur vorkommendes, fettlösliches Vitamin K_3; 2-Methyl-1,4-naphthochinon.

Metaanalyse statistisches Verfahren, um Resultate von verschiedenen Studien mit ähnlicher Fragestellung und gleichem Design zusammenzufassen.

Methotrexat Amethopterin; Folsäureantagonist. Hemmt die Folsäurereduktase und dadurch die Bildung von Tetrahydrofolsäure. Anwendung als Zytostatikum. Kap. Folsäure.

Methylcobalamin Cobalamin-Derivat, Methyl-substituiert am Cobaltatom. Wirksames Coenzym bei der Übertragung labiler Methylgruppen.

Methylentetrahydrofolatreduktase Enzym im Folatstoffwechsel, das für die Umwandlung von Methylentetrahydrofolat in die quantitativ bedeutendste Wirkform 5-Methyl-Tetrahydrofolat (5-MTHF) verantwortlich ist.

Methylmalonsäureausscheidung beim Abbau von Propionsäure entsteht aus dem Propionyl-CoA das Methylmalonyl-CoA, welches durch Methylmalonyl-CoA-Racemase und -Isomerase (Vitamin-B_{12}-abhängiges Enzymsystem) zu Succinyl-CoA umgesetzt wird. Im Vitamin-B_{12}-Mangel ist die Umwandlung zu Succinyl-CoA limitiert, und es erfolgt eine Anhäufung von Methylmalonsäure. Das Ausmaß der Methylmalonsäureausscheidung mit dem Urin kann als Hinweis für einen Vitamin-B_{12}-Mangel dienen.

Methylmethioninsulfoniumchlorid aus Kohlarten und grünen Gemüsen zu gewinnende Substanz, die auch unter der Bezeichnung „Vitamin U" als „Anti-Ulkus-Vitamin" vermarktet wird. Zusätzlich wird sie auch bei Hyperlipidämie, Lebererkrankungen und nephrotischem Syndrom empfohlen. Sie ist für den Humanorganismus nicht essenziell und besitzt keine Vitaminwirksamkeit.

Methyltetrahydrofolat C1-Derivat der Tetrahydrofolat (Coenzym-Form von Folat). Wird benötigt zur Methylierung von Homocystein zu Methionin unter Mitwirkung von Vitamin B_{12}. Entsteht durch Reduktion von 5,10-Methylentetrahydrofolat (Kap. 3.4, Folsäure/Folat).

Methyltrap-Hypothese (Engl. trap = Falle). Im Transferzyklus von C1-Resten durch Tetrahydrofolat-C1-Derivate muss freies Tetrahydrofolat immer wieder regeneriert werden. Die Umwandlung anderer Tetrahydrofolat-C1-Derivate in 5-Methyltetrahydrofolsäure ist praktisch irreversibel. Aus dem 5-Methylderivat kann aber freies Tetrahydrofolat nur durch Methylierung von Homocystein zu Methionin regeneriert werden. Für diese Reaktion ist Vitamin B_{12} erforderlich. Im Vitamin-B_{12}-Mangel häuft sich deshalb 5-Methyltetrahydrofolat wie in einer Falle an, und es kommt zu einem Mangel an freiem Tetrahydrofolat. Dieser sekundäre Folatmangel ist verantwortlich für die hämatologischen Veränderungen bei Mangel an Vitamin B_{12}, die denen im primären Folsäuremangel gleichen.

MMP-1 (Matrix-Metalloprotease) Kollagenase ist das Kollagen spaltende Enzym.

Moeller-Barlow-Krankheit benannt nach Julius Moeller, 1819–1887, deutscher Arzt, und Thomas Barlow, 1845–1935, englischer Arzt. Die klassische Vitamin-C-Avitaminose beim Kleinkind (infantiler Skorbut). Die Kinder sind appetitlos und weisen ausgedehnte subperiostale Hämatome, vor allem im Kniebereich, auf. An den Knorpel-knochengrenzen der Rippen bilden sich Verdickungen, der skorbutische Rosenkranz (ähnlich wie bei der floriden Rachitis). Abgesehen von diesen altersabhängigen Störungen im Knochenwachstum sind die weiteren Symptome mit denen beim Skorbut des Erwachsenen vergleichbar.

Moeller-Hunter-Glossitis Glossitis.

Morbus Biermer benannt nach Anton Biermer, 1827–1892, deutscher Anatom. Syn. perniziöse Anämie (Perniziosa; hyperchrome makrozytäre Megaloblastenanämie). Häufigste Form eines manifesten Vitamin-B_{12}-Mangels.

Morbus Boeck benannt nach Caesar Boeck, 1845–1917, norwegischer Hautarzt (gesprochen „buhk"). Lupoid, Sarkoidose. Systemischer Befall des mesenchymalen Gewebes, bevorzugt sind Lymphknoten, Lunge und Haut. Histologisch epitheloidzellige Granulome mit Fibrose und Hyalinisierung. Ätiologie ungeklärt.

Morbus haemorrhagicus neonatorum mit Blutungen einhergehende Hämostasestörung beim Neugeborenen. Bei der Frühform manifestiert sich die Blutung bereits am ersten Lebenstag. Häufigste Ursachen der Vitamin-K-Mangelblutung liegen in den von der Mutter vor der Entbindung eingenommenen Medikamenten. Die klassische Form tritt zwischen dem 2. und 7. Lebenstag auf. Als Ursachen sind Vitamin-K-Mangelzustände der Mutter bekannt. Der Spättyp tritt nach der dritten Lebenswoche an ausnahmslos voll gestillten, reif geborenen Kindern auf. Bei allen Formen sind die intrakraniellen Blutungen oft lebensbedrohlich.

MTHF (Methyltetrahydrofolat) meist als 5-MTHF bezeichnet, ist die in quantitativer Hinsicht wichtigste Form der Folatmetabolite und macht etwa 98% aller folatwirksamen Verbindungen im menschlichen Organismus aus.

5-MTHF (5-Methyltetrahydrofolat) C1-Derivat von Tetrahydrofolat (= Coenzymform von Folat) im menschlichen Organismus. Es fungiert als Methylgruppendonator für die Methylierung von Homocystein zu Methionin unter Mitwirkung von Vitamin B_{12}. Es kann auch durch die Reduktion von 5,10-Methylen-THF entstehen.

MTHFR Methylentetrahydrofolatreduktase.

MTHFR-Polymorphismen (C677T/A1298T) eine Punktmutation am 677 Nukleotid führt zu einem Austausch von Cytosin gegen Thymin MTHFR (C677T), was bei homozygot Betroffenen mit Thermolabilität und ca. 75% verminderter Enzymaktivität verbunden ist. Die thermolabile Enzymvariante (677TT MTHFR) führt zu erhöhten Homocysteinspiegeln, insbesondere falls die Plasmafolatspiegel niedrig liegen bzw. auch im unteren Normalbereich liegen. Eine zweite Mutation betrifft das Enzym MTHFR am Nukleotid 1298. Dabei erfolgt ein Austausch von Adenin gegen Cytosin (1298A→C), was ebenfalls mit verminderter Enzymaktivität verbunden ist, aber keine Thermolabilität zur Folge hat. Der Aktivitätsverlust des Enzyms MTHFR (1298CC) ist dabei deutlich geringer als bei der 677TT-Mutation und macht etwa 40% aus.

Myelose, funikuläre Funikuläre Myelose.

Myo-Inosit Inosit.

N

Nachtblindheit (Hemeralopie) äußert sich in schlechtem Sehen bei Dämmerung und verlangsamter Dunkeladaptation. Frühes Symptom des Vitamin-A-Mangels.

NAD Nicotinamid-adenin-dinucleotid.

NADP Nicotinamid-adenin-dinucleotid-phosphat.

Nährstoffdichte der Begriff Nährstoffdichte („nutrient density") ist von R.G. Hansen (An index of food quality, Nutr. Rev. 31: 1–7, 1973) eingeführt worden als Nährstoffgehalt (z.B. Gehalt an einem Vitamin) in einem Lebensmittel pro 1000 kcal. Die Deutsche Gesellschaft für Ernährung verwendet in ihren Empfehlungen für die Nährstoffzufuhr Nährstoffdichte als wünschenswerten Nährstoffgehalt pro MJ. Multipliziert mit dem Energiebedarf ergibt sich wieder die Zufuhrempfehlung für den betreffenden Nährstoff. Sinnvoller ist die ursprünglich von Hansen angewandte Charakterisierung von Lebensmitteln durch die Nährstoffdichte als Quotient von Nährstoffgehalt pro 1000 kcal (239 MJ) eines Lebensmittels zu der Zufuhrempfehlung pro 1000 kcal (239 MJ). Ist dieser Quotient 1,0, so deckt eine den Energiebedarf deckende Menge an Lebensmittel auch den Bedarf an dem betreffenden Nährstoff; beträgt er z.B. 0,5, so müsste zur Deckung des Nährstoffbedarfs doppelt so viel von dem Lebensmittel zugeführt werden, als es dem Energiebedarf entspricht; beträgt er 2,0, so reicht bereits die Hälfte der energiedeckenden Menge an Lebensmittel aus, um den Nährstoffbedarf zu decken.

Necrobiosis lipoidica chronische Hauterkrankung infolge einer granulomatösen Entzündung mit Anreicherung von Lipoiden im Corium. Die Ätiopathogenese ist unbekannt. Hoch dosiertes Nicotinamid hat in einigen Fällen zu Therapieerfolgen geführt.

Nephrolithiasis Nierensteinleiden. Bildung von Steinen unterschiedlicher Zusammensetzung in Nieren, Nierenbecken und ableitenden Harnwegen.

Tab. Anhang Nobelpreise für die Vitaminforschung

Preisträger	Jahr/Fach	Vitamin
A.D.R. Windaus	1928 Chemie	Sterine und Vitamin D
C. Eijkman	1929 Medizin	Thiamin
F.G. Hopkins	1929 Medizin	Thiamin
P. Karrer	1937 Chemie	Carotinoide und Flavine
W.N. Haworth	1937 Chemie	Kohlenhydrate und Vitamin C
A. Szent-Gyorgyi	1937 Medizin	Vitamin C
R. Kuhn	1938 Chemie	Vitamine und Carotinoide
H.C.P. Dam	1943 Medizin	Vitamin K
E.A. Doisy	1943 Medizin	Vitamin K
F.A. Lipmann	1953 Medizin	Coenzym A und Pantothensäure
H. Krebs	1953 Medizin	Coenzym A und Pantothensäure
D. Hodgkin	1964 Chemie	Vitamin B_{12}

Verschiedene Ursachen, wie chronische Entzündung, falsche Ernährung, endokrine Störungen, z.B. Hyperparathyreoidismus, Störungen des Harnsäurestoffwechsels oder genetischer Defekt der peroxisomalen Alanin-Glyoxylat-Amino-Transferase, wodurch der Hauptabbauweg für Glyoxylsäure blockiert ist. Behandlung des Defektes mit hohen Dosen Vitamin B_6.

Netzhautdegeneration Untergang der Lichtrezeptoren (Stäbchen und Zapfen) in der Netzhaut als Folge von schwerem Vitamin-A-Mangel. Führt zu Erblindung.

Neuralrohrdefekt (neural tube defect) fehlender bzw. unzureichender Schluss des Neuralrohrs. Es handelt sich um die häufigste Fehlbildung des ZNS mit einer Inzidenz von 470–800 Lebendgeburten pro Jahr in Deutschland. Die Ausbildung des Neuralrohrs ist der erste organogene Vorgang in der frühen Embryonalphase; er beginnt am 21. Schwangerschaftstag und ist bereits 7 Tage später abgeschlossen. Das klinische Bild des Neuralrohrdefekts äußert sich in 2 Grundtypen: einer Spina bifida oder der Anenzephalie. Häufig führen diese Fehlbildungen zu Behinderungen.

Neuropathie Nervenleiden verschiedener Ätiologie: idiopathischer, metabolischer (z.B. Diabetes mellitus), entzündlicher, toxischer (z.B. Alkohol, Chemikalien, Arzneimittel wie INH), traumatischer Genese.

Neuropathie (sensorische) nach monate- bis jahrelanger Einnahme von Pyridoxin in Dosen von täglich 1 g und mehr, in Einzelfällen auch schon über 500 mg, wurde eine periphere sensorische Neuropathie beobachtet mit ataktischen Gangstörungen, Beeinträchtigung des Tast-, Vibrations- und Temperaturempfindens sowie Fehlen von Aktionspotenzialen peripherer sensibler Nerven. Anatomisch findet man in diesen Nerven eine unspezifische axonale Degeneration von myelinisierten Fasern. Rückbildung meist innerhalb von 6 Monaten nach Absetzen von Pyridoxin.

Niacin veraltet auch Vitamin PP; Sammelname für die vitaminwirksamen Verbindungen Nicotinsäureamid und Nicotinsäure, welche im Körper ineinander umgewandelt werden können. Wirkformen sind das NAD bzw. NADP als Coenzyme wasserstoffübertragender Enzyme. Charakteristische Mangelkrankheit ist die Pellagra.

Niacinäquivalente Tryptophan aus der Nahrung kann im tierischen Organismus auf enzymatischem Wege in NAD bzw. NADP umgewandelt werden. 60 mg Tryptophan werden im Durchschnitt für die Neubildung von 1 mg Nicotinsäure benötigt. 1 mg Niacinäquivalent entspricht damit 60 mg Tryptophan.

Niacytin gebundene, nicht resorbierbare Form des Niacins, z.B. im Getreide.

Nicotinamid Amid der Nicotinsäure mit gleicher Vitaminwirksamkeit wie die Säure. Dient in seiner Wirkform NAD bzw. NADP als Coenzym-H-übertragender Enzyme. Niacin.

Nicotinamid-adenin-dinucleotid (NAD) NADP.

Nicotinamid-adenin-dinucleotid-phosphat (NADP) dient wie NAD als Coenzym wasserstoffübertragender Enzyme, wobei der Reaktion ein Wechsel zwischen oxidierter und reduzierter Form zugrunde liegt. NADP enthält das Vitamin Niacin.

Nicotinsäure ebenso wie ihr Amid eine vitaminwirksame Verbindung.

NK-Zellen natürliche Killerzellen gehören zum unspezifischen zellulären Abwehrsystem mit zytotoxischer Aktivität.

NOAEL (No Observed Adverse Effect Level) die höchste Aufnahmemenge/experimentell ermittelte Dosis, bei der keine Nebenwirkungen beobachtet worden sind.

Nobelpreisträger ➢ Tab. Anhang

Nuclear factor (NF-κB) Schlüsselprotein der B-Zellentwicklung; seine Produktion setzt in einem späten Stadium der B-Zelldifferenzierung ein. Wird für die Transkription der L-Ketten benötigt.

O

Octotiamin lipoidlösliches Thiaminderivat; 6-(Acetylthio)-8-((2-((4-amino-2-methyl-5-pyrimidinyl) methyl) formyl-amino)-1-(2-hydroxoyethyl)-1-propenyl)dithio)octansäure-methyl-ester.

Odds Ratio Verhältnis zwischen der Wahrscheinlichkeit des Auftretens und Nichtauftretens eines Ereignisses.

Outcome Ergebnis der Studie bzgl. des Endpunktes.

Orotsäure die Orotsäure (Uracil-4-Carbonsäure) ist ein Zwischenprodukt der Pyrimidinbiosynthese. Sie wird im Körper in ausreichender Menge synthetisiert, spezifische Mangelzustände sind nicht bekannt geworden. Sie besitzt keinen Vitamincharakter, so dass die noch teilweise vorgenommene Bezeichnung als „Vitamin B_{13}" zu Unrecht erfolgt.

Osteocalcin zur Kalziumbindung befähigtes extrahepatisches γ-Carboxyglutaminsäure-haltiges (Gla) Protein, welches in den Osteoblasten synthetisiert wird. Vitamin K ist ein essenzieller Cofaktor für die Bildung dieser Gla-Reste. Im Vitamin-K-Mangel gelangt untercarboxyliertes Osteocalcin ins Plasma und kann als Indikator für Störungen im Knochenstoffwechsel (renale Osteodystrophie, primärer Hyperparathyreoidismus, Morbus Paget, Osteoporose) fungieren. Unter Mitwirken von Calcitriol ist Osteocalcin an der Regulation der Knochenmineralisation beteiligt.

Osteomalazie Knochenerweichung infolge einer mangelhaften Mineralisation des von den Osteoblasten gebildeten Osteoids (Eiweißgrundgerüst). Der weiche Knochen bricht nicht, sondern führt unter Schmerzen und z.T. Lähmungen zu teilweise grotesken Knochendeformationen. Osteomalazien ohne zugrunde liegenden Tubulusdefekt entstehen auf dem Boden einer unzureichenden Vitamin-D-Verfügbarkeit (alimentärer Mangel, zu geringe UV-Exposition, Malabsorption, 25- bzw. 1,25-Hydroxylasedefekt). Daneben sind renale tubuläre Funktionsstörungen (z.B. Phosphatdiabetes) bekannt.

Osteopenie reduzierte Knochenmasse ohne eingetretenes Frakturereignis (z.B. im Vorstadium der Osteoporose, bei der Altersatrophie). Bei der Osteopenia prämaturorum sehr kleiner Frühgeborener liegt kein Vitamin-D-Mangel, sondern eine unzureichende Bedarfsdeckung an Kalzium und Phosphat zugrunde.

Osteoporose gegenüber der Norm verminderte Knochenmasse, wobei die verbliebene Knochensubstanz morphologisch wie biochemisch kaum verändert ist, der Knochen jedoch eine reduzierte physikalische Kompetenz aufweist. Bei der (manifesten) Osteoporose treten bevorzugt Wirbelkörperkompressions- und Schenkelhalsfrakturen auf. Die sog. idiopathischen Formen lassen sich in zwei Gruppen unterscheiden: Typ I entspricht der postmenopausalen Osteoporose, beim Typ II („senile" Osteoporose) ist häufig der Vitamin-D-Spiegel erniedrigt und das Parathormon erhöht.

Ovoflavin überholte, aus den Anfängen der Vitamin-B_2-Forschung stammende Bezeichnung für das Riboflavin.

Oxalsäure Kleesäure, eine Dicarbonsäure. Vorkommen in verschiedenen Nahrungsbestandteilen und wichtiges Stoffwechselprodukt. Bei einem genetischen Enzymdefekt vermehrte Bildung von Oxalatsteinen. Nephrolithiasis, Kap. Vitamin B_6.

P

p-Wert/ Probability Wahrscheinlichkeit der Null-Hypothese, d.h. das Ergebnis kam durch Zufall zustande.

PAL (Physical Activity Level) durchschnittlicher täglicher Energieumsatz bei unterschiedlichen Berufs- und Freizeitaktivitäten von Erwachsenen als Mehrfaches des Grundumsatzes. Alte, gebrechliche Personen mit einer ausschließlich sitzenden und liegenden Lebensweise haben einen PAL von ca. 1,2. Der PAL von Personen, die beruflich viel sitzen und sich in ihrer Freizeit geringfügig sportlich betätigen, liegt bei 1,4–1,7. Verkäufer und Kellner beispielsweise, die ausschließlich gehen und stehen, verfügen über einen PAL von ca. 1,8–1,9; wohingegen Schwerstarbeiter oder Leistungssportler schon einen PAL von bis zu 2,4 aufweisen. Für sportliche Betätigung oder für anstrengende Freizeitaktivitäten (30–60 Minuten, 4- bis 5-mal pro Woche) können zusätzlich pro Tag 0,3 PAL-Einheiten hinzugefügt werden.

Pangamsäure variierende Mischung aus Gluconsäure, Diisopropylamindichloracetat, Glycin und Dimethylglycin, die auch unter der Bezeichnung „Vitamin B_{15}“ in den Verkehr gebracht wird. Besitzt weder Vitamincharakter, noch sind pharmakologische Wirkungen belegt.

Pantethein Bestandteil des Coenzyms A, der sich aus Cysteamin, Beta-Alanin und Pantoinsäure zusammensetzt.

Pantethin Disulfidform des Pantetheins. Die Umwandlung von Pantethin zu Coenzym A erfordert zunächst die Reduktion des Pantethins zu Pantethein.

Panthenol Alkohol, der im Körper zu Pantothensäure oxidiert werden kann und dann vitaminwirksam ist.

Pantoinsäure Bestandteil des Coenzyms A, welcher mit β-Alanin die Pantothensäure bildet.

Pantothensäure Vitamin, das im Intermediär-Stoffwechsel als Bestandteil des Coenzyms A von zentraler Bedeutung ist.

Parathormon einkettiges, 84 Aminosäuren umfassendes Proteinhormon der Nebenschilddrüsen (Glandulae parathyroideae). Der Abfall ionisierten Kalziums im Blut stimuliert die Freisetzung des Hormons. Parathormon steigert die Rückresorption des Kalziums aus dem Primärharn und stimuliert zusätzlich die renale Calcitriolsynthese. Am Knochen bewirkt Parathormon die Stimulation der knochenauflösenden Osteoklasten. Diese Effekte führen zu einer Erhöhung des Kalzium- und Verminderung des Phosphatspiegels im Blut.

Pellagra charakteristische Niacinmangelkrankheit, tritt zumeist in Verbindung mit anderen Mangelzuständen bei Maisernährung und Alkoholismus auf. Auch Medikamente können einen Niacinmangel verursachen. Es kommt zu Veränderungen der Haut und Schleimhäute sowie nervösen Störungen.

Pentan-Exspirationstest die Kohlenwasserstoffe Pentan und Ethan sind Produkte des peroxidativen Abbaus von mehrfach ungesättigten Fettsäuren. Ethan stammt aus Linolensäure, Pentan aus Linolsäure. Da Vitamin E (Tocopherole) die mehrfach ungesättigten Fettsäuren vor Peroxidation schützt, ist die Ausatmung von Pentan und Ethan ein Indikator für Vitamin-E-Mangel. Pentan ist als Indikator weniger verlässlich, weil es im Gegensatz zu Ethan in der Leber metabolisiert werden kann.

Perzentile Hundertstel-Wert; statistisches Streuungsmaß, das die Häufigkeit einer statistischen Verteilung in 100 gleiche Teile teilt. In praxi bedeutet z.B. der Ausschluss der oberen und unteren 2,5 Perzentile, dass 95% der gemessenen Werte bei der Auswertung berücksichtigt werden.

Perniziöse Anämie hyperchrome makrozytäre Megaloblastenanämie, die durch Mangel an Vitamin B_{12} bzw. Folat verursacht wurde (syn. Morbus Biermer, Addison-Anämie). Der alimentäre B_{12}-Mangel tritt als Ursache in den Hintergrund. Weitaus häufiger sind Resorptionsstörungen, bedingt durch einen Mangel an Intrinsic-Faktor oder eine drastische Reduzierung der resorbierenden Oberflächen. Die megaloblastische Anämie ist häufig mit neurologischen und psychiatrischen Störungen vergesellschaftet.

PGE_2 Prostaglandin E_2 gehört zur Gruppe der Prostanoide und ist ein Produkt der Arachidonsäurekaskade. Aus essenziellen Fettsäuren werden mittels Prostaglandin Synthetasen (Cyclooxygenase) hormonähnliche Substanzen mit regulatorischen Funktionen biosynthetisiert, welche u.a. an Entzündungsprozessen beteiligt sind.

PGI_2 Prostazyklin gehört zur Gruppe der Prostanoide und entsteht besonders aus der essenziellen Fettsäure Arachidonsäure (20:4). Bekannte pharmakologische Wirkungen sind die Beeinflussung des Gefäßtonus, der Thrombozytenaggregation und der Chemotaxis.

Phyllochinon Synonym für Vitamin K_1 (2-Methyl-3-phytyl-1,4-naphtochinon; Phytomenadion). Kommt vornehmlich in grünblättrigen Pflanzen vor.

PIVKA Prothrombin Induced in Vitamin K Absence; biologisch inaktives Prothrombin (Defektmolekül), das in der Leber bei Fehlen des Vitamin K gebildet wird. Die gerinnungsaktiven Acarboxy-Vorstufen (früher: PIVKA) nehmen im peripheren Blut zu, wenn Vitamin K fehlt.

PKC Proteinkinase C. Kinasen sind Enzyme, die den endständigen Phosphatrest von Nukleotidtriphosphaten auf Substrate übertragen (= Phosphotransferasen) und gemäß der Gleichung ATP + Protein ↔ADP + Phosphoprotein reagieren. Die PKC ist nicht cAMP-abhängig.

Polymorphe Lichtdermatose im Frühjahr und Sommer überwiegend bei jüngeren Personen, meist Frauen, nach Sonnenexposition auftretende Hautveränderungen. Wenige Stunden bis Tage nach Sonnenbestrahlung treten an den lichtexponierten Körperstellen Effloreszenzen (u.a. rote Flecken, Quaddeln, Papulovesikeln) und Juckreiz auf. Die Morphe ist vielgestaltig, die Ätiopathogenese unklar. Mit hoch dosiertem Nicotinamid wurden Therapieerfolge beschrieben.

PP-Faktor Pellagra preventive factor, Vitamin PP; veralteter Name für Niacin. Niacin wird zu den Vitaminen gerechnet, obwohl der menschliche Organismus in der Lage ist, Niacin aus Tryptophan zu synthetisieren (vgl. Niacinäquivalent). Niacin ist Bestandteil von NAD und NADP.

Charakteristische Mangelkrankheit ist die Pellagra.

Prämenstruelles Syndrom (PMS) Komplex von verschiedenen Symptomen, z.B. Mastodynie, Kopfschmerzen, Völlegefühl, psychische Verstimmung, periphere Ödeme in den Tagen vor der Menstruation. Ursache ungeklärt, vermutlich hormonale Dysfunktion.

Präskorbut Vorstadium der manifesten Vitamin-C-Mangelkrankheit Skorbut.

Prothrombin Faktor II in der Gerinnungskaskade, wird in der Leber Vitamin-K-abhängig gebildet und durch Prothrombinase in Thrombin umgewandelt.

Provitamin A Carotinoide, die im Organismus durch zentrale oxidative Spaltung in Vitamin A übergeführt werden können. Voraussetzung ist das Vorhandensein von mindestens einem β-Iononring. Sind zwei β-Iononringe vorhanden, wie beim Betacarotin, so können je Mol zwei Mole Vitamin A gebildet werden. Carotinoide kommen in Pflanzen vor. Da die Umwandlung in Vitamin A mit unterschiedlicher Effizienz erfolgt, rechnet man für die Beurteilung der Vitaminversorgung mit Retinoläquivalenten (Kap. Vitamin A).

Pruritus bedeutet im engeren Sinne Juckreiz ohne Hautveränderung. Kann als unspezifisches Symptom im Rahmen der parenteralen Applikation von vitaminhaltigen Arzneimitteln im Einzelfall auftreten.

Pseudohypoparathyreoidismus Endorganresistenz des peripheren Gewebes gegenüber Parathormon. Neben der Hypocalcämie und Hyperphosphatämie (wie beim Hypoparathyreoidismus) treten bei etwa der Hälfte der Patienten zusätzlich Kleinwuchs, rundes Gesicht, kurzer Hals, Übergewicht, geistige Retardierung, Brachydaktylie, subkutane Verkalkungen (Albrightsche hereditäre Osteodystrophie) auf. Cholecalciferol bzw. Ergocalciferol sollte nicht eingenommen werden, da der Vita- min-D-Bedarf durch die phasenweise normale Vitamin-D-Empfindlichkeit herabgesetzt sein kann und eine entsprechende Supplementation mit dem Risiko einer langdauernden Überdosierung einhergehen könnte.
Bei Pseudohypo-parathyreoidismus stehen zur Therapie leichter steuerbare Vitamin-D-Derivate zur Verfügung.

Pteroinsäure Bestandteil der Folsäure (Pteroylmonoglutaminsäure). Umfasst das Pteridinringsystem und den p-Aminobenzoatrest.

Pteroylmonoglutaminsäure Folsäure.

Pyridinnucleotide NAD und NADP.

Pyridoxal gehört als Aldehyd zur Gruppe der B_6-Vitamere. Kap. 3.3, Pyridoxin.

Pyridoxalkinase ATP-abhängiges Enzym, das die Pyridoxal zu Pyridoxalphosphat phosphoryliert.

Pyridoxamin gehört als Amin in die Gruppe der B_6-Vitamere. Kap. 3.3, Pyridoxin.

Pyridoxin Sammelbegriff für B_6-Vitamere mit biologisch aktiver Wirkung. Hierzu zählen Pyridoxal, Pyridoxol, und Pyridoxamin, die im Organismus ineinander umgewandelt werden können.

4-Pyridoxinsäure Hauptausscheidungsprodukt von Vitamin B_6 im Urin.

Pyridoxol gehört als Alkohol zur Gruppe der B_6-Vitamere. Kap. 3.3, Pyridoxin.

3-Pyridylmethanol auch unter der Bezeichnung β-Pyridylcarbinol bekannte Verbindung, die in der Leber zu Nicotinsäure oxidiert und zur Behandlung der Hypercholesterinämie seit langem eingesetzt wird.

Pyrithiamin Thiamin-Antagonist. Im Thiaminmolekül CH = CH statt S. Wirkt nicht nur als Antagonist zu Thiamin, sondern direkt auf die neuronale Leitfähigkeit und führt zur Polyneuritis.

R

Rachitis die klinische Manifestation einer schwerwiegenden Störung im Kalzium- und Phosphatstoffwechsel, die mit spezifischen Skelettveränderungen beim Säugling und Kleinkind einhergeht. Die typischen Symptome treten nur am wachsenden Skelett auf und umfassen u.a. Knochenweichheit (z.B. Kraniotabes, Thorax-, Bein-, Beckendeformitäten), gestörter Knorpelabbau (z.B. Rosenkranz), Osteoidablagerung und verzögerte Knochenbildung (später Fontanellenschluss).
Die klassische Form beruht auf einem Vitamin-D-Mangel (zu geringe UV-Exposition, Malnutrition, Malabsorption, Maldigestion, verminderte hepatische bzw. renale Hydroxylase-Aktivität, gesteigerter Umsatz). Daneben treten Vitamin-D-resistente Formen auf, z.B. bei renal-tubulären Störungen.

Radikale Verbindungen mit einzelnen ungepaarten Außenelektronen. Sie reagieren sehr heftig und können anderen stabilen Verbindungen Elektronen entreißen, um sich selbst zu stabilisieren. Verschiedene aggressive Formen von Sauerstoffradikalen können im Organismus zur Inaktivierung von Enzymen, Schädigung von Membranen oder zu Strangbrüchen der Desoxyribonucleinsäure mit Mutationen und u.U. maligner Entartung führen. Verschiedene Tumorerkrankungen und degenerative Gefäßerkrankungen können wahrscheinlich teilweise auf die Einwirkung aggressiver Sauerstoffradikale zurückgeführt werden. Schutz vor freien Sauerstoffradikalen bieten die antioxidativen Vitamine E, C und das Provitamin Betacarotin. Außerdem gibt es eine Reihe von Enzymsystemen, die freie Sauerstoffradikale unschädlich machen können, wie Glutathionperoxidase, Superoxiddismutase und Katalase.

RDA (Recommended Dietary Allowances) tägliche Zufuhrmenge eines Nahrungsmittels, die ausreicht, um den Bedarf von 97–98% der gesunden Personen einer definierten Bevölkerungsgruppe zu decken.

Randomisierte kontrollierte Studie (RCT) Interventionsstudie, bei der die Zuteilung in die Interventions- bzw. Kontrollgruppe nach dem statistischen Zufall erfolgt.

Rebound Skorbut Auftreten von skorbutischen Symptomen nach plötzlichem Absetzen längerer hoch dosierter Ascorbinsäure-Supplementierung als Folge einer Gewöhnung an die hohen Dosen. Das Vorkommen dieser Erscheinung ist umstritten.

Reflektometrie objektive Technik zur Messung sonnenexponierter bzw. sonnengeschützter Hautbereiche zur Berechnung eines Sonnen-Expositions-Index.

Retikulozytenkrise auffallend rasche Vermehrung der Retikulozyten im strömenden Blut als positives Zeichen einer erfolgreichen Anämiebehandlung (z.B. der Perniziosa mittels Vitamin B_{12}). Der Höhepunkt des Retikulozytenanstiegs, die Retikulozytenkrise, erscheint 6–9 Tage nach Therapiebeginn, wobei der Anstieg umso höher ist, je niedriger der Erythrozytenausgangswert vorher war.

Retinal Vitamin-A-Aldehyd; Bestandteil der Sehpigmente.

Retinoide nach der Nomenklatur der International Union of Pure and Applied Chemistry (IUPAC) sind Retinoide eine Klasse von Verbindungen, die aus vier Isopreneinheiten bestehen, die durch Kopf-zu-End-Verbindung verknüpft sind. Zwei endständige Isoprenreste sind zu einem β-Iononring kondensiert. Je nach der funktionellen Gruppe am azyklischen Ende handelt es sich um Retinol (-CH_2OH), Retinal (-CHO) oder Retinsäure (-COOH). Während diese IUPAC-Regeln an der Chemie orientiert sind und die Grundlage für eine korrekte Benennung individueller Verbindungen bilden, die sich vom Retinol ableiten, werden sie biologischen und funktionellen Aspekten nicht gerecht. Nach biologischen und ernährungswissenschaftlichen Aspekten unterscheidet man zwischen Vitamin A (Retinol und seine Ester) und Retinoiden. Retinol und seine Ester umfassen das volle Spektrum der Vitamin-A-Wirkungen, weil sie im Stoffwechsel in Retinal und Retinsäure umgewandelt werden können, während Retinsäure nicht reduziert werden kann. Deshalb versteht man unter biologischen Gesichtspunkten unter Retinoiden die Retinsäure und ihre natürlichen und synthetischen Derivate, die nur einen Teil der Vitamin-A-Wirkungen abdecken und sich auch toxikologisch von Retinol unterscheiden.

Retinol Vitamin-A-Alkohol (all-trans-Retinol). Wird oft vereinfachend als Synonym für Vitamin A verwendet.

Retinoläquivalente (RÄ, RE) wegen der unterschiedlichen Effizienz der Umwandlung von Carotinoid-Provitaminen in Retinol (Vitamin A) rechnet man mit Retinoläquivalenten. Dabei setzt man in gemischter Kost 1 mg Retinoläquivalent gleich mit 1 mg Retinol, 6 mg Betacarotin und 12 mg anderen Carotinoid-Provitaminen. 1 µg Retinoläquivalent entspricht 3,33 IE Vitamin A.

Retinolbindendes Protein (RBP) RBP wird in der Leber synthetisiert und dient dem Transport von Retinol aus der Leber zu den Zielorganen. Dazu wird ein 1:1:1 Komplex von Retinol, RBP und Transthyretin (Präalbumin) gebildet. Die Aufnahme von Retinol in die Zielgewebe wird durch RBP-Rezeptoren vermittelt. Dabei wird RBP abgelöst und unter Abspaltung des terminalen Arginins inaktiviert.

Retinopathie nicht entzündliche Netzhauterkrankung verschiedener Ursachen, z.B. bei Diabetes mellitus, Hypertonie, Arteriosklerose, rezessiv erblicher Pigmenteinlagerung oder bei der retrolentalen Fibroplasie Neugeborener als Folge eines Vitamin-E-Mangels.

Retinsäure Vitamin-A-Säure. Nur für einen Teil der Vitamin-A-Wirkungen zuständig: Wachstum, Entwicklung und Differenzierung, Testosteronproduktion.

Retrolentale Fibroplasie auch als Retinopathia praematurorum bezeichnete Sehstörung, die fast ausschließlich bei Frühgeborenen auftritt und bis zur Erblindung führen kann. Es handelt sich um eine vasoproliferative Erkrankung der unreifen Netzhaut. Die neu aussprossenden Kapillaren dringen in den Glaskörper ein und können zu Hämorrhagien führen. Im Endstadium führt das Narbengewebe zu Sehbehinderungen bis zur Erblindung. In klinischen randomisierten Studien konnte ein therapeutisch relevanter Effekt von Vitamin E nachgewiesen werden.

Rhagaden kleine Risse (Fissuren, Schrunden) in der Haut. Gehäuft am Lidwinkel, After, Mundwinkel vorkommend. Teilweise wird ein Vitaminmangel (vornehmlich Riboflavin, Nicotinamid) verantwortlich gemacht (Cheilosis).

Rhodopsin Sehpurpur, Sehpigment der Stäbchen (Dämmerungssehen). Besteht aus einer Proteinkomponente (Opsin) und einem Chromophor,

11-cis-Retinal, bzw. bei Fischen 11-cis-3-Dehydroretinal. 11-cis-Retinal ist über einen Lysinrest als Schiffsche Base an die Proteinkomponente gebunden.

Riboflavin Vitamin B_2; Baustein der Codehydrogenasen Flavinmononucleotid (FMN) und Flavinadenindinucleotid (FAD).

Risikogruppen Gruppen in der Bevölkerung, die aufgrund ihrer Ernährungs- und/oder Lebensweise durch unzureichende Bedarfsdeckung mit bestimmten Vitaminen gefährdet sind.

Risiko, relatives (RR) das Verhältnis des Risikos für ein bestimmtes Ereignis in zwei Vergleichsgruppen.

ROS Reactive oxygen species. Reaktive Sauerstoffspezies wie Hydroxylradikale ($OH^{\bullet}$), Singulett-Sauerstoff ($^1O_2$) und Superoxidanion-Radikale ($O_2^{\bullet -}$), die einerseits physiologische Schutzmechanismen im Immunsystem (z.B. Phagozytose) darstellen und andererseits aufgrund ihrer chemischen Reaktivität bei unausgewogenen Verhältnissen zwischen Oxidanzien/Antioxidanzien Zell- bzw. Gewebeschäden verursachen und ferner zu den „Free radical diseases" führen können.

Rosacea syn.: Kupferfinnen. Gesichtshautveränderung mit fleckiger Rötung, kleinlamellärer Schuppung, Teleangiektasien (Gefäßerweiterung) mit knolligen Auswüchsen wie Rhinophym = Knollennase.

Rosenkranz bei der floriden Rachitis als charakteristisches klinisches Zeichen auftretende kugelförmige, aneinandergereihte Auftreibungen der Knorpel-Knochen-Grenzen der Rippen. Bei der Vitamin-C-Avitaminose kann der skorbutische Rosenkranz mit vergleichbarer Morphe auftreten.

R-Proteine Haptocorrine.

Rutin zur großen Gruppe der Bioflavonoide zählendes pflanzliches Rhamnoglykosid. Übt pharmakologische (z.B. antioxidative) Wirkungen aus, besitzt jedoch keinen Vitamincharakter (Vitamin P = Permeabilitätsvitamin).

S

Schilling-Test benannt nach Viktor Schilling, 1883–1960, deutscher Hämatologe. Diagnoseverfahren zur Bestimmung der Vitamin-B_{12}-Resorption. Hierzu wird ^{57}Co-Cyanocobalamin oral eingenommen (etwa 0,5 μCi = 19 kBq) und 1–2 Stunden später nicht radioaktiv markiertes Cyanocobalamin als Ausschwemmdosis parenteral verabreicht (ca. 1000 μg). Im anschließend gesammelten 24-Stunden-Urin wird die Radioaktivitätsrate gemessen. Werte unter 6% der oral zugeführten Menge sind Zeichen einer gestörten Resorption. Nach 48 Stunden kann der Test unter gleichzeitiger Gabe von Intrinsic-Faktor wiederholt werden. Normalisieren sich dabei die Ausscheidungswerte, liegt der Defekt auf der Intrinsic-Faktor-Ebene (perniziöse Anämie). Eine Weiter- entwicklung ist das Doppelisotopenverfahren (gleichzeitige Berechnung des Verhältnisses ^{57}Co/^{58}Co).

Segmentationsrate unter der Segmentationsrate versteht man die durchschnittliche Anzahl der Kernsegmente von neutrophilen Granulozyten. Dabei werden üblicherweise die Segmente von 100 Granulozytenkernen mikroskopisch ausgezählt und der Mittelwert gebildet. Der Normalwert liegt unterhalb 3,2 Segmenten. Anhaltspunkt für die Beurteilung ist die Brücke zwischen den jeweiligen Kernsegmenten. Definitionsgemäß geht man davon aus, dass diese Brücke schmaler als die Hälfte der breitesten Stelle des jeweiligen Kernsegments sein muss, um als Einzelsegment zu zählen, unter einer Übersegmentierung versteht man das gehäufte Auftreten (> 5%) von segmentkernigen neutrophilen Granulozyten mit 5 oder mehr Segmenten (normal: 20–40% 2 Segmente, 40–50% 3 Segmente, 15–25% 4 Segmente, 0–5% 5 Segmente, 0–0,1% 6 Segmente). Der prozentuale Anteil der neutrophilen Granulozyten mit fünf oder mehr Segmenten wird auch als Segmentationsindex bezeichnet.

Sehpigmente Rhodopsin; bestehen aus einem Protein und dem als Schiffsche Base an einen Lysinrest gebundenen Chromophor 11-cis-Retinal (bei Fischen 11-cis-3-Dehydroretinal). Es gibt beim Menschen vier Sehpigmente, die sich nur durch die Proteinkomponente unterscheiden: das Rhodopsin der Stäbchen der Retina für das Dämmerungssehen und drei Sehpigmente der Zapfen für das Farbensehen mit unterschiedlichen Lichtabsorptionsspektren: Rot-, Grün- und Blau-Rezeptoren. Jede Spektralfarbe kann durch Mischung dieser drei Komponenten hervorgerufen werden. Das auf die Sehzellen (Stäbchen oder Zapfen) fallende Licht wird in elektrische Signale umgewandelt, die im Sehzentrum des Gehirns zu Farbeindrücken und Bildern der Außenwelt verarbeitet werden.

Sehzellen Lichtsinneszellen in der Retina (Netzhaut) des Auges, die nach ihrer Gestalt Stäbchen (Dämmerungssehen) und Zapfen (Farbensehen) genannt werden. Sie enthalten die Sehpigmente (Sehpigmente).

Selen chemisches Element; Halbmetall. Ist für den Menschen als Spurenelement essenziell, da es lebenswichtige Funktionen als Bestandteil von Enzymen z.B. der Glutathion-Peroxidase erfüllt (antioxidative Wirkung).

Semidehydroascorbinsäure semichinoides Ascorbinsäureradikal mit stark sauren Eigenschaften.

Shoshin-Beriberi fulminante Form der Beriberi (Vitamin-B_1-Avitaminose), die mit Hypotension, metabolischer Azidose, Oligurie, kardiovaskulärer Insuffizienz einhergeht und eine relativ hohe Letalität aufweist.

Sichelzellhämoglobin die Sichelzellanämie ist die häufigste Hämoglobinopathie und tritt überwiegend in Afrika sowie im Mittelmeerraum auf. Eine Punktmutation auf Chromosom 11 führt zur Produktion eines abnormen Hämoglobins. Deoxigeniertes Hämoglobin kristallisiert zu einem starren Gebilde, das den Erythrozyten zu einer gesichelten Form zwingt. Homozygotie führt zu einer chronischen hämolytischen Anämie und rezidivierenden Vasookklusionen. Vitamin E kann die Zahl irreversibel beschädigter Erythrozyten reduzieren.

Signifikanz, statistische das Ergebnis ist statistisch signifikant, wenn die errechnete Wahrscheinlichkeit eine bestimmte Grenze unterschreitet, in klinischen Studien p-Wert meist 0,05 bzw. 5%.

Singulett-Sauerstoff (engl.: singlet oxygen); $^1O_2$. Entsteht, wenn durch Energieabsorption ein Valenzelektron unter Umkehr des Spins auf ein Orbital mit höherer Energie gehoben wird.

Skorbut Vitamin-C-Avitaminose, d.h. eine charakteristische Erkrankung infolge mangelnder Zufuhr von Vitamin C. Symptome: Müdigkeit, Muskelschmerzen, spontane Blutungen u.a. an Zahnfleisch, Gelenken und Periost und verzögerte Wundheilung als Folge der gestörten Synthese der Interzellularsubstanz und des Kollagens. Bei Kleinkindern treten Störungen im Knochenwachstum hinzu (Moeller-Barlow-Krankheit).

Stomatitis Entzündung der Mundschleimhaut verschiedener Ätiologie, z.B. bakteriell, mykotisch, viral, toxisch durch Schwermetalle wie Quecksilber, Bismut, Blei oder Mangel an B- bzw. C-Vitaminen. Sehr schmerzhaft in verschiedener Ausprägung wie Stomatitis aphthosa, catarrhalis, gangraenosa und ulcero-membranosa.

T

Tabakamblyopie bei manchen Rauchern auftretende, primär degenerative N.-opticus-Schädigung und gleichzeitige Erniedrigung des Blutspiegels an Vitamin B_{12}.

Tachysterin ein 5,6-trans-Analogon und Nebenprodukt der Photosynthese des Vitamin D_3 mit schwächerer biologischer Wirkung als Vitamin D_3.

Tannin Acidum tannicum, Gerbsäure; ein aus Galläpfeln gewonnenes Gallsäuregemisch. Therapeutische Anwendung z.B. als Adstringens oder Antiseptikum.

Tetrahydrobiopterin Cofaktor einer Reihe von Enzymen. Fungiert als Wasserstoffdonator bei Hydroxylierungsreaktionen.

Tetrahydrofolsäure 5,6,7,8-Tetrahydro-pteroylglutaminat; biologisch wirksame Form des Folats. Dient im Stoffwechsel als Coenzym bei der Übertragung von C1-Körpern. Tetrahydrofolat entsteht mithilfe der NADPH-abhängigen Folatreduktase, mit deren Hilfe 4 Wasserstoffatome zum Folat hinzugefügt werden.

tHcy Gesamthomocystein, bestehend aus Hcy, Homocystin und deren gemischten Disulfiden.

T-Helferzellen dem Thymus entstammende T-Lymphozyten vermitteln zelluläre Immunreaktionen und sind zytotoxisch wirksam. Mit antigenpräsentierenden Zellen sind sie als T-Helferzellen bei der Differenzierung von B-Lymphozyten zu antigenproduzierenden Plasmazellen beteiligt. Für die Aktivierung der T-Lymphozyten spielen hormonähnliche Signalstoffe, die Zytokine (Interleukine, Interferone), eine wichtige Rolle.

Thiamin syn. Vitamin B_1. Biologisch wirksam als Thiamindiphosphat (TDP), Coenzym der oxidativen Decarboxylierung von 2-Oxosäuren und der Transketolase.

Thiamin-Analoga Verbindungen mit biologischer Wirkung des Vitamin B_1, wie z.B. Thiamindisulfid oder lipophile Vitamin-B_1-Derivate (z.B. Benfotiamin).

Thiamin-Antagonisten Verbindungen mit ähnlicher Konstitution wie Vitamin B_1, aber Antivitamincharakter. Sie inhibieren z.B. die Thiaminphosphorylase, die Thiaminase oder die Bindung der Cocarboxylase an ihr Apoenzym bzw. kompetitiv die Decarboxylierung von 2-Oxosäuren.

Thiaminasen Thiamin-abbauende Enzyme. Bekannt sind Thiaminase I in Schalentieren, Frischwasserfischen bzw. Pflanzen und Thiaminase II in Bakterien.

Thiaminchlorid-hydrochlorid synthetisch gewonnenes Vitamin B_1, das in Lebensmitteln, Diätetika und Arzneimitteln verwendet wird.

Thiaminnitrat synthetisch gewonnenes Vitamin-B_1-Derivat, das aus Stabilitätsgründen in speziellen Zubereitungen dem Thiaminchlorid-hydrochlorid vorgezogen wird.

Thiaminphosphatverbindungen Thiamin ist nur in seiner phosphorylierten Form wirksam und zwar als -diphosphat-(-pyrophosphat) TDP oder -triphosphat TTP.

Tocol 2-Methyl-2-(4′8′12′-trimethyl-chroman-6-ol); Grundgerüst der Tocopherole und Tocotrienole (Vitamin E).

Tocopherole methylierte Derivate von Tocol mit unterschiedlicher Vitamin-E-Aktivität.

Tocopherol (all-rac-) vollsynthetisch hergestelltes Vitamin E, bestehend aus einer Mischung der acht möglichen Diastereoisomeren (all-rac = Gesamt-Racemat). Da Tocopherol drei Asymmetriezentren an den C-Atomen 2, 4, 8 besitzt, die in der R- oder S-Form vorliegen, ergeben sich 8 Diastereomere.

Tocotrienole bei den Tocotrienolen enthält die isoprenoide Seitenkette des Tocols drei Doppelbindungen. Die methylsubstituierten Derivate haben teilweise geringe Vitamin-E-Aktivität.

Transaminasen Aminotransferasen. Enzyme, die mithilfe des Coenzyms Pyridoxalphosphat (vgl. Vitamin B_6) Aminogruppen reversibel von Aminosäuren auf Ketosäuren übertragen und damit im Proteinstoffwechsel beteiligt sind.

Transcobalamin Transportproteine für Vitamin B_{12}.

Transketolase Enzym des Pentose-Phosphat-Zyklus, welches eine 2-Kohlenstoffeinheit mithilfe des Coenzyms Thiaminpyrophosphat von einer Ketose abspaltet und auf eine Aldose überträgt. Die Messung der Aktivität der Transketolase in den Erythrozyten (ETK) ist die meistbenutzte Methode zur Ermittlung des Thiaminstatus.

Tretinoin internationaler Freiname für Retinsäure (Vitamin-A-Säure). Wird in Salben zur Aknebehandlung eingesetzt.

Trigonellin 1-Methylnicotinsäure. Kann zu Nicotinsäure demethyliert werden, z.B. beim Rösten der Kaffeebohne.

Tryptophanstoffwechsel aus L-Tryptophan kann eine Reihe wirksamer Verbindungen entstehen: Tryptamin, Serotonin, Nicotinamid-adenin-dinucleotid (NAD). Ausreichende Tryptophanzufuhr vorausgesetzt, kann aus 60 mg L-Tryptophan etwa soviel NAD gebildet werden, wie aus 1 mg Niacin; daher 60 mg L-Tryptophan = 1 mg Niacinäquivalent. Der totale Abbau von Tryptophan führt über Glutaryl-Coenzym A und Acetyl-Coenzym A zu CO_2 und H_2O. Normalerweise unbedeutende Nebenprodukte sind Xanthurensäure und Kynurensäure, die bei Vitamin-B_6-Mangel, vor allem nach Tryptophanbelastung, vermehrt im Harn ausgeschieden werden.

Tuberkulose in Schüben verlaufende Infektionskrankheit, hervorgerufen durch Mycobacterium tuberculosis; bevorzugt in den Atemorganen, aber auch Befall sämtlicher Organe.

Tumornekrosefaktor α (TNF-α) syn. Kachektin. Zytokin, das von Monozyten/Makrophagen, Lymphozyten und Mastzellen gebildet wird. TNF-α beeinflusst u.a. Wundheilung und Immunabwehr und hat zytolytische und zytostatische Wirkungen auf Tumorzellen.

TXA_2 Thromboxan A_2 gehört zu den Prostanoiden und ist ein Zwischenprodukt der Arachidonsäurekaskade. Es greift u.a. regulierend am Gefäßtonus und der Thrombozyten-Aggregation ein.

U

Ubichinone (auch Coenzym Q) sind Benzochinonderivate mit einer isoprenoiden Seitenkette, die in Säugetiermitochondrien 10 Isopreneinheiten enthält. Sie sind als Wasserstoffüberträger in der Elektronentransportkette zwischen Flavinenzyme und Cytochrom b eingeschaltet. Im Organismus können sie aus Tyrosin gebildet werden und sind deshalb keine Vitamine.

Übersegmentierung Segmentationsrate.

UL (Tolerabel Upper Intake Level) höchste Zufuhrmenge eines Nährungsbestandteils, die keinen gesundheitlich nachteiligen Einfluss auf die Gesamtbevölkerung hat.

Urinexkretionstest nach Schilling Schilling-Test.

Uroflavin überholte, aus den Anfängen der Vitamin-B_2-Forschung stammende Bezeichnung für das Riboflavin.

Urtikaria Nessel-, Quaddelsucht; meist allergisch bedingt. Freigesetzes Histamin ruft Quaddeln hervor. Histaminliberatoren können Nahrungsmittel (z.B. Erdbeeren), Zusatzstoffe, Farbstoffe, Konservierungsmittel sein. Die Ursache bei dem Großteil der Urtikariafälle bleibt unklar.

V

Vegans (Veganer) Vertreter des Vegetarismus, die sich ausschließlich mit vegetabiler (pflanzlicher Nahrung) ernähren, d.h. auch Aufnahme von Milch und Milchprodukten, Fisch, Eier und Honig ablehnen.

Verblindung Studienteilnehmer (einfachblind) und/oder Untersucher (doppelblind) kennen die Zuteilung zur Interventions- oder Kontrollgruppe nicht.

Vitamere manche Vitamine kommen in der Natur als eine Gruppe von Verbindungen vor, die gleichartig wirken, weil sie im Organismus ineinander umgewandelt werden können (z.B. Vitamin B_6: Pyridoxin, Pyridoxal und Pyridoxamin; oder Niacin: Nicotinamid, Nicotinsäure). Die Verbindungen einer solchen Gruppe werden als Vitamere bezeichnet.

Vitamin A Retinol und seine Ester, denen die volle Vitamin-A-Wirksamkeit zukommt, weil sie im Intermediärstoffwechsel in Retinal und Retinsäure umgewandelt werden können.

Vitamin A_2 alte Bezeichnung für Dehydroretinol; diese Verbindung wurde in der Leber von Süßwasserfischen gefunden und hat 40% der biologischen Aktivität von Retinol.

Vitaminanaloga Gruppe von Substanzen, welche strukturelle Ähnlichkeiten mit den Vitaminen aufweisen.

Vitaminantagonisten Antivitamine natürlichen oder synthetischen Ursprungs, die durch ihre strukturelle Ähnlichkeit mit den Vitaminen diese aus ihrer Funktion im Stoffwechsel verdrängen können. Die Applikation von Vitaminantagonisten führt ohne entsprechende Substitution zu ähnlichen Mangelsymptomen wie das Fehlen des entsprechenden Vitamins. Anwendung in der Therapie beispielsweise als Zytostatika (Folsäure-Antagonisten).

Vitamin B_1 Thiamin.

Vitamin B_2 Riboflavin.

Vitamin B_3 Küken-Antidermatitis-Faktor; nicht existent. Bezeichnung wurde früher für Pantothensäure und manchmal fälschlicherweise für Niacin benutzt.

Vitamin B_4 Bezeichnung für eine Substanz, die später als Mischung aus Arginin, Glycin und Cystin identifiziert wurde.

Vitamin B_5 Vitamin PP (pellagra preventive); alte Bezeichnung wahrscheinlich für Vitamin B_6 oder evtl. für Niacin, auch für Pantothensäure.

Vitamin B_6 Pyridoxin.

Vitamin B_7 vermutlich biotinhaltiges Gemisch aus Reiskleie. Als zwei neue Faktoren entdeckt wurden, die essenziell für Kükenwachstum und Federbildung sein sollten, wurden diese als Vitamin B_{10} und B_{11} bezeichnet, da angeblich bereits 9 Faktoren bekannt waren. Tatsächlich waren aber die B-Vitamine bisher nur bis zum Vitamin B_6 numeriert worden. Die Vitamine B_7, B_8 und B_9 haben also niemals existiert.

Vitamin B_8 Adenosinmonophosphat (AMP), Vitamin B_7.

Vitamin B_9 Vitamin B_7.

Vitamin $B_{10/11}$ zwei Faktoren, die essenziell für Kükenwachstum und Federbildung sein sollten, wurden als Vitamine B_{10} und B_{11} bezeichnet. Später fand man heraus, dass es sich um ein Wirkstoffgemisch aus Vitamin B_1 und Folat handelt.

Vitamin B_{12} Cobalamin.

Vitamin B_{12a} (aus Leber isoliert); Hydroxocobalamin.

Vitamin B_{12b} (aus Streptomyces aureofaciens isoliert); Aquocobalamin.

Vitamin B_{13} Orotsäure (kein Vitamin).

Vitamin B_{14} kein anerkanntes Vitamin; eine Substanz, die im menschlichen Urin gefunden wurde und die das Zellwachstum in Knochenmarkkulturen erhöht.

Vitamin B_{15} Pangamsäure (kein Vitamin).

Vitamin B_{16} nie verwendete Bezeichnung.

Vitamin B_{17} Laetril (kein Vitamin).

Vitamin B_c Lactobacillus-casei-Faktor; Folsäure.

Vitamin B_p Antiperosis-Faktor bei Hühnern, kann jedoch durch Mangan und Cholin ersetzt werden.

Vitamin B_r Carnitin.

Vitamin B_T essenzieller Nahrungsfaktor für den Mehlwurm Tenebrio molitor und einige verwandte Arten; identisch mit Carnitin. Bei höheren Lebewesen spielt Carnitin eine Rolle bei der Fettsynthese, indem es für den Transport von Acetyl durch die Membran der Mitochondrien sorgt, es ist jedoch nicht essenziell.

Vitamin B_w Faktor W; wahrscheinlich identisch mit Biotin.

Vitamin B_x nicht existent. Bezeichnung wurde früher für Pantothensäure und p-Aminobenzoesäure benutzt.

Vitamin C Ascorbinsäure.

Vitamin D Calciferole.

Vitamin F essenzielle Fettsäuren.

Vitamin G veraltete Bezeichnung für Vitamin B_2.

Vitamin H antiseborrhoisches Vitamin; Biotin.

Vitamin L Vitamin L_1 und L_2 sind Faktoren in Hefe, die essenziell zur Milchbildung sein sollen; sie wurden nicht anerkannt.

Vitamin M Folsäure.

Vitamin P = Permeabilitätsvitamin; ehemalige Bezeichnung für eine Gruppe von pflanzlichen Flavonoiden, die die Wandstärke der Blutkapillaren beeinflussen – hierbei handelt es sich um Rutin (Buchweizen), Hesperidin, Eriodictin und Citrin (in Kernen von Zitrusfrüchten). Citrin ist ein Gemisch aus Hesperidin und Eriodictin. Später stellte man fest, dass der Effekt pharmakologisch ist und dass Flavonoide nicht essenziell sind; manchmal auch „Bioflavonoide" genannt.

Vitamin PP PP = Pellagra Preventing, Niacin.

Vitamin T Faktor, der in der Epidermis von Insekten, in Schimmelpilzen und in Hefeextrakt gefunden wurde, und die Reifung beschleunigen und die Proteinsynthese fördern soll. Auch bekannt als Torulitin. Wahrscheinlich ein Gemisch aus Folsäure, Vitamin B_{12} und Desoxyribosiden und kein neuer Faktor; auch: Carnitin.

Vitamin U Ubichinone, Methylmethioninsulfoniumchlorid.

Vitaminbedarf Menge eines Vitamins, die dem Körper zugeführt werden muss, um Mangelerscheinungen zu verhindern. Der Bedarf liegt mengenmäßig unter den Empfehlungen für die tägliche Vitaminzufuhr der DGE, da hier zum Bedarf Sicherheitszuschläge addiert werden, die die Unsicherheiten hinsichtlich Schwankungen des individuellen Bedarfs abfangen.

Vitamin-Wechselwirkungen die Wirkung verschiedener Vitamine kann z.B. durch Medikamente abgeschwächt oder aufgehoben werden. Interaktionen bestehen z.B. zwischen Vitamin B_6 und Nicotinsäurehydrazid, Folat und Methotrexat, Vitamin K und Antikoagulanzien.

W

Warfarin Antikoagulans vom Cumarintyp. Aus der Strukturähnlichkeit mit Vitamin K resultiert eine Hemmung der Dithiol-abhängigen Reduktasen im Vitamin-K-Zyklus, der für die Carboxylierungsreaktionen bei der Biosynthese der Gerinnungsfaktoren II, VII, IX und X erforderlich ist (Kap. Vitamin K).

Wernicke-Korsakow-Syndrom benannt nach Karl Wernicke, 1848–1905, deutscher Psychiater, und Sergei Korsakow, 1854–1900, russischer Psychiater. Die Wernicke-Enzephalopathie (Augenmuskellähmung mit Doppeltsehen, Augenzittern, Areflexie, Kleinhirn-Ataxie) und die Korsakow-Psychose (Delirium tremens, amnestische Störungen, Konfabulationen) kommen häufig gemeinsam vor. Hauptursache ist ein chronischer Alkoholismus und Vitamin-B_1-Mangel infolge Thiamin-Malnutrition, Malabsorption und Malutilisation.

X

Xanthurensäureausscheidung biochemischer Parameter zur Diagnose eines Vitamin-B_6-Mangels. Xanthurensäure stellt ein Abbauprodukt vom Tryptophanstoffwechsel dar, das bei Vitamin-B_6-Mangel infolge Coenzymindefizienz vermehrt im Harn auftritt.

Xerophthalmie Austrocknung des Auges durch Verhornung der Zellen der Bindehaut und des Epithels der Tränendrüsen als Folge von Vitamin-A-Mangel. Kann zu Erblindung führen.

Sachverzeichnis

Kursiv gesetzte Seitenzahlen verweisen auf die Erklärung des Worts im Glossar.

Vitamin-Wechselwirkungen die Wirkung verschiedener Vitamine kann z.B. durch Medikamente abgeschwächt oder aufgehoben werden. Interaktionen bestehen z.B. zwischen Vitamin B_6 und Nicotinsäurehydrazid, Folat und Methotrexat, Vitamin K und Antikoagulanzien.

W

Warfarin Antikoagulans vom Cumarintyp. Aus der Strukturähnlichkeit mit Vitamin K resultiert eine Hemmung der Dithiol-abhängigen Reduktasen im Vitamin-K-Zyklus, der für die Carboxylierungsreaktionen bei der Biosynthese der Gerinnungsfaktoren II, VII, IX und X erforderlich ist (Kap. Vitamin K).

Wernicke-Korsakow-Syndrom benannt nach Karl Wernicke, 1848–1905, deutscher Psychiater, und Sergei Korsakow, 1854–1900, russischer Psychiater. Die Wernicke-Enzephalopathie (Augenmuskellähmung mit Doppeltsehen, Augenzittern, Areflexie, Kleinhirn-Ataxie) und die Korsakow-Psychose (Delirium tremens, amnestische Störungen, Konfabulationen) kommen häufig gemeinsam vor. Hauptursache ist ein chronischer Alkoholismus und Vitamin-B_1-Mangel infolge Thiamin-Malnutrition, Malabsorption und Malutilisation.

X

Xanthurensäureausscheidung biochemischer Parameter zur Diagnose eines Vitamin-B_6-Mangels. Xanthurensäure stellt ein Abbauprodukt vom Tryptophanstoffwechsel dar, das bei Vitamin-B_6-Mangel infolge Coenzymindefizienz vermehrt im Harn auftritt.

Xerophthalmie Austrocknung des Auges durch Verhornung der Zellen der Bindehaut und des Epithels der Tränendrüsen als Folge von Vitamin-A-Mangel. Kann zu Erblindung führen.

Vitamin A_2 alte Bezeichnung für Dehydroretinol; diese Verbindung wurde in der Leber von Süßwasserfischen gefunden und hat 40% der biologischen Aktivität von Retinol.

Vitaminanaloga Gruppe von Substanzen, welche strukturelle Ähnlichkeiten mit den Vitaminen aufweisen.

Vitaminantagonisten Antivitamine natürlichen oder synthetischen Ursprungs, die durch ihre strukturelle Ähnlichkeit mit den Vitaminen diese aus ihrer Funktion im Stoffwechsel verdrängen können. Die Applikation von Vitaminantagonisten führt ohne entsprechende Substitution zu ähnlichen Mangelsymptomen wie das Fehlen des entsprechenden Vitamins. Anwendung in der Therapie beispielsweise als Zytostatika (Folsäure-Antagonisten).

Vitamin B_1 Thiamin.

Vitamin B_2 Riboflavin.

Vitamin B_3 Küken-Antidermatitis-Faktor; nicht existent. Bezeichnung wurde früher für Pantothensäure und manchmal fälschlicherweise für Niacin benutzt.

Vitamin B_4 Bezeichnung für eine Substanz, die später als Mischung aus Arginin, Glycin und Cystin identifiziert wurde.

Vitamin B_5 Vitamin PP (pellagra preventive); alte Bezeichnung wahrscheinlich für Vitamin B_6 oder evtl. für Niacin, auch für Pantothensäure.

Vitamin B_6 Pyridoxin.

Vitamin B_7 vermutlich biotinhaltiges Gemisch aus Reiskleie. Als zwei neue Faktoren entdeckt wurden, die essenziell für Kükenwachstum und Federbildung sein sollten, wurden diese als Vitamin B_{10} und B_{11} bezeichnet, da angeblich bereits 9 Faktoren bekannt waren. Tatsächlich waren aber die B-Vitamine bisher nur bis zum Vitamin B_6 numeriert worden. Die Vitamine B_7, B_8 und B_9 haben also niemals existiert.

Vitamin B_8 Adenosinmonophosphat (AMP), Vitamin B_7.

Vitamin B_9 Vitamin B_7.

Vitamin $B_{10/11}$ zwei Faktoren, die essenziell für Kükenwachstum und Federbildung sein sollten, wurden als Vitamine B_{10} und B_{11} bezeichnet. Später fand man heraus, dass es sich um ein Wirkstoffgemisch aus Vitamin B_1 und Folat handelt.

Vitamin B_{12} Cobalamin.

Vitamin B_{12a} (aus Leber isoliert); Hydroxocobalamin.

Vitamin B_{12b} (aus Streptomyces aureofaciens isoliert); Aquocobalamin.

Vitamin B_{13} Orotsäure (kein Vitamin).

Vitamin B_{14} kein anerkanntes Vitamin; eine Substanz, die im menschlichen Urin gefunden wurde und die das Zellwachstum in Knochenmarkkulturen erhöht.

Vitamin B_{15} Pangamsäure (kein Vitamin).

Vitamin B_{16} nie verwendete Bezeichnung.

Vitamin B_{17} Laetril (kein Vitamin).

Vitamin B_c Lactobacillus-casei-Faktor; Folsäure.

Vitamin B_p Antiperosis-Faktor bei Hühnern, kann jedoch durch Mangan und Cholin ersetzt werden.

Vitamin B_r Carnitin.

Vitamin B_T essenzieller Nahrungsfaktor für den Mehlwurm Tenebrio molitor und einige verwandte Arten; identisch mit Carnitin. Bei höheren Lebewesen spielt Carnitin eine Rolle bei der Fettsynthese, indem es für den Transport von Acetyl durch die Membran der Mitochondrien sorgt, es ist jedoch nicht essenziell.

Vitamin B_w Faktor W; wahrscheinlich identisch mit Biotin.

Vitamin B_x nicht existent. Bezeichnung wurde früher für Pantothensäure und p-Aminobenzoesäure benutzt.

Vitamin C Ascorbinsäure.

Vitamin D Calciferole.

Vitamin F essenzielle Fettsäuren.

Vitamin G veraltete Bezeichnung für Vitamin B_2.

Vitamin H antiseborrhoisches Vitamin; Biotin.

Vitamin L Vitamin L_1 und L_2 sind Faktoren in Hefe, die essenziell zur Milchbildung sein sollen; sie wurden nicht anerkannt.

Vitamin M Folsäure.

Vitamin P = Permeabilitätsvitamin; ehemalige Bezeichnung für eine Gruppe von pflanzlichen Flavonoiden, die die Wandstärke der Blutkapillaren beeinflussen – hierbei handelt es sich um Rutin (Buchweizen), Hesperidin, Eriodictin und Citrin (in Kernen von Zitrusfrüchten). Citrin ist ein Gemisch aus Hesperidin und Eriodictin. Später stellte man fest, dass der Effekt pharmakologisch ist und dass Flavonoide nicht essenziell sind; manchmal auch „Bioflavonoide" genannt.

Vitamin PP PP = Pellagra Preventing, Niacin.

Vitamin T Faktor, der in der Epidermis von Insekten, in Schimmelpilzen und in Hefeextrakt gefunden wurde, und die Reifung beschleunigen und die Proteinsynthese fördern soll. Auch bekannt als Torulitin. Wahrscheinlich ein Gemisch aus Folsäure, Vitamin B_{12} und Desoxyribosiden und kein neuer Faktor; auch: Carnitin.

Vitamin U Ubichinone, Methylmethioninsulfoniumchlorid.

Vitaminbedarf Menge eines Vitamins, die dem Körper zugeführt werden muss, um Mangelerscheinungen zu verhindern. Der Bedarf liegt mengenmäßig unter den Empfehlungen für die tägliche Vitaminzufuhr der DGE, da hier zum Bedarf Sicherheitszuschläge addiert werden, die die Unsicherheiten hinsichtlich Schwankungen des individuellen Bedarfs abfangen.

Tocopherole methylierte Derivate von Tocol mit unterschiedlicher Vitamin-E-Aktivität.

Tocopherol (all-rac-) vollsynthetisch hergestelltes Vitamin E, bestehend aus einer Mischung der acht möglichen Diastereoisomeren (all-rac = Gesamt-Racemat). Da Tocopherol drei Asymmetriezentren an den C-Atomen 2, 4, 8 besitzt, die in der R- oder S-Form vorliegen, ergeben sich 8 Diastereomere.

Tocotrienole bei den Tocotrienolen enthält die isoprenoide Seitenkette des Tocols drei Doppelbindungen. Die methylsubstituierten Derivate haben teilweise geringe Vitamin-E-Aktivität.

Transaminasen Aminotransferasen. Enzyme, die mithilfe des Coenzyms Pyridoxalphosphat (vgl. Vitamin B_6) Aminogruppen reversibel von Aminosäuren auf Ketosäuren übertragen und damit im Proteinstoffwechsel beteiligt sind.

Transcobalamin Transportproteine für Vitamin B_{12}.

Transketolase Enzym des Pentose-Phosphat-Zyklus, welches eine 2-Kohlenstoffeinheit mithilfe des Coenzyms Thiaminpyrophosphat von einer Ketose abspaltet und auf eine Aldose überträgt. Die Messung der Aktivität der Transketolase in den Erythrozyten (ETK) ist die meistbenutzte Methode zur Ermittlung des Thiaminstatus.

Tretinoin internationaler Freiname für Retinsäure (Vitamin-A-Säure). Wird in Salben zur Aknebehandlung eingesetzt.

Trigonellin 1-Methylnicotinsäure. Kann zu Nicotinsäure demethyliert werden, z.B. beim Rösten der Kaffeebohne.

Tryptophanstoffwechsel aus L-Tryptophan kann eine Reihe wirksamer Verbindungen entstehen: Tryptamin, Serotonin, Nicotinamid-adenin-dinucleotid (NAD). Ausreichende Tryptophanzufuhr vorausgesetzt, kann aus 60 mg L-Tryptophan etwa soviel NAD gebildet werden, wie aus 1 mg Niacin; daher 60 mg L-Tryptophan = 1 mg Niacinäquivalent. Der totale Abbau von Tryptophan führt über Glutaryl-Coenzym A und Acetyl-Coenzym A zu CO_2 und H_2O. Normalerweise unbedeutende Nebenprodukte sind Xanthurensäure und Kynurensäure, die bei Vitamin-B_6-Mangel, vor allem nach Tryptophanbelastung, vermehrt im Harn ausgeschieden werden.

Tuberkulose in Schüben verlaufende Infektionskrankheit, hervorgerufen durch Mycobacterium tuberculosis; bevorzugt in den Atemorganen, aber auch Befall sämtlicher Organe.

Tumornekrosefaktor α (TNF-α) syn. Kachektin Zytokin, das von Monozyten/Makrophagen, Lymphozyten und Mastzellen gebildet wird. TNF-α beeinflusst u.a. Wundheilung und Immunabwehr und hat zytolytische und zytostatische Wirkungen auf Tumorzellen.

TXA_2 Thromboxan A_2 gehört zu den Prostanoiden und ist ein Zwischenprodukt der Arachidonsäurekaskade. Es greift u.a. regulierend am Gefäßtonus und der Thrombozyten-Aggregation ein.

U

Ubichinone (auch Coenzym Q) sind Benzochinonderivate mit einer isoprenoiden Seitenkette, die in Säugetiermitochondrien 10 Isopreneinheiten enthält. Sie sind als Wasserstoffüberträger in der Elektronentransportkette zwischen Flavinenzyme und Cytochrom b eingeschaltet. Im Organismus können sie aus Tyrosin gebildet werden und sind deshalb keine Vitamine.

Übersegmentierung Segmentationsrate.

UL (Tolerabel Upper Intake Level) höchste Zufuhrmenge eines Nährungsbestandteils, die keinen gesundheitlich nachteiligen Einfluss auf die Gesamtbevölkerung hat.

Urinexkretionstest nach Schilling Schilling-Test.

Uroflavin überholte, aus den Anfängen der Vitamin-B_2-Forschung stammende Bezeichnung für das Riboflavin.

Urtikaria Nessel-, Quaddelsucht; meist allergisch bedingt. Freigesetzes Histamin ruft Quaddeln hervor. Histaminliberatoren können Nahrungsmittel (z.B. Erdbeeren), Zusatzstoffe, Farbstoffe, Konservierungsmittel sein. Die Ursache bei dem Großteil der Urtikariafälle bleibt unklar.

V

Vegans (Veganer) Vertreter des Vegetarismus, die sich ausschließlich mit vegetabiler (pflanzlicher Nahrung) ernähren, d.h. auch Aufnahme von Milch und Milchprodukten, Fisch, Eier und Honig ablehnen.

Verblindung Studienteilnehmer (einfachblind) und/oder Untersucher (doppelblind) kennen die Zuteilung zur Interventions- oder Kontrollgruppe nicht.

Vitamere manche Vitamine kommen in der Natur als eine Gruppe von Verbindungen vor, die gleichartig wirken, weil sie im Organismus ineinander umgewandelt werden können (z.B. Vitamin B_6: Pyridoxin, Pyridoxal und Pyridoxamin; oder Niacin: Nicotinamid, Nicotinsäure). Die Verbindungen einer solchen Gruppe werden als Vitamere bezeichnet.

Vitamin A Retinol und seine Ester, denen die volle Vitamin-A-Wirksamkeit zukommt, weil sie im Intermediärstoffwechsel in Retinal und Retinsäure umgewandelt werden können.

Shoshin-Beriberi fulminante Form der Beriberi (Vitamin-B_1-Avitaminose), die mit Hypotension, metabolischer Azidose, Oligurie, kardiovaskulärer Insuffizienz einhergeht und eine relativ hohe Letalität aufweist.

Sichelzellhämoglobin die Sichelzellanämie ist die häufigste Hämoglobinopathie und tritt überwiegend in Afrika sowie im Mittelmeerraum auf. Eine Punktmutation auf Chromosom 11 führt zur Produktion eines abnormen Hämoglobins. Deoxigeniertes Hämoglobin kristallisiert zu einem starren Gebilde, das den Erythrozyten zu einer gesichelten Form zwingt. Homozygotie führt zu einer chronischen hämolytischen Anämie und rezidivierenden Vasookklusionen. Vitamin E kann die Zahl irreversibel beschädigter Erythrozyten reduzieren.

Signifikanz, statistische das Ergebnis ist statistisch signifikant, wenn die errechnete Wahrscheinlichkeit eine bestimmte Grenze unterschreitet, in klinischen Studien p-Wert meist 0,05 bzw. 5%.

Singulett-Sauerstoff (engl.: singlet oxygen); $^1O_2$. Entsteht, wenn durch Energieabsorption ein Valenzelektron unter Umkehr des Spins auf ein Orbital mit höherer Energie gehoben wird.

Skorbut Vitamin-C-Avitaminose, d.h. eine charakteristische Erkrankung infolge mangelnder Zufuhr von Vitamin C. Symptome: Müdigkeit, Muskelschmerzen, spontane Blutungen u.a. an Zahnfleisch, Gelenken und Periost und verzögerte Wundheilung als Folge der gestörten Synthese der Interzellularsubstanz und des Kollagens. Bei Kleinkindern treten Störungen im Knochenwachstum hinzu (Moeller-Barlow-Krankheit).

Stomatitis Entzündung der Mundschleimhaut verschiedener Ätiologie, z.B. bakteriell, mykotisch, viral, toxisch durch Schwermetalle wie Quecksilber, Bismut, Blei oder Mangel an B- bzw. C-Vitaminen. Sehr schmerzhaft in verschiedener Ausprägung wie Stomatitis aphthosa, catarrhalis, gangraenosa und ulcero-membranosa.

T

Tabakamblyopie bei manchen Rauchern auftretende, primär degenerative N.-opticus-Schädigung und gleichzeitige Erniedrigung des Blutspiegels an Vitamin B_{12}.

Tachysterin ein 5,6-trans-Analogon und Nebenprodukt der Photosynthese des Vitamin D_3 mit schwächerer biologischer Wirkung als Vitamin D_3.

Tannin Acidum tannicum, Gerbsäure; ein aus Galläpfeln gewonnenes Gallsäuregemisch. Therapeutische Anwendung z.B. als Adstringens oder Antiseptikum.

Tetrahydrobiopterin Cofaktor einer Reihe von Enzymen. Fungiert als Wasserstoffdonator bei Hydroxylierungsreaktionen.

Tetrahydrofolsäure 5,6,7,8-Tetrahydro-pteroylglutaminat; biologisch wirksame Form des Folats. Dient im Stoffwechsel als Coenzym bei der Übertragung von C1-Körpern. Tetrahydrofolat entsteht mithilfe der NADPH-abhängigen Folatreduktase, mit deren Hilfe 4 Wasserstoffatome zum Folat hinzugefügt werden.

tHcy Gesamthomocystein, bestehend aus Hcy, Homocystin und deren gemischten Disulfiden.

T-Helferzellen dem Thymus entstammende T-Lymphozyten vermitteln zelluläre Immunreaktionen und sind zytotoxisch wirksam. Mit antigenpräsentierenden Zellen sind sie als T-Helferzellen bei der Differenzierung von B-Lymphozyten zu antigenproduzierenden Plasmazellen beteiligt. Für die Aktivierung der T-Lymphozyten spielen hormonähnliche Signalstoffe, die Zytokine (Interleukine, Interferone), eine wichtige Rolle.

Thiamin syn. Vitamin B_1. Biologisch wirksam als Thiamindiphosphat (TDP), Coenzym der oxidativen Decarboxylierung von 2-Oxosäuren und der Transketolase.

Thiamin-Analoga Verbindungen mit biologischer Wirkung des Vitamin B_1, wie z.B. Thiamindisulfid oder lipophile Vitamin-B_1-Derivate (z.B. Benfotiamin).

Thiamin-Antagonisten Verbindungen mit ähnlicher Konstitution wie Vitamin B_1, aber Antivitamincharakter. Sie inhibieren z.B. die Thiaminphosphorylase, die Thiaminase oder die Bindung der Cocarboxylase an ihr Apoenzym bzw. kompetitiv die Decarboxylierung von 2-Oxosäuren.

Thiaminasen Thiamin-abbauende Enzyme. Bekannt sind Thiaminase I in Schalentieren, Frischwasserfischen bzw. Pflanzen und Thiaminase II in Bakterien.

Thiaminchlorid-hydrochlorid synthetisch gewonnenes Vitamin B_1, das in Lebensmitteln, Diätetika und Arzneimitteln verwendet wird.

Thiaminnitrat synthetisch gewonnenes Vitamin-B_1-Derivat, das aus Stabilitätsgründen in speziellen Zubereitungen dem Thiaminchlorid-hydrochlorid vorgezogen wird.

Thiaminphosphatverbindungen Thiamin ist nur in seiner phosphorylierten Form wirksam und zwar als -diphosphat-(-pyrophosphat) TDP oder -triphosphat TTP.

Tocol 2-Methyl-2-(4′8′12′-trimethyl-chroman-6-ol); Grundgerüst der Tocopherole und Tocotrienole (Vitamin E).

11-cis-Retinal, bzw. bei Fischen 11-cis-3-Dehydroretinal. 11-cis-Retinal ist über einen Lysinrest als Schiffsche Base an die Proteinkomponente gebunden.

Riboflavin Vitamin B_2; Baustein der Codehydrogenasen Flavinmononucleotid (FMN) und Flavinadenindinucleotid (FAD).

Risikogruppen Gruppen in der Bevölkerung, die aufgrund ihrer Ernährungs- und/oder Lebensweise durch unzureichende Bedarfsdeckung mit bestimmten Vitaminen gefährdet sind.

Risiko, relatives (RR) das Verhältnis des Risikos für ein bestimmtes Ereignis in zwei Vergleichsgruppen.

ROS Reactive oxygen species. Reaktive Sauerstoffspezies wie Hydroxylradikale (OH•), Singulett-Sauerstoff ($^1O_2$) und Superoxidanion-Radikale ($O_2^{\bullet-}$), die einerseits physiologische Schutzmechanismen im Immunsystem (z.B. Phagozytose) darstellen und andererseits aufgrund ihrer chemischen Reaktivität bei unausgewogenen Verhältnissen zwischen Oxidanzien/Antioxidanzien Zell- bzw. Gewebeschäden verursachen und ferner zu den „Free radical diseases" führen können.

Rosacea syn.: Kupferfinnen. Gesichtshautveränderung mit fleckiger Rötung, kleinlamellärer Schuppung, Teleangiektasien (Gefäßerweiterung) mit knolligen Auswüchsen wie Rhinophym = Knollennase.

Rosenkranz bei der floriden Rachitis als charakteristisches klinisches Zeichen auftretende kugelförmige, aneinandergereihte Auftreibungen der Knorpel-Knochen-Grenzen der Rippen. Bei der Vitamin-C-Avitaminose kann der skorbutische Rosenkranz mit vergleichbarer Morphe auftreten.

R-Proteine Haptocorrine.

Rutin zur großen Gruppe der Bioflavonoide zählendes pflanzliches Rhamnoglykosid. Übt pharmakologische (z.B. antioxidative) Wirkungen aus, besitzt jedoch keinen Vitamincharakter (Vitamin P = Permeabilitätsvitamin).

S

Schilling-Test benannt nach Viktor Schilling, 1883–1960, deutscher Hämatologe. Diagnoseverfahren zur Bestimmung der Vitamin-B_{12}-Resorption. Hierzu wird ^{57}Co-Cyanocobalamin oral eingenommen (etwa 0,5 µCi = 19 kBq) und 1–2 Stunden später nicht radioaktiv markiertes Cyanocobalamin als Ausschwemmdosis parenteral verabreicht (ca. 1000 µg). Im anschließend gesammelten 24-Stunden-Urin wird die Radioaktivitätsrate gemessen. Werte unter 6% der oral zugeführten Menge sind Zeichen einer gestörten Resorption. Nach 48 Stunden kann der Test unter gleichzeitiger Gabe von Intrinsic-Faktor wiederholt werden. Normalisieren sich dabei die Ausscheidungswerte, liegt der Defekt auf der Intrinsic-Faktor-Ebene (perniziöse Anämie). Eine Weiter- entwicklung ist das Doppelisotopenverfahren (gleichzeitige Berechnung des Verhältnisses ^{57}Co/^{58}Co).

Segmentationsrate unter der Segmentationsrate versteht man die durchschnittliche Anzahl der Kernsegmente von neutrophilen Granulozyten. Dabei werden üblicherweise die Segmente von 100 Granulozytenkernen mikroskopisch ausgezählt und der Mittelwert gebildet. Der Normalwert liegt unterhalb 3,2 Segmenten. Anhaltspunkt für die Beurteilung ist die Brücke zwischen den jeweiligen Kernsegmenten. Definitionsgemäß geht man davon aus, dass diese Brücke schmaler als die Hälfte der breitesten Stelle des jeweiligen Kernsegments sein muss, um als Einzelsegment zu zählen, unter einer Übersegmentierung versteht man das gehäufte Auftreten (> 5%) von segmentkernigen neutrophilen Granulozyten mit 5 oder mehr Segmenten (normal: 20–40% 2 Segmente, 40–50% 3 Segmente, 15–25% 4 Segmente, 0–5% 5 Segmente, 0–0,1% 6 Segmente). Der prozentuale Anteil der neutrophilen Granulozyten mit fünf oder mehr Segmenten wird auch als Segmentationsindex bezeichnet.

Sehpigmente Rhodopsin; bestehen aus einem Protein und dem als Schiffsche Base an einen Lysinrest gebundenen Chromophor 11-cis-Retinal (bei Fischen 11-cis-3-Dehydroretinal). Es gibt beim Menschen vier Sehpigmente, die sich nur durch die Proteinkomponente unterscheiden: das Rhodopsin der Stäbchen der Retina für das Dämmerungssehen und drei Sehpigmente der Zapfen für das Farbensehen mit unterschiedlichen Lichtabsorptionsspektren: Rot-, Grün- und Blau-Rezeptoren. Jede Spektralfarbe kann durch Mischung dieser drei Komponenten hervorgerufen werden. Das auf die Sehzellen (Stäbchen oder Zapfen) fallende Licht wird in elektrische Signale umgewandelt, die im Sehzentrum des Gehirns zu Farbeindrücken und Bildern der Außenwelt verarbeitet werden.

Sehzellen Lichtsinneszellen in der Retina (Netzhaut) des Auges, die nach ihrer Gestalt Stäbchen (Dämmerungssehen) und Zapfen (Farbensehen) genannt werden. Sie enthalten die Sehpigmente (Sehpigmente).

Selen chemisches Element; Halbmetall. Ist für den Menschen als Spurenelement essenziell, da es lebenswichtige Funktionen als Bestandteil von Enzymen z.B. der Glutathion-Peroxidase erfüllt (antioxidative Wirkung).

Semidehydroascorbinsäure semichinoides Ascorbinsäureradikal mit stark sauren Eigenschaften.

carotin. Außerdem gibt es eine Reihe von Enzymsystemen, die freie Sauerstoffradikale unschädlich machen können, wie Glutathionperoxidase, Superoxiddismutase und Katalase.

RDA (Recommended Dietary Allowances) tägliche Zufuhrmenge eines Nahrungsmittels, die ausreicht, um den Bedarf von 97–98% der gesunden Personen einer definierten Bevölkerungsgruppe zu decken.

Randomisierte kontrollierte Studie (RCT) Interventionsstudie, bei der die Zuteilung in die Interventions- bzw. Kontrollgruppe nach dem statistischen Zufall erfolgt.

Rebound Skorbut Auftreten von skorbutischen Symptomen nach plötzlichem Absetzen längerer hoch dosierter Ascorbinsäure-Supplementierung als Folge einer Gewöhnung an die hohen Dosen. Das Vorkommen dieser Erscheinung ist umstritten.

Reflektometrie objektive Technik zur Messung sonnenexponierter bzw. sonnengeschützter Hautbereiche zur Berechnung eines Sonnen-Expositions-Index.

Retikulozytenkrise auffallend rasche Vermehrung der Retikulozyten im strömenden Blut als positives Zeichen einer erfolgreichen Anämiebehandlung (z.B. der Perniziosa mittels Vitamin B_{12}). Der Höhepunkt des Retikulozytenanstiegs, die Retikulozytenkrise, erscheint 6–9 Tage nach Therapiebeginn, wobei der Anstieg umso höher ist, je niedriger der Erythrozytenausgangswert vorher war.

Retinal Vitamin-A-Aldehyd; Bestandteil der Sehpigmente.

Retinoide nach der Nomenklatur der International Union of Pure and Applied Chemistry (IUPAC) sind Retinoide eine Klasse von Verbindungen, die aus vier Isopreneinheiten bestehen, die durch Kopf-zu-End-Verbindung verknüpft sind. Zwei endständige Isoprenreste sind zu einem β-Iononring kondensiert. Je nach der funktionellen Gruppe am azyklischen Ende handelt es sich um Retinol (-CH_2OH), Retinal (-CHO) oder Retinsäure (-COOH). Während diese IUPAC-Regeln an der Chemie orientiert sind und die Grundlage für eine korrekte Benennung individueller Verbindungen bilden, die sich vom Retinol ableiten, werden sie biologischen und funktionellen Aspekten nicht gerecht. Nach biologischen und ernährungswissenschaftlichen Aspekten unterscheidet man zwischen Vitamin A (Retinol und seine Ester) und Retinoiden. Retinol und seine Ester umfassen das volle Spektrum der Vitamin-A-Wirkungen, weil sie im Stoffwechsel in Retinal und Retinsäure umgewandelt werden können, während Retinsäure nicht reduziert werden kann. Deshalb versteht man unter biologischen Gesichtspunkten unter Retinoiden die Retinsäure und ihre natürlichen und synthetischen Derivate, die nur einen Teil der Vitamin-A-Wirkungen abdecken und sich auch toxikologisch von Retinol unterscheiden.

Retinol Vitamin-A-Alkohol (all-trans-Retinol). Wird oft vereinfachend als Synonym für Vitamin A verwendet.

Retinoläquivalente (RÄ, RE) wegen der unterschiedlichen Effizienz der Umwandlung von Carotinoid-Provitaminen in Retinol (Vitamin A) rechnet man mit Retinoläquivalenten. Dabei setzt man in gemischter Kost 1 mg Retinoläquivalent gleich mit 1 mg Retinol, 6 mg Betacarotin und 12 mg anderen Carotinoid-Provitaminen. 1 µg Retinoläquivalent entspricht 3,33 IE Vitamin A.

Retinolbindendes Protein (RBP) RBP wird in der Leber synthetisiert und dient dem Transport von Retinol aus der Leber zu den Zielorganen. Dazu wird ein 1:1:1 Komplex von Retinol, RBP und Transthyretin (Präalbumin) gebildet. Die Aufnahme von Retinol in die Zielgewebe wird durch RBP-Rezeptoren vermittelt. Dabei wird RBP abgelöst und unter Abspaltung des terminalen Arginins inaktiviert.

Retinopathie nicht entzündliche Netzhauterkrankung verschiedener Ursachen, z.B. bei Diabetes mellitus, Hypertonie, Arteriosklerose, rezessiv erblicher Pigmenteinlagerung oder bei der retrolentalen Fibroplasie Neugeborener als Folge eines Vitamin-E-Mangels.

Retinsäure Vitamin-A-Säure. Nur für einen Teil der Vitamin-A-Wirkungen zuständig: Wachstum, Entwicklung und Differenzierung, Testosteronproduktion.

Retrolentale Fibroplasie auch als Retinopathia praematurorum bezeichnete Sehstörung, die fast ausschließlich bei Frühgeborenen auftritt und bis zur Erblindung führen kann. Es handelt sich um eine vasoproliferative Erkrankung der unreifen Netzhaut. Die neu aussprossenden Kapillaren dringen in den Glaskörper ein und können zu Hämorrhagien führen. Im Endstadium führt das Narbengewebe zu Sehbehinderungen bis zur Erblindung. In klinischen randomisierten Studien konnte ein therapeutisch relevanter Effekt von Vitamin E nachgewiesen werden.

Rhagaden kleine Risse (Fissuren, Schrunden) in der Haut. Gehäuft am Lidwinkel, After, Mundwinkel vorkommend. Teilweise wird ein Vitaminmangel (vornehmlich Riboflavin, Nicotinamid) verantwortlich gemacht (Cheilosis).

Rhodopsin Sehpurpur, Sehpigment der Stäbchen (Dämmerungssehen). Besteht aus einer Proteinkomponente (Opsin) und einem Chromophor,

G

C

D

E

F

N

O

P

Q

R

S

W

X

Z

Personenregister

N

O

P